中华感染病学

上　册

主　审　侯云德　马亦林

主　编　李兰娟

副主编　徐建国　程　京　郑树森　高　福

编者名单　(按姓氏汉语拼音排序)

陈　智	浙江大学医学院	汤灵玲	树兰(杭州)医院
陈鸿霖	香港大学李嘉诚医学院	唐　红	四川大学华西医院
程　京	清华大学	田志刚	中国科技大学
程翼宇	浙江大学药学院	万　钧	香港大学李嘉诚医学院
刁宏燕	浙江大学医学院附属第一医院	王福俤	浙江大学公共卫生学院
方向明	浙江大学医学院附属第一医院	王贵强	北京大学
高　福	中国疾病预防控制中心	王健伟	中国医学科学院病原生物学研究所
高志良	中山大学附属第三医院	王明海	浙江大学医学院附属第一医院
龚国忠	中南大学湘雅二医院	王宇明	中国人民解放军陆军军医大学
侯金林	南方医科大学南方医院	韦　嘉	云南大学附属医院
黄建荣	浙江大学医学院附属第一医院	魏　来	清华大学医学院
金　奇	中国医学科学院病原生物学研究所	吴南屏	浙江大学医学院附属第一医院
阚　飚	中国疾病预防控制中心	项春生	浙江大学医学院附属第一医院
李家斌	安徽医科大学第一附属医院	肖永红	浙江大学医学院附属第一医院
李兰娟	浙江大学医学院附属第一医院	邢婉丽	清华大学医学院
李明定	浙江大学医学院附属第一医院	徐建国	中国疾病预防控制中心
李用国	哈尔滨医科大学	严　杰	浙江大学医学院
李智伟	中国医科大学	杨益大	浙江大学医学院附属第一医院
厉　良	加拿大阿尔伯塔大学	于岩岩	北京大学第一医院
梁伟峰	浙江大学医学院附属第一医院	张建中	中国疾病预防控制中心
刘　沛	中国医科大学附属第一医院	张文宏	复旦大学附属华山医院
刘起勇	中国疾病预防控制中心	张欣欣	上海交通大学医学院附属瑞金医院
卢洪洲	复旦大学附属华山医院	张跃新	新疆医科大学第一附属医院
马伟杭	浙江大学医学院附属第一医院	赵英仁	西安交通大学第一附属医院
孟庆华	首都医科大学附属北京佑安医院	郑　敏	浙江大学医学院附属第一医院
裘云庆	浙江大学医学院附属第一医院	郑树森	浙江大学医学院附属第一医院
阮　冰	浙江大学医学院附属第一医院	钟健晖	浙江大学生物医学工程与仪器科学学院
尚　红	中国医科大学附属第一医院		
邵一鸣	中国疾病预防控制中心	朱　彪	浙江大学医学院附属第一医院
盛吉芳	浙江大学医学院附属第一医院	朱宝利	中国科学院微生物研究所
舒跃龙	中国疾病预防控制中心病毒病预防控制所		

人民卫生出版社

·北　京·

图书在版编目（CIP）数据

中华感染病学：全2册/李兰娟主编. —北京：
人民卫生出版社，2021.12
　　ISBN 978-7-117-32216-4

　　Ⅰ.①中… Ⅱ.①李… Ⅲ.①感染-疾病学 Ⅳ.
①R4

　　中国版本图书馆 CIP 数据核字（2021）第 204597 号

人卫智网	www.ipmph.com	医学教育、学术、考试、健康，购书智慧智能综合服务平台
人卫官网	www.pmph.com	人卫官方资讯发布平台

中华感染病学

Zhonghua Ganranbingxue

（上、下册）

主　　编：李兰娟
出版发行：人民卫生出版社（中继线 010-59780011）
地　　址：北京市朝阳区潘家园南里 19 号
邮　　编：100021
E - mail：pmph @ pmph.com
购书热线：010-59787592　010-59787584　010-65264830
印　　刷：北京华联印刷有限公司
经　　销：新华书店
开　　本：889×1194　1/16　总印张：97.5
总 字 数：3020 千字
版　　次：2021 年 12 月第 1 版
印　　次：2021 年 12 月第 1 次印刷
标准书号：ISBN 978-7-117-32216-4
定价（上、下册）：698.00 元

打击盗版举报电话：010-59787491　E - mail：WQ @ pmph.com
质量问题联系电话：010-59787234　E - mail：zhiliang @ pmph.com

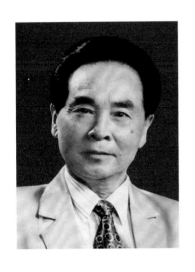

侯云德

1929 年出生,研究员,博士生导师,中国工程院院士,我国杰出的战略科学家,卓越的科技工作者,著名的病毒学教育家。

侯云德院士从事医学病毒学研究 60 余年。20 世纪 80 年代他把分子生物学带入我国病毒学研究领域,完成了当时我国最大生命体——痘苗病毒天坛株的全基因组测序。研发出国际独创的我国首个基因工程药物——重组人干扰素 α1b,实现了我国基因工程药物"零"的突破,带领团队研制出国家Ⅰ类新药 1 种和Ⅱ类新药 6 种。1987—1996 年任 863 计划生物和医药技术领域首席科学家,引领推动了我国生物技术产业发展。2008 年任"艾滋病和病毒性肝炎等重大传染病防治"科技重大专项专职技术总师,领导全体专家组顶层设计了 2008—2020 年我国应对重大突发疫情和降低"三病两率"的总体规划,首次提出建立"五大症候群"的检测平台,使我国传染病防控自主创新能力达到了国际先进水平,成功应对了多次新发突发传染病疫情。

侯云德院士及其团队几十年的奋斗取得了辉煌成就,他荣膺 2017 年度国家最高科学技术奖。获得国家科学技术进步奖一等奖 2 项、二等奖 6 项,国家自然科学奖二等奖 1 项,国家技术发明奖三等奖 1 项,卫生部科技成果一等奖 13 项。培养了一大批我国病毒学研究及传染病预防控制工作高级人才。

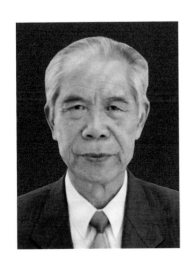

马亦林

1928 年出生,浙江大学医学院教授、博士生导师,浙江大学医学院附属第一医院主任医师、终身教授。曾任中华医学会传染病与寄生虫病学分会(感染病学分会前身)常务委员、浙江省医学会主任委员多届,浙江省血吸虫病研究委员会副主任委员,国家自然科学基金委员会生命科学部学科评审组评委等。

曾获卫生部医药卫生科学技术进步奖二等奖(1980)、浙江省科学技术进步奖一等奖两项(1999、2003)及二等奖、三等奖多项。1992 年开始享受国务院政府特殊津贴。主编《传染病学》第 4 版、第 5 版(分别于 2005 年、2011 年出版,上海科学技术出版社)。2013 年由浙江省医学会授予"终身成就奖"及"资深专家会员",2016 年由中华医学会感染病学分会授予"终身贡献奖"。1959 年被评为浙江省"先进工作者",荣获系统级及省级奖章各一枚,并享受每月省级劳模补贴;1987 年被评为浙江省"优秀教师",荣获奖章一枚。"中国人民志愿军抗美援朝出国作战 70 周年"纪念章(2020 年)及"光荣在党 50 年"纪念章(2021 年)各一枚。曾发表学术论文 40 多篇。2007 年以来,发表在《中华传染病杂志》《中华临床感染病杂志》综述论文23 篇。在首个"中国医师节"(2018 年 8 月 19 日)庆祝大会上被授予浙江省首届"医师终身荣誉奖"称号。

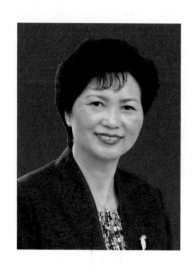

李兰娟

中国工程院院士,浙江大学教授、主任医师、博士生导师,长期从事传染病临床、科研和教学工作,主要研究方向为肝衰竭与人工肝、感染微生态以及新发突发传染病。现为传染病诊治国家重点实验室主任,国家感染性疾病临床医学研究中心主任,国家内科学(传染病)重点学科学术带头人。

担任中国医师协会感染科医师分会主任委员,全国人工肝培训基地主任,国际血液净化学会理事,《中华临床感染病杂志》、*Infectious Microbes & Diseases*、《中国微生态学杂志》主编等。承担了国家自然科学基金重大项目等课题,主编出版了我国首部《人工肝脏》《感染微生态学》和教育部规划教材《传染病学》等专著,在 *Nature*、*The Lancet*、*The New England Journal of Medicine*、*Cell* 等期刊发表 SCI 文章 300 余篇。荣获国家科学技术进步奖特等奖 1 项,国家科学技术进步奖一等奖和二等奖各 2 项,以及浙江科技大奖、光华工程科技奖、全国创新争先奖;并获得"全国优秀科技工作者""全国杰出专业技术人才""全国优秀共产党员""全国三八红旗手"和"全国抗击新冠肺炎疫情先进个人"等荣誉称号。

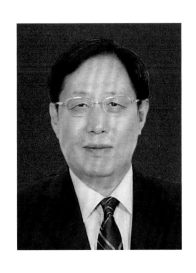

徐建国

　　中国工程院院士,中国疾病预防控制中心传染病预防控制国家重点实验室主任。"艾滋病和传染性肝炎等重大传染病防治"科技重大专项技术副总师,第二届国家病原微生物实验室生物安全专家委员会主任委员,国家认可委员会第三届实验室技术委员会生物安全专业委员会主任委员,国务院食品安全委员会专家委员会委员,第二届全国动物防疫专家委员会委员,中国微生物学会副理事长,中国卫生有害生物防制协会会长。

　　主持完成9起在我国有较大影响的新发、突发传染病疫情的病原学调查。所取得的科研成果提高了传染病疫情应急处置的科技水平和控制效果,也发表了多篇有影响力的论文。1996年获国家自然科学基金国家杰出青年科学基金项目资助,1997年获国家科学技术进步奖二等奖,2001年获何梁何利基金科学与技术进步奖,2013年被《健康报》等评为"生命之托·希望之诺——医药卫生界30年'生命英雄'"。发表SCI论文200余篇,包括 *JAMA*、*The Lancet*、*Clinical Infectious Disease* 等著名期刊。目前主要从事发现新细菌和反向病原学研究。

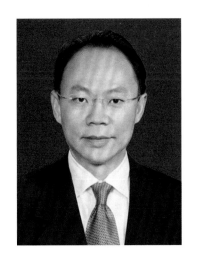

程　京

　　清华大学医学院讲席教授,生物芯片北京国家工程研究中心主任,中国工程院院士,国际欧亚科学院院士。

　　1992年在英国史查克莱大学纯粹及应用化学系获司法生物学博士学位。从事基础医学和临床医学相关生物技术研究,在生物芯片的研究中有重要建树和创新。站在国际生物芯片研究前沿,并结合国情,主持建立了国内急需的疾病预防、诊断和预后分子分型芯片技术体系,领导研制了基因、蛋白和细胞分析所需的多种生物芯片,其中部分芯片已通过原国家食品药品监督管理总局认证并进入临床应用,实现了生物芯片所需全线配套仪器的国产化,并打造了以中医现代化为核心的大健康管理平台。

　　在 *Nature Biotechnology* 等杂志上发表SCI论文160篇,出版中英文专著8部,获国内外发明专利共280余项。曾两次以第一完成人荣获国家技术发明奖二等奖等。

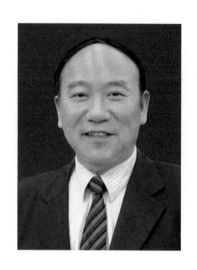

郑树森

中国工程院院士,法国国家医学科学院外籍院士,浙江大学外科学教授、博士生导师。现任中国医学科学院器官移植诊治重点实验室主任,浙江大学学术委员会副主任,浙江大学器官移植研究所所长,浙江大学医学院附属第一医院学术委员会主任、肝胆胰外科主任,中华医学会副会长,中国医师协会副会长,中国医师协会器官移植医师分会会长,美国外科医师协会会员(FACS),国际活体肝移植学会执行委员,国际肝胆胰协会委员。

在器官移植和肝胆胰外科领域成绩卓著,在国际上首次提出肝癌肝移植受者选择的"杭州标准"及肝移植后乙型肝炎复发防治新方案。截至2021年10月,成功施行肝移植3 600余例,受者生存率达国际先进水平;多年来致力于肝移植技术的创新和推广应用,2010年率中国肝移植团队跨出国门,远赴印度尼西亚成功开展5例活体肝移植,为国争光,被高度评价为器官移植外交的里程碑。担任器官移植领域2项"973计划"项目首席科学家,主持国家科技重大专项课题、国家自然科学基金重点项目、教育部长江学者和创新团队发展计划等。创建规范化的教学方法和理念,构建了国际化的外科教学体系和培训基地,主编出版和国际接轨的高水平医学教材,主导参与全国医学教育发展规划。发表论文600余篇,任《国际肝胆胰疾病杂志》(SCI收录)主编、《中华移植杂志(电子版)》总编辑。

荣获国家科学技术进步奖特等奖1项、一等奖(含创新团队奖)2项、二等奖2项,荣获2013年度何梁何利基金科学与技术进步奖,主持的"肝癌肝移植新型分子分层体系研究"这项创新性研究获得2016年度中国高等学校十大科技进展,荣获中央电视台2016年度科技创新人物。

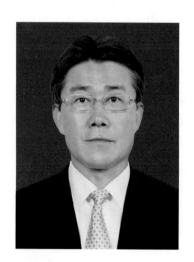

高 福

研究员、博士生导师,中国科学院院士,发展中国家科学院院士,美国国家科学院外籍院士,病原微生物与免疫学家,中国疾病预防控制中心主任,国家自然科学基金委员会副主任,中国科学院微生物研究所研究员,中国科学院病原微生物与免疫学重点实验室主任。牛津大学访问教授,浙江大学求是讲座教授,清华大学双聘教授,香港大学荣誉教授,香港城市大学高级研究员,中国生物工程学会理事长,中华医学会副会长,传染病防治国家科技重大专项技术总师。他是研发全球首个临床获批使用的新型冠状病毒中和抗体和第一个获批使用的重组新型冠状病毒疫苗的先锋者。

主要从事病原微生物跨宿主传播、感染机制与宿主细胞免疫、抗病毒手段等研究以及公共卫生政策与全球健康策略研究,为新发突发传染病防控提供重要科技支撑。先后主持多项国家重大科研项目,并担任国家重点基础研究发展计划(973计划)首席科学家,国家自然科学基金委员会创新研究群体项目负责人。曾荣获第三世界科学院基础医学奖、日本日经亚洲奖、树兰医学奖、俄罗斯Gamaleya奖章、求是杰出科技成就集体奖等荣誉。

前　言

　　据世界卫生组织(WHO)报告,感染病占人类全部死因的25%以上,依然被称为人类的"头号杀手"。时至今日,尽管各种经典传染病的发病率已经明显降低,但部分病毒感染病(如狂犬病、黄热病、登革出血热等)、细菌感染病(如鼠疫、霍乱、结核病、白喉等)和寄生虫感染病(如疟疾、血吸虫病等)"死灰复燃,卷土重来","逼迫"很多国家不得不重新采取监测、预防和控制措施。此外,自20世纪70年代开始,感染病以空前的、每年新增一种或多种的速度被发现,新型冠状病毒肺炎(COVID-19)、严重急性呼吸综合征(SARS)、中东呼吸综合征(MERS)、人感染甲型H7N9禽流感、甲型H1N1流感、埃博拉病毒病(EVD)、锥虫病、黄热病等新发、突发感染病不断出现,并随着现代交通工具在全球迅速蔓延、播散。严峻的感染病防治形势,给世界各国政府及从事感染病诊疗与防治工作的广大医务工作者和科技工作者,带来了新的艰巨的挑战。可喜的是,我国在感染病研究领域的投入不断加强,尤其是"十一五"以来,我国实施了"艾滋病和病毒性肝炎等重大传染病防治"科技重大专项,临床诊治、基础研究与技术转化等领域均取得显著进展。在感染病诊疗与防治水平得到大幅度提升的同时,感染病学科实力和国际学术影响力也得以显著提高。

　　为及时梳理和总结感染病基础、临床领域取得的新理论、新技术、新方法,以及近年来全球感染病诊疗与防治相关学科的新进展,受人民卫生出版社的委托,特邀请了一批长期从事感染病临床和基础研究的专家学者,其中不乏学会、学科领军人和中、青年学术精英,包括两院院士、长江学者和国家杰出青年科学基金获得者等共撰本书,博览全球权威部门公开发布的标准、指南、共识,以及感染病及相关学术领域的权威著作、常用工具书、教科书、认可度高的论文文献,旨在将本书编写成一部理论知识系统性、学术观点权威性、科研与临床实用性的感染病学大型参考书,既利于临床医生、疾控人员对感染病的诊治和防控,又益于从事基础研究与技术转化的科研人员的学术交流与协同,从而对进一步提升我国感染病诊治防控能力和水平有所裨益。

　　本书内容广泛,简明扼要,重点突出,条理清晰,图文并茂。共包括31章,分为基础、临床两篇。基础篇主要内容有:感染性疾病概论、抗感染免疫、感染微生态、感染病的遗传易感性、感染性疾病与肿瘤、感染病的流行病学、感染病的疫苗免疫策略、感染病的诊断技术和方法、感染病的营养支持、感染病的治疗原则、抗菌药物临床应用、抗真菌药物的药理基础、抗病毒药物的药理基础、抗寄生虫药物的药理基础、感染病的免疫调节治疗基础、感染病的干细胞治疗、微生态调节剂、生物恐怖,以及感染病学的研究新方法;临床篇主要包括感染病临床综合征、重要脏器及系统感染,以及病毒性疾病、衣原体病、立克次体病、支原体病、细菌性疾病、螺旋体病、深部真菌感染、寄生虫病、医院感染和特殊宿主的感染。

　　本书的目标读者群为从事临床工作的感染病科医生,从事感染病防控的疾控人员和从事感染病基础、转化等相关研究的科技工作者。同时,本书也是广大医学院校师生不可或缺的感染病学权威工具书。

　　由于精力和时间有限,不足之处在所难免,恳请读者朋友、道中同仁指正!

李兰娟

2021年10月

目 录

上 册

基 础 篇

临　床　篇

下　　册

基础篇

第一章 感染性疾病概论

第一节 感染性疾病概述

一、感染的概念

感染(infection)是病原体(细菌、病毒、真菌、寄生虫等)和人体之间相互作用、相互斗争的过程。引起感染的病原体可来自宿主体外,也可来自宿主体内。来自宿主体外的病原体,通过一定方式从一个宿主传播到另一个宿主引起的感染称为传染病(communicable disease)。构成传染和感染过程必须具备三个因素,即病原体、人体和它们所处的环境。起决定性作用的是人体,病原体只有通过人体才能起作用;所处的环境可以改变病原体的生存条件,而且能引起它们遗传性质的变异,使其丧失或者获得新的对人体的致病能力,三者之间此消彼长。病原体与宿主在漫长的生物进化过程中已形成了相互依存、相互斗争的关系。有些微生物或寄生虫与人体宿主之间达到了互相适应、互不损害对方的共生状态(commensalism),如肠道中定植的大肠埃希菌和某些真菌。但这种平衡是相对的,当某些因素导致宿主的免疫功能受损(如应用大剂量皮质激素或抗肿瘤药物、放射治疗及艾滋病等),或机械损伤,或大量应用抗菌药物引起菌群失调症(dysbacteriosis),使寄生物离开其固有的寄生部位而侵入其他不习惯寄生的部位(如大肠埃希菌进入尿路或呼吸道)时,平衡不复存在,引起宿主损伤,这种情况称为机会性感染(opportunistic infection)。这些共生菌在某种特定条件下可致病,称为条件致病菌(conditional pathogen),又称为机会致病菌。在病原体与宿主的相互斗争过程中,宿主逐步形成了特异的免疫防御机制。

临床上可碰到各种形式的感染情况。人体初次被某种病原体感染称为首发感染(primary infec-

tion)。不同的感染病,病后免疫状态各不相同,有些感染病患病一次后可终身免疫,有些还可再次感染。有些感染病很少出现再次感染,如水痘、麻疹、流行性腮腺炎等。重复感染(re-infection)指人体在被某种病原体感染的基础上再次被同一种病原体感染的情况,较常见于疟疾、血吸虫病和钩虫病等。混合感染(co-infection)指人体同时被两种或两种以上的病原体感染,这种情况临床上较为少见。重叠感染(super infection)指人体在某种病原体感染的基础上再被另外的病原体感染,这种情况临床上较为多见,如慢性乙型肝炎病毒感染重叠戊型肝炎病毒感染。在重叠感染中,发生于原发感染后的其他病原体感染称为继发性感染(secondary infection),如病毒性肝炎继发细菌、真菌感染。此外,医院获得性感染(hospital acquired infection)指住院患者在医院内获得的感染,简称为医院感染(nosocomial infection),这类感染的来源不同,有医院内通过患者或医务人员直接或间接传播引起的交叉感染(cross infection)、患者自身皮肤或腔道等处定植的条件致病菌,或从外界获得的定植菌由于数量或定植部位的改变而引发的自身感染或内源性感染(endogenous infection)以及诊疗过程中或因医疗器械消毒不严而导致的医源性感染(iatrogenic infection)等。医院感染包括患者在住院期间发生的感染和在医院内获得但在出院后发生的感染,但不包括入院前已开始或入院时已存在的感染,后者称为社区获得性感染(community acquired infection),指在医院外罹患的感染,包括具有明确潜伏期而在入院后平均潜伏期内发病的感染。

二、感染过程中的相关概念

病原体一旦侵入人体,就意味着感染过程的开始。病原体侵入人体后能否引起疾病,取决于病原体的致病能力(pathogenicity)和机体的免疫功能这两方面因素。病原体的致病能力包括:①病原体侵入机体并在机体内生长、繁殖及扩散的能力即侵袭力(invasiveness);②病原体感染机体后引起严重病变的能力,包括毒素和其他毒力因子即毒力(virulence);③病原体在长期进化过程中,可因环境、药物或遗传等因素的影响而发生变异即变异性(variability)。在一定的环境条件影响下,根据人体防御功能的强弱、病原体数量的多少和毒力的强弱,在病原体和人体相互作用、相互斗争的过程中,形成五种不同的感染谱(infection spectrum)。这些表现可以移行或转化,呈现动态变化。

(一)清除病原体(elimination of pathogen)

病原体进入人体后,首先可被处于机体防御第一线的非特异性免疫屏障所清除,这种防御能力有皮肤和黏膜的屏障作用、胃酸的杀菌作用、正常体液的溶菌作用、组织内细胞的吞噬作用等。人体的非特异性免疫是人类在漫长的进化过程中,不断与病原微生物斗争而逐渐形成的,并可遗传给后代。同时,侵入人体的病原体亦可由事先存在于体内的特异性体液免疫与细胞免疫物质(特异性免疫球蛋白与细胞因子)所清除。

(二)隐性感染(covert infection)

又称亚临床感染(sub-clinical infection),是指病原体侵入人体后,仅引起机体产生特异性的免疫应答,而不引起或只引起轻微的组织损伤,不产生任何临床症状、体征,甚至生化改变,只能通过免疫学检查才能发现。人体感染病原体后大多数是隐性感染,其数量常远远超过显性感染(10倍以上)。隐性感染过程结束以后,大多数人获得不同程度的特异性免疫力并清除掉病原体。少数人可转变为病原携带状态,病原体持续留存于体内,成为无症状携带者(asymptomatic carrier),如志贺菌、伤寒沙门菌和乙型肝炎病毒感染等。传染病流行期间,隐性感染对防止流行的扩散有积极意义,由于隐性感染者的增多,人群对某一种传染病的易感性就降低,该种传染病的发病率就下降。但另一方面,隐性感染者也可能处于病原携带状态,有一定传染性。

(三)显性感染(overt infection)

又称临床感染(clinical infection),是指病原体侵入人体后,不但诱导机体发生免疫应答,而且通过病原体本身的作用或机体超敏反应,导致组织损伤,引起病理、生化改变和临床表现。显性感染在感染性疾病中只占全部受感染者的小部分。但在少数传染病(麻疹、水痘等)大多数感染者表现为显性感染。

在同一种传染病,由于病原体致病力与人体抗病能力的差异,显性过程又可呈现轻、重型与急、慢性等各种类型。有些传染病在显性感染过程结束后,病原体可被清除,感染者可获得较为稳固的免疫力,如麻疹、甲型肝炎和伤寒等,不易再受感染。但另有一些传染病病后的免疫力并不牢固,可出现再次感染,如阿米巴痢疾、细菌性痢疾等。小部分显性感染者亦可成为慢性病原携带者。

(四)病原携带状态(carrier state)

是指病原体侵入人体后不能被清除,而是长期留在体内,可停留在入侵部位,或侵入较远的脏器,继续生长、繁殖,人体不出现任何的疾病状态,但能携带并不断排出病原体,成为传染病流行的传染源。这是在感染过程中人体防御能力与病原体处于相持状态的表现。根据病原体种类的不同,病原携带者可分为带病毒者、带菌者或带虫者等。按其发生和持续时间的长短可分为潜伏期携带者、恢复期携带者或慢性携带者。一般而言,若其携带病原体的持续时间短于3个月,称为急性携带者;若长于3个月,则称为慢性携带者。对乙型肝炎病毒感染,持续时间超过6个月为慢性携带者。所有病原携带者都有一个共同的特点,即无明显临床症状而携带病原体,因而,在许多传染病中,如伤寒、霍乱、细菌性痢疾、白喉、乙型肝炎和流行性脑脊髓膜炎等,由于其照常活动于人群之间,在一定程度上成为比患者更为重要的传染源。

(五)潜伏性感染(latent infection)

又称潜在性感染。病原体感染人体后,寄生于某些部位,由于机体免疫功能足以将病原体局限化而不引起显性感染,但又不足以将病原体清除时,病原体便可长期潜伏起来,待机体免疫功能下降时,则可引起显性感染。常见的潜伏性感染有水痘病毒、单纯疱疹病毒、疟原虫和结核分枝杆菌等感染。潜伏性感染期间,病原体一般不排出体外,这是与病原携带状态不同之处。并不是每种感染病都存在潜伏性感染。

三、感染病的流行过程相关概念

感染病在人群中发生、发展和转归的过程,称为感染病的流行过程。流行病按流行程度可分为散发、暴发、流行和大流行。散发(sporadic occurrence)是指某传染病在某地的常年发病情况或常年一般发病率水平,可能是由于人群对某病的免疫水平较高,或某病的隐性感染率较高,或某病不容易传播等。

暴发(outbreak)是指在某一局部地区或集体单位中，短期内突然出现许多同类疾病的患者，大多是由同一传染源或同一传播途径引起的，如食物中毒、流行性感冒等。当某病发病率显著超过该病常年发病率水平或为散发发病率的数倍时称为流行(epidemic)。当某种传染病在一定时间内迅速传播，波及全国各地，甚至超出国界或越过洲境时称为大流行(pandemic)或称世界性流行，如2003年的严重急性呼吸综合征(SARS)大流行、2009年的甲型H1N1流感大流行。

流行过程的发生必须具备三个基本条件：传染源、传播途径和人群易感性。这三个环节必须同时存在，若切断其中的任何一个环节，流行即告终止。流行过程本身又受外界环境中社会因素和自然因素的影响。

(一) 传染源(source of infection)

传染源是指病原体已在体内生长繁殖并能将其排出体外的人和动物。传染源包括患者、隐性感染者、病原携带者和感染动物。在大多数传染中，患者是重要的传染源。不同传染病患者在不同病期的传染强度有所不同，一般情况下，以发病早期的传染性最大。慢性感染患者可持续排出病原体，成为长期传染源。隐性感染者因其无任何临床症状或体征而不易被发现。某些传染病(如流行性脑脊髓膜炎、脊髓灰质炎等)的隐性感染者在病原体被清除前是重要的传染源。病原携带者常于感染病原体后无明显临床症状，但能排出病原体，为重要的传染源。慢性病原携带者可长期排出病原体，在某些传染病(如伤寒、细菌性痢疾等)中具有重要的流行病学意义。啮齿动物是最为常见的感染动物，其次是家畜、家禽，可传播疾病，为动物传染源。动物作为传染源传播的疾病，称为动物源性传染病。有些动物本身发病，如狂犬病、布鲁氏菌病等；有些动物不发病，表现为病原携带状态，如恙虫病、流行性乙型脑炎、地方性斑疹伤寒等。以野生动物为传染源传播的疾病，称为自然疫源性传染病，如鼠疫、肾综合征出血热、钩端螺旋体病、森林脑炎等。动物源性传染病常存在于一些特定的地区，从而受到地理、气候及气象等自然因素的影响，并具有严格的季节性。

确定病原体、发现传染源是传染病防控的关键，对于新发突发传染病来说这是一切工作中的重中之重。我们曾经历教训与危机，2003年的严重急性呼吸综合征(SARS)疫情，由于初期病原体与传染源不明确，疫情如同捉摸不定的"幽灵"，造成巨大社会心理压力，大大削弱防控措施的精准性，使当年损失千亿元的国内生产总值(GDP)，疫情拉低中国GDP增长0.5%~1%。吃一堑长一智，国家加大传染病防控投入，并设立传染病防治国家科技重大专项，成效显著。2013年春，恰逢SARS过去十年，长三角地区突发不明原因呼吸道传染病，来势凶猛，病死率极高，造成社会恐慌，我国政府和国际社会高度关注。我国科学家以深度测序和高通量数据分析技术为核心实现新发突发传染病病原早期快速识别，疫情发生5天内迅速发现并确认了突发疫情病原是一种全新的H7N9禽流感病毒，第一时间向全世界公布了该病毒全基因组序列，阐明其分子特征、起源和进化机制；通过溯源，发现从患者体内分离的病毒和从鸡体内分离的病毒基因序列同源性高达99.4%，从分子水平首次获得了H7N9病毒从禽向人传播的科学依据；利用新发突发传染病大数据分析模型研究，定量分析了关闭活禽市场对减少病毒从禽传播到人的影响，发现关闭活禽市场可以减少97%~99%的人感染H7N9病毒的风险，通过迅速关闭活禽市场，防止疫情向全国蔓延，大大降低了经济损失并维护了社会稳定。

(二) 传播途径(route of transmission)

病原体离开传染源后，传播到达另一个易感者的途径称为传播途径，同一种传染病可以有多种传播途径。如呼吸道传播、消化道传播、接触传播等。呼吸道传播亦称空气飞沫传播。呼吸道感染病患者、带菌者或病毒携带者的上呼吸道黏膜表面的病原体，当打喷嚏、咳嗽或者大声说话时，随同飞沫排入周围空气中，与空气形成气溶胶(aerosol state)，易感者吸入含病原体的飞沫或气溶胶而感染，如结核病、禽流感、麻疹、白喉和严重急性呼吸综合征等。当病原体污染水源、食物、食具、手、玩具及卫生用品等，经口摄入而传播给易感者，如霍乱、伤寒和细菌性痢疾等时，为消化道传播。易感者与被病原体污染的水或土壤接触时可获得感染称为接触传播，如钩端螺旋体病、钩虫病和血吸虫病等。此外，伤口被污染，有可能患破伤风。日常生活的密切接触也有可能获得感染，如白喉、麻疹、流行性感冒等。不洁性接触(包括同性恋、多个性伴侣的异性恋及商业性行为)可传播人类免疫缺陷病毒(HIV)、乙型肝炎病毒(HBV)、丙型肝炎病毒(HCV)、梅毒螺旋体、淋病奈瑟菌等。被病原体感染的吸血节肢动物，如按蚊、人虱、鼠蚤、白蛉、硬蜱和恙螨等，于叮咬时把病原体传给易感者，可分别引起流行性斑疹伤寒、地方性斑疹伤寒、疟疾、黑热病、莱姆病和恙虫病等,此类为虫媒传播。经节肢动物传播的传染病往往有严格的季节性和地区性分布特点。当病原体存在于患者或病原携带者的血液或体液中时,通过应用血制品、分娩或性交等途径感染人体,称为血液、体液传播,如乙型病毒性肝炎、丙型病毒性肝炎、艾滋病和疟疾等。

上述途径传播统称为水平传播(horizontal transmission),母婴传播属于垂直传播(vertical transmission)。婴儿出生前已从母亲或父亲获得的感染称为先天性感染(congenital infection),如梅毒、弓形虫病。

(三)人群易感性(susceptibility of the crowd)

对某种传染病缺乏特异性免疫力而容易被感染的人称为易感者(susceptible person),他们都对该病原体具有易感性。人群易感性的高低取决于该人群中易感个体所占的比例。当易感者在某一特定人群中的比例达到一定水平,且又有传染源和合适的传播途径时,则很容易发生该传染病流行。某些病后免疫力很巩固的传染病(如水痘、麻疹、乙型脑炎),经过一次流行之后,需待几年当易感者比例再次上升至一定水平时,才会发生另一次流行,这种现象称为传染病流行的周期性(periodicity)。在普遍推行人工主动免疫的情况下,可把某种传染病的易感者水平始终保持很低来阻断其流行。有些传染病还有可能通过全民长期坚持接种疫苗而被消灭,如天花、脊髓灰质炎、乙型脑炎和麻疹等。疫苗(vaccine)是用各类病原微生物或组分制作的用于预防接种的生物制品,属于主动免疫的防御措施,易感人群接种疫苗获得免疫力,在人群中普遍接种疫苗可以形成人群的免疫屏障阻止疾病流行,是传染病控制中重要手段。

第二节 感染病学的研究历史

Folke Henschen 说过"人类的历史即其疾病的历史"。在漫长的历史长河中,众多感染病的暴发流行(outbreaks)被称为瘟疫(pestilence, pestis, plague),曾给人类带来巨大的灾难。可以说人类的发展史也是人类与传染病学作斗争的历史。

早在东汉末年,我国的医学家张仲景(约公元150—219)就已在《黄帝内经》的基础上总结汉代以前的医学典籍并结合自己多年积累的传染病治疗经验,著成《伤寒杂病论》,后人将其整理为《伤寒论》和《金匮要略》。再追溯到传染病严重流行的16世纪,国外许多学者开始了对传染病的研究。意大利内科医生 G. Fracastor 提出传染病是由一种能繁殖的"种子(seeds)"引起的,有一定传播途径,并最早提出"隔离"的概念,促进了传染病学的发展。此后传染病学总是伴随着病原体的发现、认识及抗感染药物的发现而不断向前发展。

随着人类社会的发展和科学技术的进步,传染病的发生与发展也不断变迁。传染病的常态实践病种持续减少,而新发和再发传染病的流行此起彼伏,为顺应传染病疾病谱的演变,传染病工作者的实践和研究范围已逐步转向感染病学。我国著名传染病学家王季午教授早在20世纪50年代便提出了"感染病学"的概念,指出传统的传染病学必须进行改革和拓展。1999年,中华医学会第六次全国传染病与寄生虫病学术会议决定将"传染病与寄生虫病学分会"更名为"感染病学分会",从传染病学到感染病学的改革是新形势发展的需要,也是学科发展的必然。

一、人类历史上重大感染病的流行

在我国中医学文库中对多种传染病如鼠疫、天花、麻疹、霍乱等均早有详细的描述,并有较完整的理论和辨证施治法则。晋代葛洪的《肘后方》、隋代巢元方的《诸病源候论》等著作中都阐明了中医学对传染病的认识。

早在2 400多年前就已有"雅典瘟疫"的记载。大约公元前430年,古希腊时的雅典与斯巴达发生战争时军民皆染疫,结果战败。最后是希波克拉底用大火挽救了雅典,直到现在,雅典瘟疫的病因仍未明确。

公元540年,首次鼠疫大流行从尼罗河口发生,不久便席卷北非、欧洲。当时流行疫情持续了五六十年,死亡总数达1亿人,也导致了东罗马帝国的衰弱。第二次大流行发生于14世纪,1348年是欧洲鼠疫流行最严重的一年,据载当时"十室九空",这便是历史上著名的"黑死病"流行。鼠疫的第三次大流行始于19世纪末,此次流行传播速度之快和波及地区之广,远远超过前两次大流行。一直到1894年发现鼠疫杆菌及抗生素相继用于临床,鼠疫才得以控制。

从公元前6世纪至16世纪曾发生过数次天花的世界性大流行,直到1798年,英国学者詹纳(Jenner)发明"牛痘接种法"预防天花,天花的流行才得以控制。1967年,世界卫生组织(WHO)发起了消灭天花运动,经过不懈的努力,人类终于在1980年取得了全球消灭天花的辉煌成就,天花成为第一种被消灭的传染病。

1817 年,霍乱最先在印度恒河三角洲传播,当时英军远征侵入印度后,由于饮用河水引起霍乱大流行,使英军完全丧失作战能力,最后不战而退。以后至 1923 年的一百多年间,曾经先后发生了 6 次霍乱世界性大流行,成为"最令人害怕、最引人瞩目的 19 世纪世界病"。霍乱最早传入我国是 1820 年,从那时到 1949 年间,曾先后发生流行大小近百次。1961 年的副霍乱大流行,即霍乱第 7 次世界大流行,迅速波及 100 多个国家和地区。我国是第 7 次霍乱世界大流行最早受侵犯的国家之一,多年来国内霍乱疫情此起彼伏,成为一个常发性地区。目前,国内外霍乱流行因素仍然存在,特别是 1992 年首次发现的 O139 菌株,成人对此缺乏免疫力,该菌株可能取代 O1 群霍乱弧菌蔓延到世界各国,WHO 称霍乱是对全球的持久威胁。

疟疾的流行已有数千年的历史,中外均有记载。疟疾对人类历史有着严重的影响,据考证,它曾摧毁了锡兰的古代文明,古希腊和罗马帝国的衰亡也与疟疾大流行有关。1627 年,含奎宁的金鸡纳树皮被引进到欧洲治疗疟疾。1880 年,Charles Laveran 在疟疾患者红细胞中发现了疟原虫,并显示出疟原虫在宿主体内的复制。如今疟疾的大流行已得到控制,但本病仍然是严重威胁人类健康的疾病之一,流行区居民占全世界人口的 40%,尤其是在贫困的国家和地区。我国科学家屠呦呦从中医典籍中获得灵感,先驱性地发现了青蒿素,开创了治疗疟疾的新方法,显著降低了疟疾患者的死亡率,并因此获得了 2015 年诺贝尔生理学或医学奖。

结核病,人类证实其存在至少已有 5 000 年。1882 年德国学者科赫(Koch)发现了结核分枝杆菌,1895 年 Roentegen 发现了 X 线,它的出现显著提高了肺结核的诊断水平;1922 年 Calmettee 及 Guérin 发表了卡介苗接种方法的文章,以及 1944 年以后,链霉素、异烟肼、利福平等强有力的抗结核菌药物的相继问世,才使得结核病在诊断、治疗和预防控制方面进入了新的时代。截至 2015 年,全球有 1 040 万人患有结核病,180 万人因该病死亡(包括 40 万艾滋病病毒感染者)。2014 年,第 67 届世界卫生大会将"无结核病的世界"(A world free of TB)作为防控愿景,并提出了,到 2025 年结核病的病死率和患病率比 2015 年各下降 50% 的目标。发现和治愈患者是结核病防治的基石,但是目前发病估计数与登记、报告数存在巨大差距,WHO 估计每年有三分之一的结核患者即 300 万患者被"遗漏",革新结核病的诊断策略与技术、提高治疗水平与能力,找出并治愈这些被"遗漏"的患者是未来一段时间结核病防治的重要任务。

1980 年,美国科学家首先描述了男性同性恋中细胞免疫缺陷(CD4$^+$ T 淋巴细胞减少)和机会性感染为特征的获得性免疫缺陷综合征(acquired immune deficiency syndrome, AIDS)即艾滋病。艾滋病属于全球主要公共卫生问题,迄今已造成 3 500 多万例死亡,目前全球仍约有 3 670 万艾滋病病毒感染者。截至目前,艾滋病仍缺乏有效疫苗,但现有的高效抗逆转录病毒治疗(HAART)可实现病毒复制长期处于检测限以下,提高患者期望寿命,并控制传播,2014 年联合国艾滋病规划署(UNAIDS)提出 90-90-90 策略:90% 的艾滋病病毒携带者知晓自己的状况,90% 的携带者能接受抗逆转录病毒治疗,以及 90% 的接受治疗者中检测不到病毒量,在人群中建立高防疫屏障,可阻断艾滋病的扩散,最终实现控制和消灭艾滋病的目标。

WHO 报告,目前全球约 1/2 人口生活在 HBV 高流行区,约 20 亿人曾感染过 HBV,约有 3.25 亿人染有慢性乙肝病毒或丙肝病毒,每年约有 100 万人死于 HBV 感染所致的肝衰竭、肝硬化和原发性肝细胞癌(HCC)。2006 年,全国乙肝血清学流调发现人群乙型肝炎表面抗原(HBsAg)携带率达 7.6%,预计有 9 000 万慢性乙肝患者,乙肝是危害人民健康的主要传染病,经过不断努力,我国于 2020 年 10 月 28 日摘掉了"乙肝大国"的帽子,被世界卫生组织誉为发展中国家典范。

近年来传染病面临新的挑战,全球贸易活动、远程旅行的日益频繁以及气候改变等,部分已控制的传染病又死灰复燃,新的传染病也不断出现,呈现新传染病和传统传染病交替并存的格局。2013 年,H7N9 禽流感在我国 12 省市的 42 个地级市/地区蔓延,在疫情发生伊始,我国科学家就集体协同攻关,在最短时间内确定了一种从未发现的新型重配 H7N9 亚型禽流感病毒。随后又很快发现活禽市场是 H7N9 禽流感的源头,H7N9 病毒关键基因突变导致从禽向人传播,同时还发现"细胞因子风暴"是导致 H7N9 感染重症化的关键原因,创建了"四抗二平衡"治疗策略(抗病毒、抗休克、抗低氧血症和多器官功能障碍综合征、抗继发感染,维持水、电解质、酸碱平衡和维持体内微生态平衡),显著降低病死率。浙江大学联合香港大学科研人员协同攻关,以分离到的 H7N9 病毒株为模板克隆了 H7N9 特异的抗原片段 cDNA,以 pHW2000 为表达载体,利用反向遗传学技术成功构建重组 H7N9 流感病毒疫苗株种子(A/ZJU01/PR8/2013),成功研制出我国首个 H7N9 病毒疫苗种子株,结束了一直以来我国流感疫苗种子株依赖国外进口的历史。2013 年 12 月开始,西非几内亚出现埃博拉病毒病疫情暴发,在利比里亚、塞拉利昂、马里、美国、尼日利亚、塞内加尔与西班牙等国家相继出现埃博拉确诊病例,病死率高达 38.7%。中国政府积极响应联合国和世界卫生组织的呼吁,向西非埃博拉疫区伸出援手,派出的传染病临床专家与防控专家,传授中国抗击严重急性呼吸综合征(SARS)和防治 H7N9 禽流感等公共卫生事件的做法,加快扑灭疫情,并协助当地政府组建防控架构与队伍,为全球提供了中国经验,展现了中国力量。

此外,抗生素耐药问题在近年愈加恶化,耐甲氧西林金黄色葡萄球菌、耐万古肠球菌、泛耐药肺炎克雷伯菌、新德里金属-β-内酰胺酶(NDM)-1 超级耐药菌等耐药病原体不断地被发现与报道。2014 年,浙江大学传染病诊治国家重点实验室发表在《美国医学会杂志·内科学卷》上的一项研究显示,中国基层医疗单位存在严重的抗菌药物滥用问题,52.9% 的门诊处方中含有抗菌药物,其中规范使用的为 39.4%;而住院病历显示,77.5% 的患者接受了抗菌治疗,其中只有 24.6% 属于规范使用,抗生素规范使用有待进一步加强。WHO 认为当前抗生素耐药已到了危急时刻,一系列令人担忧的病原菌正在逐渐耐药,甚至有可能出现无药可治的"后抗生素"时代,所以规范使用抗生素控制耐药刻不容缓。

二、感染病领域发展的里程碑

(一) 微生物学的发展

17 至 18 世纪,随着物理学、化学和生物学等基础学科的发展,感染病学也沿着现代医学的轨道迅猛地发展起来。1683 年,荷兰 Anton van Leeuwenhoek 使用能放大 266 倍的自制显微镜从牙垢中观察到细小生命,之后又检查了汗水及粪便等多种标本,后证实为细菌,为人们发现引起感染病的微生物病原体开辟了道路。经历过文艺复兴和 18 世纪的产业革命,19 世纪中叶以后,资本主义国家迅速发展。伴随着经济的进步和科技的腾飞,医学领域也取得了众多成果,其中以法国的微生物学家巴斯德(Pasteur)和德国的微生物学家科赫(Koch)最为著名。

巴斯德于 1857 年回到巴黎师范大学从事微生物学研究,领导并成立了著名的巴斯德研究所。关于酒发酵变质的现象,巴斯德用了十余年的时间证实酒发酵不是纯化学问题,而是微生物作用的结果。他采取加热的办法防止酒发酵,经过不断的探索,发现把酒加热到 50~60℃,时间延长 20~30 分钟,这样既杀死了致发酵的微生物,又不使酒挥发,这种方法被后人称作"巴氏消毒法"。巴斯德用实验证实生物不是凭空而来的,推翻了当时盛行的自然发生说。1879 年巴斯德首先发现并命名了葡萄球菌和链球菌,之后又发现了疖癣、旋毛虫病的病原。他还首先发现了厌氧菌的特性,提示动物发热与致病菌有关,其著作《发酵生理学》阐明了发酵过程、厌氧现象和厌氧微生物性质等问题,为近代消毒防腐提供了科学依据,同时也为工业微生物学和医学微生物学奠定了基础。

科赫在 1876 年开始研究炭疽杆菌以及炭疽杆菌与牛羊和人类的关系,揭示了动物体外经过多代培养的炭疽杆菌仍然可引起动物的炭疽病。1877—1878 年科赫主要研究细菌学技术,改进了细菌在玻璃片上的干燥方法,发明了细菌鞭毛和组织切片的染色方法,建立了悬滴标本检查法,创立了显微摄影技术等。1881 年完成了用动物胶平皿培养细菌的方法,这个方法使细菌纯培养成为可能。1882 年他利用抗酸染色法发现了隐藏在显微镜下的结核分枝杆菌,使人类从白色瘟疫的长期困扰中挣脱出来,为日后治疗结核病提供了明确的目标,这也是科赫受世界瞩目的一年。1883 年科赫到埃及和印度调查霍乱流行情况,并发现了人的霍乱弧菌,同时发现了人的结膜炎杆菌。1884 年科赫公布了判定某种微生物是否为致病微生物的标准,即"科赫法则"(Koch's postulates)。

巴斯德和科赫的工作具有里程碑意义,他们奠定了细菌学理论,使细菌学和感染病学成为现代学科。19 世纪末,在他们的带动下,大多数感染病的病原体在这个时期相继被发现并分离成功,也标志着微生物学黄金时代的开始。

(二) 免疫学的兴起

免疫学的兴起主要与疫苗相关。据记载,早在我国明朝隆庆年间(1567—1572)就已采用"人痘接种术"来预防天花,并先后传授到朝鲜、日本、俄国及其他欧洲国家,比琴纳的"牛痘接种"早了 200 多年。而发现牛痘苗给人接种后只引起局部反应而对人体无害,可用于预防天花,则是免疫学上的一个重要发展。受人痘苗和牛痘苗的启发，科学家在创立细菌分离培养技术的基础上，通过系统研究，找到用理化和生物学方法，使微生物的毒力减低从而制备减毒菌苗。如利用毒力减弱的细菌预防鸡霍乱的传染；把毒力减弱的羊炭疽杆菌用于预防羊炭疽病；用狂犬病病毒在兔体内利用连续传代的方法制备狂犬病疫苗等。1890年，贝林（Behring）和北里柴三郎完成白喉抗毒素的研究，并用含白喉抗毒素的动物免疫血清成功治愈了一名白喉患儿，成为首次被动免疫的病例。此后便掀起了医学界免疫血清的研制热潮，病原体的各种疫苗研制方面也取得了重大的进展，使得计划免疫预防接种得以广泛开展。

在2013年长三角地区突发不明原因呼吸道传染病防控中，我国科学家在发现新病原、确认感染源、明确发病机制、开展临床救治、研发新型疫苗和诊断技术等方面取得了六项重大突破和原创性成果。根据H7N9禽流感病原基因序列特征，使用PR8质粒流感病毒拯救系统和反向遗传技术，及时开展符合生产要求的疫苗种子株研究，成功研发出我国首个H7N9禽流感疫苗种子株［A/ZJU01/PR8/2013］，这是我国科学家首次成功研发符合国际通用要求的疫苗株，打破了我国流感疫苗株必须依赖国际提供的历史，提升了我国流感疫苗研发能力和水平，为应对重大新发突发传染病提供了快速研发疫苗新技术平台。

（三）抗生素的发现和应用

关于抗生素的早期历史，从我国的古籍里可以找到很多关于利用微生物或其产物治疗疾病的记载。如《本草拾遗》中记载蟪下虫尘土和胡燕窠土可以治疗疮痈等恶疾。微生物学的发展让人们开始知道是病原微生物导致了疾病，于是人们开始积极寻找杀灭这些微生物的办法，化学药物和抗生素就在这样的背景下应运而生。

早在巴斯德时代就已经知道空气中的某些细菌能抑制炭疽杆菌的生长，当时并未引起人们的注意。1922年，英国细菌学家弗莱明（Flemimg）发现溶菌现象。1928年，他发现自己培养的葡萄球菌被青霉菌污染，青霉菌周围的葡萄球菌菌丝变得透明，甚至溶解，他发现青霉菌在生长过程中的代谢物质具有杀菌作用，并将青霉菌培养物的滤液中所含的抗菌物质命名为青霉素。进一步推动抗生素发展的是牛津大学病理学教授弗洛里（Florey），他在化学家钱恩（Chain）的帮助下，对青霉素进行了提取和纯化，使之商品化，并在第二次世界大战期间拯救了成千上

万的生命。青霉素也成为第一个作为治疗药物应用于临床的抗生素。1935年，发现人工合成的磺胺类药物百浪多息可杀死小鼠中的链球菌，该药的临床应用开创了抗微生物化疗的新纪元。20世纪40年代是抗生素的快速发展期，链霉素（1944）、金霉素（1947）、氯霉素（1948）、土霉素（1950）、制霉菌素（1950）、红霉素（1952）以及卡那霉素（1958）等抗生素陆续被发现并应用于临床，使当时的细菌性疾病与立克次体病得到成功的治疗，延长了人类的寿命。

20世纪60年代后，迎来了半合成抗生素时代。1958年，谢汉合成6-氨基青霉烷酸，从而开辟了生产半合成青霉素的道路。1961年，发现头孢菌素C并成功合成许多高活力的半合成头孢菌素。1980年，喹诺酮类抗生素出现。细菌不断产生对抗生素有抗药性的突变菌株，科学家们也不断地寻找着细菌尚未形成抗药性的新的抗生素。

（四）新型抗病毒药物及策略

以往针对病毒感染缺乏有效的直接的抗病毒药物，但近20年来该领域发展迅速，这里只举两个例子。1987年第一个抗逆转录病毒药物（ARV）齐多夫定（ZDV或AZT）首先问世，开始使用单一的核苷类逆转录酶抑制剂（NRTI）治疗HIV/AIDS患者，对HIV的复制起到一定的抑制作用，但是几乎100%的服药者在治疗12周后出现病毒载量的反弹。20世纪90年代中期人们使用2个NRTI治疗患者，两药联合加强了抗病毒作用，并且作用维持的时间更长，但是仍不能长期维持疗效。90年代中后期开始了一个新时期，应用1个蛋白酶抑制剂（PI）联合2个NRTI三药联合疗法。它具有非常强大的抗病毒作用，可以使HIV-RNA在血浆中达到检测不出的水平，并且可以长期维持这一疗效。经过几年的实践证明，一些不包括蛋白酶抑制剂的组合，如1个非核苷类逆转录酶抑制剂（NNRTI）联合2个NRTI或3个NRTI（其中必须包括阿巴卡韦）的联合用药也可以达到相同或相似的效果。合理且有效的联合用药被称为高效逆转录病毒疗法（HAART），新药的出现和策略的优化，现在已经可以让HIV感染者病毒处于持续抑制状况从而得到长期生存，感染者可以达到一般人群的预期寿命，艾滋病已从不治之症转为可防可治的慢性病。此外，近期对丙肝治疗获得突破性进展，使人们看到丙肝治疗达到临床痊愈成为可能，直接抗病毒治疗药物（DAA）如达拉他韦、索非布韦、雷迪帕韦等，根据现有的临床研究数据，针对全基因型的无干扰素方案几乎已经可以达到95%以

上的治愈率,消灭丙肝的目标预计在不远的将来即可实现。

第三节 感染病学相关理论

科学的进步总是伴随着相关理论的突破,感染性疾病研究中经历许多重要的节点;早期的瘴气学说探究了微生物与传染病间的关系;德国的科赫创立"科赫原则"成为病原体确认基本原则,奠定了现代医学发展的基石;19世纪中叶在霍乱研究中建立了现代流行病学研究路径,为传染病的溯源研究提供了科学方法;感染微生态学理论的提出拓展了感染性疾病的防治思路,抗感染的战略从单一的杀菌(病原体)转化为杀菌与促菌(益生菌)并重,注重治疗中机体的整体情况与微生态的平衡,提高了治疗效果。

一、瘴气学说

传染源的确认是传染病控制中重要的一个环节。而在人类历史上,把微生物和疾病的发生发展联系起来是一个不那么容易的过程。19世纪以前,传染病最为人们广泛接受的理论是瘴气学说(miasma theory)。这个理论的观点是,在某种特定的情况下,泥土里的腐烂物质散发到空气中,污染了空气,人们呼吸了这种被污染的空气,因而感染上疾病。当时的人们认为霍乱、黑死病就是属于这种情况。它解释了为什么卫生条件差的地方传染病更容易流行,古代欧洲和中国都存在这种学说。瘴气学说后来被细菌学说(germ theory)所取代。在巴斯德发现酵母可以使葡萄酒变酸,并发明了巴斯德消毒法之后,人们发现微生物可以使有机物发生一些物理和化学的改变,这使科学家开始考虑微生物也许也能对植物和动物产生相似的影响,更具体地说,是微生物引起了疾病。随后一些病原体的发现,使科学界逐渐转向细菌学说。

二、科赫法则

1876年,德国细菌学家罗科赫成功证明了炭疽病是由炭疽杆菌引起的,从而证明了细菌学说的正确性。科赫用患炭疽病牛或羊血清来感染健康的小鼠,发现小鼠也出现了炭疽病的症状,并且小鼠的血液中也可以分离出一种杆状的细菌。这种细菌可以在体外培养基中生存繁殖,把这些培养的细菌注射到健康的小鼠身上,小鼠再次出现患病的症状。这些结果使科赫总结出了一套确认病原体的方法,并最终发展为著名的"科赫法则"(Koch postulates)。科赫法则包括以下4点:相同的微生物在疾病的每一病例中都出现,但在健康人身上不应该发现;该微生物可以从患病的宿主身上分离得到,并可以在培养基中培养得到纯种(pure culture);把培养得到的微生物接种在健康易感的动物上可以引起同样的疾病;被接种的动物上可以再次分离得到与前面完全一样的微生物。如果满足了以上4个条件,这种微生物就可以被确认为该疾病的病原体。在科赫法则之前,科学界一直缺乏一套科学的准则来判断一个微生物是否就是这个疾病的病原。科赫法则无疑大大推动了微生物学的发展,使得19世纪70年代到20世纪的20年代成了发现病原菌的黄金时代,在这期间白喉棒状杆菌、伤寒杆菌、鼠疫杆菌、痢疾杆菌等重要传染病的致病原纷纷被发现。

但是,即使是科赫本人后来也认识到了科赫法则的局限性,科赫发现,霍乱病原体在患者和健康人体内都能分离到,这与第1个条件不相符。随着时间的进展,出现了越来越多科赫法则不适用的病原体,比如麻风分枝杆菌不能被分离培养得到纯种,与第2点不相符;一些病原体侵入人体后并不引起人体发病,而是以潜伏感染的形式存在,比如乙肝病毒,这与第3点不相符合;还有一些病原体引起疾病是通过其分泌的毒素,比如金黄色葡萄球菌,遗憾的是,科赫法则在这种情况下也不适用。到了20世纪70年代,科赫法则的局限性变得越来越明显,不仅仅是因为这个时期发现了慢病毒的存在,还因为科学家逐渐开始意识到微生物与慢性病的关系,例如EB病毒的感染可以引起肿瘤。为了使科赫法则可以有更广的适用面,1976年美国的流行病学学家阿尔弗雷德·埃文斯(Alfred Evans)在科赫法则的基础上进行了修订,修订后的法则也被称为埃文斯法则(Evans' Postulates):如果某种微生物被怀疑是致病原,暴露于这种微生物的群体患病率要高于没有暴露的群体;在患病的群体中,曾经暴露于该微生物的概率要高于未患病群体;在前瞻性研究中,暴露于该微生物的群体发病率要显著高于未暴露群体;暴露于该微生物后,疾病的发展过程中可以包含有一个潜伏期,从而发病过程呈现一条钟形曲线;宿主在暴露后的反应呈现梯度曲线,从弱到强,可以存在不同的感染状态;去除该微生物或者它的载体,改变该微生物的特性可以减少疾病的发生;采用预防手段可以降低疾病的发生,比如免疫或者药物;所有联系应该具有生物学和流行病学的意义。修订后的法则加入了流行病学的一些基本原则，并且强调了宿主对病原可以有不同的反应状态。埃文斯法则解决了科赫法则中存在的问题，它在今天依然是适用的。

到了20世纪80年代，分子微生物学的发展使病原体的确认不再依赖于固体培养基，而且科学家们意识到"毒力"和"致病力"和病原体上的某些致病基因相关。"分子科赫法则"（Molecular Koch's Postulates）是用来证明某个在病原微生物上发现的基因所编码的产物导致了疾病的发生。如果科赫法则是用来判定某个微生物有罪，那么分子科赫法则就是用来判定某个基因有罪的法则。为了确认某个基因和疾病的发生相关，1988年美国微生物学家斯坦利·法尔科（Stanley Falkow）基于科赫原则，结合分子生物学提出了"分子科赫法则"：待确认的致病基因可以在所有具有致病力的菌株或毒株上被找到，而不能致病的菌株或毒株上不存在；特异性地使该基因失活可以使菌株或毒株的毒力、致病性下降；逆转被失活的基因可以使菌株或毒株的致病性恢复。

到了21世纪，通过聚合酶链反应（polymerase chain reaction，PCR）技术和高通量序列分析发现了大量的病原体。基于核酸的检测方法非常灵敏，它甚至可以检测出未发病个体体内的少量病毒。这些新方法的使用推动美国微生物学家雷尔曼（Relman）和弗雷德里克斯（Fredericks）提出了21世纪的科赫法则，这个法则也被称为"基因组科赫法则"：属于假定病原体的核酸序列应该出现在特定传染病的大多数病例中，在病变器官或解剖学部位，应能发现该微生物的核酸，而没有发生病理改变的器官中不会发现；在未患病的宿主或组织中，与病原体相关的核酸序列的拷贝数应当较少或完全检测不到；随着疾病的缓解，与病原体相关的核酸序列的拷贝数应减少或检测不到，如果临床上有复发，情况则相反；如果序列检测能预示疾病，或拷贝数与疾病的严重程度有相关性，则序列与疾病更加可能构成因果关系；从现有序列推断出的微生物特性应符合该生物类群的已知生物学特性；应在细胞水平探求患病组织与微生物的关系；用原位杂交来显示发生了病理变化的特定区域，以证明微生物的存在，或显示微生物应该存在的区域；这些以序列分析为基础获得的上述证据应当是可重复获得的。

今天，通过分子探针、基因测序的方法科学家可以发现那些过去难以被分离培养的微生物，科赫法则在很多情况下不再适用，但是它在病原体鉴定领域仍然发挥着重要的作用，它的意义在于当我们提出某种微生物可能是致病原时，科赫法则能够为我们提供一个基本原则，它是充分条件，而不是必要条件。

三、现代流行病学方法

1854年秋季，伦敦宽街暴发霍乱，惊人的死亡率促使当地居民纷纷逃往他处。在霍乱暴发后的6天内发病严重的街道有3/4以上的居民离去。鉴于病例死亡具有聚集性的特点，英国医师John Snow深入现场实地调研。John Snow首先调查发生疫情的地点和死亡病例，并首创了标点地图分析方法，把本次霍乱暴发调查中的死亡病例标点在地图上，同时标记宽街供水站及附近的其他供水站。发现发病与宽街水井关系密切，调查73例中，有61例经常喝宽街井水；饮用宽街供水站井水的制雷管工厂，200名工人中有18例患霍乱死亡，而附近一家使用自来水并且自备水井供的工厂，535名工人中仅有5例患霍乱死亡。调查显示的霍乱暴发与宽街供水站密切相关，John Snow向伦敦当局提出关闭水站的建议并被采纳，此后病例逐步迅速减少直至疫情被控制，成为流行病学现场调查、分析与控制的经典实例。

针对伦敦霍乱流行，John Snow从描述疾病的分布入手，通过描述疾病的空间分布规律，为疾病流行因素的找寻提供线索。通过使用描述病例分布的标点地图法，对伦敦宽街的霍乱流行及不同供水区居民霍乱的死亡率进行调查分析；同时对病例的时间分布进行描述。研究表明病例主要集中分布在宽街供水站周围，而其他供水站周围的病例较少。提示本次霍乱与宽街水井可能有关。进一步开展对水井的调查，最终提出"霍乱病例的排泄物污染水井，进而造成大伦敦区霍乱流行"的假设。在此假说基础上，积极采取现场干预措施，经封闭污染的供水站后，霍乱病例显著减少。干预措施的有效性又进一步提示霍乱流行与水源污染的关联。

由此可见，流行病学现场调查方法的正确应用对于查明疾病的病因和流行因素具有重要的价值。流行病学研究内容的三个层次：流行病学是从以传染病为主的研究内容发展起来的，目前已扩大到全面的疾病和健康状态，包括疾病、伤害和健康三个层次。疾病包括传染病、寄生虫病、地方病和非传染性疾病等一切疾病。流行病学任务的三个阶段：第一阶段的任务是"揭示现象"，即揭示流行（主要是传染病)或分布(其他疾病、伤害与健康)的现象;第二阶段为"找出原因",即从分析现象入手找出流行与分布的规律和原因;第三阶段为"提供措施",即合理利用前两阶段的结果,找出预防或控制的策略与措施。依序完成上述三个阶段的任务,才算完整的流行病学工作。

流行病学工作深度的三个范畴:不同的任务需要通过不同性质的工作来实现。当我们的任务是"揭示现象"时,开展的基本上是描述性工作,即通过描述性流行病学方法来实现。这个工作深度通常不能直接找出原因,更不能检验措施的效果,仅能提供深入探讨原因的基础,对现象作出初步分析。深入一步的任务是要求"找出原因",这时我们就需要借助分析性流行病学方法来检验或验证所提出的病因假说。最后的任务是以找到的原因为基础来"提供措施",并进一步确证措施的有效性,这要用人群流行病学实验,即实验流行病学的工作来完成。

四、感染微生态学理论

感染微生态学理论是我国率先提出的,是用微生态学理论和方法研究感染的发生、发展、结局和引导感染向宿主健康方向转移的微生态学分支。感染是微生物对宿主或宏生物的异常侵染所致的微生物对宿主或宏生物之间相互作用的一种生态学现象。感染微生态学和微生态学一样,定位于微生物与宏生物(宿主)的相互关系和因这种关系所产生的表现和后果。我们需要利用这种关系的内在规律为人类(包括一切生物体)防治感染和提高健康素质而努力。

感染微生态学的出现是微生态学发展的必然趋势。微生态学是研究正常微生物群与其宿主相互关系的一门生态学分支。它是研究微生物与宏生物的共生关系在长期历史进化过程中形成的生态学规律。这个生态学规律的核心是正常微生物群(normal microbiota 或 normal flora)。正常微生物群包括细菌、真菌、病毒及生物活性物质。宏生物也分为不同层次,包括人类、动物、植物及微生物的个体、细胞及分子水平。因此,感染微生态学也是研究正常微生物群与其宿主相互作用过程中感染规律的科学。

感染微生态学的观念创新,首先是出发点的创新。对疾病与健康的研究,会因为医学模式的不同,产生不同的出发点。传统的医学模式是从防治疾病出发到恢复健康为目的。研究为什么患病、有什么表现,怎样治疗,因症求因,对症下药,达到治愈和

恢复健康。微生态学的出发点是从健康出发,研究疾病的发生。在知道健康的原因,找出健康的表现之后,得出失去了健康的原因。健康转化为疾病是因为健康出了问题,应从健康入手防治疾病。这是保健医学的新概念。概括地说,是从生理入手研究疾病呢,还是从病理入手研究健康呢？或者说在健康过程中为什么转化为疾病,或在疾病过程中为什么能转化为健康？观念的转变将产生医学行为的更新。

抗生素的应用、耐药性的产生、菌群失调的出现,正常菌群的研究,微生态学的崛起,抗感染的战略从"杀菌时代"转向"促菌时代",杀菌是杀灭有害菌,同时也杀灭有益菌,促菌是扶植有益菌间接抑制或杀死有害菌。"杀菌"与"促菌"是两个不同的观念。抗感染观念的更新也是医学观念的重大更新。杀菌不能乱杀,同时应"促菌",以防新的感染。微生态失调后的感染则是更严重的感染,常常可导致死亡的发生。

观念的更新促进了抗感染手段的更新。抗感染一直是靠抗生素,现在看来抗生素应用后,微生态失调、耐药性的产生已是全球性公共卫生问题。合理地应用抗生素十分必要,而微生态调节剂应用在预防和治疗感染中则显得更加必要。微生态调节剂包括益生菌(probiotics)、益生元(prebiotics)及合生元(synbiotics)。微生态调节剂的出现势将形成一个新抗感染的战略和措施。

第四节　感染病学发展趋势

人类基因组测序工作的完成是自 1854 年 John Snow 对伦敦霍乱流行进行开创性的流行病学工作以来,现代流行病学发展的最佳时机。流行病学与基因组学的结合也预示着未来"分子流行病学"的发展趋势。新型测序技术的不断涌现,使人类基因组测序进入新阶段,在可预见的将来,测序能力仍将不断提高,测序成本仍将不断下降,基因组技术进入流行病学研究的进程正在加速。从 20 世纪末提出的人类基因组计划以来,全基因组关联分析(genome wide association study,GWAS)理论与实践的不断进步,大量疾病相关基因的发现,促进了传统生物医学模式向可预测性、可预防性、个体化和参与性的基因组医学模式转变,为未来发展预防、诊断、治疗长期困扰人类的诸如艾滋病、乙肝、结核病等重大传染病开辟新途径。开展我国自然人群大规模的艾滋病、

乙肝、结核病流行病学现场研究,建立大规模前瞻性的研究队列,可将之前知之不多的 HIV、HBV、结核分枝杆菌(MTB)感染的自然史进行系统研究,从而揭示感染者不同临床转归的机制;建立完整的临床资料数据库、血清库、基因库、细胞库和组织库等,引入基因组学技术,进行易感性研究,全面系统地阐释感染的流行规律,从群体和个体维度探索感染性疾病的精准防治。

在艾滋病防控方面,普遍检测为降低艾滋病新发感染率提供基本策略。2012 年美国预防服务工作组(UNPSTF)基于大量研究证据适时更新指南提出:在成人推广 HIV 抗体普遍检测。同时美国联邦政府也积极以哥伦比亚和布朗克斯区为重点区域,开展"检测和治疗"策略对抗艾滋病传播的研究,这项研究的目的并不是衡量"检测和治疗"能否真正减缓疫情,而是检测在进行艾滋病测试和获得医疗服务方面都存在很多障碍的情况下,这种策略是否可行。艾滋病的治疗方面,早期治疗有望带来艾滋病毒学控制的新希望。尽管人类目前还不能完全征服艾滋病,但通过有效的抗病毒治疗手段可以基本控制病情,再加上预防措施的改进,人类最终将有可能战胜艾滋病。两类令人信服的研究结果证明了上述观点:一类是以 Cohen MS 为代表的"治疗即预防"研究进展,以 HPTN052 结果的发布为标志,通过在 1 700 多对单阳配偶中进行随机双盲对照试验,展示了个体 HAART 治疗效果外,评估了 HAART 对群体的获益,从降低群体载量水平,减少传播方面给出证据;另一类是以"柏林患者""功能性治愈"为代表,尽管他们仅是个案报道,似乎不可及,但还是促进了 HAART 对最终战胜艾滋病理论推测和提高了现实可能性。

在结核病防控中,主动筛查是国家结核病发现的关键策略。美、英、法、德、日等发达国家的结核病患病率均已低于 25/10 万,且所有患者中有一半是来自结核病高负担国家的移民。在结核病患者筛查方面,这些国家普遍采取高危人群主动筛查的策略,在海关、移民局设立结核病筛查流程[胸部 X 线检查+纯化蛋白衍生物(PPD)试验/γ-干扰素体外释放试验(TB-IGRA)],对糖尿病、HIV 感染者、结核病密切接触者进行定期结核病筛查,多数研究对该策略给出了积极卫生经济学评价。我国是结核病高流行地区,在全人群中开展大规模的胸部 X 线主动结核病筛查,或对人群进行分层提出普通人群、高危人群的具体筛查方法,并给出卫生经济学评价,推行适宜

国情的结核病发现策略将有助于加快控制疫情。MTB 潜伏感染者进行化学预防治疗可降低发病率也是控制结核病疫情的重要措施,但中国人群的 MTB 感染率在 20% 左右,如何确定感染者中的发病高危者,界定预防性治疗对象,探索适宜的预防性治疗方案,是我国近期需要解决的课题。

传染病大数据深度挖掘和时空透视为传染病预测提供重要捷径。在传染病大数据应用中,谷歌(Google)公司通过比较现有的来自搜索数据的估计和某一特定地区官方历史上的流行性感冒(简称流感)信息获得"谷歌流感趋势",来判定流感活动的等级。2009 年,甲型 H1N1 流感暴发的几周前,"谷歌流感趋势"成功预测了流感在美国境内的传播,其分析结果甚至具体到特定的地区和州,而传统上美国疾病控制中心要在流感暴发一两周之后才可以做到这些,这是一个成功的大数据深度挖掘运用案例。随着计算机技术发展,人工智能(artificial intelligence,AI)快速兴起,AI 是研究、开发用于模拟、延伸和扩展人的智能的理论、方法、技术及应用系统的一门新的技术科学,医疗健康是 AI 应用的重要领域,为感染性疾病诊疗与管理问题提供解决方案。AI 在近年来的飞速发展使得医学专家系统、人工神经网络等在医学领域的开发与应用成为现实并且取得很大的突破,由浙江大学研发的黄疸诊断专家辅助系统,对黄疸病因的判断已达到 96% 的准确率。随着人工智能的发展及其在医疗健康领域的进一步普及,两者的互相融合在未来必定成为医学发展的重要方向。

第五节 小 结

目前,感染病的发展已不能受到地理距离的阻隔。新时期里,感染病防治仍然是人类社会共同面临的重大课题,需要国际社会间的合作。2016 年,中共中央、国务院印发了《"健康中国 2030"规划纲要》,提出要加强重大传染病防控,从疾病预防和治疗层面上采取措施,以实现健康中国的战略目标。

(李兰娟 徐凯进)

参 考 文 献

[1] 李兰娟.感染微生态学[M].2 版.北京:人民卫生出版社,2012.

[2] World Health Organization. Guidelines on the management of latent tuberculosis infection[M]. WHO/HTM/TB/2015. 01. Geneva:World Health Organization,2015.

［3］ World Health Organization. Global update on the health sector response to HIV［M］. Geneva：World Health Organization,2014.

［4］ World Health Organization. Global hepatitis report［M］. Geneva：World Health Organization,2017.

［5］ Chen Y,Liang W,Yang S,et al. Human infections with the emerging avian influenza A H7N9 virus from wet market poultry：clinical analysis and characterisation of viral genome［J］. Lancet,2013,381(9881)：1916-1925.

［6］ 王宇明.感染病研究大事记［J］.中华医史杂志,2003,33(2)：119-122.

［7］ Halliday S. Death and miasma in Victorian London：an obstinate belief［J］. BMJ,2001,323(7327)：1469-1471.

［8］ Huebner RJ. Criteria for etiologic association of prevalent viruses with prevalent diseases：the virologist's dilemma［J］. Ann N Y Acad Sci,1957,67(8)：430-438.

［9］ Evans AS. Causation and disease：the Henle-Koch postulates revisited［J］. Yale J Biol Med,1976,49(2)：175-195.

［10］ Falkow S. Molecular Koch's postulates applied to microbial pathogenicity［J］. Rev Infect Dis, 1988, 10 Suppl 2：S274-S276.

［11］ Fredricks DN, Relman DA. Sequence-based identification of microbial pathogens：a reconsideration of Koch's postulates［J］. Clin Microbiol Rev,1996,9(1)：18-33.

［12］ Loman NJ,Pallen MJ. Twenty years of bacterial genome sequencing［J］. Nat Rev Microbiol,2015,13(12)：787-794.

［13］ Houldcroft CJ,Beale MA,Breuer J. Clinical and biological insights from viral genome sequencing［J］. Nat Rev Microbiol,2017,15(3)：183-192.

［14］ Andrews KR, Good JM, Miller MR, et al. Harnessing the power of RADseq for ecological and evolutionary genomics［J］. Nat Rev Genet,2016,17(2)：81-92.

［15］ Wang J,Jia H. Metagenome-wide association studies：fine-mining the microbiome［J］. Nat Rev Microbiol, 2016, 14(8)：508-522.

第二章　抗感染免疫

第一节　病原体侵袭机体的基本过程

病原体侵犯宿主细胞,通过与宿主细胞相互作用,促进自身在体内的复制和扩散。病原体侵袭机体的基本过程包括:病原体黏附至宿主细胞表面,感染进入宿主体内,到达合适的部位,逃逸宿主免疫系统的攻击,并复制扩增,继而从感染者体内释放出来,去感染新的宿主。

感染的第一步是病原体穿过机体的保护性屏障侵入体内定植(colonize)。病原体通常通过黏附或侵入肺、肠、膀胱等与外环境直接接触的上皮屏障或通过破损的伤口进入机体,不同病原体进入机体的机制不同,有些病原体可直接侵入人体,如钩端螺旋体和钩虫丝状蚴;有些细菌如霍乱弧菌需先黏附于肠黏膜表面才能定居下来,并分泌肠毒素。某些病毒或细菌可以利用吞噬细胞表面的受体(如甘露糖受体、清道夫受体等),通过受体介导的吞噬或固有免疫进入宿主细胞。病原体在上皮黏附的定植必须避免被宿主的免疫系统清除,如有些细菌的表面有抑制吞噬作用的成分,能促进病原体的定植和扩散;有些细菌表达特异的黏附素可紧密结合到宿主上皮细胞的表面分子上,防止被细胞表面纤毛的运动(如百日咳杆菌黏附至呼吸道纤毛上皮细胞)或尿液的洗刷(有些病原菌可通过黏附素紧密结合至膀胱上皮细胞表面)而排出。

许多病原体(如霍乱弧菌和百日咳杆菌)感染机体不需要进入宿主细胞,但是,所有的病毒和胞内病原体(许多细菌和原虫)需要进入宿主细胞,在宿主细胞的胞质或胞内小室内才能复制和存活。一旦进入宿主细胞,胞内病原体会通过改变宿主膜的运动或利用胞内骨架的运动,寻找适合其复制的生态位(niche),并可通过改变宿主机体的某些行为,促进其感染新的宿主。病毒通常通过与宿主细胞表面的受体结合进入细胞,有些病毒感染细胞还需要有共受体的协助,如人类免疫缺陷病毒(human immunodeficiency virus,HIV)的受体为表达在 CD4[+] T 细胞和巨噬细胞表面的 CD4 分子,但 HIV 进入细胞还需要与共受体趋化因子(C-X-C 基序)受体[chemokine(C-X-C motif)receptor,CXCR]4 和趋化因子(C-C 基序)受体[chemokine(C-C motif)receptor,CCR]5 的结合。病毒通过受体及共受体与宿主细胞结合后,病毒衣壳蛋白与宿主细胞膜融合,将病毒基因组释放进入宿主细胞内。此过程亦称为受体介导的胞吞(receptor-mediated endocytosis)。细菌通常通过吞噬作用进入细胞。吞噬细菌是巨噬细胞的正常功能,巨噬细胞在体内游走,摄取和吞噬病原体,在胞内形成吞噬体,与溶酶体融合形成吞噬溶酶体,通过氧依赖途径和氧非依赖的途径杀死病原体,发挥其防御功能。但是,某些病原体被吞噬后能够抵抗吞噬溶酶体内杀菌物质的杀伤或逃逸至巨噬细胞的胞质内,从而在巨噬细胞内存活和复制。

第二节　病原体的免疫清除

病原体侵入机体后是否被清除或定植下来并繁殖复制,取决于病原体的致病力和机体的免疫功能。病原体入侵机体导致感染,同时也被机体免疫系统所识别,激发固有免疫和适应性免疫应答。

一、对病原体的固有免疫防御

抵抗病原体进入机体的第一道屏障是皮肤和黏膜。皮肤、胃肠道黏膜和呼吸道黏膜等是人体阻挡微生物入侵的第一道物理屏障,构成这些物理屏障的上皮细胞可以分泌许多杀菌、抑菌物质(如皮肤汗腺分泌的乳酸,皮脂腺分泌的脂肪酸,胃液中的胃酸,呼吸道和泌尿生殖道黏膜分泌的溶菌酶、抗菌肽等);黏膜表面分布的正常菌群,可拮抗致病菌的生长(图 2-2-1)。

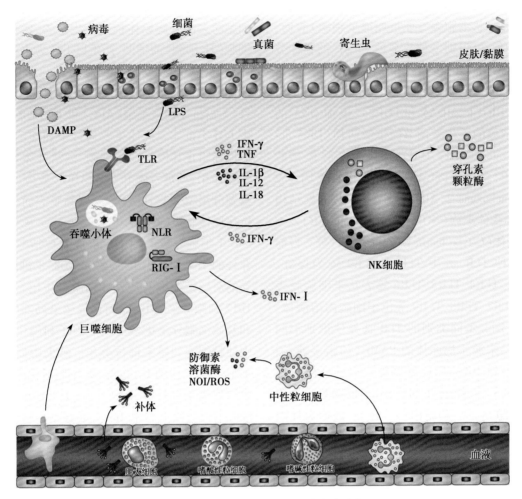

图 2-2-1　机体对病原体的固有免疫防御

LPS:脂多糖;DAMP:损伤相关分子模式;TLR:Toll 样受体;NLR:核苷酸寡聚结构域(NOD)样受体家族;RIG:识别 RNA 的视黄酸诱导基因;IFN:干扰素;TNF:肿瘤坏死因子;IL:白细胞介素;NO:一氧化氮;ROS:活性氧

参与固有免疫的体液因子包括防御素、溶菌酶、补体系统、细胞因子和趋化因子等,巨噬细胞释放的氧自由基、一氧化氮、脂质介质,肥大细胞释放的组胺、5-羟色胺等也参与炎症反应和非特异性杀菌。

参与固有免疫的细胞有多种,主要包括吞噬细胞、自然杀伤细胞(NK 细胞)、γ/δT 细胞、B1 细胞、NK T 细胞、肥大细胞等。吞噬细胞包括单核/巨噬细胞和中性粒细胞,是吞噬清除病原体的重要效应细胞,在抗感染固有免疫中发挥非常重要的作用。吞噬细胞对入侵体内的病原微生物应答极为迅速,其中巨噬细胞可在炎症部位存留更长时间(感染后1~2 天)。吞噬细胞发挥抗感染功能的过程包括定向迁移、识别、吞噬和杀伤等环节。在感染 1~2 小时内,在炎性因子[如肿瘤坏死因子 α(TNF-α)等]、某些细菌成分(如脂多糖)作用下,血管内皮细胞表达 E-选择素,吞噬细胞表达相应配体并借此与血管内皮细胞黏附并滚动。感染 6~12 小时后,吞噬细胞借表面淋巴细胞功能相关抗原 1(lymphocyte func-tion-associated antigen-1,LFA-1)等与血管内皮细胞

细胞间黏附分子 1(intercellular adhesion molecule-1,ICAM-1)等作用,发生牢固黏附,最终穿越血管内皮到达组织间隙。此时,吞噬细胞在趋化因子的趋化下向感染部位募集移动。活化后的吞噬细胞通过表面模式识别受体(pattern-recognition receptor,PRR)识别并结合病原微生物及其分泌物,经受体介导等方式包裹病原体形成吞噬体,吞噬体与溶酶体融合形成吞噬溶酶体,再通过氧依赖途径和氧非依赖途径杀菌。

NK 细胞通过释放穿孔素、颗粒酶及依赖抗体的细胞毒性(antibody-dependent cellular cytotoxicity,ADCC)效应杀伤病毒和细菌感染的细胞,并通过分泌 γ 干扰素(IFN-γ)促进巨噬细胞的活化及分泌白介素-12(IL-12)和 TNF-α,活化的巨噬细胞又可促进NK 细胞的活化和抗病毒、抗菌功能。

固有免疫系统主要通过胚系编码的 PRR 识别病原微生物的保守的病原体相关分子模式(patho-gen-associated molecular pattern,PAMP),如脂多糖、磷壁酸、胞壁酰二肽、病毒 RNA 与 DNA 及微生物表面的寡糖等,实现对外来病原体的早期泛特异性识

别。PRR 是一类主要表达于固有免疫细胞(尤其是巨噬细胞、树突状细胞等专职抗原递呈细胞)表面、非克隆性分布、可识别一种或多种 PAMP 的受体分子。主要包括 Toll 样受体(TLR)、识别 RNA 的视黄酸诱导基因Ⅰ样受体家族(RIG-Ⅰ like receptors, RLRs;包括 RIG-Ⅰ、MDA5 和 LGP2)、识别 DNA 的受体 DNA 依赖的干扰素调节因子激活物(DNA-dependent activator of IRFs,DAI)、环鸟苷酸-腺苷-磷酸(cGMP-AMP)合成酶(cGAS)和黑素瘤缺乏因子 2 (absent in melanoma 2,AIM-2)等、核苷酸寡聚结构域(NOD)样受体家族(NOD-like receptor,NLR)及 C 型凝集素受体(C-type lectin receptor,CLR)等。目前已发现 13 种 TLR,其中 TLR1 ~ TLR9 较为保守。TLR1、TLR2、TLR4、TLR5、TLR6 等表达于细胞膜表面,TLR3、TLR7、TLR8、TLR9 等位于细胞内溶酶体、内体及内质网。不同类别的 TLR 选择性识别不同的配体,包括来源于病原体的 PAMP(如脂多糖、细菌的鞭毛、双链 RNA、CpG 基序等),以髓样分化蛋白 88(MyD88)依赖性和 MyD88 非依赖性(亦称 TRIF 依赖性)途径启动胞内信号转导,调控炎症因子和Ⅰ型干扰素的表达。RLR 和 NLR 属于胞质型 PRR,RLR 识别病毒 RNA;NLR 包括识别细菌胞壁成分的 NOD 受体家族和 NACHT-LRR-PYD 结构域蛋白(NACHT-LRR-PYD-containing protein,NALP)受体家族(通过识别 PAMP 成分而活化形成炎症小体介导成熟 IL-1β 和 IL-18 产生)。DAI、AIM-2 和 cGAS 识别外源性 DNA,参与抵御细菌和病毒感染。这些 PRR 分布于细胞表面、胞质、内体或溶酶体,一旦识别相应的 PAMP,即激活相应的信号传导通路,效应细胞即立刻被激活,产生Ⅰ型干扰素和促炎细胞因子,从而介导快速的固有免疫应答和炎症反应,并可进一步激发适应性免疫应答。因此,PRR 及其介导的信号通路的活化在预防、抵抗和清除外来病原体感染的过程中发挥着举足轻重的作用(图 2-2-2)。

二、对病原体的适应性免疫应答

病原体一旦突破固有免疫屏障扩散入血,其彻底清除有赖于机体适应性免疫应答的启动和效应发挥(图 2-2-3)。机体抗感染的适应性免疫应答包括体液免疫、细胞免疫及黏膜免疫应答。适应性免疫应答具有记忆性,当机体再次受到相同病原体感染或相同抗原刺激时,可诱导产生比初次应答更快速、更强烈、更持久的再次免疫应答。

许多病原菌在胞外增殖,胞内菌需通过细胞外进行传播,这些存在于细胞外的病原体主要由 B 细胞产生的特异性抗体介导的体液免疫应答清除。B 细胞对大部分病原体抗原产生应答,需要辅助性 T 细胞(Th 细胞)的辅助,产生以 IgG 为主的多类别抗体,产生免疫记忆。B1 细胞对胸腺非依赖性抗原(TI-Ag,如细菌的脂多糖、鞭毛蛋白、荚膜聚糖等)应答,无需抗原递呈细胞(APC)和 Th2 细胞的辅助,产生 IgM 类抗体。抗体主要通过中和细菌毒素、封闭病原体阻止其侵入宿主细胞、激活补体发挥溶菌溶病毒作用、调理吞噬和介导 ADCC 效应、IgG 通过胎盘及分泌型 IgA(sIgA)分泌至黏膜表面等方式发挥抗病原体感染的作用。

T 细胞介导的细胞免疫应答包括 CD4+ T 细胞介导的 Th1、Th2、Th17 应答和 CD8+ T 细胞(CTL)介导的对感染细胞的特异性细胞毒作用。感染早期,Th17 细胞分泌的 IL-17 可诱导感染局部的上皮细胞和基质细胞分泌更多的炎症因子和趋化因子,吸引中性粒细胞到感染部位募集。感染中后期,树突状细胞(DC)产生的 IL-12 与 NK 细胞活化产生的 IFN-γ 协同促进辅助性 T 细胞 1 型(Th1 细胞)分化,Th1 细胞通过分泌 IL-2 和 IFN-γ 可激活巨噬细胞和中性粒细胞,促进对胞内菌的吞噬和杀伤;Th1 细胞还可促进细胞毒性 T 细胞(CTL)的分化及维持和增强 CTL 的活化,促进其对感染细胞的杀伤。Th2 细胞分泌的细胞因子辅助抗体的产生,并可激活嗜酸性粒细胞,介导抗寄生虫免疫。CTL 细胞对感染细胞的特异性杀伤作用对于抗病毒和胞内菌感染至关重要。

黏膜免疫对于清除经黏膜途径感染的病原体起甚为关键的作用,且对全身免疫应答具有调节作用。黏膜相关淋巴组织弥散分布于呼吸道、消化道、泌尿生殖道等处的黏膜和黏膜下层,在黏膜免疫应答中,T、B 细胞在黏膜免疫诱导部位(派尔集合淋巴结、孤立淋巴滤泡)激活,可通过淋巴结、淋巴管的运输到达应答效应部位(黏膜固有层、黏膜上皮细胞表面)及其他黏膜表面,发挥效应功能。固有层淋巴细胞中 CD4+ T 与 CD8+ T 细胞的比例约为 3:1,且多具有记忆表型,并表达归巢相关分子(如 CCR9 和整合素 α4β7);上皮内淋巴细胞(intraepithelial lymphocytes,IELs)位于黏膜上皮细胞之间,多为 CD8+ T 细胞。IELs 的主要功能是对病原体入侵及上皮细胞变性作出快速反应机制的溶细胞活动;因其可产生与 Th1、Th2 功能相关的细胞因子,因此,对其他淋巴细胞和上皮细胞活化和功能具有重要的调节作用。黏膜免疫中 B 细胞活化主要产生 sIgA 和 IgM,sIgA 通过上皮细胞传递至黏膜表面,可阻止病原微生物黏附至黏膜上皮细胞表面,并可中和病毒及与溶菌酶和补体共同作用发挥溶菌作用。

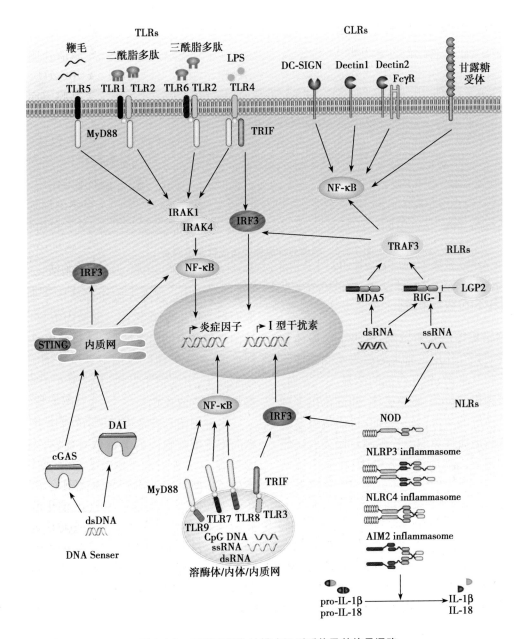

图 2-2-2　识别病原体的模式识别受体及其信号通路

TLR:Toll 样受体;CLR:C 型凝集素受体;LPS:脂多糖,DC-SIGN:树突状细胞特异性细胞间黏附分子 3 结合非整合素分子;Dectin:树突状细胞相关 C 型凝集素;MyD88:髓样分化蛋白 88;NF-κB:核因子κB;RLR:识别 RNA 的视黄酸诱导基因 I 样受体家族;TRAF:TNF 受体相关蛋白;IRAK:白细胞介素受体相关激酶;IRF:干扰素调节因子;STING:干扰素基因刺激蛋白;DAI:DNA 依赖的干扰素调节因子激活物;cGAS:环鸟苷酸-腺苷一磷酸合成酶;dsRNA:双链 RNA;Senser:传感器;RIG:识别 RNA 的视黄酸诱导基因;ssRNA:单链 RNA;NLR:核苷酸寡聚结构域(NOD)样受体家族;NOD:核苷酸寡聚结构域;AIM:黑素瘤缺乏因子;pro-IL:白细胞介素前体;IL:白细胞介素

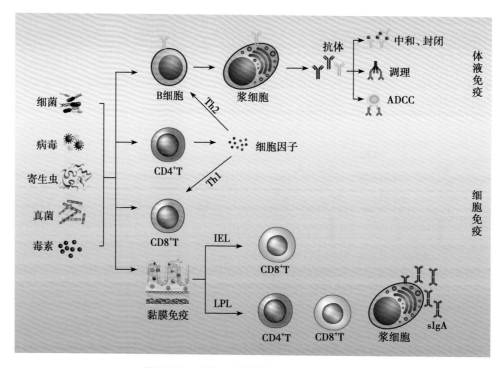

图 2-2-3　机体对病原体的适应性免疫应答
ADCC:依赖抗体的细胞毒性;IEL:上皮内淋巴细胞;LPL:固有层淋巴细胞;sIgA:分泌型 IgA

三、病原体的致病机制

病原体感染机体后是否致病,取决于病原体与宿主免疫系统的相互作用。感染的后果是病原体与机体免疫系统相互平衡、相互对抗的结果。一方面,病原体具有多种机制侵袭、感染机体,并进化出多种策略逃避免疫系统的攻击;另一方面,机体免疫系统通过固有免疫和适应性免疫应答机制对侵袭的病原体进行识别和清除。病原体侵袭机体、在体内繁殖及免疫细胞对病原体识别引发的免疫应答均可能造成对机体的病理损伤,导致疾病的发生(图 2-2-4)。

病原体具有多种致病机制。不同的病原体类型,其致病的机制各不相同。一种病原体常可利用不同的机制、作用于不同的靶点,发挥其侵犯宿主细胞和致病作用。

细菌的致病能力与细菌的毒力、侵入机体的细菌数量及侵入途径有关。细菌毒力的物质基础为侵袭力和毒素。侵袭力是指致病菌突破机体防御功能,侵入机体,在体内定植、繁殖和扩散的能力。大多数细菌通过表面的黏附因子[(adhesive factor),如菌毛、脂磷壁酸等]与宿主细胞表面的受体相互作用,从而黏附于呼吸道、消化道、泌尿生殖道及皮肤等上皮细胞。黏附促进细菌在局部定居,进而繁殖扩散。某些细菌可产生毒素和侵袭性酶,进一步促进细菌的扩散,并对宿主细胞的结构和功能发挥损害作用。细菌产生的外毒素可与宿主细胞表面的受体结合,影响宿主细胞的信号通路,或直接影响宿主

细胞膜的结构,或进入胞质抑制宿主细胞的蛋白合成而导致宿主细胞死亡。细菌内毒素(如革兰氏阴性菌细胞壁中的脂多糖)主要与细胞因子、补体等协同作用,刺激单核巨噬细胞等免疫细胞产生过量的细胞因子,引起宿主发热,甚至发生内毒素血症与内毒素性休克或死亡。

多种细菌具有毒力因子,可直接进入宿主细胞,靶向宿主细胞胞内的关键信号通路、细胞骨架或形成囊泡,一方面有利于病原体在宿主细胞内的存活、繁殖或扩散;另一方面,通过诱导宿主细胞凋亡、释放毒素或大量炎症因子,导致机体细胞和组织损伤。例如,细菌分泌系统与细菌的致病性密切相关。Ⅲ型分泌系统(T3SS)是一个由多组分蛋白复合体形成的跨膜通道,可把细菌的效应蛋白输送至宿主细胞,改变宿主细胞的信号转导和细胞骨架,为细菌定植建立亚细胞的生态环境。Ⅳ型分泌系统(T4SS)可介导基因水平转移,通过细菌间接合作用传递抗生素耐药基因和毒力基因,导致病原体耐药性出现、毒力增强,有利于致病菌的进化。另一方面,Ⅳ型分泌系统可转运效应蛋白质分子(如毒力因子)到宿主细胞,参与致病菌致病。有的病原体还可与宿主细胞的死亡通路相互作用,诱导宿主细胞死亡以利于自身的生存。有些胞内菌感染常伴发迟发型超敏反应,引起巨噬细胞、淋巴细胞及上皮细胞在局部的聚集增生,导致肉芽肿的形成。肉芽肿的形成一方面可阻止胞内菌的扩散,另一方面又在局部造成病理损害,一旦肉芽肿破裂,病原菌会重新播散。

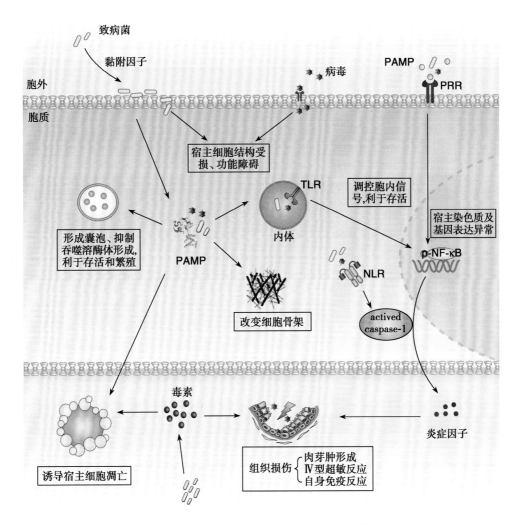

图 2-2-4 病原体的致病机制
PAMP:病原体相关分子模式;PRR:表面模式识别受体;TLR:Toll 样受体;p-NF-κB:磷酸化核因子
κB;NLR:核苷酸寡聚结构域(NOD)样受体家族;actived caspase-1:激活的脱天蛋白酶 1

病毒具有严格的细胞内寄生特性,其致病的基础是病毒在宿主细胞中增殖而导致宿主细胞结构受损和功能障碍。病毒侵入机体后,首先进入易感细胞,借助宿主细胞的能量和代谢系统进行复制、增殖,损伤宿主细胞的结构,导致功能障碍。有些病毒可通过调节泛素化或蛋白酶体的降解途径,干扰胞内的抗病毒信号转导通路,促进干扰素及抗病毒因子的降解。有些病毒(如脊髓灰质炎病毒)在宿主细胞内增殖成熟后可短时间内大量释放子代病毒,造成宿主细胞破坏而死亡,这种现象称为溶细胞型感染。有些有包膜的病毒(如流感病毒)在宿主细胞内增殖的过程中对细胞代谢影响不大,由于以出芽方式释放病毒,其过程缓慢、病变较轻、短时间不会引起细胞溶解和死亡,但经病毒长期增殖释放多次后,细胞最终仍会死亡。有些病毒(如腺病毒、流感病毒、人乳头状瘤病毒和 HIV 等)感染细胞后,病毒可直接或由病毒编码蛋白间接作为诱导因子诱发宿主细胞凋亡。有些病毒对组织器官具有亲嗜性,会造成对特定组织器官的损伤,如流感病毒和鼻病毒对

呼吸道黏膜有亲嗜性,脑炎病毒和脊髓灰质炎病毒主要对神经组织有亲嗜性,肝炎病毒对肝脏组织有亲嗜性等。病毒具有很强的抗原性,感染细胞后还会出现自身抗原,从而诱发机体的免疫应答,导致机体的免疫病理损伤。病毒感染激活 CTL 和 NK 细胞等免疫细胞对感染细胞发挥清除病毒的作用的同时亦会造成细胞和组织的损伤及诱发炎症。病毒抗原与相应抗体结合成抗原抗体复合物,激活补体,导致沉积部位的组织损伤。长期的慢性持续性病毒感染(如 HIV、HBV 或 HCV)还会损伤机体的免疫系统,导致免疫抑制甚至功能耗竭,甚至诱导肿瘤的发生。

第三节 病原体的免疫逃逸机制

尽管机体有多种机制来抵抗外来微生物的入侵,但是病原微生物在与机体对抗的过程中进化出许多复杂而有效的策略来逃避机体固有免疫和适应性免疫的识别和清除,从而在体内长期存活,导致疾病的发生或慢性持续性感染。病原体能否成功感染

机体取决于其能否在宿主体内组织起有效的抗病毒免疫应答效应。尽管不同病原微生物各有不同的方式来逃避免疫系统的攻击，但是有一些共同的特点。不同的病原体可以综合多种不同的机制逃逸并破坏宿主的免疫系统（图2-3-1）。

其一，病原体具有多种机制逃避免疫监视系统的识别。病原体可通过寄生于免疫应答不易到达的部位（免疫豁免部位）、通过伪装病原体自身表面或被感染细胞的表面或通过改变病原体自身的抗原特性，而逃避免疫监视系统的识别或损伤免疫应答而逃逸免疫系统的攻击和清除。例如，某些病毒可在免疫豁免区复制，如单纯疱疹病毒1（HSV-1）可潜伏在感觉神经元；结核分枝杆菌可被包裹于慢性非活动性结核灶内而不能被免疫细胞识别；流感病毒和HIV的高度变异，可逃逸已建立的抗感染免疫抗体的中和和阻断作用。肺炎链球菌抗原变异导致80种以上的血清型，可致反复感染。结核分枝杆菌则通过不断的抗原突变，使机体抗结核免疫应答持续低下甚至发生免疫耐受，导致慢性肺结核。某些病毒还可表达免疫受体、黏附分子或分泌受体或配体的模拟物，而影响免疫细胞的识别和功能。

其二，病原体通过其结构或非结构产物，拮抗、阻断或抑制机体的抗感染免疫应答。病原体具有多种机制从不同的层面抑制抗感染免疫应答的效应。①许多细菌进化出多种机制逃避巨噬细胞的吞噬。如鼠疫耶尔森菌通过Ⅲ型分泌系统（T3SS）将T3SS效应蛋白输送至宿主细胞、干扰宿主细胞的细胞骨架蛋白，而干扰其吞噬活性；某些胞内菌可干扰吞噬体与溶酶体的融合或抑制囊泡的转运，或产生细胞溶素裂解囊泡膜逃离吞噬体，从而逃避在吞噬溶酶体内的杀伤效应。某些细菌可抑制吞噬细胞胞内杀菌物质的活性，如抑制诱导型一氧化氮合酶（iNOS）的活性而逃避一氧化氮（NO）介导的杀伤。有些细菌可直接抑制巨噬细胞的活化，抑制其吞噬杀菌的能力。胞外菌可通过形成胞壁外特殊结构荚膜而抵抗吞噬作用。②许多病原体可以直接感染和杀伤免疫细胞（如DCs、淋巴细胞、巨噬细胞等），抑制CTL和NK细胞的杀伤功能，影响免疫细胞的分化和效

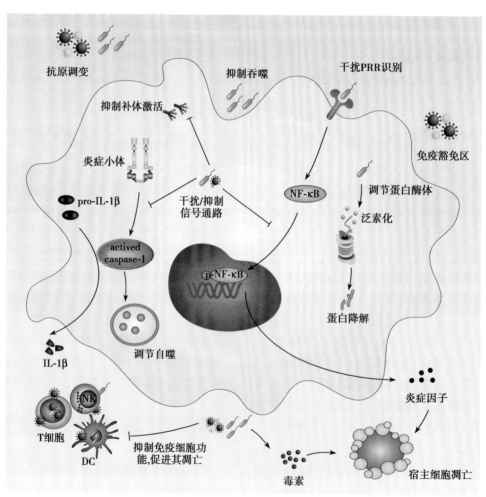

图2-3-1 病原体的免疫逃逸机制

PRR：表面模式识别受体；pro-IL-1β：白细胞介素1β前体；NF-κB：核因子κB；actived caspase-1：激活的脱天蛋白酶1；p-NF-κB：磷酸化核因子κB；IL-1β：白细胞介素1β；NK：自然杀伤细胞；DC：树突状细胞

应功能而干扰或阻断抗感染免疫应答效应。例如，HIV 病毒通过 gp120 糖蛋白与 CD4$^+$ T 细胞的 CD4 分子及 CXCR4/CCR5 结合而感染 CD4$^+$ T 细胞，导致 CD4$^+$ T 细胞功能丧失和凋亡；HIV 亦可感染巨噬细胞和 DC 导致其功能障碍，并抑制 NK 细胞和 CTL 的效应功能，导致功能耗竭；有些病毒通过编码要组织相容性复合体（MHC）Ⅰ类分子类似物或改变感染细胞 MHC 分子的表达而干扰 NK 细胞受体的识别能力、抑制其细胞因子的产生和效应功能的发挥；许多病原体通过下调 MHC 分子、阻断抗原递呈、抑制免疫应答基因的诱导而抑制抗感染获得性免疫应答的产生。③某些病原体可调节 PRR 识别的配体而干扰 PRR 的识别，或阻断/干扰信号通路。例如幽门螺杆菌通过改变脂质 A（lipid A）的结构，逃避 TLR4 的识别，还可改变鞭毛的结构或蛋白成分而逃避 TLR5 的识别。④许多病原体可直接靶向阻断/干扰或通过转录后调控机制影响 PRR 相关信号通路抑制干扰素等细胞因子及抗病毒蛋白的产生而干扰抗感染应答。如 HBV 基因组中编码核心抗原（HBcAg）的一段基因序列与肝细胞基因整合可封闭干扰素应答基因；流感病毒、HIV、HBV、HSV 等多种病毒可通过影响泛素化等机制干扰 RIG-Ⅰ等 PRR 信号通路的活化及促进干扰素等抗病毒蛋白的降解；EB 病毒产生 IL-10 的类似物，可抑制 Th1 型细胞因子的产生；有些病毒可产生趋化因子受体的类似物，抑制趋化因子募集和活化炎症细胞到感染部位聚集的能力。⑤许多病原体可以通过抑制宿主细胞的凋亡或自噬，得以在宿主细胞内存活或复制。

第四节 病 毒 免 疫

一、病毒的免疫清除

病毒是严格的胞内感染病原体，必须进入宿主细胞才能完成复制、传播等一系列生命活动。病毒通常通过与宿主细胞表面的受体结合进入细胞，利用宿主细胞的原料和合成酶进行病毒复制。机体的固有免疫系统可以通过 PRR 对病毒成分进行识别，激发抗病毒固有免疫，继而启动适应性免疫应答，对入侵的病毒进行清除。

在病毒感染早期，体液中某些可溶性的 PRR（如甘露糖结合凝集素，mannose-binding lectin，MBL）可以直接识别病毒表面的甘露糖、岩藻糖及 N-乙酰葡糖胺成分而阻止病毒的侵入。例如 MBL 可与 HIV 包膜糖蛋白 gp120 中的甘露聚糖结合，可与 HCV 的 E1/E2 包膜糖蛋白结合，而阻止病毒进入细胞。病毒感染早期最早出现的免疫应答是大量细胞因子（尤其是干扰素）的释放。干扰素是抗病毒感染过程中出现最早、作用最重要、最广谱的细胞因子，细胞在受到病毒感染、病毒在胞内复制的同时即可产生和释放干扰素，并作用于邻近细胞，既可阻断受感染细胞本身的感染，又能限制病毒的扩散。Ⅰ型干扰素（IFN-α 和 IFN-β）的抗病毒作用强于Ⅱ型干扰素（IFN-γ）。Ⅲ型干扰素（IFN-λ）为新发现的干扰素家族成员，除了具有与Ⅰ型干扰素类似的直接抗病毒作用外，还具有重要的对固有免疫和适应性免疫应答的调节作用，尤其是在调节 Th1/Th2 平衡，启动 T、B 细胞记忆性应答及调节促进 NK 细胞的效应功能方面发挥重要的作用。干扰素的产生依赖于胞质内 PRR 对病毒 RNA 或 DNA 成分的识别。RIG-Ⅰ、MDA-5 和 NOD2 受体识别病毒 RNA 进而通过线粒体抗病毒信号传送蛋白（MAVS）活化 TANK 结合激酶 1-干扰素调节因子 3（TBK1-IRF3）信号通路，而死亡盒 RNA 解旋酶（DDX）1、DDX21 和 DEAH 盒解旋酶（DHX）36 识别病毒 RNA 通过 TRIF 活化 TBK1；识别 DNA 的 PRR 通过干扰素基因刺激蛋白（STING）激活 TBK1-IRF3 信号通路；DDX9 和 DHX36 还可识别胞质 CpG DNA 通过 MyD88 激活 IRF7；不同的识别和信号通路最终均汇合于诱导Ⅰ型干扰素和炎性细胞因子的产生（图 2-2-2）。NLRP3、AIM-2、IFI16 等在病毒感染时刻募集凋亡相关斑点样蛋白（apoptosis associated speck like protein containing a CARD，ASC）形成炎症小体复合物，诱导成熟 IL-1β、IL-18 的产生及感染细胞的焦亡（pyroptosis）。不同 PRR 及其信号通路亦存在串流（cross-talk），相互协调发挥抗病毒作用。

NK 细胞位于机体抗病毒感染的第一道防线，NK 细胞效应发生于适应性免疫应答之前，甚至发生于病毒复制之前，在机体抗病毒感染早期即发挥关键的作用。NK 细胞在病毒感染的 2～3 天即可通过趋化作用聚集至感染灶，受到病毒感染的细胞下调表面 MHC Ⅰ类分子的表达，使 NK 细胞识别的活化受体占优势而活化，通过释放穿孔素、颗粒酶及 AD-CC 效应介导对病毒感染细胞的杀伤；并通过分泌 IFN-γ 促进巨噬细胞的活化，活化的巨噬细胞又可促进 NK 细胞的活化和抗病毒功能。病毒感染可以激活巨噬细胞，活化的巨噬细胞主要通过释放大量的炎症因子（如 TNF-α、IL-12 等）发挥抗病毒和免疫调节作用,并可通过加工递呈抗原,启动适应性免疫应答。NK 细胞不仅发挥直接的抗感染作用,而且具有免疫调节功能,可以通过分泌细胞因子和趋化因子促进适应性免疫应答的启动和抗病毒效应功能。部分 NK 细胞亚群还可防止感染诱导的过强的炎症应答,发挥阻止免疫损伤的保护作用。尤为重要的是,近年发现 NK 细胞具有记忆性等适应性免疫应答的特点,长寿命的记忆性 NK 细胞在保护机体免于再次感染和防止潜伏病毒的再活化方面发挥关键作用。

固有免疫应答虽然在病毒感染的早期发挥控制病毒复制的重要作用,但是并不能完全清除病毒,对病毒的彻底清除有赖于后续的适应性免疫应答的启动和效应。CTL 是清除病毒感染细胞最重要的效应细胞,能特异性地杀伤病毒感染的靶细胞,使病毒失去复制环境而死亡。CTL 的激活需要 CD4⁺ T 细胞的辅助,主要通过穿孔素-颗粒酶机制裂解病毒、通过 Fas 配体(FasL)介导的凋亡机制使感染细胞凋亡及分泌 IFN-γ 等细胞因子发挥抗病毒作用。多种病毒[如淋巴细胞脉络丛脑膜炎病毒(LCMV)、HIV、HCV、HBV 及巨细胞病毒(CMV)等]的慢性感染均与 CD8⁺ T 细胞效应功能耗竭及记忆功能改变密切相关。

病毒特异性抗体可有效中和胞外游离病毒,在预防病毒感染和再感染中起重要作用。其主要效应为:阻止病毒与宿主细胞表面受体结合,通过中和作用防止病毒感染细胞;限制病毒在细胞间及经血液播散;通过激活补体、调理作用及 ADCC 等机制破坏病毒感染细胞。

总之,机体对病毒的有效清除依赖于固有和适应性免疫应答多种细胞和效应分子的协同作用,通过不同的环节,互相配合、协同作用,且通过建立病毒特异性的免疫记忆,建立长期的免疫保护。

二、病毒的免疫逃逸

病毒在与机体免疫系统相互作用的过程中,在各种选择性压力的作用下,进化出多种针对免疫系统不同环节的逃避和破坏机制来逃逸免疫系统的攻击。各种病毒可综合利用多种机制逃逸并破坏免疫系统。

(一) 利用吞噬型 PRR 进入宿主细胞

某些病毒可以逃避可溶性 PRR 的识别,而利用吞噬型 PRR[包括甘露糖受体、清道夫受体及树突状细胞特异性细胞间黏附分子 3 结合非整合素分子(dendritic cell-specific intercellular adhesion molecule-3-grabbing nonintegrin, DC-SIGN)等]的吞噬或固有免疫进入宿主细胞,促进病毒感染。例如流感病毒通过丢失表达其血凝素中的聚糖成分抵抗 MBL 的识别而增强其感染毒力。流感病毒、腺病毒和 HSV 均可利用与巨噬细胞、树突状细胞及中性粒细胞表面的甘露糖受体、清道夫受体或 DC-SIGN 结合通过固有免疫感染细胞。某些病毒可与 TLR4 结合促进病毒受体的表达而增强病毒的感染和毒力。

(二) 干扰 PRR 的识别及其信号通路抑制干扰素的产生

在病毒感染早期,宿主通过 PRR 识别病毒,产生大量细胞因子和趋化因子发挥抗病毒作用。病毒可通过编码病毒蛋白或相关类似物逃避 PRR 识别并干扰干扰素的产生和功能。如 HIV 干扰 TLR 信号通路,并遮蔽胞质中的病毒核酸成分使其在入核前不被胞质 PRR 识别,其 Vpu 蛋白抑制经典催化核因子 κB(NF-κB)信号而削弱抗病毒基因的表达;HSV 外壳蛋白 UL41 利用其 RNA 酶活性降解 cGAS,抑制 cGAS 对病毒 DNA 的识别,削弱 cGAS/STING 介导的 DNA 识别通路和 I 型干扰素的产生;腺病毒所表达的蛋白可抑制 IFN 诱导基因的转录表达;痘病毒可编码干扰素受体类似物,干扰 IFN-α 和 IFN-γ 的作用;HBV 的不同蛋白成分(HBx 蛋白、核心抗原、多聚酶等)均可作用于固有免疫识别受体(TLR、RIG-I、PKR 等)信号通路的不同环节,抑制信号通路的活化,干扰 I 型干扰素和相关细胞因子的产生。新发现 NLR 家族含有调节性 NLR 成员(如 NLRX1、NLRC3 和 NLRP12),病毒感染时该调节性 NLR 对其他 PRR 抗病毒信号通路发挥抑制作用,有利于病毒的复制。如 NLRX1 位于线粒体内,通过干扰 RIG-I/MAVS 通路抑制干扰素的产生,并直接作用于 TRAF6 抑制 NF-κB 的活化;NLRC3 阻断 STING 与 TBK1 的相互作用,从而下调干扰素的产生;NLRP12 削弱非经典 NF-κB 信号通路,并抑制干扰素诱导基因的表达。多种病毒还可以影响抗病毒信号通路不同成分的泛素化或蛋白酶体的降解途径,促进干扰素及抗病毒蛋白的降解,目前已经发现流感病毒、HBV、HCV、HIV、HSV 及 SARS 病毒及其相关成分均可直接靶向抑制 RIG-I/MAVS/IRF3 等信号通路中不同信号分子的活性(如埃博拉病毒的 VP35 和甲型流感病毒的 NS1 可直接阻断 RIG-I 的 ATP 酶活性)或影响其泛素化或促进剪切、降解,抑制 I 型干扰素的产生。HBV 多聚酶可通过破坏 STING 的 K63 多聚泛素化而抑制 STING 介导的 IRF3 活化和 I 型干扰素的产生。

(三) 抗原变异

病毒表面抗原变异可逃避抗体的中和作用或调

理作用,如流感病毒的包膜蛋白血凝素和神经氨酸酶可经常地持续性地发生突变,不断逃逸已建立的特异性抗体的中和作用。HBV的各基因组及多种调控序列均可发生突变,这些变异可导致HBV编码的蛋白发生变化,逃逸免疫系统的识别和攻击。HIV序列的多样性、高突变率和高重组率,使其很容易产生免疫逃逸,且HIV病毒整合到宿主基因组,在细胞中建立了潜伏病毒库,使机体已建立的保护性免疫应答不能对变异的病毒作出应答,使目前HIV病毒疫苗研制面临前所未有的挑战。

(四)干扰抗原递呈

不同的病毒可以不同的方式干扰MHC Ⅰ或Ⅱ类分子介导的抗原递呈途径,干扰CD8$^+$T细胞或CD4$^+$T细胞的识别和活化。腺病毒、HIV均可抑制被感染细胞MHC Ⅰ类分子的合成;人巨细胞病毒(human cytomegalovirus,HCMV)编码的US2/US11和UL18蛋白,可降解MHC加工分子、竞争结合β$_2$微球蛋白(β$_2$-m),并可降解新合成的MHC Ⅰ类分子;腺病毒、EB病毒(EBV)、HSV和HCMV可编码病毒蛋白下调抗原加工相关转运体(TAP)的表达,阻断TAP通道蛋白,使MHC Ⅰ类分子介导的抗原递呈途径受阻。巨细胞病毒(CMV)和腺病毒均可合成病毒蛋白抑制MHC Ⅱ类分子表达所需要的胞内信号传导途径;HIV的Nef蛋白可诱导细胞表面MHC Ⅱ类分子内化和促进溶酶体对其的降解。

(五)干扰DC的功能

某些病毒可以感染不成熟DC,阻止其成熟或促使其发生凋亡;CMV感染DC可诱导其分化为耐受性DC,使其不能激活T细胞。

(六)抑制NK细胞的抗病毒功能

HCMV编码的MHC Ⅰ类分子类似物UL18及鼠巨细胞病毒(MCMV)编码的m144和m157,可作为诱骗分子与NK细胞表面的抑制性受体结合,阻断NK细胞的激活和行使杀伤功能;CMV可上调感染细胞非经典的MHC Ⅰ类分子人类白细胞抗原E(HLA-E)的表达,通过抑制性受体CD94/自然杀伤细胞2族成员A(NKG2A)抑制NK细胞的功能;CMV编码的病毒蛋白还可下调感染细胞表面活化受体NKG2D配体的表达,通过阻止NKG2D的活化而抑制NK细胞的抗病毒功能。许多病毒成分可以作为NK细胞自然杀伤受体天然细胞毒性受体(NCR)的配体而阻断NK细胞的细胞毒活性,如HCMV的pp65蛋白可作为自然杀伤细胞p30相关蛋白(NKp30)的配体,流感病毒的HA可以作为

NKp46和NKp30的配体,这些病毒蛋白与相应配体的结合可以诱导CD3 ξ链的解离或降解,阻止NK细胞活化信号的传导。

(七)抑制被感染细胞的凋亡

被感染细胞在病毒完成复制之前凋亡可导致病毒的灭亡。许多病毒通过阻断细胞的死亡诱导途径,抑制被感染细胞的凋亡,而得以在宿主细胞内复制繁殖。如腺病毒的多蛋白复合物可诱导Fas和肿瘤坏死因子受体(TNFR)的内化,阻断Fas或TNF介导的凋亡;腺病毒、疱疹病毒和痘病毒可表达多种蛋白,抑制凋亡途径中的胱天蛋白酶(caspase)级联反应;疱疹病毒等还可编码抗凋亡蛋白[如B细胞淋巴瘤(Bcl)-2]的类似物,抑制凋亡。

三、病毒的免疫病理机制

病毒感染宿主细胞造成被感染细胞结构和功能的损伤,进而如果能够逃逸免疫系统的识别和攻击,则会进一步扩散感染,导致一定组织和器官的损伤和功能障碍。因此,病毒能否感染机体以及能否引起疾病导致免疫病理损伤,取决于病毒的致病性和宿主免疫力两方面的因素。

一方面,病毒进入宿主细胞,借助宿主细胞的能量和代谢系统进行复制、增殖,直接导致被感染细胞的结构受损和功能障碍,甚至导致溶细胞效应;另一方面,病毒感染可诱发机体免疫系统的活化,在免疫细胞识别并清除病毒的过程中会引起一系列的免疫病理损伤。

(一)细胞介导的免疫病理损伤

病毒感染激活CTL和NK细胞导致活化的免疫细胞对感染细胞的溶细胞作用而发挥清除病毒的作用,而在清除病毒感染细胞的同时亦造成了细胞和组织的损伤并诱发炎症,此为病毒感染导致机体免疫病理损伤的主要机制。例如,HBV感染并非直接引起肝细胞的损伤,机体的免疫应答既可以有效清除病毒感染细胞,也可因导致细胞损伤而引起肝脏炎症与纤维化等病理改变,而细胞免疫应答是HBV感染后引起肝脏损伤的主要病理机制。

(二)抗体依赖的"增强"作用

抗病毒抗体可介导病毒感染可结晶片段受体(FcR)阳性的细胞(包括巨噬细胞、单核细胞、B细胞、中性粒细胞等),导致病毒在这些细胞内复制并随之扩散,促进病毒的感染。

(三)免疫复合物所致损伤

病毒与相应抗体结合成复合物,易沉积于机体

某些部位,通过激活补体,导致相应的组织损伤,引起免疫复合物病,如慢性 HBV 感染所致的肝外损伤;重型肝炎的发生亦与 HBV 感染时大量抗原抗体复合物产生并激活补体,以及在大量炎症因子参与下,导致大片肝细胞坏死有关。

(四)诱发自身免疫应答

某些病毒感染可修饰自身抗原、使隐蔽的自身抗原暴露或通过分子模拟作用,促进或加剧自身免疫应答。HBV 的抗原成分[包括 HBsAg、HBcAg 及乙肝病毒 e 抗原(HBeAg)]与肝细胞表面或内部的蛋白相互作用,形成含自身组织蛋白的抗原,具有较强的免疫原性,可引起持续的自身免疫反应。EBV、CMV 等具有分子模拟作用,与系统性红斑狼疮(SLE)的发病有关。

(五)病毒持续性感染导致机体免疫功能抑制或耗竭状态

许多病毒的慢性持续性感染可导致机体免疫应答能力下降,呈现免疫抑制甚至免疫功能耗竭的状态。HIV 感染 CD4[+] T 细胞使其数量大量减少、功能严重受损;慢性 HIV 感染可导致 CD8[+] T 细胞持续性活化,继而发生功能受损甚至耗竭,亦促进 NK 细胞的功能抑制。慢性 HBV 或 HCV 持续性感染亦促进肝脏呈现免疫抑制性微环境,最终导致 CD8[+] T 细胞的功能抑制甚至呈现耗竭状态。

第五节　胞内菌免疫

一、胞内菌的免疫清除

胞内菌(如结核分枝杆菌、麻风分枝杆菌、李斯特菌、布鲁氏菌、沙门菌等)感染机体后,主要在宿主细胞内生长繁殖。抗体和补体对于寄生于细胞内的病原体难以发挥作用,因此,宿主对胞内菌的免疫清除主要依赖于特异性细胞免疫应答,天然免疫应答和某些细胞因子也发挥一定的作用。

中性粒细胞在感染早期控制胞内菌过程中发挥重要的作用。中性粒细胞分泌的防御素可在胞内菌进入宿主细胞之前即对其进行破坏。胞内菌侵入机体后首先被中性粒细胞吞噬,形成吞噬体以强大的呼吸爆发杀死胞内菌。但由于中性粒细胞寿命短,在胞内菌慢性感染过程中作用有限。单核巨噬细胞活化后在吞噬和杀伤胞内菌的过程中亦起重要的作用。活化后的吞噬细胞通过表面模式识别受体识别并结合病原菌,经受体介导等方式包裹病原体形成

吞噬体,进而与溶酶体融合形成吞噬溶酶体,通过氧依赖途径(产生反应性氧中间产物过氧化氢和氧自由基及反应性氮中间产物 NO 等)和氧非依赖途径(酸性环境、溶菌酶、防御素及各种蛋白水解酶)杀死胞内菌。

细胞自噬是机体清除胞内菌感染的重要方式。自噬是普遍存在于真核细胞中的细胞生物学行为,其主要作用是清除或降解细胞内受损伤的细胞结构和衰老的细胞器等。胞质中待降解的物质被包裹成自噬体,自噬体与溶酶体融合形成自噬溶酶体,待降解的物质被溶酶体中的酶降解成氨基酸和核苷酸等小分子物质。近年的研究表明,细胞自噬是机体对抗胞内菌感染的重要"武器",对于逃逸至胞质中的、隐藏于吞噬体或囊泡中的胞内菌,宿主细胞均会启动自噬途径,将其包裹成自噬体,与溶酶体融合后将其降解。自噬与机体 PRR 信号通路互相调节,TLR、RLR、NLR 均可诱导或调节自噬的发生。PRR 识别病原微生物活化相关信号通路后释放的 I 型干扰素诱导产生 GTP 酶(interferon-regulated GTPases)促进含病原体囊泡的破裂和微生物降解,此作用使病原体的 PAMP 暴露于胞质,被胞质中的 PRR 所识别,启动相应信号通路的活化和炎症应答,促进病原体的清除。自噬与干扰素调节的 GTP 酶被认为是固有免疫系统抗胞内菌感染非常重要的两个机制,二者相互调节、协同作用,发挥清除病原菌和维持炎症平衡及稳态的作用。

NK 细胞担负着重要的早期抗胞内菌防御功能,可通过自然细胞毒活性作用有效杀伤和控制胞内菌感染。巨噬细胞(Mφ)经胞内菌活化后可分泌 IL-12 进而激活 NK 细胞,活化的 NK 细胞产生大量 IFN-γ,又可直接促进 Mφ 的活化和杀菌功能,并可增强 CD8[+] T 细胞的数量和功能。NK 细胞可通过 TLR2 与 NKp44 受体有效识别结核分枝杆菌的细胞壁成分,并可通过 NKG2D 和 NKp46 活化受体识别吞噬消化结核菌的巨噬细胞表面上调的 UL16 结合蛋白-1(ULBP-1)和波形蛋白(vimentin)而活化,分泌 IFN-γ 和 IL-22,既可促进巨噬细胞的杀菌功能,又可通过杀伤被结核菌感染的细胞及通过释放穿孔素和颗粒酶清除游离于胞外的结核菌。最近报道的针对结核菌感染的记忆性 NK 细胞的发现更加确定了 NK 细胞在抵抗和清除胞内菌感染中的重要作用,给结核菌潜伏感染的人群再次接种卡介苗(bacillus Calmette-Guérin vaccine,BCG 疫苗)可诱导长期的 NK 细胞应答;在小鼠模型中发现一群位于淋巴结和

脾脏的 IL-21 依赖的 CD3⁻NKp46⁺CD27⁺KLRG1⁺记忆样 NK 细胞亚群的扩增，该群细胞分泌高水平的 IFN-γ，发挥针对结核菌的保护性应答。该记忆性 NK 细胞亚群的发现为利用其记忆特性开发有效的结核菌疫苗提供了启发和前景。

γ/δT 细胞在抵抗某些胞内菌感染中起重要作用。早期研究认为，结核分枝杆菌可直接激活 γ/δT 细胞，促使其分泌 IFN-γ 和 TNF-α 等细胞因子，发挥抗结核分枝杆菌感染的作用；近来的研究发现，γ/δT 细胞在结核分枝杆菌感染的早期即可产生并持续分泌 IL-17，其在抵抗结核分枝杆菌感染的固有免疫应答中的主要作用是由 IL-17 介导的。分泌 IL-17 的 γ/δT 细胞在早期抵抗另一胞内菌——李斯特菌感染的过程中亦起关键作用。

NK T 细胞在抗胞内菌感染过程中亦发挥重要作用。近年的研究发现 NK T 细胞可识别分枝杆菌，分枝杆菌胞壁的脂类抗原和磷脂酰胆碱甘露糖苷可由 CD1d 递呈激活 NK T 细胞，活化的 NK T 细胞通过分泌 IFN-γ 和杀伤 CD1d 阳性的靶细胞发挥抗结核菌等分枝杆菌感染的作用。鼠伤寒沙门菌和李斯特菌均可刺激 NK T 细胞的活化。

抗胞内菌适应性免疫应答在清除胞内菌过程中起关键作用。因特异性抗体不能进入细胞中和胞内菌，清除胞内菌的保护性免疫应答主要依赖于特异性细胞免疫。CTL 细胞对于清除胞内菌起关键作用，可直接杀伤被病原体感染的靶细胞。活化的巨噬细胞可促进 Th1 细胞的分化，而 Th1 细胞分泌的 IFN-γ 又可促进 Mφ 的活化、增强其杀菌能力；分泌的 IL-12 可激活 NK 细胞，促使 NK 细胞有效杀伤和控制胞内菌感染。Th1 细胞分泌的 IL-2 还可维持 CTL 细胞的分化。被感染的细胞死亡时释放的细菌组分可以激活 B 细胞产生中和性抗体，这些抗体继而通过调理吞噬和补体依赖的溶细胞作用促进胞内菌的清除，抑制胞内菌的传播。

胞内菌（尤其是分枝杆菌）感染引起的局部免疫反应会形成肉芽肿样结构，主要由巨噬细胞、由巨噬细胞演变来的上皮样细胞、多核巨细胞、CD4⁺ 和 CD8⁺ T 淋巴细胞构成，最终肉芽肿外层钙化、纤维化，中间的细胞坏死，可使包围的细菌被杀死或控制菌的繁殖，使感染局限化，防止菌的扩散。TNF-α 和 IFN-γ 在肉芽肿的形成中起关键作用。但在某些情况下，分枝杆菌可长期存活于巨噬细胞或肉芽肿内并处于潜伏状态，一旦肉芽肿破裂，就会重新释放传播，或在机体抵抗力下降时再次活化而致病。

二、胞内菌的免疫逃逸

胞内菌在与宿主细胞共同进化的过程中拥有多种机制逃避免疫系统的攻击而得以在宿主细胞内生存。

（一）逃避模式识别受体的识别及其信号通路

胞内菌可使自身相关成分变异以逃避模式识别受体的识别，或编码相关成分干扰固有免疫识别受体相关信号通路［如 NF-κB、c-JunN-氨基端激酶（JNK）、p38 信号通路］，抑制相关细胞因子和趋化因子的产生，削弱固有免疫的防御能力，并降低其激发促进适应性免疫应答的能力。炎症小体（inflammasomes）是由胞质内 PRR 参与组装的多蛋白复合体，由感受器（如 NLR）、接头蛋白 ASC（apoptosis-associated speck-like protein containing a CARD）和效应分子胱天蛋白酶前体 pro-caspase-1 组成。炎症小体的主要作用是活化 caspase-1，剪切 IL-1β、IL-18 及 IL-33 的前体，产生成熟形式的 IL-1β 和 IL-18，并诱导细胞的焦亡。炎症小体活化所介导的促炎症因子的产生及细胞死亡与机体抵御病原微生物感染、维持自身稳态密切相关。IL-1β 参与促进巨噬细胞和 T 细胞的活化，增强针对多种病原体的宿主防御反应。胞内菌进化出多种相应的机制来抑制炎症小体的活化。如沙门菌感染 B 细胞后，其 T3SS 通过诱导 Yap 的磷酸化，促进 Yap 和 Hck 的相互作用，可以抑制炎症小体 NLRC4 的转录；结核分枝杆菌能够编码 Zn²⁺ 金属蛋白酶 ZMP1 控制 caspase-1 的活化，抑制炎症小体的活化和 IL-1β 的产生，从而促进自身的增殖和致病能力。

（二）逃避吞噬体的破坏

某些胞内菌寄居于非专职吞噬细胞（如上皮细胞、内皮细胞等）内，可逃避吞噬体内多种杀菌物质的杀伤，如沙门菌可侵袭上皮细胞，麻风分枝杆菌可感染神经系统中的施万细胞；某些胞内菌进入吞噬细胞后会设法逃避吞噬细胞吞噬溶酶体的杀伤，如李斯特菌能产生李斯特溶血素 O，该蛋白质可在吞噬溶酶体膜上形成孔隙，使李斯特菌能够通过孔隙逃离吞噬体至相对安全的胞质中；某些胞内菌（如结核分枝杆菌）可抑制巨噬细胞的活化，并抑制早期吞噬体的成熟和酸化过程及吞噬体与溶酶体的融合；布鲁氏菌存在于巨噬细胞囊泡内，但不与溶酶体融合，反而与内质网膜融合形成有利于自身复制繁殖的囊泡；某些胞内菌可通过产生超氧化物歧化酶和过氧化氢酶降解超氧阴离子（O₂⁻）和过氧化氢

（H₂O₂），而避免吞噬体的杀伤；鼠伤寒沙门菌抑制反应性氮中间产物和一氧化氮合酶（NOS）的合成，并通过 T3SS 的毒力因子 SPI2 阻止 iNOS 至所寄存囊泡内聚集；结核分枝杆菌亦能抑制 iNOS 至吞噬体内聚集；某些菌（如鼠伤寒杆菌）的基因编码产物具有抗防御素的功能；某些胞内菌（如肺炎军团菌）通过与吞噬细胞表面补体受体结合而介导吞噬，抑制呼吸爆发和活性氧中间产物（ROI）的产生，而得以在胞内生存。

（三）抑制自噬

自噬（autophagy）是机体抗胞内菌感染固有免疫应答的主要部分，但许多胞内菌在进化过程中形成了独特的机制来利用或逃避自噬。结核分枝杆菌和李斯特菌反而能够利用自噬体作为其存活和复制的生态位（niche）。在李斯特菌感染初期宿主细胞启动自噬系统抑制李斯特菌的增殖，李斯特菌诱导的自噬与李斯特菌的溶血素 O 和宿主细胞的 NOD1 有关。然而，一旦李斯特菌在细胞质中开始增殖，在磷脂酶 A 和肌动蛋白 A 的作用下就可以逃脱自噬。

（四）逃避 T 细胞应答

有些胞内菌通过干预抗原递呈细胞的功能而抑制 T 细胞介导的免疫应答。如结核分枝杆菌感染巨噬细胞和 DC 可下调 MHC Ⅰ类、Ⅱ类分子的表达，使其不能递呈抗原给 T 细胞，还可抑制结核抗原从吞噬小体的释放。另外，在吞噬体中，结核菌抗原通过与 MHC Ⅱ类分子结合，优先诱导 CD4⁺ T 细胞应答，而单纯 CD4⁺ T 细胞应答无法清除结核分枝杆菌，导致慢性感染。还有研究发现，结核分枝杆菌感染可抑制单核细胞向 DC 的分化。鼠伤寒沙门菌通过 T3SS 系统诱导巨噬细胞的死亡而阻止巨噬细胞对吞噬体内细菌抗原的加工递呈。

（五）逃避抗体的破坏

有些胞内菌采取从一个宿主细胞直接扩散至另一宿主细胞的方式，逃避体液中抗体的中和作用及其他不利于其生存的因素的干扰。

（六）胞内菌的休眠或潜伏状态

胞内菌可隐匿于胞内或肉芽肿内呈休眠状态，逃避细胞免疫和体液免疫的攻击。结核分枝杆菌、单核细胞增多性李斯特菌、嗜肺军团菌等隐匿于被抑制的 Mφ 内，可长期存活。结核分枝杆菌可潜伏于肉芽肿内长期生存，一旦肉芽肿破裂，就会重新释放传播。

三、胞内菌的免疫病理机制

多数胞内菌通过破坏黏膜和皮肤进入宿主体内，通过与受体结合或通过抗体、补体的调理作用黏附侵入宿主细胞。胞内菌主要的靶细胞为巨噬细胞上皮细胞、内皮细胞和肝细胞。被巨噬细胞吞噬后如不能被有效杀灭，可随巨噬细胞游走散布至全身。多数胞内菌自身毒性不强，但其胞内生存方式使其难以从体内彻底清除，有利于细菌与宿主长期共存，并可能导致慢性疾病。

胞内菌感染所致病变主要是由于宿主应对感染所产生的免疫应答所致的病理性免疫损伤。胞内菌感染常伴迟发型超敏反应，表现为胞内菌持续诱导 T 细胞和巨噬细胞活化，并释放大量细胞因子。巨噬细胞虽活化但不能杀伤胞内菌，而是在 TNF-α 的作用下分化为上皮样细胞和多核巨细胞，由上皮样细胞、多核巨细胞、淋巴细胞、巨噬细胞和胶原纤维将胞内菌包围起来，导致肉芽肿的形成。结核分枝杆菌、李斯特菌、麻风分枝杆菌慢性感染均可形成肉芽肿。如结核分枝杆菌的蜡质 D（一种分枝菌酸与肽糖脂的复合物）具有佐剂作用，可刺激机体发生迟发型超敏反应，导致炎症反应和组织损伤。结核分枝杆菌的磷脂成分促进单核细胞增生，引起结核结节形成；淋巴细胞和巨噬细胞释放 TNF-α 和蛋白水解酶等的直接作用及局部血管栓塞、缺血的间接作用，引起细胞坏死和干酪样病变，造成组织损伤和破坏，形成空洞。肉芽肿的形成一方面可阻止胞内菌的扩散，另一方面又可在局部造成病理损害，同时，由于分枝杆菌可长期存活于巨噬细胞或肉芽肿内并处于潜伏状态，一旦肉芽肿破裂，病原菌会重新播散，并可在远处形成新的病灶，尤其是干酪样坏死，其是肺结核经气道传播和血液传播的主要途径。

第六节 胞外菌免疫

一、胞外菌的免疫清除

致病性胞外细菌主要有革兰氏阳性的葡萄球菌、链球菌、志贺菌、霍乱弧菌、致病性大肠埃希菌和革兰氏阴性的脑膜炎球菌（又称脑膜炎奈瑟菌）和淋病奈瑟球菌（简称淋球菌）、白喉棒状杆菌、破伤风杆菌等。胞外菌感染机体后主要寄生于细胞外的血液、淋巴液和组织液中，并在细胞外组织间隙中繁殖。其主要通过分泌外毒素和释放胞壁内毒素而致病。机体主要通过天然免疫机制和特异性体液免疫机制抵御胞外菌的感染。

（一）抗胞外菌固有免疫应答

胞外菌一旦突破皮肤黏膜屏障进入体内，在趋化因子的作用下，中性粒细胞、单核巨噬细胞可聚集至炎症部位，数量少、毒力低的胞外菌可被这些吞噬细胞杀灭。一旦进入血液或其他器官，胞外菌由血液、肝、脾等处的吞噬细胞继续吞噬和杀灭。吞噬细胞主要通过模式识别受体对病原菌进行识别，通过产生杀菌物质和释放炎症因子发挥清除胞外菌的作用。补体是抗胞外菌感染的重要因子，补体激活后最终形成攻膜复合体，可直接发挥溶菌作用。革兰氏阳性菌的胞壁肽聚糖或革兰氏阴性菌的脂多糖（LPS）均可通过替代途径激活补体，降解细菌；表达甘露糖受体的细菌还能通过 MBL 途径激活补体，杀伤含甘露糖基的细菌。补体 C3b 能调理增强吞噬杀菌效应，C3a、C5a 等参与炎症反应中对免疫细胞的招募和活化，促进病原菌的清除。

（二）抗胞外菌适应性免疫应答

体液免疫是对抗胞外菌的主要保护性特异性免疫应答。分泌至黏膜表面的分泌型 IgA（sIgA）可与相应的病原体结合，阻止病原菌在黏膜上皮细胞的黏附和定植；机体产生的 IgG、IgM 与相应的细菌结合后可激活补体经典途径而发挥杀菌作用；可通过调理作用促进吞噬细胞对细菌的吞噬杀伤；抗毒素抗体可与胞外菌产生的外毒素结合，封闭并阻止外毒素与敏感细胞的接触，并促进吞噬细胞对其吞噬清除。参与抗胞外菌免疫的 T 细胞主要是 CD4⁺ Th2 细胞，其主要作用为通过产生 IL-4、IL-5、IL-10、IL-13 等细胞因子辅助 B 细胞产生特异性抗体。

二、胞外菌的免疫逃逸

胞外菌可以多种方式逃避机体免疫系统的识别和攻击，从而在宿主体内生存和繁殖。

（一）逃避 PRR 识别、干扰胞内炎症相关信号通路

某些胞外菌可以改变其 PAMP 逃避免疫细胞 PRR 的识别，或释放某些蛋白成分干扰 PRR 及炎症相关信号通路（如 NF-κB、JNK、p38 信号通路）的活化，抑制相关细胞因子和趋化因子的产生，削弱天然免疫的防御能力。如某些胞外菌表达非经典的 LPS 逃避 TLR 的识别。某些胞外菌产生毒力因子，分泌效应蛋白至宿主细胞内，干扰胞内天然免疫识别和炎症相关的信号通路，如志贺菌通过 T3SS 效应蛋白外部志贺菌蛋白 G（OspG）、小肠结肠炎耶尔森菌通过耶尔森菌外蛋白 P（YopP）/J 阻止

i-κBα 的降解，从而对 NF-κB 信号通路发挥抑制作用。小肠结肠炎耶尔森菌释放的 YopE 和 YopT 效应蛋白能够抑制 pro-caspase-1 的寡聚化而抑制炎症小体的活化。

（二）逃避抗体的中和和调理作用

许多胞外菌表面抗原常发生基因变异，使中和抗体不能识别其变异的抗原决定簇，而逃逸特异性抗体的攻击。如淋球菌的菌毛极易发生高频变异，产生多达 106 个不同的菌毛抗原，高度变异的菌毛抗原还使其成为具有高黏附力和高侵袭性的优势菌株；奈瑟球菌具有遗传机制，可以快速改变菌毛的抗原成分，逃避与特异性抗体的结合；一些胞外菌能分泌蛋白酶降解抗体而使其失活，如流感嗜血杆菌、肺炎葡萄球菌、奈瑟球菌和脑膜炎球菌可表达 IgA 特异性的蛋白酶，降解血液和黏膜表面的 sI-gA；金黄色葡萄球菌蛋白 A（SPA）与 IgG 类抗体的 Fc 段结合，能使受该抗体调理过的细菌免受吞噬细胞吞噬。

（三）逃避吞噬作用

细菌的荚膜和微荚膜可抵抗吞噬细胞的吞噬及体液中的杀菌物质；细菌表面的多聚糖外衣可以防止细菌与巨噬细胞表面的受体结合而被吞噬；某些细菌的菌毛也具有抗吞噬作用；某些胞外菌可以释放细菌蛋白至吞噬细胞内，发挥抗吞噬的作用；金黄色葡萄球菌可产生血浆凝固酶，加速血液凝固，并在其周围形成纤维蛋白网状结构，而阻止吞噬细胞接近和吞噬；金黄色葡萄球菌和化脓性链球菌产生的溶血素和杀白细胞素可抑制吞噬细胞的趋化，并对中性粒细胞等吞噬细胞具有杀伤作用。

（四）逃避补体杀伤

某些胞外菌的结构特点使其不能被补体杀伤，某些胞外菌的表面缺乏补体附着的位置，有些胞外菌表面具有长而突出的胞壁脂多糖链可阻止攻膜复合体在细菌表面装配；某些胞外菌能够合成具有灭活补体片段作用的复合物，如肺炎链球菌荚膜含有的唾液酸可降解 C3b 而抑制补体的活化；铜绿假单胞杆菌分泌的弹性蛋白酶能灭活补体 C3a 和 C5a 等。

三、胞外菌的免疫病理机制

胞外菌感染能否致病及造成免疫组织损伤与胞外菌的侵袭力、产生的毒素及机体对应的免疫应答有关。

大多数细菌通过表面的黏附因子（包括菌毛、磷

壁酸等胞壁成分)与宿主上皮细胞表面受体结合而黏附于呼吸道、消化道、泌尿生殖道和皮肤等处的黏膜上皮细胞,在局部定居、繁殖、扩散,在局部形成感染,或产生毒素导致细胞死亡和组织损伤,某些胞外菌(如化脓性链球菌)可通过黏膜上皮细胞或细胞间质进入深层组织或血液进一步扩散。

胞外菌产生外毒素或内毒素可直接引起宿主的组织损伤或功能紊乱,是胞外菌致病的主要机制之一。外毒素是革兰氏阳菌和某些革兰氏阴性菌产生并释放至胞外的毒性蛋白,包括决定毒素致病作用的 A 亚单位(毒性部分)和具有靶细胞亲和性和抗原性的 B 亚单位(结合部分)两部分,外毒素毒性极强,不同细菌的外毒素选择性作用于不同组织,如神经毒素选择性作用于神经组织引起神经系统功能紊乱;霍乱弧菌感染后黏附于肠黏膜,释放的肠毒素作用于肠上皮细胞诱发严重的腹泻。内毒素是革兰氏阴性菌细胞壁的脂多糖,在菌体崩解时释放出来。内毒素毒性作用较弱,主要通过激活免疫应答导致免疫病理性损伤,可激活单核巨噬细胞、中性粒细胞,产生多种炎症因子(如 TNF-α、IL-1、前列腺素和白三烯等),并激活补体和凝血系统,诱导组织损伤和病理改变,严重时会引起高热、内毒素血症或败血症休克。

针对有些胞外菌产生的抗体可能与宿主组织发生交叉反应而致病。如溶血性链球菌感染后可导致风湿热和肾小球肾炎,为抗菌胞壁 M 蛋白抗体与心肌肌纤维膜的肌质球蛋白交叉反应引发 II 型超敏反应及抗原抗体形成的免疫复合物沉积于肾小球基底膜引发 III 型超敏反应而致病。某些具有超抗原特性的外毒素(如葡萄球菌的肠毒素、链球菌的致热外毒素等),能激活大多数 T 细胞克隆使细胞因子分泌过多,导致 LPS 样败血症休克。细菌内毒素和超抗原激活自身反应性 T 细胞克隆,可导致自身免疫病的发生。

第七节　寄生虫免疫

寄生虫包括单细胞的原生动物和多细胞的蠕虫,寄生虫在宿主体内寄生是寄生虫与宿主在长期进化中相互适应的结果。寄生虫感染多表现为隐性感染、慢性感染、带虫状态、重叠感染和异位寄生等。寄生虫感染是否危害机体及危害程度取决于寄生虫与宿主的相互作用,一方面,寄生虫在宿主体内定居、发育、繁殖会夺取宿主营养成分,对宿主细胞、组织造成损伤;另一方面,寄生虫抗原会诱导宿主机体产生免疫应答,可杀伤、清除寄生虫,但免疫反应也会对宿主组织造成免疫病理损伤。

一、寄生虫的免疫清除

寄生虫侵犯机体在体内定居、发育、繁殖,可对宿主组织造成损伤,宿主机体也会对寄生虫感染产生防御性应答,启动天然和获得性免疫应答来限制、杀死或清除寄生虫。

(一)抗寄生虫固有免疫应答

皮肤黏膜是抵抗寄生虫入侵的第一道屏障。血液和组织者的巨噬细胞可吞噬或通过分泌多种细胞毒性因子杀死寄生虫;被炎症因子激活的中性粒细胞可吞噬并通过呼吸爆发或非氧依赖性途径或分泌强细胞毒性颗粒杀伤胞内寄生虫,通过产生 H_2O_2 杀伤胞外寄生虫;巨噬细胞和中性粒细胞均可借助特异性抗体通过 ADCC 效应杀伤感染的寄生虫;嗜酸性粒细胞在抗蠕虫感染过程中发挥关键作用,蠕虫对粒细胞和单核巨噬细胞溶解有一定的抵抗力,但嗜酸性粒细胞颗粒内含有的一种碱性蛋白对蠕虫有杀伤作用,嗜酸性粒细胞还可通过由 IgE 和 IgA 介导 ADCC 作用对蠕虫发挥杀伤作用;NK 细胞可识别疟原虫感染的红细胞而活化分泌 IFN-γ 发挥抗疟虫感染的作用;γ/δT 细胞可在弓形虫、疟原虫感染的早期通过分泌 IFN-γ 等细胞因子发挥抗寄生虫作用。

(二)抗寄生虫适应性免疫应答

针对寄生虫抗原产生的抗体主要杀伤和清除细胞外的寄生虫,特异性抗寄生虫抗体与寄生虫结合可阻止寄生虫入侵宿主细胞;可通过激活补体途径、调理吞噬及介导 ADCC 效应杀死和清除寄生虫;IgE 可介导 I 型超敏反应,引起局部炎症反应而促进寄生虫的排出。CD8+CTL 细胞对胞内寄生虫感染发挥关键作用,可直接裂解疟原虫肝内期子孢子感染的肝细胞,或通过分泌 IFN-γ 和促使肝细胞活化产生 NO 等方式杀伤疟原虫。IFN-γ 对早期控制疟原虫感染、抑制肝脏阶段的孢子侵袭、阻止疾病进展方面发挥关键作用。CTL 可有效杀伤枯氏锥虫感染的纤维细胞和心肌细胞。CD4+ Th1 应答可有效参与抗寄生虫胞内感染,Th1 细胞产生的 IFN-γ 可激活巨噬细胞,有效清除利什曼原虫胞内感染,而以 Th2 应答为主的品系小鼠则无保护作用。Th2 细胞分泌的 IL-4 和 IL-5 等细胞因子可辅助诱导 B 细胞产生

IgE,促进嗜酸性粒细胞的活化,增强对蠕虫的杀伤和清除。

二、寄生虫的免疫逃逸

(一) 抗原变异、抗原伪装或隐藏于免疫豁免区

某些寄生虫可改变自身抗原成分或不断脱落表面抗原而逃避免疫系统的识别,例如非洲锥虫在宿主血液内能按顺序地更换其表被糖蛋白,产生新的变异体;有些寄生虫可表达与宿主细胞相似的成分或将某些宿主成分结合到虫体表面,伪装成宿主自身的成分而逃避宿主免疫系统的攻击,如例如曼氏血吸虫表面结合有宿主的血型抗原和MHC分子;某些寄生虫寄生于与免疫细胞无法接触的部位,如寄生于脑部的猪囊尾蚴可在周围形成包膜,阻断免疫系统与其接触。

(二) 干扰信号传导

某些寄生虫寄生于细胞内可感染巨噬细胞、T细胞或B细胞的信号传导途径,干扰免疫细胞的活化,利于其存活。

(三) 逃避抗体

寄生虫通过抗原变异或脱落逃避抗体的中和作用;或寄生于胞内,避免与保护性抗体的接触;某些寄生虫通过释放可溶性抗原,中和或阻断特异性抗体的保护作用;某些蠕虫可分泌胞外酶降解结合在虫体表面的抗体,使抗体中和作用和调理功能失效。

(四) 逃避吞噬及吞噬溶酶体的破坏

寄生于红细胞内的疟原虫,因红细胞内不含吞噬溶酶体中的各种酶和杀菌物质,不能被杀伤破坏;利什曼原虫寄生于巨噬细胞内,但因抑制呼吸爆发等机制而在吞噬体内存活;刚地弓形虫可抑制吞噬体与溶酶体的融合;枯氏锥虫可溶解吞噬体膜而逃逸入胞质来逃避吞噬溶酶体的杀灭。

(五) 逃避补体

有些寄生虫能通过蛋白水解的方式排出吸附在虫体表面的补体活化成分或补体复合物;肺内血吸虫表面表达衰变加速因子(DAF)样蛋白,可抑制补体激活效应;枯氏锥虫可合成DAF样膜糖蛋白而抑制补体的活化;利什曼原虫前鞭毛体可破坏补体MAC,逃避溶菌作用。

(六) 干预T细胞的活化和功能

一些丝虫类的蠕虫可使与其接触的抗原递呈细胞MHC Ⅰ类和Ⅱ类分子表达降低,下调抗原递呈相关基因的表达,从而抑制T细胞的活化;血吸虫虫卵可抑制DC的激活;血吸虫尾蚴诱导皮肤角质形成细胞、DC和调节性T细胞(Treg细胞)分泌IL-10,抑制Th1细胞的功能;曼氏血吸虫尾蚴的排泄分泌物可抑制淋巴细胞的增殖,分泌物中的曼氏血吸虫凋亡因子(SMAF)可通过FasL-Fas途径诱导$CD4^+$ T细胞凋亡。

三、寄生虫的免疫病理机制

寄生虫在宿主体内生长繁殖,一方面会夺取营养物质导致宿主的营养不良,另一方面会造成宿主细胞和组织的损伤,包括寄生虫感染造成的机械性损伤和寄生虫分泌物、排泄及死亡虫体分解物对宿主的毒性作用。例如,疟原虫会破坏红细胞,利什曼原虫会损伤单核巨噬细胞。另外,寄生虫的代谢产物和死亡虫体的分解产物均具有免疫原性,可诱发机体免疫应答造成免疫病理性损伤,在某些情况下,病理性免疫应答对宿主的损伤程度会超过寄生虫本身的致病性损伤。例如,血吸虫的虫卵和分泌物沉积于肝脏,可刺激$CD4^+$ T细胞,激活巨噬细胞,诱发Ⅳ型超敏反应,导致肉芽肿形成,进而促进后期肝脏严重纤维化,导致肝脏静脉回流障碍、门静脉高压和肝硬化;血吸虫和疟原虫抗原物质与相应抗体形成特异性抗原抗体复合物,沉积于血管或肾小球基底膜,发展成血管炎或肾小球肾炎,属于Ⅲ型超敏反应;疟原虫抗原吸附于红细胞表面,通过抗体结合、激活补体,导致红细胞溶解,诱发Ⅱ型超敏反应;某些寄生虫产生的毒性物质类似于内毒素和超抗原,可诱发机体产生强烈的免疫应答,造成组织损伤。某些情况下,寄生虫感染还可抑制机体免疫应答,如产生淋巴细胞毒性因子、诱生激活调节性T细胞、作为多克隆激活剂激发过多B细胞克隆活化导致B细胞耗竭等,导致继发性免疫抑制或免疫缺陷。

第八节 真 菌 免 疫

真菌为单细胞独立生长或多细胞聚集生长(形成菌丝体),在不同的生长条件下,一种真菌可以有一种或同时有两种形态。许多真菌对人体健康没有危害,但免疫力低下的个体易受真菌感染,且可转为慢性感染。罹患癌症、艾滋病、接受放化疗致粒细胞数量减少及接受器官移植的患者因免疫力低下而成为真菌感染的高危人群。近年来,滥用广谱抗生素和激素引起菌群失调及某些疾病或药物的应用导致

免疫力低下,使真菌感染的发病率和死亡率明显上升。最常见的致病或条件致病真菌为念珠菌和曲霉菌,新型隐球菌和毛霉菌也有所发现。

一、真菌的免疫清除

(一) 抗真菌固有免疫

中性粒细胞和巨噬细胞是抗真菌感染的主要固有免疫效应细胞,通过 PRR 识别真菌的细胞壁及相关 PAMP,C 型凝集素受体[CLR,包括树突状细胞相关 C 型凝集素(Dectin)-1、Dectin-2 和 DC-SIGN 等]是识别真菌 PAMP 的主要 PRR,TLR 和 NLR 亦参与识别起辅助作用。Dectin-1 识别曲霉菌、念珠菌等真菌细胞壁中的 β-1,3-葡聚糖,通过激活胞内免疫受体酪氨酸活化基序(ITAM 基序)和 CARD9-Bcl10-Malt1 复合物促进 NF-κB 通路的活化,诱导 TNF、IL-2、IL-6、IL-23 等细胞因子的产生,并促进抗真菌 Th17 应答;Dectin-1 还可诱导吞噬、呼吸爆发及炎症小体活化等效应机制。Dectin-2 识别念珠菌、烟曲霉菌、酵母菌、隐球菌、发癣菌等的甘露糖结构,通过 FcRγ 接头蛋白激活 CARD9-Bcl10-Malt1 复合物诱导 NF-κB 通路的活化。DC-SIGN 识别病原体的糖类成分,诱导 NF-κB 通路 p65 的磷酸化和乙酰化,并可与 TLR 信号相互协同发挥更有效的抗真菌作用。

中性粒细胞和巨噬细胞一方面可以通过产生抗真菌防御素杀死白念珠菌和烟曲霉菌等真菌,另一方面可以通过呼吸爆发产生 H_2O_2 等 ROI 而有效杀死真菌细胞,而且,活化的中性粒细胞和巨噬细胞还可分泌大量的 TNF-α、IL-1β、IL-12 等炎症细胞因子发挥抗真菌作用。经 IL-12 活化的 NK 细胞可通过分泌 IFN-γ 等细胞因子发挥抗真菌的作用。γ/δT 细胞在抵抗真菌感染中亦起一定作用,γ/δT 细胞可以识别真菌抗原,活化后通过产生 IFN-γ 和 IL-17 等细胞因子控制白念珠菌等真菌感染。补体是在抗真菌感染中发挥重要作用的天然免疫因子,所有真菌都具有激活补体替代途径的能力,有荚膜的隐球菌是补体系统强有力的激活剂,没有荚膜的隐球菌仅激活补体的经典途径,补体缺陷会削弱机体抗真菌的能力,导致对新型隐球菌、酵母菌及念珠菌等真菌感染的易感性增加。

(二) 抗真菌适应性免疫

感染晚期 DC 摄取真菌抗原递呈并激活 Th1 应答,Th1 细胞分泌的 IFN-γ 可进一步激活巨噬细胞发挥抗真菌作用,Th2 应答则削弱机体的抗真菌免疫;

近年的研究表明,Th17 细胞在抵抗真菌(尤其是念珠菌和隐球菌)感染过程中起重要的保护作用,PRR(如 Dectin-1 和炎症小体)识别真菌相关 PAMP 活化相关信号通路并产生相应的细胞因子,如 IL-1β、IL-23、IL-6 等,可促进 Th17 的分化。Th17 细胞分化缺陷会导致原发性免疫缺陷患者丝状真菌感染和皮肤黏膜念珠菌感染复发。进一步的研究发现,主要是分泌 IL-22 的 Th17(IL-22[+] Th17)细胞在早期突发真菌感染时发挥关键的保护作用。抗体主要通过调理和激活补体的作用促进对真菌的吞噬和裂解。

二、真菌的免疫逃逸

真菌具有多种方式逃避免疫系统的识别和攻击。许多真菌细胞壁或细胞膜不表达 PAMP 或将 PAMP 隐藏起来而逃避 PRR 的识别,如吞噬细胞通常通过细胞表面的 Dectin-1 识别白念珠菌表面的 β-葡聚糖进而进行吞噬杀伤,而念珠菌通过表面的菌丝生长将 β-葡聚糖遮蔽起来,逃避吞噬细胞的识别和吞噬,因此,白念珠菌从酵母型向丝状型的转换被认为是其毒性所必需;新型隐球菌表面的荚膜多糖具有抗吞噬作用,且可阻断炎症细胞的募集、抑制隐球菌特异的 T 细胞和抗体反应;白念珠菌还可释放一种诱骗性的分子 pH 调节抗原 1(Pra1)与中性粒细胞、巨噬细胞表面的整合素受体结合,抑制吞噬;白念珠菌的菌丝(而非酵母型)能够逃过吞噬小体,自由存在于胞质中;有些真菌进化出抑制呼吸爆发的策略及分泌抗氧化物来逃逸吞噬细胞的杀伤;有些真菌(如念珠菌)可通过捕获血浆中的补体调节因子(如 H 因子、C4 结合蛋白)至其表面促进补体的灭活,或分泌补体抑制因子抑制补体的经典激活途径,逃避补体的杀伤;许多真菌产生毒素或免疫抑制性因子破坏 Th1 应答,干扰 Th1 型细胞因子的分泌,而诱导产生 Th2 应答,促进 IL-10 的分泌,进而巨噬细胞的活化和杀菌活性,促进真菌的逃逸;有些真菌产生的因子能够抑制 T、B 细胞活化分化所需基因的转录、抑制淋巴细胞的增殖和巨噬细胞细胞因子的产生;有些真菌可诱导调节性 T 细胞的产生,促进免疫抑制,利于其逃逸。

三、真菌的免疫病理机制

多数的真菌感染局限于感染局部,有些感染会扩散至整个皮肤或渗透至深部组织。深部的真菌感染涉及肺、腹膜、骨和中枢神经系统。扩散或渗透至深部的真菌及肺部引发的真菌感染可进入血液并播散至全身,如果不能及时控制,严重者会导致死亡。

真菌的致病性取决于其黏附于皮肤黏膜侵袭力及其逃逸免疫系统攻击的能力。其毒力因子包括由酵母菌型向丝状菌型的转变(增强毒力、易于逃逸)、抗原变异、黏附于宿主细胞的能力、真菌细胞表面的疏水性及产生细胞外酶等。念珠菌属真菌可产生多种水解酶(如蛋白酶、磷脂酶、脂酶和溶血素等)破坏宿主组织。真菌感染触发免疫应答,可杀伤清除真菌,亦可导致炎症反应和组织损伤。Th1 细胞产生的 IFN-γ、Th17 产生的 IL-17 在发挥抗真菌作用的同时,也会造成免疫病理损伤,并促进慢性炎症的形成。巨噬细胞的过度活化会导致肉芽肿的形成。肺部真菌感染会造成支气管和肺部的损伤和炎症,导致肺部感染的常见致病真菌包括曲霉菌、念珠菌、毛霉菌和隐球菌等,主要致病机制为:真菌在肺部聚集性生长,形成团块阻塞支气管,造成继发感染;致病真菌产生内毒素样活性物质破坏肺部组织和细胞;致病真菌产生真菌抗原和代谢产物,造成免疫病理性损伤或过敏反应。

(田志刚)

参 考 文 献

[1] 龚非力.医学免疫学[M].3 版.北京:科学出版社,2009.

[2] Alberts B,Johnson A,Lewis J,et al. Molecular Biology of the Cell[M]. 6th ed. New York:Garland Science,2014.

[3] Wu J,Chen ZJ. Innate immune sensing and signaling of cytosolic nucleic acids[J]. Annu Rev Immunol,2014,32:461-488.

[4] Medzhitov R. Recognition of microorganisms and activation of the immune response[J]. Nature,2007,449(7164):819-826.

[5] Bhavsar AP,Guttman JA,Finlay BB. Manipulation of host-cell pathways by bacterial pathogens[J]. Nature,2007,449(7164):827-834.

[6] Finlay BB,McFadden G. Anti-immunology:evasion of the host immune system by bacterial and viral pathogens[J]. Cell,2006,124(4):767-782.

[7] Roy CR,Mocarski ES. Pathogen subversion of cell-intrinsic innate immunity[J]. Nat Immunol,2007,8(11):1179-1187.

[8] Diacovich L,Gorvel JP. Bacterial manipulation of innate immunity to promote infection[J]. Nat Rev Microbio,2010,8(2):117-128.

[9] Rathinam VA,Fitzgerald KA. Cytosolic surveillance and antiviral immunity[J]. Curr Opin Virol,2011,1(6):455-462.

[10] Chan YK,Gack MU. RIG-I-like receptor regulation in virus infection and immunity[J]. Curr Opin Virol,2015,12:7-14.

[11] Chen Q,Sun L,Chen ZJ. Regulation and function of the cGAS-STING pathway of cytosolic DNA sensing[J]. Nat Immunol,2016,17(10):1142-1149.

[12] Hu MM,Yang Q,Xie XQ,et al. Sumoylation promotes the stability of the DNA sensor cGAS and the adaptor STING to regulate the kinetics of response to DNA virus[J]. Immunity,2016,45(3):555-569.

[13] Zevini A,Olagnier D,Hiscott J. Crosstalk between cytoplasmic RIG-I and STING sensing pathways[J]. Trends Immunol,2017,38(3):194-205.

[14] Belkaid Y,Harrison OJ. Homeostatic immunity and the microbiota[J]. Immunity,2017,46(4):562-576.

[15] Hayday A,Theodoridis E,Ramsburg E,et al. Intraepithelial lymphocytes:exploring the Third Way in immunology[J]. Nat Immunol,2001,2(11):997-1003.

[16] Faure M,Rabourdin-Combe C. Innate immunity modulation in virus entry[J]. Curr Opin Virol,2011,1(1):6-12.

[17] Waggoner SN,Reighard SD,Gyurova IE,e al. Roles of natural killer cells in antiviral immunity[J]. Curr Opin Virol,2016,16:15-23.

[18] Sun JC,Beilke JN,Lanier LL. Adaptive immune features of natural killer cells[J]. Nature,2009,457(7229):557-561.

[19] O' Sullivan TE,Sun JC,Lanier LL. Natural killer cell memory[J]. Immunity,2015,43(4):634-645.

[20] Geary CD,Sun JC. Memory responses of natural killer cells[J]. Semin Immunol,2017,31:11-19.

[21] Peng H,Jiang X,Chen Y,et al. Liver-resident NK cells confer adaptive immunity in skin-contact inflammation[J]. J Clin Invest,2013,123(4):1444-1456.

[22] Kahan SM,Wherry EJ,Zajac AJ. T cell axhaustion during persistent viral infections[J]. Virology,2015,479/480:180-193.

[23] Seddiki N,Brezar V,Draenert R. Cell exhaustion in HIV-1 infection:role of suppressor cells[J]. Curr Opin HIV AIDS,2014,9(5):452-458.

[24] Ye B,Liu X,Li X,et al. T-cell exhaustion in chronic hepatitis B infection:current knowledge and clinical significance[J]. Cell Death Dis,2015,6(3):e1694.

[25] Sauter D,Kirchhoff F. HIV replication:a game of hide and sense[J]. Curr Opin HIV AIDS,2016,11(2):173-181.

[26] Su C,Zheng C. Herpes simplex virus 1 abrogates the

cGAS/STING-mediated cytosolic DNA-sensing pathway via its virion host shutoff protein, UL41[J]. J Virol,2017,91 (6):e02414-16.

[27] Guidotti LG,Isogawa M,Chisari FV. Host-virus interactions in hepatitis B virus infection[J]. Curr Opin Immunol, 2015,36:61-66.

[28] Han Q,Lan P,Zhang J,et al. Reversal of hepatitis B virus-induced systemic immune tolerance by intrinsic innate immune stimulation[J]. J Gastroenterol Hepatol, 2013, 28 Suppl 1:132-137.

[29] Coutermarsh-Ott S,Eden K,Allen IC. Beyond the inflammasome:regulatory NOD-like receptor modulation of the host immune response following virus exposure[J]. J Gen Virol,2016,97(4):825-838.

[30] Heaton SM,Borg NA,Dixit VM. Ubiquitin in the activation and attenuation of innate antiviral immunity[J]. J Exp Med,2016,213(1):1-13.

[31] Liu Y,Li J,Chen J,et al. Hepatitis B virus polymerase disrupts K63-linked ubiquitination of STING to block innate cytosolic DNA-sensing pathways [J]. J Virol, 2015, 89 (4):2287-2300.

[32] Balamurugan A,Claiborne D,Ng HL,et al. HIV-1 epitope variability is associated with T cell receptor repertoire instability and breadth[J]. J Virol,2017,91(16):e00771-17.

[33] Ferrari G,Korber B,Goonetilleke N,et al. Relationship between functional profile of HIV-1 specific CD8 T cells and epitope variability with the selection of escape mutants in acute HIV-1 infection[J]. PLoS Pathog, 2011, 7 (2): e1001273.

[34] Della Chiesa M,Marcenaro E,Sivori S,et al. Human NK cell response to pathogens[J]. Semin Immunol,2014,26 (2):152-160.

[35] Lisnić B,Lisnić VJ,Jonjić S. NK cell interplay with cytomegaloviruses[J]. Curr Opin Virol,2015,15:9-18.

[36] Lam VC,Lanier LL. NK cells in host responses to viral infections[J]. Curr Opin Immunol,2017,44:43-51.

[37] Mitchell G,Isberg RR. Innate immunity to intracellular pathogens:balancing microbial elimination and inflammation[J]. Cell Host Microbe,2017,22(2):166-175.

[38] Huang J,Brumell JH. Bacteria-autophagy interplay:a battle for survival[J]. Nat Rev Microbiol,2014,12:101-114.

[39] Randow F,Youle RJ. Self and nonself:how autophagy targets mitochondria and bacteria[J]. Cell Host Microbe, 2014,15:403-411.

[40] Pilla-Moffett D,Barber MF,Taylor GA,et al. Interferon-inducible GTPases in host resistance,inflammation and disease[J]. J Mol Biol,2016,428:3495-3513.

[41] Esin S,Batoni G,Counoupas C,et al. Direct binding of human NK cell natural cytotoxicity receptor NKp44 to the surfaces of mycobacteria and other bacteria[J]. Infect Immun,2008,76(4):1719-1727.

[42] Esin S,Counoupas C,Aulicino A,et al. Interaction of Mycobacterium tuberculosis cell wall components with the human natural killer cell receptors NKp44 and toll-like receptor 2[J]. Scand J Immunol,2013,77(6):460-469.

[43] Vankayalapati R,Garg A,Porgador A,et al. Role of NK cell-activating receptors and their ligands in the lysis of mononuclear phagocytes infected with an intracellular bacterium[J]. J Immunol,2005,175(7):4611-4617.

[44] Lu CC,Wu TS,Hsu YJ,et al. NK cells kill mycobacteria directly by releasing perforin and granulysin[J]. J Leukoc Biol,2014,96:1-11.

[45] Suliman S,Geldenhuys H,Johnson JL,et al. Bacillus Calmette-Guérin (BCG) revaccination of adults with latent Mycobacterium tuberculosis infection induces long-lived BCG-reactive NK cell responses[J]. J Immunol,2016,197 (4):1100-1110.

[46] Venkatasubramanian S,Cheekatla S,Paidipally P,et al. IL-21-dependent expansion of memory-like NK cells enhances protective immune responses against Mycobacterium tuberculosis [J]. Mucosal Immunol, 2017, 10 (4): 1031-1042.

[47] Choreño Parra JA,Martínez Zúñiga N,Jiménez Zamudio LA,et al. Memory of natural killer cells:a new chance against mycobacterium tuberculosis? [J]. Front Immunol, 2017,8:967.

[48] Ray K,Marteyn B,Sansonetti PJ,et al. Life on the inside: the intracellular lifestyle of cytosolic bacteria[J]. Nat Rev Microbiol,2009,7(5):333-340.

[49] Sorbara MT,Girardin SE. Emerging themes in bacterial autophagy[J]. Curr Opin Microbiol,2015,23:163-170.

[50] Wang J,Li BX,Ge PP,et al. Mycobacterium tuberculosis suppresses innate immunity by coopting the host ubiquitin system[J]. Nat Immunol,2015,16(3):237-245.

[51] Poggi A,Catellani S,Musso A,Zocchi MR. Gammadelta T lymphocytes producing IFNgamma and IL-17 in response to Candida albicans or mycobacterial antigens:possible implications for acute and chronic inflammation[J]. Curr Med Chem,2009,16(35):4743-4749.

[52] Acharya P,Garg M,Kumar P,et al. Host-parasite interactions in human malaria:clinical implications of basic research[J]. Front Microbiol,2017,8:889.

[53] Gomes PS,Bhardwaj J,Rivera-Correa J,et al. Immune escape strategies of malaria parasites [J]. Front Microbiol, 2016,7:1617.

[54] Plato A, Hardison SE, Brown GD. Pattern recognition receptors in antifungal immunity[J]. Semin Immunopathol, 2015,37(2):97-106.

[55] Luo S, Skerka C, Kurzai O, et al. Complement and innate immune evasion strategies of the human pathogenic fungus Candida albicans[J]. Mol Immunol, 2013, 56(3): 161-169.

[56] Zelante T, De Luca A, D'Angelo C, et al. IL-17/Th17 in anti-fungal immunity: what's new? [J] Eur J Immunol, 2009,39(3):645-648.

[57] Garcia-Vidal C, Viasus D, Carratalá J. Pathogenesis of invasive fungal infections[J]. Curr Opin Infect Dis,2013,26(3):270-276.

第三章　感染微生态

第一节　感染微生态概述

感染微生态学的形成和发展是微生态学发展的必然结果。感染微生态学是微生态学、医学微生物学、免疫学与传染病学交叉而成的新兴学科，即用微生态学理论和方法研究感染的发生、发展和结局并引导感染向宿主健康方向发展。它主要研究和探讨的是感染的微生态原理以及防治措施，也是研究正常微生物群与其宿主相互作用过程中感染规律的科学。

一、感染微生态学的发展史

感染微生态学是在微生态学和感染病学不断交叉、融合过程中发展起来的。感染微生态学的发展分为以下4个阶段。

（一）感染微生态学萌芽阶段

在人类还未发明显微镜前，人类虽然不能良好地观察微生物，但已经可以自发地利用有益微生物来改进农业生产和改善疾病治疗。早在公元前2500年，旧圣约就有壁画上制作酸奶的记载。中国人体微生态研究具有悠久的历史。在我国，公元前2000年夏禹时期就有仪狄酿酒的记载，2500年前，中国祖先就开始用豆腐上的霉菌治疗毒疮和其他疾病。在1600年前，葛洪在《肘后备急方》中就记载，用人粪治疗食物中毒、腹泻、发热并濒临死亡的患者，"饮粪汁一升，即活"，是现代粪便细菌移植治疗疾病的先驱。在13世纪，就有医生开始利用丹曲治疗痢疾。随后的北魏时期出版的《齐民要术》（贾思勰撰）和1637年出版的《天工开物》（宋应星撰），就多处描述了真菌，同时将有益菌描述成"五色衣"和"黄衣"等，有害菌描述成"白醭"。

随着人类第一台显微镜的发明，微生物学研究开始了新的飞跃。1676年，荷兰人列文胡克（Leeu-wenhoek）用他自己制造的显微镜，观察来自井水、污水，人的痰液、牙垢、唾液，以及人和动物的粪便中各类微生物，直接证明微生物的存在，奠定了微生物形态学基础。自列文胡克报道细菌的形态和生态以来，到19世纪末，许多学者陆续观察到球菌、杆菌、螺菌、丝状体、螺旋体及支原体，并逐渐建立微生物培养的方法，给微生物学研究带来了新的飞跃。

感染微生态学研究可追溯到19世纪末。1890年，法国巴黎儿童医院蒂塞（Tisser）医师，通过婴幼儿消化不良病因的研究，发现母乳营养儿与人工营养儿肠道菌群不同，认为肠道菌群的不同是造成人工营养儿腹泻病高发的原因之一，并且认为双歧杆菌的存在不仅和腹泻的发生频率有关，而且与营养有关。此研究使人们认识到肠道菌群失调（intestinal dysbiosis）可能是腹泻的主要病因。这对当时的"一菌一病"的学术思潮提出了挑战。随后，纽曼（Newman）于1915年首次使用乳杆菌制剂治疗膀胱感染并取得了较好的效果。蒂塞等对肠道菌群的研究构成了感染微生态学研究的起点。

19世纪末叶和20世纪初在细菌学领域出现了三位划时代的科学家，法国的巴斯德、俄国的梅奇尼科夫和德国的科赫。他们的研究和观点对感染微生态学的发展产生重要影响。巴斯德通过著名的"S"型曲颈瓶实验证实有机物发酵是酵母作用，反驳了当时盛行的微生物是自然生成的"生物自生论"，认识到不同的微生物其代谢也有所不同，同时他认为肠内发酵是必需的，是人类和动物取得营养不可缺少的步骤，因而提出了微生物有益的观点，奠定了微生物学的基础，开创了微生物生理学。梅奇尼科夫进行了一系列长寿与酸奶的研究，发现保加利亚人经常饮用的发酵酸奶中含有的乳酸杆菌能拮抗大肠埃希菌的腐败作用，减少酚、皂酚、靛基质及其他氨类物质的有害作用，起到延年益寿功效，他认为正常的肠道菌群有助于健康长寿。科赫是著名的病原学专家,在他推动下相继发现了炭疽、霍乱、猩红热、产褥热、白喉、百日咳的病原体,强化了人们对细菌是致病原的概念,加深了对于人与细菌的关系的理解。这些早期科学家对人体菌群的重要认识,促成感染微生态学的形成和发展。

（二）感染微生态学停滞阶段

20 世纪初期到 40 年代中期,感染微生态学的发展处于停滞阶段。这是由于第一次世界大战爆发,促进了传染病的大流行,这些致病微生物对人类造成了巨大的灾难,人们将研究的重点转移到研究和发现致病微生物。如科赫的研究也使国际形成一股研究病原体的热潮,同时形成了一种对微生物片面的理解:微生物主要是有害的,从而忽略了对正常微生物群的研究。另一方面,当时了解微生物特别是细菌的方法局限于体外培养,也成为微生态学进一步发展的障碍。

（三）感染微生态学起步阶段

抗生素的出现打破了感染微生态学研究停滞的僵局。1928 年,英国细菌学家弗莱明偶然发现青霉素,并于 1942 年开始在美国进行大批量生成用于治疗感染性疾病,20 世纪 40 年代又出现了链霉素。随后一大批抗生素的相继问世,在人类和感染性疾病的斗争中挽救了亿万人民的生命。抗生素的广泛应用激发人们对正常菌群的结构和功能的研究兴趣,推动了感染微生态基本规律的研究过程。

无菌动物(germ free,GF)的成功培育为感染微生态学的发展注入了一股新的活力。无菌动物是在无菌屏障系统中,剖腹取出胎儿,饲养繁育在无菌隔离器中,饲料、饮水经过消毒,定期检验,证明动物体内外均无一切微生物和寄生虫(包括大部分病毒)的动物。20 世纪 50 年代,美国印第安纳州圣母大学洛邦实验室研制成重型不锈钢无菌动物隔离罩。随后瑞典卡罗林斯卡(Karolinska)学院无菌动物研究室用轻型不锈钢制成更加适用的动物饲养罐,成功培育出无菌动物。无菌动物的出现,有力地推动了感染微生态学的机制研究,由此产生了悉生生物学(gnotobiology)。无菌动物和悉生动物模型是科学家研究正常微生物与宿主间关系的理想动物模型,已经成为感染微生态学中深入地探讨正常微生物群的作用和感染的发生机制的重要方法之一。

厌氧培养技术的发展对感染微生态学的复兴产生了巨大的影响。在 20 世纪 50 年代前医学界认为肠道细菌的主要成员是大肠埃希菌和肠球菌。但是到了 20 世纪 50 年代后期,柏林自由大学黑内尔(Haenel)教授把十几种厌氧菌培养方法综合在一起进行比较和综合分析,结果发现方法改进之后可培养出更多的厌氧菌,发现厌氧菌在肠道内占 99%,过去认为占主要地位的大肠埃希菌和肠球菌等需氧菌实际仅占 1% 以下。厌氧培养方法的改进和微生物新种的发现,丰富了微生物学理论,颠覆了感染微生态学的传统观念。

在 20 世纪 70 年代,德国的 Volker Rush 博士首次提出了"microecology",即"微生态学"一词,将其定义为"细胞水平或分子水平的生态学",并在德国的赫尔本创建了世界上第一个微生态研究所,这是微生态学首次以定义的形式出现于科学界。之后,微生态学得到飞速发展,人们逐渐认识到人体微观生态的复杂性,并提出了对应于宏观生态平衡的微生态平衡理论。其中,我国康白教授在总结前人各种论述基础上提出了具有代表性的微生态平衡概念:"微生态平衡是在长期历史进化过程中形成的正常微生物群与其宿主在不同发育阶段的动态的生理性组合。这个组合是指在共同宏观环境条件影响下,正常微生物群各级生态组织结构与其宿主(人类、动物与植物)体内、体表的相应的生态空间结构正常的相互作用的生理性统一体。这个统一体的内部结构和存在状态就是微生态平衡。"微生态学的正式建立和发展以及微生态平衡概念的提出,奠定了感染微生态学研究系统的理论基础。

（四）感染微生态学建立和发展阶段

抗生素的使用是把"双刃剑"。抗生素的广泛应用,引发了菌群失调、二重感染(superinfection)等一系列问题。早在 20 世纪 50 年代,微生物学家魏曦教授就曾经指出:"在光辉的抗生素降临后,我们必须注意其给人类带来的阴影,即扰乱正常微生物群和引起菌群失调。"此外,伴随着免疫抑制剂、放化疗和介入治疗等广泛应用造成微生态失衡所带来的一系列不良后果,人们对微生态对宿主有益性及致病作用有了更深入的认识。

近代,我国科学家李兰娟教授在感染微生态学的学科发展中起了重要的推动作用。我国感染病学专家李兰娟教授将微生态学和感染相结合,尤其在肝病与微生态关系方面进行一系列的开创性研究,于 2001 年正式提出"感染微生态学"的概念,提出由纯粹"杀菌"转向"杀菌"的同时需"促菌"的感染微生态治疗的新理论。这种理论充分肯定了微生态对人体健康的重要性,是对感染微生态的内涵的重要诠释。2002 年由李兰娟教授主编,与国内著名专家一起编写的国内外第一部《感染微生态学》专著出版。感染微生态学理论的提出为感染的预防和控制提供了新的科学依据,使人们从微生态学的角度重新审视感染的发生、发展及转归过程,更新了抗感染的策略,推动了感染微生态学的学科发展。

近年来,现代科学技术的发展促进了医学微生态的全面发展。在系统生物学理念和多组学技术如基因组学、转录组学、蛋白质组学、代谢组学技术的发展推动下,感染微生态学研究得到国内外前所未有的重视。2005 年以来,Science、Nature 等期刊相继报道,肠道微生物为人体提供营养、调控肠道上皮发育和诱导先天性免疫,其功能相当于人体一个重要的"器官"。2007 年,李兰娟教授提出微生态的破坏导致感染的发生发展,并牵头开展"感染微生态与感染的基础研究"项目〔国家重点基础研究发展计划(973 计划)〕研究,推动了感染微生态的理论和基础研究工作,尤其是在肝病感染微生态的研究方面取得了开创性发现。如在 Nature 杂志上报道肝硬化中肠道菌群改变特征,建立全球首个肝硬化肠道菌群基因集,揭示肠道菌群与肝硬化的关联。2008 年10 月来自全球的科学家汇聚德国的海德堡,共同成立了国际人类微生物组联盟(International Human Microbiome Consortium,IHMC),促进全球科学家共同合作。2012 年,我国科学家李兰娟教授担任 IHMC 第四届国际人体微生态大会主席,并且被选为第五届 IHMC 的主席,标志着我国科学家在该领域扮演着积极活跃的角色,在国际上大力推进感染微生态的研究,推动各国微生物学家在人体微生态领域的研究合作。2012 年李兰娟教授带领团队深入进行"肠道细菌微生态与感染及代谢的研究"(973 计划),将多组学技术和免疫分子技术应用于感染微生态的基础研究,揭示感染微生态学的分子机制。同时李兰娟院士团队将基础研究成果与临床疾病治疗相结合,根据课题组发现 H7N9 患者的肠道优势菌群变化和波动,如有益菌(如双歧杆菌)等显著减少,提出基于"微生态平衡"的"四抗二平衡"的救治H7N9 患者的治疗方案,获取良好效果。此时,其他国家专家也开始了感染微生态的研究。如 2016 年,乔恩科恩通过阴道微生物组研究,发现了南非女性阴道中一种不寻常的细菌,这种菌的存在可能与南非女性 HIV 高感染率相关,提示阴道微生物组成影响了 HIV 感染率。此外,李兰娟团队在中国 HIV-1感染患者中也发现显著的肠道菌群失衡,并且多种与炎症因子相关的关键菌在患者中显著增加,提示肠道菌群与 HIV 发病进程关联,为 HIV 的防治提供了全新的研究方向。

随着医药科技事业的发展,人类的感染病谱也悄然变化,正从以单纯生物病原体为主要致病因素的外源性、传播性模式过渡到以微生态失衡及耐药株引起的内源性、自身感染性模式。将人体与疾病分隔开来进行的医学实践已经难以满足当代医学的发展。感染微生态学正是迎合这种需求而诞生的。并将微生态学的基本概念、理论知识和技术方法有机地应用于感染病医学各领域,如临床诊断、治疗、预防,使人们可以从微生态学的角度审视传染性疾病的发生、发展及转归过程。

二、感染的微生态机制

传统的感染性疾病认知模式是基于病原学的模式,研究感染的原因、表现、发展以及预后,实验证明病原体的暴露可能发生感染,也可能不发生感染,而感染也不一定导致疾病的发生。微生态学认为,感染是微生态平衡与微生态紊乱相互转化的重要内容。感染的发生、发展和结局是病菌与宿主机体相互作用的过程,包括病菌的入侵机制,与宿主上皮细胞的黏附机制,与宿主黏附部位微生境内其他细菌的拮抗机制,以及刺激宿主发生免疫互作的机制。

(一) 感染的发生

感染的原因包括以下四点:

1. 定量改变 正常菌群在机体体表及与外界相通的腔道上皮细胞的微生境中黏附、定植和繁殖,其种类和数量保持相对平衡,形成一层"菌膜屏障",对外袭性致病性微生物起拮抗作用,抑制并排斥过路菌群的"入侵",这种抵抗外来病原菌的能力被称为"定植抗力"(colonization resistance)。在抗生素等因素影响下,正常菌群的定植抗力被打破,条件致病菌或致病菌成为优势菌群,均可引起感染发生。20世纪 90 年代初,李兰娟教授提出 B/E 值(即双歧杆菌和肠杆菌的数量比值)作为衡量人体肠道定植抗力的指标。

2. 定性改变 在易感生境内侵入外籍菌,并能生长繁殖,就可引起感染。这类菌主要是具有传播性的外源菌或过路的病原菌。

3. 定位改变 引起感染的微生物不一定是致病菌或病原体,也可能是正常微生物群易位或定位转移。正常菌群由原籍生境转移到外籍生境或本来无菌生存的部位后可能成为致病菌,引起临床疾病。如大肠埃希菌在宿主结肠生境中是正常的,但易位到呼吸道就会引起感染或其他疾病。抗生素的使用及出血性休克、烧伤、外伤、肠道缺血、急性肝衰竭以及肝硬化等病理状态均可导致细菌易位。

4. 定主改变 正常微生物群在其宿主特定的解剖部位定植，并在长期的生物进化过程中，形成了微生物与微生物、微生物与宿主、微生物与环境相互适应、相互依赖又相互制约的统一体或生态链。现有的致病微生物大多是正常微生物群在宿主转换（host transversion）过程中的一种微生态现象，即在动物或昆虫是正常菌群，易主转移到人类就可能致病。

上述"四定"不是孤立的，是综合的，在病因、微环境及宿主相互作用中发挥作用。

（二）感染的发展

感染的发生是感染的初级阶段。在初级阶段启动后，感染就进入发展阶段。发展阶段的主要机制是病因（病原体）排除障碍，在微环境中与宿主激烈斗争的阶段。发展阶段在前期病因占优势，在后期宿主占优势。宿主对抗感染的方式主要是免疫，包括先天性和后天获得性免疫。除免疫因素之外，作为宿主抵抗力一部分的正常菌群也逐渐在新的基点上趋向平衡。发展阶段，在病因和宿主对抗的顶峰之后，便转向结尾阶段。

（三）感染的结局

感染结局阶段是病因与宿主对抗的结果。对感染的个体来说只能有一个结局。如果从感染的群体来看，感染结局是一个由死亡、患病及健康组合的连续量变过程的感染谱（infection spectrum）。

疫苗接种就是利用这一客观事实人工创造感染，减少死亡和发病，增加隐性感染，预防再感染，保护健康，建立人工免疫屏障。人工免疫屏障和自然免疫屏障都证明感染是生理性的客观事实。

三、感染的微生态学防治

微生态学认为，宿主、正常微生物群和外环境构成一个微生态系统。在正常条件下，这个系统处于动态平衡状态。感染是生态平衡被打破的结果。

（一）感染防治观念的变革

传统的抗感染观念，从疾病出发，一菌一病，所用抗生素在杀死某些致病菌的同时也会抑制或杀死正常菌群，往往会造成微生态失调、细菌耐药，引起难治性感染、多器官功能损伤，严重危害人体健康。

2001年李兰娟教授从感染微生态角度提出"合理应用抗生素与维护微生态平衡相结合"的抗感染策略，从健康出发，合理应用抗生素，杀死致病菌的同时使用微生态调节剂补充或促进正常菌群生长，维护微生态平衡，进而保护器官功能。这实现了对感染认知的创新、抗感染策略和手段的创新，同时提高了防治效果。

（二）微生态调节剂防治感染的机制

微生态防治本质在于促进和恢复微生态平衡，即促进微生态系统由病理性组合状态向生理性组合状态转变，也是回归自然的、协调的、和谐的动态平衡状态。微生态防治是包括抗生素使用在内的生态防治方法。医学界提出选择性脱污染疗法（selective decontamination）或称为选择性脱定植疗法（selective decolonization），其方法是选择口服不吸收的窄谱抗生素，选择性抑制或杀灭个体菌群中外籍菌或环境菌（如兼性菌、需氧菌和酵母等真菌），以减少机会病原或其毒素对机体损害，防治内源性感染症和脓毒症。对于某些自然病原尚可使用疫苗，达到防治这类病原引起疾病的目的。由于抗生素选择性作用的局限性，使用过程中产生新的菌群失调、紊乱（如抗生素相关性腹泻或假膜性肠炎的产生），且复杂多样的共生菌不能制备成疫苗，所以对于共生菌引起的菌群失调和紊乱只能使用微生态制剂或益生剂去逐步调整，这就是使用微生态调节剂的基本理论依据。

微生态调节剂是利用正常微生态成员或其促进物质制成的制剂，补充机体正常微生物群落，增加有益菌和中性菌数量，抑制或排斥非共生菌群，抑制潜在致病菌过度生长，从而恢复微生态平衡，修复菌膜屏障，提高定植抗力，调节全身免疫功能，促进营养物质代谢，降低内毒素、胆固醇、血氨等有毒物质含量。

（三）微生态调节剂的种类

微生态制剂是一个内涵比较广泛的术语，具体应包括活菌体、死菌体、菌体成分、代谢物及生长促进物质。目前国内外较为一致的意见是把微生态制剂分成益生菌（probiotics）、益生元（prebiotics）和合生元（synbiotics）三部分。

我国通过国家卫生健康委员会批准应用于人体的益生菌主要有以下种类：

1. 乳杆菌属 德氏乳杆菌、短乳杆菌、纤维素乳杆菌、嗜酸乳杆菌、保加利亚乳杆菌、干酪乳杆菌、发酵乳杆菌、植物乳杆菌、罗特乳杆菌、约氏乳杆菌、格氏乳杆菌、类干酪乳杆菌、鼠李糖乳杆菌等。

2. 双歧杆菌属 青春型双歧杆菌、两歧双歧杆菌、婴儿双歧杆菌、动物双歧杆菌、长双歧杆菌、短双歧杆菌、嗜热双歧杆菌、乳双歧杆菌等。

3. 肠球菌属　粪肠球菌和屎肠球菌。

4. 链球菌属　嗜热链球菌、乳酸链球菌等。

5. 芽孢杆菌属　枯草芽孢杆菌、蜡样芽孢杆菌属、地衣芽孢杆菌、凝结芽孢杆菌等。

6. 梭菌属　主要为丁酸梭菌,此菌也称酪酸梭菌。

7. 酵母菌属　主要是布拉氏酵母菌。

益生元是一种不被宿主消化的食物成分或制剂,能选择性地刺激一种或几种结肠内常驻菌的活性或生长繁殖,起到增进宿主健康的作用,主要包括低聚果糖、低聚木糖、低聚半乳糖、大豆寡糖和低聚葡萄糖等。

合生元是益生菌和益生元的组合制剂,或再加入维生素、微量元素等,目的为持久性补充益生菌、促进益生菌生长和维护机体的微生态平衡。

第二节　感染微生态学研究中的问题与展望

微生态学近年来揭示的有关生物体的科学信息和规律使得医学观念和医学模式发生了重大改变和创新,观念的创新和措施的变革已成必然趋势。

一、感染性疾病认知模式的创新

微生态学认为人体和动物宿主携带大量的正常微生物群,广泛分布于消化道、呼吸道、泌尿生殖道及皮肤,并形成机体的生物屏障,拮抗外袭性致病性微生物。人类是由人体细胞和微生物细胞共同组成的超生物体,微生物细胞总数相当于人体细胞的10倍。这一理论的提出改变了基于病原学的传统的感染性疾病认知模式,同时也显示了人类认识自身微生态系统的难度。

尽管医学微生态学研究具有巨大的潜力,但是目前还处于起步阶段,面临许多亟待解决的问题。首先,这是一个多学科交叉的崭新领域,需要临床医师、微生物学家、分子生物学家、计算机学专家以及生物信息学家的通力合作才能顺利完成;同时,关于高通量测序的分析流程及统计分析方法取得了很多成绩,国内外学者仍在继续探索及完善;再者,如何从元基因组获得的海量数据中挖掘出与临床表型相关的物种分类学或者基因功能上的差异,仍需要进行大量的工作。目前获得的样本信息能否反映整体的变化规律也需要进一步的研究论证。

二、生物病因论的创新

传统的生物病因论认为感染是由致病微生物引起的,而微生态学则认为感染是生态平衡与生态失衡相互转化的重要内容。引起感染的微生物不一定是致病菌或病原体,感染也可能是正常微生物群易位或易主的结果。

研究不同疾病状态下人体微生态变化的规律,首先是要确定健康状态下人体微生态的基线指标正常值范围。因此研究健康状态下人体微生物的变化规律,成为研究不同疾病状态下人体微生态变化规律的基础。但是由于人体微生态的高度多样性、复杂性、动态性,与宏观生态学、微生物生态学、悉生生物学等学科相互交叉渗透,与宿主免疫密切相关,目前尚未明确健康状态的人体微生态的定义和相关诊断评价指标。健康状态下人体微生态的正常波动及其随定植部位、时间点的不同,以及复杂的宿主因素如遗传因素、饮食因素、生活方式和行为习惯等产生的高度变异性,使得完整地定义健康状况的人体微生态成为一项复杂而艰巨的任务。

三、抗感染手段的创新

抗生素治疗感染取得了令人瞩目的成就,但是在消灭致病菌的同时,抗生素也会消灭大量正常菌群,破坏微生态平衡,引起难以控制的甚至是致命的感染。感染微生态学新理论的提出,将临床医师从把人体与微生物的关系视为“战场”的思维中解放出来,将人体与人体微生物当作一个整体,并赋予合理应用抗生素新的要求:不仅要减少延缓耐药菌,尤其是多重耐药菌的形成,同时要保护原籍菌群,保持正常微生物群形成的生物屏障,维护肠道微生态平衡,防止定植抗力的下降及肠道耐药菌的形成与过度生长,减少由肠道细菌易位引起的内源性感染。这一理论既充分肯定了微生态对人体健康的重要性,也使运用微生态制剂调节人体内微生态平衡,增强机体免疫功能,防治疾病、增进健康,成为全球范围内的热潮。

微生态制剂主要分为三大类:益生菌、益生元和合生元,其中益生菌为主要的微生态制剂。益生菌产品开发时不仅要科学严谨,而且必须遵循相应的产品法规,但目前这类产品的“健康声称”许可在国际上尚没有统一的规定,亟须建立国际共识。怎样科学合理地开发出安全、有效、稳定的益生菌产品,确保产品质量安全,减少与抗生素等药物的相互作用,以及明确药物服用后可以改善人类的健康状况,且不会出现不应出现的副作用如益生菌所引起的机体免疫反应、全身性感染、细菌间耐药基因的转移,是微生态制剂研发面临的难题。同时,这些问题的解决将促进抗感染手段甚至临床治疗技术的创新。

四、小结

在近十年里,人类基因组计划取得了巨大的进展,带动了一系列技术、工具和研究方法的革新,这些成就为促进医学微生态学的发展奠定了坚实的基础。人们已经认识到人体微生态平衡与失衡对于人类健康与疾病有着重要意义,随着基因相关研究方法的不断更新,人们把微生物基因组和人类基因组看作一个整体来对待,将人类基因组的研究方法引入人体微生态研究中。高通量测序以及芯片技术在不断进步,生物信息学处理的能力也在不断更新,未来我们可以实现对不同部位的人体菌群实施动态实时监测,分析每个人个体性的微生态群落的健康基线,对微生态群落里的各种不同细菌进行动态追踪,对微生态的各种指标如菌群多样性等进行深入分析。通过多组学手段的联合应用,我们可以发现不同疾病存在的特异性的微生态失衡特征,通过对微生物群落的种类构成、多样性和功能进行研究,制定个体化的营养方案以及药物治疗策略。新的潜在微生态调节菌种会不断涌现,以便筛选并制备出更加安全有效的微生态制剂,并通过分子克隆、基因重组技术,将外源基因(营养因子基因、治病/抗病基因、酶基因等)转入构建的新菌株,使其表达外源蛋白并作为无毒无害的疫苗载体或者进行肿瘤的靶向治疗。相信在不远的将来,更多的人体疾病与医学微生态学之间关系的奥秘将被揭开,更完善的医学微生态学的研究理论和成果将可以应用于临床医学实践,为医学微生态学带来新进展。

(李兰娟　王保红)

参 考 文 献

[1] 陈灏珠.实用内科学[M].12版.北京:人民卫生出版社,2005.

[2] 斯崇文,贾辅忠,李家泰.感染病学[M].北京:人民卫生出版社,2004.

[3] Mandell GI,Bennett JE,Dolin r.曼德尔-道格拉斯-贝内特感染病学[M].5版.北京:科学出版社,2001.

[4] Yoneyama H,Katsumata R. Antibiotic resistance in bacteria and its future for novel antibiotic development[J]. Biosci Biotechnol Biochem,2006,70(5):1060-1075.

[5] Ball P,Baquero F,File T,et al. Antibiotic therapy of community respiratory tract infection:strategies for optimal outcomes and minimized resistance emergence[J]. J Antimicrob Chemother,2002,49:31-40.

[6] Levy SB. Factors impacting on the problem of antibiotic resistance[J]. J Antimicrob Chemother,2002,49:25-30.

[7] Weinstein RA. Controlling antimicrobial resistance in hospitals:infection control and use of antibiotics[J]. Emerg Infect Dis,2001,7(2):188-192.

[8] 李国涛,鲁猛厚.氟喹诺酮类药物对25株伤寒沙门菌的防突变浓度测定[J].中华传染病杂志,2007,25:276-277.

[9] Drlica K. The mutant selection window and antimicrobial resistance[J]. J Antimicrob Chemother,2003,52:11-17.

[10] Olofsson SK,Marcusson LL,Lindgren PK,et al. Selection of ciprofloxacin in Escherichia coli in an in vitro kinetic model:relation between drug exposure and mutant prevention concentration[J]. J Antimicrob Chemother,2006,57:1116-1121.

[11] Drlica K,Zhao X. Low correlation between MIC and mutant prevention concentration[J]. Antimicrob Agents Chemother,2006,50:403-404.

[12] Ball P,Baquero F,File T,et al. Antibiotic therapy of community respiratory tract infection:strategies for optimal outcomes and minimized resistance emergence[J]. J Antimicrob Chemother,2002,49:31-40.

[13] Levy SB. Factors impacting on the problem of antibiotic resistance[J]. J Antimicrob Chemother,2002,49:25-30.

[14] Weinstein RA. Controlling antimicrobial resistance in hospitals:infection control and use of antibiotics[J]. Emerg Infect Dis,2001,7:188-192.

[15] Gemmell CG,Edwards DI,Fraise AP,et al. Guidelines for the prophylaxis and treatment of methicillin-resistant Staphylococcus aureus (MRSA) infections in the UK[J]. J Antimicrob Chemother,2006,57:589-608.

[16] Bishop EJ,Grabsch EA,Ballard SA,et al. Concurrent analysis of nose and groin swab specimens by the IDI-MRSA PCR assay is comparable to analysis by individual-specimen PCR and routine culture assays for detection of colonization by methicillin-resistant Staphylococcus aureus[J]. J Clin Microbiol,2007,44:2904-2908.

[17] Tang YW,Kilic A,Yang Q,et al. StaphPlex system for rapid and simultaneous identification of antibiotic resistance determinants and Panton-Valentine leukocidin detection of Staphylococci from positive blood cultures[J]. J Clin Microbiol,2007,45:1867-1873.

[18] Andress JM,Waller TMA,Ashby JP,et al. The vitro activity of ABT-773,a new ketolide antimicrobial agent[J]. Antimicrob Agents Chemother,2000,46:1017-1035.

［19］ Boost MV, O'Donoghue MM, Siu KH. Characterisation of ethicillin-resistant Staphylococcus aureus isolates from dogs and their owners［J］. Clin Microbiol Infect,2007,13: 731-733.

［20］ Harel J, Martinez G, Nassar A, et al. Identification of an inducible bacteriophage in a virulent strain of Streptococcus suis serotype 2［J］. Infect Immun,2003,71:6104-4108.

［21］ 胡晓抒,朱凤才,汪华,等. 人-猪链球菌感染性综合征研究［J］. 中华预防医学杂志,2000,34:150-152.

［22］ Esgleas M, Lacouture S, Gottschalk M. Streptococcus suis serotype 2 binding to extracellular matrix proteins［J］. FEMS Microbiol Lett,2005,244:33-40.

［23］ Suank ratay c, Intalapaporn P, Nunthapisud P, et al. Streptococcus suis meningitis in Thailand. Southeast Asian［J］. J Tyop Med Pudlic Health,2004,35:868-876.

［24］ Donsakul K, Dejthevaporn C, Witoonpanich R. Streptococcus suis infection:clinical features and diagnostic pitfalls ［J］. Southeast Asian J Trop Med Public Health,2003,34: 154-158.

［25］ Baucheron S, Imberechts H, Chaslus-Dancla E, et al. The AcrB multidrug transporter plays a major role in high-level fluoroquinolone resistance in Salmonella enterica serovar typhimurium phage type DT204［J］. Microb Drug Resist, 2002,8:281-289.

［26］ Chandel DS, Chaudhry R, Dhawan B, et al. Drug-resistant Salmonella enterica serotype paratyphi A in India［J］. Emerg Infect Dis,2000,6:420-125.

［27］ Giraud E, Cloeckaert A, Kerboeuf D, et al. Evidence for active efflux as primary mechanism of resistance to ciprofloxacin in Salmonella enterica serotypes typhimurium［J］. Antimicrob Agents Chemother,2000,44:1223-1228.

［28］ Nikaido H, Basina M, Nguyen V, et al. Multidrug efflux pump AcrAB of Salmonella typhimurium excretes only those betalactam antibiotics containing lipophilic side chains［J］. J Bacteriol,1998,180:4686-4692.

［29］ Parry CM. Antimicrobial drug resistance in Salmonella enterica［J］. Curr Opin Infect Dis,2003,16:467-471.

［30］ Threlfall EJ, Fisher IS, Berghold C, et al. Trends in antimicrobial drug resistance in Salmonella enterica serotypes Typhi and Paratyphi A isolated in Europe,1999-2001［J］. Int J Antimicrob Agents,2003,22:487.

［31］ 刘芳萍,李昌文,佟恒敏. 沙门菌对喹诺酮类药物耐药性的分子机制［J］. 中国兽医杂志,2005,41:43-46.

［32］ 张振开. 耐药性伤寒、副伤寒沙门菌的流行与耐药机制［J］. 国外医药抗生素分册,2004,25:131-133.

［33］ 郭云昌,刘秀梅. 鼠伤寒沙门菌多重耐药性机制研究进展［J］. 中国食品卫生杂志,2004,16:456-460.

［34］ 曹春红. 沙门菌中超广谱β-内酰胺酶的检测［J］. 中国药师,2005,8:39-40.

［35］ Paul Shears. Recent developments in cholera［J］. Current Opinion in Infectious Diseases. 2001,14:553-558.

［36］ 李兰娟. 霍乱的研究进展——感染性疾病(7)［J］. 新医学,2005,36:182-184.

［37］ 刘纪有,张万荣. 鼠疫［M］. 呼和浩特:内蒙古人民出版社,1997.

［38］ 李仲来. 中国1901—2000年人间鼠疫动态规律［J］. 中国地方病学杂志,2002,21:292-294.

［39］ 陆洪潮,杜晖,胡静英. 贵州省首次分离的鼠疫菌对18种抗生素敏感性试验研究［J］. 中华医学研究杂志,2006,6:770-771.

［40］ 李富忠,蒋和柱,汪立茂. 四川省首起人间鼠疫流行病学分析［J］. 中国地方病学杂志,2000,19:463-464.

［41］ 杨智明,张洪英,洪梅,等. 2003年云南省盈江县猫血清鼠疫F1抗体检测结果分析［J］. 地方病通报,2005,20: 66-67.

［42］ 中华医学会结核病学分会. 肺结核诊断和治疗指南［J］. 中华结核和呼吸杂志,2001,24:70-74.

［43］ Raviglione MC, O'Brien RJ. Tuberculosis, in Harrison's principles of internal medicine［M］. 15th ed. Mc Graw-Hill Companies, USA. 2001:1024-1035.

［44］ 卫生部疾病预防控制局. 中国结核病防治规划实施工作指南2008年版［M］//中国结核病防治规划实施工作指南,2008年版. 中国协和医科大学出版社,2009.

［45］ 斯崇文,贾辅忠,李家泰. 感染病学［M］. 北京:人民卫生出版社,2004.

［46］ 八木泽守正. 抗菌薬［J］. 臨床と微生物,2004,31:715-720.

［47］ Haile M, Källenius G. Recent developments in tuberculosis vaccines［J］. Curr Opin Infect Dis,2005,18:211-215.

［48］ Martín C. The dream of a vaccine against tuberculosis:new vaccines improving or replacing BCG?［J］. Eur Respir J, 2005,26:162-167.

［49］ 杨绍基. 传染病学［M］. 北京:人民卫生出版社,2005.

［50］ Liu SF, Malik AB. NF-κB activation as a pathological mechanism of septic shock and inflammation［J］. Am J Physiol Lung Cell Mol Physiol,2006,290:L622-L645.

［51］ Lehmann T, Murphy C, Zahra DC, et al. Reduction of tumor necrosis factor induced nuclear factor-kappaB nuclear translocation and DNA binding by dexamethasone in human osteoarthritic synovial tissue explants［J］. J Rheumatol,2002,29:787-795.

［52］ Wang Z, Kang JS, Li Y, et al. The effects of dexamethasone on rat brain cortical nuclear factor kappaB in endotoxic shock［J］. Toxical Appl Pharmacol,2006,214:263-269.

［53］ Liu SF, Ye X, Malik AB. In vivo inhibition of nuclear factor-kappB activation prevents inducible nitric oxide synthase expression and systemic hypotension in a rat model of septic shock［J］. J Immunol,1997,159:3976-3983.

［54］ Iuvone T，D'Acquisto F，Vab Osselaer N，et al. Evidence that inducible nitric oxide synthase is involved in LPS-induced plasma leakage in rat skin through the activation of nuclear factor-kappaB［J］. Br J Pharmacol，1997，123：1325-1330.

［55］ 康白. 微生态学［M］. 大连：大连出版社，1988.

［56］ 李兰娟，感染微生态学［M］. 2版 北京：人民卫生出版社，2012.

［57］ Guarner F，Malagelada JR. Gut flora in health and disease［J］. Lancet，2003，361：512-519.

［58］ Lederberg J. Infectious history［J］. Science，2000，288（5464）：287-293.

［59］ Eckburg PB，Bike M，Bernstein C N，et al. Diversity of the human intestinal microbial flora［J］. Science，2005，308（5728）：1635-1638.

［60］ Gill SR. Metagenomic analysis of the human distal gut microbiome［J］. Science，2006，312（5778）：1355-1359.

［61］ Nicholson JK，Holmes E，Wilson ID. Gut microorganisms，mammalian metabolism and personalized health care［J］. Nat Rev Microbiol，2005，3：431-438.

［62］ Sakoulas G，Gold HS，Venkataraman L，et al. Methicillin-resistant Staphylococcus aureus：comparison of susceptibility testing methods and analysis of mecA-positive susceptible strains［J］. J Clin Microbiol，2001，39：3946-3951.

第四章　感染病的遗传易感性

第一节　微生物基因组学

微生物主要分为三大类:无细胞结构的微生物,包括病毒、类病毒和拟病毒等;原核类微生物,包括细菌、古菌、放线菌、立克次体、衣原体和支原体等;真核类微生物,包括真菌、霉菌、单细胞蓝绿藻和单细胞原虫等。本章节涉及的主要是与感染性疾病相关的原核和真核微生物,统称为病原微生物。微生物基因组学(microbial genomics)是基因组学的一个分支,主要以现代 DNA 测序与分析技术为手段来研究微生物的多样性和功能,包括致病性和耐药性等重要生物学特征。

病原微生物基因组学研究开始于 1995 年流感嗜血杆菌(Haemophilus influenzae)第一个细菌全基因组序列的发表,之后得益于二代高通量测序技术的广泛应用和测序成本显著降低,微生物基因组学研究迅速发展。至 2016 年底,公共数据库已经收录了三万多个细菌的全基因组信息,而且,随着时间的推移,这个数据库还在不断扩大。

一、病原细菌基因组概况

细菌基因组是指菌体内染色体和质粒所含的全部 DNA 序列。绝大多数细菌仅有一个染色体,为单一环状 DNA 分子,大小为 3~5Mb,每 1Mb 约含 950 个基因,共编码达 3 000 至 5 000 个蛋白。质粒是以环状形式独立于细菌染色体之外的能自我复制的一小段 DNA,大多含有染色体所没有的基因。质粒上的基因一般不是必需的,但可以帮助细菌在不利的环境中存活,如含有抗生素抗性基因的质粒可以帮助细菌在高浓度抗生素环境下生存。另外,部分质粒还可以在同种或者亲缘关系较近菌体细胞间进行转移,将它所携带的抗生素抗性基因广泛播散,这类质粒称为转移型质粒。

与人类基因组相比,细菌基因组要小得多,且不同细菌基因组大小差异巨大。例如,支原体基因组仅为 580kb,有 470 个基因,而铜绿假单胞菌的基因组大小为 6 300kb,是支原体基因组的 10 倍左右。基因组大小反映了不同细菌生活环境的差异。营独立生活的细菌一般拥有较大的基因组,因为其包含合成各种必需营养成分所需的基因簇。而专一性寄生菌完全依赖宿主获得营养成分,在进化过程中丢失了许多合成各种营养成分所需的基因,因此基因组偏小。细菌基因组没有内含子,基因之间的间隔很小,有的基因之间没有间隔,甚至有的基因之间还有相互重叠,非编码基因序列占的比例也比较小,大约 10%。不同细菌基因组的 AT 含量差异较大,最低为 27%,最高可达 78%,但同一物种基因组的 AT 含量相对来说是比较稳定的,具体到任意一株细菌,在 DNA 翻译起始点上游 400bp 的 AT 含量常常高于起始点下游 400bp 的 AT 含量,因此,转录时 DNA 双螺旋更易于在 AT 含量高的区段打开。

二、细菌基因组结构特点

(一)操纵子是细菌基因组构成及产生功能的主要形式

细菌基因组中相邻的功能相关的基因构成操纵子(operon),操纵子是细菌基因表达调控的单位,由调节基因、启动子(promoter)、操作子(operator)和结构基因等序列组成。大肠埃希菌大约有 600 个操纵子,每个操纵子含有 2 个以上的结构基因,如乳糖操纵子的 lacZ、lacY 和 lacA。所有结构基因组成一个转录单位表达,由一个启动子控制,转录成多顺反子信使核糖核酸(mRNA),再翻译成功能相关的蛋白质。经典的乳糖操纵子在没有乳糖情况下,调节基因(lacI 基因)产生阻遏蛋白即阻遏物(repressor),阻遏物作用在操作子处,抑制结构基因(如乳糖的 lacZ)的转录和蛋白质的翻译。如果培养基含有乳糖并作为细菌唯一碳源,乳糖可作为诱导物(inducer)和阻遏物结合并使它失活,阻遏物不能结合到操作子,失去了抑制作用,从而使结构基因 lacZ 得以转录并表达(图 4-1-1)。

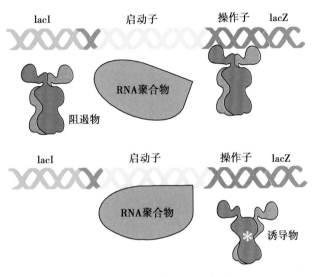

图 4-1-1 乳糖操纵子示意图

因此,操纵子通过调控基因编码的阻遏物可以开启或关闭操作子,对操纵子结构基因的表达进行正、负调控。

(二) 细菌基因组的重复序列

细菌基因组没有内含子,但存在少量的短重复序列或非编码序列。这些细菌短重复序列与基因转移有关,是细菌移动基因元件两侧的特征性的重复序列。当这些移动元件转移到受体菌时,会在插入基因的两侧出现 9~12 个碱基的反向短重复序列。细菌短重复序列除了与基因转移有关,还与细菌的免疫功能相关,比如细菌的限制修饰内切酶系统即由短重复序列构成。该系统通过降解外来非甲基化的 DNA 来清除外来 DNA,可看作是细菌的天然性免疫系统。近年,还发现了与细菌适应性免疫反应有关的基因组重复序列,即成簇的规律间隔的短回文重复序列(clustered regularly interspaced short palindromic repeats,CRISPR),该位点包含多个重复序列(repeats),长度一般为 20~50bp,中间是与外源 DNA 片段互补的间区(spacer)。CRISPR 重复序列和相关蛋白(CRISPR-associated proteins,Cas)构成了细菌针对外源 DNA 入侵的适应性免疫系统。CRISPR-Cas 系统使细菌对以前感染的噬菌体具有"记忆",通过类似于抗体和内切酶的复合功能,可很快切除以前感染过的噬菌体外源 DNA,保护细菌不再受同类噬菌体感染。在目前已测序的细菌中,约 40% 的细菌基因组中含有 CRISPR 序列。

三、细菌基因组的多样性和泛基因组

(一) 细菌基因组的多样性

成千上万株细菌全基因组测序的完成,使我们对细菌的种类或物种概念的认识有了翻天覆地的变化,同时也带来了困难和疑惑。对于动植物等真核生物来说,某一物种的所有个体都具相似的基因组序列和结构功能特征,因此,单一个体的基因组序列可以代表该物种的基因组。但真核生物的物种概念并不适用于细菌,大量细菌基因组全序列比较分析表明,多数细菌物种的不同菌株之间基因组序列差别很大,即细菌基因组具有明显的多样性。

在对两株幽门螺杆菌(Helicobacter pylori)的基因组比较分析时,最先发现了细菌基因组多样性的现象。其中一株幽门螺杆菌为英国株,基因组大小 1.67Mb,含有 1 552 个基因;另一株为美国株,基因组大小 1.64Mb,含 1 495 个基因。两株共有基因为 1 406 个,其余的基因为各自菌株所特有,约占基因组大小的 6%。菌株特有基因不仅与其特定宿主和环境生态位有关,还与细菌的致病性相关,如实验室经常使用的大肠埃希菌 K12 是无毒株,而大肠埃希菌 O157∶H7 株具有高致病性,可以引发出血性肠炎。两株大肠埃希菌基因组存在 4.1Mb 共同序列,K12 株基因组大小 4.64Mb,含有 0.53Mb 的特有序列,O157∶H7 株基因组大小 5.53Mb,特有序列大小 1.34Mb,含有 1 387 个特有基因,散布于基因组中不同位置,占基因总数的 26%,其中毒力相关基因决定了 O157∶H7 致病性。

(二) 泛基因组、核心基因和非必需基因

由于细菌基因组具有明显的多样性,为了更准确地描述某一细菌基因组,泛基因组(pan-genome)的概念应运而生。泛基因组是指同一种细菌不同菌株所有遗传信息的总和,它包括核心基因(core genes)和非必需基因(dispensable genes)两部分。核心基因是某种细菌绝大多数菌株中都存在的共有基因,其中大多数为管家基因,它们编码生命活动所必需的结构和功能蛋白,这些基因决定了这种细菌所有个体都具有的基本功能和表型特征。而非必需基因只存在于少数菌株基因组内或者仅仅为某一菌株特有,这些基因通常决定着细菌的毒力、血清型或抗生素抗性等,与细菌特定的生存环境息息相关。

(三) 开放性泛基因组和封闭性泛基因组

根据细菌泛基因组大小是否无限扩大这一标准,可以将细菌泛基因组分为开放性泛基因组(open

pan-genome）和封闭性泛基因组（closed pan-genome）两类。随着某一细菌物种测序菌株数目的增加，如果非必需基因数目不增加，泛基因组大小亦不随之增加，而是逐步接近平台期，则称这种细菌基因组为封闭性泛基因组；相反，如果泛基因组的大小随着测序菌株数目的增加无限扩大，非必需基因数目不断增加，没有平台期，则称之为开放性泛基因组。比如，无乳链球菌（*Streptococcus agalactiae*）就是开放性泛基因组。而炭疽芽孢杆菌（*Bacillus anthracis*）则为封闭性泛基因组，4 株炭疽芽孢杆菌的全基因组序列即可涵盖这一菌种全部的基因信息，再增加炭疽芽孢杆菌全基因组测序菌株数目也没有新的非必需基因出现。

从泛基因组角度来说，真正的"模式菌株"是不存在的。细菌开放性泛基因组中核心基因大约占 40%，而人类和黑猩猩两个不同的物种之间却有 99% 的基因信息相同。因此，传统生物物种基因组概念可能只适用于动植物等真核生物，细菌基因组更适合用泛基因组来定义。

四、细菌基因水平转移

（一）基因水平转移使细菌基因出现跳跃性变化

引起细菌基因组不断变化的分子机制包括点突变、基因组片段倒位、移位、重复和缺失及基因水平转移（horizontal gene transfer）。基因水平转移是相对从亲代到子代的基因垂直转移（vertical gene transfer）而提出的概念，它是一种非常高效的基因组变化方式，打破了生活在同一生态环境下细菌亲缘关系的界限，使基因既能够在亲缘关系较近的细菌种属间发生转移，又能在亲缘关系较远的种属之间进行转移。除了基因水平转移，另外几种引起细菌基因组变化的分子机制如突变、基因组片段倒位、移位、重复和缺失等都是通过改变细菌现有基因组序列而产生的渐进性变化，而基因水平转移并不是基于现有基因组序列，而是通过细菌接合、转导或噬菌体转染使外源 DNA 功能片段转移到受体菌，使受体菌基因出现跳跃性变化，从而引入新的生物学性状。

（二）细菌基因水平转移的特点

可以通过分析基因组序列判定细菌基因组某段基因是否是基因水平转移来的。发生基因水平转移的受体细菌基因两侧会有特征性的重复序列或插入序列（inserted sequence）。外源序列插入到受体细菌基因组中时，受体细菌基因组插入部位会产生 9～12 个碱基的特征重复序列。另外，基因组片段的碱基组成也可提示此段基因是否来源于基因水平转移，不同细菌的基因组 GC 含量是不同的，但同一菌种基因组的 GC 含量是相对稳定的，如果一段 DNA 序列的 GC 含量与周围序列存在明显差异，那么该段序列很可能是通过水平转移从其他细菌中得到的。

虽然基因水平转移很普遍，DNA 序列可在不同细菌物种和同一菌种不同株之间进行转移，但是细菌基因发生转移的概率并不相同，细菌基因转移与否和进化中的选择压力有关。通过比较分析大肠埃希菌不同菌株之间基因的保守性、基因 GC 含量以及选择压力之间的关系，发现不易发生水平转移的基因多为保守性高的管家基因，GC 含量变化范围较窄，在进化中受到的选择压力较大；而容易发生水平转移的基因对于细菌生存繁殖可能是有害、中性或有利的，但不是必需的。因此，许多与细菌生存环境相关的毒力基因和抗生素抗性基因等会明显倾向于发生水平转移，而处于高选择压力下的细菌管家基因极少发生水平转移。

（三）细菌基因水平转移的典型——毒力岛

基因组岛（genomic island）是细菌染色体上一段具有典型结构特征的基因簇，长度为 10～200kb，是外源性 DNA 片段通过基因水平转移整合到受体细菌基因组上形成的。基因组岛拥有一些共同的组成结构和进化来源特征，如两侧具有重复序列，DNA 片段的 GC 含量与染色体其他区域有明显差异等。

依据基因组岛的不同功能，可以分为毒力岛（pathogenicity island）、耐药岛（drug resistant island）和分泌岛（secretion island）等。其中，编码细菌毒力相关产物的毒力岛和赋予细菌抗生素耐药能力的耐药岛具有重要的医学意义。

目前已在多种致病菌中发现毒力岛，研究毒力岛对于阐述病原菌致病机制、认识和预测新发传染病等方面有着重要的意义。例如，霍乱弧菌（*Vibrio cholerae*）的一个毒力岛的 GC 含量是 35%，显著低于全基因组 GC 含量（48%），而且，此毒力岛序列和其他细菌（肠致病性大肠埃希菌菌毛基因）的序列同源性较高，因此，该毒力岛很可能是从肠致病性大肠埃希菌水平转移得来的。国内 2 型猪链球菌（*Streptococcus suis*）强毒力株含有一个独特的大片段 89K，GC 含量为 36%，明显低于全基因组 GC 含量（41%）；暴发现场分离的强毒力株中均检测到 89K，而在无毒株和国外致病株中均未检到该大片段 89K 结构，提示 89K 与国内强毒株的高致病性相关，是一个毒力岛。幽门螺杆菌有一个 40kb 的毒力岛,编码 cagA 等毒力基因,具有这个毒力岛的菌株与胃癌的发生关系密切。

五、最小基因组

细菌基因组大小并不会因为水平转移的外源 DNA 片段不断增长而过度增加,基因缺失是保持细菌基因组结构小而紧凑的限制机制。一个能营独立生活的微生物最少需要多少个基因仍是未解之谜。

目前研究最小基因组的手段主要是插入基因突变和同源重组使基因缺失。由于支原体是已知的基因组最小的细菌,因此是最小基因组研究的重要材料。通过对生殖道支原体和肺炎支原体进行转座子插入突变实验,发现最小基因组约含 250 个基因,因此认为 250 个基因可以组成细胞独立生存所必需的最小基因组。确认细胞独立生存所必需的最小基因组,有助于揭示生命起源、生物进化和生物代谢调控等领域的谜题。在不远的将来,人们有可能通过遗传工程构建一个由最少基因组成的微生物。

六、几种病原微生物基因组简介

在基因组时代,一些临床意义重大的致病微生

物如流感嗜血杆菌、结核分枝杆菌和痢疾杆菌等都已被逐一测序,这些致病微生物基因组全序列的测定有十分重要的意义,可以帮助我们深入认识致病微生物的生物学特性并改善诊断策略和治疗方法。

(一) 流感嗜血杆菌

流感嗜血杆菌是一种革兰氏阴性小杆菌,对生长条件需求较高,在人工培养时需加入新鲜血液才能生长,故名嗜血杆菌。流感嗜血杆菌常寄生于人体呼吸道,是引起人类呼吸道感染的常见致病菌,尤其在儿童或免疫力低下人群中可引起严重的感染如脑膜炎或肺炎等。流感嗜血杆菌是第一个被全基因组测序的细菌。1995 年,美国基因组研究所的 Fleischmann 等采用鸟枪法(shot gun)首次对流感嗜血杆菌 Rd 型 KW20 株进行了全基因组 DNA 序列的测定。流感嗜血杆菌 Rd 型 KW20 株基因组为环状 DNA,大小为 1.8Mb,GC 含量 38%,接近人类基因组 GC 含量,一些区域富含 AT,包含 1 738 个可读框(open reading frame,ORF),其环形基因组结构见图 4-1-2。

环形结构中不同的颜色代表不同功能和转录方向的编码片段(基因),其中的数字代表各基因所在的位点。最外一环的数字为流感嗜血杆菌基因组的

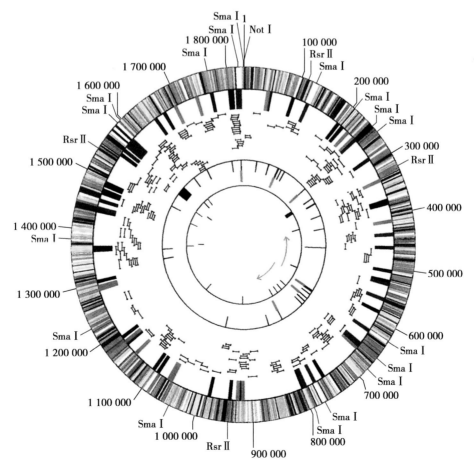

图 4-1-2 流感嗜血杆菌环形基因组结构

碱基数和限制性内切酶 Not Ⅰ、Rsr Ⅱ和 Sma Ⅰ的酶切位点,按从外至内的顺序,第一实体环的不同颜色代表不同功能的基因,第二实体环为 GC 含量(大于42%为红色,大于 40%为蓝色)和 AT 含量(大于66%为黑色,大于64%为绿色),第三实体环为 λ 克隆片段,第四实体环为 6 个 rRNA 启动子(绿色)、tR-NAs(黑色)和隐藏的 mu 样前噬菌体(蓝色)的位点,第五实体环为串联重复序列(tandem repeats),最内环为复制起始位点和复制方向,复制点大约位于603 000bp 处(绿色箭头),在复制点相对的位点上有2 个潜在的终止序列(红色线)。

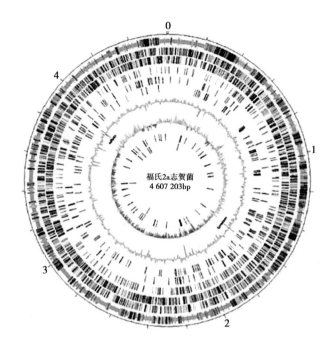

图 4-1-3 福氏 2a 志贺菌环状染色体基因组结构

(二) 生殖支原体

支原体(mycoplasma)是一类介于细胞和病毒之间的原核生物,专性细胞内寄生,可引起人体呼吸道和泌尿生殖道等多种感染性疾病。1995 年,美国基因组研究所完成了生殖支原体(Mycoplasma genitalium)G37 全基因组测序,这是第二个被全基因组测序的原核细胞型微生物。生殖支原体 G37 基因组全长 580 074bp,GC 含量 32%。生殖支原体只有一条染色体,含有大约 480 个基因,是迄今为止已知能在无生命培养基中繁殖的最小原核生物基因组。480 个基因主要负责编码与 DNA 复制、转录、翻译、DNA 修复、细胞转运以及能量代谢等相关的蛋白质。复制子起始位点含有很多重复 DNA 序列,这些序列富含 AT,而 tRNA 和 2 个 rRNA 操纵子所含 GC 比例较高。

(三) 志贺菌

志贺菌属(Shigella)细菌为革兰氏阴性肠道致病菌,临床感染可以导致痢疾,其症状以发热、脱水和便血为特征。痢疾是世界上尤其是发展中国家重要的传染病之一。全球每年的病例超过 1.6 亿,并导致 110 万患者死亡,其中绝大多数为学龄前儿童,因此痢疾是世界上造成婴幼儿死亡的主要原因之一。福氏 2a 志贺菌(Shigella flexneri serotype 2a)曾多次引起痢疾的大流行,并呈经常性散在暴发,对公共卫生与健康造成了巨大威胁。2002 年中国预防医学科学院金奇等在国际上首次完成了福氏 2a 志贺菌 301 株(Sf301,我国细菌性痢疾的优势流行株)的全基因组核苷酸序列测定和分析。该基因组为一条由 4.6Mb 组成的环状染色体,其基因组结构见图4-1-3。

通过将 Sf301 的染色体序列与其亲缘关系相近的非致病性大肠埃希菌 K-12 菌株 MG1655 进行比较基因组学研究,发现 Sf301 的染色体上有 572kb 特异性序列,并形成了 320 个长度大于 50bp 的痢疾岛(Shigella island,SIs),其中大于 1kb 的共计 131 个。这些岛共包含 519 个 ORF,多数 SIs 的一侧或两侧均伴有插入序列元件、转座子或者 tRNAs,GC 含量及密码子使用频率等分析显示出部分 SIs 的外源性,提示可能为基因水平转移而来。通过 DNA 序列及 ORF 编码产物功能的分析,鉴别出 9 个可能与痢疾杆菌致病性有关的毒力岛,其中 7 个可能的毒力岛为首次发现。

(四) 结核分枝杆菌

结核分枝杆菌(Mycobacterium tuberculosis)是重要的全球性致病菌,由其引起的结核病是世界上致死率最高的传染病之一。据世界卫生组织报告,每年约有 200 万人死于结核病,其中 98%的死亡都发生在发展中国家。1998 年英国 Sanger 中心和法国 Pasteur 研究所合作完成了对结核分枝杆菌 H37Rv 菌株全基因组测序工作。结核分枝杆菌基因组大小为 4.4Mb,预测含 4 411 个 ORF,认为其中 3 924 个 ORF 编码蛋白质,50 个基因编码稳定的 RNA。结核分枝杆菌基因组 GC 含量高达 65.6%,基因组编码蛋白质的 10%为 PE(脯氨酸和谷氨酸重复)和 PPE(脯氨酸、脯氨酸和谷氨酸重复)蛋白质家族,在初期的功能注释中,结核分枝杆菌基因表达产物中,40%为有功能的蛋白质产物,另 44%序列保守但功能不清(即在其他细菌中也存在这些保守序列),还有 16%则完全未知且仅存在于结核分枝杆菌。

(五) 立克次体

立克次体是一类严格细胞内寄生、大小介于病毒和细菌之间的原核微生物,是引起人类斑疹伤寒、恙虫病和 Q 热等传染病的病原体。目前,国际上已将流行性斑疹伤寒和 Q 热列入反恐生物战剂目录中。引起流行性斑疹伤寒的是普氏立克次体,1998年普氏立克次体的全基因组测序完成。普氏立克次体基因组为环状,全长 1.1Mb;GC 比例为 29%,编码834 个蛋白,蛋白编码序列占 75.4%,高达 24.6% 的非编码序列为原核生物之最。

(六) 白念珠菌

自然界的真菌超过 150 万种,现在已知的能引起人类疾病的医学真菌有 300 余种,其引起疾病的表现多种多样。对真菌基因组数据进行分析,可以了解不同真菌的致病机制和进化多态性规律。

白念珠菌是在健康人群皮肤、黏膜表面共生的微生物,是一种条件致病菌,可引起免疫缺陷者反复浅表性黏膜感染或严重的系统性感染,临床上最常见的感染是口腔念珠菌病和念珠菌性阴道炎。白念珠菌为第一个被测序的医学真菌。白念珠菌为双倍体真菌,有八对同源染色体。2004 年,斯坦福大学基因技术中心完成了白念珠菌 SC5314 临床分离株的全基因组鸟枪法测序。它的二倍体基因组大小27.6Mb,编码基因 14 217 个,预测蛋白也为 14 217个。白念珠菌的功能基因在八对染色体上的分布是不均匀的,富含短序列重复片段,长度大于 16kb 的重复片段广泛分布于每条染色体。

紧接着白念珠菌测序工作之后,2005 年烟曲霉成为第一个被全基因组测序的丝状医学霉菌。近年来,由烟曲霉引起的侵袭性曲霉病在免疫功能低下患者中发病率显著增高。烟曲霉全基因组长29.4Mb,包括 8 条 1.8~4.9Mb 的染色体,GC 含量为49.9%,预测编码基因 9 926 个,平均长度为 1 431bp,但其中 1/3 基因功能未知。

(张瑞芬 朱宝利)

第二节 感染性疾病遗传易感性——宿主免疫基因组学

一、免疫基因组学的基本概念

人类及其他一些高等生物在进化过程中,通过自身的免疫基因及其表达产物构成复杂的信号传导通路来抵御病原微生物的侵袭,形成了独特的免疫系统。近些年,随着大量全基因组测序的完成和后续的功能基因组学研究的开展,产生了海量的基因

组学数据。对海量的基因组学数据的分析和鉴定,不仅为免疫学的发展带来新的研究思路和策略,同时也为免疫学相关疾病新的诊疗手段的发现及发展提供了数据资源,并由此诞生了免疫基因组学(immunogenomics)的概念。

免疫组学特别强调在基因组学和蛋白质组学研究的基础上,充分利用生物信息学、生物芯片、系统生物学、结构生物学和高通量筛选等技术,大规模开展免疫系统和免疫应答分子机制研究,以期发现新的免疫分子和机制,为全面系统了解免疫系统和免疫应答提供理论基础。

二、免疫基因组学的主要研究理论及方法

(一) 基因组水平的免疫基因组学研究

作为免疫现象的遗传基础,DNA 水平的免疫学研究旨在阐明人类免疫现象的遗传和变异规律。其主要理论假设和研究方法为:

1. 将免疫系统中不同层次的因素汇聚到一个信息网络中,这个网络结构与固有免疫和适应性免疫中不同组分的基因结构、表达谱及其产物定位有关。

2. 机体免疫的遗传调控受遗传和表观遗传过程调节,如免疫球蛋白或 T 细胞受体基因重排、体细胞高频突变、中枢和外周免疫组织的淋巴细胞免疫选择,主要组织相容性分子参与的抗原加工和提呈(antigen presentation),以及细胞毒性作用等。

3. 通过家系遗传连锁分析和全基因关联分析来寻找常见的与免疫相关的疾病的主要易感基因位点。利用这些遗传方法,大量的免疫相关的易感基因已经被找到。虽然这些易感基因单独起作用的影响可能有限,但是它们的累积效应对个体的患病风险有很大的影响。新的免疫基因组学将为疾病的发病机制以及制定干预措施、确定多个分了靶标提供重要的依据。有关遗传学在传染病研究中的应用详见本书相关章节。

(二) 转录后调控水平的免疫基因组学研究

免疫系统对外界刺激的反应,主要通过 B 细胞和 T 细胞体现。这些免疫细胞的动态组成是人类免疫系统的最重要部分,是人体对外界环境免疫适应的结果。这种外界环境可以是生理性的发育和老化,也可以是病理性的癌症和感染等。

上述免疫细胞介导的免疫反应主要是通过其表面高度可变的大分子实现的,即 B 细胞受体(BCR)和 T 细胞受体(TCR)。此类分子由基因组重排产生

各种不同组合,以识别外源物质并决定其后续命运。BCR 和 TCR 的高度特异性很大程度上由 β 链上高度变异的互补决定区域 3(CDR3 区域)决定。此外,BCR/TCR-CDR3 区域的高度变异主要来源于其 V、D 和 J 区的重组以及结合部核苷酸插入等机制。

动态免疫基因组学的研究尺度相对于基因组学是一种指数式增长。仅就免疫组学中的 TCR 而言,因其 V、D 和 J 区的重组而产生的肽段多态性就可能高达 107~1 015 种组合;而相应地,BCR 多样性大致有 1 012 种组合。在对 BCR/TCR-CDR3 所代表的动态免疫组进行鉴定的技术方法中,高通量测序技术是一种功能非常强大的工具。在以往低通量数据产出的时代,通常基于少量数据使用一些统计推断方法对总体进行估计。而新一代测序技术在内的高通量技术的应用和进步,产生了过去难以达到的海量数据,这为我们直接研究动态免疫基因组的总体情况提供了更强大工具。

三、常见感染性疾病中的免疫基因组学研究

(一) 乙型肝炎(hepatitis B)相关的 HLA 基因

人类因含有乙型肝炎病毒(hepatitis B virus,HBV)的体液或血液进入体内而获得感染,主要传播途径是母婴传播、血液和体液传播。在双生子研究中,人们发现 HBV 感染与遗传因素密切相关(表 4-2-1)。后来利用候选基因方法,找到了许多遗传变异影响乙型病毒性肝炎(简称乙型肝炎、乙肝)发病过程,尤其是位于 6 号染色体短臂上的人类白细胞抗原(human leucocyte antigen,HLA)分子编码基因的遗传变异。此外,非 HLA 分子相关基因,如编码细胞因子及其受体、趋化因子及其受体、维生素 D 受体、甘露糖结合凝集素(mannose-binding lectin,MBL)等的基因,也陆续被发现与乙肝疾病易感性或者与疾病进展有着密切的联系。近些年来,全基因组关联分析(GWAS)方法帮助找到了更多与乙肝发生紧密相关的突变位点,也为候选基因方法提供了更多的候选基因。

根据 HLA 复合体在染色体上分布情况及其编码的 HLA 分子的功能差异,可将其分为三个基因区:Ⅰ类、Ⅱ类和Ⅲ类。HLA-Ⅰ类分子编码 HLA-A、HLA-B 和 HLA-C 抗原,组成性表达在几乎所有有核细胞和血小板表面。HLA-A 和 HLA-B 抗原在人类淋巴细胞表面的密度最高。正常情况下,HLA-Ⅰ/抗原肽段复合物在细胞表面只有 200~500 拷贝/细胞,但在病毒感染时,细胞内蛋白大量合成,表面的 HLA-Ⅰ/抗原肽段复合物的拷贝数可增加几个数量级。HLA-Ⅱ类分子参与编码 HLA-DP、HLA-DQ、HLA-DR 抗原,组成性表达仅限于抗原提呈细胞(antigen presenting cell,APC),包括 B 细胞、激活的 T 细胞、树突状细胞、巨噬细胞和胸腺上皮细胞。HLA-Ⅲ类分子位于Ⅰ类和Ⅱ类分子之间区域,其功能尚不清楚,已发现其部分基因产物与先天免疫以及炎症反应有关。

表 4-2-1 一些常见感染性疾病双生子研究

常见疾病	不同国家或地区	MZ 一致率	DZ 一致率
结核病	德国	65%	25%
	美国	62%	18%
	英国	32%	14%
乙肝	中国台湾	35%	4%
麻风病	印度	52%	22%
脊髓灰质炎	美国	36%	6%

目前,HLA-Ⅱ类分子编码的相关基因的突变与 HBV 感染及其相关疾病表型之间的密切联系已被反复报道。病原体抗原结合在表达于 APC 表面的 HLA-Ⅱ类分子的沟槽中,通过 APC 将 HLA-Ⅱ/抗原肽段复合物呈递给 CD4$^+$ T 淋巴细胞,促进细胞因子的分泌和淋巴细胞的增殖。早期,Thursz 等发现在赞比亚人群中,HLA-DRB1*13 和 HBV 感染后自发清除(spontaneous clearance)有关。这一研究结果在欧洲人群、来自美国的高加索人群以及泰国人群得到了重复验证。Thio 等在美国黑种人人群中发现 HLA-DQA1*0501、HLA-DQB1*0301 以及单倍型 DQA1*0501-DQB1*0301-DRB1*1102 与乙肝慢性感染有关。Jiang 等发现中国汉族人群中 HLA-DRB1*0301、HLA-DQA1*0501 和 HLA-DQB1*0301 与慢性乙型肝炎(chronic hepatitis B,CHB)易感性密切相关,而 HLA-DRB1*1101/1104 和 HLA-DQA1*0301 则倾向于保护作用。最近的一篇荟萃分析,通过对纳入的 2 609 名 CHB 患者和 2 606 名 HBV 自发清除者的研究,发现 HLA-DR*04 和-DR*13 有助于 HBV 清除,而 HLA-DR*03 和-DR*07 则可能倾向于加重 CHB 的易感性。

这些通过候选基因的方法,发现并确认了 HLA-Ⅱ类分子影响 HBV 感染后的临床转归(clinical outcome)。最新的 GWAS 方法也为乙肝致病的遗传机制研究提供了更广泛的思路和线索(表 4-2-2)。

表 4-2-2 GWAS 已发现的与 HBV 慢性感染及
疾病进展相关的遗传突变

与乙肝的关系	染色体位置	相关基因	单核苷酸多态性
慢性化	6p21.32	HLA-DPA1	rs3077
	6p21.32	HLA-DPA3	rs9366816
	6p21.32	HLA-DPB1	rs9277535,rs9277542
	6p21.32	HLA-DQA2	rs9276370
	6p21.32	HLA-DQB1	rs2856718
	6p21.32	HLA-DQB2	rs7453920,rs7756516
	6p21.32	EHMT2	rs652888
	6p21.32	NOTCH4	rs422951
	6p21.32	HLA-DOA	rs378352
	6p21.33	CFB	rs12614
	6p21.33	TCF19	rs1419881
	6p21.33	HLA-C	rs2853953,rs3130542
	14q24.1	SLC10A1	rs2296651
	20q13.12	CD40	rs1883832
	22q11.21	UBE2L3	rs4821116
疾病进展	11q22.3	FDX1	rs2724432

乙肝的 GWAS 研究最早是在 2009 年,Kamatani 等采用两阶段法:第一阶段是通过对 786 名日本 CHB 患者和 2 201 名相匹配的健康对照者的比较,选择其中 11 个感兴趣的单核苷酸多态性(single nucleotide polymorphism,SNP)位点进行验证;第二阶段是对挑选出的 11 个 SNP 位点用另外两组日本人群和一组泰国人群(共 1 300 名 CHB 患者和 2 100 名健康对照者)进行验证性分析,最终确定位于 HLA-DPA1 上的 rs3077($OR = 0.56$,$p = 2.31 \times 10^{-38}$)和位于 HLA-DPB1 上的 rs9277535($OR = 0.56$,$p = 6.34 \times 10^{-39}$)与 CHB 的疾病易感性显著相关。另外,他们还发现携带单倍型 HLA-DPA1*02:02-DPB1*05:01 和 HLA-DPA1*02:02-DPB1*03:01 将增加 CHB 疾病易感性,而单倍型 HLA-DPA1*01:03-DPB1*04:02 和 HLA-DPA1*01:03-DPB1*04:01 则具有保护作用。在 2011 年,同一课题组又利用 GWAS 的方法在日本人群中发现了新的两个 SNP 位点和 CHB 显著关联,即位于 HLA-DQ 上的 rs2856718 和 rs7453920。之后,许多来源不同的课题组在其他的亚洲人群中,都证明了 HLA-DP 或 HLA-DQ 上的基因突变与 HBV 感染后慢性化或自发清除有关。此外,Al-Qahtani 等在阿拉伯人群中发现位于 11q22.3

上的铁氧化还原蛋白 1(ferredoxin 1,FDX1)基因上游的 rs2724432 与 CHB 疾病进展相关。

虽然,这些研究发现了很多突变位于 HLA-DP 和 HLA-DQ 这两个基因上,但是在这个高度连锁复杂的基因区间中,目前所发现的 SNP 数量仍然有限。为了在这个基因簇中进一步发现更多的与 CHB 疾病发生相关的 SNP 位点,阐明这些 SNP 是单独起作用还是和其他 SNP 共同发挥作用,并精确地定位 HLA-DP 和 HLA-DQ 的致病区间,Tao 等通过对 1 648 名中国汉族乙肝感染者和 1 416 名健康对照者比较发现:在 HLA-DP 和 DQ 基因簇中,许多高度连锁的 SNP 组成了各自区间,这些区间与 CHB 发病密切相关,并且位于 HLA-DP 和 DQ 的区间是各自单独发挥其对疾病的遗传作用的。此外,他们还发现位于 HLA-DPB1 上的 3′端非翻译区(untranslated region,UTR)是参与 HBV 感染的关键功能区域。

然而在非亚洲人群中,因种族不同,不同人群对疾病的遗传机制也可能不同。Vemehren 等在高加索人群中比较了 201 名 HBV 感染者和 235 名健康对照者,发现位于 HLA-DPA1 上的 rs3077 和 HBV 易感性相关,但是位于 HLA-DPB1 上的 rs9277535 与 HBV 易感性无相关性。Thomas 等对 662 个美国白种人和黑种人测序发现,位于 HLA-DPB1 3′-UTR 上的 rs9277534 较 rs9277535 与病毒自发清除相关性更强。

除了 HLA-Ⅱ类分子外,其他的 HLA 分子的编码基因也被发现与 HBV 感染相关。Thio 等在高加索人群中发现 HLA-A*0301 与病毒感染后清除有关,HLA-B*08 与单倍型 HLA-A*01-B*08-DRB1*03、HLA-A*01-B*44-Cw*1601、HLA-A*01-B*44-Cw*0501 均与乙肝慢性感染有关。Jiang 等在汉族人群中还发现,位于 HLA-C 上的 rs3130542 与乙肝慢性化有关。另外,肿瘤坏死因子 α(tumor necrosis factor-α,TNF-α)基因启动子序列,存在着许多与 HBV 感染以及感染后清除相关的 SNP 位点,包括 rs1799964、rs1800630、rs1799724、rs1800629、rs3615253 等。Kim 等利用 GWAS 方法,在韩国人群中发现位于常染色质的组蛋白赖氨酸甲基转移酶 2(euchromatic histone-lysine-methyltransferase 2,EHMT2)编码基因上的 rs652888 和位于转录因子 19(transcription factor 19,TCF19)编码基因上的 rs1419881 倾向于乙肝慢性化。Jiang 等在汉族人群中,发现位于补体因子 B(complement factor B,CFB)基因上的 rs12614,NOTCH4 上的 rs422951,HLA-DOA 上的 rs378352,

以及邻近 HLA-C 上的 rs2853953 均和 CHB 易感性显著相关。但是 GWAS 发现的这些 SNP 位点只见单独报道，需要其他课题组进一步独立验证其真实性。

（二）乙型肝炎相关的非 HLA 基因

位于 HLA 编码基因以外，同样也存在许多与乙肝致病机制相关联的免疫相关基因。MBL 具有调理吞噬及活化补体等作用。HBV 病毒的中表面蛋白富含甘露寡糖，能够被 MBL 结合，从而发挥清除病毒的作用。在 MBL 结构基因上，第 1 个外显子的 3 个突变位点可以引起氨基酸密码子的改变，分别是 52 位密码子（CGT→TGT，Arg→Cys），54 位密码子（GGC→GAC，Gly→Asp）和 57 位密码子（GGA→GAA，Gly→Glu），相对应于等位基因为 D、B 和 C（野生型等位基因为 A）。具有至少 2 个上述等位基因突变的个体其血清 MBL 浓度很低，易于感染 HBV，而且等位基因 B 还可导致 CHB 疾病进展。维生素 D 受体（vitamin D receptor，VDR）基因位于第 12 号染色体，位于 VDR 上的 rs7975232 与乙肝疾病的严重程度相关，并且带有这 SNP 的个体，体内 HBV 病毒载量会更高。

最新的 GWAS 研究也发现了一些非 HLA 基因参与到 HBV 的致病机制中（表 4-2-2）。Hu 等发现位于 22 号染色体 q11.21 的泛素缀合酶 E2L3（ubiquitin-conjugating enzyme E2L3，UBE2L3）基因上的 rs4821116 与乙肝慢性化相关。

UBE2L3 编码泛素缀合酶 UBCH7，它催化核因子 κB（nuclear factor kappa B，NF-κB）泛素化并导致其降解，造成机体对疾病的免疫应答减弱，从而影响 HBV 感染后免疫反应。近些年，HBV 感染肝细胞的特异性受体钠离子-牛磺胆酸共转运蛋白（sodium-taurocholate cotransporting polypeptide，NTCP）的发现，是 HBV 侵染机制研究中的重大突破。NTCP 由 SLC10A1 编码，体外研究发现位于 SLC10A1 上的 rs2296651 可引起 NTCP 氨基酸的改变（Ser267Phe），导致 HBV 受体功能丢失；对 NTCP 分子结构的研究发现，该位点突变可影响其与配体的结合，从而阻止 HBV 进入肝细胞。Peng 等在汉族人群中，搜集并比较 1 899 名 CHB 患者和 1 828 名健康对照者，发现 rs2296651 位点突变可阻止乙肝感染慢性化，并且降低 CHB 患者中慢加急性肝衰竭的发生率。有趣的是，目前 rs2296651 只在亚洲人群中被发现。

（三）感染性疾病和癌症研究中的免疫基因组学

对免疫基因组学的研究始于对模式生物的研究，对斑马鱼抗体库特征进行的高通量测序揭示不同斑马鱼个体间重链 VDJ 基因的使用频率存在相似性。之后，该技术迅速应用到人类相关的感染性疾病和癌症研究中。

在对经历流感疫苗接种过程人群的研究中，科学家们发现不同年龄的人群在接种反应中展示出不同的免疫基因组学（B 细胞受体总和）变化。与年轻人相比，老年人在接种后其免疫基因组的多样性水平出现了显著的下降。免疫多样性过低可以被认为是免疫系统失衡的表现，这一表现在机体抵御感染的过程中对入侵病原体的特异反应起重要作用，但长期处于这一水平可能导致机体免疫能力下降。

另外，对肝癌患者免疫基因组的高通量测序研究表明，以 T 细胞受体 CDR3 区域为代表的免疫学基因组特征与患者的预后存在一定关系，而且在同一患者体内，肝癌组织和外周血中的 TCR 基因组存在着明显差异。这些证据表明 TCR 免疫基因组学特征可以作为一种新型的生物标志物对高浸润性肿瘤进行检测。

对以 TCR 或 BCR 为代表的免疫基因组学的高通量测序，为我们了解生命体的免疫系统提供了更强大、详细的工具，有助于更加深入地认识和理解免疫系统的动态变化过程。

四、总结与展望

（一）感染性疾病中宿主的多基因因素

针对感染性疾病是各种病原体所导致的疾病这一特点，人们已经普遍认为人体中存在着大量控制机体对病原体反应的免疫基因。同时，人们对于感染性疾病相关的免疫基因组学的研究也在不断地进步和发展。

毫无疑问，宿主的免疫相关基因和感染性疾病的发生发展密切相关。近年来，通过 GWAS 的方法，发现越来越多的免疫相关基因的 SNP 位点与感染性疾病相关联。虽然一些感染性疾病的相关分子机制已经得到了较好的阐明，但是有些疾病的研究却还仅仅停留在发现了某些基因突变和该疾病有关，而具体的机制还尚未完全阐明。病原体感染的过程有许多因素参与，如毒力和数量、T 淋巴细胞的功能状态等，这些因素与遗传相互作用对疾病的发生发展发挥着关键作用。另外，免疫系统对病原体的反应具有个体差异，与疾病相关的基因在感染过程中的具体作用方式（是单独起作用还是和其他基因协同作用等）也是从遗传角度理解感染性疾病的重要研究内容。针对这些机制的深入研究将有助于我们对感染性疾病进行防治与控制,有助于新药和疫苗的研究和开发。

（二）宿主与病毒在基因组水平上的共同进化

感染性疾病可由病毒感染引起,病毒侵袭过程与宿主基因组存在着表现各异的相互作用侵袭病毒,不同程度地将自身的遗传物质整合到宿主基因组中。这些病毒中的典型代表为 HIV,在其生活周期中需要将自身基因组插入宿主基因组。又如人类乙型肝炎病毒等非逆转录病毒,也被发现其 *HBx* 基因可以整合进入基因组,从而在相关疾病的病程发展中起作用。各种病毒不同形式的整合对病毒的潜伏、触发和再现等过程具有重要意义,研究这种相互作用在感染性疾病暴发或再现中的具体功能对感染性疾病的控制具有深远意义。

（三）基于文本的数据挖掘技术

目前,一方面越来越多 TCR 序列被测定,但后续下游的功能研究还没有发展出相应的高通量技术,导致无法一一进行生物学功能验证;而另一方面,以往对"肽段-肽段"结合的功能学研究结果散落在各个单篇文献中,难以产生规模效应。这两个领域之间的空白给文本挖掘等技术提供了广阔的前景,如何通过对已知文献进行有效的文本挖掘,以筛选出相应的肽段功能研究结果是一个重要的研究方向。该领域的进展将对高通量测定的 BCR/TCR-CDR3 的后续研究产生重要意义。

（四）免疫基因组学的临床（前）应用

在免疫组学领域,国外已经出现了可以提供个体化、特异性诊断的技术公司。如何在国内的医疗体系中,适当地应用自主研发的技术成果,将标准化的试剂盒投放市场,为医院、社区医疗机构和专业检测机构提供标准化的免疫组学高通量测序服务,是一个重要方向。

（李明定）

第三节 遗传流行病学在感染病研究中的应用

一、遗传流行病学的主要研究理论及方法

（一）家族聚集性研究（familial aggregation analysis）

家族聚集性研究即家系研究,指对一个家族或

一组家族的流行病学研究,是遗传流行病学（genetic epidemiology）研究的一个主要组成部分。在探索疾病是否具有遗传性时,首先要研究在家系中某种疾病的发生是否要比随机状态下发生的可能性大,即判断该疾病是否存在家族聚集现象。其主要判断标准如下:①患者亲属的患病率或发病率高于对照亲属或普通人群;②有家族史患者亲属的发病率高于随机人群患者亲属;③与患者血缘关系越近,发病率越高。家族聚集性的原因包括:疾病受遗传因素影响,疾病具有传染性,家族成员间相似的生活条件或行为,或以上因素相互作用的结果。因此,对表现出不寻常特征的家族进行研究的步骤主要分为:①在不考虑特定的遗传模型的情况下,确定某一疾病或性状是否存在家族聚集性;②如果存在家族聚集性,则需要进一步判断引起家族聚集性的原因(共同的环境因素作用、遗传的易感性);③如有遗传的作用,需要分析遗传易感性的遗传作用机制。

家族聚集性研究设计通常采用的是病例对照研究、双生子和养子研究等。病例对照研究是以现在确诊的患有某特定疾病的患者作为病例,以不患有该病且与病例样本不存在血缘关系但具有可比性的个体作为对照,通过询问、实验室检查或复查病史,搜集既往各种可能危险因素的暴露史,测量并比较病例组与对照组中各因素的暴露比例,经统计学检验,若两组差别显著,则可认为所研究因素与疾病之间存在着统计学上的关联。该方法将病例或对照个体是否有家族疾病史这个暴露变量纳入研究范畴,以确定疾病是否存在家族聚集现象。在病例对照设计中,原假设是在有疾病家族史和无疾病家族史的人群中,该疾病的患病率相同。将数据整理如表 4-3-1 所示,个体的疾病家族史和发病危险度之间关联作用的测量指标包括比值比（$OR = a_{11}a_{22}/a_{12}a_{21}$）、相对危险度 $[RR = (a_{11}/a_{10})/(a_{21}/a_{20})]$ 和危险度差 $[RD = (a_{11}/a_{10}) - (a_{21}/a_{20})]$ 等。近年来,研究者发现肝癌的发生具有家族聚集性倾向。Turati 等的研究显示,肝癌家族史是增加罹患肝癌风险的独立危险因素,且具有肝癌家族史的乙肝或丙肝病毒感染者患肝癌的风险是无肝癌家族史的普通人群的 70 倍左右。此外,Hassan 等人也开展了包含 347 例肝癌患者和 1 075 例健康受试者的相关研究,结果表明,相对于肝癌家族史阴性人群,在校正了包括年龄、性别、种族、教育、吸烟、饮酒、饮食以及病毒性肝炎等众多因素的影响后,肝癌患者的一级亲属患肝细胞肝癌（HCC）的相对危险度增加 3.9 倍。

表 4-3-1　病例对照研究的个体家族疾病史的资料整理

家族疾病史	患病	未患病	合计
有家族疾病史	a_{11}	a_{12}	a_{10}
无家族疾病史	a_{21}	a_{22}	a_{20}
合计	a_{01}	a_{02}	a

双生子研究是指利用双生子资料来研究遗传和环境因素对某种疾病发生、发展的影响程度。双生子可分为同卵双生和异卵双生两种，观测同卵双生子在不同环境中的发育成长，可以研究不同环境因素对疾病的影响；而观测异卵双生子处于相同环境中的差异，又可以研究不同基因型的表型效应。和双生子研究一样，养子研究通过设计也可以区分遗传因素和环境因素在疾病发生中的作用。因为幼年寄养的小孩在遗传上和他们亲生父母有关，而环境上与养父母有关，通过比较患病养子的血缘亲属和非血缘亲属的患病率，或比较患病养子和未患病养子的血缘亲属的患病率也可以证实遗传因素的存在。

（二）分离分析（segregation analysis）

通过家族聚集性研究发现某疾病存在聚集现象，遗传力的计算可以表明该家族聚集性是部分还是全部归因于遗传因素。下一步需要做的就是进一步探讨遗传因素在此疾病发生中的作用，判断其遗传方式，即分离分析。该方法最初用于检验子代中某一疾病是否符合孟德尔遗传规律，即根据患者家庭成员的发病情况绘制系谱图，按遗传规律分析其表型及基因型。若符合孟德尔遗传方式，则提示该研究疾病属于单基因遗传病，进而可以了解属于何种单基因遗传病。若不符合孟德尔遗传方式，但又显示与遗传因素密切相关，则提示该病可能为多基因遗传病。因此，分离分析是后面要讲到的连锁分析和关联分析的理论基础，它可以提供疾病遗传方式的证据并为进一步的连锁分析提供参数估计。在动植物中，可以通过控制交配来分析基因的分离，但在人群中不可能对婚配和生育进行控制，只能通过家系调查，对基因的分离模式进行分析。在遗传流行病学研究中，分离分析主要是通过对家庭成员的表型数据进行不同遗传模型的分析，最终挑选出最优且具有统计学意义的模型。此外，分离分析的提出也为连锁分析开辟了新的途径，它代表着分离分析方法的拓展，可以用于研究复杂的多基因疾病，分离检验多基因中主基因的作用。

（三）连锁分析（linkage analysis）

连锁分析是遗传流行病学研究中常用的基因定位方法，通过分析染色体上位置已知的遗传标记（genetic markers）和某种疾病的连锁关系，从而将易感基因在染色体上定位。基因定位可以指导对疾病易感基因的克隆和对疾病病因的分析与认识，并为这些疾病提供咨询和诊断所需的遗传信息，因此寻找疾病易感基因已成为当今遗传流行病学研究的重点。

连锁分析就是通过寻找与位置已知的遗传标记共同分离的证据来确定易感基因在染色体上的大致位置。其基本分析策略是：首先从一个较为稀疏的标记基因图谱（分子标记间距离为 10~20cM）开始着手，寻找那些提示可能存在连锁的区域；然后在这些区域增加标记的数目，逐渐把连锁区域范围缩小，最终使用定位克隆和物理作图技术把目的基因定位。由于基因在染色体上是呈线性排列的，所以根据孟德尔分离定律可知，如果同一染色体上的位点不连锁，那么遗传标记将独立于致病基因而分离，与致病基因位于同一单倍体或不同单倍体的机会各占一半，否则表明连锁。连锁与减数分裂期间两个染色体位点重组的概率有关，当两个基因位点离得很远时，各有 50% 的概率发生交叉和重组，当两个位点离得很近或相连时，重组的概率会降低或重组很少发生。

遗传标记是在染色体上已知物理位置的 DNA 片段，它有一定的遗传特征，标记可以是一个基因，也可以是未知功能的 DNA 片段。第一代遗传标记是限制性长度多态性标记（RFLP），第二代是微卫星标记，如今用于连锁分析最典型的是第三代遗传标记，即单核苷酸多态性（SNP）位点，主要是指在基因组水平上由单个核苷酸突变所引起的 DNA 序列多态性。遗传标记和易感基因的连锁关系可用统计方法来度量，该方法根据是否需要假定特定的遗传模型可分为参数和非参数连锁分析。参数连锁分析是以二代或二代以上的家系数据为基础，观察标记位点与致病基因位点在家系内是否呈现共分离，并计算出遗传距离和连锁强度，包括两位点连锁分析和多位点连锁分析。两位点连锁分析最常用的是对数优势比（Lod score，LODS）连锁分析，即对数优势计分法，是基于最大似然比检验的参数连锁分析方法；而多位点连锁分析指同时分析两个以上位点间的连锁关系，它综合利用多个遗传标记，在已经建立的遗传图谱上探寻疾病基因位点，从而为连锁分析提供更多的信息,相对于前者提高了基因定位的效能和准确性。参数连锁分析主要适用于有已知的遗传模式且外显率高的符合孟德尔遗传方式的单基因疾病的分析。虽然该法计算过程复杂,但其借助计算机工具得到了广泛的应用,已在与遗传有关的人类疾病易感基因定位研究中发挥了重要作用。非参数连锁分析是一种在分析前不需要确定疾病的遗传模式(如基因型频率、外显率等)的分析方法。该方法主要是基于血缘一致性(IBD)(子代中共有的一段DNA区域或共有的等位基因来源于一个共同的祖先)的受累同胞配对法(ASP),它的原理是:如果两个同胞均患有某种疾病,则由于连锁,这两个同胞疾病位点附近的标记位点等位基因共享IBD的概率要大于随机的情况。在完全外显且无连锁时,ASP在某基因位点共享0、1或2个等位基因的概率分别为0.25、0.5或0.25。对于二分类性状位点,通过计算实际观测的IBD分布与理论分布的差异即可进行是否连锁的统计检验。这一特点使其适用于多基因遗传病的连锁分析,但不足之处在于所需要的患病同胞对样本量较大。

目前,应用于连锁分析的软件较多,例如Gennhunter、Linkage、Phase以及Haploview软件等。其中,Linkage软件是使用最为广泛的一种连锁分析软件,由Ott等人编制,可以进行两基因座或多基因座的连锁分析,并可以在各种操作系统上运行。随后,Kruglyak等人开发了Genehunter软件,由于改进了算法,所以此软件可用于多位点的连锁分析,而且对家系资料的要求较低。它的主要分析程序包括计算多位点的概率对数值(LOD)、非参数分析方法(同胞对法等)和目前流行的传递不平衡(TDT)的分析方法等,并且可以进行遗传作图。例如,Frodsham等人就是利用Genehunter软件分析,发现21号染色体长臂上的细胞因子受体基因与持续性乙肝病毒感染有关。

(四)关联研究(association analysis)

连锁分析被认为是用于那些有着很高外显率且符合经典孟德尔单基因性状遗传规律的单个基因定位的最有效方法。对于复杂疾病而言,由于往往涉及多效性、不完全外显、多基因影响、环境因素共同作用及上位效应等问题,因此连锁分析的统计效能受到限制。另外,一般连锁分析得到的染色体区域包含许多微效基因,在这些基因中可能存在我们正在寻找的某疾病的致病基因(也叫候选基因),也可能是假阳性的结果。那么,这时候就需要用到复杂性疾病基因定位中更为有效的候选基因关联研究方法。

候选基因关联研究是根据连锁分析的结果或者基因的生物学功能选定一个或几个候选基因,借助于直接测序或遗传标记分型等方法,通过在病例和对照中比较已选定的候选基因的序列统计差异,来确定这些候选基因与研究疾病是否存在关联(图4-3-1)。根据对照的选择方法不同,关联研究的方法主要分为两种,一种是基于人群的关联研究,另一种是以家系为基础的相关性分析。基于人群的关联研究建立在群体水平上,即选择无血缘关系的人群,通过比较某个位点在病例组和对照组中出现的频率差异来证明该位点是否和疾病存在相关性。该方法的优点是不需要家系资料,故样本容易收集,而且不仅

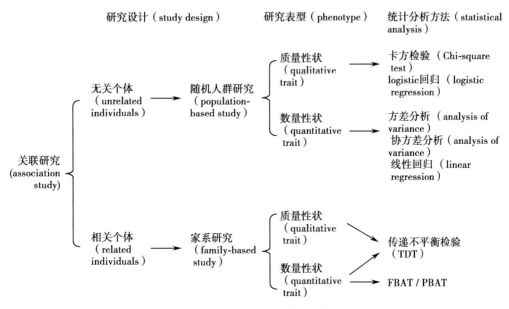

图4-3-1 关联研究的基本策略与统计方法

可以检测主效基因还可以检测微效基因。但其最大的缺点是，可能由于样本的分层而导致假阳性结果。而以家系为基础的关联研究则是通过使用父母或同胞作为对照来匹配遗传学背景的不同，以尽量消除由于遗传背景不同而引起的误差。一般而言，候选基因关联研究的结果有两种：第一种就是变异序列即致病基因序列；第二种是变异序列并非致病基因序列，而只是与真正致病的变异序列存在着连锁不平衡关系。因此，候选基因关联研究的结论通常可以分为直接关联和间接关联两种。

近年来，随着基因组学技术的迅猛发展，寻找疾病易感基因的方法也日益更新以适应生物学变化的需求。在人类基因组计划与人类基因组单体型图计划圆满完成后，单核苷酸多态性（SNP）成为第三代遗传标记，高密度 SNP 位点的出现为全基因组关联分析（GWAS）提供了可能。GWAS 是应用人类基因组中数以百万计的 SNP 位点为标记进行病例对照关联分析，以期发现影响复杂疾病发生的遗传特征的一种新方法。具体来说，它是指在全基因组层面上，开展多中心、大样本、重复验证的基因与疾病的关联研究，是通过对大规模的 DNA 样本进行全基因组高密度遗传标记［如 SNP 或拷贝数异常（CNV）等］分型，从而寻找与复杂疾病相关的遗传变异的研究方法，全面揭示疾病发生、发展与治疗相关的遗传基因或位点。与以往的候选基因关联分析方法明显不同的是，GWAS 不需要在研究之前构建任何科学假设，即不需要预先依据那些尚未充分阐明的生物学基础来假设某些特定的基因或位点与疾病相关联。GWAS 目前主要采用两阶段或多阶段研究：在第一阶段用覆盖全基因组范围的 SNP 进行病例对照关联分析，统计分析后筛选出较少量的显著性SNP；对这些选定的显著性 SNP 在第二阶段或更多阶段应用更大样本的病例对照样本进行基因分型，然后对两阶段的结果进行综合统计分析。

科学家们已经通过 GWAS 方法发现并鉴定了大量的与人类性状或复杂疾病关联的遗传变异，为进一步了解控制人类复杂性疾病发生的遗传特征提供了重要线索。继 2005 年美国 *Science* 杂志首次报道了年龄相关性视网膜黄斑变性的 GWAS 结果之后，一系列针对人类不同疾病的 GWAS 陆续展开，其中包括肥胖、2 型糖尿病、冠心病等。更重要的是，这一研究方法的引入，使遗传流行病的发病预测不再停留在传统的年龄、家族史等"环境性"因素分析上，而是通过对人体全基因组的分析，找出可能导致今

后发病的基因，并结合"环境性"因素，计算包括癌症在内的多种流行病的发病率，为疾病预防提供可能。值得注意的是，虽然 GWAS 结果在很大程度上增加了人们对人类疾病分子遗传机制的理解，但也存在着一定的局限性。如通过该方法发现的许多 SNP 位点并不影响氨基酸的编码，甚至许多 SNP 位点并不在蛋白编码开放阅读框（ORF）内，这为解释 SNP 位点与性状或复杂性疾病之间的关系造成了一定的困难。其原因主要是 GWAS 难以检测罕见变异或基因和基因之间、基因和环境之间的相互作用。

（五）基因-基因和基因-环境互作（gene-by-gene or gene-by-environmental interactions）

绝大多数常见疾病，如乙肝、糖尿病、肿瘤等，均受到众多基因和环境因素的共同影响，且每个位点的作用较小。复杂疾病之所以复杂，是因为它受基因-基因和基因-环境互作的影响。通常互作可以分为正互作和负互作两种：若同时暴露两个或多个危险因素的作用明显大于暴露单个危险因素作用的总和或乘积，称为正互作；反之，则为负互作。目前已有众多检测互作的统计分析方法被报道，例如 logistic 回归、多因子降维法（MDR）、组合法和随机森林法等，每种方法都有其各自的优缺点。Logistic 回归分析和神经网络模型不能解决维度的问题，因此对于较大 SNP 数目的预测变量的研究并不常用，但这些方法可以用于对一组经筛选的预测因子包括交互作用项和其他可能的危险因素的效应进行建模。组合法常用于一系列遗传和环境预测变量的交互作用模式的研究，组合划分法（CPM）和限制划分法（RPM）可以用于疾病相关的数量性状表型的研究，MDR 常用于分析对疾病状态的影响。集合关联法和随机森林法可以解决存在大量预测因子的问题，对于降低预测因子的数量，筛选出发病相关的重要预测因子有重要作用。另外，应用随机森林法的另一个方面在于，它可以检测遗传异质性（genetic heterogeneity）的概率。因此，遗传流行病学的上位性效应分析应该联合采用多种方法，这些方法的组合将为复杂疾病的病因学提供更多依据。目前，遗传流行病学在研究多种遗传和环境因素及其互作效应时仍然存在着许多理论和计算问题，还需要我们对此进行不断的探索。

二、遗传流行病学在感染病中的应用

（一）慢性乙型病毒性肝炎（CHB）

慢性乙型病毒性肝炎是一种 HBV 慢性感染后

引起的疾病,在全世界范围内有 3.5 亿~4 亿人感染了 HBV,其中大多数人生活在亚洲地区。另外,每年有 50 万~120 万人死于慢性乙肝、肝硬化和肝癌,使乙肝病毒感染成为全球十大致死原因之一。我国 HBsAg 携带率高达 8%~15%,每年由于乙肝病毒导致的相关疾病的死亡人数高达 30 万,因此对该病的研究显得尤为重要。研究表明,慢性 HBV 感染是多因素多基因疾病,由病毒、宿主和环境之间的复杂相互作用引起。而乙肝的发病进程是一个动态而又复杂的过程,该过程的发展主要依赖于病毒与宿主免疫反应二者之间的平衡。由于宿主的天然免疫力在机体抵抗 HBV 感染的过程中非常关键,所以宿主遗传因素在决定 HBV 感染的慢性化过程中起着重要作用,因而寻找易感基因变异位点可能是消除 HBV 持续感染的关键所在。

Hu 等通过全基因组关联分析(GWAS)鉴别出了我国汉族人群 HBV 感染相关的两个易感基因位点:HLA-C 和 UBE2L3。该研究设计采用三阶段 GWAS:在发现阶段,研究人员对 951 名 HBV 携带者和 937 名已自然清除 HBV 感染的对照个体进行分析;随后,在第二和第三重复验证阶段,对一组由 2 248 名 HBV 携带者和 3 051 名对照个体组成的样本以及另一组 1 982 名 HBV 携带者和 2 622 名对照者样本进行独立的关联验证。该研究结果表明 HLA-C 和 UBE2L3 在 HBV 感染清除中发挥着重要的作用。

此外,He 等以 1 191 例慢性乙肝病毒感染患者和 273 例乙肝病毒清除者为研究对象,采用病例-对照的研究方法,利用 TaqMan 基因分型的检测方法分析包含 TLR-IFN 通路中 23 个基因的 39 个 SNP 位点,以及 HLA 基因上的 4 个多态性位点与慢性 HBV 感染的关联性。结果显示,TLR9 rs352140($OR = 0.70$,$p = 0.008\ 8$),IL1B rs16944($OR = 0.67$,$p = 0.016$),IL12B rs3212227($OR = 1.38$,$p = 0.021$)等多个位点在病例组与对照组的统计分析中差异显著。进一步研究发现,rs9277535 和 rs16944 以及 rs1143623 和 rs6613 之间均存在加性作用,提示该疾病可能受到多基因或多位点的共同影响。

(二) 丙型病毒性肝炎(HCV)

丙型病毒性肝炎(简称丙型肝炎、丙肝)是由丙型肝炎病毒(HCV)引起的一种肝脏疾病,成年感染者有 70%~80%会发生慢性化。最新世界卫生组织(WHO)公布的数据表明,全球有 1.3 亿~1.5 亿人患有慢性 HCV 感染,而这些慢性感染中,20 年内出现肝硬化的危险率为 15%~30%。目前,我国约有

4 000 万丙肝患者,每年新发的 HCV 感染病例大致呈逐年上升的趋势,2010—2014 年分别为 153 039 例、173 872 例、201 622 例、203 155 例、202 803 例。可见,当前丙肝的防治形势仍然严峻。

在我国,HCV-1b 型是流行最广的 HCV 基因型,超过 HCV 感染病例数的 70%。对于 HCV-1b 型的感染者,普通的 IFN-α 治疗效果较差,即使规范地抗 HCV 治疗 48 周,持续病毒学应答率(SVR)也仅有 13%;当联合利巴韦林(RBV)治疗时,疗效可达 40%;当选用 PEG-IFN-α 联合 RBV 规范治疗 48 周时,疗效可提高至 60%以上,该治疗方案也是目前亚太地区标准的治疗方案。所以,在确定抗 HCV 病毒治疗方案之前,HCV-RNA 基因型(分为 1 型和非 1 型)的检测,是评估抗 HCV 治疗的疗程和药物剂量使用的一项重要指标。

除了病毒学因素外,宿主遗传因素也在 HCV 自发清除和持续感染的过程中发挥着重要作用,是决定抗病毒治疗效果的关键因素。近些年来,GWAS 的研究发现,干扰素(IFN)-λ3 的编码基因 IL28B 基因多态性与 HCV-1 型病毒自发清除和抗病毒治疗疗效有着很强的相关性。目前研究的位点主要集中在 rs12979860、rs8099917 和 rs12980275 位点上。带有 rs12979860-CC 的 HCV-1 型患者,其 SVR 预测值可达 86%,rs12979860-TC 基因型为 50%,而 rs12979860-TT 基因型仅为 13%。此外,带有 rs12979860-CC 基因型的患者在 IFN-α 治疗第 2、4、12 周后,有 77%能获得快速病毒学应答(RVR),高于其他基因型的患者。在我国汉族人群的研究中,也同样发现 rs12979860-CC 基因型的个体有较高的 HCV-1 型病毒自发清除可能和较好的抗病毒疗效;此外,rs8099917-TT 基因型和 rs12980275-AA 基因型也有利于抗病毒治疗效果。将 rs12980275-AA 基因型和 HCV-RNA 载量联合评价难治性 HCV-1 型患者时,发现其对 RVR 预测的特异性高达 98%,准确性高达 87%。

因此,检测宿主 IL28B 基因型可以作为目前抗 HCV 病毒标准化治疗的一项预测指标,有利于开展个性化治疗。在各个种族当中进行 IL28 基因多态性研究发现,IL28B 基因多态性位点 rs12979860-CC 型在东亚人群中频率可达 90%,非洲人群则低于 50%,而欧洲人群介于两者。这种人群的基因型差异可能是亚洲人群具有较高的 HCV 病毒清除率和较好的干扰素抗病毒疗效的原因之一。

(三) 获得性免疫缺陷综合征(AIDS)

获得性免疫缺陷综合征(AIDS),简称艾滋病,

是由人类免疫缺陷病毒（HIV）引起的一种在全球范围内死亡率极高的传染病。HIV 是一种能攻击人体免疫系统的病毒，它把人体免疫系统中最重要的 T 淋巴细胞作为主要攻击目标，大量破坏该类细胞，使人体丧失相应的免疫功能，因此感染者易于患各种疾病。另外病毒核酸复制的错误常导致病毒基因突变，使其生物学特性和免疫特性也发生相应的改变，成为不同亚型毒株，在人群中流行和传播，这也是艾滋病治疗一直无有效的根治药物或有效疫苗的重要原因之一。我国自 1985 年发现第一例 AIDS 患者以来，感染者和患病人数呈逐年上升趋势。

HIV 在侵入人体细胞时，需要依靠靶细胞上的 CD4 分子的支持。但奇怪的是，将 CD4 分子转入动物细胞中，再在其中加入 HIV 毒株，动物细胞却不会受到 HIV 的感染。同时，美国科学家还发现，某些吸毒或是同性恋者虽常与艾滋病患者接触，但却没有受到 HIV 的感染。这些现象表明，可能存在其他因子对 HIV 感染起抑制作用。在 1996 年，《自然》《科学》《细胞》三大世界顶级科学杂志刊登了美国国立卫生研究院等多家研究机构关于艾滋病的研究论文，提示位于 3 号染色体短臂上的 CCR5 基因上的 32 个碱基缺失（CCR5Δ32）与抵抗 HIV 感染有关。随着研究的进一步深入，科学家们又发现，CCR2、CCR3 和基质衍生细胞因子 1（SDF1）等基因的多态性也与 HIV-1 感染和艾滋病发病过程有着密切的联系。基于上述研究结果，王福生等通过收集我国汉族、藏族、蒙古族、维吾尔族等 8 个民族共 4 000 多个样本，对中国人群艾滋病易感基因的多样性进行检测分析。他们发现 CCR5Δ32 基因可能以孟德尔方式遗传，且在中国人群中，CCR5Δ32 等位基因的突变率为 0.119%。在对 CCR2、CCR3 和 SDF1 等其他相关基因进行研究时，他们还发现许多存在于中国人群与欧美人群之间的差异，揭示了绝大多数中国人较欧美人更易感染艾滋病。

此外，有研究表明 HLA Ⅰ、Ⅱ类抗原能够影响 HIV 感染的进展程度。比如，HLA A1-B8-DR3 单倍型、HLA-B35 或 HLA-Cw4 与 HIV 感染的快速进展相关，而 HLA-B57 和 HLA-B27 与 HIV 感染的慢速进展有关。CCR5 基因型也能强烈影响 HIV 感染的进展程度：如只携带有一个拷贝 Δ32 CCR5 的杂合子个体延迟进展至 AIDS，而携带有某一启动子单倍型（如 P1）的个体则快速进展至 AIDS。在一些高加索群体中，基于多个基因相互作用的多基因模型分析显示，HLA 和 CCR 基因对 HIV 疾病进展的作用是相

互联系的，比如高风险相关的 CCR 基因型能预测约 1/6 的快速进展者，而 CCR 和 HLA 基因型联合则能预测 2/3 以上的快速进展者。其他能影响 HIV 疾病进展的基因还包括 TNF 和 MBP 等。

（四）结核病（tuberculosis）

结核病是由结核分枝杆菌感染引起的呼吸道传染病，全球 80% 的结核患者分布在包括中国在内的 22 个结核高发病国家。据统计，我国的结核病感染率为 44.5%，死亡率为 0.01%，推算全国每年死于结核病的人数约为 13 万，由结核病所导致的死亡人数占各种传染病、寄生虫病死亡总数的 65.1%。环境因素和遗传因素共同影响结核病的发生和发展，Bellamy 等通过双生子和病例对照研究，发现宿主基因在决定接触和感染结核的疾病转归中有重要作用。

关于人类结核病易感基因的研究是国内外研究的热点。Jamila 等研究从分子生物学的角度找到了直接的结核病基因基础，至少染色体 8q12-q13 是一个重要的显性遗传的易感等位基因。而以病例对照设计为基础的相关分析建立在候选基因筛选的基础上，由于资料易于收集且效能较高，能发现较小的影响因素，因此是目前研究结核病易感基因的主要方法。现在确定的结核病易感性候选基因有人类自然抵抗相关巨噬细胞蛋白 1（NRAMP1）基因、维生素 D 受体（VDR）基因、甘露糖结合凝集素（MBL）基因、人类白细胞抗原 DR（HLA-DR）基因、γ 干扰素（IFN-γ）受体基因等。

Bellamy 等通过大规模的病例对照研究发现，NRAMP1 基因的 4 种多态性与结核病易感性有关，包括靠近 5′端的（CA）^{n} 微卫星［5′（CA）^{n}］、第 4 内含子的单个核苷酸突变（NT$_4$）、第 543 位密码子的天冬氨酸突变为天冬酰胺的非保守碱基替换（D543N）以及 3′末端翻译区的 TGTG 缺失（3′UTR）。另外，HLA 是人类主要组织相容性复合物（MHC）的基因产物，是最具多态性的基因，起到免疫调节的作用，在控制个体对疾病的易感性方面发挥着重要的作用。早在 1978 年，加拿大的 Selby 等首次报道了 HLA 与结核病的关联性，发现患者中 HLA-B8 的频率较高，之后在北美、埃及、希腊、泰国、印度尼西亚的患者中发现 HLA-B5、-B15、-B27 等基因的频率也较高。其他的候选基因还有一氧化氮合酶-2（NOS2）、SP110 以及白细胞介素（IL）-1、IL-10、IL-12、单核细胞趋化蛋白-1（MCP-1）、肿瘤坏死因子（TNF）等，也被证实与结核病的易感性有一定的关联性。

三、小结

遗传流行病学在复杂疾病领域得到了广泛应用，在疾病的病因诊断、个体化治疗以及选择性用药等方面也有着积极的作用。但其今后的发展依然面临着巨大挑战。首先，想要进行大量样本的研究，数据资源共享是必由之路，因此应该建立一个专门的开放性数据平台，整合所有相关的临床数据，供多学科的研究者使用并相互合作；其次，目前大多数的遗传流行病学研究还停留在基因水平——易感基因的寻找和确定，如何将研究成果应用于临床，真正做到研究成果的实际转化是今后关注的重点；最后，在遗传流行病学研究中，还应进一步阐释基因-基因、基因-环境之间的相互作用以及它们对疾病的发展所起的作用。综合考虑以上因素将有助于更好地阐明传染病的发病机制。

（李明定）

参 考 文 献

[1] Brown TA. 基因组 3 [M]. 袁建刚, 译. 北京: 科学出版社, 2009.

[2] Binnewies TT, Motro Y, Hallin PF, et al. Ten years of bacterial genome sequencing: comparative-genomics-based discoveries [J]. Funct Integr Genomics, 2006, 6 (3): 165-185.

[3] Land M, Hauser L, Jun SR, et al. Insights from 20 years of bacterial genome sequencing [J]. Funct Integr Genomics, 2015, 15 (2): 141-161.

[4] NCBI National Center for Biotechnology Information Genome Browser [EB/OL]. [2021-01-23]. http://www.ncbi.nlm.nih.gov/genome/browse/.

[5] Louwen R, Staals RH, Endtz HP, et al. The role of CRISPR-Cas systems in virulence of pathogenic bacteria [J]. Microbiol Mol Biol Rev, 2014, 78 (1): 74-88.

[6] Alm RA, Ling LL, Moir DT et al. Genomic-sequence comparison of two unrelated isolates of the human gastric pathogen Helicobacter pylori [J]. Nature, 1999, 397 (6715): 176-180.

[7] Tettelin H, Masignani V, Cieslewicz M, et al. Genome analysis of multiple pathogenic isolates of Streptococcus agalactiae: implications for the microbial "pan-genome" [J]. Proc Natl Acad Sci U S A, 2005, 102 (39): 13950-13955.

[8] Ochman H, Lawrence JG, Groisman EA. Lateral gene transfer and the nature of bacterial innovation [J]. Nature, 2000, 405 (6784): 299-304.

[9] 王长军, 唐家琪. 病原菌毒力岛研究进展 [J]. 生物技术通讯, 2008, 19 (2): 265-270.

[10] Koonin EV. How many genes can make a cell: the minimal-gene-set concept [J]. Annu Rev Genomics Hum Genet, 2000, 1: 99-116.

[11] Karaolis DK, Johnson JA, Bailey CC, et al. A Vibrio cholerae pathogenicity island associated with epidemic and pandemic strains [J]. Proc Natl Acad Sci, 1998, 95 (6): 3134-3319.

[12] Fraser CM, Gocayne JD, Whit e O, et al. The minimal gene complement of Mycoplasma genitalium [J]. Science, 1995, 270 (5235): 397-403.

[13] Cole ST, Brosch R, Parkhill J, et al. Deciphering the biology of Mycobacterium tuberculosis from the complete genome sequence [J]. Nature, 1998, 393 (6685): 537-544.

[14] Jin Q, Yuan ZH, Xu JG, et al. Genome sequence of Shigella flexneri 2a: insights into pathogenicity through comparison with genomes of Escherichia coli K12 and O157 [J]. Nucleic Acids Research, 2002, 30 (20): 4432-4441.

[15] Jones T, Federspiel NA, Chibana H, et al. The diploid genome sequence of Candida albicans [J]. Proc Natl Acad Sci USA, 2004, 101 (19): 7329-7334.

[16] Andersson SG, Zomorodipour A, Andersson J, et al. The genome sequence of Rickettsia prowazeki and the origin of mitochondria [J]. Nature, 1998, 396 (6707): 133-140.

[17] Nierman WC, Pain A, Anderson MJ, et al. Genomic sequence of the pathogenic and allergenic filamentous fungus Aspergillus fumigatus [J]. Nature, 2005, 438 (7071): 1151-1156.

[18] Medini D, Donati C, Tettelin H, et al. The microbial pan-genome [J]. Curr Opin Genet Dev, 15 (6): 589-594.

[19] Fleischmann RD, Adams MD, White O, et al. Whole genome random sequencing and assembly of Haemophilus influenzae Rd [J]. Science, 1995, 5223 (269): 496-498, 507-512.

[20] Lewis M. A tale of two repressors [J]. J Mol Biol, 2011, 409 (1): 14-272.

[21] András F. Immunogenomics and Human Disease [M]. Manhattan: John Wiley & Sons Ltd, 2006.

[22] 何维. 医学免疫学 [M]. 2 版. 北京: 人民卫生出版社, 2010.

[23] Jiang XZ, Ma YL, Cui WY, et al. Association of variants in HLA-DP on chromosome 6 with chronic hepatitis B virus infection and related phenotypes [J]. Amino Acids, 2014, 46 (8): 1819-1826.

[24] Rasmi T, Chloe LT, Richard A, et al. A novel variant marking HLA-DP expression levels predicts recovery from hepatitis B virus infection [J]. J Virol, 2012, 86 (12): 6979-6985.

[25] Thio CL, Carrington M, Marti D, et al. Class II HLA alleles and hepatitis B virus persistence in African Americans [J]. J Infect Dis, 1999, 179 (4): 1004-1006.

［26］ Jiang YG, Wang YM, Liu TH, et al. Association between HLA class II gene and susceptibility or resistance to chronic hepatitis B［J］. World J Gastroenterol, 2003, 9（10）: 2221-2225.

［27］ Yan ZH, Fan Y, Wang XH, et al. Relationship between HLA-DR gene polymorphisms and outcomes of hepatitis B viral infections: a meta-analysis［J］. World J Gastroenterol, 2012, 18（24）: 3119-3128.

［28］ Yoichiro K, Sukanya W, Hidenori O, et al. A genome-wide association study identifies variants in the HLA-DP locus associated with chronic hepatitis B in Asians［J］. Nat Genet, 2009, 41（5）: 591-595.

［29］ Hamdi M, Hidenori O, Yuji U, et al. A genome-wide association study of chronic hepatitis B identified novel risk locus in a Japanese population［J］. Hum Mol Genet, 2011, 20（19）: 3884-3892.

［30］ Ahmed AQ, Mashael AA, Nisha AV, et al. Role of single nucleotide polymorphisms of KIF1B gene in HBV-associated viral hepatitis［J］. PLoS One, 2012, 7（9）: e45128.

［31］ Tao JJ, Su KK, Yu CB, et al. Fine mapping analysis of HLA-DP/DQ gene clusters on chromosome 6 reveals multiple susceptibility loci for HBV infection［J］. Amino Acids, 2015, 47（12）: 2623-2634.

［32］ Johannes V, Jörn L, Simone S, et al. A common HLA-DPA1 variant is associated with hepatitis B virus infection but fails to distinguish active from inactive Caucasian carriers［J］. PLoS One, 2012, 7（3）: e32605.

［33］ Chloe LT, David LT, Peter K, et al. Comprehensive analysis of class I and class II HLA antigens and chronic hepatitis B virus infection［J］. J Virol, 2003, 77（22）: 12083-12087.

［34］ Jiang DK, Ma XP, Yu HJ, et al. Genetic variants in five novel loci including CFB and CD40 predispose to chronic［J］. Hepatology, 2015, 62（1）: 118-128.

［35］ Federica T, Valeria E, Renato T, et al. Family history of liver cancer and hepatocellular carcinoma［J］. Hepatology, 2012, 55（5）: 1416-1425.

［36］ Manal MH, Margret RS, Melanie BT, et al. The association of family history of liver cancer with hepatocellular carcinoma: a case-control study in the United States［J］. J Hepatol, 2009, 50（2）: 334-341.

［37］ Angela JF, Lyna Z, Uga D, et al. Class II cytokine receptor gene cluster is a major locus for hepatitis B persistence［J］. Proc Natl Acad Sci U S A, 2006, 103（24）: 9148-9153.

［38］ John H, Andrew S. Genomewide association studies and human disease［J］. N Engl J Med, 2009, 360（17）: 1759-1768.

［39］ Deny P, Zoulim F. Hepatitis B virus: from diagnosis to treatment［J］. Pathol Biol（Paris）, 2010, 58（4）: 245-253.

［40］ Barbara R, Michelina N. Immunology of hepatitis B virus and hepatitis C virus infection［J］. Nat Rev Immunol, 2005, 5（3）: 215-229.

［41］ Thursz M. Genetic susceptibility in chronic viral hepatitis［J］. Antiviral Res, 2001, 52（2）: 113-116.

［42］ Hu ZB, Liu Y, Zhai XJ, et al. New loci associated with chronic hepatitis B virus infection in Han Chinese［J］. Nat Genet, 2013, 45（12）: 1499-1503.

［43］ He DM, Tao SQ, Guo SM, et al. Interaction of TLR-IFN and HLA polymorphisms on susceptibility of chronic HBV infection in Southwest Han Chinese［J］. Liver Int, 2015, 35（8）: 1941-1949.

［44］ 魏来. 丙型肝炎临床诊断和治疗手册［M］. 北京: 科学出版社, 2012.

［45］ David LT, Chloe LT, Maureen PM, et al. Genetic variation in IL28B and spontaneous clearance of hepatitis C virus［J］. Nature, 2009, 461（7265）: 798-801.

［46］ Yasuhito T, Nao N, Masaya S, et al. Genome-wide association of IL28B with response to pegylated interferon-alpha and ribavirin therapy for chronic hepatitis C［J］. Nat Genet, 2009, 41（10）: 1105-1109.

［47］ Vijayaprakash S, Max M, Golo A, et al. IL28B is associated with response to chronic hepatitis C interferon-alpha and ribavirin therapy［J］. Nat Genet, 2009, 41（10）: 1100-1104.

［48］ Andri R, Zoltán K, Patrick D, et al. Genetic variation in IL28B is associated with chronic hepatitis C and treatment failure: a genome-wide association study［J］. Gastroenterology, 2010, 138（4）: 1338-1345.

［49］ Jeanette JM, Josephine HL, Alexander T, et al. Replicated association between an IL28B gene variant and a sustained response to pegylated interferon and ribavirin［J］. Gastroenterology, 2010, 138（7）: 2307-2314.

［50］ Zhang L, Lu Q, Yang ZQ, et al. Association of rs12979860 and rs8099917 polymorphisms near IL28B with SVR in hepatic allograft recipients with HCV recurrence undergoing PEG-IFN/RBV therapy: a meta-analysis［J］. Hum Immunol, 2014, 75（12）: 1268-1275.

［51］ Li WY, Jiang YF, Jin QL, et al. Expression and gene polymorphisms of interleukin 28B and hepatitis B virus infection in a Chinese Han population［J］. Liver Int, 2011, 31（8）: 1118-1126.

［52］ 马亦林. 新型抗丙型肝炎病毒药物: 特拉匹韦与博赛匹韦［J］. 中华临床感染病杂志, 2012, 5（6）: 379-381.

［53］ Li H, Liu TJ, Hong ZH. Gene polymorphisms in CCR5, CCR2, SDF1 and RANTES among Chinese Han population with HIV-1 infection［J］. Infect Genet Evol, 2014, 24: 99-

104.

［54］ Li H,Fu WP,Hong TH. The VNTR polymorphism of the CLEC4M gene and susceptibility to HIV-1 infection in Han Chinese population［J］. Infect Genet Evol,2013,17:137-141.

［55］ Wang F,Jin L,Lei Z,et al. Genotypes and polymorphisms of mutant CCR5-delta 32,CCR2-64I and SDF1-3' a HIV-1 resistance alleles in indigenous Han Chinese［J］. Chin Med J（Engl）,2001,114(11):1162-1166.

［56］ Antonio AV,José Manuel MV,José Tomás RA,et al. Risk of vertical HIV transmission combines the 'B35-Cw4 disadvantage' and the 'pattern of inheritance' theories of progression［J］. Curr HIV Res,2009,7(3):314-319.

［57］ 全国结核病流行病学抽样调查技术指导组. 第四次全国结核病流行病学抽样调查报告［J］. 中华结核和呼吸杂志,2002,25(1):3-7.

［58］ Richard B. Interferon-gamma and host susceptibility to tuberculosis［J］. Am J Respir Crit Care Med,2003,167(7):946-947.

［59］ Jamila EB,Marianna O,Andrea A,et al. An autosomal dominant major gene confers predisposition to pulmonary tuberculosis in adults［J］. J Exp Med,2006,203(7):1679-84.

［60］ Selby R,Barnard JM,Buehler SK,et al. Tuberculosis associated with HLA--B8,BfS in a Newfoundland community study［J］. Tissue Antigens,1978,11(5):403-408.

第五章　感染性疾病与肿瘤

感染性疾病，尤其是一些慢性病毒性、细菌性和寄生虫性感染，是诱发人类肝癌、宫颈癌、胃癌、膀胱癌和淋巴瘤等恶性肿瘤的重要病因。据统计，全球每年约 220 万新发肿瘤病例是由感染性病原体介导的。在全球每年近 1 000 万的肿瘤死亡病例中，约 170 万与感染性病原体的作用密切相关。目前，流行病学和分子病因学研究已经证明，EB 病毒（Epstein-Barr virus，EBV）、乙型肝炎病毒（hepatitis B virus，HBV）、丙型肝炎病毒（hepatitis C virus，HCV）、卡波西肉瘤疱疹病毒（Kaposi's sarcoma-associated herpesvirus，KSHV；又称 human herpes virus 8，HHV-8）、人类免疫缺陷病毒 1 型（human immunodeficiency virus-1，HIV-1）、人乳头状瘤病毒（human papillomavirus，HPV）、人 T 细胞白血病病毒 1 型（human T-cell lymphotropic virus-1，HTLV-1）、梅克尔细胞多瘤病毒（Merkel cell polyomaviru，MCV）、幽门螺杆菌（*Helicobacter pylori*）、埃及血吸虫（*Schistosoma haematobium* Bilharz）、麝猫后睾吸虫（*Opisthorchis viverrini*）和华支睾吸虫（*Clonorchis sinensis*）与人类的一些恶性肿瘤的发生有直接的因果关系。因此，感染性病原体诱发的肿瘤及其造成的患者死亡，是人类目前面临的一个重大卫生健康问题。有效地预防和治疗感染性疾病，是预防和控制人类肿瘤的一个重要内容。

第一节　感染性病原体与肿瘤的研究历史和相关性

一、感染性病原体与肿瘤发生的研究历史

感染性病原体作为肿瘤病因的研究经历了从发现动物肿瘤病毒到人类肿瘤病毒的漫长过程。1911年美国科学家佩顿·劳斯（Peyton Rous）发表了第一篇有关动物病毒诱发动物肿瘤的研究论文，奠定了肿瘤病毒病因学的实验基础。在研究中，劳斯采用患有肉瘤的鸡为实验模型，将无肿瘤细胞的肿瘤滤液接种到健康鸡的身上，发现其中有些鸡出现了肉瘤。由此，劳斯提出鸡肉瘤的发生与滤液中存在的病毒有关。以后的研究证明该病毒为劳斯肉瘤病毒（Rous sarcoma virus）。劳斯实验的意义是阐明了动物肿瘤可由病毒引起，并创立了肿瘤感染性病因学新学科。

在随后的 40 多年里，动物肿瘤病毒病因学的研究有了长足的进展。多种动物肿瘤病毒相继被发现，如兔乳头状瘤病毒（shope papilloma virus，1932年）、小鼠乳腺瘤病毒（mouse mammary tumor virus，1936 年）、莫洛尼鼠白血病病毒（Moloney murine leukemia virus，1951 年）和小鼠细小病毒（mouse parvovirus，1958 年），这些发现不仅证明了病毒性病原体是动物肿瘤的病因之一，而且也提示感染性病原体与某些人类肿瘤存在因果关系的可能性。

有关感染性病原体与人类肿瘤的关系研究最早可追溯到 19 世纪末。当时的科学家已经注意到，感染性病原体如肝吸虫和血吸虫与人类某些肿瘤的发生有一定的关联性。在 20 世纪初，已经有文献报道肝吸虫与肝癌以及血吸虫与膀胱癌的相关性。这些报道提供了感染性病原体与人类肿瘤发生相关的最初实验证据。

经过长达 50 多年的等待，科学家终于于 1964年在人类伯基特（Burkitt）淋巴瘤细胞中发现了EBV，从而确立了感染性病原体与人类肿瘤发生的相关性。作为第一个被确认的人类肿瘤病毒，EBV的发现也奠定了人类肿瘤病毒学的基础。随后几年的研究证明，EBV 属疱疹病毒 4 型，在人群中有广泛的感染。病毒主要感染淋巴细胞，以直接作用的方式诱导伯基特淋巴瘤的形成。此外，EBV 也能在上皮细胞内增殖，是鼻咽癌发生的重要病因之一。

在 20 世纪 70 年代,随着流行病学、免疫学、病毒学和细胞生物学的进步,肿瘤感染性病因学的研究取得了重大的进展。许多病毒、细菌和寄生虫被发现与人类肿瘤的发生有密切的因果关系。其中最重要的两大发现是:①在慢性肝炎患者血中发现 HBV 并明确其与原发性肝癌的密切关系;②发现和鉴定多个新型 HPV 的亚型及其在诱导宫颈癌上的作用。这些发现逐步建立和加强了人们对感染性病原体致癌的认识和理解。

进入 80 和 90 年代,感染性病原体作为肿瘤病因之一的观点得到了进一步的确认。首先是在成人 T 细胞白血病样品中发现和分离 HTLV-1,并阐明其在成人 T 细胞白血病中的作用。随着获得性免疫缺陷综合征(AIDS)的流行,HIV-1 作为嗜 T 细胞的逆转录病毒得以被发现和分离。虽然病毒无直接的细胞致癌作用,但是 HIV-1 通过抑制机体免疫反应介导人体多种肿瘤的观点逐步得到了认可。此外,HCV 与原发性肝癌的相关性在 80 年代后期也得到了流行病学和生物学实验的确证。90 年代的另一个重要成果是发现 HHV-8 与卡波西(Kaposi)肉瘤发生的因果关系。作为卡波西肉瘤的一个重要病因,该病毒又被称为 KSHV。

细菌性致癌研究的最大突破是发现幽门螺杆菌以及确定其为胃癌发生的一个重要病理因素。早在 90 年代初,幽门螺杆菌就因其与胃癌的密切相关性而被列为潜在的生物致癌物,随后的各种研究进一步阐明和确立了幽门螺杆菌是胃癌重要病因的观点。此外,大规模流行病调查和实验室研究也确立了埃及血吸虫病与膀胱癌的相关性以及后睾吸虫和华支睾吸虫与胆管癌的相关性。

21 世纪是研究感染性病原体与肿瘤相关性及其致癌机制的时代。有关感染性病原体导致人类肿瘤发生的报道层出不穷。其中最重要的成果是发现梅克尔细胞多瘤病毒(Merkel cell polyomavirus,MCV)以及确定其与皮肤梅克尔细胞癌的相关性。同时,通过细胞癌变的研究,科学家阐明了 3 种重要的病原体致癌机制:①病原体的直接作用;②慢性炎症介导的间接作用;③免疫功能抑制介导的间接作用。病原体直接致癌作用以病毒类病原体为代表,其典型例子是 EBV、HTLV-1、KSHV 和 HPV 的几个亚型。代表慢性炎症反应介导的间接致癌的病原体是 HBV、HCV、幽门螺杆菌、埃及血吸虫、华支睾吸虫和后睾吸虫。免疫功能抑制介导的间接致癌作用的病原体主要是 HIV-1。

二、感染性病原体与肿瘤发生的因果关系

感染性病原体与人体肿瘤的发生存在密切的关系。其因果关系的确立是确认感染性病原体为肿瘤病因学的生物学基础。感染性病原体感染人体后由于其生物学和致病性的差异使患者出现各种不同的临床表现。由于病原体潜伏期长短、临床感染类型、机体炎症反应程度、有无协同因子参与、病原体基因整合状态、机体免疫损害程度、病原体产物与细胞蛋白的相互作用等复杂因素的参与,病原体与肿瘤发生的关系错综复杂。因此,阐明感染性病原体与肿瘤发生的因果关系不仅能帮助我们探讨感染性病原体致癌的过程和机制,促进临床利用病原体感染标志物作为肿瘤早期诊断的手段和肿瘤发生的危险性评估,而且也有助于发现和确认病原体标志性产物,并以此作为特异性肿瘤治疗的药物靶点和研发新型抗肿瘤药物。此外,因果关系的阐明在肿瘤预防中的重大意义也不容忽视。

基于上述原因,世界卫生组织所属的国际肿瘤研究署将一些感染性病原体列入生物致癌物的范畴,根据对人类和哺乳动物致癌作用的程度,将其分为四级。一级是指对人体的致癌性有充分证据的病原体;二级 A 组指病原体对人体的致癌性证据有限,但对动物致癌有充分证据;二级 B 组指病原体对人体和动物致癌性的证据均不充分;三级是指现有的证据尚不足以对病原体的人类致癌性进行评估;四级则指病原体对人体基本不构成致癌性。

由于感染性病原体和肿瘤的关系错综复杂,建立感染性病原体与肿瘤发生的因果关系是确立病原体为肿瘤病因的一个生物学难题。长期以来,经典的科赫(Koch)病原学说是确认病原体为感染性疾病病因的标准。然而,该学说在验证感染性病原体与肿瘤发生的因果关系上遇到了巨大的挑战,主要原因是:

(1)从病原体感染到肿瘤发生有一个相当长的潜伏期。以 HTLV-1 为例,从病毒感染到 T 细胞白血病发生有长达 20~30 年的过程。此外,许多感染如 EBV 感染往往无法明确感染日期。

(2)病原体的流行常造成大规模的人群感染,但是,感染后出现特定肿瘤的患者往往仅占感染人群的极少数。如美国人群中 MCV 的感染率约为 70%,但梅克尔细胞癌的发病率仅为四十万分之一。

(3)病原体的致癌效应常需要多个协同因子的

共同作用。遗传背景、炎症反应、免疫损伤、环境因素等均是病原体致癌不可缺少的协同因子。

（4）基于当前实验技术的局限，许多病原体如MCV尚无动物模型。此外，由于一些病毒如MCV与宿主细胞DNA整合的分子特点，目前尚无有效的方法从感染细胞内分离和培养病毒。

（5）细胞癌变和肿瘤的发展具有多阶段性的特点。因此，不同病原体的致癌作用可发生在细胞癌变的不同阶段。

（6）不同的病原体采用不同的致癌机制诱发和介导肿瘤的形成。HPV通过基因组整合的方式促进细胞的遗传不稳定性而导致宿主基因组的突变和变异。相反，HBV和HCV则通过慢性炎症反应来增强肝细胞对化学致癌物的敏感性。

（7）病原体感染的结局在很大程度上取决于宿主的免疫功能状态。以HIV-1为例，病毒感染所造成的免疫功能崩溃使机体更易发生卡波西肉瘤、淋巴瘤和宫颈癌。由此可见，单纯地采用科赫病原学说不足以说明病原体和肿瘤发生的内在关系。确定感染性病原体与肿瘤发生的因果关系，需要综合流行病学分析、分子生物学研究、环境协同因子、炎症反应程度、机体免疫功能状态、动物致癌模型和体外细胞转化实验等全面和系统的证据。

基于病毒性病原体在人体致癌关系中的重要性，我们有必要探讨和建立病毒诱发肿瘤的肿瘤病因学评判标准。有关评判的要素包括：

（1）病毒感染流行的地理分布与某种肿瘤的发生应存在区域的一致性。

（2）肿瘤患者的病毒感染标志，如病毒特异性抗体和杀伤性T细胞，应明显高于正常人群和对照组。

（3）病毒感染标志的出现和存在应早于肿瘤的发生，其发生率应与肿瘤的发生率有一定的一致性。

（4）病毒及其产物在体外细胞培养中具有一定的细胞转化和癌变功能。

（5）病毒感染造成的慢性炎症和免疫损伤具有促进和增强宿主细胞癌变的作用。

（6）病毒能在动物模型中诱导肿瘤形成。

（7）采用疫苗接种等方式预防特异性病毒感染在整体上能降低某种肿瘤的发生率。

（8）采用特异性抗体中和病毒能有效地阻止肿瘤的形成和发展。

以这些要素为基础建立科学的评判标准将极大地规范和促进科学家对人类肿瘤病毒和其他感染性病原体的研究和发展。

第二节　致癌性病原体和致癌机制

感染性病原体诱发肿瘤是通过对细胞直接或间接作用、慢性炎症、免疫功能抑制、持续性病理刺激和环境因素等方面的综合作用实现的。具有诱导人体肿瘤能力或是与肿瘤发生有相关性的感染性病原体属于生物致癌物。国际肿瘤研究署在2012年将下列7种病毒、1种细菌和3种寄生虫列为一级生物致癌物，它们分别是：EBV、HBV、HCV、KSHV、HIV-1、HPV、HTLV-1、幽门螺杆菌、埃及血吸虫、后睾吸虫和华支睾吸虫。MCV是新近发现的二级A组生物致癌物。

一、致癌性病毒和致癌机制

（一）EB病毒（EBV）

1. EBV是一种DNA病毒，属疱疹病毒科。1964在一个非洲伯基特淋巴瘤的细胞中首次发现EBV。EBV在人类中感染非常普遍，绝大多数人在儿童时期就已经感染并终身携带病毒。我国3～5岁儿童EBV的抗体阳性率达90%以上。同样，超过90%的成年人血清中EBV抗体呈阳性状态。一般认为，T细胞介导的免疫反应在监视和清除EBV和病毒感染的B细胞中起关键作用。抗EBV抗原的抗体能中和外源性病毒感染，但无法清除体内EBV的潜伏感染。经口密切接触是EBV的主要传播途径，病毒感染人口咽部的上皮细胞和B淋巴细胞。病毒也可经输血传播。EBV感染导致的感染性疾病主要是传染性单核细胞增多症。

临床上与EBV感染有密切关系的肿瘤是伯基特淋巴瘤、霍奇金淋巴瘤和鼻咽癌，其中以伯基特淋巴瘤最为突出。伯基特淋巴瘤分为地方性和散发性两种。前者主要见于非洲中部的儿童，我国有少数散发病例报道。霍奇金淋巴瘤分淋巴细胞型、混合细胞型、结节硬化型和淋巴细胞消减型。在中国，90%以上的儿童霍奇金淋巴瘤与EBV有关。鼻咽癌是好发于中国南方地区的一种恶性肿瘤，EBV感染与鼻咽癌有明确的相关性。需要强调的是，EBV本身尚不足以单独诱发肿瘤，机体的免疫功能抑制和环境因素是EBV介导的淋巴瘤和鼻咽癌的重要协同因素。

人体感染EBV后，病毒在上皮细胞内复制可导致细胞的溶解死亡，在B细胞内则进入潜伏期。潜伏期的EBV基因组呈环形，在细胞核内以游离的非整合方式存在于染色质。通过宿主细胞 DNA 多聚酶的作用,EBV 可表达多种病毒蛋白,如 EBV 核抗原(EBNA-1、EBNA-2)和潜伏性膜蛋白(LMP-1)等。这些蛋白的功能是维持病毒基因组的非整合状态,调节病毒 DNA 的复制,刺激多种细胞基因转录,激活胞内信息传导途径和促进细胞的癌性转化。

2. EBV 介导肿瘤发生的主要证据

(1)伯基特淋巴瘤和鼻咽癌患者血清中存在高效价的抗 EBV 病毒衣壳抗原(VCA)和早期抗原(EA)的抗体,这些抗体的出现和增高先于肿瘤的发生。

(2)在所有与 EBV 相关的肿瘤样品中可以检测到 EBV 编码的蛋白 EBNA-1、LMP1、LMP2 和 EBV 编码的小分子 RNA(EBER)。肿瘤细胞内也能检测到 EBV 基因组序列。

(3)EBV 转化的各种肿瘤细胞内含有与病毒完全相同的同质性游离基因组,说明同一个 EBV 基因组在细胞中呈克隆样的扩增,导致肿瘤的形成。换言之,病毒的感染先于肿瘤的发生。上述证据充分证明,EBV 是伯基特淋巴瘤、霍奇金淋巴瘤和鼻咽癌形成的重要病因。

EBV 的致癌机制极其复杂。在淋巴瘤的形成过程中,EBV 所发挥的作用是改变调节 B 细胞生长的机制和诱导细胞转化,突出表现是淋巴细胞的恶性增殖。该作用在各种免疫缺陷的患者中尤为突出。EBV 同样具有调节上皮细胞生长的作用。在分子机制上,病毒的致癌基因产物 LMP1 和 LMP2 是诱导细胞转化的分子基础。LMP1 与 B 细胞和上皮细胞内的 TNF 受体相关蛋白(TRAF)相互作用,激活 NF-κB 从而调节细胞基因的表达。LMP1 也能诱导表皮生长因子受体(EGFR)、抗凋亡蛋白 Bcl-2、主要组织相容性复合物(MHC)Ⅰ型抗原、细胞间黏附分子 1(ICMA1)以及与细胞侵袭性生长有关的蛋白的表达,从而调节细胞的存活和增殖。LMP2 在 B 细胞和上皮细胞中的主要功能是通过激活磷酸肌醇 3 激酶-蛋白激酶 B(PI-3K-AKT)信息传导途径灭活糖原合成激酶-3β(GSK-3β),从而促进细胞的增殖。GSK-3β 的灭活导致胞质内连环素 β-catenin 的累积和核转移,进而促进细胞的转化和恶性生长。

(二)乙型肝炎病毒(HBV)

HBV 为双股环形 DNA 病毒,属嗜肝病毒科。全球约有 3.6 亿人处于 HBV 慢性感染状态,每年有约 100 万人死于与 HBV 有关的慢性肝病和肝癌。HBV 主要流行于非洲撒哈拉以南和亚洲东部地区。中国是 HBV 感染的高发区,约 10% 的成年人群呈 HBV 慢性感染状态。中东和印度次大陆为 HBV 的中度流行区,慢性感染者约占人口的 5%。西欧和北美属 HBV 低发区,不到 1% 的人口感染 HBV。在高发区,HBV 最常见的传播途径是母婴传播和儿童间传播。在 HBV 低度流行区,除围生期传播和儿童间传播外,性传播和使用被污染的针头也是 HBV 重要的感染途径。HBV 感染后的临床特征是形成慢性感染和病毒携带状态。

全球原发性肝癌每年新发病例约为 78 万例。中国肝癌的新发病例约为 40 万例,占全球总发病人数的 50% 以上。2012 年中国肝癌的总死亡人数约为 37 万例,死亡人数为每 10 万人群约 21.4 例。研究表明:病毒表面抗原(HBsAg)阳性患者原发性肝癌的发病概率超过正常人的 200 倍,80% 以上的肝癌病例伴有 HBV 感染标志。因此,慢性 HBV 感染不仅是全球也是中国原发性肝癌的主要病因。

HBV 感染后,其基因组通过形成共价封闭环形 DNA(cccDNA)在肝细胞核内复制。病毒基因组含四个编码可读区,即前 S/S 表面抗原区、前 C/C 核心抗原区、P 蛋白聚合酶区和 X 基因编码区,分别编码 HBV 的各种蛋白,如表面抗原(HBsAg)、核心抗原(HBcAg)、核壳抗原(HBeAg)、核酸多聚酶和 HBx 蛋白。HBx 蛋白在病毒转录和复制中发挥关键性的作用。

HBV 慢性感染是原发性肝癌的重要病因,但是,从 HBV 感染到肝癌发生存在漫长的潜伏期,因此 HBV 的肝细胞致癌效应具有渐进性、累积性和多阶段性的特点。目前尚无证据证明 HBV 能直接诱导人类肝细胞的转化和癌变。长期的肝脏炎症反应、免疫功能造成的细胞损伤、肝细胞的异常增殖、外源性致癌物的接触和病毒基因组整合所造成的肝细胞遗传不稳定性等因素在原发性肝癌的发病中发挥重要的作用。就病毒本身而言,HBV 的致癌作用具有以下特征:

(1)HBV 慢性感染增强肝细胞对环境致癌物的敏感性。

(2)HBV 的基因组具有与宿主细胞 DNA 整合的能力,整合多发生于急性感染期,作用于多个染色体,具有多位点性和一定的位点选择性。调控细胞生长、存活和周期的基因位点常是 HBV 基因组插入的主要作用点。因此,HBV 整合对肝细胞生长具有调节效应。此外,HBV 基因组整合不仅造成宿主基因的表达增强,同时也导致宿主 DNA 片段的丢失、重复和染色体转位。因此,HBV 基因组的整合提供了肝细胞在炎症和免疫异常状态下克隆性增殖的生长优势。

（3）HBV 慢性感染常导致病毒前 S 区和 X 基因编码序列发生点突变、缺失、重复、插入和重排等变化,导致病毒毒力增强和 DNA 复制水平增加。HBV 基因序列的变异也促进病毒逃脱机体免疫功能的监视和清除。

（4）HBx 蛋白在动物实验中有明确的肝细胞致癌效应,但在人类肝细胞癌变中的作用尚不明了。一般认为,HBx 蛋白激活细胞转录因子,刺激多种细胞信息途径的活性。此外,HBx 能抑制抑癌基因产物 P53,调节细胞周期和促进细胞染色体不稳定性,这些作用能促使肝细胞的转化和癌变。

（三）丙型肝炎病毒（HCV）

HCV 为单股正链 RNA 病毒,属黄病毒科。全球约有 1.7 亿人处于 HCV 慢性感染状态。HCV 基因型可分为 6 个主要的亚型,不同基因型具有一定的地区和人群分布感染特征。欧美国家以 HCV-Ⅰ型感染为主,亚洲国家则以 Ⅱ 型感染多见,Ⅲ 型次之。HCV 主要经血液和血制品传播。我国输血后肝炎中 HCV 诱导的丙型肝炎约占 1/3。母婴垂直传播、家庭日常接触和性传播等方式也是 HCV 的重要传播途径。感染 HCV 的患者有 70%~80%发展为慢性肝炎,部分患者逐步演变成肝硬化。据统计,每年约有 4% HCV 慢性感染导致的肝硬化患者发展为原发性肝癌。临床治疗后成功清除 HCV 感染能降低原发性肝癌的发病率。因此,HCV 是与原发性肝癌有密切因果关系的肿瘤病毒。

HCV 感染肝细胞后,其基因组以游离的方式在细胞质内复制,不与宿主细胞的 DNA 发生整合。在细胞质内,HCV 基因组经转录和翻译产生一个单链多肽。单链多肽经蛋白酶切割后形成 10 个病毒蛋白,其中 3 个为结构蛋白（核衣壳蛋白、核膜 E1 和 E2 糖蛋白）,7 个为非结构蛋白（p7、NS2、NS3、NS4A、NS5A 和 NS5B）。这些蛋白不仅参与病毒的转录、复制、装配和释放等过程,同时也具有调节细胞生长和转化的作用。

HCV 介导的原发性肝癌是病毒蛋白与宿主细胞产物和环境等因素长期相互作用的结果。其中,HCV 慢性感染所产生的炎症反应、肝组织纤维化和肝硬化是肝细胞癌变的重要病理基础。由于无 DNA 整合作用,HCV 本身的潜在致癌性是通过病毒蛋白调节细胞质内各种生化反应、代谢和信息传导途径

获得的。目前已知的 HCV 致癌机制有:

1. 病毒蛋白的直接促细胞生长作用　细胞和动物实验证明,HCV 的核衣壳、NS3 和 NS5A 蛋白具有潜在的细胞转化功能。这些蛋白的功能包括:促进细胞生长调控基因的表达;激活丝裂原活化蛋白激酶（MAPK）、PI3K-AKT 和 Wnt 等信息传导途径;调节肿瘤转化生长因子-β（TGF-β）信息传导通路;抑制和灭活抑癌基因产物 P53 和 Rb 蛋白功能;延缓细胞周期进程;削弱和损伤免疫功能;调节细胞生长、凋亡和脂肪代谢的生化反应。

2. HCV 慢性感染诱导持续性细胞内质网应激反应　内质网应激反应是细胞调节代谢和蛋白合成的一种内平衡机制。当 DNA 损伤因子在细胞内外环境中发生累积时,持续性内质网应激反应易造成宿主细胞基因组的突变和变异。

3. HCV 慢性感染诱导细胞的反应性氧化应激效应　HCV 慢性感染诱导细胞的反应性氧化应激效应并导致活性氧物种的累积。动物实验证明,活性氧物种的累积和增高与原发性肝癌的发生有密切的相关性。此外,反应性氧化应激效应能激活细胞的生长信息通路并促进细胞的转化。

HCV 慢性感染诱导肝细胞脂肪变性、胰岛素抗性和脂质代谢紊乱是 HCV 感染的特征之一。这些代谢途径的紊乱间接地促进肝细胞的癌性转化。

（四）卡波西肉瘤疱疹病毒（KSHV）

KSHV 为双股 DNA 病毒,属疱疹病毒科。病毒序列于 1994 年在 AIDS 患者的卡波西肉瘤的样品中首次被发现。KSHV 的感染率在中非等国家比较高（约 50%）,地中海地区的部分国家如意大利的感染率居中（约 10%）,美国、欧洲大部分地区和亚洲等国家的感染率比较低（约 4%）。我国新疆地区的 KSHV 感染率比较高,达 20% 左右。KSHV 通过性、血液、母婴和生活密切接触方式传播。病毒感染后多数患者无症状并终身携带病毒。KSHV 在 B 淋巴细胞内建立潜伏期,潜伏期的形成主要取决于宿主的免疫功能状态,与病毒感染的持续时间长短无关。

KSHV 的感染与卡波西肉瘤有明确的因果关系。其感染与原发渗出性淋巴瘤（primary exudative lymphoma）和多中心卡斯尔曼病（multicentric Castleman's disease,属一种原因不明的不典型的淋巴组织增殖性疾病）也有密切的相关性。卡波西肉瘤是一种非常罕见的血管增殖性疾病,癌变细胞主要来源于血管内皮细胞,部分可能来自淋巴管内皮细胞。卡波西肉瘤为 AIDS 患者最常见的恶性肿瘤。

作为肿瘤病毒,KSHV 的特征是含有一个巨大的基因组,编码 80 多个病毒蛋白。许多病毒蛋白与细胞编码的蛋白有很高的同源性。KSHV 感染机体后,在 B 细胞内建立潜伏状态。潜伏期的 KSHV 基因组呈环形,在核内以游离的非整合方式存在于染色质。潜伏期的病毒主要表达病毒潜伏相关核蛋白(LANA)和潜伏期相关膜蛋白(LAMP)。LANA 是 KSHV 重要的致癌基因产物,其主要致癌机制包括:

1. 调控病毒基因的转录 通过调控病毒基因的转录,抑制 KSHV 复制和转录激活子的表达,从而保持病毒在细胞内的潜伏状态。

2. 与抑癌蛋白 P53 和 Rb 的相互作用 通过与抑癌蛋白 P53 和 Rb 的相互作用,抑制和灭活 P53 和 Rb 的功能。

3. 与 GSK-3β 的结合 通过与 GSK-3β 的结合,激活 Wnt 信息传导途径,促进 β-catenin 的胞质内累积和核内转移。LAMP 的功能是激活 Ras、NF-κB 和病毒性干扰素调节因子 3(IRF-3)介导的多种细胞信息传导途径,抑制 P53 的活性,阻碍蛋白激酶(PKR)激活的细胞凋亡作用和胱天蛋白酶(caspase)-3 的活化效应。其后果是导致细胞增殖调控系统紊乱,造成细胞的癌性转化和发展。

KSHV 另一个重要的致癌作用是通过其基因组表达多种与宿主细胞因子(cytokine)高度同源性的病毒蛋白,以旁分泌作用机制,刺激和促使细胞转化。KSHV 基因组中含有多个表达人细胞因子样蛋白和信息传导途径蛋白的基因,分别编码病毒性的 IL-6、MIP-1、FLICE 样抑制性蛋白(FLIP)、Bcl-2、cyclin-D、G 蛋白偶合受体(GPCR)和 IRF-1 等活性蛋白。这些蛋白通过分子模拟机制,模仿人细胞因子和细胞周期调节蛋白对细胞增殖的调控作用,阻碍细胞抑癌基因产物的功能,促进细胞的恶性发展。

对感染 HIV 的患者而言,临床上用药物控制 HIV 的进展对卡波西肉瘤的治疗具有一定的效果。标准的肿瘤化疗药物治疗卡波西肉瘤也有一定的临床疗效。此外,针对卡波西肉瘤独特的血管内皮增殖和伴有的病毒性细胞因子表达的特点,采用特异性的分子靶向性药物也具有控制卡波西肉瘤的效果。

(五) 人类免疫缺陷病毒 1 型(HIV-1)

HIV-1 为 RNA 逆转录病毒,是 AIDS 的病原体。HIV-1 感染的主要流行区域是非洲中部和南部,其人群的感染率高达 30%。欧洲、美洲和亚洲的感染率相对比较低。截至 2016 年底,全球现存活的 HIV 感染者和 AIDS 患者有 3 600 多万人,平均每天新增约 5 000 名感染者。中国在 1985 年首次报告 HIV 感染的病例。截至 2016 年底,中国报告现存活的 HIV-1 感染者和 AIDS 患者已近 90 万例,感染率为 0.06%,累计死亡病例超过 20 万。HIV-1 主要通过性接触、母婴和血液这三大途径传播。在我国,性接触是 HIV 感染的主要途径,占 90% 以上。病毒的靶细胞是 CD4 阳性的 T 细胞和巨噬细胞,树突状细胞也为 HIV-1 的靶细胞。HIV-1 感染与人类多种肿瘤的发生有关,尤其是 KSHV 介导的卡波西肉瘤、EBV 诱发的淋巴瘤和 HPV 导致的宫颈癌。其中以卡波西肉瘤最为常见。

HIV-1 感染细胞后其 RNA 基因组和各种病毒酶(逆转录酶、整合酶、核糖核酸酶和蛋白酶等)释放进入细胞质。HIV-1 单股 RNA 在病毒逆转录酶的作用下形成病毒双链 DNA,在整合酶的帮助下与宿主 DNA 发生整合。整合后的病毒 DNA 称为原病毒,至此,HIV-1 进入潜伏期。HIV-1 的复制需要宿主细胞转录因子 NF-κB 的参与。在 T 细胞内,原病毒 DNA 转录成 mRNA,进入细胞质后翻译成病毒蛋白,通过包装形成新的病毒颗粒,经细胞膜释放到胞外。

HIV-1 感染的特征是渐进型的 CD4 阳性 T 细胞的缺失,缺失的机制主要有 3 个:①病毒对感染 T 细胞的直接杀伤作用;②CD8 阳性杀伤性 T 细胞对感染性 CD4 阳性 T 细胞的杀伤作用;③炎症/免疫反应对未感染的旁观 T 细胞的凋亡作用。CD4 阳性 T 细胞的缺失造成的宿主免疫功能的崩溃并继发各种机会性病原体的感染。

HIV-1 感染所介导的卡波西肉瘤和淋巴瘤在发病机制上与其他肿瘤病毒如 HTVL-1、EBV 和 HBV 完全不同。HIV-1 编码的蛋白缺乏直接的细胞致癌作用。此外,HIV-1 基因组的整合也并不造成明显的宿主细胞遗传不稳定性和突变。部分病毒蛋如 Tat 和 Nef 与细胞信息蛋白有相互作用,因此有可能通过非免疫抑制的方式间接地促进细胞转化,但目前没有充实的实验证据证明它们的致癌效应。因此,HIV-1 感染所介导的肿瘤是间接地通过病毒感染造成的免疫功能缺陷和病变细胞继发及其他致癌性病原体如 KSHV 或 EBV 感染后共同作用的结果。免疫抑制和功能紊乱是 HIV-1 感染后出现的关键性病理表现,以 CD4 阳性 T 细胞的缺失为主要特征,并同时伴有 B 细胞的过度激活和记忆性 B 细胞的严重丢失,最终导致宿主免疫系统的崩溃。需要强调的是,免疫系统的崩溃是 HIV-1 患者出现三种最常见肿瘤(KSHV 诱发的卡波西肉瘤、EBV 诱发的淋巴瘤和 HPV 诱发的宫颈癌)的病理基础。第一,这三种肿瘤病毒在免疫缺陷患者中的感染率特别高。第二,这三种病毒在免疫缺陷患者中具有明显的生存优势。机体免疫系统的崩溃使得病毒能自由地在细胞内复制、增殖、释放和存活。第三,这三种肿瘤的发生率和感染的严重程度在免疫缺陷患者中远远超过无免疫缺陷的患者。由此可见,HIV-1 感染导致的免疫系统缺陷极大地增强了细胞对其他肿瘤病毒的致癌效应。所以,HIV-1 感染诱发的免疫系统崩溃是导致肿瘤形成的主要病理机制。

(六) 人乳头状瘤病毒(HPV)

HPV 属于双链 DNA 病毒,属乳多空病毒科。目前发现有 100 多种亚型。HPV 主要通过性接触传播,大多数妇女在性生活活跃期即感染 HPV。大多数 HPV 亚型感染对人体无害。免疫系统在一定期限内能有效地清除病毒。根据 HPV 对宫颈癌的作用可分为高危型和低危型。低危型病毒包括 HPV-6、HPV-11、HPV-42 和 HPV-43 等亚型,感染后主要引起生殖道的良性肿瘤,如生殖道疣。高危型病毒感染则常导致慢性持续性感染并诱发宫颈上皮癌变和宫颈癌。其中 HPV-16 型和 HPV-18 亚型是造成宫颈癌和宫颈癌前病变的主要病毒亚型。70% 以上的宫颈癌前期和宫颈癌组织中可检测到 HPV-16 和 HPV-18 的病毒性标志。

全球每年宫颈癌新发病例约 53 万,其中 85% 的病例发生在经济欠发达地区。每年因宫颈癌死亡的妇女约为 27 万。通过性行为感染高危型 HPV 是宫颈癌发生的主要原因。HPV-16 的慢性感染易造成鳞状细胞癌,HPV-18 的慢性感染则易造成腺癌。流行病学上,HPV-16 的感染率高于 HPV-18,故临床上宫颈癌以鳞状细胞癌表现为主,腺癌相对少见。病理上,HPV 的持续性慢性感染导致宫颈上皮细胞化生不良,在病毒致癌性蛋白和机体免疫功能损伤的多重因素作用下,逐步演化成侵袭性恶性肿瘤。

HPV 的致癌机制非常复杂。病毒致癌基因产物的直接作用和病毒逃脱宿主免疫系统监视的能力是造成宫颈上皮癌化和肿瘤的主要原因。病毒通过组织微小损伤感染宫颈基底层上皮细胞,在 HPV 感染的无转化特征的基底上皮细胞中,病毒基因组以非整合状态游离于细胞胞质内。然而,在 HPV 感染并导致癌性转化的上皮细胞内,HPV 基因组通过随机的方式,与宿主细胞的 DNA 发生整合,整合后,HPV 在细胞内表达其致癌基因产物 E6 和 E7 蛋白。

E6 存在于细胞核中,其致癌作用主要通过与抑癌基因产物 P53 的结合促使 P53 的降解,从而抑制 P53 介导的细胞凋亡途径,促进转化细胞的增殖。E7 蛋白则通过与抑癌基因产物 Rb 家族蛋白 Rb1 和 Rbl2 结合,促使这些蛋白降解而导致细胞周期的失控,发挥致癌作用。此外,E6 和 E7 还具有造成细胞遗传不稳定的功能。因此,HPV 及其致癌基因产物通过刺激细胞生长,促进细胞周期进程和增强细胞抗凋亡作用,逐步导致细胞的遗传不稳定性,基因突变增加,最终形成宫颈细胞癌变和肿瘤形成。

免疫逃逸是 HPV 感染后宫颈癌细胞得以发生和发展的一个重要病理特点,多种机制涉及 HPV 逃脱免疫系统的监视。①HPV 感染过程中并不导致感染上皮细胞死亡和病毒血症,因此宿主不发生局部和全身性的炎症反应。②HPV 的抗原仅存在于黏膜表面的成熟和角化上皮细胞,极大限度地避免了机体免疫系统的监视。③E6 蛋白能抑制上皮细胞膜表面钙黏蛋白 CDH1 分子的表达,从而减弱其对 HPV 抗原的提呈作用而降低其被免疫系统探测的危险性。④E6 和 E7 蛋白基因抑制细胞膜上病原体分子识别 Toll 样受体 TLR-9 的合成,阻碍 TLR-9 对病毒抗原提呈细胞的激活效应。⑤E7 蛋白通过抑制细胞的抗原处理相关转运蛋白 1(TAP1)防止特异性 T 淋巴细胞的激活。TAP1 是细胞对病毒多肽处理和提呈途径的重要成分。⑥E6 和 E7 蛋白通过与细胞干扰素反应因子 IRF-1 和 IRF-3 的特异性结合,抑制干扰素的合成,削弱机体的抗病毒反应。⑦HPV 抑制细胞因子 TNF-α 的表达但促进抗炎因子 IL-10 的合成,抑制炎症细胞向 HPV 感染部位的浸润。⑧HPV 感染常导致病变局部抗病原体多肽,如 SLP1、防御肽-2 和-3 的表达下降。⑨E6 和 E7 基因突变使病毒蛋白的功能及免疫原性发生改变。另外,癌前期变化的宫颈上皮细胞由于累积性的基因突变促使细胞增强对免疫监视的逃逸能力,此过程是免疫系统持续性对肿瘤细胞加压而形成的一种生物学状态,又称之为"免疫编辑"。免疫编辑下的肿瘤细胞表达低水平的 MHC-Ⅰ 抗原分子。因抗原提呈功能严重受损,肿瘤细胞对 T 细胞的杀伤作用不敏感。此外,肿瘤周边有大量免疫抑制性 T 细胞的浸润,并产生大量的免疫抑制细胞因子。基于以上原因,HPV 得以逃逸免疫系统的监视而促使宫颈癌的发生。

采用免疫预防性 HPV 疫苗预防 HPV 感染并控制宫颈癌的发生已取得了重大的进展和效果。目前国际市场上已有可抵御两种、四种和九种 HPV 亚型的预防性疫苗。所有的疫苗均可抵御 HPV16 与 HPV18 亚型病毒感染，而这两种也是致宫颈癌风险最高的亚型。我国于 2016 年和 2017 年分别批准了葛兰素史克的二价（Cervarix，卉妍康）和默沙东的四价（Gardasil，佳达修）HPV 疫苗在中国市场上市。目前所有疫苗的抗原以 HPV-16 和 HPV-18 的 L1 衣壳蛋白为基础，并整合非感染性病毒样颗粒。Cervarix 主要含高危型 HPV-16 和 HPV-18 两种抗原。Gardasil 除含有 HPV-16 和 HPV-18 之外，还含有低危型（主要引起生殖器疣）的 HPV-6 及 HPV-11 四种抗原。HPV 预防性疫苗的机制是诱导和激活机体的体液免疫，产生抗 HPV 的中和性抗体，在 HPV 进入机体前即与病毒抗原结合，达到防治 HPV 感染的目的。

（七）人 T 细胞白血病病毒 1 型（HTLV-1）

人 T 细胞白血病病毒属于 RNA 逆转录病毒，是目前发现的唯一与成人 T 细胞白血病有直接因果关系的人逆转录肿瘤病毒。病毒通过母婴、血液及性接触途径感染传播。HTLV-1 主要感染人外周血 CD4 阳性 T 细胞，也可感染 CD8 阳性 T 细胞、B 细胞、树突状细胞、成纤维细胞和巨噬细胞。HTLV-1 主要流行地区是日本南部区域、加勒比海地区和南、中、北美洲一些特殊地区以及非洲撒哈拉沙漠以南地区。日本南部居民约有 15% HTLV-1 抗体呈阳性。我国台湾地区也曾有小范围的 HTLV-1 感染流行。感染 HTLV-1 的人群有 3%~5% 演化为成人 T 细胞白血病。HTLV-1 感染至肿瘤发病有长达 20~30 年的潜伏期。

成人 T 细胞白血病是一种淋巴系统恶性肿瘤。HTLV-1 感染与其发生有直接关系。病变主要发生在外周血淋巴细胞，亦可侵及骨髓。外周血中可见许多花瓣样或多形核淋巴细胞，形态折叠呈花瓣状，故称花细胞。花细胞为成熟 T 淋巴细胞。该病于 1976 年首先在日本发现，以肝、脾、淋巴结肿大及皮肤浸润、间质性肺浸润以及高钙血症为临床特征。美国、加勒比海地区及其他国家也有发现该病的报道。

HTLV-1 的致癌作用与其致癌基因产物反式转录蛋白（Tax）和反式碱性拉链蛋白（HBZ）对 T 细胞的增殖作用有关。病毒逃逸宿主免疫系统监视的能力也发挥重要作用。在感染过程中，HTLV-1 通过与宿主细胞膜上的三个蛋白相互作用而感染细胞，这三个蛋白分别是葡萄糖转运蛋白 1、硫酸乙酰肝素

多糖蛋白和神经突触蛋白 1。感染后病毒 RNA 基因组在细胞内通过逆转录过程与宿主 DNA 整合并形成持续性感染状态。病毒致癌基因产物 Tax 和 HBZ 促进细胞的转化、增殖、生长、存活和其他癌性功能。

Tax 在 T 细胞恶性化发展中的主要作用特征是：

（1）通过激活 NF-κB 和 AKT 信息传导途径，刺激细胞的生存和增殖，避免细胞的凋亡。

（2）通过激活细胞周期调节蛋白，加快细胞生长动力学，促发 T 细胞的克隆样增殖。

（3）通过激活细胞因子 IL-2 基因转录启动子及 IL-2 受体的表达，刺激 T 细胞自主分泌生长，促使 T 细胞永生化的形成。

（4）通过抑制细胞周期灭活抑瘤基因产物 P53 蛋白的活性，控制细胞的生长。

（5）通过与细胞周期调节蛋白 MAD1 的结合，抑制细胞有丝分裂时纺锤体组装，造成细胞分裂时出现染色体非整体性。

（6）通过抑制 DNA 合成和修复过程，损伤细胞 DNA，造成永久的遗传性伤害。因此，Tax 对细胞的致癌作用具有多方面和多层次的效应。

T 细胞介导的免疫反应在监视和清除 HTLV-1 及其感染细胞中发挥主导作用。然而，HTLV-1 采用多种方式逃脱机体的免疫监视而形成持续性感染。在感染过程中，HTLV-1 通过合成辅助性蛋白 P12 促进 MHC-Ⅰ抗原的降解，导致 T 细胞免疫监视功能紊乱，帮助病毒感染细胞的逃逸。此外，HTLV-1 的 Tax 能刺激肿瘤转化生长因子（TGF）-β$_1$ 表达，抑制和损伤杀伤性 T 细胞及 B 细胞介导的免疫反应和功能，促进 HTLV-1 和其感染细胞逃脱免疫系统的监视和清除。

（八）梅克尔细胞多瘤病毒（MCV）

MCV 为双股 DNA 病毒，属多瘤病毒科，于 2008 年在美国首次发现。MCV 是与皮肤梅克尔细胞癌有一定因果关系的肿瘤病毒，是人类多瘤病毒中唯一证实有致癌作用的病毒。国际肿瘤研究署将 MCV 定为二级生物致癌物。流行病学的研究表明，MCV 在成人中的感染率高达 80%。感染多发生于儿童期，无明显临床症状。病毒 DNA 存在于多种人体组织，以皮肤的含量为最多，并随皮肤细胞角化脱落的方式释放到周围环境。目前认为，MCV 通过消化道、呼吸道、皮肤接触和生活环境等途径传播。皮肤可能是 MCV 感染的主要靶组织。

梅克尔细胞癌是一种起源于皮肤梅克尔细胞的非常少见的皮肤肿瘤，肿瘤细胞具有高度的组织侵

袭性。该病于 1972 年首次被报道。美国每年的新发患者约为 1 500 例,多见于白色人种的 60 岁以上老年人。MCV 感染介导梅克尔细胞癌的证据有:①大多数(>75%)梅克尔细胞癌的样品中存在 MCV 基因组;②梅克尔细胞癌患者的血清中存在高效价的抗 MCV 抗体;③MCV 的基因组以克隆样的形式整合到梅克尔细胞癌和肿瘤细胞株的染色体;④转移性梅克尔细胞癌中的 MCV 基因组整合位点与原位肿瘤中的整合位点完全一致;⑤整合在梅克尔细胞癌中的病毒基因组持续表达 MCV 的基因产物。综合这些发现,目前认为 MCV 与梅克尔细胞癌的发生有一定的因果关系。然而,MCV 单独作用尚不足以诱导肿瘤形成。衰老、遗传、环境和其他因素造成的免疫功能障碍和缺陷在梅克尔细胞癌的发生中起重要的协同作用。

MCV 的结构和成分与其他多瘤病毒无明显区别。病毒 DNA 基因组分为早期和晚期两个编码区,早期编码区主要编码肿瘤(T)抗原蛋白,包括 LT、ST 和 57kT 三个蛋白,其主要功能是参与病毒 DNA 复制和诱导细胞的转化。晚期编码区主要负责病毒结构蛋白的合成。MCV 通过与细胞膜上的黏多糖和唾液酸相互作用进入细胞,并在皮肤细胞内进入潜伏期。在免疫监视功能损伤作用下,潜伏的 MCV 被重新激活,通过基因组 T 抗原突变的机制,将病毒基因组整合搭配细胞的染色体。整合作用使得 MCV 丧失其基因组复制的功能,但通过表达病毒的致癌基因产物彰显其促进细胞转化的作用。具备细胞转化功能是 MCV 编码的致癌基因产物 T 抗原,特别是 ST 蛋白和 T 抗原 mRNA 剪切变异体 57kT 短截蛋白。目前的研究表明,ST 蛋白是 MCV 最重要的细胞转化因子,其作用是通过调节细胞磷酸酶 PP2A 功能和翻译因子 eIF4E 结合蛋白的磷酸化,促进细胞的癌性转化,并导致癌细胞生长对 T 抗原的依赖作用。T 抗原的 57kT 短截蛋白存在于所有的梅克尔细胞癌样品,其细胞转化功能至今尚不明了。

二、致癌性细菌和致癌机制

幽门螺杆菌是一种呈弧形弯曲的革兰氏阴性杆菌,人类是其重要宿主。细菌在人群中广泛流行,全球人群的平均感染率超过 50%,其中以 55~65 岁的老年人感染率最高(55%~89%)。幽门螺杆菌主要通过人与人之间的密切接触传播,如家庭成员之间的日常接触。细菌可经过口-口、粪-口、污染的水源和消化道器械检查等方式感染人体。胃部的黏液分泌型细胞是幽门螺杆菌的靶细胞。感染后患者如不治疗则常终身带菌。在感染机制上,幽门螺杆菌通过合成和分泌多种细菌蛋白和产物损伤胃黏膜细胞,诱发局部慢性炎症反应。临床上常见的主要病状是慢性胃炎和胃溃疡。

幽门螺杆菌的持续性感染与胃癌的发生有明确的相关性和一定的因果关系。流行病学研究发现,感染幽门螺杆菌后胃癌发生的危险性是未感染者的 2~6 倍。幽门螺杆菌感染率高的人群中胃癌发病率较高。胃癌组织中幽门螺杆菌的阳性率为 69%~95%。相反,直肠癌、食管癌和肺癌等肿瘤的发病率和幽门螺杆菌的感染无明确的相关性。这些证据证明幽门螺杆菌对胃癌的发生存在特定的介导作用。因此,美国肿瘤协会认为幽门螺杆菌的持续性感染是胃癌的主要病理因素。大规模的临床实验研究也证明,幽门螺杆菌清除性治疗具有显著降低胃癌发生的危险性。此外,幽门螺杆菌感染还与胃肠道黏膜相关淋巴组织(MALT)淋巴瘤的发生有关。幽门螺杆菌感染患者中 MALT 淋巴瘤的发生率比未感染者高 3.6 倍。根治幽门螺杆菌能降低 MALT 淋巴瘤的发生率或控制肿瘤的发展。

慢性持续性幽门螺杆菌感染会诱使局部胃组织发生一系列癌前组织病理变化,其主要的病理变化顺序是:炎症反应→组织萎缩→肠上皮化生→结构异常。这些变化统称为 Correa 级联反应(Correa's cascade)。大量的研究表明,组织萎缩、肠上皮化生和细胞结构异常是癌前期病变的关键。

幽门螺杆菌从四个方面影响宿主的免疫反应和细胞功能,增强胃癌发生的危险性。其一,幽门螺杆菌感染诱导局部持续性的炎症反应,增加上皮细胞癌变的危险性。局部胃黏膜大量的急性炎症细胞(中性粒细胞)和慢性炎症细胞(淋巴细胞、浆细胞和巨噬细胞)的浸润是其主要病理特征。炎症反应还通过各种炎症因子和介质诱发基因突变,调节细胞对环境的反应能力,增强细胞抗凋亡的作用和存活功能。其二,幽门螺杆菌感染抑制机体的免疫反应。其机制是幽门螺杆菌所产生的空泡毒素(VacA)抑制 $CD4^+$ T 细胞在受到 T 细胞受体和 CD28 刺激后的激活、增殖和细胞反应。因此,通过抑制活化 T 细胞的增殖,幽门螺杆菌能抑制免疫系统的监视和杀伤功能。其三,幽门螺杆菌的 Cag 蛋白对上皮细胞内信息传导途径具有调节作用。幽门螺杆菌根据其有无 Cag 致病性小岛(PAI)可分为两个亚型。PAI 含 31 个基因,其主要产物是 CagA 蛋白和 Cag 四型分泌系统(T4SS)。Cag 蛋白和 T4SS 通过与宿主细胞的接触,将 CagA 蛋白注入上皮细胞,在胞质内经磷酸化反应与众多细胞信息蛋白结合,调节多个信息传导途径,改变细胞的形态、结构和表型,促进细胞的肠上皮化生和癌性转化。CagA 蛋白也通过与肿瘤抑制基因产物 P53 蛋白结合,促进 P53 的降解而激发细胞的抗凋亡能力。其四,幽门螺杆菌感染造成宿主细胞许多重要基因的甲基化而导致表达异常。在 Correa 级联反应的变化过程中,许多肿瘤抑制基因因启动子 DNA 甲基化而处于沉默状态,导致细胞的异型性变化。DNA 的甲基化也造成许多与细胞黏附、增殖、DNA 修复等基因表达的缺失。这些异常和胃癌发生的危险性高度相关。因此,幽门螺杆菌感染所造成的上皮细胞的异常不仅仅是 Correa 级联反应的病理基础,也是胃癌发生和发展的分子基础。

三、致癌性寄生虫和致癌机制

(一) 埃及血吸虫

埃及血吸虫是寄生于人类的三种主要血吸虫的一种。其他两种是曼氏血吸虫(*S. Mansoni*)和日本血吸虫(*S. Japonicum*)。埃及血吸虫主要分布于非洲、中东及印度少部分区域。中国不是埃及血吸虫的流行区。埃及血吸虫主要通过人体直接与尾蚴污染的水接触传播。感染后埃及血吸虫虫卵沉积在远端输尿管和膀胱的黏膜下层与肌层。膀胱三角区因虫卵肉芽肿损害而发生慢性炎症并逐步导致组织纤维化。

感染埃及血吸虫可间接诱发膀胱上皮细胞癌变,并发展成膀胱鳞状细胞癌。膀胱鳞状细胞癌是一种与常见的膀胱尿路上皮癌不同的恶性肿瘤,仅占膀胱肿瘤的 2%~7%。然而,膀胱鳞状细胞癌在非洲乡村非常多见,与埃及血吸虫病的流行区域分布一致,85% 的膀胱鳞状细胞癌的组织中可查见血吸虫卵。因此,膀胱鳞状细胞癌是一种与埃及血吸虫感染密切相关的恶性疾病,故又称为"血吸虫性膀胱癌"。相对其他膀胱肿瘤而言,埃及血吸虫病相关的膀胱癌恶性程度较低,肿瘤的转移较少见且出现较迟。

目前认为,埃及血吸虫感染造成的直接和间接作用是膀胱鳞状细胞癌形成的主要病理因素。直接作用包括蠕虫产生的致癌因子对细胞的直接作用,如虫卵释放的生物活性产物和代谢产物。间接作用则包括继发性的病原体感染、膀胱局部组织内虫卵

沉积所造成的慢性炎症、炎症反应中产生的活性氮和活性氧的中间体物质。感染埃及血吸虫诱发膀胱癌的危险性也受其他危险因素的影响,如吸烟、接触工业和农业化学致癌剂等因素。因此,多重因素构成了感染埃及血吸虫致膀胱癌发生的危险性。

早期的研究发现,埃及血吸虫成虫和虫卵的可溶性抗原(SEA)在体外具有刺激中国仓鼠卵巢(CHO)细胞生长,加快细胞周期变化和降低细胞凋亡的作用。这些作用同时伴有肿瘤抑制蛋白 P27 表达下降和抗凋亡蛋白 Bcl-2 表达增高。此外,受提取物刺激的宿主细胞的移行和侵袭性功能也大大增强。小鼠的动物荷瘤实验发现,经埃及血吸虫提取物刺激的 CHO 细胞在体内具有形成肿瘤的功能。在小鼠膀胱直接注射埃及血吸虫提取物,也发现注射点处的膀胱上皮细胞出现恶性变化。这些结果表明,埃及血吸虫的组织提取物具有直接促进上皮细胞转化和肿瘤生长的作用。

埃及血吸虫 SEA 中存在的甾醇类雌激素样产物可能是诱导膀胱上皮和胆管上皮癌变的重要因素。在致癌性上,雌激素通过激活雌激素受体促进膀胱上皮细胞增殖并增加核酸复制的错误频率。雌激素的代谢产物儿茶酚雌激素-3,4-苯醌具有基因毒性效应,可与细胞核内的 DNA 结合,形成加合物损伤 DNA,增加细胞核内肿瘤基因突变的危险性,是雌激素代谢过程中形成的主要致癌性产物。因此,埃及血吸虫成虫和虫卵所产生的雌激素样物质在膀胱癌的形成过程中可能发挥着重要的作用。

埃及血吸虫感染后形成的慢性和持续性炎症反应是伴随膀胱鳞状细胞癌发生的病理特征。炎症反应促使移行上皮鳞状化生、细胞间变,最终导致细胞癌变。持续性的上皮再生和修复过程,不但增加膀胱黏膜干细胞遗传的稳定性,同时也造成局部组织微环境的变化,使得癌性转化的细胞得以逃脱免疫系统的监视和清除。

(二) 华支睾吸虫与后睾吸虫

华支睾吸虫和后睾吸虫是与人类胆管癌有密切关系的肝吸虫。肝吸虫所造成的肝脏感染主要好发于亚洲东南部国家(泰国、老挝、越南、柬埔寨)、中国东南部地区、韩国和东欧部分地区,全球初步估计约有 4 500 万人感染肝吸虫。中国人群的感染主要为华支睾吸虫,以南方为主要流行区。2008 年流行病学调查发现约 1 200 万人感染肝吸虫。肝吸虫感染途径主要是食用未经煮熟,含有肝吸虫囊蚴的淡水鱼或虾。后睾吸虫在中国人群中尚未发现过。后睾

吸虫有猫后睾吸虫和麝猫睾吸虫,感染人群主要分布在欧洲及东南亚等地。

感染后,后睾吸虫和华支睾吸虫的成虫寄生于人的肝胆管内。虫体的分泌和代谢产物以及虫体本身的机械刺激引起胆管,特别是次级胆管的炎症反应。中度感染的胆管可出现局限性扩张,胆管上皮增生、管壁增厚、管腔狭窄。如合并细菌感染,可引起胆管炎和胆管肝炎,周围纤维组织增生。病情晚期可发生肝硬化。

后睾吸虫和华支睾吸虫感染与原发性胆管癌有一定的相关性和因果关系。泰国的流行病学调查发现,与轻度感染的人群相比,后睾吸虫重度感染人群的胆管癌发病的危险性显著增加。同样,华支睾吸虫的感染可使原发性胆管癌患病率增加。韩国和中国的研究也表明,华支睾吸虫感染与原发性胆管癌有密切的相关性。相反,肝吸虫的感染与原发性肝癌无相关性。因此,肝吸虫介导的胆管癌是肝吸虫病流行区一个重要的健康问题。

目前认为,胆管局部组织内虫体和虫卵沉积所造成的慢性炎症和虫卵释放的活性产物及代谢物是造成胆管癌的主要介导因素。慢性炎症反应通过诱导一氧化氮合成酶和各种炎性因子,造成胆管细胞死亡和细胞增殖异常。肝吸虫感染的另一个病理特征是胆管上皮细胞出现弥散性的经亚硝化和氧化作用介导的 DNA 损伤。慢性感染造成的胆汁酸增高,尤其是脱氧胆酸的增高具有促进胆管细胞转化的作用。此外,炎症反应造成的氧化和硝化作用能损伤细胞的 DNA。胆固醇氧化产物如氧固醇具有诱导胆管细胞基因突变和遗传毒性作用。

肝吸虫的分泌产物和代谢产物具有刺激胆管上皮细胞增殖、促进细胞合成和释放表皮生长因子的作用。在体外试验中发现,华支睾吸虫分泌的产物能诱导细胞增殖,调节细胞周期蛋白 cyclin-E 和转录因子 E2F1 的表达。该作用与体内肝吸虫感染导致胆管细胞增生具有一定的一致性。仓鼠体内试验发现,后睾吸虫在 N-二甲基亚硝胺的协同作用下能诱导胆管癌。同样,华支睾吸虫与 N-二甲基亚硝胺的协同作用也能诱导仓鼠胆管的形成。因此,肝吸虫在细胞模型和动物体内都具有促进胆管癌发生的病理作用。

第三节 致癌性病原体介导的免疫损伤和逃逸

人体的免疫系统是预防、监视和清除感染性病原体和病原体感染的病变细胞的防御体系,同时也在监视、发现和杀伤肿瘤细胞的过程中发挥重要的功能。在长期的进化过程中,许多病原体和肿瘤细胞通过与宿主的相互作用,演绎形成了多种有效的免疫逃逸机制以逃脱免疫系统的监视和清除效应。从这一点上说,病原体的免疫逃逸机制不仅使病原体本身不能被机体清除,同时也使得病原体感染所形成的肿瘤细胞逃脱免疫系统的监视和杀伤。毫无疑问,免疫缺陷的个体构成了病原体感染所诱发肿瘤形成的主要人群。因此,研究在病原体介导的肿瘤发生和发展中感染性病原体和宿主免疫系统之间的相互作用具有特殊的意义。迄今为止,病原体,特别是肿瘤病毒,对免疫系统的作用和机制有如下特征。

一、抑制主要组织相容性复合物的表达和功能

细胞膜上表达 MHC-Ⅰ型和Ⅱ型分子并向杀伤性 CD8 阳性 T 细胞提呈病毒特异性多肽抗原是免疫系统识别病毒感染细胞的一种重要机制。然而,许多肿瘤病毒抑制细胞 MHC 的表达和功能。HBV 抑制肝细胞 MHC 的合成,从而下调 MHC 的表达水平。EBV 原发感染后,病毒在 B 淋巴细胞中通过表达 EBNA-1 蛋白进入潜伏期。EBNA-1 蛋白的作用是通过其特有的重复序列抑制 MHC 的抗原提呈作用,从而逃避免疫的监视。在 EBV 的复制过程中,病毒表达的许多蛋白通过不同环节干扰 MHC-Ⅰ型和Ⅱ型分子的抗原提呈作用,如具有免疫逃逸蛋白功能的抗原处理输送抑制因子(BNLF2a)阻碍 MHC 分子加载病毒多肽抗原;病毒溶解期合成的蛋白如碱性核酸外切酶(BGLF5)抑制 MHC-Ⅰ型分子的合成;病毒合成的细胞因子样蛋白(vIL-10)抑制多肽转运蛋白 TAP1 mRNA 合成和 LAMP2 的表达;病毒编码的 G 蛋白偶联受体样蛋白(BILF1)抑制细胞 MHC-Ⅰ型抗原的提呈作用;病毒胞膜的糖化蛋白 gp42/gh/gL 及其他功能性因子 vLI-10 和 BGLF5 抑制 MHC-Ⅱ型分子的抗原提呈。这些免疫损伤作用有效地帮助 EBV 干扰和削弱 CD8 阳性和 CD4 阳性细胞的免疫反应,促进病毒的复制。

HPV 通过干扰免疫细胞对病毒抗原的加工和提呈过程达到抑制 MHC 的效应,其主要作用机制是:下调细胞内 LAMP1 和 LAMP7 蛋白的表达,下调 TAP1 和 TAP2 转运蛋白亚基的表达,下调 MHC-Ⅰ型分子的表达。在分子水平上,HPV-7 型病毒的 E7

蛋白抑制 MHC-Ⅰ型分子重链基因的启动子转录，HPV-5 型病毒的 E5 蛋白则下调 MHC-Ⅰ型分子在细胞膜上的表达。HPV 感染使细胞膜上 MHC 分子表达水平下降的后果是 T 细胞对其识别不足，从而导致病毒感染细胞逃脱免疫系统的监视。HTLV-1 则可通过合成病毒 P12 蛋白与 MHC-Ⅰ型分子的特异性结合，下调 MHC-Ⅰ型抗原、ICAM-1 和 ICAM-2 分子在细胞膜上的表达，从而导致免疫细胞对病毒感染细胞的无反应性。

二、抑制干扰素的合成和功能

病毒感染后细胞所产生的干扰素（IFN）是细胞建立抗病毒防御体系的重要环节。在 IFN 合成反应中，TLR 受体系统的激活和 IRF 转录因子的活化是细胞合成 IFN 的关键。细胞分泌的 IFN 通过刺激蛋白激酶（PKR），经磷酸化反应灭活真核起始因子 2（eIF-2）并抑制病毒的复制。同时，IFN 诱导细胞核糖核酸酶 L（RNase L）的合成，抑制细胞的蛋白合成和病毒的核酸复制，干扰细胞内病毒的装配和释放形成。

许多肿瘤病毒具备抑制和逃脱 IFN 作用的机制。HTLV-1 病毒在巨噬细胞内通过抑制 TLR-4 削弱 IFN 的合成。HBV 具有抑制和干扰Ⅰ型 IFN 产生和信息传导的作用。HPV-16 亚型的 E6 和 E7 蛋白能抑制 TLR9 基因的转录功能，从而导致 TLR-9 信息传导途径的缺失。EBV 的 LMP-1 蛋白也具有上述同样的功能，LMP-1 通过与细胞信息分子 Tyk2 结合，抑制 STAT2 的磷酸化和从胞质向核内的转移，从而阻断核内 IFN 刺激片段的转录激活。此外，LAMP-1 具有诱导和激活 IFN 转录调节因子 IRF-7 的作用，干扰 IFN 的合成。EBVdel E6 蛋白则通过抑制 IRF-3 转录因子的基因转录，阻碍 IFN-β 的合成。IICV 采用 3 种机制干扰 IFN 的信息传导途径和功能：①NS3/4A 蛋白酶通过阻断视黄酸可诱导基因 RIG-1 RNA 解旋酶的信息途径，降解 TLR-3 连接蛋白 TRIF，并拮抗 IRF-3 介导的 IFN 合成作用；②病毒的 S5A 蛋白通过诱导细胞因子 IL-8 抵消 IFN 功能，拮抗 IFN 的抗病毒效应；③病毒蛋白 HS5A 和 E2 通过抑制 PKR 减弱 IFN 的合成和生物学功能。KSHV 病毒通过表达病毒的特异性蛋白，拮抗细胞内 IFN 的抗病毒活性，其作用特点是病毒编码的早期蛋白 RIF 通过与 IFN-Ⅰ型受体亚单位 IFN-R1 和 IFN-R2 以及细胞信息蛋白 Tyk2、Jak1 和 STAT2 结合，抑制 Tyk2 和 Jak1 的磷酸化，从而抑制或阻挠这些信息蛋白从胞质向核内转移并激活 IFN 基因转录的功能。

三、模拟免疫活性分子的作用

肿瘤病毒的分子模拟作用是指病毒编码一些与宿主蛋白高度同源的功能性蛋白，通过模拟机体某些免疫分子的功能达到逃脱免疫监视的目的。KSHV 编码的病毒蛋白为其典型代表。KSHV 能编码多个与人类细胞因子和趋化因子高度同源病毒性生物蛋白，其中的病毒性 IL-6 能刺激 B 细胞增殖，而病毒性趋化因子（v-CCL）v-CCL-1、v-CCL-2 和 v-CCL-3 则抑制淋巴细胞介导的细胞毒作用。KSHV 也能编码病毒性的抗凋亡蛋白如 v-Bcl-2、v-FLIP/Orf71、v-IAP/K7 和 v-FLICE。这些蛋白模拟细胞抗凋亡蛋白的作用，抑制和阻碍细胞凋亡信息的传导以确保病毒在感染细胞内存活。此外，KSHV 编码的两个病毒转膜蛋白 MIR1 和 MIR2 具有阻碍细胞膜表面 MHC-Ⅰ型抗原表达的作用。MIR2 蛋白基因又具有下调 ICAM-1 和 B7.2 分子的作用。

肿瘤病毒也可通过分子模拟的方式诱导免疫耐受并逃逸宿主的免疫监视。以 HBV 为例，病毒胞膜蛋白的前 S 序列[pre-S(21~47)]与人 IgA 重链的恒定区呈高度的同源性并有交叉反应。通过其高度同源性的特性，HBV 可避免被免疫系统识别，从而促进其与细胞膜的结合和感染肝细胞。

四、病毒基因突变的作用

肿瘤病毒尤其是携带 RNA 基因组或是在复制过程中出现 RNA 复制中间体的病毒，由于其多聚核酸酶的精确度比较低，在复制基因组的过程中较易产生病毒基因突变株。此外，在体内免疫监视和选择下，从存活的角度出发肿瘤病毒也易形成病毒突变株。病毒突变株编码的蛋白因抗原性的差异，具备逃逸免疫监视的能力。HBV 病毒在其复制过程中，产生 RNA 复制中间体，因此，出现 HBV 突变体的频率比较高。就 HBV 而言，由于基因突变，特别是在前 C/C、多聚核酸酶和前 S/S 区域内基因序列出现突变，因此机体的免疫系统对 HBV 突变株无反应，从而促成 HBV 在肝细胞内的存活并形成病毒的慢性携带和感染状况。同样，HCV 含 RNA 基因组，其 RNA 多聚酶的内源性高错误概率使得病毒基因组的突变频率较高。病毒常在复制过程中形成突变株，以逃脱免疫系统的监视和清除。

五、其他

除以上所述的各种作用机制外，肿瘤病毒还采用其他多种方式逃逸免疫系统的监视和清除。其中最为常见的是保持病毒蛋白的极低水平表达状态。HTLV-1 病毒在感染细胞后,其基因转录和蛋白表达在增殖性 T 细胞内常处于极低的表达状态而促成病毒的持续存在。HPV 利用其感染基底细胞膜外上皮细胞的特点,避免与免疫细胞的直接接触。另外,在 HPV 感染早期,病毒通过病毒基因转录抑制因子 E2 使病毒蛋白仅局限于细胞核内进行低水平表达,而在感染晚期,HPV 蛋白则主要在黏膜表层分化的上皮细胞中表达,远离免疫细胞的识别和攻击。因此,在感染过程中,HPV 病毒从黏膜细胞中的释放导致细胞死亡和溶解的现象十分少见。此外,病毒感染也无明显的病毒血症。因此,HPV 的这些表达特性有效地避免了病毒激活抗原提呈细胞、触发细胞因子合成和诱导免疫反应。

(王明海)

参 考 文 献

[1] IARC monographs on the evaluation of carcinogenic risks to humans. Biological Agents. Volume 100 B. A review of human carcinogens[J]. IARC Monogr Eval Carcinog Risks Hum,2012,100(Pt B):1-441.

[2] de Martel C,Georges D,Bray F,et al. Global burden of cancer attributable to infections in 2018:a worldwide incidence analysis[J]. Lancet Glob Health,2020,8(2):e180-e190.

[3] Rous P. A sarcoma of the fowl transmissible by an agent separable from the tumor cells[J]. J Exp Med,1911,13(4):397-411.

[4] White MK,Pagano JS,Khalili K. Viruses and human cancers:a long road of discovery of molecular paradigms[J]. Clin Microbiol Rev,2014,27(3):463-481.

[5] Epstein MA,Achong BG,Barr YM. Virus particles in cultured lymphoblasts from Burkitt's lymphoma[J]. Lancet,1964,1(7335):702-703.

[6] Lemon SM,Hutt LM,Shaw JE,et al. Replication of EBV in epithelial cells during infectious mononucleosis[J]. Nature,1977,268(5617):268-270.

[7] Dane DS,Cameron CH,Briggs M. Virus-like particles in serum of patients with Australia-antigen-associated hepatitis[J]. Lancet,1970,1(7649):695-698.

[8] zur Hausen H,Meinhof W,Scheiber W,et al. Attempts to detect virus-secific DNA in human tumors. I. Nucleic acid hybridizations with complementary RNA of human wart virus[J]. Int J Cancer,1974,13(5):650-656.

[9] zur Hausen H,Schulte-Holthausen H,Wolf H,et al. Attempts to detect virus-specific DNA in human tumors. II. Nucleic acid hybridizations with complementary RNA of human herpes group viruses[J]. Int J Cancer,1974,13(5):657-664.

[10] Yoshida M,Miyoshi I,Hinuma Y. Isolation and characterization of retrovirus from cell lines of human adult T-cell leukemia and its implication in the disease[J]. Proc Natl Acad Sci USA,1982,79(6):2031-2035.

[11] Barré-Sinoussi F,Chermann JC,Rey F,et al. Isolation of a T-lymphotropic retrovirus from a patient at risk for acquired immune deficiency syndrome (AIDS). 1983[J]. Rev Invest Clin,2004,56:126-129.

[12] Gallo RC,Sarin PS,Gelmann EP,et al. Isolation of human T-cell leukemia virus in acquired immune deficiency syndrome (AIDS)[J]. Science,1983,220:865-867.

[13] Choo QL,Kuo G,Weiner AJ,et al. Isolation of a cDNA clone derived from a blood-borne non-A,non-B viral hepatitis genome[J]. Science,1989,244:359-362.

[14] Chang Y,Cesarman E,Pessin MS,et al. Identification of herpesvirus-like DNA sequences in AIDS-associated Kaposi's sarcoma[J]. Science,1994,266:1865-1869.

[15] Peek RM Jr,Blaser MJ. Helicobacter pylori and gastrointestinal tract adenocarcinomas[J]. Nat Rev Cancer,2002(1),2:28-37.

[16] Vennervald BJ,Polman K. Helminths and malignancy[J]. Parasite Immunol,2009,31(11):686-696.

[17] Feng H,Taylor JL,Benos PV,et al. Human transcriptome subtraction by using short sequence tags to search for tumor viruses in conjunctival carcinoma[J]. J Virol,2007,81(20):11332-11340.

[18] Tolstov YL,Pastrana DV,Feng H,et al. Human Merkel cell polyomavirus infection II. MCV is a common human infection that can be detected by conformational capsid epitope immunoassays[J]. Int J Cancer,2009,125(6):1250-1256.

[19] Pagano JS,Blaser M,Buendia MA,et al. Infectious agents and cancer:criteria for a causal relation[J]. Semin Cancer Biol,2004,14(6):453-471.

[20] Pattle SB,Farrell PJ. The role of Epstein-Barr virus in cancer[J]. Expert Opin Biol Ther,2006,6(11):1193-1205.

[21] Thompson MP,Kurzrock R. Epstein-Barr Virus and Cancer[J]. Clin Cancer Res,2004,10(3):803-821.

[22] Seeger C,Mason WS. Molecular biology of hepatitis B virus infection[J]. Virology,2015,479-480:672-686.

[23] Neuveut C,Wei Y,Buendia MA. Mechanisms of HBV-related hepatocarcino-genesis[J]. J Hepatology,2010,52(4):594-604.

[24] Guerrieri F,Belloni L,Pediconi N,et al. Molecular mechanisms of HBV-associated hepatocarcinogenesis[J]. Semin

Liver Dis,2013,33(2):147-156.

[25] Lin MV,King LY,Chung RT. Hepatitis C virus-associated cancer[J]. Annu Rev Pathol,2015,10:345-370.

[26] McGivern DR,Lemon SM. Virus-specific mechanisms of carcinogenesis in hepatitis C virus associated liver cancer [J]. Oncogene,2011,30(17):1969-1983.

[27] Giffin L,Damania B. KSHV:pathways to tumorigenesis and persistent infection[J]. Adv Virus Res,2014,88:111-159.

[28] Cai Q,Verma SC,Lu J,et al. Molecular biology of Kaposi's sarcoma-associated herpesvirus and related oncogenesis [J]. Adv Virus Res,2010,78:87-142.

[29] Simonelli C,Tedeschi R,Gloghini A,et al. Characterization of immunologic and virologic parameters in HIV-infected patients with PEL during antiblastic therapy and HAART [J]. Clin Infect Dis,2005,40(7):1022-1027.

[30] Martellotta F,Berretta M,Vaccher E,et al. AIDS-related Kaposi's sarcoma:state of the art and therapeutic strategies[J]. Curr HIV Res,2009,7(6):634-638.

[31] Carbone A,Vaccher E,Gloghini A,et al. Diagnosis and management of lymphomas and other cancers in HIV-infected patients[J]. Nat Rev Clin Oncol,2014,11(4):223-238.

[32] Ruocco E,Ruocco V,TorneselloML,et al. Kaposi's sarcoma:etiology and pathogeneis,inducing factors,causal associations,and treatments:facts and controversies[J]. Clin Dermatol,2013,31(4):413-422.

[33] Ruelas DS,Greene WC. An integrated overview of HIV-1 latency[J]. Cell,2013,155(3):519-529.

[34] Moir S,Chun TW,Fauci AS. Pathogenic mechanisms of HIV disease[J]. Annu Rev Pathol,2011,6:223-248.

[35] Schiffman M,Castle PE,Jeronimo J,et al. Human papillomavirus and cervical cancer [J]. Lancet, 2007, 370 (9590):890-907.

[36] Crosbie EJ,Einstein MH,Franceschi S,et al. Human papil-lomavirus and cervical cancer [J]. Lancet, 2013, 382 (9395):889-899.

[37] Vinay DS,Ryan EP,Pawelec G,et al. Immune evasion in cancer:Mechanistic basis and therapeutic strategies[J]. Semin Cancer Biol,2015,35 Suppl:S185-S198.

[38] Ishitsuka K,Tamura K. Human T-cell leukemia virus type I and adult T-cell leukemia-lymphoma[J]. Lancet Oncol, 2014,15(11):e517-e526.

[39] Matsuoka M,Jeang KT. Human T-cell leukemia virus type 1 (HTLV-1) and leukemic transformation:viral infectivity,Tax,HBZ and therapy[J]. Oncogene, 2011, 30 (12): 1379-1389.

[40] Feng H,Shuda M,Chang Y,et al. Clonal integration of a polyomavirus in human Merkel cell carcinoma[J]. Science,2008,319(5866):1096-1100.

[41] Spurgeon ME,Lambert PF. Merkel cell polyomavirus:a newly discovered human virus with oncogenic potential [J]. Virology,2013,435(1):118-130.

[42] Rokkas T,Rokka A,Portincasa P. A systematic review and meta-analysis of the role of Helicobacter pylori eradication in preventing gastric cancer[J]. Ann Gastroenterol,2017, 30(4):414-423.

[43] De Falco M,Lucariello A,Iaquinto S,et al. Molecular Mechanisms of Helicobacter pylori Pathogenesis[J]. J Cell Physiol,2015,230(8):1702-1707.

[44] Konturek PC,Konturek SJ,Brzozowski T. Helicobacter pylori infection in gastric cancerogenesis[J]. J Physiol Pharmacol,2009,60(3):3-21.

[45] Honeycutt J,Hammam O,Fu CL,et al. Controversies and challenges in research on urogenital schistosomiasis-associated bladder cancer[J]. Trends Parasitol, 2014, 30(7): 324-332.

[46] Correia da Costa JM,Vale N,Gouveia MJ,et al. Schistosome and liver fluke derived catechol-estrogens and helminth associated cancers[J]. Front Genet,2014,5:444.

第六章　感染病的流行病学

第一节　流行过程的基本条件

流行过程的发生需要有三个基本条件,包括传染源、传播途径和易感人群。这三个环节必须同时存在,缺一不可,相互衔接,协同作用,才能导致感染病在人群中发生传播和流行。若切断其中任何一个环节,新的传播就不可能发生,流行即会终止。只有掌握了感染病流行过程的基本条件及其影响因素,才能提高科学理论和实践依据,从而正确制定综合防控措施。

一、传染源

传染源(source of infection)主要包括体内有病原体生存、繁殖并能将病原体排出体外的人和动物,以及存在病原体的环境,具体讲,可以分为患者、病原携带者、受感染或自身带菌的动物、环境等类别。

(一)患者

患者是大多数感染病重要的传染源。特别是那些感染即可引起发病的感染病,如麻疹、水痘等,患者是其唯一的传染源。患者在病程中的不同时期作为传染源的作用不同,主要取决于是否有病原体排出、排出频率和排出量。一般情况下,以发病早期的传染性最大。慢性感染患者因为可以长期排出病原体,往往成为长期传染源。

1. 潜伏期　潜伏期涵盖病原体侵入人体至最早出现临床症状的一段时间。有些感染病在潜伏期末即可排出病原体,如霍乱、痢疾、伤寒、水痘、麻疹和甲型肝炎。

2. 前驱期　前驱期是指患者开始感觉较轻的不适(如疲乏、头痛和轻度体温升高等),但尚无特殊的临床症状或体征出现的一段时间。有些感染病在疾病发生的前驱期开始排出病原体,如百日咳、麻疹。

3. 极期　极期是临床症状最为明显的时期。绝大多数感染病的患者在此时期可以排出病原体,成为重要的传染源。在此期患者体内存在大量的病原体,而且某些症状又能促进病原体的排出,所以使发生传染的机会增加。如霍乱、痢疾等肠道感染病患者主要通过粪便和呕吐物来传播病原体,流行性感冒、严重急性呼吸综合征(SARS)、百日咳等呼吸道感染病患者通过咳嗽、打喷嚏等方式传播病原体。某些病原体的排出途径较多,如伤寒沙门菌除经粪便排出外,还可以通过尿液、汗液、唾液、乳汁等排出。此外,该时期的患者往往需要护理,使医务人员和陪护人员受感染的风险大大增加。

4. 恢复期　恢复期是经过极期之后,患者的临床症状逐渐减轻、消失的一段时间。不同感染病的恢复期患者作为传染源的流行病学意义不同。对于大多数感染病来讲,患者在临床症状消失的同时即停止病原体的排出,如天花、流行性感冒、麻疹、水痘。但伤寒、痢疾、白喉、乙型肝炎等感染病在恢复期仍可排出病原体。有些感染病可以转为慢性携带者,其作为传染源的时间会更长,甚至终身,如大多数的乙肝病例。

患者排出病原体的整个时期均是传染期。传染期一般需根据病原学检查及流行病学调查结果进行确定。传染期的长短可以作为患者隔离期限的重要依据。

(二)病原携带者

病原携带者体内存在病原体,没有明显的临床症状,但是长期排出病原体。病原携带者包括以下三类:

1. 健康病原携带者　健康病原携带者无明显症状而能排出病原体。这种携带者因为没有临床症状,只能通过实验室检查才能得到证实。很多病原菌都能被健康人携带,例如霍乱弧菌、脑膜炎球菌、伤寒沙门菌、白喉棒状杆菌、乙型肝炎病毒等。一个有名的例子是"伤寒玛丽"。"伤寒玛丽"是一名伤寒沙门菌的健康携带者,20世纪初她在纽约多个家庭做厨师。她本人很健康,但是雇主的家庭成员中先后有53名感染了伤寒沙门菌并发病。后来从她的粪便里检出了伤寒沙门菌,并结合流行病学调查证实其为传染源。一般健康携带者排出病原体的数量较少,时间较短,故认为其作为传染源的流行病学意义不大。但对于某些感染病,如流行性脑脊髓膜炎、脊髓灰质炎、慢性乙肝病毒携带者等,健康病原携带者的人数较多,是重要的传染源。

2. 潜伏期病原携带者 潜伏期病原携带者在疾病潜伏期内携带病原体并可向体外排出病原体。这类携带者大多在潜伏期末排出病原体,故也有人认为这种情况下的潜伏期实质上属于感染病的前驱期,如霍乱、痢疾、麻疹。这类感染病如不能及时发现并加以隔离,往往会引起疾病的传播,甚至暴发和流行。

3. 恢复期病原携带者 恢复期病原携带者从症状明显期进入恢复期后仍持续排出病原体,如伤寒、霍乱、流行性脑脊髓膜炎等感染病存在这种携带情况。一般情况下,恢复期携带状态持续时间短,但也有例外情况。通常将临床症状消失后3个月内仍排出病原体的人称为暂时性病原携带者,超过3个月者称为慢性病原携带者。慢性病原携带者排出病原体往往呈间歇性,故需至少连续3次检查或更多次反复检查,结果均为阴性,才能认为病原体携带状态已经消除。对于这类病原携带者应该进行合理的管理,以防止疫情的发生。

（三）受感染或自身带菌的动物

受感染或自身带菌的动物是一类重要的传染源,其中以啮齿类动物最为常见,其次是家畜、家禽。以动物为传染源传播的疾病,称为动物源性疾病。有些动物本身发病,如鼠疫、狂犬病、布鲁氏菌病等;有些动物不发病,表现为病原携带状态,如地方性斑疹伤寒、恙虫病、流行性乙型脑炎等。以野生动物为传染源传播的疾病,称为自然疫源性疾病,如鼠疫、钩端螺旋体病、肾综合征出血热、森林脑炎等。由于动物传染源受地理、气候等自然因素的影响较大,动物源性感染病常存在于一些特定的地区,并具有严格的季节性。一般来说,发病症状康复后的动物个体就无传染性,但是有些疾病,比如布鲁氏菌病等在疾病症状消失后仍能在较长时间内排出病原体,在防控工作中应高度注意。

（四）环境

某些病原体在环境里存在,但是感染人体后会导致疾病。环境水体、土壤等作为传染源具有一定的流行病学意义。比如军团菌正常情况下在环境水体和土壤中普遍存在,感染人体后会导致军团菌病;诺卡菌广泛分布于土壤中,可因吸入肺部或侵入创口引起感染。这类病原体,往往会因为某一人群共同接触了同一环境水体系统或者土壤而发生疾病暴发甚至流行。

二、传播途径

病原体在长期进化过程中,逐渐适应宿主环境,在宿主体内的一定部位发育、繁殖,同时在一定的自然条件下也能够存活一定时间,然后再侵入新的宿主,实现其在自然界中的延续,作为一个生物种群存在。病原体微生物的这种更换宿主的过程,在流行病学中称为传播机制(mechanism of transmission)。各种感染病的传播机制可概括为三个阶段:病原体自宿主机体排出,病原体停留在外界环境中,病原体侵入新的易感宿主体内。

传播机制的第一阶段与病原体在宿主体内的定位有关。例如,霍乱、痢疾的病原体经口进入人体内定位于肠道,经过繁殖后从肠道随粪便排出。传播机制的第二阶段是第一阶段的继续,受到第一阶段的制约。例如,痢疾和霍乱的病原体均定位于肠道,但霍乱弧菌寄生在小肠黏膜,痢疾杆菌寄生在大肠黏膜,这种定位上的细微差别,使两种病原体排出的频率及排泄物的性质不同。有的病原体会跳过第二阶段,从第一阶段直接进入第三阶段,比如脑膜炎球菌、肺炎链球菌、流感嗜血杆菌等。病原体的传播途径(route of transmission)主要有以下几种:

（一）经空气传播

病原体存在于空气中的飞沫或气溶胶中,易感者吸入时获得感染。又可分为经飞沫传播和经尘埃传播,前者如麻疹、白喉、禽流感,后者如结核、炭疽等。

（二）经饮食传播

病原体污染食物、水源或餐具,易感者于进食时获得感染,如伤寒、细菌性痢疾和霍乱等。

（三）经媒介传播

经媒介传播(vector-borne transmission)是指媒介昆虫机械携带或叮咬吸血所造成的传播。分为经媒介动物生物性传播和经媒介动物的机械携带而传播两种方式。前者是指吸血节肢动物叮咬正处于菌血症、病毒血症、原虫血症、立克次体血症的宿主,使病原体随宿主的血液进入节肢动物的肠腔或体腔内,在经过发育、繁殖等阶段之后，再感染易感者。后者是指携带某些病原体的媒介动物，如苍蝇、蟑螂等，在觅食接触食物时发生反吐或者排泄，将病原体排出体外，使食物或餐具受到污染，人们吃了这种被污染的食物或使用这些餐具时而被感染。

（四）接触传播

接触传播分为直接接触传播（direct contact transmission）和间接接触传播（indirect contact transmission）两种方式。直接接触传播是指传染源与易感者直接接触，而未经任何外界因素造成的传播，如性传播疾病、狂犬病等。间接接触传播是指易感者接触了被传染源的排泄物或分泌物污染的日常生活用品而造成的传播。被污染的手在间接接触传播中起着重要的作用，例如接触被肠道感染病患者的手污染了的食品可传播霍乱、伤寒、痢疾、甲型肝炎等。被污染的手也是医院内感染的重要传播方式。

密切接触是导致传染病接触传播的重要原因。例如人感染高致病性禽流感主要通过密切接触感染的禽类及其排泄物、分泌物、受病毒污染的水等传播感染。所以避免易感人群和传染源密切接触，例如立即销毁受感染动物、封锁疫源地并进行彻底消毒、接触人禽流感患者或病毒时做好个人生物安全防护等，是控制人感染高致病性禽流感传播扩散的一个重要手段。

（五）经土壤传播

某些病原体可存活于土壤中，因此土壤受污染的机会很多。当易感人群暴露于这些危险因素时，就有可能发生感染。此类传播方式多见于寄生虫感染，寄生虫能够在土壤中长期存在。另外也有细菌能够经土壤传播，例如军团菌、诺卡菌。

（六）垂直传播

垂直传播（vertical transmission）是指在产前期内或分娩过程中孕妇将病原体传给后代。垂直传播包括经胎盘传播、上行性传播和分娩引起的传播三种方式。常见经胎盘传播的疾病有风疹、乙型肝炎、麻疹、水痘、梅毒等。常见的上行性传播的病原体有葡萄球菌、链球菌、大肠埃希菌、白念珠菌等。在分娩时，胎儿暴露于母亲产道内，某些病原体可经胎儿皮肤、呼吸道、胃肠道感染胎儿。

（七）医源性传播

医源性传播（iatrogenic transmission）是指在医疗和预防工作中，由于未能严格执行规章制度或操作规范，人为造成的感染。常见的传播方式有经医护人员携带、医疗器械和设备、血液或血液制品、输液

制品、经药品或药液传播。

大部分病原体具有单一的传播方式，但是需要注意的是，某些感染病可以通过多种传播途径进行传播，比如炭疽。炭疽是由炭疽杆菌引起的危害食草动物的疾病，人类吸入含炭疽杆菌芽孢的飞沫可引起肺炭疽，接触受感染动物的皮毛可导致皮肤炭疽，食用受感染的动物可以起胃肠炭疽。

三、易感人群

易感者（susceptible person）是指对某种病原体缺乏特异性免疫力的人。他们都对该病原体具有易感性。人群作为一个整体对感染病的易感程度称为人群易感性。易感人群的存在是感染病流行的一个必要条件。某人群的易感性取决于构成该人群的每个个体的易感状态。当一个特定人群中易感个体的比例增加时，易感个体除自身发病外，还会作为传染源增加正常个体的发病机会，所以这个人群感染病的发病率会大大升高；反之，如果人群中免疫个体比例增多时，因为具有免疫力的人除本身不发病外，还能对易感者起到屏障保护作用，所以感染病的发病率会大大下降。另外，某些感染病的免疫个体还可以通过自身疫苗病原体的传播促使非免疫人群向免疫人群的转化，如口服脊髓灰质炎疫苗就是通过连续几周从粪便排出使一些接触者间接变为免疫人群。当人群中的免疫个体足够多时，甚至可以终止感染病的流行。

一般情况下，人群易感性是以人群非免疫人口占全部人口的百分比表示的。与人群易感性相对应，免疫人口占全部人口的比例成为人群免疫性（herd immunity）。人群易感性高可为感染病暴发或流行提供条件。新发传染病的暴发或流行就是人群易感性对疾病流行强度的作用的很好证明。由于人群对新发传染病的敏感性都很高，新发传染病一旦出现，经常会呈现暴发或流行的趋势。如2003—2004 年在我国安徽发生的 C 群流脑暴发，由于我国历史上极少出现 C 群流脑病例，人群缺乏对其的免疫力，导致在此后的数年中在全国中东部 10 多个省份传播流行。我国 1999 年鲁皖毗邻地区出现的肠出血性大肠埃希菌 O157∶H7，流行 7 个月，住院 195 人，死亡 177 人。再如一些新发的病毒性感染病，如新型冠状病毒肺炎、SARS、H5N1、H7N9，由于人群对其没有免疫力，可能在瞬间波及较大的范围和人群，并且容易引起人民的恐慌。

人群易感性会在某些条件下升高，比如婴幼儿

未经人工免疫者,由于体内缺乏特异性免疫力,对许多感染病都易感;对于某些地方病或自然疫源性疾病(如疟疾、流行性乙型脑炎),非流行区居民迁入流行区后,因缺乏免疫力,使流行区的整个人群易感性升高;已经获得免疫力的人群,经过一段时间,其免疫力逐渐降低,再度成为易感人口,使人群易感性升高;免疫人口的死亡,也会相对地使人群易感性升高;对于某些病患人群,在接受放射治疗、化学治疗、激素治疗之后,由于这些治疗措施会降低患者的特异性免疫功能,导致患者对感染性疾病的易感性增高。

人群易感性会在某些条件下降低,比如对易感人群按免疫程序实施计划免疫和必要时强化免疫接种,是降低人群易感性最重要的措施;感染病流行后有相当数量的易感者获得免疫力,免疫人口数量会增加;隐性感染也能够使个体获得免疫力,降低人群易感性;另外加强医院管理,减少损伤性和介入性诊疗操作,以及合理使用抗生素等可以有效避免患者住院期间由于人为因素导致的免疫功能的破坏,从而降低医源性感染的发病率。

调查人群易感性对预防控制疾病的流行具有重要的意义。人群易感性的调查方法主要有:

(1)通过询问病史和疫苗接种史了解人群对某种疾病的易感性,如麻疹、流行性脑脊髓膜炎、脊髓灰质炎等实施计划免疫的疾病。

(2)采用血清学试验检查人群对某病的抗体水平,可了解与评价人群对该病的免疫性与易感性,如可以通过调查健康人群的脑膜炎球菌血清抗体水平,了解整个人群以及个体对流行性脑脊髓膜炎的免疫性和易感性;有些疾病的人群易感性可以通过皮肤试验来判断,如结核病的结核菌素试验、白喉的锡克试验、链球菌的狄克试验、布鲁氏菌病的皮肤试验。

(阚　飙　周海健　王嘉正　李　旭)

第二节　影响流行过程的因素

感染病的流行过程实际上是疾病在一定的自然环境和人类社会中的一种表现,与各种自然条件和社会条件紧密关联,相互影响。感染病的流行既是生物现象,也是社会现象,只有在一定的自然因素和社会因素的共同作用下,流行过程才能发生和蔓延。一般来说,这两类因素通过作用于传染源、传播途径及易感人群而影响流行过程,而感染病的预防、控制和消灭也离不开这两类因素的作用。另外,生物入侵和病原体本身的变异也是影响感染病流行过程的重要因素。

一、自然环境因素

影响感染病流行过程的自然环境因素很多,包括温度、湿度、日照、风速、地理、土壤、植物和水环境等,主要可以分为气候因素和地理因素。

(一)气候因素

与感染性疾病传播流行相关的气候因素包括气温、湿度、降水量、风速等。其中气候变暖具有很大的影响作用。气候变暖对感染病的流行过程的影响是持续的进展性的长期危害。气候变暖不仅对人类活动、动物宿主以及媒介昆虫的孳生、繁殖有明显影响,而且与环境中游离性病原体的存活时间和变异程度也密切相关。这些改变将导致新感染病的出现和低发病率感染病的重新崛起,以及感染病病原谱和流行病学特征的改变。人类活动导致的温室效应使地球表面温度不断上升,热带范围扩大、温带和寒带的范围缩小,打破地球原有的生态平衡,其中包括微生物生态平衡。

气候因素对肠道和虫媒感染病的影响比较大。肠道和虫媒感染病具有明显的季节性发病高峰,气候变暖将导致感染病的发病率升高,流行季节延长。气候变化可直接或间接地影响病原体感染的危险性。例如:气温、湿度和降水量与疟疾、乙脑的流行明显相关,因为这些因素对蚊媒孳生、繁殖及病原体在蚊虫体内增殖和生活周期有直接影响;夏秋季节暴雨引起洪水泛滥,居民与混有猪、鼠的粪、尿的水体接触,而这些动物的排泄物中带有钩端螺旋体,就可能导致钩端螺旋体病的暴发;雨量对湖洼地区野鼠型流行性出血热的发生与流行有一定的影响;降雨还会导致水生病原体的传播,比如暴雨加剧霍乱弧菌传播导致霍乱的暴发;另外,饮用被污染的水还可能引起各种肠道感染病的流行。随着气候变暖,温带地区扩大,将使感染或携带致病病原体的昆虫和啮齿动物的活动区域扩大,导致某些媒介感染病的扩散。

面对气候变化,尤其是全球气候变暖趋势,如果人类不采取有效的控制措施,必将会导致感染性疾病发病率的升高和疾病蔓延,尤其是疟疾、登革热、利什曼病、血吸虫病、丝虫病、非洲锥虫病等目前主要发生在热带地区的疾病可能随着气候变暖向中纬度地区传播。

（二）地理因素

对感染病流行过程有影响的地理因素包括地形、地貌、植被和海拔等。草原、耕地等土质疏松地带和植物种类丰富的地区适于啮齿动物繁殖，有利于鼠疫等鼠源疾病的传播；沿海、河湖地区水源性感染比较多见；血吸虫病一般发生在水网分布密集的地区，因为血吸虫生活史的各个环节都要在有水的条件下完成；河湖、沼泽多的地段，草原以及森林和草原结合的地方，可能同时存在着蜱传脑炎、蜱传回归热和钩端螺旋体病的自然疫源地。一定的地理环境，如江河、山谷，既对感染病的传播是天然的屏障，也常常因为水的流动把传染源和病原体带到别处发展为新的疫源地。

二、社会因素

社会因素包括生产和生活条件、生活方式、风俗习惯、经济、文化、职业、医疗卫生状况、人口密度、人口流动、旅行旅游、社会动荡和社会制度等。

（一）生产环境和生产方式

传统的生产环境和生活方式对感染病的发生和流行均有一定影响。如农民下水田劳动时容易感染血吸虫病；牧民接触或宰杀带有布鲁氏菌的牲畜时可感染布鲁氏菌；菜农赤手或赤脚在人粪施肥的菜地里劳动可感染钩虫病；林区的伐木工人在劳动时可感染森林脑炎；医务人员若在防护条件不佳、制度不严的医院工作往往容易发生院内感染等。

随着经济发展和人口增加，人类进入尚未开发或人烟稀少的地区修建公路、铁路、桥梁、电站及建厂采矿等活动时，这些地区野生生物中潜在的病原体，有可能侵袭人类导致疾病，甚至被带到人口聚集区导致流行。现代畜牧业养殖高度集约化，饲养数万头牲畜和数百万只禽类的养殖场并不罕见，这些养殖场发生疫病不仅造成牲畜禽类的死亡和经济损失，而且有可能传播给人类并进一步导致人间的传播和流行。

经济全球化发展，交通运输快而频繁，作为传染源的患者或病原体携带者、动物媒介的快速流动，容易导致一个地区的感染病被带到另一个地方，甚至造成全球化的扩散。比如1991年，海运将霍乱弧菌带入了秘鲁沿海地区，导致了该国100年以来的霍乱大暴发，在整个中南美地区造成了73万多人被感染，6 000多人死亡。艾滋病自1981年被首次报道以来，经由各种国际化途径，迅速由一个中非贫困地区扩散至全世界。2011年沙特阿拉伯麦加朝圣期间发生W135群脑膜炎球菌引起的流行性脑脊髓膜炎（简称流脑）暴发，随着人群的流动在几个月里传播到全球十几个国家和地区。再如2011年发生在德国的大肠埃希菌O104：H4暴发疫情，随着豆芽种子的运输传播到法国。近年我国南方布鲁氏菌病多发，与从北方畜牧地区运输至此的羊和羊肉制品有关。在一些国家，旅游业往往与性交易和毒品交易紧密联系，最终也可能造成性传播疾病流行。

（二）生活方式和风俗习惯

有些感染病的流行与不同地区民众的风俗习惯有密切关系。我国有些地区居民喜欢吃生的或半生的水产品，如虾、蟹、鱼、肉等，可能发生甲型肝炎、绦虫病、并殖吸虫病、华支睾吸虫病等；以往一些农村地区习惯把猪圈与厕所建在一起，易导致人兽共患病的发生；没有饭前便后洗手的卫生习惯，则容易通过粪口途径传播导致肠道感染病的发生；养犬过程中没有给犬只注射狂犬病疫苗，而且人与犬密切接触，会导致发生狂犬病的概率加大；无保护的性接触会增加艾滋病等性传播疾病感染的概率。因此，在改善物质生活条件的同时，也必须加强群众的精神文明教育，注意改变不良的生活习惯，讲究个人卫生及公共卫生，增强自我保健意识。

（三）医疗卫生条件

医疗卫生条件和水平，特别是是否积极采取卫生防疫措施对促进或抑制感染病的传播起着重要作用。例如，在计划免疫工作推行较好的地区，流脑、脊髓灰质炎、麻疹、结核病、百日咳、白喉及破伤风的发病率与病死率就会下降。抗生素的合理应用可以避免耐药菌的产生和传播，降低耐药菌感染性疾病发生的概率。医疗卫生机构的合理布局、医疗程序的优化和规范化，可以降低院内感染病的发病率。

（四）生活条件

生活条件的主要构成部分包括居住条件、营养水平、饮食卫生、卫生习惯等。居民区或公共场所的垃圾处理不当或不及时是蝇类滋生的良好条件，可促进肠道感染病的传播；居住拥挤、室内换气设备不佳时可导致呼吸道感染病（如流行性感冒、麻疹、结核病）的传播。因此，发展经济，改善人民物质生活条件，有助于降低感染病的发病率和死亡率。

随着农村城镇化建设的快速发展，城镇化地区以及农民的生活条件发生了很大的改变，其中一些与卫生相关的条件不能及时改善，可能因为人口密度增加、卫生设施不能满足人群预防感染性疾病的要求，而导致疾病暴发或多发。例如城镇化地区工厂增多,工人集中居住有可能导致流脑等呼吸道疾病发生;排污系统中没有安装污水处理设施或者集中供水中没有设定或执行严格的水消毒措施有可能导致甲型肝炎、伤寒等水源性疾病暴发甚至流行。

(五) 旅行旅游

随着旅游热的升温,越来越多的人到自己不熟悉的地方旅行和旅游,由于未掌握当地常见感染性疾病防护知识而得病。例如,在我国南方旅行接触淡水可能导致血吸虫病、钩端螺旋体病等;在牧区旅游在没有防护的情况下接触牛羊可能会导致布鲁氏菌病、炭疽等,接触啮齿类动物可能会导致鼠疫、兔热病、病毒性出血热等;而到蚊虫多的地区进行旅行旅游有可能导致疟疾、登革热等蚊传疾病;另外在野外旅行如果被蜱虫叮咬有可能导致斑疹伤寒、莱姆病等地方疫源性疾病。同时,旅行旅游经常导致疾病的扩散,有可能将地方疫源性病原体输入到非疫源地导致感染性疾病。

在旅行旅游前,充分了解目的地和旅行线路的公共卫生和疾病流行状况,做好传染病防护准备,例如接种疫苗、避免接触可疑动物和环境、充分休息等,是避免旅行旅游期间发生感染性疾病的有效措施。

(六) 社会动荡和社会制度

经济贫困、战争或内乱、人口过剩或人口大规模迁移、城市衰败、自然灾害等均可导致感染病的流行。

三、外来生物的入侵

生物入侵对人类健康具有严重的危害。从人类起源至今,人类社会经历了无数种感染性病原体的侵扰,其中多数感染病起源于自然界的其他生物。新的生物入侵事件正改变一些地区的感染病流行模式,为疾病的预防控制带来了新的挑战。贸易发展、快速物流加速了有害物种的扩散,为入侵物种的定居创造了条件。如 20 世纪 80 年代的洲际轮胎贸易将伊蚊传入南美、美国南部和非洲,导致了这些地区首次出现了登革热疫情。

入侵生物一般通过 3 种方式影响人类健康:①出现新的感染源并且发生扩散,或者虫媒疾病、动物源性疾病发生扩散引起人类疾病的流行;②入侵物种破坏人类关联的食物生产生态系统导致人类疾病的发生;③入侵物种可能携带有外源性生物毒素,人类接触后发生疾病。这些通过入侵生物带来的疾病问题,多数情况下与人类活动有关。

人类自身的陋习导致了一些原本动物间流行的感染病入侵人类社会。比如将艾滋病病毒从猴群带入人群,导致数千万人死于该病;食用野生动物导致埃博拉病毒感染暴发流行。再外如 SARS、朊粒病、布鲁氏菌病的流行无不与人类自身的活动相关。

另外,人为的主动的"生物入侵"行为——恐怖袭击也是生物入侵的新方式。如 2011 年美国华盛顿地区发现的"白色粉末邮件"事件,将炭疽芽孢带入了人口密集区,邮政人员等被感染超过百人,22 人发生肺炭疽,5 人死亡。以病原体作为生物武器在人类史上屡见不鲜,在战场上使用过的病原体就有炭疽杆菌、鼠疫耶尔森菌、霍乱弧菌、伤寒沙门菌和痢疾志贺菌 6 种之多。而事实上,凡是急性感染病的病原体都可作为生物武器。回顾近 150 年的战争史,因感染病及其他疾病导致的减员人数,远远超过战争伤亡减员的人数。

总之,生物入侵的方式多种多样。有的事件导致新的物种入侵某一地区导致该地发生新的感染病流行,有的事件导致新的物种入侵人类导致人类感染病的流行。但是,不管是哪种方式,都是跟人类自身的活动密不可分的。

四、病原体本身的变异

病原体的变异是影响感染病流行的又一个重要的因素。变异是一切生物的普遍特性。病原体可因环境条件改变以及遗传因素等原因产生变异。主要表现在抗原变异、耐药性变异、毒力变异等。

(一) 抗原变异

病原体抗原变异是病原体生长繁殖过程中的普遍现象。如 1918 年以来,甲型流感病毒表面抗原至少发生了四次大变异,每一次变异都会形成一个新的流感病毒亚型,人群对其普遍没有免疫力,往往引起大流行。近年我国出现了抗原变异产生的福氏志贺菌新亚型,导致某些地区志贺菌感染病的发病率升高。

(二) 耐药性变异

指原来对某种(或某类)药物敏感的细菌变成对该种(或该类)药物不敏感或耐受的菌株。耐药性变异不仅可以通过遗传物质传给后代菌,而且可以通过可移动基因元件转移给其他共生微生物。目前越来越多种类的"超级细菌"的出现、新的耐药基因元件的出现、多重耐药的结核分枝杆菌的出现和增多等都有耐药性变异的因素在起作用。

(三) 毒力变异

毒力变异会导致毒力减弱和毒力增强两种结

果。毒力减弱的变异被人类利用制成疫苗,应用于感染病的预防控制。目前使用的卡介苗、麻疹疫苗均是用自然法或人工选择法筛选出的毒力低的变异株制备的。毒力增强的变异往往会导致新的变异株的出现和流行,如肠道致病菌容易获得外毒素相关的毒力基因而导致毒力增强,甚至出现新的流行株。

在很多情况下,一个新的流行菌株的产生是多种变异同时作用的结果,比如 20 世纪 90 年代初新出现的 O139 群霍乱弧菌,不仅发生了抗原变异产生了新的血清群,而且该血清群发生了毒力变异使其毒力增强,从而导致人间霍乱的暴发。再如 2003 年在我国安徽引起流脑暴发的 C 群脑膜炎球菌,可能是在长期的进化过程中同时或者先后发生了抗原变异和毒力变异而产生的。

病原体变异导致新的疾病流行,甚至是全球性的大流行。近年出现的 SARS-CoV-2、SARS 冠状病毒、H5N1 及 H7N9 禽流感病毒、耐碳青霉烯类药物肠杆菌、耐甲氧西林金黄色葡萄球菌等流行,其病原体很可能就是由原本对人类危险不大的病原体变异而来。为此,应该加强对病原体的变异监测和研究,以期早期掌握感染病流行的相关信息,能够及时布置相关的预防控制措施。

(阚 飙)

第三节　分子流行病学

一、分子流行病学基本概念

分子流行病学(molecular epidemiology)是利用分子生物学理论和技术测量生物学标志的分布情况,并且运用流行病学研究方法探讨分子生物学技术所检测到的结果,将实验室数据转化为对人群中疾病病因、致病过程及发病机制的诠释。分子流行病学是阐明人群和生物群体中医学相关生物标志的分布及其与疾病/健康的关系和影响因素,并研究防治疾病、促进健康的策略与措施的学科。

二、分子流行病学发展简史

1973 年,Kilbourne 在美国传染病学会第 10 次会上作了题为"流感的分子流行病学"的报告中,第一次提出分子流行病学。在由 Schulte 和 Perera 编著的第一本分子流行病学书 *Molecular Epidemiology: Principles and Practice* 中,对"分子流行病学"这一概念进行了更加具体和细致的描述。这本书的核心是

在流行病学研究中应用生物标志或生物学测量;这里的生物标志包括生物群体中发生事件的生化的、分子的、遗传的、免疫学或生理学的信号;这些事件代表致病因子与所致疾病之间连续过程中一个个不可分割的环境。1996 年第 14 届国际流行病学学术会议上,Saracci 提出:分子流行病学研究狭义上讲的是测量作为暴露或效应的生物标志——信息大分子,即 DNA、RNA 和蛋白质,广义上讲则包括任何实验的、生化和分子生物学的测量,也包括血清流行病学等内容。

随着基因组学检测平台的快速发展,研究者运用全基因组测序的检测技术手段,快速筛查这些遗传标志与特定表型相关性。

分子流行病学经过三十多年的迅猛发展,研究内容更加丰富,生物技术手段越来越多,应用范围也不断地扩大。随着分子流行病学、遗传流行病学以及人类基因组流行病学的发展,今后将会有越来越多的疾病的病因、发病机制、发生发展及转归规律等在分子、基因微观水平上及宏观人群中得到阐明。分子流行病学在传染性疾病的研究和预防控制中做出了巨大而且突出的贡献。

三、主要研究内容

传染性疾病的分子流行病学研究主要指对某一种传染病的病原体从基因水平上分析其特征,从而更加准确地解决传染病相关的传染源、传播途径等流行病学问题。病原微生物应用分子流行病学,可以分为以下层次:①病原体的分离与鉴定;②疾病危险因素的分子检测与分析;③确定传染源与传播途径;④病原体表型特征的变异规律与确立新病原体的分子分型。

研究病原生物分子分型和鉴定的最有效手段是传染病分子流行病学的重要使命。由于病原体表型特征的不稳定性和易变性,而遗传学分型稳定可靠,成为鉴定和诊断的重要依据。运用分子分型等技术可以快速检测、鉴定食品、饮用水等传播媒介中可以传播疾病的危险因素。同时,运用相关分子生物学技术尽可能在媒介物种分离到引起流行的病原体或检测到病原学标志。分子流行病学的发展得以运用新的分子生物学技术,从而可以更加准确地确定传播途径,结合传染病学,能更加快速地确定传染源,因而据此提出的防治措施更有针对性,更有成效。

仅从细菌分型研究角度来说,我们只能在有不同的型别的时候证明两株菌是不同的,而不能说某

两株菌是相同的,尽管这两株菌可能使用多种分型方法后都有一致的结果。如果没有流行病学资料,分型研究就可能会导致错误的信息。菌株分型研究不能代替流行病学研究,两项工作应该分别进行但是要综合在一起进行分析才能下结论。

分子流行病学在慢性非传染性疾病的病因探索、发病机制研究以及机体易感性测定等方面,同样作出了巨大的贡献。

四、病原微生物分子分型实验技术

最近 10 年,细菌分子分型技术快速发展,脉冲场凝胶电泳(pulsed-field gel electrophoresis,PFGE)、多位点序列分型(multilocus sequence typing,MLST)、多位点可变数目串联重复序列分析(multilocus varia-ble-number tandem repeat analysis,MLVA)等方法已经成为细菌性传染病暴发和分子流行病学研究的常用工具。使用分子分型方法分析不同分离菌株的相关性,可以发现传染源、揭示传播途径的分子信息和分子证据,能够深入到分子水平描述暴发和流行。

全基因组测序(whole genome sequencing,WGS)近年来在病原细菌的遗传进化、种群迁移和流行分析中被广泛应用。随着基因组测序成本的不断降低和生物信息分析的不断进步,细菌 WGS 的应用不仅局限于上述领域,正在逐步应用到处于疾病预防控制领域前沿阵地的暴发调查和流行病分析中。目前的细菌全基因组信息基本是基于下一代测序(next generation sequencing,NGS),也叫第二代测序(sec-ond generation sequencing)或者高通量测序(high-throughput sequencing)技术获得的。与基于 Sanger 方法的第一代测序技术相比,NGS 可以在更低费用消耗下更快地获得更多的基因组信息。WGS 在细菌性传染病暴发调查和流行病学分析中已经显示了很好的应用能力。如 2010 年海地地震后的霍乱暴发菌株溯源、2011 年发生在欧洲的 O104:H4 大肠埃希菌暴发事件调查、发生在加拿大持续 3 年的结核病暴发分析。

基于 WGS 的病原细菌分子分型方法中目前被使用比较多的技术是基于全基因组测序的单核苷酸多态性分型(whole genome-based single nucleotide polymorphisms,wgSNP)、全基因组多位点序列分型(whole genome multilocus sequence typing,wgMLST)和最小核心基因组(minimum core genome,MCG)。其中后两者,尤其是最小核心基因组,因为使用的核心基因组序列,所以也叫核心基因组多位点序列分型(core genome multilocus sequence typing,cgMLST)。基于 WGS 的方法由于是在全基因组的水平基于序列多态性进行分型,理论上比传统分子分型方法(MLST、PFGE、MLVA 等)具有更高的分辨力。同时,基于测序和序列多态性的分型方法,因为结果是序列信息,具有很好的分型力、重复性和实验室间可比性,便于建立分析网站和公共数据库,容易实现标准化和网络化应用。

(一)脉冲场凝胶电泳(PFGE)

脉冲场凝胶电泳是运用限制性内切核酸酶进行酶切,DNA 经过酶切消化成为分子量不同的 DNA 片段,通过电泳,将包埋在琼脂糖中的 DNA 片段分散开,再运用软件比对 DNA 片段位置以确定型别的工具。

PFGE 是针对细菌基因组中的内切酶酶切位点,大片段的插入、缺失和倒位、质粒的获得和丢失等进行了检测,并不能代表整个基因组序列,所以 PGFE 聚类图中相似性达到 100%,表示两株菌的 PFGE 图谱相同,而不是两株菌株相同或者两株菌的基因组序列相同;PFGE 的相似性更加不能作为划分种群或者判断遗传进化关系远近的标准。

PFGE 结果判读的 TENOVER 原则:菌株在同一暴发期间分离的前提下,分为 4 种判读结果(图6-3-1)。①无法区分:分离株有相同的带型,包括条带的数目和位置。这些分离株为同一菌株。②高度相关:如果 PFGE 带型仅有因一次基因事件引起的带型变化,这些菌株就被定义为高度相关菌株。这些仅有两到三个条带变化的情况常见于反复传代以及从同一患者中多次分离的菌株。③可能相关:PF-GE 带型与暴发菌株带型变化有两个独立的基因事件引起的条带变化(通常是 4~6 个条带的变化)。这些分离菌株可能是遗传上相关的,但是并不是紧密相关的,其流行病学关系也并不紧密。这样的突变常见于分离自较长的时间段(大于等于 6 个月)或者是大规模延伸暴发的患者中。④无关:三个独立的基因事件引起的条带变化(7 个或者以上的条带变化)。

PFGE 操作方案:首先,检查所有的带型看能否发现一个暴发带型或者是代表带型。如果没有发现代表带型,那么这些分离株很可能是流行病学无关菌株(流行相关的菌株中没有代表带型的情况是小概率事件)。其次,以暴发带型为基础和其他分离株的带型进行比较。每个带型应该确定与暴发带型关系。带型差异超过 6 条带的分离株可以认为是暴发

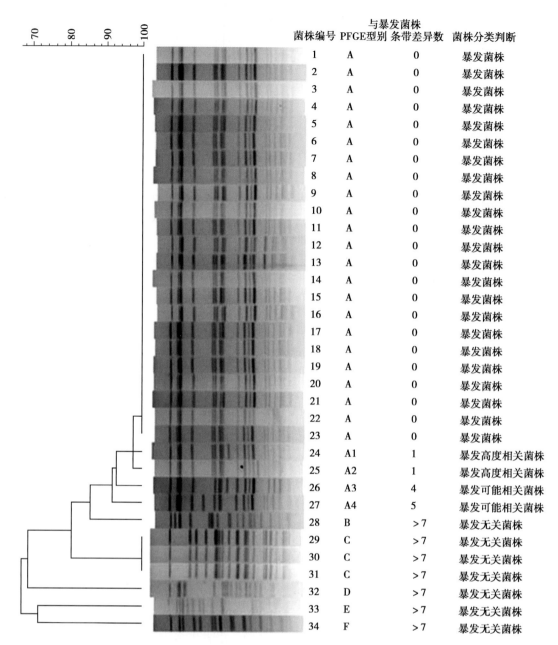

图 6-3-1　PFGE 数据分析示例图
某碳青霉烯类抗生素耐药肺炎克雷伯菌院内感染暴发调查

无关菌株。而那些与暴发带型只有 2~3 个条带差异的分离株被认为是暴发带型的衍生。

PFGE 特点：被广泛承认和使用的方法；分辨能力优于 MLST，分型结果与 MLST 有很高的一致性；可以作为 MLST 实验菌株的初筛工具；可以为暴发和聚集性病例调查提供实验数据支持。

（二）多位点序列分型（MLST）

MLST 适合用于长期的、大范围的流行病学调查和监测菌群结构变化，研究地域性传播和流行性变迁。管家基因序列的变化速率慢，多态性相对于其他基因组分更小，目前认为 MLST 不能单独作为暴发溯源的工具。两株细菌 MLST 分型结果相同，表示这两株细菌属于相同的克隆或者克隆群，不能认

为他们之间有流行病学联系。MLST 数据分析示例见图 6-3-2。

MLST 特点：实验和分析方法已经标准化，有国际数据库供科研人员查询和对比；成功应用于全球、全国性暴发调查和菌型分布调查；适合用于长期的、大范围的流行病学调查和监测菌群结构变化。

（三）多位点可变数目串联重复序列分析（MLVA）

多位点可变数目串联重复序列分析（multilocus variable-number tandem repeat analysis，MLVA）是近年发展起来的以 PCR 为基础，根据病原菌散在于基因组中不同位点的，可变数目串联重复序列（variable number of tandem repeat，VNTR）重复单元拷贝数的

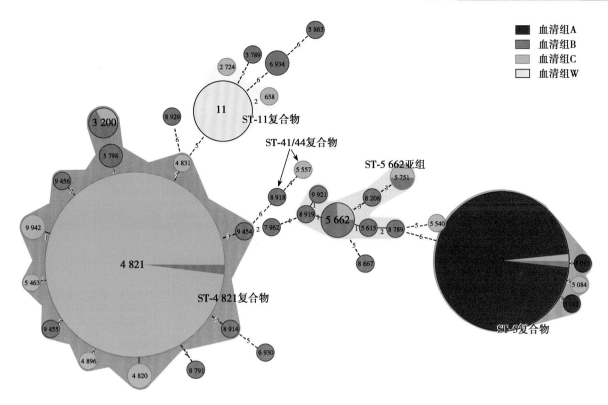

血清组A
血清组B
血清组C
血清组W

图 6-3-2　MLST 数据分析示例图
234 株中国分离的侵袭性脑膜炎球菌 MLST 分型分析

差异来进行分析的分子分型技术。

MLVA 特点:在肠道菌和食源性疾病的暴发调查中已经被证实具有作用;在呼吸道细菌中分型结果类似于 MLST,分辨力高于 PFGE 和 MLST;需要寻找稳定的 VNTR 位点组合用于流行病学调查和菌群结构分析。

(四) 全基因组测序(WGS)

1. 基于全基因组测序的单核苷酸多态性分型(wgSNP)　wgSNP 是在全基因组序列的水平上选择一定数目的 SNP,比较不同细菌基因组中 SNP 的信息,从而达到将同一个种内的不同菌株进行分型的目的。wgSNP 基于基因组重测序的方法进行,可以根据参考序列进行比对搜索 SNP,也可以不根据参考序列只在样本之间进行两两或者多重比对搜索 SNP,根据不同个体间的所有 SNP 或者经过一定条件筛选后的 SNP(剔除疑似的重组)进行比对,从而实现分型。wgSNP 已被用于多起传染病暴发事件中分离菌株的分型和分子流行病学分析(图 6-3-3)。

2. 核心基因组多位点序列分型(cgMLST)　cgMLST 是使用某一个种的细菌核心基因组中的成百上千个基因位点的序列差异对菌株进行区分和分型的方法。与传统的 MLST 分型不同,MLST 检测和比对 7 个基因位点的序列差异,而 cgMLST 检测和比对成百上千个基因位点的序列差异。在 cgMLST 中,沿用传统 MLST 的数据分析方法,以基因比对的方

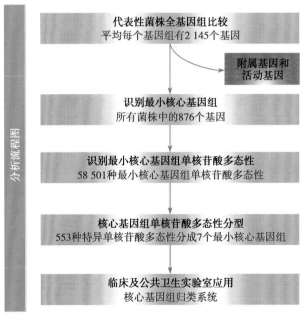

图 6-3-3　wgSNP 分析示例图
猪链球菌最小核心基因组分型策略

式在核心基因组中搜寻等位基因差异,赋予每株菌一组等位基因编号来进行分型。这种以基因为单元的比对和分型方法,不但比传统的 MLST 方法具有更高的分辨力,而且与 wgSNP 分型相比降低了对生物信息分析的要求,在结核分枝杆菌、金黄色葡萄球菌、嗜肺军团菌等多种病原菌的分型和分子流行病学研究中已经显示了应用前景(图 6-3-4)。

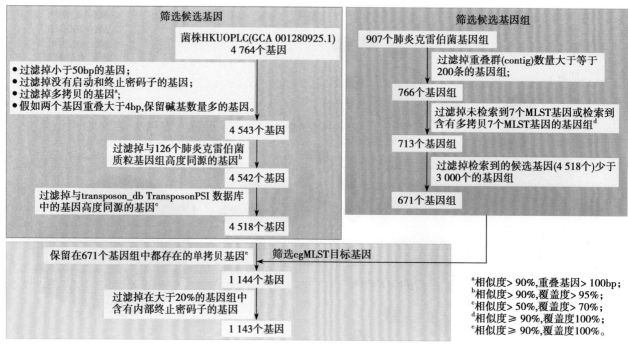

图 6-3-4 肺炎克雷伯菌 cgMLST 分析示例图

五、分子流行病学应用实践

近十几年来,分子流行病学广泛应用于传染病的暴发发现、预警和应急处置中。在国际上,霍乱弧菌的跨洲传播、美国的鼠伤寒沙门菌污染花生酱导致的食品安全事件、美国多州的来源于罗曼生菜的大肠埃希菌 O145 暴发事件等多地域的暴发疫情,依据分子生物学证实和流行病学分析最终控制了疫情的蔓延。在国内,由国家卫生健康委员会疾病预防控制局主导、中国疾病预防控制中心组织实施的国家致病菌识别网,以分子流行病学的分析为核心内容,采用病原识别、分子分型、基因组流行病学等调查分析技术,开展传染病监测与防控的实验室网络,建立了适合我国国情的细菌性传染病监测模式,推进细菌性传染病监测预警新技术和策略应用,从而提高疫情发现和防控能力,在食品污染事件处置、跨省传播的霍乱疫情溯源和院内感染分析等数十起事件中发挥了重要作用,在保护人民群众身体健康、保障国家生物安全方面具有重要意义。

（徐建国　崔志刚　邵祝军　周海健　胡锦瑞）

第四节　感染病的预防原则

一、感染病预防的法律法规及基本原则

（一）感染病预防相关法律法规

病原微生物或条件致病性微生物侵入机体,通过生长繁殖和/或释放毒素,或导致机体微生态平衡失调等所致的病理生理过程称为感染（infection）。感染是一个病原体与宿主间相互作用的复杂过程,所引起的疾病统称为感染性疾病,其中传染性较强,易引起宿主间相互传播的疾病称传染病。对于感染性疾病的预防,根据其感染及传染性特征不同,依不同的法律法规要求进行。根据《中华人民共和国传染病防治法》的要求,国家对传染病防治实行预防为主的方针。

对于一般感染性疾病的预防,所依据的法规和标准等主要包括《中华人民共和国传染病防治法》《中华人民共和国传染病防治法实施办法》《医院感染管理办法》《医院感染监测规范》《消毒技术规范》《医疗机构消毒技术规范》《卫生部关于二级以上综合医院感染性疾病科建设的通知》《医疗废物管理条例》《医疗卫生机构医疗废物管理办法》《抗菌药物临床应用指导原则》《卫生部二级以上综合医院感染性疾病科工作制度和工作人员职责》《医务人员手卫生规范》和《内镜清洗消毒技术操作规范》等。

对于其中传染病的预防,主要依据《中华人民共和国传染病防治法》《突发公共卫生事件应急条例》《突发公共卫生事件与传染病疫情监测信息报告管理办法》《国家突发公共卫生事件应急预案》《医院隔离技术规范》《医院感染暴发报告及处置管理规范》以及各法定传染病防治的国家标准等。

（二）感染病预防的基本原则

感染病的预防重在完善相关法律法规、提升民

众的预防意识和能力、加强防范措施的落实和对高危人群、高危区域的危险因素干预。对于传染性较强的感染性疾病(传染病)预防,主要包括合理管理传染源、切断传播途径、保护易感人群,以及及时、全面进行疫情预警预测、疫情报告和应对。

1. 建规立制,强化预防措施的落实 感染病预防是一个系统工程,涉及预防措施的实施必须有法可依、有法必依的问题;要有效预防感染病的发生,需要从建立相应的法规和制度入手,不断提升城乡环境卫生和健康水平,提升用水安全、垃圾废物处理能力等;加强与医院感染控制相关的监督管理,落实从相关的硬件建设到医院感染科的设置和发热门诊等分诊制度;加强抗生素的合理使用指导和管理,减少由于耐药菌感染和因菌群失调造成的感染病的发生。加强与感染病预防相关的全民素养教育,提升民众对感染病的防范意识和个人卫生习惯。强化医护人员等关键人群的感染病预防能力和各级医院的感染病防控核心能力建设。

2. 严控传染病流行的三个环节

(1) 管理传染源:对于患者,重点要做好及时隔离和有效治疗;无症状的病原携带者,因其不易被发现,应进行定期随访和病原学检查,及时发现、及时治疗;对密切接触者应按最长潜伏期进行检疫,包括医学观察、留验和集体检疫。

人兽共患传染病的防治受到广泛关注,对其相关预防策略的实施面临诸多困难和挑战。对于人兽共患传染病的传染源管理,对有经济和保护价值的野生动物及家禽、家畜,应隔离治疗,必要时宰杀,并加以消毒;无经济和保护价值的野生动物应予以捕杀。

(2) 切断传播途径:各级卫生行政部门要指导辖区内医疗机构加强医院感染控制;通过在各级综合医疗机构设置感染性疾病科,包括功能相对独立的呼吸道发热门诊、肝炎门诊、艾滋病门诊和肠道门诊等,严格执行消毒、隔离和无菌操作规范,注射操作做到"一人一针一管一用一消毒";强化医院感染控制,医院内所有区域采取标准预防措施:即将所有的患者均视为具有潜在感染性患者,不论接触患者的任何血液或其他分泌物、排泄物,还是直接接触或近距离接触患者,必须采取防护措施,强调双向防护。既要预防患者感染医务人员,也要防止医务人员将病原体传给患者。切断在医院这一重要场所的传播途径,减少或杜绝医源性感染的发生及传染病的传播。

(3) 保护易感人群:感染性疾病更易发生在身体素质差、抵抗力弱或有基础疾病的人群,注重平时的体育锻炼、均衡营养和劳逸结合,对于提高机体的抗感染能力有重要作用。

疫苗预防接种对于疫苗可预防感染病的人群防护具有重要意义,开展国家免疫规划策略是保护易感人群的最为经济有效的措施。例如,中国曾约有9 300万乙肝病毒携带者,但自2002年中国将乙肝疫苗纳入儿童免疫规划,通过为所有新生儿免费接种乙肝疫苗,为数众多的少年儿童和婴幼儿由易感人群转变为免疫保护人群,有效避免了大量乙肝病毒感染者的发生。

在紧急情况下,可通过使用抗血清获得被动免疫,或预防性使用抗生素或抗病毒药物等应急措施,达到保护特定易感人群的目的。

3. 疫情预警预测和疫情应对 传染病的发生有其规律可循,通过对不同季节、不同人群及其相关因素分析,结合对病原谱变迁规律的综合分析,可实现对可能发生的重大传染病疫情的预警预测分析,并用于有效的传染病预防策略的制定和疫情应对工作。

二、特定人群的传染病预防

(一) 特定人群的预防原则

感染性疾病经常在某些特定人群中高发或出现暴发流行,这些人群或因居住环境卫生状况差,或具有高度聚集特征,或流动性强;针对特定人群的特点,建立相应的感染病预防策略,可发挥事半功倍的作用。

(二) 需特别关注的人群及其感染病预防

1. 流动人口及其感染病预防 流动人口已成为发达地区和高速发展地区人口的重要组成部分和重要人口特征。流动人口的可控性差、组成复杂。应加强对流动人口的管理,特别是加强对流动人口感染病相关信息的掌握,提供必要的公共卫生资源配置,强化流动人口中的疫苗接种效果和感染病预防控制知识教育。

2. 免疫低下人群及其感染病预防 免疫力低下人群是一类易受到病原体攻击并发病的群体,即包括免疫力发育不够健全的低龄人群,也包括免疫力差和体质较弱的老龄人群,同时还包括患有多种严重慢性基础性疾病的人群,以及因接受免疫抑制剂治疗和放、化疗治疗而影响免疫系统功能的人群。对这类人群的感染病预防,除倡导一般性的预防措施外,应强化提高针对性的预防措施;对低龄儿童应特别重视免疫规划的实施;对免疫力差和体质较弱的老龄人群,应重点通过适度锻炼、均衡营养和保持良好的卫生习惯来降低感染病的发生;在冬季来临前,可有计划接种流感疫苗等相关免疫预防制剂,提高机体应对特定病原感染的能力;对因接受免疫抑制剂治疗和放化疗治疗而影响免疫系统功能者,则应提供更严格的防止交叉感染措施,降低患者被感染的机会。

3. 学校人群及其感染病预防 学校人群人员聚集,流动性大,人员间接触机会多,是传染病的易发场所,一旦发生,也易传播和流行,并易影响到相关家庭和社会。需要将常见传染病预防控制工作依法纳入科学、规范、有序的轨道,根据《中华人民共和国传染病防治法》和《学校卫生工作条例》等法律法规及相关文件精神的要求,制定相关预防控制措施及应急预案,将感染病预防作为学校工作常规内容的一部分。

学生也是一个习惯养成的重要人生阶段,接受常见传染病防治知识,教育学生养成良好的卫生习惯,增强卫生防疫意识和自我保护能力非常重要,可通过多种形式对学生进行预防传染病知识的宣传教育,如利用健康教育课等,进行预防常见传染病为重点的健康知识教育。

学校教职工也应了解学校作为感染病易发场所的特点,增强法律意识和责任感。特别要按照《食品卫生法》和《学校食堂与学生集体用餐卫生管理规定》等有关法规要求,加强饮食、饮水卫生管理,严防食物中毒和传染病发生。

4. 医院感染的预防 医院是一个感染性疾病发生的重要地点,不但各类传染源汇集、人员密度高、患者抵抗力差,特定的医疗过程也增加了医院感染发生的可能。2000 年卫生部颁发了《医院感染管理规范(试行)》(2007 年更新)等有关医院感染管理的系列规范,医院感染管理工作正式纳入了中国卫生法规,正式开始了对医院感染的统一监管。

为预防院内感染的发生,应完善医院感染管理体系和规章制度,加强监督检查和对日常工作的管理,重视手卫生,严格执行无菌技术操作和消毒隔离制度,控制医院内部病原体的传播,防止感染的发生。加强对医护人员的医院感染宣传教育,提高医务人员的自我保护意识。规范各种废物分类、包装、标识、运送、登记和集中统一焚烧处理。医院要重视规范抗生素的使用,需根据患者的病情合理、规范使用,严禁一味追求新药和广谱抗生素的应用,有效减少菌群失调及耐药菌株的产生。

三、高发季节的感染病预防

许多感染病的发生带有明显的季节性,预防原则也各有侧重。

冬季室内空气质量差,室内外温差大,流感等呼吸道感染高发,定时开窗自然通风,调节居室微小气候,是最简单、有效预防感染病的方法。良好的卫生习惯,也是预防传染病的关键,饭前便后、外出归来认真洗手,打喷嚏、咳嗽时注意掩盖,勤晒衣服、被褥,不随地吐痰等卫生习惯,均可发挥重要的预防作用。

夏季是肠道感染和媒介生物传播疾病的高发季节,夏季气温高、湿度大,病原菌繁殖快,注意饮食、饮水卫生和个人卫生,对污水、污物、粪便进行无害化处置,杜绝或减少经水、食物的病原体传播非常重要。夏秋季也是蚊虫容易孳生的季节,改善环境卫生,降低病媒生物危害,可有效降低媒介传播疾病的发生。

四、常态与应急状态时的感染病预防原则

感染病预防在常态和应急状态下应遵循不同的预防原则。

在常态情况下,通过有效的国家免疫规划,即按照国家或者省、自治区、直辖市确定的疫苗种类、疫苗接种方案,有计划地进行人群预防接种,可有效预防和控制特定传染病的发生及流行;应结合包括食品和饮水安全等内容的社区和农村公共卫生状况改善、有效的院内感染控制、输血用血安全管理、学校等特定人群传染病预防,达到预期的传染病预防效果。

在应急情况下,特异性传染病预防措施包括疫苗应急接种和预防性用药等。

疫苗应急接种是指出现某种传染病流行趋势,或有人接触某种传染病患者后所采取的紧急预防接种措施。疫苗应急接种使用得当,可有效扭转突发疫情带来的被动局面,可通过阻止个体发病、减轻发病时症状或减少并发症,控制疾病的进一步蔓延,减少传染病的危害程度。疫苗应急接种时若能做到疫苗选择准确、接种范围和接种对象选择适当并及时接种,对阻断传染病的传播、控制疾病的流行可起到关键性作用,是控制某些传染病的有效措施。

有关预防性用药是一个受到特别关注的问题。使用抗生素用于预防一种或两种特定病原菌入侵体内引起的感染，特别是在一段时间内发生的感染可能有效，但如目的在于防止任何细菌入侵则往往无效。烈性细菌性传染病预防用药应严格按国家标准进行（如对鼠疫的直接接触者必须就地隔离留验，并行预防性治疗 9 天；对霍乱患者家属和密切接触者的预防服药应选择一种敏感抗菌药物，连服 2 天），预防性使用抗生素也应严格掌握适应证、药物选择和使用原则。外科手术应根据手术野有否污染或污染可能，决定是否预防用抗菌药物。普通感冒、麻疹、水痘等病毒性疾病，以及应用肾上腺皮质激素等患者，通常不宜常规预防性应用抗菌药物。

五、感染病预防面临的挑战

为有效实施对感染病的预防，世界范围内所建立的防控策略发挥了重要作用，特别是各国、各级政府组织开展群众性卫生活动，进行预防传染病健康教育，倡导文明健康生活方式，提高公众对传染病的防治意识，改善环境卫生，降低病媒生物危害；完善公共卫生设施，改善饮用水卫生，对污水、污物、粪便进行无害化处置；国家实行有计划的预防接种制度；减少抗生素滥用；对传染病患者、病原携带者和疑似传染病患者进行隔离管理等，对感染病的预防取得的有目共睹的成果。但世界各地的感染性疾病预防能力和效果很不平衡，且由于对传染病认识的局限性、预警预测能力不足、预防用疫苗的局限性、个体和群体预防的有效性问题和公共卫生资源的局限性，传染病预防的各种策略及防范体系不时受到各种感染病（包括各种新发和突发传染病）的挑战。

中华人民共和国成立以来，一直注重感染病的预防工作，并做出了令世界瞩目的成绩。随着全球一体化进程的推进，感染病的全球特征越来越明显，新的、更严峻的挑战将会不断出现；这要求对感染病的预防要注重强化基础研究、应用基础研究和预防工作的整合，强化国家、地区间的合作，并不断对感染病预防原则进行调整和完善。

（张建中）

参 考 文 献

［1］ 徐建国.新发传染病的现状与对策［J］.中华流行病学杂志，2003，24（5）：340-341.

［2］ 秦川，张连峰.SARS 揭示新发传染病对人类健康的威胁［J］.中国实验动物学报，2005，13（3）：129-131.

［3］ 李凡，刘晶星.医学微生物学［M］.7 版.北京：人民卫生出版社，2009.

［4］ 施侣元，李立明，叶冬青.流行病学［M］.5 版.北京：人民卫生出版社，2003.

［5］ 姜庆五.流行病学［M］.北京：科学出版社，2003.

［6］ 文心田，于恩庶，徐建国，等.当代人兽共患病学［M］.成都：四川科学技术出版社，2011.

［7］ de Francisco N，Donadel M，Jit M，et al. A systematic review of the social and economic burden of influenza in low-and middle-income countries［J］. Vaccine，2015，33（48）：6537-6544.

［8］ Vouga M，Greub G. Emerging bacterial pathogens：past and Beyond［J］. Clin Microbiol Infect，2016，22（1）：12-21.

［9］ Wu X，Lu Y，Zhou S，et al. Impact of climate change on human infectious diseases：Empirical evidence and human adaptation［J］. Environ int，2016，86：14-23.

［10］ Grad YH，Lipsitch M，Feldgarden M，et al. Genomic epidemiology of the Escherichia coli O104：H4 outbreaks in Europe，2011［J］. Proc Nat Acad Sci，2012，109（8）：3065-3070.

［11］ 徐建国.现场细菌性［M］.北京：科学出版社，2011.

［12］ Chen C，Zhang W，Zheng H，et al. Minimum core genome sequence typing of bacterial pathogens：a unified approach for clinical and public health microbiology［J］. J Clin Microbiol，2013，51（8）：2582-2591.

［13］ Du P，Zheng H，Zhou J，et al. Detection of multiple parallel transmission outbreak of Streptococcus suis human infection by use of genome epidemiology，China，2005［J］. Emerg Infect Dis，2017，23（2）：204-211.

［14］ Eppinger M，PearsonT，Koenig SS，et al. Genomic epidemiology of the Haitian cholera outbreak：a single introduction followed by rapid，extensive，and continued spread characterized the onset of the epidemic［J］. mBio，2014，5（6）：e01721.

［15］ Gilmour MW，Graham M，Reimer A，et al. Public health genomics and the new molecular epidemiology of bacterial pathogens［J］. Public Health Genomics，2013，16（1/2）：25-30.

［16］ Li W，Lu S，Cui Z，et al. PulseNet China，a model for future laboratory-based bacterial infectious disease surveillance in China［J］. Front Med，2012，6（4）：366-375.

［17］ Qin T，Zhang W，Liu W，et al. Population structure and minimum core genome typing of Legionella pneumophila［J］. Sci Rep，2016，6：21356.

［18］ Tenover FC，Arbeit RD，Goering RV，et al. Interpreting chromosomal DNA restriction patterns produced by pulsed-field gel electrophoresis：criteria for bacterial strain typing［J］. J Clin Microbiol，1995，33（9）：2233-2239.

［19］ Zhou H，Liu W，Qin T，et al. Defining and evaluating a core genome multilocus sequence typing scheme for whole-genome sequence-based typing of Klebsiella pneumonia[J]. Front Microbiol,2017,8:371.

[20] 田克恭,吴佳俊,王立林. 我国人兽共患病防控存在的问题与对策[J]. 传染病信息,2015,28(1):9-14.

[21] 冯录召. 急性呼吸道感染住院病例病毒性病原谱及流感季节性研究[D]. 中国疾病预防控制中心博士论文,2014:8-37.

[22] Smiddy MP,O' Connell R,Creedon SA. Systematic qualitative literature review of health care workers' compliance with hand hygiene guidelines[J]. Am J Infect Control,2015,43(3):269-274.

[23] WHO Guidelines Approved by the Guidelines Review Committee. WHO Guidelines on Hand Hygiene in Health Care:First Global Patient Safety Challenge Clean Care Is Safer Care[M]. Geneva:World Health Organization World Health Organization,2009.

[24] 邹丽华. 新形势下现代医院感染管理策略研究[D]. 南方医科大学硕士论文,2007:17-34.

[25] 郭林飞,耿仁文. 住院患者医院感染影响因素及防控对策分析[J]. 中国病原生物学杂志,2013,8(5):456-458.

[26] Hipgrave D. Communicable disease control in China:From Mao to now[J]. J Glob Health,2011,1(2):224-238.

[27] Ross AG,Crowe SM,Tyndall MW. Planning for the next global pandemic[J]. Int J Infect Dis,2015,38:89-94.

第七章　感染病的疫苗免疫策略

预防感染病的疫苗是通过传统的减毒、灭活技术或现代基因工程技术将病原微生物或其蛋白、多糖、核酸等具有良好免疫原性的材料改造而成的生物制品。疫苗接种（vaccination）是利用疫苗进行主动免疫，以诱导机体产生特异性免疫力，阻止感染病的发生与流行。疫苗接种是人类应用免疫学原理增进健康的成功范例，在预防和控制感染病方面发挥重要的作用。通过疫苗接种实践有效控制了历史上曾经严重威胁人类生命健康的许多烈性感染病，如天花、鼠疫、霍乱以及黄热病等的流行，特别是通过普遍接种牛痘苗在全球消灭了天花，为使用疫苗预防接种消灭感染病树立了光辉典范。疫苗的广泛应用使脊髓灰质炎、麻疹、白喉、百日咳、乙型病毒性肝炎等疫苗可预防疾病（vaccine preventable disease，VPD）的发病率大幅度下降，成功挽救了无数人的生命。但一些严重危害人类健康的感染病目前尚无有效的疫苗，如艾滋病、疟疾等，一些新发和再现的感染病也成为人类健康新的威胁，这些都对疫苗的研制和应用提出了挑战。

第一节　疫苗发展简史

有史以来，人类与各种感染病进行不懈的斗争。疫苗在人类同感染病的抗争中得到发展、完善。中国人民在 10 世纪的宋代就观察到感染天花的患者痊愈后不会再次罹患该病，中医根据这一现象发明了预防天花的人痘接种法，即采用天花痊愈患者的皮肤痘痂制备干粉，然后用管子吹入健康人的鼻内，或将干粉附着在棉花上塞入鼻孔，通过使受种者发生轻度感染而达到预防天花的目的。人痘接种法在 17 至 18 世纪前后通过丝绸之路传到周边的欧亚各国，在当时的天花预防上发挥了积极的作用。

人痘接种法使用天花痊愈者含有病毒的痘痂直接进行接种，由于病毒的毒力并未减低，其安全性存在一定的隐患。英国医生 Edward Jenner 在观察到挤奶工人感染过牛痘不得天花的现象后，认为感染牛痘可以保护人不得天花。为了证明这一观点，Jenner 在 1796 年首次实施了接种牛痘预防天花的人体临床试验。他通过将一挤奶工人的牛痘脓液接种到 8 岁男孩 James Phipps 的手臂，2 个月后再接种取自天花患者的痘液，男孩的手臂出现局部疱疹，但未出现全身天花。Jenner 在 1798 年又对 15 人重复了上述试验，即对这些人先进行牛痘接种，一段时间后再接种天花患者的痘液，结果和 2 年前的试验一样，这 15 人都获得了保护，没有罹患天花。Jenner 成功证明了接种牛痘预防天花既安全又有效，从而发明了牛痘苗。牛痘苗在人类天花预防中发挥了重要作用。世界卫生组织推动接种痘苗预防天花，使天花成为历史上第一个使用疫苗消灭的感染病。

中国宋代中医和英国 Jenner 在并不知道天花是由病毒所致，对免疫学的知识也毫无知晓的情况下，凭借经验发明了人痘疫苗和牛痘疫苗，先后开启了人类预防疾病的实践，即有意识地使用疫苗特异性地预防感染病的先河。19 世纪以来，Robert Koch 和 Louice Pasteur 等建立了感染性疾病的感染病因学及有效的病原体减毒、灭活及毒素灭活技术，随着病原微生物的发现和分离培养，疫苗研制技术快速发展，许多重要感染病的疫苗得以研制成功。如 Louice Pasteur 研制成功炭疽减毒疫苗和狂犬病疫苗，Albert Calmette 和 Camille Guerin 研制成功卡介苗，Jonas Salk 和 Albert Sabin 分别研制成功脊髓灰质炎灭活疫苗及口服减毒活疫苗等。20 世纪以来，病原生物学、抗感染免疫学和分子生物学理论和技术的发展使人类对病原体的抗原构成、免疫应答机制等有了更加深入的认识，结合基因工程技术和蛋白表达纯化技术在疫苗研发中的应用，已经研发成功多种不同感染病的疫苗并在免疫接种实践中获得了广泛的应用（图 7-1-1、表 7-1-1）。

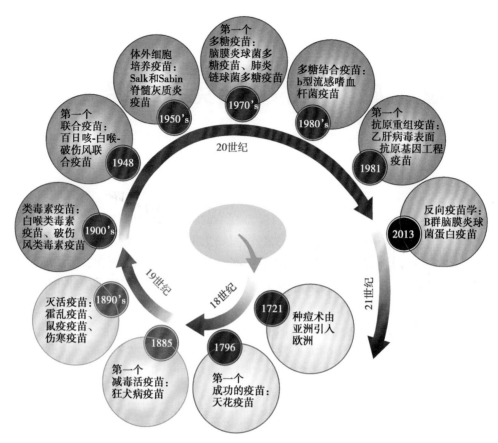

图 7-1-1　感染病疫苗发展的里程碑

表 7-1-1　人用疫苗发展概况

减毒活疫苗	灭活疫苗	蛋白/多糖疫苗	基因工程疫苗
18 世纪			
天花疫苗（1796）			
19 世纪			
狂犬病疫苗（1885）	伤寒疫苗（1896）		
	霍乱疫苗（1896）		
	鼠疫疫苗（1897）		
20 世纪上半叶			
卡介苗（1927）	百日咳疫苗（1926）	白喉类毒素疫苗（1923）	
黄热病疫苗（1935）	流感疫苗（1936）	破伤风类毒素疫苗（1926）	
	斑疹伤寒疫苗（1938）		
20 世纪下半叶			
脊髓灰质炎减毒活疫苗（1963）	脊髓灰质炎灭活疫苗（1955）	炭疽杆菌蛋白疫苗（1970）	乙肝病毒表面抗原基因工程疫苗（1986）
麻疹疫苗（1963）	狂犬病疫苗（1980）	脑膜炎球菌多糖疫苗（1974）	莱姆病疫苗（1998）
流行性腮腺炎疫苗（1967）	乙型脑炎灭活疫苗（1992）	肺炎链球菌多糖疫苗（1977）	霍乱毒素 B 亚单位疫苗（1993）
风疹疫苗（1969）	森林脑炎灭活疫苗（1981）	流感嗜血杆菌 b 多糖疫苗（1985）	
腺病毒疫苗（1980）	甲型肝炎疫苗（1996）	流感嗜血杆菌 b 结合疫苗（1987）	
伤寒减毒疫苗（1989）	霍乱疫苗（1991）	伤寒 Vi 多糖疫苗（1994）	

续表

减毒活疫苗	灭活疫苗	蛋白/多糖疫苗	基因工程疫苗
水痘疫苗(1995)	C 群脑膜炎球菌多糖疫苗(1999)	无细胞百日咳疫苗(1996)	
轮状病毒组合疫苗(1999)		乙型肝炎血源疫苗(1981)	
霍乱减毒活疫苗(1994)			
冷适应流感活疫苗(1999)			
21 世纪			
轮状病毒减毒活疫苗(2006)	乙型脑炎灭活疫苗(非洲绿猴肾细胞)(2009)	七价肺炎链球菌结合疫苗*(2000)	四价人乳头状瘤病毒重组疫苗(2006)
带状疱疹疫苗(2006)	WC 霍乱疫苗(2009)	四价脑膜炎球菌多糖疫苗*(2005)	二价人乳头状瘤病毒重组疫苗(2009)
		十三价肺炎链球菌结合疫苗*(2010)	B 群脑膜炎球菌蛋白疫苗(2013)
			九价人乳头状瘤病毒重组疫苗(2014)
			重组带状疱疹疫苗(2017)

* 荚膜多糖与载体蛋白的结合疫苗

第二节 疫苗的种类

根据疫苗的制备方式,可将疫苗分为减毒活疫苗(live attenuated vaccines)、灭活疫苗(inactivated vaccines)、类毒素疫苗(toxoid vaccines)、亚单位疫苗(subunit vaccines)、多糖疫苗/结合疫苗(polysaccharide vaccines/conjugate vaccines)及基因工程疫苗(gene engineered vaccines)等(表7-2-1)。

表 7-2-1　按制备方法分类的人用疫苗

制备方法	疫苗	
	细菌疫苗	病毒疫苗
减毒活疫苗	结核疫苗(卡介苗)、伤寒减毒活疫苗	天花疫苗、狂犬病疫苗、黄热病疫苗、口服脊髓灰质炎疫苗(OPV)、麻疹疫苗、流行性腮腺炎疫苗、风疹疫苗、水痘疫苗、轮状病毒疫苗、冷适应流感活疫苗、带状疱疹疫苗
灭活疫苗	伤寒灭活疫苗、霍乱疫苗、鼠疫疫苗、百日咳疫苗	流感疫苗、脊髓灰质炎灭活疫苗(IPV)、狂犬病灭活疫苗、流行性乙型脑炎灭活疫苗、森林脑炎疫苗、甲型肝炎灭活疫苗
类毒素/亚单位疫苗	白喉类毒素疫苗、破伤风类毒素疫苗、无细胞百日咳疫苗、炭疽杆菌蛋白疫苗	流感亚单位疫苗
多糖疫苗/结合疫苗	肺炎链球菌多糖疫苗、脑膜炎球菌多糖疫苗、流感嗜血杆菌b多糖疫苗、伤寒Vi多糖疫苗	—
基因工程疫苗	霍乱毒素B亚单位疫苗、B群脑膜炎球菌疫苗	重组乙型肝炎疫苗、人乳头状瘤病毒重组疫苗、戊型肝炎重组疫苗、重组带状疱疹疫苗

一、减毒活疫苗

减毒活疫苗是指将细菌或病毒等病原微生物在实验室进行培养或从自然界筛选得到的毒力显著减弱或无毒力,但仍保留免疫原性的疫苗。传统的制备方法是将细菌或病毒在培养基或细胞中进行多次传代。

减毒活疫苗在目前的免疫接种中使用较多,包括卡介苗、狂犬病疫苗、黄热病疫苗、口服脊髓灰质炎疫苗、麻疹疫苗、流行性腮腺炎疫苗、风疹疫苗、伤寒减毒活疫苗、水痘疫苗、轮状病毒疫苗、冷适应流感活疫苗、带状疱疹疫苗等。

减毒活疫苗的优点是接种后能在宿主体内复制产生与自然感染类似的抗原刺激,免疫效果通常强而持久,而且可以同时诱导产生体液免疫和细胞免疫,经自然感染途径接种还可诱导局部黏膜免疫。减毒活疫苗的不足之处是在免疫功能低下或缺陷的个体有恢复突变、恢复毒力的风险,因此对免疫功能不全者及孕妇不适合接种。另外,由于减毒活疫苗含有活的病原体,为保持其效力,储存及运输通常需要冷链系统。

二、灭活疫苗

灭活疫苗是将致病性病原体大量培养后,经物理或化学的方法灭活处理,使其失去感染性而保留免疫原性而制得的疫苗。灭活疫苗主要诱导机体产生抗体。

目前常用的灭活疫苗有伤寒灭活疫苗、霍乱疫苗、鼠疫疫苗、百日咳疫苗、流感疫苗、脊髓灰质炎灭活疫苗、甲型肝炎灭活疫苗、流行性乙型脑炎灭活疫苗等。为控制本次新型冠状病毒肺炎流行,中国率先研制成功新型冠状病毒灭活疫苗并投入使用。

灭活疫苗制备简单易行,而且比活疫苗安全,储存及运输方便,通常不需要冷藏。其不足之处在于免疫力不持久,常需要多次接种进行加强免疫。

三、类毒素疫苗

类毒素疫苗是将细菌分泌的外毒素经一定浓度的甲醛处理使其脱去毒性而保留免疫原性制备的。类毒素疫苗接种能诱导机体产生具有中和作用的保护性抗体。目前常用的类毒素疫苗包括破伤风类毒素疫苗和白喉类毒素疫苗。

四、亚单位疫苗

亚单位疫苗通常是使用病原体中有免疫原性的组分制备的。对那些难于培养,不能用传统灭活或减毒方法制备,或用传统方法制备的疫苗免疫效果差的病原体,可去除病原体中与诱导机体保护性免疫应答无关的组分,保留其有效成分制备疫苗。亚单位疫苗组分既可以使用理化方法从病原微生物中裂解提取,也可以使用基因工程技术表达纯化所需的抗原组分。

五、多糖疫苗/结合疫苗

许多有害细菌具有荚膜多糖,这种多糖分子多是胸腺非依赖抗原(TI抗原),可以不依赖T细胞辅助而直接刺激B细胞产生IgM抗体,但不形成免疫记忆,对于免疫系统发育尚未成熟的2岁以下婴幼儿不能诱导有效的免疫应答。将荚膜多糖与能够提供T细胞表位的类毒素等载体蛋白连接使其成为胸腺依赖抗原(TD抗原)后能刺激T细胞免疫应答,显著提高免疫效果。这种多糖与载体蛋白连接而成的疫苗也称结合疫苗。目前常用的有肺炎链球菌多糖疫苗、脑膜炎球菌多糖疫苗、流感嗜血杆菌b多糖疫苗、伤寒Vi多糖疫苗等。

六、基因工程疫苗

基因工程疫苗是通过分子克隆等基因工程技术表达病原体的保护性抗原基因,利用表达的抗原组分或重组体本身制备的疫苗。主要包括基因工程亚单位疫苗、核酸疫苗(DNA疫苗、mRNA疫苗)及重组载体疫苗等。

基因工程亚单位疫苗指用基因工程表达的蛋白抗原纯化后制备的疫苗。将编码病原微生物保护性抗原的基因片段克隆并导入细菌、酵母、昆虫细胞或哺乳动物细胞进行表达,可通过大量扩增这些细菌或细胞表达目的抗原,提取纯化后制备疫苗。基因工程表达的抗原产量大、纯度高、免疫原性好,可用来替代常规方法生产的亚单位疫苗。目前研制成功的有重组乙型肝炎疫苗(重组乙肝表面抗原)、人乳头状瘤病毒(HPV)重组疫苗及重组带状疱疹疫苗等。

DNA疫苗,是将病原微生物的抗原基因克隆到真核表达载体上,然后将重组的质粒DNA直接注射到体内,使外源基因在体内表达,产生的抗原激活机体的免疫系统,引发免疫反应。DNA疫苗得益于成熟的基因工程技术以及多样的载体系统和转移技术。与传统疫苗相比,DNA疫苗生产工艺简单、成本低,可插入单一基因或多个基因成分,疫苗抗原可能在靶细胞内以天然的方式合成、加工并呈递给免疫系统。目前多处于临床试验阶段,尚无可用于预防感染病的有效DNA疫苗。

mRNA疫苗(信使核糖核酸疫苗)技术,是将人工合成的编码病原体保护性抗原蛋白的mRNA导入体内,引发细胞翻译和表达特定抗原蛋白,从而激活机体的免疫应答,达到预防感染性疾病的目的。相比传统疫苗需要将病原微生物或其组分通过人工灭活或减毒的方法,基因工程疫苗使用复杂工艺、多重步骤的体外制备抗纯化原,或将之表达基因装入适宜载体的系统工程,mRNA疫苗技术只需根据抗原基因序列,按化学方法一步合成mRNA,再加入少许化学修饰和包装后,即可注射机体诱导免疫反应。mRNA疫苗技术既大大节省了研发时间,又便于工业化大生产,特别适合应对新发突发传染病疫苗提出的,研发周期短、临床试验早和预防应用快的需求。在新型冠状病毒肺炎(COVID-19)全球大流行中,mRNA疫苗成为最早获批紧急使用的疫苗之一。

重组载体疫苗是以病毒或细菌作为载体,插入编码病原微生物的抗原基因而形成。根据载体能否在体内复制,又分为复制性和非复制型载体疫苗。近20多年来,使用疫苗如牛痘苗、卡介苗或腺病毒、禽痘病毒等载体开展了许多新疫苗的研究。复制型载体疫苗是能在宿主细胞内复制的活疫苗,不需要纯化抗原,需要接种的疫苗剂量较少。因接种后可在体内持续复制一段时间,活载体本身还有佐剂效应,因而具有更强的免疫原性。活载体疫苗的缺点为载体本身的副作用。非复制型载体疫苗是死疫苗,佐剂效应比较小,需要接种的剂量较高,与同类复制型活载体相比其免疫原较弱,但是一般认为其安全性更好。由于载体疫苗会诱导机体产生抗载体免疫反应,多用于未接种或未感染过该载体微生物的人群,也不宜多次使用以加强免疫。

第三节 疫苗的免疫应答

通过广泛接种疫苗消灭天花,并有望在不久的将来消灭脊髓灰质炎,这些成就彰显了疫苗防控感染病的效果。疫苗效果与接种后机体产生的免疫应答相关。目前使用的疫苗大多是凭借经验研制成功的,所针对的病原体感染后机体多能自行恢复,并获得对该病原体的长期抵抗力。以往人们对疫苗如何激活机体免疫应答产生保护的机制不甚了解。大部分目前在用的疫苗通过测定抗体的滴度代表疫苗效力。近年来,随着免疫学理论和分析技术的进步,人们对疫苗的有效免疫应答反应开始有所认识,对疫苗免疫应答的了解和掌握有助于更好地预防和控制感染病,促进新疫苗的研发。

一、不同种类疫苗的免疫应答

疫苗所诱导的免疫反应通常测定的是获得性免疫的体液和细胞免疫应答。其中体液免疫应答中由B淋巴细胞分化成熟的浆细胞产生的抗体通过特异性结合病原微生物或其毒素发挥保护作用;细胞免疫中的细胞毒性CD8$^+$T淋巴细胞(cytotoxic T lympho-cytes,CTL)通过杀死病原体感染的细胞或分泌病原体抗原特异性细胞因子发挥效应;辅助性CD4$^+$T淋巴细胞(T helper,Th)则包括T辅助细胞1(Th1)和T辅助细胞2(Th2)两个亚群,其中Th1细胞通过产生IFN-γ、TNF-α/-β、IL-2及IL-3等辅助CTL和巨噬细胞的激活与分化;Th2细胞通过产生IL-4、IL-5、IL-13、IL-26和IL-10支持B细胞的激活与分化。疫苗预防感染病的实质是通过接种在人群中产生保护性免疫,这种保护性免疫的特点是持久性及免疫记忆。虽然目前在用的疫苗多以接种后产生的抗体滴度代表疫苗的效力,但大多数疫苗可以同时诱导机体产生T细胞应答。

疫苗本身的免疫原性是决定免疫应答的重要因素,它直接影响免疫应答的类型及疫苗的保护效果。目前成功的疫苗所针对的病原体有两个特点:一是引起急性感染,患者的免疫系统能在短时间内将其控制并从体内清除,很少形成慢性持续性感染;二是病原体的抗原保守性高,即使是有多个血清型或基因亚型的病原体,这些不同型别的病原体也都保持抗原的稳定性。与此相反,像人类免疫缺陷病毒(human immunodeficiency virus,HIV)、丙型肝炎病毒(hepatitis C virus,HCV)等高度变异的病原体,其疫苗的研制常面临巨大的困难。

不同类型疫苗决定了所诱导的免疫应答反应类型、强度和持续时间。单纯的多糖疫苗不依赖T细胞辅助而直接刺激B细胞产生IgM抗体,不形成免疫记忆,在免疫系统发育不成熟的2岁以下婴幼儿不能有效诱导免疫应答。多糖与蛋白质载体形成的结合疫苗因能提供抗原肽刺激Th细胞,以胸腺依赖抗原(TD抗原)刺激免疫应答产生抗体,形成免疫记忆。减毒活疫苗、灭活疫苗、类毒素及蛋白质亚单位疫苗作为TD抗原,能够刺激典型的T细胞依赖性应答,产生高亲和力的抗体及形成免疫记忆。此外,减毒活疫苗因能在宿主细胞内复制,常能刺激产生T细胞免疫应答,对控制病毒及胞内寄生菌有重要作用。DNA疫苗及活载体疫苗也能在宿主细胞内复制并表达特异的蛋白质抗原,其免疫接种能刺激机体同时产生细胞免疫和抗体应答反应(表7-3-1)。

表 7-3-1 不同种类疫苗预期免疫应答

预期免疫效果	结合疫苗	减毒活疫苗	细菌活载体疫苗	病毒活载体疫苗	亚单位疫苗	灭活疫苗	非复制型载体疫苗	核酸疫苗	初免-加强免疫	佐剂
抗体	高	高	高	高	中等	高	高	中等	高	高
Th1 型应答	低	高	高	高	低	低/中等	中等	中等	高	高
细胞毒性 T 细胞	无	高	高	高	低	低	中等	中等	高	高
单剂量免疫的可能性	低	高	中等	中等	低	低	中等	低	否	中等

二、疫苗诱导的 B 细胞应答

疫苗体内接种后首先刺激活化机体的固有免疫,固有免疫对获得性免疫的形成活化具有重要作用。树突状细胞(dendritic cells,DCs)是专职的抗原呈递细胞(antigen presenting cells,APC),体内未成熟的 DCs 通过模式识别受体(PRR)与疫苗抗原和/或佐剂的"危险信号"——病原体相关分子模式(PAMP)相互作用后经过快速成熟、细胞表面受体调整及向次级淋巴结转移等过程,在次级淋巴结中活化抗原特异性 B 细胞和 T 细胞。

疫苗接种的初次抗体应答反应阶段,抗原通过扩散或经由 DCs 的转移进入淋巴结,活化淋巴结中的 B 细胞。对蛋白质等 TD 抗原来说,初次抗原刺激首先引起滤泡外应答,幼稚 B 细胞增殖分化为产生低亲和性胚系抗体的浆细胞。在 B 细胞分化过程中免疫球蛋白基因进行重排和类别转换,由开始的 IgM 转换为 IgG、IgA、IgE。CD4$^+$ Th1 细胞和 Th2 细胞在滤泡外反应中发挥重要的辅助功能,Th 细胞的 CD40L 配体分子与 B 细胞的 CD40 相互作用,推动免疫球蛋白基因重组形成不同同种型的免疫球蛋白。滤泡外反应迅速,初次免疫后几天内体内就能检测到 IgM 和低水平 IgG 抗体。由于滤泡外反应中没有发生超突变和选择过程,所产生的抗体亲和力低。而通过生发中心反应,抗原特异性 B 细胞在 T 细胞的辅助下增殖分化为能产生高亲和力抗体的浆细胞。少部分经特异性抗原活化的 B 细胞 CXCR5 表达增加,在表达 CXCL13 的滤泡树突状细胞(FDCs)的吸引下转移到 B 淋巴细胞滤泡,形成生发中心。滤泡树突状细胞能够吸引抗原特异性 B 细胞和 T 细胞,并具有捕获保留抗原的能力,在 B 细胞应答中起主要作用。生发中心中的 B 细胞在大量增殖的过程中伴随着免疫球蛋白基因的类别转换重组和免疫球蛋白可变区基因片段的体细胞超突变,导致 B 细胞亲和力成熟。滤泡辅助性 T 细胞(Tfh)在此

过程中和滤泡树突状细胞、B 细胞间密切相互作用,完成高亲和性 B 细胞的增殖、存活和选择,并为生发中心的 B 细胞后续分化提供信号,促进 B 细胞分化为能大量分泌特异性抗体的浆细胞或记忆性 B 细胞。生发中心反应大约耗时 2 周,因而蛋白质等 TD 抗原初次免疫 2 周后血液中出现高亲和性 IgG 抗体,4~6 周抗体滴度达到峰值。由于这些浆细胞寿命短,抗体滴度会迅速下降到初次免疫前的基线水平。与蛋白质等 TD 抗原不同,细菌多糖抗原引发 T 细胞非依赖性应答。滤泡外边缘区的 B 细胞以其表面特异性的免疫球蛋白受体与到达脾/淋巴结边缘区的多糖抗原重复结构交联结合,在无抗原特异性 T 细胞辅助的情况下被激活而增殖分化为浆细胞,无生发中心反应和亲和力成熟,因而仅能分泌低水平的低亲和力 IgM、IgG 或 IgA 抗体,并且无免疫记忆。

疫苗初次抗体应答过程中通过生发中心反应产生高亲和力抗体,生发中心反应受多种因素的调节,其中疫苗的免疫原性是最重要的因素。如破伤风毒素的免疫原性比白喉毒素强,免疫能力弱的早产儿对此表现得尤其突出。目前还不清楚这种差别是因为破伤风毒素上被幼稚 B 细胞识别的抗原决定簇优于白喉毒素,还是与同系 T 细胞的辅助及滤泡树突状细胞的作用有关。多糖与多糖蛋白结合疫苗等 TD 抗原免疫后诱导的反应结果差异说明滤泡外应答和生发中心反应有本质的不同。多糖只有同携带 T 细胞表位的蛋白载体交联形成结合疫苗才能有效地驱使 Th 分化,多糖特异性 B 细胞进入生发中心反应,在载体蛋白特异性滤泡辅助 T 细胞的作用下分化为能够分泌高亲和力抗体的浆细胞、长寿浆细胞和/或记忆 B 细胞。另外,疫苗剂量也对初次抗体应答强度有重要的影响,疫苗的最佳免疫剂量取决于免疫原的内在性质,而且只有通过实验进行确定。免疫剂量过高或过低都可能对免疫反应产生不利影响。如使用高剂量蛋白质抗原多次免疫可能诱导特

异的 T 细胞免疫耐受;而用低剂量的疫苗免疫虽然诱发的反应水平低,但可能选择更高亲和力的 B 细胞。此外,疫苗本身的特性对初次抗体应答反应也有重要影响,一般情况下活疫苗因能有效激活固有免疫调控获得性免疫应答而产生强抗体应答,而死疫苗则往往需要使用佐剂等来增强抗体应答。

疫苗在初次免疫应答生发中心反应中产生的记忆 B 细胞,在离开生发中心时暂时经血液迁移到脾和淋巴结的滤泡外区。在滤泡外区的记忆 B 细胞为静止细胞,不产生抗体,其发挥保护作用需要再次经过特异性抗原的暴露激活。记忆 B 细胞表面免疫球蛋白受体的亲和力增强,对抗原刺激的敏感性高于幼稚 B 细胞,因而能被低剂量的抗原激活,并且再次暴露激活不需要 T 细胞辅助,不需要生发中心反应,在第二次暴露激活后快速增殖分化为能产生大量的比初次免疫应答更高亲和力抗体的浆细胞。记忆 B 细胞二次暴露激活产生比初次免疫应答更高亲和力抗体是体细胞超突变和选择的结果。体细胞超突变所导致的高亲和力成熟历时数月,在生发中心开始并在生发中心反应末期结束。所以初次免疫需要经过足够长的时间后,疫苗加强免疫才能够诱导更高亲和力的抗体。经典的初免-加强免疫策略在初次免疫和加强免疫之间需要 4~6 个月的间隔,因此常采用 0、1、6 月龄的通用接种程序。初次抗体应答生发中心反应中 B 细胞分化为浆细胞或记忆 B 细胞的决定因素尚不明了。浆细胞和记忆 B 细胞都在相同的生发中心形成,仅在生发中心反应后期出现分化途径差异。生发中心反应中影响浆细胞分化和初次抗体应答的因素也影响记忆 B 细胞分化。通常初次免疫后抗体滴度高者加强免疫后抗体也高。初次免疫时抗原剂量对记忆 B 细胞应答有重要影响,高剂量抗原对诱导浆细胞有利,而低剂量抗原免疫有利于免疫记忆的形成。有效地加强免疫应答需要初次免疫和加强免疫之间有 4~6 个月的间隔期,以利于记忆 B 细胞的亲和成熟。加强免疫时使用高剂量疫苗能够产生更高的抗体滴度,这可能是高剂量免疫原驱动了更多的记忆 B 细胞分化成熟为分泌抗体的浆细胞所致。

三、疫苗诱导的 T 细胞应答

除多糖疫苗外的其他疫苗均能诱导 CD4+ T 淋巴细胞应答。疫苗诱导的 Th2 细胞主要支持 B 细胞分化,Th1 细胞主要支持 CD8+ T 淋巴细胞的分化。激活的树突状细胞(DCs)在活化 T 细胞应答中有重

要作用。未成熟的 DCs 在局部炎性环境激活后摄取抗原,炎性信号使 DCs 向引流淋巴结转移并成熟,同时伴随表面分子表达的改变。DCs 能将抗原加工形成肽段并与 MHC 分子结合展示在细胞表面。成熟的 DCs 在到达淋巴结的 T 细胞区时表面展示 MHC-肽复合物和高水平的共刺激分子。CD4+ T 细胞和 CD8+ T 细胞分别识别 DCs 表面 MHC Ⅱ类分子和 MHC Ⅰ类分子展示的抗原肽。由于 T 细胞对抗原的识别具有 MHC 限制性,其在人群中的应答广泛多样。而且幼稚 T 细胞的活化需要同时识别活化的 DCs 表面 MHC-肽复合物和共刺激分子,即需要双信号刺激才能活化。CD4+ T 细胞激活后为 DCs 提供支持功能,以进一步活化 B 细胞和细胞毒性 CD8+ T 细胞。活化的 CD4+ T 细胞中,Th1 细胞通过产生 IFN-γ 和 TNF-α 直接参与细胞内病原体的清除,同时也支持巨噬细胞激活和 CD8+ T 细胞分化而间接参与病原清除。Th2 细胞通过产生 IL-4、IL-5 和 IL-13 直接参与细胞外病原体的清除。Th1、Th2 细胞均支持滤泡外反应中 B 细胞的激活与分化,而滤泡辅助 T 细胞则支持生发中心 B 细胞的激活与分化。减毒的活病毒或细菌疫苗能诱导 CD8+ T 细胞应答,活载体疫苗及 DNA 疫苗也具有这一特征。CD8+ T 细胞能杀伤病原体感染的细胞,因此对病毒及胞内细菌感染的控制具有重要意义。CD8+ 效应 T 细胞的寿命短,绝大多数效应细胞几天即凋亡。像抗体应答一样,疫苗诱导的 T 细胞效应也需要免疫记忆的维持。初次免疫后在无抗原刺激的情况下记忆 T 细胞能够长期存在。抗原特异性记忆 T 细胞的频率、表型和持久性反映了疫苗免疫诱导的记忆 T 细胞状况。

疫苗免疫应答受多种因素的影响,如免疫原的特征、接种剂量、途径、免疫细胞的性质、个体的遗传背景及抗原暴露情况等。疫苗能诱导防御病原微生物感染的有效免疫反应是应用疫苗预防感染病的基础。

第四节 疫苗的应用

疫苗接种是预防感染病最为经济有效的手段,针对易感人群接种疫苗是预防和控制感染病的重要措施。通过接种疫苗,使机体产生以保护性抗体和效应 T 细胞为主的记忆性免疫,从而获得抵御致病微生物侵袭的能力。疫苗接种既让受种者获得针对特定疾病的保护性免疫,也提高了人群的免疫水平。

当疫苗接种人数达到人群一定比例,即人群免疫力达到一定水平时,可形成保护性免疫屏障。在病原侵入有免疫屏障的人群时,由于大多数个体有免疫保护,即可阻断病原体的传播和感染病的发生与流行。

目前已经研制成功的人用疫苗有 30 多种。如何更加有效地使用这些疫苗达到防控疾病的目的,怎样选择确定接种的疫苗、接种人群、接种时间、接种途径和剂量才能收到预期的效果,除需要考虑疫苗本身的安全、有效性外,还需要制订相应的免疫规划和免疫策略,并依据疫苗所针对感染病的流行特征、疫苗的生物学特性和免疫效果、人群免疫状况、接种疫苗的效益和利弊等方面的因素制订免疫程序,以规范疫苗的合理应用。我国政府在不同阶段实施了一系列的指导疫苗接种的方案。如卫生部 1963 年颁发了《预防接种工作实施办法》,1978 年制定了《全国计划免疫工作条例》,2007 年印发了《扩大国家免疫规划实施方案》。这些指导性文件保证

了各阶段疫苗接种的实施,对感染病的预防控制发挥了积极作用。

《扩大国家免疫规划实施方案》在以往全国范围内使用的乙肝疫苗、卡介苗、脊髓灰质炎疫苗、百白破疫苗、麻疹疫苗、白破疫苗等 6 种国家免疫规划疫苗基础上,以无细胞百白破疫苗替代百白破疫苗,将甲型肝炎灭活疫苗、流脑疫苗、乙脑疫苗、麻腮风疫苗纳入国家免疫规划,对适龄儿童进行常规接种;并在重点地区对重点人群进行出血热疫苗接种;发生炭疽、钩端螺旋体病疫情或发生洪涝灾害可能导致钩端螺旋体病暴发流行时,对重点人群进行炭疽疫苗和钩端螺旋体疫苗应急接种。通过接种上述 14 种疫苗,可预防乙型肝炎、结核病、脊髓灰质炎、百日咳、白喉、破伤风、麻疹、甲型肝炎、流行性脑脊髓膜炎、流行性乙型脑炎、风疹、流行性腮腺炎、流行性出血热、炭疽和钩端螺旋体病等 15 种感染病。表 7-4-1 是我国儿童免疫规划疫苗的种类和免疫程序。

表 7-4-1　我国儿童免疫规划疫苗免疫程序

疫苗	接种对象月(年)龄	接种剂次	备注
乙型肝炎(乙肝)疫苗	0、1、6 月龄	3	出生后 24 小时内接种第 1 剂,第 1、2 剂间隔 ≥28 天
卡介苗	出生时	1	—
脊髓灰质炎灭活疫苗(IPV)/减毒活疫苗(OPV)	2、3、4 月龄,4 岁	4	第 1、2 剂,第 2、3 剂间隔 ≥28 天。2 月龄接种 1 剂 IPV,3 月龄、4 月龄、4 周岁各接种 1 剂 OPV
百日咳-白喉-破伤风(百白破)联合疫苗	3、4、5 月龄,18~24 月龄	4	第 1、2 剂,第 2、3 剂间隔 ≥28 天
白喉-破伤风(白破)联合疫苗	6 岁	1	—
麻疹-风疹(麻风)联合疫苗	8 月龄	1	—
麻疹-流行性腮腺炎-风疹(麻腮风)联合疫苗	18~24 月龄	1	—
流行性乙型脑炎(乙脑)减毒活疫苗	8 月龄,2 岁	2	—
A 群脑膜炎球菌多糖疫苗	6~18 月龄	2	第 1、2 剂间隔 3 个月
A 群 C 群脑膜炎球菌多糖疫苗	3 岁,6 岁	2	两剂间隔 ≥3 年;第 1 剂与 A 群脑膜炎球菌多糖疫苗第 2 剂间隔 ≥12 个月
甲型肝炎(甲肝)减毒活疫苗	18 月龄	1	—
乙脑灭活疫苗	8 月龄(2 剂),2 岁,6 岁	4	第 1、2 剂间隔 7~10 天
甲肝灭活疫苗	18 月龄,24~30 月龄	2	两剂间隔 ≥6 个月

通过普种牛痘苗消灭了天花,而疫苗的广泛使用使脊髓灰质炎有望成为下一个全球消灭的危害人类的感染病。2013 年 5 月,第 66 届世界卫生大会通过了《消灭脊髓灰质炎最后阶段战略计划(2013—2018)》,提出在所有成员国推广使用脊髓灰质炎灭

活疫苗(IPV)取代脊髓灰质炎减毒活疫苗(OPV),以实现消灭脊髓灰质炎野病毒及消灭疫苗衍生脊髓灰质炎的目标。2015 年,世界卫生组织宣布已经在全球范围内消灭 Ⅱ 型脊髓灰质炎野病毒,因此决定在全球范围内停用三价 OPV,而改用含有 Ⅰ 型、Ⅲ 型

两个血清型的二价 OPV,同时要求各国应引入并接种至少一剂次 IPV。我国的脊髓灰质炎防控工作始于 20 世纪 60 年代,通过在全国推广 OPV 有效控制了该疾病的发生,已实现连续多年无本土脊髓灰质炎野病毒感染病例。为了响应世界卫生组织的新策略,稳妥实现我国脊髓灰质炎疫苗使用策略的转变,我国经过对 IPV 接种策略转换过程中的一些关键技术问题的策略研讨和磋商,2016 年 5 月 1 日,国家卫生计生委发布通知,决定全面实施脊髓灰质炎疫苗转换策略,用二价 OPV 替代三价 OPV,并将 IPV 纳入国家免疫规划。在脊髓灰质炎疫苗免疫程序中,2 月龄将接种 1 剂 IPV,3 月龄、4 月龄、4 周岁各接种 1 剂二价 OPV。IPV 的使用,可以消除由于 OPV 引起的病毒感染等情况,以及疫苗衍生脊髓灰质炎病毒的循环造成的疾病暴发风险。

近年来,随着人乳头状瘤病毒(HPV)疫苗的成功上市,国际上一些国家开始接种 HPV 疫苗预防感染及宫颈癌等相关疾病。已有 70 多个国家将 HPV 疫苗纳入了国家计划免疫项目,接种对象通常为 11~12 岁的男女儿童,在 6 个月时间完成 3 次疫苗接种,其中第一次接种后的 1~2 个月后进行第二次接种,在第一次接种后的 6 个月进行第三次接种。原国家食品药品监督管理总局已相继批准葛兰素史克公司和默沙东公司的 HPV 疫苗在我国上市。我国自主研发的 HPV16/18 二价疫苗已经在 2019 年获批生产及使用,并且有多个四价和九价 HPV 疫苗

也已进入Ⅲ期临床试验阶段。HPV 疫苗接种有望降低宫颈癌等相关疾病的发病率。

第五节　新疫苗研制

疫苗的广泛应用使疫苗可预防疾病的发病率和死亡率显著下降,但感染病依然是严重危害人类健康的疾病。如艾滋病、疟疾、结核、血吸虫病及其他新发感染病的出现和流行给人类的健康和社会的发展带来了严重的危害,迫切需要有效的疫苗控制这些疾病的传播与流行。但传统的疫苗研制策略,包括病原微生物减毒、灭活及蛋白亚单位(类毒素)纯化等,对于抗原高度变异或复杂的病原体,如人类免疫缺陷病毒、丙型肝炎病毒、疟原虫等疫苗的研制,面临巨大的挑战。这促使研究人员积极探索新的有效疫苗研发技术,以确定病原体的保护性抗原及探索如何诱导针对这些抗原的免疫应答和免疫记忆等。

生物信息学和基因工程技术的发展使人们能够尝试一系列新型疫苗研发技术,如反向疫苗学、结构疫苗学、系统疫苗学、重组载体技术、重组病毒技术及 mRNA 疫苗技术等。这些技术已开始应用于那些依靠传统的疫苗研制策略难以成功的感染病疫苗的开发。针对影响疫苗效果的免疫原选择、抗原投递系统和佐剂等不同组分进行疫苗合理性设计也是当前新疫苗研发的趋势(表 7-5-1)。这些技术的运用有望推动新疫苗的研制。

表 7-5-1　疫苗合理性设计的需求与挑战

疫苗组分	未来研究方向	疫苗合理性设计的优势
抗原	特定病原体的有效免疫应答	选择诱导有效免疫应答的抗原和剂型
	抗体表位数据库	发展计算机预测工具
	病原体进化监测	扩大抗原的覆盖面
	不同途径接种时蛋白/多肽降解特点	增加抗原的稳定性
	扩充抗原-MHC 复合物数据库	提高预测抗原决定簇的可靠性
投递系统	纳米技术	改善疫苗的递送
	探索预存免疫和持续性病毒超感染的机制	增加使用活载体的可能性
	诱导记忆免疫应答的机制	设计能够诱导长期保护作用的疫苗
	天然免疫与获得性免疫的相互作用	APC 靶点和投递系统佐剂效应
佐剂	针对特定病原体的有效免疫应答	选择能够促进有效免疫应答的佐剂
	接种途径依赖的佐剂效果	优化佐剂应用和疫苗设计
	佐剂的分子机制	优化佐剂应用并预测其潜在副作用
	对不同人群的免疫激活效果	个性化疫苗的研究

(邵一鸣　温　宁　洪坤学)

参 考 文 献

［1］赵铠. 疫苗研究与应用［M］. 北京：人民卫生出版社，2013.

［2］Plotkin S. History of vaccination［J］. Proc Natl Acad Sci U S A，2014，111（34）：12283-12287.

［3］Ruderfer D，Krilov LR. Vaccine-preventable outbreaks：still with us after all these years［J］. Pediatr Ann，2015，44（4）：e76-e81.

［4］连文远，陈海平，宋继萍. 感染性疾病的免疫预防［M］. 北京：人民卫生出版社，2010.

［5］Delany I，Rappuoli R，Gregorio ED. Vaccines for the 21th century［J］. EMBO Mol Med，2014，6（6）：708-720.

［6］Appay V，Douck DC，Price DA. CD8$^+$ T cell efficacy in vaccination and disease［J］. Nat Med，2008，14（6）：623-628.

［7］Levine MM，Sztein MB. Vaccine development strategies for improving immunization：the role of modern immunology［J］. Nat Immunol，2004，5（5）：460-464.

［8］Pulendran B，Ahmed R. Immunological mechanisms of vaccination［J］. Nat Immunol，2011，12（6）：509-517.

［9］Plotkin S，Orenstein W，Offit P. Vacines［M］. 5th ed. New York：Saunders，Elsevier，2008.

［10］AAP Committee On Infectious Diseases. Recommended Childhood and Adolescent Immunization Schedule--United States，2016［J］. Pediatrics，2016，137（3）：e20154531.

［11］Rueckert C，Guzman CA. Vaccines：from empirical development to rational design［J］. Plos Pathog，2012，8（11）：e1003001.

［12］Morens DM，Fauci AS. Emerging infectious diseases：Threats to human health and global stability［J］. PLoS Pathog，2013，9（7）：e1003467.

［13］Zabel F，Kündig TM，Bachmann MF. Virus-induced humoral immunity：on how B cell responses are initiated［J］. Curr Opin Virol，2013，3（3）：357-362.

［14］Pulendran B. Systems vaccinology：Probing humanity's diverse immune systems with vaccines［J］. Proc Natl Acad Sci U S A，2014，111（34）：12300-12306.

［15］Aoshi T，Koyama S，Kobiyama K，et al. Innate and adaptive immune responses to viral infection and vaccination［J］. Curr Opin Virol，2011，1（4）：226-232.

［16］Pulendran B，Ahmed R. Immunological mechanisms of vaccination［J］. Nat Immunol，2011，12（6）：509-517.

［17］国家卫生计生委办公厅关于印发预防接种工作规范（2016 年版）的通知：国卫办疾控发〔2016〕51 号［EB/OL］.（2016-12-6）［2020-04-10］. http：//www. nhc. gov. cn/xxgk/pages/viewdocument. jsp？dispatchDate = &staticUrl =/jkj/s3581/201701/8033406a995d460f894cb4c0331cb400. shtml.

［18］国家卫生计生委办公厅关于印发国家免疫规划疫苗儿童免疫程序及说明（2016 年版）的通知：国卫办疾控发〔2016〕52 号［EB/OL］.（2016-12-6）［2020-04-10］. http：//www. nhc. gov. cn/xxgk/pages/viewdocument. jsp？dispatchDate = &staticUrl =/jkj/s3581/201701/a91fa2f3f9264cc186e1dee4b1f24084. shtml.

［19］D'Argenio DA，Wilson CB. A decade of vaccines：Integrating immunology and vaccinology for rational vaccine design［J］. Immunity，2010，33（4）：437-440.

［20］Kaufmann MJ，McElrath MJ，Lewis JM，et al. Challenges and responses in human vaccine development［J］. Curr Opin Immunol，2014，28：18-26.

［21］Maruggi G，Zhang Cl，Li JW，et al. mRNA as a Transformative Technology for Vaccine Development to Control Infectious Diseases［J］. Mol Ther，2019，27（4）：757-772.

第八章　感染病的诊断技术和方法

第一节　感染病的诊断方法

感染性疾病的诊断主要目的是指导治疗,了解疾病的病理和病理生理现状,对于新发传染病指导隔离。对于不明原因的感染性疾病,诊断方法在疾病流行之初依赖于其流行病学和特异性临床表现,但是,实验室的方法要能够发现和鉴别病原体(或基因)、特异性免疫标志物和特异性临床病理特征。常用的技术包括一般实验室检查、免疫学诊断方法、基因诊断技术,还包括细菌培养、病毒培养、病毒分离,以及支气管镜检查、胃镜检查、结肠镜检查等内镜检查,超声检查、计算机断层扫描、磁共振成像、正电子发射断层显像/计算机体层扫描和数字减影血管造影等影像学检查,活体组织检查等。各种系统生物学技术在近年来有了很大和很快的发展,并广泛应用于已知或未知的感染性疾病的研究工作,有些甚至完全或接近于临床的应用,这些技术包括基因组学、蛋白质组学和代谢组学。这些技术的发展促进了感染性疾病病原体检测逐步向高通量、高自动化的方向发展。生物信息学应用于诊断技术结果的辅助分析大大提高了对新发感染性疾病病原体的认识和鉴定。总之,传统的培养和免疫学检测及分子生物学方法相互补充,所有的诊断技术与流行病学、临床、生物信息学相融合并促进发展。

本节简单介绍感染病的主要诊断方法及近年来的发展,其中基因诊断技术和免疫学诊断方法将在第二节和第三节专门介绍,本节不做深入介绍。

还需要强调的是,诊断技术的结果并不直接等于诊断,这些技术提供的结果只能为临床医生提供被检测者患某一疾病的证据和可能性。临床医生对就诊者作出诊断的过程是一个对各种证据进行筛选、综合分析的过程。依靠病史和体格检查,根据自己的经验可以获得该患者是否患病以及患何种疾病的初步印象,在此基础上,在进行相关诊断检测后,根据检查结果,再作出该患者是否患病和患何种感染性疾病的诊断。

一、一般实验室检查

一般实验室检查主要包括血常规、尿常规和粪便常规检查,以及生物化学检查。

血常规中以白细胞计数和分类的用途最广。白细胞总数显著增多常见于化脓性细菌感染,如流行性脑脊髓膜炎、败血症等,但是,有些革兰氏阴性杆菌感染时白细胞总数往往升高不明显甚至减少,例如布鲁氏菌病、伤寒及副伤寒等。病毒性感染时白细胞总数通常减少或正常,如流行性感冒、登革热等,但肾综合征出血热、流行性乙型脑炎患者的白细胞数往往增加。原虫感染时患者的白细胞总数也常减少,如疟疾、黑热病等。中性粒细胞百分率和绝对值常随白细胞总数的增减而增减,但在某些传染病中却有所不同,如肾综合征出血热患者在白细胞总数增加的同时,可见中性粒细胞百分率的减少而淋巴细胞百分率增加,还可出现异型淋巴细胞,传染性单核细胞增多症患者的淋巴细胞增多并有异型淋巴细胞出现,蠕虫感染患者的嗜酸性粒细胞通常增多,如钩虫、血吸虫和并殖吸虫感染等。嗜酸性粒细胞减少则常见于伤寒、流行性脑脊髓膜炎等患者。

尿常规检查有助于钩端螺旋体病和肾综合征出血热的诊断,患者尿内常有蛋白、白细胞、红细胞,肾综合征出血热患者的尿内有时还可见到膜状物。

粪便常规主要用于细菌及原虫感染的诊断。

血生化检查了解病理生理和生物化学的紊乱,有助于一些疾病的诊断,比如病毒性肝炎、肾综合征出血热等的诊断。

二、病原学检查

(一)直接检查病原体

有一些感染性疾病可以通过显微镜或肉眼,从血或其他体液、粪便、组织中检出病原体,如从血液或骨髓涂片中检出病原虫、利什曼原虫、微丝蚴及回归热螺旋体等,从粪便涂片中检出各种寄生虫卵及阿米巴原虫等;从脑脊液离心沉淀的墨汁涂片中检出新型隐球菌等。可用肉眼观察粪便中的绦虫节片和从粪便孵出的血吸虫毛蚴等。从粪便、痰、十二指肠液检出粪类圆线虫(类圆线虫病)的幼虫等。病毒性传染病难以直接检出病原体,但在皮肤病灶中检到多核巨细胞及核内包涵体时,可作为带状疱疹病毒感染的辅助诊断。

(二)分离培养病原体

细菌、螺旋体和真菌通常可用人工培养基分离培养,如伤寒沙门菌、志贺菌、霍乱弧菌、钩端螺旋体和新型隐球菌等。立克次体则需经动物接种或细胞培养才能分离出来,如斑疹伤寒、恙虫病等。

细菌培养和药敏试验:细菌的分离有赖于支持细菌体外生长的人工培养基。一旦细菌分离成功,鉴定特殊菌群通常应用表型特征鉴定方法(例如表型鉴定、气-液相色谱分析及核酸探针)。培养特殊病原体通常需要与实验室操作规则相匹配的、适合特殊标本的收集、运送方法。药敏试验可帮助临床医生选择最适当的抗生素,并解决潜在的感染控制问题,例如医院内感染耐甲氧西林金黄色葡萄球菌的耐药程度。最近才标准化了真菌感染的药敏试验等,目前已经批准了若干个真菌感染药敏检测系统。

病毒分离一般需用细胞培养,如登革热、脊髓灰质炎等,用以分离病原体的检材可采用血液、尿、粪、脑脊液、痰或支气管镜吸取物、骨髓和皮疹吸出液等。标本的采集应注意无菌操作,尽量于病程的早期阶段及抗病原体药物应用之前进行,尽可能采集病变部位明显的材料。病毒的分离与鉴定是传统的病毒学诊断方法,为诊断病毒感染的"金标准",有助于证实待检材料中是否存在活的、能够在体外复制的有传染性的病毒。主要优点在于特异性强,不易出现假阳性,但是其缺点则是必须具备适合其生长、复制的细胞培养体系,耗时费力,尤其是病毒培养对实验室及技术要求严格,检测时间较长,大部分情况下只能作回顾性诊断,不适合临床常规检查。此外还有一些病毒至今无法分离培养。有时标本中病毒含量低时不易检测出来。但是,特别要注意,在病因不明时,以及在新病毒的鉴定中,病毒培养和基因诊断技术是最有用的诊断技术。病毒的分离与鉴定方法主要包括动物接种、鸡胚接种和组织培养技术。鸡胚接种至今其仍在某些病毒的基础和临床研究中

占有一席之地,2013年暴发的H7N9病毒的分离鉴定就是采用了鸡胚接种方法。组织培养技术已逐渐取代动物接种和鸡胚培养而成为病毒分离的主要手段。近年来发展起来的微量细胞培养法具有更多的优点,可将几种细胞系集中于一块微量板上同时培养,以期提高病毒分离的阳性率,并可同时分离几种病毒。

三、免疫学诊断方法

免疫学诊断方法主要用于检测特异性抗原和/或抗体。主要的方法包括经典的凝集试验、酶联免疫吸附试验、酶免疫测定、荧光抗体技术、放射免疫,临床上更多引用了近年发展起来的化学发光酶免疫分析技术、免疫印迹法和流式细胞技术。而皮肤试验因为可引起不良反应已经较少应用。

近来还有一些新的技术正逐步走向临床,比如,微量免疫荧光检测技术、微波微量免疫荧光检测技术等。

四、基因诊断技术主要用于检测特异性核酸

多为分子生物学检测方法,包括放射性核素或生物素标记的DNA印迹法(Southern blotting)或RNA印迹法(Northern blotting),聚合酶链反应或逆转录聚合酶链反应。近年来发展的PCR衍生技术、序列特异性核酸体外扩增技术、环介导等温扩增技术、重组酶聚合酶扩增技术、DNA芯片检测技术、16S核糖体DNA、DNA指纹印迹分析在感染性疾病诊断多方面拓展,已经不仅仅为诊断提供帮助,更为分型、预测提供了基础。

五、血清降钙素原

降钙素原由116个氨基酸组成,是无激素活性的降钙素前肽物质。在正常情况下,由降钙素原基因在甲状腺滤泡旁细胞生成,经糖基化和特异酶切作用生成降钙素原,被细胞内蛋白水解酶水解,最后生成具有生物活性的降钙素。当机体受到细菌感染时,细菌内毒素及各种细胞因子诱导甲状腺以外的肝、脾、肾、肺及其他组织的神经内分泌细胞产生降钙素原,当超过蛋白酶的水解能力时,血液中降钙素原在感染2~3小时即可检出,是鉴别细菌性感染与非细菌性感染的重要指标之一。

六、磁共振成像和计算机断层扫描

磁共振成像和计算机断层扫描的发展,特别是

磁共振成像技术的发展不仅仅在不同组织器官感染的诊断，甚至在某些特定感染性疾病诊断方面有帮助。比如，弓形虫脑病、中枢神经系统的结核、肺的真菌感染等。

七、正电子发射断层显像/计算机体层扫描

主要优势是大大提高了发热待查病因诊断准确性和效率，可以在组织出现形态学改变之前，早期发现病理改变病灶，并可能帮助鉴别感染与非感染疾病。

八、质谱技术

常见的质谱技术包括电喷雾质谱、基质辅助激光解吸/电离飞行时间质谱、热裂解质谱以及串联质谱等。在病原体检测中，各类型质谱可以通过分析样本的电离、质量分离和检测这三个步骤来分析其分子量、分子结构等，从而获知检测样本的特点，帮助诊断和鉴别。优点是可自动化、快速准确等优点，缺点是对样本的纯度要求比较高。目前最常用的是基质辅助激光解吸/电离飞行时间质谱，可帮助实现基因分型、核苷酸多态性、细菌耐药性分析等。

九、生物信息学

在基因诊断技术发展的同时，生物信息学的需求大幅增高。通过对基因分析获得的核酸序列比对、蛋白质组学或质谱技术获得蛋白质序列进行比对，可以获得对已知感染性疾病病原体的分型、重要突变位点、药物治疗靶点的分析。还可能帮助发现和鉴定新发感染性疾病的病原体、分子特征，从而帮助研发诊断试剂盒和研发新的药物。

目前主要用于基因序列分析、基因表达谱分析、基因芯片设计和蛋白质组学数据分析等。

十、循证医学概念和应用

在评价一个新的诊断方法的时候，首先要明确，获得该方法的研究是不是以独立的参考标准为"金标准"来对照。进一步要了解敏感性、特异性、阳性和阴性似然比，以及研究的疾病谱和技术细节是否可以推而广之。对于新发的感染性疾病病原体的鉴定以及新的技术的应用要在用于临床时明确敏感性、特异性、阳性和阴性似然比。

新的诊断方法的研究和评价要采用"盲法"。将新的技术应用于临床还要关注敏感性和特异性，前

者是指，用标准方法（或参考方法）检测阳性的样本中，用新方法检测同样为阳性的百分比；后者是指，用标准方法（或参考方法）检测阴性的样本中，用新方法检测同样为阴性的百分比。在理想的情况下，新的诊断方法在敏感性和特异性方面都能达到95%以上。

但是，95%的敏感性和特异性仅仅对于检验人员选择优秀的检测试剂有所帮助，在临床医生的工作中还难以具体操作。当我们采用一个方法诊断某一个病原体感染时，该诊断方法的敏感性和特异性达到95%以上，检测结果为阳性，此时，还不能认为该患者感染该病原体的可能性就是95%，还需要借鉴另外两个概念，阳性预测值（positive predictive value，PPV）和阴性预测值（negative predictive value，NPV）。前者是指，所有检测阳性者中真阳性的百分比；后者是指，所有检测阴性者中真阴性的百分比。当阳性预测值为90%时，我们可以认为阳性检测结果提示该患者感染该病原体的可能性为90%。但要注意，阳性预测值和阴性预测值往往随着该感染性疾病目前的患病率而变化，患病率越高，阳性预测值也高；临床医生根据某病的患病率和诊断试验的阳性结果就能预测就诊者患某病的可能性大小；在患病率一定时，特异性越高，阳性预测值越准确；敏感性越高，阴性预测值越高。

为了解决疾病患病率对于阳性预测值和阴性预测值的影响，更准确地诊断疾病，可以采用似然比（likelihood ratio，LR）。似然比不受疾病患病率的影响，可以检验诊断方法的敏感性和特异性，提示我们，应该增高或降低检测结果对于诊断疾病的可能性。阳性似然比（positive likelihood ratio，LR+）提示我们，应该增高检测结果对于诊断疾病的可能性。阳性似然比的简单计算方法是，敏感性/（1-特异性）。比如，检测某一病原体新方法的敏感性是80%，特异性是90%，那么，阳性似然比就是0.8/0.1或者8，这表示检测阳性患者患该病的可能性是未患该病患者的8倍。阴性似然比（negative likelihood ratio，LR-）的简单计算方法是，（1-敏感性）/特异性，提示我们，当检测结果为阴性时，应该降低对于诊断疾病可能性的考虑。

此时，我们已经明确，检验诊断结果可以倾向于诊断某一疾病或排除某一疾病。但是，当一项研究推荐某一个诊断方法时，我们还需要考虑到，该方法是否可以推广到该疾病的所有类型，以及是否可以应用于该项研究中研究对象以外的其他人群，即外

在真实性(external validity 或称 generalizability)。当诊断方法的研究对象的特征、研究的具体实施方法和结果的选择标准能代表诊断方法今后应用的人群时,这样的诊断方法才具有很高的实用价值与推广应用价值。

在感染性疾病的诊断方法研究中,特别是新的技术,还会遇到两个重要的问题,一是缺乏恰当的参考标准;另一个是疾病的变化和各种治疗的干预显著影响了诊断结果。例如,在结核病的诊断中,PCR方法检测结核分枝杆菌基因比结核分枝杆菌培养更敏感、更快捷,但是,结核分枝杆菌培养缓慢,作为"金标准"显然不合适。在这种情况下,要扩大参考标准的范围。在有国际参比品的诊断方法研究中,都应该以国际参比品作为"金标准"。感染性疾病病程较短的规律性也可能影响诊断方法的研究,在疾病早期和疾病后期,感染者体内的病原体数量和性状可能不同,在疾病早期进行的诊断方法研究所得出的结论不一定适合于疾病后期。

(魏　来)

第二节　感染病的基因诊断技术

基因是含有生物信息的核酸片段,根据这些生物信息可以编码具有生物功能的产物,决定生物体的不同性状。核酸有两类:脱氧核糖核酸(DNA)和核糖核酸(RNA)。核酸结构的基本单位是核苷酸(nucleic acid),核酸分子是 4 种脱氧核苷酸经 3′→5′磷酸二酯键聚合而成的,核酸的一级结构是指 4 种核苷酸的排列顺序。碱基互补配对和双螺旋结构的发现是 20 世纪科学发现中最重要的突破之一,也是核酸检测或者基因诊断的化学基础。

感染病的基因诊断就是检测出体内存在的外源基因(病原微生物等侵入机体后将其基因带入)的序列,或者检测出内源基因(例如感染后机体的免疫基因组等)的序列,来判断何种病原微生物感染,以及感染状态、耐药情况等,来实现诊断或辅助诊断及个体化用药。在临床基因诊断产品的全球市场中,50%以上的销售额来自感染性疾病检测产品,可以说感染性疾病是基因诊断技术在临床中应用最普遍的领域。

与传统方法比较,利用基因诊断技术检测感染性疾病具有一些独特的优势。传统方法主要依赖培养,耗时长,并且各种微生物的培养条件不同,难以用一种培养方法同时检测多种微生物。培养操作产

生的大量活的病原体对操作人员以及环境安全会造成威胁。此外,有些病原微生物的培养存在较大困难,甚至不能培养。随着分子技术的日趋成熟,以及对微生物基因的了解,直接检测微生物的基因,能够有效鉴定微生物种类及耐药基因,快速、简单、准确,有利于早诊快诊,对临床治疗具有重要的指导意义。

基因诊断的直接目的即是要得到相应核酸的序列,可以采用酶切、核酸变性复性、核酸分子杂交、核酸扩增等不同的方法,间接或直接得到核酸序列,这些方法就构成了丰富多彩的基因诊断技术,它们各具特色,以应对不同的检测需求。根据这些诊断技术所使用的主要技术方法,下面进行分类介绍。

一、杂交技术

在分子生物学领域,分子杂交(molecular hybridization)指的是单链核酸分子(包括 DNA 或 RNA)形成局部互补或完全互补的双链核酸分子的过程,常用于检测、分离特定的核酸序列,评价单、双链核酸分子的同源性或其他特性。需要注意的是,目前在分子生物学领域"分子杂交"这个术语的应用范围已有所扩大,例如在描述抗原、抗体结合时,有时也借用"杂交"这个词汇,如蛋白印迹杂交、蛋白芯片杂交等。本节我们仍遵循"分子杂交"的传统定义,仅指核酸分子之间的杂交。

分子杂交的物质基础是核酸的双螺旋互补结构及其特有的变性、复性过程。杂交是核酸分子最重要的一个特性,因此基于核酸杂交的分子杂交检测技术是分子诊断领域最重要的技术之一。在分子诊断诸多技术中,最先发展起来的就是分子杂交技术。即使后来出现聚合酶链式反应(PCR)扩增技术并得到大规模应用,分子杂交技术仍然是目前主要的分子诊断技术之一。

对基因序列的分析始于 1961 年 Hall 建立的液相分子杂交法。其后 20 年,是分子杂交技术发展最快的阶段,由于当时还不能对目的片段进行人为扩增,只能用已知序列的探针进行目的序列捕获。这段时期液相和固相杂交基础理论、探针固定技术和人工合成探针技术的建立,为后来的分子杂交技术奠定了技术基础。

(一)印迹杂交技术

1975 年 Southern 发明了 DNA 印迹法(Southern blotting),首先利用凝胶电泳对 DNA 片段进行分离,随后将其印迹(blotting)到硝化纤维膜上,用放射性标记的核酸探针检测,其技术流程见图 8-2-1。由于

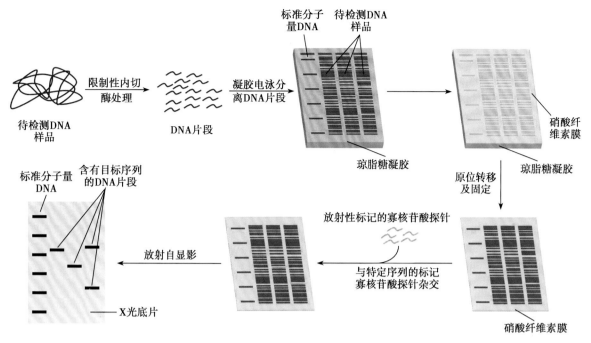

图 8-2-1　DNA 印迹法技术流程示意图

其特异性良好,成为探针杂交领域最经典的检测方法之一,可用于各种基因缺失、插入、异位的检测。在 PCR 技术广泛应用前,DNA 印迹法在感染性疾病方面多用于病原体的鉴定,如用于区分人乳头状瘤病毒(human papillomavirus,HPV)的型别等。与 DNA 印迹法类似,1977 年建立的 RNA 印迹法(Northern blotting)杂交技术也成为当时分析 RNA 的主要手段。

核酸的印记杂交技术可以和限制性酶切片段长度多态性(RFLP)结合使用。其基本原理是先将经限制性内切酶片段化的待检测 DNA 分子通过电泳按长度不同进行分离,然后再将这些 DNA 片段变性成单链并转移到硝酸纤维素膜或尼龙膜等固相支持物上进行固定,最后使用特定序列的标记寡核苷酸探针与之进行分子杂交,并利用放射自显影或酶反应显色等技术来检测能与探针特异性碱基互补杂交的特定 DNA 分子片段及其含量。这种方法在临床上的应用例子为可用于耐甲氧西林金黄色葡萄球菌(methicillin-resistant Staphylococcus aureus,MRSA)的分型,可以利用不同的探针检测葡萄球菌的核糖体 RNA 基因序列或 mecA 基因,均可判断是否为 MRSA。由于 DNA 印迹法操作较为复杂,目前多在实验室中使用,临床诊断中使用较少。

斑点杂交或狭缝杂交(dot blot 或 slot blot)是将核酸变性后直接点在膜上并固定,呈"斑点"(dot)形状或"狭缝"(slot)形状,不需要对核酸分子进行色谱或电泳分离,随后用探针进行杂交检测,检测是否有杂交信号或杂交信号的强度,实现定性和半定量检测。斑点杂交是 Northern 印迹杂交和 Southern 印迹杂交的简化。因为斑点杂交省略了电泳分离和复杂的凝胶印记过程,能够显著节约时间,但是对目标分子的分子大小不能进行区分。

(二)原位杂交技术

原位核酸分子杂交技术简称原位杂交(in situ hybridization,ISH),是 1969 年美国耶鲁大学 Gall 和 Pardue 首先创立的,用于研究细胞中 DNA 或 RNA 的定位,是组织化学和细胞化学领域中的革命性技术突破。20 世纪 70 年代后期,人们开始探讨荧光标记的原位杂交,即 FISH(fluorescence in situ hybridization,荧光原位杂交)技术。1980 年,Bauman 首次将 FISH 用于核酸检测(Bauman et al.,1980)。FISH 在分辨率、敏感性和特异性方面都有更好的表现,并且是一种非放射性标记方法,因此很快得到广泛应用。在 FISH 技术基本确立之后,FISH 不仅用于单基因检测,还进一步扩展到多色 FISH,实现多基因位点同时检测,从基因检测发展到基因组、染色体、活细胞中转录产物多种 mRNA 原位检测以及组织水平的核酸检测。FISH 技术也有许多改进和衍生技术,例如肽核酸(peptide nucleic acid,PNA)探针 FISH 技术。PNA 是一种不带电荷的 DNA 类似物,PNA/DNA 分子杂交结合力高、特异性好,由于没有电荷排斥,其杂交形成双螺旋结构的热稳定性高;PNA 探针能够接近位于 rRNA 高级结构域中的特异靶序列,极大地提高了 PNA-FISH 检测的敏感性。

PNA-FISH 已有商业化的试剂盒出售,可用于检测血液中常见的致病菌感染,敏感性和特异性均很高,检测时间仅几十分钟。

（三）基因芯片技术

生物芯片(biochip)技术是 20 世纪 90 年代初随人类基因组计划而出现的一项高新技术,因其具有与计算机芯片类似的微型化、高通量分析和处理大量生物信息的特点而得名。作为高度集成化的分析技术,它的出现和应用引起国际上的广泛关注,*Science* 期刊把生物芯片评为 1998 年度十大科技突破成果之一。经二十多年的发展,生物芯片技术已取得重大进展,成为生物学研究的一种重要技术手段,并逐步发展为实验室中的常规实验技术,也显示出良好的市场应用前景。

基因芯片(gene chip)又称核酸芯片、DNA 芯片(DNA chip)、DNA 微阵列(DNA microarray),是目前最成熟、应用最广泛的一种生物芯片技术,是指利用原位合成技术或微量点样技术,将大量的核酸片段有序地、高密度地固定在固相支持物(例如玻璃片、硅片或纤维膜)表面,从而形成的二维 DNA 探针阵列(技术原理及流程见图 8-2-2)。然后与待测样品中的核酸分子(通常被称为靶标)进行杂交,通过检测杂交后的信号,即可以知道待测样品中是否含有与探针对应的靶标分子,以及它的含量。基因芯片的本质是核酸杂交技术的集成化、微型化。

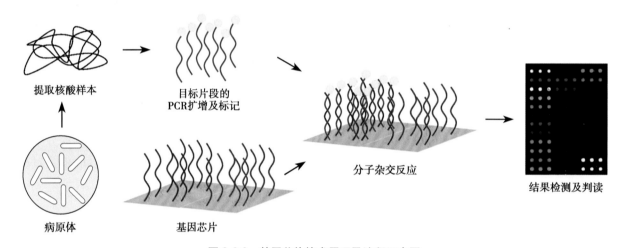

提取核酸样本　　目标片段的PCR扩增及标记

病原体　　基因芯片

分子杂交反应

结果检测及判读

图 8-2-2　基因芯片技术原理及流程示意图

在临床中,基因芯片技术多用于病原体的高通量筛查,包括呼吸道、消化道、生殖道、各种体液中多种病原体的筛查。国内外已经有多种检测感染性疾病的基因芯片产品上市。

二、测序技术

（一）末端终止法测序技术（Sanger 测序法,第一代测序）

由 Sanger 等人发明的末端终止法利用的是 2,3-双脱氧核糖核苷酸(ddNTP)对 DNA 合成酶的抑制作用:由于缺少 3-OH 基团,当 ddNTP 掺入到新合成的 DNA 链中后,将无法与下一个脱氧核糖核苷酸相结合,从而导致 DNA 链延伸反应的终止。最初的末端终止测序法对每个待测的 DNA 样本需要同时进行 4 个单独的测序反应,每个测序反应体系中需要加入所有 4 种脱氧核糖核苷三磷酸(dNTP)[其中三磷酸腺嘌呤脱氧核苷酸(dATP)经由 ^{32}P 或 ^{35}S 标记]以及某一种 ddNTP,并且所加入的 ddNTP 的量会是其对应 dNTP 量的 1% 左右,以保证整个待测序列都能够在反应中被有效覆盖。在测序反应时,ddNTP 会随机地替代其对应的 dNTP 插入到新合成的 DNA 链中并终止延伸反应,从而产生一系列长度不同,拥有相同起始点和不同终点,但终点碱基类型相同的 DNA 片段。最后,同样通过聚丙烯酰胺凝胶电泳和放射自显影的方法同时对这 4 个单独测序反应的产物进行综合分析,就能够得到待测序 DNA 片段的完整序列信息。后来,放射性标记的引物和 ddNTP 都曾被使用以改进末端终止测序法,但最终,利用不同荧光基团标记的 ddNTP 取代了它们。由于每种 ddNTP 所标记的荧光基团不同,意味着它们能够被同时使用,也就使得末端终止测序法对每个待测的 DNA 样本不再需要 4 个测序反应,而只需要一个测序反应就能够完成。荧光基团标记 ddNTP 和毛细管电泳技术的应用,以及最终实现的自动化,使得末端终止测序法成为最为常用也最为经典的第一代测序方法,通常也称为 Sanger 测序法(技术原理及流程见图 8-2-3）。利用第一代测序法，科学家们积累了大量的生物遗传信息，为其他研究和应用奠定了基础。随着技术的发展，成本的降低，Sanger 测序已经成为常规技术，目前已有商品化的试剂盒用于临床检测，尤其是病原体耐药性的检测。

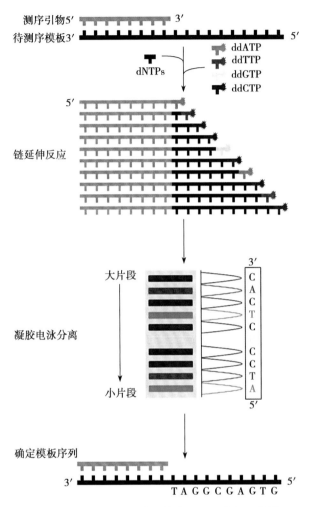

测序引物5′
待测序模板3′
dNTPs
ddATP
ddTTP
ddGTP
ddCTP
链延伸反应
大片段
凝胶电泳分离
小片段
确定模板序列

图 8-2-3　Sanger 测序法技术原理及流程示意图

（二）焦磷酸测序技术（pyrosequencing）

作为一种边合成边测序的方法，焦磷酸测序利用了在同一反应体系中的 DNA 聚合酶（DNA polymerase）、ATP 硫酸化酶（ATP sulfurylase）、荧光素酶（luciferase）和三磷酸腺苷双磷酸酶（apyrase）所共同催化的酶级联反应。在焦磷酸测序的过程中，待测序的 DNA 模板首先经过 PCR 扩增（其中一条引物为生物素标记引物）并与微珠相结合，再经过碱变性和纯化以获得 DNA 单链用于后续的测序反应。进行测序反应时，特异性的测序引物首先被加入到反应体系中与待测序的单链 DNA 模板相结合，然后再将 DNA 聚合酶、ATP 硫酸化酶、荧光素酶、三磷酸腺苷双磷酸酶、腺苷-5′-磷酸硫酸酐（APS）和荧光素（luciferin）加入反应体系共同孵育。接下来，按照特定的核苷酸分配顺序（nucleotide dispensation order, NDO），四种 Dntp［dATP、三磷酸胸腺嘧啶脱氧核苷酸（dTTP）、三磷酸胞嘧啶脱氧核苷酸（dCTP）、三磷酸鸟嘌呤脱氧核苷酸（dGTP）］中的一种将被加入到反应体系当中，能够与待测模板正确配对的 dNTP 将会在 DNA 聚合酶的催化下掺入到引物链中。这一延伸反应将会释放出与掺入的 dNTP 摩尔数相等的焦磷酸基团（PPi），而后者又将在 ATP 硫酸化酶的催化下与 APS 反应生成等摩尔数的 ATP。最终，荧光素酶将利用荧光素和上述反应产生的 ATP 作为底物，催化荧光素的氧化反应并产生能由电荷耦合元件（CCD）照相机检测和 Pyrogram 软件分析的，与 ATP 的量成正比的可见光信号。相反的，如果加入的 dNTP 不能与待测模板正确配对，则上述酶级联反应无法发生。因此，在焦磷酸测序中，光信号的有无能够显示正确配对 dNTP 的类型，而光信号的强弱则能够显示反应中掺入的 dNTP 的数量。最后，未参与反应的 dNTP 和 ATP 将被三磷酸腺苷双磷酸酶降解，从而不会对下一轮的测序反应产生干扰。通过不断重复上述过程，焦磷酸测序目前能够实现对 300bp 至 500bp 大小的 DNA 序列的准确测序，并且由于这一技术能够对特定位点所包含的不同碱基之间的比例进行定量，所以被广泛应用于对已知 DNA 序列中 SNP 位点的检测和对某一基因座位等位基因频率的测定。

（三）大规模平行测序技术（massively parallel DNA sequencing，第二代测序）

目前常用的第二代测序平台有 ABI SOLiD 测序平台、Roche/454 FLX 测序平台和 Illumina/Solexa 测序平台。所有这些测序方法都会首先对一个片段化的测序文库进行扩增，再对扩增所得的 DNA 分子进行测序。ABI SOLiD 测序平台利用的是一种连接酶介导的测序技术。Roche/454 FLX 测序平台使用的是一种经过改良的焦磷酸测序方法。在这一技术中，表面含有与测序文库接头序列互补的寡核苷酸片段的 DNA 捕获微珠会与片段化后的测序文库相混合，从而使每个 DNA 捕获微珠仅与一个文库片段相结合。之后，每一个微珠-文库片段复合物都将会和其他 PCR 反应物一起经由乳液 PCR，使每个 DNA 捕获微珠的表面结合有数以百万计的同一个文库片段的拷贝。随后，这些微珠被单独固定在 PTP（Pico TiterPlate）板上的一个微孔中，从而使得每一个测序反应都拥有固定的坐标位置。最后，不同的 dNTP 将会被依次加入到 PTP 板上以完成焦磷酸测序反应。

在 Illumina/Solexa 测序平台,已经连接上了接头序列的文库片段首先被流动池(flow cell)表面与接头序列相互补的寡核苷酸片段所捕获,然后经由桥式扩增的方式,形成一个个直径约 1μm 的 DNA 簇(DNA cluster),每一个 DNA 簇包含有约 100 万份同一文库片段的拷贝。之后,DNA 簇内的 DNA 分子被单链化,然后被用于测序反应。测序反应中所使用的 4 种核苷酸被标记了 4 种不同的、可被移除的

荧光基团,并且它们的 3-OH 基团都被进行了可逆性的化学修饰,使得每一步反应仅有一个核苷酸分子能够被掺入到延伸产物中去。测序反应时,每当一个核苷酸被掺入到扩增产物中之后,通过对产物荧光的判读,就能够确定刚刚掺入的核苷酸是哪一种类型。之后,荧光基团将会被移除,3-OH 基团上的化学修饰也被移除,使下一个核苷酸能够掺入到扩增产物中。重复这个步骤,就可以得到核酸的序列,Illumina/Solexa 测序平台技术原理见图 8-2-4。

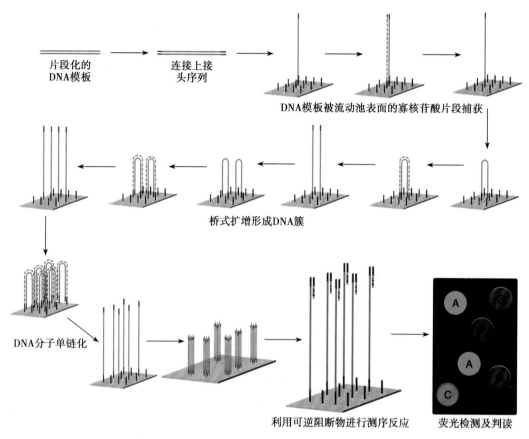

图 8-2-4　Illumina/Solexa 测序平台技术原理示意图

第二代测序技术可以用于微生物群体中各种微生物种类的鉴定和定量,因此被应用于病原体微生物群体分析。此外,第二代测序技术可以读出微生物的整个基因组序列,因此被广泛用于未知病原体的重测序和鉴定。但是由于成本较高,并且需要较复杂的后续数据分析计算,耗时较长,限制了该技术在临床诊断中的应用。

(四) 第三代测序技术

第三代测序技术指的是单分子测序技术,其目标是不再使用 PCR 技术对待测序的 DNA 模板进行预扩增,而是直接对单个的 DNA 分子实现测序。目前相对成熟一些的技术有 Pacific Biosciences 公司的 SMRT 测序技术和 Oxford Nanopore Technologies 公司

的纳米孔技术等。第三代测序技术还有待成熟,由于该技术可以实现单分子测序,因此有可能不再需要核酸的扩增,极大简化感染病原体的基因诊断过程,并且可以进行定量检测,因此非常适合于感染病原体的基因诊断应用。

三、核酸扩增技术

核酸扩增技术的产生和发展降低了基因检测的门槛,使基因检测应用于临床成为可能。

(一) 聚合酶链反应

聚合酶链反应(polymerase chain reaction,PCR)技术是一项革命性的分子生物学技术,该技术思路首先由 Mullis 于 1983 年提出,用于体外扩增特殊的

DNA 片段。很快 PCR 技术就发展成为生命科学研究不可或缺的手段,现已广泛应用于临床检验领域。

PCR 是利用 DNA 聚合酶对目标核酸分子进行体外扩增的方法。在 PCR 中,DNA 聚合酶在与模板 DNA 互补的引物存在的情况下,经过变性、退火、延伸的热循环程序,以 4 种 dNTPs 为反应底物,进行新 DNA 分子的酶促合成。由于理论上,目标 DNA 分子的数量在 PCR 反应中是按照一个循环增加一倍的指数形式进行扩增的,所以通过与标准样品比较扩增循环数和 PCR 终产物的量的方法,就能够计算出目标序列的起始量。

实时荧光定量 PCR(quantitative real-time PCR, qPCR)是通过向 PCR 反应体系中加入荧光染料或者标记有荧光基团的探针,实现在封闭体系中对目标 DNA 序列的扩增情况进行实时动态监测,从而避免了扩增后处理所可能带来的污染问题。同时,由于所使用的荧光染料或探针的高敏感性,qPCR 能够更好地实现对低拷贝模板的检测和定量。由于价格低廉,操作简单,敏感性和特异性都很高,qPCR 是临床上使用最为广泛的一类基因诊断技术,在病原体鉴定、耐药分析以及病原体载量确定上都有很多商品化试剂盒。目前较常用的 qPCR 方法可以根据其使用的是双链结合荧光染料还是荧光探针分为两大类。

1. 使用双链结合荧光染料的实时荧光定量 PCR 使用的荧光染料包括 SYBR Green I 和 EvaGreen 等,这类荧光染料的共同特点是它们以游离态存在于反应体系中几乎不产生荧光,而当它们非特异性地嵌入到 DNA 双链中之后则会产生荧光信号。因此,在荧光染料充足的情况下,反应体系中荧光信号的强度与 PCR 扩增所产生的双链 DNA 分子的数量是成正比关系的。

2. 使用荧光探针的实时荧光定量 PCR 利用了分子杂交原理,其探针仅会和碱基序列互补的 PCR 扩增片段相结合,并发生荧光信号的改变。因此,通过使用荧光探针能够提高 qPCR 的检测特异性,排除非特异扩增带来的假阳性。此外,通过使用多种不同荧光标记的探针,可以实现在同一个反应管中对多个不同目标序列进行检测,提高了 qPCR 的检测通量。目前最常用的荧光探针包括 Taqman 探针、分子信标和双杂交探针等。其中典型的 Taqman 探针实时荧光定量 PCR 技术原理见图 8-2-5。

扩增受阻突变系统 PCR(amplification refractory mutation system PCR, ARMS-PCR)是一种通过改良

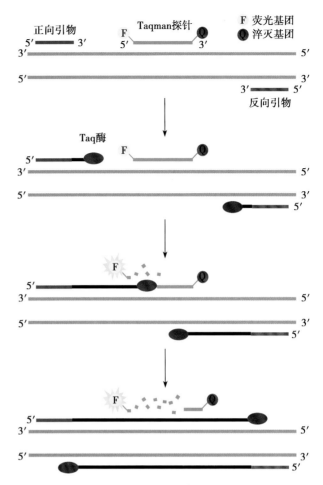

图 8-2-5　Taqman 探针实时荧光定量 PCR 技术原理示意图

PCR 扩增引物的设计来提高 PCR 检测特异性的 PCR 方法。当引物 3′末端的碱基与扩增模板不能配对时,导致后续的 PCR 扩增反应无法继续进行。利用这一原理,针对已知的突变序列可以设计两条不同的上游引物,一条 3′末端的碱基与野生型序列相配对(Wt 引物),另一条 3′末端的碱基与突变型序列相配对(Mt 引物)。Wt 引物仅能扩增野生型模板,而 Mt 引物仅能扩增突变型模板,从而能够对具有不同突变的待测模板进行特异性扩增检测。该方法已被广泛用于感染病原微生物的耐药突变检测等领域。

(二) 数字 PCR 技术

数字 PCR 技术(digital PCR, dPCR)是一种能够对扩增模板进行准确定量的 PCR 方法,该方法在扩增反应后对扩增产物进行检测,不需要对 PCR 扩增反应进行实时监测。由于该方法属于绝对定量,不需要根据 Ct 值进行计算,所以不会受到 PCR 循环数以及 PCR 反应效率的影响,也不再需要任何校准物和外标来协助定量。

在进行 dPCR 时,待检测的 DNA 样品首先被稀

释到很低的浓度,再被加入到巨大数量的并行反应微腔(例如微液滴、微坑、微池)中以保证平均每 2 个反应微腔中只包含 1 个 DNA 分子。接下来,这些 DNA 模板在反应微腔中进行 PCR 扩增,PCR 结束后对其产物进行检测。由于有模板的反应微腔中才会含有扩增产物,不含模板的反应微腔中不含有扩增产物。所以,通过对含有扩增产物的反应微腔进行计数,就能直接计算得出样品中目标序列的量。同时,由于每个反应微腔中的扩增产物只来自同一个 DNA 分子,所以通过使用序列特异性的检测探针,这一技术能够精确地计算野生型和突变型目标分子在待测样品中的数量及比例,其技术原理见图 8-2-6。目前,已经有多种商业化的数字 PCR 产品推出,并且被运用在各种微生物的定性和定量检测等领域。

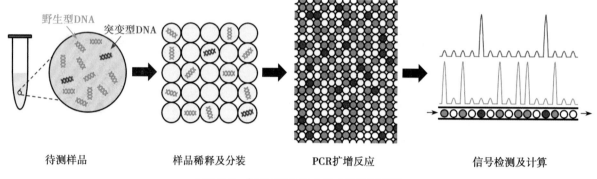

待测样品　　　　样品稀释及分装　　　　PCR扩增反应　　　　信号检测及计算

图 8-2-6　数字 PCR 技术技术原理示意图

(三) 等温核酸扩增技术

虽然基于 PCR 的基因检测技术目前被广泛地应用在各种研究中,但是它们在临床应用方面依然有自己的缺陷。由于 PCR 的热循环需要通过不断地升降温来实现,所以对于能源的需求量较大,对于实验仪器的要求较高,同时完成检测所需要的时间也较长,这些特点都使得基于 PCR 的基因检测技术在临床应用的时候存在一定的阻力。为了解决这些问题,等温核酸扩增(isothermal nucleic acid amplification)技术应运而生,这一类技术的扩增和检测都是在恒定温度下实现的,因此对实验仪器、能源和检测时间的要求都比 PCR 技术要低,适合广泛应用于临床检测中。目前较为常用的等温核酸扩增技术包括核酸序列扩增法(nucleic acid sequence-based amplification,NASBA)、环介导等温扩增技术(loop mediated isothermal amplification,LAMP)、依赖解旋酶的扩增(helicase dependent amplification,HAD)、重组酶聚合酶扩增技术(recombinase polymerase amplification,RPA)和滚环扩增技术(rolling circle amplification technology,RCA)、链置换扩增术(strand displacement amplification,SDA)等,本书仅就前两种进行详细介绍。

1. 核酸序列扩增法(NASBA)　NASBA 技术模拟的是细胞内逆转录病毒的复制机制,其反应体系中含有禽成髓细胞性白血病病毒(avian myeloblastosis virus)逆转录酶、核糖核酸酶 H(RNase H)和 T7 RNA 聚合酶三种酶,此外还需要两条特殊的引物 P1 和 P2,其中引物 P1 的 5′末端含有能被 T7 RNA 聚合酶识别的启动子序列。在进行 NASBA 反应时,引物 P1 首先与 RNA 模板相结合并在 AMV 逆转录酶的催化下形成与模板互补的 cDNA 链,接着,RNase H 将会消化掉这一 cDNA——RNA 杂合分子中的 RNA 链。引物 P2 随后与 cDNA 单链相结合并在 AMV 逆转录酶的催化下形成与之互补的第 2 条 cDNA 链。最后,T7 RNA 聚合酶能够识别新合成的 cDNA 双链分子上的启动子序列,从而能够快速地合成大量的目标 RNA 分子,而这些 RNA 分子又能够被利用在逆转录中,进一步加速 NASBA 反应的过程。最终,NASBA 反应将会产生大量的目标 RNA 单链分子,因此使得这一技术能够十分有效地和杂交荧光探针相结合来实现准确的基因检测。由于 NASBA 反应所使用的模板是 RNA,产物也是 RNA,能够避免外源 DNA 分子的污染,同时 T7 RNA 聚合酶对启动子序列的识别也有很高的特异性,所以这一技术拥有很高的特异性。除此之外,NASBA 不需要单独的逆转录步骤,操作简单,并且还拥有很高的检测敏感性,使得它成为非常理想的对 RNA 病毒的检测方法。其技术原理见图 8-2-7。

2. 环介导等温扩增技术(LAMP)　LAMP 技术是一种利用具有链置换活性的 Bst DNA 聚合酶以及 6 条引物(2 条内部引物,2 条外部引物及 2 条环序列引物)进行快速等温扩增的技术。在扩增起始阶段,内部引物和外部引物会参与到反应中来,但是在后期的环介导反应中,则只有内部引物和环序列引

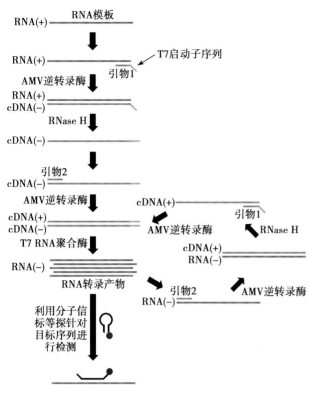

RNA模板
RNA(+)
RNA(+)
T7启动子序列
引物1
AMV逆转录酶
RNA(+)
cDNA(-)
RNase H
cDNA(-)
引物2
cDNA(-)
AMV逆转录酶
cDNA(+)
cDNA(+)
引物1
cDNA(-)
AMV逆转录酶
RNase H
T7 RNA聚合酶
cDNA(+)
RNA(-)
RNA(-)
RNA转录产物
引物2
利用分子信标等探针对目标序列进行检测
RNA(-)
AMV逆转录酶

图 8-2-7　NASBA 技术原理示意图

物会参与其中。由于内部引物能够与其扩增产生的单链形成茎环结构，使得内部引物序列在扩增过程中也会不断地被复制并利用到之后的扩增中。最终，LAMP 反应能够在短时间内扩增产生大量的，含有不同茎长度的，拥有花椰菜状二级结构的大片段 DNA 分子。LAMP 扩增的反应温度为 60～65℃，并且使用了 6 条引物，能够特异性地识别扩增模板上 8 个不同的序列，这些序列中的任何一个与引物不匹配都会导致扩增无法进行，这些特点使得 LAMP 具有非常高的扩增特异性。同时，由于扩增反应发生，LAMP 需要消耗大量的 dNTPs 并产生大量的焦磷酸根，因此，通过观察反应副产物焦磷酸镁沉淀的产生就能够快速简单地判断反应是否发生。除此之外，双链结合荧光染料如 SYBR Green I 也可以用于指示 LAMP 反应的发生。

3. 重组酶聚合酶扩增技术（RPA）　利用 2 条引物、重组酶、单链 DNA 结合蛋白和链置换 DNA 聚合酶实现在 37℃下快速（20～30 分钟）扩增目的基因，通过设计适宜的探针实现产物的快速检测，如荧光法、试纸条法。微阵列 RPA（on-chip RPA）是将上游引物固定到芯片上，下游引物 5′端荧光修饰，利用不对称 PCR 原理，在芯片上实现扩增与检测同时进行，并可进行多元检测。

RPA 已被用于单核细胞增多性李斯特菌、沙门菌等致病微生物的检测。

4. 依赖解旋酶的扩增（HDA）　利用 2 条引物、DNA 解旋酶、单链 DNA 结合蛋白、DNA 聚合酶关键体系，模拟生物体内基因自然复制过程进行目的基因的扩增，恒温条件（25℃，37℃ 或 65℃），时间 1～3 小时。通过设计适宜的探针，用荧光法、ELISA 或试纸条法检测。该技术已被美国食品药物管理局（FDA）批准用于单纯疱疹病毒的检测。

5. 滚环扩增技术（RCA）　模拟自然界微生物环状 DNA 的滚环复制过程，在具有链置换活性的 DNA 聚合酶作用下由一条引物即可引发沿环形 DNA 模板的链置换合成，实现环状 DNA 模板的体外等温线性扩增，通过锁式探针与线性模板结合及连接酶连接成环的过程，还可实现 DNA 或 RNA 模板的信号放大。该技术包括线性 RCA、指数 RCA、多引物 RCA、信号扩增 RCA。检测方法有电泳、实时荧光法，用于全基因组 DNA 检测、细胞原位检测、SNP 检测、免疫 RCA 技术等。

四、发展趋势

基因诊断技术虽然发展时间不长，但发展速度迅猛，新技术层出不穷，临床应用范围也逐渐拓展。

（一）床旁检测

床旁检测（point-of-care testing，POCT）是指在专业检测实验室外进行检测的系统，便于移动，对检测条件无特殊要求。基因诊断技术由于其具有诊断病原体快速简便的优势，非常适合在临床"早诊""快诊"，以及在医疗条件较不完善的环境下使用，成为 POCT 的理想应用领域。感染性疾病的全球性暴发和流行，促进了检测装置的现场化，迫使公共卫生反应速度加快，以遏制和减轻感染性疾病的发展。在发展中国家，感染性疾病给公共卫生带来的负担更加明显，由于实验室基础设施和成本的限制，POCT 具有更大的应用空间。各种 PCR 反应由于需要快速的变温过程，对设备的要求较高。核酸的等温扩增，无需大型装置，使用便携式仪器即可完成检测，已有用 LAMP 和 SDA 技术检测结核分枝杆菌的试剂盒商品化。随着等温扩增方法与微流控技术的结合，从样品处理、进样、检测到出具结果报告可整合成一步完成，进一步降低了操作的复杂性，更适用于现场检测，目前，可以同时检测多种病原体的等温扩增微流控芯片已经上市，全集成等温扩增微流控系统的上市也指日可待。但是等温扩增系统的生物学设计较 PCR 系统困难，也在某方面限制了该技术的应用。随着微流控芯片材料与设计的进一步革新与优化,温度传导性能逐步满足了快速变温的要求,并且在 PCR 仪的加热方式上,也有多种新设计正在试验中。当这些技术都足够成熟时,微流控 PCR 在POCT 方面的应用前景将无限广阔。

(二)基于宏基因组测序的病原体检测

相同的感染性疾病症状,可能源自极多种类的病原体,因此临床上对广谱且精确的诊断方法,具有极高且迫切的需求。

基于无偏向性的鸟枪法二代测序技术(shotgun next generation sequencing,NGS)的宏基因组测序方法,就是一种超广谱并且精确的微生物检测方法,理论上可以检测任何病原体。在该方法中,样品中的核酸被随机打碎成小片段,然后进入二代测序流程,无差别地把每个小片段的核酸序列都读出来,每个小片段的核酸序列就是一个"reads"。然后,利用生物信息学方法,将二代测序获得的数以百万计的reads 序列和参比数据库中的微生物序列进行比对,从而完成病原微生物的识别工作。

因此可以看出,病原体的宏基因组 NGS 技术(metagenomic,mNGS)检测,不再需要事先设计引物或探针,不需要序列特异性的扩增,因此理论上可以检测任何病原体。目前,该方法已经在一些常规检测呈阴性的感染性疾病诊断中以及未知病原体感染暴发事件中,得到成功应用,完成了概念性的验证工作。该方法在病原体临床诊断中具有巨大的潜力,尤其是在免疫低下患者或危重患者中。随着宏基因组学 NGS 成本的迅速下降、方法的进一步成熟,其在临床诊断中的应用会得到普及。

在 reads 序列的对比识别过程中,有的实验室采用直接对比识别的方法,有实验室将短 reads 拼接成较长的重叠群(contig),甚至完整的基因组(从头测序),然后再和参比数据库中的微生物序列进行比对和识别。上述两种对比识别的方法各有优劣,但是拼接得到较长 contig 可以提升对新型(即与已知病原体同源性低的)病原体检测的敏感性。

目前,成本高、检测时间长以及检测结果稳定性需要提高,这些问题仍阻碍宏基因组 NGS 在诊断领域的进一步发展。

基因组 NGS 过程主要分为三个部分:上机测序前的生物流程、上机测序、测序后的生物信息分析流程。其中上机测序前的生物流程需要将近 1 天时间,几十个操作环节,以及昂贵的生物试剂;上机测序需要大约 1 天时间,以及昂贵的试剂;生物信息分析流程需要将近 1 天时间,需要较高级的计算机硬

件资源和高水平的软件资源。不同的实验室都在对上述三个部分进行加快、简化、降低成本等优化工作,分别取得一些成果,例如 2 天内完成整个流程等。

目前,上机测序前的生物流程以及上机测序流程都已经比较成熟,测序后的生物信息分析流程还在不断发展优化之中。

首先,比对算法(计算 reads 序列和参比数据库中的哪条序列相似)和分类算法(判断该 reads 序列属于哪个微生物的序列)的运算量和数据量都十分巨大,运算的准确性也需要进一步提高;其次,临床样本的测序数据中,只有极少量 reads 序列属于病原体序列,其他都是宿主或干扰核酸的序列,需要生物信息学算法把它们从干扰核酸序列数据的汪洋大海中抓出来并进行准确的对比、分类;最后,变异度高的新型微生物(尤其是病毒等),现阶段并没有足够充分的参考数据库的数据支持,往往只能依赖亲缘性较远的氨基酸同源性进行鉴定。

综上,可以看出,基于宏基因组 NGS 技术的病原体检测,由于其超广谱和精准优势,具有巨大的临床应用潜力。但是还存在很多问题,它需要专业的实验人员和操作场所,需要昂贵的设备,通常还需要专门的生物信息学分析人员进行辅助分析,检测时间较长,费用也较高,因此目前更适于在专门的检测实验室开展,无法像 PCR 检测试剂等常规分子诊断产品那样在临床进行大规模的普及应用。

五、质量控制与结果解读

基因诊断的质量控制是检测结果准确性的重要保证。目前常用的基因诊断技术多采用了核酸扩增的方法,可以提高检测敏感性,缩短检测时间,简化实验操作。核酸扩增为基因诊断提供了诸多便利,也带来了核酸扩增产物污染的风险,在操作时需要注意并采取适当防污染措施,例如实验室分区等。同时,基因诊断试剂开发企业也需要在产品设计时充分考虑防污染问题。核酸扩增后不需要开管操作的诊断试剂,如荧光定量 PCR 等,仅需要妥善处理扩增后的容器(例如扩增管)即可;扩增后还需要对扩增产物进一步处理的试剂,需要在独立的空间内进行。在商品化的试剂盒中,通常会在扩增体系中添加防污染试剂,能够在一定程度上防止核酸扩增产物的污染。

本节上文中,一直将基因检测和基因诊断等同。其实从严格意义上讲,可以把"检测"和"诊断"区分

开。本节上文所述诸多方法,仅是核酸水平上的检测技术,提供核酸水平上的检测数据,供临床医生进行诊断时参考。以基因检测数据作为诊断依据的同时,也要结合其他检测技术的结果,结合临床症状,综合分析后才能作出准确的诊断。由于基因检测技术进入临床应用的时间很短,其效果尚需要和传统方法进行对比。对于任何一种新的检测技术,临床都需要适应期,在不断地磨合和改进中逐步为临床诊断所接受。在临床应用中要考虑基因型和表型之间确实可能存在的差异,考虑体内检测和体外检测的差异。能够在临床诊断中应用的基因检测产品,都是有明确的机制研究作为基础的,并经过了大量的临床研究验证。随着商品化的基因检测产品越来越多地应用于临床,同样会得到更多的结果反馈,进一步促进基因检测技术的发展。

（程 京 邢婉丽）

第三节 感染病的免疫学诊断方法

一、概述

当致病微生物(包括细菌、病毒、真菌等)引起炎症或器官功能障碍的症状时,就发生了感染性疾病。病原微生物通过各种途径进入人体,即开始了感染的过程。这一过程涉及宿主和病原体之间的交互作用。侵入人体的病原微生物可被机体清除,也可定植、繁殖,进而造成机体组织的炎症、损伤及其他病理变化,出现不同的感染类型,如病原体被清除、隐性感染、显性感染、持续性感染、细菌携带状态、潜伏性感染等,感染类型可随病原体与宿主双方力量的增减而移行、转化或交替发生。机体的免疫反应必不可少地参与宿主和病原体之间的交互作用,并发生一系列的生物病理学改变。

微生物免疫学检查是一种特异性的诊断方法,广泛用于临床检查,主要是利用免疫检测原理与技术检测免疫活性细胞、抗原、抗体、补体、细胞因子、细胞黏附分子等免疫相关物质,以确定感染的病原体种类、评估机体感染状态以及预测疾病发生发展及转归。免疫学检查主要包括两个方面。

（一）感染性疾病的非特异性标志物检查

1. C 反应蛋白 C 反应蛋白(C-reactive protein, CRP)是指在机体受到感染时血浆中一些急剧上升的蛋白质。CRP 可以激活补体进而加强吞噬细胞的吞噬,发挥免疫调理作用,从而清除入侵机体的病原

微生物,在机体的天然免疫中发挥重要的保护作用。一般是在微生物感染后急性反应期出现,在细菌感染患者中,其浓度可大于 $100\mu g/ml$。因此其检测可用于某些细菌感染的诊断。

2. 内毒素 内毒素(endotoxin)主要成分是脂多糖,是革兰氏阴性细菌细胞壁中的重要组成成分,只有当细菌死亡溶解后才释放出来,所以叫作内毒素。脂多糖对宿主是有毒性的,其毒性成分主要为类脂质 A。内毒素大量进入血液就会引起发热反应——"热原反应",导致不同程度的内毒素血症,主要发生在革兰氏阴性菌感染情况下。内毒素的检测常用家兔热原法和鲎试验法。

3. 肿瘤坏死因子 肿瘤坏死因子(tumor necrosis factor, TNF)是一种细胞毒素,主要由活化的单核/巨噬细胞产生,能促进中性粒细胞吞噬,抗感染,引起发热,诱导肝细胞急性期蛋白合成,是重要的炎症因子。TNF 的检测能为感染过程的性质或者损伤程度提供指标。

4. 白细胞 白细胞(leukocyte, white blood cell, WBC)是血液中的一类细胞。白细胞在人体中担负许多重任,它具有吞噬异物并产生抗体的作用,机体伤病的损伤治愈能力,抗御病原体入侵的能力,对疾病的免疫抵抗力等。当人体遭到病原微生物入侵时,白细胞能通过变形而穿过毛细血管壁,集中到病菌入侵部位,将病菌包围、吞噬。如果体内白细胞的数量高于正常值,很可能是身体有了炎症。经常会通过白细胞数量的显著变化而表现出来。血液中的白细胞有 5 种,按照体积从小到大是:淋巴细胞、嗜碱性粒细胞、中性粒细胞、嗜酸性粒细胞和单核细胞。其中中性杆状核粒细胞增高见于急性化脓性感染。中性分叶核粒细胞减少多见于某些传染病。嗜酸性粒细胞减少见于伤寒、副伤寒早期。淋巴细胞增高见于传染性淋巴细胞增多症、结核病、疟疾、百日咳、某些病毒感染等。单核细胞增高见于结核病活动期、疟疾等。

5. 降钙素原 降钙素原(procalcitonin, PCT)是降钙素的前体物质,目前认为 PCT 可能是内源性的一种非类固醇类抗炎物质,多由细菌感染诱导产生,是在调控细胞因子网络中发挥着重要作用的一种炎症介质。PCT 在全身性细菌性炎症反应的早期(2~3 小时)即可升高,因此具有早期诊断价值;但在病毒感染、局部感染、慢性非特异性炎症、癌性发热、移植物宿主排斥反应或者其他自身免疫性疾病等时,PCT 浓度不增加或轻微增加。一般认为血清 PCT>

0.5μg/L 则可以判断为细菌感染。因此，其能够早期诊断严重细菌感染并评价病情活动情况。

6. β-D-葡聚糖试验　β-D-葡聚糖试验（G 试验）是一种真菌检测试验，主要是对真菌的细胞壁成分 G-(1,3)-β-D-葡聚糖抗原进行检测，人体的吞噬细胞吞噬真菌后，能持续释放该物质，使其在血液及体液中含量增高。1,3-β-D-葡聚糖可特异性激活鲎变形细胞裂解物中的 G 因子，引起裂解物凝固，故称 G 试验。正常值<20pg/ml，其适用于除隐球菌和接合菌（包括毛霉菌、根霉菌等）外的所有深部真菌感染的早期诊断。

7. 半乳甘露聚糖抗原试验　半乳甘露聚糖抗原试验（GM 试验）检测的是半乳甘露聚糖，主要适用于侵袭性曲霉菌感染的早期诊断。曲霉菌特有的细胞壁多糖成分是 β(1-5)呋喃半乳糖残基，菌丝生长时，半乳甘露聚糖从薄弱的菌丝顶端释放，是最早释放的抗原。一般认为检测结果≥0.5 为阳性，且半乳甘露聚糖释放量与菌量成正比，可以反映感染程度。

（二）感染性疾病的特异性检查

感染性疾病的特异性检查可用已知抗原检查未知抗体，也可用已知抗体检查未知抗原。抗体检查抗原的称反向试验，抗原抗体直接结合的称直接反应，抗原和抗体利用载体后相结合的称间接反应。测定血清中的特异性抗体需检查双份血清，恢复期抗体滴度需超过疾病初期滴度 4 倍才有诊断意义。特异性免疫学检查包括特异性抗体检测和免疫细胞功能检测。

1. 直接凝集试验　直接凝集试验是细菌或细胞等颗粒性抗原与相应抗体直接反应，出现的凝集现象。主要有玻片法和试管法。玻片法是抗原和相应抗体在玻片上进行的凝集反应，用于定性检测抗原，进行细菌鉴定等。试管法是在试管中倍比稀释待检血清，加入已知颗粒性抗原进行的凝集反应，用于定量检测抗体，如诊断伤寒病的肥达试验。试管法凝集反应时，抗原抗体结合出现明显可见反应的最大的抗血清或抗原制剂稀释度称为效价，又称滴度。

2. 间接凝集试验　间接凝集试验是抗原与相应抗体直接反应不出现凝集现象时可利用载体包被抗原形成致敏颗粒，再与相应抗体反应，则出现凝集，称间接凝集反应。常用的载体颗粒有人 O 型红细胞、绵羊红细胞、乳胶颗粒等。如载体颗粒是红细胞，称间接血凝试验；若为乳胶颗粒，则称为乳胶凝集试验。如果将抗体吸附到载体上，再与相应可溶性抗原反应也可出现凝集，称为反向间接血凝试验。间接凝集反应具有敏感性高、快速、简便等优点，在临床上得到广泛的应用。如用乳胶凝集试验测定相关抗体，可用于辅助诊断钩端螺旋体病、血吸虫病等。此外，用反向间接凝集试验测定抗原可作疾病早期诊断，如检测血清中的乙型肝炎表面抗原（HBsAg）及抗人类免疫缺陷病毒（HIV）抗体等。

3. 免疫沉淀　免疫沉淀（immunoprecipitation）主要用于抗原或者抗体的定性检测。其原理是可溶性抗原与相应抗体在有电解质存在的情况下，按适当比例所形成的可见沉淀物现象。据此现象设计的沉淀试验主要包括絮状沉淀试验、环状沉淀试验和凝胶内的沉淀试验。凝胶内的沉淀试验依所用的试验方法又可分为免疫扩散试验和免疫电泳技术两类。当抗原与相应抗体形成一个接触面时，如二者比例适当，接触面上可形成一个乳白色的环状物即为阳性沉淀反应。沉淀反应技术由于特异性很强，而被广泛应用于鉴定菌型、诊断疾病，如检查梅毒抗体的康氏反应。

4. 补体结合试验　补体结合试验是利用抗原抗体复合物同补体结合，把含有已知浓度的补体反应液中的补体消耗掉，使待检测液中补体减低，以检出抗原或抗体的试验，为高敏度检测方法之一。用于检查梅毒的梅毒补体结合反应（瓦氏反应，Wassermann reaction）是最常进行的补体结合试验。

5. 中和试验　中和试验（neutralization test）是病毒或毒素与相应的抗体结合后，失去对易感动物的致病力的试验方法。主要以测定病毒的感染力为基础，以比较病毒或毒素受免疫血清中和后的残存致病力为依据，来判定免疫血清中和病毒的能力。主要用于：①病毒株的种型鉴定，利用同一病毒的不同型的毒株或不同型标准血清，即可测知相应血清或病毒的型。②测定血清抗体效价，中和抗体出现于病毒感染的较早期，在体内的维持时间较长。动物体内中和抗体水平的高低，可显示动物抵抗病毒的能力。③分析病毒的抗原性，毒素和抗毒素亦可进行中和试验，其方法与病毒中和试验基本相同。

6. 免疫荧光检查　免疫荧光检查是用荧光抗体示踪或检查相应抗原的方法称荧光抗体法；用已知的荧光抗原标记物示踪或检查相应抗体的方法称荧光抗原法。这两种方法总称免疫荧光技术，以荧光抗体方法较常用。可快速鉴定病原体并检测血清中的抗体，用于感染性疾病的诊断，流行病学调查等。

7. 放射免疫测定　放射免疫测定(radioimmunoassay，RIA)是利用放射性核素的测量方法与免疫反应的基本原理相结合的一种放射性核素体外检测法。该法有敏感性高、特异性强、精确度佳及样品用量少等优点，因而发展迅速。这种测试技术不仅普遍用于测定具有抗原性的蛋白质、酶和多肽激素，而且越来越广泛地用于测定许多本身无抗原性的药物。

8. 酶联免疫吸附试验　酶联免疫吸附试验(enzyme-linked immunosorbent assay，ELISA)是利用抗原抗体之间专一性键结合特性，对抗原进行检测。在酶分子与抗体或抗抗体分子共价结合时会改变抗体的免疫学特性，但不影响酶的生物学活性。此种酶标记抗体可与吸附在固相载体上的抗原或抗体发生特异性结合。滴加底物溶液后，底物可在酶作用下使其所含的供氢体由无色的还原型变成有色的氧化型，出现颜色反应。因此，可通过底物的颜色反应来判定有无相应的免疫反应，颜色反应的深浅与标本中相应抗体或抗原的量成正比。

9. 酶联免疫斑点试验　酶联免疫斑点试验(enzyme-linked immunospot assay，ELISPOT)是通过两种高亲和力的特异性抗细胞因子抗体来检测淋巴细胞分泌细胞因子情况的一种方法。目前应用于临床的是诊断结核感染的结核感染 T 细胞检测(T-SPOT)试验。

10. 化学发光酶免疫测定　化学发光酶免疫测定(chemiluminescent enzyme immunoassay，CLEIA)是化学发光免疫分析的一种。其基于放射免疫分析的基本原理，将酶的化学发光与免疫反应结合起来。CLEIA 用酶标记生物活性物质(如酶标抗原或抗体)进行免疫反应。标记在免疫反应复合物上的酶能够再作用于发光底物，使其在信号试剂作用下发光，最后可以用发光信号测定仪进行发光测定。目前常用的标记酶为辣根过氧化物酶(HRP)和碱性磷酸酶(ALP)，两者有各自的发光底物。CLEIA 因其高敏感性和高特异性而得到普遍应用。

11. 免疫印迹　免疫印迹(Western blotting)是采用 SDS-聚丙烯酰胺凝胶电泳将样品蛋白质分离，再通过电流的作用，使蛋白质从凝胶转移至固相载体(膜)上，固相载体以非共价键形式吸附蛋白质，且保持电泳分离的多肽类型及其生物学活性不变，以固相载体上的蛋白质或多肽作为抗原，通过特异性抗体作为探针，对靶抗原蛋白质进行检测，通过分析特异性反应的位置和强度获得特定蛋白质在所分析的细胞或/和组织中表达情况的信息。免疫印迹技术结合了凝胶电泳分辨力高和固相免疫测定特异性高、敏感等诸多优点，能从复杂混合物中对特定抗原进行鉴别和定量检测。

12. 微量免疫荧光检测技术　微量免疫荧光检测技术(micro-immune-fluorescence assay，mIF)常用于衣原体诊断，是诊断肺炎衣原体感染最敏感的方法之一。其原理是用衣原体标准株制备抗原片，然后与患者血清反应，患者如为沙眼衣原体(Ctr)或肺炎衣原体(Cpn)感染，其血清中抗 Ctr 或抗 Cpn IgM 或 IgG 就会与抗原片上的 Ctr 或 Cpn 抗原结合，加入抗人 IgM 或 IgG 荧光标记抗体后，在荧光显微镜下可观察到 Ctr 或 Cpn 颗粒。MIF 检测法敏感、特异、实用可行，可以反映即时感染情况，且可帮助区分急性或既往感染、再次感染、慢性感染，故此法不仅利于进行流行病学调查，在临床上也有较高的应用价值。

13. 微波微量免疫荧光检测技术　微波微量免疫荧光检测技术(microwave-immune-fluorescence，mWmIF)在微量免疫荧光技术的基础上采用微波加速抗原抗体反应，大大缩短检测时间，提高检测效率，但敏感性低于微量免疫荧光技术。一般可用于临床患者的快速诊断和实验中快速鉴定等方面的研究。

14. 细胞免疫功能检查

(1) 皮肤试验：皮肤试验是基于Ⅳ型超敏反应的原理，将少量高度纯化的抗原液体皮内注射并在48 至 72 小时后观察结果。这个测试结果通过硬结(明显突起的硬化区)的直径(垂直于手臂)来反映。如用于诊断结核感染结核菌素试验。

(2) T 细胞亚群计数及比例：淋巴细胞是白细胞中非常重要的一类。它分为主要参与细胞免疫的T 淋巴细胞(CD3+)和主要参与体液免疫的 B 淋巴细胞(CD19+)。而 T 淋巴细胞又分为辅助性 T 淋巴细胞(CD3+CD4+)和抑制性/细胞毒性 T 淋巴细胞(CD3+CD8+)。在正常情况下，各群淋巴细胞的数目和相对比例都在一定的范围内。其中 CD4/CD8 的比值常用的正常参考值为 1.4~2.5，若 CD4/CD8 的比值降低多见于"免疫抑制"状态，常见于免疫缺陷病，如患艾滋病时的比值常显著小于 0.5。

(3) 外周血白细胞促凝血活性：外周血白细胞

促凝血活性(LPCA)是机体外周血白细胞在体外受植物凝集素(PHA)等作用,并再次接触 PHA 后,被激活产生的一种结合在细胞表面的促凝血活性因子。目前认为这种因子是淋巴细胞和单核细胞协同产生的,因此,活性的高低可反映机体的细胞免疫功能。

(4)E 玫瑰花形成试验:E 玫瑰花形成试验是一种检测人体 T 淋巴细胞计数和功能的方法。人体 T 淋巴细胞表面具有红细胞受体,能自发地与羊红细胞结合而形成玫瑰花样的细胞团。这类受体由活细胞所合成,细胞死后即失去形成 E-玫瑰花的作用,是 T 淋巴细胞的独特标志。而 T 细胞参与机体的细胞免疫,因此当血液中 E-玫瑰花试验结果明显降低时,表明细胞免疫水平下降,易受病毒和胞内菌感染。

(5)淋巴细胞转化试验:淋巴细胞转化试验(lymphocyte transformation test)是指 T 淋巴细胞与有丝分裂原在体外共同培养时,受到后者的刺激可发生形态学和生物化学的变化,部分小淋巴细胞转化为不成熟的母细胞,并进行有丝分裂。淋巴细胞的转化情况,可反映机体的细胞免疫水平。淋巴细胞转化率降低表示细胞免疫水平低下,可见于重症真菌感染、重症结核、瘤型麻风等感染。此外,本试验还可帮助观察疾病的疗效和预后,经治疗后转化率由低值转变为正常者表示预后良好,反之则预后不良。

(6)流式细胞术:流式细胞术(flow cytometry,FCM)是以高能量激光照射高速流动状态下被荧光素染色的单细胞或生物颗粒,测量其产生的散射光和特异性荧光的强度,从而对细胞(或生物颗粒)进行多参数的、快速的定性或定量分析和分选的细胞分析技术。它是一种快速、准确、客观的,可同时检测直线流动状态中单个细胞多项物理及生物学特性,加以分析定量的技术,能在极短时间内分析大量细胞,如外周血、骨髓、实体组织、悬浮或贴壁培养的细胞以及各种微生物和人工合成微球。

免疫学检查主要是通过以上检测方法对体液中的免疫活性细胞、抗原、抗体、补体、细胞因子、细胞黏附分子等免疫相关物质,或者能够反映疾病进展的蛋白、酶等以确定感染的病原体种类、评估机体感染状态以及预测疾病发生发展及转归。

二、病毒感染

以往实验室常用中和试验、补体结合试验、红细胞凝集抑制试验等血清学实验方法检测病毒抗体;近年来来应用免疫荧光技术、酶联免疫吸附技术等检测病毒抗原或抗体,已成为实验室病毒感染诊断的常规技术。

(一) 病毒性肝炎的免疫学诊断

病毒性肝炎(viral hepatitis)是以肝脏实质病变为主,因多种肝炎病毒引起的一种传染性疾病。按照病毒性肝炎的病原学分型,目前已被公认的有甲、乙、丙、丁、戊五种肝炎病毒(分别为 HAV、HBV、HCV、HDV、HEV)。除乙型肝炎病毒为 DNA 病毒外,其余均为 RNA 病毒。虽然曾出现关于己型肝炎的报道,但至今该病毒分离尚未成功。病毒性肝炎临床表现十分复杂,因传染源不同,患者临床症状各有不同,且具体诊断仍然不能仅靠单一手段,必须结合流行病学、临床表现及实验室检查,同时加上患者具体情况及动态变化进行综合分析,并做好必要的鉴别。针对不同病原的血清学诊断如下:

1. 甲型肝炎诊断　如急性肝炎患者血清出现抗 HAV-IgM 阳性,可确诊近期感染 HAV,这对甲型肝炎的早期诊断有重要价值。抗 HAV-IgG 阳性则代表甲型肝炎继往感染且已有免疫力。特殊情况下,如若病毒性肝炎或自身免疫性肝病患者血清中如检出抗 HAV-IgM 阳性,应先排除类风湿因子(RF)或其他原因引起的假阳性现象,后慎重考虑判断 HAV 重叠感染。

2. 乙型肝炎诊断　临床现今对于乙型肝炎病毒(HBV)的感染判断方法运用较多,也较为成熟。HBV 标志(HBsAg、HBeAg、HBcAg 及抗 HBs、抗 HBe、抗 HBc)对判断有无乙型肝炎感染有重大意义。通常情况下,血清 HbsAg 阳性;或血清 HBV DNA 阳性;或血清 HBsAb-IgM 阳性;或肝内 HbcAg 和/或 HbsAg 阳性;或 HBV DNA 阳性,如有以上任何一项阳性,即可诊断现症为乙型肝炎病毒感染。HBV DNA 定量检测主要用于判断慢性 HBV 感染的病毒复制水平,可用于抗病毒治疗适应证的选择及疗效的判断。准确定量需采用实时定量聚合酶链反应。急性乙型肝炎时,血浆中则会出现高滴度的抗 HBc-IgM 阳性。

乙肝病毒 e 抗原(HBeAg)是 HBV 感染时产生的重要抗原之一,虽然 HBeAg 并非病毒复制所必需,但其核苷酸序列变异导致 HBeAg 低表达或不表达在疾病进展中发挥的作用不容小觑。HBeAg 作为一种免疫耐受原,它弱化了宿主对病毒感染后肝细胞的免疫应答作用。

HBV RNA 为前基因组 RNA,是一个较为理想的反映 cccDNA 活性的病毒标志物。慢性乙型肝炎患者血清 HBV RNA 持续消失,提示肝组织内 cccDNA 清除或处于转录沉默状态,而血清 HBsAg 水平可呈低值阳性。动态联合检测血清 HBV RNA 和 HBV DNA,可反映患者体内病毒学应答。

3. 丙型肝炎诊断　血清中如出现抗 HCV-IgM 或/和 HCV-RNA 阳性即可确诊。

HCV 核心抗原:HCV 核心抗原和 HCV RNA 具有良好的相关性,是临床辅助诊断的重要指标之一。如 HCV RNA 阳性或 HCV 核心抗原阳性、抗 HCV 阳性可判断为 HCV 慢性感染;如出现单项抗 HCV 阳性,可判断有既往感染史,注意与假阳性的区别。

4. 丁型肝炎诊断　丁型肝炎病毒(HDV)是一种缺陷病毒,需依赖 HBsAg 才能增殖,临床上多可表现为 HDV、HBV 同时或重叠感染。

如慢性乙型肝炎患者、慢性 HBsAg 携带者,血清中出现 HDV RNA 和/或 HDAg 阳性,或抗 HD-IgM 和抗 HD-IgG 高滴度阳性,肝内 HDV RNA 和/或 HDAg 阳性,可诊断为 HDV-HBV 重叠感染。

5. 戊型肝炎诊断　急性肝炎患者血清中抗 HEV 阳性或滴度由低到高,利用斑点杂交法或聚合酶链反应(PCR)检测血清和/或粪便 HEV RNA 阳性,或抗 HEV>1:20。急性病毒性肝炎期内,血液里会出现 IgM 戊型肝炎抗体。

(二) HIV 感染的临床诊断

1. HIV 筛选试验　获得性免疫缺陷综合征(AIDS)发病率逐年增高。随着对 AIDS 患者抗逆转录病毒治疗的进一步发展,以及向无症状 HIV 感染者提供自愿咨询检测的迫切需求,简便、快速的 HIV 检测方法(RT)被广泛应用。目前在日常生活中广泛使用的主要有酶联免疫吸附试验(ELISA)、明胶凝集试验和其他快速检测试验。

(1) 明胶颗粒凝集试验:明胶颗粒凝集试验(PA)是针对血清 HIV 抗体的一种简便的检测方法,以 HIV 抗原致敏明胶颗粒为载体与待检样品相互作用混匀后置于室温保存。经待检样品抗原致敏的明胶颗粒与 HIV 抗体发生抗原-抗体反应,如出现明胶颗粒的凝集,则为阳性结果。

(2) 斑点 ELISA:斑点 ELISA(dot-ELISA)是将 HIV 抗原(固相抗原)滴在硝酸纤维膜上成点状,加血清样品使之发生作用,以后步骤类似于 ELISA。

在膜上抗原部位显示出有色斑点的为阳性结果。

(3) 斑点免疫胶体金:斑点免疫胶体金(或胶体硒)快速试验阳性结果判断类似于斑点 ELISA,同样以硝酸纤维膜为载体。区别在于以红色的胶体金(或胶体硒)A 蛋白为标志物,洗涤方法为渗滤法。试剂可于室温长期保存,敏感性较高,适用于应急检测、门诊急诊等个体检测。

(4) 其他快速筛查试验方法:其他快速筛查试验方法包括家庭 HIV 检测、艾滋病唾液检测卡、放射免疫测定(RIA)等。

2. HIV 抗体确认　HIV 抗体的确认试验需要在实验室进行,最常用的确认检测方法是免疫印迹法(WB),其余还有条带免疫试验(LIA)、免疫荧光试验(IFA)、放射免疫沉淀法(RIPA)。

确认试验:免疫印迹试剂包括 HIV-1/2 混合型和单一型。通常先用混合型试剂进行检测,排除阴性反应后,如呈阳性反应,则报告 HIV-1 抗体阳性,如果不满足阳性标准,则判为 HIV 抗体不确定。倘若出现 HIV-2 型的特异性指示条带,还需要再做单一的 HIV-2 型抗体确认试验后进行判断;如需要进一步鉴别,还应进行核酸序列分析。对于不确定结果,应随访;随访时间一般是每 3 个月 1 次,连续 2 次,仍呈可疑或阴性反应则作阴性确认报告;如果发现阳性反应,则作阳性确认报告。

3. HIV-1 P24 抗原检测　HIV-1 P24 抗原检测常适用于:①HIV-1 抗体待定或窗口期的辅助诊断;②HIV-1 抗体阳性母亲所生婴儿早期的辅助鉴别诊断;③四代 HIV-1 抗原/抗体 ELISA 试剂检测的阳性反应,但 HIV-1 抗体阴性反应者的辅助诊断;④监测病程进展和抗病毒治疗效果。P24 抗原检测结果的报告和解释如下:

(1) 中和试验是确认 HIV-1 P24 抗原的阳性结果所必需的。

(2) HIV-1 P24 抗原阳性无法确诊 HIV 感染,仅作为辅助诊断依据。

(3) HIV-1 P24 抗原检测敏感性不定,如低于病毒载量检测导致的阴性结果只表示在本次试验中无反应,无法排除 HIV 感染。

(4) 婴幼儿经过胎盘或哺乳导致的血清中 HIV 抗体阳性无法用于诊断是否由母婴传播导致 HIV 感染。

T 淋巴细胞是机体细胞免疫系统内功能最重要的一群细胞,在正常机体内维持着机体的细胞免疫功能,HIV 主要以人的 CD4$^+$ T 淋巴细胞作为侵犯目标,导致其数量和功能上缺陷,破坏机体的细胞免疫功能,进而导致各种机会感染和肿瘤的发生。因此,通过测定 CD4$^+$ 和 CD8$^+$ T 淋巴细胞的数量和比例就能对 HIV 感染者的免疫状态进行分期,根据分期的状况更明确患者的病情发展,决定适宜的治疗方案和药物疗效。

以上各种方法各有优缺点,受检者可以依据不同的目的选择不同的检测方法。

(三)病毒性肺炎的免疫学诊断

病毒性肺炎(viral pneumonia)多是因上呼吸道病毒感染向下蔓延所致。患者症状轻重不等,但婴幼儿和老年患者病情较重。一般多为散发,偶可酿成流行。引起肺炎的病毒种类较多,常见有流感病毒,其余包括呼吸道合胞病毒、腺病毒、副流感病毒、麻疹病毒、巨细胞病毒等。患者可同时受一种以上病毒感染,并常继发细菌感染,免疫抑制宿主还常继发真菌感染。呼吸道病毒可通过飞沫和直接接触传播,且传播迅速、传播面广。病毒性肺炎为吸入性感染。2003 年 SARS 的致病因素就是冠状病毒,导致 SARS 的冠状病毒不是一般的冠状病毒,它是一种新型的冠状病毒,可以叫 SARS 冠状病毒(SARS-CoV)。

(四)血清学检查

血清学检查是利用抗体和其对应抗原之间发生专一反应的一种检测方法,是诊断和鉴定病毒的最重要方法之一。病毒颗粒的外壳蛋白亚基是一种理想的抗原,在体外将病毒抗原与存在血清中的抗体进行反应,以确定血清中是否存在该抗体。在病毒性肺炎中,血清学诊断比较客观,但是所需时间较长。血清学检测又分为两种:凝集反应和沉淀反应。

1. 凝集反应 颗粒性抗原(细菌、红细胞等)与相应抗体结合后形成凝集团块,这一类反应称为凝集反应(agglutination)。该类反应可检测到 μg/ml 水平的抗体。

(1)直接凝集试验:分为玻片法和试管法。玻片法一般用于定性试验,如细菌鉴定、血型鉴定等;试管凝集试验为定量试验,可用于测定抗体的凝集价。

(2)间接凝集试验:将可溶性抗原或抗体与载体连接后,再与相应的抗体或抗原作用,所出现的特异性凝集反应为间接凝集试验。

2. 沉淀反应 环状沉淀试验在小口试管中进行,下层沉淀素与上层沉淀原在液界面形成白色沉淀环,主要用于抗原的定性试验。琼脂凝胶扩散试验的原理是 1% 琼脂凝胶孔径为 85nm,能让许多可溶性抗原与抗体在凝胶中扩散。当抗原与抗体在凝胶的一定位置上相遇时,则两者形成沉淀线。其类型有单向单扩散、单向双扩散、双向单扩散、双向双扩散。其中以双向双扩散应用最为广泛。此法系采用 1% 琼脂倒于平皿或玻片上,制成凝胶板,可按需打孔,将抗原抗体分别滴入孔内,放置湿盒中,在 37℃ 湿箱中 24~72 小时后观察。

(五)C 反应蛋白检测

C 反应蛋白(C-reactive protein,CRP)是一种急性时相蛋白,其检测对于疾病的诊断无特异性,但其浓度上升是各种原因引起的炎症和组织损伤的灵敏指标。细菌性肺炎、支原体肺炎在急性期 CRP 显著升高,而病毒性肺炎 CRP 升高不明显。因此在早期鉴别诊断细菌性肺炎、支原体肺炎与病毒性肺炎中有一定作用。组织炎症时,由巨噬细胞释放白细胞介素等刺激肝脏合成 CRP 参与机体反应,并随着感染的加重而升高。有报道表明,细菌性肺炎阳性率可高达 96%。

三、细菌感染

目前,细菌感染的发生可以通过血常规检查和 PCT 的检测进行判断,并依靠血或感染部位分泌物培养,以鉴别诊断某种特定细菌的感染。除此之外,利用免疫学检测来确定诊断也是一种可靠的办法。例如,补体结合及凝集抗体的滴度增高或特异性 IgM 或 IgG 抗体的出现,是宿主与病原体间急性相互反应的一个指标,以提示某一急性感染;而细菌抗原检查则是检查相应细菌抗原的特异性抗体,从而判定某种细菌感染。细菌感染通用免疫学检测方法如下:

1. 细菌抗原的测定方法

凝集试验:玻片法凝集试验、胶乳凝集法、协同凝集试验、反向间接血凝试验。如脑脊液菌体抗原的检测,就是采用乳胶凝集试验原理,针对可能导致脑膜炎的脑膜炎球菌、流感嗜血杆菌和肺炎链球菌抗原设计的快速检测方法。

其他免疫荧光技术:直接法、间接法;荚膜肿胀试验;酶联免疫吸附试验。

2. 细菌感染后宿主体内抗体的检测方法 辅助诊断伤寒(沙门菌感染)的肥达试验,辅助诊断立克次体病的外斐反应,诊断钩端螺旋体感染的显微镜凝集试验等直接凝集试验,以及酶联免疫吸附试验,胶乳凝集试验。

3. 非特异性凝集素的测定　与原发性非典型病原体肺炎相关的冷凝集试验;用于诊断传染性单核细胞增多症的嗜异性凝集试验。

四、寄生虫感染

寄生虫病是指寄生虫寄生在人体的腔道、体液、组织或细胞内引起的疾病,因种类和寄生部位不同,引起的病理变化和临床表现各异,严重危害人体健康。寄生虫感染的诊断方法多样,免疫学诊断方法具有特异性强、敏感性高、操作简便等优点,在临床上广泛应用。

(一) 阿米巴原虫病

1. 检测特异性抗体　当人感染溶组织内阿米巴后,血清中可产生多种抗体,高滴度的特异性抗体是溶组织内阿米巴感染的重要指标,其阳性结果可反映既往或现在感染。溶组织内阿米巴的特异性抗体主要是 IgM、IgA 和 IgG,其中血清 IgM 出现最早,具有早期诊断价值。常用酶联免疫吸附试验(ELISA)、间接血凝试验(IHA)、间接免疫荧光抗体试验(IFAT)等方法检测。特异性 IgM 抗体阳性提示近期或现症感染,但阴性者不排除本病。当血清学检查 IgG 抗体阴性者,一般可排除本病。为了便于实际操作,目前已开发出斑点 ELISA、快速 ELISA 等,缩短了检测时间且更有利于临床及现场的应用。

2. 检测特异性抗原　单克隆抗体、多克隆抗体检测患者粪便溶组织内阿米巴滋养体抗原敏感性高、特异性强,检测阳性可作明确诊断的依据,对早期或轻型病例有一定的价值。近几年设计出协同凝集试验和胶体金试验,具有简便快捷、敏感性和特异性都较高等特点,对溶组织内阿米巴病的临床诊断和疗效考核具有很重要的价值。

(二) 疟疾

疟疾的诊断主要是以特异性抗原——血液中富组氨酸蛋白 2(HRP2)为基础的血清学方法,利用 ELISA、放射免疫测定(RIA)等方法检测血液中疟原虫的特异性抗原,具有方便、快速的特点。因为疟疾患者常于感染后 3~4 周才有特异性抗体出现,特异性抗体检测临床应用价值较小,可作为本病的流行病学调查。

近年来,利用 Dipstick 试纸法检测 HRP2 来诊断恶性疟原虫病具有操作简便、快速稳定的特点,被广泛应用。同时,胶体金免疫层析技术应用于疟疾快速诊断,也取得了一定成效。

(三) 黑热病

利用 ELISA、IHA、IFAT 等方法检测血清特异性抗体,敏感性及特异性均较高,其中 IFAT 及 ELISA 阳性率几乎达 100%,但假阳性也较高。近年来,利用分子生物学方法获得纯抗原,大大降低了诊断的假阳性率。

检测循环抗原:利用单克隆抗体抗原斑点试验(McAb-AST)和单克隆抗体斑点 ELISA(dot-ELISA)检测血清中循环抗原,阳性率高,敏感性、特异性、重复性均较好,仅需微量血清即可,可用于黑热病早期诊断,还可用于疗效评价。

近年来,利用重组抗原 rK39 的直接凝集反应和免疫色谱法诊断黑热病,因其快速及敏感性高被应用于疾病筛查,但该法不能区分现症感染及既往感染,目前在研究的新重组抗原 K28 有望进一步提高检测的特异性。

(四) 弓形虫病

1. 检测血清中的抗虫体表膜抗体　所用抗原主要有速殖子可溶性抗原(胞质抗原)和胞膜抗原。胞质抗原的抗体出现较早,特异性、敏感性、重复性好,是早期诊断的首选方法,而后者的抗体出现相对较晚,目前采用多种方法同时检测可起互补作用而提高检出率。近年来,重组抗原的广泛应用更是大幅提升了弓形虫诊断的准确性。

2. 检测血清或体液中的弓形虫循环抗原(C-Ag)常用 ELISA 法检测,具有较高的特异性,是确诊弓形虫急性感染的可靠指标。目前单克隆抗体 ELISA(McAb-ELISA),生物素-亲和素 ELISA(BAS-ELISA)的应用,使检测的特异性和敏感性均获得了提升。

3. 皮肤试验　弓形虫素皮内试验较为特异,常以受染小白鼠腹腔液或鸡胚液作抗原。常出现延迟性结核菌素反应。可用作流行病学调查。

(五) 血吸虫病

血吸虫感染的免疫学检查方法很多,操作简便,特异性和敏感性都很高。主要有皮内试验(IDT),一般皮内试验与粪检虫卵阳性的符合率为 90% 左右,此法简便、快速,通常用于现场筛查。检测血吸病患者血清中存在的特异性抗体主要可以用环卵沉淀试验(COPT)、间接血凝试验(IHA)、酶联免疫吸附试验(ELISA)等,其中 COPT、IHA 可作为血吸虫感染综合查病的方式。由于治疗后特异性抗体仍能在宿主体内存留较长时间,其阳性结果不能区分现症感染和既往感染,近年来,采用单克隆抗体(McAb)检测循环抗原成为重要的诊断方法。

(六) 其他寄生虫感染

利用免疫学方法诊断寄生虫感染,主要采用 IDT 和血清免疫试验的方法,通过对人体中特异性抗体和抗原的检测而进行诊断,对特异性抗体的检测主要有 IHA、ELISA 等方法,检测特异性抗原主要通过 ELISA 法和 McAb 技术。目前,通过免疫学方法诊断寄生虫感染在临床已广泛应用,对提升疾病的检出率做出了巨大贡献,对改善疾病的治疗效果和预后也有着重要的作用。

五、真菌感染

真菌是一种真核细胞型微生物。种类繁多,有10万多种,多数对人类有益无害。其中对人类有致病性的真菌有 300 多个种类。除新型隐球菌和蕈外,医学上有意义的致病性真菌几乎都是霉菌。真菌感染性疾病根据真菌侵犯人体的部位分为 4 类:浅表真菌病、皮肤真菌病、皮下组织真菌病和系统性真菌病;前二者合称为浅部真菌病,后二者又称为深部真菌病。近年来,由于广谱抗细菌药物、糖皮质激素、免疫抑制剂及化疗药物等广泛应用,器官移植、各种创伤性检查手段及治疗技术的逐步开展,自身免疫性疾病、艾滋病、糖尿病及恶性肿瘤等基础疾患发病率的增加以及人口老龄化等因素,免疫受损人群日益增多,病原真菌机会性感染的发病率在全球范围内呈急剧上升趋势。

真菌感染的诊断以往主要以形态学为依据,即通过培养或者直接镜检阳性为指标。近年来,随着免疫学、生物化学及分子生物学技术的发展,各种检测手段不断被应用于真菌病诊断及菌种鉴定中,不但使真菌病早期诊断成为可能,而且可在确立真菌感染的同时迅速判断出致病菌的种类,指导治疗,提示预后。以真菌抗原为基础的免疫学检测方法,如曲霉半乳甘露聚糖(galactomannan, GM)、β-D-葡聚糖试验(G 试验)及隐球菌抗原乳胶凝集试验等非培养诊断技术已被美国 FDA 批准,并在美国应用多年,在我国临床也已应用,其有效性也已得到验证,GM 试验也有助于早期发现曲霉感染,隐球菌抗原乳胶凝集试验具有决定性诊断意义。隐球真菌多聚糖抗原能够在血清和脑脊髓中使用乳胶凝集反应法和电泳免疫测定法检测得到,这两种方法比传统的显微镜观察和培养更为敏感(乳胶凝集反应的敏感性

为93%,而显微镜观察的敏感性为 50%~80%)。此外,念珠真菌甘露聚糖抗原和抗甘露聚糖抗体的含量测定方法已经被欧洲的 Bio-Rad 公司商业化推广。

目前以免疫学为基础来检测真菌感染的方法已经广泛地应用于真菌感染的诊断。现在我们所面临的最大挑战是如何把这些方法集合成公式以便我们一方面最好地靶向那些真菌感染来进行抗真菌治疗,同时阻止那些非真菌感染的抗真菌治疗,另一方面可以通过早期诊断减少其死亡率。

六、针对不同病原的血清学诊断

(一) 结核分枝杆菌

结核分枝杆菌感染长久以来都是严重影响人类健康的公共卫生问题。正确诊断是结核病控制的重要环节,其中病原学诊断是结核病诊断的“金标准”,但其耗时长、阳性率低,缺乏早期快速诊断;而基因诊断技术的操作要求较高,易出现假阳性结果,试剂盒也缺乏规范化的标准。随着分子生物学和蛋白质组学的发展,结核病免疫学检测技术已取得很大进展。如何筛选结核分枝杆菌特异性抗原,建立快速、敏感、简便的检测方法是目前结核病免疫学技术的研究热点。细胞免疫功能降低、体液免疫功能亢进是结核病患者免疫反应的特点。因此,检测血中特异性细胞因子或抗体有助于鉴别活动性结核病和非活动性结核病,并可用于抗结核药物的疗效评估。常用检测方法有两种。①细胞免疫学检测方法:目前用于结核病诊断的细胞免疫学方法包括皮肤变态反应、T 淋巴细胞亚群分析及细胞因子的检测等。②体液免疫学检测方法:主要采用 ELISA、酶免疫测定(EIA)、免疫斑点法等方法检测患者血清、脑脊液、胸腹水中特异性抗原、抗体或抗原抗体复合物。T-SPOT 操作简便、快速,目前已成为临床结核病试验诊断应用较广的方法。

(二) 钩端螺旋体

目前常规的诊断方法主要是钩端螺旋体培养及显微镜凝集试验(MAT),二者均不能达到早期诊断与快速诊断之目的,而被动血凝试验与补体结合试验等,虽较上述方法有所改进,但阳性率仍不够高,且结果不稳定,操作方法烦琐,因而未被一般实验室采用。目前在某些传染病的早期诊断方面,主要是通过检测特异性抗原物质或特异性 IgM 来完成的。因此,采用 ELISA 测定钩端螺旋体病患者血清中特异性 IgM 之变化,以达到早期诊断之

目的。

（三）梅毒螺旋体

由于梅毒螺旋体侵入机体可产生非特异的反应素和抗密螺旋体抗体等两种抗体，因而免疫测定方法可根据所使用的抗原分为非密螺旋体抗原血清学试验和密螺旋体抗原血清学试验两大类，前者以心磷脂为抗原检测血清中抗心磷脂抗体，也就是所谓的反应素；后者则是以密螺旋体或其成分为抗原检测血清中特异的抗密螺旋体抗体。

1. 密螺旋体抗原血清学试验　密螺旋体抗原血清学试验又称为梅毒特异性抗体检测试验。目前较为常用的有荧光密螺旋体抗体吸收试验（fluorescent treponemal antibody-absorption test, FTA-ABS）、梅毒螺旋体血凝试验（trepomema pallidum hemagglutination assay, TPHA）、梅毒螺旋体明胶颗粒凝集试验（treponema pallidum particle agglutination assay, TPPA）、酶联免疫吸附试验（ELISA）、化学发光免疫分析（CLIA）和免疫印迹（Western blotting, WB）。这些血清学试验大部分采用重组抗原，并检测总的抗密螺旋体抗体（IgG 和 IgM）。通常采用密螺旋体抗原血清学试验（如 TPPA、TPHA、ELISA、CLIA 等）作为筛查试验。

2. 特异性梅毒螺旋体 IgM 血清学试验　特异性梅毒螺旋体 IgM 血清学试验包括 19S-IgM-FTA-ABS、梅毒螺旋体 IgM 免疫印迹和特异性抗梅毒螺旋体 IgM-ELISA 等。

（四）伯氏疏螺旋体

伯氏疏螺旋体（*Borrelia burgdorferi*）也称莱姆病螺旋体（Lyme disease spirochaete），其感染机体引起的全身多系统受损的感染性疾病称为莱姆病，是一种经蜱传播的自然疫源性疾病，也是一种人兽共患病。用于莱姆病螺旋体的特异性抗体的检测方法很多，包括间接免疫荧光抗体试验（IFAT）、间接酶联免疫吸附试验（ELISA）、酶联荧光测定（ELFA）、免疫层析法、免疫斑点印迹法、免疫印迹（WB）和补体结合试验（CFT）等。目前，国际上较推荐两步血清学检测法，即第一步用免疫荧光法或酶联免疫吸附试验检测抗体，第二步用免疫印迹法对上述阳性标本做进一步的验证。

免疫学检测方法是应用免疫学理论设计的一系列测定抗原、抗体、免疫细胞及其分泌的细胞因子的实验方法。随着学科间的相互渗透，免疫学涉及的范围不断扩大，新的免疫学检测方法层出不穷。免疫学方法的应用范围亦在日益扩大，成为多种临床疾病诊断的重要方法，也为众多学科的研究提供了方法和支撑。

七、新方法展望

现有的一些免疫学检测方法仍然存在一些不足之处，新方法的开发和使用可能提高感染性疾病诊断的特异性或敏感性。日新月异的检测技术建立和新型仪器的开发，为建立新型的感染病诊断方法带来很多的可能性。液相芯片和流式细胞技术是两种相对较新的免疫学检测技术，基于这两种技术的疾病诊断方法在不断地开发且拥有非常广阔的应用前景。

液相芯片技术是基于多功能流式点阵仪开发的多功能生物芯片平台，通常用于免疫分析、核酸研究、酶学分析、受体和配体识别分析等研究。液相芯片是一种全新概念的生物芯片，该技术的核心是把微小的聚苯乙烯小球用荧光染色的方法进行编码，然后将每种荧光编码微球共价交联上针对特定检测物的探针、抗原或抗体。检测时，先把针对不同检测物的编码微球混合，再加入微量待检样本，在悬液中靶分子与微球表面交联的分子进行特异性的结合，在一个反应孔内可以同时完成多种不同的生物学反应。最后用相应分析软件进行分析，仪器通过激光识别编码微球和检测微球上报告分子的荧光强度。因为分子杂交或免疫反应是在悬浮溶液中进行的，检测速度极快，而且可以在一个微量液态反应体系中同时检测多达 100 个指标。迄今为止，用于临床检测的项目主要有肿瘤标志物检测、病原体的快速筛查、细胞信号转导相关蛋白检测、激酶活性分析、过敏原（又称变应原）筛查、激素和细胞因子检测、基质金属蛋白酶检测及代谢标志物检测等。液相芯片技术对于感染相关疾病的诊断有很大的应用价值，研究证实液相芯片在细菌和病毒性传染病的检测中都有广阔的应用前景。相比 T-SPOT 技术，用液相芯片检测胸腔积液中的细胞因子水平能更加准确地鉴别结核性胸腔积液和恶性胸腔积液；液相芯片技术可用于人乳头状瘤病毒感染的检测和分型；液相芯片可用于快速检测禽流感病毒以及 H5、H7、N1 和 N2 亚型的鉴定。随着研究的深入，液相芯片技术在传染病诊断方面的应用将会更加广泛，可以弥补现有的一些诊断技术的不足，提高传染病的诊断速度和准确性。

流式细胞术（flow cytometry, FCM）是利用流式

细胞仪进行的一种单细胞定量分析和分选技术。FCM是单克隆抗体及免疫细胞化学技术、激光和电子计算机科学等高度发展及综合利用的高技术产物。如今的流式细胞仪已经十分成熟，并被广泛运用于从基础研究到临床实践的各个方面，在感染病的诊断和病情评估方面，FCM发挥着很大的作用。在临床上，通过使用FCM检测HIV感染者外周血的T细胞亚群来评判患者的病情进展和确定相关治疗方案。另外FCM在其他病原体感染上的诊断应用也已经有很多报道，比如用于巨噬细胞病毒感染的诊断和尿路感染的诊断等。

到目前为止，免疫学的检测方法在感染相关疾病的诊断中发挥着举足轻重的作用，现有的一些免疫学检测方法在临床上给感染相关疾病的发现和评估提供了强大的支撑。随着技术的进步，新的免疫学检测方法不断推出，提升了疾病的诊断速度和准确性。

（刁宏燕）

参 考 文 献

［1］ Southern EM. Detection of specific sequences among DNA fragments separated by gel electrophoresis［J］. J Mol Biol, 1975,98(3):503-517.

［2］ Alwine JC, Kemp DJ, Stark GR. Method for detection of specific RNAs in agarose gels by transfer to diazobenzyloxymethyl-paper and hybridization with DNA probes［J］. Proc Natl Acad Sci USA,1977,74(12):5350-5354.

［3］ Ronaghi M, Karamohamed S, Pettersson B, et al. Real-time DNA sequencing using detection of pyrophosphate release［J］. Anal Biochem,1996,242(1):84-89.

［4］ Ronaghi M, Uhlén M, Nyrén P. A sequencing method based on real-time pyrophosphate［J］. Science,1998,281(5375):363,365.

［5］ Liu L, Li Y, Li S, et al. Comparison of next-generation sequencing systems［J］. J Biomed Biotechnol,2012,2012:251364.

［6］ Eid J, Fehr A, Gray J, et al. Real-time DNA sequencing from single polymerase molecules［J］. Science,2009,323(5910):133-138.

［7］ Higuchi R, Fockler C, Dollinger G, et al. Kinetic PCR analysis: real-time monitoring of DNA amplification reactions［J］. Biotechnology (N Y),1993,11(9):1026-1030.

［8］ Morrison TB, Weis JJ, Wittwer CT. Quantification of low-copy transcripts by continuous SYBR Green I monitoring during amplification［J］. Biotechniques,1998,24(6):954-

958,960,962.

［9］ Heid CA, Stevens J, Livak KJ, et al. Real time quantitative PCR［J］. Genome Res,1996,6(10):986-994.

［10］ Tyagi S, Kramer FR. Molecular beacons: probes that fluoresce upon hybridization［J］. Nat Biotechnol,1996,14(3):303-308.

［11］ Bhattacharya D, Lewis MJ, Lassmann B, et al. Combination of allele-specific detection techniques to quantify minority resistance variants in hepatitis B infection: a novel approach［J］. J Virol Methods,2013,190(1/2):34-40.

［12］ Dunne WM Jr, Westblade LF, Ford B. Next-generation and whole-genome sequencing in the diagnostic clinical microbiology laboratory［J］. Eur J Clin Microbiol Infect Dis,2012,31(8):1719-1726.

［13］ NaccacheSN, Federman S, Veeraraghavan N, et al. A cloud-compatible bioinformatics pipeline for ultrarapid pathogen identification from next-generation sequencing of clinical samples［J］. Genome Res,2014,24(70):1180-1192.

［14］ Schlaberg R, Chiu CY, Miller S, et al. Validation of metagenomic next-generation sequencing tests for universal pathogen detection［J］. Arch Pathol Lab Med,2017,141(6):776-786.

［15］ Wilson MR, Naccache SN, Samayoa E, et al. Actionable diagnosis of neuroleptospirosis by next-generation sequencing［J］. N Engl J Med,2014,370(25):2408-2417.

［16］ Mongkolrattanothai K, Naccache SN, Bender J, et al. Neurobrucellosis: unexpected answer from metagenomic next-generation sequencing［J］. J Pediatr Infect Dis Soc,2017,6(4):393-398.

［17］ Naccache SN, Federman S, Veeraraghavan N, et al. A cloud-compatible bioinformatics pipeline for ultrarapid pathogen identification from next-generation sequencing of clinical samples［J］. Genome Res,2014,24(7):1180-1192.

［18］ Fricke WF, Rasko DA. Bacterial genome sequencing in the clinic: bioinformatic challenges and solutions［J］. Nat Rev Genet,2014,15(1):49-55.

［19］ 德国标准化委员会. 传染病和免疫性疾病的血清学诊断:第1部分:概念、一般要求:DIN 58967-10-1994［S］. 柏林,1994.

［20］ 德国标准化委员会. 医用微生物学. 传染病的血清和分子生物学诊断. 第44部分:免疫印染(IB). Borrelia burgdorferi的抗体检测的特殊要求:DIN 58969-44-2005［S］. 柏林,2005.

［21］ 王军,张生平. C-反应蛋白测定在肺结核中检测的临床意义［C］. 2008年全国感染控制、规范消毒护理新进展

（呼和浩特）学术研讨会论文集. 呼和浩特, 2008：19-20.

［22］霍霏霏, 刘晓清. 结核病免疫学诊断新进展——T-SPOT. TB［J］. 中华实验和临床感染病杂志：电子版, 2010,4（2）：202-206.

［23］Fields HA, McCaustland KA, Bradley DW, et al. Purification of acute phase anti-hepatitis A virus（HAV）IgM and development of an IgM solid-phase radioimmunoassay for the detection of HAV［J］. J Immunol Methods, 1982, 51（2）：149-157.

［24］Kassas AL, Mihaly I. Seroepidemiologic study of anti-HAV IgG in health-care workers［J］. Acta Microbiol Immunol Hung, 1995,42（4）：351-354.

［25］Shin HP, Lee JI, Jung SW, et al. Factors for predicting positive results for anti-HAV IgM retesting among initially seronegative patients［J］. Dig Dis Sci, 2010,55（12）：3537-3540.

［26］Carloni G, Colloca S, Delfini C, et al. Detection of HBV infectivity by spot hybridization in HBeAg-negative chronic carriers：HBV DNA in sera from asymptomatic and symptomatic subjects［J］. J Med Virol, 1987,21（1）：15-23.

［27］Sagnelli E, Triolo G, Chiaramonte M, et al. Detection of two forms of HBeAg（free-and IgG-bound HBeAg）in patients with HBe antigenemia using staphylococcus bearing protein A［J］. Liver, 1985,5（4）：205-211.

［28］Barbosa-Junior FV, Sanchez-LermenRde L, Vieira Kde A, et al. Detection of hepatitis B activity in HBeAg-negative carriers with normal aminotransferase levels in central Brazil［J］. Ann Hepatol, 2015,14（4）：470-476.

［29］Ho E, Deltenre P, Nkuize M, et al. Coinfection of hepatitis B and hepatitis delta virus in Belgium：a multicenter BASL study. Prospective epidemiology and comparison with HBV mono-infection［J］. J Med Virol, 2013, 85（9）：1513-1517.

［30］Dawson GJ, Mushahwar IK, Chau KH, et al. Detection of long-lasting antibody to hepatitis E virus in a US traveller to Pakistan［J］. Lancet, 1992,340（8816）：426-427.

［31］Zhong NS, Zheng BJ, Li YM, et al. Epidemiology and cause of severe acute respiratory syndrome（SARS）in Guangdong, People's Republic of China, in February, 2003［J］. Lancet, 2003,362（9393）：1353-1358.

［32］Boussekey N, Van Grunderbeeck N, Leroy O. CRP：a new prognosis marker in community-acquired pneumonia? ［J］. Am J Med, 2008,121（8）：e21, author reply e3.

［33］Burgard M, Mayaux MJ, Blanche S, et al. The use of viral culture and p24 antigen testing to diagnose human immunodeficiency virus infection in neonates. The HIV Infection in Newborns French Collaborative Study Group［J］. N Engl J Med, 1992,327（17）：1192-1197.

［34］McMahon MA, Parsons TL, Shen L, et al. Consistent inhibition of HIV-1 replication in CD4[+] T cells by acyclovir without detection of human herpesviruses［J］. J Virol, 2011,85（9）：4618-4622.

［35］Goletti D, Parracino MP, Butera O, et al. Isoniazid prophylaxis differently modulates T-cell responses to RD1-epitopes in contacts recently exposed to Mycobacterium tuberculosis：a pilot study［J］. Respir Res, 2007,8（1）：5.

［36］李兰娟. 传染病学［M］. 北京：人民出版社, 2013.

［37］陶红, 施自伦, 周丽丽, 等. 阿米巴原虫病的实验诊断研究进展［J］. 中外健康文摘, 2010,07（29）：28-30.

［38］杨维平. 疟疾免疫与诊断研究进展［J］. 江苏临床医学杂志, 2001,5（2）：184-186.

［39］邱少富, 朱虹. 胶体金免疫层析技术在疟疾诊断中的应用［J］. 微生物学免疫学进展, 2006,34（2）：72-75.

［40］左新平, 伊马木. rK39 免疫层析试条在新疆黑热病诊断和流行病学调查中的应用［J］. 热带病与寄生虫学, 2007,5（1）：19-22.

［41］卢致民. 弓形虫感染免疫诊断抗原研究进展［J］. 中国血吸虫病防治杂志, 2011,23（5）：590-594.

［42］贾丽. 真菌感染的检验方法分析［J］. 中国现代药物应用, 2013,7（4）：46-47.

［43］钟南山, 叶枫. 深部真菌感染：新的挑战与展望［J］. 中华结核和呼吸杂志, 2006,29（5）：289-290.

［44］孙铮, 赵作涛, 万喆, 等. 烟曲霉感染的宿主防御机制以及相关免疫学研究进展［J］. 中国真菌学杂志, 2010,05（5）：307-311.

［45］周贵民. 真菌感染的现状和检测［J］. 中华微生物学和免疫学杂志, 2001,（S1）：21-24.

［46］杜艳, 黄东, 单斌. 侵袭性真菌感染的流行病学和诊断研究进展［J］. 微生物学免疫学进展, 2009,37（1）：67-71.

［47］刘东升, 方海燕. 真菌感染诊断的研究进展［J］. 药学研究, 2013,32（12）：719-721.

［48］王文红, 熊御云, 焦志军. 液相芯片技术在临床检验中的应用进展［J］. 中华检验医学杂志, 2014,37（8）：570-572.

［49］王敏仪, 张帝开, 陈姗, 等. 液相芯片技术检测超排卵患者卵泡液中细胞因子水平［J］. 广东医学, 2014, 35（22）：3489-3492.

［50］王宇平, 陈永义, 张建明. 液相芯片技术在人类传染病检测中的应用［J］. 现代预防医学, 2015,42（4）：708-709+716.

［51］刘佳庆, 张立, 冯爽, 等. 液相芯片技术检测多种细胞因子对结核性胸腔积液诊断价值的评估［J］. 中华检验医

学杂志,2015,38(8):562-566.

[52] Kuriakose T, Hilt DA, Jackwood MW. Detection of avian influenza viruses and differentiation of H5,H7,N1 and N2 subtypes using a multiplex microsphere assay[J]. Avian Dis,2012,56(1):90-96.

[53] 魏健,汤永民,郑季彦,等.流式细胞术检测 PP65 抗原 血症在诊断巨细胞病毒感染上的应用[J].中华儿科杂 志,2005,43(1):13-17.

[54] 董青,张芸燕,缪杨阳,等.尿流式细胞分析仪在尿路感 染筛选中的应用和研究[J].国际检验医学杂志,2012, 33(21):2646-2647.

第九章　感染病的营养支持

许多感染病预防、发病及治疗与机体营养状态存在密切关联。营养失衡往往会促发感染病发生发展，而感染病引起机体稳态失衡也可导致营养的吸收与利用发生障碍，进而加重病情，甚至促发系列并发症。膳食营养是影响免疫系统发育和功能的重要因素，对健康和疾病风险产生巨大影响。通过科学膳食及合理营养支持能够阻抑感染病发生、减轻疾病症状、控制和稳定病情及减少并发症等。

第一节　营养状态对机体稳态的影响

维持机体正常生殖、发育、生长及健康所需要的各种物质被称为营养素，主要由食物提供。现代医学研究表明，人体所需的营养素有百余种，可概括分为七大类营养素，即碳水化合物、蛋白质、脂类、维生素、膳食纤维、无机盐（矿物质）和水等。

一、营养均衡维护生理功能与疾病防御

（一）营养缺乏引发免疫力低下

营养素缺乏与过量都会对人体健康产生不良影响，直接造成人口素质下降，甚至危及生命。营养素的摄入处于动态平衡。机体由于摄入营养素不足，如蛋白质缺乏、维生素缺乏或微量元素不足而引发营养缺乏症，营养素缺失都可引起不同程度的免疫功能障碍。世界范围内的四大营养缺乏症包括蛋白质摄入不足、钙缺乏、维生素 A 缺乏及铁缺乏。铁缺乏可导致贫血，造成组织缺氧，使人体产生虚弱、易疲劳、眩晕及气喘等症状，严重的可造成心悸、心绞痛甚至心力衰竭。铁缺乏还与脂代谢异常及肥胖相关。锌缺乏会引发机体发育迟缓、骨骼畸形以及生育能力下降等症状。维生素 A 缺乏可导致暗视觉障碍，生长发育停滞，表皮及黏膜上皮严重角质化，繁殖力下降等。蛋白摄入不足可造成营养性水肿及贫

血等，并促发感染病发生。

（二）营养过剩削弱机体疾病防御

机体摄入的碳水化合物、脂类和蛋白质等营养素超过机体需要与消耗，就会出现营养过剩的表现。营养素中过多的能量往往以脂肪的形式储存在皮下组织、内脏器官周围以及腹部。多余的脂肪堆积起来将增加身体的负担，使心肺功能减弱，并对身体尤其是下肢各关节造成极大的压力，继而出现身体退行性病变。同时，过多的脂肪还会妨碍其他营养素如蛋白质、钙、铁等的吸收，进而导致营养不良。另外，某些营养素过多摄入不能及时代谢分解，还可能引起中毒。如脂溶性营养素的维生素 A、维生素 D、维生素 E 及维生素 K 等；过多的蛋白质摄入也会增加肝肾代谢负担并阻碍铁的吸收。某些矿物元素摄入过量，也会产生系列病理反应。比如过量摄入铁元素，甚至仍属正常范围之内的铁上调，都会对胰岛素分泌、胰岛素敏感性以及脂肪素水平等产生不利影响。由铁过量蓄积引起的血色病，可造成多器官铁蓄积，并产生大量自由基，对组织细胞造成损伤，并促发多种感染疾病。

二、营养、免疫应答与表观遗传调控

（一）营养摄入调控表观遗传的重要性

营养素除了能够直接供给机体生长发育所需的必需能量和物质之外，许多营养素还有抗炎症效果，包括维生素 A、D、C、E 及叶酸、硒酸盐、黄酮类等，并可以通过多种方式影响机体的免疫功能，比如 DNA 甲基化、组蛋白共价修饰、染色质重塑、母体效应、基因沉默、休眠转座子激活和 RNA 编辑等，这种不涉及 DNA 序列改变的基因或者蛋白表达的变化并可以在发育和细胞增殖过程中稳定传递的方式即为表观遗传。环境因素比如营养、毒素、感染等可以通过表观遗传机制调控免疫细胞活性，例如，病原菌可以诱导免疫细胞组蛋白修饰、DNA 甲基化以及改变染

色质结构,从而激活免疫相关基因的转录进而释放免疫因子等清除病原菌。叶酸和维生素 B₁、B₂、B₁₂ 等营养素,可改变 DNA 甲基化。视黄酸、大蒜和限制蛋白饮食可导致组蛋白修饰。一些具有生物活性的食物,如姜黄素、染料木素和视黄酸,可改变 miRNA 的表达。

营养素摄入量通过 DNA 甲基化影响感染病症状。甲基化发生在复制后,哺乳动物基因组中约 75% 的 CpG 区域被甲基化。CpG 富集区域也叫 CpG 岛,通常位于基因的启动子区域或第一外显子上游区域,通过甲基化和去甲基化来调控基因的转录活性。生物体内的甲基化反应所需的甲基基团来自甲基供体辅助因子携带的一碳单位。这些反应的主要途径是甲硫氨酸代谢循环。已有研究表明母体宫内甲基供体的补充可明显影响早期表观遗传的表型。RUNX3 基因是淋巴细胞中的一个重要基因,在子宫内补充甲基供体可导致 RUNX3 基因超甲基化,这一现象被认为与过敏性呼吸道疾病的发展和严重程度相关。此外,在子宫内补充甲基供体可增加小鼠结肠炎易感性,这也与免疫系统发育相关的基因甲基化相关。

(二) 宏量营养素与表观遗传调控

脂肪是饮食中必不可少的组成部分。饮食摄入足量的 n-3 多不饱和脂肪酸(n-3 PUFAs),比如二十碳五烯酸(eicosapentaenoic acid,EPA)、二十二碳六烯酸(docosahexaenoic acid,DHA)以及 α-亚油酸,对机体具有保护性作用。研究表明,补充鱼油可以增加胰岛素刺激的葡萄糖摄取,增加胰岛素敏感性,并降低肝脏的整体甲基化水平。体外试验发现,n-3 PUFAs 处理 U937 白血病细胞,可以诱导髓系特定转录因子 CCAAT/增强子结合蛋白与巨噬细胞集落刺激因子(M-CSF)受体的启动子结合,改变 M-CSF 受体启动子甲基化水平,进而调控基因表达,提示 n-3 PUFAs 可以改变多种免疫细胞的表观遗传表型从而调控机体免疫功能。孕期母体肥胖或者高脂膳食,可导致后代易患血管疾病、内分泌失调以及炎症。妊娠期和哺乳期的母体高脂饮食可以改变子代肝脏中 23 种 miRNA 的表达。吲哚是一种植物源生物活性化合物,常见于十字花科蔬菜如西蓝花、白菜和甘蓝。研究发现,在大鼠模型中,孕期膳食补充吲哚可以降低双酚 A 诱导的前列腺组织病变和炎症。类黄酮栎精也叫作槲皮黄酮,被发现于红洋葱、柑橘类水果和红葡萄酒中,有助于降低血压和血脂,尽管孕期补充槲皮黄酮可以降低内质网应激相关的炎症反

应,但会增加肝脏中炎症因子的表达并增加致癌危险。有趣的是,绿茶提取物含有大量的类黄酮儿茶素,孕期适量摄入绿茶有助于改善高脂饮食导致的后代的代谢紊乱。鼠中维生素 E 缺乏引起 miR-122A 和 miR-125B 表达下调,它们分别调控脂代谢和炎症反应。

(三) 微量营养素与表观遗传调控

叶酸作为一种抗炎营养素,有益于预防炎性反应。体外研究表明,小鼠单核细胞系 RAW264.7 在叶酸缺乏的条件下,炎症因子如 IL-6、TNF-α 和单核细胞趋化蛋白-1(MCP-1)等表达增加,这一过程可能与炎症相关基因的甲基化水平相关。膳食中的叶酸首先还原成二氢叶酸(DHF),随后被还原成四氢叶酸(THF),以 5-甲基四氢叶酸形式作为单碳供体,将半胱氨酸转换为甲硫氨酸。因此,目前普遍认为补充叶酸与 DNA 甲基化的增加存在关联。小鼠实验表明,与不补充或只单独补充叶酸或硒元素的小鼠相比,饮食中同时补充叶酸与硒元素可使小鼠结肠和肝脏中 DNA 甲基化程度增加。另一个研究发现,在胎儿期、哺乳期以及断奶期叶酸缺乏,可导致成年小鼠大脑中特定基因甲基化和表达改变,这种表观遗传的改变可导致后代对膳食营养缺乏敏感性增加。人群研究也揭示了母体叶酸水平与后代甲基化水平之间的关联。一项横断面研究在孕妇生产过程中收集了脐带血和母体血液,并检测了其中的叶酸水平,结果显示脐带血和母体血液中的叶酸水平与 Igf2 基因的启动子甲基化水平并没有关联。但是,脐血白细胞 Igf2 启动子甲基化水平与母体孕期的叶酸补充水平负相关。维生素 B₆ 和 B₁₂ 作为辅酶参与叶酸代谢过程。饮食补充这两种维生素可维持或建立 DNA 甲基化标记。过量饮酒可抑制维生素 B₆ 和 B₁₂ 的活性,进而影响叶酸代谢。母体暴露于乙醇,还可改变胎儿大脑中几个 miRNA 的表达。

维生素 D 的抗炎作用也与 DNA 甲基化改变和组蛋白修饰相关。多发性硬化症(MS)是大脑和脊髓慢性炎症导致的神经变性疾病,研究发现,MS 的严重程度与维生素 D 缺乏程度相关。在 MS 患者中,维生素 D 可以降低 IL-17 的表达并招募组蛋白乙酰化酶,进而抑制炎症反应。IL-12 是促炎细胞因子,参与 CD4⁺ T 细胞的活化和分化。维生素 D 可以通过调节组蛋白修饰来抑制 IL-12 启动子活化。此外,严重的维生素 D 缺乏与人类外周血白细胞 DNA 甲基化的改变相关。

锌元素是机体必需微量元素,缺锌可能导致动

脉粥样硬化、炎症以及糖尿病。已有研究表明，宫内和婴儿阶段锌缺乏可能与成年后的炎症和代谢疾病发生相关。小鼠实验发现，孕期缺锌可导致后代小鼠免疫力下降。孕期母体锌营养充足至关重要，因为早期发育阶段缺锌导致的健康问题即使在发育后期摄入足量锌元素也不能弥补。

铁元素和感染的关系同样十分密切。胞内铁水平改变，可影响免疫系统特别是巨噬细胞对病原体的应答。研究发现，铁可以促进胞内 NF-κB 的活性，从而增强炎性反应。敲除铁外铁泵蛋白（Ferroportin）的巨噬细胞内铁上升，当用脂多糖（LPS）刺激铁泵蛋白敲除的巨噬细胞时，早期响应的 IL-6 和 TNF-α 均高于野生型对照，对 LPS 的响应更为强烈。另有研究表明，当敲除内体铁还原酶 Steap3 后，小鼠的巨噬细胞胞内铁分布失衡，胞质内铁水平下降，导致 Jak2/Stat1 通路被抑制，进而影响 TLR-4 下游靶标 IFN-β 的表达，从而影响了其对 LPS 的应答。铁代谢调控蛋白 Hjv 通过 Jak2/Stat4 通路调控巨噬细胞 IFN-γ 水平，从而帮助机体对抗细菌感染。

三、营养状态改变肠道菌群平衡

（一）膳食营养维护肠道菌群平衡

肠道菌群在机体健康的建立和维持过程中发挥着重要的作用。饮食因素可以通过调节肠道菌群介导的间接机制调控基因的表达。生活方式的变化，最显著的是以高脂肪和高糖为代表的西方饮食，对我们的肠道菌群的多态性、遗传和代谢特征有实质性影响。提示饮食影响人体胃肠微生物的第一个证据来自一个研究，这个研究比较了非洲和意大利农村儿童的微生物菌群。粪便分析显示，与意大利儿童相比，非洲儿童的志贺菌和大肠埃希菌明显减少，并且短链脂肪酸显著增加。来自佛罗伦萨的儿童粪便中含有更多的拟杆菌，这与该地区的饮食特征相关，即高动物蛋白、多种氨基酸摄入。研究人员认为，西方的生活方式主要是肉类摄入，也包括干净的水和冷冻西餐，导致拟杆菌的优势；而非洲的生活方式，以自制素食、高纤维的食物为特征，导致雷沃菌属的微生物占领优势。然而，目前尚不清楚这些结果是否具有临床相关性，并且肠道菌型的概念还没有完全建立。还有研究发现，短期改变饮食结构对微生物也有较大影响。

（二）肠道菌群促进机体营养平衡

肠道菌群参与食物纤维在结肠发酵，产生的主要代谢物是短链脂肪酸（short-chain fatty acids, SC-FAs），其中丁酸的作用已被广泛得到证实。随着越来越多的膳食纤维摄入，短链脂肪酸产量增加。短链脂肪酸进入循环系统后进而调控免疫细胞如巨噬细胞和树突状细胞（DC）的生物学功能，揭示膳食纤维摄入量和由免疫细胞控制免疫反应之间存在关联。研究发现，早期的生活营养可以直接通过表观遗传机制影响免疫系统的发育。母体营养对子代的健康和发育具有重要作用，充足的营养对胎儿免疫系统的发育以及抵抗过敏性疾病的过程中发挥重要作用。产前营养环境可能对胎儿的表观遗传具有重要而永久性的影响。艰难梭菌（Clostridium difficile）是导致腹泻的常见起因，是在儿童期有食物过敏史的受试者粪便样品中最常被检测到的菌群。重建菌群的稳态可能是预防和治疗过敏和炎性疾病的有效手段。体外试验研究发现，两种益生菌，即短双歧杆菌（DSMZ 20213）和鼠李糖乳杆菌 GG（LGG）（ATCC 53103），可通过减少肠黏膜免疫系统组蛋白乙酰化和促进 DNA 甲基化，进而抑制 IL-23、IL-17 和 CD40 的基因表达。有趣的是，近期研究发现，胎盘中存在共生微生物。进一步研究发现，孕妇的肠道菌群及其产生的短链脂肪酸都可以通过胎盘输送给胎儿，进而激活或抑制在妊娠期间的基因表达，影响子代在产前和产后的生长发育。这表明孕妇的饮食或补充益生菌，可以通过胎盘共生微生物在胎儿免疫系统发育过程中发挥潜在作用。同样地，肠道菌群代谢物，如短链脂肪酸，也存在于母乳中，提示亲代代谢产物与子代免疫系统之间很可能存在相互作用。

（三）膳食营养与肠道菌群平衡相互影响

丁酸在肠内和整个机体水平都发挥着多种重要作用。它的生产依赖于饮食和肠道菌群组成。肠道中产生丁酸盐的主要是两种细菌，即普拉梭菌（Faecalibacterium prausnitzii）和罗斯菌属直肠真杆菌（Eubacterium rectale）。另外，丁酸还可以通过调节肠内 pH 来影响肠道菌群的稳态。已有研究发现，丁酸具有抗炎作用，可以通过组蛋白脱乙酰酶（HDAC）导致感应代谢的 G 蛋白偶联受体（GPCRs）被抑制或激活。GPCR 信号通路是一种常见的钾离子或钙离子外流途径，这一途径是 NALP3 炎性小体以及产生 IL-18 的核心。大多数感应代谢 GPCRs 以及其配体，包括 GPR43、SCFAs、GPR120、ω-3 脂肪酸、GPR109A、丁酸、烟酸、GPR35、犬尿烯酸和双羟萘酸，都具有抗炎效果。GPR43（也叫作游离脂肪酸受体 2，Ffar2）和 GPR109A 在肠道稳态平衡中发挥重要作用，在结肠上皮的白细胞（例如中性粒细胞和巨噬细胞)和 Treg 细胞均有表达。短链脂肪酸介导的增强调节性 Treg 细胞的抑制能力也依赖于 Ffar2,并且这种依赖是通过抑制 HDAC 的表达和增强组蛋白乙酰化介导的。

短链脂肪酸以阴离子形式或通过单碳转运体(MCT1 和 SMCT1)主动运输进入结肠细胞。胞内短链脂肪酸调节 HDAC 进而改变基因表达和信号转导,诱导产生抗微生物肽、黏蛋白、三叶因子(TFF)、趋化因子和细胞因子等,这些因子共同调节肠道免疫和炎症反应。有研究发现,丁酸能够通过抑制 HDAC 进而抑制 NF-κB 活化和 IFN-γ 的产生,并上调过氧化物酶体增殖物激活受体 γ(PPARγ)的表达。在溃疡性结肠炎(UC)患者中发现,其肠道丁酸载体 MCT1(也称为 SLC16A1)mRNA 水平降低,并且线粒体内乙酰乙酰辅酶 A 硫解酶表达降低,该酶参与催化丁酸氧化途径,涉及丁酸氧化途径的其他基因 mRNA 表达也下调。综上,丁酸氧化途径和/或运输途径障碍可导致丁酸代谢缺陷。在随机双盲安慰剂对照多中心试验中,51 例远端溃疡性结肠炎患者分别用含有 5-氨基水杨酸(5-ASA)或 5-ASA 和丁酸钠同时做直肠灌肠剂。其中,局部 5-ASA 和丁酸钠组合治疗效果评分显著高于单独使用 5-ASA 组和安慰剂组。丁酸可以显著抑制 TH1-倾斜因子、IL-12 和 IFN-γ,改变随后的 T 细胞应答,并增加抗炎细胞因子 IL-10 的分泌。

越来越多的证据表明,由营养素或由饮食诱导调节肠道菌群的组成和功能引发的表观遗传改变在许多方面发挥着关键作用,这些表观遗传学机制可作为预防和治疗免疫性疾病的新策略和新靶点。

第二节 感染病患者营养代谢规律与营养支持

一、营养支持的重要性

优良营养状况是细胞和器官发挥最佳功能的关键,并利于伤口愈合。营养支持是指为治疗或缓解疾病,增强治疗的临床效果,而根据营养学原理采取的膳食营养措施。主要包括肠内营养和肠外营养两种途径。

(一)肠内营养的重要性

肠内营养是指在胃肠道功能良好情况下,营养素通过胃肠道消化吸收获得充足营养。肠内营养(enteral nutrition,EN)要求是营养齐全、水溶后容易被肠道吸收的无渣膳食。标准儿科肠内营养配方包括,1kcal/ml(1kcal ≈ 4.18kJ),渗透压(300 ~ 350mOsm/kg),全蛋白作为氮源,以及适合 10 岁以下儿童要求的其他组分。此外,通常要求无乳糖、无麸质、无不能消化的碳水化合物(纤维),并要求尽量降低胃肠道副作用,如腹泻和便秘。相对于标准 EN 配方,另外还有疾病特异性 EN 配方,针对特殊疾病给予相应的营养指导。最近的研究还提示在 EN 中增加抗炎性细胞因子或抗炎营养素,可以发挥免疫调节作用,因此也被称为药物膳食。EN 主要实现方法有口服和管饲两种。胃是首选的 EN 交付器官,因为胃具有酸屏障功能,对高渗性食物耐受性更好,胃内容物可被缓慢释放进入十二指肠,并且胃造瘘更容易被定位和维持。此外,营养膳食还可以通过咽、食管、十二指肠、空肠等口服或造瘘实现。接受 EN 的患者应定期监测其生长、营养吸收、血生化以及治疗效果。EN 可能耐受性较差,并存在较显著的风险和并发症。

(二)肠外营养的重要性

肠外营养(parenteral nutrition,PN)在 20 世纪 60 年代末进入临床实践,是继防腐剂、麻醉剂和抗生素后最重要的医药进步之一。PN 是当患者胃肠道功能受损,不能或不允许经肠营养时,主要通过中心静脉或外周静脉输入每天必需的营养素。全部营养从肠外供给也称为全胃肠外营养(total parenteral nutrition,TPN),当完全经肠营养不足或由完全 PN 向 EN 过渡阶段,在经肠营养同时,从静脉补充必要营养素,也称部分胃肠外营养。PN 主要是用来在治疗胃切除、短肠综合征、肠瘘、肠梗阻,以及吸收障碍(克罗恩病、急性胰腺炎)、围术期营养不良、大面积烧伤,脑卒中以及化疗和放疗过程。

PN 必须满足患者能量代谢的全部需求。一个无应激状况、活动受到限制、没有发热和高分解代谢情况的成年患者,所需的热量为每天每公斤体重 125.4kJ[30kcal/(kg·d)],补充氮(N,g)与热量(kcal)的比例一般为 1:250 ~ 1:300。但是在创伤、感染等应激状态下,患者能量消耗激增,分解代谢亢进,糖代谢障碍,体重急剧下降。严重创伤应激时,氨基酸不能被当作热量消耗掉,必须保证充足的热量并使 N(g)与热量(kcal)的比例为 1:150 左右。热量来源主要是糖和脂肪,其比例建议碳水化合物占 50% ~ 75%,脂肪占 25% ~ 50%。另外,除了满足能量需求,PN 还需要根据患者的疾病状态、情绪等因素,维持患者的电解质稳态平衡,补充足量维生素及多种微量元素。PN 支持的患者由于输入大量高渗糖溶液会产生显著的利尿作用，一般尿量为每天1 500~2 500ml，因此，在没有心、肾或肺等输液禁忌的情况下，需要每天补充 3 000~3 500ml 水分。

二、感染病的营养支持

（一）肝炎的营养支持

肝脏是人体重要的代谢器官，对蛋白质、脂肪、碳水化合物、维生素和无机盐等营养素的稳态代谢发挥着重要作用。病毒感染可引起肝细胞功能损伤，导致营养素代谢紊乱，进而加剧肝细胞的损伤。营养不良是肝炎的常见并发症，也是影响肝硬化患者存活的一个危险因素，并且围术期营养不良也会增加肝脏手术后的并发症和死亡风险。

肝炎患者应补充充足的水分，可以稀释胆汁，并促进有害代谢产物的排出。肝细胞损伤导致肝糖原合成减少，并且患者食欲下降，易出现低血糖症状。因此应该给肝炎患者供应充足的碳水化合物提供能量，一般建议成人供应每天 2 000~2 500kcal 能量。但术后短期内热量摄入过多可增加患者代谢负担，导致高血糖、代谢紊乱和并发症，北京协和医院研究首次揭示术后短期内摄入 18kcal/（kg·d）能量，不会改变患者血生化和营养状态，并且可避免血糖紊乱，利于患者恢复。

肝细胞损伤后合成蛋白的能力受损，可导致血浆白蛋白水平下降，并且肝内鸟氨酸循环障碍，尿素合成能力下降，导致血氨水平增高。有研究建议，在肝炎急性发作期，每天每公斤体重供给 1g 蛋白即可，过多蛋白可加重消化系统负担。待黄疸出现后半个月至一个月后可逐渐增加蛋白供应，最后增加至每天 80~120g 蛋白，并且应多选择优质且蛋白利用率高的食物来源。此外，支链氨基酸（BACC）包括亮氨酸、异亮氨酸和缬氨酸，是人体必需氨基酸。肝病患者常发生支链氨基酸的比例失衡，需补充更多BACC，并且补充 BACC 可以调节免疫功能，并减少芳香族氨基酸通过血脑屏障，进而减轻肝性脑病并发症。有研究报道，围术期补充 BCAA 可以增加患者白蛋白合成，并加速改善术后早期的肝功能。值得注意的是，除了 BACC 外，综合补充其他氨基酸才可有效防止蛋白质合成的紊乱。

另外，肝脏是脂肪代谢的重要器官，肝损伤后，脂肪不能正常代谢，不仅不能供机体利用，还可蓄积在肝内形成脂肪肝，甚至进一步导致肝硬化。但某些脂肪酸，如亚油酸，对受损肝细胞的修复及新生肝组织的生长是必需的，因此一般建议每天供给 50~60g 脂肪，并限制胆固醇摄入不超过 500mg 为宜。临床常用长链甘油三酯（LCT）和中链甘油三酯（MCT）以 1:1 物理混合来满足患者必需脂肪酸需求，这也有助于肝的改善功能和肝细胞的再生。近年来研究发现，结构化甘油三酯（STG）放热稳定性、安全性高，可以更好地维持氮稳态，更容易被肝细胞代谢，并且 STG 不改变单核巨噬细胞系统的功能，也不抑制中性粒细胞迁移，因此目前已广泛用于临床中。另外，临床实践证明，ω-3 脂肪酸和其他营养物质，如谷氨酰胺、精氨酸、核苷和核苷酸、膳食纤维等，可以减少感染并发症的发生率，促进伤口愈合。另一项研究表明，ω-3 脂肪酸可以增加肝脏灌注，为肝细胞提供更多的氧气、营养物质和代谢底物。根据美国国立卫生研究院（NIH）推荐，最新的脂肪乳剂由鱼油-油脂肪乳（SMOF）组成，其中包括维生素 E、大豆长链脂肪酸、中链脂肪酸、橄榄油和鱼油，旨在降低 ω-6 脂肪酸含量，增加 ω-3 脂肪酸，并提供足够的单不饱和脂肪酸。双盲试验提示，这种配方可以更好地调节患者免疫功能，并能被患者更好地耐受。

肝脏还是多种维生素的储存器官，并参与维生素的代谢利用，一些维生素也直接参与肝脏代谢，例如维生素 B_6 参与脂肪代谢，维生素 B_1 和维生素 C 参与糖代谢等。但维生素过量也会引起中毒。因此建议肝炎患者饮食应富含多种维生素，必要时可额外补充维生素制剂。患者还应适量补充膳食纤维，促进肠道蠕动以及代谢废物的排出。一些矿物质如铁元素、铜元素等也储存在肝脏中，肝细胞受损可导致上述矿物质缺乏，需检测肝炎患者体内矿物质水平变化并适量补充矿物元素。

除了 EN，根据患者肝损伤程度，对肝功能严重受损或围术期患者还需要进行静脉营养支持。PN 可供给营养不良肝硬化患者充分营养并减少 EN 引发的高氨血症。对于已经出现腹水的患者，建议 EN 采用低钠、高热量密度制剂。目前，普遍认为 PN 和 EN 配合进行营养支持更能满足患者的营养和康复需求。

（二）痢疾的营养支持

肠道是人体消化管中最长的一段，也是功能最重要的一段。大量的消化作用和几乎全部消化产物的吸收都是在小肠内进行的，大肠主要浓缩食物残渣，形成粪便，再通过直肠经肛门排出体外。肠道内的微生物系统包含数百种菌群，发挥重要的免疫功能,也是维护肠道健康的天然屏障。外来菌群或病原体入侵可导致肠道损伤及菌群紊乱。

痢疾是常见的肠道感染病之一。痢疾杆菌感染导致的痢疾称为细菌性痢疾,主要病理变化为肠黏膜上皮细胞变性、坏死、脱落及浅表性溃疡。溶组织内阿米巴一般在宿主结肠内共栖,在一定条件下可侵入肠壁引起痢疾,称为阿米巴痢疾,主要导致肠黏膜溃疡。痢疾主要病变在结肠,结肠的主要功能是吸收水分和储存食物残渣。痢疾主要症状是腹泻,伴有腹痛、发热和脓血便。腹泻导致大量水分流失,易导致电解质失衡,长期腹泻还可导致营养不良。痢疾患者由于肠道充血、水肿及溃疡等病变,对食物及残渣的刺激更加敏感,因此其饮食必须以易消化、低刺激的无渣食物为主,同时补充足量的水分和矿物质,以维持体内电解质平衡。另外,由于患者肠道菌群失调导致发酵明显,肠道胀气,为减轻肠道负担,应减少饮食,辅助肠外营养供给。

(三)伤寒的营养支持

伤寒是由伤寒杆菌经肠道引起的全身性急性传染病,临床上表现为持续发热、脾大、皮疹,并发以回肠下段淋巴组织为主的增生、肿胀、坏死和溃疡等病变。持续的发热将提高患者基础代谢率,增加能量消耗,并且体内蛋白的破坏和异化作用增加。因此,营养支持的原则是提供充足的碳水化合物以补充能量,一般建议每天每公斤体重 40~60kcal。主要以糖类为主,能量不足或进食困难者,可通过静脉输入进行肠外营养补充。还应供给高质量易消化的蛋白质,一般建议供给每天每公斤体重 1.5~2.0g 以上。发热使水分蒸发加剧,若伴有腹泻,则水分流失更加严重,因此患者需补充充足的水分,腹泻者还需及时补充无机盐。由于肠道病变,饮食应为无渣或少渣食物,以减少对肠道的刺激。

(四)结核病的营养支持

结核病与营养状态关系密切。营养不良是结核病患者普遍发生的并发症之一,而营养不良也会增加结核病的感染风险、发病风险和死亡风险。结核病活跃期患者处于一种分解代谢过度状态,患者往往由于食欲不振、恶心、腹痛、呕吐和腹泻等原因,导致食物摄取减少、营养损失、体重减轻,血清维生素和矿物质水平下降等。低体重指数(BMI)(小于 $18.5kg/m^2$)与结核病的治疗效果、并发症风险、结核病复发风险以及结核病的死亡风险相关。能量消耗增加,结核病患者的能量需求也相应增加,一般建议成人每天 2 000~3 000kcal。可增加糖类、蛋白质和

脂肪的供应。另外,维生素 A、维生素 C、维生素 D、维生素 E、维生素 B_6、叶酸以及矿物质铁、锌、铜和硒等在代谢途径和维持细胞功能及免疫功能中发挥关键作用,因此,在饮食及肠外营养中,应增加这些营养素的供应。营养支持是结核病治疗的重要组成部分,旨在改善整体健康和生活质量,达到预防和治疗疾病的效果。

(五)脓毒血症的营养支持

血液是血液循环系统的重要组成部分,参与体内物质运输、体液调节、保持内环境稳态、防御等重要功能。当细菌侵入血液,随循环系统影响全身,造成严重的感染。其中脓毒血症是较为常见的血液感染性疾病。脓毒血症是指由感染引起的全身炎症反应综合征,多为化脓性病原菌侵入血流并在其中大量繁殖,并随血流向全身扩散,在组织器官引起的新的多发性化脓性病灶。

脓毒血症患者往往处于强烈应激反应、高分解代谢、营养摄入障碍、免疫功能紊乱等全身代谢紊乱状态,如果不能及时进行适当营养支持,患者营养状况会迅速恶化,导致机体抵抗力下降,加重体内代谢紊乱,直接影响疾病的治疗和恢复的效果,导致死亡率增加。研究发现早期肠内营养有助于改善临床预后,并且安全可行。一项包括 2 200 例重症监护室(ICU)创伤患者的前瞻性研究发现,急性血糖升高预测脓血症感染的阳性率达 91%。

围术期营养变化很大,血糖控制相对困难,NICE-SUGAR 试验是至今为止研究 ICU 血糖控制的最大规模的一项研究。该研究以 180mg/dl 葡萄糖水平作为对照的上限,认为血糖水平应该控制在 140~180mg/dl 的水平,并且要避免血糖的大幅波动。另外,在脓毒血症早期应避免任何形式的肠内或肠外营养,待患者初步复苏后第一周内,条件允许的情况下应首选肠内营养,可选择低热量饮食或通过胃肠造瘘辅助肠内营养支持。

(六)艾滋病的营养支持

免疫系统是机体执行免疫应答及免疫功能的一个重要系统,由免疫器官、免疫组织、免疫细胞和免疫分子组成,是防卫外来病原体入侵最有效的"武器",它能发现并清除异物、外来病原微生物等引起内环境波动的因素。艾滋病,又称为获得性免疫缺陷综合征(acquired immunodeficiency syndrome,AIDS),是由一种逆转录病毒——人类免疫缺乏病毒(HIV)感染后,导致免疫系统受到破坏,促成多种疾病发生的综合征。营养对维持免疫系统正常生理

功能具有重要的作用。营养失衡是导致感染艾滋病病毒的一个主要因素，并可增加艾滋病感染后的死亡风险。艾滋病患者常伴有恶心、呕吐、腹泻、食管和口腔溃疡、食欲下降等，导致营养吸收减少且代谢率增加，必然会导致营养不良和体重下降。因此，应该尽早发现艾滋病患者的营养不良状况，并及时调理，以提高对后期治疗的耐受性。药物性营养支持还可以增强免疫系统功能，减缓艾滋病发展进程并降低早期死亡率。但是，通过饮食获得的营养只能满足艾滋病患者不到三分之二的营养需求，因此还需要肠外营养或肠内辅助营养等途径来补充营养。有研究发现，HIV 感染和艾滋病发展过程中，血清维生素和矿物质水平降低，并且氧化压力增加，而增加的活性氧（ROS）可以刺激 HIV 复制和导致艾滋病的恶化。饮食和营养干预有助于维持免疫系统功能。补充充足的维生素，包括维生素 A、B_1、B_2、C、D、E 和叶酸，并补充抗氧化剂和矿物质，可以减少感染机会，降低感染程度，并可降低氧化压力。但是对于维生素和矿物质的补充剂量，并非多多益善，还需要进一步研究来证实。增加肠道中产生乳酸的菌群有助于保持肠道黏膜表面完整性，改善对抗原的应答，并促进白细胞增殖，提高肠道免疫力。除了直接食用益生菌外，饮食中的多糖或单糖可以促进益生菌的生长。总之，HIV 感染和艾滋病的发展都与饮食因素相关联。营养干预可以帮助患者以一个相对健康的方式增加体重，提高免疫力，抵抗 HIV 的感染并减缓艾滋病的发病。

（七）发热的营养支持

感染病多可引起发热（发烧），是患病时的一种防御性反应。体温升高，机体免疫力降低，胃肠道的消化与吸收功能减退。发热会引发营养消耗增加与消化功能减弱的矛盾。无论是服用退热药还是自然退热，都是以出汗的形式来实现的，人体在出汗散热的同时会丢失大量水分及盐分。发热要注意补水，其次是营养物质补充，特别是维生素和矿物质。供给适量热量及蛋白质，且饮食应以流质、半流质为主。不宜多食辛辣。由于体温升高，体内新陈代谢旺盛，姜、蒜和辣椒等辛辣食物，会加重病情，不利于退热。冷饮要控制，如果是不洁食物引起的细菌性痢疾等传染病导致的发热，胃肠道功能下降，冷饮会加重病情或恶化疾病。不宜食用过多蛋白质，如鸡蛋。蛋白质在体内分解会产生额外热量，促发机体热量增高，可加剧发热。不宜喝浓茶，浓茶会使大脑高度兴奋、脉搏加快、血压升高、体温升高。同时，茶

水可影响药物的分解与吸收，降低药物的疗效。

（王福俤　李国丽　吴　谦）

参 考 文 献

［1］ Van Veldhuisen DJ，Anker SD，Ponikowski P，et al. Anemia and iron deficiency in heart failure：mechanisms and therapeutic approaches［J］. Nat Rev Cardiol，2011，8（9）：485-493.

［2］ Dongiovanni P，Fracanzani AL，Fargion S，et al. Iron in fatty liver and in the metabolic syndrome：a promising therapeutic target［J］. J Hepatol，2011，55（4）：920-932.

［3］ Choi SW，Friso S. Epigenetics：A new bridge between nutrition and health［J］. Adv Nutr，2010，1（1）：8-16.

［4］ Bierne H，Hamon M，Cossart P. Epigenetics and bacterial infections［J］. Cold Spring Harb Perspect Med，2012，12（12）：a010272.

［5］ Schaible TD，Harris RA，Dowd SE，et al. Maternal methyl-donor supplementation induces prolonged murine offspring colitis susceptibility in association with mucosal epigenetic and microbiomic changes［J］. Hum Mol Genet，2011，20（9）：1687-1696.

［6］ Kolb AF，Petrie L. Folate deficiency enhances the inflammatory response of macrophages［J］. Mol Immunol，2013，54（2）：164-172.

［7］ Joshi S，Pantalena LC，Liu XK，et al. 1，25-dihydroxyvitamin D（3）ameliorates Th17 autoimmunity via transcriptional modulation of interleukin-17A［J］. Mol Cell Biol，2011，31（17）：3653-3669.

［8］ Lefort EC，Blay J. Apigenin and its impact on gastrointestinal cancers［J］. Mol Nutr Food Res，2013，57（1）：126-144.

［9］ Zhang Z，Zhang F，Guo X，et al. Ferroportin1 in hepatocytes and macrophages is required for the efficient mobilization of body iron stores in mice［J］. Hepatol，2012，56（3）：961-971.

［10］ Zhang F，Tao Y，Zhang Z，et al. Metalloreductase Steap3 coordinates the regulation of iron homeostasis and inflammatory responses［J］. Haematol，2012，97（12）：1826-1835.

［11］ Wu Q，Shen Y，Tao Y，et al. Hemojuvelin regulates the innate immune response to peritoneal bacterial infection in mice［J］. Cell Discov，2017，3：17028.

［12］ Keller J，Ringseis R，Eder K. Supplemental carnitine affects the microRNA expression profile in skeletal muscle of obese Zucker rats［J］. BMC Genomics，2014，15（1）：512.

［13］ Panchal SK，Poudyal H，Brown L. Quercetin ameliorates cardiovascular，hepatic，and metabolic changes in diet-induced metabolic syndrome in rats［J］. J Nutr，2012，142（6）：1026-1032.

[14] El-Osta A, Brasacchio D, Yao D, et al. Transient high glucose causes persistent epigenetic changes and altered gene expression during subsequent normoglycemia [J]. J Exp Med, 2008, 205(10): 2409-2417.

[15] Turnbaugh PJ, Ridaura VK, Faith JJ, et al. The effect of diet on the human gut microbiome: a metagenomic analysis in humanized gnotobiotic mice [J]. Sci Transl Med, 2009, 1(6): 6ra14.

[16] De Filippo C, Cavalieri D, Di Paola M, et al. Impact of diet in shaping gut microbiota revealed by a comparative study in children from Europe and rural Africa [J]. Pro Natl Acad Sci U S A, 2010, 107(33): 14691-14696.

[17] Arumugam M, Raes J, Pelletier E, et al. Enterotypes of the human gut microbiome [J]. Nature, 2011, 473(7346): 174-180.

[18] Avid LA, Maurice CF, Carmody RN, et al. Diet rapidly and reproducibly alters the human gut microbiome [J]. Nature, 2014, 505(7484): 559-563.

[19] Trompette A, Gollwitzer ES, Yadava K, et al. Gut microbiota metabolism of dietary fiber influences allergic airway disease and hematopoiesis [J]. Nature Med, 2014, 20(2): 159-166.

[20] Vogt MC, Paeger L, Hess S, et al. Neonatal insulin action impairs hypothalamic neurocircuit formation in response to maternal high-fat feeding [J]. Cell, 2014, 156(3): 495-509.

[21] Smith PM, Howitt MR, Panikov N, et al. The microbial metabolites, short-chain fatty acids, regulate colonic Treg cell homeostasis [J]. Science, 2013, 341(6145): 569-573.

[22] Park J, Kim M, Kang SG, et al. Short-chain fatty acids induce both effector and regulatory T cells by suppression of histone deacetylases and regulation of the mTOR-S6K pathway [J]. Mucosal Immunol, 2015, 8(1): 80-93.

[23] Santhanam S, Venkatraman A, Ramakrishna BS. Impairment of mitochondrial acetoacetyl CoA thiolase activity in the colonic mucosa of patients with ulcerative colitis [J]. Gut, 2007, 56(11): 1543-1549.

[24] Braegger C, Decsi T, Dias JA, et al. Practical approach to paediatric enteral nutrition: a comment by the ESPGHAN committee on nutrition [J]. J Pediatr Gastroenterol Nutr, 2010, 51(1): 110-122.

[25] Singer P, Berger MM, Van den Berghe G, et al. ESPEN Guidelines on Parenteral Nutrition: intensive care [J]. Clin Nutr, 2009, 28(4): 387-400.

[26] Henkel AS, Buchman AL. Nutritional support in patients with chronic liver disease [J]. Nat Clin Pract Gastroenterol hepatol, 2006, 3(4): 202-209.

[27] Ishikawa Y, Yoshida H, Mamada Y, et al. Prospective randomized controlled study of short-term perioperative oral nutrition with branched chain amino acids in patients undergoing liver surgery [J]. Hepatogastroenterology, 2010, 57(99-100): 583-590.

[28] Tian H, Yao X, Zeng R, et al. Safety and efficacy of a new parenteral lipid emulsion (SMOF) for surgical patients: a systematic review and meta-analysis of randomized controlled trials [J]. Nutr Rev, 2013, 71(12): 815-821.

[29] Plauth M, Cabré E, Riggio O, et al. ESPEN Guidelines on Enteral Nutrition: Liver disease [J]. Clin Nutr, 2006, 25(2): 285-294.

[30] Ralph AP, Kelly PM, Anstey NM. L-arginine and vitamin D: novel adjunctive immunotherapies in tuberculosis [J]. Trends In Microbiol, 2008, 16(7): 336-344.

第十章　感染病的治疗原则

感染性疾病的治疗原则首先是，针对病原体的治疗。在不能明确病原体的情况下，改善营养和内环境，改善紊乱的病理生理。另外还包括一般治疗和支持治疗。

本书在每一个章节介绍特定的感染时将会提供具体的治疗方案，所以，本章仅仅介绍感染性疾病的治疗原则。

第一节　感染病的一般治疗

感染性疾病的一般治疗指对症治疗。

一、一般治疗

（一）传染性的感染性疾病隔离和消毒

传染性的感染性疾病应按其所患传染病的传播途径和病原体的排出方式及时间进行隔离和消毒。隔离可分为呼吸道隔离、消化道隔离、接触隔离等，消毒工作应在诊断后立即根据病原体的种类，以及有可能造成传染播散的污染物体、排泄物选择合适的消毒措施。

（二）护理

保持病室安静清洁，空气流通，光线充沛（破伤风、狂犬病患者除外），温度适宜，使患者保持良好的休息状态。对休克、出血、昏迷、窒息、呼吸衰竭、循环障碍等患者有专项特殊护理。舒适的环境、良好的护理对提高患者的抗病能力，确保各项诊断与治疗措施的正确执行都有非常重要的意义。

二、对症治疗

对症治疗可以减轻患者的痛苦，还可通过调节患者各系统的功能，达到减少机体消耗、保护重要器官、使损伤降至最低的目的。例如，在高热时采取的各种降温措施，颅内压升高时采取的脱水疗法，昏迷时采取的恢复苏醒措施，心力衰竭时采取的强心措施，休克时采取的改善微循环措施，严重毒血症时采用肾上腺糖皮质激素疗法等。对症治疗能使患者度过危险期，促进康复。

三、激素治疗

国家卫生部（现国家卫生健康委员会）在2011年2月发布了《糖皮质激素类药物临床应用指导原则》，对于感染性疾病的应用有专门的要求。

（一）感染性疾病原则上不使用糖皮质激素治疗

糖皮质激素的使用可降低机体免疫功能，使感染加重、扩散甚至危及生命，但在某些情况下，如严重感染导致休克、呼吸衰竭及严重炎症反应综合征等，可以适当应用糖皮质激素辅助治疗。某些细菌感染性疾病如中毒性细菌性痢疾、暴发型流行性脑脊髓膜炎、重型肺炎等，在有效抗感染基础上可加用糖皮质激素辅助治疗；病毒性疾病如急性肝衰竭、严重急性呼吸综合征（SARS）、重症流行性感冒肺炎呼吸衰竭等，也可用糖皮质激素辅助治疗。所有感染性疾病使用糖皮质激素皆应慎重并严格掌握适应证。

（二）糖皮质激素治疗性应用的基本原则

糖皮质激素在临床广泛使用，主要用于抗炎、抗毒、抗休克和免疫抑制。应用糖皮质激素要非常谨慎。正确、合理应用糖皮质激素是提高其疗效、减少不良反应的关键。其正确、合理应用主要取决于以下两方面：一是治疗适应证掌握是否准确；二是品种及给药方案选用是否正确、合理。

应严格掌握糖皮质激素治疗的适应证。虽然糖皮质激素是一类临床适应证尤其是相对适应证较广的药物，但是，临床应用的随意性较大，未严格按照适应证给药的情况较为普遍，特别是在感染性疾病中以退热和止痛为目的的使用。

使用糖皮质激素应综合患者病情及药物特点，

合理制订糖皮质激素治疗方案。治疗方案包括选用品种、剂量、疗程和给药途径等。在品种选择方面，应根据不同疾病和各种糖皮质激素的特点正确选用糖皮质激素品种；在给药剂量方面，生理剂量和药理剂量的糖皮质激素具有不同的作用，应按不同治疗目的选择剂量；在疗程方面，不同的疾病糖皮质激素疗程不同，暴发型感染可以采用疗程不超过5天的冲击治疗，结核性脑膜炎及胸膜炎等感染性疾病可以选择疗程不超过1个月的短程治疗。而感染性疾病不选择中程治疗、长程治疗。

（三）使用激素时应重视疾病的综合治疗

糖皮质激素治疗仅是疾病综合治疗的一部分，应结合患者实际情况，联合应用其他治疗手段。严重感染患者，在积极有效的抗感染治疗和各种支持治疗的前提下，为缓解症状，确实需要的方可使用糖皮质激素。

（四）监测糖皮质激素的不良反应

在使用激素中应密切监测不良反应。

（五）应尽量避免使用糖皮质激素的情况

感染性疾病使用皮质激素往往为冲击治疗和短程治疗，禁忌相对较少，但也应引起重视。一般情况下，对于以下疾病应尽量避免使用糖皮质激素：比如对糖皮质激素类药物过敏、严重精神病史、癫痫、活动性消化性溃疡、新近胃肠吻合术后、骨折、创伤修复期、单纯疱疹性角、结膜炎及溃疡性角膜炎、角膜溃疡、严重高血压、严重糖尿病、未能控制的感染（如水痘、真菌感染）、活动性肺结核、较严重的骨质疏松、妊娠初期及产褥期和寻常型银屑病。

（六）结核病的激素应用

结核病的主要治疗是化学治疗，必要时手术治疗。在结核性心包炎、结核性脑膜炎或脑膜脑炎、结核性胸膜炎及腹膜炎危及患者重要脏器功能时以及血行播散性肺结核时可以使用激素，可以通过非特异性抗炎和抗毒作用，减少渗出和炎性细胞浸润，减轻机体对结核分枝杆菌的变态反应所致的免疫损伤，同时能缓解支气管痉挛，改善肺通气。但是，由于其可抑制细胞免疫功能，使结核分枝杆菌得以活跃增殖，导致病变加重。所以，在耐多药结核病、合并艾滋病、结核病HIV感染者、结核分枝杆菌和HIV双重感染者、肺结核并发糖尿病、妊娠肺结核、肺结核合并严重高血压、结核病合并活动性消化性溃疡时，应慎重使用。

在结核性心包炎早期在有心包积液的情况下，在积极抽取心包积液、化疗的同时，应常规予以糖皮质激素治疗，减少心包积液渗出，避免或减轻心包膜纤维粘连及增厚，避免心包缩窄而影响心功能。

对于结核性脑膜炎或脑膜脑炎则主张早期在全身化疗基础上使用糖皮质激素，目的是减少炎症渗出物、降低颅内压、减轻脑水肿，并能改善脑脊液循环，减少椎管粘连梗阻，预防脑积水与脑软化。

在结核性胸膜炎及腹膜炎中，糖皮质激素不作为常规治疗，只在全身化疗、积极抽积液后，高热等结核中毒症状无缓解，危及患者重要脏器功能时，可加用糖皮质激素。

在血行播散性肺结核治疗中，当肺内炎症渗出导致伴有低氧血症及高热时，化疗药物配伍糖皮质激素有利于消除肺部炎症渗出，改善肺换气功能，缓解低氧状态、高热等中毒症状，保护重要脏器功能。

（七）严重急性呼吸综合征的激素应用

严重急性呼吸综合征（SARS）是由SARS冠状病毒（SARS-CoV）引起的具有明显传染性、以肺炎为主要表现、可累及多个器官（系统）的呼吸道传染病。一般性治疗为主要治疗方法，包括对症支持治疗。重症患者可酌情使用糖皮质激素，对于重症且达到急性肺损伤标准的病例，应及时规律地使用糖皮质激素，以减轻肺的渗出、损伤和后期的肺纤维化，并改善肺的氧合功能。具体的指征包括，严重中毒症状，持续高热不退，经对症治疗5天以上最高体温仍超过39℃；胸部X线检查显示多发或大片阴影，进展迅速，48小时之内病灶面积增大>50%且在正位胸部X线检查上占双肺总面积的1/4以上；达到急性肺损伤或急性呼吸窘迫综合征（ARDS）的诊断标准。

具体剂量可根据病情及个体差异进行调整。少数危重患者可考虑短期（3~5天）甲泼尼龙冲击疗法（500mg/d）。开始使用糖皮质激素时宜静脉给药，当临床表现改善或胸部X线检查显示肺内阴影有所吸收时，应及时减量、停用。一般每3~5天减量1/3，通常静脉给药1~2周后可改为口服泼尼松或泼尼松龙，一般不超过4周，不宜过大剂量或过长疗程。使用激素时应同时应用抑酸剂和胃黏膜保护剂，还应警惕骨缺血性改变和继发感染，包括细菌或/和真菌感染，以及原已稳定的结核病灶的复发和扩散。

（八）高致病性人禽流感的激素应用

高致病性人禽流感简称人禽流感，是人类在接触高致病性禽流感病毒（甲型H5N1）感染的病（死）禽或暴露在该病毒污染的环境后发生的感染。发现晚、病情重、进展快、病死率高是其特点。人禽流感患者有相当比例发展为重症肺炎,在短期内出现ARDS。主要治疗是对症支持治疗和早期使用奥司他韦抗病毒治疗。目前尚无证据证实应用糖皮质激素对人禽流感患者的预后有益,一般不推荐使用。但是,如出现下列指征之一,可考虑短期内给予适量糖皮质激素治疗:短期内肺病变进展迅速,氧合指数 <300mmHg(1mmHg = 0.133kPa),并有迅速下降趋势、合并脓毒血症伴肾上腺皮质功能不全。可应用氢化可的松 200mg/d 或甲泼尼龙 0.5 ~ 1.0mg/(kg·d),在临床状况控制好转后,及时减量或停用。

(九) 手足口病的激素应用

手足口病是由肠道病毒[以柯萨奇 A 组 16 型(CoxA16)、肠道病毒 71 型(EV71)多见]引起的急性传染病。主要症状表现为手、足、口腔等部位的斑丘疹、疱疹,少数重症病例可出现脑膜炎、脑炎、脑脊髓炎、肺水肿、循环障碍等,多由 EV71 感染引起,致死原因主要为重症脑干脑炎及神经源性肺水肿。普通病例主要采取隔离,避免交叉感染。给予患者清淡饮食,对症支持治疗。对于重症病例,应该控制颅内高压,静脉注射免疫球蛋白,可酌情应用糖皮质激素治疗。可以使用甲泼尼龙 1~2mg/(kg·d),或氢化可的松 3~5mg/(kg·d),或地塞米松 0.2~0.5mg/(kg·d),病情稳定后,尽早减量或停用。对于个别病例病情进展快、病情凶险可考虑加大剂量。如在 2~3 天内给予甲泼尼龙 10~20mg/(kg·d)(单次最大剂量不超过 1g)或地塞米松 0.5~1.0mg/(kg·d)。

(十) 肺孢子菌肺炎的激素应用

肺孢子菌肺炎是肺孢子菌引起的肺部感染,是免疫功能低下患者常见的严重的机会感染性疾病。临床特征为发热、干咳、呼吸急促、呼吸困难和发绀等,症状呈进行性加重,病死率高。主要的治疗措施是对症治疗、基础病治疗和病原治疗。对于急性重症患者(呼吸空气时 $PaO_2 \leq 70mmHg$),磺胺甲噁唑-甲氧苄啶(SMZ-TMP)给药前 15~30 分钟开始使用糖皮质激素,可口服泼尼松 40mg,2 次/d,连用 5 天,随后 40mg/d,连用 5 天,然后 20mg/d 连用 11 天,或等效剂量静脉给予糖皮质激素制剂。

第二节　感染病的病原学治疗

病原治疗是针对病原体的治疗措施,具有抑杀病原体的作用,达到根治和控制传染源的目的。常用药物有抗菌药物、抗病毒药物、抗寄生虫治疗等。

一、针对细菌和真菌的制剂

对于细菌和真菌感染,应及早确立病原学诊断,了解和熟悉选用药物的适应证、抗菌活性、药代动力学特点和不良反应,并结合患者的生理、病理、免疫等状态合理用药。

国家卫生健康委员会(原国家卫生和计划生育委员会)于 2015 年更新了《抗菌药物临床应用指导原则》。提出了基本原则、治疗性使用原则和预防性使用原则。

(一) 抗菌药物治疗性应用的基本原则

1. 根据患者的症状、体征、实验室检查或放射、超声等影像学结果　诊断为细菌、真菌感染者方有指征应用抗菌药物;由结核分枝杆菌、非结核分枝杆菌、支原体、衣原体、螺旋体、立克次体及部分原虫等病原微生物所致的感染亦有指征应用抗菌药物。缺乏细菌及上述病原微生物感染的临床或实验室证据,诊断不能成立者,以及病毒性感染者,均无应用抗菌药物指征。

2. 尽早查明感染病原　根据病原种类及药物敏感试验结果选用抗菌药物。抗菌药物品种的选用,原则上应根据病原菌种类及病原菌对抗菌药物敏感性,即细菌药物敏感试验(以下简称药敏试验)的结果而定。因此有条件的医疗机构,对临床诊断为细菌性感染的患者应在开始抗菌治疗前,及时留取相应合格标本(尤其血液等无菌部位标本)送病原学检测,以尽早明确病原菌和药敏结果,并据此调整抗菌药物治疗方案。

3. 抗菌药物的经验治疗　对于临床诊断为细菌性感染的患者,在未获知细菌培养及药敏结果前,或无法获取培养标本时,可根据患者的感染部位、基础疾病、发病情况、发病场所、既往抗菌药物用药史及其治疗反应等推测可能的病原体,并结合当地细菌耐药性监测数据,先给予抗菌药物经验治疗。待获知病原学检测及药敏结果后,结合先前的治疗反应调整用药方案;对培养结果阴性的患者,应根据经验治疗的效果和患者情况采取进一步诊疗措施。

4. 按照药物的抗菌作用及其体内过程特点选择用药　各种抗菌药物的药效学和人体药动学特点不同,因此各有不同的临床适应证。临床医师应根据各种抗菌药物的药学特点,按临床适应证(参见《抗菌药物临床应用指导原则》(2015 年版)中"各类抗菌药物的适应证和注意事项")正确选用抗菌药物。

5. 综合患者病情、病原菌种类及抗菌药物特点制订抗菌治疗方案　根据病原菌、感染部位、感染严重程度和患者的生理、病理情况及抗菌药物药效学和药动学证据制订抗菌治疗方案，包括抗菌药物的选用品种、剂量、给药次数、给药途径、疗程及联合用药等。

在制订治疗方案时应遵循下列原则：

（1）品种选择：根据病原菌种类及药敏试验结果尽可能选择针对性强、窄谱、安全、价格适当的抗菌药物。进行经验治疗者可根据可能的病原菌及当地耐药状况选用抗菌药物。

（2）给药剂量：一般按各种抗菌药物的治疗剂量范围给药。治疗重症感染（如血流感染、感染性心内膜炎等）和抗菌药物不易达到的部位的感染（如中枢神经系统感染等），抗菌药物剂量宜较大（治疗剂量范围高限）；而治疗单纯性下尿路感染时，由于多数药物尿药浓度远高于血药浓度，则可应用较小剂量（治疗剂量范围低限）。

（3）给药途径：对于轻、中度感染的大多数患者，应予口服治疗，选取口服吸收良好的抗菌药物品种，不必采用静脉或肌内注射给药。仅在下列情况下可先予以注射给药：不能口服或不能耐受口服给药的患者（如吞咽困难者）；患者存在明显可能影响口服药物吸收的情况（如呕吐、严重腹泻、胃肠道病变或肠道吸收功能障碍等）；所选药物有合适抗菌谱，但无口服剂型；需在感染组织或体液中迅速达到高药物浓度以达杀菌作用者（如感染性心内膜炎、化脓性脑膜炎等）；感染严重、病情进展迅速，需给予紧急治疗的情况（如血流感染、重症肺炎患者等）；患者对口服治疗的依从性差。肌内注射给药时难以使用较大剂量，其吸收也受药动学等众多因素影响，因此只适用于不能口服给药的轻、中度感染者，不宜用于重症感染者。接受注射用药的感染患者经初始注射治疗病情好转并能口服时，应及早转为口服给药。抗菌药物的局部应用宜尽量避免：皮肤黏膜局部应用抗菌药物后，很少被吸收，在感染部位不能达到有效浓度，反而易导致耐药菌产生，因此治疗全身性感染或脏器感染时应避免局部应用抗菌药物。抗菌药物的局部应用只限于少数情况：全身给药后在感染部位难以达到有效治疗浓度时加用局部给药作为辅助治疗（如治疗中枢神经系统感染时某些药物可同时鞘内给药，包裹性厚壁脓肿脓腔内注入抗菌药物等）；眼部及耳部感染的局部用药等；某些皮肤表层及口腔、阴道等黏膜表面的感染可采用抗菌药物局部应用或外用，但应避免将主要供全身应用的品种作局部用药。局部用药宜采用刺激性小、不易吸收、不易导致耐药性和过敏反应的抗菌药物。青霉素类、头孢菌素类等较易产生过敏反应的药物不可局部应用。氨基糖苷类等耳毒性药不可局部滴耳。

（4）给药次数：为保证药物在体内能发挥最大药效，杀灭感染灶病原菌，应根据药动学和药效学相结合的原则给药。青霉素类、头孢菌素类和其他 β-内酰胺类、红霉素、克林霉素等时间依赖性抗菌药，应一天多次给药。氟喹诺酮类和氨基糖苷类等浓度依赖性抗菌药可一天给药一次。

（5）疗程：抗菌药物疗程因感染不同而异，一般宜用至体温正常、症状消退后 72~96 小时，有局部病灶者需用药至感染灶控制或完全消散。但血流感染、感染性心内膜炎、化脓性脑膜炎、伤寒、布鲁氏菌病、骨髓炎、B 组链球菌咽炎和扁桃体炎、侵袭性真菌病、结核病等需较长的疗程方能彻底治愈，并减少或防止复发。

（6）抗菌药物的联合应用：单一药物可有效治疗的感染不需联合用药，仅在有下列指征时联合用药，即病原菌尚未查明的严重感染，包括免疫缺陷者的严重感染；单一抗菌药物不能控制的严重感染，需氧菌及厌氧菌混合感染，2 种及 2 种以上复数菌感染，以及多重耐药菌或泛耐药菌感染；需长疗程治疗，但病原菌易对某些抗菌药物产生耐药性的感染，如某些侵袭性真菌病；或病原菌含有不同生长特点的菌群，需要应用不同抗菌机制的药物联合使用，如结核和非结核分枝杆菌；毒性较大的抗菌药物，联合用药时剂量可适当减少，但需有临床资料证明其同样有效。如两性霉素 B 与氟胞嘧啶联合治疗隐球菌脑膜炎时，前者的剂量可适当减少，以减少其毒性反应。联合用药时宜选用具有协同或相加作用的药物联合，如青霉素类、头孢菌素类或其他 β-内酰胺类与氨基糖苷类联合。联合用药通常采用 2 种药物联合，3 种及 3 种以上药物联合仅适用于个别情况，如结核病的治疗。此外必须注意联合用药后药物不良反应亦可能增多。

（二）抗菌药物预防性应用的基本原则

1. 非手术患者抗菌药物的预防性应用

（1）预防用药目的：预防特定病原菌所致的或特定人群可能发生的感染。

（2）预防用药基本原则：①用于尚无细菌感染征象但暴露于致病菌感染的高危人群。②预防用药适应证和抗菌药物选择应基于循证医学证据。③应针对一种或两种最可能细菌的感染进行预防用药，不宜盲目地选用广谱抗菌药或多药联合预防多种细菌多部位感染。④应限于针对某一段特定时间内可能发生的感染，而非任何时间可能发生的感染。⑤应积极纠正导致感染风险增加的原发疾病或基础状况。可以治愈或纠正者，预防用药价值较大；原发疾病不能治愈或纠正者，药物预防效果有限，应权衡利弊决定是否预防用药。⑥以下情况原则上不应预防使用抗菌药物：普通感冒、麻疹、水痘等病毒性疾病；昏迷、休克、中毒、心力衰竭、肿瘤、应用肾上腺皮质激素等患者；留置导尿管、留置深静脉导管以及建立人工气道（包括气管插管或气管切口）患者。

（3）对某些细菌性感染的预防用药指征与方案：在某些细菌性感染的高危人群中，在有指征的情况下可以预防性使用抗菌药物，此外，严重中性粒细胞缺乏（中性粒细胞计数≤0.1×10⁹/L）持续时间超过7天的高危患者和实体器官移植及造血干细胞移植的患者，在某些情况下也有预防用抗菌药物的指征，但由于涉及患者基础疾病、免疫功能状态、免疫抑制剂等药物治疗史等诸多复杂因素，其预防用药指征及方案需参阅相关循证医学研究和指南或专家共识。

《抗菌药物临床应用指导原则》对于在预防非手术患者某些特定感染中预防使用抗菌药物给出了具体的建议。

2. 围术期抗菌药物的预防性应用

（1）预防用药目的：主要是预防手术部位感染，包括浅表切口感染、深部切口感染和手术所涉及的器官/腔隙感染，但不包括与手术无直接关系的、术后可能发生的其他部位感染。

（2）预防用药原则：围术期抗菌药物预防用药，应根据手术切口类别、手术创伤程度、可能的污染细菌种类、手术持续时间、感染发生机会和后果严重程度、抗菌药物预防效果的循证医学证据、对细菌耐药性的影响和经济学评估等因素，综合考虑决定是否预防用抗菌药物。但抗菌药物的预防性应用并不能代替严格的消毒、灭菌技术和精细的无菌操作，也不能代替术中保温和血糖控制等其他预防措施。

①清洁手术（Ⅰ类切口）：手术脏器为人体无菌部位，局部无炎症、无损伤，也不涉及呼吸道、消化道、泌尿生殖道等人体与外界相通的器官。手术部位无污染，通常不需预防用抗菌药物。但在下列情况时可考虑预防用药：手术范围大、手术时间长、污染机会增加；手术涉及重要脏器，一旦发生感染将造

成严重后果者，如头颅手术、心脏手术等；异物植入手术，如人工心瓣膜植入、永久性心脏起搏器放置、人工关节置换等；有感染高危因素如高龄、糖尿病、免疫功能低下（尤其是接受器官移植者）、营养不良等患者。②清洁-污染手术（Ⅱ类切口）：手术部位存在大量人体寄殖菌群，手术时可能污染手术部位引致感染，故此类手术通常需预防用抗菌药物。③污染手术（Ⅲ类切口）：已造成手术部位严重污染的手术。此类手术需预防用抗菌药物。④污秽-感染手术（Ⅳ类切口）：在手术前即已开始治疗性应用抗菌药物，术中、术后继续，此不属预防应用范畴。

（3）抗菌药物品种选择：①根据手术切口类别、可能的污染菌种类及其对抗菌药物敏感性、药物能否在手术部位达到有效浓度等综合考虑。②选用对可能的污染菌针对性强、有充分的预防有效的循证医学证据、安全、使用方便及价格适当的品种。③应尽量选择单一抗菌药物预防用药，避免不必要的联合使用。预防用药应针对手术路径中可能存在的污染菌。如心血管、头颈、胸腹壁、四肢软组织手术和骨科手术等经皮肤的手术，通常选择针对金黄色葡萄球菌的抗菌药物。结肠、直肠和盆腔手术，应选用针对肠道革兰氏阴性菌和脆弱拟杆菌等厌氧菌的抗菌药物。④头孢菌素过敏者，针对革兰氏阳性菌可用万古霉素、去甲万古霉素、克林霉素；针对革兰氏阴性杆菌可用氨曲南、磷霉素或氨基糖苷类。⑤对某些手术部位感染会引起严重后果者，如心脏人工瓣膜置换术、人工关节置换术等，若术前发现有耐甲氧西林金黄色葡萄球菌（MRSA）定植的可能或者该机构MRSA发生率高，可选用万古霉素、去甲万古霉素预防感染，但应严格控制用药持续时间。⑥不应随意选用广谱抗菌药物作为围术期预防用药。鉴于国内大肠埃希菌对氟喹诺酮类药物耐药率高，应严格控制氟喹诺酮类药物作为外科围术期预防用药。⑦关于常见围术期预防用抗菌药物的品种选择，《抗菌药物临床应用指导原则》也给出了具体的原则。

（4）给药方案：①给药方法，给药途径大部分为静脉输注，仅有少数为口服给药。静脉输注应在皮肤、黏膜切开前0.5~1小时内或麻醉开始时给药，在输注完毕后开始手术，保证手术部位暴露时局部组织中抗菌药物已达到足以杀灭手术过程中沾染细菌的药物浓度。万古霉素或氟喹诺酮类等由于需输注较长时间，应在手术前1~2小时开始给药。②预防用药维持时间，抗菌药物的有效覆盖时间应包括整个手术过程。手术时间较短（<2小时）的清洁手

术术前给药一次即可。如手术时间超过3小时或超过所用药物半衰期的2倍,或成人出血量超过1 500ml,术中应追加一次。清洁手术的预防用药时间不超过24小时,心脏手术可视情况延长至48小时。清洁-污染手术和污染手术的预防用药时间亦为24小时,污染手术必要时延长至48小时。过度延长用药时间并不能进一步提高预防效果,且预防用药时间超过48小时,耐药菌感染机会增加。

3. 侵入性诊疗操作抗菌药物的预防应用 随着放射介入和内镜诊疗等微创技术的快速发展和普及,我国亟待规范接受侵入性诊疗操作患者的抗菌药物预防应用。其根据为现有的循证医学证据、国际有关指南推荐和国内专家的意见。

(三) 抗菌药物在特殊病理、生理状况患者中应用的基本原则

抗菌药物在特殊病理、生理状况患者中应用的基本原则,对部分常见特殊诊疗操作的预防用药提出了建议。

1. 肾功能减退患者抗菌药物的应用

(1) 基本原则:许多抗菌药物在人体内主要经肾排出,某些抗菌药物具有肾毒性,肾功能减退的感染患者应用抗菌药物的原则为,尽量避免使用肾毒性抗菌药物,确有应用指征时,严密监测肾功能情况;根据感染的严重程度、病原菌种类及药敏试验结果等选用无肾毒性或肾毒性较低的抗菌药物;使用主要经肾排泄的药物,须根据患者肾功能减退程度以及抗菌药物在人体内清除途径调整给药剂量及方法。

(2) 抗菌药物的选用及给药方案调整:根据抗菌药物体内过程特点及其肾毒性,肾功能减退时抗菌药物的选用有以下几种情况。主要由肝胆系统排泄,或经肾脏和肝胆系统同时排出的抗菌药物用于肾功能减退者,维持原治疗量或剂量略减;主要经肾排泄,药物本身并无肾毒性,或仅有轻度肾毒性的抗菌药物,肾功能减退者可应用,可按照肾功能减退程度(以内生肌酐清除率为准)调整给药方案;肾毒性抗菌药物避免用于肾功能减退者,如确有指征使用该类药物时,宜进行血药浓度监测,据以调整给药方案,达到个体化给药,疗程中需严密监测患者肾功能;接受肾脏替代治疗患者应根据腹膜透析、血液透析和血液滤过对药物的清除情况调整给药方案。

2. 肝功能减退患者抗菌药物的应用 肝功能减退时,抗菌药物的选用及剂量调整需要考虑肝功能减退对该类药物体内过程的影响程度,以及肝功能减退时该类药物及其代谢物发生毒性反应的可能性。由于药物在肝脏代谢过程复杂,不少药物的体内代谢过程尚未完全阐明,根据现有资料,肝功能减退时抗菌药物的应用有以下几种情况:

(1) 药物主要经肝脏或有相当量经肝脏清除或代谢,肝功能减退时清除减少,并可导致毒性反应的发生,肝功能减退患者应避免使用此类药物,如氯霉素、利福平、红霉素酯化物等。

(2) 药物主要由肝脏清除,肝功能减退时清除明显减少,但并无明显毒性反应发生,肝病时仍可正常应用,但需谨慎,必要时减量给药,治疗过程中需严密监测肝功能。红霉素等大环内酯类(不包括酯化物)、克林霉素、林可霉素等属于此类。

(3) 药物经肝、肾两途径清除,肝功能减退者药物清除减少,血药浓度升高,同时伴有肾功能减退的患者血药浓度升高尤为明显,但药物本身的毒性不大。严重肝病患者,尤其肝、肾功能同时减退的患者在使用此类药物时需减量应用。经肾、肝两途径排出的青霉素类、头孢菌素类等均属此种情况。

(4) 药物主要由肾排泄,肝功能减退者不需调整剂量。氨基糖苷类、糖肽类抗菌药物等属此类。

3. 老年患者抗菌药物的应用 由于老年人组织器官呈生理性退行性变,免疫功能下降,一旦罹患感染,在应用抗菌药物时需注意以下事项:

(1) 老年人肾功能呈生理性减退,按一般常用量接受主要经肾排出的抗菌药物时,由于药物自肾排出减少,可导致药物在体内积蓄,血药浓度增高,易发生药物不良反应。因此老年患者,尤其是高龄患者接受主要自肾排出的抗菌药物时,可按轻度肾功能减退减量给药。青霉素类、头孢菌素类和其他β-内酰胺类的大多数品种属此类情况。

(2) 老年患者宜选用毒性低并具杀菌作用的抗菌药物,无用药禁忌者可首选青霉素类、头孢菌素类等β-内酰胺类抗菌药物。氨基糖苷类具有肾、耳毒性,应尽可能避免应用。万古霉素、去甲万古霉素、替考拉宁等药物应在有明确应用指征时慎用,必要时进行血药浓度监测,并据此调整剂量,使给药方案个体化,以达到用药安全、有效的目的。

4. 新生儿抗菌药物的应用 新生儿期一些重要器官尚未完全发育成熟,在此期间其生长发育随日龄增加而迅速变化,因此新生儿感染使用抗菌药物时需注意以下事项。

(1) 新生儿期肝、肾均未发育成熟,肝代谢酶的产生不足或缺乏,肾清除功能较差,因此新生儿感染时应避免应用毒性大的抗菌药物,包括主要经肾排泄的氨基糖苷类、万古霉素、去甲万古霉素等,以及主要经肝代谢的氯霉素等。确有应用指征时,需进行血药浓度监测,据此调整给药方案,个体化给药,以使治疗安全有效。

(2) 新生儿期避免应用可能发生严重不良反应的抗菌药物。可影响新生儿生长发育的四环素类、喹诺酮类应避免应用,可导致胆红素脑病及溶血性贫血的磺胺类药和呋喃类药应避免应用。

(3) 新生儿期由于肾功能尚不完善,主要经肾排出的青霉素类、头孢菌素类等β-内酰胺类药物需减量应用,以防止药物在体内蓄积导致严重中枢神经系统毒性反应的发生。

(4) 新生儿的组织器官日益成熟,抗菌药物在新生儿的药动学亦随日龄增长而变化,因此使用抗菌药物时应按日龄调整给药方案。

5. 小儿抗菌药物的应用 小儿患者在应用抗菌药物时应注意以下几点:

(1) 氨基糖苷类:该类药物有明显耳、肾毒性,小儿患者应避免应用。临床有明确应用指征且又无其他毒性低的抗菌药物可供选用时,方可选用该类药物,并在治疗过程中严密观察不良反应。有条件者应进行血药浓度监测,根据结果个体化给药。

(2) 糖肽类:该类药有一定肾、耳毒性,小儿患者仅在有明确指征时方可选用。在治疗过程中应严密观察不良反应,有条件者应进行血药浓度监测,个体化给药。

(3) 四环素类:可导致牙齿黄染及牙釉质发育不良,不可用于 8 岁以下小儿。

(4) 喹诺酮类:由于对骨骼发育可能产生不良影响,该类药物避免用于 18 岁以下未成年人。

6. 妊娠期和哺乳期患者抗菌药物的应用

(1) 妊娠期患者抗菌药物的应用:妊娠期抗菌药物的应用需考虑药物对母体和胎儿两方面的影响。①对胎儿有致畸或明显毒性作用者,如利巴韦林,妊娠期禁用。②对母体和胎儿均有毒性作用者,如氨基糖苷类、四环素类等,妊娠期避免应用;但在有明确应用指征,经权衡利弊,用药时患者的受益大于可能的风险时,也可在严密观察下慎用。氨基糖苷类等抗菌药物有条件时应进行血药浓度监测。③药物毒性低,对胎儿及母体均无明显影响,也无致畸作用者,妊娠期感染时可选用,如青霉素类、头孢菌素类等β-内酰胺类抗菌药物。美国食品药物管理局(FDA)按照药物在妊娠期应用时的危险性分为

A、B、C、D 及 X 类,可供药物选用时参考。

(2) 哺乳期患者抗菌药物的应用:哺乳期患者接受抗菌药物后,某些药物可自乳汁分泌,通常母乳中药物含量不高,不超过哺乳期患者每日用药量的 1%;少数药物乳汁中分泌量较高,如氟喹诺酮类、四环素类、大环内酯类、氯霉素、磺胺甲𫫇唑、甲氧苄啶、甲硝唑等。青霉素类、头孢菌素类等β-内酰胺类和氨基糖苷类等在乳汁中含量低。然而无论乳汁中药物浓度如何,均存在对乳儿潜在的影响,并可能出现不良反应,如氨基糖苷类可导致乳儿听力减退,氯霉素可致乳儿骨髓抑制,磺胺甲𫫇唑等可致胆红素脑病和溶血性贫血,四环素类可致乳齿黄染,青霉素类可致过敏反应等。因此治疗哺乳期患者时应避免用氨基糖苷类、喹诺酮类、四环素类、氯霉素、磺胺药等。哺乳期患者应用任何抗菌药物时,均宜暂停哺乳。

二、抗病毒治疗

目前有效的抗病毒药物尚不多,按病毒类型可分为三类。

(一) 抗病毒药物的分类

1. 广谱抗病毒药物 如利巴韦林,可用于病毒性呼吸道感染、疱疹性角膜炎、肾综合征出血热以及丙型肝炎的治疗。也可用于其他的 RNA 病毒的治疗。

2. 抗 RNA 病毒药物 多为特异性针对某类或某个 RNA 病毒生命周期的某个重要环节的特异性抑制剂,如奥司他韦选择性作用于流感病毒神经氨酸酶。索磷布韦选择性作用于丙型肝炎病毒的 RNA 依赖的 RNA 聚合酶。有些药物单药治疗有效,有些需要联合治疗,比如丙型肝炎病毒基因 1 型感染者治疗时采用索磷布韦联合雷迪帕韦,也可能特异性抗 RNA 药物和利巴韦林联合,比如丙型肝炎病毒基因 2 型感染者治疗时采用索磷布韦联合利巴韦林。

3. 抗 DNA 病毒药物 多为特异性针对某类或某个 DNA 病毒生命周期的某个重要环节的特异性抑制剂。比如,治疗慢性乙型肝炎的核苷(酸)类药物(恩替卡韦、替诺福韦等)作用于乙型肝炎病毒的聚合酶的逆转录酶活性区,抑制病毒逆转录,是目前常用的抗乙型肝炎病毒药物。阿昔洛韦常用于疱疹病毒感染,其机制是与脱氧核苷竞争病毒胸苷激酶或细胞激酶,药物被磷酸化成活化型阿昔洛韦三磷酸酯,然后通过干扰病毒 DNA 多聚酶,抑制病毒的复制或者在 DNA 多聚酶作用下,与增长的 DNA 链

结合,引起 DNA 链的延伸中断。更昔洛韦对巨细胞病毒感染有效,也是通过和病毒 DNA 的结合最终导致 DNA 延长的停止。

4. 抗病毒药物的移用　有些特异作用于某类或某个病毒生命周期的某个重要环节的特异性抑制剂,也可能因为其他病毒具有类似的生命周期的某个重要环节,这一类抑制剂也可移用于此。比如最早应用于慢性乙型肝炎的拉米夫定,具有抑制乙型肝炎病毒聚合酶的逆转录酶活性,实际上最早应用于艾滋病的治疗,因为乙型肝炎病毒逆转录酶的结构和人类免疫缺陷病毒的逆转录酶结构相似,拉米夫定移用于慢性乙型肝炎的治疗。今后在某个新发或突发感染性疾病时,有可能通过该方法找到紧急用药,当然,最终需要规范的临床试验来证实。

5. 免疫制剂　包括特异性和非特异性免疫制剂。特异性的免疫制剂包括近年来研究的慢性乙型肝炎治疗性疫苗、天然免疫分子 Toll 样受体(Toll like receptor,TLR) 激动剂治疗慢性乙型肝炎,包括 TLR9 受体激动剂、TLR4 受体激动剂和 TLR7 受体激动剂。在其他病毒中也有类似的研究,比如,动物(小鼠)试验发现流感导致的急性肺部损害是由 TLR4 参与的免疫反应所形成的结果,则 TLR4 受体抑制剂可以成为新的治疗药物。非特异性免疫制剂比如在慢性乙型肝炎和慢性丙型肝炎治疗中的干扰素。免疫制剂在病毒感染中的应用还需要临床试验证实其安全性和有效性才能进入临床,有可能和现有的其他特异作用于病毒生命周期的药物联合。

(二)抗病毒治疗的原则

1. 早期应用和综合治疗　对于急性病毒感染,病毒血症时间短。在病毒血症后诱发一些炎症因子风暴和一系列的病理生理改变。所以,应在疾病早期有效抑制病毒,减少因病毒感染诱发的后续的炎症因子风暴和一系列的病理生理改变。所以,抗病毒治疗也是综合治疗。需要通过多重机制处理解决炎症因子风暴和一系列的病理生理改变。

2. 特异强效　可以帮助很快抑制病毒,并减少潜在的耐药的发生。

3. 高耐药屏障　特别是 RNA 病毒慢性感染,治疗周期长,在治疗中 RNA 病毒极易变异,从而失去对治疗药物的敏感性。因此,要选择高耐药屏障的药物,降低治疗过程中耐药的发生。

4. 联合　对于慢性病毒感染,或者重症病毒感染,可以使用针对病毒生命周期不同组分的药物联合,也可以将针对病毒生命周期特异组分的抑制剂

和免疫制剂联合。可以发挥快速抑制病毒的作用,还可以减少耐药的发生。但是,不可以同一靶点、同一机制的药物联合。

5. 监测　但凡抗病毒治疗,特别是慢性病毒感染的治疗,因为时间长、病毒易变异,所以,在治疗中应该监测病毒和可能的耐药。

三、抗寄生虫治疗

原虫及蠕虫感染的病原治疗常用化学制剂,如甲硝唑、吡喹酮和伯氨喹等。氯喹是控制疟疾发作的传统药物,自从发现抗氯喹恶性疟原虫以来,青蒿素类药物受到广泛关注。

阿苯达唑、甲苯达唑是目前治疗肠道线虫病的有效药物。乙胺嗪及呋喃嘧酮用于治疗丝虫病。吡喹酮是最主要的抗吸虫药物,对血吸虫病有特效。

第三节　特殊情况下的抗菌药物使用

抗菌药物是大多数细菌感染治疗的主要手段。但是,有些情况下,某些细菌感染不应使用抗菌药物或者不需要使用抗菌药物。

一、不需要使用抗菌药物的细菌感染

(一)肠出血性大肠埃希菌肠炎

肠出血性大肠埃希菌肠炎是由血清型 O157∶H7 大肠埃希菌引起的血性腹泻,也可能还有其他血清型,主要机制是其产生的志贺毒素。主要经过污染的食物传播,可以散发,也可发生于聚餐、野餐。该菌还会发生人-人之间的传播。由于该菌产生毒素毒力强,口服 50~100 个细菌即可导致发病。发病初期表现为水样腹泻,并在 1~2 天内逐渐演变为淡血性腹泻,最后发展成为大量的血性便。由 O157∶H7 血清型感染者中,5%~10% 可能出现溶血性贫血,血小板减少,甚至溶血尿毒综合征。治疗主要是对症治疗,部分患者可以自愈,但是,发生肾衰竭的患者需要透析治疗。还有少部分患者可发展为慢性肾衰竭。不需要使用抗菌药物。

(二)葡萄球菌食物中毒

主要是金黄色葡萄球菌肠毒素(主要是肠毒素 A 和 D)引起的急性感染者腹泻。主要通过污染的食物传播,蛋白类食物冷冻后解冻过程中有可能被金黄色葡萄球菌污染。虽然金黄色葡萄球菌和毒素同时存在,但是,毒素为致病因素。往往表现为呕

吐、恶心、痉挛性腹痛和腹泻的综合征。

该病需对症治疗。不需要使用抗菌药物。需要特别指出的是,由于金黄色葡萄球菌肠毒素可引起发热,甚至血小板减少,也不是使用抗菌药物的指征。

(三) 革兰氏阴性细菌的食物中毒

主要通过液体治疗、对症治疗。不需要使用抗菌药物。

(四) 中毒性休克综合征

中毒性休克综合征是由金黄色葡萄球菌肠毒素F引起的,以发热、意识障碍、红皮、腹泻、低血压和肾衰竭为主要表现的综合征。主要发生于使用月经棉的女性,也可见于儿童烧伤后和男性的特殊情况。

该病为对症治疗和支持治疗。抗菌药物主要用来清除金黄色葡萄球菌,而不是疾病本身的治疗。

(五) 葡萄球菌烫伤样皮肤综合征

主要发生于儿童,罕见病。由金黄色葡萄球菌表皮松解毒素所引起。急性起病,皮肤大片红斑,继之出现大面积大疱脱落。

该病为对症治疗。抗菌药物主要用来清除金黄色葡萄球菌,而不是疾病本身的治疗。

(六) 副溶血弧菌感染

副溶血弧菌感染是旅行者腹泻的主要病原体之一。由副溶血弧菌产生的肠毒素所引起。由于副溶血弧菌在温水中含量最高,而且,能在大气温度下繁殖,所以,常常发生于夏季,前往温带地区旅行者,以及生食鱼肉者。发病者表现为水样腹泻,有时伴有呕吐。病程较短,一般持续1~2天。该病治疗主要是对症治疗,补充液体。有人认为,使用抗菌药物可能缩短病程,但是,由于病程本身较短,没有显著意义。

(七) 体表的局灶感染

不需要口服抗菌药物。只需要局部消毒,部分需要局部使用抗菌药物。无发热、血常规检查正常的轻症体表感染也不需要使用抗菌药物。小型体表清创术后,局部处理就可以,也不需要使用抗菌药物。

二、抗菌治疗作用不确定的细菌感染

肠黏附性大肠埃希菌肠炎是一个抗菌药物作用不确定的细菌感染。在发展中国家死亡的小婴儿中可以发现该菌,但是,遗憾的是,目前并不明确该菌是腹泻的病因,还是在其他肠道黏膜损伤因素同时存在下的定植菌。特别是肠黏附性大肠埃希菌肠炎

常常发生于有营养缺陷的患儿。

主要治疗方法为对症治疗,成人免疫功能缺陷者可以考虑使用氟喹诺酮类药物治疗。

三、有条件(重症患者)使用抗菌药物的细菌感染

一些细菌感染导致临床疾病重症化,临床表现为重型,或特殊情况可以使用抗菌药物,并且只选用特定的抗菌药物。

(一) 沙门菌属胃肠炎

沙门菌属构成复杂,包括伤寒沙门菌、副伤寒沙门菌、肠炎沙门菌、猪霍乱沙门菌、食物中毒性沙门菌等,含有2 400多种不同的菌株。其中,伤寒沙门菌和副伤寒沙门菌主要以人为宿主,引起伤寒或副伤寒,或者慢性携带。而食物中毒性沙门菌没有宿主特异性,包括了很多不同的菌株,其中的一小部分可以通过食物加工,处理和储存方式不当导致人类的胃肠炎。但是,由于动物饲养的快速发展和扩大,成为新的沙门菌属引入的主要原因。

沙门菌属感染的临床表现轻重不一,沙门菌属胃肠炎的发生和临床表现的轻重与饮食中含有细菌的数量和感染者的机体情况有关。大部分感染者因为胃酸和肠道的屏障作用不会发病,可以表现为无症状携带,轻症患者也可出现非特异性水样腹泻,但是病程很短。重症患者可以表现为血性腹泻,小肠结肠炎。如果饮食中含有较多的沙门菌,可表现为典型的急性胃肠炎。年老的感染者表现较重,甚至可能会出现肠系膜血栓。有基础疾病,特别是免疫缺陷疾病,比如人类免疫缺陷病毒(HIV)感染者,可能会出现更严重的表现,甚至致死性感染。

轻症的沙门菌属胃肠炎主要是对症治疗,其中补充液体和电解质是主要治疗方法,并且以口服补液为主。轻症患者使用抗菌药物不会使病程进一步缩短,并且有可能使患者发展为携带者。重症患者,出现血性腹泻,或者有基础疾病的患者,宜选用环丙沙星或左氧氟沙星,也可选用阿奇霉素。儿童患者不宜使用喹诺酮类药物。

虽然大规范集中动物饲养有可能导致沙门菌的传播或者新的沙门菌属引入人类,但是不推荐对动物饲以抗菌药物来预防,应该加强食品的卫生处理,对动物食材规范检疫。

(二) 肠毒素性、肠致病性、肠侵袭性大肠埃希菌肠炎

大部分大肠埃希菌并不致病,在健康人群定植

于回肠末端到肛门。部分大肠埃希菌是引起人类急性感染性腹泻的主要病原。不同血清型的大肠埃希菌根据其黏附特点、不耐热肠毒素及耐热肠毒素、志贺菌样细胞侵袭等引起儿童和成人腹泻,特别是在发展中国家或旅行者腹泻中。

肠毒素性大肠埃希菌肠炎由肠产毒性大肠埃希菌所引起的,各个年龄段均可发生的腹泻,但主要发生于发展中国家的儿童年龄较大者,也是旅行者腹泻的主要病原。污染的水和食物,包括污染的未经过冷冻的食物是主要传染源。因为其致病机制是产生了霍乱样毒素,所以,腹泻的临床表现和霍乱相似,主要表现为腹泻和呕吐,较重者可发生中重度失水。无其他特异性表现。

肠致病性大肠埃希菌肠炎由肠致病性大肠埃希菌所引起,主要包括 O111 到 O55 的血清型,特别是 O127、O128、O142。主要发生于发展中国家的 6~18 个月儿童,也有 6 个月到 3 岁儿童的发病报道。可以为急性起病,也可为慢性起病,急性起病者病情较重,同时出现水样便和腹泻者病情较重。

肠侵袭性大肠埃希菌肠炎主要见于发达国家和发展中国家的儿童和成人腹泻,可以表现为水样腹泻。由于其主要的致病机制是志贺菌样细胞侵袭,也能导致志贺菌样血性腹泻,偶尔出现痢疾样腹泻。

以上的肠毒素性、肠致病性、肠侵袭性大肠埃希菌肠炎,轻症患者主要是对症治疗,较重者可以采用第二代或第三代头孢菌素治疗,也可选择 SMZ-TMP。

(三) 霍乱

霍乱的主要治疗方法是口服或静脉补充液体和电解质,纠正失水和电解质紊乱,可以显著降低霍乱患者的病死率。仅仅在重症患者,特别是大量输液治疗仍然腹泻次数多、严重脱水的患者,推荐使用抗菌药物。抗生素最早作为霍乱的辅助治疗始于 1964 年,随机对照临床试验评价了抗生素使用对粪便量、腹泻时间和减少细菌排出的影响,结果显示,使用抗生素组粪便排出减少 8%~92%,腹泻过程缩短 50%~56%,粪便中细菌培养阳性率降低 26%~83%。如果没有进行充分的补液治疗,仅仅抗生素治疗不能降低霍乱的死亡率。

如果使用抗生素,推荐选择当地菌株敏感的抗生素,世界卫生组织(WHO)推荐首选多西环素,儿童患者可使用红霉素。

国际上主要的一些指南或者推荐意见,包括 WHO、泛美健康组织(Pan American Health Organiza-tion)均不推荐以抗生素预防霍乱。抗菌药物对于降低霍乱的继发传播也没有作用。

(四) 空肠弯曲菌肠炎及耶尔森菌小肠结肠炎

轻症患者对症治疗。重症及发病 4 天内的空肠弯曲菌肠炎患者可以用阿奇霉素治疗,也可选择红霉素或环丙沙星。病情严重或合并菌血症的耶尔森菌小肠结肠炎可以使用多西环素联合妥布霉素,也可选择 SMZ-TMP 或环丙沙星。

四、抗菌药物作用有限的细菌感染

这一类细菌感染主要是由毒素导致的严重疾病,包括破伤风、气性坏疽。

对于破伤风,应及早应用抗毒素及抗菌药物。遇有较深伤口或污秽创伤时应预防注射破伤风抗毒素。对于气性坏疽,早期足量应用抗厌氧菌药物,合并需氧菌感染时联合应用抗需氧菌药物。但是,还应尽早进行清创术,清除感染组织及坏死组织,并取创口分泌物做需氧及厌氧培养。必要时应截肢。

第四节　感染病的支持治疗

一、饮食

保证一定的热量供应,根据不同的病情给予流质、半流质饮食等,并补充各种维生素。对进食困难的患者,通过喂食、鼻饲或静脉补给必要的营养品同时是恢复肠道微生态的主要方法。

二、液体疗法

主要是补充液体及盐类,恢复或维持患者水、电解质和酸碱平衡。适量地补充液体及盐类对有发热、吐泻症状的患者更为重要。在重症感染的患者,液体治疗还是保护循环和微循环的基本手段。

三、吸氧

危重者如有循环衰竭或呼吸困难时,应及时给氧。

四、免疫治疗

抗毒素用于治疗白喉、破伤风、肉毒中毒等外毒素引起的疾病,但是治疗前需做皮肤试验。干扰素等免疫调节剂可调节宿主免疫功能。胸腺素作为免疫增强剂也在临床使用。免疫球蛋白作为一种被动免疫制剂,通常用于严重病毒或细菌感染的治疗。

五、康复治疗

某些传染病,如脊髓灰质炎、脑炎和脑膜炎等可引起某些后遗症,需要采取针灸治疗、物理治疗、高压氧、功能训练等康复治疗促进机体恢复。

（魏 来）

参 考 文 献

[1] 卫生部办公厅关于印发《糖皮质激素类药物临床应用指导原则》的通知:卫办医政发〔2011〕23 号[EB/OL].(2011-02-24)[2020-04-12]. http://www. nhc. gov. cn/wjw/gfxwj/201304/81a2b9f230a94f10bb25c292abe0f8d8.shtml.

[2] 卫生部,国家中医药管理局,总后卫生部. 关于施行《抗菌药物临床应用指导原则(2015 版)》的通知:卫医发〔2004〕285 号[EB/OL].(2004-08-19)[2020-04-12]. http://www. nhc. gov. cn/xxgk/pages/viewdocument. jsp?dispatchDate = &staticUrl =/zwgkzt/wsbysj/200804/18544.shtml.

[3] 李兰娟. 总论[M]//李兰娟,任红. 传染病学. 2 版. 北京:人民卫生出版社,2014.

[4] Warrell DA, Cox TM, Firth JD, et al. Oxford Textbook of Medicine:Infection[M]. Oxford:Oxford University Press,2012.

[5] CDC. Cholera-*Vibro cholera* infection[EB/OL].[2020-04-12]. https://www.cdc. gov/cholera/treatment/

[6] Wen SC,Best E,Nourse C. Non-typhoidal Salmonella infections in children:Review of literature and recommendations for management[J]. J Paediatr Child Health, 2017, 53(10):936-941.

[7] CDC. Recommendations for the Use of Antibiotics for the Treatment of Cholera. (2017-12-10). https://www. cdc. gov/cholera/treatment/antibiotic-treatment.

[8] Rahaman MM,Majid MA,Alam AKMJ,et al. Effects of doxycycline in actively purging cholera patients:a double-blind clinical trial[J]. Antimicrob Agents Chemother, 1976, 10(4):610-612.

[9] Weil AA,Khan AI,Chowdhury F,et al. Clinical outcomes in household contacts of patients with cholera in Bangladesh[J]. Clin Infect Dis,2009,49(10):1473-1479.

第十一章 抗菌药物临床应用

抗菌药物(antibacterial agents)系指具杀菌或抑菌活性、主要供全身应用(含口服、肌内注射、静脉注射、静脉滴注等,部分也可用于局部)治疗各种细菌性感染的药物,包括各种抗生素(antibiotics)、磺胺药、硝咪唑类、喹诺酮类、呋喃类、抗结核、抗真菌等化学药物(抗真菌药物内容请参见相关章节)。其中抗生素原指"在高稀释度下对一些特异微生物有杀灭或抑制作用的微生物产物及其衍生物",部分抗生素具有抗肿瘤作用。

抗菌药物是临床应用的一大类重要药物,临床应用抗菌药物目的在于杀灭清除致病菌、治疗各种病原菌感染,避免对人体产生不良反应,减少细菌耐药的发生。抗菌药物是人类历史上最为伟大的医药发现之一,抗菌药物的使用,使历史上长期肆虐人类的感染性疾病得到良好控制,但由于临床对抗菌药物的过于依赖和不合理使用,细菌耐药已经成为人类当今所面临的严重公共卫生危机,细菌耐药常导致治疗失败,需要积极应对,合理用药是最重要的耐

药控制手段。

第一节 抗菌药物作用机制

病原微生物与真核细胞在结构上有较大差别,有的结构为细菌所特有(如细胞壁),有的结构与真核细胞不同(如核糖体)。抗菌药物通过"选择性毒性"的作用机制,杀灭各种病原微生物,而对人体不产生毒副作用。迄今临床应用的抗菌药物作用机制有干扰细菌细胞壁的合成、破坏细菌细胞膜、阻断细菌蛋白合成、影响核酸的代谢等方面(图11-1-1)。

一、干扰细菌细胞壁的合成

所有细菌都具有细胞壁,而哺乳动物细胞则无细胞壁,这是两者最主要的区别。细胞壁坚韧而有弹性,对维持细菌形态、保证菌体内高渗环境具有重要作用。细胞壁的主要成分是糖类、蛋白质和类脂质组成的聚合物,相互镶嵌排列而成,但不同细菌细

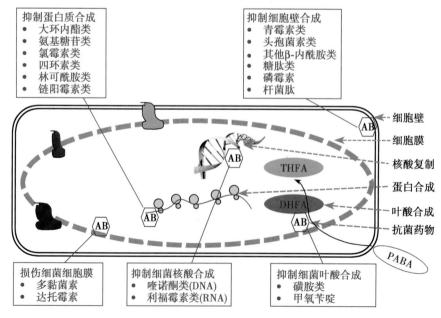

图 11-1-1 抗菌药物主要作用机制
THFA:四氢叶酸;DHFA:二氢叶酸;PABA:对氨基苯甲酸

胞壁的组成亦各不相同。革兰氏阳性菌细胞壁黏肽层厚而致密(占胞壁重量的 65%~95%),由 N-乙酰葡糖胺和 N-乙酰胞壁酸间隔连接,组成骨架,另一四肽侧链与 N-乙酰胞壁酸连接,并由一组甘氨酰五肽与四肽侧链交叉连接形成具有相当大强度的三维空间结构,内有磷壁酸镶嵌,类脂质、脂多糖、脂蛋白较少或缺如;革兰氏阴性杆菌细胞壁黏肽层薄而疏松(不足 10%),无磷壁酸或磷壁醛酸,含类脂质、脂多糖和脂蛋白等。

β-内酰胺类抗生素(包括青霉素、头孢菌素、头霉素和其他 β-内酰胺类)作用机制相似,即阻断细菌细胞壁黏肽合成的最后一个步骤以干扰细胞壁形成。被 β-内酰胺类抗生素抑制的酶存在于细菌细胞膜,因为它们能够与青霉素成共价结合而得到鉴别,称为青霉素结合蛋白(penicillin binding protein,PBP)。PBP 几乎存在于所有细菌中,但其数量、分子大小、与 β-内酰胺类抗生素的亲和力随细菌种类不同而不同,它们也不是随机定位于质膜的表面。细胞生长必需的 PBP 一般具有转肽酶活力,它们控制着细胞延长及分裂这些基本过程。这些 PBP 的分子量也较高(60~120kDa)。一个给定的微生物中一般含有 2~4 种必需的 PBP,它们就是 β-内酰胺类抗生素潜在的靶子。但分类学上相近的细菌,其 PBP 类型及生理功能则相似。

β-内酰胺类抗生素在抑制参与肽聚糖合成酶上,还有一定程度的差异,有的抑制转肽酶,有的抑制羧肽酶,有的间接抑制转糖基作用的酶。青霉素类等在较低浓度时可以抑制转肽酶的活性,影响中隔细胞壁合成,细胞的分裂受阻,但菌体仍能伸长,形成丝状体。高浓度时糖苷酶也受抑制,细菌的外周细胞壁发生缺损而形成球形体。各种不同青霉素类对于两种酶的作用可以有所不同,例如氨苄西林主要影响转肽酶,故细菌经作用后多形成丝状体,球形体较少;阿莫西林主要影响外周细胞壁的合成,形成较多球形体。头孢菌素抑菌效应则多表现为细菌出现丝状体。

磷霉素通过抑制细菌 N-乙酰胞壁酸合成第一个反应,即由丙酮酰转移酶催化尿嘧啶二磷酸 N-乙酰葡萄胺(UDP-NAG)与磷酸烯醇式丙酮酸缩合,形成 UDP-NAG-丙酮酸。可以认为磷霉素是磷酸烯醇式丙酮酸的类似物,它与丙酮酰转移酶共价结合,导致该酶不可逆失活。

环丝氨酸对支原体抗菌活性很强。在培养基中加入 D-丙氨酸,可对其产生拮抗作用,表明环丝氨酸干扰了 D-丙氨酰-D-丙氨酸合成。体外试验证实

环丝氨酸抑制丙氨酸消旋酶(催化 L-丙氨酸转化为 D-丙氨酸),还抑制 D-丙氨酰-D-丙氨酸二肽合成酶。另外,环丝氨酸的结构与 D-丙氨酸的一个特殊构象的结构很相似,其作用机制可能与此有关。

杆菌肽则抑制十一聚异戊二烯焦磷酸(在肽聚糖链的延伸过程中被释放)转化为十一聚异戊二烯焦磷酸,后者是转移反应中 UDP-NAM-五肽的受体。据认为该抗生素与反应底物而不是与酶催化剂结合。事实上,杆菌肽也抑制底物是焦磷酸酯的一些酶反应,而不是其他脱磷酸反应。

雷莫拉宁对革兰氏阳性细菌有作用。由于它能够快速而特异地抑制生长细胞对 N-乙酰葡糖胺的吸收,导致细胞内 UDP-NAM-五肽的积累,而抑制细胞壁合成。以膜制备物为材料的实验研究发现,雷莫拉宁抑制 N-乙酰葡糖胺转移酶活性,此酶可将 N-乙酰葡糖胺加到十一聚异戊二烯-胞壁酸-五肽上。

万古霉素及替考拉宁等糖肽类药物与末端为 D-丙氨酸-D-丙氨酸的多肽形成复合物,阻止细菌黏肽相互交联而发挥抗菌效果。

二、损伤细菌细胞膜

多黏菌素类的分子有两极性,一极为亲水性,与细胞膜的蛋白质部分结合;另一极具亲脂性,与膜内磷脂相结合,使细胞膜裂开,导致细胞内重要物质外漏和细菌死亡。革兰氏阴性细胞壁及细胞膜中脂质含量多,故本品对革兰氏阴性杆菌作用强。

达托霉素具有与多黏菌素相类似的抗菌作用机制,在细菌细胞膜形成特殊孔道,致细胞内重要生理物质和钾离子外泄,细菌死亡。

三、影响细菌蛋白质的合成

核糖体是合成蛋白质的场所。蛋白质合成开始时 30S 亚基与新生 mRNA 结合成 mRNA-30S 复合物,然后接上第一个氨酰 tRNA(即甲硫氨酰 tRNA,接在相当于 50S 的 P 位),称为 30S 起始复合物,后者很快与 50S 亚基结合成 70S 起始复合物。

细菌细胞与哺乳动物细胞合成蛋白质的过程基本相同,但两者在核糖体的结构及蛋白质、RNA 的组成不同。细菌核糖体的沉降系数为 70S,由 50S 与 30S 亚单位组成;哺乳动物细胞核糖体的沉积系数为 80S,由 60S 与 40S 亚单位组成,这就为抗菌药物的选择性毒性作用提供了条件。许多抗菌药物均可影响细菌蛋白质的合成,但作用部位及作用阶段不完全相同。

氨基糖苷类作用机制涉及药物与细菌外膜结合、耗能的摄取及与核糖体结合。该类抗菌药物结构中有多个氨基,实为多价阳离子,与细菌外膜多糖结合并取代 Ca^{2+}、Mg^{2+},使外膜多糖重排,形成小孔,药物流入菌体内,同时因细菌呼吸产生膜内外电化学梯度,促使药物快速进入菌体。氨基糖苷类与 rRNA 具有很强亲和力,但由于不同品种结构差异,使其与 rRNA 结合各有异同。链霉素是杀菌抗生素,能不可逆地与核糖体 30S 亚基上的一个位点(位于 30S 亚基与 50S 亚基交接面附近)结合,导致 A 位点的破坏,阻止了氨酰 tRNA 正确定位,尤其是妨碍了甲硫氨酰 tRNA 的结合,从而阻止了转录的起始。

庆大霉素作用机制是含脱氧链霉胺的氨基糖苷类抗生素的典型代表。这类抗生素有妥布霉素、卡那霉素、阿米卡星、西索米星等。与链霉素不同,这些抗生素与核糖体一个以上位点结合,因而缺乏一步变异抗性。此外,它们对 30S 亚基显示了最高的亲和力,但作用位点并不全同于链霉素。这些氨基糖苷类化合物的作用效应也不相同,主要抑制多肽转位。这些抗生素具有杀菌作用,很可能为它们对靶位的亲和力极高之故。

四环素类既能抑制 70S 又能抑制 80S 核糖体的功能,仅抑制程度有所不同。四环素和 30S 亚基 16S rRNA 靠近与氨酰 tRNA 连接的区域形成可逆复合物,对 P 位没有作用。从作用机制上看,是非选择性的。这类抗生素对细菌选择性毒性,与原核细胞中的主动转运体系能使药物特异地透过细胞,真核细胞却能主动外排这类抗生素有关。

大环内酯类抗生素与 50S 亚基结合,选择性地抑制原核细胞蛋白质合成。对于红霉素具体的结合位点尚无定论,因为实验发现红霉素可以与不同核糖体蛋白质结合。目前认为红霉素与 23S rRNA 的特异区域直接结合,导致的结构破坏效应,可能使肽酰 tRNA 从核糖体上较早地解离。

林可霉素和克林霉素与 50S 亚基结合,抑制蛋白质合成。它们仅与革兰氏阳性细菌的核糖体形成复合物,不与革兰氏阴性细菌的核糖体结合。与核糖体的结合位点至少有一部分与红霉素的重合,其作用仍是抑制肽酰转移酶,因而与红霉素有部分交叉抗性。

氯霉素作用于 50S 亚基,抑制肽酰转移反应。对蛋白质合成起始与肽链释放也有抑制作用。最近的实验表明,肽酰转移反应直接由 rRNA 介导,认为氯霉素结合在 rRNA 分子上。但实际上有多种蛋白质参与该复合物形成。氯霉素结合在 rRNA 上的区

域,可能靠近或在功能上与红霉素的结合区域相连,因为二者显示了部分交叉抗性。

链阳霉素类(streptogramins)之奎奴普丁/达福普丁(quinupristin/dalfopristin)与 50S 亚基结合,形成 quinupristin-50S 亚基-dalfopristin 复合物,quinupristin 抑制肽链延长,dalfopristin 抑制肽转移酶,协同抗菌。噁唑烷酮类(oxazolidinones)与 50S 亚基结合,阻碍 70S 亚基形成,干扰蛋白合成早期阶段。

四、抑制细菌核酸的代谢

利福霉素类与 DNA 依赖的 RNA 聚合酶(转录酶)β 亚单位结合,从而抑制 mRNA 的转录。某些突变株的转录酶亚单位的结构发生改变,利福平不再与之结合,使细菌耐药。

喹诺酮类主要作用于细菌第二组 DNA 拓扑异构酶(DNA 旋转酶与拓扑异构酶Ⅳ),该酶参与 DNA 复制、转录,改变双链 DNA 空间构象。在金黄色葡萄球菌、肺炎链球菌中拓扑异构酶Ⅳ为喹诺酮类第一作用靶位,但在大肠埃希菌、奈瑟菌,DNA 旋转酶为第一作用靶位。

喹诺酮类药物通过与 DNA 旋转酶、DNA 形成三联复合物来阻止细菌 DNA 复制与转录,发挥抗菌的作用。当 DNA 旋转酶使双链 DNA 断裂时,其断端与 A 亚单位相联,此时暴露的 DNA 断口嵌入喹诺酮类药物。一般认为喹诺酮类第 3、4 位羧基和酮基通过氢键与 DNA 碱基相联,为药物不可改变的活性部位;第 7 位侧链与 DNA 旋转酶相联;第 1、8 位则通过不同分子间互相重叠,使切口有 4 个药物分子嵌入,阻断细菌 DNA 构象改变,发挥抗菌作用。喹诺酮类药物主要作用于 A 亚单位,有时对 B 亚单位亦有一定影响。哺乳动物细胞的 DNA 旋转酶只含两个亚单位,其结构和功能亦与细菌的 DNA 旋转酶不同,因此对喹诺酮类药物不敏感。

五、其他作用机制

由于细菌对叶酸的通透性差,不能利用环境中的叶酸成分,必须在细菌体内合成叶酸,参与核苷酸和氨基酸的合成,使细菌得以生长繁殖。磺胺药代替对氨基苯甲酸(PABA)与二氢叶酸合成酶结合,形成无效的化合物,使核酸等重要物质的合成受阻,影响细菌的生长繁殖;甲氧苄啶(TMP)抑制细菌二氢叶酸还原酶,与磺胺共同阻止四氢叶酸合成,因此两者具有协同作用。对氨基水杨酸(PAS)对结核分枝杆菌的作用机制为,与 PABA 竞争二氢叶酸合成酶,合成含

有 PAS 的二氢叶酸类似物,抑制了结核分枝杆菌的生长与繁殖。此外,PAS 还可抑制分枝杆菌素的合成。

结核分枝杆菌细胞壁有结核环脂酸,异烟肼、乙硫异烟胺、丙硫异烟胺可抑制结核环脂酸合成减少,造成细胞壁缺损,细胞内容外漏,菌体死亡。

第二节 细菌耐药机制

在自然界中长期的进化过程中,细菌形成了非常复杂的耐药体系与耐药机制,细菌耐药既可通过自身染色质 DNA 突变与调控产生,也可通过获取外源性耐药决定子(如耐药质粒、转座子、整合子等)获得。每种细菌可能具有多种耐药机制,对一种抗菌药物也可能有多种耐药方式,如对 β-内酰胺抗菌药物耐药,葡萄球菌以靶位变异为主,肠道革兰氏阴性菌以产生 β-内酰胺酶为主;对喹诺酮类耐药,大部分细菌在于 DNA 旋转酶变异,但铜绿假单胞菌主动外排耐药占重要地位(图 11-2-1)。

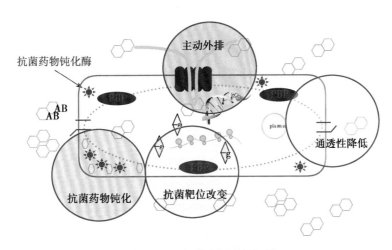

图 11-2-1 细菌主要耐药机制

点线椭圆代表细胞膜;长方形实线代表细胞壁;双六边形代表抗菌药物分子[AB],单六边形为水解后的抗菌药物分子;PBP 为青霉素结合蛋白,代表抗菌药物作用靶位;菱形代表与细菌核糖体作用的抗菌药物

一、细菌产生抗菌药物灭活酶或钝化酶

细菌通过质粒或染色质基因,编码抗菌药物灭活或修饰酶,为细菌耐药的主要方式,如 β-内酰胺酶、氨基糖苷类钝化酶(乙酰转移酶、磷酸转移酶、核苷转移酶)、氯霉素乙酰转移酶、红霉素酯化酶等。

(一)β-内酰胺酶

β-内酰胺酶是临床最常见的抗菌药物灭活酶,大多数细菌在拉触 β-内酰胺类抗菌药物后能产生 β-内酰胺酶,不同程度地水解灭活 β-内酰胺类抗菌药物。β-内酰胺酶作用于 β-内酰胺类抗菌药物所共有的 β-内酰胺环,切断肽键,使内酰胺环被打开,β-内酰胺类抗菌药物失活。β-内酰胺酶种类繁多,分类方法各异,较为通用的方法为 1995 年 Bush-Jacoby-Medeiros 分类方法(表 11-2-1)。β-内酰胺酶可由质粒介导或染色体介导而产生,分别称之为质粒介导酶(plasmid mediated β-lactamase)与染色体介导酶(chromosome mediated β-lactamase)。

产生质粒介导酶的耐药菌其耐药性大多是在接触抗菌药物后获得的,并通过耐药基因的转移而播散,也可传至子代细菌。从临床分离的耐 β-内酰胺类抗菌药物的耐药菌所产生的广谱酶与超广谱酶大多是质粒介导的 β-内酰胺酶。

广谱酶以 TEM-1、TEM-2、SHV-1 型酶为代表,大多由肠杆菌产生,可水解青霉素类、第一和二代头孢菌素类,但对三代头孢菌素与单酰胺类抗菌药物无影响。质粒介导的超广谱 β-内酰胺酶(ESBL)则可水解三代头孢菌素与单环类抗菌药物。因而产生 ESBL 的耐药阴性杆菌对头孢噻肟、头孢他啶等三代头孢菌素和氨曲南都有不同程度耐药性,但对头霉素类与碳青霉烯类无影响。ESBL 主要见于肠杆菌科细菌,如大肠埃希菌、肺炎克雷伯菌等,且耐药增加十分迅速。早期发现的 ESBL 大多为 TEM 与 SHV 酶衍生的突变体,包括 TEM-3 至 TEM-26,SHV-2 至 SHV-5 等酶。近年来不断发现新的 ESBL,如 CTX-M 型酶也在世界各国流行,并成为优势酶型。

Amp C 酶是染色体介导的头孢菌素酶的代表,质粒介导的头孢菌素酶已有发现。Amp C 酶在 β-内酰胺酶分类中为 I 类酶,分子分类属 C 类。阴沟肠杆菌、弗劳地枸橼酸菌和铜绿假单胞菌中可分离,这种 I 类酶具有很强的可诱导性。上述菌株在不接触 β-内酰胺类抗菌药物时，只产生少量 I 类酶，如有诱导作用的 β-内酰胺类抗菌药物时，产酶量将明显增加，故又称诱导酶（inducible enzyme）。

表 11-2-1 β-内酰胺酶分类

功能分类	分子类别	名称	底物	来源	抑制剂		代表酶
					克拉维酸	EDTA	
1	C	头孢菌素酶	头孢菌素	染色体	−	−	ACT-1、CYM-1、FOX-1、Amp C
2a	A	青霉素酶	青霉素	质粒	+	−	PC1
2b	A	广谱酶	青霉素与窄谱头孢菌素	质粒	+	−	TEM-1、TEM-2、SHV-1
2be	A	超广谱酶	青霉素、头孢菌素、单酰胺类	质粒	+	−	TEM-3、SHV-2、CTX-M-15、PER-1、VEB-1
2br	A	耐酶抑制剂酶	青霉素、窄谱头孢菌素、酶抑制剂酶	质粒	−	−	TEM-30、TEM-50、SHV-10
2c	A	羧苄西林酶	羧苄西林	质粒	+	−	PSE-1、CARB-3、RTG-4
2d	D	苯唑西林酶	苯唑西林	质粒	+/−	−	OXA-1、OXA-10
2dr	D	碳青霉烯酶	碳青霉烯、苯唑西林	质粒	+/−	−	OXA-23、OXA-48
2e	A	超广谱头孢菌素酶	头孢菌素	染色体	+	−	CepA
2f	A	非金属碳青霉烯酶	青霉素、头孢菌素、碳青霉烯	染色体	+/−	−	IMI、SME、KPC
3a	B	金属酶	青霉素、头孢菌素、碳青霉烯	染色体与质粒	−	+	CcrA、IMP、VIM、IND、NDM、GOB、FEZ、CAU、L1
3b	B	金属酶	碳青霉烯	染色体	−	+	CphA、Sfh-1
4	ND	不被克拉维酸抑制青霉素酶	青霉素	染色体	−	−	SAR-2

ND：未分类；EDTA：乙二胺四乙酸

碳青霉烯酶（carbapenamase）是近年来研究热点，这类酶能水解对包括碳青霉烯类在内的 β-内酰胺类抗菌药物，这些酶分属不同分子分类。金属 β-内酰胺酶（metallo β-lactamases）分子类别为 B 类酶，编码基因位于质粒或染色体，这种酶的活性部位具有 2 价金属离子，最常见的是锌离子（Zn^{2+}）。金属酶的主要特性为：能很快灭活亚胺培南、美洛培南等碳青霉烯类抗菌药物，能灭活青霉素类、头孢菌素类及 β-内酰胺酶抑制剂，对氨曲南的水解作用有限；活性受 2 价阳离子的螯合剂乙二胺四乙酸（EDTA）所抑制。主要金属酶有 IMP、VIM、NDM、SPM、GIM 和 SIM。第二种碳青霉烯酶为分子分类 A 类酶，基因位于染色体或质粒，能被 β-内酰胺酶抑制剂抑制，产生菌包括铜绿假单胞菌、大肠埃希菌、肺炎克雷伯菌、肠杆菌属等，代表酶为 KPC，其他尚有 SME、NMC、IMI、SFC 和 GES；第三类碳青霉烯酶为分子分类 D，又被称为苯唑西林酶，主要见于铜绿假单胞菌、不动杆菌和肺炎克雷伯菌，能水解青霉素、第一和二代头孢菌素、碳青霉烯类，但不能水解三代、四代头孢菌素和氨曲南，其活性能被 β-内酰胺酶抑制剂抑制，体外也能被氯化钠抑制。

（二）氨基糖苷类钝化酶

氨基糖苷类抗菌药物钝化酶通常由质粒和染色体所编码，可以在细菌间传递。钝化酶作用于药物特定的氨基或羟基，使抗菌药物结构被修饰，药物与核糖体的结合减少，同时有这种结合所促进的药物摄取减少，细菌对抗菌药物耐药。氨基糖苷类抗菌药物钝化酶按其作用机制分三类：N-乙酰转移酶（N-acetyltransferase，AAC），以乙酰辅酶 A 为供体，使氨基糖苷类 1、3、6′、2′ 位氨基乙酰化；O-核苷转移酶（O-nucleotidyltransferase，ANT）与 O-磷酸转移酶（O-phosphotransferase，APH）均以 ATP 为供体，ANT 使 2″、4′、3″、6 位羟基核苷化，APH 则使 3′、4、3″、6 位羟基磷酸化。

氨基糖苷类抗菌药物钝化酶种类多,不同年代与不同地区流行的主要酶型也有差异。AAC 共有 4 组,即 AAC(2′)、AAC(6′)、AAC(1)、AAC(3),其中从不同细菌克隆出 20 多种 AAC(6′)编码基因;APH 共 7 组,即 APH(3′)、APH(2″)、APH(3″)、APH(6)、APH(9)、APH(4)、APH(7″),其中 APH(3′)可修饰阿米卡星、异帕米星,不同酶间氨基酸有 25% 以上相同;ANT 共 5 组,即 ANT(6)、ANT(4′)、ANT(3″)、ANT(2″)、ANT(9)。此外还有一些复合功能酶,如 AAC(6′)-APH(2″)、AAC(6′)-ANT(2″)。由于氨基糖苷类药物存在多个钝化酶作用位点,不同氨基糖苷类可被同一种酶所钝化,不同酶也可以钝化同一种抗菌药物,钝化酶作用后的抗菌药物也不一定失去抗菌活性,因此氨基糖苷类抗菌药物之间为部分交叉耐药。

(三) 其他抗菌药物钝化酶

氯霉素乙酰转移酶使氯霉素转化为无抗菌活性物质,该酶由质粒或染色体介导,主要见于葡萄球菌、肠球菌与部分革兰氏阴性菌。红霉素酯化酶为红霉素水解酶,但并非细菌耐红霉素的主要原因。氨基糖苷钝化酶 AAC(6′)-Ib-cr 变种具有水解环丙沙星、诺氟沙星哌嗪基团作用,导致细菌对这些药物的低水平耐药。

二、细菌对抗菌药物的通透性降低及对药物的主动外排

细菌外膜为革兰氏阴性菌所特有,结构与细胞膜相似,为脂质双层结构,外层与脂多糖相接,可以阻止疏水性物质进入菌体,脂质双层中存在大量蛋白质,其中部分蛋白质为物质转运通道(包括抗菌药物),称孔蛋白(porin);当细菌变异,孔蛋白表达减少或结构改变,需要通过孔蛋白进入菌体的抗菌药物难于达到作用靶位,细菌对抗菌药物敏感性降低,如铜绿假单胞菌外膜孔蛋白 OprD2 为亚胺培南特异性通道,如该蛋白减少,细菌对亚胺培南耐药,但对同属碳青霉烯的美洛培南仍敏感。药物透入菌体降低,见于铜绿假单胞菌、大肠埃希菌、变形杆菌、不动杆菌等。

单纯外膜蛋白缺失,细菌可以产生耐药,但这种耐药水平常为低水平,因为蛋白表达减少,只能降低抗菌药物透入菌体速度,抗菌药物可依赖浓度梯度持续渗入菌体,最终达到浓度平衡,发挥应有抗菌作用。深入研究发现,细菌外膜蛋白变异所致高水平耐药常与抗菌药物主动外排(active efflux)协同作用,外膜蛋白变异与主动外排在基因调节上也有关联。细菌主动外排耐药机制的重要特点在于多重耐药,即表达主动外排现象的细菌可同时产生对多种结构无关的抗菌药物耐药,甚至对消毒剂、去垢剂也耐药。

主动外排现象广泛存在于生物细胞中,是生物进化的结果,不仅与细菌耐药有关,更重要的是细胞重要的生理结构。根据泵蛋白的结构、作用机制可将主动外排系统分为利用质子驱动力(proton motive force,PMF)的主要异化超家族(major facilitation superfamily,MFS)、抗小结分化(resistance-nodulation division,RND)、微小多耐药(small multidrug resistance,SMR)和利用 ATP 能量的 ATP 结合盒(ATP-binding cassette,ABC)四类。

MFS 见于革兰氏阴性、革兰氏阳性菌,为单一组分外排泵,有时与膜融合蛋白、外膜蛋白协同发挥主动外排效果,这些外排泵主要对单一抗菌药物具有排出作用。SMR 系统结构简单,也可以作为抗菌药物的外排通道,主要排出一些染料、阳离子、氯霉素、四环素等;SMR 类、MFS 类外排系统缺乏外膜蛋白成分,泵蛋白只能把药物排到质周隙中,药物可再次快速透过磷脂双层膜渗回胞内,在革兰氏阴性菌不能使细菌产生耐药,在革兰氏阳性菌可以产生有价值的耐药。与耐药有关的 ABC 系统在细菌少见。

RND 类外排系统是细菌耐药的主要主动外排系统,已经在多种细菌发现,如大肠埃希菌、沙门菌、产气肠杆菌、阴沟肠杆菌、变形杆菌、克雷伯菌、淋球菌、流感嗜血杆菌、铜绿假单胞菌、不动杆菌、伯克霍尔德菌、嗜麦芽窄食单胞菌等,该系统由泵蛋白、膜融合蛋白(membrane fusion protein,MFP)、外膜蛋白(outer membrane protein,OMP)构成,是细菌重要的生理结构,具有排出代谢产物、有害物质、毒素等作用,同时可使与之匹配的抗菌药物排出菌体;由于这类外排泵底物特异性差,为其导致细菌多重耐药奠定了结构基础,几乎所有类别抗菌药物都有相应的主动外排系统。

RND 类外排系统蛋白结构及作用机制尚不完全清楚。位于质膜上的泵蛋白摄取质周隙及细胞膜胞质面的底物,通过膜融合蛋白和外膜蛋白排出菌体,能排出位于胞质内及质周隙中的底物(如 β-内酰胺类抗菌药物),但底物须具有疏水部分以进入质膜,例如,鼠伤寒沙门菌中同类的 AcrAB 外排系统对 β-内酰胺类只排出含有亲脂侧链的奈夫西林、氯唑西林等,

不能排出不含亲脂侧链的头孢唑林、头孢美唑等。

在铜绿假单胞菌主动外排系统操纵子 *mexAB-oprM*、*mexCD-oprJ*、*mexEF-oprN* 上游，各发现了其局部调节基因 *mexR*、*nfxB*、*mexT*。*mexR* 与大肠埃希菌 MarA 依赖多重耐药抑制蛋白 MarR 及其他 MarR 族的抑制蛋白基因具有较高的同源性。细菌整体调节基因 *rob*、*soxRS*、*marRAB* 等也参与主动外排系统的调节，并且与细菌外膜蛋白调控具有关联，共同导致细菌多重耐药。

三、抗菌药物作用靶位改变

细菌通过自发变异或基因重组改变抗菌药物靶位或靶位保护，导致靶位与抗菌药物亲和力降低，细菌耐药；临床常见而重要的靶位改变耐药有如 PBP 变异(MRSA、肺炎链球菌对青霉素耐药等)、DNA 旋转酶改变对喹诺酮类耐药、肠球菌对万古霉素耐药、核糖体变异对氨基糖苷类耐药等。

(一)耐甲氧西林葡萄球菌耐药机制

耐甲氧西林葡萄球菌(MRS)实际上早已不是单纯对甲氧西林耐药的问题，除对各类 β-内酰胺类抗菌药物高度耐药外，尚对多种结构无关的抗菌药物耐药，如红霉素、克林霉素、庆大霉素、TMP、喹诺酮类等抗菌药物等均有不同程度耐药；仅对少数药物敏感，如万古霉素、替考拉宁、利奈唑胺。

已经证实 MRS 对 β-内酰胺类抗菌药物产生耐药的主要机制是由于葡萄球菌内膜产生了一种特殊的青霉素结合蛋白 PBP2a，该蛋白具有与其他 PBP 相同功能，参与细胞壁的合成，但与 β-内酰胺类亲和力下降，不被 β-内酰胺类所抑制。赋予 MRS 耐药性的遗传决定子称为 *mecA*，*mecA* 是 PBP2a 的编码基因(coding gene)或结构基因(structure gene)。在 MRS 中，除 *mecA* 基因外，还同时存在着 *mec* 调节基因(mec regulator genes)*mecI* 与 *mecRI*；*mecI* 基因能编码产生 MecI 蛋白，后者为抑制子(repressor)。*mecRI* 基因则能编码产生 MecRI 蛋白，这种 MecRI 蛋白是一种辅助诱导因子(co-inducer)。当 MecRI 蛋白接触到诱导剂 β-内酰胺类抗菌药物，就能与诱导剂结合并被激活。*mecA* 本来是处于 MecI 抑制子的抑制下，不能编码产生 PBP2a 蛋白，活化了的 MecRI 就能移去 MecI，解除 MecI 对 *mecA* 的抑制，使 *mecA* 编码产生 PBP2a 蛋白。此外，*femA* 与 *femB* 等基因参与 MRS 耐药调节。

MecA-mecRI 操纵子位于葡萄球菌染色质中可移动基因片段，即葡萄球菌染色体盒 mec(staphylococ-cal cassette chromosome mec, SCCmec)，该片段为 24~67kb 大小，通过 attBscc 位点插入葡萄球菌染色体复制起始区，所有 SCCmec 片段均含有 *mecA* 与染色体整合酶基因(*ccrA/ccrB*、*ccrC*)，其他嵌入基因片段为非 β-内酰胺类抗生素耐药基因。根据 SCCmec 片段结构与大小分为多型，其中 Ⅰ、Ⅳ、Ⅴ 型片段不包括其他耐药基因，Ⅱ、Ⅲ 型片段则包含有磺胺、四环素等耐药基因；流行病学调查发现，社区 MRSA 主要为 Ⅳ 型，医院获得性 MRSA 主要为 Ⅰ、Ⅱ、Ⅲ 型，Ⅴ 型也主要见于社区获得性 MRSA。

(二)肺炎链球菌对青霉素耐药机制

肺炎链球菌不产生 β-内酰胺酶，对 β-内酰胺类抗生素的耐药非质粒介导，主要由青霉素结合蛋白(PBP)的变异，与抗生素的亲和力下降所致。PBP 的青霉素结合区包含三个保守序列：含丝氨酸活化位点的 SerXxxXxxLys(SXXK)盒、SerXxxAsn(SXN)盒与 LysThr/SerGly(KT/SG)盒。如果这些保守的序列或相邻氨基酸被替代，β-内酰胺类抗生素不能有效地结合 PBP 而导致耐药。肺炎链球菌有 6 种 PBP，分子量为 90~43kDa，其中 5 种为高分子量蛋白，即 PBP1a、PBP1b、PBP2a、PBP2b 和 PBP2x，PBP3 为低分子量蛋白。PBP2x 和 PBP2b 是 β-内酰胺类抗生素主要的耐药决定子，其亲和力下降导致低水平耐药，PBP2x 变异可引起对头孢噻肟耐药，而 PBP2b 不与广谱头孢菌素如头孢噻肟作用，与这类 β-内酰胺的耐药无关；PBP1a 亲和力下降常见于高水平耐药菌株。低亲和力 PBP2a 变体见于临床和实验室耐药株，也是一个重要的耐药决定子，相对于其他 PBP，PBP2a 是一个低亲和力的 PBP，可能是一种天然的耐药形式，而不是 β-内酰胺抗生素作用的主要靶位。PBP1b 在耐药中的作用尚不清楚，但其低亲和力的突变体已经在耐药转化子上观察到。在耐头孢噻肟的实验室突变株发现了 PBP3 突变，但尚未证实其涉及临床菌株的耐药。高水平的耐药通常是多个 PBP 变异的结果。

低亲和力 PBP 由变异的 *pbp* 基因编码，变异的 *pbp* 基因包含一些高度歧异的来自缓症链球菌、口腔草绿色链球菌等的同源基因序列，通过种间重组产生而呈镶嵌结构，可以发生在不同位点，这种外源基因的多样性和重组位点的多样性决定了 PBP 变异的多样性，已证实 *pbp2x*、*pbp2b* 和 *pbp1a* 具有许多镶嵌区域大小和序列关系不同的等位基因变体。*pbp* 基因能够在不同的耐药克隆间转移，也能够通过转化水平传播到敏感株。

（三）肠球菌对万古霉素耐药机制

万古霉素耐药肠球菌（VRE）的细胞壁五肽侧链末端以 D-丙氨酰-D-乳酸（D-Ala-D-Lac）替代了 D-Ala-D-Ala，破坏了万古霉素与靶位之间的氢键，使细胞壁与糖肽的亲和力下降，从而导致万古霉素不能阻断侧链交联，细菌得以耐药。

肠球菌耐万古霉素的决定子存在于质粒或染色体，已发现有 VanA、VanB、VanC、VanD、VanE、VanG、VanF、VanM 等多种耐药表型，其中 VanA、VanB 型耐药具有临床价值，而其他型别耐药为低水平，且大多存在于临床少见的肠球菌。VanA 型耐药表现为细菌同时对万古霉素和替考拉宁耐药，而 VanB 型只对

万古霉素耐药，细菌对替考拉宁仍敏感。

VanA 型耐药基因携带于转座子 Tn1546，包含 *vanR*、*vanS*、*vanH*、*vanA*、*vanX*、*vanY*、*vanZ* 编码基因，其中 *vanH*、*vanA*、*vanX* 为耐药必需基因。*vanA* 编码连接酶，使 D-乳酸与细胞壁侧链多肽末端连接，形成 D-Ala-D-Lac；*vanH* 位于 *vanA* 上游，编码 α-酮酸还原酶，将丙酮酸还原为乳酸，作为连接酶底物；*vanY* 编码 DD-羧肽酶，水解五肽末端丙氨酸，破坏已经形成的 D-Ala-D-Ala；*vanR*、*vanS* 为调节基因，感受环境中万古霉素并激活整个耐药系统；*vanY*、*vanZ* 编码辅助蛋白。各种 VRE 耐药表型比较见表 11-2-2，其中，VanF 未得到广泛证实，缺乏数据。

表 11-2-2　各种万古霉素耐药肠球菌耐药表型比较

特征		表型						
		VanA	VanB	VanC	VanD	VanE	VanG	VanM
MIC（mg/L）	万古霉素	≥64	≥4	≥2	≥16	16	16	≥64
	替考拉宁	≥16	0.5~1	0.5~1	≥2	0.5	0.5	≥16
结合性		+	+	−	−	−	+	+
移动元件		Tn1546	Tn1547	内在	内在	获得性	?	获得性
表达		可诱导	可诱导	诱导/结构性	结构性	可诱导	可诱导	可诱导
基因部位		质粒	质粒	染色体	染色体	染色体	染色体	质粒
五肽末端		D-Ala-D-Lac	D-Ala-D-Lac	D-Ala-D-Ser	D-Ala-D-Lac	D-Ala-D-Ser	D-Ala-D-Ser	D-Ala-D-Lac
细菌		粪肠球菌 屎肠球菌	粪肠球菌 屎肠球菌	鹑鸡肠球菌 铅黄肠球菌	屎肠球菌	粪肠球菌	粪肠球菌	屎肠球菌

MIC：最低抑菌浓度；?：尚不清楚

（四）细菌对喹诺酮耐药机制

喹诺酮类通过与细菌 DNA 旋转酶（GyrA、GyrB 亚单位构成）、拓扑异构酶Ⅳ（ParC、ParE 亚单位构成）结合，阻碍细菌 DNA 复制与转录发挥抗菌作用；细菌对喹诺酮类耐药主要由于这两种酶亚单位基因变异，药物与酶亲和力降低而致，并且这种变异有逐步累加效应，多位点变异累加导致细菌对喹诺酮类高水平耐药。

除作用靶位改变导致耐药外，近年来研究发现细菌还可以通过质粒介导的喹诺酮类靶位保护作用发生耐药。质粒介导的喹诺酮类耐药基因 *qnr*（现为 *qnrA*）编码的蛋白与拓扑异构酶特异性结合，对靶位起到保护作用，导致细菌对喹诺酮类药物的敏感性降低。QnrA 蛋白与拓扑异构酶Ⅳ上特定部位的结合并不需要 DNA、喹诺酮类药物和 ATP 的存在。QnrA 含 218 个氨基酸，属于五肽重复家族。目前，已知 Qnr 家族有 90 多个成员，在很多细菌中都发现

了这些蛋白。*qnrS*、*qnrB* 也是质粒介导喹诺酮类耐药基因，这些基因导致的耐药多为低水平耐药，但为细菌靶位点突变耐药创造了选择优势，具有 *qnr* 基因的细菌更容易产生对喹诺酮类耐药。*qnr* 基因所在质粒还带有 CTX-M 基因。

（五）其他靶位变异耐药机制

链球菌对大环内酯耐药机制包括靶位改变与主动外排（如上）。大环内酯类抗生素与细菌核糖体 50S 亚单位形成复合物而特异地抑制细菌蛋白质合成发挥抗菌作用，耐大环内酯类链球菌可合成核糖体甲基化酶，使 23S rRNA 的特定腺嘌呤甲基化而阻断大环内酯与核糖体的结合。核糖体甲基化酶是由耐药基因 *ermB*（erythromycin resistance methylase）编码的，通常位于结合转座子 Tn1545 上，其耐药表型为 MLS，对大环内酯类、林可酰胺类和链阳菌素 B 交叉耐药。根据表达方式的不同，MLS 型耐药又可分为内在型耐药（cMLS）和诱导型耐药（iMLS），*ermB*

基因上游调控区决定了 *ermB* 的内在或诱导表达。诱导型耐药仅表现为对 14、15 元环大环内酯低水平耐药，一旦耐药基因 *ermB* 被完全诱导表达则表现为内在型耐药，即对所有大环内酯类、林可酰胺类和链阳菌素 B 高水平耐药。此外，肺炎链球菌还存在细菌核糖体 23S rRNA 和/或核糖体蛋白 L4 突变导致耐药的情况。

氨基糖苷类产生菌常常具有核糖体 rRNA 甲基化酶，使细菌 16S rRNA 特定碱基甲基化，与抗菌药物亲和力降低而导致耐药，这种甲基化酶在临床分离细菌中也有发现，如铜绿假单胞菌的 RmtA、液化沙雷菌的 RmtB、肺炎克雷伯菌的 ArmA 等可以导致细菌对所有氨基糖苷类药物高水平耐药（MIC > 1 024mg/L）。结核分枝杆菌还可以通过核糖体蛋白质修饰对链霉素耐药。

利奈唑胺是一类通过干扰细菌对蛋白质合成早期 70S 核糖体起始复合物形成发挥抗菌作用的合成抗菌药物，对各种革兰氏阳性菌具有抗菌作用。临床分离的耐药肠球菌、葡萄球菌主要机制在于细菌核糖体 23S rRNA 基因 V 区 G2576T 位点变异，细菌一般具有多个 23S rRNA 操纵子，通过逐步累加变异导致高水平耐药。

四、其他耐药机制

细菌对磺胺耐药在于细菌对氨基苯甲酸产量明显增加，达敏感菌数十倍，拮抗性与磺胺药物结合，导致细菌耐药。

第三节　抗菌药物药代动力学与药效动力学

近年来，抗菌药物的药代动力学/药效动力学（PK/PD）研究迅速发展，在体外、动物、患者中进行了大量研究，在感染治疗中发挥越来越重要的作用。PK/PD 研究结果已经在临床抗菌药物选择、剂量设定、方案优化、敏感性折点制订、新药研究与开发等许多方面发挥着日益重要的作用。

一、抗菌药物 PK/PD 概念

（一）抗菌药物的药代动力学

药代动力学（pharmacokinetics，PK，简称药代学）利用数学模型，描述药物在体内浓度变化的过程，了解药物吸收、分布、代谢与排泄规律，给出药物代谢的基本参数。药代动力学是研究药物进入人体后动态变化规律的科学，研究药物与人体间的相互关系，与抗菌药物的抗菌作用没有直接关系。

药物自不同给药途径给药后，经吸收（如口服和肌内注射）或直接（静脉给药）进入血液循环。一些抗菌药物口服吸收不完全或吸收较差，不能达到有效的血药浓度，如氨基糖苷类、万古霉素、大部分头孢菌素等，需要静脉直接注射或增加口服剂量；有些口服吸收完全，如氯霉素、克林霉素、阿莫西林、氧氟沙星等。

进入血液循环的药物迅速分布至各组织和体液中，并到达感染部位。血供丰富的组织如肝、肾、肺等药物浓度较高，血供差或存在特殊生理屏障结构的部位如脑脊液、骨、前列腺、眼睛等组织中浓度则较低。

抗菌药物进入体内后，或以原型经肝、肾排出体外，或经肝脏为主的 P450 酶系代谢后排出；大部分抗菌药物经肾排泄，部分经肝胆系统排出，并可形成肝肠循环，自粪中排出体外。口服吸收差的药物大部分自粪中排出体外。反映药物排泄的参数主要为消除半衰期（$t_{1/2\beta}$），肾功能减退时，主要经肾排泄的药物 $t_{1/2\beta}$ 延长，药物排泄减慢，应适当调整剂量。

（二）抗菌药物的药效动力学

抗菌药物药效动力学（pharmacodynamics，PD，简称药效学）研究包括体外、动物与临床药效学研究，主要内容有所不同。临床常用抗菌药物体外抗菌活性测定方法为纸片扩散法（K-B 法），为定性测定，只能提供临床敏感、耐药或中介三种选项；最低抑菌浓度（MIC）是药物体外抑制细菌生长所需要的最低浓度，是抗菌活性的半定量参数。

将一定浓度的抗菌药物加入受试菌液共同孵育，于不同时间点进行菌落计数，绘制时间-菌落计数对数值曲线，即杀菌曲线。曲线斜率反映了杀菌速度，可以比较不同抗菌药物的杀菌速度和持续时间。一般随着药物浓度的增加，杀菌效果提高，曲线斜率逐渐减小；如果这种杀菌趋势持续增加，不同药物浓度曲线最终并不重合，表现为浓度越高，杀菌效果越明显，即所谓浓度依赖性（concentration-dependent）抗菌药物；相反，如果随着药物浓度逐渐增加，药物杀菌效果趋于饱和，杀菌曲线在高浓度时基本重合，这种抗菌活性模式称为非浓度依赖性，这种抗菌药物被称为时间依赖性（time-dependent）抗菌药物。

联合应用两种或两种以上抗菌药物以扩大抗菌

谱、增加疗效;一般用联合抗菌分数(FIC)表示两种药物联合应用的结果,$FIC = MIC_{A药联用}/MIC_{A药单用} + MIC_{B药联用}/MIC_{B药单用}$,FIC 指数 $\leqslant 0.5$、$0.5 \sim 1$、$1 \sim 2$、$\geqslant 2$ 时分别提示协同、相加、无关、拮抗效应;迄今为止,研究表明 β-内酰胺类和氨基糖苷类、两性霉素 B 与氟胞嘧啶、磺胺与甲氧苄胺联用可以获得协同抗菌效果,而喹诺酮类与大环内酯类抗生素联用多为拮抗。但有关药物体内或临床联合效果的研究较为困难,需要根据实际情况加以权衡。

抗菌药物体外药效学研究大多在标准化条件下进行,对抗菌药物浓度、细菌接种量、温度、湿度、离子强度、酸碱度以及孵育时间等都有明确规定,与人体情况存在一定差异,可供临床参考,但绝不可单纯依赖这些参数和指标进行临床抗感染治疗。

抗菌药物体内药效学研究主要包括动物感染模型和人体临床试验研究。动物体内药效学研究主要通过 ED_{50}(半数有效剂量)或 PD_{50}(半数保护剂量)来考察抗菌药物对感染动物的保护作用。临床药效学研究包括临床和细菌学有效率,前者主要考察抗菌药物对疾病的整体疗效,用痊愈率和有效率表示;后者主要考察细菌清除情况,包括细菌清除率或阴转率。

(三) 抗菌药物的 PK/PD

PK/PD 综合考虑药物、宿主和病原菌的相互关系,可以更全面地对药物进行评价,所得结果更符合临床实际。涉及的药代动力学参数有血峰浓度(C_{max})、24 小时血药浓度-时间曲线下面积(AUC_{0-24},该参数能反映抗菌药物与病原菌作用的时间和浓度因素)、消除半衰期($t_{1/2\beta}$)等,而抗菌药物体外药效学参数主要为 MIC。PK/PD 研究主要在于综合上述两方面参数,研究决定抗菌药物疗效的综合参数,如 AUC_{0-24}/MIC、C_{max}/MIC 与 T>MIC(T>MIC 为抗菌药物血药浓度超过对细菌 MIC 的时间,一般用占给药间歇的百分比表示)等(图 11-3-1)。虽然大多数感染发生在组织中,病原菌位于细胞外,药物组织液浓度最能反映抗菌浓度,但测定困难,而血清(血浆)药物与组织间药物处于动态平衡,测定血清药物浓度,利用血浆药代动力学参数也能间接反映抗菌药物在组织间情况,因此 PK/PD 研究大多采用血浆药物浓度。

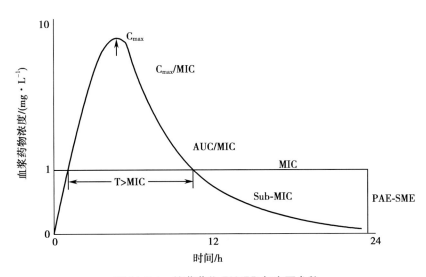

图 11-3-1 抗菌药物 PK/PD 与主要参数
Sub-MIC:亚抑菌浓度;PAE-SME:抗菌药物后效应-亚抑菌浓度效应

抗菌活性模式不同的药物,评价药物疗效的指标不同。许多体外和动物体内感染 PK/PD 研究确定了多种药物对各种病原菌(革兰氏阳性球菌、革兰氏阴性杆菌、念珠菌)的疗效相关的 PK/PD 参数。不同抗菌药物抗菌行为存在较大差异,根据上述 PK/PD 研究结果,抗菌药物可以分为三类(表 11-3-1)。

第一种称为浓度依赖性抗菌药物,有较长的抗菌药物后效应(PAE)。药物浓度越高,杀菌速度和程度越大,临床可以大剂量长间歇给药。AUC/MIC 和 C_{max}/MIC 是预测疗效的主要指标,对一日一次给药者,该参数可简化为 C_{max}/MIC。此类抗菌活性的药物有氨基糖苷类、氟喹诺酮类、达托霉素、酮内酯类、甲硝唑和两性霉素 B。一般氟喹诺酮类药物取得治疗效果的 AUC/MIC 应该在 125 以上。

第二种为时间依赖性抗菌药物,PAE 较短。该类药物制订给药方案时需保证足够的有效药物浓度时间,预测该类药的主要指标是 T>MIC。此类抗菌活性的药物有 β-内酰胺类、大部分大环内酯类、林可霉素、氟胞嘧啶等。一般青霉素、头孢菌素、碳青霉烯类需要的目标 T>MIC 分别为 40%、50%、30%。

表 11-3-1　各种抗菌药物的 PK/PD 特征

抗菌药物类别	PK/PD 参数	药物
时间依赖性(短 PAE)	T>MIC	青霉素类、头孢菌素类、氨曲南、碳青霉烯类、大环内酯类(除阿奇霉素外)、林可霉素类、氟胞嘧啶
时间依赖性(长 PAE)	AUC_{0-24}/MIC	阿奇霉素、链阳霉素、四环素、万古霉素、替考拉宁、氟康唑、噁唑烷酮类、奎奴普丁/达福普汀、唑类抗真菌药物
浓度依赖性	AUC_{0-24}/MIC 或 C_{max}/MIC	氨基糖苷类、氟喹诺酮类、达托霉素、酮内酯类、甲硝唑、两性霉素 B、棘白菌素类

PAE:抗菌药物后效应

第三种抗菌活性模式也是时间依赖性,但是 PAE 持续时间较第二种长,可以抑制给药间歇细菌恢复生长。这种抗菌活性见于下列药物:阿奇霉素、四环素、奎奴普丁/达福普汀、糖肽类、氟康唑等,AUC/MIC 是评价疗效的主要 PK/PD 指标。

二、PK/PD 理论的应用

(一)临床给药方案的制订与优化

1. β-内酰胺类 PK/PD 研究与临床应用　β-内酰胺抗生素属于时间依赖性抗生素,对革兰氏阳性菌有 1~3 小时的 PAE,对革兰氏阴性菌,除碳青霉烯有最长 2 小时的 PAE 外,其余药物缺乏 PAE。对常见细菌感染 T>MIC 期望值一般为碳青霉烯类 30%,青霉素类 40%,头孢菌素类 50%。美国 Hartford 医院就 β-内酰胺抗生素间歇注射给药与持续静脉滴注进行了研究。动物模型和临床研究表明 β-内酰胺抗生素的持续静脉滴更能体现良好效果和药物经济学原则,对低水平耐药细菌感染也有效,值得深入研究。

2. 氨基糖苷类长间隙给药方案的 PK/PD 基础　临床研究证实随着氨基糖苷类 C_{max}/MIC 的增加,临床有效率增加;C_{max}/MIC 为 8~12 时,可获得 90% 以上的临床有效率。有关该类药物 PK/PD 与毒理研究结果表明,氨基糖苷类药物长间歇给药既不降低疗效,尚可减少不良反应的产生。

氨基糖苷类一日一次用药方案提供了使血清峰浓度与 MIC 的比率达到最大的机会,从而获得最佳的杀菌作用和临床疗效。氨基糖苷类具有确切的 PAE,且随着药物浓度升高,PAE 时间延长,一日一次给药方案可使血清峰浓度升高,PAE 时间延长。

体外、动物及临床试验均显示细菌暴露于氨基糖苷类抗生素后,很快出现对抗生素的杀菌作用暂时的、可逆的不应答反应的现象,即适应性耐药。适应性耐药发生的确切机制尚未阐明,可能与使药物进入细菌体的主动转运系统的关闭有关。细菌对氨基糖苷类的适应性耐药在给药后 2 小时发生,6~16 小时耐药性最高,24 小时细菌的敏感性部分恢复,40 小时左右完全恢复;耐药性持续的时间与药物的清除半衰期有直接的关系,一般为 14~18 个半衰期。铜绿假单胞菌和其他需氧革兰氏阴性杆菌若连续不断地暴露于氨基糖苷类,耐药性加强,需在无药物的培养基上生长几小时敏感性才能恢复,而且由一种氨基糖苷类诱导的适应性耐药对其他氨基糖苷类有交叉耐药。

临床采用传统的给药方案,第二次及以后的药物通常以 8~12 小时间隙给药,而在此时正好细菌适应性耐药性最强,氨基糖苷类的再次暴露,不仅起不到杀菌作用,而且还会使耐药性加强。相反,采用一日一次的给药方案,在再次给药时细菌已恢复对药物的敏感性,此时再次给药可获得良好的杀菌效果。

氨基糖苷类毒性作用的关键是药物进入耳肾上皮细胞内,如果能减少吸收或增加药物从细胞内的排泄,积累在细胞内的药物量将减少,耳肾毒性降低。研究发现,耳肾细胞摄取氨基糖苷类的过程是一个饱和过程,在低浓度时耳肾细胞对氨基糖苷类摄取已趋饱和,增加药物浓度,摄取不会再增加,一日一次给药时,氨基糖苷类处于低浓度水平时间更长,有利于药物从耳肾细胞排出,并不会增加,相反还有可能减少耳肾细胞的药物积累。动物实验证实采用一日一次给药方案与传统给药方案相比,肾皮质对妥布霉素和庆大霉素的积累更少。

由以上可见,氨基糖苷类采用一日一次给药可获得最大的血清峰浓度,PAE 延长,可防止适应性耐药的产生,毒性作用有可能减轻,临床疗效更好。国外已经广泛推荐每日一次的给药方案,但由于我国缺乏相关基础与临床研究,氨基糖苷类还以一日多次给药为主。

（二）指导经验用药

抗生素种类繁多，适应证各有不同，但对某种特定感染常有多种药物可供选择，选择何种药物能获得更好治疗效果与最少的不良反应是临床医师必须认真思考的问题。

急性中耳炎是临床常见的感染，特别在儿童多发。急性中耳炎致病菌以肺炎链球菌、流感嗜血杆菌、卡他莫拉菌为主，可供选择的药物包括阿莫西林、阿莫西林/克拉维酸、头孢克洛、头孢丙烯、头孢呋辛酯、头孢地尼、头孢泊肟酯、头孢曲松、阿奇霉素、克拉霉素等，临床用药需结合细菌耐药性、抗生素 PK/PD 参数、患者依从性等考虑。

就 PK/PD 而言，阿奇霉素属于浓度依赖性抗生素，AUC_{0-24}/MIC 期望值应在 30 以上，但阿奇霉素口服 500mg 所得 AUC_{0-24} 仅为 3.39mg/（L·h），而该药对上述细菌的 MIC_{90}（90% 最低抑菌浓度）大多在 2mg/L 以上，所得 AUC_{0-24}/MIC 远远低于 30，临床用药可能归于失败。克拉霉素情况也大致如此。青霉素类与头孢菌素属于时间依赖性抗生素，T>MIC 为 PK/PD 预测参数，期望值应该>40%，临床才能取得良好抗感染治疗效果。随着近年来耐青霉素肺炎链球菌流行，在常规推荐剂量下，能满足 T>MIC 要求的药物主要限于阿莫西林、头孢丙烯、头孢呋辛酯、头孢泊肟酯、头孢地尼、头孢曲松等。结合药物经济学与患者依从性等考虑，对急性中耳炎治疗，选用阿莫西林、阿莫西林/克拉维酸、头孢丙烯、头孢地尼等口服药物为主，头孢曲松可作为二线治疗药物，而选用大环内酯类药物则需要慎重。

利用 PK/PD 研究结果，同样对其他感染经验治疗药物选择有参考价值，如院内感染肺炎、耐青霉素肺炎链球菌感染、产 ESBL 细菌感染等。

（三）PK/PD 与新抗生素或新剂型研究

新抗生素研究中，PK/PD 研究结果对确立药物的 PK/PD 特性、制定合理给药方案以及剂型的制备都有价值，PK/PD 研究已是美国 FDA 新药申报的材料之一。如利奈唑胺属时间依赖性抗生素，具有较长时间的 PAE，600mg 每日两次给药目的在于满足 AUC_{0-24}/MIC 在 180 以上。

（四）建立抗生素药敏试验临界浓度

MIC 临界浓度标准制定已从考虑体外抗菌活性与药代参数为主，向结合 PK/PD 研究结果转变。抗生素 PK/PD 临界浓度应该是在常规剂量下，保证获得理想 PK/PD 目标值的最高 MIC，如对时间依赖性头孢菌素类药物，常规剂量下取得 T>MIC 为 40% 时的 MIC 为临界浓度；对某浓度依赖性药物，24 小时 AUC_{0-24} 为 60mg/（L·h），PK/PD 需要 AUC_{0-24}/MIC 值为 120，MIC 临界浓度可定为 0.5mg/L。

三、蒙特卡罗模拟使抗菌药物 PK/PD 由理论变为现实

虽然 PK/PD 参数对指导临床用药非常有用，但面对个体患者，临床医师不可能逐一测定每一位患者的 PK/PD 参数。为解决该难题，近年来，基于 PK/PD 理论，利用群体概率的方法，即蒙特卡罗模拟（Monte Carlo simulation）对各种药物治疗某种感染的成功概率进行比较，为临床药物选择提供依据。

抗菌药物 PK/PD 研究中，每一个体药物和感染病原菌的 AUC、MIC 值是一定的，群体间存在一定差异但具有一定的分布规律，Monte Carlo 方法可以通过计算机技术利用概率密度函数，模拟各自分布，产生随机的 AUC，再和 MIC 值进行模拟，观察所有可能的 AUC/MIC 比值范围，以 AUC/MIC 比值与其可能性作图，分析特定抗菌药物对特定病原菌达到目标 AUC/MIC 参数值的可能性大小。其他 PK/PD 参数也可经该方法进行模拟。研究表明 Monte Carlo 方法和药效学原理结合对临床试验设计和新药开发也有十分重要的意义。

基于 Monte Carlo 模拟，临床可以根据少数某一感染患者在某一种抗菌药物特点特定用药方式下药代动力学特点，推测演绎同类人群 5 000 例以上药代动力学数据库，再与该疾病感染病原菌临床分离菌株 MIC 大数据集进行模拟整合，计算出该药物在此特定给药方式下能够获得目标 PK/PD 值的概率（cumulative fraction of response，CFR），CFR 越高则治疗获得成功的机会越大。以此为基础，可以比较不同给药方式、不同给药剂量甚至不同药物之间治疗某一疾病的差别。

第四节 抗菌药物分类及其主要特点

抗菌药物分类方式较多，按照抗菌谱可分为窄谱与广谱抗菌药物、按照对细菌的杀灭效果可分为杀菌剂和抑菌剂、按上述 PK/PD 特征又分为时间依赖性和浓度依赖性抗菌药物等，但一般主要分类依据还是以其化学结构和抗菌特征分为不同种类和代别（表 11-4-1）。

表 11-4-1　抗菌药物分类与常用药物

分类			常用药物
β-内酰胺类	青霉素类	普通青霉素	青霉素 G、普鲁卡因青霉素、苄星青霉素、青霉素 V
		耐酶青霉素	苯唑西林、氟氯西林、双氯西林、氯唑西林
		广谱青霉素	氨苄西林、阿莫西林、仑氨西林
		抗假单胞菌青霉素	哌拉西林、美洛西林、阿洛西林、磺苄西林、羧苄西林
		抗阴性菌青霉素	美西林
	头孢菌素	第一代头孢菌素	头孢唑林、头孢拉定;头孢氨苄、头孢羟氨苄
		第二代头孢菌素	头孢呋辛(酯)、头孢替安;头孢克洛、头孢丙烯
		第三代头孢菌素	头孢噻肟、头孢曲松、头孢他啶;头孢克肟、头孢泊肟酯、头孢他美酯、头孢地尼、头孢托仑酯
		第四代头孢菌素	头孢吡肟、头孢噻利、头孢匹罗
		第五代头孢菌素	头孢匹普、头孢洛林
	头霉素类		头孢西丁、头孢替坦、头孢美唑
	氧头孢烯类		拉氧头孢、氟氧头孢
	碳青霉烯类	第一组	厄他培南
		第二组	亚胺培南/西司他汀、美罗培南、比阿培南、多利培南
	碳头孢烯类		氯碳头孢
	青霉烯类		法罗培南
	单环 β-内酰胺类		氨曲南、卡夫莫南
	β-内酰胺酶抑制剂与复方制剂	ESBL 抑制剂	克拉维酸、他唑巴坦、舒巴坦;阿莫西林/克拉维酸,氨苄西林/舒巴坦,哌拉西林/他唑巴坦
		碳青霉烯酶抑制剂	阿维巴坦;头孢他啶/阿维巴坦,阿维巴坦/头孢洛林
氨基糖苷类	来自链霉菌代谢物		链霉素、新霉素、巴龙霉素、卡那霉素、妥布霉素、核糖霉素
	来自小单孢菌代谢物		庆大霉素、西索米星
	半合成		奈替米星、阿米卡星、阿贝卡星、地贝卡星、异帕米星
	抗淋球菌		大观霉素
	新糖苷类		plazomicin
大环内酯类	普通	14 元环	红霉素、克拉霉素、罗红霉素、地红霉素
		15 元环	阿奇霉素
		16 元环	麦迪霉素、交沙霉素、乙酰螺旋霉素
	酮内酯类		泰利霉素、赛霉素
四环素类	普通		四环素、米诺环素、多西环素
	甘酰胺环素		替加环素
氯霉素类			氯霉素、甲砜霉素
林可酰胺类			克林霉素、林可霉素
糖肽类			万古霉素、去甲万古霉素、替考拉宁
环脂肽类			达托霉素
多黏菌素			多黏菌素 B、多黏菌素 E
利福霉素类			利福平、利福喷丁

分类			常用药物
磺胺类	口服易吸收		磺胺甲噁唑、磺胺嘧啶、磺胺多辛
	口服不易吸收		柳氮磺胺吡啶
	局部用		磺胺嘧啶银、磺胺米隆、醋氮磺胺
甲氧苄啶			甲氧苄啶
硝基咪唑类			甲硝唑、奥硝唑、替硝唑、塞克硝唑
喹诺酮类	第一代		萘啶酸
	第二代		吡哌酸
	第三代		诺氟沙星、氧氟沙星、左氧沙星、环丙沙星
	第四代		莫西沙星、西他沙星、吉米沙星
	无氟新喹诺酮		奈诺沙星、加诺沙星
噁唑酮类			利奈唑胺、替地唑胺
呋喃类			呋喃妥因、呋喃唑酮
磷霉素			磷霉素
夫西地酸			夫西地酸
其他			截短侧耳素类、杆菌肽、莫匹罗星、新生霉素
抗分枝杆菌药物			包括抗结核、抗麻风药物,见相关章节

一、β-内酰胺抗菌药物

(一) 青霉素类

青霉素 G 为第一个应用于临床的抗菌药物,虽经多年临床应用,但在各种敏感菌所致感染的治疗中,其他药物仍难以匹敌,主要用于革兰氏阳性球菌(除葡萄球菌外)和奈瑟菌属感染以及梅毒、钩端螺旋体病、气性坏疽、炭疽等治疗。耐酶青霉素(对青霉素酶稳定的青霉素类药物)包括苯唑西林、氯唑西林、氟氯西林及双氯西林,对葡萄球菌所产生的 β-内酰胺酶稳定,对革兰氏阴性菌无抗菌作用,主要用于治疗产酶葡萄球菌所引起的各种感染。

氨基青霉素以氨苄西林与阿莫西林为代表,具有广谱抗菌活性,对革兰氏阳性菌作用逊于青霉素,但对流感嗜血杆菌、肠球菌及部分肠道杆菌有抗菌作用,近年细菌对其耐药率较高,主要用于肠球菌、敏感革兰氏阴性菌所致各种感染,包括中枢神经系统感染。志贺菌和沙门菌对本品耐药率较高。

抗假单胞菌青霉素有羧苄西林、磺苄西林、呋苄西林、美洛西林、哌拉西林、阿洛西林等。

口服青霉素有青霉素 V 钾、仑氨西林等,氨苄西林、阿莫西林也可口服。

(二) 头孢菌素类

第一代头孢菌素对葡萄球菌(包括耐青霉素葡萄球菌)、大肠埃希菌、奇异变形杆菌、伤寒沙门菌、志贺菌、流感嗜血杆菌等有较强抗菌活性。注射剂用药后血药浓度较高,可用于敏感菌所致的较严重感染,主要品种有头孢唑林、头孢拉定。头孢氨苄、头孢羟胺苄、头孢拉啶等口服品种抗菌作用较头孢唑林为差,适用于各种轻中度感染治疗。

第二代头孢菌素抗菌谱较第一代为广,对革兰氏阳性菌活性与第一代相近或稍差,对革兰氏阴性菌作用增强,但部分肠杆菌科细菌,包括普通变形杆菌、沙雷菌属、枸橼酸杆菌属对其敏感性差,不动杆菌属、铜绿假单胞菌则基本耐药。可用于敏感革兰氏阳性和阴性菌的各种感染。常用注射品种有头孢呋辛、头孢替安、头孢孟多,口服产品有头孢克洛、头孢丙烯、头孢呋辛酯等。

第三代头孢菌素对 β-内酰胺酶更稳定(易被 ESBL 水解)、抗菌谱更广,对肠杆菌科细菌、奈瑟菌、流感嗜血杆菌、肺炎链球菌、溶血性链球菌以及部分厌氧菌有强大抗菌活性,对葡萄球菌的作用较第一、二代头孢菌素差,对肠球菌无抗菌活性。注射用药后血浓度高,个别品种在脑脊液中(特别是有炎症情况下)能达有效血浓度,肝肾毒性低。适用于严重革兰氏阴性及敏感阳性菌感染,病原未明感染的经验治疗、医院内感染等。头孢噻肟为临床常用品种;头孢曲松半衰期长达 6~9 小时,可每日给药一次;头孢哌酮具抗铜绿假单胞菌活性，但对多数 β-内酰胺酶的稳定性较差；头孢他啶为第三代头孢菌素中抗铜绿假单胞菌活性最强者。其他尚有头孢唑肟、头孢甲肟、头孢地秦、头孢匹胺、头孢磺啶及头孢咪唑等。

口服第三代头孢菌素品种也比较多，但大多口服吸收较差，抗菌活性在不同品种间存在较大差异，主要用于各种轻中度感染和注射用抗菌药物的转换治疗。临床常用产品有头孢克肟、头孢他美酯、头孢布烯、头孢地尼、头孢泊肟酯、头孢托仑酯、头孢特仑酯、头孢卡品酯等。

第四代头孢菌素有头孢匹肟、头孢匹罗、头孢噻利等，主要对细菌产生的头孢菌素酶稳定，具有抗铜绿假单胞菌活性，抗阳性菌活性较三代头孢菌素强。第四代头孢菌素对 ESBL 不稳定。

近年来在国外研究或上市的具有抗 MRSA 活性的头孢菌素有头孢匹普（Ceftbiprole）、头孢洛林，被称为第五代头孢菌素。

（三）不典型 β-内酰胺类抗菌药物

头霉素与头孢菌素结构差异在于其母核第 7 位碳存在甲氧基侧链，对 β-内酰胺酶很稳定，抗菌谱与第二代头孢菌素相仿，对肠杆菌科细菌作用强，对各种厌氧菌包括脆弱拟杆菌也有良好的抗菌活性。适用于厌氧菌或厌氧菌与需氧菌混合感染，如腹腔感染、盆腔感染、肺脓肿等。主要品种有头孢西丁、头孢美唑、头孢替坦、头孢米洛、头孢拉宗等。这类药物 3 位侧链大多含四氮唑环结构，可影响凝血功能并可导致戒酒硫样反应。

氧头孢烯类具有第三代头孢菌素抗菌谱广、抗菌活性强的特点，对厌氧菌也具良好抗菌作用，对 β-内酰胺酶稳定。品种有拉氧头孢与氟氧头孢，前者因可能影响凝血功能，大剂量应用时有出血倾向，应用受限。

单环 β-内酰胺类对革兰氏阴性肠杆菌科细菌作用强，对多种 β-内酰胺酶稳定，对 ESBL 不稳定，对革兰氏阳性菌、厌氧菌作用差，属窄谱抗菌药；适用于各种阴性菌所引起的感染，与青霉素类或头孢菌素类交叉过敏发生率低。产品有氨曲南、卡芦莫南等。

碳青霉烯类抗菌谱极广，抗菌活性甚强，对革兰氏阴性、阳性需氧菌和厌氧菌有抗菌活性，对 β-内酰胺酶（包括 ESBL、头孢菌素酶）稳定，包括具有抗铜绿假单胞菌活性与不具有抗铜绿假单胞菌活性两组，前者有亚胺培南/西司他汀、美洛培南、比阿培南、帕尼培南/倍他米隆、多利培南等，后者仅有厄他培南。这类药物主要适用于各种细菌所致严重感染、多种细菌混合性感染、病原不清的感染以及免疫功能缺陷者感染。亚胺培南对肾小管上皮细胞中去氢肽酶Ⅰ不稳定，须与该酶抑制剂西司他汀复方应用。美洛培南则对肾去氢肽酶稳定，不需与酶抑制剂合用。近年来，医院感染中所分离的非发酵菌对碳青霉烯类耐药率较高。厄他培南是长半衰期药物，可每日一次给药。口服碳青霉烯类有利他培南（ritapenem）。

（四）β-内酰胺酶抑制剂及其复方制剂

克拉维酸、舒巴坦、他唑巴坦等 β-内酰胺酶抑制剂，通过与 β-内酰胺酶结合，不可逆竞争性抑制 β-内酰胺酶活性，保护与其共用 β-内酰胺类药物免于水解，保持或恢复抗菌活性，酶抑制剂本身不具有抗菌作用（舒巴坦具有抗不动杆菌活性），三者以他唑巴坦抑酶作用最强。临床应用的含酶抑制剂的复方产品有阿莫西林/克拉维酸、替卡西林/克拉维酸、氨苄西林/舒巴坦、头孢哌酮/舒巴坦、哌拉西林/他唑巴坦；国内自主开发的复方制剂比较多，但大多缺乏深入而全面的基础与临床研究。

近年国外研发的具有对 KPC 型碳青霉烯酶发挥抑制作用的制剂有阿维巴坦（avibactam），已经有和头孢他啶、氨曲南组成的复方制剂。

二、氨基糖苷类

氨基糖苷类共同特点为：①水溶性好、性质稳定，在碱性环境中作用较强；②抗菌谱广，属杀菌剂，对葡萄球菌、需氧革兰氏阴性菌有良好抗菌活性，部分产品对结核分枝杆菌或铜绿假单胞菌有良好作用；③胃肠吸收差，需注射给药，可一日一次给药，与血清蛋白结合率低，大部分以原型经肾脏排泄，肾功能减退时血药半衰期显著延长，应予调整给药方案；④均有不同程度的肾毒性和耳毒性，对神经肌接头有阻滞作用；⑤细菌对各品种间有部分或完全交叉耐药；⑥与头孢菌素类或青霉素类联合应用，对多种细菌产生协同杀菌作用。

链霉素与卡那霉素临床应用时间较长，耐药菌产生日益增加，临床已较少应用，链霉素仅适于与其他抗结核药物联合用于结核病初治患者，与青霉素 G 或氨苄西林联合治疗鼠疫和布鲁氏菌病；大观霉素仅用于淋病治疗。庆大霉素、妥布霉素是治疗肠杆菌科和铜绿假单胞菌感染疗效较好的品种，两者有较大程度的交叉耐药，细菌耐药率高；阿米卡星、异帕米星对肠道杆菌、铜绿假单胞菌所产生的钝化酶稳定,临床分离对庆大霉素、妥布霉素耐药肠杆菌科细菌,大部分对阿米卡星敏感,可作为对庆大霉素耐药细菌感染治疗药物。依替米星与奈替米星特性相似,细菌耐药率高。

三、喹诺酮类

第一代喹诺酮类药物抗菌活性差,仅限于尿路感染治疗,主要产品为萘啶酸;第二代喹诺酮类药物抗菌谱扩大,对常见肠道杆菌也具良好抗菌活性,适于肠道、尿路感染,代表产品为吡哌酸;第三代喹诺酮类因其结构中引入氟原子,称氟喹诺酮类,抗菌活性增强,抗菌谱进一步扩大,对革兰氏阳性、阴性菌包括铜绿假单胞菌、葡萄球菌等具有良好抗菌活性,某些品种对厌氧菌、支原体、衣原体、军团菌、分枝杆菌等也具有良好作用。氟喹诺酮类药物口服吸收好,组织分布广,对细胞穿透力强,能渗入前列腺中达有效浓度,副作用发生率低,因动物实验发现对幼年动物软骨发育的影响,慎用于孕妇、哺乳妇女及新生儿。临床上主要用于敏感菌所致的各种感染;静脉制剂用于全身严重感染也具良好效果。主要产品有诺氟沙星、氧氟沙星、环丙沙星、左氧氟沙星等。第四代喹诺酮类抗阳性菌、厌氧菌活性更强,主要产品有莫西沙星、吉米沙星,被称为呼吸喹诺酮类。近期研究开发出一类结构中第 7 位不含氟的喹诺酮类,其抗菌活性较强,主要产品有奈诺沙星、加诺沙星。

四、大环内酯类

大环内酯类抗菌药物曾因其抗菌谱窄、抗菌活性差、药代动力学特征欠佳而一度发展缓慢,包括红霉素、麦迪霉素、螺旋霉素、乙酰螺旋霉素、白霉素等;其后,通过对其分子结构修饰所得的新型大环内酯类药物,药代动力学特点、抗菌活性均得以改善,成为抗感染药物中重要一族,包括阿奇霉素、克拉霉素、罗红霉素、地红霉素、氟红霉素等。

新型大环内酯类有如下一些特点。①对胃酸稳定,生物利用度高:如罗红霉素、克拉霉素。②半衰期延长:其中尤以阿奇霉素、地红霉素、罗红霉素为显著,因而可以减少给药次数,缩短疗程。③组织浓度高:新大环内酯类除有较高血药浓度外,并能广泛分布于全身组织和体液中,组织中浓度可超过血浓度,如阿奇霉素在前列腺中浓度比血清高 10 倍,在治疗泌尿系统感染中起到良好作用。④抗菌谱拓宽,抗菌活性增强:新大环内酯类对流感嗜血杆菌、军团菌、链球菌、卡他莫拉菌、淋球菌、脆弱拟杆菌、厌氧球菌、空肠弯曲菌、李斯特菌有较强抗菌活性,并对一些肠杆菌有抗菌活性,如阿奇霉素对大肠埃希菌、沙门菌、志贺菌 MIC_{90} 为 1 ~ 16mg/L,对支原体、衣原体、非结核分枝杆菌有较好抗菌活性。⑤有良好抗菌药物后效应:克拉霉素对葡萄球菌、链球菌有 4~6 小时后效应,阿奇霉素对流感杆菌有 4 小时后效应。⑥不良反应少:口服新型大环内酯类药物不良反应发生率低,偶有胃肠反应。但需要关注的是,我国临床分离的葡萄球菌、链球菌对大环内酯类耐药已经成为较为突出的问题,临床用药要加以关注。

五、四环素类

包括四环素、金霉素、土霉素及半合成四环素类多西环素(强力霉素)、美他环素(甲烯土霉素)和米诺环素(二甲胺四环素)。四环素类抗菌谱广,对各种细菌、支原体、衣原体、立克次体、螺旋体等具有抗菌效果,近年来由于常见病原菌对本类药物耐药性普遍升高及其不良反应多见,临床应用已受到很大限制;但个别地区 MRSA、不动杆菌等对米诺环素、多西环素有较高敏感性。

替加环素是四环素类衍生物,也称为甘氨酰胺环素,其抗菌谱进一步拓宽,抗菌活性进一步加强,对各种革兰氏阳性菌(包括 MRSA)、肠杆菌科细菌、不动杆菌、厌氧菌等具有抗菌作用,但铜绿假单胞菌、奇异变形杆菌、普鲁威登菌对其先天耐药。

四环素类可用于下列疾病的治疗,包括立克次体病、支原体感染、衣原体属感染、布鲁氏菌病(需与氨基糖苷类联合应用)、霍乱、兔热病、鼠疫等。替加环素则主要用于各种危重症以及耐药菌感染治疗。

六、糖肽类

包括力古霉素、去甲万古霉和替考拉宁。糖肽类药物主要对各种革兰氏阳性需氧菌(包括耐药菌株)具有抗菌活性。主要用于耐药革兰氏阳性菌所致的严重感染,特别是 MRSA 或耐甲氧西林凝固酶阴性葡萄球菌(MRCNS)、肠球菌属及耐青霉素肺炎链球菌所致感染;也可用于对青霉素类过敏患者的严重革兰氏阳性菌感染和粒细胞缺乏症高度怀疑革兰氏阳性菌感染的患者。万古霉素口服,可用于经甲硝唑治疗无效的艰难梭菌所致假膜性肠炎患者。

七、硝基咪唑类

包括甲硝唑、替硝唑、奥硝唑、塞克硝唑等,对厌氧菌、滴虫、阿米巴和蓝氏贾第鞭毛虫具强大抗微生物活性。可用于各种需氧菌与厌氧菌的混合感染，包括腹腔感染、盆腔感染、肺脓肿、脑脓肿等，但通常需与抗需氧菌药物联合应用；口服可用于艰难梭菌所致的假膜性肠炎、幽门螺杆菌所致的胃窦炎、牙周感染及加德纳菌阴道炎等；还用于阿米巴病、阴道滴虫病、蓝氏贾第鞭毛虫病、结肠小袋纤毛虫病等寄生虫病的治疗；也与其他抗菌药物联合用于某些盆腔、肠道及腹腔等手术的预防用药。

八、磺胺类

根据药代动力学特点和临床用途，本类药物可分为：①口服易吸收可全身应用者，如磺胺甲噁唑、磺胺嘧啶、磺胺林、磺胺多辛、复方磺胺甲噁唑（磺胺甲噁唑与甲氧苄啶）、复方磺胺嘧啶（磺胺嘧啶与甲氧苄啶）等；②口服不易吸收者如柳氮磺吡啶（SASP）；③局部应用者，如磺胺嘧啶银、醋酸磺胺米隆、磺胺醋酰钠等。由于细菌耐药明显，主要用于敏感菌感染和特殊病原体感染（如肺孢子菌、弓形虫、诺卡菌感染）治疗。

九、其他抗菌药物

多黏菌素包括多黏菌素 B 和多黏菌素 E（黏菌素），具有广谱抗革兰氏阴性菌作用；由于这类药物安全性较差，临床应用较少；近年来，由于各种革兰氏阴性菌耐药形式日益严峻，特别是对碳青霉烯类耐药细菌的出现与流行，临床再次对这类药物加以关注，但这类药物的临床使用方法需要深入研究。

林可霉素与克林霉素属于林可酰胺类，主要对各种革兰氏阳性菌、厌氧菌具有抗菌作用，但细菌耐药明显，临床主要用于厌氧菌混合感染和敏感阳性菌感染治疗。

利福霉素类为抗结核药物，但利福平具有抗葡萄球菌与奈瑟菌活性，临床用于葡萄球菌严重感染时的联合用药。

磷霉素为广谱抗菌药物，对各种革兰氏阳性、阴性菌具有良好抗菌效果，细菌耐药率不高，但相关临床研究较少。主要用于各种尿路、呼吸道和皮肤软组织感染治疗。

呋喃类药物包括呋喃妥因、呋喃唑酮等。呋喃妥因适用于大肠埃希菌、腐生葡萄球菌、肠球菌属及克雷伯菌属等细菌敏感菌株所致的急性单纯性膀胱炎；亦可用于预防尿路感染。呋喃唑酮主要用于治疗志贺菌属、沙门菌、霍乱弧菌引起的肠道感染。

第五节　抗菌药物合理应用基本原则

抗菌药物是临床应用较多的一类药物，由于多种原因，抗菌药物临床应用还存在较为严重的不合理现象，由此导致医药资源浪费和医疗费用增长，更为严峻的是，由此导致的细菌耐药情况也较为突出。为此，世界卫生组织在 2011 年世界卫生日发出呼吁：抗击耐药——今天不采取行动，明天就无药可用（Combating drug resistance：no action today，no cure tomorrow）。

一、抗菌药物临床合理应用策略

（一）抗菌药物治疗应用基本原则

抗菌药物主要用于各种细菌感染治疗，必须遵守以下原则。

1. 诊断为细菌（或抗菌药物治疗有效的其他病原微生物）感染者方有指征应用抗菌药物　临床需要根据患者的症状、体征及血、尿常规等实验室检查结果，初步诊断为细菌感染者以及经病原检查确诊者方有指征应用抗菌药物；由真菌、结核分枝杆菌、非结核分枝杆菌、支原体、衣原体、螺旋体、立克次体及部分原虫等病原微生物所致的感染亦有指征应用抗菌药物。缺乏细菌及上述病原微生物感染的证据，诊断不能成立者，以及多数病毒性感染或非感染性疾病，均无指征应用抗菌药物。

2. 尽早查明感染病原　根据病原种类及药物敏感试验结果选用或调整抗菌药物：抗菌药物的选用原则上应根据病原菌种类及病原菌对抗菌药物敏感（以下简称药敏）试验的结果而定。有条件的医疗机构，住院患者必须在开始抗菌治疗前，先留取相应的合格标本，立即送细菌培养，以尽早明确病原菌和药敏结果；门诊患者可以根据病情需要送验细菌培养及药敏试验。危重患者在未获知病原菌及药敏结果前，可根据患者的发病情况、发病场所、原发病灶、基础疾病等推断最可能的病原菌，并结合当地细菌耐药状况先给予抗菌药物经验治疗，获知细菌培养及药敏结果后，对疗效不佳的患者根据药敏结果调整给药方案（即所谓经验治疗，empiric therapy）。

3. 按照药物的抗菌作用特点及其体内过程特点选择用药　各种抗菌药物的药效学和人体药动学特点不同，因此各有不同的临床适应证。临床医师应根据各种抗菌药物的上述特点，按临床适应证正确选用抗菌药物。

4. 抗菌药物治疗方案应综合患者病情、病原菌种类及抗菌药物特点制订　根据病原菌、感染部位、感染严重程度和患者的生理、病理情况制订抗菌药物治疗方案，包括抗菌药物的选用品种、剂量、给药次数、给药途径、疗程及联合用药等。

一般治疗重症感染（如血流感染、感染性心内膜炎等）和抗菌药物不易达到部位的感染（如中枢神经系统感染等），抗菌药物剂量宜较大（治疗剂量范围高限）；而治疗单纯性下尿路感染时，由于多数药物尿药浓度远高于其血药浓度，则可应用较小剂量（治疗剂量范围低限）。轻症感染可接受口服给药者，应选用口服吸收完全的抗菌药物，不必采用静脉或肌内注射给药。重症感染、全身性感染患者初始治疗应予静脉给药，病情好转能口服时应及早转为口服给药。抗菌药物的局部应用宜尽量避免。

为保证药物在体内能发挥最大药效，杀灭感染灶病原菌，应根据药动学/药效学（PK/PD）原则给药。青霉素类、头孢菌素类和其他β-内酰胺类、红霉素、克林霉素等时间依赖性抗菌药物，应一日多次给药。氟喹诺酮类、氨基糖苷类等浓度依赖性抗菌药物可一日给药一次。

抗菌药物疗程因感染不同而异，一般宜用至体温正常、症状消退后72~96小时。特殊感染需较长疗程方能彻底治愈，并防止复发。

5. 抗菌药物的联合应用要有明确指征　单一药物可有效治疗的感染，不需联合用药，仅在下列情况时有指征联合用药。

（1）病原菌尚未查明的严重感染，包括免疫缺陷者的严重感染。

（2）单一抗菌药物不能控制的混合感染，考虑为2种或2种以上病原菌感染。

（3）单一抗菌药物不能有效控制的感染性心内膜炎或血流感染等重症感染。

（4）需长程治疗，但病原菌易对某些抗菌药物产生耐药性的感染。

（5）发挥抗菌药物的协同抗菌作用或者减少毒性大的抗菌药的剂量。

（二）抗菌药物预防性应用

1. 非手术患者抗菌药物预防应用的原则　明确为单纯性病毒感染者不需预防性应用抗菌药物；对涉及各科患者出现的昏迷、中性粒细胞减少、免疫缺陷等情况应用抗菌药物并无效果，相反可能导致菌群失调及耐药菌株产生。预防用药的目的在于防

止一种或两种细菌引起的感染，不能无目的地联合选用多种药物预防多种细菌感染。有关内科情况下的预防用药还存在较多不同意见。

对具有心脏病基础，特别是风湿性心脏病患者在进行各种侵袭性操作前，如拔牙、插尿管等，需要应用抗菌药物预防心内膜炎，这已成为临床常规，但缺乏研究证据。

2. 外科围术期预防用药　围术期用药主要目的在于预防手术切口部位感染，必须根据手术部位、可能致病菌、手术污染程度、手术创伤程度、手术持续时间、抗菌药物抗菌谱及半衰期等综合因素，合理选用抗菌药物。清洁手术时间较短者尽量不用抗菌药物。在预防应用抗菌药物的同时，必须重视无菌技术、手术技巧；消化道局部去污染一般选择口服不吸收抗菌药物。围术期或外科感染预防用药以全身应用为主，不建议局部用抗菌药物。

按照《抗菌药物临床应用指导原则》（2015年版）规定，清洁切口一般不需要用抗菌药物预防，需要预防用药者一般选择效果确定、安全性高和性价比好的抗菌药物，在术前0.5~1小时内给药，或麻醉开始时给药，使手术切口暴露时局部组织中已达到足以杀灭手术过程中入侵切口细菌的药物浓度。如果手术时间超过3小时，或失血量大（>1 500ml），可手术中给予第2剂。抗菌药物的有效覆盖时间应包括整个手术过程和手术结束后4小时，总的预防用药时间不超过24小时，个别情况可延长至48小时。

二、针对耐药控制的抗菌药物临床应用策略

（一）转换治疗

患者感染重，无法口服药物时先予静脉给药，待病情改善即改为口服给药，此为转换治疗（switch therapy），也称作序贯治疗（sequential therapy）。转换治疗的目的是减少注射治疗，缩短住院时间，节约医疗费用，减少医院感染机会，患者能早日回归家庭和社会，耐药菌获得与感染机会减少。

（二）抗菌药物药动学/药效学原理与优化给药方案

近年来在药动学/药效学理论基础上发展起来的 Monte Carlo 模拟获得的群体 PK/PD 数据为推广 PK/PD 的临床应用提供了方便。有关 PK/PD 内容见本章相关内容。

（三）降阶梯治疗

临床研究发现，重症感染初始经验性治疗不恰

当或不及时导致病死率显著增高,导致患者治疗失败的原因包括病原覆盖不够、给药不及时等;为此提出对重症感染临床诊断建立后1小时内开始经验性抗菌治疗,所选择抗菌药物需要覆盖导致感染的最可能前3~4位主要病原菌,在抗菌治疗开始前必须留取病原学诊断标本,并及时输送和接种。待48~72小时后获得病学诊断报告,结合临床治疗反应重新进行一次病情评价,若病原学诊断结果具有较高特异性或者能确认诊断时,则可将最初的广谱治疗方案改为针对性的窄谱抗菌药物,谓之"降阶梯治疗"(de-escalation therapy),也称"流线型治疗"(streamline therapy)。降阶梯治疗策略是为改善预后采用广谱联合治疗与为避免耐药而尽可能缩短广谱抗菌药物使用时间二者之间的一个平衡点或妥协方案,也是基于目前病原学诊断时间滞后而采取的抗感染化疗两阶段(从经验治疗向靶向治疗转化)设计。降阶梯治疗提出以来一直存在争议,一般在卫生保健相关性肺炎、重症医院获得性肺炎和呼吸机相关肺炎患者降阶梯治疗的益处有:提高治疗的合理性,缩短疗程,减少多耐药菌感染复发和万古霉素耐药肠球菌定植,降低病死率。降阶梯治疗具有一定适用范围,不可泛滥,推荐根据当地病原体及耐药情况制定降阶梯治疗策略。

(四) 短程治疗

抗感染治疗疗程始终是备受关注的问题,抗菌药物暴露时间过长是造成耐药选择性压力增加的重要因素,疗程过短可能导致感染治疗失败或复发。在上呼吸道感染、尿路感染、复杂性腹腔感染、心内膜炎、血流感染以及伤寒都有有关短程治疗(short duration therapy)的研究报道。短程治疗的必要条件是宿主免疫机制健全、单一敏感菌感染、不存在影响抗菌药物作用的局部组织因素(如过低pH、脓肿形成或包裹)以及选择快速起效和穿透强的杀菌剂。短程治疗策略可能尚需要更多的研究以确定各类感染的应用指征和最适当的短程疗法应用天数。但无论如何,都应缩短抗菌药物暴露时间以减少耐药值得重视。

(五) 循环用药策略

临床研究和长期细菌耐药监测发现,细菌耐药与抗菌药物使用直接相关,耐药细菌脱离接触抗菌药物后,细菌可以恢复对抗菌药物的敏感性;同时当细菌耐药上升到一定程度后,脱离接触抗菌药物,耐药率不再上升或呈下降趋势。特别是近年来,随着重症监护室(ICU)普遍建立,感染成为影响ICU患

者预后的最重要因素,而细菌耐药则是治疗上最棘手的问题。关于ICU实施循环用药策略(antibiotic rotation)的研究有的显示能降低耐药率,有的是阴性结果,仍然存在争议。目前倾向性的观点是它在某种意义上符合抗菌药物选择多样化的要求,有助于整体上减少耐药,但远期效果尚未确定。在实践上循环用药的周期、药物轮换的选择与顺序、耐药机制相同的不同品种如何安排,以及涉及降低耐药的机制等许多疑问目前尚不能回答。

(六) 抗菌药物多样化策略

抗菌药物多样化策略(antibiotic diversity)是耐药控制策略之一,意指同一病房、单元或跨不同患者在同一时间内应用不同种类抗菌药物,感染细菌有机会同等接触不同类别抗菌药物,避免耐药发生。但该方法操作性较差。

三、抗菌药物导向计划

抗菌药物导向计划(antimicrobial stewardship program,ASP)是指医疗机构为改善疾病结局、保证良好费用/效益比而实施的优化抗菌治疗,以及为减少药物不良反应或不良后果(包括耐药)所做的努力及其措施,它涵盖抗菌药物政策、合理使用策略、细菌耐药监测和感染控制等。ASP实际为给予专业的抗菌药物合理应用管理体系,是全球各国在临床抗菌药物合理使用管理方面的普遍做法,也是WHO推荐成员国应当采取的措施。

ASP的目标一般确定为:①优化临床疗效,并使非期望后果降至最低。所谓非期望后果含药物毒副反应、某些病原菌被选择(如艰难梭菌)和出现病原菌耐药等。因此抗菌药物管理计划也是维护患者安全的重要组成部分。②降低医疗费用而不影响医疗质量。

ASP体系构建需要组建专业人才团队,建立良好的技术体系,具有一定的资源条件,开展相关的技术推广与策略等内容。

ASP的核心策略为抗菌药物分级管理(formulary restriction),即基于抗菌药物广泛使用和专业要求之间的矛盾,为解决合理用药与临床需求之间矛盾,医疗机构实施抗菌药物分类管理,一般按照抗菌药物临床疗效、安全性、耐药性、价格等分为不同级别,再根据临床医师的职称、专业等授予不同级别抗菌药物使用权限的一种策略;通过该策略,使临床常见感染治疗不受影响,而重要抗菌药物的使用加以限制和保护。我国卫生管理部门把抗菌药物分为非

限制级、限制级和特殊使用级三类。

（肖永红）

参 考 文 献

[1] WHO. Promoting rational use of medicines：core components，WHO Policy Perspectives on Medicines［EB/OL］. （2002-09-01）. https：//apps. who. int/iris/handle/10665/67438.

[2] 肖永红.合理使用抗菌药物,应对细菌耐药挑战［J］.中国医学前沿杂志(电子版),2013,1:7-11.

[3] 肖永红.抗菌药物药代动力学/药效学概念及其临床意义［J］.中华医学杂志,2004,22:1914-1915.

[4] 中华人民共和国卫生部令第 84 号.抗菌药物临床应用管理办法［EB/OL］.（2012-4-24）. http：//www. gov. cn/gongbao/content/2012/content_2201890. htm.

[5] 中华人民共和国国家卫生健康委员会.抗菌药物临床应用指导原则［EB/OL］.（2015-8-27）. http：//www. nhc. gov. cn/cms-search/xxgk/getManuscriptXxgk. htm？id = c18e1014de6c45ed9f6f9d592b43db42.

[6] 肖永红.推进抗菌药物的合理应用——《抗菌药物临床应用指导原则(2015 版)》解读［J］.国际流行病学传染病学杂志,2015,42(5):289-292.

[7] 肖永红.抗菌药物合理应用体系与实践［J］.中国抗生素杂志,2009,34(z1):35-37.

[8] Dellit TH，Owens RC，McGowan JE，et al. Infectious Diseases Society of America and the Society for Healthcare Epidemiology of America Guidelines for. Developing an Institutional Program to Enhance Antimicrobial Stewardship［J］. Clin Infect Dis,2007,44:159-177.

[9] Mandell GL，Bennett JE，Dolin R. Mandell. Douglas，and Bennett's. Principles and Practice of Infectious Diseases［M］. 7th ed. Pennsylvania：Churchill Livingstone,2010.

[10] MacDougal C，Polk RE. Antimicrobial Stewardship Programs in Health Care Systems［J］. Clin Microbiol Rev, 2005,18:638-656.

[11] Masterton RG. Antibiotic heterogeneity［J］. Int J Antimicrob Agents,2010,36(S3):S15-S18.

[12] Isturiz RE. Optimizing antimicrobial prescribing［J］. Int J Antimicrob Agents,2010,36(S3):S19-S22.

[13] 肖永红.抗菌药物分级管理:理论与实践［J］.北京医学,2012,6:486-489.

[14] 肖永红.尽快建立抗菌药物合理应用可持续发展保障体系［J］.内科急危重症杂志,2012,17(6):331-332.

第十二章　抗真菌药物的药理基础

真菌是一种真核生物,在自然界分布广泛、种类繁多,目前已有一万个属、数十万种之多。大多数真菌对人类无害,而少数(约 300 种)能引起人类疾病,可引起皮肤、皮下组织、黏膜和内脏等组织的感染。

表皮、毛发、指甲及皮下组织等部位的感染为浅表真菌感染,传染性强,约占真菌病患者的 90% 以上。这类感染危害性相对较轻。内部组织、器官及血液等部位感染称为深部真菌感染或系统性真菌感染。这类感染常与机体免疫功能受损有关,如免疫抑制剂、肾上腺皮质激素及广谱抗生素使用等。深部真菌感染患者病情多严重,常危及生命,需强效抗真菌药物全身用药加以控制。近年来,随着免疫抑制剂使用群体的增加,如接受免疫抑制剂和糖皮质激素治疗的移植患者与风湿病患者,深部真菌感染发生率及由此引起的死亡率也随之上升,成为严重威胁患者生命的感染性疾病。

由于侵袭性的深部真菌感染严重威胁患者生命,本章主要介绍抗侵袭性真菌病的药物及其药理基础。

第一节　抗真菌药物的作用机制

真菌属于真核生物,较原核细胞的细菌而言,与人体的真核细胞相似度更大,故抗真菌药物研发必须关注真菌和哺乳动物细胞在生物化学方面的差异,进而找到靶向的药物。在细胞水平,真菌细胞有细胞壁而哺乳动物细胞没有。此外,两者的细胞膜包含的固醇不同,在真菌中是麦角固醇,在哺乳动物中是胆固醇。目前临床使用的大多数抗真菌药物常以此为靶点而发挥作用。

一、干扰细胞膜脂质合成

麦角固醇是真菌细胞膜的主要组分,对细胞膜的流动性、不对称性及完整性具有重要作用。抗真菌药物可以从不同环节影响麦角固醇的生物合成,最终使细胞膜结构破坏,从而抑制真菌细胞生长。为此,抗真菌药物可分为以下三类:

(一)角鲨烯环氧化酶抑制剂

角鲨烯环氧化酶是以特比奈芬为代表的丙烯胺类抗真菌药物作用靶位,角鲨烯环氧化酶在麦角固醇合成早期促使角鲨烯环氧化,若酶活性受抑制,则角鲨烯大量堆积,细胞膜通透性增加,细胞结构破坏,真菌死亡。目前主要用于严重的皮肤癣菌感染(体癣、股癣、足癣、头癣)和念珠菌(如白念珠菌)引起的皮肤酵母菌感染。

(二)细胞色素 P450 依赖去甲基化酶抑制剂

唑类药物作用靶位为细胞色素 P450 依赖去甲基化酶,该酶催化羊毛固醇去甲基化,为麦角固醇合成的重要步骤。该酶受抑制后,麦角固醇耗竭,前体物质堆积,导致真菌细胞膜结构与功能受到破坏。

(三)麦角固醇 14 位还原酶和 7~8 位异构酶抑制剂

吗啉类药物阿莫罗芬可抑制次麦角固醇转化为麦角固醇中的两个关键酶,即 14 位还原酶和 7~8 位异构酶,使次麦角固醇堆积于真菌细胞中,麦角固醇合成大量减少,细胞膜结构与功能受损,真菌死亡。

二、直接损害细胞膜脂质结构与功能

多烯类抗真菌药物直接和细胞质膜上的麦角固醇结合,破坏细胞质膜的渗透性,从而使菌体内氨基酸、电解质等重要物质渗出而死亡。

三、损害真菌细胞壁

真菌的细胞壁对真菌生长过程中维持细胞的高渗透压,保持细胞的形态是必需的。没有细胞壁将引起溶菌,导致真菌死亡。因为哺乳动物没有与真菌相似的细胞壁,作用于此的抗真菌药物对人体细胞几乎不起作用,因此这类药物毒副作用较小。

几丁质、β-葡聚糖和甘露糖蛋白是真菌细胞壁的主要成分。抗真菌药物通过抑制 1,3-β-D-葡聚糖合成酶、降低几丁质合成酶的活性、改变甘露聚糖和甘露聚糖-蛋白质复合体的三维空间结构及抑制 6-磷酸葡糖胺合成酶,破坏真菌细胞壁,从而达到抑菌效能。具体如下:

(一)对甘露聚糖和甘露聚糖-蛋白质复合体的作用

甘露聚糖和甘露聚糖-蛋白质复合体是真菌细胞壁外层结构,普那米星通过 Ca^{2+} 离子桥与之相连,使甘露聚糖和甘露聚糖-蛋白质复合体三维空间结构改变,细胞壁与细胞膜正常的接触关系受损,细胞壁破裂,碎屑刺入胞膜,细胞溶解死亡。

(二)抑制几丁质合成酶

几丁质是真菌细胞壁的主要支架,由几丁质合成酶 I 与合成酶 II 参与合成,尼可霉素与合成酶 I 底物 N-乙酰葡糖胺结构类似,在 Mg^{2+} 存在时,占据酶活性中心,酶活性受到抑制;Ca^{2+} 与尼可霉素吡啶环形成复合物,对合成酶 II 也有抑制作用。尼可霉素对球孢子菌、皮炎芽生菌具有较强抗菌作用。

(三)抑制葡聚糖合成酶

β-葡聚糖占细胞壁干重的 50%,若其合成受抑,则真菌细胞壁增厚,形成假菌丝,出芽与母细胞不能分离,细胞对渗透压敏感,细胞从出芽顶端溶解。棘白菌素类即属于此类抗真菌药物。

四、影响真菌核酸合成

灰黄霉素结构与鸟嘌呤碱基相似,可竞争地干扰真菌 DNA 的合成。氟胞嘧啶通过真菌细胞的渗透酶系统进入细胞内,转化为氟尿嘧啶,从而引起真菌核糖核酸遗传密码错误;其次,它还能转化为单磷酸 5-氟脱氧尿嘧啶,从而抑制真菌 DNA 合成。

第二节 抗真菌药物的分类

抗真菌药物,按照化学结构可分为多烯类、唑类、嘧啶类、烯丙胺类、其他等五类;按照作用部位可分为三类,分别为作用于质膜的唑类、多烯类,作用于核酸合成的嘧啶类,以及作用于细胞壁的棘白菌素类等。下面根据作用部位对常用抗真菌药物逐一介绍。

一、作用于质膜的抗真菌药物

包括唑类、多烯类两大类药物。

(一)唑类

唑类抗真菌药物分为咪唑类和三唑类。咪唑类以酮康唑、咪康唑、克霉唑等为代表,是最早的作用于质膜的抗真菌药物。三唑类现在已发展到第二代。其第一代药物包括氟康唑和伊曲康唑;第二代包括伏立康唑、泊沙康唑和拉夫康唑及新开发的拉夫康唑的前体药物艾沙康唑和阿巴康唑。

咪唑类抗真菌药物能选择性抑制真菌细胞色素 P450 依赖性的 14-α-去甲基酶,使 14-α-甲基固醇蓄积,细胞膜麦角固醇不能合成,从而使细胞膜通透性改变,导致胞内重要物质丢失而使真菌死亡。其特点为使用方便、疗效肯定。然而由于此类药物对人体细胞色素 P450 的抑制作用,会产生肝毒性和抗男性生育等不良反应。咪唑类包括酮康唑和咪康唑等药物,已被较新的药物所代替,现该类药物常用于局部用药。

三唑类药物由咪唑的 N-取代而产生,具有与咪唑类药物相似的作用机制,相似或更广泛的活性,对人类甾醇合成的影响较小。此外,由于 P450 酶系统中的其他敏感异构酶较咪唑类对三唑类药物更敏感,使其对细胞色素 P450 酶具有保护作用。可以说,三唑类药物各方面均优于酮康唑,其包括肠胃外和口服制剂,不仅较少产生激素抑制,且还更广谱,在体液中分布更好,胃肠道不良反应及肝毒性更低。

伊曲康唑和氟康唑一样有口服制剂及静脉制剂两种剂型。其特点为食物可促进药物吸收,分布广泛,但脑脊液中浓度低。伊曲康唑是轻度至中度组织胞浆菌病和芽生菌病的首选药物,并且常被用于慢性黏膜皮肤病。已被美国食品药物管理局(FDA)批准用于发热性中性粒细胞减少患者。伊曲康唑还可用于治疗慢性球孢子菌病、孢子丝菌病和粟粒梭菌感染。已经用伊曲康唑成功治疗的黏膜和皮肤真菌感染包括口咽念珠菌病(特别是艾滋病患者)、花斑癣、头癣和甲真菌病。

伏立康唑为合成的第二代广谱三唑类药物氟康唑的衍生物,其具有伊曲康唑的广谱抗真菌活性,同时又具有比氟康唑更高的生物利用度。口服和静脉制剂中的伏立康唑具有比氟康唑更广泛的抗假丝酵母菌种(包括光滑念珠菌和克柔念珠菌)的抗菌谱,并且对曲霉属、足放线病菌属和镰刀菌属有活性。通常被认为是治疗曲霉病的首选药物。伏立康唑(与氟康唑相比)的缺点是与许多用于真菌感染患者的药物相互作用较多。肝毒性、皮疹(包括光敏性)和视觉障碍相对较为普遍。此外,伏立康唑也比氟康唑昂贵得多。建议监测某些患者的伏立康唑浓度,这是因为该药物在肝脏中被细胞色素 P450

（CYP）2C9、CYP3A4 和 CYP2C19 完全代谢，且存在 CYP2C19 活性的人类遗传变异性。肝衰竭患者的剂量应相应减少。对肾功能不全的患者不需要调整剂量；然而，由于静脉制剂在环糊精中制备，不应给予患有严重肾功能不全的患者。

泊沙康唑是伊曲康唑的衍生物，为 2007 年上市的第二代三唑类广谱抗真菌药物，被美国 FDA 批准用于免疫功能低下的患者，以预防发生曲霉病和念珠菌病。此外，该药也被批准用于治疗口咽念珠菌病，并且已被评估用于治疗接合菌病、筋膜梭菌病、曲霉菌病、隐球菌病和各种其他形式的念珠菌感染。瑞夫康唑、艾沙康唑和阿巴康唑是第二代广谱三唑类抗真菌药物，具有较好的抗真菌感染的潜力。

比较以上三唑类的药物，氟康唑对白念珠菌与新生隐球菌抗菌活性较好，但对光滑念珠菌及克柔念珠菌基本无活性，可用于治疗各种侵袭性念珠菌病、隐球菌病、球孢子菌病等。伊曲康唑抗菌谱相对较广，对曲霉菌、念珠菌、隐球菌、组织胞浆菌、马尔尼菲青霉、球孢子菌、芽生菌、孢子丝菌等均有较好抗菌活性，常用于治疗该类致病性真菌所引起的感染，且是轻中度组织胞浆菌病、芽生菌病的首选药。不良反应相对较少，如恶心、腹泻、轻度肝功能异常，患者大多能耐受，但因其赋形剂环糊精经肾脏排出，故严重肾功能不全患者（内生肌酐清除率小于 30ml/min）不宜使用静脉注射液。另严重心功能不全患者也不宜使用。伏立康唑可口服或静脉使用，对念珠菌属（包括光滑念珠菌及克柔念珠菌）、隐球菌、曲霉属、镰刀霉属、丝孢霉属、着色菌属均有较强抗菌活性，对皮炎芽生菌、球孢子菌、荚膜组织胞浆菌、副球孢子菌也有一定抗菌活性。不良反应主要有肝功能损害、视物模糊及皮疹。严重肾功能不全患者（内生肌酐清除率小于 50ml/min）不宜静脉使用。泊沙康唑体内外抗菌谱广，在唑类药物中唯一对接合菌有抗菌活性。同时对念珠菌、隐球菌、曲霉、皮炎芽生菌、粗球孢子菌、组织胞浆菌、镰刀霉等均具有抗菌活性。此外，对于轻、中度肝功能不全患者应用唑类药物时，一方面应积极保肝治疗，密切监测肝功能；另一方面，对于肝炎肝硬化患者因其清除率明显降低，半衰期延长，唑类药物应用时应考虑减量使用。

（二）多烯类

最古老的抗真菌类药物为多烯类、两性霉素 B（AmB）和制霉菌素。制霉菌素只局部使用。20 世纪 50 年代后期，两性霉素 B 的引入彻底改变了深部真菌感染的治疗。两性霉素 B 是通过插入真菌细胞质膜而发挥其抗真菌作用的亲脂性分子，该药物与甾醇如麦角固醇紧密结合，导致膜渗透性增加。在较低的药物浓度下，钾离子通道活性增加；在较高浓度下，膜孔形成。细胞内钾和其他分子的损失损害真菌的生存能力。两性霉素 B 还可能通过影响氧化途径增强抗真菌活性。此外，两性霉素 B 定位于内皮细胞，从而可能产生内皮细胞活化。其抗菌作用机制主要通过与真菌细胞膜的麦角固醇结合，使细胞膜通透性增高，细胞内重要成分如钾离子、核苷酸和氨基酸等外渗，并致细胞迅速死亡，从而发挥杀菌作用。两性霉素 B 对大多数致病性真菌具有较强抗菌活性，可用于曲霉、念珠菌、隐球菌、接合菌、荚膜组织胞浆菌、马尔尼菲青霉等所引起的深部真菌感染。血浆半衰期为 24 小时，血浆蛋白结合率高，几乎不被肠道吸收，可通过胎盘屏障。其不良反应较为显著，主要包括静脉滴注过程中可发生寒战、高热等即刻反应，还可出现轻度溶血性贫血、血小板和白细胞减少，心肌损害、肝功能异常及肾功能损害、低钾血症、静脉炎等。两性霉素 B 脂质制剂包括两性霉素 B 脂质体复合物、两性霉素 B 胶态分散体和两性霉素 B 脂质单体，我国还有国产两性霉素 B 脂质体临床应用。两性霉素 B 脂质制剂最突出的特点是不良反应较两性霉素 B 明显减少，但费用相对较高。

二、作用于核酸合成的抗真菌药物

随着新型抗真菌药物的开发，氟胞嘧啶的使用已经减少。氟胞嘧啶可在真菌内转化为具有真菌细胞毒性的 5-氟尿嘧啶，替代尿嘧啶进入真菌的核糖核酸中，从而阻断核酸的合成。氟胞嘧啶被认为能够增强两性霉素 B 抗真菌活性，尤其是两性霉素 B 浓度低的心脏瓣膜和玻璃体部位。口服吸收后，分布广泛，在绝大部分身体部位如脑脊液、玻璃体、腹腔液和炎症关节均可达到治疗浓度。氟胞嘧啶对隐球菌和念珠菌有良好抗菌作用，与两性霉素 B 或氟康唑联用都有协同作用，后者破坏真菌的细胞膜，有利于氟胞嘧啶的渗入，既可增强疗效又可减轻两性霉素 B 的副作用。但因氟胞嘧啶的毒性及易快速产生耐药性，一般不常规单独应用于深部真菌感染。因此，常与两性霉素 B 联合使用治疗隐球菌性脑膜炎及念珠菌性脑膜炎。但是当两药合用时，可造成明显且频繁的骨髓抑制，当前在隐球菌病的治疗中需要监测血常规。

三、作用于细胞壁的抗真菌药物

作用于细胞壁的药物主要为棘白菌素类。棘白菌素类药物属脂肽类抗真菌药物，为 1,3-β-D-葡聚糖合成酶抑制剂，通过非竞争性抑制 1,3-β-D-葡聚糖合成酶来抑制真菌细胞壁的合成，破坏真菌细胞壁的完整结构，使细胞渗透压失衡，最终导致真菌细胞溶解死亡。棘白菌素显示对曲霉属有抑菌活性，对大多数念珠菌属有杀菌活性，即使对耐氟康唑菌株亦显示良好的抑菌活性。目前主要有卡泊芬净（caspofungin）、米卡芬净（micafungin）和阿尼芬净（anidulafungin）。体外抗菌活性显示，对所有念珠菌均有杀菌作用，尤其是耐氟康唑菌株，同时对曲霉属也有很强抗菌活性。此外，动物实验结果还显示，该类药物对组织胞浆菌属、皮炎芽生菌、球孢子菌和肺孢子菌均具抗菌活性。但对隐球菌属、接合菌属、镰刀霉属、拟青霉属、毛孢子菌属等无作用。卡泊芬净在轻度肝功能障碍（Child-Pugh 评分5~6 分）时无须减量，中度肝功能障碍（Child-Pugh 评分7~9 分）时首剂剂量不变，维持剂量需减至 35mg/d。但目前尚无重度肝功能障碍（Child-Pugh 评分>9 分）患者的用药研究，仅建议进一步减量或停药。米卡芬净在肝功能不全患者的药代动力学曲线和健康志愿者无显著差异，故无须调整剂量。肾功能不全患者棘白菌素类药物无须调整剂量。

四、其他不常用药物

抗生素类如灰黄霉素，通过渗入皮肤角质层与角蛋白结合，干扰真菌有丝分裂与核酸合成，阻止真菌继续侵入。该药主要用于治疗癣菌病。

烯丙胺类如特比萘芬，可高度特异性地抑制角鲨烯环氧化酶，使角鲨烯积聚、麦角甾醇的合成受阻，从而引起真菌细胞死亡。该药物主要用于治疗甲真菌病，也用于癣菌病。

第三节 抗真菌药物的药效学和药代学机制

一、抗真菌药物药效学

药效学（pharmacodynamics，PD）是研究药物对机体或机体内的微生物的作用，即研究药物作用的机制和原理以及药物剂量与效应关系。PD 与药物和机体两方面因素均密切相关，如药物剂型、给药途径、用药者的年龄和性别等。

（一）PD 参数

最小抑菌浓度（minimum inhibitory concentration，MIC）和最小杀菌浓度（minimum bacteriocidal concentration，MBC）反映抗真菌药的体外活性，但不反映活性在体内的时间过程。MBC 不能提供抗真菌药的杀菌速度，也不能预测增加药物浓度是否可以提高杀菌速度；MIC 不能反映真菌在接触抗菌药后，被抑制的状态能维持多长时间。

抗菌后效应（post-antifungal effect，PAE）是指真菌暴露于抗真菌药后，在洗去抗真菌药的情况下，数量增加 10 倍（1log10 单位）所需的时间（与对照组的差）。PAE 的长短反映抗真菌药作用后真菌再生长延迟相的长短及对真菌生长的持续抑制作用，故而又称持续效应。

将不同浓度的抗真菌药物加入真菌培养液中，于不同时间取菌药混合物作菌落计数，绘制时间-真菌浓度曲线，即杀菌曲线。杀菌曲线反映抗菌药杀灭病菌的动态过程与杀菌效率。当抗菌药浓度≥MIC 时，杀菌曲线有两种：①菌量随时间延长逐渐减少，表明有杀菌作用，为杀菌剂；②菌量随时间变化不明显，曲线呈近水平状，表明仅具抑菌作用，为抑菌剂。

（二）抗真菌药物的选择毒性

抗真菌药物能够应用于临床，必须具备较高的选择毒性，即药物只对真菌有毒性或抑制作用，而对人体细胞没有损伤或毒性。选择性越高，临床不良反应发生率也越低。

唑类药物抑制真菌细胞膜上麦角固醇的生物合成，而对人体细胞膜胆固醇合成没有影响，从而破坏真菌细胞膜完整性，达到杀灭真菌目的，临床疗效和安全性也较好。两性霉素 B 没有明确的细胞内靶点，通过在真菌细胞膜形成多分子聚合体空岛，损伤细胞膜完整性而杀灭真菌，其抗菌谱最为广泛，且不容易出现耐药。

（三）抗真菌药物抗菌活性与抗菌谱比较

两性霉素 B 是抗真菌活性最强、抗菌谱最广的药物，对念珠菌、曲霉菌、隐球菌、肺孢子菌、各种地方性真菌等具有确切抗菌作用，MIC 值大多在 0.5mg/L 以下；氟胞嘧啶只对部分念珠菌、隐球菌具有抗菌作用，氟康唑抗菌谱与氟胞嘧啶相似，但抗菌活性较氟胞嘧啶强，克柔念珠菌、光滑念珠菌对氟康唑具有不同程度固有耐药性；伊曲康唑、伏立康唑、泊沙康唑等新型三唑类抗真菌药物抗菌谱广，对念珠菌、隐球菌、曲霉菌与部分地方性真菌具有抗菌活性,但对肺孢子菌缺乏抗菌作用;棘白菌素类抗真菌药物与三唑类抗真菌药物有相似抗菌谱,但由于隐球菌缺乏 1,3-β-D-葡聚糖合成酶,这类药物对隐球菌没有抗菌作用,已上市棘白菌素类药物抗菌活性中米卡芬净最强、卡泊芬净最弱。

二、抗真菌药物药代学

抗真菌药物经吸收(口服和肌内注射)或直接(静脉给药)进入血液循环以后以两种形式存在,一部分与血清蛋白结合,一部分未结合呈游离状态,后者具有抗真菌活性。游离及结合部分呈动态平衡。游离状态药物易分布进入组织和体液,部分可在组织内代谢。在分布过程中药物开始自体内清除,以药物原型或代谢物形式排出体外。

药代学(pharmacokinetics,PK)即是定量研究药物在生物体内吸收、分布、代谢和排泄规律,并运用数学原理和方法阐述血药浓度随时间变化规律的一门学科。评价抗真菌药物效力最重要的 PK 指标为血药峰浓度(C_{max})和药物浓度-时间曲线下面积(area under the curve,AUC)。

(一)吸收

药物口服及肌内注射给药后吸收入血液循环达 C_{max},这一过程受药物溶解度、给药剂量、给药途径的影响,不同的药物,其吸收程度和吸收速率各不相同。一些抗真菌药物的口服生物利用度非常低,如多烯类、棘白菌素类等。对于这些药物,静脉给药是治疗侵袭性真菌感染的唯一选择。唑类药物则具有良好的口服吸收度:氟康唑口服吸收好,且不受进食和胃酸的影响,其口服血药浓度可达静脉给药的90%;伊曲康唑的吸收取决于不同的剂型,胶囊在有胃酸的环境中吸收更好,而环糊精溶液比胶囊更容易吸收,AUC 提高 30%左右;伏立康唑在空腹情况下吸收好;而泊沙康唑在高脂饮食时更易吸收。

(二)分布

药物吸收后从血液分布至细胞间液或细胞液的过程称为分布。多数抗真菌药物的分子量大,血浆蛋白结合率高,不能良好地穿透血脑屏障、血眼屏障等组织屏障。氟胞嘧啶、氟康唑和伏立康唑的血浆蛋白结合率低,生物利用度高,半衰期长,穿透血脑屏障的能力也最强,其在中枢神经系统中的药物浓度可达到血药浓度的 50%左右。而作为治疗隐球菌性脑膜炎的首选药物,两性霉素 B 在中枢神经系统中的浓度仅可达到血药浓度的 2%~4%。除此以外,多烯类和大部分唑类药物(除外伏立康唑和氟康

唑)的血浆蛋白结合率超过 90%,棘白菌素类如阿尼芬净、米卡芬净和卡泊芬净也在 85%~99%,这部分药物在肝脏、肾脏、肺以及骨骼、肌肉等组织中的浓度远高于血药浓度,这使得药物易于浓集于感染组织的同时也减缓了药物从肾脏排泄的速度。

(三)代谢和排泄

代谢是药物在体内不可逆的化学变化;排泄是药物或其代谢产物从体内消除的过程。两性霉素 B 的代谢和排泄途径仍不明确。除了氟胞嘧啶以原型通过尿液排泄外,肝脏是大部分抗真菌药物最主要的代谢场所。所有唑类药物均不同程度地通过肝脏代谢。氟康唑对肝脏代谢的依赖程度不强,但伊曲康唑、伏立康唑和泊沙康唑则很大程度依赖肝脏代谢。伊曲康唑一般不在肝功能异常患者中使用,除非治疗的必要性超过肝损坏的危险性。若有必要服药,建议监测伊曲康唑的血浆浓度并采用适宜的剂量。除伊曲康唑的代谢产物羟基伊曲康唑,大部分药物代谢后失活,没有抑菌或杀菌活性。氧化是唑类主要的代谢途径,部分药物如泊沙康唑还依赖葡萄糖醛酸化代谢。在棘白菌素类代谢和排泄的过程中,卡泊芬净是通过肝脏的水解作用和氮乙酰化,米卡芬净则通过非氧化代谢,而阿尼芬净不依赖肝脏,通过非酶途径降解。需要注意的是,由于伊曲康唑、伏立康唑的静脉制剂中的环糊精成分会在肾脏中累积,当肌酐清除率分别小于 50ml/min、30ml/min 时,这两种药物的使用需要格外小心。

三、抗真菌药物 PK/PD 研究

现今一些关于临床 PD 的研究将 C_{max} 和 AUC 等 PK 参数与抗菌药物 MIC 结合,产生 3 个 PK/PD 参数:24 小时药时曲线下面积与最低抑菌浓度的比值(24h-AUC/MIC)、最高峰浓度与最低抑菌浓度的比值(C_{max}/MIC)以及血药浓度超过最低抑菌浓度的时间(T>MIC)。临床应用某种抗真菌药物时,需根据其特定 PK/PD 参数及其相应目标值调整给药方案,以避免药物剂量不足所导致的无效治疗和药物过量带来的毒性反应。

根据抗真菌药物的抗真菌作用与其药物浓度或时间的相关性,大致可将抗真菌药 PK/PD 分为浓度依赖性、时间依赖性及时间依赖性且抗菌作用时间较长的抗真菌药三类(表 12-3-1)。通过分类,可以为优化给药方案设计提供重要的理论意义。PK/PD 模型可通过动物体内感染模型和体外动力学试验来确定。浓度依赖性抗真菌药物有较长的 PAE,在保

证安全性的前提下,应使用大剂量,延长给药间隔时间,从而提高血药峰浓度,这样不仅疗效佳,而且方便。而时间依赖性抗真菌药物,杀真菌效果主要取决于T>MIC,给药频率由半衰期和PAE长短决定。

表 12-3-1　抗真菌药物的 PK/PD 分类、指标及代表药物

内容	PK/PD 分类		
	浓度依赖性 (长抗真菌后效应)	时间依赖性 (短抗真菌后效应)	时间依赖性 (长抗真菌后效应)
PK/PD 指标	AUC/MIC,C_{max}/MIC	T>MIC	AUC/MIC,Peak/MIC
代表药物	两性霉素 B,卡泊芬净,米卡芬净,阿尼芬净	氟胞嘧啶	三唑类如氟康唑;咪唑类
治疗学优化方式	优化浓度,每天一次给药	优化时间,加大用药频率,每天多次用药	优化剂量,通过加大剂量提高疗效

PD:药效动力学;PK:药代动力学;AUC:药物浓度-时间曲线下面积;C_{max}/MIC:最高峰浓度与最低抑菌浓度的比值;T>MIC:血药浓度超过最低抑菌浓度的时间;Peak:峰浓度

(一)浓度依赖性并有持续作用的抗真菌药物

AUC/MIC(或 C_{max}/MIC)是主要的 PK/PD 参数,药物的杀菌活力在很大范围内随药物浓度的增高而增加。浓度依赖性抗真菌药物对真菌的杀菌作用取决于浓度,浓度越高,杀菌速度越快也越彻底。代表药物有两性霉素 B、卡泊芬净、米卡芬净、阿尼芬净。

(二)时间依赖性但无持续作用的抗真菌药物

该类药物杀真菌的效应与药物接触真菌时间的长短有关,因而较迟缓,且与浓度无关。疗效随着药物浓度的增加而增加,杀菌率在低倍 MIC 时即已饱和(通常 4~5MIC)直到最大杀菌速度,此后,浓度的增加不再产生疗效的相应增加。该类药物的主要 PK/PD 参数为 T>MIC。通常取 T>MIC 的 40%~50% 为时间间隔给药,此时治疗率可达 90%~100%。

氟胞嘧啶属于时间依赖性药物,因此用法为 2~3 次/d 静脉滴注,口服则分 4 次给药。初步研究显示小剂量多次给药效果好,如 T>MIC 为 25%~50%。

(三)时间依赖性且抗菌作用时间较长的抗真菌药物

Peak/MIC(或 AUC/MIC)是主要的 PK/PD 参数。为了获得高于 90% 的临床有效率,Peak/MIC 比值需达到 8~10。当 AUC/MIC 比值增加时,PAE 延长;而当 MIC 增高,AUC/MIC 比值减小时,PAE 缩短,这时最佳药动学指标变成 T>MIC。

咪唑类属于时间依赖性且 PAE 较长的药物。

总之,有效的抗真菌治疗方案的制定,应基于 PK/PD 两者结合的基础上。抗真菌药物的疗效取决于体内真菌感染组织中是否能达到有效的药物浓度,要保证这一点,血药浓度常常要高于 MIC 数倍。根据 PK/PD 理论,我们可以通过计算来确定抗真菌药物敏感试验的敏感耐药分界点,对患者进行个性化的给药和治疗,从而有效防止耐药的发生。

四、药物的相互作用

药物相互作用常常发生于三唑类抗真菌药物应用时,因为这类药物可作为第 1 相生物转化酶的抑制剂,并且可能作为第 2 相生物转化酶或转运蛋白的抑制剂或底物。对于多重病症的患者,包括患有血液恶性肿瘤或其他癌症的患者、造血干细胞或器官移植受者、感染人类免疫缺陷病毒的患者和重症监护病房的患者,其药物相互作用的风险增加,因为这些患者通常需要多种伴随药物。同时,这些患者也极易受到药物相互作用所引起的临床症状和体征的影响。

唑类抗真菌药物常被用于造血干细胞及实体器官移植的患者,以预防或治疗侵袭性真菌感染。然而,由于经细胞色素 P450 系统的各种同工酶及/或 P-糖蛋白代谢,唑类抗真菌药物可能与这些患者群体常用的许多药物产生相互作用。

为了明确唑类抗真菌药物和其他药物之间的药物相互作用,曾有系统综述对唑类抗真菌药物氟康唑、伊曲康唑、伏立康唑、泊沙康唑和其他药物的相互作用进行了研究,特别是唑类药物与免疫抑制剂如环孢素、他克莫司和西罗莫司以及皮质类固醇如甲泼尼龙、地塞米松、泼尼松龙和泼尼松之间的药物相互作用。这些研究显示唑类药物和免疫抑制剂的联合用药可引起临床上明显的药物相互作用,有可能造成严重的免疫抑制或毒性。一项研究显示健康受试者分别单药口服环孢素(300mg)、麦考酚酸(1 000mg)、泼尼松(20mg)、西罗莫司(2mg)和他克莫司(5mg),或联合口服艾沙康唑(200mg,2 次/d;

2 天后 200mg,1 次/d）。与艾沙康唑联合使用后,他克莫司、西罗莫司和环孢素的浓度-时间曲线下面积（AUC）分别增加 125%、84% 和 29%,而麦考酚酸和泼尼松的 AUC 则分别增加 35% 和 8%。他克莫司、西罗莫司和环孢素的血药峰浓度（C_{max}）分别增加 42%、65% 和 6%;麦考酚酸和泼尼松的 C_{max} 则分别降低 11% 和 4%。大部分情况下艾沙康唑的药代动力学不受免疫抑制剂的影响。这些结果提示艾沙康唑等三唑类药物有可能对环孢素、麦考酚酸、西罗莫司和他克莫司的代谢造成影响。

在移植患者中开始使用唑类抗真菌药物几乎必然发生药物-药物相互作用,但这些药物却往往不可或缺。要对这些药物相互作用进行管理,需要具备对潜在的药物相互作用、适时适当的剂量调整、临床监测评估（例如,免疫抑制剂的药物浓度,药物毒性的症状和体征）等相关知识的了解。这些管理不仅在开始用药时必不可少,在撤药时也同样需要引起注意。

总之,接受三唑类抗真菌药物系统治疗以预防或治疗侵袭性真菌感染的患者中常会发生药物相互作用,包括三唑与皮质类固醇、免疫抑制剂、抗感染药物、苯二氮䓬类、阿片类镇痛药、他汀类药物、抗凝血剂、抗惊厥药和抑酸剂等药物的相互作用。不同唑类药物的药代动力学和抗真菌性质,安全性和耐受性以及药物相互作用特征明显不同。如果临床医生熟悉并掌握不同唑类的药代动力学特征,遵循禁忌证和剂量调整建议,并且尽可能地切换唑类以达到临床疗效和安全性的最佳组合,那么许多药物相互作用可以被预防。药物浓度与疗效监测可以帮助优化治疗方案,防止药物滥用或过量使用。

（张文宏）

参 考 文 献

[1] Dennis L. Kasper, Anthony S. Fauci, et al. Harrison's Infectious Diseases[M]. 2nd ed. New York: McGraw-Hill, 2013.

[2] John E. Bennett, Raphael Dolin, Martin J. Blaser, et al. Principles and Practice of Infectious Diseases[M]. 8th ed. New York: Saunders, 2015.

[3] José Ramos, Hana Sychrová, Maik Kschischo. Yeast Membrane Transport[M]. New York: Springer International Publishing, 2016.

[4] 崔宇慧,唐建国. 真菌对临床抗真菌药物的耐药机制[J]. 中国抗生素杂志,2011,36(10):733-737.

[5] 买佳,王静. 常用抗深部真菌感染药物及真菌对其耐药机制的研究进展[J]. 中国感染与化疗杂志,2015,15(4):395-398.

[6] 黄滔敏,程能能. 抗真菌药 PK/PD 研究进展[J]. 上海医药,2015,36(1):18-23.

[7] LE Cowen, D Sangland, SJ Howard, et al. Mechanisms of Antifungal Drug Resistance[J]. Cold Spring Harb Perspect Med, 2010, 5(6):935-949.

[8] 周伟澄. 高等药物化学选论[M]. 北京:化学工业出版社,2006.

[9] 肖永红. 临床抗生素学[M]. 重庆:重庆出版社,2004.

[10] 宋金春. 抗微生物药物学[M]. 北京:科学出版社,2010.

第十三章　抗病毒药物的药理基础

第一节　抗病毒药物的分类

按照所抗病毒的种类可以分为抗 HIV 药物、抗 HBV 药物、抗 HCV 药物、抗疱疹病毒类药物、抗流感病毒类药物等；根据药物结构的不同可分为核苷（酸）类似物、三环胺类、蛋白酶抑制剂、非核苷（酸）类逆转录酶抑制剂、干扰素、抗体类以及中药类等（表 13-1-1、表 13-1-2）。

表 13-1-1　抗病毒药物的作用分类

病毒种类	常用药物
人类免疫缺陷病毒	齐多夫定,拉米夫定,替诺福韦酯,阿巴卡韦,恩曲他滨,依非韦仑,依曲韦林,奈韦拉平,利匹韦林,阿扎那韦,达芦那韦,洛匹那韦,拉替拉韦,多替拉韦等
乙型肝炎病毒	丙酚替诺福韦酯,替诺福韦酯,阿德福韦酯,恩替卡韦,拉米夫定,替比夫定,干扰素,非核苷类抗 HBV 小分子化合物等
丙型肝炎病毒	利巴韦林,干扰素,索磷布韦,维帕他韦,伏西瑞韦,来迪派韦,司美匹韦,达卡他韦,帕利瑞韦,达萨布韦等
疱疹病毒	伐昔洛韦,阿昔洛韦,阿糖腺苷,膦甲酸钠
流感病毒	派瑞米韦,扎那米韦,奥司他韦,帕拉米韦,利巴韦林,金刚烷胺,金刚乙胺等
巨细胞病毒	更昔洛韦,膦甲酸钠
人乳头状瘤病毒	咪喹莫特,西多夫韦

表 13-1-2　抗病毒药物的结构分类

结构	常用药物
核苷（酸）类似物	齐多夫定,拉米夫定,替比夫定,阿巴卡韦,阿德福韦酯,替诺福韦酯,恩曲他滨,阿昔洛韦等
三环胺类	金刚烷胺,金刚乙胺
蛋白酶抑制剂	洛匹那韦,利托那韦
干扰素	普通 α 干扰素,聚乙二醇干扰素 α-2a 或 2b
焦磷酸类	膦甲酸钠
神经氨酸类似物	派瑞米韦,扎那米韦,奥司他韦
非核苷（酸）类逆转录酶抑制剂	奈韦拉平,依非韦仑
中药类	穿心莲,板蓝根,大青叶,金银花,柴胡,黄芩,紫草等
抗体类	帕利珠单抗,抗狂犬病血清等
其他	双环醇、多糖类、非核苷类抗 HBV 小分子化合物等

第二节 抗病毒药物的作用机制

一、干扰素抗病毒药理基础

干扰素(interferon,IFN)是哺乳动物细胞在病毒感染时产生的具有抗病毒、免疫调节等多种生物学活性的细胞因子。根据氨基酸序列和特异性受体识别的不同,人 IFN 可分为 3 种类型:IFN-Ⅰ(IFN-α/β)、IFN-Ⅱ(IFN-γ)、IFN-Ⅲ(IFN-λ)。然而,不同种类的 IFN 产生的诱导因素不同。Ⅰ型 IFN(IFN-α/β)主要在病毒、双链 RNA、多肽、细菌脂多糖以及细胞因子的诱导下由成纤维细胞、淋巴细胞及浆细胞样树突状细胞产生,Ⅱ型 IFN(IFN-γ)则主要在葡萄球菌内毒素 A、T 细胞特异性抗原、植物血凝素等的诱导下由活化的 T 细胞、NK 细胞与 NK T 细胞产生,Ⅲ型 IFN(IFN-λ)则主要在病毒诱导下由造血细胞系或者上皮细胞产生。目前用于抗病毒治疗的主要是重组 IFN-α,疗效与天然 IFN-α 相仿。

(一)干扰素抗病毒信号转导

IFN 主要通过与细胞膜上的相应受体结合来发挥生物学作用,其中Ⅰ型 IFN 受体由 IFNAR1 和 IFNAR2 亚单位组成,Ⅱ型 IFN 由 IFNGR-1 和 IFNGR-2 亚单位组成,Ⅲ型 IFN 受体由 IFN-λR1 和 IL-10R2 亚单位组成。JAK-STAT 途径是干扰素抗病毒过程中最主要的途径,IFN 与受体结合后激活细胞内的酪氨酸激酶 JAK 家族,这些被激活的激酶反过来再使 IFN 受体酪氨酸残基发生磷酸化。进而与转录因子 STAT 黏附,并使其活化形成二聚体,进入细胞核与目标 DNA 片段结合调节靶基因转录。JAK 和 STAT 家族在干扰素应答途径中发挥关键作用的分子主要包括 Jak-1、Jak-2 和 Tyk-2 激酶及 Stat-1、Stat-2 转录因子。IFN-α/β 黏附 STAT1-STAT2 二聚体和干扰素调节因子 9(IRF9),形成干扰素刺激基因因子 3(ISGF3),转位进入细胞核与存在于 IFN-α/β 诱导基因启动子或增强子中的干扰素刺激应答元件顺式作用元件结合,调控相关基因的表达。Ⅱ型 IFN-γ 则黏附 STAT-1α-STAT-1α 同源二聚体后转移至细胞核内,结合顺式活化元件 γ 活化序列后调控下游信号分子活性进而发挥相应效应。而Ⅲ型 IFN-λ 在对应受体结合后可以按照Ⅰ型 IFN 的信号通路完成自身的信号转导,并可活化 STAT3、STAT4 等从其他途径发挥作用。此外,类似于 STAT 转录调控因子,IRF 家族在干扰素应答调控中也发挥重要作用,IRF 和 STAT 共同作用构成了干扰素应答和调控信号,从而发挥抗病毒作用。干扰素的抗病毒作用机制见图 13-2-1。

(二)干扰素相关抗病毒蛋白

IFN 与同种细胞受体结合后刺激细胞内途径,

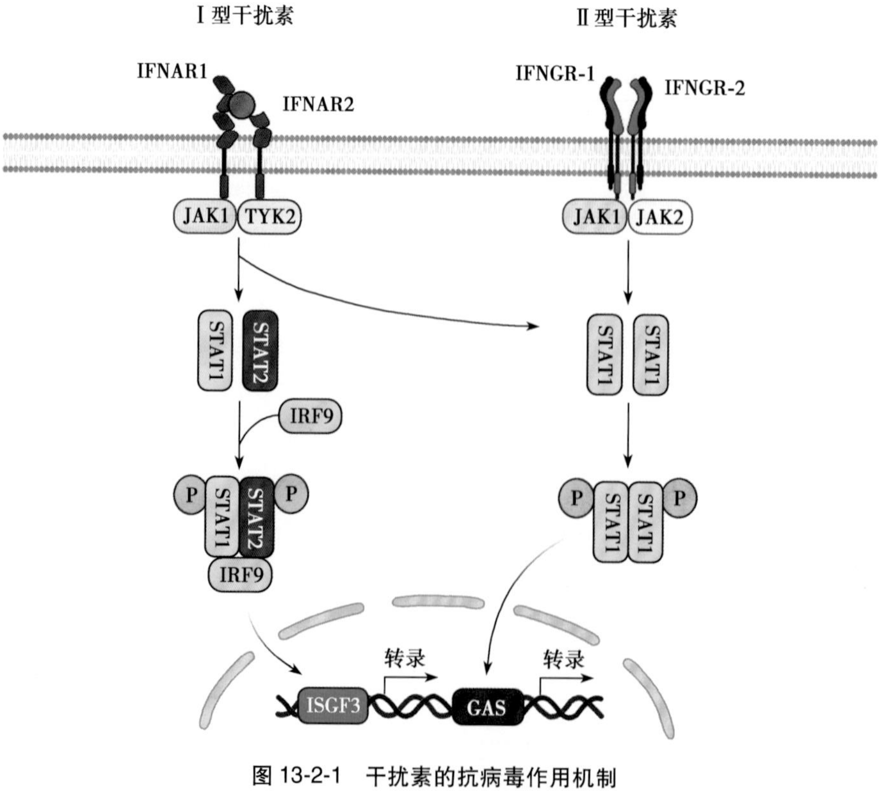

Ⅰ型干扰素　　　　　　　　Ⅱ型干扰素

图 13-2-1　干扰素的抗病毒作用机制

激活干扰素刺激基因（ISG），诱导抗病毒蛋白质的合成。目前经典的干扰素相关抗病毒蛋白主要包括：2′-5′寡腺苷酸合成酶（2′-5′OAS），蛋白激酶R（PKR）和抗黏液瘤蛋白1（Mx-1）。2′-5′OAS是由病毒诱导产生的，可激活2′-5′腺苷依赖性的RNase L，最终使病毒双链DNA（dsRNA）降解。PKR是在dsRNA和ATP共同参与下通过磷酸化真核细胞起始因子2（eIF-2）使其失活，从而使蛋白质的翻译不能进行。近来的研究分析了其他的干扰素相关抗病毒蛋白如APOBEC3，体外试验显示IFN-α可以通过上调APOBEC3的活性诱导HBV cccDNA的降解；再如抗病毒蛋白BST2，广泛表达于多种细胞对Ⅰ型IFN的应答，如成熟B细胞、浆细胞和浆细胞样树突状细胞，抑制有膜的病毒颗粒的释放。此外，最近研究显示肝非实质细胞，如巨噬细胞、肝窦内皮细胞可以放大Ⅰ型IFN的抗病毒作用，主要是通过外排体介导的细胞间转运，将抗病毒蛋白等运输至尚未感染的肝细胞中。

（三）免疫调节作用

IFN还可以调节细胞和体液免疫，增强机体的免疫防御能力。例如，IFN-α/β通过增加细胞表面MHC-Ⅰ类分子的表达，IFN-γ则可同时诱导MHC-Ⅰ和MHC-Ⅱ类分子表达，从而加强细胞毒性T淋巴细胞的杀伤作用。此外，IFN还可调节细胞因子如IL-1、IL-2和肿瘤坏死因子（TNF）等产生。最终产生抗病毒效应，有利于病毒的清除。

二、核苷（酸）类似物

核苷（酸）类似物（nucleoside/nucleotide analogues，NAs）是通过对核苷（酸）的糖基或/和碱基部分进行修饰，由于其和核苷酸结构类似，它能取代病毒正常的核酸前体，竞争性结合酶活性中心，进而抑制病毒的DNA聚合酶或RNA聚合酶，从而抑制病毒复制。核苷类药物作为抗病毒治疗的主要药，截至目前，已有超过30种核苷（酸）类似物被用于治疗病毒性疾病。

NAs可根据其化学结构分为嘌呤核苷类和嘧啶核苷类，除了所含碱基类型不同外，它们在分子取代基团以及药物分子的手型中心构型方面也有不同。临床上一般根据抗病毒谱的不同，可将NAs分为：抗逆转录病毒药物、抗肝炎病毒药物、抗疱疹病毒药物、抗巨细胞病毒药物、广谱抗病毒药物（表13-2-1）。

表13-2-1 核苷（酸）类似物分类

种类	药物
抗逆转录病毒药物	齐多夫定、去羟肌苷、阿巴卡韦、扎西他滨、司他夫定、富马酸替诺福韦酯、恩曲他滨、拉米夫定、去羟肌苷、DAPD（D-2,6-二氨基嘌呤二氧戊环）
抗肝炎病毒药物	拉米夫定、阿德福韦酯、替比夫定、恩替卡韦和替诺福韦酯
抗疱疹病毒药物	碘苷、阿昔洛韦、阿糖腺苷、地昔洛韦、伐昔洛韦、更昔洛韦、喷昔洛韦、伐昔洛韦、西多福韦、膦甲酸、曲氟尿苷、缬更昔洛韦
抗巨细胞病毒药物	更昔洛韦、西多福韦、更昔洛韦
广谱抗病毒药物	利巴韦林

（一）抗逆转录病毒药物

核苷类逆转录酶抑制剂（nucleoside reverse transcriptase inhibitor，NRTI）主要是针对人类免疫缺陷病毒（HIV）的逆转录酶，包括嘧啶衍生物如齐多夫定（zidovudine，AZT）、扎西他滨（zalcitabine，ddC）等，以及嘌呤衍生物如阿巴卡韦（abacavir，ABC）、去羟肌苷（didanosine，ddI）等。NRTI作用机制类似，主要都是在宿主细胞酶的磷酸化作用下，转化成相应的三磷酸酯，与内源性的核苷三磷酸竞争逆转录酶，从而抑制逆转录酶活性，导致病毒的DNA合成受阻，从而抑制病毒复制。由于单一药物治疗易使HIV病毒获得耐药性，故通常联合用药以防止HIV耐药产生。

（二）抗肝炎病毒药物

长期应用核苷类似物抗病毒治疗是目前临床治疗慢性乙型肝炎的主要手段，其特点是禁忌证少、不良反应轻、口服方便、疗效肯定，但耐药率高且停药后复发率高。NAs治疗乙型肝炎的主要机制是通过抑制HBV聚合酶的活性，导致IIBV DNA的合成终止，从而影响病毒在宿主细胞内的复制。目前国内获准上市的治疗乙型肝炎的NAs主要有：拉米夫定（lamivudine，3-TC）、阿德福韦酯（adefovir dipivoxil，ADV）、恩替卡韦（entecavir，ETV）、替比夫定（telbivudine，LdT）和替诺福韦酯（tenofovir disoproxil，Viread）。

核苷类NS5B聚合酶抑制剂是近年来新上市的一种治疗HCV感染的直接抗病毒药物（direct-acting antiviral agents，DAA），通过在体内磷酸化为相应的三磷酸核苷酸，竞争性抑制HCV RNA聚合酶NS5B位点，从而终止病毒RNA的延长。由于NS5B对

HCV 复制至关重要,因此此区域的活性中心高度保守,单个核苷酸的缺失或替换都将可能导致酶活性功能的丧失,因此此区域的耐药不易发生。目前美国 FDA 批准上市的仅有索非布韦(sofosbuvir,SOF)。

(三)抗疱疹病毒药物

多为开环核苷类药物,在体内磷酸酶的作用下转化为相应的三磷酸酯,可干扰 DNA 聚合酶,尤其是疱疹病毒的 DNA 聚合酶,从而抑制病毒 DNA 复制。

(四)广谱抗病毒药物

利巴韦林(ribavirin):鸟苷类衍生物,对多种 DNA 及 RNA 病毒有效。药物进入病毒感染细胞后被转化成三磷酸酯形式,竞争性抑制单磷酸脱氢酶、流感病毒 RNA 多聚酶和 mRNA 鸟苷转移酶,从而引起感染细胞内鸟苷三磷酸的减少,影响病毒 RNA 和蛋白质的合成,进而影响病毒的复制及传播。对甲型肝炎病毒、丙型肝炎病毒、呼吸道合胞病毒、流感病毒及多种腺病毒有效。

三、化学类抗病毒药物

化学类抗病毒药物包括了除外核苷(酸)类似物之外的所有化学药物,种类较多,作用机制复杂。根据抗病毒作用机制的不同,可分为非核苷(酸)类逆转录酶抑制剂、RNA 依赖的 RNA 聚合酶抑制剂、DNA 聚合酶抑制剂、蛋白酶抑制剂及其他。

(一)非核苷(酸)类逆转录酶抑制剂

非核苷(酸)类逆转录酶抑制剂(non-nucleoside reverse transcriptase inhibitor,NNRTI)是一类功能强大的抗逆转录病毒的药物,能在毫微克级别的分子浓度下抑制病毒复制。目前主要用于抗 HIV 治疗。NNRTI 与 HIV 逆转录酶 P66 亚单位上的一个非底物结合的变构部位结合,通过改变该部位的构象,来抑制逆转录酶的催化活性,从而抑制病毒复制。因为 RNA 病毒非常容易出现变异,故应用过程中病毒对此类药物表现出比较高的耐药性。代表药物有奈韦拉平(nevirapine)、依非韦仑(efavirenz)、地拉韦定(delavirdine)。

(二)RNA 依赖的 RNA 聚合酶抑制剂

主要是指作用于 HCV 的直接抗病毒药物(directly acting antivirals,DAA)中作用于 NS5B 的药物。NS5B 是 RNA 依赖性 RNA 聚合酶,参与 HCV RNA 的复制。它具有三个结构域(分别是 thumb、finger 和 palm)和多个变构位点(如 Thumb1、Thumb2、Palm 等)。以 NS5B 为作用靶点的聚合酶抑制剂按结构

分为两类:核苷(酸)类和非核苷(酸)类,二者有不同的作用机制。按结合位点的不同可分为 Thumb1、Thumb2 和 Palm 抑制剂。

核苷(酸)类似物聚合酶抑制剂(nucleoside analogue polymerase inhibitor,NPI)是一些经过糖基化或碱基化修饰的核苷(酸)类似物,通过竞争酶的活性位点,插入合成的核苷酸链中,使核酸链延伸终止,从而阻断 HCV 的复制。代表药物有索非布韦(sofosbuvir)、美立他滨(mericitabine)、PSI-7851、IDX184、INX-189。

非核苷(酸)类似物聚合酶抑制剂(non-nucleoside analogue polymerase inhibitor,NNPI)是以非竞争方式与 NS5B 蛋白变构位点结合,导致多聚蛋白复制复合体的构象发生改变,从而抑制聚合酶的活性中心的催化效率,进而干扰病毒的体内复制过程。代表药物有达沙布韦(dasabuvir)、地奥布韦(deleobuvir)。

(三)非核苷(酸)类 DNA 聚合酶抑制剂

这一类药物主要是作用于病毒复制所依赖的 DNA 聚合酶,使其活性降低,从而抑制病毒的复制。膦甲酸钠(foscarnet sodium)是其中的代表药物。膦甲酸钠是一种焦磷酸盐的衍生物,它可以直接作用于病毒 DNA 聚合酶的焦磷酸结合位点,形成一种不稳定的核苷单磷酸盐中介物,阻止了引物和底物之间 3′-5′ 磷酸二酯键的形成,从而抑制 DNA 复制链的延长。该药可用于单纯疱疹病毒、水痘-带状疱疹病毒、EB 病毒、巨细胞病毒等病毒感染的治疗。

(四)蛋白酶抑制剂

蛋白酶抑制剂(protease inhibitor,PI)是一类竞争性抑制逆转录病毒蛋白酶活性的化合物,其作用机制完全不同于逆转录酶抑制剂。逆转录酶抑制剂作用于病毒复制中遗传物质复制的过程,而 PI 则阻断病毒复制的后期步骤。在 PI 的作用下,宿主细胞产生不成熟的病毒颗粒,因而降低病毒的感染能力。根据针对的病毒种类的不同可以分为 HIV 蛋白酶抑制剂和 HCV 蛋白酶抑制剂。

HIV 蛋白酶在病毒复制过程中的主要作用是将 *gag* 和 *gag-pol* 基因产物裂解成病毒成熟所需要的结构蛋白(基质、壳、核壳)和酶类(蛋白酶、整合酶、逆转录酶)。抑制 HIV 蛋白酶的活性,虽然并不能阻止病毒复制,但是产生的子代病毒是不成熟的,从而降低传染性,达到控制感染的目的。HIV 蛋白酶抑制剂可以分为拟肽类和非拟肽类两大类。拟肽类

顾名思义就是模拟 HIV 蛋白酶的底物肽段,跟 HIV 蛋白酶结合,从而抑制其功能的产生。目前临床上广泛应用的就是这一类,像沙奎那韦(saquinavir)、茚地那韦(indinavir)等。由于拟肽类有着药代动力学不理想、口服吸收率低等不足,目前出现了大量通过筛选可以和 HIV 蛋白酶上有限的区域结合从而抑制其活性的小分子化合物,被称为非拟肽类蛋白酶抑制剂,主要是二氢吡喃酮类和环脲类化合物。

HCV 蛋白酶抑制剂主要是针对 HCV 的 NS3/4A 丝氨酸蛋白酶位点而设计的。NS3/4A 丝氨酸蛋白酶是病毒前体蛋白加工成熟中起重要作用的酶,缺乏此酶,便不能形成完整有功能的病毒颗粒。HCV 蛋白酶抑制剂主要是一些拟肽类的化合物,可以通过可逆共价或非共价结合的方式与 NS3/4A 蛋白酶活性中心结合,竞争性地抑制酶的活性,影响 HCV 翻译后修饰,从而抑制 HCV 复制;另外,PI 还可以恢复被病毒感染细胞内的干扰素信号通路,增强机体的固有免疫。目前 HCV 蛋白酶抑制剂已发展到第二代。第一代代表药物为波普瑞韦(boceprevir)和特拉普韦(telaprevir),它们通过分子中的 α-酮酰胺基团与催化活性部位的 Ser139-OH 共价结合而发挥抗病毒活性。第二代代表药物为西美普韦(simeprevir),它是通过与 NS3/4A 蛋白酶的活性位点非共价结合而发挥抗 HCV 疗效的。

(五)其他

除了上述抗病毒药物外,还有许多针对其他作用靶点的药物。例如:①NS5A 复制复合物抑制剂。NS5A 能够促进病毒基因组的复制和子代病毒的组装,在 HCV 的复制过程中发挥重要作用。复制复合物抑制剂(replication complex inhibitor,RCI)通过抑制 NS5A 的磷酸化,或改变 NS5A 的亚细胞定位,来影响 HCV 的复制和组装过程。在体外试验中,皮摩尔的药物即可明显降低 HCV RNA 的水平,是目前已知抗病毒作用最强的小分子抑制剂,且能抑制所有基因型 HCV 感染。代表药物有达拉他韦(daclatasvir)、雷迪帕韦(ledipasvir)。②神经氨酸酶抑制剂。神经氨酸酶是流感病毒包膜表面的一种糖蛋白,可以通过切断流感病毒与宿主细胞胞膜之间神经氨酸残基的连接,促进子代病毒从宿主细胞释放,从而扩散开,去感染其他细胞。通过作用于神经氨酸酶来发挥抗流感病毒的药物有奥司他韦(oseltamivir)、扎那米韦(zanamivir)、帕拉米韦(peramivir)。③M2 离子通道抑制剂。代表药物金刚烷胺(amantadine)及其衍生物金刚乙胺(rimantadine)。作用于宿主细胞的细胞膜,可能是通过改变细胞膜表面电荷,抑制病毒向细胞侵入。除此之外,在感染病毒的细胞内还可以抑制病毒蛋白的加工和病毒核的合成。不仅可以阻止病毒的入侵,又可以抑制病毒的复制,从而起到预防和治疗的双重作用。目前主要用于预防和早期治疗甲型流感病毒感染。④融合抑制剂。代表药物有恩夫韦地(enfuvirtide)。它是 HIV-1 跨膜融合蛋白 GP41 内高度保守序列衍生而来的一种合成肽类物质,可与病毒包膜糖蛋白的 GP41 亚单位结合,从而阻断 HIV 与靶细胞的结合及病毒包膜与靶细胞膜的融合。⑤整合酶抑制剂。HIV 感染宿主细胞后,首先需要逆转录成 DNA,然后通过整合酶将 DNA 整合到宿主的 DNA 分子上,再进行转录和翻译。整合酶抑制剂便是通过抑制 HIV 的 DNA 与宿主 DNA 整合的过程,来发挥抗病毒作用的。代表药物有拉替拉韦(raltegravir)。⑥辅助受体抑制剂。辅助受体可以通过增强病毒表面蛋白与细胞受体的结合,来促进病毒进入宿主细胞。抑制辅助受体的作用,便可以阻止 HIV 进入和感染宿主细胞。像 CCR-5 的抑制剂马拉韦罗(maraviroc)、CXCR4 协同受体的抑制剂普乐沙福(plerixafor)AMD-3100。

四、抗病毒中药

中医药治疗病毒感染性疾病已有两千多年历史,临床应用传统中药是中国治疗病毒性疾病的特色所在。中医药在防治病毒性疾病方面具有丰富的经验和独特的优越性,中药抗病毒不仅直接杀灭病毒,而且还能增强机体的免疫力,前者通过阻断病毒繁殖过程中的某一环节阻止其复制,后者通过提高机体的免疫防御系统而发挥抗病毒作用。

(一)常见的抗病毒中药和中成药

1. 常见的抗病毒中药 黄芪、鱼腥草、人参、板蓝根、大黄、柴胡、山豆根、射干、山楂、牛蒡子、半边莲、龙胆、石榴皮、连翘、羌活、苍术、青蒿、虎杖、败酱草、金钱草、金银花、荆芥、茜草、茵陈、栀子、贯众、夏枯草、桑白皮、商陆、麻黄、旋复花、黄连、黄柏、野菊花、紫丁香、紫苏、紫草、蒲公英等。黄芪是临床上较常用的抗病毒中药之一,体内外试验表明它可抑制 HBsAg、HBeAg 和 HBV DNA,在临床评价中,它对 HBeAg 阴转和 HBV DNA 降低具有显著作用。

2. 常见的抗病毒中成药 双黄连胶囊(含片、口服液、注射液)、银翘散、连花清瘟胶囊、乙肝宁冲剂(颗粒)、乙肝解毒胶囊、板蓝根颗粒(含片)、牛黄解毒片、苦参素片（注射液）、柴胡口服液、桑菊感冒片、黄连上清丸（片）、羚翘解毒丸、清开灵颗粒（片、软胶囊、口服液、注射液）、清热感冒颗粒（冲剂）、蒲公英颗粒等。双黄连制剂是由金银花、连翘、黄芩 3 味中药提取后制成的纯中药制剂。该制剂具有抗禽流感病毒、新城疫病毒、呼吸道合胞病毒和单纯疱疹病毒 1 型等病毒具有明显的抗病毒作用。

（二）抗病毒有效成分

苦参碱、氧化苦参碱、天花粉蛋白、牛蒡子素、甘草酸、白藜芦醇、齐墩果酸、青蒿素、茯苓多糖、柴胡皂苷、黄芩苷、汉黄芩素、蛇床子素、紫草酸等。

（三）抗病毒中药的药理基础

1. 直接抗病毒作用

（1）病毒侵入细胞前的直接杀灭作用：板蓝根提取液能直接灭活鸡胚实验研究中的甲 1 型流感病毒鼠肺适应株。

（2）阻止病毒对细胞吸附和穿入作用：中药抗病毒活性成分如黄酮类、多糖及其衍生物、三萜类化合物和生物碱等，都能通过阻止病毒颗粒对宿主细胞的吸附过程，从而发挥抗病毒作用。黄芩苷能抑制人类免疫缺陷病毒（HIV）与细胞 CD4 受体的结合，主要通过与转化因子结合，削弱 HIV 与细胞受体的结合能力，抑制 HIV 感染人体外周血单个核细胞。

（3）抑制病毒自我复制过程的作用：中药抑制病毒自我复制的过程包括抑制病毒基因组核酸的复制，抑制病毒基因组转录和转录的修饰，以及抑制病毒蛋白质合成及转运来实现。黄酮类化合物比如黄芩素和黄芩苷抗 HIV 病毒主要作用于逆转录酶和整合酶，进而抑制病毒的复制。

（4）阻止病毒由感染细胞向未感染细胞浸染：体外研究表明，水痘带状疱疹病毒感染细胞 16 小时后加入甘草甜素，可抑制病毒从感染细胞向未感染细胞的扩散。

2. 通过免疫调节的间接抗病毒作用　中药对机体免疫具有重要的调节作用，从多层次、多途径、多靶点作用于机体，维持内环境的稳定，通过增强机体的免疫力，激发调动机体的免疫防御系统来间接发挥抗病毒的作用。现已证明，有 200 多种中药具有影响和调节机体免疫的功能。常用的具有免疫调节功能的抗病毒中药有：金银花、柴胡、黄芩、鱼腥草、黄精、黄芪、天花粉、甘草、五味子、淫羊藿、青蒿、紫苏叶。

（1）促进免疫器官发育：免疫器官的重量与免疫功能密切相关。许多抗病毒中药较好地促进机体免疫器官的发育，使其具备良好的抵抗病原微生物

感染的物质基础，研究发现扶正煎剂可以调节老年肺炎患者的免疫功能，可减少抗生素治疗时间。

（2）增强固有免疫：中药增强固有免疫包括增强巨噬细胞的吞噬作用和 NK 细胞的杀伤作用。黄芪可增强自然杀伤细胞活性，通过对细胞免疫功能的双向调节来增强体液免疫，同时可影响补体系统来诱生干扰素等细胞因子。

（3）增强体液免疫：许多中药如冬虫夏草、山药、菟丝子、当归、人参、茯苓、刺五加和灵芝等均具有促进体液免疫的功能。体液免疫的主要机制如，IgG、IgM 可阻断已入侵病毒经血液循环扩散，分泌型 IgA 可抑制病毒局部入侵。

3. 改善病毒所致机体的器官损伤和功能障碍　病毒感染早期导致的细胞损伤是由病毒所引起，免疫病理反应引起后期的机体炎症与损伤。因此早期以抗病毒为主，后期则应着重修复机体损伤，防止继发感染。

五、抗血清及抗体药物

抗血清是一种含有多克隆抗体的血清，由相应抗原免疫动物获得。根据抗原不同又分为：抗病毒血清、抗毒素血清、抗菌血清、抗 Rh 血清等。特异性抗血清的受者会获得对特异抗原的短期（2~3 周）免疫力，称为被动免疫（passive immunization），发挥急救作用。

200 多年前，人们以白喉棒状杆菌上清中的可溶性毒素免疫马，获得了第一例抗血清。如今抗血清的研究和应用已相当成熟，广泛应用于疫病早期治疗及对未感染动物的早期预防。患者在使用动物抗血清时常会产生强烈免疫应答，称为血清病（serum sickness），限制了抗血清在临床治疗中的应用。但对于少数病毒和毒素介导的疾病，血清疗法沿用至今，如抗狂犬病血清；在某些特殊情况下，如治疗珍稀动物等的疾病，以及重大疫病的突发和预防，抗血清仍具有重要的治疗价值。

抗体药物的使用起源于抗血清。1975 年，杂交瘤技术的问世使规模化制备高特异性、均质性的单克隆抗体成为可能。人源化抗体、人源抗体、双特异性抗体及抗体-小分子偶联物等抗体技术促进了抗体药物的发展。目前上市的抗病毒抗体有抗呼吸道合胞病毒（respiratory syncytial virus，RSV）的帕利珠单抗，还有多种抗病毒抗体处于 Ⅱ／Ⅲ 期临床试验阶段。埃博拉疫情暴发以来，ZMapp 抗体及我国研制的 MIL77 抗体也显示了良好的治疗效果。在研究中的抗病毒抗体药物见表 13-2-2。

表 13-2-2　在研究中的抗病毒抗体药物

名称	靶点	临床研究阶段
埃博拉病毒		
ZMapp 抗体	GP2、GP1-C 和 sGP 结构域	暂无
MIL7 抗体	GP2、GP1-C 和 sGP 结构域	暂无
呼吸道合胞病毒		
帕利珠单抗	F 蛋白	上市
莫维珠单抗	F 蛋白	Ⅲ期
MEDI-557	F 蛋白	Ⅰ期
HIV		
2F5、2G12 和 4E10 复合抗体	gp120、gp41 的近膜端外部区	Ⅱ期
UB421	CD4	Ⅱ期
ibalizumab	CD4	Ⅲ期
3BNC117	CD4	Ⅱ期
HCV		
巴维昔单抗	PS	Ⅱ期
pidilizumab	PD-1	Ⅱ期
纳武单抗	PD-1	Ⅱ期
MBLHCV1	HCVE2	Ⅱ期
狂犬病毒		
CL184	G 蛋白 Ⅰ、Ⅲ 表位	Ⅱ期
SIIRMab	G 蛋白 Ⅱ 表位	Ⅱ期
NM57	G 蛋白 Ⅰ 表位	Ⅰ期

（一）抗埃博拉病毒抗体

ZMapp 抗体由 c2G4、c4G7 和 c13C6 三个嵌合抗体组成,分别识别埃博拉病毒表面糖蛋白的 GP2、GP1-C 和 sGP 结构域,阻断埃博拉病毒表面抗原与宿主细胞表面受体的相互作用,介导依赖抗体的细胞毒性(antibody-dependent cellular cytotoxicity, ADCC),发挥抗病毒活性。我国研制的 MIL7 抗体由 MIL77-1、MIL77-2、MIL77-3 三种嵌合单克隆抗体组成,分别识别埃博拉病毒表面糖蛋白的 GP2、GP1-C、和 sGP 结构域,并分别有 3~20 个氨基酸优化突变,具有免疫原性低和易规模化生产的特点。

（二）抗呼吸道合胞病毒（RSV）抗体

RSV 病毒包膜 F 蛋白介导病毒包膜和宿主细胞膜融合形成合胞体,并能形成新的蛋白构象使病毒免疫逃逸。F 蛋白在 RSV 的不同株和不同亚型之间相对保守。帕利珠单抗即是针对 F 蛋白的人源化单克隆抗体,可有效阻止病毒在呼吸道的扩散。第二代抗 RSV 抗体莫维珠单抗在帕利珠单抗序列基础上,替换 13 个氨基酸残基,使亲和力提高 70 倍,中和活性提高 18 倍;第三代 MEDI-557 在莫维珠单抗基础上进一步突变 3 个氨基酸残基,延长了体内半衰期。二者均处于临床试验阶段。

（三）抗人类免疫缺陷病毒（HIV）抗体

HIV 通过 gp120 与受体分子 CD4 及趋化因子协同受体 CCR5、CXCR4 介导其与 T 细胞的结合。目前有 4 种抗 HIV 抗体处于 Ⅱ/Ⅲ 期临床试验。2F5、2G12 和 4E10 复合抗体识别 gp120 和 gp41 的近膜端外部区;UB421、ibalizumab 以及 3BNC117 针对 CD4 分子。

（四）抗丙型肝炎病毒（HCV）抗体

磷脂酰丝氨酸(phosphatidylserine, PS)位于正常细胞膜内表面,病毒诱导的细胞凋亡导致 PS 外翻。巴维昔单抗可与暴露的 PS 结合,抑制病毒感染,并诱导免疫系统攻击表面有特异磷脂的被感染细胞,发挥抗病毒作用。匹地利珠单抗(pidilizumab)、纳武单抗(nivolumab)为 PD-1 抗体,可阻断 PD-1 信号,恢复 CD8$^+$T 细胞的抗 HCV 功能。MBLHCV1 靶向 HCV E2 糖蛋白,用于预防 HCV 的肝移植患者再次感染 HCV。

（五）其他

狂犬病毒 G 蛋白是唯一能刺激宿主产生中和抗体的抗原,并与病毒的毒力和病毒出芽有关。CL184、SIIRMab、NM57 均为针对 G 蛋白不同抗原决定簇的抗体。其他抗病毒抗体药物还有抗人巨细胞病毒(cytomegalovirus, CMV)的 TCN202、广谱抗流感病毒的 CR6261、抗严重急性呼吸综合征冠状病毒的

CR3014 和 CR3022 等。

第三节　病毒耐药的分子机制

病毒耐药是病毒为逃逸药物压力而发生的一系列适应性突变,最终导致病毒对药物的敏感性下降。在患者体内,尤其是在慢性病毒感染的患者体内,病毒的复制效率很高,但其聚合酶/逆转录酶缺乏纠错功能,因此病毒的变异率很高。当这些变异发生在病毒基因组的关键位点,造成氨基酸替换时,则可以通过影响抗病毒药物的结合效率、增强病毒的复制能力、降低病毒对作为药物靶点的酶的依赖性等途径,导致病毒耐药。

在同一患者体内,病毒株的构成并不均一,而是由基因序列存在差异的多种病毒株组成的,这些序列不同的病毒群称为准种(quasispecies)。在特定的环境选择压力下(如药物),适应性强的变异株被选择性扩增,代替原来的野生株成为优势株;去除特定的选择压力后,野生株可以重新恢复成优势株。近年发现,某些慢性病毒感染患者在进行抗病毒治疗前,即存在耐药突变,这一现象称为预存耐药变异。

一、HBV 耐药

在慢性乙型肝炎患者体内,每天可产生 10^{12} ~ 10^{13} 个 HBV 病毒颗粒。HBV 聚合酶具有逆转录酶(RT)活性,但其缺乏校正能力,且错配率较高。据推算,HBV 的变异频率为 $(1.4 \sim 3.2) \times 10^{-5}$ 每位点每年。这也是慢性乙型肝炎患者预存耐药的基础。

目前广泛应用的抗 HBV 的药物主要有两类,即核苷(酸)类似物和干扰素。抗病毒治疗的核苷(酸)类似物(NAs)作用靶点均为 HBV 聚合酶基因。与其有关的耐药突变最常见的为 DNA 聚合酶的 YMDD(酪氨酸-甲硫氨酸-天冬氨酸-天冬氨酸)位点的甲硫氨酸(M)被异亮氨酸(I)或缬氨酸(V)取代。而后两者的 β-侧链基团与核苷(酸)类似物的草酰硫酸环的硫原子之间存在空间障碍,使药物结合效率下降。各药物常见的耐药突变位点见表 13-3-1。

另外,在 HBV 基因组中,病毒聚合酶基因与包膜蛋白基因(S)的开放读码框存在重叠,S 基因完全被聚合酶基因覆盖。聚合酶基因的突变,可能使编码 HBV 表面抗原(HBsAg)的 S 基因发生突变,从而导致 HBsAg 抗原性、结构或病毒适应性发生变化,产生免疫逃逸突变株等。

表 13-3-1　核苷(酸)类似物相关的耐药突变

药物	主要突变
拉米夫定	rtM204I/V, rtL80I/V, rtV173L, rtA181S, rtA181T, rtT184S, rtM204Q, rtV207I
阿德福韦酯	rtN236T, rtA181T, rtA181V, rtA181S, rtL80I/V, rtE218G
恩替卡韦	rtM204I/V, rtI169T, rtT184A/F/G/L/M/S, rtS202C/G/I, rtM250I/V/L, rtM204I/V
替比夫定	rtA181S, rtA181T, rtP177G, rtA194T, rtF249A
替诺福韦酯	rtA181S, rtM204I/V
恩曲他滨	rtV173L, rtM204I/V

二、HCV 耐药

HCV 基因型是干扰素(IFN)治疗应答的最重要的预测因子之一。有研究显示,HCV-2、3 型患者的持续病毒应答(SVR)率总是高于 HCV-1 型者,治疗失败多发生在 HCV-1 和 4 型,IFN 治疗 HCV-1 型的有效率仅为 38% ~ 52%,而在 HCV-2、3 型则可以达到 90%。基线病毒载量对 IFN 疗效有直接影响,HCV RNA 定量低者持续应答率高、复发率低。

HCV 是 RNA 病毒,有着高复制率,而 HCV 所依赖的 RNA 聚合酶缺乏校正功能,其基因组序列呈高度异质性。HCV-1b 亚型 NS5A 氨基酸突变与患者耐受 IFN 密切相关,关键区域集中在 NS5A 的 IFN 敏感决定区和蛋白激酶 R 结合域。

宿主因素在 IFN 耐药方面也发挥着重要作用。ISG15/USP18 泛素样信号通路调节许多细胞功能,HCV 利用 ISG15/USP18 途径来促进病毒的复制,抑制宿主抗病毒免疫反应。宿主的基线 USP18 不仅促进 HCV 复制,而且抑制 IFN 抗 HCV 活性,致使患者对 IFN 治疗不敏感,最终导致病毒持续感染。在宿主遗传因素上,白细胞介素 28B(IL-28B)基因上的单核苷酸多态性位点 rs12979860 是影响 HCV-1 型感染者对 IFN 治疗疗效最显著的位点,对治疗失败有较高的预测价值。

三、HIV 耐药

抗 HIV 药物主要包括三大类:核苷类逆转录酶抑制剂(nucleoside reverse transcriptase inhibitor,NRTI)、非核苷类逆转录酶抑制剂(non-nucleoside reverse transcriptase inhibitor,NNRTI)和蛋白酶抑制剂(protease inhibitor,PI),其中 NRTI 是应用最早、品种最多的一类。

（一）核苷类逆转录酶抑制剂（NRTI）的耐药机制

HIV-1 对 NRTI 的耐药性源于两种逆转录酶的突变。第一种突变致使病毒逆转录酶能识别出 NRTI，阻止了 NRTI 加入前病毒 DNA 链；第二种突变导致 ATP 在已与 NRTI 结合的病毒 DNA 3′-末端附近与逆转录酶结合，随后 ATP 从病毒 DNA 上删除 NRTI，使逆转录过程得以正常进行。

HIV-1 对常用 NRTI 的耐药机制见表 13-3-2。

表 13-3-2　HIV-1 对常用 NRTI 的耐药机制

NRTI	耐药机制
齐多夫定、司他夫定、拉米夫定	逆转录酶突变加强了由 ATP 介导的对 HIV-1 DNA 末端结合的 NRTI 的删除
去羟肌苷、扎西他滨、阿巴卡韦	M184V 及 Q151M 型突变削弱了 NRTI 与 HIV-1 DNA 的结合
替诺福韦酯	K65R 型突变削弱了 NRTI 与 HIV-1 DNA 的结合

（二）非核苷类逆转录酶抑制剂（NNRTI）的耐药机制

NNRTI 与接近逆转录酶活性中心的 P66 亚单位疏水口袋结合，与 NRTI 结合位置不同，是逆转录酶的非竞争性抑制药。NNRTI 易引起耐药及交叉耐药，常见引起耐药的单一氨基酸取代有 A98G、L100I、K101E、K103N、V106A、V108I、E138K、T139I、T181C、Y188C、G190A、F227L 及 P236L，以 K103N 最常见。单一氨基酸取代引起空间障碍，降低 NNRTI 与逆转录酶的结合效率。

（三）蛋白酶抑制药（PI）的耐药机制

HIV 蛋白酶（PR）的单个氨基酸取代，引起低度耐药，需累积多个氨基酸取代，引起高度耐药及交叉耐药。耐药突变可发生在蛋白酶活性位置或非活性位置，第一代 PI（沙奎那韦、利托那韦、茚地那韦、奈非那韦）的常见突变为 M46L/I/F、I54V、V82A、184V、L90M。V82A 及 184V 位于蛋白酶活性位置，引起酶活性中心结构改变，造成空间障碍，直接影响药物的结合。M461L/I/F 及 I54V 位于蛋白酶的盖子复合体，影响其运动的分子动力学，间接防止药物的攻击。L90M 位于蛋白酶非活性位置，影响含有活性位置环的构型，降低底物结合口袋的可塑性及体积，阻碍 PI 与 PR 相互作用。这些突变的 PR 对正常底物亲和力也下降，使病毒复制能力下降。除以上位置突变外，在 8、10、20、24、32、33、36、63、64、71、73、77 位置也可见到耐药突变。

四、流感病毒耐药

临床应用的抗流感病毒药有 M2 离子通道抑制剂和神经氨酸酶抑制剂两大类。

（一）M2 离子通道抑制剂耐药

属于 M2 离子通道抑制剂的药物有金刚烷胺、金刚乙胺，只能抑制流感病毒甲型。这类药物在很低浓度下即可抑制甲型流感病毒中的 M2 离子通道，阻碍 H^+ 由内体通过 M2 离子通道进入毒粒内部，不能降低毒粒内部 pH，从而不能诱导酸依赖的血凝素构型改变，阻碍病毒外膜与内体膜融合，使病毒基因组复合体不能进入胞质。

金刚烷胺的耐药与编码 M2 蛋白基因的单个核苷酸突变有关，与抗性有关的突变主要发生在位于跨膜域 α 螺旋区的 26、27、30、31 及 34 位氨基酸，以 31 位突变最常见，该区域为金刚烷胺类药物作用靶点。当 M2 跨膜域 α 螺旋区的上述氨基酸发生突变时，金刚烷胺则不能与离子通道结合并抑制离子内流，从而无法干扰病毒释放，导致耐药。

（二）神经氨酸酶抑制剂耐药

属于神经氨酸酶抑制剂（NAIs）的药物有扎那米韦及奥塞米韦。流感病毒神经氨酸酶（NA）是病毒复制的关键酶，破坏细胞表面病毒血凝素（HA）受体，协助子代毒粒由感染细胞表面释放。

目前认为 HA、NA 突变都参与病毒 NAIs 耐药的产生：①HA 某些位点突变，造成 HA 与受体亲和力下降，减少病毒对 NA 的依赖性，因此产生的 NAIs 耐药是多重交叉耐药。除此之外，HA 突变还可能对 NA 耐药突变造成的病毒生存力下降产生一定的补偿作用，增加病毒的生存能力。②NA 点突变，特别是关键位点突变，导致 NA 与 NAIs 结合减少，NAIs 对病毒的抑制作用减弱，这是 NAIs 耐药的最主要原因。

五、抗体药物存在的问题

抗病毒抗体药物总体而言进展缓慢，主要与以下因素有关。

（一）感染机制不明确

抗体药物的设计有赖于明确的感染机制。病原体感染宿主细胞及诱导免疫耐受的机制正不断被揭示，但仍存在许多问题需要深入研究，如病原体是否通过单一配体介导进入细胞、免疫细胞参与免疫抑制的机制等。感染机制的研究不足限制了抗体药物靶点的开发。

（二）单一抗体效果不明显

单一抗体只能识别单一抗原的单一表位，抗感染效果有限。

（三）缺乏科学的评价模型

由于病毒基因组序列的高度异质性，很多病毒在感染宿主时存在种属差异，故不能基于常规的模式动物建立合理的评价模型。

第四节　抗病毒药物的药代动力学

药代动力学（PK）是研究外源给予的药物在体内处置或命运转归的药理学学科分支。其重点在于研究药物在体内的吸收（absorption）、分布（distribution）、代谢（metabolism）和排泄（excretion）四个主要环节（ADME）。药物在机体内发挥作用的时候，PK主要是研究机体对药物的处置作用，药效动力学（pharmacodynamics，PD）和毒理学则主要是研究药物对机体发挥的有益治疗和不良反应，三者构成了药理学研究或新药药理学评价的两个主要方面，其中PK/PD和PK/毒性的相互关系是新药药理学评价的核心。PK研究结果为PD和毒理学评价提供了药物分子的浓度变化，是药物产生药效和毒性的物质基础。PK是药物制剂学研究的主要依据和工具，是设计新剂型的理论依据，也是药物临床 I / II 研究的主要内容，同时为设计及优化给药方案提供科学的依据。

一、基本内容和主要参数

临床PK研究的基本内容是指在不同剂量、给药次数、给药途径、给药速度和持续时间条件下，通过监测受试药物在血液（全血、血浆或血清）中的浓度时间曲线和派生的PK参数来描述药物特征。如下为常用参数及说明：

C_{max}：最高血浆或血浓度（maximal concentration），也称峰浓度。

CSS_{max}：多次给药达到稳态（steady state，SS）时的峰浓度。

CSS_{min}：多次给药达到稳态时的低谷浓度（minimal concentration）。

$t_{1/2}$：半衰期，描述药物在血中消除速度的参数，至血浓度降低原始浓度一半时所需时间为半衰期（half-life）。

$T_{1/2}$：末端半衰期，指血浓度-时间曲线末端（ter-minal half-life）部分呈指数（对数坐标呈直线）消除时相的半衰期（elimination phase half-life）。常用于设计给药方案。

q12h（bid），qd，tid，q1w，q2w：给药方案为每12小时给药1次（2次/d），1次/d，3次/d，1次/周，每2周1次。

AUC：药物浓度-时间曲线下面积（area under concentration-time curve）。

$AUC_{0-\infty}$，AUC_{0-t}，τ：AUC的不同下标分别表示从0时至无限时浓度-时间曲线下面积$=\int_0^{+\infty}$，从0时至特定时间 t 时的浓度-时间曲线下面积$=\int_0^{+\infty}$，或多次给药时的给药间隔（τ）浓度-时间曲线下的面积$=\int_0^{+\infty}$。

FA：生物利用度（bioavailability），是非静脉给药与静脉AUC的比值常数，反映药物在该途径的吸收程度，也称为绝对生物利用度（absolute bioavailablity）。

FR：相对（relative）生物利用度，在食物对吸收影响，或新制剂与参比制剂比较时，用AUC的比值反映吸收程度的相对差别。

Bioequivalence：生物等效性，比较受试品和参比品的AUC，是否落在人为规定的等效的可信区间内，受试品的对数AUC落入参比品对数AUC的80%～125%以内为生物等效。

TMA：达峰时间（maximal concentration time，time of peak concentration）。

CL_S：全身清除率（systemic or total clearance）=剂量/AUC，下标S（systemic）指示全身。

CL/F：表观清除率（apparent clearance），F为生物利用度，表示非静脉给药时的分布容积。

CLR：肾清除率（renal clearance），用一段时间收集尿和分析药量借助公式 $K = C_U \times Q / C_B$ 可测定肾清除率，其中K为肾清除率，C_U为尿浓度（mg/ml），Q为尿流量（体积/时间），C_B为血浆浓度（mg/ml）。对于只通过肾小球过滤时，计算所得到的清除率即肾小球过滤率。此公式只适用于稳态。

Vc：为静脉注射线性房室模型中央室（central）或测定浓度部位的分布容积。

$V_{D/F}$：为非静脉注射时的表观分布容积，F为生物利用度。

Vss：稳态（steady state，SS）分布容积（steady state volume of distribution）。

↑：指示共同给药药物和指定药物的药物相互作用研究中 C_{max}、AUC或C_{min}与参比药物比较变化方向是增加。

↓：指示共同给药药物和指定药物的药物相互作用研究中 C_{max}、AUC 或 C_{min} 与参比药物比较变化方向是减低。

↔：指示共同给药药物和指定药物的药物相互作用研究中 C_{max}、AUC 或 C_{min} 与参比药物比较无变化或小于 10% 或指定范围。

二、研究方法

（一）放射性核素或稳定性核素标记法

放射性核素标记法仍是最经典且被大部分人所认可的药物代谢研究的方法。如核苷类逆转录酶抑制剂（NRTI）扎西他滨、阿巴卡韦、司他夫定等；非核苷类逆转录酶抑制剂（NNRTI）依非韦仑、奈韦拉平、地拉维定等；蛋白酶抑制剂（PI）沙奎那韦、地瑞纳韦、利托那韦等，以及其他抗病毒药物恩替卡韦、替比夫定、特拉匹韦等。例如 2011 年首次批准上市的利匹韦林（rilpivirine）、特拉匹韦和波普瑞韦（boceprevir）的研究中均采用同位素标记法，特别是 ^{14}C 标记药物进行包括人体研究物料平衡和排泄途径、组织分布体外或体内代谢物鉴定。

（二）高效液相色谱-串联质谱法

迄今被批准药物如硫酸阿巴卡韦、恩曲他滨、拉米夫定、金刚乙胺等，还有利匹韦林、特拉匹韦和波普瑞韦都使用高效液相色谱-串联质谱法。此法将液相物理分离的能力与质谱对被分析物质量分析的能力结合在一起，对许多应用是强有力的分析技术，具有非常高的敏感性和选择性。一般说来应用时面向复杂混合物，在存在其他化学品时，对特定化合物的质量，更准确地说是质荷比（mass-to-charge ratio, m/z）检测和鉴别化合物。还可同时测定药物和代谢物，复方多种组分，以及同时用药时多个药物的浓度。这是当前测定生物样品药物方法发展的新趋势。

（三）体外药物代谢和药物相互作用研究的技术和方法

体外评价药物代谢的目的是：①鉴定影响受试药物及其代谢物的所有主要代谢通路，包括负责消除和中间体形成的特异酶；②探索和预测受试药物对其他药物代谢的影响和其他药物对其代谢的影响。体外试验可经常被用来作为一种适当的筛选机制，以排除代谢通路和通过此代谢通路发生的药物相互作用的重要性，从而不必要进行随后的体内试验。此可能性是基于适当验证的试验方法和底物/

相互作用药物浓度的合理选择。例如，相匹配的体外试验结果显示试验药物不是经细胞色素 P450（CYP）2D6 或 CYP3A4 酶系统代谢，就没有必要进行临床试验来探讨 CYP2D6 慢代谢表型的影响，或研究 CYP2D6 抑制剂的作用，或 CYP3A4 抑制剂/诱导剂对试验药物消除的影响。同样，如果体外试验结果显示试验药物不抑制 CYP2D6 或 CYP3A4 酶系的代谢，则不需要进行相应的试验药物与通过这些途径代谢的药物合并应用时体内药物-药物相互作用的研究。相反，当体外代谢和/或药物-药物相互作用研究发现阳性结果，则建议进行临床试验，因为此时的体外试验结果不能对代谢通路或药物相互作用的临床重要性作出很好的定量判断。尽管体外试验可以评价是否发生抑制作用，但辨别诱导作用的能力却有限。正因为如此，体内试验仍是提供合并用药引起的代谢途径诱导作用的主要信息来源。

三、研究实施

抗病毒药物 PK 研究内容大致分三步进行。

（一）抗病毒药临床前药代动力学研究

临床前（preclinical）体外和体内在细胞、微粒体、器官或整体动物水平 PK 研究。我国新药在临床前的 PK 规定至少在两种动物中用三个以上的剂量，进行单次或多次 PK 研究，并注意 PK 与药效学和毒理学的相互关系。

（二）抗病毒药临床药代动力学研究

健康志愿者和所患疾病患者中 PK（或 ADME）的特性，其中口服制剂应包括绝对和相对生物利用度；食物对吸收的影响和各种制剂的比较。分布中至少应包括与血浆蛋白结合的比例和被结合蛋白类别；在代谢部分应特别研究细胞色素 P450（CYP）酶系统和各种转运蛋白特别是 P-糖蛋白在代谢中的作用，通过标记药物了解物料平衡、肾泌尿系统和肠道粪便在药物排泄中的作用。

（三）特殊人群中药代动力学研究

特殊人群指包括一些药物对于特殊年龄段的人群，如儿童、妊娠期女性、老年人，另外包括对脏器功能有缺陷的特殊人群，如有肝和肾受损等。

四、不同类型的抗病毒药物药代动力学

（一）化学药物

口服核苷（酸）类似物广泛应用于抗病毒治疗。1995 年，Dienstag 等首次使用核苷类药物拉米夫定来治疗慢性乙型病毒性肝炎。目前认为，核苷（酸）

类似物的作用机制是在病毒复制的过程中竞争性抑制 DNA 聚合酶,从而阻断 DNA 的复制和延伸,起到阻碍病毒复制的作用。

1. 吸收和生物利用度 大多数核苷(酸)类似物在口服给药后吸收迅速(阿德福韦酯除外),其有较高的生物利用度。根据已有研究,核苷(酸)类似物在符合临床使用的剂量中,其具备线性 PK 特征。并且随着剂量的变化,AUC 和 ρ_{max} 等参数与剂量的变化呈正相关效应,而 t_{max} 等参数与给药剂量无关。这就提示我们核苷(酸)类似物在临床使用中要注意药物的毒性和相互作用的潜在可能性会随着剂量的增加而不断增大。同时各种核苷(酸)类似物药物之间给药剂量的差异也较大,受食物影响也不尽相同,因此在使用的过程中要引起重视,避免因食物的影响而产生不良效果。

2. 分布 核苷(酸)类似物的表观分布容积大于全身液体量,全身各组织器官均有分布,并且分布容积与给药的剂量和体重无关,同时血浆蛋白结合率较低。如拉米夫定、替比夫定、恩替卡韦和阿德福韦酯的人血浆结合率分别小于 36%、3.3%、13% 和 4%;静脉注射拉米夫定后,平均表观分布容积(Vd)为 1.3L/kg,在脑脊液(CSF)中的浓度较低,为 4%~8%(成人)和 9%~17%(小孩)。

3. 代谢和药物相互作用 以拉米夫定、替比夫定、恩替卡韦和阿德福韦酯 4 种核苷(酸)类似物为例,它们对任何一种人体 CYP450 酶(CYP1A2、CYP2C9、CYP2C19、CYP2D6 和 CYP3A4)均无抑制、诱导作用,而且也不是这些酶的作用底物。目前已知拉米夫定的代谢物只有硫酸酯化代谢物,该代谢产物没有药理活性。研究显示,肾功能正常 HBV 患者中,大约有 5% 原药被代谢为硫酸酯化代谢物,肾功能不全患者代谢增加,可能起到一个降低药物消除的功能。由于其代谢率较低(5%~10%),血浆蛋白相互结合率低,药物与其代谢物之间相互作用可能性很小。至于替比夫定,目前尚未在人血浆、尿液和粪便中检测到代谢产物。类似情况,恩替卡韦在体内的代谢量很少,代谢物主要是以葡萄糖醛酸化和硫酸酯化的形式,而氧化及乙酰化的代谢产物尚未检测到。口服给药后,肠道酯酶快速水解阿德福韦酯为阿德福韦,基本不被肝代谢。

4. 排泄 以上列举的 4 种核苷(酸)类似物的代谢均以原药的形式通过肾脏排泄。其中 70% 的拉米夫定原药通过肾脏排泄,消除率为 0.3L/(kg·h),半衰期为 5~7 小时。由于拉米夫定、恩替卡韦和阿德

福韦的肾清除率大于肾小球滤过率,所以它们经肾脏的排泄方式主要是通过肾小球过滤和肾小管主动分泌,而替比夫定则不同,它的肾清除率与肾小球滤过率相似,所以以被动扩散作用的肾小球滤过为主。

(二) 生物制剂

干扰素(interferon,IFN)是哺乳动物面对病毒感染所产生的具有抗病毒、免疫调节等多种生物学活性的细胞因子。它对病毒繁殖的抑制具有广谱性,可抑制病毒的繁殖,但不能直接灭活病毒,而是通过诱导细胞合成抗病毒蛋白体(AVP)发挥效应。另外它还可以通过免疫调节机制,调节机体对病毒的免疫应答,协助抗病毒效应。但是 α 干扰素(IFN-α)的相对分子质量较小,极易被肾小球滤过,而且其在体内不稳定,容易被血清蛋白酶降解,血浆半衰期短(一般 4~6 小时)。同时又因为干扰素一般治疗的周期较长,所以往往需要进行频繁注射给药,这就造成了患者依从性降低。目前应对该缺点的主要方法就是通过对 IFN-α 进行聚乙二醇修饰,形成聚乙二醇化干扰素 α(PegIFNα)。其目的就是要通过聚乙二醇来改变 IFN-α 的药代动力学,使其清除率低于母体。

1. 吸收 一般在健康人体中,PegIFNα 180μg 的单剂用药大概在 3~8 小时后可在血浆中检测到较高药物浓度。并以稳定的速率释放到系统循环中,平均浓度(C_{max})为 14.2μg/L,到达平均浓度的时间(t_{max})为 78 小时。可见 PegIFNα 的吸收和代谢率比传统 IFN-α 慢,因此其体内药物浓度稳定。

2. 分布 由于 PegIFNα 相对分子量较大,其主要局限在脉管系统中,例如在血液中,它的分布容积为 6~14L,略高于平均血容量。PegIFNα 主要被转运到肝脏,较小部分被转运到肾脏、骨髓和脾脏。与传统 IFN-α 相比,PegIFNα 的肝脏血液浓度较高,这使得肝脏中活性药物浓度也较高,而肝脏往往是肝炎病毒的主要感染部位,因此其抗病毒活性更高。

3. 代谢和排泄 PegIFNα 由非特异性蛋白酶代谢,这一过程主要在肝脏中完成,但也有一部分在血液中进行,其代谢产物则主要经肾脏随尿液排出,或者也可以直接随胆汁排出。传统的 IFN-α 则主要经肾脏清除,但是由于 PegIFNα 的相对分子质量大且有支链结构,它的肾脏清除率比传统 IFN-α 低,它在肝脏的暴露时间延长,即具有靶向于肝脏的更强、更有效的抗病毒活性。

(三) 传统中药

临床应用传统中药是中国治疗病毒性疾病的特色所在。中医药学博大精深,临床医学实践和实验

研究证明，一些中药可通过直接杀灭病毒来实现抗病毒作用，而有的则可以通过增强机体的免疫力来提高机体的免疫防御系统而发挥抗病毒作用。

下面将对代表药苦参素的药物代谢动力学进行简述。苦参素（oxymatrine）系我国学者从中药苦豆子（Sophora alopecuroides L.）等中提取的氧化苦参碱制剂，是我国自主研制开发的乙型肝炎治疗药物，已制成静脉内和肌内注射剂及口服制剂。苦参素是《中国慢性乙型肝炎防治指南》唯一推荐抗病毒中药，能有效降低 HBV DNA 水平，并能改善肝纤维化的多种血清指标，同时能调节免疫，诱生内源性干扰素。研究报道，采用高效液相色谱法研究苦参素软胶囊的药物代谢动力学，单剂给药后的 $t_{1/2}$、t_{max}、ρ_{max}、AUC_{0-6h} 分别为（2.48±0.86）h、（1.69±0.69）h、（0.79±0.31）mg/L 和（2.41±0.71）mg/（L·h）。苦参素片剂具有相似的药物代谢动力学行为。口服途径给药的生物利用度明显低于注射剂给药，这主要是因为口服给药后，经胃肠道仅有部分被吸收，大部分到达肠道后被肠道菌群代谢成与原药有相似药理作用的苦参碱。

（陈　智）

参 考 文 献

［1］马亦林，李兰娟.传染病学［M］.5版.上海：科学技术出版社，2011.

［2］王宇明.感染病学［M］.2版.北京：人民卫生出版社，2010.

［3］王靖，何小羊.抗丙型肝炎病毒药物研究进展［J］.国际药学研究杂志，2015,42（5）:551-560.

［4］张原青，国津生.核苷类药物治疗慢性乙型肝炎的进展［J］.临床药物治疗杂志，2014,12（6）:1-6.

［5］张兴权.抗流感病毒临床药物的进展［J］.中国病毒病杂志，2015,5（4）:241-245.

［6］张兴权.抗 HIV 药物的最新研究进展［J］.药学学报，2015,50（5）:509-515.

［7］Wack A，Terczyńska-Dyla E，Hartmann R. Guarding the frontiers：the biology of type Ⅲ interferons［J］. Nat Immunol，2015,16（8）:802-809.

［8］游艳，肖建华.干扰素抗病毒作用机制的研究进展［J］.广东医学，2014,35（11）:1795-1797.

［9］Diamond MS，Farzan M. The broad-spectrum antiviral functions of IFIT and IFITM proteins［J］. Nat Rev Immunol，2013,13（1）:46-57.

［10］卢年芳，黄爱龙.干扰素抗病毒作用的机制［J］.国外医学.流行病学传染病学分册，2003,4.

［11］Samuel CE. Antiviral actions of interferons［J］. Clin Micro-

biol Rev，2001,14（4）:778-809.

［12］Lucifora J，Xia Y，Reisinger F，et al. Specific and nonhepatotoxic degradation of nuclear hepatitis B virus cccDNA［J］. Science，2014,343（6176）:1221-1228.

［13］Le Tortorec A，Willey S，Neil S J D. Antiviral inhibition of enveloped virus release by tetherin/BST-2：action and counteraction［J］. Viruses，2011,3（5）:520-540.

［14］Li J，Liu K，Liu Y，et al. Exosomes mediate the cell-to-cell transmission of IFN-α-induced antiviral activity［J］. Nat Immunol，2013,14（8）:793-803.

［15］李兰娟.传染病学［M］.2版.北京：人民卫生出版社，2008.

［16］杨宝峰.药理学［M］.8版.北京：人民卫生出版社，2013.

［17］Pau AK，George JM. Antiretroviral therapy：current drugs［J］. Infect Dis Clin，2014,28（3）:371-402.

［18］Menéndez-Arias L，Álvarez M，Pacheco B. Nucleoside/nucleotide analog inhibitors of hepatitis B virus polymerase：mechanism of action and resistance［J］. Curr Opin Virol，2014,8:1-9.

［19］Asselah T，Boyer N，Saadoun D，et al. Direct-acting antivirals for the treatment of hepatitis C virus infection：optimizing current IFN-free treatment and future perspectives［J］. Liver Int，2016,36:47-57.

［20］杨勤刚，何煦昌，白东鲁，等.HIV 蛋白酶抑制剂研究进展［J］.药学学报，2005,05:389-394.

［21］汪鋆植，刘朝奇.抗病毒中药学［M］.北京：化学工业出版社，2007.

［22］Yang Y，Jiang HY，Shi Y，et al. Chinese herbal medicine for carriers of the hepatitis B virus：an updated systematic review and meta-analysis［J］. Pharmazie，2014,69（10）:723-730.

［23］周雪梦，陆春妮，齐文宝，等.清开灵和双黄连口服液体内抗禽流感病毒作用［J］.中草药，2011,42（7）:1351-1356.

［24］Gu XB，Yang XJ，Hua Z，et al. Effect of oxymatrine on specific cytotoxic T lymphocyte surface programmed death receptor-1 expression in patients with chronic hepatitis B［J］. Chin Med J（Engl），2012,125（8）:1434-8.

［25］杨海霞，李晓眠.板蓝根提取液体内抗流感病毒作用的研究［J］.天津医科大学学报，2007,13（1）:19.

［26］严敏，唐筱露.黄酮类化合物抗病毒作用研究概况［J］.亚太传统医药，2009,5（9）:149.

［27］刘晓红，叶树清，周玲等.穿心莲提取物和阿昔洛韦对 EB 病毒抗原表达抑制作用的对比实验［J］.中国感染与化疗杂志，2007,7（6）:445.

［28］周靓，蒙义文.多糖及其衍生物抗病毒作用研究进展［J］.应用与环境生物学报，1997,3（1）:82.

［29］Li H，Xu S，Cheng T，et al. Effects of traditional Chinese

medicine Fu Zheng decoction on the immunological function and clinical prognosis of the elderly patients with pneumonia[J]. Cell Biochem Biophys,2015,71(1):473-480.

[30] 李慧,贾新华.中药抗病毒机制的研究进展[J].江苏中医药,2015,47(6):82-85.

[31] Li X L,Zhou AG. Evaluation of the immunity activity of glycyrrhizin in AR mice[J]. Molecules,2012,17(1):716-727.

[32] 何维.医学免疫学[M].2版.北京:人民卫生出版社,2010.

[33] 李新颖,吕明.抗体药物在抗感染领域的应用[J].药学学报,2015,50(12):1527-1533.

[34] 刘方杰,杨光,沈倍奋.治疗感染性疾病抗体药物的概况及趋势[J].中国医药生物技术,2016,11(6):552-555.

[35] Qiu X,Wong G,Audet J,et al. Reversion of advanced Ebola virus disease in nonhuman primates with ZMapp[J]. Nature,2014,514(7520):47-53.

[36] Locarnini S. Primary resistance,multidrug resistance,and cross-resistance pathways in hbv as a consequence of treatment failure[J]. Hepatol Int,2008,2(2):147-151.

[37] Glebe D,Bremer CM. The molecular virology of hepatitis b virus[J]. Seminars Liver Dis,2013,33(2):103-112.

[38] Menendez-Arias L,Alvarez M,Pacheco B. Nucleoside/nucleotide analog inhibitors of hepatitis b virus polymerase:Mechanism of action and resistance[J]. Curr Opin Virol,2014,8:1-9.

[39] 陈紫榕.病毒性肝炎[M].2版.北京:人民卫生出版社,2012.

[40] 陈成伟,庄辉.核苷和核苷酸类药物治疗慢性乙型肝炎的耐药及其管理[J].中国实用内科杂志,2013,33(1):82-91.

[41] 时雪真,陈利民.丙型肝炎病毒耐受干扰素的分子机制研究进展[J].中国输血杂志,2015,28(11):1418-1421.

[42] 李京涛.Hcv1b亚型ns5a氨基酸变异对慢性丙型肝炎抗病毒治疗的影响[J].临床医学系.广州:南方医科大学,2012.

[43] Randall G,Chen L,Panis M,et al. Silencing of usp18 potentiates the antiviral activity of interferon against hepatitis c virus infection[J]. Gastroenterology,2006,131(5):1584-1591.

[44] Collison M,Chin JL,AbuShanab A,et al. Homozygosity for hla group 2 alleles predicts treatment failure with interferon-alpha and ribavirin in chronic hepatitis c virus genotype 1 infection[J]. Journal of interferon & cytokine research:the official journal of the International Society for Interferon and Cytokine Research,2015,35(2):126-133.

[45] Ge D,Fellay J,Thompson AJ,et al. Genetic variation in il28b predicts hepatitis c treatment-induced viral clearance [J]. Nature,2009,461(7262):399-401.

[46] 查佶,查树伟.Hiv-1对核苷类逆转录酶抑制剂产生耐药性的分子机制研究进展[J].药学进展,2006,30(12):535-542.

[47] 邹雯,刘颖,王健等.Hiv耐药的研究现状[J].中国中药杂志,2013,38(15).

[48] Imamichi T. Action of anti-hiv drugs and resistance:Reverse transcriptase inhibitors and protease inhibitors[J]. Curr Pharm Des,2004,10(32):4039-4053.

[49] Yusa K,Harada S. Acquisition of multi-pi(protease inhibitor) resistance in HIV-1 in vivo and in vitro[J]. Curr Pharm Des,2004,10(32):4055-4064.

[50] Perryman AL,Lin JH,McCammon JA. HIV-1 protease molecular dynamics of a wild-type and of the v82f/i84v mutant:Possible contributions to drug resistance and a potential new target site for drugs[J]. Protein Sci,2004,13(4):1108-1123.

[51] 陶佩珍.抗病毒药物耐药及耐药机制研究进展[J].中国抗生素杂志,2006,31(2):72-79,106.

[52] 刘娟,秦成峰,秦鄂德.流感病毒耐药机制研究进展[J].解放军医学杂志,2010,35(8):1029-1031.

[53] 黄兰,周剑芳,韦红,舒跃龙.流感病毒神经氨酸酶抑制剂药物耐药现状及机制研究进展[J].病毒学报,2012,28(5):572-576.

[54] 王广基,药物代动力学[M].北京:化工工业出版社,2005.

[55] Dienstag J L,Perrillo R P,Schiff E R,et al. A preliminary trial of lamivudine for chronic hepatitis B infection[J]. N Eng J Med,1995,333(25):1657-1661.

[56] 蒋晔,徐智儒,张晓青.抗乙肝病毒新药——阿德福韦酯[J].中国药学杂志,2004(10):80-82.

[57] Liu Y N,Chan L Y. Tretment of chronic hepatitis B-focus on telbivudine[J]. Ecp Rev Anti Infect Ther,2009,7(3):259268.

[58] MATTHEWS S J,PHARMD R P. Entecavir for the treatment of chronic hepatitis B virus infection[J]. Clin Ther,2006,2(28):184203.

[59] Qaqish R B,Mattes K A,Ritchie D J. Adefovir dipivoxil:a new antiviral agent for the treatment of hepatitis B virus infection[J]. Clin Ther,2003,25(12):3084-3099.

[60] Zhou X J,Fielman B A,Lloyd D M,et al. Pharmacokinetics of telbivudine in healthy subjects and absence of drug interaction with lamivudine or adefovir dipivoxil[J]. Antimicrob Agents Chemother,2006,50(7):2309-2315.

[61] Ayoub WS,Keeffe EB. current antiviral therapy of chronic hepatitis B[J]. Aliment Pharmacol Ther,2011,34(10):1145-1158.

［62］ Craxi A, Cooksley WG. Pegylated interferons for chronic hepatitis B[J]. Antiviral Res,2003,60(2):87-89.

［63］ Hui C,Lau GKK. Peginterferon-α2a(40 kDa)(Pegasys®) for hepatitis B[J]. Expert Rev Anti Infect Ther,2005,3(4):495-504.

［64］ Wang YP,Zhao W,Xue R,et al. Oxymatrine inhibits hepatitis B infection with an advantage of overcoming drug-resistance[J]. Antiviral Res,2011,89(3):227-231.

［65］ Lin M,Yang LY,Li WY,et al. Inhibition of the replication of hepatitis B virus in vitro by oxymatrine[J]. J Int Med Res,2009,37(5):1411-1419.

［66］ Zhang W,Xiang B,Ma P. Determination of Oxymatrine in Human Plasma by LC-MS and Study on its Pharmacokinetics[J]. J Chromatogr Sci,2008,46(6):529-533.

［67］ Wu XL,Hang TJ,Shen JP,et al. Research in human pharmacokinetics advances and bioequivalence for matrine tablets[J]. J Pharm Biomed Anal,2006,41(3):918-923.

第十四章　抗寄生虫药物的药理基础

引起人类疾病的寄生虫主要为原虫（protozoa）及蠕虫（helminths）。原虫属于单细胞性真核生物（包括疟原虫、弓形虫、鞭毛虫、孢子虫、阿米巴原虫等），可引起疟疾、弓形虫病、肠道及泌尿生殖道原虫病、自由生活阿米巴感染等多种疾病。本章第一节概述抗疟疾药物，第二节则概述抗其他原虫药物的药理基础。

蠕虫是多细胞性寄生虫，分为绦虫、吸虫及线虫，可引起绦虫病、棘球蚴病、吸虫病及肠内外组织线虫病等多种疾病。本章第三节概述抗蠕虫药物。

第一节　抗疟疾药物

疟疾是由疟原虫感染引起的寄生虫病，由雌性按蚊叮咬传播。引起人类疟疾的疟原虫包括恶性疟原虫（*Plasmodium falciparum*）、间日疟原虫（*P. vivax*）、卵形疟原虫（*P. ovale*）、三日疟原虫（*P. malariae*）以及人猴共患的诺氏疟原虫（*P. knowlesi*）。原虫通过蚊子叮咬进入人体，首先进入肝细胞发育繁殖，再侵入红细胞进行大量繁殖，引起红细胞成批破裂而致病。单纯疟疾患者的主要临床表现为发热、贫血、血小板减少症、肌痛、咳嗽和腹泻。重症疟疾患者可出现呼吸窘迫、肾衰竭、神志不清或癫痫发作、代谢性酸中毒、低血糖症及高原虫血症（感染疟原虫的红细胞>5%）等临床表现，病死率高。

药物治疗是当今临床治疗疟疾的唯一手段。目前常用的抗疟药物主要分为杀灭红内期疟原虫和杀灭肝内期疟原虫两大类，除磷酸伯氨喹是杀灭肝内期疟原虫药物外，其他抗疟药物均为杀灭红内期疟原虫药物。本节简要介绍常见的抗疟药、抗疟药的耐药情况以及抗疟药的研究进展。

一、常见的抗疟药

（一）喹啉（quinolines）及相关化合物

1. 奎宁　奎宁（quinine）是茜草科植物金鸡纳树及同属植物树皮中的主要生物碱成分，为芳基胺醇（aryl-amino alcohol）类化合物，化学名称为金鸡纳碱，俗称金鸡纳霜。

奎宁的抗疟机制为抑制疟原虫血红素代谢所必需的血红素聚合酶，使原虫内高铁血红素不能转化为无毒的疟色素（hemazoin），从而致使原虫内的高铁血红素不断堆积，所产生毒性导致虫体死亡。其不良反应为金鸡纳中毒，表现为恶心、呕吐、耳鸣、高频听力损失和头晕等。

口服奎宁加用多西环素（doxycycline）、四环素（tetracycline）或克林霉素（clindamycin）可用于氯喹耐药区域疟疾的治疗。多西环素（或四环素、克林霉素）的抗疟机制为抑制疟原虫质体样细胞器顶质体（apicoplast）生成，使其无法合成疟原虫生存所必需的基本物质异戊烯焦磷酸（IPP）而导致虫体死亡。多西环素可引起恶心、呕吐、腹痛、念珠菌病和光敏性皮炎等不良反应，克林霉素可引起恶心、呕吐、腹痛和腹泻等不良反应。

注射奎宁或葡萄糖酸奎尼丁（quinidine gluconate）可用于治疗重症疟疾，但需与多西环素、四环素或克林霉素等药物合用，并在患者病情改善后转为口服。注射用奎宁的心脏毒性比奎尼丁小，但有导致输注相关低血压、低血糖和金鸡纳中毒等风险，在美国被禁止使用。

2. 氯喹　氯喹（chloroquine）是人工合成的4-氨基喹啉衍生物，为非耐药区疟疾治疗的首选药物。其抗疟机制与奎宁类似，能干扰疟原虫血红素代谢。其不良反应为恶心、呕吐、腹泻、头痛和视物模糊等。部分患者（大部分在非洲）会出现瘙痒症状。

3. 甲氟喹　甲氟喹（mefloquine）是由奎宁经结

构改造而获得的一种芳香胺喹啉(aryl-amino quino-line)类化合物。其抗疟机制与奎宁相似,能干扰疟原虫血红素代谢。由于在治疗剂量下即可出现神经精神障碍和 QT 延长等不良反应,一般仅用作氯喹耐药区域疟疾治疗的二线药。

4. 伯氨喹 伯氨喹(primaquine)是人工合成的 8-氨基喹啉衍生物,是目前唯一能杀灭肝内期疟原虫的药物,用于非恶性疟(间日疟或三日疟)治疗,以防止疟疾再燃及复发。其抗疟的确切机制尚不明确,可能与损伤疟原虫线粒体、阻碍其电子传递有关。该药的不良反应较少。葡萄糖-6-磷酸脱氢酶(glucose-6-phosphate dehydrogenase,G6PD)缺乏的患者用药后有发生急性溶血的风险,故用药前需常规检测患者的 G6PD 活性。

(二)乙胺嘧啶+磺胺多辛

乙胺嘧啶(pyrimethamine)是人工合成的 2,4-二氨基嘧啶衍生物,具有二氢叶酸还原酶(DHFR)抑制剂活性,可阻断二氢叶酸向四氢叶酸转变,阻碍核酸合成。该药对疟原虫酶的亲和力远大于对人体的酶,故可选择性地作用于疟原虫,抑制其增殖。磺胺多辛(sulphadoxine)为二氢叶酸合成酶(DHPS)竞争性抑制剂,通过与对氨苯甲酸(PABA)竞争 DHPS 作用位点抑制疟原虫二氢叶酸的合成。以上 2 种抗叶酸药物的组合具有较好的抗疟活性,但存在广泛的耐药性,目前仅用于预防性治疗。

(三)青蒿素及其衍生物

青蒿素(artemisinin)是一种从菊科植物黄花蒿(Artemisia annua)中提取的倍半萜内酯类过氧化物。蒿甲醚(artemether)及青蒿琥酯(artesunate)分别是青蒿素的脂溶性以及水溶性半合成衍生物,抗疟效果强于青蒿素。青蒿素所包含的过氧基团是抗疟的关键药效基团,用三苯基膦(Ph3P)或者氢/钯系统(H2/Pd)将过氧基团还原所得的去氧青蒿素即失去抗疟活性。青蒿素及其衍生物的抗疟作用机制可能为:青蒿素在血红素或 Fe^{2+} 催化下形成自由基,由此破坏疟原虫表膜和线粒体结构,导致疟原虫死亡。

复方蒿甲醚(artemether-lumefantrine,AL)是蒿甲醚及本芴醇的复方制剂,2009 年在美国经 FDA 批准上市,是氯喹耐药区域治疗恶性疟的选择用药之一。蒿甲醚是青蒿素的脂溶性半合成衍生物,其不良反应为恶心、呕吐、头晕、头痛和 QT 延长等。本芴醇(benflumetol,lumefantrine)属于芴衍生物,确切抗疟机制不明,可能与干扰疟原虫的血红素代谢有关。

其不良反应为恶心、呕吐、头晕、头痛和 QT 延长等,服用时需同时食用高脂食物以帮助药物吸收。

青蒿琥酯是青蒿素的水溶性半合成衍生物,是重症恶性疟的治疗用药。其不良反应为恶心、呕吐、头晕、头痛和 QT 延长等,高剂量用药可导致中性粒细胞减少症(neutropenia)。

(四)阿托伐醌+盐酸氯胍

阿托伐醌+盐酸氯胍是一种固定剂量的口服成品制剂,于 2011 年在美国上市。阿托伐醌(atovaquone)是一种羟基萘醌的衍生物,能选择性作用于疟原虫线粒体的细胞色素 bc_1 复合物,从而抑制线粒体呼吸链的电子传递、降低线粒体膜电位、阻止疟原虫繁殖。氯胍(proguanil)为双胍衍生物,在体内被 CYP2C19 代谢成具有活性的环氯胍(cycloguanil)。环氯胍本身具有抑制二氢叶酸还原酶活性,但当与阿托伐醌合用时,主要通过协同效应作用于疟原虫的线粒体呼吸链而发挥抗疟效果。

(五)咯萘啶

咯萘啶(malaridine)是我国研制的一种抗疟药,为苯并萘啶的衍生物,可用于治疗各种类型的疟疾。在治疗剂量下,其不良反应轻微而少见,主要表现为食欲减退、恶心、头痛、头晕、皮疹和精神兴奋等。

二、抗疟药的耐药情况

(一)氯喹、甲氟喹

氯喹的耐药情况普遍存在。绝大多数东南亚地区、部分南美及赤道非洲地区内的疟原虫对甲氟喹高度耐药。对氯喹耐药的间日疟原虫主要分布在东南亚和大洋洲,偶见南非、埃塞俄比亚和所罗门群岛。

(二)阿托伐醌+盐酸氯胍

迄今为止,恶性疟原虫对阿托伐醌+盐酸氯胍耐药情况较为罕见。

(三)复方蒿甲醚

世界卫生组织建议大力推广以青蒿素为基础的联合疗法(ACT),但在柬埔寨和泰国边境地区已有耐青蒿素的恶性疟原虫株存在。依据世界卫生组织颁布的《2000—2010 年全球抗疟药效及耐药性报告》,复方蒿甲醚治疗恶性疟的失败率在柬埔寨地区已超过 20%、在非洲国家如加纳和布基纳法索超过 10%,治疗间日疟的失败率在巴布亚新几内亚地区超过了 10%。

常用抗疟药物见表 14-1-1。

表 14-1-1 常用抗疟药物

抗疟药物	分子式	结构式	抗疟机制/抗药性
氯喹 (chloroquine)	$C_{18}H_{26}ClN_3$		靶向血红素聚合/广泛抗药性
乙胺嘧啶 (pyrimethamine)	$C_{12}H_{13}ClN_4$		叶酸抑制剂,抑制二氢叶酸还原酶/单药治疗容易产生耐药性
磺胺多辛 (sulfadoxine)	$C_{12}H_{14}N_4O_4S$		叶酸抑制剂,靶向竞争二氢叶酸合成酶的作用位点,与乙胺嘧啶联合使用/广泛抗药性
青蒿素 (artemisinin)	$C_{15}H_{22}O_5$		由铁催化的内过氧化物药物,作用机制尚未完全阐明/东南亚地区逐渐出现抗药性
阿托伐醌 (atovaquone)	$C_{22}H_{19}ClO_3$		靶向作用于线粒体电子传递/单药治疗容易产生耐药性
氯胍 (proguanil)	$C_{11}H_{16}ClN_5$		抑制二氢叶酸还原酶活性/存在广泛抗药性,不单独使用/与阿托伐醌联合使用,协同破坏线粒体电子传递链并降低阿托伐醌抗药性

三、抗疟药的研究进展

近几年来,基因组学、蛋白质组学、代谢组学等多组学(-omics)技术越来越多地被应用于抗疟药的新药研发及疟原虫耐药机制研究之中。疟原虫全基因组测序工作已于 2012 年完成,获得了疟原虫全基因组单核苷酸多态性(single nucleotide polymorphism,SNP)、短重复序列(short tandem repeat,STR)以及基因拷贝数(copy number variations,CNV)等生物信息。

2015 年,*Nature* 杂志发表了 Mbengue 等的研究成果,该研究团队通过整合全基因组关联分析(GWAS)以及生化、细胞实验研究,在青蒿素作用靶点以及疟原虫耐药机制研究中取得突破性进展。研究发现:①青蒿素作用靶点为恶性疟原虫磷脂酰肌醇-3-激酶(plasmodium falciparum phosphatidylinositol-3-kinase,PfPI3K),即一种调节疟原虫磷脂酰肌醇-3-磷酸(phosphatidylinositol-3-phosphate,PI3P)合成的关键激酶。当青蒿素作用于 PfPI3K 时,可通过抑制 PI3P 合成而导致原虫死亡。②PfPI3K 的活性受 PfKelch 蛋白调节,PfKelch 可通过与 PfPI3K 相结合使之发生泛素化降解而失活。耐药的疟原虫存在 PfKelch(C580Y)突变,其第 580 位氨基酸由半胱氨酸(cysteine)突变为酪氨酸(tyrosine)。由于该突变的存在,PfKelch 与 PfPI3K 的结合力变弱,PfPI3K 经泛素化降解减少,PI3P 蛋白堆积,虫体对青蒿素产生耐药。虽然 PfKelch13 与疟原虫耐药的相关性早已明确,但是该研究阐明了疟原虫由于 PfKelch13 基因突变导致 PfPI3K 降解减少,拮抗了青蒿素对 PfPI3K 的抑制效应这一耐药发生机制。

同年,Kaushansky 等在 *Science* 杂志上发表研究成果。通过系统生物学研究手段,作者发现原虫 P36 蛋白与肝细胞表面 EphA2 结合是疟原虫进入肝细胞后形成寄生虫感染性空泡、完成其生命周期的关键步骤。阻断疟原虫入侵肝脏过程中的这个关键环节可能成为研发抗疟药物的新靶点。

此外,在一项恶性疟原虫对氯喹的抗药性研究中,Lewis 等(2014)运用代谢组、基因组和多肽组学等研究手段,发现疟原虫对氯喹的耐药性与其血红素代谢功能相关。恶性疟原虫氯喹抗性转运蛋白(plasmodium falciparum chloroquine resistant transporter,PfCRT)突变基因的疟原虫对氯喹产生耐药性,但同时出现由于其血红素代谢异常所致的生长变慢现象。当与敏感株共同存在时,这些耐药株由于生长较慢而逐渐成为弱势群体。这项发表于 *PLoS Genet* 的研究成果解释了在停用氯喹一段时间后,氯喹耐药地区的疟原虫"重现"对氯喹敏感性的原因。

第二节 抗其他原虫药物

一、治疗弓形虫病的药物

弓形虫病(toxoplasmosis)是由刚地弓形虫(*Toxoplasma gondii*)感染所引起的人兽共患性原虫病。患者通过食用或接触受弓形虫包囊(cysts)污染的肉类、水或其他食物而感染。该病临床表现复杂,症状轻重不一。一般情况下,除非发生弓形虫眼病,感染者无须接受抗弓形虫治疗,但孕妇及免疫功能低下(尤其是 AIDS 患者)等人群,因存在胎儿先天性缺陷以及致死性机会性感染的风险,感染者必须接受抗弓形虫药物治疗。

(一) 用于免疫功能低下者的治疗药物

1. 乙胺嘧啶+磺胺嘧啶(含叶酸) 乙胺嘧啶及磺胺嘧啶均是叶酸拮抗剂。两药合用时,磺胺嘧啶为乙胺嘧啶的增效剂。

该药不良反应主要为骨髓抑制、腹痛、皮疹和头痛等,其中骨髓抑制的发生与剂量相关,补充叶酸可以缓解。乙胺嘧啶+磺胺嘧啶(含叶酸)是目前治疗

免疫功能低下者弓形虫病的首选用药。

2. 磺胺甲噁唑+甲氧苄胺 即复方磺胺甲噁唑(trimethoprim-sulfamethoxazole,TMP-SMX)。该药药理与乙胺嘧啶+磺胺嘧啶相似,其中磺胺甲噁唑为叶酸拮抗剂、甲氧苄胺为增效剂。可通过静脉输注方式给药,用于治疗弓形虫性脑炎及脉络膜视网膜炎。

3. 乙胺嘧啶+克林霉素 克林霉素属于林可胺类抗生素,通过作用于弓形虫的 50S 亚基抑制其蛋白质合成。单独使用克林霉素时疗效不佳,但与乙胺嘧啶合用时效果明显。

其他的替代用药包括克拉霉素(clarithromycin)、阿奇霉素(azithromycin)、阿托伐醌以及氨苯砜(dapsone)等。

(二) 用于孕妇及婴儿的治疗药物

在美国,螺旋霉素(spiramycin)被推荐用于治疗患弓形虫病的孕妇,以降低胎儿罹患先天性弓形虫病的风险,但对其治疗效果的评价仍有争议。螺旋霉素属于大环内酯类抗生素,主要作用机制为抑制弓形虫蛋白质合成;不良反应为腹痛和腹泻。对孕18 周或之后发生感染或有明确母-婴感染的孕妇,通常采用乙胺嘧啶+磺胺嘧啶(加叶酸)进行治疗。对先天感染的婴儿,一般采用乙胺嘧啶+磺胺嘧啶(加叶酸)治疗 12 个月。此外,为了降低胎儿患先天性弓形虫病的风险,对孕 14 周后(包括孕 14 周)感染弓形虫的孕妇给予螺旋霉素联合乙胺嘧啶+磺胺嘧啶进行预防性治疗,相关临床试验正在进行之中(NCT01189448)。

二、治疗肠道及泌尿生殖道原虫病的药物

(一) 治疗贾第(鞭毛)虫病药物

贾第(鞭毛)虫病(giardiasis)是由于蓝氏贾第鞭毛虫(*Giardia lamblia*)在人体小肠寄生所导致的原虫性疾患。患者通过接触或粪-口途径感染,以水源性传播最为常见。部分患者可表现为隐性感染,但大多数病例出现腹泻(通常持续几周)、腹部绞痛、腹胀、肠胃气胀、体重减轻、乳糖不耐受、油吸收不良以及大便恶臭等临床症状。

1. 替硝唑 替硝唑(tinidazole)是一种 5-硝基咪唑,可以在体内转变为有毒性的自由基从而破坏虫体 DNA。其不良反应为味觉障碍、恶心、腹部不适和酒精性双硫仑样反应等,偶见周围神经病变、癫痫和中性粒细胞减少。单剂使用替硝唑即可有效治疗 90% 以上病例。

2. 甲硝唑 甲硝唑（metronidazole）的作用机制及引起的不良反应与替硝唑相似，但药效略低于替硝唑。在美国，甲硝唑被广泛应用于贾第（鞭毛）虫病治疗，疗程5~7天。

3. 硝唑尼特 硝唑尼特（nitazoxanide）是一种噻唑类（thiazolides）化合物，可能通过抑制厌氧能量代谢过程中的关键酶，即丙酮酸盐铁氧化还原蛋白氧化还原酶（pyruvate：ferredoxin/flavodoxin oxi-doreductase，PFOR）的酶活性发挥抗寄生虫效应。其毒副作用小，但仍然可能引起恶心及呕吐。该药于2002年在美国获批上市，用于治疗免疫功能正常人群（包括成人及儿童）的小球隐孢子虫及蓝氏贾第鞭毛虫感染，口服3天对贾第（鞭毛）虫病的治愈率可达80%~85%。

（二）治疗肠道阿米巴病药物

肠道阿米巴病由溶组织内阿米巴（*Entamoeba histolytica*）感染引起，通过粪-口途径传播。大部分患者表现为隐性感染，10%左右出现非出血性腹泻或阿米巴痢疾等侵袭性病变，有极少数病例可出现肝脓肿、中毒性巨结肠以及阿米巴瘤等并发症。对于无症状的肠道阿米巴病患者，可使用巴龙霉素（paromomycin）或双碘喹啉（iodoquinol）清除患者体内的包囊，以防止病原体的传播及侵袭性病变的发生。对于有症状的肠道阿米巴病患者，可使用甲硝唑或替硝唑联合巴龙霉素或双碘喹啉进行治疗。与甲硝唑相比，替硝唑治疗效果更好，患者的依从性更高。有报道显示，硝唑尼特的治愈率可达90%以上，但尚缺乏其与硝基咪唑类药物的比较数据。

1. 巴龙霉素 别名为巴母霉素、巴罗姆霉素，属于氨基糖苷类广谱抗生素，对阿米巴原虫有强大的杀灭作用。既可以直接杀灭阿米巴滋养体，也可间接通过抑制其肠内共生菌起效。由于阿米巴小滋养体的生长繁殖依赖于其肠内共生细菌，巴龙霉素可通过抑制这些肠内共生细菌的生长间接发挥其抗肠内阿米巴的作用。

2. 双碘喹啉 巴龙霉素是一种8-羟基喹啉衍生物，具有广谱抗微生物作用，仅对阿米巴滋养体有效，不能杀灭包囊。由于在培养基里需要高于治疗剂量的药物浓度方能杀灭溶组织内阿米巴，故不能以直接杀虫效应来解释其实际临床治疗效果。推测双碘喹啉可能通过抑制阿米巴滋养体的肠内共生菌而起效。

（三）治疗隐孢子虫病药物

隐孢子虫病（cryptosporidiosis）主要由微小隐孢子虫（Cryptosporidium parvum）以及人隐孢子虫（Cryptosporidium hominis）感染引起。该病呈世界性分布，主要症状为腹泻。当患者免疫功能正常时通常表现为自限性腹泻；免疫功能低下时（尤其是AIDS患者）可表现为严重的、持续性腹泻。

硝唑尼特可迅速缓解免疫功能正常患者的症状，但对有HIV感染的患者治疗效果不一，当患者的CD4细胞计数大于50个/μl时治疗效果最好。巴龙霉素、硝唑尼特、大环内酯类（macrolides）及利福霉素类（rifamycins）抗生素对AIDS合并隐孢子虫病的患者均无治疗效果，而抗逆转录病毒治疗（尤其是使用蛋白酶抑制剂）可有效缓解症状。此外，有实验数据表明噻唑类（thiazolides）化合物具有抗微小隐孢子虫的活性。

（四）治疗圆孢球虫病药物

圆孢球虫病（cyclosporiasis）由环孢子虫（*Cyclospora cayetanensis*）感染所致，呈世界性分布，海地、危地马拉、秘鲁和尼泊尔为高发地区。该病主要症状为水样腹泻并伴有腹部绞痛、疲劳和厌食等，病程可持续数月，HIV感染者的症状尤为严重。治疗首选药物为TMP-SMX，替代药物为环丙沙星（ciprofloxa-cin）。目前尚无证据表明硝唑尼特对该病有治疗效果。

（五）治疗等孢球虫病药物

寄生于人类的等孢球虫有贝氏等孢球虫（*Isospora belli*）和纳氏等孢球虫（*Isospora natalensis*），以贝氏等孢球虫为主，后者罕见。等孢球虫寄生在人肠黏膜上皮，造成肠道黏膜损伤引起等孢球虫病（isos-poriasis），患者出现腹泻、恶心、呕吐和腹部压痛等症状。当患者免疫功能正常时通常表现为自限性腹泻；免疫功能低下时则往往表现为持续性腹泻。治疗首选药物为TMP-SMX，替代药物可选用环丙沙星、乙胺嘧啶（加用叶酸）或硝唑尼特。AIDS合并等孢球虫病患者需加大用药剂量。

（六）治疗脆弱双核阿米巴病药物

脆弱双核阿米巴病由脆弱双核阿米巴（*Dienta-moeba fragilis*）感染引起，主要症状为腹泻，并可能伴发肠易激综合征（irritable bowel syndrome）。治疗首选双碘喹啉，也可以选用甲硝唑、巴龙霉素及四环素类药物等。

（七）治疗阴道毛滴虫病药物

阴道毛滴虫病由阴道毛滴虫（*Trichomonas vagi-nalis*）感染引起并通过性接触途径传播。在女性感染者中，约有50%出现症状，主要表现为阴道瘙痒及阴道分泌物增多。男性感染者通常无症状，但也可能出现尿道炎（urethritis）。治疗需要同时治疗患者及其性伙伴，首选药物为替硝唑，单剂量给药即可治愈86%～100%患者；也可以选用甲硝唑，但目前已有耐甲硝唑的阴道毛滴虫分离株被检出。当单剂量甲硝唑治疗无效时，需要以500mg甲硝唑，每天2次，持续治疗1周，如仍无效，则以2g/d甲硝唑或替硝唑持续治疗5天。其他可选的治疗方案包括高剂量替硝唑联合多西环素、氨苄西林（ampicillin）联合克霉唑阴道栓剂（clotrimazole pessaries）以及阴道用巴龙霉素等。

三、抗自由生活阿米巴药物

（一）福氏纳格勒阿米巴

福氏纳格勒阿米巴（*Naegleria fowleri*）是原发性阿米巴性脑膜炎（primary amebic meningoencephalitis）的病原体，又称为吃脑变形虫。该嗜热原虫广泛存在于自然界的水及土壤中，患者经鼻咽部接触受污染的温水而感染。该病初症状为嗅觉与味觉异常，随之发热、呕吐，很快发展为意识不清、昏迷、死亡，病程仅几天。目前尚无有效的治疗方案。

依照经验治疗，通常静脉滴注两性霉素B（amphotericin B）并联合应用咪康唑（miconazole）、氟康唑（fluconazole）、奥硝唑（ornidazole）、利福平（rifampicin）、磺胺异噁唑（sulfisoxazole）或氯霉素（chloramphenicol）等抗生素，对确诊患者或高度疑似患者可考虑进行气管滴注给药。

（二）棘阿米巴

棘阿米巴（*Acanthamoeba*）广泛分布于自然界的土壤、灰尘及淡水中，所引起的疾病与受感染者的免疫功能状态密切相关。

免疫功能正常者通常由于使用接触镜或眼部受到外伤而受感染，发生阿米巴角膜炎。阿米巴角膜炎是一种致盲性感染性眼病，如不正确处理可导致角膜溃疡和失明。最佳治疗药物为氯己定（洗必泰）眼药水（topical chlorhexidine）或者聚六亚甲基双胍（polyhexamethylene biguanide）。

免疫功能低下者受感染途径尚不明确，感染后可发生肉芽肿性阿米巴脑炎（granulomatous amebic encephalitis，GAE）及播散性疾病（disseminated disease）。肉芽肿性阿米巴脑炎起病隐秘，患者逐渐出现精神不济、发热、头痛及癫痫等症状，并发生中枢神经系统占位性病变，病死率高。目前尚无明确有效的治疗方案，依照经验，喷他脒（pentamidine）、唑

类抗真菌药（azoles）、磺胺类药（sulfonamides）及氟胞嘧啶（flucytosine）等药物可能有效，几乎所有幸存者都接受了联合用药治疗。

第三节　抗蠕虫药物

一、常用抗蠕虫药

（一）吡喹酮

吡喹酮（praziquantel）是一种口服环吡异喹酮（pyrazinoisoquinolone）衍生物，对多种寄生虫包括血吸虫、绦虫、囊虫、华支睾吸虫、肺吸虫及姜片虫等均有杀灭效果。吡喹酮可通过5-羟色胺（5-HT）样效应使虫体产生痉挛性麻痹而脱落，也可影响虫体肌细胞内钙离子通透性，增加钙离子内流、抑制肌质网钙泵的再摄取，导致虫体肌细胞内钙离子含量大增，虫体麻痹脱落。其不良反应有头晕、头痛、腹痛、呕吐、腹泻和肝损伤等。

（二）氯硝柳胺

氯硝柳胺（灭绦灵，niclosamide）属于水杨酰胺类衍生物，对牛肉绦虫、猪肉绦虫和日本血吸虫尾蚴均有杀灭效果。氯硝柳胺可抑制虫体细胞内线粒体氧化磷酸化，杀死虫体头节和近端节片，使得虫体脱离肠壁并随肠蠕动排出体外。其不良反应有恶心和腹痛。

（三）硝唑尼特

除了隐孢子虫和肠贾第鞭毛虫，硝唑尼特（nitazoxanide）对许多肠寄生虫，如贝氏等孢球虫、阿米巴原虫、人蛔虫、钩虫、毛首鞭虫、牛肉绦虫、短膜壳绦虫和肝片形吸虫等均有杀灭作用。

（四）苯并咪唑类衍生物

苯并咪唑类衍生物（benzimidazoles）有甲苯达唑（mebendazole）、阿苯达唑（albendazole）与三氯苯达唑（triclabendazole）。甲苯达唑为广谱驱肠虫药，对蛔虫、钩虫、蛲虫、鞭虫、绦虫和粪类原虫等肠道蠕虫均有效，对幼虫、虫卵亦有杀灭作用。阿苯达唑是甲苯达唑的同类物，可在体内迅速代谢为亚砜、砜醇和2-胺砜醇，有完全杀死钩虫卵和鞭虫卵及部分杀死蛔虫卵的作用，对绦虫及囊尾蚴亦有明显的杀死及驱除作用。三氯苯达唑对肝片虫病的治愈率可达到80%～90%，但已有耐药报道。苯并咪唑类衍生物的抗虫机制为：①对虫体的β-微管蛋白有很强的亲和力，可抑制胞质内微管系统的集聚，从而抑制细胞对葡萄糖等多种营养成分的摄取和吸收，致使虫体由

于内源性糖原耗竭而死亡;②抑制线粒体延胡索酸还原酶系统,致使虫体无法产生三磷酸腺苷而死亡。该类药物不良反应轻,可见恶心、呕吐、腹泻、口干、乏力、发热、皮疹或头痛,停药后可自行消失。阿苯达唑治疗蛔虫病时,偶见口吐蛔虫的现象。

(五)伊维菌素

伊维菌素(ivermectin)是抗生素类(大环内酯类)抗寄生虫药,系从一株放线菌新种阿佛链霉菌(Streptomyces avermililis)中所提取的阿维菌素(avermectin)的衍生物,对体内外寄生虫特别是线虫和节肢动物均有良好驱杀作用,但对绦虫、吸虫等无效。伊维菌素的抗虫机制可能为:①作为一种 γ-氨基丁酸(GABA)激动剂,增加虫体抑制性神经递质 GABA 的释放;②打开由谷氨酸控制的氯离子通道,增强神经膜对氯离子的通透性,引起神经元休止电位的超极化,最终导致神经传导受阻,虫体麻痹死亡。不良反应为发热、皮疹、头晕、瘙痒、肌痛、关节痛和淋巴结肿大等。

(六)乙胺嗪

乙胺嗪(diethylcarbamazine,DEC)即枸橼酸乙胺嗪(海群生,hetrazan),在体外并无直接杀灭微丝蚴作用,但能迅速清除人或动物血液中的各种微丝蚴及成虫。乙胺嗪可能通过使血中微丝蚴迅速"肝移"、破坏虫体表膜以及促进肝内的吞噬细胞清除病原体等途径发挥抗虫效应。其不良反应为恶心、发热、哮喘样症状和关节痛等。

二、抗绦虫药物

(一)治疗成虫感染药物

1. 肥胖带绦虫(Taenia saginata)又称为牛肉绦虫(beef tapeworm),一般仅引起隐性感染,有些患者可出现腹部痉挛或精神萎靡。治疗首选药物为吡喹酮,替代药物为氯硝柳胺和硝唑尼特。

2. 链状带绦虫(Taenia solium)又称为猪肉绦虫(pork tapeworm),一般仅引起隐性感染,但为了预防囊尾蚴虫病(cysticercosis)的发生,所有感染者需接受治疗。首选的治疗药物为吡喹酮,替代用药为氯硝柳胺。对神经囊尾蚴病(neurocysticercosis,NCC)患者,需要同时使用糖皮质激素以抑制炎症反应、降低癫痫发生的风险。此外,当患者有脑内囊肿,需要以阿苯达唑合并糖皮质激素进行联合治疗。吡喹酮是脑囊尾蚴病的二线治疗药物。

3. 短膜壳绦虫(dwarf tapeworm)中的微小膜壳绦虫(Hymenolepis nana)往往仅引起隐性感染,但也

有部分患者可出现腹痛、腹泻等症状。治疗首选药物为吡喹酮,剂量需大于治疗绦虫病剂量。替代用药为氯硝柳胺和硝唑尼特。

4. 阔节裂头绦虫(Diphyllobothrium latum)感染者治疗首选吡喹酮,次选氯硝柳胺。

(二)治疗棘球蚴病药物

棘球蚴病(echinococcosis),又称为包虫病(hydatidosis),由棘球绦虫的幼虫(棘球蚴)感染所致,属于地方性寄生虫病。

苯并咪唑类化合物是近年来国内外重点研究的抗棘球蚴药。依照经验,在手术或经皮处理后进行阿苯达唑治疗,通常需要延长疗程以降低复发风险。此外,可在手术前后进行吡喹酮与阿苯达唑联合用药以增加治疗效果。

三、抗吸虫药物

(一)治疗血吸虫病药物

吡喹酮是治疗血吸虫病(schistosomiasis)的首选药物。该药仅对成虫有效,不能杀灭血吸虫虫卵、未成熟幼虫(童虫),不能阻断血吸虫的早期感染。因此,如果患者在疾病早期接受了吡喹酮治疗,需要在成虫成熟后再次用药治疗 6~12 周。

青蒿琥酯具有抗血吸虫活性,但是考虑到其可能会增加青蒿琥酯耐药疟疾发生的风险,临床上不用于抗血吸虫病治疗。

吡喹酮联合糖皮质激素治疗方案常用于治疗急性血吸虫病(片山热,katayama fever)。此外,可选用奥沙尼喹(羟氨喹,oxamniquine)治疗耐吡喹酮曼氏血吸虫病及美曲磷酯(metrifonat,敌百虫)治疗埃及血吸虫病。

(二)治疗片形吸虫病药物

与其他吸虫不同,肝片形吸虫(Fasciola hepatica)对吡喹酮不敏感,治疗需选用三氯苯达唑。三氯苯达唑是苯并咪唑衍生物,其作用机制为抑制虫体微管形成,治愈率可达到 80%~90%,但也有耐药报道。三氯苯达唑毒副作用小,仅会引起腹痛。

硫氯酚(bithionol)为替代用药,但其药物不良反应较多,治疗时间也需要延长。其他治疗方案包括:7 天一疗程硝唑尼特,治愈率约为 60%;10 天一疗程青蒿琥酯,治愈率约为 70%。

(三)治疗华支睾吸虫病和后睾吸虫病病药物

吡喹酮是治疗华支睾吸虫病(clonorchiasis)和后睾吸虫病(opisthorchiasis)的首选药物,阿苯达唑是次选药物。三氯苯达唑的治疗效果和吡喹酮

类似。

（四）治疗并殖吸虫病药物

吡喹酮是治疗并殖吸虫病（又称肺吸虫病，parag-onimiasis）的首选药物，硫氯酚为替代药物。三氯苯达唑的治疗效果与吡喹酮相同。

（五）治疗肠道吸虫感染药物

肠道吸虫（intestinal flukes）主要包括布氏姜片吸虫（*Fasciolopsis buski*）、异形异形吸虫（*Heterophyes heterophyes*）、横川后殖吸虫（*Metagonimus yokogawai*）及棘口吸虫类（*Echinostoma species*）等，其中有 60 余种能感染人。疾病经粪-口途径传播，大部分为隐性感染。

治疗首选用药为吡喹酮，三氯苯达唑具有类似的治疗效果。

四、抗线虫药物

（一）抗肠道线虫药物

1. 治疗土源性线虫感染药物　最常见的肠道线虫（intestinal nematodes）包括似蚓蛔线虫（*Ascaris lumbricoides*）、毛首鞭形线虫（whipworm，*Trichuris trichiura*）、十二指肠钩虫（hookworms，*Ancylostoma duodenale*）和美洲板口线虫（*Necator americanus*）。这些寄生虫需要经历卵、幼虫在土壤中发育的过程方能感染人，故又被称作土源性线虫（soil-transmitted helminthes）。

阿苯达唑或甲苯达唑治疗蛔虫感染，短疗程治愈率达到 88%~95%，治疗鞭虫则需要增加疗程至 3~7 天。有一些初步的证据表明，甲苯达唑抗鞭虫效果高于阿苯达唑，与伊维霉素联用效果好于苯并咪唑类衍生药。对钩虫感染，阿苯达唑效果高于甲苯达唑。已经发现有土源性线虫对苯并咪唑类药物耐药。

目前尚未发现针对以上四种土源性线虫效果均优于阿苯达唑或甲苯达唑的替代疗法。乙酰胆碱受体激动剂双羟萘酸噻嘧啶（pyrantel pamoate）可作为替代药物，用于治疗蛔虫及钩虫感染。伊维菌素可作为替代药物，用于治疗蛔虫及鞭虫感染。新的治疗手段有硝唑尼特治疗蛔虫和鞭虫感染以及三苯双脒治疗蛔虫和钩虫感染等。

2. 治疗蛲虫病药物　蠕形住肠线虫（*Enterobius vermicularis*）又称蛲虫（pinworm），是蛲虫病（enterobiasis）的病原体。成虫生活在近端结肠，并迁移到肛周区域产卵。主要通过人-人接触感染，机构或家庭内传播常见。大部分感染者无临床表现，部分患者有严重的肛周瘙痒。

单剂量阿苯达唑或甲苯达唑治疗有效。替代药物有伊维霉素或噻吩嘧啶。由于再感染及自发感染常见，患者需要在 2 周后再次接受治疗以巩固疗效。家庭成员及其他与患者有密切接触者需要同时接受治疗。

3. 治疗粪类圆线虫病药物　粪类圆线虫（*Strongyloides stercoralis*）是类圆线虫病（strongyloidiasis）的主要病原体。类圆线虫病散发于热带、亚热带以及美国、欧洲的部分区域，患者经由赤足接触受污染的土壤而感染。与其他线虫不同，类圆线虫可以在人体内完成其生活周期，因此患者体内可有寄生虫终身感染、疾病可通过人与人接触进行传播。

类圆线虫病的慢性感染者往往无典型症状，仅表现为腹痛、恶心、嗜酸性粒细胞增多或腹泻等，急性感染者出现嗜酸性粒细胞增多并伴咳嗽及皮疹。当患者伴有免疫功能低下时有发生过度感染（hyperinfection，定义为成虫数量剧增）及播散性感染的高风险，除了腹痛及腹泻等症状，患者还可能出现多病原性脓毒血症、支气管肺炎或脑膜炎等并发症。

口服伊维霉素是治疗单纯类圆线虫病的首选药物，可治愈 70%~85% 的慢性感染患者。噻苯唑（thiabendazole，TBZ）以及阿苯达唑为替代药物，但是治疗效果均较差。

对免疫功能低下的疑似患者需要进行疫区暴露史筛查，并追溯到数年前。这类人群一旦确认有感染，需要立即进行治疗以降低过度感染及播散性感染的风险。治疗可选用口服伊维霉素，但需延长疗程。

目前尚无明确有效的治疗过度感染及播散性类圆线虫病的用药方案。依照经验，通常可选用伊维霉素联合阿苯达唑进行治疗。此外，静脉输注伊维霉素的治疗方案在动物实验中取得了成功。

（二）抗肠外组织线虫药物

1. 治疗旋毛虫病药物　旋毛虫属（*Trichinella*），尤其是旋毛线虫（*Trichinella spiralis*）感染可引起旋毛虫病（trichinellosis）。患者由于食用了含有旋毛虫囊包的肉类而感染。症状包括发热、腹泻、肌炎、眶周水肿、结膜炎和嗜酸性粒细胞增多等。偶有患者由于并发心肌炎或脑炎而死亡。

目前尚无明确有效的治疗旋毛虫病的用药方案，通常采用阿苯达唑或甲苯达唑联合糖皮质激素进行治疗。

2. 治疗丝虫病药物 丝虫(filariae)是一类由吸血节肢动物传播的寄生性线虫,分布具有地方性。旅行者偶有感染。

(1) 淋巴丝虫病:淋巴丝虫病(lymphatic filariasis,LF)由班氏、马来和帝汶丝虫等感染引起,可分为无症状感染、急性感染和慢性感染。急性感染主要表现为淋巴管炎与淋巴结炎,慢性感染主要表现为由于淋巴管阻塞所导致的一系列症状。

乙胺嗪为首选药物,可有效清除微丝蚴,对成虫仅有中等活性。替代药物为伊维菌素和阿苯达唑。也可选择长疗程多西环素治疗方案,该药通过抑制线虫的共生菌沃尔巴克氏体(Wolbachia)起到间接杀虫效应。

(2) 盘尾丝虫病:盘尾丝虫病(onchocerciasis)又称为河盲症(river blindness),由旋盘尾丝虫(Onchocerca volvulus)感染引起,以蚋属黑蝇为传播媒介。患者主要分布于赤道非洲及拉丁美洲、阿拉伯半岛的特定区域,主要症状包括皮炎、皮下结节、角膜炎、脉络膜视网膜炎和失明等。

伊维菌素是首选药物,能杀灭微丝蚴,但对成虫无效。可选择长疗程多西环素治疗方案。苏拉明(suramin)虽然可有效杀灭成虫,但药物毒性大,乙胺嗪有继发眼球炎症反应而导致患者失明的风险,故均不建议使用。此外,新药莫西克汀(moxidectin)正在研发之中,该药也属于链霉菌发酵而来的大环内酯类抗生素,但活性比伊维菌素更高。

(3) 罗阿丝虫病:罗阿丝虫病(loaiasis)由罗阿丝虫(Loaiasis loa)感染引起、斑虻属苍蝇传播,流行区域为中部及西部非洲。成虫在患者的皮下组织内迁移,微丝蚴则以昼夜循环的形式出现于外周血。

罗阿丝虫不携带沃尔巴克氏体,故长疗程多西环素治疗无效。可采用多疗程乙胺嗪或伊维菌素治疗,当患者的外周血内有微丝蚴存在(尤其是数量大于 2 500 条/ml)时,需先进行血浆分离置换以降低治疗后脑炎("治疗相关脑炎")发生的风险。此外,可选用阿苯达唑,该药起效较慢,但引起"治疗相关脑炎"的风险小于乙胺嗪及伊维菌素。

第四节 小 结

寄生虫病是人类所面对的重大疾病之一,对世界贫困人口的影响尤为严重。令人鼓舞的是,在人类与寄生虫病的抗争过程中发明了许多新药。例如,我国中药学家屠呦呦发现了青蒿素,由此发明的药物有效降低了疟疾患者的死亡率;爱尔兰科学家坎贝尔和日本科学家大村智发现了阿维菌素,由此从根本上控制住了河盲症和淋巴丝虫病的流行。以上突破性成果使得这几位科学家荣获 2015 年诺贝尔生理学或医学奖。

由于缺乏有效的疫苗,抗寄生虫药物的使用是目前寄生虫病防治的主要手段。虽然已有大量有效药物问世,但由于耐药性的存在和蔓延,以及一些新发人类寄生虫病的出现,抗寄生虫药物研发的需求仍持续存在。随着现代医学的发展,基因组学、蛋白质组学、代谢组学等高通量的多组学研究手段将被越来越多地应用于药物作用机制、靶点辨识及耐药机制研究中,并指导新药研发。

及时、规范的治疗是阻止寄生虫抗药性蔓延和扩散的重要措施之一,也直接影响寄生虫病的控制与消除。以疟疾为例,其和艾滋病与结核病一起,已被世界卫生组织列为严重危害人类健康和生命的全球三大公共卫生问题。2015 年,世界卫生组织发表了《全球疟疾技术策略(2016—2030)》(WHO Global technical strategy for malaria(2016—2030)),并明确提出了消除疟疾国家的论证文件中必须包括该国以立法或标准形式制定的抗疟药物使用政策或规范。2016 年,我国根据世界卫生组织于 2015 年发布的疟疾治疗指南(第 3 版)(Guidelines for the Treatment of Malaria. 3rd edition. Geneva:World Health Organization),结合我国境外输入性疟疾增加的实际情况,制定并发布了《抗疟药物使用规范》(WS/T 485—2016)。在这些规范性文件的指导下,在我国消除疟疾的目标有望实现。

(程翼宇 钱 景)

参 考 文 献

[1] 杨宝峰. 药理学[M]. 北京:人民卫生出版社,2013.

[2] 诸欣平. 人体寄生虫学[M]. 北京:人民卫生出版社,2013.

[3] Kappagoda S. Antiparasitic therapy[J]. Mayo Clin Proc,2011,86:561-583.

[4] Horn D. Antiparasitic chemotherapy:from genomes to mechanisms[J]. Annu Rev Pharmacol Toxicol,2014,54:71-94.

[5] World Health Organization. Global report on antimalarial drug efficacy and drug resistance:2000-2010[M]. World Health Organization,2010.

[6] Neafsey DE. The malaria parasite Plasmodium vivax exhibits greater genetic diversity than Plasmodium falciparum[J].

Nat Genet,2012,44:1046-1050.

[7] Tachibana S. Plasmodium cynomolgi genome sequences provide insight into Plasmodium vivax and the monkey malaria clade[J]. Nat Genet,2012,44:1051-1055.

[8] Mbengue A. A molecular mechanism of artemisinin resistance in Plasmodium falciparum malaria[J]. Nature,2015, 520:683-687.

[9] Kaushansky A. Malaria parasites target the hepatocyte receptor EphA2 for successful host infection[J]. Science, 2015,350:1089-1092.

[10] Lewis IA. Metabolic QTL analysis links chloroquine resistance in Plasmodium falciparum to impaired hemoglobin catabolism[J]. PLoS Genet,2014,10:e1004085.

第十五章　感染病的免疫调节治疗基础

感染病尤其是传染病具有病种繁多、涉及多器官系统及各年龄患者等特点，同时多数疾病具有明显规律性，可做出病原（病因）诊断。因此，在进行临床诊治时既要注意其共性，又要抓住每个疾病的各自特点。感染病的基本特征系指所有感染病特有的共同特点，是鉴别感染病与非感染病的主要依据，主要包括病原性、感染性、流行性及免疫性四大特征。

感染的本质是病原（微）生物侵袭组织器官引起病理性异常的炎症反应。感染导致炎症反应，炎症反应是机体启动免疫防护和清除微生物的有效方式，但由于机体可能存在天然免疫缺陷或继发免疫力不足，或致病微生物毒力差别，以及机体对外来感染的炎症反应强弱的不同，导致机体免疫反应和炎症反应之间出现消长。因此，可通过了解宿主与病原之间的免疫机制，制定免疫调节治疗方案来调节感染病患者的免疫状态，从而维护组织器官功能。

第一节　感染与宿主的非特异性免疫

宿主非特异性免疫（nonspecific immunity）亦称先天性免疫，代表一系列机体抵抗因子，直接干扰并对抗微生物的入侵。这种天然的稳定的保护作用包括物理屏障、细胞因素及化学因子等。这一系统代表一种有效的广谱的监视及防御功能，但这种功能只是暂时性的，不能继续扩大，大多不能进行定量评估。非特异性免疫是对抗微生物入侵的初级阶段，为特异性免疫的形成及发展提供时间上的支持。

一、非特异性防御功能

宿主有许多机械屏障以防止病原体入侵，如皮肤、黏膜及毛发等。机体表面还有许多清除机制，如角化的上皮不断脱屑，呼吸道上皮细胞纤毛有节律地活动，把黏液及颗粒状物体转运到咽部，咳嗽及喷嚏可增加这种转运能力。肠道有节律地蠕动，可使某些寄生物不易接触到上皮细胞，呕吐及腹泻可增加肠道的清除效果。唾液可清洗口腔，眼泪能清洗

结合膜等。宿主各种分泌物不仅可机械地清洗而防止感染，这些分泌物的某些成分还可使多种微生物灭活。例如胃酸可杀死病原体；皮肤腺体产物可使皮肤保持适宜酸度，不利于微生物生长；尿液中的氨对微生物亦有抑制作用；胆汁的小分子成分可溶解多种微生物；胆盐可激活多种酶类等。

二、非特异性免疫的主要成分

（一）溶菌酶

中性粒细胞胞质、鼻腔上皮、小肠黏膜、唾液及泪液内溶菌酶的浓度较高。溶菌酶是一种低分子量蛋白质，在血清中的浓度为 $6\sim5\mu g/ml$，此酶对众多革兰氏阳性菌都有杀菌作用，其杀菌效果主要依赖于水解细菌胞壁上黏肽的乙酰氨基多糖及阳离子抗微生物肽性能。金黄色葡萄球菌黏肽的改变或杆菌属膜内缺乏 N-乙酰基时，溶菌酶则无效。溶酶体内的其余成分、血清或补体存在时，有助于溶菌酶杀灭有抗性的微生物。然而，细菌的敏感性并不一致。不同来源的溶菌酶活性亦不一致，从人类血清制得的溶菌酶最为有效，枯草杆菌或其他腐物寄生菌均能被杀死。

（二）铁结合蛋白及过氧化物酶

铁对于许多细菌的生存极其重要。乳铁蛋白（lactoferrin）是一种强力的铁离子结合物，所以对致病性大肠埃希菌等有抗菌活性。在临床上注射铁剂后，新生儿败血症发病率增加，证实了铁结合物的抑菌机制。在人乳中及婴儿肠道内乳铁蛋白的抑菌活性可被重碳酸盐增强。血清中、胆汁中及黏液中的运铁蛋白（transferrin），由于能结合铁，故可使寄生物死亡。

乳汁内及唾液中乳过氧化物酶能触发硫氰酸盐的氧化作用，促进这些体液的抗微生物活性。过氧化氢存在时，乳过氧化物酶可触发硫氰酸盐的氧化作用，变成低硫氰酸盐离子（hypothicocyanate ion），这种物质对多种细菌如致病性大肠埃希菌均有抑制作用。

（三）干扰素

干扰素（interferon，IFN）为一种广谱抗病毒因子，并不直接杀伤或抑制病毒，而主要是通过细胞表

面受体作用使细胞产生抗病毒蛋白，从而抑制病毒的复制；同时还可增强自然杀伤细胞（NK细胞）、巨噬细胞和T淋巴细胞的活力，从而起到免疫调节作用，并增强抗病毒能力。IFN具有种属特异性，人类白细胞产生的IFN用于人类才能收到效果。

依据IFN的抗原性，分为α、β及γ三种。曾将IFN-α称为白细胞干扰素（leukocyte IFN），将IFN-β称为成纤维细胞干扰素（fibroblast IFN），这种分法不尽合理，因为两者往往可由同一种细胞产生。IFN-γ又称为免疫干扰素（immune IFN）。目前主张将IFN-α和IFN-β两者统称Ⅰ型IFN，将IFN-γ称为Ⅱ型IFN，因为IFN-α与IFN-β许多特性相似，而IFN-γ不论在生物学及生物化学特性上均与IFN-α及IFN-β完全不同。IFN-α由抗原性相关联的$IFN-\alpha_1$、$IFN-\alpha_2$等一组蛋白质构成，IFN-β系单一的蛋白质，与IFN-α抗原性虽有某些关联，但差别较大。IFN-γ亦是单一蛋白质，其抗原性与IFN-α及IFN-β完全无关。

（四）补体系统

补体系统是机体固有免疫的重要组成部分，由多达50多种可溶性蛋白和膜结合蛋白组成，在机体抵御外源物、细胞裂解、炎性反应、免疫复合物的溶解、清除凋亡细胞以及增强体液免疫反应等生命活动中起着重要作用。

补体系统的激活伴随一系列酶反应，结果使一些成分被分裂，形成具有新的生物学活性的补体复合体，其激活途径可分为：经典途径（classical pathway）、替代途径、备解素激活途径，有学者另分出C1旁路激活途径（C1 bypass activation pathway）。补体系统被激活之后，可在细胞表面形成多分子聚合物，影响细胞表面特性、结构及功能，致使细胞溶解，达到杀菌或溶菌的目的。在病毒感染早期，抗体产生较少时，补体的抗感染作用可主要依据经典途径或替代途径激活C3b来实现。补体的激活还可调节各类吞噬细胞的活性、数量及运动方向；释放多种活性物质构成炎症反应的基础；控制和调节淋巴细胞的分化和增殖；调节抗体的产生等。在适当情况下，激活的补体可能对机体有益，而在不适当的情况下，补体一旦被激活则可能有害。补体系统在机体的防御功能方面是一个极其复杂的生物反应系统，可以说它是细胞免疫与体液免疫、非特异性免疫与特异性免疫的枢纽环节（图15-1-1）。

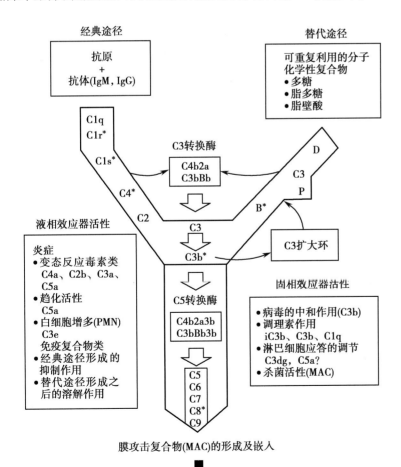

图15-1-1 补体激活途径及其连锁反应
在每个反应途径中，补体成分按活化的顺序排列，功能及结构相似者尽量平排。*表明补体活性向下调

值得注意的是,在补体系统各激活途径之间,有交错重叠现象,可代偿某种成分的不足,故许多补体缺乏症患者并不一定反复感染;而只有在补体系统广泛缺乏时,感染发生率才会明显增多。

(五) 调理素及其他体液因子

除了 IgG 及 C3b 增强吞噬作用外,血清中亦存在有非特异性调理素(opsonin)。这种糖蛋白不仅能增强特异性抗体对病原体的杀灭作用,而且对各类吞噬细胞的吞噬功能亦有增强作用。

噬菌体(bacteriophage)系细菌寄生病毒,其研究较早,而近年来在分子生物学中应用十分广泛。噬菌体如同细菌一样,品种很多,且分布很广,凡是有细菌的地方就可能有噬菌体存在。有学者断言:世界上有多少种细菌,必定会有多少种相应的噬菌体。噬菌体只裂解相应细菌,利用这一特性,可对噬菌体进行分类。利用其繁殖极快及杀菌特点可将噬菌体用于治疗。

近年来研究较多的是纤维连接蛋白(fibronectin,Fn),该糖蛋白可能属于调理素成分。它主要存在于多种正常组织细胞外间隙中,血浆中的浓度为 $300\mu g/ml$。不溶性纤维连接蛋白主要参与多种组织的细胞外纤维基质的构成,可溶性纤维连接蛋白则可促进吞噬细胞功能。宿主的其他酶类如胰蛋白酶及胰糜蛋白酶,均能消化并降解细菌外衣的非黏肽类蛋白成分。其次如 C 反应蛋白、促吞噬肽(tuftsin)等,亦是非特异性的抗菌活性分子。

第二节　宿主与特异性免疫应答

哺乳类动物的防御能力除先天性免疫之外,还进化出更为复杂的防御系统,能够辨认并记忆特异性病原体,这一系统称为适应性免疫(adaptive immunity),主要由 B 淋巴细胞及 T 淋巴细胞构成。研究发现,大多数杆菌、线虫类、吸虫类及绦虫类等对于补体及粒细胞介导的先天性防御功能易感,在这些感染中,适应性免疫借助特异性抗体的产生,主要通过增强先天性防御功能而起一种支持作用。抗体可增强补体及粒细胞介导的对入侵病原体的杀伤作用,这种适应性免疫称为体液免疫(humoral immunity)。部分病原体如病毒、某些细菌、某些原虫及一些真菌可有效地避开大多数先天性防御功能而与宿主共存,特异性抗体在这种情况下,几乎是无能为力的。NK 细胞虽也能识别异常细胞,但其识别功能常常不够充分。

T 淋巴细胞有独特的抗原受体武装,称为 T 细胞受体(T-cell receptor,TCR),这种细胞巡逻在循环系统及软组织中寻找被宿主细胞所提呈的"异己"物质。T 淋巴细胞的监视作用特异地集中在病原体及先天性防御功能引起的炎症区域,一旦发现宿主细胞在其胞质中窝藏有"异己",它们会被 T 淋巴细胞溶解,并将病原体揭露给抗体、补体及粒细胞,以便将病原体清除,或至少是能借助肉芽肿形成而控制感染扩散。适应性防御功能的这一分支,称为细胞免疫(cellular immunity)。在免疫抑制剂应用、血液系统患恶性肿瘤、化学治疗、先天性异常或人类免疫缺陷性病毒(HIV)感染等引起的细胞免疫受干扰的患者中,细胞内病原体会成为特别重要的感染因子。

一、特异性免疫器官及免疫活性细胞

特异性免疫是机体与病原体及其抗原物质(包括疫苗)相互作用后,获得的抗病能力,作用对象专一,主要分为特异性细胞免疫及体液免疫两类。要完成这一复杂过程,还必须有巨噬细胞及补体系统的参与,这是动物机体在种系发生及进化过程中所形成的完善的防御功能。

中枢免疫器官主要是胸腺衍生的 T 细胞及腔上囊(鸟类特有)类似器官,如骨髓及肠道淋巴组织衍生 B 细胞。外周免疫器官主要是外周淋巴结及脾脏等。参与特异性免疫的活性细胞及其他成分主要包括以下内容:

(一) 抗原

抗原应为大分子,为了刺激免疫应答,一种抗原至少要 5 个氨基酸。然而,如果把小分子偶联到较大的载体蛋白质上,用较小分子制造抗体也是可能的。按这种方式近年来利用人工合成肽,单独或偶联免疫佐剂免疫动物,获得抗体用作诊断试剂已取得不少重要资料。同样的机制,所有药物及其他小的化学基团如半抗原(hapten)均可用来制造抗体。另外,抗体分子也可能成为一种抗原,当其抗原性表位也是一种抗体的结合位点时,此抗体的结合位点可能与原始抗原的抗原决定簇(antigenic determinant)相似。因此,在抗体与抗体之间,受体和抗体之间或受体和受体之间存在一种相互作用的网络,这网络是调节免疫反应的一种基本机制。

(二) 组织适应性(相容性)抗原

Gorer 与 Snell 早在 1948 年首先论述了对同种异体移植的排斥反应是一种细胞表面高度多态性抗

原所致,此抗原称为主要组织相容性抗原,人类的主要组织相容性抗原简称人白细胞抗原(human leucocyte antigen,HLA),其编码基因称为主要组织相容性复合体(major histocompatibility complex,MHC)。HLA系统位于第6号染色体短臂(6p21.3),其中HLA Ⅰ类基因由经典 HLA Ⅰ类基因(HLA-A、HLA-B、HLA-C)和非经典 HLA Ⅰ类基因(HLA-E、HLA-F、HLA-G)组成。HLA最主要的特点是多态性,早先已确定的抗原特异性至少有124个抗原,分别属于6个位点(-A、-B、-C、-DR、-DQ、-DP),新位点和新的抗原特异性还不断被发现。

(三)T淋巴细胞

此类细胞依赖胸腺而发育,并由一系列特征性表面糖蛋白以受体的形式加以定型,大致可分为两类:效应T细胞(effector cell),包括细胞毒性T细胞(cytotoxic T cell,Tc)及诱导性T细胞(inducer,Ti),可促进迟发型超敏反应(delayed-type hypersensitivity,DTH);调节性(regulator)T细胞,包括辅助性T细胞(helper T cell,Th)及抑制性T细胞(suppressor T cell,Ts)。细胞分化群(cluster of differentiation,CD)用来说明细胞表面抗原的差别,用此抗原制备的单克隆抗体可将这些细胞加以鉴别。有些CD(如CD25、CD35、CD71)显然是功能性分子,另一些(如CD3、CD4及CD8)广泛地被用来作为特殊细胞类型的标志。迄今已证明的一些CD涵盖着淋巴细胞及髓样细胞上的许多关键性功能分子。新的CD分子命名是由人类细胞分子分化作用组织(Human Cell Differentiation Molecules Organization,HCDMO)规定的。迄今已有350多个CD分子。

(四)B淋巴细胞

B细胞是分泌抗体的浆细胞前身,在其表面表达免疫球蛋白,并将这些免疫球蛋白作为抗原的受体。一种B细胞只表达一对重链可变区(VH)及轻链可变区(VL)基因的产物,因而只有一种受体。此类细胞的后代或叫克隆保留相同的义务,分泌相同的抗体,此抗体来自相同的可变基因。因此,首次免疫攻击的抗原会选择已经表达适当受体的B细胞,这些细胞可分裂增殖,一些发育成熟,成为产生抗体细胞,另一些发展成记忆细胞。后者在数量上远远超过其原始群,当轮到它们被抗原激活时,也会变成产生抗体细胞,这就是所谓的记忆现象(memory phenomenon)。未成熟的B细胞表达IgM或IgM加IgD免疫球蛋白作为其受体。当B细胞分化时,它们转变其重链基因产物,以联合γ、α、ε(epsilon)链,

因而从分泌IgM转变成IgG、IgA或IgE。记忆细胞也具有γ、α或ε链受体,并可分泌此类免疫球蛋白而不需要一个中间时相。

B淋巴细胞的活化需要抗原以及从同一抗原刺激Th细胞的信号。Th细胞至少释放三种多肽,即B细胞生长因子、B细胞分化因子(即现在的IL-4、IL-5等)及IL-2。在有抗原的情况下,它们会激活B淋巴细胞,使之分裂并分化。B淋巴细胞的个体发育也有重要的临床意义,因为各种白血病和淋巴瘤的发展阶段均可表达B细胞的表面抗原。

(五)抗体

一个IgG分子由4个链组成,2个相同的重链(50kDa),以及2个相同的轻链(25kDa)。可用酶将一个免疫球蛋白分子裂解成片段。轻链和重链的序列分析及结晶摄影研究表明,它们是由大约100个氨基酸的一些结构主区所构成,由2个半胱氨酸之间的二硫键所支持(与HLA分子中所见者相似)。在一个IgG分子中,每个轻链(L)有2个恒定主区(C_k)及γ重链(H)有3个结构主区($C_H1\sim3$)。当比较不同抗体分子时,发现轻链和重链的N末端结构主区均为高度可变区,含有抗原结合位点(Fab)。每个重链的恒定结构主区是不同的基因产物,这种基因决定抗体的同种型(isotype),IgG、IgA、IgD、IgM或IgE,分别用希腊字母γ、α、δ、μ及ε表示其重链。

二、特异性免疫应答形成过程

(一)感应阶段

抗原物质先由巨噬细胞消化降解,抗原的有效成分即抗原决定簇与巨噬细胞MHC相结合,成为抗原-MHC复合物。然后将抗原信息传递给辅助性T细胞,由T细胞传给B细胞。巨噬细胞在活化过程中,合成并分泌多种免疫调节因子。

(二)反应阶段

免疫活性细胞先识别抗原,然后被抗原所致敏。T细胞分化增殖为致敏淋巴细胞,B细胞分化为浆细胞,部分T、B细胞将抗原信息储存而成为免疫记忆细胞。此阶段中,T细胞也能合成并分泌少量淋巴因子及白细胞介素类,但其量甚少,作用微弱。B细胞也能合成并分泌少量抗体,但速度较慢且效价较低。

(三)效应阶段

当特异性抗原再次刺激时,已致敏的免疫活性细胞会释放大量淋巴因子及白细胞介素,不断扩大特异性免疫反应,发挥强有力的免疫效应。

1. 细胞免疫　细胞免疫反应是指由致敏的T

淋巴细胞,或通过 T 细胞释放淋巴因子杀伤或破坏再次入侵的抗原物质。对大多数细胞内寄生物如结核分枝杆菌、麻风分枝杆菌、布鲁氏菌、伤寒杆菌、多种病毒、真菌、立克次体及原虫等的杀灭和清除,都是以细胞免疫反应为主(图 15-2-1)。细胞免疫还可引起迟发型超敏反应,使外来抗原局限在入侵部位。某些自身免疫性疾患的发生、器官移植的排斥反应和抗肿瘤免疫等,与细胞免疫的关系也十分密切。

致敏 T 淋巴细胞释放的淋巴因子如淋巴毒素、转移因子、促分裂因子、趋化因子、移动抑制因子及 IFN 等均能发挥免疫效应或增强免疫效应的功能。辅助性 T 细胞还能释放具有多种促进免疫功能的白细胞介素,如 IL-2 对 T 细胞及其他免疫活性细胞均有增殖作用;IL-3 不仅可促进 T 细胞分化成熟,亦能增进造血干细胞的发育;IL-4、IL-5 主要对 B 细胞的生长分子起促进作用。

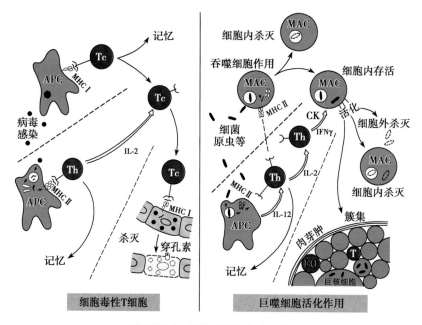

图 15-2-1　细胞介导的免疫应答

2. 体液免疫　B 细胞再次受特异性抗原刺激后,分裂增殖为大量浆细胞,合成并分泌特异性免疫球蛋白(immunoglobulin,Ig)或称抗体,以往称 γ 球蛋白,可中和外毒素,防御某些细菌及病毒感染。抗体免疫可以说是远距离作用,与细胞免疫近距离作用不同(图 15-2-2)。

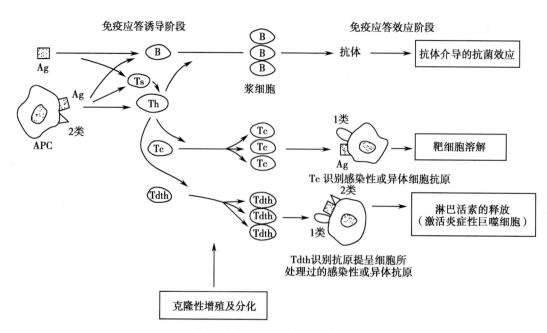

图 15-2-2　T、B 细胞免疫效应方式及其差别
Ag:抗原;APC:抗原提呈细胞;Tdth:迟发型超敏反应性 T 细胞

抗体一般是 IgM 出现最早,在血液中只能维持数周至数月,不能通过胎盘。IgM 型抗体接近消失时,出现 IgG 型抗体,在血液中可维持数年。IgA 型抗体常在 IgM 或 IgG 出现后 2 周至 1~2 个月时,才能在血中测出,含量也很少,但持续时间较长。IgE 又称过敏反应素(reagin 或 allergin),它与 IgD 的作用均与过敏反应有关,两者的含量皆甚微,半衰期均为 2~3 天。

第三节 感染病免疫调节治疗

随着抗病原微生物药物的兴起,人们主要着力寻找新型抗病原微生物药物。在 20 世纪 80 年代以后,随着严重感染综合征和耐药病原体的出现,以及对感染与免疫关系的认识加深,人们对免疫调节的价值有了新的认识。人们认为机体有可能通过某种途径来调节免疫应答。随后若干免疫调节剂在临床上的应用亦取得一定疗效。随着对免疫网络系统的深入认识,可预见在不久的将来,有可能联合应用抗病原微生物药物和某种细胞因子或某种合成成分来"微调"免疫反应,从而使抗感染治疗的水平达到新的高度。

一、免疫调节剂

免疫调节剂可根据功能分为免疫增强剂(immunoenhancer)和免疫抑制剂(immunosuppresant),前者提高机体免疫功能,后者抑制机体免疫功能。按免疫调节剂的功能分类的缺点有二:①难以将免疫调节剂尽数分类。免疫系统是一个极其复杂的网络结构,对其描述和理解已进入分子水平,每一种调控因子都有可能具有双向的性质,如 IL-6,既可将其归为促炎细胞因子(proinflammatory cytokine)类,亦可归为抗炎细胞因子(anti-inflammatory cytokine)类。②体内免疫紊乱并非总是可以简单地判定为"免疫低下"或"免疫过强"。如在大部分感染病的急性阶段,用目前通行的方法测定免疫时,非特异性免疫常常是"免疫低下",而特异性免疫常常是"免疫过强",因此单从治疗学角度而论,难以简单地给予"免疫增强剂"或"免疫抑制剂"。

免疫调节剂按其来源可分为五组,它们分别是:①自然形成的细胞因子,如集落刺激因子(CSF)及 IFN 等;②单克隆抗体和炎性细胞因子受体阻断剂;③免疫球蛋白;④肾上腺皮质激素类药物;⑤具有免疫调节功能的合成物质等。

(一) 促炎细胞因子及其阻断剂

应用某些微生物或微生物产物可促进机体的非特异性免疫,如卡介苗(BCG)、短小棒状杆菌、白色假丝酵母菌等。其作用是诱导促炎细胞因子,如 IL-1、IL-2、IL-6、IL-12、IFN-γ 及 TNF-α 等,以促进机体的细胞免疫应答。

在感染性实验动物中,应用小剂量促炎细胞因子有一定保护作用,但大剂量的促炎细胞因子具有促进炎症反应的功能,并可加重临床表现。因此除非有明确的临床适应证,一般不用细胞因子治疗。基础和临床的研究目标主要是研究抗炎细胞因子或促炎细胞因子的阻断剂。

1. 抗 TNF-α 单克隆抗体 TNF-α 是病原微生物及其代谢产物诱导产生的早期促炎细胞因子,主要由单核-吞噬细胞产生。目前认为 TNF-α 是决定机体免疫应答类型和应答强度的主要因素。

TNF-α 水平高低与感染病的病死率直接相关。因此,可应用中和 TNF-α 的方法作为辅助治疗手段。在动物实验中,应用致死剂量的活大肠埃希菌感染后,再给予抗 TNF-α 的多克隆抗血清或抗 TNF-α 单克隆抗体可以使动物免于死亡。临床研究表明,败血症患者中具有较高 TNF-α 水平的患者应用抗 TNF-α 单克隆抗体后有一定的效果,表现为接受抗 TNF-α 治疗的患者几乎并未出现多器官功能衰竭,且病死率大幅下降。

2. 可溶性 TNF-α 受体 TNF-α 的致炎症效应是由细胞表面 55kDa(Ⅰ型)和 75kDa(Ⅱ型)受体介导的(图 15-3-1)。这些受体的胞外部分(可溶性 TNF 受体)在体内脱落,与循环中的 TNF-α 结合,并阻断其生物学功能。因此,可以应用基因重组合成可溶性 TNF 受体治疗败血症。早期应用可溶性 TNF 受体干预治疗可以阻止败血症患者发展为感染性休克。研究表明,在 TNF-α 毒性作用出现之前存在抑制 TNF-α 活性的机会,否则 TNF-α 的出现可迅速引起靶细胞的明显改变,可溶性 TNF 受体将失去作用。Abraham 等以临床症状和免疫学特征对患者进行分类,这有助于选择正确的用药时机(图 15-3-2)。

3. IL-1 受体阻断剂 IL-1 与 TNF-α 一样,是病原微生物及其代谢产物诱导产生的早期促炎细胞因子,由单核-吞噬细胞系统产生,是炎症、发热和急性期应答的关键中间产物,同时也参与组织破坏和纤维化。IL-1 受体阻断剂是人体自然产生的一种蛋白,它可与 IL-1 受体结合,阻止 IL-1 发挥作用。在动物实验中注射细菌前或注射细菌 2 小时之内应用

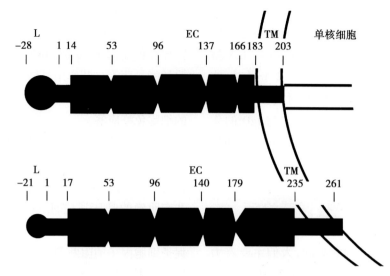

图 15-3-1　单核细胞表面的 TNF-α 受体示意图

图中单核细胞表面分别有 55kDa(上)和 75kDa(下)两个受体。此两个受体细胞外部分脱落后,成为可溶性 TNF-α 受体,并可与循环中的 TNF-结合,并阻断其生物学功能

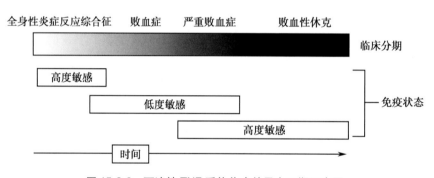

图 15-3-2　可溶性 TNF 受体临床效果窗口期示意图

在败血症早期应用可溶性 TNF 受体可获得较好的临床效果。随着病程的进展,进入严重败血症或败血性休克后,机体的免疫状态对可溶性 TNF 受体不再敏感或虽恢复敏感,但由于 TNF-α 的毒性使多器官功能受损,可溶性 TNF 受体也将会失去临床效果

IL-1 受体阻断剂可以提高动物的存活率。目前对 IL-1 的研究主要集中在如何缓解败血症患者炎症效应,在败血症和感染性休克患者中应用不同剂量的 IL-1 受体阻断剂可以降低病死率,其效果与 IL-1 受体阻断剂所用的剂量呈正相关。进行遗传或药物阻断 IL-1 可降低 1 型糖尿病动物模型的发病率,目前临床上正在研究 IL-1 阻断治疗的可行性、安全性和有效性。

(二) 用于免疫增强作用的细胞因子

1. IL-2　IL-2 广泛作用于多种 T 细胞亚群和 NK 细胞,IL-2 同 IFN-γ 具有许多相似的功能,因此与 IFN-γ 有相似的治疗适应证。虽然仅被美国 FDA 批准用于恶性黑色素瘤和肾细胞癌,但是目前临床上已用于多种疾病,如神经细胞瘤、乳腺癌、艾滋病 (AIDS)及原发性免疫缺陷病等,并有一定疗效。

在皮肤利什曼病患者的皮损处注射重组 IL-2 10μg,48 小时 1 次,连用 14 天,可观察到利什曼原虫数量明显下降,部分患者皮损消失。对麻风患者注射重组 IL-2 10μg,可以促进细胞免疫,减少皮损处病原体数量。对 HIV 感染者注射重组 IL-2,每天 1 800 万 U,连用 5 天,每 2 个月 1 次,持续 1 年。在 IL-2 治疗组中 CD4⁺ 细胞数量明显升高。

应用 IL-2 后常伴随着葡萄球菌感染率上升,推测葡萄球菌感染率上升的原因可能是由于 IL-2 诱导 TNF 水平上升,引起中性粒细胞趋化能力缺陷所致,不过地塞米松可降低 TNF 水平,以防止发生此类感染。

组胺和 IL-2 联合应用可使 T 细胞和 NK 细胞活化,从而杀伤肿瘤细胞,包括白血病细胞,且两者在缓解期的维持使用可延长白血病患者的无病生存期。但这种治疗也存在一定的不良反应,包括血小板减少、头痛、中性粒细胞减少、发热、嗜酸性粒细胞增多及腹泻等。

2. IL-12　IL-12 主要由巨噬细胞及 B 淋巴细胞产生,调节细胞毒性 T 细胞和 NK 细胞的活性。它在预防细胞内病原体感染中起着非常关键的作用。可将 IL-12 作为分枝杆菌和利什曼原虫感染的辅助治疗,在 AIDS 的临床研究中也正在探索将 IL-12 联合抗病毒药物治疗 HIV 感染。此外,IL-12 的阻断剂还可用来治疗中-重度斑块型银屑病和炎症性肠病。

(三) 集落刺激因子

集落刺激因子(CSF)是一组天然糖蛋白,对髓系血细胞的产生、分化、存活以及活性均有一定的作用。目前有 7 种 CSF 可供临床使用,分别是:粒细胞集落刺激因子(G-CSF)、粒细胞-巨噬细胞集落刺激因子(GM-CSF)、巨噬细胞集落刺激因子(M-CSF)、IL-3、IL-5、血小板生成素(TPO)及红细胞生成素(EPO)。IL-3 是多重集落刺激因子,可刺激多种细胞系。IL-5、TPO、EPO 主要分别促进嗜酸性和嗜碱性粒细胞、巨核细胞、红细胞生成素的生成。

1. 粒细胞集落刺激因子(G-CSF) G-CSF 是一种多肽链的细胞生长因子,主要特异性地调节粒系细胞的增殖与分化,并增强成熟粒细胞的功能。G-CSF 刺激粒细胞增加的主要原因是缩短粒细胞成熟时间,增加产出率,而中性粒细胞的半衰期则无变化。注射 G-CSF 5~60 分钟后有一过性的中性粒细胞减少,而后表现为稳定的、剂量依赖性的中性粒细胞数量升高。其作用可持续 5~6 天。继续用药,中性粒细胞数量将不再继续升高,或反而轻度下降。停药后 7 天内细胞数量即可恢复到用药前水平。当剂量超过每天 10g/kg 时,G-CSF 可轻微增加单核细胞和淋巴细胞数量,当剂量超过每天 30g/kg,并持续 2 周,血小板数量会轻度下降。

G-CSF 的主要适应证是促进骨髓移植后中性粒细胞的增加和肿瘤化疗引起的粒细胞减少,以防止由此产生的感染。应用 G-CSF 后,可降低因粒细胞减少所致感染的发生率、缩短抗菌药物使用时间和住院天数。由于肿瘤患者应用 G-CSF 后,并不能降低其最终病死率,因此它的应用颇受争议。白血病患者在化疗后是否可以使用 G-CSF 存在一定争议,但目前尚无临床证据表明 G-CSF 可以增加白血病患者的复发。

G-CSF 还作为造血干细胞动员剂,以动员造血干细胞至外周血中,用于相关疾病的骨髓移植,并可促进骨髓移植患者粒细胞减少症的康复,缩短抗菌药物的使用时间和住院天数,但 G-CSF 并不影响移植物抗宿主反应的发生率。药物经济学分析表明,G-CSF 的应用可降低自身骨髓移植患者费用的 3%。然而目前对于健康供者使用 G-CSF 的安全性尚无系统的随访和研究。

在 HIV 感染患者中,中性粒细胞减少症也相当常见,特别是应用更昔洛韦和齐多夫定的患者。在没有其他药可供选择时,G-CSF 可升高粒细胞数,以便继续使用这两种药,但使用 G-CSF 的 HIV 感染者可能发生顽固性的口腔溃疡。

此外,G-CSF 还适用于周期性粒细胞减少症、特发性粒细胞减少症、先天性粒细胞减少症和急性心肌梗死等疾病。G-CSF 与抗真菌药物合用治疗真菌感染有较好的疗效。目前对于严重感染但不伴粒细胞减少的患者是否应用 G-CSF 尚有争议。有报道认为,肝移植的患者应用 G-CSF 后,其败血症的发生率、败血症所致的病死率及急性排斥反应发生率均明显降低。此外,最初的一些小样本研究提示 G-CSF 用于严重败血症和脓毒性休克患者可降低病死率,但是大规模、双盲、前瞻性研究的结果并不支持这样的结果,因此不推荐将 G-CSF 作为这些患者的辅助治疗。

2. 巨噬细胞集落刺激因子(M-CSF) M-CSF 是一种糖蛋白,能刺激单核细胞的产生,并促进单核细胞和巨噬细胞的活性。M-CSF 可应用于同种异体骨髓移植、急性髓性白血病、卵巢肿瘤的化疗。重组人 M-CSF 用于因骨髓移植引起广泛真菌感染的患者,可明显提高患者的存活率。然而另有研究表明,骨髓移植患者应用重组人 M-CSF 后,其移植物抗宿主病的发生率无改善,中性粒细胞、单核细胞和淋巴细胞数量无明显变化。在代谢性骨病和关节炎中,破骨细胞的形成和作用需要 M-CSF 和核因子 κB 受体激活蛋白配体(RANKL),即核因子 κB(NF-κB)受体活化因子配体等细胞因子的调节,其可激活大量的信号途径,形成潜在的治疗靶点。M-CSF 应用中重要的毒性反应是一过性剂量相关的血小板减少。

(四) 干扰素

干扰素(interferon,IFN)是一类糖蛋白细胞因子,在细胞受到病毒、细胞内细菌或细菌毒素等刺激而诱导产生。虽然一般情况下组织和细胞内 IFN 含量很低,但在免疫应答中 IFN 起着非常复杂的作用。IFN 与细胞受体结合可以诱导或促进机体产生三种抗病毒蛋白,即 RNA 依赖性蛋白激酶、2′,5′-寡腺苷酸合成酶(2′5′-AS)和磷酸二酯酶,阻止病毒蛋白合成和抑制病毒复制。IFN 还具有免疫调节作用,能激活巨噬细胞的吞噬功能,增强自然杀伤(NK)细胞的细胞毒性及 ADCC 活性。IFN-γ 可刺激 NK 细胞活化为淋巴因子激活性杀伤(LAK)细胞。IFN 可以增强组织相容抗原和某些受体的表达,增强 T 细胞对病毒识别。IFN 对免疫应答效应的影响,随应用剂量及时间不同而异,小剂量应用对细胞免疫与体液免疫免疫均有增强作用,但大剂量应用则有抑制作用。同时,IFN 对免疫的自稳功能亦有调节作用。

供药用的 IFN 依抗原性可分为:人白细胞 IFN-α、人成纤维细胞 IFN-β 及 IFN-γ。IFN 的来源有两类,一类是"天然干扰素"(nIFN),另一类是用 DNA 重组技术合成的"重组 IFN"(rIFN)。IFN-α、IFN-β 的主要功能是抗病毒,IFN-β 还可预防恢复期多发性硬化症的复发,IFN-γ 主要是巨噬细胞激活因子。这些 IFN 在临床上主要用于治疗两类疾病:一是病毒性感染,包括慢性乙型肝炎(CHB)、慢性丙型肝炎(CHC)、病毒性角膜炎、慢性宫颈炎、新生儿病毒性脑炎及病毒性感冒等;二是肿瘤,IFN 对多种肿瘤近期有良好疗效,如白血病、淋巴瘤、乳腺癌、食管癌及艾滋病相关肿瘤等。然而,远期疗效有待进一步的观察和研究。

(五)免疫球蛋白

1. 丙种球蛋白　丙种球蛋白是从健康人血中提取的免疫球蛋白制剂。制剂中 95% 以上为 IgG,少量为 IgA 和 IgM。丙种球蛋白主要用于补充抗体,纠正体液免疫缺陷。如先天性无丙种球蛋白血症、先天性低丙种球蛋白血症、婴儿暂时性低丙种球白血症等。性联高 IgM 综合征为性联遗传性疾病,患者常反复发生化脓性感染。实验室检查表现为 IgM 增高,而 IgG 及 IgA 极度低下,丙种球蛋白治疗有效。IgG 亚型缺陷症为先天性遗传性疾病,患者血清中有一种或几种 IgG 亚型缺陷,临床表现为对多糖荚膜细菌如流感嗜血杆菌及肺炎链球菌易感。这些患者血清的总 IgG 可以正常。因此,当临床疑有 IgG 亚型缺陷症,而血清 IgG 水平正常者,应测定 IgG 亚型。本病应用丙种球蛋白治疗有效。

丙种球蛋白因含有健康人群血清所具有的多种抗体,因而有预防某些感染病的作用。临床上用丙种球蛋白预防的感染病有甲型病毒性肝炎、麻疹、水痘、流行性腮腺炎等。

2. 高效价特异性免疫球蛋白　高效价特异性免疫球蛋白可以从某种感染恢复期患者血清或最近接种和重新接种某种疫苗人血清中制备。这种高效价特异性免疫球蛋白可用于治疗和预防相应的感染病,如乙型肝炎高效价免疫球蛋白(HBIG)用于乙型肝炎病毒(HBV)意外感染者以及阻断乙型肝炎的母婴传播。对于 HBsAg 阳性、HBeAg 阳性的孕妇,其

新生儿联合使用 HBIG 及乙型肝炎疫苗,母婴传播阻断率可达 90% 左右。麻疹免疫球蛋白(MIG)用于未经免疫的幼儿或有慢性疾病的体弱儿童,可以预防感染和减轻病情。破伤风免疫球蛋白(TIG)用于预防破伤风。当创伤皮肤有伤口,有污染破伤风杆菌芽孢可能时,应注射此制剂。高效价特异性免疫球蛋白的其他临床应用包括狂犬病、流行性腮腺炎、流行性乙型脑炎、克-雅病及一些过敏性疾病如花生过敏等。

3. 抗内毒素抗体　革兰氏阴性细菌可导致严重感染,且为院内感染的主要原因,治疗费用昂贵且疗效欠佳。抗内毒素抗体治疗革兰氏阴性细菌感染的主要依据是这些细菌产生的内毒素可引起一系列的临床症状。由于在不同革兰氏阴性细菌中,内毒素脂质 A 的毒性高度保守,在 20 世纪 70 年代,学术界设想中和脂质 A 可能对革兰氏阴性细菌感染产生治疗作用。动物实验中显示,脂质 A 特异性抗体治疗革兰氏阴性细菌感染有一定的疗效,但临床试用结果仍不明确。

人们应用多种方法来治疗细菌感染所致的败血症和多器官衰竭,主要包括抑制或清除感染细菌或中和其毒性产物,以及限制机体的炎症反应以减轻组织损伤等。至今还没有免疫调节剂能够产生确切的治疗效果,相反的,一些免疫调节剂还会导致病死率的增加。一些免疫调节剂的疗效可能会被忽略,因为研究对象选择错误。近年来纳米药物的免疫调节治疗得到快速发展,但仍有待进一步研究,发展新的生物相容性的多聚物纳米材料及纳米粒子的理化特征与免疫系统的相互作用将是今后研究的热点。同时,研究新型免疫调节剂时应注意每个患者的免疫状态和感染情况是千差万别的,因此在选择研究对象时,要注意患者当时所处的免疫状态和感染情况,并严格规定研究对象的纳入标准。

二、免疫血清的应用

免疫血清(immune serum)是抗毒、抗菌、抗病毒和抗 Rh 血清的总称。凡用细菌的类毒素或毒素作为抗原,免疫马或其他大动物所取得的免疫血清称抗毒素(antitoxin),或称抗毒血清(抗血清,antiserum),如白喉抗毒素、破伤风抗毒素、肉毒抗毒素等;凡用细菌或病毒本身免疫马或其他大动物获得的免疫血清称抗菌或抗病毒血清,如抗炭疽血清、抗狂犬病血清、抗腺病毒血清等。Rh 阴性的人受 Rh 阳性红细胞(带有 Rh 抗原)刺激后产生抗体,其血清即

可制成抗 Rh 血清,用于预防新生儿溶血症。由于这些免疫血清中含有大量特异性抗体,进入患者体内,直接对抗和中和该病原体及其毒素,阻止其对机体组织细胞的损害,减轻毒血症状,达到控制或治愈疾病的目的,同时大量抗体进入机体,亦可起被动免疫的作用,故有的免疫血清可直接作为预防之用。

感染病的治疗和预防中,常用的免疫血清有白喉抗毒素、肉毒抗毒素、破伤风抗毒素、抗狂犬病血清、多价气性坏疽抗毒素、抗炭疽血清和抗腺病毒血清等。随着一些新发感染病的出现,用于临床的免疫血清的种类也在不断增加,如禽流感病毒免疫血清、SARS 病毒免疫血清等。

临床常用并列为国家基本规范的免疫血清及其用法见表 15-3-1。

表 15-3-1 国家基本规范的免疫血清及用法

常用制品名称	剂型规格	治疗剂量	预防剂量
精制白喉抗毒素	每支 10 000U、3 000U	依病情及假膜范围而定,2 万~10 万 U	1 000~2 000U
精制破伤风抗毒素	每支 1 500U、10 000U	第一次肌内或静脉注射 5 万~20 万 U,以后根据病情肌内或静脉滴注	1 500~3 000U
精制肉毒抗毒素	A 型:10 000U B、E 型:5 000U	1 万~2 万 U(一个型),以后视病情而定	1 000~2 000U(指一个型)
多价精制气性坏疽抗毒素	注射剂每支 5ml,含 5 000U(混合)	首次 3 万~5 万 U,静脉或适量于伤口周围注射,后视病情而定	10 000U(混合)
精制抗炭疽血清	注射剂每支 5ml	第 1 天注射 20~30ml,后根据病情而定	
精制抗狂犬病血清	每支 200U、400U、700U、1 000U		咬伤部位处理后浸润注射及肌内注射 40U/kg
抗腺病毒血清	注射剂每支 2ml	每次 2~5ml,每天 1 次肌内注射或雾化吸入	

列入《国家基本药品目录》(2012 年版)的有破伤风抗毒素(注射液、注射用无菌粉末:1 500IU、10 000IU)、抗狂犬病血清(注射液:400IU、700IU、1 000IU)、抗蛇毒血清(注射液、注射用无菌粉末,包括抗蝮蛇毒血清、抗五步蛇毒血清、抗银环蛇毒血清及抗眼镜蛇毒血清)

(王宇明)

参 考 文 献

[1] Zuniga EI, Macal M, Lewis GM, et al. Innate and adaptive immune regulation during chronic viral infections[J]. Ann Rev Virol, 2015, 2(1):573-597.

[2] Atzeni F, Talotta R, Salaffi F, et al. Immunogenicity and autoimmunity during anti-TNF therapy[J]. Autoimmun Rev, 2013, 12(7):703-708.

[3] Bedoui S, Gebhardt T. Interaction between dendritic cells and T cells during peripheral virus infections:a role for antigen presentation beyond lymphoid organs?[J]. Curr Opin Immunol, 2011, 23(1):124-130.

[4] Pritzl CJ, Seo YJ, Xia C, et al. A ceramide analogue stimulates dendritic cells to promote T cell responses upon virus infections[J]. J Immunol, 2015, 194(9):4339-4349.

[5] Van Kaer L, Parekh VV, Wu L. Invariant natural killer T cells:bridging innate and adaptive immunity[J]. Cell Tissue Res, 2011, 343(1):43-55.

[6] Marcenaro E, Carlomagno S, Pesce S, et al. Bridging innate NK cell functions with adaptive immunity[J]. Adv Exp Med Biol, 2011, 780:45-55.

[7] Whitmire JK. Induction and function of virus-specific CD4$^+$ T cell responses[J]. Virology, 2011, 411(2):216-228.

[8] Hansbro PM, Kaiko GE, Foster PS. Cytokine/anti-cytokine therapy:novel treatments for asthma? [J]. Br J Pharmacol, 2011, 163(1):81-95.

[9] Sumita Roy-Ghanta, Jordan S. Orange. Use of cytokine therapy in primary immunodeficiency[J]. Clin Rev Allerg Immunol, 2010, 38(1):39-53.

[10] Mandrup-Poulsen T, Pickersgill L, Donath MY. Blockade of interleukin 1 in type 1 diabetes mellitus[J]. Nat Rev Endocrinol, 2010, 6(3):158-166.

[11] Yang LP, Perry CM. Histamine dihydrochloride:in the management of acute myeloid leukaemia[J]. Drugs, 2011, 71(1):109-122.

[12] Mohammad RA. Use of granulocyte colony-stimulating factor in patients with severe sepsis or septic shock[J]. Am J

Health Syst Pharm,2010,67(15):1238-1245.

[13] Liu A,Weiss S,Fang H,et al. Lipopolysaccharide-binding protein (LBP) blockade augments the protective effect of granulocyte colony-stimulating factor (G-CSF) in a rat sepsis model[J]. Shock,2015,43(5):497-503.

[14] Pavlin D,Cemazar M,Sersa G. IL-12 based gene therapy in veterinary medicine[J]. J Transl Med,2012,10:234.

[15] Brubaker AL,Kovacs EJ. G-CSF enhances resolution of *Staphylococcus aureus* wound infection in an age-dependent manner[J]. Shock,2013,40(4):327-333.

第十六章　感染病的干细胞治疗

干细胞是一类兼具自我更新和分化能力的细胞群体,在个体发育和疾病发生中扮演重要的角色。干细胞基础研究的高速发展,已取得了令人振奋的研究成果,展示出广阔的临床应用前景。近年来,作为治疗人类多种疾病的一项崭新技术,干细胞治疗的临床试验更是呈现出井喷式增长。根据美国国家临床试验数据库网站的统计,截至2016年底,全球共有5 812项干细胞相关的临床试验注册在案,目前治疗用的干细胞类型主要包括胚胎干细胞、诱导性多能干细胞和成体干细胞。感染病的干细胞治疗最早源于2004年发表于《柳叶刀》(The Lancent)杂志的一则骨髓间充质干细胞(bone marrow mesenchymal stem cell,BMSC,属于成体干细胞的一种)成功治疗移植物抗宿主病(graft versus-host disease,GVHD)的案例,该项临床试验的成功揭示了间充质干细胞(mesenchymal stem cell,MSC)具有免疫抑制作用,于是大量的科学家开始探索干细胞在机体免疫系统调控中所发挥的作用,在此后的相关研究中陆续发现干细胞在感染病的治疗中有独特的功效。

第一节　病毒性疾病的干细胞治疗

一、病毒性肝炎肝硬化的干细胞治疗

自1992年我国将乙型肝炎病毒(HBV)疫苗纳入计划免疫管理后,预防效果显著。但是1992年之前出生的人群中存在大量感染HBV的患者,近年来由于环境因素、饮食习惯以及生活习惯的改变,HBV感染病例仍呈逐渐上升趋势,其中发病人群以20~45岁青壮年为主。由于没有有效的丙型肝炎病毒(HCV)疫苗以及人们对丙型肝炎的知晓率低下,HCV的感染率也在逐年上升。目前人群HBV携带率仍高达7.18%,HCV感染率达3.2%。肝炎病毒感染后的肝硬化也在逐年增加,目前干细胞对于肝炎病毒相关疾病的治疗临床研究较多地集中在乙型肝炎肝硬化失代偿期以及丙型肝炎肝硬化失代偿期。

病毒感染后机体产生有效的特异性免疫应答是清除病毒的关键,但慢性HBV和HCV感染患者不能产生有效的特异性免疫应答,主要是因为特异性T淋巴细胞功能低下,从而形成免疫耐受和病毒感染慢性化,使病毒不断地在肝细胞内复制,引起肝细胞的广泛坏死和肝小叶结构的破坏,进而发展为肝硬化。另有研究表明,在HBV感染后的肝硬化由代偿期向失代偿进展过程中,HBV诱发的免疫损伤发挥至关重要的作用。使用干细胞治疗肝炎病毒感染后肝硬化不仅仅可以修复损伤的肝细胞,还可以在肝硬化患者体内重建免疫系统。MSC通过抑制T细胞增殖、抑制B细胞增殖分化、调节NK细胞活性、阻止树突状细胞成熟和上调调节性T细胞(regulatory T cells,Tregs)数量,可以有效减弱炎症反应,发挥抗炎和免疫调节作用。研究表明将乙型肝炎肝硬化患者的BMSC与患者的免疫细胞体外共培养,可以上调外周血中调节性T细胞的数量,抑制淋巴细胞增殖,减轻肝硬化的免疫损伤。值得一提的是,慢性病毒性肝炎患者机体免疫耐受是肝炎慢性化和肝硬化形成的关键因素,MSC在抑制炎症反应的同时并不会抑制机体对肝炎病毒的特异性免疫应答,也不会促成免疫耐受。临床研究发现患者的HBV拷贝数并没有因为MSC的移植而增加,反而表现为HBV表面抗原的明显下降。

(一)病毒性肝炎肝硬化的干细胞移植方法

由我国肝病学专家韩英、时永全、周新民执笔,汇集国内30余名专家编写的《干细胞移植规范化治疗失代偿期肝硬化的专家共识》中,根据干细胞的不同性质和不同来源,将目前临床上干细胞移植治疗失代偿期肝硬化的方式分为6种:自体骨髓干细胞移植、自体外周血干细胞移植、自体造血干细胞移

植、自体骨髓间充质干细胞移植、异基因脐血干细胞移植和异基因脐带间充质干细胞(umbilical cord-derived mesenchymal stem cell,UC-MSC)移植。鉴于有研究表明,HBV 感染患者的骨髓间充质干细胞分化潜能和免疫调节功能显著降低,不推荐病毒性肝炎肝硬化的患者采用自体骨髓间充质干细胞移植治疗。以下 6 种干细胞移植方法摘自《干细胞移植规范化治疗失代偿期肝硬化的专家共识》。

1. 自体骨髓干细胞移植 在层流无菌治疗室内,选患者双侧髂后上棘为采髓点,于局麻下抽取患者的骨髓血;在干细胞实验室内,从骨髓血中分离纯化获得骨髓单个核细胞;再到放射介入治疗室,借助血管介入将干细胞注射入患者的肝动脉。骨髓血的采集量一般在 150~200ml,分离得到的骨髓单个核细胞总数在 10^9 以上。由于失代偿期肝硬化患者通常存在不同程度凝血障碍和因脾功能亢进而引起的外周血血小板计数降低,多点骨髓穿刺存在一定的潜在出血风险。可于术前通过改善肝功能、输注新鲜冰冻血浆等治疗措施改善患者的凝血功能。为提高骨髓干细胞的含量,也可在采集骨髓前使用粒细胞集落刺激因子(granulocyte-colony stimulating factors,G-CSF)短期动员骨髓。通常采用小剂量(2~4μg/kg 体重)的 G-CSF 动员 2~3 天,之后按照上述方法进行骨髓抽取、干细胞分离和移植。小剂量短期动员可促进骨髓干细胞的增殖,但并不促进骨髓干细胞向外周血的大量释放。经此种方法获取的骨髓血含有更多的骨髓干细胞(数量可达 10^{10}~10^{12}),有助于提高治疗效果。

2. 自体外周血干细胞移植 先使用 G-CSF 按照 5~10μg/kg 体重的剂量对患者进行 3~5 天的骨髓动员,将骨髓中的干细胞动员到外周血液循环中,再通过专用的单个核细胞分离机从外周血中富集、分离富含造血干细胞的单个核细胞(数量通常大于 10^9),最后借助血管介入将干细胞注射入患者的肝动脉。骨髓动员过程中应每天监测外周血中的造血干细胞含量,当 CD34 阳线细胞数量达到 10^6/kg 体重时即可停止动员,转而进行干细胞的分离。由于骨髓动员会使大量的有核细胞进入外周血液循环、增加血液黏稠度,在正常人有增加血管内血栓形成的可能,但失代偿期肝硬化患者通常伴有凝血障碍和因脾功能亢进而引起的血小板计数降低,血栓形成的可能性并不会显著增加。应当注意的是,骨髓动员会促进单个核细胞在脾脏的富集,这对于脾大

的失代偿期肝硬化患者而言有发生脾破裂的潜在风险。但临床上尚未有骨髓动员致脾破裂的报道。

3. 自体造血干细胞移植 CD34 是人造血干细胞的主要标志,也有少部分造血干细胞不表达 CD34 但表达另一标志分子 CD133。自体造血干细胞移植即是用纯化的、自体 CD34 或 CD133 阳性的造血干细胞进行移植。先按前述方法采集骨髓血,然后在干细胞实验室内进行造血干细胞的分离与扩增。通常借助 CD34 或 CD133 抗体和免疫磁珠从骨髓血中分离造血干细胞,也可借助流式细胞仪分选 CD34 或 CD133 阳性的造血干细胞,之后在体外对造血干细胞进行适当的扩增,使其数量达到 10^7 以上,再收集细胞并经肝动脉途径移植回患者自身。此方法可减少骨髓用量,但需要在体外扩增造血干细胞,具有一定的技术难度,需严格遵守相关质控标准和干细胞生物学行为状态的评估,并应在具备相应条件的干细胞实验室内进行。

4. 异基因脐血干细胞移植 选择健康足月产妇,并经产妇知情同意。排除乙型肝炎、丙型肝炎、艾滋病、梅毒及其他传染性疾病,无病理妊娠。胎儿娩出断脐后,消毒采血部位,应用装有血液保存液 II 的一次性采血袋以封闭式采血法采血,每袋采脐血 50~100ml。在干细胞实验室内,用负收集法分离提取脐带血干细胞。每例提取的脐带血有核细胞总数应达 10^7 以上,以生理盐水稀释到 5ml,经肝动脉或外周静脉途径(通常采用肘正中静脉或前臂静脉)进行干细胞移植。

5. 自体骨髓间充质干细胞移植 按前述方法制备骨髓干细胞。在干细胞实验室内,对骨髓干细胞进行贴壁培养,借此可去除不能贴壁生长的造血干细胞。在培养过程中应添加间充质干细胞生长因子,并可通过流式细胞仪监测间充质干细胞表型(CD34 阴性、CD45 阴性、CD105 阳性)。当细胞数量达到 10^7 以上时,即可收集细胞并经肝动脉途径对患者进行移植治疗。

6. 异基因脐带间充质干细胞移植 脐带取自健康足月胎儿,并取得父母授权同意。采用机械加酶学消化的方法将脐带分离成单个细胞。对脐带细胞进行贴壁培养,在培养过程中应添加间充质干细胞生长因子,并通过流式细胞仪监测间充质干细胞表型(CD34 阴性、CD45 阴性、CD105 阳性)。虽然间充质干细胞在体外可被扩增至 50~100 代,但一般推荐使用 4~6 代以内的脐带间充质干细胞进行移

植治疗。移植的细胞数量应在 10^7 以上,可以经肝动脉或外周静脉途径(通常采用肘正中静脉或前臂静脉)进行移植。

(二)病毒性肝炎肝硬化的干细胞移植途径

王亚莉等回顾分析了近 10 年来国内关于干细胞移植治疗肝硬化的报道,比较了以下 3 种干细胞移植途径,发现绝大多数病例采用经肝动脉途径移植(78.6%),其次是经外周静脉途径移植(14%)。UC-MSC 多选择经外周静脉移植,一般 3~4 次为 1 个疗程,可能因为 UC-MSC 来源和培养方便,细胞来源异体获得不增加患者痛苦,可通过增加治疗次数来提高疗效。该研究相关数据与结果尚未公布与发表。

1. 经肝动脉移植 患者移植治疗前一天做碘过敏试验,双侧腹股沟备皮,术前 4 小时禁食禁水。在数字减影血管造影 X 线监视下,经股动脉穿刺插管至肝固有动脉,造影观察肝脏血管情况并排除占位性病变后,将干细胞悬液按 1ml/min 注入,注入后再给予 10ml 生理盐水冲管。术毕拔管,穿刺点加压包扎,术侧下肢 24 小时制动。

2. 经门静脉移植 患者左侧卧位,超声引导择点定位,常规消毒铺巾,2% 利多卡因进针点局麻,穿刺至门静脉预定部位,抽吸见暗红色静脉血后,缓慢注射干细胞进入门静脉,注射结束拔除导管,穿刺点加压包扎,术后静卧 6 小时,3 天内避免剧烈运动。经门静脉移植优点是细胞不易阻塞血管,但门脉高压患者慎用,易出现逆肝血流,有可能导致食管胃底静脉破裂出血。

3. 经外周静脉移植 经肘正中静脉或前臂静脉回输。回输前静脉滴入地塞米松 1mg,静脉输注结束后生理盐水冲洗管腔;每次回输的干细胞数量为 $(0.5~1.0)×10^6$ 个/kg,溶解在 30~60ml 生理盐水中输注。

(三)肝炎病毒与干细胞的相互作用

目前,已经有大量科学家在研究 MSC 与肝炎病毒之间的相互作用,尤其是 HBV 和 HCV。

在啮齿动物模型中,移植 BMSC 可以在 HBV 相关的肝硬化进程中改善肝脏功能,通过抑制辅助 T 细胞 17(T helper cell 17,Th17)的功能和刺激调节性 T 细胞的产生,BMSC 可以有效降低血浆 IL-17、TNF-α 和 IL-6 的水平。在一个超过 500 个 HBV 阳性肝硬化患者的大样本单中心的临床试验中发现 MSC 的治疗具有一定疗效。在治疗 4~12 周后,

MSC 显示出短期的临床疗效,表现为肝细胞合成能力(白蛋白,抗凝因子等)的增强和胆红素水平的降低。但在 48 周后的长期随访中上述检查指标未表现出持续性的,具有显著性差异的结果。该试验也提示长期治疗效果的维持可能需要长期的 MSC 序贯治疗。类似的良好反应也在 HCV 的临床试验中被观察到。在晚期 HCV 相关的肝硬化患者中静脉内注射 MSC,可以部分改善肝功能,表现为血浆白蛋白和凝血酶原含量的上升和血浆胆红素水平的下降。在另一个临床试验中,在 HBV 阳性晚期肝病患者中,MSC 伴随粒细胞刺激因子移植后,可以显著改善肝脏合成功能,并长期保持稳定的临床体征和生化指标。

目前对于 MSC 是否可被 HBV 感染仍然存在争议。Ma 等报道了 HBV 可以感染人类 BMSC 并在其中复制。但其他研究者无法证实上述结论。造成研究结果不一致的原因可能有技术上的原因,也有可能源于 BMSC 来源的个体间差异。当与 HBV 共同培养后,MSC 可摄取病毒颗粒,而不表现出明显的感染迹象,细胞内会出现共价闭合的环状 DNA 或者前基因组 RNA 拷贝等现象。将携带上述病毒的 MSC 输送至心肌损害部位可发现 HBV 的 DNA 整合入再生的心肌细胞基因组。值得注意的是,这种情况下 MSC 虽未被 HBV 主动感染,但可以成为肝外的病毒储存库,并将病毒颗粒转运至易受感染的组织。当将 MSC 从携带 HBV 患者的骨髓中分离后,它们出现增殖变缓的现象,但并未表现出病毒感染的迹象。上述结果提示 HBV 感染后引起的慢性炎症状态,而非 HBV 直接的细胞毒性作用,是 MSC 功能受损的主要原因。相对于 HBV 来说,HCV 感染 MSC 方面的研究较少,Choi 等发现脂肪间充质干细胞(adipose tissue-derived mesenchymal stem cell,AMSC)分化而来的肝细胞样细胞适合作为体外培养该病毒的宿主细胞。

二、艾滋病的干细胞治疗

艾滋病是 CD4+ 辅助 T 细胞被 HIV 病毒选择性损伤而造成的免疫缺陷。因此用具有免疫抑制效应的 MSC 来治疗艾滋病的方法最早被认为是违反常理的。尽管将 MSC 输入到 T 细胞受损的患者体内可能进一步降低他们抗感染的能力,但在某些 HIV 感染患者的亚群中情况恰恰相反。高活性的抗逆转录病毒治疗(highly active antiretroviral therapy,HAART),

可以显著降低 HIV 患者的发病率和死亡率。但是仍有一部分患者，被称为免疫无反应者（immune non-responders，INRs），在病毒被完全抑制后（血浆中已无法检测到 HIV）仍无法逆转免疫缺陷障碍。我国科学家王福生课题组通过开展利用 UC-MSC 治疗感染 1 型 HIV 的 INRs 临床试验发现，UC-MSC 可以增加血液中幼稚 $CD4^+$ 辅助 T 细胞和中枢记忆 $CD4^+$ 辅助 T 细胞的数量并恢复患者体内 HIV 特异性 IFN-γ 和 IL-2 的含量。UC-MSC 的治疗增强了 INRs 免疫系统的重建功能，同时减弱了患者的炎症反应和系统性免疫激活反应。该项研究为逆转感染 HIV-1 的免疫无反应患者的免疫缺陷障碍提供了有效的治疗方案。

值得注意的是，HIV 病毒也可以感染 MSC 并改变它们的功能。Tg26 HIV-1 小鼠的 BMSC 受 HIV 感染后，与健康对照组来源的 MSC 相比，会出现细胞因子分泌能力下降和细胞保护性效应降低的现象。此外，直接将 BMSC 与 HIV 相互作用，或是暴露在含有高滴度 HIV 的血浆中，可增强 BMSC 的成脂分化能力，降低来源于血管壁 MSC 分化为内皮细胞的能力。这些研究结果提示 MSC 可能成为人类体内 HIV 的储存库，甚至促进逆转录病毒感染的病理过程，故对 MSC 捐献者及其细胞产品开展 HIV 的检测是非常必要的。

三、流感的干细胞治疗

来源于多种组织（骨髓、肺等）的 MSC 均表达流感病毒 α-2,3 和 α-2,6 唾液酸受体，这解释了为何 MSC 容易受到人类、猪、禽类流感病毒株，如 H5N1、H1N1、H9N5 的感染。感染首先造成 MSC 促炎症细胞因子分泌的增加，然后快速诱导细胞凋亡。目前，MSC 治疗流感病毒感染所致疾病的疗效尚无定论。Li 等发现 BMSC 可有效减弱 H9N2 禽流感病毒造成的小鼠肺部的炎症反应，降低肺部炎症细胞的浸润和促炎因子的水平，改善肺损伤。Darwish 等的研究则发现在 H1N1 流感病毒诱导的小鼠急性肺损伤模型中，BMSC 并未能减轻小鼠肺部的炎症反应，未能改善 H1N1 流感病毒造成的肺损伤。令人惊喜的是，MSC 在治疗人感染禽流感病毒的临床研究中已经展现出了很好的疗效。由国内感染病专家李兰娟、项春生等于 2015 年开展至今的"宫内膜来源间充质干细胞辅助治疗 H7N9 感染引起的急性肺损伤的临床研究"发现 26 例重症 H7N9 禽流感恢复期的患者，经宫血间充质干细胞（menstrual blood-derived

stem cell，MenSC）移植治疗后 2/3 的患者肺损伤得到了修复，肺功能显著改善。该临床研究于 2015 年通过中国临床试验中心的注册，相关数据和研究结果尚未公布与发表。

四、其他病毒相关疾病的干细胞治疗

巨细胞病毒（CMV）在免疫缺陷的宿主中，尤其是在骨髓和实体器官移植的患者中是一种重要的病原体。Meisel 等的研究揭示受 IFN-γ 和 TNF-α 刺激后的人类 MSC 可以在体外以吲哚胺吡咯 2,3-双加氧酶（indoleaminepyrrole 2,3-dioxygenase，IDO）依赖的方式抑制 CMV 的复制。该研究组的另一个研究显示 CMV 也可以感染 MSC，减少干细胞 IDO 的表达，减弱 MSC 的细胞因子诱导的免疫抑制反应以及抗微生物效应。需要注意的是，MSC 作为活细胞在存在其他抗炎症介质的情况下，能改变它们的生物活性和治疗特性。NF-κB 抑制剂（一种目前正在进行临床试验的极有潜力的抗炎和抗肿瘤药物）被发现可以造成 MSC 对 CMV 的易感性增加。这种效应可能不仅限于 NF-κB 抑制剂，也可能由与 MSC 一同使用的免疫抑制类药物所产生。

除了表达流感病毒受体，MSC 也表达可以促进疱疹病毒进入细胞的表面分子。其中包括硫酸乙酰肝素和 3-氧硫酸硫酸乙酰肝素，两者都可以作为 1 型单纯疱疹病毒（HSV-1）感染过程中病毒进入细胞的受体，导致 MSC 对 HSV-1 的易感性。

有 3%~9% 分离自脐带血的 MSC 被发现含有多瘤病毒序列，这些序列大多为 JC 病毒或猿猴空泡病毒 40（simian vacuolating virus 40，SV40）的拷贝。在一项回顾性研究中发现，每 20 个骨髓 MSC 样本中，就有 1 个含有 B19 病毒的 DNA。尽管在后者中，没有一个移植受体出现病毒血症或表现出任何 B19 病毒感染的临床症状，但该项研究仍提示需要通过开发广谱的病毒筛选方法，评估 MSC 捐献者及其细胞。

第二节　细菌性疾病的干细胞治疗

一、干细胞的抗菌机制

当细菌与 MSC 相遇后，有如下几种可能的结果：某些细菌（如口腔内的兼性厌氧细菌）不会接近 MSC；大多数细菌（例如大肠埃希菌、金黄色葡萄球菌和化脓性链球菌）会接近 MSC，并与其细胞膜黏

附,被干细胞内化后进入细胞内的溶酶体结构中;专性细胞内寄生细菌如沙眼衣原体和伤寒沙门菌,会进一步离开内吞体并侵入 MSC 的细胞质。

当 MSC 与细菌发生接触后,它们自身的分泌产物、迁移性、增殖和分化能力,以及存活(凋亡)的情况均会发生变化。MSC 会增加细胞因子、趋化因子(IL-6、IL-8、CCL5)和其他信号分子前列腺素 E_2(prostaglandin E_2,PGE_2)等组成性表达蛋白的分泌,也可会产生新的细胞因子,如 TNF-α、IL-1β 或 IL-10。通过感知趋化因子的信号,MSC 可以向细菌或者被细菌感染的细胞定向迁移。以幽门螺旋杆菌为例,与 BMSC 接触后可以上调 BMSC 表面趋化因子 CXC 亚家族受体 4(CXC subfamily receptor 4,CXCR4)的表达,增强干细胞向基质细胞衍生因子 1(stromal cell-derived factor 1,SDF-1)的迁移能力。小肠内皮细胞被金黄色葡萄球菌感染后,可以通过 NF-κB 依赖的信号通路直接诱导 UC-MSC 向其迁移。当大肠埃希菌、金黄色葡萄球菌或化脓性链球菌与 AMSC 接触后,AMSC 增殖能力增强,并伴随有成骨分化的增强(细胞内钙的沉积增加)和成脂分化的抑制。当金黄色葡萄球菌或是铜绿假单胞菌生物膜的可溶性因子与 MSC 接触后,可以增加 MSC 来源的旁分泌因子如 VEGF、SDF-1 和 IL-6 的产生。这些因子可以促进炎症细胞进入被感染的组织并被活化,增强机体抗菌能力。同时这些因子会在一定程度上抑制 MSC 的迁移和分化,并通过诱导细胞内胱天蛋白酶 3/7(caspase 3/7)依赖的自分泌凋亡通路从而降低这些干细胞的存活率。当大肠埃希菌或是表皮葡萄球菌与 MSC 接触后,细胞会通过胞吞的方式清除细菌。尽管干细胞在细菌感染的情况下会发生线粒体损伤,但是受损的线粒体并不会被干细胞所释放,而是在细胞内通过线粒体吞噬途径被清除。这可以防止由自由基和其他潜在的有害炎症信号所介导的组织损伤。

目前,在多个 MSC 治疗感染病的研究中发现,MSC 的抗菌效应主要来源于其产生的 IDO,后者可以通过清除细胞培养基中的色氨酸而抑制细菌的生长,这种效应在将 TNF-α 或是 IL-1 加入到培养基后得到增强。值得一提的是,IDO 依赖的抗菌效应似乎为人类所特有,在啮齿类动物 MSC 抗感染治疗中未被观察到。同样值得注意的是,MSC 分泌的 IDO 发挥的抗菌效应发生在 MSC 抑制 T 细胞,下调免疫系统功能之前,这可能是由于细菌生长所需要的最低色氨酸浓度要远远高于其活化 T 细胞的浓度。人类 MSC 还可以通过产生抗菌肽,如人类抗菌肽(cathelicidin)LL-37 杀伤细菌。无论是革兰氏阴性致病菌(大肠埃希菌和铜绿假单胞菌)还是革兰氏阳性致病菌(金黄色葡萄球菌)对 MSC 分泌的 LL-37 介导的细菌杀伤效应都很敏感。大肠埃希菌或是金黄色葡萄球菌和铜绿假单胞菌生长过的培养基可以显著促进 MSC 表达 LL-37。MSC 产生的另一种抗菌肽为脂质运载蛋白 2(lipocalin 2),其可通过结合铁离子而抑制细菌生长。在啮齿类动物的大肠埃希菌肺炎模型中揭示了载脂蛋白 2 是 MSC 发挥抗菌活性的主要功能蛋白。

与细菌的接触不仅能增强 MSC 的抗菌活性,也会增强 MSC 的免疫抑制特性。当伤寒沙门菌与 MSC 一同培养后,会促进 MSC 释放 PGE_2 从而增强 MSC 抑制 T 细胞增殖的能力。这种抑制效应会伴随 CD54 表达的增加。CD54 是一种细胞黏附分子,又名细胞间黏附分子 1(intercellular adhesion molecule-1,ICAM-1),已被以往的研究证实在 MSC 介导的 T 细胞抑制过程中起到关键作用。当 CD54 表达上调后 T 细胞与 MSC 黏附程度增加,T 细胞暴露在 MSC 分泌的小分子物质如 PGE_2 和一氧化氮(NO)的时间延长,使得后者可以更有效地抑制 T 细胞的增殖。

二、细菌性疾病的干细胞治疗

MSC 除了在体外试验中表现出抗菌能力以外,在体内依然具有很强的抗感染能力。在早期 Ringden 等报道的 MSC 在慢性龋齿和牙周炎过程中保护效应的基础上,另有多个研究的结果也显示 MSC 在体内不仅仅具有单纯的免疫抑制作用,而且具有增强的抗菌效应。将 MSC 注入大肠埃希菌肺炎动物模型后,可抑制宿主的炎症反应并加快细菌的清除过程。在大肠埃希菌或脂多糖诱导的人离体肺损伤模型中发现,人 MSC 移植以后可显著降低炎症反应,增强肺泡液体清除率,改善菌血症。深入研究发现 MSC 可增强肺泡巨噬细胞吞噬作用,且通过分泌角质细胞生长因子(keratinocyte growth factor,KGF)抑制单核细胞凋亡,间接提高细菌清除率。在啮齿类动物的铜绿假单胞菌肺炎模型中发现 AMSC 具有保护性效应。AMSC 可以抑制环氧合酶 2(cyclooxygenase 2,COX2)的活性,增加 15-羟基前列腺素(15-hydroxyprostaglandin,15-PDGH)的水平,阻止过多 PGE_2 的合成。这些效应最终可增强宿主巨噬细胞的吞噬能力,从而更有效地清除细菌。在人类 MSC

治疗成人型呼吸窘迫综合征（adult respiratory distress syndrome，ARDS）绵羊模型中发现，MSC 可以改善氧气的供应并抑制肺水肿。除了治疗上述革兰氏阴性致病菌引发的感染病，研究证明在革兰氏阳性致病菌的感染模型中 MSC 也具有治疗作用。在大鼠感染耐甲氧西林金黄色葡萄球菌的模型中发现 BMSC 可以降低细菌的数量，抑制炎症因子和趋化因子的合成，并促进伤口的愈合。

脓毒症是由细菌等病原微生物侵入机体所引起的全身炎症反应综合征，致死率高。基于 MSC 的免疫调控作用，目前 MSC 治疗已作为一种新型治疗手段应用于治疗脓毒症的临床前研究和临床试验。在脓毒症实验模型动物中发现，MSC 移植可以降低由脂多糖（lipopolysaccharide，LPS）、盲肠结扎和穿孔（cecal ligation and puncture，CLP）、铜绿假单胞菌和大肠埃希菌等诱导的脓毒症动物的死亡率。研究发现 MSC 的移植可以降低中性粒细胞和单核细胞对包括肝、肺、肠道和肾脏在内的靶器官的浸润，降低血液和脏器中促炎因子 IFN-γ、TNF-α、IL-1b 和 IL-6 等的水平。进一步的研究发现 MSC 可以通过释放 PGE$_2$，促进巨噬细胞释放抗炎因子 IL-10，从而介导巨噬细胞重编程为 M2 型发挥抗炎作用。项春生课题组利用 MenSC 和其分泌的外排体（exosome）分别治疗 LPS 诱导的急性肺损伤小鼠和暴发性肝衰竭（fulminant hepatic failure，FHF）小鼠模型时发现，MenSC 能有效改善肺部毛细血管通透性，降低炎症反应，促进肺部损伤组织的修复。MenSC 分泌的外排体能抑制 FHF 小鼠肝脏细胞凋亡，改善肝功能，提高生存率。

三、细菌对干细胞的影响

MSC 在发挥抗菌作用的同时也会受到细菌的攻击。沙眼衣原体是一种专性细胞内寄生菌，一般情况下，细胞感染沙眼衣原体后诱导型一氧化氮合酶（inducible nitric oxide synthase，iNOS）的活性和 NO 的水平会增加，NO 可以协助机体清除细菌。但是当 MSC 暴露于衣原体后，它们会逐渐丧失合成 NO 的能力。这是由于衣原体可诱导聚胺的生物合成增加，而后者会将底物 L-精氨酸从 iNOS 合成 NO 过程中移除。与其他细菌一样，铜绿假单胞菌会释放群体感应信号分子（quorum sensing signaling molecules，QSSMs），细菌通过这类信号分子相互交流并能从中获得细菌种群密度的实时信息。QSSMs 被发现可以影响免疫细胞的功能，当 MSC 暴露于铜绿假单胞菌

释放的 QSSMs 后，首先会生成更多的细胞因子，之后会发生细胞凋亡增加的现象。

MSC 与细菌之间的相互作用是个动态的过程，会在环境因素、细菌数量、与免疫细胞共存等条件下发生改变。例如，低浓度的牙龈卟啉单胞菌会增强 MSC 的抗炎作用，增加干细胞抗菌性 NO 的合成。然而高浓度的牙龈卟啉单胞菌会使 MSC 失去抗菌活性。这提示时间点的选择是 MSC 治疗细菌感染性疾病的关键因素。如果在感染的早期使用或者作为一种预防性措施注射 MSC，MSC 可以具有显著的抗菌效应。但是如果在感染的后期，已经存在较高的细菌负荷的情况下应用 MSC 治疗，它们的抗菌活性将不明显。有研究显示 MSC 在毒性休克综合征，一种以巨大且迅速的细胞因子"风暴"性升高（细胞因子风暴）为特征的疾病模型中无效，尽管使用 MSC 最初使得系统性促炎症细胞因子（TNF-α 和 IL-6）的水平下降，但并未增加该模型动物的生存率。该研究结果也提示当大量细菌感染的情况下，MSC 的抗菌效应会被显著地抑制。

第三节　真菌感染及寄生虫病的干细胞治疗

研究发现，MSC 对真菌感染导致的疾病同样具有治疗作用。Yang 等的研究发现分泌 IL-17 的 MSC 亚群，与其他 MSC 不同，并不具有免疫抑制功能，但具有免疫调节功能和抗菌活性。这些干细胞在体内外均表现出了强大的抗真菌活性，IL-17 阳性 MSC 可以在体外和小鼠体内模型中抑制白念珠菌的生长。Lathrop 等的研究为了解 MSC 的抗哮喘活性提供了新的思路，尽管没有直接的抗真菌效应，但是在一种由烟曲霉菌丝提取物诱发中性粒细胞介导的气道过敏性炎症小鼠模型中，MSC 可通过抑制 Th17 信号通路而产生保护作用。

在抗蠕虫感染的治疗中，MSC 的潜在价值在小鼠血吸虫病模型中也被证实。单独应用 BMSC 可以减轻日本血吸虫诱导的肝损伤，并提高小鼠的生存率。这种治疗效果同时伴随着虫卵肉芽肿直径的减小和肝脏纤维化程度的下降，后者表现为胶原沉积的减少以及Ⅲ型胶原、α 平滑肌肌动蛋白和波纹蛋白表达量的下调。此外，血浆中 TGF-β 这种在纤维化进程中起关键作用的因子的含量也发生了下降。在伯氏疟原虫诱导的啮齿类疟疾模型中也观察到

MSC 具有治疗作用。除了能降低炎症反应的水平，在静脉内注射 BMSC 后可上调 IL-12 水平，下调 IL-10 水平，从而引起调节性 T 细胞数量的下降和更强的宿主抗病原体反应。很难想象一般药物能起到上述作用，该结果也提示 BMSC 调控免疫系统的效果可能很大程度上取决于其所处的具体环境。

克氏锥虫是一种在拉丁美洲常见的寄生虫，也是造成美洲锥虫病（又名沙加斯病）的病原体，经常造成不可逆的心肌病。Jasmin 等用培养后的 BMSC 治疗被克氏锥虫感染的小鼠后发现，治疗组动物右心室的扩张程度下降。在另一项研究中，Magginii 等将 MSC 注射入感染了克氏锥虫的小鼠体内后发现巨噬细胞向调节性表型转变，血浆 IL-10 水平上升，IL-12 p70 水平下降。但是在感染克氏锥虫的动物中，这种免疫特性的改变也会增加巨噬细胞对胞内寄生病原体的敏感性，有可能导致感染的恶化。

和面对细菌和病毒时一样，MSC 与寄生虫接触后也会被寄生虫侵入。研究发现 AMSC 可被不同类型的利什曼原虫感染。不过当利用 IFN-γ 和 TNF-α 共刺激人类和啮齿类中被感染的 BMSC 后，干细胞可以通过分别上调 IDO 或 iNOS 的表达，清除 II 型刚地弓形虫这种专性细胞内生长的寄生虫。有趣的是，小鼠的 MSC 尽管对上述的 M49 亚型的刚地弓形虫病的治疗非常有效，但是对高毒性亚型（BK 型）刚地弓形虫没有效果。

第四节 小 结

在过去的 10 年中，我们获得了很多关于干细胞治疗感染性疾病的知识，已有的结果提示 MSC 最终可以将失调的免疫系统恢复正常。通过这种方式，干细胞治疗感染性疾病比药物更加"聪明"，这是因为它们能够感知所处的免疫环境并调节免疫反应。最新的研究还显示，MSC 还能作为载体携带抗菌药物如环丙沙星并在离体条件下释放药物的活性结构，同时仍保留干细胞自身的抗菌功能。但目前尚未明确哪种感染性疾病最适合用 MSC 治疗，仍然需要更多的整体疾病动物模型研究和临床试验来回答上述问题。同时还需要进一步阐明 MSC 的异质性（包括同一组织来源的 MSC 和来源于不同组织的 MSC），并且需要找到能够分离这些具有免疫调节特性的细胞的方法，以及安全有效地增强其靶向病原体的能力。当这些问题都得到回答，干细胞才可以成为有效治疗感染性疾病的方法。

（项春生）

参 考 文 献

[1] Le Blanc K, Rasmusson I, Sundberg B, Gotherstrom C, Hassan M, Uzunel M, Ringden O. Treatment of severe acute graft-versus-host disease with third party haploidentical mesenchymal stem cells[J]. Lancet, 2004, 363(9419):1439-1441.

[2] 中华医学会医学工程学分会干细胞工程专业学组. 干细胞移植规范化治疗失代偿期肝硬化的专家共识[J/CD]. 中华细胞与干细胞杂志:电子版, 2014, 4(4):222-226.

[3] Ma R, Xing Q, Shao L, et al. Hepatitis B virus infection and replication in human bone marrow mesenchymal stem cells[J]. Virol J, 2011, 8(1):1-8.

[4] Choi JE, Hur W, Kim JH, et al. MicroRNA-27a modulates HCV infection in differentiated hepatocyte-like cells from adipose tissue-derived mesenchymal stem cells[J]. PloS one, 2014, 9(5):e91958.

[5] Zhang Z, Fu J, Xu X, et al. Safety and immunological responses to human mesenchymal stem cell therapy in difficult-to-treat HIV-1-infected patients[J]. AIDS, 2013, 27(8):1283-1293.

[6] Li Y, Xu J, Shi W, et al. Mesenchymal stromal cell treatment prevents H9N2 avian influenza virus-induced acute lung injury in mice[J]. Stem Cell Res Ther, 2016, 7(1):159.

[7] Darwish I, Banner D, Mubareka S, et al. Mesenchymal stromal(stem)cell therapy fails to improve outcomes in experimental severe influenza[J]. PloS One, 2013, 8(8):e71761.

[8] Meisel R, Brockers S, Heseler K, et al. Human but not murine multipotent mesenchymal stromal cells exhibit broad-spectrum antimicrobial effector function mediated by indoleamine 2,3-dioxygenase[J]. Leukemia, 2011, 25(4):648-654.

[9] Ringden O, Uzunel M, Sundberg B, et al. Tissue repair using allogeneic mesenchymal stem cells for hemorrhagic cystitis, pneumomediastinum and perforated colon[J]. Leukemia, 2007, 21(11):2271-2276.

[10] Xiang B, Chen L, Wang X, et al. Transplantation of menstrual blood-derived mesenchymal stem cells promotes the repair of LPS-induced acute lung injury[J]. Int J Mol Sci, 2017, 18(4):689.

[11] Chen L, Xiang B, Wang X, et al. Exosomes derived from human menstrual blood-derived stem cells alleviate fulminant hepatic failure[J]. Stem Cell Res Ther, 2017, 8(1):9.

[12] Yang R, Liu Y, Kelk P, et al. A subset of IL-17(+)mesenchymal stem cells possesses anti-Candida albicans effect[J]. Cell Res, 2013, 23(1):107-121.

[13] Lathrop MJ, Brooks EM, Bonenfant NR, et al. Mesenchymal stromal cells mediate Aspergillus hyphal extract-induced

allergic airway inflammation by inhibition of the Th17 sig-
naling pathway[J]. Stem Cells Transl Med,2014,3(2):
194-205.

[14] Jasmin,Jelicks LA,Koba W,et al. Mesenchymal bone mar-
row cell therapy in a mouse model of chagas disease.
Where do the cells go? [J]. PLoS Negl Trop Dis,2012,6
(12):e1971.

[15] Maggini J,Mirkin G,Bognanni I,et al. Mouse bone mar-
row-derived mesenchymal stromal cells turn activated mac-
rophages into a regulatory-like profile [J]. PloS One,
2010,5(2):e9252.

第十七章 微生态调节剂

微生态调节剂是由正常微生物成员或其促进物质制成的制剂，它具有补充或充实机体正常微生物群落，维持或调整微生态平衡，达到预防治疗疾病，增进健康目的。不同于抗生素制剂杀灭致病微生物，微生态调节剂旨在于扶持机体内部的生理性微生物，提高定植抗力，提高机体对致病微生物定植的抵抗能力，达到防病和治病的目的。两者一个是杀菌，一个是促菌，方法不同，手段也不同。

微生态调节剂包括活菌体、死菌体、菌体成分、代谢物及生长促进物质。微生态调节剂分成益生菌（probiotics）、益生元（prebiotics）、合生元（synbiotics）三部分。合生元是益生菌和生元的复合制剂。

一、益生菌

益生菌"probiotics"源于希腊文，意为"为了生命"（for life）。最早由 Vergin 提出，他在研究抗生素及微生物所产生物质对肠道菌群的有害作用时，发现"probiotika"有利于肠道菌群。Lilley 和 Stillwell（1965）把微生物分泌的能够促进另一种微生物生长的一种物质从新定义为"probiotic"。Fuller 定义为：一类非致病微生物，食用后对宿主健康及生理有正面的作用。Arameo 等（1996）对益生菌做出进一步的定义：益生菌是含有生理性活菌或死菌（包括其组成和代谢产物），经口服或其他途径投入，旨在改善黏膜表面的微生物群或酶的平衡，或刺激机体特异性或非特异性免疫机制，提高机体定植抗力或免疫力的微生物制剂。美国 FDA 及 WHO 共同定义为：对人体宿主健康有促进作用的一类活的微生物。

作为益生菌制剂应符合以下几个标准：①益生菌必须具有存活能力，并能进行工业化规模生产；②在使用和贮存期间，应保持存活状态和稳定；③在肠内或其他生境内具有存活能力（不一定繁殖）；④必须对宿主产生有益的作用；⑤无毒、无害、安全、无副作用。

益生菌制剂所采用的菌种主要来源于宿主正常菌群中的生理性优势细菌、非常驻的共生菌和生理性真菌三大类。我国批准应用于人体的益生菌菌种主要有双歧杆菌、乳酸杆菌、丁酸梭菌、枯草芽孢杆菌、嗜热链球菌、肠球菌与布拉氏酵母菌等。

益生菌的作用机制如下：

（一）生态平衡理论

微生态学观点认为，动、植物体表和体内寄居着大量的正常微生物群。宿主、正常微生物群和外环境构成一个微生态系统。正常条件下，这个系统处于动态平衡状态。它一方面对宿主有利，能辅助宿主进行某些生理过程；另一方面它对微生物有利，使之保持一定的微生物群落组合，维持其生长繁殖。在微生物及其所栖生的宿主和内外环境构成的微生态系统内微群落水平中，少数优势种群对整个群落起着决定作用，而在微种群内部中优势个体对整个群落起着控制作用。一旦失去优势种群，则微群落就会解体。若失去优势个体，则优势更替，并改变微生态平衡。例如，由于疾病、抗生素应用、放化疗、手术等因素引起正常菌群变化，微生态平衡遭到破坏即微生态和菌群失衡，引起一系列临床症状，如内源性感染等。作为宿主体内的正常微生物优势菌群成员的益生菌，可以调整菌群失调，使宿主恢复生态平衡，达到预防治疗疾病之目的。

（二）生物拮抗理论

肠道内正常菌群直接参与机体生物防御的屏障结构，它包括机械屏障、化学屏障、生物屏障和免疫屏障等。机械屏障包括上皮细胞脱落、纤毛运动、肠蠕动及黏液分泌等；化学屏障是指肠内菌群产生的生物酶、活性肽以及代谢产物如乙酸、乳酸、丙酸、过氧化氢和细菌素等活性物质，阻止或杀死致病菌在体内的定植；生物屏障是指定植于黏膜或皮肤上皮细胞之间的正常菌群所形成菌膜样结构，通过定植抗力作用影响过路菌或外袭菌的定植、占位、生长和繁殖；免疫屏障包括益生菌免疫赋活作用产生的sIgA（黏膜免疫）、IgA、IgD（体液免疫）及各种免疫活性细胞和细胞因子（细胞免疫）等形成的免疫屏障结构。益生菌就是这类正常菌群成员，直接参与构建机体的生物屏障结构，发挥生物拮抗作用。

（三）生物夺氧学说

生物夺氧学说是魏曦和康白（1980）首次提出的。低氧分子浓度及低氧化还原电位促进肠道优势的厌氧菌生长。利用无毒、无害、非致病性微生物（如蜡杆芽孢杆菌等）暂时在肠道内定植，使局部环境中造成适合正常肠道优势菌生长的微环境，促进厌氧菌大量繁殖生长，最终达到微生态平衡。蜡样芽孢杆菌（促菌生）、地衣芽孢杆菌（整肠生）、枯草芽孢杆菌（抑菌生）等益生菌制剂是这个学说的衍生产物。有效的临床效果也有力地支持了这个学说。

（四）免疫赋活作用

益生菌可以作为非特异免疫调节因子，通过细菌本身或细胞壁表面结构成分刺激宿主免疫细胞，使其激活，产生促分裂因子，提高自然杀伤细胞和巨噬细胞活性或作为佐剂发挥作用。此外，益生菌还可以发挥特异性免疫功能，促进宿主 B 细胞产生抗体的能力。例如，给予健康儿童服用双歧杆菌，可以观察到粪便中总 IgA 水平明显增加，肠道 IgA 水平增加，可以增加肠黏膜抗感染能力。

（五）营养作用

益生菌（如乳杆菌和双歧杆菌等）能够合成多种维生素如叶酸、烟酸及维生素 B_1、B_2、B_6、B_{12} 等，促进机体对蛋白质的消化、吸收；促进机体对钙、铁、维生素 D 的吸收，具有帮助消化、增进食欲的功能。例如，双歧杆菌在肠内发酵后可以产生乳酸和醋酸，提高钙、磷、铁的利用率，并促进铁和维生素 D 的吸收。双歧杆菌发酵乳糖产生的半乳糖是构成神经系统中脑苷脂的成分，与婴儿出生后脑的迅速生长有密切关系，同时双歧杆菌还可以产生多种维生素和各种氨基酸。双歧杆菌能够合成维生素和蛋白质，促进消化和吸收。双歧杆菌具有磷蛋白磷酸酶，能分解奶中的 α-酪蛋白，提高蛋白消化吸收率。双歧杆菌还可明显改善乳糖消化不良症状，使乳酸酶缺陷的成人消化乳糖，减少因乳糖不耐症带来的副作用。

二、益生元

Gibson GR（1995）提出益生元的概念，益生元一词译于"prebiotics"，指出：益生元是一种不被宿主消化的食物成分或制剂，它能选择性地刺激一种或几种结肠内常驻菌的活性或生长繁殖，起到增进宿主健康的作用。益生元应具备以下 4 个条件：①在胃肠道的上部，它既不能水解，也不能被吸收；②只能选择性地对某种有益菌进行刺激生长繁殖或激活代谢功能作用；③能够提高肠内有益于健康的优势菌群的构成和数量；④能起到增强宿主机体健康的作用。

根据益生元的定义，目前只有不被宿主消化的寡糖（oligosaccharides）可以作为益生元。寡糖是一种不能被消化的糖类，只能被人体内少数几种细菌利用（如双歧杆菌或乳杆菌），可以起到与益生菌同样的效果，并且克服了益生菌活菌制品难以长期存活的缺点。

近年来，寡糖备受人们的关注，它是肠道菌群最常见和便于利用的碳水化合物来源，这类化合物经人体摄入后，进入小肠内不被消化而以完整状态进入回肠和盲肠部位，在结肠中，其中大部分被结肠中的常驻细菌作为碳源所利用，促进结肠内的常驻菌如乳酸菌的选择性增加，通过生物拮抗抑制腐败菌的繁殖。

寡糖广泛存在于自然界，如母乳及各种动物的初乳中，也以游离状态或糖结合形态少量存在于植物中，早期在植物中被看作种子或块茎中的储备糖，供生长时利用，然而近年来发现其对消化道的生理作用而受到人们的重视。

基于它的结构，这些成分在上消化道不被吸收和被消化酶水解，而在结肠部位能被细菌利用，同时提供给宿主能量、代谢物质和必需营养成分，因此这类物质称为结肠性食品。因功效明确，化学性质稳定，寡糖是益生元的首选。寡糖是由 2～10 个单糖以直链或分支结构形成的。

常见的寡糖类益生元包括：菊粉（inulins）、低聚果糖（fructooligosaccharides，FOS）、低聚半乳糖（galacto-oligosaccharides，GOS）、大豆寡糖（soya-oligosaccharides）、低聚木糖（xylo-oligosaccharides，XOS）、低聚异麦芽糖（isomalto-oligosaccharides，IMO）和乳酮糖（lactulose）。目前应用于临床寡糖有乳果糖及乳梨醇，尤以乳果糖为主。乳果糖以乳糖为原料，经碱石灰处理后得到，又称乳酮糖、半乳糖苷果糖、异构化乳糖。乳果糖在小肠内不被消化吸收，到达大肠被双歧杆菌利用。乳果糖对牙齿没有致龋作用。

益生元的主要代谢产物是短链脂肪酸（SC-

FAs)、氢气、二氧化碳和细胞物质等。低聚果糖的主要代谢产物是乙酸,过量服用将会引起腹胀、腹鸣、嗳气等不舒服症状。

首先,益生元和一般寡糖的最大区别在于它不被人体消化,选择性被肠道有益菌如双歧杆菌等利用,有利于双歧杆菌等有益菌的增殖。其次,双歧杆菌通过发酵产生大量短链脂肪酸及其他代谢产物抑制其他细菌的生长。肠道菌群发酵寡糖,其50%变成有机酸,其中60%是乙酸、10%为丙酸、5%为丁酸以及25%乳酸,在酸性条件下,乙酸抑制腐败菌的生长比乳酸更有效,在体内乳酸的吸收较慢,是转化成丙酸和丁酸的中间产物,丁酸是肠上皮细胞的营养源,可促进细胞之再生,它对艰难梭菌有很强的抑制作用,第三,两歧双歧杆菌产生的双歧菌素(Bifidin)对沙门菌、痢疾杆菌、金黄色葡萄球菌和其他菌均有较强的抑制作用。新型寡糖对乳杆菌也有类似的增殖效果。

三、合生元

益生元可选择性地刺激一种或几种细菌的生长与活性,对细菌宿主产生有益的影响。目前将益生菌和益生元合并使用。例如,低聚果糖与双歧杆菌的结合,乳糖醇与乳杆菌的结合等。这种制品优点显著,既可发挥益生菌的生理性细菌的活性,又可选择性地增加这种菌的数量使益生作用更显著持久。国际上将此类产品定名为合生元(synbiotics)。合生元是今后微生态调节剂的一个发展方向。

合生元指含有益生菌和益生元两种成分的微生态制剂,也有在此种混合制剂中添加维生素、微量元素等,这类制剂中的益生菌可发挥自身生理细菌的活性作用,益生元既可促进制剂中的益生菌的生长,又可选择性地促进肠道中有益菌的增殖,增加有益菌的数量。但合生元并不是简单地将益生元和益生菌搭配在一起,有时二者的结合使用后其生理效果并不比单独使用时好。所以只有在益生元和益生菌在一起使用时,对宿主的健康效应起相加作用,比单独使用时更好才能称之为合生元。若其中的益生元不能促进生理性细菌生长、定植或增殖的制剂,则称为微生态复合制剂。

合生元制剂能纠正菌群失调,抑制过度的炎症反应;防止细菌易位,减少内毒素血症;降低血氨,改善肝功能;促进肠道酶活性,降低变应原活性,维持适度的免疫应答;调节脂质代谢,控制胆固醇水平;促进矿物质和维生素的吸收。

四、后生素

后生素是微生态研究的前沿之一,系微生物的产物或代谢物,属于可溶性因子,包括各种短链脂肪酸、次级胆汁酸、各类细菌素、免疫调节活性的肽、生物表面活性物质、各种维生素等。这些可溶性因子通过间接方式与宿主起作用,对肠壁屏障,免疫系统及微生物群均有作用。如SCFA可调控免疫细胞的分化,尤其是Treg及巨噬细胞的杀菌活性。后生素对胃肠肠道微生态平衡起重要作用,也可能是维持人体健康的重要因素之一。

(李兰娟 吴仲文)

参 考 文 献

[1] 康白,袁杰利. 微生态学原理[M]. 大连:大连出版社,2002.

[2] 李兰娟. 感染微生态学[M]. 2版. 北京:人民卫生出版社,2012.

[3] Swanson KS,Gibson GR,Hutkins R,et al. The International Scientific Association for Probiotics and Prebiotics(ISAPP)consensus statement on the definition and scope of synbiotics[J]. Nat Rev Gastroenterol Hepatol,2020,17(11):687-701.

[4] Sanders ME,Merenstein DJ,Reid G,et al. Probiotics and prebiotics in intestinal health and disease:from biology to the clinic[J]. Nat Rev Gastroenterol Hepatol,2019,16(10):605-616.

[5] Lee ES,Song EJ,Nam YD,et al. Probiotics in human health and disease:from nutribiotics to pharmabiotics[J]. J Microbiol,2018,56(11):773-782.

[6] Piewngam P,Zheng Y,Nguyen TH,et al. Pathogen elimination by probiotic Bacillus via signalling interference[J]. Nature,2018,562(7728):532-537.

[7] Żółkiewicz J,Marzec A,Ruszczyński M,et al. Postbiotics-A Step Beyond Pre-and Probiotics[J]. Nutrients,2020,12(8):2189.

第十八章　生物恐怖

近年来,世界范围内各种恐怖事件不断发生,国际社会对生物恐怖的关注程度越来越高。以美国"9·11"恐怖事件后的"炭疽邮件"事件为标志,国际社会普遍认为生物恐怖已经成为当前世界范围内的主要安全威胁之一,由此引发了全球对生物恐怖前所未有的高度重视,如美国通过总额高达 26.5 亿美元的一系列措施,改善医疗、增加天花疫苗储存量及加强保护美国的粮食和饮用水,以防范对美国的生物恐怖袭击和威胁;德国政府决定耗资 4 600 万美元购买 600 万剂天花疫苗,同时将采取措施扩大天花疫苗的生产。

一、生物恐怖的定义

生物恐怖(bioterrorism)是指蓄意使用细菌、病毒、毒素等有害生物或其有毒衍生物质,通过一定方式释放,造成人群、动物或植物中的疾病流行和死亡,引起人心恐慌、社会动荡的罪恶活动。它是恐怖分子利用传染病病原体、其他有害生物或其产生的毒素的致病或侵害作用实施的反社会、反人类的活动,它不但可以达到使目标人群死亡或失能的目的,还可以在心理上造成人群和社会恐慌,从而实现其政治或军事目的。生物恐怖与生物战没有本质上的区别,它们使用的都是生物战剂,只是使用的场合不同和使用的目的有所差异,在战场上使用就称生物战,而在恐怖活动中使用就称生物恐怖。

二、生物恐怖的种类及释放方式

(一)生物学分类

根据生物学分类方法,生物毒剂可分为细菌、病毒、毒素、真菌、立克次体、衣原体六类。其中最常见的类型是细菌、病毒和毒素。

1. 细菌　在生物战的早期,细菌是主要的或唯一的生物战剂,现在细菌仍然是生物恐怖武器的重要种类。细菌是原核生物界的一种单细胞微生物,

有广义和狭义两种范畴。广义上泛指各类原核细胞型微生物,包括细菌、放线菌、支原体、衣原体、立克次体、螺旋体等。狭义上则专指其中数量最大、种类最多、具有典型代表性的细菌。炭疽杆菌、鼠疫杆菌、布鲁氏菌、土拉热弗朗西丝菌、鼻疽假单胞菌、类鼻疽假单胞菌等,都可引起生物恐怖。

2. 病毒　病毒在自然界分布很广,种类繁多,至今还不断有对人致病的新的病毒被发现。早期用作生物武器的病毒主要是虫媒病毒,利用昆虫作为媒介,将有害病毒传播给敌方。病毒类生物恐怖因子的耐热性和稳定性差,但由于病毒对抗生素不敏感,感染后治疗困难,感染者病死率高。天花病毒和引起脑炎与出血热的病毒,如委内瑞拉马脑炎病毒、东方马脑炎病毒、西方马脑炎病毒、汉坦病毒、基孔肯亚病毒、森林脑炎病毒、黄热病毒、乙型脑炎病毒、克里米亚-刚果出血热病毒、埃博拉病毒、拉萨热病毒、马尔堡病毒、裂谷热病毒等可用于生物恐怖。

3. 毒素　生物毒素从来源来分主要有植物毒素、动物毒素、细菌毒素和真菌毒素。细菌毒素按其来源、性质和作用等不同,又包括外毒素和内毒素两种,外毒素毒性较强,它是细菌合成后分泌至细胞外的毒素,也有存在于菌体内,待菌溶溃后才释放出来的。破伤风梭菌、肉毒梭菌、白喉棒状杆菌、产气荚膜梭菌、A 群链球菌、金黄色葡萄球菌、志贺菌、鼠疫耶尔森菌、霍乱弧菌、肠产毒素型大肠埃希菌、铜绿假单胞菌等能产生外毒素。

4. 立克次体　立克次体为革兰氏阴性,专性寄生于真核细胞内,是介于细菌与病毒之间,而接近于细菌的一类原核生物。可能成为生物战剂的立克次体有 Q 热立克次体、莫氏立克次体和普氏立克次体。Q 热立克次体感染性强,只要吸入 1 个就可引起人员感染发病,且恢复极慢,因而是重要的非致死性战剂。

（二）病原体分类

2000年4月21日,美国按危害后果将可能用于生物恐怖袭击的病原体分为A、B、C三类。目前世界上其他国家在生物恐怖防御中大多参照了此清单。

1. A类病原体传播速度快,病死率高,可以引起重大突发事件,甚至造成社会恐慌,主要包括土拉热弗朗西丝菌、天花病毒、炭疽杆菌、鼠疫耶尔森菌、梭状肉毒杆菌毒素、引起病毒性出血热的纤丝病毒科马尔堡病毒和埃博拉病毒以及沙粒病毒科的拉沙病毒和马丘坡病毒。

2. B类病原体传播速度中等,病死率较低,主要包括布鲁氏菌、沙门菌、大肠埃希菌O157∶H7、志贺菌、金黄色葡萄球菌、鼻疽伯克霍尔德菌、类鼻疽假单胞菌、鹦鹉热衣原体、贝纳柯克斯体、蓖麻毒素、相思子毒素、葡萄球菌肠毒素B、普氏立克次体、甲病毒属中引起病毒性脑炎的委内瑞拉马脑炎病毒、东方马脑炎病毒和西方马脑炎病毒、霍乱弧菌、隐孢子虫等。

3. C类病原体是新发传染病病原体,易于获得和播散,可以引起重大突发事件,主要包括尼帕病毒、汉坦病毒、SARS、H1N1、HIV等。

（三）生物恐怖因子释放方式

恐怖组织或恐怖分子可以用直接或间接的方式来实施生物恐怖,释放方式多种多样。

1. 通过邮件　此种方式是将生物恐怖因子置入邮件(如信封)中,导致收件人被感染。例如2001年美国的炭疽事件,导致数十人感染,并造成社会恐慌。该方式易于实现,难于追查,播散范围广。

2. 在高层建筑释放　此种方式是将生物恐怖因子置于高层建筑上,借助风力使得生物毒物传播扩散。如日本"奥姆真理教"成员于1993年7月将培养液抽至屋顶向空中喷洒长达24小时,北亚利桑那大学实验室分析日本警方取得的样本后发现炭疽杆菌,但进一步的DNA分析显示,该细菌属于用来制造动物活体疫苗的、不具毒性的史特内菌株。

3. 利用交通工具　此种方式是利用交通工具如飞机搭载生物恐怖因子,在袭击目标上空释放。如1998年美国一名叫哈里斯的种族主义者曾发出威胁,声称将使用农用飞机向社会播撒鼠疫和炭疽杆菌。这一事件引起了美国政府的高度重视,联邦调查局及时派出了大量人力、物力侦察,将这起即将发生的生物恐怖事件消灭在萌芽中。

4. 污染水源和食物　1984年9月,美国俄勒冈州达尔斯地区发生了一起鼠伤寒沙门菌污染食物中毒事件,至少引起751人感染疾病。

5. 释放媒介昆虫　媒介生物传播是实施生物恐怖的重要方式,尤其是战争年代进行生物战时。恐怖分子通过释放感染病原的天然(或非天然)动物宿主如鼠、虱、蚤、蜱等,对重要的政治、经济和军事目标以及人群进行袭击,造成疫病的流行。

三、生物恐怖的特点

（一）影响面积大

根据1969年《联合国化学和生物恐怖武器及其可能的使用效果》一书,一架B52战略轰炸机所载的核、化学、生物武器对全无防护的人群进行假定的袭击所造成的有效杀伤面积为:核武器(百万吨级)300km^2,神经毒(15吨)60km^2,生物恐怖武器(10吨)10万km^2。

（二）具有广泛的传染性和持久的危害性

生物恐怖武器不像其他武器,由于使用的多为活的病原体,从侵入人体后到发病有一定的潜伏期,一般不会立即造成杀伤等危害,但由于其多具有传染性,所以往往能造成继发的传播和持续的危害及恐慌。对于潜伏期可能有两个方面的影响,一方面如果不能及时发现恐怖事件,就会贻误战机,一旦出现大量典型患者及人群受到危害时,往往很难控制其产生更大范围的影响;另一方面,如果能及时发现,则可能为采取控制措施、最大程度地减轻危害赢得宝贵的时间。

（三）生产容易,成本低廉

生物恐怖武器生产相对来说不需要特别复杂的技术和设备,生产成本比较低廉。据估算,使用不同的武器用以杀伤人群,则每平方公里所需成本费用约为:常规武器2 000美元,核武器800美元,化学武器600美元,生物武器1美元。因此,有人将生物恐怖武器称为"穷人的原子弹"。

（四）难以防护,袭击突然

生物恐怖武器的释放一般不需要特殊的设备,释放方式多种多样,这样就有可能做到十分隐蔽,实施者可以神不知鬼不觉地逃离现场。特别是生物战剂气溶胶无色、无臭、看不见、摸不着,人们即使在充满战剂气溶胶的环境中活动,也无法察觉,而且这种袭击可能发生在任何时间、任何地点,很难有效防护。

（五）难以长期贮存,释放后衰亡快

一些活的生物战剂的半衰期多为3~4年,短的

可能只有 3~6 个月。同时由于生物制剂多为活的病原体，在外界很容易失去活性。一般认为，各种生物战剂气溶胶释放后每分钟的衰亡率：病毒为 30%，立克次体为 10%，细菌为 2%，炭疽芽孢为 0.1%。这的确也在一定程度上限制了恐怖分子利用生物战剂进行大量恐怖活动的企图。

（六）受自然条件影响较大，结果难以预测

生物剂释放后的实际效果，可能受到多种气象条件的影响，如近地面大气层、风速、风向、日光和降水等。一般认为在近地面大气层比较稳定、有一定的风速（3~6m/s）、风向比较稳定、没有强烈的日光、没有降水的情况下其效果最大。

四、生物恐怖的判定和现场处置

许多国家建立了应对生物恐怖的机构，其中检测机构是判定生物恐怖的主要部门。可疑生物恐怖发生后，检测机构应当根据监测信息采集各种可疑材料，包括各种投放物，被污染的物品，来自患者及尸体、动物等的标本。采集样本时要特别注意个人防护，穿防护服、戴专用口罩和手套，采样结束后彻底消毒所用器材及衣物等。采集的样本应根据可疑的微生物采用对应的储存液合理保存，尽快送检。微生物检验鉴定方法要快速、特异、敏感、方便，安全。检验鉴定技术包括三个层次，一是尽快定性，筛查可疑样品中是否含有生物剂，通常称为快速检验；二是查明生物剂种类，即查明是活的微生物还是毒素，其毒力与致病性如何；三是对生物剂进行详细、系统的生物学鉴定。最后根据流行特点、患者临床表现、实验室检测结果等综合判定生物恐怖。

生物恐怖处置主要分为现场侦察、采样与检验、污染消除、防护与救治及传染控制五个环节。生物恐怖发生后应立即采取隔离措施，根据生物恐怖的种类、播散的范围、周围建筑、人口密度、天气状况等进行快速评估，然后由内到外现场划定热区、温区和冷区，不同区域的功能、进入人员的权限和所需的防护措施不同，公众、记者、当地居民等原则上不能进入这三区，以免对其带来危险。热区指紧邻事故现场的区域，以红线与其他区域分隔开来，在此区域救援人员必须采取严密的防护措施以防被污染，此区域被感染的风险较高，进入的人越少越好，原则上只有救援所必需的人员才能进入。围绕热区以外的为温区，一般以黄线将其与其外的区域分隔开来，此线也称为洗消线，所有出此区域的人必须在此线上进行洗消处理，此区域的人要佩戴适当的防护装

避免二次污染。围绕温区以外的为冷区，一般以绿线与其外的区域分割开来，患者的抢救治疗、指挥机构在此区。生物恐怖中受害人员采用"五步验伤法"，主要包括气道检查、呼吸系统功能评估、循环系统功能评估、神经系统功能评估和充分暴露检查。验伤后对症治疗，最大限度挽救受害者健康和生命。

五、生物恐怖的预防和应对

（一）将生物恐怖防御纳入国家安全战略体系

将生物安全作为国家安全战略已为多数国家所认同，并将其作为应急处置与减灾能力的重要组成部分。美国、英国、德国、法国、意大利、日本、韩国、捷克等国家相继组建了国家分级管理的生物危害防御体系，将生物防御与国防建设统筹规划，同步研发、同步建设、同步数字化。西方国家的生物威胁防御体系主要包括组织指挥体系、实验网络体系、应急力量体系、国家储备体系、情报预警体系和规划预案体系。

（二）注重相关信息支持系统和高新技术平台的建立

由于生物安全涉及生物学、生物信息学、流行病学、传染病学等多个学科，以及计算机、信息、通信、传感器等多项技术，因此，各国均以建立多学科技术集成的平台和体系作为保证其在该领域处于领先水平的前提。美国生物防御战略和计划提出建立一个安全有效的疾病监视系统，以期及时、自动地监测和评估地方性流行病的本底水平，判断当地传染病的自然流行和人为生物恐怖或意外事件；并将医学和非医学防护措施、疾病监测信息结合在一起组成综合的生物危害防护系统，建立了 4 级实验室体系，处于顶级的国家疾病预防与控制中心和陆军传染病研究所都有 BSL-4 级生物安全条件以及品种、数量较全的微生物菌（毒）种的收集、保存和研究条件。

（三）加强生物防御相关技术与装备研发

西方主要国家普遍研制部署了侦检设备，开发了针对生物恐怖剂的检测试剂、特殊疫苗和专用药物，发展了快速灵敏的方法，并在城市重要场所装备生物检测传感器网络系统，及时监测病毒或细菌的气溶胶并发出报警。上述国家还为应急救援力量装备了各种个人及集体的物理防护和医学防护装备。

（四）将生物安全纳入国防教育体系

在一些西方国家，生物安全与防御基本和专业知识的教育已经纳入国防教育、公共卫生和医疗专业人员在校和继续教育的内容。形成了多部门组

织、多种媒体配合,专业队伍、医疗卫生人员、民众等多层次的知识教育培训系统,集技术培训、演练评估、咨询帮助于一体,并通过重点城市防御和应对演练,磨合部门间、组织机构的协调性、检验预案,提高综合应对能力和救治水平。

(五)加强反生物恐怖特种专业力量建设

将军队和地方应急力量进行整合,补充装备,改善技术手段,加强培训,不断提高生物伤员的诊断和救治能力、应急防控能力和应急救援能力。同时要依托科研院所,加强专家咨询队伍建设,进一步完善专家参与反生物恐怖指挥工作的机制,充分发挥专家的专业咨询与辅助决策作用,提高科学处置水平。

(六)加强日常安全防范与培训演练

在日常防范方面,一是要加强重要的军事、政治、经济目标的安检、检测、监控和警戒;二是要加强各种危险品尤其是双用途生物剂以及生物研究、生产设施的管理;三是建立重大活动和重大突发公共卫生事件发生时反恐怖体系提前介入机制。开展防范生物恐怖袭击的培训工作,要区分政府部门、专业人员、专业应急队伍和普通民众,采取不同形式,分别进行针对性培训。进行专业演练,要针对目前已经制定的预案,研究制定应急演练管理办法,适当建设应急演练设施并提高社会参与度,积极探索生物恐怖预防和处置规律,演练后要认真总结、评估,针对问题,制定整改措施,不断规范、完善和丰富现有

预案。

(刘起勇)

参 考 文 献

[1] 马亦林,李兰娟.传染病学[M].5版.上海:上海科技出版社,2011.

[2] 李兰娟,李刚.感染病学[M].2版.北京:人民卫生出版社,2014.

[3] Vietri NJ,Purcell BK,Tobery SA,et al. A Short Course of Antibiotic Treatment Is Effective in Preventing Death from Experimental Inhalational Anthrax after Discontinuing Antibiotics[J]. J Infect Dis,2009,199:336-341.

[4] Borio L,Inglesby T,Peters CJ,et al. Haemorrhagic fever viruses as biological weapon:medical and public health management[J]. JAMA,2002,287:2391-2405.

[5] 武桂珍,陈明亭,魏承毓.生物恐怖的特点与应对措施[J].疾病监测,2002,17(10):391-394.

[6] 田德桥,郑涛,沈倍奋.1997—2006年主要国家(地区)生物恐怖剂文献统计分析[J].军事医学科学院院刊,2007,31(6):543-548.

[7] Chomel BB,Sun B. Bioterrorism and invasive species[J]. Rev Sci Tech,2010,29(2):193-199.

[8] Oded Berman,Arieh Gavious,Mozart BC Menezes. Optimal response against bioterror attack on airport terminal[J]. Eur J Oper Res,2012,219,415-424.

[9] Chemical and bacterilogical(biological)weapons and the effects of their possible use:report of the Secretary-General[M]. New York,United Nations,1969.

第十九章　感染病学的研究新方法

第一节　无菌动物在感染病学研究中的应用

一、无菌动物概述及发展史

(一)无菌动物及其意义

无菌动物(germfree animal,GF)通常是指体内外不存在任何细菌、病毒、真菌、原虫、支原体、衣原体、螺旋体、立克次体等生命体的动物。其具有的无菌特性,为研究和验证肠道微生态和宿主在正常生理状态及病理感染状态下的相互作用关系及其机制提供了行之有效的实验模型。自从 Reyniers 和 Pleasants 先后成功培育无菌大、小鼠后,无菌动物被广泛应用于肠道微生态和宿主之间相互作用关系的研究,并通过这些研究,也逐渐认识到肠道微生态在维持宿主健康中的作用。

众所周知,人体皮肤、消化道、呼吸道、泌尿生殖道存在大量微生物菌群。尤其是肠道,是一个巨大的"储菌库"。据文献记载,正常人体肠道寄居微生物菌群多达 10^{14},相当于人体细胞数的 10 倍,而这些菌群的基因组数量是人类基因组总数的 100 倍,掌控着宿主的生理、代谢、免疫等多方面生理功能的发挥,被公认为人体"被遗忘的器官"。正常情况下,这些微生物可为人体提供营养支持、免疫保护、生物拮抗等有益作用,并与人体宿主间保持着互惠互利的动态平衡关系。一方面,肠道微生物菌群有助于宿主消化吸收营养物质、抵御病原菌入侵和定植、促进宿主免疫系统发育成熟;另一方面,宿主为肠道菌群提供丰富的营养来源。当这种平衡被打破时,则会严重威胁宿主健康甚至导致疾病的发生。现已发现,肠道菌群的失衡与糖尿病、炎症性肠病、感染性疾病、肝病、肿瘤性疾病、抑郁症等多种疾病的发生密切相关。然而,肠道菌群的多样性、组成的复杂性及大量的肠道菌群尚不能在体外培养等因素,制约了对肠道菌群及其与宿主作用关系的深入探索。此时需要一种微生物"背景干净"的无菌动物模型及通过单菌定植、联合菌定植构建的悉生动物模型来研究微生态与宿主的相互作用机制和路径,并能有效分析微生物定植后对宿主的影响,而且不受内在菌群的干扰,更有利于结果的分析,成为微生态研究必不可少的工具之一。此外,将基因修饰动物培育成无菌模型可用于研究微生物与重要基因的作用关系。另一方面,在无菌动物基础上定植人源性细菌后构建的人源性悉生动物模型,有利于人源性微生物种系构成的重建,而这些模型成为理清微生态与人体相互影响关系的有力工具。目前无菌动物及悉生动物模型被广泛应用于生命科学研究,包括代谢性疾病、感染性疾病、过敏性疾病、精神性疾病、代谢性疾病、肿瘤性疾病等,日益成为科学研究的重要实验工具。

(二)无菌动物发展史

无菌动物的诞生并非一帆风顺,而是经历了一段艰辛的历程。1885 年,法国著名微生物学家巴斯德提出:细菌和生命是相互依赖而存在的,宿主脱离了细菌的依附是无法生存的。没有细菌的参与,生命将难以维持,无菌动物的培育与繁殖几乎是不可能的。他的观点在当时引起了一场关于动物生存是否需要细菌参与的科学争论。鉴于当时巴斯德在学术界的绝对权威性,这一说法受到了当时大多数科学家的认同与支持。然而,同时也受到以 Reyniers 为代表的少部分科学家的质疑。从 1895 年到 1937 年间,经过包括 Nuttal 和 Thierfelder(1896)、Schottelius(1913)、Cohendy(1912)、Nenck(1886)、Gustafsson(1937)等在内的科学家的不懈努力,终于,Reyniers 在 1945 年成功培育出世界上第一只无菌大鼠,Pleasnts 在 1958 年,创造了第一只无菌小鼠。随后,科学家们不断研发和改进无菌动物培育和繁殖的各种条件,包括剖宫产术的改进、无菌装置隔离器的优化、高压蒸汽灭菌法的改良、无菌状态的检测方法的完善、运输方法的革新等,为无菌动物应用于科学研究提供了有力保障。在我国,无菌动物的研究起步于 20 世纪 80 至 90 年代,当时,中国医学科学院中国协和医科大学(现为中国医学科学院北京协和医学院)实验动物研究所与日本动物研究专家一起合作开启了我国无菌动物研究的序幕。在克服重重困难后,成功培育出无菌大鼠模型。但鉴于无菌大鼠培育技术要求高、需要专门仪器、成本高、污染率高、成功率低,此后没有无菌大鼠种群建立的后续报道。浙江大学医学院附属第一医院传染病诊治国家重点实验室在李兰娟院士的带领下于 2007 年成功培育出无菌大鼠,并在 2011 年突破各项技术瓶颈,实现成功传代。2017 年,中国医学科学院北京协和医学院医学实验动物研究所再次成功建立无菌大鼠模型,并传代保种。

二、感染微生态定义和特点

抗生素耐药甚至超级细菌的出现,使我们意识到感染性疾病防治任务的艰巨,同时也让我们对感染的本质有了新的认识,感染已不再是外源性、传播性的疾病,其内源性及自身性的特征也受到了我们的重视;单纯的抗菌治疗已不再能解决感染病的防治问题,在此背景下,著名感染病专家李兰娟院士首次将感染及微生态学相结合,于 2001 年提出感染微生态学的概念,并于 2002 年主编了第一部《感染微生态学》专著。书中指出,感染微生态是一门用微生态学理论和方法研究感染的发生、发展、结局并引导感染向宿主健康方向转移的微生态学分支,并提出从过去的"抗菌"向"调节肠道菌群平衡"转变的新理论,调整肠道菌群的稳态这一概念建立后,使我们在新发传染病诊治工作中挽救了更多患者的生命。

三、无菌动物在感染微生态研究中的应用

目前,许多感染性疾病治疗方法仍局限于抗生素治疗,而日益严重的细菌耐药问题,使得越来越多的感染性疾病治疗方案亟待加强,而微生态制剂对机体的有益作用已被人们接受。随着无菌动物的培育成功,越来越多科研工作者利用该模型建立感染性疾病模型后,通过定植单一或联合的有益菌来研究菌群对感染性疾病的防治作用,从而为建立感染

性疾病诊治新方法提供更多理论依据。

(一)无菌动物在常见细菌感染中的研究进展

1. 无菌动物在肠出血性大肠埃希菌感染中的研究 肠出血性大肠埃希菌(EHEC)是一种食物来源的肠道病原菌。其感染途径多通过未煮熟的肉类或被污染的蔬果以及饮水而感染宿主。临床症状以水样便、黏液血便常见,儿童感染后可出现严重的并发症——溶血性尿毒症,目前该疾病尚无特效的预防及治疗办法,大大增加了 EHEC 感染的病死率。因而,找到一种新的对抗 EHEC 感染行之有效的治疗方法显得尤为重要。

Eaton 等将 EHEC 定植无菌小鼠后发现:小鼠产生明显 EHEC 感染症状,包括体重减轻,肠道液体的大量聚集,甚至肾小管坏死等,当同时定植有益菌——罗伊乳酸杆菌(*Lactobacillus reuteri*)后,小鼠肠道内 EHEC 明显减少,其感染症状大大减轻,说明罗伊乳酸杆菌可保护无菌小鼠不受 EHEC 的感染。2015 年 Goswami 等研究发现,当 *E. coli* O157∶H7 及非病原菌 *E. coli* C600 共同定植无菌小鼠时, *E. coli* O157∶H7 的毒力反而增加,小鼠症状明显加重,肾脏损害更加严重。由此可见,不同的肠道菌群与 EHEC 感染后的症状和转归并非完全一致的,最近发现,产志贺毒素的大肠埃希菌(Shiga toxin producing Escherichia coli,STEC)感染是腹泻相关溶血性尿毒症最常见的病因,而 2011 年德国发生的 STEC O104∶H4 感染由于缺乏病因治疗引起大暴发。STEC O157∶H7 是 STEC O157∶H7 种系发育的来源,新生无菌猪对该菌易感。Wöchtl 等利用 STEC O104∶H4 暴发株及 STEC O157∶H7 定植无菌猪模型后,却发现 STEC O104∶H4 暴发株相比 STEC O157∶H7 临床症状更轻,仅出现轻微腹泻、脱水,而溶血尿毒症仅在个别小猪中出现。同时,通过流式细胞学分析感染的淋巴结后发现,自然杀伤细胞(NK 细胞)数量在 STEC O104∶H4 暴发株感染小猪中是明显增加的,因而推测 NK 细胞可能在 STEC 疾病感染中具有重要的抗菌作用,因而诱导 NK 细胞大量产生可能是防治 STEC 疾病的新方向。

2. 无菌动物在艰难梭菌感染中的研究 艰难梭菌是一种产毒的革兰氏阳性菌。它的发生与广谱抗生素的使用密切相关,并在长期住院及高龄的患者中,有较高的发病率及死亡率,是院内感染的主要原因之一,在北美、欧洲、亚洲广泛流行。临床上表现也不尽相同,可表现为无症状携带者,致命性腹泻、中毒性巨结肠、毒血症等。随着抗生素滥用、高

毒性耐药菌株的出现，社区获得性感染艰难梭菌的风险越来越高，这些新的菌株导致感染复发、住院日延长、发病率及病死率不断增高。因而，研究出一种新的可抵御抗生素耐药性和避免肠道微生态失衡来治疗艰难梭菌感染的方法显得尤为重要。

多项研究表明，益生菌的补充可有效抵御艰难梭菌感染的发生。Reeves 等前期研究将广谱抗生素应用于小鼠后，再定植一定量的艰难梭菌发现一部分感染的小鼠形成严重的艰难梭菌感染，一部分小鼠仅有轻微症状，并在轻微症状的小鼠肠道发现大量毛螺旋菌。因而推测，毛螺旋菌对艰难梭菌感染有一定的保护作用。为了证实该推测，Reeves 等将毛螺旋菌定植于无菌小鼠后，再定植艰难梭菌，发现该组小鼠可减少艰难梭菌的定植，降低其毒素的产生，从而为艰难梭菌感染的预防和治疗提供了重要的实验依据。Studer 等利用无菌小鼠，通过定植含有闪烁梭菌在内的 12 种常见小鼠共生菌及不含有闪烁梭菌的 12 种共生菌研究发现，共生菌-闪烁梭菌（*Clostridium scinden*）通过产 7α-脱羟基胆汁酸预防悉生鼠不受艰难梭菌感染。最近有文献报道，针对艰难梭菌毒素的基因治疗也可以减少艰难梭菌感染的发生。异源多聚体 VHH 中和剂（VNA）可抵御艰难梭菌的毒素 A（TcdA）和毒素 B（TcdB）。Schmidt 等利用无菌猪、无菌小鼠及仓鼠，证实 VNA2-Tcd 可以保护这些动物不发生艰难梭菌感染，通过腺病毒基因治疗促进 VNA2-Tcd 表达后，这种保护作用也被观察到。此外，无菌动物还被用于艰难梭菌发病机制的研究。TcdA 和 TcdB 是艰难梭菌致病的两大毒力因子。既往研究发现抗 TcdA 可有效地抵抗悉生猪艰难梭菌感染，而抗 TcdB 却可能恶化悉生猪艰难梭菌感染后的预后。Steele 等为了研究这两种毒力因子对艰难梭菌感染的作用机制，将这两种毒素单独及联合定植于无菌猪后，发现无论是联合还是单独定植毒素的无菌猪均可诱导全身严重的损伤并移位到肠腔，引起大肠典型的感染。而预先定植抗 TcdA 后再感染 TcdA 并不能避免艰难梭菌的感染，同时也不会恶化预后。这为艰难梭菌毒素的研究提供了方向。

3. 无菌动物在幽门螺杆菌感染中的研究 幽门螺杆菌（*Helicobacter pylori*，Hp）是一种古老的胃内病原菌。其全球感染率超过 50%，其感染多发生于幼年时期家庭内部的相互传染。人体感染幽门螺杆菌后，约五分之一的感染者可出现胃十二指肠病变。临床上以慢性胃炎、消化性溃疡及胃癌多见。既往

研究已证实，幽门螺杆菌感染后的发病与肠道菌群也是密切相关的。为了进一步探讨其作用机制，Belkaid 等将幽门螺杆菌分别定植于无菌小鼠及无特定病原（SPF）小鼠后分析肠道菌群与幽门螺杆菌对宿主早期代谢及免疫系统影响时发现，定植幽门螺杆菌的无菌小鼠表达更高的多肽 YY 及饥饿激素，表达更低的瘦素及胰岛素。说明幽门螺杆菌感染可改变机体的早期代谢水平，而肠道菌群可减轻这种代谢抑制作用。近年来，幽门螺杆菌的致癌作用越来越受到大家重视，研究者利用无菌动物发现，没有肠道菌群参与，无菌动物在幽门螺杆菌感染后发生癌症时间明显延迟。由此推测肠道菌群在幽门螺杆菌的发病机制中有一定作用。最新研究表明，幽门螺杆菌和肠道菌群确实影响代谢性肠道激素和能量平衡，幽门螺杆菌和肠道菌群对代谢性胃肠激素的调节是独立的，并且优先于幽门螺杆菌引起的感染预后小鼠肠道组织病理学改变。因此推测，幽门螺杆菌相关的能量平衡论证不是由胃黏膜内分泌细胞损伤引起的。以上研究为幽门螺杆菌感染的机制及治疗思路提供了方向。

4. 无菌动物在柠檬酸杆菌感染中的研究 柠檬酸杆菌是一种非致病性的革兰氏阴性杆菌，在宿主免疫力低下时可特异性导致肠道炎症发生。研究显示，无菌动物不能抵御柠檬酸杆菌在肠道的定植，而共生菌抵御柠檬酸杆菌的能力一部分取决于柠檬酸杆菌和共生菌依赖的结构相似的碳水化合物水平，因而推论柠檬酸杆菌是否感染发病取决于细菌的毒力及肠道共生菌的竞争能力。在定植柠檬酸杆菌的悉生动物研究中发现，在慢性或间歇性膳食纤维缺乏的情况下，肠道菌群利用宿主分泌的黏液糖蛋白作为营养源，诱使结肠黏液屏障功能下降，增加了柠檬酸杆菌的致病能力，因而推测饮食疗法可减少柠檬酸杆菌的感染率。该菌的定植与维生素 D 受体也有一定关系。研究者们发现维生素 D 受体敲除小鼠粪便中的柠檬酸杆菌是少于野生型小鼠的。同时还发现维生素 D 敲除小鼠可高表达产 IL-22 的天然免疫细胞及对柠檬酸杆菌的定植抗力。在抗生素处理维生素 D 敲除小鼠后，其对该菌的定植抗力大大降低。由此推测，肠道菌群可能促进维生素 D 敲除小鼠对柠檬酸杆菌感染的抵抗作用，并在定植维生素 D 敲除小鼠的肠道菌群到无菌小鼠后的研究中也得到证实。

5. 无菌动物在眼金黄色葡萄球菌感染中的研究 眼睛的最外层是没有血管的角膜层，其主要功

能是传输和折射光线，让视网膜感知和形成视觉形象。由于宿主角膜缺乏成熟的免疫细胞，因而在细菌感染后不能产生快速直接的免疫应答，增加了感染后失明的风险，从而严重影响宿主的生活质量。最近研究者为了探索角膜感染后起作用的特异性免疫细胞及免疫成分，利用金黄色葡萄球菌感染的角膜炎小鼠模型研究发现，在金黄色葡萄球菌感染的无菌的角膜炎小鼠中缺乏淋巴细胞抗原6（LY6）炎症细胞的表达，从而不能产生抗体介导的免疫性保护作用。然而，重新定植正常菌群3周后，这种保护作用能得以恢复。以上研究可揭示肠道菌群可通过诱导成熟的免疫细胞应答来抵御眼部感染的发生，为肠道菌群在眼部感染中的有益作用提供了实验依据，同时，为眼部感染甚至失明的防治提供了依据。

6. 无菌动物在院内常见细菌感染中的研究　屎肠球菌（*Enterococcus faecalis*）是一种肠道共生菌，也是医院获得性感染的常见病原菌。患者一旦感染该菌，可出现明显感染症状，且治疗时间长，费用昂贵，严重影响患者的住院时间及临床预后。目前的研究证实屎肠球菌可促进肠道感染的发生，但具体机制并不清楚。Ocvirk等利用无菌小鼠模型研究发现，屎肠球菌的表面相关脂蛋白介导免疫细胞活化在肠道感染中起着重要作用。

肺炎克雷伯菌是呼吸道感染的重要病原体，多发生于住院的免疫力低下患者，是医院内感染的重要致病菌之一。该菌感染后可使用头孢菌素及碳氢霉烯类抗生素治疗。然而，由于肺炎克雷伯菌对多种抗生素存在耐药现象，使患者感染该菌的预后较差，病死率较高。因此，新兴的治疗方法显得尤为重要。近年来已有研究表明，无菌小鼠具有对炎症应答低反应性的特征。这种炎症低反应源于无菌小鼠本身所具有的天然免疫功能，该功能使得无菌小鼠在遇到克雷伯菌在内的病原菌感染时，可产生大量抗炎因子，包括IL-10及其内源性调节剂如脂氧素A4等，从而导致病原菌的定植及播散。当重新定植肠道菌群或者给予TLR拮抗剂（如脂多糖和TLR4拮抗剂）后，可促进炎症介质TNF-α及CXCL1的产生，中性粒细胞的浸润，进而使感染被抑制。说明这种炎症低反应性可能与TLR路径的活化有关。从该研究中，我们认识到正常菌群的定植及TLR拮抗剂的使用可诱导机体对肺炎克雷伯菌感染的反应性，相反地，我们也关注到IL-10可能成为过度炎症反应疾病（如再灌注损伤）的靶向治疗基础。

（二）无菌动物在常见病毒感染中的研究进展

1. 无菌动物在轮状病毒感染中的研究　腹泻性疾病是儿童死亡的主要病因之一，每年全世界大约有700 000名儿童死于该病。特别是轮状病毒（RV）感染，是全世界儿童胃肠炎的主要病因。目前，RV疫苗的保护性作用在不同地区也不同。在发展中国家RV疫苗的接种率较低，如东南亚接种率仅有50%，撒哈拉以南的非洲仅有46.1%。此外，缺乏适当的医疗保健机构检测腹泻的发病情况，也是低收入地区儿童RV腹泻高发病率、高死亡率的原因之一。

目前，大量的临床及动物实验发现益生菌能改善RV相关性腹泻的严重程度，调节病毒免疫。益生菌、肠道微生态和肠道免疫系统关键性的相互作用，日益被认为是治疗多种肠道感染的有力措施，包括人RV相关性腹泻及抗生素相关性腹泻等。研究表明，革兰氏阳性菌——乳酸杆菌（*Lactobacillus* spp.）被广泛应用于儿童RV腹泻的治疗或预防，特别是鼠李糖乳杆菌GG（*Lactobacillus rhamnosus* GG，LGG），在预防性补充该菌后，可明显降低RV的发病率。Chattha等利用无菌猪建立RV感染的悉生猪模型，并联合定植革兰氏阳性的LGG及双歧杆菌B12（*Bifidobacterium lactis* Bb12）后发现，定植益生菌后猪大便里RV滴度降低，腹泻程度减轻，证实LGG及双歧杆菌B12可抵御RV的感染。鉴于革兰氏阳性菌及革兰氏阴性菌针对微生物不同的分子识别模式，可诱导不同的天然免疫表达。最近该团队比较革兰氏阳性及革兰氏阴性益生菌在调节RV感染以及宿主免疫方面的作用。由于多篇文献报道LGG可降低儿童RV感染性腹泻的严重程度，因而他们选用LGG作为革兰氏阳性菌代表，对于革兰氏阴性菌益生菌，则选择被证实具有减轻炎症及调节人体免疫作用的大肠埃希菌Nissle 1917（EcN）。该研究发现，定植EcN及LGG的仔猪有相似的定植模式，并且在消化道各部分数量相当，并且定植EcN的仔猪与定植LGG及未定植益生菌的仔猪相比较，具有更轻微的腹泻严重程度及更低的RV病毒学滴度。此外，其他研究报道，定植EcN的悉生仔猪，相比定植小猪双歧杆菌（*Bifidobacterium choerinum*），能更好抵御沙门菌感染，这种保护机制与保护性炎症介质ZO-1的表达增加及促炎介质TNF-α表达减少有关。因而推测相比于革兰氏阳性益生菌，革兰氏阴性益生菌在RV所致肠道感染中，具有更好的降低炎症介质水平的能力，这可能是其明显降低腹泻严重程度的主要因素之一。

2. 无菌动物在诺如病毒感染中的研究　人类诺如病毒（HNoV）是一种无包膜的正链 RNA 病毒，易引起非细菌性急性胃肠炎。在美国，HNoVs 已经取代了 HRVs，成为儿童和成人病毒性胃肠炎的最常见原因。研究证明诺如病毒可以代替共生菌的有益作用。小鼠诺如病毒（MNV）感染无菌或抗生素治疗的小鼠后发现，无菌小鼠的肠道形态和淋巴细胞功能得到恢复，未引起无明显炎症反应。在该研究中发现无菌小鼠感染诺如病毒后，可抑制其天然淋巴细胞的过量聚集，抑制肠道免疫发育相关基因的转录表达及干扰素的表达。MNV 感染可抵消抗生素治疗病原菌感染及肠道损伤中由于抗生素引起的不良反应，这些数据表明真核生物病毒有能力支持肠内稳态和类似于共生菌的黏膜免疫作用。在诺如病毒治疗方面，研究者利用无菌动物定植常见益生菌 LGG 和 EcN 联合米糠发现大大降低了诺如病毒胃肠炎的发生和严重程度。利用一种新的受体结合试验和悉生猪动物模型研究发现，高压处理（350MPa）可灭活人体诺如病毒感染。

（三）无菌动物在白念珠菌感染中的研究

口咽部念珠菌病是一种由白念珠菌引起的机会性真菌感染，其感染多见于免疫缺陷的人群。既往研究已发现 TH17 细胞产生的 IL-17 可抑制其感染的发生，科学家为进一步探讨 IL-17 的具体来源，利用包括无菌小鼠在内的多种免疫缺陷小鼠发现自然 Th17 细胞（nTh17）及 γδT 细胞可产生 IL-17，从而抑制白念珠菌的感染。与人类不同的是，具有完整肠道微生物群的成年小鼠对白念珠菌胃肠道定植有抵抗力，但促进白念珠菌定植抗性的因素尚不清楚。研究表明，厚壁菌门（共生梭菌群Ⅳ和ⅪⅤa）和拟杆菌门是维持小鼠念珠菌定植抗力的关键。使用多形拟杆菌作为一种模式生物，发现激活天然免疫的重要转录因子——缺氧诱导因子（HIF-1α）和抗菌肽 LL-37（小鼠抗菌肽）是白念珠菌定植抗力的关键因素。因而，激活肠黏膜免疫效应来调节白念珠菌的定植可能是预防人类侵袭性真菌病的一种新的治疗方法。

（四）无菌动物在支原体肺炎感染中的研究

支原体肺炎是一种多见于儿童及青少年的急性呼吸道疾病。临床上多导致非典型病原体肺炎。既往研究已表明，其发病机制与支原体的直接损害有关，同时也有研究发现感染支原体肺炎的免疫抑制患者，很少发生重症化症状。但其具体的机制尚不清楚。Hayakawa 等利用无菌小鼠建立感染肺炎支原体的悉生动物模型后发现，该模型可表达更多的免疫细胞如 CD4、CD8、CD25，细胞因子如 IL-4、IL-10 及干扰素。从而揭示了肺炎支原体感染宿主的免疫相关机制，为进一步临床免疫治疗提供有力依据。

随着医学科学研究的不断发展，我们对于感染性疾病的认识已经从传统的认知模式过渡到新兴观念的建立。越来越多研究表明，肠道菌群（微生态）与感染性疾病的发展息息相关。正常的肠道菌群不仅能预防感染性疾病的发生，甚至可能成为治疗感染性疾病的有力"武器"。然而，肠道菌群的多样性、组成的复杂性及大量的肠道菌群尚不能在体外培养等因素，制约了肠道菌群在感染性疾病中的研究。此时，无菌动物的产生恰恰可以弥补以上缺陷。当然，由于无菌动物成本高、维护难、易污染等特点，目前在我国感染性疾病的研究中应用得并不充分。此外，我们也应该看到，目前无菌动物用于研究感染微生态与宿主的相互作用还存在一定的缺陷。如通过比较无菌动物或悉生动物与 SPF 级动物的不同所获得的结论尚不能完全应用于人类；同时，这些结论还不能证实微生态紊乱到底是疾病的病因、致病因素还是疾病状态下的结果。虽然这样的比较为某些疾病的发病机制提供了一定的线索，比如感染性疾病、癌症、心血管疾病、糖尿病等，但其根本的发病机制还未完全清楚。因而，无菌动物的研究发现很少能直接用于临床疾病的治疗和预防。尽管如此，无菌动物仍是研究人体微生态和疾病相互作用行之有效的重要模型。并且随着无菌动物培育的不断发展，微生物定植及维持稳定性的提高，我们将会看到无菌动物在感染性疾病的诊治研究中发挥举足轻重的作用。

（李兰娟　易　萍）

第二节　感染病的代谢组学研究进展

代谢组学（亦称代谢物组学，metabonomics/metabolomics）是继基因组学和蛋白质组学等之后快速发展起来的生命科学前沿研究方向，开启了从生物体代谢产物视角观察生理与病理现象的新视窗，标志着医学科学进入了多组学时代。代谢组学的研究对象主要为生物体中的小分子代谢物（metabolite），故被某些专家称之为"小分子组学"，其最重要的技术特征是现代仪器分析技术与化学计量学、生物信息学等技术相结合。自 20 世纪初以来,代谢组学技术蓬勃发展,相关仪器分析方法、实验流程及操作规范、谱峰识别及代谢物辨识数据库、代谢组学分析数据库、模式识别与模式分类算法等技术方法日新月异,并逐渐与其他组学整合在一起,发展形成多组学技术。由于迄今已发现 8 000 余种内源性代谢物以及 11 000 余种外源性代谢产物,因而创新发展代谢组学无疑是巨大的科技挑战。受限于仪器分析的技术局限性,目前代谢组学主要研究分子量在 1 000Da 以下的内源性代谢物(如脂肪酸、氨基酸、核苷及甾体等),尚不能对生物体内所有的代谢物进行定性、定量或者动态分析。由此可见,进一步推动代谢组学研究技术发展大有可为,近年不断涌现出来的各类代谢物组数据库为深入开展疾病代谢组学及药物代谢组学研究提供了强劲的科技引擎,展现出极为广阔的应用前景。

将生物样本中特定代谢物检测结果作为辅助诊断疾病的依据是临床医学早已采用的方法,如测定血、尿样本中糖含量以辅助诊断糖尿病,检测血中甘油三酯以辅助诊断高脂血症等。由于机体所产生的代谢物组可以反映特定疾病状态以及机体对外界刺激(如病原体感染、药物治疗等)的响应,故通过代谢组学研究将能发现疾病的代谢物模式[或代谢表型(metalotypes)]、疾病状态转归特征指纹谱(或分子标志物)以及个体生理代谢物模式,甚至对特定疾病进行分子分型,从而建立各种模型(包括疾病诊断模型、药效预测模型、疾病状态估测模型、疗效评估模型等)。显然,这些模型有望用于诊断疾病、监测病程进展、评估药物治疗效果及判断患者预后等。此外,代谢组学还可用于研究疾病分子机制、探索分子生理/病理模式以及发现潜在的治病靶点等,并将为精准医学提供新的技术工具。

目前,代谢组学在医药领域的应用研究工作已涉足疾病诊断标志物、疾病分子分型、新药发现与研发、药物毒性评价、药效评估等方面,并拓展至转化医学范畴。值得重视的是,国际代谢组学协会(Metabolomics Society)于 2016 年发布团体倡议白皮书,认为机体代谢物组可以反映特定疾病状态的变化,通过研究代谢组学将能够认知特定疾病状态所对应的代谢物模式,适时知悉特定疾病发生发展状况。该白皮书还大胆预测新一代医学检验将会用复杂的代谢表型来取代现有的生化指标,个体化药物代谢组学可为精准医学研究开辟新的技术途径,代谢组学能够有助于实现精准医疗。

本节首先简要介绍代谢组学研究技术,再概述其在细菌性感染病、病毒性感染病以及寄生虫感染病中的应用。

一、代谢组学研究技术

代谢组学研究平台通常由两大部分组成:一个是代谢物分析测试技术平台,另一个是信息处理技术平台。前者用来测量分析血液、组织以及其他体液中的各类代谢物,后者用于对仪器分析信息进行处理及辨识。代谢组学的技术目标是对机体代谢物进行动态、无偏和全局分析,并运用化学及生物模式识别技术将仪器分析得到的代谢物组数据与正常生理/疾病状态、用药情况等进行关联建模或因果推测,从而辨识各类样本相对应的生物标志物或特征指纹谱,阐明相关代谢路径等。其研究流程一般包括样本收集与预处理、仪器分析测试、分析数据处理、模式信息处理、代谢通路辨析及生物学解释等步骤。

1. 样本收集与预处理　代谢组学研究的生物样本包括各种生物体液(如血液、尿液、脑脊液、肺泡灌洗液等)、组织或组织提取物,也有可能是生物体(如微生物)。在采集样本时应按照公认规范的操作流程进行操作,并在仪器分析之前对样品进行预处理(如采用超滤、甲醇沉淀等方法去除样品中的大分子等)。

2. 仪器分析测试　通常,待测生物样品所含的代谢物数目及种类众多,含量差别悬殊(从毫克到皮克级不等),而且分子量、极性、溶解度等理化参数差异很大,单一的仪器分析手段往往难以达到全面分析测定样品中代谢物的目标,这是代谢组学研究领域难题之一。目前常用的代谢物分析技术有 ^{1}H 核磁共振(nuclear magnetic resonance,NMR)分析、气相色谱-质谱(GC-MS)联用分析、高效液相色谱-质谱(HPLC-MS)联用分析和毛细管电泳-质谱(CE-MS)联用分析等方法,这些仪器分析方法各具特色,但均存在技术缺陷。因而需要采用多学科交叉综合技术手段,将各种仪器联用分析技术与信息处理技术相融合,提高仪器分析测试的供信能力。

3. 分析数据处理　由于在对同一种生物体液样品的分析测试中,一般能同时检测到几十种甚至几百种代谢物,仪器分析所获的数据往往数量巨大且维数较高,故对仪器分析数据进行处理并从中获取有用信息是代谢组学研究中的关键技术步骤。

代谢组学分析数据处理任务主要有两项：谱峰检出（peak picking）与谱峰辨识（peak identification）。目前已有多个商业化软件工具可以用于检出谱峰。此外，还有多个数据库可用于谱峰辨识（如METLIN、HMDB、MyCompound ID、Lipid Blast等）。例如，HMDB（human metabolome database）从2009年起免费开放并持续更新信息，4.0版数据库中已收集了包括水溶性及脂溶性代谢物在内的114 063条代谢物信息，内含DrugBank、T3DB、SMPDB及FooDB等单元数据库。其中，DrugBank收集了约2 280种药物的结构式以及代谢物信息，T3BD收集了约3 690种毒物及环境污染物信息，SMPDB含有约25 000条代谢及疾病通路信息，而FooDB则收集了约28 000种食物成分及添加剂信息。

4. 模式信息处理　模式信息处理是代谢组学研究中另一关键技术步骤。其主要任务一是模式分类，即对不同类别的生物样本（如正常/患病等）进行建模与分类识别；任务二是特征提取，即找出可表征代谢物组特征性差别的代谢标志物。

在代谢组学研究中，可采用无监督（unsupervised）学习方法从仪器分析数据中提取重要信息，辨识所研究对象的主要特征；也可采用有监督（supervised）学习方法建立预测模型，从而进行模式分类。

代谢组学研究领域常用的多元统计（multivariate statistics）方法有：主成分分析（principal component analysis，PCA）、偏最小二乘判别分析（PLS-DA）、正交偏最小二乘法判别分析（OPLS-DA）、正交隐变量投影判别分析（NPLS-DA）。此外，多层神经网络、模糊神经网络、机器学习、遗传算法、层次聚类分析等方法也在代谢物组模式信息处理中得到较多应用。

5. 代谢通路辨析及生物学解释　代谢组学研究流程中还有一个关键技术步骤是：在获得一些特征性代谢标志物或发现特征模式后，通过检索代谢物数据库以及因果推测，可挖掘出代谢物组数据所蕴含的生物学信息，阐明其相关的代谢通路并作出合理的生物学解释。

代谢通路及代谢网络分析可借助MetScape或MetaboAnalyst等软件来实现。

值得一提的是，由欧洲生物信息研究所、英国伯明翰大学、曼彻斯特大学、牛津大学、塞恩斯伯里实验室、英国基因组分析中心、华大基因及其开放式大数据期刊 *GigaScience* 组成的联盟从2015年开始携手合作，共同努力推动代谢组学数据共享。

二、细菌性感染病代谢组学研究进展

近几年来，代谢组学在发现脓毒症代谢标记物、指导制定精准医疗方案、辅助结核病诊疗等方面取得了一些研究进展，现对其分别进行概述。

（一）脓毒症的代谢组学研究

在细菌性感染病中，脓毒症（sepsis）不仅起病凶险、患者病况转危迅速、病死率高，而且其发生发展涉及复杂的生理病理机制，加上患者遗传异质性，目前仍缺乏有效的检测指标可用于脓毒症的风险测定、早期诊断、病情评估以及预后判断，显著制约了相关药物研发工作的开展。

1. 疾病相关代谢物谱研究　脓毒症患者血液中所含的代谢物与正常人有显著差别。采用代谢组学技术研究探索脓毒症特征代谢物谱具有重要的临床应用价值，特别是用于辨别病情的微妙变化，如判断患者是否从全身炎症反应综合征（systemic inflammatory response syndrome，SIRS）进展为多器官功能障碍综合征（multiple organ dysfunction syndrome，MODS），是否出现了急性肺损伤（acute lung injury，ALI）等。此外，人们还希望能够研究发现与现有的用于判断疾病严重程度［如急性生理学和慢性健康状况评价（acute physiology and chronic health evaluation score，APACHE）］及疾病转归等临床指标具有关联性的特征代谢物谱。

Natalie等（2011）提出将血液定量代谢组学用于脓毒症等临床危重病研究，短短几年该方向的研究就取得了显著进展（表19-2-1）。除了血浆及血清、支气管肺泡灌洗液（bronchoalveolar lavage fluid，BALF）、全血细胞及尿液等生物样品均已被用于脓毒症代谢组学研究。现有研究结果表明，脓毒症急性肺损伤患者与健康对照者之间存在血浆所含总谷胱甘肽、腺苷、磷脂和鞘磷脂等代谢物差异，且血浆肌醇、总谷胱甘肽等含量与患者病情相关。研究者相继建立了一些基于血清代谢应答的生物模式（biopattern）以及风险预测模型，可用于脓毒症患者，尤其是儿科重症监护室（PICU）患儿脓毒血症休克诊断、病情进展及预后判断。Garcia-Simon等（2015）建立了一种基于尿液代谢组的风险预测模型，用于在甄别预后最差的脓毒血症患者时比传统的序贯器官衰竭评估（sequential organ failure assessment，SOFA）法更为可靠。

表 19-2-1 脓毒症代谢组学研究进展概况

样本	分析仪器	数据处理	主要结果	参考文献
13 例脓毒症导致急性肺损伤患者与健康对照者血浆	氢核磁共振（¹H-NMR）	MetScape	脓毒症所致急性肺损伤患者与健康对照者之间存在血浆中总谷胱甘肽、腺苷、磷脂和鞘磷脂等代谢物差异；肌醇含量与患者脱离呼吸机天数呈负相关（$\rho = -0.73, p = 0.005$）；肌醇,总谷胱甘肽含量与患者急性生理学评分（acute physiology score）呈正相关（分别为 $\rho = 0.53, p = 0.05$; $\rho = 0.56, p = 0.04$）	Stringe 等
60 例脓毒症休克、40 例无明确感染 SIRS 患儿与 40 例健康儿童血清	氢核磁共振（¹H-NMR）	多元统计分析	采用监督学习法建立的预测模型能较好地区分各组患者,并且发现一些血清代谢物的浓度在各组间显示了良好的区分度；由这些代谢组成的儿科脓毒症休克生物模式（biopattern）可用于儿童重症监护室（PICU）脓毒症患儿休克诊断及预后判断	Mickiewicz 等
35 例脓毒症,15 例 SIRS 以及 15 例健康对照者血清	液相色谱联用二级质谱（LC/MS-MS）	多元统计分析	SIRS 和脓毒症患者之间存在代谢物差异,脓毒症患者血清中脱水乳糖醇,S-苯基-d-半胱氨酸水平下降,S-(3 甲基丁）-二氢硫辛酰胺-E,N-王酰甘氨酸水平相对较高；一种由 7 种代谢物组成的代谢特征可有效诊断脓毒症；脓毒症死亡者具有其特异异特性的血清代谢物谱,可以与脓毒症重症患者区分开	Su 等
64 例严重脓毒症以及脓毒症休克患者尿液	氢核磁共振（¹H-NMR）	偏最小二乘法判别分析（PLS-DA）	采用监督学习法建立了脓毒症患者预后预测模型,不仅有效区分各组脓毒症患者,还能分别提供各组特异代谢模式（specific metabolic patterns）；预测结果阴性的患者尿液中乙醇、葡萄糖和马尿酸盐等代谢产物增高,而甲硫氨酸,谷氨酰胺,精氨酸和来丙氨酸等减少。与传统的序贯器官衰竭评估（sequential organ failure assessment,SOFA）相比,代谢物组预测模型具有更好的鲁棒性（robustness）,适用于甄别预后最差的脓毒症患者	Garcia-Simon 等
20 例重症监护室（ICU）中的严重脓毒症休克患者血浆	氢核磁共振（¹H-NMR）	目标代谢物测定与数据挖掘相结合	血浆低水饱和长链磷脂酰胆碱,溶血磷脂酰胆碱类以及循环大尿氨酸的含量与患者的长期生存率（90 天）相关,甘油磷脂在 28 天及 90 天的降低与临床 SOFA 指数（28 天死亡率模型）以及肾脏患者代谢治疗（90 天死亡率模型）相关	Ferrario 等

最新研究工作还表明,脓毒症相关代谢物谱能用来寻找疾病干预靶点。Ferrario 等(2016)通过靶向(针对酰基肉碱、氨基酸、生物胺、磷脂、鞘脂及糖)代谢组学研究,发现调控血浆脂质及犬尿氨酸水平可作为研发抗脓毒症药物的新思路。

2. 指导制定精准医疗方案　不同来源细菌(如革兰氏阳性或革兰氏阴性病原体)感染均可引起脓毒症,刺激机体所产生的免疫应答亦有所差异。此外,由于个体差异的存在,机体对某些药物的响应性也不尽相同。因此,个体化精准治疗对于脓毒症患者尤为重要。近年来,通过代谢组学研究辅助制定脓毒症治疗方案取得了一些进展。

由于目前病原体的分离、培养需要耗费几天时间,对机体免疫功能的监测也缺乏有效的手段,尚不能对脓毒症患者进行针对病原体及免疫状态的个性化治疗。Hoerr 等通过比较不同来源细菌感染所引起急性肺损伤(ALI)小鼠血清代谢物谱,发现血清代谢物谱的差别,成功区分了革兰氏阳性或革兰氏阴性病原体;他们还利用 TLR4 及 TLR2 基因敲除小鼠成功区分了宿主或细菌因素所致的代谢物改变。因革兰氏阳性及革兰氏阴性菌可以在宿主中激活不用的受体偶联通路,由此推测代谢组学还可用于脓毒血症及脓毒性休克的病原体检测,指导临床用药。

在一项 I 期临床新药左旋肉碱(L-carnitine)治疗严重脓毒症(血管加压-依赖的败血症休克)研究中,Puskarich 等(2015)通过研究治疗前后患者血清代谢物谱的改变,发现血清中代谢物 3-羟基丁酸、乙酰乙酸及 3-羟基异戊酸含量与患者接受治疗后的预后情况密切相关,并发现酮体的合成及降解是左旋肉碱起效的关键通路。根据用药前 3-羟基丁酸水平,将患者分为两组(分别为高酮组及低酮组),低酮组治疗后药物相对水平较低,提示有较多左旋肉碱被吸收,而该组患者接受治疗后血管加压症状缓解较快,生存率比接受相同治疗方案的高酮组患者高($p = 0.038$)。该项研究为脓毒症患者的精准治疗提供了代谢组学依据。

(二) 结核病的代谢组学研究

1. 辅助结核病原体诊断　现有结核病的诊断方法,包括涂片检测、X 线检查和结核菌素试验等都存在准确性不高的问题,且不适用于 HIV 感染者以及小婴儿。依照结核感染会导致患者代谢紊乱的原理,国内外学者将代谢组学研究应用于结核病的诊断,取得了一些进展。Weiner 等发现了由 20 种代谢物组成的代谢物轮廓特征谱可有效区分结核患者与健康者。Zhou 等研究了 38 例结核患者与 39 例健康对照者的血清代谢物,也有效甄别了结核患者与健康者。在此基础上,该研究小组还将 110 例血浆样本(包括 40 例糖尿病、40 例恶性肿瘤、30 例社区获得性肺炎患者)纳入研究,结果发现这些疾病均有各自特征性的代谢物谱。结核患者的血浆酮体、乳酸和丙酮酸水平高于健康者,但低于社区获得性肺炎及恶性肿瘤患者。

2. 辅助抗结核药物研发　在抗结核药物的研发历史上,磺胺类药物以及氨基水杨酸(PAS)均被认定为叶酸代谢过程中对氨基苯甲酸(PABA)的类似物,通过抑制细菌二氢蝶酸合酶(dihydropteroate synthase,DHPS)的活性发挥抗菌效应。但临床实践经验表明,磺胺类药物对结核分枝杆菌的作用差,而 PAS 却能有效地抑制细菌生长,相关作用机制不明。Science 期刊在 2013 年报道 Chakraborty 等采用药物代谢组学技术,研究阐明了这两种结构类似的药物具有不同的抗结核药效作用机制。通过检测药物处理后细菌的代谢产物,作者发现 PAS 并非通过抑制它的靶酶 DHPS,而是作为一种 DHPS 的替代底物发挥抗结核作用的。PAS 经 DHPS 作用所产生的代谢物可竞争性抑制细菌的叶酸合成过程,从而发挥抗结核效应。该研究不仅更新了人们对一种老药 PAS 及其药物靶点 DHPS 的认识,还提示了利用细胞代谢中的有毒代谢物而不是直接抑制酶活性将可能成为研发抗结核药物的新策略。

三、病毒性感染病的代谢组学研究进展

病毒由 RNA 或 DNA 组成,是一类专性细胞内寄生的微生物。病毒在宿主细胞内复制、成熟、释放、重新获得感染性,这些过程的完成均依赖宿主细胞的代谢及生物合成系统。一旦病毒感染发生,宿主细胞将出现代谢途径的改变。研究病毒感染后宿主从头合成(de novo synthesis)代谢物的改变将有助于发现新的生物标志物。迄今,虽然有关病毒感染代谢组学研究的相关研究报道不多,但"病毒感染关联代谢指纹图谱(fingerprints)"这一病毒研究的新领域已被开拓,其应用范围也涵盖了新生儿早期诊断、无创性诊断、辅助判断疾病严重程度

及预后等。

（一）人类巨细胞病毒感染的早期、无创性诊断

人类巨细胞病毒（HCMV）感染普遍存在，一般人仅表现为隐性感染，但新生儿及免疫功能低下人群感染后可出现严重的疾病，病死率很高。目前的检测手段，如病毒培养、病毒早期抗原检测以及PCR等均存在一定缺陷。有研究表明，HCMV感染新生儿尿液代谢组改变有以下代谢特征：3-羟基丁酸、3-氨基异丁酸、牛磺酸、甜菜碱/三甲铵乙内酯、鲨肌醇增高；肌醇、甘氨酸和乙醇胺下降。其中，酮体代谢物的增高可能与HCMV感染所导致细胞病变效应（CPE）有关，而肌醇减少和甜菜碱增加可能是病毒代谢的直接结果。检测尿液特征性代谢模式有可能用于先天性HCMV感染的早期、无创性诊断。

（二）乙型肝炎病毒相关性肝衰竭的预后评估

在一项乙型肝炎病毒（HBV）相关性肝衰竭的研究中，Yu等通过GC-MS结合PCA及典型判别分析（canonical discriminant analysis，CDA）法对24例HBV相关肝衰竭与23例对照的血清样本进行了代谢组学研究，结果表明血清代谢物谱不仅可甄别肝衰竭患者及正常人，还与患者终末期肝病模型（model for end-stage liver disease，MELD）评估等级相关联。因此，血清代谢物谱可用于辅助判断患者疾病严重程度及预后。

（三）人类获得性免疫缺陷病毒感染的治疗及肺部免疫状态监控

人类获得性免疫缺陷病毒（HIV）感染患者的个体化治疗仍然面临挑战，例如接受ART治疗的HIV感染者，其病毒滴度以及淋巴细胞计数均与未感染者无异。目前的研究工作表明，代谢物组分析可用来区分无HIV感染者、HIV阳性但未接受治疗以及HIV阳性接受治疗者。与健康对照者相比，HIV感染者尿液中谷氨酸及甲酸增多，并可在治疗过程中进一步增加；尿液中新蝶呤、肾上腺素/去甲肾上腺素减少，并在接受治疗后进一步下降；血浆肌氨酸、甲基丙二酸（MMA）、D-葡萄糖、L-天门冬氨酸以及胆碱水平增加。其他代谢物如5β-胆甾烷醇、L-赖氨酸和苏氨酸、乙酰乙酸乙酯在HIV组减少，治疗组增加，但未及健康组水平。此外，在接受治疗过程中，HIV感染者血浆、尿液及唾液的代谢物均会进一步发生变化。这些变化是否与HIV致病及疾病转归相

关值得进一步研究。

HIV感染者易发生感染性肺炎（如肺炎链球菌），病死率高。虽然抗病毒药物治疗可以有效抑制病毒滴度、增加CD4淋巴细胞数量，但HIV感染者呼吸道感染风险仍然高于正常人群。目前尚无有效的检测手段可用来监测患者肺部免疫状态、预测感染发生。Cribbs等建立了一种基于代谢组学、整合生物学的分子指纹图谱法，率先在这一领域进行了探索。在该研究中，作者以液相色谱-高分辨质谱（liquid chromatography-high-resolution mass spectrometry，LC-HRMS）联用分析技术分别检测了HIV感染与健康对照者肺泡灌洗液（BALF）中的代谢物，并以错误发现率（false discovery rate，FDR）、OPLS-DA等方法进行群体判别因子分析（groupwise discriminatory factors）。研究结果表明，代谢物组前5%成分可被用来区分95%的HIV感染者与健康人群。此外，Cribbs等还收集了24例HIV感染（中位CD4淋巴细胞数量432）与24例对照者的BALF用于代谢组学研究，并将检测所得的115种具有精确质荷比特征（accurate mass-to-charge ratio features）代谢物以层次聚类法（hierarchical cluster analysis，HCA）加以分析，获得了表征HIV感染状态的代谢物簇（clusters of metabolites，FDR=0.05）。作者还发现了一些尚未在已知的代谢组学数据库中发布的代谢物，例如1种质荷比325.065的代谢物在HIV组中明显增加（FDR=0.05），经推测可能为铜绿假单胞菌所产生的螯铁蛋白（pyochelin）。这一研究结果证明了HIV感染可影响机体内的细菌代谢。由于HIV感染者的从头合成往往发生改变，该代谢物的检出提示HIV感染者出现了亚临床感染。

四、寄生虫感染病代谢组学研究进展

近几年来，基于细胞代谢组学的寄生性原虫（parasitic protozoa）致病及耐药机制研究取得的主要进展包括：确定了作为非洲人类锥虫病联合用药"金标准"药物的依氟鸟氨酸（eflornithine）的药效作用方式（modes of action，MOA）及耐药机制；确定了抗利什曼原虫药物米替福新（miltefosine，一种烷基磷脂）的药效作用方式；确定了利什曼原虫耐药株对锑产生抗性的机制；确定了卤代嘧啶类药物对布氏锥虫的作用模式及耐药机制等。此外，在恶性疟原虫对氯喹的抗性研究中，研究者整合代谢组、基因组和

蛋白质组学数据,发现了恶性疟原虫氯喹抗性转运蛋白(plasmodium falciparum chloroquine resistant transporter,PfCRT)的作用机制。

五、小结

与基因组学、蛋白质组学相比,感染病代谢组学具有费用低、临床可操作性好、可检测疾病进程及严重程度等优势。通过代谢组学研究筛检出代谢标志物,然后采用基因组学、蛋白质组学等多组学手段进行深入研究正成为系统生物学的发展趋势之一。

随着感染病代谢组学研究工作的深入开展,可以预期代谢表型将成为临床研究中标杆管理、风险分层的有效工具,并且在感染病精准医疗中发挥作用。

(程翼宇 钱 景)

第三节 感染性疾病的宏基因组学研究进展

一、宏基因组学的概念

人体微生态在人类疾病和健康中均发挥着重要的作用。人体内的微生物细胞数量大约为 10^{14} 个,是人体体细胞数量的 10 倍,而其编码的基因数量可能达到人体基因组所编码基因的 150 倍之多。有报道认为细菌的种类总数可能超过 5 000 种,平均每个个体都拥有 1 000 种细菌。对于数量如此庞大而又存在巨大个体差异性的微生物群体的研究依赖于不断发展的研究方法。

自然界中可培养的微生物不足微生物总量的 1%,研究方法限制了人类对微生物的深入认识。随着分子生物学技术的迅猛发展,宏基因组学(metagenomics)应运而生。宏基因组指的是指生境中全部微生物基因组的总和,宏基因组学,又名"微生物环境基因组学"(microbial environmental genomics)或"元基因组学",是利用分子生物学研究方法对生境中微生物的物种多样性及功能作用进行的研究。核酸是大多数微生物的遗传物质,因此对核酸的鉴定成为微生物检测的"金标准"。宏基因组学方法通过把研究对象作为一个整体,鉴定核酸序列,通过序列的比对,判断物种的来源及其功能分类。宏基因组学的研究方法突破了传统研究领域无法涵盖不可培养微生物的瓶颈,大大加速了微生物学的发展。

二、宏基因组学研究方法进展

从传统的培养方法到宏基因组方法,短短 130 年的时间里,随着研究方法日新月异的革命性发展,人类对于人体微生态的认识发生了重大的改变。不依赖于培养的高通量测序技术突破了培养的限制,能够完整显示大量不能培养的细菌的特征;而现代培养技术的进步也在不断揭示宏基因组学手段所忽略或低估的含量较少的细菌的重要性。

1885 年德国科学家 Escherich 教授第一次用培养的方法发现了大肠埃希菌,揭开了人类认识微生物的新纪元。100 多年以来,特别是 20 世纪 70 年代厌氧菌培养技术建立以后,细菌培养对于人类认识微生物起到了至关重要的作用。即便是今天,结合全基因组测序以及质谱分析等方法,利用现代细菌培养技术对于个体细菌菌株进行全面深入的认识仍是必不可少的,为宏基因组学研究提供了细菌基因序列参考数据库。然而,传统的细菌培养方法的局限性也是显而易见的,费力费时、步骤烦琐、敏感性差、培养条件苛刻、通量低等,同时对于目前大量不可培养的细菌束手无策。不依赖于培养的技术手段,特别是宏基因组学技术的发展和应用,促使大规模的深入的人体微生态的研究成为可能。

宏基因组学是一个新兴的飞速发展的领域,主要是通过各种不同的测序技术手段对一个特定的生态环境中所有微生物的基因组成进行分析,从而揭示微生物的多样性组成、功能、协同作用和进化过程。随着测序通量的不断增加和测序成本的不断降低,宏基因组项目的数量和规模迅速增加。目前主要有两种宏基因组学手段,一种是扩增子测序,即通过对特定基因位点序列进行 PCR 扩增测序,例如 16S rRNA 测序;另一种则是随机鸟枪法测序。我们这里主要介绍基于 16S rRNA 的宏基因组测序和随机鸟枪法宏基因组测序。

16S rRNA 基因是一段长约 1 500kb 的序列片段,它存在于所有的细菌中,具有高度保守性,并且能够通过可变区的序列差异对细菌进行种系分型。

这种方法通常是针对 16S rRNA 基因的某个可变区（一般在 V2~V6 区中选择）进行 PCR 扩增，并对扩增产物进行高通量测序，将得到的序列根据序列相似度计算运算分类单元（operational taxonomic unit，OTU），与参考数据库的序列信息比对，分析群落多样性，进行主成分分析和聚类分析，并将 OTU 进行相应的物种分类，比较优势物种的分布。这些技术包括 16S rRNA 基因文库、DNA 芯片、16S rRNA 基因指纹图谱分析、荧光染色体原位杂交技术（FISH）以及定量 PCR 技术。在此基础上，还可以对大规模人群的细菌群落进行稳定性分析，划分出不同的肠型，对人群的菌群总体特征进行总体描述。由于测序通量高，操作便利，生物信息学分析流程相对简单，基于 16S rRNA 的宏基因组测序方法提高了可供研究的细菌的种类和通量，在大规模人群的人体细菌菌群进行物种分析和疾病关联研究中得到了广泛的应用，取得了一系列研究成果，极大地拓展了人类对于人体细菌菌群的认知。但这些研究的局限性也是明显的，一方面，只能依赖于已有的参考基因数据库，对于未知的细菌信息缺乏描述；另一方面，对于种水平的细菌分类精确度较差；再者，所研究的细菌信息仅局限于区区 1 500kb 的片段，对于细菌基因功能的研究仍旧是空白，绝大部分细菌基因的信息被舍弃了；另外 DNA 提取方法，16S rRNA 可变区的选择以及测序方法的选择，都会导致结果的差异，尤其是在人体菌群成分变化与疾病关联的研究中更为显著。此外，研究方法本身也具有一定的局限性，包括 PCR 扩增带来的误差，缺乏精确的定量以及探针、引物、可变区选择等因素引入的误差等因素。

鸟枪法测序是将样本里的所有 DNA 片段进行高通量测序，然后通过序列拼接、比对等生物信息学分析流程，得到人体细菌菌群的物种分类及基因功能和代谢通路信息的研究方法。这种方法通常是提取样本中所有的 DNA，打断成小分子片段建立测序文库。利用高通量测序技术进行测序，通过对序列进行质量控制、de novo 组装和基因预测，建立人体细菌菌群非冗余基因集，进行物种丰度分析和基因丰度分析，进而完成基因功能分类以及 NOG/KO 丰度分析。在此基础上，还可以进行人体菌群与疾病关联的深入分析，包括肠型的划分、基因标志物的筛选和验证，以及不依赖于种系物种的宏基因组物种学

（metagenomic species，MGS）分析及其共生网络分析等研究。鸟枪法宏基因测序的优势是可以对大规模的人体菌群进行高通量的深入研究，不仅可以深入到种的水平精确地研究细菌物种含量变化规律，还可以对基因功能进行深入分析。但是，这种测序方法对于测序通量要求高，生物信息学分析烦琐复杂，同时对于未知的和含量极低的菌群的信息缺乏认识。

宏基因组研究的广泛开展离不开高通量测序技术的飞速发展。20 世纪 70 年代，Frederick Sanger 发明了双脱氧链终止法的技术对 DNA 进行测序，称为 Sanger 测序，开创了人类对于基因以及基因组探索的新纪元，在接下来的 30 年里成为主流的测序技术，并最终于 2004 年促成了人类基因组计划的完成。然而，随着人类对于基因组研究的不断深入，迫切需要能够高通量、低成本、精确的测序技术。2005 年，Roche/454 公司推出了基于焦磷酸测序技术的第一个大规模并行 DNA 测序平台，标志着 DNA 测序进入了一个新的高通量测序（high throughput sequencing）时代，相对于第一代的 Sanger 测序技术，他们被称为下一代测序技术（next generation sequencing，NGS）。目前主流的高通量测序仪产品主要包括 454 测序仪、Illumina 测序仪、SOLiD 测序仪。

（一）454 测序仪

454 测序仪是基于微乳滴 PCR 和焦磷酸测序技术的测序平台。在微乳滴 PCR 过程中，单链模板 DNA 片段与磁珠结合，被单个油水混合微滴包被后，在这个微滴里进行单独的 PCR 扩增，可同时产生数百万条 DNA 拷贝序列。与磁珠结合的 DNA 片段经过富集，被置入 PTP（Pico Titer Plate）平板中进行固相焦磷酸测序。利用边合成边测序的方法，当加入的特定碱基与模板 DNA 的序列发生配对时，就会释放一个焦磷酸，释放出相应的荧光信号，通过实时监控荧光信号的释放，进行 DNA 序列的检测和分析。454 测序仪的优势在于其较长的测序读长。最新的 454 GS FLX 测序平台可以产生高达 1 000bp 的测序读长，这样长度的读长使得其序列更容易与参考基因组进行比对，这对于宏基因组研究的 de novo 组装尤其具有优势，但是其通量相对偏低，每个测序周期大约只有 700Mb 测序数据，这在三大主流的 NGS 测序平台中是最低的。试剂价格昂贵和低通量的不足限制了其在大规模和高通量测序研究中的应

用。另外,454测序在同聚物重复序列中的差错率相对较高。同时,Roche公司在2016年关闭454测序并停止对454测序平台的技术支持。这一点也成为454测序进一步发展的重大障碍。

(二)Illumina测序仪

Illumina测序仪是基于可逆终止子的边合成边测序技术平台。DNA样本被超声波打断成200~500bp长的DNA序列片段,并在这些小片段的两端添加上不同的序列接头,构建出单链DNA文库。文库中的模板DNA片段被置入Flow cell芯片中进行序列杂交。Flow cell是用于吸附流动DNA片段的芯片,每个芯片有8个泳道,其基底的序列接头能和建库过程中加在DNA片段两端的接头进行碱基配对,并能支持DNA在其表面进行桥式PCR扩增。经过反复桥式扩增和变性循环,最终每个DNA片段都将在各自的位置上集中成束,实现序列信号放大,达到测序要求。碱基特异荧光标记的4种dNTP被依次添加到合成的DNA单链上,释放出不同的荧光信号,对荧光信号进行记录并转换成碱基信号,通过计算机处理进行测序分析。基于可逆终止子法的边合成边测序技术可以实现在单个碱基掺入DNA模板链时对其进行检测。在每个测序循环过程中,所有4种可逆终止子结合的dNTP都存在,与其他技术相比最大限度降低了掺入偏好性,并大大降低了原始错误率,提高了测序精确度。Illumina测序平台是目前主流的NGS测序平台,在宏基因组学研究中应用广泛。相对于其他测序平台,Illumina的测序通量最高,单位数据量测序成本最低,使其成为开展大规模高通量宏基因组研究的有力工具。Illumina测序平台推出过很多不同的测序系统满足不同研究的要求。在其最新推出的Hiseq 4000测序系统中,测序读长达到了300bp,而其通量达到了1 300~1 500Gb,单日单台通量超过400Gb。这在以往的研究中是不可想象的,为大规模深入的测序研究提供了坚实的技术保障。

(三)SOLiD测序仪

SOLiD测序仪是基于微乳化PCR和连接酶的测序技术平台。其测序文库建立中的微乳化PCR过程与454测序类似,但是其磁珠微滴比454小很多,从而在单张平板可以容纳更多的磁珠微滴,实现测序的高通量。SOLiD测序是通过连续的序列连接循环来实现的。通过DNA连接酶,单链DNA模板

与8碱基单链荧光探针根据互补原则进行碱基配对。每个8碱基探针用4种荧光信号进行标记,其中每2个碱基确定一个荧光信号,也因此称之为双碱基测序法。在连接酶测序循环中,双碱基的测序间隔为5个碱基,每完成5次循环可实现对DNA模板上每个碱基进行2次测序。由于对每个碱基序列进行2次检测,SOLiD测序的测序精确度在各大测序平台中是最高的,达到了99.94%,其测序通量也仅次于Illumina测序仪。但是其测序读长却是其中最短的(最大75bp),单次运行时间也偏长。测序读长的缺陷大大增加了其进行de novo基因组组装的难度,因此,其应用远不如Illumina测序仪广泛,其相关的文库制备试剂盒和测序分析服务的发展也欠完善。

(四)其他新出现的测序技术

测序技术在近两三年中又有了新的发展。SMRT测序技术和纳米孔单分子测序技术被称为第三代测序技术。与前两代相比,它们最大的特点就是单分子测序,测序过程无须进行PCR扩增。另外,454测序技术的发明者之一还创建了一种基于半导体芯片的新一代革命性测序技术,称为Ion Torrent测序技术。与454测序相比,它不需要检测焦磷酸荧光信号,因此无需显像设备,操作相对简单。新兴的测序技术在测序原理或测序读长等方面呈现一定的优势,具有较大的发展潜力,但受制于测序精度或通量的限制,目前在大规模的宏基因组测序中缺乏更多的应用实践。

三、宏基因组学生物信息分析技术研究进展

(一)宏基因组研究发展的趋势

随着高通量测序技术的进展,产生了海量的数据,得到的肠道微生物的基因总和已经接近饱和。目前已经得到的人类共有的基因(core metagenome)占到总体的80%以上。目前,研究不仅对肠道微生物物种和功能进行简单描述,还可以探索肠道的未知基因。如此庞大的肠道微生物基因的信息,需要强大的生物信息学技术作为支撑。从庞大的共有基因中找出差异的基因,挖掘可以作为生物标志物的基因或者物种,为后续的疾病的诊断治疗提供重要的线索。

另外,有研究发现,人体的微生物存在迁移的

现象,如在肝硬化疾病状态下,患者的口腔微生物向肠道微生物迁移,导致肝硬化患者的肠道微生物的优势物种大部分来自口腔,因此,在研究人体肠道微生物的过程中,需要把人体作为一个整体进行研究,有助于阐明疾病的病因及发现可能的治疗手段。

(二) 宏基因组研究中的数据标准问题

微生态研究中产生的海量数据,对研究者是一个巨大的挑战,国际级的研究项目如 HMP、metaHIT 等,需要多个国家的研究团队协作完成。如何评估和建立标准的实验方法及数据分析方法,保证不同时期产生的数据具有可比较性,以及如何保证不同研究团队的协作非常重要。

Joel Dore 和 Peer Bork 回顾了在 metaHIT 框架下,产生了不同疾病的海量数据,如肥胖症(法国)、炎性肠病(西班牙和丹麦)、糖尿病(中国)等人群。研究者使用了统一的数据分析方法,发现了一致的规律,比如健康人群的基因多样性较高,疾病人群(不管是何种疾病)的基因多样性较低,但不同的疾病所发现的特异的菌群和基因没有一致性,而且不同国家和地区的人群的肠道基因具有差异性,比如欧洲的 2 型糖尿病患者的特异菌群与中国的 2 型糖尿病患者特异菌群是不同的。目前他们的计划是将 metaHIT 的疾病人群扩大到心血管疾病、自身免疫疾病等以得到更多的数据,并探讨这些数据用于临床的疾病预测和疾病治疗方案开发的可行性。

Peer Bork 特别提出,在数据分析的标准化方面,他们邀请华大基因的宏基因组学研究团队加入了数据分析软件 MOCAS,流程设计和路程开发由双方共同完成,这样可以最大程度保证数据分析结果的通用,可以节省很多研究和分析时间。MOCAS 可以方便地对宏基因组数据进行质量控制以去除宿主污染和低质量数据,然后进行组装、修正、基因预测等下游的数据分析。现在浙江大学医学院附属第一医院的宏基因组项目也使用了 MOCAS 的流程,以保证和 metaHIT 产生的数据的可比性和数据整合的可行性。

需要注意的是,这两位欧洲的科学家没有提到实验部分标准化,即如何对样品和 DNA 进行收集、提取、储存、转运等,来自法国的科学家 Dusko Enlrich 也曾对此进行了阐述,商业公司 Enterome 已经开发出了标准的实验耗材解决这个问题。

Rashimi Sinha 谈论的主题更偏重实验协作部分,这是决定数据质量最关键的部分。他们组建的项目 Microbiome QC(mbqc)旨在评估不同实验室的不同研究者在进行试验(他们称为湿库)和数据分析结果(他们称为干库)所产生的差异。他们的研究发现湿库的差异比干库造成的偏差更大,但对于单个样品来说,这些差异并没有影响有效识别,即不同的样品,不论用何种方法分析,都能被区别开。目前 mbqc 已经整理和发布了不同的实验方法和分析方法。虽然 mbqc 并没有提到要构建一个所有人都应该遵守的标准,而且从结果上看,不同方法的差异是可以接受的,但统一实验标准仍然有利于不同项目间的比较,因为新的项目做出结论后,如果还要用不同的实验方法和分析方法进行差异评估,是一个耗时耗力的过程。

总体上说,目前并没有一个所有人都认可的"标准",但目前所有的科学家都希望自己的试验方法和数据分析方法能够被别人所接受而成为"行业标准"。目前的竞争很激烈,中国亟须建立一个共同的标准,即要用统一的方法构建一个大规模的中国人的微生态数据库,同时对社会公众公开,并提供免费的、方便的、其他研究者直接可用的数据分析软件,这样才有利于扩大在微生态领域的影响力。

四、宏基因组学在感染病中的应用进展

宏基因组学技术的发展,在感染性疾病中应用前景广阔。对于未知病原体的鉴定,尤其是不可培养的微生物的鉴定,宏基因组学有显著的优势。不明原因发热的患者有可能感染了不可培养的病原体,应用宏基因组学的研究方法进行检测有助于病因的进一步阐明。在人体寄居的微生物参与人类很多疾病的进展,应用宏基因组学的研究方法可以明确微生物在疾病进展中的作用,阐明微生物的致病机制。对于临床中不可培养的微生物,应用宏基因组学的研究方法可以阐明微生物的耐药情况,对疾病的治疗有重要的指导意义。从微生物生境中挖掘有价值的物种或者活性物质,为疾病的治疗提供新的方向。

(一) 新发感染性疾病的诊断

感染性疾病是指病原微生物侵入了人体器官或组织,直接或者间接造成对人体的伤害。人类已

知的微生物种类不足全部种类的 1%。感染性疾病、新发突发传染病近年来形势严峻。对于病原体的诊断是控制流行的关键环节。人类可以利用现有的手段鉴定已知的病菌，对于未知病原体，仍缺乏快速有效的鉴别方法，尤其面临突发疫情时候，现有技术手段就很难满足时效性和精确性的要求，而仅依据病原体的形态鉴定病原体容易对疾病的诊疗造成了误导。应用宏基因组学的研究方法，不需要对微生物培养，便可以从混杂的微生物样本中发现病原微生物，显著提高了诊断的时效性和准确性，对于感染性疾病的预防、诊断和治疗具有重要的意义。

2011 年德国暴发的产志贺毒素大肠埃希菌（STEC）O104∶H4 是大肠埃希菌的新亚型，没有相应的诊断试剂，因此无法快速明确病原体。Pallen 等人通过对患者的粪便样本进行高通量测序绘制菌株基因草图、检测流行菌株、检测合并感染菌株的 3 期研究，从而鉴定了感染的病原体，验证了宏基因组学的研究方法在感染性疾病中的应用价值。

宏基因组学的研究方法不仅可以明确流行的病原体，对于古代人体物质中的病原体，也有一定的应用价值。Pallen 等通过宏基因组学的方法对 700 年前的人类骨架中的钙化结节中利用鸟枪法宏基因组学的技术分离出了致病性细菌——布鲁氏菌，Pallen 等还利用宏基因组学的研究方法从一具来自匈牙利的 215 年之久的女性木乃伊肺组织中获得了肺结核分枝杆菌基因组。Breitbart 等首次利用宏基因组学方法及其鸟枪法测序分析了人粪便中未培养的病毒群体，并发现包含了估计有 1 200 个病毒基因型，其中大部分的序列为首次发现。

中国国家科技重大专项对"传染病监测技术平台"专项立项，利用高通量测序技术鉴定新突发传染病病原有望在 72 小时内明确新突发传染病病原。

（二）已知疾病发病机制的阐明

人体内有两个基因组，一个是人体自身的基因组，另一个则是出生后才进入人体的多达上千种的共生微生物的基因组总和，我们延续着"组学"的概念，将其称为微生物组（microbiome）。人体的生理代谢和生长发育受到自身基因的控制，同时还受到微生物组的影响。人体携带了数十亿个细菌，细菌数目是人体细胞的 10 倍。细菌寄居于人体的皮肤、

口腔、胃肠道和生殖系统中。人体菌群的组成和活动与人体的生长发育、生老病死息息相关，在人体的营养、代谢、免疫等方面发挥重要作用。

美国国立卫生研究院联合欧盟各国、日本以及中国等于 2007 年底起先后投入 1.15 亿美元，启动了"人类微生物组计划"。研究通过对人类微生物组的 DNA 进行宏基因组学的高通量测序技术，绘制了人体包括皮肤、肠道、阴道的不同器官的微生物宏基因组图谱，从而揭示微生物对人体健康的影响。由欧盟第七框架计划（FP7）资助的子项目之一——Meta-HIT 计划是指人类肠道宏基因组计划。国际两大研究计划进一步揭示了微生物与人体的关系，极大地推动宏基因组学研究的迅速发展，掀起了宏基因组学研究的高潮。

李兰娟院士团队利用新一代高通量测序技术对 237 个来自中国人肠道菌群的样本进行深度测序，对肝硬化患者肠道微生态失衡状态进行了系统分析，其中 80.1% 的肝硬化患者的病因为 HBV。研究发现在属的水平上，韦荣球菌属、链球菌属、梭状芽孢杆菌属及普雷沃菌属在肝硬化组中含量增多，在种的水平上，肝硬化组链球菌属及其韦荣球菌属显著富集，而有益菌，如具有抗炎作用的柔嫩梭菌及产生丁酸盐的陪伴粪球菌显著减少。肝硬化患者口腔菌侵入到肠道，可能对肝硬化发生发展产生重要影响。该团队通过基因芯片技术对肝硬化患者肠道菌群检测发现，涉及营养物质代谢通路的功能基因显著缺失，如氨基酸合成和代谢基因、脂类代谢基因、辅因子合成代谢基因等显著缺失，这表明肠道菌群营养物质分解潜力下降可能与肝硬化营养不良发生相关。

肝硬化患者肠道微生物的改变还可能与药物的应用有一定的关系。Bajaj 等对肝硬化患者应用质子泵抑制剂（proton pump inhibitor，PPI）的研究中发现，在应用 PPI 后，对照组及肝硬化患者唾液链球菌科的丰度显著升高，相关网络分析发现肝硬化患者应用 PPI 后，细菌与代谢物（马尿酸盐/二甲胺/乳酸盐）均显著改变。PPI 的应用对肝硬化患者肠道微生物的组成及其功能均有一定的影响，可能是导致细菌过度生长的原因，可能在肝硬化患者口腔菌群易位中起到推动作用。

肠道微生物研究技术的发展及其研究内容的深入，使得利用肠道微生物建立疾病的诊断预测模型

成为可能。为了衡量肝硬化患者肠道微生物的失衡情况,Bajaj 等提出了肝硬化失调比例(cirrhosis dysbiosis ratio,CDR)的概念。利用高通量测序技术检测待测个体粪便微生物,计算肠道常驻菌群与非常驻菌群的比值即为 CDR,数值越低表示肠道微生物失衡情况越严重。研究发现 CDR 与内毒素水平显著负相关,健康人群 CDR 值最高(CDR = 2.05),其次为代偿期肝硬化患者(CDR = 0.89)、失代偿期肝硬化患者(CDR = 0.66),住院患者的 CDR 值最低,达到 0.32。对肝硬化患者随访发现,门诊患者的 CDR 值保持稳定,CDR 低的肝硬化患者 30 天内有更高的病死率及其多器官功能衰竭。秦楠等利用肠道微生物的 15 个微生物基因标志物,建立了预测肝硬化的疾病模型,模型敏感性好、特异性高,不仅有助于肝硬化诊断,还能用于肝硬化疗效的评估。

李兰娟院士团队通过建立肝衰竭大鼠动物模型发现肝衰竭大鼠肠道菌群存在显著失调,表现为肠杆菌科细菌过度生长,菌群失调程度与肝损伤程度及门静脉内毒素的水平显著相关。随后该团队利用 16S rDNA 测序技术对 79 例慢加急性肝衰竭(ACLF)患者的研究发现,ACLF 组肠道微生态发生了显著的失衡。主要表现为整体多样性和丰度显著降低,ACLF 患者肠道拟杆菌科、瘤胃球菌科及其毛螺菌科细菌显著减低,但巴斯德菌科、链球菌科以及肠球菌科细菌丰度显著升高。通过对患者动态随访发现 ACLF 患者在短时间内肠道微生物保持了相对的稳定性,抗生素的应用对肠道微生物有一定的影响。该研究还发现巴斯德菌属与终末期肝病模型(MELD)指数相关,并能够独立地预测患者的预后。网络分析比较显示特定的菌科与炎症因子(IL-6、TNF-α 和 IL-2)相关。该研究结果表明 ACLF 患者肠道菌群失调对患者的预后有预测价值,因此设计诊断生物标记和针对性的益生菌是监测、治疗 ACLF 的新方向。

李兰娟院士的研究团队还发现 H7N9 型禽流感患者肠道菌群显著失衡,利用"四抗二平衡"策略改善患者的肠道微生态失衡可以减少内源性感染的发生,改善患者病情。

(三) 抗生素耐药基因的鉴别

抗生素耐药基因的鉴别通常仅能针对可培养的微生物,而宏基因组学的分析方法有助于明确不可培养的微生物的耐药情况及其耐药机制的阐明。

Diaz-Torres 等首次利用宏基因组学的方法对人体口腔微生物的耐药基因进行分析,研究结果证明了利用宏基因组学的方法进行耐药情况调查和研究是可行的。随后,朱宝利等通过对 162 个健康人肠道微生物宏基因组数据中的耐药基因进行分析,发现人体肠道耐药基因的丰度显著高于环境中耐药基因的丰度,并鉴定了 1 093 个耐药基因,149 个耐药基因型,其中中国人肠道耐药基因型最多,包含有 70 个耐药基因型,且中国人肠道微生物耐药基因的丰度最高,通过耐药基因单核苷酸多态性的聚类分析发现人群间有显著的差异,并揭示这种差异的原因可能是由于抗生素使用偏好的压力选择造成的,而动物中抗生素的使用可能是造成人体肠道抗生素基因富集的原因。

对于宏基因组学的应用,还面临着检测速度、操作性和成本的瓶颈。宏基因组学的整个分析过程有待于进一步压缩,并向基层推广应用。宏基因组学方法产出了海量数据,完善的分析流程有助于有效数据的挖掘。前景是美好的,道路是艰辛的,期待在不远的将来,宏基因组学研究能够突破技术的瓶颈,在微生物的研究领域再显神通。

(李兰娟 郭 静)

第四节 感染病的蛋白质组学研究进展

蛋白质组学在生物学和医学等众多研究领域发挥着越来越重要的作用。传统的系统研究方法是通过对一个或几个蛋白质进行研究以了解它们的功能或属性。而蛋白质组学则是通过对大量的蛋白质乃至整个蛋白质组(如一个细胞或组织所表达的全部蛋白质)进行研究。根据研究者关注的生物学功能,蛋白质组学可对生物系统的某个或多个表型相关的蛋白进行部分或整体研究。根据拟解决的生物学问题类型,可采取几种不同的蛋白质组表征技术或蛋白质组的研究方法。例如,研究者可定性分析生物样本中存在的蛋白质,亦可对特定的蛋白质进行定量研究;在某些研究中,不仅需要定性定量分析蛋白谱,更需要揭示蛋白之间相互作用的信息。最后,越来越多的研究需要从整个蛋白质组的表征修饰或翻译后修饰(PTMs)层面揭示某个基因缺失对蛋白信号通路的变化的影响。

本章将讨论说明蛋白质组学在感染性疾病研究

领域的重要作用。感染性疾病是致死率最高的疾病之一。人类常见的感染病有肝炎、下呼吸道感染、肺结核、疟疾、艾滋病、流行性脑脊髓膜炎、百日咳、麻疹、梅毒和破伤风等。蛋白质是感染性疾病发生发展过程中各类生理过程的直接参与者，因而蛋白质组学可为研究感染性疾病的发病机制，筛选生物标志物，以及疾病早期诊断和预后评估提供蛋白组水平的证据。蛋白质组学在感染性疾病治疗药物开发中的应用主要集中在病原体的快速检测和表征、药物靶点发现与验证、药物代谢转化、药物不良反应研究等方面。近年来，利用蛋白质组学技术研究感染性疾病的报道越来越多。在下面的章节中，我们重点介绍蛋白质组学在感染性疾病研究中的进展，分以下三个领域展开：蛋白质全谱分析，蛋白翻译后修饰和临床案例。

一、蛋白质全谱分析在感染病领域应用研究

借助于蛋白质组全谱分析技术，可定性定量研究病原体、细胞系、致病因子感染的动物模型以及人类生物样本，研究蛋白质与蛋白质相互作用网络及蛋白质表达水平的波动。2002年 *Nature* 上发表了2篇有关恶性疟原虫的系统性的蛋白质组学分析论文，详细研究了疟原虫生活史不同时期基因和蛋白质表达水平的改变，揭示出疟原虫及其与宿主之间蛋白质与蛋白质相互作用的信息。疟原虫作为一种病原体的成功之处在于它能够逃避人体免疫系统的清除作用，蛋白质组研究揭示200种以上的蛋白质参与了免疫逃逸。这些由体内诱导基因所表达的蛋白质产物为探索新型抗疟原虫疫苗和药物研究提供了正确的方向。

另有研究小组研究了一种细菌病原体——结核分枝杆菌（*Mycobacterium tuberculosis*）的全蛋白质组分析。肺结核是结核分枝杆菌引起的肺部疾病，主要由开放性患者咳嗽、打喷嚏时散播的带结核分枝杆菌的气溶胶进行传播。然而，大多数人感染肺结核并不表现出明显的症状，或者症状非常轻微，只有5%～10%的人在随后的几周甚至数年后，由于各种原因导致机体抵抗力下降而发病。目前，人类对自身的免疫应答机制认识有限，而蛋白质组学技术可为我们提供宿主与病原体相互作用机制、病毒毒力机制以及病原体对环境适应机制的相关信息。

例如，为了研究 SecA2 蛋白依赖转运途径在结核分枝杆菌感染机制中的作用，研究者利用非标记的定量蛋白质组学技术，系统地分析了 SecA2 野生型和 SecA2 突变型的结核分枝杆菌的细胞壁和细胞质中蛋白质表达的差异。结果表明，结核分枝杆菌 SecA2 通路影响了与 ABC 转运蛋白共同作用传输溶质的溶质结合蛋白的细胞壁定位。已有报道证实 ABC 转运蛋白参与了无机离子、糖类、氨基酸、寡肽、药物等多种物质的跨膜转运，因而可影响结核分枝杆菌中致病力的强弱。另一重要发现是 SecA2 蛋白通过作用于细胞膜上的 Mce1 和 Mce4 脂质转移体从而影响结核菌的毒力。研究者还发现 SecA2 与低氧诱导 DosR 调节子之间存在着出乎意料的关系，而后者和结核分枝杆菌潜伏感染期相关。

蛋白质组学研究有助于揭示感染病毒与宿主之间的相互作用机制。基于 SILAC 标记的定量蛋白质组学技术研究了冠状病毒与宿主细胞的分泌途径之间的相互作用以期发现在病毒复制过程中宿主的作用因子。研究人员建立了感染和未感染小鼠肝炎病毒（MHV）的小鼠模型，通过比较细胞高尔基体中蛋白质表达量的差异，找到了116个差异表达的蛋白质，包括上调蛋白和下调蛋白。有趣的是，在受感染细胞的高尔基体中与分泌途径相关的蛋白表达呈明显上调趋势，因而这些蛋白质被认为与病毒的复制周期有关。研究人员通过运用小 RNA 干扰技术去除宿主的某些目标蛋白，研究了冠状病毒感染宿主细胞的几个关键因素。结果表明，去除 C11orf59 或者高尔基体糖蛋白-1 可增加病毒复制；去除囊泡转运蛋白 sec22b 则会加快子代病毒的释放。反之，这些蛋白的过度表达均可抑制病毒的复制。这项研究表明，应用定量蛋白质组学可研究宿主与病原体之间的相互作用，用以寻找参与病毒复制的宿主蛋白。

丙型肝炎病毒（HCV）感染是重症肝炎的首要致病因素，蛋白质组学全谱分析有助于帮助我们理解 HCV 病毒复制及其致病机制。目前已经开发出用于研究 HCV 感染的不同的肝癌细胞系。有研究者利用非标定量和 iTRAQ 标记定量蛋白质组学分析方法研究了不同细胞系的蛋白介导的入侵机制。作者采用了对 HCV RNA 容许复制程度不同的 Huh7.5.1 wt 细胞系和 HepG2 细胞系作为研究载体。Huh7.5.1 wt 肝癌细胞系源于 R1b 细胞经干扰素治疗后培养，与 Huh7 母细胞系相比，可高水平表

达 HCV RNA。蛋白质组学分析技术共检测出 4 919 个蛋白质，两组细胞系共同表达的差异蛋白有 114 个，其中 37 个目标蛋白的基因表达水平经实时定量 PCR 技术得以验证。另外，免疫印迹法同样验证了谷胱甘肽 S-转移酶（GSTP1）、泛素羧基末端水解酶同工酶 L1（UCHL1）、羧酸酯酶 1（CES1）、波形蛋白、蛋白酶体活化剂配合物亚单位 1（PSME1）和组织蛋白酶 B（CTSB）的差异表达。组织蛋白酶的过度表达或波形蛋白基因的敲除均会显著影响 HCV RNA 表达的水平。此外，组织蛋白酶 B（CTSB）也会抑制 HCV 复制和病毒蛋白的翻译。因此可以认为，组织蛋白酶 B 和波形蛋白可调节 HCV 病毒的复制，亦可作为潜在的 HCV 药物治疗的靶点。

人类免疫缺陷病毒（HIV）可破坏患者的免疫功能，使肺组织容易发生机会性感染引发慢性肺部疾病。研究者利用鸟枪法蛋白质组学技术结合图谱计数法研究了 5 例 HIV 阴性标本和 6 例未经抗逆转录病毒治疗的无症状 HIV 阳性标本的肺泡灌洗液，共检测 318 个蛋白质，其中 87 个蛋白质在两组间存在明显差异表达。许多有差异表达的蛋白质已被证实与 HIV 蛋白有相互作用。相关生物信息学表明，在 HIV 阳性患者中，免疫相关的代谢途径被明显抑制，部分蛋白质的差异表达起到关键的调节作用。这些蛋白质可开发作为治疗艾滋病引起的肺部疾病相关的药物治疗靶点。

二、蛋白质翻译后修饰在感染病领域的研究进展

蛋白质翻译后修饰在不同的生物学通路中起到多种重要作用。已有研究表明大量不同类型的修饰与感染性疾病都有着密切的关系。这些修饰有磷酸化、乙酰化、泛素化和糖基化等。

蛋白质的磷酸化修饰是最常见的翻译后修饰之一，并且在细胞响应外界刺激的过程中起着重要的调节作用。细胞的再生、分化和迁移通常都由以磷酸化蛋白为基础的信号通路调节。作为蛋白质组学研究的重要部分，磷酸化蛋白质组学技术在感染机制的研究中起着不可或缺的关键作用。丝氨酸/苏氨酸蛋白激酶（STPKs）是信号转导过程中一组主要的信号分子，结核分枝杆菌基因组编码了 11 种丝氨酸/苏氨酸蛋白激酶。一项研究利用 TiO_2 富集细胞提取物经胰蛋白酶酶切后的磷酸化多肽，而后通过 LC-MS/MS 对结核分枝杆菌的蛋白质磷酸化进行大

规模分析以阐明结核分枝杆菌细胞中丝氨酸/苏氨酸磷酸化的作用。该研究共鉴定出 301 个磷酸化蛋白，含 500 多个磷酸化位点，并利用生物信息学对磷酸化位点进行分析以及体外激酶试验发现了一个由 6 种丝氨酸/苏氨酸蛋白激酶共同拥有的结构域模序。通过置换肽段中磷酸基受体周围的氨基酸并进行激酶试验，这一模序得到了进一步的验证。该磷酸化蛋白质组数据为研究调控结核分枝杆菌生理和病理机制的磷酸化规律提供了更翔实的资料。另一项最近的研究揭示了丝氨酸/苏氨酸蛋白激酶系统作用的网络结构。信号通路介导的丝氨酸/苏氨酸系统以自体磷酸化的模式为 STPK 激活的主要模式。然而，体外试验中也发现了结核分枝杆菌的 11 种丝氨酸/苏氨酸蛋白激酶进行交叉磷酸化的模式。该项研究建立起一个包含主调节器、信号传感器和终端底物三个层次的信号通路图。这个通路图将对确定该细菌信号通路的逻辑关系起到非常大的作用。磷酸化蛋白质差异谱的表征对其功能学研究非常重要。通过对不同细胞生长时间点的磷酸化蛋白质组比较，可以了解蛋白磷酸化信号通路和结核分枝杆菌生长速率之间的关系。近期的一项研究对两种结核分枝杆菌模式生物——生长较快的包皮垢分枝杆菌和生长较慢的牛结核分枝杆菌的磷酸化蛋白质组进行了比较。提取指数期细胞的蛋白进行酶切，通过 TiO_2 富集得到磷酸化肽段，采用 LC-MS/MS 进行质谱分析鉴定。在包皮垢分枝杆菌鉴定出 185 个磷酸化位点，而在牛结核分枝杆菌中鉴定出 442 个磷酸化位点。包皮垢分枝杆菌中，丝氨酸/苏氨酸/酪氨酸磷酸化位点占的比例分别为 39.47%、57.02% 和 3.51%，而在牛结核分枝杆菌中该比例为 35%、61.6% 和 3.1%。比较发现，这两种菌之间有大量保守的丝氨酸/苏氨酸磷酸化位点和酪氨酸磷酸化位点。与包皮垢分枝杆菌相比，牛结核分枝杆菌有着更复杂的磷酸化网络，可以调节大量诸如细胞壁的生物合成、生长和细胞分裂等生理活动，而其中的某些生物过程则可能用以阐明牛结核分枝杆菌低生长率的原因。

蛋白翻译后修饰是调节各种生物过程的关键表观遗传机制。赖氨酸残基上的 N-ε-乙酰化修饰作为组蛋白的翻译后修饰，在基因转录调控中的作用已被进行了广泛研究。结核分枝杆菌在蛋白质组水平的赖氨酸乙酰化表征已有报道。细胞蛋白提取物经赖氨酸乙酰化抗体进行免疫沉淀富集，而后进行 LC-MS/MS 分析。该研究在结核分枝杆菌中共鉴定

出 658 个乙酰化蛋白含 1 128 个乙酰化位点。这些乙酰化蛋白的生物信息学分析阐明了这些蛋白参与调节大量不同的细胞活动包括代谢和蛋白质合成等。值得注意的是,这个列表包含了一些有趣的蛋白,例如异柠檬酸裂解酶,它与细菌持续感染力、毒性和抗生素耐药性均相关。将异柠檬酸裂解酶乙酰化位点突变至谷氨酰胺会导致其酶活力的降低。这些数据阐明赖氨酸的乙酰化在结核分枝杆菌的新陈代谢、持续感染力和毒性等方面起着重要作用。

最近的研究发现,赖氨酸的琥珀酰化也是一种常见的翻译后修饰。有研究报道了一种原生动物寄生虫刚地弓形虫的赖氨酸琥珀酰化蛋白全谱表征。采用抗体富集方式对含琥珀酰化的肽段进行纯化后结合 LC-MS/MS 分析,在能导致严重弓形虫病的增殖期弓形虫速殖子的细胞外基质中,共鉴定到 147 个琥珀酰化蛋白含 425 个琥珀酰化位点。这些琥珀酰化蛋白参与了大量不同的细胞功能,包括代谢、表观遗传基因调控等。该研究还定义了 5 种类型的保守琥珀酰化位点的模序。氨基酸的烷基化例如精氨酸和赖氨酸的甲基化和半胱氨酸的异丙烯化也在感染性疾病的发病机制中起着重要的作用。众所周知,受赖氨酸甲基化调节的组蛋白也是细菌病原体的一个靶点。据报道,包含 c-Jun 氨基端激酶 JNK 激活的压力神经通路介导组氨酸甲基化/磷酸化的活化,以此激活单纯性疱疹病毒。精氨酸甲基化的一个例子是,单纯性疱疹病毒 1 型的蛋白 ICP27 是在感染细胞的细胞核和细胞质中穿梭的一个调节蛋白。在该蛋白 RGG 结构域上的精氨酸残基甲基化,能调节 ICP27 转出至细胞质。研究调查了 ICP27 的低甲基化对其与细胞蛋白 SRPK1、Aly/REF(通过 ICP27 的 RGG 盒区域相结合)之间相互作用的影响。免疫共沉淀和共定位法实验发现,替换赖氨酸的病毒突变或者腺苷二醛的甲基化抑制都会降低 ICP27 和 SRPK1、Aly/REF 之间的相互作用。结果表明 ICP27 精氨酸的甲基化调节了其与这些蛋白质之间的相互作用。

蛋白质异戊烯化反应包括蛋白的法尼基化(farnesylation)和香叶酰香叶酰化(geranylgeranylation),分别以焦磷酸(FPP)和香叶基香叶基焦磷酸(GGPP)为底物,通过在蛋白质的末端加上异戊烯基团,被修饰的蛋白质可被定位到细胞膜上,激发蛋白质与蛋白质识别以及介导下游细胞信号转导。蛋白质异戊烯化在丁型肝炎病毒(HDV)的生命周期中起着关键的作用,破坏丁型肝炎抗原含有异戊二烯化

的区域可阻止其与乙肝表面抗原的接触,进而影响病毒颗粒的释放。经体外和体内小鼠模型研究证实,异戊二烯化抑制剂可明显减少病毒复制。在近期一次概念验证的研究中,研究人员评估了戊烯化抑制剂 lonafarnib 对慢性丁型肝炎的治疗效果,结果表明 lonafarnib 不仅显著降低了病毒水平,且在所有参与研究者的体内排异性极低。

泛素化作为真核细胞内重要的调控机制,是蛋白质另外一种重要的翻译后修饰。泛素是含有 78 个氨基酸的小肽,通过共价键与蛋白质上的赖氨酸结合。泛素化参与了包括信号转导、细胞增生与分化、细胞防御等多种生理过程。借助于蛋白质组学研究技术,通过比较抑制病毒 DNA 复制和未抑制病毒 DNA 复制的两组感染单纯疱疹病毒 1 型的细胞的蛋白水平差异,共检测到 67 种病毒结构蛋白,其中 9 个 HSV1 蛋白中存在 11 个泛素化位点。其中某些泛素化位点只在抑制 DNA 复制的样本中检测到,说明泛素化是个动态的过程。进一步研究表明,在疱疹病毒感染过程中,泛素化可能参与了细胞内分泌蛋白的转运。最近一项研究证明动态的泛素化可驱动疱疹病毒入侵神经系统。

蛋白糖基化修饰是生命活动中最广泛、最复杂,也是最重要的蛋白质翻译后修饰之一,大量文献表明糖基化与病原体致病性有关。洋葱伯克霍尔德菌对囊性纤维化患者可引起严重、持久的肺部感染。蛋白质组学研究表明,细菌细胞膜表面的鞭毛蛋白至少有 10 个位点连接 4,6-二脱氧-4-(3-羟基丁氨基-D-半乳糖)。它表明,鞭毛蛋白的糖基化可引起上皮细胞的炎症反应。因而鞭毛蛋白的糖基化修饰可能被洋葱伯克霍尔德杆菌用作回避宿主免疫系统识别的一种策略,加重宿主的感染程度,引起宿主炎症反应。

三、蛋白质组学在感染病研究中的应用

蛋白质组学技术被广泛应用于鉴定病原微生物及寻找感染病诊断和预后评估的潜在生物标志物等研究中。本节将通过一些近期的研究成果重点阐述蛋白质组学技术在临床中的应用。蛋白质组成功应用于临床领域的一项主要成功案例是将基质辅助激光解吸飞行时间质谱仪(matrix-assisted laser desorption ionization time-of-flight mass spectrometer,MALDI-TOF-MS)引入微生物学实验室以开展各种研究工作。目前在全世界范围内很多微生物实验室都利用 MALDI-TOF-MS 对细菌和其他病原体进行鉴定。在

这项技术中,一般先在培养皿上对细菌进行培养,取培养好的一部分菌落点在基质辅助激光解吸(MALDI)靶板上,然后向其中加入溶解在有机溶剂和水的混合液中的基质[如 α-氰-4-羟基肉桂酸(α-CHCA)],在这种混合液中细胞会发生破裂,待基质/样品溶液在室温晾干后,再将样板插入 MADLI-TOF-MS 进行检测。质谱仪检测的峰质荷比(m/z)范围是 500~30 000,来自细菌细胞的蛋白质和多肽形成的离子峰大部分仅带单电荷。每种细菌对应着由特定的 m/z 和相应峰强度形成的一组谱图。换句话说,不同的细菌会形成不同的峰模式,通过匹配谱图鉴定细菌或其他病原体。研究者已经建立包含超过 1 000 种细菌(和酵母菌)的 MALDI 谱库。以上研究表明,利用 MALDI-TOF-MS 技术结合谱库检索,在属的水平上对细菌的鉴定率达到 97%~99%,在种的水平上也能达到 85%~97%。

传统的细菌鉴定方法一般包括细胞培养、形态学表型测定和生化检测。相比于传统方法,MALDI-TOF-MS 方法具有简便、快速、精准、性价比高等优势,它在细菌培养后,只需要 5~10 分钟便可获得结果,而传统方法则需要好几个小时甚至几天的时间。若临床样品无须培养,能直接进行分析则会大大减少总分析时间。目前已有关于对尿液和脑脊液(CSF)中含有的细菌进行直接鉴定的报道。另外,直接对阳性血培养进行分析能够减少血液细菌鉴定的时间。在未来研究中,对 MALDI-TOF-MS 工作流程的几项改进如添加更多的临床菌株到现有的商业谱库以扩大谱库范围,完善样品制备方案以及开发更好的区分相关菌种和菌株的算法等。今后,随着该技术的不断完善和提高,有望成为临床病原菌诊断的常规工具。现阶段已有利用 MALDI-TOF-MS 鉴定各种酵母和真菌病原体的研究报道,然而目前 MALDI-TOF-MS 用于病毒检测和鉴定方面的研究却很有限。限制 MALDI-TOF-MS 在病毒检测方面应用的因素之一是病毒蛋白的数量有限且分子量较大(>20 000Da),导致其在检测过程中易被含量更高的背景蛋白质干扰(如来自病毒培养基的蛋白质),不能被灵敏地检测到。随着样品制备方法和 MS 技术的不断发展,未来也许可以克服以上某些难题,从而扩大质谱技术在临床病毒学领域的应用。

除了对病原体本身进行检测和鉴定,还可利用宿主的生物标志物对病原体感染进行灵敏的诊断。例如,血液生物标志物的监测可用于感染疾病的早期诊断和疾病进程的预测。相关研究大体涉及以下

部分:使用感染性疾病患者的临床标本以及与之匹配的对照组样本,分析两组之间的蛋白组差异,并对这些差异进行统计分析以寻找疾病的生物标志物,最后用其他的样本组对筛选出的标志物进行验证。但是,如何对潜在生物标志物进行验证及如何把生物标志物转化到临床应用是研究者们面临的一个难题。在今后的工作中需要克服的主要问题包括使用恰当的样本组进行验证,深化蛋白质组覆盖范围进行高通量分析,对大量样本的蛋白质组变化进行精确定量以增加数据分析的统计能力,以及降低筛选和验证生物标志物的整体分析成本。下面我们将列举几个使用蛋白质组学寻找感染性疾病相关的生物标志物的例子来阐述蛋白质组学在这一重要研究领域的应用。

登革出血热(DHF)是比登革热(DF)更严重的威胁人类生命健康的疾病。研究者分析登革热感染患者的血清蛋白质组谱来寻找 DHF 的预测标志物。通过对 44 例 DF 和 18 例 DHF 患者的血清样本的蛋白谱进行定量分析比较发现,使用血清蛋白(血清淀粉状蛋白 A2 和触珠蛋白)、细胞因子(IFN-γ 和 IL-17)和蛋白质加合物(3-氯-酪氨酸)这一组标志物可以将两组样本区分开,且敏感性和特异性指数高于 75%,AUC(受试者工作特征曲线下面积)高达 0.90。在最近的一项研究中,研究者通过比较 DFS 和 DF 两组血浆样本,鉴定得到 121 个差异表达蛋白。从该蛋白质列表中选择 15 个蛋白质对 DHF 进行预测,预测准确度可达到 86% 且 AUC 高于 0.9。

脑膜炎早期的准确诊断对于确定合适的治疗方案有很大帮助。细菌和病毒病原体侵入时,宿主防御可能会导致脑脊液蛋白质组发生变化,研究其变化水平可对肺炎链球菌、脑膜炎球菌和肠道病毒性脑膜炎进行鉴别诊断。3 种脑膜炎类型各选取 6 例患者为实验对象,再选择 6 例健康个体,收集脑脊液进行差异蛋白质组学分析。研究发现一些蛋白质可能用于区分这 3 种病原体引起的急性脑膜炎患者。

蛋白质生物标志物可用于监测乙型肝炎病毒(HBV)引起的肝炎的疾病进程。有报道显示,在严重慢性肝炎患者血液中,α₁ 抗胰蛋白酶(AAT)表达水平会升高。最近有研究者通过对 240 例脂肪肝急性胰腺炎(HSAP)患者、非 HSAP 患者、脂肪肝患者和健康人群血液进行分析,发现 AAT 表达水平在这 4 种人群中会发生改变。与健康对照组相比,ATT 在非 HSAP 患者血液中显著升高,而在 HASP 患者中则下降,进一步说明,急性生理和慢性健康状况 Ⅱ

评估(APACHE-Ⅱ)得分与血清 ATT 表达水平呈负相关。研究结果还表明患者血清 ATT 的低水平表达与疾病严重程度相关,ATT 可能成为胰腺炎治疗的潜在靶点。在另一项研究中,为寻找慢性乙型肝炎患者在药物治疗应答中的潜在生物标志物,选取 19 例患者为研究对象,在接受乙二醇干扰素 α-2b 治疗至少 1 年后,根据治疗效果可将其分为应答组(9 例患者)和无应答组(10 例患者)。采集患者服用药物前后的血清样本进行蛋白组分析,发现 7 个蛋白存在差异表达,然后另外采集 23 例患者(9 例应答,14 例非应答)进行进一步验证。研究发现,与应答组相比,α_2-HS-糖蛋白和补体成分体 C3c 这两种蛋白质在非应答组中表达升高。故研究提议可通过分析慢性乙型肝炎患者血液中这两种蛋白质的表达水平来预测干扰素 α-2b 是否有治疗效果。

活动性结核(TB)和潜伏性结核感染(LTBI)具有相似的临床症状(但 LTBI 无活动性结核),建立确切的诊断方法用以区分这两类结核对于结核病的管理和治疗是非常重要的。有研究者对秘鲁 TB 社区诊所就诊患者和其家庭接触者的血浆进行蛋白质组学分析。该研究总共考察了 266 例患者,其中 156 例为活动性结核患者,110 例为症状对照组(患者伴有上呼吸道症状但无活动性结核)。利用 MALDI-TOF-MS 对血浆蛋白样本进行分析,根据得到的蛋白质组指纹图谱,可发现下述结果:活动性 TB 患者可与无症状组区分开来,其准确率为 87%,敏感性为 84% 和特异性为 90%;活动性 TB 可与 LTBI 组(有症状)分开,准确率、敏感性和特异性分别为 87%、89% 和 82%;活动性 TB 可与症状组(无 LTBI)分开,准确率、敏感性和特异性分别为 90%、90% 和 92%。但在此研究中,并未对涉及变化的具体蛋白质进行鉴定。最近,Zhang 等首先利用 MALDI-TOF-MS 对血浆样本进行检测,确定蛋白生物标志物(这些蛋白质可用来将 LTBI 患者和健康对照人群分开),然后利用 LC-MS/MS 完成了对蛋白质的鉴定。实验共选取 86 例 LTBI 和 77 例无 TB 感染的健康对照进行蛋白质组学研究,最后鉴定得到 14 个蛋白质可作为 LTBI 的潜在生物标志物。在另一个研究中,研究者利用同位素标记和 2D-LC-MS/MS 对治愈和未治愈的 TB 患者的血清进行差异蛋白质组学研究。结果表明,白蛋白、Rho GDP 解离抑制因子 2、补体 3、胶原凝集素-2 和载脂蛋白(a)可作为诊断治愈 TB 患者的潜在生物标志物,其敏感性和特异性分别为 87% 和 79%,AUC 为 0.876。

四、小结

蛋白质组学是研究感染性疾病的一种重要工具。虽然目前蛋白质组学有许多常规分析技术,但我们仍需根据生物样本类型及各项研究的目的选择合适的技术来解决生物学和医学问题。欲选择恰当的分析技术,需对一些常用技术的基本原理和分析性能有一定程度的了解。应用蛋白质组学方法研究一种感染性疾病,首先需认真仔细设计整个实验步骤,在后期数据处理及统计分析时需仔细操作以免产生错误的结论。本章我们重点介绍了蛋白质组学技术及其在一些感染性疾病研究领域的应用。我们期待蛋白质组学在阐述感染性疾病发病机制、寻找新的药物治疗靶点、新疫苗的开发、快速检测病原体及筛选出具有敏感特异的生物标志物等方面继续发挥重要作用。

(厉 良 王 楠 陈德莹 苏小玲 江 静)

第五节 重要感染病病毒跨种感染和传播的分子机制

21 世纪以来,流感病毒、冠状病毒、埃博拉病毒等非囊膜病毒导致的感染病频频发生,诸如病毒和肠道病毒感染引起的腹泻、手足口病等疾病也时有暴发,严重影响着人类的健康,并对公共卫生造成了严重的威胁。流感病毒、冠状病毒、埃博拉病毒等均为动物源性病毒,可以突破宿主屏障感染其他宿主,尤其是感染人类,了解病毒的跨种传播机制对于预警预测该类病毒的感染具有重要的指导意义。

根据病毒的外观形态,如表面是否有脂质双层膜包裹,病毒可以分为囊膜病毒和非囊膜病毒。大多数囊膜病毒的生命周期可以概括为以下几步:吸附到宿主细胞表面、进入宿主细胞并通过膜融合(可以发生在细胞膜,也可以发生在内吞体膜)释放病毒基因组、病毒 RNA 复制和病毒蛋白表达、病毒粒子组装、出芽和释放。病毒侵入宿主的第一步是病毒表面蛋白与宿主细胞相互作用,因此研究病毒入侵细胞的机制对于阐明病毒的跨种感染和传播机制具有重要意义。在此研究过程中,结构生物学方法起到了至关重要的作用。已故著名晶体学家和结构生物学家 Don C Wiley 曾说过:"对于生物学,只有让我看到了她,我才会相信。"本节主要就流感病毒、埃博拉病毒及冠状病毒阐述感染病病毒跨种感染和传播的结构与分子基础。

一、流感病毒跨种传播的分子机制

流感病毒（influenza virus）是引起流行性感冒（influenza）的人兽共患传染病病原，在分类学上属于正黏病毒科（Orthomyxoviridae），为有囊膜、多形态、分节段的单股负链 RNA 病毒。根据病毒核蛋白（nucleoprotein，NP）和基质蛋白（matrix protein，M1）抗原性的不同，流感病毒可分为 A、B、C、D（甲、乙、丙、丁）四型。其中甲型流感病毒可以感染包括人、禽、猪、马、海豹等多种动物。根据病毒粒子表面血凝素（HA）和神经氨酸酶（NA）的不同，甲型流感病毒可分为 18 个 HA 亚型和 11 个 NA 亚型。除 H17N10 和 H18N11（发现于蝙蝠）外，其余亚型均可在水禽中发现。目前已有多种亚型（H5，H6，H7，H9，H10）禽流感病毒感染人类的报道。

（一）宿主细胞的受体类型

甲型流感病毒的细胞受体是细胞膜上的唾液酸糖脂或唾液酸糖蛋白。该种受体最末端通常为固定的三个组成元件：唾液酸（SA1）、半乳糖（Gal2）和 N-乙酰葡糖胺（GlcNAc3）。唾液酸的 2 位碳原子可以与次末端半乳糖的 3 或 6 位碳原子结合，形成 α-2,3 或 α-2,6 连接糖苷键，不同的连接方式使得受体糖链的空间构象差异很大。

流感病毒对唾液酸受体的识别和结合具有偏好性，禽流感病毒偏好性结合 α-2,3 连接的唾液酸受体（禽源受体），人流感病毒则倾向于结合 α-2,6 连接的唾液酸受体（人源受体）。一般认为禽类的肠道上皮细胞主要分布着 α-2,3 受体，而人类的上呼吸道上皮细胞主要分布有 α-2,6 受体，下呼吸道上皮细胞、肺泡和肺巨噬细胞也存在一定数量的 α-2,3 受体。由于禽流感病毒在一定条件下才能进入下呼吸道，因此，血凝素通过受体结合位点的突变获得结合 α-2,6 受体的能力仍被认为是禽流感病毒易于感染人的先决条件。

（二）流感病毒的血凝素

血凝素是流感病毒粒子表面含量最丰富的蛋白，负责识别和结合宿主细胞表面特异性的唾液酸受体，并且可以介导膜融合；HA 前体蛋白（HA0）属于 I 型跨膜糖蛋白，约 550 个氨基酸。HA0 可以被宿主细胞的蛋白酶裂解成 HA1 和 HA2，HA1 和 HA2 以二硫键相连，这种裂解是流感病毒有效感染所必需的。

晶体结构显示血凝素三聚体分子的胞外区长约 135Å，由远膜端的球形头部和近膜端的纤维状茎部

组成。流感病毒的受体结合位点由 190-螺旋（HA1 188~190，氨基酸定位以 H3 病毒序列为标准）、130-环（HA1 134~138）、220-环（HA1 221~228）及基部的保守氨基酸（Y98、W153、H183 和 Y19）组成。α-2,3 唾液酸受体通常采取伸展构象与 HA 结合，而 α-2,6 受体则常常采取折叠构象。

（三）影响流感病毒受体结合特异性的结构因素

由于 α-2,3 唾液酸受体和 α-2,6 唾液酸受体构象不同，因此相对应的受体结合位点中的氨基酸也有所不同。血凝素结合 α-2,3 唾液酸受体需要受体结合部位处的亲水残基，而结合 α-2,6 唾液酸受体需要疏水残基。因此，血凝素的受体结合位点氨基酸的改变是禽流感病毒跨宿主传播所必需的，也就是说氨基酸的改变导致了受体结合特性的转变，从而实现禽-人病毒感染不同宿主的改变。

1. H1/H2/H3 亚型流感病毒跨种传播的分子机制　迄今为止，甲型流感病毒中仅有 H1N1、H2N2 和 H3N2 亚型的流感病毒能够引起流感大流行或季节性流感，它们对人类的适应性较好。

对于 H1 亚型病毒来说，190 位和 225 位氨基酸在受体结合特异性的决定中起关键作用。H1 亚型禽流感病毒的 HA 主要为 E190 和 G225，能够结合 α-2,3 和 α-2,6 两种受体，而 H1 亚型人流感病毒的 HA 为 D190 和 D225，仅能结合 α-2,6 受体。从结构上看，H1 血凝素通过 D190 和 D225 氨基酸残基与 α-2,6 受体的糖环形成氢键相互作用，并且 D225 和 K222 之间的盐桥相互作用可以降低 220-环的柔性，不利于 α-2,3 受体的结合；而 G225 由于不能和 K222 形成盐桥，不能降低 220-环的柔性，从而使得 Q226 能够向前移动并与 α-2,3 受体的 Gal2 形成三个氢键；另有人报道 190E 能够通过两个水分子抬高 Q226 的侧链，使得 Q226 能与 α-2,3 受体的 Gal2 糖环相互作用。

对于 H2 和 H3 亚型的禽流感病毒而言，血凝素中 Q226L 和 G228S 突变是改变流感病毒受体特异性并实现跨种传播的关键。血凝素含有 Q226 和 G228 的禽流感病毒偏好性结合 α-2,3 受体，而含有 L226 和 S228 的人流感病毒则特异性结合 α-2,6 受体。从结构上看，L226 提供的疏水环境有利于 α-2,6 受体的结合，而不利于 α-2,3 受体的结合，同时 S228 与 SA1 之间形成一个氢键，增加了血凝素对 α-2,6 受体的亲和力。此外，H2 HA 的 N186 能够与 Gal2 形成氢键，这可能是 H2 亚型禽流感病毒初步

获得 α-2,6 受体结合能力的关键（具有 S186 的 H3 亚型禽流感的 HA 则不能形成这个氢键，与 α-2,6 受体的结合能力也较弱）。

2. 高致病性 H5N1 亚型禽流感病毒跨种传播机制　近年来，H5N1 亚型高致病性禽流感常在家禽中暴发，造成了巨大的经济损失，并且可以偶发性感染人类。人感染 H5N1 流感病毒后的典型症状为肺炎和高细胞因子血症（细胞因子风暴），死亡率较高。值得庆幸的是，目前尚没有证据表明 H5 亚型禽流感病毒可以在人群中传播，但是已有多项研究表明 H5 亚型禽流感病毒已经具备结合人源受体的能力，而且也有有限的人传人病例报道，因此值得我们持续关注。

近些年来的研究表明，H5 亚型禽流感病毒在特定条件下也能结合 α-2,6 受体并能在雪貂模型中通过呼吸道飞沫传播。2012 年，Kawaoka 等人报道称含有 H5 HA（含 N158D、N224K、Q226L 和 T318I 突变）和 2009 大流行 H1N1 流感病毒的其余 7 个片段组合而成的重排病毒可以在雪貂中通过呼吸道飞沫传播。同年，Fouchier 等人报道称含有 HA Q226L 和 G228S 及碱性聚合酶 2（PB2）E627K 突变的 H5N1 病毒经雪貂中连续传代后可得到在雪貂中通过呼吸道飞沫传播的突变体病毒（其中 HA 具有 H110Y、T160A、Q226L 和 G228S 突变）。晶体结构表明，L226 残基产生的疏水环境能够有利于突变体 H5 HA 结合 α-2,6 受体，而不利于结合 α-2,3 受体。此外，N158D 或 T160A 突变均可以使 HA 缺失 N158 糖基化，从而增加对 α-2,6 受体的亲和力；T318I 突变能够稳定血凝素的融合肽在 HA 单体中的位置，而 H110Y 突变则是通过与相邻 HA 单体形成氢键来提高 HA 三聚体的稳定性。

3. H6N1 亚型流感病毒跨种传播的分子机制　2013 年 6 月，我国台湾地区报道全球首例人类感染 H6N1 亚型禽流感病毒病例。从患者体内所分离的病毒基因序列显示，此病毒为一典型的低致病性禽流感病毒，与台湾家禽中的 H6N1 病毒株非常接近，其跨种传播与感染的分子机制成为世界科学家所关注的焦点。

受体结合特性分析表明，H6 亚型禽流感病毒的受体结合特性处于不断的演化过程中，以我国台湾地区为例，H6 亚型禽流感病毒可分为结合禽源受体时期和结合双受体时期两个阶段。其中 E190V/G228S 双突变可使 H6N1 亚型流感病毒获得 α-2,6 受体结合能力，而 P186L 突变可使其偏好性结合 α-2,6 受体。晶体结构表明禽源受体和人源受体分别以顺式和反式构象与 H6N1 HA 结合。血凝素 186 位由 P 到 L 的突变，可以使禽 H6N1 HA 和人 H6N1 HA 在与受体结合时有轻微的构象变化。禽 H6N1 HA 与禽源受体类似物的复合物结构显示，P186 与 GlcNAc3 之间的距离为 5Å，不存在有范德华力的相互作用，然而在人 H6N1 HA 与禽源受体类似物的复合物结构中，由于 L186 的侧链较长，使得其到 Glc-NAc3 的距离为 4Å，并且 L186 所形成的疏水环境也有利于其与 GlcNAc3 的相互作用，从而影响了禽源受体的整体构象，也使得 N137 与 Gal2 之间失去氢键相互作用，也因此导致人 H6N1 HA 与禽源受体类似物结合能力下降。

目前大部分 H6N1 亚型的流感病毒仍保持着高水平的结合 α-2,3 受体的能力，这可能限制了其在人体内有效地复制和传播，但其对人类的生命安全还是会造成一定威胁，正如新型 H7N9 禽流感病毒一样，尤其是当 H6N1 亚型病毒与 H9N2 亚型流感病毒发生基因组重配后，可能会引起人类感染甚至新的流感大暴发。更为重要的是，这次人感染 H6N1 禽流感病毒偏好性结合 α-2,6 受体，这表明它在受体结合特性上已与人流感病毒类似，如果加上其他的基因变异，极有可能引发人感染，是一类值得密切关注的禽流感病毒。

4. H7N9 亚型禽流感病毒跨种传播的分子机制　2013 年 2 月，我国安徽和上海等地出现了人感染 H7N9 禽流感病例，截至 2015 年 9 月，已确诊 656 例 H7N9 亚型禽流感病毒的感染病例，其中 268 例死亡。动物传播实验表明，H7N9 病毒能够在雪貂间进行接触传播，但是不能进行有效的呼吸道飞沫传播。受体结合实验表明，H7N9 病毒仍然保留较强的 α-2,3 受体的结合能力，但大多数毒株已经获得了结合 α-2,6 受体的能力。晶体结构表明，流行毒株安徽株（A/Anhui/1/2013，AH1）具有双受体结合特性，早期分离的上海株（A/Shanghai/1/2013，SH1）则偏好性地结合 α-2,3 受体。序列分析发现 SH1 株和 AH1 株的 HA 有 8 个氨基酸的差异，其中 S138A、G186V、T221P、Q226L 位于受体结合位点部位。结构研究表明，AH1 株结合位点区域的 4 个突变（S138A、G186V、T221P、Q226L）共同创造了一个疏水性环境，使得 AH1 株的受体结合位点 220-环附近区域的疏水性比 SH1 株更强，从而更易于结合 α-2,6 受体。

另外，与 AH1 株突变体 HA 结合时，α-2,3 受体呈现出经典的反式构象，而在与 SH1 株 HA 的复合物结构中,α-2,3 受体却呈现出反常的顺式构象。这表明在流感病毒跨种传播的机制研究中,α-2,3 受体和 α-2,6 受体的不同构象也是影响受体结合特性的重要因素之一。

2017 年,H7N9 病毒 HA 蛋白 HA1/HA2 之间的裂解位点处获得了 4 个氨基酸的插入突变,即获得了弗林(Furin)切割位点,使 HA1/HA2 裂解更为容易,该突变使 H7N9 病毒由低致病性转变为高致病性,之后出现的感染人的 H7N9 禽流感病毒主要为高致病性禽流感病毒。人感染高致病性禽流感病毒后,严重者可出现败血症、休克、多脏器功能衰竭等多种并发症,致死率较高。

5. H9N2 亚型禽流感病毒跨种传播的分子机制 H9N2 亚型流感病毒是一种常见于家禽的低致病性流感病毒。自 20 世纪 90 年代起,陆续报道有 H9N2 亚型流感病毒感染人事件。H9H2 病毒感染仅能引发轻微的呼吸道症状。目前尚没有关于 H9N2 亚型禽流感病毒受体结合特性的系统研究。

目前仅有的一株猪源 H9N2 病毒的 HA(226 位为 L,228 位为 G)结构显示 α-2,3 受体和 α-2,6 受体在与 H9 HA 结合时均采用顺式构象,而且 Gal2 与 L226 都能形成氢键相互作用;并且 α-2,3 受体仅可见两个糖环,而 α-2,6 受体可见 5 个糖环,暗示着 H9 HA 可能与 α-2,6 受体的亲和力更高。另外,α-2,6 受体与 H9 HA 结合时,其走向与通常的 α-2,6 受体不同,α-2,6 受体从 220-环转向 190-螺旋后,后面的糖链又往回折叠,从 130-环的唾液酸上方伸出,并与受体结合位点上方的 125-137 环、150-环及 N193 形成密集的氢键相互作用。

值得注意的是,目前流行的 H9N2 禽流感病毒已经普遍获得了 HA 的 Q226L 突变,部分毒株可以在雪貂中有效地通过呼吸道飞沫传播。并且近年来出现的能感染人的 H7N9 和 H10N8 禽流感病毒,其内部基因也全部来源于 H9N2 病毒,因此应该密切监测 H9N2 亚型流感病毒的演化。禽类(鸡、鸭)携带的 H9N2 病毒已经成为新型禽流感病毒基因片段的"基因贮存库"。

6. H10N8 亚型禽流感病毒跨种传播的分子机制 2004 年,埃及出现首例 H10N7 亚型禽流感病毒感染人事件,随后澳大利亚也发生了 H10N7 病毒感染人的病例。2013 年底至 2014 年初,我国江西省出现了 3 例人感染 H10N8 禽流感病毒病例,其中 2 例死亡。因此,H10 亚型禽流感病毒跨种传播的风险也引起了很高的关注。

我国科学家发现 H10N8 病毒的 H10 仍然结合禽源受体,是一种典型的禽流感病毒。Wilson 和 Stevens 等的研究也有同样的结果,但是 Skehel 等人认为 H10N8 病毒具有双受体结合特性,并且对 α-2,3 和 α-2,6 受体的亲和力相似。然而随后另有三个研究组的结果表明 JD-H10N8 偏好性结合 α-2,3 受体,对 α-2,6 受体的结合较低,表明 JD-H10N8 病毒仍然是一种典型的禽流感病毒。

结构分析表明,α-2,3 受体和 H10 HA 结合时,显示为经典的反式构象,受体结合位点的 R137 与 220-环的 G225 形成了一个氢键,所提供的亲水环境有利于 α-2,3 受体的结合,而不利于 α-2,6 受体的结合。人 H10 与 α-2,6 受体的复合物结构中显示 α-2,6 受体为经典的顺式构象,但是其延伸方向与人 H1、H3 与 α-2,6 受体复合物中 α-2,6 受体的延伸方向都不同,反而与人 H7-α-2,6 受体复合物中 α-2,6 受体的延伸方向类似,这种构象与 α-2,6 受体在溶液中的低能构象不同,也与经典的 HA-α-2,6 受体结构的伞型拓扑结构不符,因此 H10 的受体结合位点并不利于 α-2,6 受体的结合。

突变实验显示,H10N8 HA 的 Q226L 极大地降低了 HA 对 α-2,3 受体的结合,但仅能微弱地提高对 α-2,6 受体的结合能力,而 G228S 突变并不会改变其受体结合特性,Q228L/G228S 双突变提升了 H10 HA 对 α-2,6 受体的亲和力,但并没有降低对 α-2,3 受体的结合,因此并没有转变 H10 HA 的受体结合特异性,同样 G225D 突变及 E190D/G225D 双突变也未能转变 H10 HA 的受体结合嗜性,可见 H10 亚型流感病毒很可能采用不同的分子机制来实现跨种传播。

(四)影响跨种传播的其他重要蛋白

2017 年,我国江苏出现了全球首例 H7N4 禽流感病例,提示我们今后要做好流行病学调查工作,并关注各种 HxNy 禽流感病毒。

除血凝素外,神经氨酸酶及聚合酶蛋白等也对流感病毒的跨种传播至关重要。

神经氨酸酶的主要功能是帮助新生病毒粒子从细胞表面释放,避免病毒粒子的相互聚集,它在细胞内的表达量和酶活力甚至某些结合特性都会影响病毒的释放和扩大感染;神经氨酸酶茎部区的长度影响其对不同底物的酶解效率,从而影响流感病毒的宿主范围。

PB2 是病毒聚合酶复合物的重要组成成分,直接调控病毒 RNA(vRNA)的复制水平。PB2 的

E627K 突变被广泛证明与禽流感病毒对哺乳动物的适应性相关:通常禽流感病毒 PB2 为 E627,而人流感病毒为 K627,可在雪貂中传播的 H5N1 突变型病毒以及 2013 年流行的 H7N9 病毒也具有 E627K 突变。关于 H7N9 病毒由环境或禽类传播到人的研究发现,病毒 E627K 突变为人体内的动态适应性突变,我们把这种现象称之为"基因调频"。研究表明,人的上呼吸道温度通常是 33℃,远远低于禽类的肠道温度(约 41℃),而 PB2 的 E627K 突变可以增强流感病毒在低温下的复制能力从而有利于禽流感病毒在哺乳动物体内的复制,进而更有利于病毒在哺乳动物中的传播。627 位于 PB2 蛋白 C-末端区同名的"627 结构域",该区域被认为与输入蛋白 α(importin-α)结合相关。晶体结构显示,E627K 突变改变了"627 结构域"表面的电荷特性(从带正电荷变成带负电荷),可能通过阻碍 PB2 与哺乳动物细胞中抑制性因子的结合,而使病毒能有效地在哺乳动物细胞中复制。另外,研究发现 2009 年大流行 H1N1 病毒的 PB2 627 为 E,但是在结构上与 627 位相邻的 G590S/Q591R 双突变能起到 E627K 的代偿作用,为"627 结构域"的表面提供足够的负电荷,从而有利于该病毒在哺乳动物细胞中的复制。PB2 的 D701N 突变也被证明与禽流感病毒对哺乳动物的适应性有关,该位点可能影响了 PB2 对不同亚型的输入蛋白 α 的选择。此外,PB2 的 271、526、588、636 位氨基酸突变,以及 PB1 的 375 位氨基酸和 PA 的 85、186、336、552 等氨基酸位点也被认为与跨种传播相关。

另外,研究也发现核蛋白(NP)也会影响 H3N2 流感病毒的宿主特异性。有人利用反向遗传学技术将一株 H5N1 高致病性禽流感病毒与 2009 甲型流感大流行 H1N1 病毒的 8 个基因片段互换,组合出一百多株重组病毒,结果发现人 H1N1 病毒的 PA 和 NS 基因能使禽源 H5N1 病毒通过呼吸道飞沫在豚鼠中传播,且人源的 NP、NA 和 M 基因也能增强禽流感病毒在哺乳动物间传播的能力。

二、埃博拉病毒入侵细胞的机制

埃博拉病毒(Ebola virus, EBOV)属于丝状病毒科,是一类能够感染并引起人和灵长类动物发生埃博拉病毒病(EVD)[之前定义为埃博拉出血热(EHF)]的囊膜病毒。因其能够引起人和灵长类动物发生病死率极高的埃博拉病毒病而被世界卫生组织列为对人类危害最严重的烈性病毒之一。埃博拉

病毒属于单股负链病毒目(Mononegavirales)丝状病毒科(Filoviridae),为单股负链 RNA 病毒,其在显微镜下呈现为多态性的长丝状体。埃博拉病毒可以分为 5 个种,即扎伊尔型(Zaire ebolavirus, EBOV)、苏丹型(Sudan ebolavirus, SUDV)、雷斯顿型(Reston ebolavirus, RESTV)、塔伊森林型(Taï Forest ebolavirus, TAFV)和本迪布焦型(Bundibugyo ebolavirus, BDBV)埃博拉病毒,除 RESTV 外,其他的 4 种埃博拉病毒均能感染人类。自 1976 年扎伊尔型和苏丹型首次暴发至今,埃博拉病毒已经在非洲肆虐了近半个世纪,共引起了 24 次大规模暴发,致死率为 25% ~ 90%。2014 年 3 月开始,一场以几内亚、利比里亚和塞拉利昂为中心的扎伊尔型埃博拉病毒疫情迅速在整个西非蔓延开来,截至 2016 年 3 月 27 日,此次疫情共导致 28 646 人感染,11 323 人死亡。

埃博拉病毒的基因为不分节段的负链 RNA,约 19kb,从 3′ 端到 5′ 端顺序编码 7 个基因:NP—VP35—VP40—GP—VP30—VP24—L,共编码 9 种蛋白:NP、VP30、L、VP35、GP、sGP、ssGP、VP40 和 VP24。

(一) 埃博拉病毒的囊膜糖蛋白

埃博拉病毒的囊膜糖蛋白(GP)是囊膜表面唯一的病毒糖蛋白,为 I 型病毒融合蛋白,其主要功能是介导埃博拉病毒与宿主细胞的吸附并介导病毒膜与宿主内吞体膜的膜融合过程。囊膜糖蛋白由 676 个氨基酸组成,可经细胞内的蛋白酶酶切成为 GP1 和 GP2 两个亚基,GP1 和 GP2 通过二硫键相连。埃博拉病毒囊膜表面的糖蛋白为三聚体,形如"圣杯"状,由三个糖蛋白单体分子通过非共价连接的方式相互作用形成。其中 GP1 亚基形成"圣杯"的杯身部分,主要功能是介导宿主细胞的黏附以及与受体分子的结合,而 GP2 亚基则形成了"圣杯"的杯颈部分并向下插入到病毒囊膜中,主要功能是介导膜融合过程。

(二) 与埃博拉病毒入侵相关的宿主蛋白

细胞表面黏附分子如人 T 细胞免疫球蛋白黏蛋白 1(human T-cell immunoglobulin and mucin, hTIM-1)和分布于各个组织细胞中的晚期胞内体和溶酶体(late endosome/lysosome, LE/LY)膜上的 C 型尼曼皮克蛋白 1(Niemann Pick C1, NPC1)介导埃博拉病毒的入侵。

TIM 基因家族发现于 2001 年,该基因家族在调节移植耐受、自身免疫病等免疫反应,调节过敏和哮喘反应以及病毒应答方面发挥着重要作用。最近的

研究表明,hTIM 分子能够促进包括埃博拉病毒在内的很多囊膜病毒的入侵,在细胞膜上与囊膜病毒的囊膜蛋白互作,促进病毒内吞。TIM 家族成员结构相似,由远膜区的 N-端免疫球蛋白 V 区结构域(IgV)、高度糖基化的黏蛋白样结构域(mucin-like domain)、跨膜区以及胞内区构成。hTIM 介导的病毒入侵过程依赖于 hTIM 分子胞外区远膜端的免疫球蛋白 V 区结构域与病毒囊膜上的磷脂酰丝氨酸(phosphatidylserine,PS)的特异性相互作用。hTIM 家族共有 3 个成员:hTIM-1、hTIM-3 和 hTIM-4。

NPC1 是一种 C 型尼曼皮克病相关蛋白,分布于各个组织细胞中的 LE/LY 膜上。NPC1 基因上的功能缺失性突变可导致胆固醇等脂类分子在 LE/LY 中大量累积,引发一种致死性的常染色体隐性遗传病——C 型尼曼皮克病。NPC1 分子是埃博拉病毒在 LE/LY 中的受体。它通过 NPC1-C 结构域结合埃博拉病毒的囊膜糖蛋白介导了埃博拉病毒囊膜与 LE/LY 膜的融合和病毒核酸物质的释放。NPC1-C 结构域的结构由两部分组成:一部分是位于整体结构中心组成的核心结构区的 7 个 α 螺旋束;另一部分是围绕着该核心结构区的 7 个 β 折叠片。除此之外,NPC1-C 结构中还带有两个突起的环结构,环 1 位于折叠片 β_2 和 β_3 之间,环 2 则位于螺旋束 α_4 和 α_5 之间。

(三)埃博拉病毒与宿主细胞的相互作用

埃博拉病毒具有广谱性的感染能力,能够感染多种类型细胞。在感染的早期阶段,埃博拉病毒可发现于树突状细胞、单核细胞和巨噬细胞等免疫细胞中。在感染后期,其可以感染多数非淋巴细胞系。埃博拉病毒对多种细胞的感染能力预示着其可能存在一种在多种细胞上广泛分布的受体分子。C 型尼曼皮克蛋白 1 可作为丝状病毒的胞内受体与病毒的糖蛋白酶切后形态 GPcl 结合,在介导病毒膜与内吞体膜的膜融合过程以及病毒遗传物质的释放过程中发挥重要作用。

1. 糖蛋白与细胞表面黏附分子的相互作用 目前已知的丝状病毒细胞表面黏附分子主要通过与糖蛋白上的糖组分以非特异结合的方式介导病毒吸附并增强病毒感染能力。这类分子主要包括整合素 β_1、C 型凝集素(如 DC-SIGN 和 L-SIGN)和叶酸受体 α 等。除上述分子外,TIM 家族分子可以通过识别病毒囊膜上的 PS 非特异性地增强包括埃博拉病毒在内的多种囊膜病毒的入侵能力。通过类似的机制,其他能够识别 PS 的受体分子,如 Tyro3 家族受体 Gas6/Axl 等也能有效促进埃博拉病毒的感染。埃博拉病毒在吸附宿主细胞表面后,可通过大型胞饮作用(macropinocytosis)进入宿主细胞。

hTIM 家族分子能够促进包括 EBOV 在内的很多囊膜病毒的入侵。而 hTIM 分子介导的病毒入侵过程高度依赖于位其胞外区远膜端的 IgV 结构域与病毒囊膜中 PS 分子的特异性相互作用。虽然 hTIM 家族的 3 个成员(hTIM-1、hTIM-3 和 hTIM-4)均呈现出与其小鼠同源分子 mTIM 相似的整体结构特征,但在局部结构细节上,hTIM 分子表现出各自的结构特点,即 hTIM-1 分子具有特殊的 FG 环;hTIM-3 分子具有特殊的金属离子结合位点;hTIM-4 分子具有特殊的 CC' 环构象。这些结构细节上的特殊性,可能导致 hTIM 分子对于 PS 结合的特异性。hTIM-4/PS 复合物结构显示 hTIM-4 分子在结合 PS 分子时采用了不同的取向,进一步证明了 hTIM 分子在结合 PS 时的特异性。总之,尽管 hTIM 分子与埃博拉病毒糖蛋白间不存在直接的相互作用,但是其仍能够影响埃博拉病毒的入侵。了解 hTIM 分子介导埃博拉病毒入侵的分子机制有助于我们全面地了解埃博拉病毒侵入宿主细胞的过程,为抗病毒治疗指明方向。

2. 糖蛋白与 NPC1 的相互作用 埃博拉病毒进入宿主细胞后,可沿着从内吞体到早期核内体最终转运至晚期胞内体或者溶酶体的路径运输。在 LE/LY 内,随着内腔环境的酸化,病毒囊膜上的糖蛋白将经历一个"启动"过程,启动后的糖蛋白具有受体结合能力并能够介导膜融合过程,这种加工之后的糖蛋白叫作 GPcl。该启动过程由 LE/LY 中的组织蛋白酶 L 和组织蛋白酶 B 执行,酶切位点位于 GP1 亚基的 β13 折叠片和 β14 折叠片之间。该酶切过程酶切掉包括 MLD、糖帽区和头部区最外侧的 β14 折叠片在内的 GP1 亚基上 60% 的氨基酸,将位于 GP1 亚基基部区和头部区的受体结合位点完全暴露出来。酶切以后的 GPcl 由 GP1 亚基上的 33 位到 190 位氨基酸和全部的 GP2 亚基构成,可以通过其 GP1 上暴露的受体结合区域与丝状病毒的胞内受体 C 型尼曼皮克蛋白 1 分子结合。

GPcl 与 NPC1-C 的复合物结构显示二者的结合位点位于 GPcl 蛋白远膜端的疏水凹槽中,主要通过与 NPC1-C 的两个突起的环结构形成疏水相互作用而结合。GPcl 结构中的疏水凹槽由螺旋束 α1、折叠片 β4/β7/β9/β10 以及位于折叠片 β9～β10 和 β12～β13 间的两个环结构组成。而 NPC1-C 结构中的环 1 与 GPcl 疏水凹槽的一端相互作用,环 2 则完全插入到该疏水凹槽中。突变试验证明环 1 上的双突变(Y423G/P424G)能够大幅度地降低 NPC1-C 与 GPcl 的亲和力,而环 2 上的双突变(F503A/F504A 和 F503G/F504G)则能够直接破坏掉二者的结合。

综上所述,埃博拉病毒入侵细胞过程涉及糖蛋白与细胞表面黏附分子以及与内吞体膜上的 NPC1 分子的结合。对埃博拉病毒入侵机制的研究,有助于我们开发小分子、多肽类药物和疫苗,更好地控制埃博拉病毒。

三、冠状病毒跨种传播的分子机制

冠状病毒属于巢状病毒目(Nidovirales)冠状病毒科(Coronaviridae),为一类具有囊膜的 RNA 病毒。在电镜下,冠状病毒呈现为球形或卵圆形;粒子内部为单股正链的 RNA 基因组,大小可达 26~32kb;粒子外部的囊膜中含有 S 蛋白,因其覆盖表面而使得整个病毒粒子在电镜下如日冕一般,因而得名冠状病毒。依据目前的分类原则,冠状病毒又被进一步分为四个属(Coronavirus),即 α-、β-、γ-和 δ-冠状病毒属。除了少数的 α-冠状病毒(如人类冠状病毒 229E 和 NL63)可造成人类疾病外,目前已鉴定的能够感染人类的冠状病毒主要集中在 β-冠状病毒属。曾引起世界性严重急性呼吸综合征(SARS)疫情的 SARS-CoV,在中东地区造成集中感染中东呼吸综合征冠状病毒(MERS-CoV),以及新型冠状病毒(SARS-CoV-2)均属于 β-冠状病毒属。依据序列特征,人们又将 β-冠状病毒进一步分为四个进化上的亚群 A、B、C、D,SARS-CoV、SARS-CoV-2 属于 B 群,MERS-CoV 属于 C 亚群。

现有研究表明,冠状病毒一旦跨越种间屏障,获得人际传播的能力,即可造成严重的感染和流行。21 世纪以来,全球已发生三次大规模的人类冠状病毒感染。严重急性呼吸综合征(SARS)疫情造成近 30 个国家超过 8 000 人感染,800 多人死亡,死亡率约 10%。2012 年中东地区首次报道 MERS-CoV 感染疫情,截至 2020 年 12 月 31 日,全球共向世界卫生组织通报 2 566 例实验室确诊病例,其中包括 882 例死亡病例,死亡率达 32%,MERS 疫情仍在中东地区持续发生。截至 2021 年 2 月 10 日,SARS-CoV-2 引发的 COVID-19 疫情全球确诊人数已达 106 321 987 例,其中死亡 2 325 282 例,死亡率为 2.2%,COVID-19 疫情已形成全球大流行。据推测,这两种病毒均起源于蝙蝠,并通过中间宿主传染给人类。

(一) 冠状病毒的 S 蛋白

刺突蛋白(S 蛋白)是冠状病毒表面主要的胞外蛋白,构成冠状病毒科特征性的冠状样结构。S 蛋白单体形式以非共价键结合形成三聚体,是 I 型膜糖蛋白,也是冠状病毒最大的结构蛋白,形态学上为鼓槌状。S 蛋白在功能上可分为两部分(S1 和 S2),结构分析表明,N 端为 S1 亚基,构成成熟刺突蛋白球部分,负责识别和结合受体;C 端为 S2 亚基,形成突起的柄部分,负责膜融合。尽管 SARS-CoV 的 S 蛋白经生物信息学分析找不到保守的碱性氨基酸酶切位点,不能被感染的细胞或病毒自身表达的酶酶切,但其仍具有 S1 和 S2 相应功能。S1 亚基中的受体结合结构域(RBD)又称 C 端结构域(C terminal domain,CTD),是目前 S 蛋白结构研究中的焦点。

SARS-RBD 和 SARS-CoV-2 RBD 位于 S1 的 C 端,其结构呈现两个明显的亚结构域:核心亚结构域与外部亚结构域,利用外部结构域结合其受体 ACE2。SARS-RBD 中与受体结合的部位集中于 424~494 位,因此该区域也被称为受体结合基序(RBM)。MERS-RBD 也位于 S1 的 C 端,其 RBD 与 SARS-RBD 存在着明显的相似性,表现在 RBD 的"核心"亚结构域高度同源,用以呈递"外部"亚结构域;而"外部"亚结构域差异显著,用以识别不同的受体分子。

(二) 冠状病毒的受体

S 蛋白与宿主细胞受体结合是发生感染的重要的第一步。刺突蛋白 S 介导病毒进入宿主细胞首先通过在 S1 的受体结合结构域(RBD)结合宿主受体,然后通过 S2 融合病毒和宿主细胞膜。已报道的冠状病毒受体有二肽基肽酶-4(dipeptidyl peptidase-4,DPP4)、血管紧张素转换酶 2(angiotensin-converting enzyme 2,ACE2)、APN、CEACAM5 及凝集素分子。S1 又分为 N 末端结构域(N terminal domain,NTD)和 RBD,二者都可以作为受体结合域从而发挥其功能。NL63、TGEV、PRCV、MERS-CoV、SARS-CoV 及 SARS-CoV-2 都是用其 CTD 来结合蛋白质受体,而鼠肝炎病毒(MHV)可以用 NTD 结合 CEACAM1,TGEV、BCoV、IBV 可以用其 NTD 来结合宿主细胞表面的糖类分子。MERS 的黏附分子 GRP78、CEACAM5 及糖类分子。HKU9 也可以利用 GRP78 作为入侵宿主的黏附分子。

ACE2 受体可介导三种冠状病毒株(NL63、SARS-CoV 和 SARS-CoV-2)进入细胞。ACE2 受体无处不在,并在心脏、血管、肠、肺、肾脏、睾丸和大脑中广泛表达。ACE2 是一个含有 805 个氨基酸的 I 型跨膜糖蛋白,在细胞表面以二聚体形式存在。ACE2 可以和 NL63、SARS-CoV 及 SARS-CoV-2 的 RBD 区结合,从而介导冠状病毒进入宿主细胞。

DPP4 亦称为 CD26,是 MERS-CoV 的功能性受体,为一个含有 766 个氨基酸的 Ⅱ 型跨膜糖蛋白,在细胞表面以二聚体形式存在。CD26 可以和 MERS-CoV 的受体结合域结合从而介导病毒侵染细胞。

(三) 影响冠状病毒入侵的因素

病毒侵入宿主的第一步是病毒表面蛋白与宿主细胞表面特异性受体之间的相互作用。病毒实现跨种传播的过程中,必然经历一个病毒囊膜蛋白的变异过程,导致病毒受体结合特征的改变。因此病毒特异性受体的鉴定及病毒与受体相互作用模式的解析对于阐明病毒的分子进化及跨种感染和传播机制具有重要的作用。

1. 冠状病毒 S 蛋白 RBD 与受体的结合 冠状病毒的感染起始于其 S 蛋白 RBD 与受体的结合,不同病毒的 RBD,有的位于 S1 的 N 端,如鼠肝炎病毒,有的位于 S1 的 C 端,如 SARS-CoV、MERS-CoV 和 SARS-CoV-2。研究冠状病毒的跨种间传播时需要评估其 RBD 与受体的结合。

(1) SARS-CoV:SARS-RBD 中 RBM 以延展的、稍微凹陷的外表面结合人 ACE2 N 端的 α-螺旋。同时,RBM 两端突起的部分也参与人 ACE2 的结合,RBM 的一端结合连接 α2/α3 的柔性区域,另一端结合 β 发夹和一段螺旋。在形成的 SARS-RBD/人 ACE2 的复合物中,分别有 927.8Å2 的 RBD 以及 884.7 Å2 的人 ACE2 被包埋在复合物中。复合物的接触面由 14 个 SARS-RBD 的残基与 18 个人 ACE2 的残基构成。

SARS-CoV 与不同宿主的 ACE2 结合的结果显示,SARS-CoV 可以与人、蝙蝠、果子狸的 ACE2 结合,这与其能够在该物种体内复制一致。此外,小鼠的 ACE2(含 K353H 突变)也是 SARS-CoV 的功能性受体,但 K353H 突变使其缺失 353 残基与 SARS-RBM 的 G488 形成重要的氢键,因此其作为 SARS-CoV 的受体的能力比人 ACE2 弱。大鼠的 ACE2 也存在 K353H 点突变,此外,大鼠的 ACE2 还存在 N82 位的糖基化修饰,该糖基化可能对 SARS-RBD 的结合造成空间位阻效应。突变试验证明缺失 N82 糖基化及 H353K 突变可以使大鼠 ACE2 获得结合 SARS-RBD 的能力。

另外,众多证据也表明在传播过程中 SARS-CoV 的 S 蛋白也在发生着变化。人与果子狸分离株的 SARS-RBD 存在 6 个位点的差异,其中 3 个位点位于 RBM 区域(分别为 472、479 和 487)。含有 K479 和 S487 的果子狸分离株可以高效地结合果子狸 ACE2,然而其结合人 ACE2 的能力较弱。但是当其发生 K479N 和/或 S487T 突变时,其结合人 ACE2 的能力显著增强。据推测这两个位点的突变可以降低结合面上多余的电荷作用,同时 T487 的甲基可以增加 SARS-RBD 与 ACE2 的相互作用。此外,小鼠实验也表明,436 位的突变可以增强 SARS-CoV 对小鼠的感染能力和致病力。

(2) MERS-CoV:MERS-RBD 外部亚结构域的 4 个 β 折叠片形成了一个相对平坦的平面,可以与 CD26 的第 Ⅳ 和 Ⅴ 浆叶片结合。在形成的 MERS-RBD/人 CD26 的复合物中,分别有 1 113.4Å2 的 RBD 以及 1 204.4Å2 的人 CD26 被包埋在复合物中。同时 18 个 MERS-RBD 的残基与 13 个人 CD26 的残基形成众多的氢键和盐桥以及范德华作用力。在接触面上,亲水作用主要由残基的侧链形成,疏水作用集中在 MERS-RBD 与浆叶片上突起的螺旋,同时,MERS-RBD 还与 N229 位的糖链有相互作用。

目前,越来越多的证据表明 MERS-CoV 同样起源于蝙蝠,然后经过某些中间宿主如单峰驼再传染人类。进化分析也发现,MERS-CoV 与之前在蝙蝠中鉴定的 β-冠状病毒 HKU-4 和 HKU-5 亲缘关系明显。HKU4 假病毒颗粒可以利用 MERS-CoV 的受体人 CD26 分子感染细胞。结构生物学数据显示 HKU4-RBD 不但具有与 MERS-RBD 相似的结构,同时也利用与 MERS-RBD 相似的模式结合人 CD26。

除了蝙蝠和单峰驼,MERS-CoV 也可以感染不同物种的细胞系,包括恒河猴、绒猴、山羊、马、兔、猪、果子狸等,但是不能感染小鼠、仓鼠和雪貂的细胞。与人 CD26 相比,参与 MERS-RBD 结合的 13 个关键氨基酸中,易感细胞的 CD26 差异较小(≤2),而非易感细胞的差异较大(≥5),由此推断非易感物种的 CD26 不能与 MERS-RBD 结合而导致其对 MERS-CoV 病毒的抗性。与此推断一致的是,将仓鼠 CD26 中差异氨基酸替换成人相应的残基可以使抗性细胞 BHK 获得感染 MERS-CoV 的能力。

目前,对 MERS-CoV 跨种传播过程中 S 蛋白的变化尚不完全清楚。序列分析发现绝大部分 MERS-RBD 序列并没有发生改变,在较强的选择压力下仅在 S2 的位置发生突变。但是仍需我们密切监测 S 蛋白的演化。

(3) SARS-CoV-2:SARS-CoV-2 刺突蛋白 C 端

结构域与人 ACE2(hACE2)结合的复合物晶体结构，揭示了 hACE2 结合总体上与 SARS-CoV 观察到的模式相似。但是，其结合界面上的原子细节表明，与 SARS-RBD 相比，SARS-CoV-2-CTD 中的关键残基增强了其相互作用并导致对受体结合的亲和力更高。此外，一组针对 SARS-CoV-S1/受体结合结构域（RBD）的鼠单克隆抗体（mAbs）和多克隆抗体（pAbs）无法与 SARS-CoV-2 S 蛋白相互作用，表明 SARS-CoV 和 SARS-CoV-2 在抗原性上有显著差异。

尽管已从蝙蝠中分离出各种与 SARS-CoV-2 相关的冠状病毒，SARS-CoV-2 可能会感染蝙蝠。有研究表明 SARS-CoV-2 刺突蛋白 S 受体结合结构域（RBD）可以结合大耳菊头蝠的 ACE2（bACE2-Rm），虽然相比较于 hACE2，其亲和力要低得多。并且用 SARS-CoV-2 假病毒和真病毒证实了其对表达 bACE2-Rm 的宿主细胞的感染性。解析 bACE2-Rm 和 SARS-CoV-2 RBD 复合物结构，揭示了其与 hACE2 相似的结合模式。对 SARS-CoV-2 RBD 和 bACE2-Rm 之间结合细节的分析表明，涉及 bACE2-Rm 的 Y41 和 E42 的相互作用网络与 hACE2 有很大的差异。蝙蝠具有广泛的物种多样性，并且在不同蝙蝠物种之间，bACE2 受体中 RBD 结合的残基也有很大差异。值得注意的是，存在于许多蝙蝠中的 Y41H 突变体减弱了 bACE2-Rm 的结合能力，表明 Y41 在相互作用网络中的核心作用。

2. S 蛋白的剪切　除了病毒表面蛋白与宿主受体的相互作用以外，决定冠状病毒感染能力的还有 S 蛋白的剪切过程。目前研究表明 S 蛋白的剪切是冠状病毒与宿主融合的先决条件之一。冠状病毒已经进化出多种多样的刺突蛋白水解激活策略，大量的宿主蛋白酶已经被证明可以对刺突蛋白进行蛋白水解。这些包括但不限于内质体组织蛋白酶 Cathepsin L、细胞表面跨膜丝氨酸蛋白酶（TMPRSS）、弗林蛋白酶（Furin）和胰蛋白酶（Trypsin）等。

由于 SARS-CoV 的 S 蛋白缺乏弗林蛋白酶的剪切位点，因此其在合成时绝大部分以未剪切状态存在。在细胞外，S 蛋白可以被胞外蛋白酶（如胰酶、嗜热菌蛋白酶和弹性蛋白酶）剪切。细胞膜表面的蛋白酶，如 TMPRSS2、TMPRSS11a 和 HAT 等也可增强 SARS-CoV 的感染能力，并且证据表明细胞膜表面的 TMPRSS2 可以与 ACE2 形成受体-蛋白酶复合物，进而介导 SARS-CoV 高效地入侵。除

细胞外和细胞膜表面的蛋白酶外，S 蛋白还可以在内吞的过程中被内吞体内的组织蛋白酶 L 剪切，进而导致病毒囊膜与内吞体膜融合。引人注意的是，除了 S1/S2 发生剪切外，位于 S2 内融合肽上游的 S2' 的剪切也是 SARS-CoV 感染所必需的。因此，不同物种、不同组织表达的蛋白酶情况也决定 SARS-CoV 的感染能力，从而决定其物种特异性与组织噬性。

与 SARS-CoV 的 S 蛋白不同的是，MERS-CoV 的 S 蛋白在 HEK-293T 细胞内合成时绝大部分已经发生剪切，剪切位点处于 R751/S752，由弗林蛋白酶识别。除此之外，MERS-CoV 的 S 蛋白也发生 S2' 的剪切（R887/S888），而且这一位点的剪切对感染的发生至关重要。另外值得指出的是，绵羊与牛 CD26 能够结合 MERS-RBD，过表达绵羊与牛 CD26 的 BHK 细胞可以被 MERS-CoV 感染。然而绵羊和牛的细胞却不能感染 MERS-CoV，并且疫情暴发地区的牛与绵羊体内也没有检测到抗病毒的血清。这可能是由于不同宿主特异性蛋白表达的差异造成的。尽管 MERS-CoV 可以识别两物种的 CD26 分子，但相关蛋白酶的缺乏使得 S 蛋白不能被有效剪切，进而抑制了病毒的进一步入侵。

SARS-CoV-2 进入宿主细胞时需要有 TMPRSS2 跨膜蛋白酶的参与，可辅助 ACE2 与 SARS-CoV-2 的结合。Zang 等于 2020 年发表的研究指出，TMPRSS4 促进人小肠肠上皮细胞的 SARS-CoV-2 感染。入侵并不只是 ACE2 单一因子发挥功能，可以切割 ACE2 的蛋白酶 ADAM17 参与 ACE2 与 SARS-CoV-2 膜融合过程。SARS-CoV-2 刺突糖蛋白 S 在 S1/S2 亚单位之间有一个弗林蛋白酶潜在裂解位点，该位点在生物合成过程中被加工，使该病毒与 SARS-CoV 和 SARS-like CoV 不同。SARS-CoV-2 S 蛋白中弗林蛋白酶酶切位点的引入，可能是其传播能力比其他冠状病毒变强的原因之一。

综上所述，冠状病毒的受体结合部位与受体的结合以及冠状病毒 S 蛋白的剪切限制着冠状病毒的跨种间传播。

四、小结

随着对病毒跨种传播研究的深入，越来越多的病毒蛋白和宿主因子被证实与跨种传播相关。寻找病毒蛋白与宿主因子的相互作用，利用结构生物学手段解析其作用机制，乃至最终描绘出清晰的相互

作用图谱,对于感染病防控至关重要。此外,基于结构生物学研究的药物开发也将是防控感染病的重要方向。

(高 福 施 一)

第六节 感染病的分子影像学研究进展

近年来多种传染性很强的感染病的暴发引起了社会各个阶层的关注,如 2002 和 2003 年暴发的严重急性呼吸综合征(severe acute respiratory syndrome,SARS),2007 年在全国各省流行的由肠道病毒感染的儿童手足口病,2009 和 2010 年在全球范围蔓延的甲型 H1N1 流感,以及 2014 年开始的埃博拉病毒感染。全球对感染病的病原学、免疫学和流行病学等研究都明显增加,其中也不乏对其影像学的研究。由于感染病常见的症状是发热、头痛、乏力和腹泻等,临床对感染病进行诊断的常规检查是根据发病症状进行血常规检查、免疫学检测和抗原抗体检测等。但是,随着近年来医学影像技术的快速发展,以及无创性的优势,其在感染病诊断和预后的应用也越来越广泛。

传统的影像技术包括 X 线平片、计算机体层成像(computed tomography,CT)、超声成像技术和磁共振成像(magnetic resonance imaging,MRI)等,它们反映的是活体组织中由于各种病变导致分子改变的终末效应,可以对病灶区的解剖图像进行显示。而在此基础上发展起来的分子影像技术则结合分子生物学、化学、物理学和生物工程等多种学科,可以在疾病发展的细胞和分子水平对其进行定性和定量检查,为疾病的早期发现和早期治疗提供了手段。相比感染病的常规临床检查手段,分子影像技术具有无创和微创的优点。

一、传统医学影像技术在脑部感染病诊断中的应用

(一) 影像技术简介

传统的医学影像技术是指已经在医学影像诊断包括感染病诊断中成熟应用的方法,主要包括 X 线、CT、超声和 MRI 等。

1. X 线成像 X 线是一种能穿透不同物质并能使荧光物质发光的高频电磁波。X 线成像正是基于 X 线的穿透性、荧光以及感光作用,并且根据人体组织不同结构之间密度和厚度的不同,从而在 X 线透过人体不同组织结构时,被吸收的程度不同。之后到达荧光屏或者胶片上的 X 线量具有的差异就会形成具有黑白对比不同的 X 线图像。其缺点是患者被检查的区域受成像胶片大小的限制,而且不能观察运动器官和部位的影像。

2. CT CT 成像首先利用 X 线束对人体检查部位一定厚度的层面进行扫描,由探测器接收此层面上各个不同方向的人体组织对 X 线的衰减值,之后经计算机处理后获得扫描层面的组织衰减系数,将不同的衰减系数以矩阵的形式排列,并且经过不同的灰度等级在荧光屏上显示,即可得到 CT 图像。普通的 CT 扫描可能产生伪影以及部分容积效应,而增强扫描和 CT 造影技术需要引入造影剂方可成像。

3. 超声 超声波是一种机械波,具有反射、散射、衰减和多普勒效应等多种物理特性。而超声成像就是将频率高于 20 000Hz 的声波发射到人体需要扫描的部位,在声波传播的过程中遇到不同组织和器官的分界面时会发生反射或者散射以形成携带有特定信息的回声信号,将这些回声信号进行处理后即可在荧光屏上形成声像图,即超声图像。超声成像受气体和骨骼的阻碍,不适于探测含气脏器如消化道以及骨骼,而且其诊断的准确性受操作者的主观因素如经验和认真程度的影响比较大。

4. MRI 人体不同组织和部位的原子核置于主磁场时不仅会绕自身旋转轴进行旋转,也会绕外磁场进行旋转,即发生进动。当施加特定频率射频脉冲之后,特定的原子核受到激励从而产生磁共振现象。终止射频脉冲之后,原子核逐渐恢复开始的状态并感应出磁共振信号。在计算机处理部分将信号进行空间编码和图像重建之后,即可产生 MRI 的图像。由于人体氢核的含量十分丰富,目前临床多采用氢核进行成像。MRI 技术成像原理比较复杂,而且由于磁场的影响,不适于检查危重患者以及体内带有金属物质等的患者。

(二) 应用举例

以下针对脊髓和脑部感染疾病的影像学检查进行简单的介绍和分析。其中的 MRI 图像来自同济大学附属同济医院。

1. 脊髓炎

(1) 临床表现:脊髓炎经常由病毒、细菌、螺旋

体等生物源性感染或者由感染所致的脊髓灰质和白质的炎性病变。胸髓阶段最常受累，肉眼观察可见病变部位脊髓肿胀，严重情况下质地变软。显微镜下可见软脊膜和脊髓血管扩张、充血，灰质内神经细胞肿胀，白质内脊髓脱失和轴索变性。其首发症状经常为双下肢麻木、无力，病变相应部位背痛。部分患者在发病前有背痛、束带感等先驱症状并于数天至十几天后发展为全瘫。

（2）影像诊断：MRI 对髓内水含量非常敏感，早期就可以显示病变存在。T_1 加权图像通常不易确定病变范围，而 T_2 加权图像上病变区信号增高，且矢状位可较好地反映病变范围。

（3）影像征象：详见图 19-6-1~图 19-6-3。

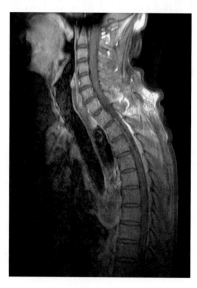

图 19-6-1　脊髓矢状位 T_1 加权成像
可见脊髓中上段有异常低信号

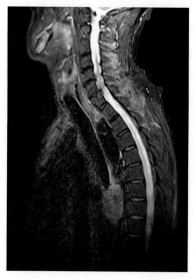

图 19-6-2　脊髓矢状位 T_2 加权图像
可见脊髓中上段有不规则异常低信号，伴有三节椎间盘膨出

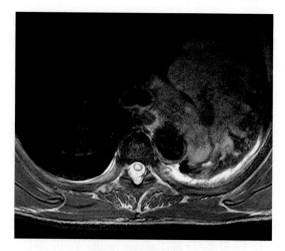

图 19-6-3　脊髓横断位 T_2 成像
可见脊髓中心异常高信号

2. 脑脓肿

（1）临床表现：发生脑炎、脑膜炎或者脓肿形成之后，多有畏寒、发热、头痛、呕吐、抽搐、意识障碍和脑膜刺激症。早期可有视盘水肿，并有明显的生命体征改变。血液中性粒细胞增高、红细胞沉降率（简称血沉）加快、脑脊液白细胞增多。一般感染症状数日或数周后渐退。但是发生急性化脓性脑室炎和脑膜炎时，病情突然恶化，脑脊液可呈脓性。

（2）影像诊断：MRI 是脑脓肿最佳影像检测手段，能精确定位水肿范围，显示血脑屏障破坏的病灶区以及早期脓肿壁的形成，并且可以更容易地区分坏死、液化和脑炎区域。其中 T_1 像可见与脑脊液相似的低信号区，边界不清，周围是低密度的水肿区；T_2 像的中心则是与脑脊液相似的高信号区；由于脓肿区炎性细胞和细菌聚集阻碍了水分子的运动，使其具有较低的表观扩散系数（apparent diffusion coefficient，ADC），磁共振弥散加权成像（diffusion weighted imaging，DWI）中脓肿区表现为高信号。另外，增强 CT 也可以对脑脓肿和脑胶质细胞瘤进行鉴别诊断，典型脑脓肿的周围有厚薄一致的增强密度影，外围为不规则的低密度水肿带，而且增强密度影的中心是低密度的液性坏死区；但是胶质瘤的增强密度影边缘并不整齐，厚薄不一。

（3）影像征象：详见图 19-6-4~图 19-6-6。

二、分子影像技术在部分感染病诊断中的研究

（一）分子影像技术简介

活体分子成像是医学影像技术中一个新型的成像领域，主要是在无创条件下对活体组织进行细胞和分子水平的成像。分子影像技术主要是利用影像

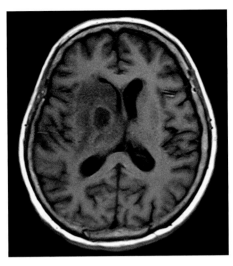

图 19-6-4　MRI 横轴位 T₁ 像

脑脓肿病灶区结节呈环形强化,可见与脑脊液相似的低信号区,边界不清,周围是低密度的水肿区

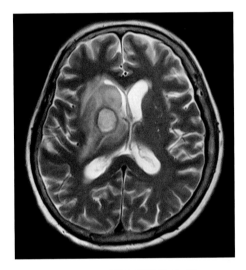

图 19-6-5　MRI 横轴位 T₂ 像

可见脓肿区比脑脊液略低的高信号区,并且有一个比较规则的圆形病灶

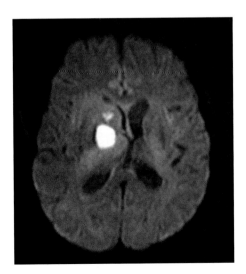

图 19-6-6　MRI 弥散 ADC 成像

脓肿区炎性细胞和细菌聚集阻碍了水分子的运动,具有较低的 ADC,DWI 显示结节呈圆形高信号

手段如 MRI、正电子发射断层显像(PET)、单光子发射计算机体层摄影(SPECT)、光学成像等对活体内的各种分子靶点进行检测或成像,以认识和诊断与其中一种或多种分子靶点变化有关的疾病。其中选取与疾病进程相关并且具有特异性的分子靶点至关重要,而感染病中常见的分子靶点包括表达于被激活的巨噬细胞上的叶酸受体以及多种蛋白质靶点。多数分子影像技术需要引入分子探针以形成图像对比进而显示靶分子,之后采用高敏感性的探测仪器进行探测,并进行信号放大。分子探针又称为标记分子、放射性药物和示踪剂等,具有特异性。分子探针一般可以分为持续活性探针和可激活探针。持续活性探针是指具有持续活性的探针,如放射性标记的探针在放射活性衰减过程中可持续发出信号,而可激活探针是指只有和靶点结合时才发出信号的探针。常用的探测方法有核探测方法(包括 PET、SPECT 等)、磁共振探测方法、超声和光学方法(包括光纤荧光成像、荧光断层成像等)等。在应用 PET 或 SPECT 以及放射自显影技术进行分子成像时,首先利用具有放射性的持续活性探针中放射性核素的衰减发射连续信号,然后利用注射探针和成像的时间差清除未结合探针的组织成分以减低背景信号,最终由探针输出信号以被成像探头捕获;而光学荧光成像中荧光标记的分子探针应用的原理则是吸收适当波长的光波以使分子成像探针产生不同波长的光,这样可以直接获得较低的背景信号并且使得探针和分子靶点结合之后才输出信号,最终通过成像探头获取信号。但是磁共振波谱(magnetic resonance spectroscopy,MRS)技术则不利用探针而是直接检测人体本身的内源性代谢物分子,如 N-乙酰天门冬氨酸(N-acetyl-aspartate,NAA)、肌酸(creatine,Cr)、胆碱(choline,Cho)、谷氨酰胺和谷氨酸盐(Glutamine and Glutamate,Glx)。目前常用的分子影像技术包括:多模态成像技术如 PET/CT、PET/MRI、SPECT/CT 和光学多模态技术以及荧光断层显像等。以下内容介绍部分感染病例采用分子影像技术进行研究的进展。

(二)分子影像技术应用

1. 利用 MRS 和弥散张量成像检测 HIV 感染患者的细胞代谢和白质病变　MRS 是目前检测活体组织化学成分唯一一种无创无辐射的技术,它是在磁共振原理的基础上利用化学位移现象和 J-耦合效应对特定原子核及其所在化合物的含量进行定量采集,然后利用特殊的后处理软件如 LCModel 和 Gan-

net 得到代谢物相对定量或者绝对定量的信息。弥散张量成像(diffusion tensor imaging,DTI)是 MRI 利用水分子在人体内进行无规则弥散运动的现象,施加多个方向的弥散敏感梯度场之后进行成像的技术。由于 DTI 对发生在细胞水平的水分子弥散反映很敏感,所以 DTI 技术经常被归于分子影像学范畴。

目前已有多篇文献报道利用 MRS 以及 DTI 技术研究 HIV 病毒感染患者的细胞代谢情况及白质病变部位。而且早期的研究已经证实在艾滋病患者的灰质和白质都有病理改变,其中 HIV 病毒感染宿主的炎性反应是中枢神经系统(central nervous system,CNS)感染最主要的诱导因素,从艾滋病痴呆患者的脑内也发现促炎性细胞因子的含量激增。HIV 病毒引起的白质损伤可以减小髓鞘厚度,而通过测量白质纤维束的部分各向异性(fractional anisotropy,FA)和平均扩散率(mean diffusivity,MD)可以获得其弥散的定量信息,从而可以获取白质受损部位的微观结构。

研究表明,根据艾滋病发病状态的不同,疲乏症状波及的患者范围也不同。其中虽然感染 HIV 但是还保留有免疫功能的个体并不会表现出疲乏,而接近 80% 的具有免疫缺陷的患者会表现出疲乏症状。疲乏的度量是采用疲乏严重度量表(fatigue severity score,FSS),FSS 大于 4 被认为是具有疲乏症状的患者。Schifitto 等人采用 MRS 技术对 128 例 HIV 病毒携带志愿者的前额叶中线、左侧/右侧半卵圆中心以及左侧/右侧的基底节神经进行探测,并利用 LC-Model 软件获得其中 NAA/Cr、Cho/Cr、MI/Cr 和 Glx/Cr 的值。这些志愿者中 88% 是男性,平均年龄是 45 岁,其中有 82 例有疲乏症状。Cr 是脑内细胞能量代谢的标志物,由于其在脑代谢物中最为稳定,经常被用于内部基准值。但是 Giovanni Schifitto 等人的研究发现在疲乏患者的基底神经节 Cr 的含量呈现明显的低水平($p = 0.002$),表示基底神经节的能量代谢受病毒感染影响的程度比较深。同时发现越年轻、受教育程度越高的人群越容易有疲乏症状。

另外,感染 HIV 病毒并且有重度免疫功能缺失的患者(艾滋病患者)比免疫功能健全的患者更容易发生认知障碍。经过联合抗逆转录病毒治疗(combination antiretroviral therapy,cART)之后,艾滋病患者局部免疫功能得到重建,但是其 CNS 功能的恢复情况却不甚明了。对此,Zhu 等人用 DTI 探测 50 例艾滋病患者(CD4$^+$细胞计数 ≤200/mm^3,并且在参与研究之前已经连续 12 周进行 cART)和 13 例 HIV 阴性对照者的颅脑,并利用 FSL 软件包中神经束示踪的空间统计方法(tract-based spatial statistics,TBSS)对得到的 FA 值和 MD 值进行分析。这些艾滋病患者有 42 例伴有神经症状(HIVNA),8 例伴有认知损伤。TBSS 结果显示 HIVNA 人群的 MD 值比正常人群的 MD 值明显升高,而且这些 MD 值升高的脑区主要是额叶后部、颞叶、顶叶以及与额叶前部和顶叶相连的纤维通路。

2. 利用 SPECT/CT 检测肌肉骨骼的炎性感染
放射性核素成像如 SPECT 和 PET 的基本原理都是将含有放射性核素标记的药物引入人体,与脏器如心、肺、脑、骨骼和各种腺体进行相互作用,并且参与其中的代谢过程。这些放射性核素在自发的衰变过程中放射出 γ 射线,然后就可以利用成像设备对此射线进行定位及定量测量。

SPECT 主要利用放射性核素 ^{99m}Tc 进行骨骼的静态成像以及脏器的静态或者动态成像,而且它可以给出扫描部位各种断层的图像,但是分辨率比较低。而 CT 则是用 X 线束对人体检查部位一定厚度的层面扫描进而呈现出解剖图像,分辨率比较高。Bruce 等人于 2002 年首次提出可以用 CT 采得的数据对 SPECT 进行衰减矫正,即由于光子需要穿透人体到达探测器,而衰减因子可以矫正 SPECT 图像中的光子吸收。除了 SPECT/CT,目前已经有多种多模态融合的成像设备应用于临床和科研,包括 PET/CT、SPECT/MRI 和 PET/MRI 等。

SPECT/CT 对于感染和炎性疾病的诊断所使用的放射性药剂主要有如下几种:骨扫描中的 ^{99m}Tc-二膦酸盐(^{99m}Tc-MDP),标记有 ^{99m}Tc 的多细胞克隆人体免疫球蛋白,^{67}Ga-柠檬酸盐以及标记有 ^{99m}Tc 的抗粒细胞抗体等。目前 SPECT/CT 在包括颅骨、四肢骨骼如手骨、肩关节骨和足骨等以及中轴骨骨感染和炎性疾病,软组织感染,心血管疾病感染,腹腔感染和炎性疾病等领域有着广泛的应用。本部分重点介绍 SPECT/CT 在骨髓炎诊断中的应用。

骨髓炎经常由化脓性细菌和分枝杆菌感染而引起,它是骨感染疾病的一种,传统的影像诊断方式是 X 线和 MRI。X 线的敏感性和准确性比较低,只能在病变发生的第 10~21 天可以诊断出病灶;MRI 虽然可以更早期(3~5 天)更灵敏(敏感性为 82%~100%)地显示病灶,但却不能有效判断具有多灶点的骨髓炎。由于骨感染可以伴发局部高血供和快速成骨反应,因此对其早期确诊有着很重要的意义。当传统的扫描方法不能满足临床诊断需求的时候,尤其是在创伤或术后感染的骨髓炎,目前经常采用 CT 引导的骨闪烁扫描法或白细胞闪烁扫描法进行早期诊断。调研发现,目前高达 55% 的新发和复发脊髓炎患者都是采用 SPECT/CT 技术进行确诊的,其中放射性核素示踪剂采用 ^{67}Ga 和标记有 ^{111}In 或者 ^{99m}Tc 的白细胞。Sharma 和 Chakraborty 等研究人员都将 SPECT/CT 用于诊断颅底骨髓炎(skull base osteomyelitis,SBO)的研究。由于 ^{99m}Tc-MDP 对成骨活动有着较高的敏感性,对 SBO 患者的确诊率更是接近 100%,因此经常将其作为此项检查的示踪剂。而对于四肢骨关节如胫骨的扫描经常采用标记有 ^{99m}Tc-六甲基丙二胺肟(^{99m}Tc-HMPAO)的白细胞作为示踪剂。目前对脊髓炎诊断的"金标准"是标记有 ^{99m}Tc-HMPAO 或者 ^{111}In-oxine 的白细胞闪烁法。

3. PET/MRI 在感染性疾病诊断中的研究进展 在 PET 成像技术中,由 ^{11}C、^{13}N、^{15}O 和 ^{18}F 等放射性核素发射出的正电子与周围组织广泛分布的负电子发生碰撞之后正负电子发生湮灭,并且转化为两个方向相反的光子。PET 仪的两个探头的连线上如果存在被正电子核素标记的药物,则光子可以被两个探头同时检测到。药物在局部组织(如病灶区)的密集程度可以帮助 PET 对其进行准确的定位和定量,再经过计算机重建即可得到三维 PET 图像。成像过程中通常是将放射性核素标记在人体所需的营养物质如葡萄糖、氨基酸和水或者药物上,这样就可以从分子水平观察代谢物或者药物在人体内的分布和代谢活动。^{18}F-氟代脱氧葡萄糖(^{18}F-FDG)是最常用的 PET 药物,经常用于测定脑各功能区的代谢情况、判断心肌细胞的异常与否以及诊断多种肿瘤等。PET 可以提供分子水平的功能数据,MRI 可以提供具有较高软组织分辨率和大分子半定量的解剖信息。将 PET 和 MRI 设备融合之后的 PET/MRI 相较于传统的 PET/CT 不仅减少了患者接受的辐射量,而且在软组织内可以更准确地进行 PET 信号的定位。

目前,PET/MRI 在感染性疾病诊断中的应用包括椎间盘炎、炎性肠疾病和糖尿病足感染等。

(1)椎间盘炎:椎间盘炎占所有类型骨髓炎的 3%~5%。由于大多数人都可能有后背痛的症状而不能与椎间盘炎的背部疼痛相鉴别,并且椎间盘炎的发病具有潜伏期,所以经常不能及时对其确诊。

文献报道,从椎间盘炎的临床症状首发开始到其确诊一般有 2~6 个月的延误。X 线平片、CT 和 MRI 都曾用于脊椎感染椎间盘炎的诊断,但是 MRI 具有较高的敏感性(93%~96%)和特异性(92.5%~97%)。MRI 相比 CT 和 X 线可以比较高分辨率地区分出骨髓、椎骨和椎间盘,因此在对椎间盘炎诊断的传统成像方法中 MRI 是最好的一种。但是其对脊髓感染椎间盘炎的预后监测效果不是很理想。而在应用核医学方法的过程中,由于放射性标记白细胞不能移动到感染的椎间盘和椎骨体中,因此 ^{18}F-FDG 是目前诊断椎间盘炎和判断预后的"金标准"。但是 ^{18}F-FDG PET 技术也有其局限,比如它不能有效鉴别椎间盘炎和转移瘤,而且由于它的低空间分辨率,PET 不能区分椎骨、椎间盘和骨髓。所以把 PET/MRI 融合后的图像可以用于诊断椎间盘炎和判断其预后,并且同时提高敏感性和特异性。

(2)炎性肠疾病:炎性肠病(inflammatory bowel disease,IBD)主要包括溃疡性结肠炎和克罗恩病两个病变。在 IBD 的发病过程中,伴随着白细胞、巨噬细胞和 T 淋巴细胞的渗透和激活,这些细胞在细胞因子和受体的免疫应答过程中可以作为闪烁成像的标记物。由于在传统的 IBD 诊断过程中作为"金标准"的结肠镜和小肠通过成像技术不能用于对多数患者进行长期随访,所以使用诸如超声、CT 和 MRI 的成像方式可以作为选择。当血管内摄入特异性的对比剂之后,CT、超声和 MRI 都可以对诸如血管扩张、管壁增厚和淋巴结肿大等疾病活动进行检测,而 MRI 则对肠和肠系膜的这些炎性病变有着更高的敏感性。MRI 的不同参数可以对 IBD 的炎性信号进行侧重点不同的检测和分析并且各有所长,如 T_1 加权和 T_2 加权的 MRI 已经成功用于克罗恩病发病期的信号获取。同时,DTI 不利用对比剂就可以判别出疾病的活动期和静止期。而将 PET 和 MRI 融合之后,可以增强诊断 IBD 的准确性和特异性。一方面,PET 可以将 IBD 炎性病变的细胞和分子进行成像;另外,MRI 可以将受影响的肠道进行解剖成像。

(3)糖尿病足感染:足部感染是糖尿病最常见和严重的并发症之一,而且对其诊断和探测也比较困难。临床检验很难将其与软组织感染和骨髓炎鉴别;血沉和 C 反应蛋白也不具有特异性;由于活检组织很容易被皮肤细菌污染,骨组织活检也不常用于对其诊断。目前对糖尿病足常用的探测方法包括 X 线平片和 CT,但是准确度都不够高。在没有发生骨质破坏、脱臼、骨髓水肿、滑膜积液和破坏等病理现象的前提下，MRI 可以鉴别糖尿病足感染、骨髓炎以及软组织感染。Franceschi 等人首次应用 PET/MRI 诊断 7 例具有慢性足部感染和疑似骨髓炎的患者，其研究结果表明 PET/MRI 在诊断糖尿病足和骨髓炎的应用中其敏感性为 100%。

4. 利用造影剂的 MRI 技术在感染病诊断中的研究进展　MRI 的主要优点是没有电离辐射以及不使用放射性药物，而且相比其他断层成像技术 MRI 可以实现任意平面成像。此外 MRI 成像的造影剂与 X 线和核医学领域等传统意义上具有放射性的造影剂完全不同，它是通过改变感兴趣部位质子的弛豫时间来间接改变质子的磁共振信号强度，而不是通过造影剂对射线的阻挡作用来直接影响成像。MRI 造影剂对比增强机制主要通过造影剂是影响 T_1 加权信号还是 T_2 加权信号将其分为正性造影剂和负性造影剂。其中正性造影剂通过缩短 T_1 值增加图像的 T_1 加权信号，主要是利用钆螯合物和锰，包括用于胃肠成像的 $MnCl_2$ 和肝脏成像的 Mn-亚磷酸二苯—异癸酯（Mn-DPDP）；负性造影剂通过缩短质子 T_2 值改变 T_2 加权信号，主要是利用超顺磁性氧化铁（SPIO），包括铁矿石 Fe_3O_4 和磁赤铁矿 Fe_2O_3。

应用于分子影像领域的 MRI 分子探针造影剂（智慧成像探针）相比传统造影剂具有高度的分子和细胞特异性，而且使用分子探针的 MRI 技术的敏感性也较传统的成像方式有明显的提高。智慧成像探针能够根据扫描区域周边环境的变化（如酶、pH 和代谢物）相应地改变自身化学结构，使得扫描靶区的弛豫对比增强。纳米粒子 SPIO 已经被用作许多生理过程以及淋巴结成像和肝脾脏等成像的对比剂，而且在动物和人体的几例体外和体内研究都证实纳米粒子 SPIO 对巨噬系统的特异性 MRI 具有潜在的临床应用价值。另外基于 Gd 的类病毒纳米粒子，以及内核为镭金氧化铁纳米粒子，同时衣壳为雀麦花叶病毒或者乙型肝炎病毒的类病毒纳米粒子都已经被应用于磁共振造影剂。

利用造影剂的 MRI 技术的研究包括其对感染性心内膜炎、慢性肝炎和胰腺炎等疾病的诊断。

（1）感染性心内膜炎：感染性心内膜炎（infective endocarditis，IE）是第四大危及生命的感染性综合征。IE 导致细胞死亡和表面损伤，并可能进一步发展成心肌炎。此时的心肌损伤可以由利用 Gd 对比剂的心脏 MRI 进行探测。而且 Dursun 等人研究

发现，以往经常利用 MR 成像才能描绘的心脏瓣膜的感染和炎性病变，也可以利用具有延迟增强的 MRI 技术进行诊断。其中造影剂采用 Gd-二乙烯三胺五乙酸（Gd-DTPA）。

（2）慢性肝炎：磁共振造影剂可以有效增强肝脏组织的对比度。由于弥漫性肝病不会影响所有肝细胞的功能，不同类型的肝脏疾病（如慢性肝炎、肝硬化和脂肪肝等）要选用不同的造影剂。慢性肝炎会造成淋巴细胞浸润，肝细胞损伤、坏死以及纤维化，晚期可能会发展成肝硬化。MRI 应用 SPIO 作为造影剂对肝实质的质子密度加权像和 T_2 加权像具有组织特异性，其在网状内皮组织的生物分布可以明显提高造影剂在正常肝组织和病灶区的反差。

（3）胰岛炎：1 型糖尿病是胰岛白细胞异常浸润的临床表现，一般在疾病发展的终末期才会被诊断出，此时自体免疫功能已经丧失殆尽。所以利用非侵入式手段早期判断并监测胰岛浸润在临床应用中十分重要。Maria 等人采用一种新型的具有生物兼容性的纳米材料长循环磁荧光纳米粒子（long-circulating magnetofluorescent nanoparticles，CMFN）作为荧光成像和 MRI 的血管探针。CMFN 包含具有超顺磁性的氧化铁核心的单晶体，可以被高分辨率磁共振扫描仪探测到。活体摄入 CMFN 经过 24 小时之后，它可以经过血管进入到周围组织并最终被激活的巨噬细胞吞噬。

三、感染病学中分子影像技术应用的前景

分子影像学自从 1999 年被提出至今已发展 20 余年，越来越多的成像设备和成像方法被用于人体内部生理和病理过程分子水平的无创和实时成像。无论是影像设备的应用还是造影剂的研发都取得了重大的进步，目前采用放射性核素、荧光标记和纳米粒子、超声微泡标记等合成的探针已经深入到心血管、肿瘤和感染病等各个领域，用于观察基因表达、蛋白质之间相互作用、信号转导和细胞示踪等过程。而随着基因组学、蛋白质组学、代谢组学以及蛋白质芯片等技术的发展，分子影像技术一定可以揭示越来越多感染病成像的分子靶点，从而对更多感染病进行特异性的成像。

（钟健晖　陈　蒙）

参 考 文 献

[1] Beger RD, Dunn W, Schmidt MA, et al. Metabolomics ena-

bles precision medicine:"A White Paper,Community Perspective"[J]. Metabolomics,2016,12(10):149.

[2] Garcia-Simon M. Prognosis Biomarkers of Severe Sepsis and Septic Shock by 1H NMR Urine Metabolomics in the Intensive Care Unit[J]. PLoS One,2015,10:e0140993.

[3] Manuela Ferrario. Mortality prediction in patients with severe septic shock:a pilot study using a target metabolomics approach[J]. Sci Rep,2016,6:20391.

[4] Puskarich Michael A. Pharmacometabolomics of l-carnitine treatment response phenotypes in patients with septic shock. Ann Am Thorac Soc,2015,12(1):46-56.

[5] Michelle Eckerle. Metabolomics as a Driver in Advancing Precision Medicine in Sepsis[J]. Pharmacotherapy, 2017, 37(9):1023-1032.

[6] Zhou A. Metabolomics specificity of tuberculosis plasma revealed by (1)H NMR spectroscopy[J]. Tuberculosis (Edinb),2015,95:294-302.

[7] Vincent IM. Metabolomic-based strategies for anti-parasite drug discovery[J]. J Biomol Screen,2015,20:44-55.

[8] Senthil Alias Sankar, Jean-Christophe Lagier, Pierre Pontarotti,et al. The human gut microbiome,a taxonomic conundrum[J]. Syst Appl Microbiol,2015,38(4):276-286.

[9] Chen Y, Guo J, Qian G, et al. Gut dysbiosis in acute-on-chronic liver failure and its predictive value for mortality [J]. J Gastroenterol Hepatol,2015,30(9):1429-1437.

[10] Calder B,Soares NC,de Kock E,et al . Mycobacterial proteomics:analysis of expressed proteomes and post-translational modifications to identify candidate virulence factors [J]. Exp Rev Proteo,2015,12(1):21-35.

[11] Flores-Villalva S, Rogriguez-Hernandez E, Rubio-Venegas Y,et al. What Can Proteomics Tell Us about Tuberculosis? [J]. J Microbiol Biotechnol,2015,25(8):1181-1194.

[12] Eltcher ME,Gunawardena HP,Zulauf KE,et al. Label-free Quantitative Proteomics Reveals a Role for the Mycobacterium tuberculosis SecA2 Pathway in Exporting Solute Binding Proteins and Mce Transporters to the Cell Wall [J]. Mol Cell Proteomics,2015,14(6):1501-1516.

[13] Fei Ye,Zhongshuai Xin,Wei Han,et al. Quantitative Proteomics Analysis of the Hepatitis C Virus Replicon High-Permissive and Low-Permissive Cell Lines[J]. PLOS One, 2015,10(11):21.

[14] Ravikumar Vaishnavi,Jers Carsten,Mijakovic Ivan. Elucidating Host-Pathogen Interactions Based on Post-Translational Modifications Using Proteomics Approaches [J]. Front Microbiol,2015,6:7.

[15] Nakedi KC,Nel AJM,Garnett S,et al. Comparative Ser/

Thr/Tyr phosphoproteomics between two mycobacterial species:the fast growing Mycobacterium smegmatis and the slow growing Mycobacterium bovis BCG[J]. Front Microbiol,2015,6:12.

[16] Xie LX, Wang XB, Zeng J, et al. Proteome-wide lysine acetylation profiling of the human pathogen Mycobacterium tuberculosis[J]. Int J Bio Cell Biol,2015,59:193-202.

[17] Cliffe AR, Arbuckle JH, Vogel JL, et al. Neuronal Stress Pathway Mediating a Histone Methyl/Phospho Switch Is Required for Herpes Simplex Virus Reactivation[J]. Cell Host Microbe,2015,18(6):649-658.

[18] Christopher Koh, Laetitia Canini, Harel Dahari, et al. Oral prenylation inhibition with lonafarnib in chronic hepatitis D infection:a proof-of-concept randomised,double-blind,placebo-controlled phase 2A trial[J]. Lancet Infect Dis, 2015,15(10):1167-1174.

[19] Huffmaster IJ, Sollars PJ, Richards AL, et al. Dynamic ubiquitination drives herpesvirus neuroinvasion[J]. Proc Nat Acad U S A,2015,112(41):12818-12823.

[20] Riederer K,Cruz K,Shemes S,et al. MALDI-TOF identification of Gram-negative bacteria directly from blood culture bottles containing charcoal:Sepsityper(R) kits versus centrifugation-filtration method[J]. Diagn Microbiol Infect Dis,2015,82:105-108.

[21] Giovanni Rodríguez-Leguizamón, Alessandro Fiori, Luisa F López,et al. Characterising atypical Candida albicans clinical isolates from six third-level hospitals in Bogota,Colombia[J]. BMC Microbiol,2015,15(1):10.

[22] Brasier AR, Zhao YX, Wiktorowicz JE, et al. Molecular classification of outcomes from dengue virus-3 infections [J]. J Clin Virol,2015,64:97-106.

[23] Cordeiro Ana Paula,Silva Pereira Rosiane Aparecida,Chapeaurouge Alex,et al. Comparative proteomics of cerebrospinal fluid reveals a predictive model for differential diagnosis of pneumococcal, meningococcal, and enteroviral meningitis,and novel putative therapeutic targets[J]. BMC Genomics,2015,16:9.

[24] Qian Wang,Jianjun Du,Pengfei Yu,et al. Hepatic steatosis depresses alpha-1-antitrypsin levels in human and rat acute pancreatitis[J]. Sci Rep,2015,5(1):12.

[25] Chong Wang,Li-Liang Wei,Li-Ying Shi,et al. Screening and identification of five serum proteins as novel potential biomarkers for cured pulmonary tuberculosis[J]. Sci Rep, 2015,5(1):11.

[26] Wang F,Qi J,Bi Y,et al. Adaptation of avian influenza A (H6N1) virus from avian to human receptor-binding pref-

erence[J]. EMBO J,2015,34(12):1661-1673.

[27] Min Wang,Wei Zhang,Jianxun Qi,et al. Structural basis for preerential avian receptor binding by the human-infecting H10N8 avian influenza virus[J]. Nat Commun,2015, 6:5600.

[28] Han Wang,Yi Shi,Jian Song,et al. ,Ebola Viral Glycopro-tein Bound to Its Endosomal Receptor Niemann-Pick C1 [J]. Cell,2016,164(1-2):258-268.

[29] Guangwen Lu,Qihui Wang,George FG. Bat-to-human:spike features determining 'host jump' of coronaviruses SARS-CoV, MERS-CoV, and beyond [J]. Trends Microbiol, 2015,23(8):468-478.

临床篇

第二十章 感染病临床综合征

第一节 发 热

发热(fever)是临床很常见的症状。正常人的体温受体温调节中枢所调控,并通过神经、体液因素使产热和散热过程呈动态平衡,保持体温在相对恒定的范围内。发热的定义是指机体在致热原作用下或各种原因引起体温调节中枢的功能障碍时,以致体温升高超出正常范围。

一、正常体温和生理变异

正常体温因测量方法不同会略有差异,腋测法正常值为36~37℃,口测法正常值为36.3~37.2℃,肛测法正常值为36.5~37.7℃。正常体温在不同个体之间略有差异,且常受机体内、外因素的影响稍有波动。在24小时内下午体温较早晨稍高,剧烈运动、劳动或进餐后体温也可略升高,在高温环境下体温也可稍升高,但一般波动范围不超过1℃。女性月经前及妊娠期体温略高于正常。老年人因代谢率偏低,相对于青壮年体温会略低。

二、发生机制

在正常情况下,人体的产热和散热保持动态平衡。由于各种原因导致产热增加或散热减少,则出现发热。发热的发生机制可分为致热原性发热和非致热原性发热两大类,前者临床常见。

(一)致热原性发热

致热原包括外源性和内源性两大类。

1. 外源性致热原(exogenous pyrogen) 外源性致热原的种类甚多,包括:①各种微生物病原体及其产物,如细菌、病毒、真菌、支原体及细菌毒素等;②炎性渗出物及无菌性坏死组织;③抗原抗体复合物;④某些类固醇物质,特别是肾上腺皮质激素的代谢产物本胆烷醇酮(aetiocholanolone);⑤多糖体成分

及多核苷酸、淋巴细胞激活因子等。外源性致热原多为大分子物质,特别是细菌内毒素分子量非常大,不能通过血脑屏障直接作用于体温调节中枢,而是通过激活血液中的中性粒细胞、嗜酸性粒细胞和单核吞噬细胞系统,使其产生并释放内源性致热原,通过下述机制引起发热。

2. 内源性致热原(endogenous pyrogen) 又称白细胞致热原(leukocytic pyrogrn),如白介素(IL-1)、肿瘤坏死因子(TNF)和干扰素等。一方面通过血-脑脊液屏障直接作用于体温调节中枢的体温调定点(set-point),使调定点(温阈)上升,体温调节中枢必须对体温加以重新调节发出冲动,并通过垂体内分泌因素使代谢增加或通过运动神经使骨骼肌阵缩(临床表现为寒战),使产热增多;另一方面可通过交感神经使皮肤血管及竖毛肌收缩,停止排汗,散热减少。这一综合调节作用使产热大于散热,体温升高引起发热。

(二)非致热原性发热

常见于以下几种情况:

1. 体温调节中枢直接受损 如颅脑外伤、出血、炎症等。

2. 引起产热过多的疾病 如癫痫持续状态、甲状腺功能亢进症等。

3. 引起散热减少的疾病 如广泛性皮肤病、心力衰竭等。

三、病因与分类

发热的病因很多,临床上可分为感染性与非感染性两大类,而以前者多见。

(一)感染性发热(infective fever)

各种病原体如病毒、细菌、支原体、立克次体、螺旋体、真菌、寄生虫等引起的感染,不论是急性、亚急性或慢性,局部性或全身性,均可出现发热。

(二)非感染性发热(noninfective fever)

1. 无菌性坏死物质的吸收 因组织细胞坏死

物质吸收所引起的发热,亦称为吸收热。常见于:①机械性、物理性或化学性损害,如大手术后、内出血、大面积烧伤等;②因血管栓塞或血栓形成的心、肺、脾等脏器梗死或肢体坏死,如急性心肌梗死后发热;③大量组织坏死及细胞破坏,如恶性组织细胞病、白血病、淋巴瘤等。

2. 抗原-抗体反应 如风湿热、血清病、药物热、溶血反应及结缔组织疾病等。

3. 内分泌与代谢障碍 如甲状腺功能亢进症、甲状腺炎、痛风和重度脱水等。

4. 皮肤散热减少 皮肤广泛病变致皮肤散热减少而发热,见于广泛性皮炎、鱼鳞癣等。慢性心力衰竭使皮肤散热减少也可引起发热。

5. 体温调节中枢功能紊乱 因物理、化学、机械及感染等因素直接损害体温调节中枢,使其功能失常而引起发热,称为中枢性发热。常见于中暑、安眠药中毒、颅脑出血、外伤、炎症等。

6. 自主神经功能紊乱 由于自主神经功能紊乱,影响正常的体温调节过程,使产热大于散热,体温升高,多为低热,常伴有自主神经功能紊乱的其他表现,属功能性发热范畴。常见的功能性低热有以下几种情况:

(1) 原发性低热:由于自主神经功能紊乱所致的体温调节障碍或体质异常,低热可持续数月甚至数年之久,热型较规则,体温波动范围较小,多在0.5℃以内。

(2) 感染治愈后低热:由于病毒、细菌、原虫等感染致发热后,低热不退,而原有感染已治愈,此系体温调节功能仍未恢复正常所致,但必须与因机体抵抗力降低导致潜在的病灶(如结核)活动或其他新感染所致的发热相区别。

(3) 夏季低热:低热仅发生于夏季,秋凉后自行退热,每年如此反复出现,连续数年后多可自愈。多见于幼儿,因体温调节中枢功能不完善,夏季身体虚弱,且多于营养不良或脑发育不全者发生。

(4) 生理性低热:如精神紧张、剧烈运动后均可出现低热。月经前及妊娠初期也可有低热现象。

发热是临床上常见的症状之一,发热不是疾病而是机体对疾病的一种反应。因此,因多种疾病临床表现不具特异性或相似,部分缺乏典型的原发病症状的不明原因发热(fever of unknown origin,FUO)是临床上常见的疾病。目前国际上没有统一的FUO的定义,多采用以下几种:①1961年Petersforf和Beeson首先定义FUO是指没有明确诱因引起的病程大于3周的体温高于38.3℃,住院1周经完整的病史询问、体格检查和常规实验室检查后仍不能确诊的发热。该标准排除了包含短期内治愈但原因不明的发热,某些自限性病毒感染及功能性发热。②1991年,Durack和Street将FUO修改,随着疾病种类的不断变化分为经典FUO和院内获得性FUO、中性粒细胞减少性FUO和人类免疫缺陷病毒感染相关性FUO。③国内1998年全国发热性疾病学术研讨会上将FUO的定义为发热持续2~3周以上,体温≥38.5℃,经详细询问病史、体格检查和常规实验室检查仍不能明确诊断者。临床上,FUO的病因80%以上是感染、肿瘤性疾病及结缔组织病,仅5%~10%属于最终诊断不明者。

四、临床表现

(一) 发热的分度

以口腔温度为例,可将发热划分为4个等级。①低热:37.3~38.0℃;②中等热:38.1~39.0℃;③高热:39.1~41.0℃;④超高热:41.0℃以上。

(二) 发热的临床过程及特点

1. 体温上升期 常有疲乏无力、肌肉酸痛、皮肤苍白、畏寒或寒战等现象。皮肤苍白是因体温调节中枢发出的冲动经交感神经而引起皮肤血管收缩,浅层血流减少所致,甚至伴有皮肤温度下降。由于皮肤散热减少刺激皮肤的冷觉感受器并传至中枢引起畏寒。中枢发出的冲动再经运动神经传至运动终板,引起骨骼肌不随意地周期性收缩,发生寒战及竖毛肌收缩,使产热增加。该期产热大于散热使体温上升,体温上升有两种方式。

(1) 骤升型:体温在几小时内达39~40℃或以上,常伴有寒战。小儿易发生惊厥。见于疟疾、大叶性肺炎、败血症、流行性感冒、急性肾盂肾炎、输液或某些药物反应等。

(2) 缓升型:体温逐渐上升在数天内达高峰,多不伴寒战。如伤寒、结核病、布鲁氏菌病等所致的发热。

2. 高热期 是指体温上升达高峰之后保持一定时间,持续时间的长短可因病因不同而有差异。如疟疾可持续数小时,大叶性肺炎、流行性感冒可持续数天,伤寒则可为数周。在此期中体温已达到或略高于上移的体温调定点水平,体温调节中枢不再发出寒战冲动,故寒战消失;皮肤血管由收缩转为舒张,使皮肤发红并有灼热感;呼吸加快变深;开始出汗并逐渐增多,使产热与散热过程在较高水平保持相对平衡。

3. 体温下降期　由于病因的消除,致热原的作用逐渐减弱或消失,体温中枢的体温调定点逐渐降至正常水平,产热相对减少,散热大于产热,使体温降至正常水平。此期表现为出汗多,皮肤潮湿,体温下降有两种方式。

(1) 骤降(crisis):指体温于数小时内迅速下降至正常,有时可略低于正常,常伴有大汗淋漓。常见于疟疾、急性肾盂肾炎、大叶性肺炎及输液反应等。

(2) 渐降(lysis):指体温在数天内逐渐降至正常,如伤寒、风湿热等。

五、热型及临床意义

发热患者在不同时间测得的体温数值分别记录在体温单上,将各体温数值点连接起来成体温曲线,该曲线的不同形态(形状)称为热型(fever-type)。不同的病因所致发热的热型也常不同。临床上常见有六种热型。

(一) 稽留热(continued fever)

是指体温恒定地维持在 39~40℃或以上的高水平,达数天或数周,24 小时内体温波动范围不超过1℃。常见于大叶性肺炎、斑疹伤寒及伤寒高热期。

(二) 弛张热(remittent fever)

又称败血症热型。体温常在 39℃以上,波动幅度大,24 小时内波动范围超过 2℃,但都在正常水平以上。常见于败血症、风湿热、重症肺结核及化脓性炎症等。

(三) 间歇热(intermittent fever)

体温骤升达高峰后持续数小时,又迅速降至正常水平,无热期(间歇期)可持续 1 天至数天,如此高热期与无热期反复交替出现。常见于疟疾、急性肾盂肾炎等。

(四) 波状热(undulant fever)

体温逐渐上升达 39℃或以上,数天后又逐渐下降至正常水平,持续数天后又逐渐升高,如此反复多次。常见于布鲁氏菌病。

(五) 回归热(recurrent fever)

体温急剧上升至 39℃或以上,持续数天后又骤然下降至正常水平。高热期与无热期各持续若干天后规律性交替一次。可见于霍奇金(Hodgkin)等。

(六) 不规则热(irregular fever)

发热的体温曲线无一定规律,可见于结核病、风湿热、支气管肺炎、渗出性胸膜炎等。

不同的发热性疾病各具有相应的热型,根据热型的不同有助于发热病因的诊断和鉴别诊断。但必须注意:①由于抗生素的广泛应用,及时控制了感染,或因解热药或糖皮质激素的应用,可使某些疾病的特征性热型变得不典型或呈不规则热型;②热型也与个体反应的强弱有关,如老年人中毒性肺炎(又称休克型肺炎)时可仅有低热或无发热,而不具备肺炎的典型热型。

患者除发热外常有伴随症状,常见的有寒战、结膜充血、单纯疱疹、淋巴结肿大、肝脾大、出血、关节肿痛、皮疹、昏迷等。而根据伴随症状的不同的分析有助于发热病因的诊断与鉴别诊断,如寒战可见于大叶性肺炎、败血症、急性胆囊炎、急性肾盂肾炎、流行性脑脊髓膜炎等,淋巴结肿大或肝脾大可见于传染性单核细胞增多症、白血病、淋巴瘤等。

六、辅助检查与诊断

发热的诊断是个极为复杂过程,尤其是在不明原因发热(FUO)的诊断。因此,诊断时应详细地询问病史(年龄、性别,发热时间、类型,伴随症状,个人史),反复地体格检查(皮肤有无出血点及皮疹、关节与肌肉有无异常、器官有无肿大等),根据具体病例有选择、有目的地进行实验室检查及其他检查。依据病史、体格检查与实验室检查结果的综合分析,一般得出发热患者的初步病因诊断。

常规检查包括如血常规、尿常规、粪便常规、胸部 X 线检查、超声、血沉、C 反应蛋白等。如考虑感染性疾病,需行病原体检查(血、中段尿、大便、骨髓及痰等病原体培养);冷凝集试验、嗜异凝集反应、肥达反应、立克次体凝集试验、结核菌素试验等;咽拭子、痰、尿、大便涂片查真菌;痰、大便涂片查寄生虫卵;影像学检查感染病灶等。如考虑结缔组织病,查自身抗体、类风湿因子、狼疮细胞等;蛋白电泳、免疫球蛋白定量;皮肤肌肉或肾组织活检、肌电图等。如考虑恶性肿瘤,行 CT、MRI、发射体层仪(ECT)检查、支气管镜、胃镜、肠镜等内镜检查;骨髓、淋巴结及相应组织穿刺活检或手术检查、肿瘤标志物、本周蛋白等。

对大多数发热患者诊断性治疗并无诊断价值,鉴于临床上治疗问题,对长期发热原因不明者,除肿瘤外都可进行诊断性治疗。但必须持慎重态度,选择特异性强、疗效确切、副作用最小的药物,如甲硝唑治疗阿米巴肝病、抗疟药治疗疟疾。大多用于诊断性治疗的药物有抗生素、抗原虫药、抗风湿药等,这些药物均有副作用(如药热、皮疹、肝功能损害、造血器官损害等),如应用不当反而延误病情。须注意此方法有它的局限性,就诊断而言特效治疗的结果,一般否定意义较确诊意义大。如疑为疟疾者用氯喹正规治疗无效,认为疟疾的可能性很小。

七、治疗原则

主要为病原学(病因)治疗及对症治疗。应针对病因做出相应的处理和治疗,但是在病因未明时,合理的处理十分重要。治疗时首先密切观察患者症状、体征变化,若高热一般采用物理降温措施,其中局部冷疗法包括使用冰袋、冰帽、冰毯机、冷湿敷法及化学冰袋等;而全身冷疗法,包括温水擦浴、酒精擦浴、冰盐水灌肠等。根据病情需要(儿童肛温≥39℃、口温≥38.5℃、腋温≥38.2℃或发热儿童情绪低落和不舒适,ICU 患者>40℃)可适当给予解热镇痛药物,主要有非甾体类药物,常见有对乙酰氨基酚、吲哚美辛栓、布洛芬等,但需注意药物的副作用;甾体类药物主要为糖皮质激素(地塞米松、甲泼尼龙等,用于急性炎症反应综合征或病情严重者),一般情况下不主张在病因未明的发热患者中使用糖皮质激素,而且不建议退热药物联合或交替使用。退热药物的使用会改变热型,影响诊断与预后的判断。在抗菌药物使用方面,因抗生素的使用将使细菌培养等病原学检查的阳性率大为下降,且时有长期使用多种抗生素导致药物热、二重感染等情况的发生,因此,仅疑为感染性发热且病情严重时,可在必要的实验室检查和各种培养标本采取后予以经验性抗菌治疗。

(杨益大)

第二节 炎 症

当各种外源性和内源性损伤因子作用于机体,造成器官、组织和细胞的损伤时,机体局部和全身会发生一系列复杂反应,以局限和消灭损伤因子,清除和吸收坏死组织和细胞,并修复损伤,机体这种复杂的以防御为主的反应称为炎症(inflammation)严重时导致全身炎症反应综合征(systemic inflammatory response syndrome,SIRS),炎症的产生能帮助机体控制感染和损伤修复,否则机体将无法长期在充满致病因子的自然环境中生存。但是,在一些情况下,炎症也会对机体造成不同程度的损害。

炎症是具有血管系统的活体对各种损伤因子的刺激所发生的以防御反应为主的基本病理过程。单细胞和多细胞生物对局部损伤发生的反应,如吞噬损伤因子或细胞器肥大等,这些反应不能称为炎症。炎症是以血管反应为中心环节,同时又具备吞噬和清除功能的复杂而完善的反应。在炎症过程中,一方面,损伤因子可直接或间接损伤机体的组织或细胞;另一方面,机体通过血管反应、液体渗出、白细胞渗出及活化等一系列反应来稀释、中和、杀伤和包围损伤因子。因此,炎症是损伤、抗损伤和修复的统一过程。

一、炎症原因

(一)物理性因子

高温、低温、机械损伤、紫外线和放射线等。

(二)化学性因子

包括外源性和内源性化学物质。外源性化学物质有强酸、强碱、强氧化剂和芥子气等。内源性化学物质有坏死组织的分解产物,还包括病理条件下堆积于体内的代谢产物,如尿素。

(三)生物性因子

病毒、细菌、立克次体、原虫、真菌等生物性因子为炎症最主要的原因。由生物病原体引起的炎症称为感染。

(四)组织坏死

任何原因引起的组织坏死都是潜在的致炎因子。

(五)变态反应

当机体免疫反应异常时,可引起不适当或过度的免疫反应。

(六)异物

手术缝线或物质碎片等残留在机体内可导致炎症。

二、病理变化

(一)变质

炎症局部组织发生的变性和坏死统称为变质。变质可以发生于实质细胞和间质细胞。实质细胞常出现的变质包括细胞水肿、脂肪变性、细胞凝固性坏死和液化性坏死等。间质细胞常出现的变质有黏液样变性和纤维素样坏死等。变质可以由致病因子直接作用所致,也可以由血液循环障碍和炎症反应产物的间接作用引起。变质反应的轻重不仅取决于致病因子的性质和强度,还取决于机体的反应情况。

（二）渗出

炎症局部组织血管内的液体成分、纤维素等蛋白质和各种炎细胞通过血管壁进入组织间隙、体腔、体表和黏膜表面的过程叫渗出。渗出的液体和细胞总称为渗出液。渗出液的产生是由于毛细血管通透性增高和白细胞主动游出血管所致。渗出液的产生对机体有重要意义：①稀释和中和毒素，减轻毒素对局部组织的损伤作用；②为局部浸润的白细胞带来营养物质和运走代谢物；③渗出液中的补体和抗体有利于消灭病原体；④渗出液中的纤维素可以构成修复支架，还有利于成纤维细胞产生胶原纤维；⑤渗出的白细胞可以吞噬和杀灭病原微生物，清除坏死组织；⑥炎症产生的病原微生物和毒素随渗出液的淋巴回流而到达局部淋巴结，刺激细胞免疫和体液免疫产生。

（三）增生

在致炎因子的作用下，炎症局部的实质细胞和间质细胞可以发生增生。实质细胞的增生，如鼻黏膜慢性炎症时被覆上皮和腺上皮的增生。间质细胞的增生包括巨噬细胞、内皮细胞和成纤维细胞的增生。实质细胞和间质细胞的增生是相应生长因子刺激的结果。

三、炎症介质

主要分为内毒素和外毒素、细胞因子、黏附分子及化学介质。具体详见本章第十六节。

四、炎症局部和全身表现

炎症主要的局部表现为红、肿、热、痛和功能障碍。局部发红主要因为局部血管扩张、充血；局部肿胀是因为血管在炎症因子的作用下，通透性增大，液体和细胞成分渗出到间质中；发热是由于血管充血，血流速度加快，代谢旺盛；疼痛是由于渗出物压迫组织以及炎症介质作用于感觉神经末梢。在红、肿、热、痛的基础上可以进一步引发机体局部器官的功能障碍。

当炎症局部反应比较严重，特别是病原体在生物体内繁殖、扩散时，常常会出现明显的全身性反应，比如发热、寒战、血压升高、厌食等。如果病原体增生导致严重的全身感染，特别是败血症，可能会引起全身血管扩张、血浆外渗、有效循环血量减少和心脏收缩能力下降而出现休克。如果有凝血系统的激活还可能引起弥散性血管内凝血。

五、炎症反应综合征和细胞因子风暴

经典的自身限制性炎症发展有4个过程：①辨别发生，问题所在；②集结白细胞和其他免疫系统组分；③确认并消除威胁；④恢复机体内的动态平衡。

（一）识别阶段

机体感染后，先天免疫系统的免疫细胞通过辨别入侵的微生物而确认病原体相关分子模式（pathogen associated molecular pattern，PAMP），微生物的PAMP具有唯一性和保守性往往是微生物所特有且高度保守，因此较易被免疫系统所识别。在宿主体内吞噬细胞可识别PAMP的受体被称为模式识别受体（pattern recognition receptor，PRR），当PRR被激活并与其配体相结合后就会触发信号级联反应，从而导致特定的促炎细胞因子产生。在炎症的4个阶段中细胞因子均发挥着至关重要的作用。在炎症的早期阶段，这些蛋白信使因子可对免疫系统信号调节免疫反应的持续时间和强度进行调节，且这些细胞因子可促进（促炎）或者抑制（抗炎）炎症反应。例如，受到刺激的Toll样受体（Toll-like receptor，TLR）可诱导前炎性细胞因子，进而可以产生在感染后期具有控制疾病发展作用的抗炎性因子IL-1。在因组织损伤、创伤或局部缺血所造成的无菌炎症下，PRR可识别某些特定宿主特定分子，这些分子只有在细胞损伤或坏死情况下才会被释放，这被称为损伤相关分子模式（damage-associated molecular pattern，DAMP），这些分子包括热休克蛋白和高速泳动族蛋白（high mobility group protein，HMG蛋白）。

（二）集结阶段

当确认炎症反应已经启动时，某些宿主细胞开始分泌趋化因子，这些趋化因子为分子量小于10kDa的小分子蛋白质，可以激活并调节白细胞迁移到发生感染或炎症的地方。趋化因子可以激活整合蛋白并同细胞间黏附分子（intercellular adhesion molecule，ICAM）相结合。然后，白细胞沿着内皮随着趋化因子的梯度浓度滚动到炎症部位，并穿过细胞连接到达损伤或感染的组织。

（三）确认并消除威胁阶段

当免疫细胞到达感染部位后，开始对组织受损情况进行分析。PAMP诱导的细胞因子和由白细胞生成的炎性细胞因子，以及肿瘤坏死因子α（tumor necrosis factor alpha，TNF-α），IL-6、IL-1家族成员都有着不同程度的促炎作用。TNF-α 和 IL-1β 诱导血管舒张和通透性以促使免疫细胞更快到达受损伤部位，同时 IL-1β 和 IL-6 可诱导补体和起到调理作用。在炎症反应调解过程中，炎性细胞因子还可以影响到大脑并产生如发热、恶心和厌食等生理症状。

（四）恢复阶段

纵观整个反应阶段，炎性反应需要加以控制和规范以防止引起全身性炎症，这种全身性反应被称为"细胞因子风暴（cytokine storm）"。许多具有抗炎性的细胞因子就是负责进行炎性反应调节，如 IL-10 和转化生长因子 β（transforming growth factor-β，TGF-β）。每种细胞因子在炎性反应中也起到不同作用，如 Th2 的免疫应答产物可以抑制 Th1 的免疫应答，反之亦如此。在炎症反应过程中若无能力去对整个过程进行调控，其对周围细胞所带来的附带损伤可能会是灾难性的，将会导致败血症甚至死亡。但若控制得当，炎症反应可以有效地阻止病原体入侵，而对周围细胞基本没有或者无长期损害。

（梁伟峰）

第三节　感染性休克

一、概述

根据 2016 年 2 月美国重症医学会和欧洲重症医学会联合对脓毒症和感染性休克（septic shock）进行的第 3 版定义（sepsis-3），脓毒症系感染引起的机体反应异常导致危及生命的器官功能障碍，进一步可发展为感染性休克。脓毒症具有发病率高，来势凶猛，病情变化多端、进展迅速，预后差，死亡率高的疾病特征，已成为威胁人类健康的难治性疾病。尽管早期液体复苏、新型抗生素治疗、营养代谢及重要器官功能支持治疗已取得显著进展，但脓毒症的死亡率仍居高不下。目前，依据研究数据推测全球每年大约有 1 900 万人罹患脓毒症，总体死亡率高达 30%；而感染性休克在各国的发生率在（50～150）/10 万人，死亡率高达 40%。在我国，一项涵盖 10 家医科大学附属医院流行病学资料显示，外科 ICU 中重症脓毒症的发病率为 8.7%，与欧美国家报道的发病率相近，脓毒症的医院病死率为 48.7%，人均住院费用达（11 390±11 455）美元。近期，一项在国内开展的观察性队列研究结果显示，约 9.2% 入住 ICU 的患者将演变为感染性休克，死亡率高达 42.9%。虽然

国内外危重病领域研究学者开展了大量关于脓毒症和感染性休克的基础、转化以及临床研究，但脓毒症的发病机制仍尚未能充分阐明。感染性休克已成为严重威胁人类健康的重大疾病，是国际感染性疾病学界迫切需要解决的科学难题。本章节内容将从脓毒症的定义及诊断标准、病理生理学特征、治疗措施等几个方面阐述感染性休克的相关新进展。

二、定义及诊断标准

1991 年美国胸科医师学会和急救医学会（ACCP/SCCM）在芝加哥召开的联合会议上首次提出了全身炎症反应综合征（systemic inflammatory response syndrome，SIRS）诊断标准，并得到了国际的广泛采纳。然而，最近《新英格兰医学杂志》上发表了一项长达 14 年的多中心、回顾性研究发现如果严格按照满足两项及以上 SIRS 诊断指标作为重症脓毒症的诊断标准，将导致八分之一的重症脓毒症或感染性休克患者漏诊。进一步研究发现，虽然感染性休克患者符合 SIRS 诊断指标每增加 1 条，病死率呈线性增加，但是，若以符合 2 条 SIRS 诊断指标为临界值，感染性休克患者的死亡风险并无显著增加。随着人们对免疫炎症认识的不断深入，脓毒症及感染性休克的定义也在不断更新。直至 2016 年，由来自 16 名顶尖学者组成专家组，通过对大数据分析，重新修订了脓毒症及感染性休克的定义（sepsis 3.0），使之更适用于病理生理学、检验学和流行病学，旨在为脓毒症患者的诊疗和管理提供参考。专家组认为严重的感染引起的脓毒症可导致器官功能障碍（organ dysfunction，OD），而 OD 是影响脓毒症患者预后的重要因素。因此，sepsis 3.0 将定义更新为感染引起的机体反应异常导致危及生命的器官功能障碍（表 20-3-1）。目前，脓毒症相关性器官功能衰竭评价（Sepsis-related Organ Failure Assessment，SOFA）即序贯性器官功能衰竭评分（表 20-3-2）被广泛接受。在 sepsis 3.0 中，通过对 sepsis 2.0 中的 21 条诊断指标进行数据分析，筛选出 3 个预测脓毒症患者不良预后的有效指标——呼吸频率（RR）、格拉斯哥昏迷评分（GCS）、收缩压（SBP），并将这 3 个指标命名为 Quick SOFA（qSOFA，表 20-3-3）。新标准建议感染同时 SOFA 评分≥2，可以诊断患者为脓毒症，即 sepsis 3.0 = 感染 + SOFA≥2。

263

表 20-3-1　sepsis 3.0 相关定义及诊断标准

诊断	英文	定义及诊断标准
感染	Infection	微生物入侵机体组织，在其中生长繁殖并引起从局部到全身不同范围和程度的炎症反应。这一概念强调了疾病是由病原微生物的入侵引起的
脓毒症	Sepsis	感染+SOFA≥2 分
感染性休克	Septic Shock	在脓毒症的基础上出现补液无法纠正的低血压以及血乳酸水平>2mmol/L
多器官功能障碍综合征	Multiple Organ Dysfunction Syndrome(MODS)	机体遭受严重创伤、休克、感染及外科大手术等急性损害 24 小时后，同时或序贯地出现 2 个或 2 个以上的系统或器官功能障碍或衰竭，即急性损伤患者多个器官功能改变不能维持内环境稳定的临床综合征

表 20-3-2　脓毒症相关性器官功能衰竭评价(SOFA)

器官系统	评分				
	0	1	2	3	4
呼吸系统					
PaO$_2$/FiO$_2$/mmHg(kPa)	≥400(53.3)	<400(53.3)	<300(40)	<200(26.7)，辅助机械通气	<100(13.3)，辅助机械通气
凝血系统					
血小板/(10^3·μl^{-1})	≥150	<150	<100	<50	<20
肝脏					
胆红素/[mg·dl^{-1}(μmol·L^{-1})]	<1.2(20)	1.2~1.9(20~32)	2.0~5.9(33~101)	6.0~11.9(102~204)	>12.0(204)
心血管系统	MAP≥70mmHg	MAP<70mmHg	多巴胺<5μg/(kg·min)或者多巴酚丁胺(任何剂量)	多巴胺 5.1~15μg/(kg·min)或者(去甲)肾上腺素≤0.1μg/(kg·min)	多巴胺>15μg/(kg·min)或者(去甲)肾上腺素>0.1μg/(kg·min)
中枢神经系统					
格拉斯哥昏迷评分	15	13~14	10~12	6~9	<6
肾脏					
肌酐/[mg·dl^{-1}(μmol·L^{-1})]	<1.2(110)	1.2~1.9(110~170)	2.0~3.4(171~299)	3.5~4.9(300~440)	>5.0(440)
尿量/(ml·d^{-1})				<500	<200

PaO$_2$：动脉血氧分压；FiO$_2$：吸入气氧浓度；MAP：平均动脉压

表 20-3-3　Quick SOFA(qSOFA)

呼吸频率≥22/min；
神志改变；
收缩压≤100mmHg

由此可见，通过开展大量的基础和临床研究，人们对感染性休克的认识也在不断深入，因此，其定义、诊断标准及治疗策略也应该随着基础和临床研究的不断深入而进行更新。

三、病理生理学特征

感染性休克是脓毒症病程发展到后期最为严重的一个阶段，临床表现为液体复苏困难的低血压或高乳酸血症，其发病机制复杂，受环境因素和宿主遗传因素的双重影响，病理生理过程涉及机体免疫系统、促炎/抗炎系统、凝血/纤溶系统及神经内分泌系统等多个系统的复杂网络。

既往认为，病原微生物侵入机体后，首先被机体免疫系统识别,免疫细胞通过 TLR、C 型凝集素受体(C-type lectin receptor,CLR)等 PRR 识别病原微生物的保守结构即 PAMP,激活细胞内一系列信号通路,引起炎症基因表达的上调。同时,组织细胞应激或损伤后将释放一系列 DAMP,如 HMGB1、ATP 等,激活细胞内核苷酸寡聚化域样受体(NOD-like receptor,NLR)等受体,协同启动全身炎症反应,从而及时清除机体内病原微生物。这一过程受到机体的精密调控,一旦调控出现问题,将导致机体内环境失平衡、炎症反应失控、组织损伤和器官功能障碍等后续并发症的发生。但是,临床研究显示基于 TLR 及其通路的治疗方案并不能改善感染性休克患者的预后。近年来,研究发现髓系细胞触发受体 1/2(TREM1/2)、M 型瞬时受体电位(TRPM)受体、1-磷酸鞘氨醇(S1P)受体、NR4A 核受体家族等非经典 TLR(non-TLR)信号通路在感染所致的器官功能损伤中可能扮演着重要角色,因此,阐述非经典 TLR 信号通路在感染性休克发生发展过程中的作用和下游信号分子机制将为临床防治策略的探索提供新契机。

病原微生物入侵机体,通过 TLR 和非经典 TLR 信号通路启动全身免疫炎症反应,最终引起感染性休克患者的组织微循环障碍,氧的供需失衡,导致组织器官缺血缺氧。研究显示,在感染性休克的发生发展过程中,组织微循环功能障碍是影响预后的独立危险因素,若不能及时纠正将引发多器官功能障碍综合征,增加患者的死亡率。因此,组织微循环障碍是感染性休克的本质,也是引起感染性休克患者死亡的首要原因。

在感染性休克早期,主要表现为机体有效循环血量不足,微循环缺血,皮肤、肌肉、肾脏等全身小血管收缩,局部组织微循环灌注减少,从而导致组织呈缺血、缺氧状态。虽然此期的患者血压因外周血管代偿性收缩,并无明显改变,然而其组织微循环已处于缺血、缺氧状态,此期称为缺血性缺氧期,或代偿期。由此可见,血压并不是一个良好的判断休克与否的临床指标。密切观察患者精神意识、皮肤颜色/温度、尿量和血乳酸水平等反映组织缺血缺氧指标,尽早发现并启动容量复苏治疗,及时改善组织微循环,能够完全逆转此期休克改变。

当病情进一步发展到休克期即失代偿期,微循环的血管丧失代偿能力,毛细血管密度减少,出现局部毛细血管间断开放、闭合增加,导致血液淤滞,进入休克淤血期,此期患者可表现为明显的血容量不足,血压、中心静脉压下降,血细胞黏附聚集加重,血乳酸水平可显著升高。

若失代偿期患者的微循环功能仍未能得到及时有效的纠正,将最终发展为难治性休克即为微循环衰竭期,表现为全身微/小血管麻痹,微循环衰竭,毛细血管内形成微血栓,广泛的组织水肿、内环境紊乱,常导致多器官功能衰竭等,死亡率极高。

综上所述,感染性休克的微循环功能障碍是一个动态变化的渐进过程。因此,探寻感染性休克的早期生物学预警指标,早期识别、尽早开展抗感染治疗、有效的容量复苏治疗等是提高救治成功率的关键。

四、治疗措施

(一)抗感染治疗

控制感染是感染性休克患者治疗的首要措施。为早期确定潜在感染病灶,应及时对患者进行筛查,必要时行影像学等检查。因病情不稳定而不适合行有创操作或转运患者,可选择床旁超声检查。高度可疑或确诊为感染性休克患者应尽早(1 小时内)静脉使用抗生素治疗,并且在使用抗生素之前留取病原学标本,行病原学检查。在获得病原学证据之前,应选择一种或多种药物以覆盖所有可能的病原微生物,且药物必须能渗透到可能导致感染性休克的感染灶中以保证足够的药物浓度。国际重症脓毒症和感染性休克治疗指南推荐抗生素治疗方案应进行每天评估以达到理想的临床治疗效果、防止细菌耐药性的产生、减少抗生素用量、降低医疗费用。

对于已知或怀疑假单胞菌属引起的严重感染患者,应尽早采取感染部位的样本并联合抗生素治疗。对中性粒细胞减少症患者,也应进行经验性的抗生素联合治疗方法。一般严重感染的患者在应用经验性治疗时,联合治疗疗程不应超过 3~5 天,一旦有明确的药敏结果则应该降阶梯,选择最恰当的单一抗生素治疗,总的抗生素治疗疗程一般为 7~10 天,但对于感染病灶没有完全清除或者是存在中性粒细胞减少症等免疫缺陷患者,应当适当延长其治疗疗程。但是,如果证据支持患者的临床症状并非感染造成,而是无菌性的免疫炎症反应表现,应立即停止抗生素治疗。

外科手术包括清除感染灶和坏死组织、脓肿的切排引流等,是控制感染的根本手段。对于部分需要紧急处理的感染(如弥漫性腹膜炎、坏死性筋膜炎等),应尽可能在症状出现 6 小时内明确诊断。明确诊断后应慎重地评估严重感染的患者是否需要以及需要选择哪种感染源控制措施，如脓肿切开引流、感染坏死组织清创、取出体内可能引起感染的医疗器具等。对于病情不稳定的严重感染患者，应采用对生理影响最小的有效干预措施清除感染灶，例如对感染患者的脓肿病灶进行经皮引流而不是外科切开引流。对于导管内感染引起的重症感染或感染性休克患者，应立即拔除可疑或确诊的感染导管，建立新的静脉通路或留置导管。

（二）液体复苏治疗

液体复苏治疗是感染性休克治疗中非常重要的环节。早期、有效的液体复苏能够改善组织微循环灌注，有利于恢复组织、细胞氧的供需平衡。早在2001年，River等首次在感染性休克的集束（bundle）治疗中提出了早期目标指导治疗（early goal-directed therapy，EGDT）液体复苏概念。依据 EGDT，感染性休克患者一经诊断，应立即给予液体复苏治疗，争取6小时之内达到以下指标：①中心静脉压（CVP）8～12mmHg；②平均动脉压（MAP）≥65mmHg；③尿量≥0.5ml/（kg·h）；④中心静脉血氧饱和度（$ScvO_2$）≥70%或混合静脉血氧饱和度（SvO_2）≥65%。EGDT液体复苏治疗策略提出之后，大量的临床研究也证实 EGDT 的应用能够有效降低感染性休克患者死亡率，并于2004年被列入国际严重脓毒症和感染性休克治疗指南中，随后2008和2012年对指南进行了两次修订，对 EGDT 也进行了相应的更新。

在 EGDT 中，液体种类的选择一直是争论的焦点。胶体溶液具有快速恢复血容量和组织灌注、改善氧输送和减少肺损伤等优势，但是 VISEP、CRYSTMAS、6S 和 CHEST 等临床研究并没有发现采用羟乙基淀粉进行早期液体复苏优于晶体溶液，反而增加患者肾损伤风险。基于以往的循证医学证据，2012年指南对感染性休克患者 EGDT 中液体种类的选择进行了更新，建议首选晶体液，不推荐使用胶体溶液羟乙基淀粉（HES）。因此，对于诊断为感染性休克的患者应在30分钟内快速补充20ml/kg晶体液（乳酸林格液、生理盐水等），评估患者对液体治疗的反应性，对于收缩压仍然低于90mmHg或$ScvO_2$≤70%的患者，可以进一步给予心血管活性药物或者输注红细胞治疗。白蛋白是血浆成分大分子物质，能够维持有效的胶体渗透压，快速恢复有效循环血容量。研究显示白蛋白可以安全有效地应用于早期液体复苏，降低感染性休克患者的死亡风险。因此，在需要大量晶体液复苏的感染性休克患者可

以使用白蛋白进行早期液体复苏。

2014年和2015年《新英格兰医学杂志》连续报道了基于 EGDT 的感染性休克液体复苏治疗的大型临床研究结果。其中 ProCESS 研究通过与传统经验液体复苏治疗比较，基于标准化的 EGDT 和简化的EGDT（未进行 CVP 和 $ScvO_2$ 监测）并不能改善感染性休克患者的预后。进一步，相较于简化的 EGDT，标准化的 EGDT 也未能增加感染性休克患者的生存率。而后发表的 ARISE 和 ProMISe 两个大型多中心研究结果同样显示 EGDT 并没能改善严重脓毒症和感染性休克患者的预后。因此，最新的临床循证医学证据显示当前指南的 EGDT 已经不适应感染性休克患者的液体复苏治疗，尤其是 CVP 和 $ScvO_2$ 作为液体复苏治疗目标不能改善患者预后，探寻基于新的液体复苏目标的 EGDT 是感染性休克液体复苏治疗临床研究的新方向。一项关于液体复苏治疗血压目标的临床研究显示与较低水平血压比较（MAP=65～70mmHg），维持较高水平血压（MAP=80～85mmHg）没有改善感染性休克患者预后。因此，液体复苏治疗目标血压仅需维持微循环有效灌注即可，较高的血压目标并不能使患者受益。但是，对于本身存在慢性高血压、机械通气或者心室顺应性降低的患者，其微循环有效灌注压和 CVP 可能高于正常标准，维持较高的目标血压组肾脏替代治疗风险减少，故个体化治疗在维持微循环有效灌注中相当重要。令人疑惑的是，在关于白蛋白联合晶体液复苏的临床研究中发现感染性休克患者的亚组分析显示，白蛋白组患者90天死亡率显著低于晶体液组，而非休克患者的亚组分析结果却恰恰相反（但无统计学意义）。由此可见，白蛋白是否能够应用于临床并使脓毒症及感染性患者获益仍须进一步研究证实。

液体复苏治疗中血制品输注应严格按照临床指征进行，在确保液体复苏治疗效果的同时节约血制品的应用。2012年指南推荐在以下两种情况下可以输注红细胞：①充分的早期液体复苏6小时后，患者MAP≥65mmHg，CVP≥8mmHg，但 $ScvO_2$ 持续低于70%，可选择输注红细胞使血细胞比容达到30%；②经早期液体复苏组织灌注恢复并且不存在缺血性心脏病、严重缺氧或急性出血的患者，血红蛋白低于7g/dl，可考虑输注红细胞使血红蛋白维持在7～9g/dl。临床证据不支持红细胞生成素特异性应用于重症脓毒症相关性贫血患者的治疗，新鲜冰冻血浆不推荐用于没有明显活动性出血和不存在侵袭性操作的患者纠正凝血时间，同样抗凝血酶也不推荐应用

于感染性休克患者。以下情况指南推荐预防性使用血小板治疗:①没有明显活动性出血的患者血小板计数≤10×10⁹/L;②有潜在活动性出血高风险的患者血小板计数≤20×10⁹/L;③存在活动性出血、需要外科手术或者侵袭性操作的患者血小板计数≤50×10⁹/L。

血管活性药物的应用也是感染性休克液体复苏治疗的重要环节之一。在感染性休克后期,微循环血管处于扩张状态并可能伴有心肌抑制、心功能不全,适时使用血管活性药物可以增加外周血管阻力,改善心脏收缩功能,维持有效微循环灌注压,有利于恢复微循环稳态。此外,对于给予足够液体复苏治疗仍然存在组织低灌注的患者可适当使用血管收缩药物。作为感染性休克患者治疗的一线血管收缩药物,去甲肾上腺素主要作用于外周血管,而对心脏的作用轻微,能够有效改善组织灌注,降低心率增快和心律失常风险。肾上腺素作为二线血管收缩药物,可以作为联合用药使用,也可以作为去甲肾上腺素的替代药物。小剂量血管升压素(0.03U/min)可以用于去甲肾上腺素升压效果不明显患者维持平均动脉压,也可以联合去甲肾上腺素应用,从而降低去甲肾上腺素的使用剂量。因多巴胺对心脏的作用效果明显,易导致心率增快和心律失常,增加心脏负荷,故指南不推荐常规使用多巴胺,仅对于一些心动过速风险极低或存在心动过缓的特殊患者可作为去甲肾上腺素的替代用药。此外,去氧肾上腺素具有强烈的外周血管收缩作用,可增加脏器缺血风险,不建议常规应用于感染性休克患者的治疗,建议仅适用于:①去甲肾上腺素相关严重心律失常患者;②高心输出量而持续低血压患者;③联合血管收缩药/强心药或者低剂量血管升压素仍然不能维持目标血压(MAP≥65mmHg)患者的急救治疗。感染性休克患者若出现:①心脏充盈压升高、心输出量降低、心肌功能不全;②尽管给予充分的液体复苏,血压和CVP已到达复苏指标,但仍然存在持续组织低灌注指征($ScvO_2 ≤ 70\%$ 或 $SvO_2 ≤ 65\%$),可以使用多巴酚丁胺,最大剂量不超过 $20μg/(kg·min)$。

(三) 微循环监测和预警

微循环功能障碍是感染性休克病理生理的主要特征,其严重程度与感染性休克患者并发器官功能衰竭及死亡率密切相关。实时监测微循环的动态变化或可作为感染性休克早期诊断的可靠指标,并有利于指导液体容量复苏治疗的个体化实施。目前,微循环监测技术主要包括激光多普勒技术(laser

doppler techniques)、正交偏振光谱(orthogonal polarization spectral,OPS)和侧流暗视野(sidestream dark field,SDF)成像技术。研究也证实了,微循环改变与患者全身循环功能不全和死亡密切相关,且可通过OPS和SDF技术监测舌下微循环以评价感染性休克患者微循环状态。然而,如何将这些技术应用于指导临床治疗还有待进一步研究。

(四) 器官功能支持和替代治疗

感染性休克患者的微循环障碍导致器官、组织和细胞氧的供需失衡易引发器官功能损伤。呼吸和肾脏系统往往是感染性休克最易累及的两个器官,因此,感染性休克患者常常并发ARDS和肾脏功能不全,在感染性休克的治疗过程中应适时采取器官功能支持和替代治疗。

呼吸系统是感染性休克患者最易于累及的器官。绝大多数患者往往存在呼吸功能不全甚至合并ARDS,需要呼吸机支持治疗。临床研究已经表明相较于潮气量12ml/kg,小潮气量(6ml/kg)、限制气道平台压上限≤30cmH₂O 的肺保护性通气策略能够显著降低感染性休克合并ARDS患者的死亡率。大量临床证据支持限制性的压力或容量通气模式能够显著降低ARDS的发生和患者的预后。2012年版指南推荐其他肺保护性通气策略包括呼气末正压和肺复张策略等应用于感染性休克患者的呼吸功能支持治疗。同时,循证医学证据也证实呼气末正压和肺复张策略等肺保护新通气策略能够显著改善患者的预后。

抗生素的应用和外科手术能够有效地清除感染灶、控制感染。但是感染引起的炎症免疫系统激活,促凝/抗凝系统等释放的炎症介质、促凝/凝血因子及组织细胞代谢产物等仍会导致感染性休克的发展迁延。而理论上血液净化技术能够清除炎症介质、内毒素、代谢产物等,继而维持水、电解质平衡等内环境稳定,且对血流动力学影响小,在感染性休克的治疗中可能会发挥积极作用。但目前没有证据支持不合并肾衰竭的感染性休克患者是否能够从血液净化治疗中获益。相反,一项前瞻性、多中心、随机对照的研究结果显示,脓毒症患者在出现首个器官功能不全后24小时内进行连续静脉-静脉血液滤过(CVVH)治疗,非但未能降低血浆中细胞因子的水平,反而使患者的病情恶化。因此,指南仅建议对严重感染合并急性肾衰竭患者进行肾脏替代治疗,且选用连续性肾脏替代治疗与间断性血液透析是等效的。但对血流动力学不稳定的脓毒症患者,连续性肾脏替代治疗可以更方便地管理液体平衡。

（五）皮质醇激素治疗

2012 年版指南建议对感染性休克成人患者,若充分液体复苏和血管活性药物治疗可恢复血流动力学稳定,不用皮质醇激素;若不能恢复稳定,则建议给予氢化可的松 200mg/d 静脉滴注持续输注。建议不采用促肾上腺皮质激素兴奋试验来确定哪些亚组患者应接受皮质醇激素。建议感染性休克患者用氢化可的松而不是用其他皮质醇激素,建议单独用氢化可的松,而不是用氢化可的松联合使用氟氢松。

（六）其他治疗

对感染性休克患者进行适当的营养支持;同时还需进行程序化的血糖管理,当连续监测血糖水平>180mg/L 时开始使用胰岛素,维持血糖水平不超过 180mg/L;加强患者家属的沟通,及时使家属了解患者的病情变化等。

五、小结

虽然人们对于感染性休克的认识越来越深入,但是感染性休克仍是一项高发生率、高死亡率、高医疗负担的疾患,是当前危重病医学领域亟待解决的重大难题之一,完善其发病机制,明确其发生发展的病理生理过程将为其预警和诊治提供分子靶向。基于当前治疗策略是否具有临床效益的临床研究和基于阐述非 Toll 样受体在感染性休克发病和防治中作用的基础研究,将是该领域研究的重要方向。

（方向明）

第四节　弥散性血管内凝血

弥散性血管内凝血(disseminated intravascular coagulation,DIC)是以不同原因所致的凝血和纤溶系统被激活,导致全身微血栓形成,凝血因子大量消耗并继发纤溶亢进,引起全身出血及循环衰竭的临床综合征。DIC 不是一个独立的疾病,而是众多疾病复杂病理过程中的中间环节。其主要基础疾病包括严重感染、恶性肿瘤、病理产科、手术及外伤等。临床上按起病急缓分为急性、亚急性和慢性三型;按病程演变分为高凝期、消耗性低凝血期和继发性纤溶期三期。

一、病因

DIC 的病因来自基础疾病。感染性疾病和恶性疾病约占 2/3,病理产科疾病和外伤也是 DIC 的主要病因。DIC 发生机制十分复杂,主要是由于各种因素引起血管内皮损伤和组织损伤,分别启动了内源性凝血途径和外源性凝血途径,从而引起一系列以凝血功能失常为主的病理生理改变。详见表 20-4-1。

表 20-4-1　DIC 的病因分类

类型	主要疾病
感染性疾病	革兰氏阴性或阳性菌感染、病毒性肝炎、流行性出血热、病毒性心肌炎等
肿瘤性疾病	转移性癌、肉瘤、恶性淋巴瘤、急慢性白血病、异常蛋白血症等
妇产科疾病	感染流产、死胎滞留、妊娠毒血症、羊水栓塞、胎盘早剥等
手术及创伤	严重软组织损伤、挤压伤综合征、大面积烧伤、大手术等
其他	肝衰竭、输血反应、器官移植排斥反应、溶血性疾病

（一）感染性疾病

感染尤其是严重感染是诱发 DIC 的主要病因之一。各种感染可引起内毒素释放、内皮细胞破坏和血小板活化。包括细菌感染、病毒感染、真菌感染、立克次体感染、原虫感染等。细菌感染主要为革兰氏阴性细菌感染,约占 65%。常见的细菌有脑膜炎球菌、大肠埃希菌、沙门菌、变形杆菌、痢疾杆菌等。

（二）肿瘤性疾病

肿瘤是仅次于感染的诱发 DIC 的主要病因。肿瘤导致癌性促凝物质、细胞因子、肿瘤坏死因子及细胞蛋白酶的释放。包括实体肿瘤、血液系统肿瘤。癌肿引起 DIC 多发生于癌肿晚期,特别是广泛转移时。血液系统肿瘤以急性早幼粒细胞白血病最多见,DIC 往往是该型白血病早期死亡的主要原因之一。

（三）妇产科疾病

为急性 DIC 常见的原因之一,包括羊水栓塞、前置胎盘、胎盘早剥、死胎潴留、感染性流产、妊娠高血压综合征、葡萄胎、子宫破裂、绒毛膜上皮癌和 HELLP 综合征等。其中羊水栓塞是最常见的导致 DIC 的产科意外。病理产科导致的 DIC 与组织因子的释放和局部缺血有关。

（四）手术及外伤

富含组织因子的器官,如脑、前列腺、胰腺、子宫等手术,亦可见于体外循环、心脏瓣膜置换与器官移植、门静脉高压分流术等大手术。大面积烧伤、挤压伤、毒蛇咬伤、脑组织创伤、电击伤及长骨骨折等常可见 DIC 发生。

（五）其他

如肝衰竭、输血反应、器官移植排斥反应、溶血性疾病等。

二、发病机制

DIC 发生机制十分复杂，主要是由于各种因素引起血管内皮损伤和组织损伤，分别启动了内源性凝血途径和外源性凝血途径，从而引起一系列的以凝血功能失常为主的病理生理改变。

（一）血管内皮细胞损伤，激活凝血因子Ⅻ，启动内源性凝血途径

细菌、病毒、抗原抗体复合物、创伤及大手术、缺氧、酸中毒等均可引起血管内皮损伤，使内皮下的胶原暴露，由于其表面带有负电荷，可使血液中流动的无活性的凝血因子Ⅻ激活（Ⅻa）而启动了内源性凝血途径。

此外，活化的Ⅻ因子（Ⅻa）可使血浆前激肽释放酶（prekallikrein，PK）转变为激肽释放酶（kallikrein，KK），激活激肽系统引起小血管扩张；Ⅻa 因子还可激活纤溶、补体系统，进一步促进 DIC 的发展，引起细胞损伤。

（二）组织损伤，组织因子释放，启动外源性凝血途径

在大手术、严重创伤、产科意外（如胎盘早期剥离、宫内死胎等）、恶性肿瘤或实质性器官严重破坏时，有大量的组织因子（即凝血因子Ⅲ，或称组织凝血激酶）释放入血而启动外源性凝血途径。

组织因子是一种脂蛋白复合物，含有大量磷脂，广泛存在于人、动物的组织细胞中，脑、肺和胎盘的含量尤为丰富。感染、组织损伤、内毒素血症时组织因子释放入血浆，在钙离子（Ca^{2+}）存在的条件下，组织因子与因子Ⅶ结合，形成复合物，后者激活因子Ⅹ生成活化的Ⅹa，并与 Ca^{2+}、因子Ⅴ和血小板磷脂相互作用形成凝血酶原激活物，逐步完成凝血过程。

（三）血细胞大量破坏，释放促凝物质

血型不合的输血、蚕豆病、恶性疟疾、急性溶血性贫血时，红细胞大量破坏，一方面可释放出腺苷二磷酸（ADP），激活血小板，释放出血小板因子（platelet factor，PF）如 PF3，促进凝血反应，另一方面，红细胞膜内磷脂有直接的促凝作用。

中性粒细胞和单核细胞内也含有促凝物质。在内毒素作用或白血病化疗后易诱发 DIC，内毒素可使中性粒细胞合成和释放组织因子；白血病时白细胞大量破坏，或者由于化疗的杀伤作用，使细胞内的凝血活酶样物质释放入血，从而启动外源性凝血途径引起 DIC。

微血管内皮细胞损伤，内皮下的胶原和纤维暴露，引起局部血小板黏附、聚集和释放。内毒素、免疫复合物、凝血酶等均可直接损伤血小板。血小板聚集是血小板参与止血和血栓形成的重要环节。当血小板黏附于血管破损处或受到凝血酶等活化剂作用被活化后，血小板黏附和聚集形成血小板团块，堵塞微血管；被激活的血小板释放 ADP、5-羟色胺（5-HT）、血栓素 A_2（TXA_2），又可进一步激活血小板，促进 DIC 发生，血小板释放的多种促凝因子（PF3、PF4等），可直接促进血液凝固。

（四）外源性促凝物质入血

细菌、病毒、内毒素、饱和脂肪酸入血，能直接激活Ⅻ因子，启动内部凝血途径；羊水中含有胎粪、脱落的胎儿表皮等颗粒物质，具有较强的促凝活性，可激活内源性凝血系统；某些药物（如高分子量右旋糖酐、左旋天冬酰胺酶）可直接激活Ⅻ因子启动内源性凝血途径；毒蛇或毒蜂的毒液中含有蛋白水解酶，有组织因子样作用，当人被咬伤后，可使外部凝血途径激活。

（五）蛋白 C 缺乏或活性下降

蛋白 C 抗凝系统是体内重要的抗凝系统，由蛋白 C（protein C，PC）、蛋白 S（protein S，PS）和凝血调节蛋白（thrombomodulin，TM）和 PC 抑制物（PC inhibitor，PCI）组成。PC 由肝脏合成，其抗凝作用是通过蛋白水解作用灭活因子Ⅴ（Ⅴa）和因子Ⅶa（Ⅶa）而实现的。当肝脏受损时，可使血浆 PC 水平降低，减弱了对Ⅴa 及Ⅶa 的灭活作用，促进凝血过程。

（六）纤溶活性改变

体内纤溶系统的主要功能是清除沉积于血管壁的纤维蛋白、溶解血凝块，维持血流通畅。主要由纤溶酶原（plasminogen）、纤溶酶原激活物（plasminogen activator，PA）和激活物特异性抑制剂（PA inhibitor，PAI）、纤溶酶（plasmin）以及纤溶酶抑制剂组成。凝血过程可继发性激活纤溶系统。纤溶系统的激活也可以由某些因子直接激活纤溶酶而不依赖于凝血系统的激活。启动纤溶过程的关键因子为组织型纤溶酶原激活物（tissue-type plasminogen activator，tPA），剧烈运动、应激反应、休克、缺氧等生理和病理过程均能影响 tPA 活性，而缺氧和细胞因子（TNF、IL-1 等）也能使 PAI 释放增加，抑制纤溶系统。

三、临床表现

DIC 的临床表现因基础病不同而差异较大,其病理生理过程相关的临床表现(图 20-4-1)如下:

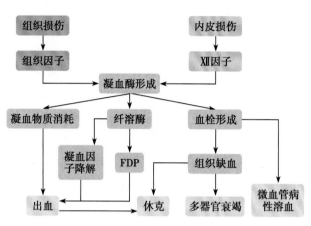

图 20-4-1　DIC 病理生理过程相关的临床表现
FDP:纤维蛋白原降解产物

(一) 出血

出血是急性 DIC 中最常见的临床表现之一。其特点是突发的多部位大量出血,仅少数为隐匿性。出血的发生率为 80%~90%,是本病诊断的重要依据之一。出血部位视原发病变而异,最常见于皮肤,呈一处或多处大片瘀斑及血肿。产科意外时有大量阴道流血,手术时则伤口渗血不止或血液不凝固,局部注射可有持续的针孔渗血。急性 DIC 也可伴有严重的胃肠道、肺或尿道等出血。

(二) 休克或微循环衰竭

发生率为 30%~80%,表现为以下特点:①休克突然发生,无常见休克原因;②休克早期即可出现多脏器功能不全表现;③休克多属难治性;④休克常与出血倾向、栓塞等表现同时出现。多见于急性型,休克的程度不一,与出血量不成比例。常发生于血管内皮损伤所引起的 DIC,以革兰氏阴性杆菌败血症最常见。

(三) 微血管栓塞

发生率为 12%~80%,表现为以下特点:①微血管广泛而弥散性栓塞,通常无定位体征;②发生于体表浅层栓塞者多表现为皮肤、黏膜的灶性缺血性坏死及溃疡形成等;③发生于深部脏器栓塞者多表现为器官功能障碍。

(四) 微血管病性溶血

发生率为 25% 左右,表现为以下特点:①多缺乏典型血管内溶血表现;②部分病例表现为不明原因的进行性贫血;③破碎红细胞增多。

四、临床类型

根据血管内凝血发病快慢和病程长短,DIC 可分为三型。

(一) 急性型

1. 突发性起病,一般持续数小时或数天。

2. 病情凶险,可呈暴发性。

3. 出血倾向严重。

4. 常伴有休克。

5. 常见于暴发性流行性脑脊髓膜炎,流行性出血热,病理产科,败血症等。

(二) 亚急性型

1. 急性起病,在数天或数周内发病。

2. 进展较缓慢,常见于恶性疾病,如急性白血病(特别是早幼粒细胞白血病)、肿瘤转移、死胎滞留及局部血栓形成。

(三) 慢性型

临床上少见。

1. 起病缓慢。

2. 病程可达数月或数年。

3. 高凝期明显,出血不重,可仅有瘀点或瘀斑。

五、临床分期

(一) 高凝血期

仅在抽血时血凝度增高,多见慢性型,也可见于亚急性型,急性型不明显。

(二) 消耗性低凝血期

由于血浆凝血因子和血小板大量被消耗,血液凝固性降低,出血症状明显。

(三) 继发性纤溶期

由于血管内凝血,纤溶系统被激活,造成继发性纤维蛋白溶解,出血症状更明显。

六、检查和诊断

DIC 的实验室检查包括两方面,一是反映凝血因子消耗的证据,包括凝血酶原时间(PT)、活化部分凝血活酶时间(APTT)、纤维蛋白原浓度及血小板计数;二是反映纤溶系统活化的证据,包括纤维蛋白原降解产物(FDP)、D-二聚体、血浆鱼精蛋白副凝固试验(又称 3P 试验)。

DIC 必须存在基础疾病,结合临床表现和实验室检查才能做出正确诊断。由于 DIC 是一个复杂和动态的病理变化过程,不能仅依靠单一的实验室检测指标及一次检查结果得出结论,需强调综合分析和动态监测。一般诊断标准包括临床表现和实验室检查指标。

1. 临床表现

（1）存在易引起 DIC 的基础疾病。

（2）有下列 1 项以上临床表现：①多发性出血倾向；②难以用原发病解释的微循环衰竭或休克；③多发性微血管栓塞的症状、体征。

2. 实验检查指标 同时有下列 3 项以上异常。

（1）血小板计数<100×10⁹/L 或进行性下降。约95% 的病例都有血小板减少，一般低于 100×10⁹/L。如在动态观察中发现血小板持续下降，诊断的意义较大。如 DIC 未经彻底治疗，虽经输新鲜血或血小板，血小板计数仍不增加。反之，如血小板数在 150×10⁹/L 以上，表示 DIC 的可能性不大。有些肝病或白血病患者，血小板在 DIC 发生前已有明显降低，则血小板计数无助于 DIC 的诊断。

（2）血浆纤维蛋白原<1.5g/L 或进行性下降。在原有较高纤维蛋白水平或 DIC 的早期阶段，纤维蛋白原降低不显著，定量测定正常，动态观察就可见到纤维蛋白原有持续减少的倾向，一般低于 1.5g/L 时，即有诊断意义。

（3）血浆 FDP>20mg/L，或 D-二聚体水平升高或阳性，或 3P 试验阳性。当血管内凝血时，FDP 与纤维蛋白的单体结合形成可溶性复合物，不能被凝血酶凝固。鱼精蛋白可使复合物分离，重新析出纤维蛋白单体，结果发生纤维蛋白单体及 FDP 的自我聚合，形成肉眼可见的絮状沉淀，称为血浆鱼精蛋白副凝固试验（又称 3P 试验）。乙醇胶试验与 3P 试验的原理相同，国内资料报道，3P 试验阳性率为72.6%~88.2%，乙醇胶的阳性率低。两种方法均可有假阳性或假阴性结果。相比之下，乙醇胶试验敏感性差，但较可靠；而 3P 特异性差，假阳性多，如FDP 裂片分子量较小时，3P 试验也可为阴性。最好能把两者相互参考比较，意义就更大。

（4）PT 缩短或延长 3 秒以上，或 APTT 缩短或延长 10 秒以上。当外源系统因子Ⅱ、Ⅴ、Ⅶ、Ⅹ大量消耗，血浆中 FDP 及抗凝物质增多时，PT 即明显延长，阳性率可达 90% 以上。除非在 DIC 发生的极早期，PT 测定正常，一般不支持 DIC 的诊断。PT 延长3 秒以上则有意义。

七、治疗

原发病的治疗是终止 DIC 病理过程的最为关键和根本的治疗措施。在某些情况下，凡是病因能迅速去除或控制的 DIC 患者，凝血功能紊乱往往能自行纠正。但多数情况下，相应的治疗，特别是纠正凝血功能紊乱的治疗是缓解疾病的重要措施。

（一）主要治疗措施

1. 治疗基础疾病及去除诱因 根据基础疾病分别采取控制感染、治疗肿瘤、积极处理病理产科及外伤等措施，是终止 DIC 病理过程的最为关键和根本的治疗措施。

2. 抗凝治疗 抗凝治疗的目的是阻止凝血过度活化、重建凝血-抗凝平衡、中断 DIC 病理过程。一般认为，DIC 的抗凝治疗应在处理基础疾病的前提下，与凝血因子补充同步进行。临床上常用的抗凝药物为肝素，主要包括普通肝素和低分子量肝素。

（1）使用方法

1）普通肝素：一般不超过 12 500U/d，每 6 小时用量不超过 2 500U，静脉或皮下注射，根据病情决定疗程，一般连用 3~5 天。

2）低分子量肝素：剂量为 3 000~5 000U/d，皮下注射，根据病情决定疗程，一般连用 3~5 天。

（2）适应证

1）DIC 早期（高凝期）。

2）血小板及凝血因子呈进行性下降，微血管栓塞表现（如器官功能衰竭）明显者。

3）消耗性低凝期但短期内不能去除病因者，在补充凝血因子情况下使用。

4）除外原发病因素、顽固性休克不能纠正者。

（3）禁忌证

1）手术后或损伤创面未经良好止血者。

2）近期有严重的活动性出血。

3）蛇毒所致 DIC。

4）严重凝血因子缺乏及明显纤溶亢进者。

（4）监测：普通肝素使用的血液学监测最常用者为 APTT，肝素治疗使其延长为正常值的 1.5~2.0倍时即为合适剂量。普通肝素过量可用鱼精蛋白中和，鱼精蛋白 1mg 可中和肝素 100U。低分子肝素常规剂量下无需严格血液学监测。

（二）替代治疗

替代治疗以控制出血风险和临床活动性出血为目的。适用于有明显血小板或凝血因子减少证据且已进行病因及抗凝治疗、DIC 未能得到良好控制、有明显出血表现者。

1. 新鲜冷冻血浆等血液制品 每次 10~15ml/kg，也可使用冷沉淀。纤维蛋白原水平较低时，可输入纤维蛋白原：首次剂量 2.0~4.0g，静脉滴注。24 小时内给予 8.0～12.0g，可使血浆纤维蛋白原升至 1.0g/L。

2. 血小板悬液 未出血的患者血小板计数 $<20\times10^9/L$，或者存在活动性出血且血小板计数 $<50\times10^9/L$ 的 DIC 患者，需紧急输注血小板悬液。

3. FⅧ及凝血酶原复合物 偶在严重肝病合并 DIC 时考虑应用。

（三）其他治疗

1. 支持对症治疗 抗休克治疗，纠正缺氧、酸中毒及水电解质平衡紊乱。

2. 纤溶抑制药物治疗 临床上一般不使用，仅适用于 DIC 的基础病因及诱发因素已经去除或控制，并有明显纤溶亢进的临床及实验证据，继发性纤溶亢进已成为迟发性出血主要或唯一原因的患者。

3. 糖皮质激素治疗 不作常规应用，但下列情况可予以考虑：①基础疾病需糖皮质激素治疗者；②感染中毒性休克合并 DIC 已经有效抗感染治疗者；③并发肾上腺皮质功能不全者。

八、预后

影响 DIC 的疗效主要取决于 DIC 基础疾病的特性、程度和机体状态。50%～80% 的 DIC 可治愈，20%～30% 显效，病死率仍可达 20%～40%。

（黄建荣 连江山）

第五节 菌 群 失 调

在人类的进化史中，人类与微生物密不可分，并与人体共同构成了一个"超生物体"（superorganism）。人体携带的微生物细胞总数是人体细胞的 10 倍，达 10 万亿～100 万亿，其基因数量是人类基因组的 50～100 倍。正常微生物群是一个极为复杂的微生物群落（microbiota）复合体。人体存在着许多正常菌群系统，如肠道菌群、口腔鼻咽腔菌群、泌尿生殖道菌群、皮肤菌群等。其中，肠道正常菌群是人体最大的正常菌群系统，其所含微生物约占人体微生物总量的 80%，有 1 000 种以上的细菌。通过对肠道菌群失调的了解，可以加深我们对人体菌群失调的理解。

健康人群的胃肠道内寄居着种类繁多的微生物，这些微生物被统称为肠道菌群。种类不同的肠道菌群按一定的比例组合，各菌间互相拮抗，互相协同，在质和量上形成一种动态生物平衡。一般情况下，肠道菌群与人体和外部环境保持着一个平衡状态，对人体的健康起着重要作用。但在某些情况下，这种平衡可被打破形成肠道菌群失调，引发疾病或者加重病情，引起并发症甚至发生多器官功能障碍综合征和多器官功能衰竭。这种由于敏感肠菌被抑制，未被抑制的细菌便乘机繁殖，从而引起菌群失调，导致其正常生理组合被破坏，产生病理性组合，引起临床症状就称为肠道菌群失调症（alteration of intestinal flora）。

一、肠道菌群特点

肠道内的细菌是一个巨大而复杂的生态系统，各解剖部位之间差异较大。小肠内肠液流量大，将细菌在繁殖前便转运到远端回肠和结肠，故十二指肠和空肠相对无菌，主要菌种是革兰氏阳性的需氧菌，包括链球菌、葡萄球菌和乳酸杆菌。在远端回肠中，革兰氏阴性菌的数量开始增多，并超过革兰氏阳性菌，多为肠杆菌类和厌氧菌。通过回盲瓣，含菌量急剧增加，厌氧菌数量超过需氧菌的 102～104 倍，主要菌种为拟杆菌、真杆菌、双歧杆菌以及厌氧的革兰氏阳性球菌，在结肠中专性厌氧菌的数量甚至超过 98%。学者们为了将研究更为细致化，按照 Dubos 法将主要菌种如类杆菌属、双歧菌属和真杆菌属等根据其存在模式分成三大类：①与宿主共生状态的原住菌（autochthonous microbiota）；②普遍存在于某种环境的普通菌（normal microbitota）；③偶然进入宿主的病原菌（pathogens）。

二、肠道菌群功能

（一）生物拮抗

肠道内各菌群互利共生，在人体某一特定部位黏附、定植和繁殖，形成一层菌膜屏障。通过拮抗作用，抑制并排斥过路菌的入侵和群集。20 世纪 70 年代中期，荷兰微生物学者 van der Wanij 提出定植抗力（colonization resistance，CR）概念。定植抗力是肠道正常菌群阻止潜在致病菌在肠道定植的阻抗力或抵抗力。肠道的定植抗力和厌氧菌有关，厌氧菌的增减，会直接影响定植抗力。20 世纪 90 年代，李兰娟院士等感染病学专家提出 B/E 值（即双歧杆菌和肠杆菌数量对数的比值）作为评估人体肠道微生物定植抗力的指标。

（二）免疫刺激

肠道正常菌群与宿主免疫屏障有关。无菌动物存在免疫器官发育不良，免疫细胞数量下降，功能减弱等。肠道正常菌群中乳酸菌和双歧杆菌对宿主免疫功能有增强作用,能激活吞噬细胞和淋巴细胞,增加抗体形成,刺激脾细胞和派氏结细胞的增殖功能。近年来发现分段丝状杆菌与人体免疫密切相关,可以促进肠道 TH17 分化、成熟。

(三) 物质代谢

肠道菌群与人体形成相互依赖、相互作用的关系,肠道正常微生物如双歧杆菌、乳酸杆菌等能合成多种人体必需的维生素,如 B 族微生物、维生素 K、泛酸等;还能利用蛋白质残渣合成非必需氨基酸,如天门冬氨酸、丙氨酸和苏氨酸等;并通过产生多种代谢酶参与糖类和蛋白质的代谢,同时还能促进铁、镁、锌等矿物元素的吸收。

(四) 抗肿瘤作用

曾有报道,双歧杆菌冻干培养能明显抑制肠肿瘤的发生、降低肿瘤的多态性,缩小肿瘤的体积,长期摄入双歧杆菌能明显抑制活性氧法(AOM)诱导的细胞增殖、鸟氨酸脱羧酶(ODC)活性和 Ras-P21 肿瘤蛋白的表达,改善与肿瘤发生和癌前损伤相关的生理活动和细菌代谢。

三、影响肠道菌群因素

(一) 饮食因素

运用测定细菌酶类的方法研究菌丛代谢活性的结果表明,饮食可使粪便菌丛发生明显改变。无纤维食物能促进细菌易位。Gunffip 等用大鼠进行实验研究,结果表明食物纤维能维持肠道菌群正常生态平衡,且细菌代谢纤维的终产物对小肠上皮有营养作用,纤维能维持肠黏膜细胞的正常代谢和细胞动力学。MacFie 报道加入纤维的低渣饮食对保存肠的结构和功能有好的效果,纤维的保护作用是否通过直接刺激肠黏膜或诱导释放营养性胃肠激素尚不清楚。食物纤维能减少细菌易位,但不能使屏障功能恢复至正常。

(二) 菌丛的变化因素

菌丛组成可因个体不同而存在差异,但对同一个人来说,在相当长的时期内菌丛组成十分稳定。每个菌种的生态学地位由宿主的生理状态、细菌间的相互作用和环境的影响所确定。在平衡状态下,所有的生态学地位都被占据。细菌的暂时栖生可使生态平衡发生改变。

(三) 药物的代谢因素

肠道菌丛在许多药物的代谢中起重要作用,包括乳果糖、柳氮磺吡啶、左旋多巴等。任何抗生素都可导致结肠菌丛的改变,其取决于药物的抗菌谱及其在肠腔内的浓度。克林霉素和氨苄西林可造成大肠内生态学真空状态,使艰难梭菌增殖。应用西咪替丁等 H_2 受体拮抗剂可导致药物性低胃酸和胃内细菌增殖。

(四) 年龄因素

随着年龄的增长,肠道菌群的平衡可发生改变,许多研究表明,老年人肠道内保护性双歧杆菌的数量减少,而肠杆菌科等潜在性致病菌种明显增多,进而导致肠道定植抗力下降、免疫功能减弱、肠道感染风险增高。老年人如能维持年轻时的肠道菌群平衡,也许能够提高免疫能力。

(五) 胃肠道免疫功能障碍因素

胃肠道正常免疫功能来自黏膜固有层的浆细胞,浆细胞能产生大量的免疫球蛋白,即分泌型 IgA,此为胃肠道防止细菌侵入的主要物质。一旦胃肠道黏膜合成单体,或双体 IgA,或合成分泌片功能发生障碍,致使胃肠道分泌液中缺乏分泌型 IgA,则可引起小肠内需氧菌与厌氧菌过度繁殖,从而造成菌群失调,引起慢性腹泻。无症状的 IgA 缺乏者,小肠内菌群亦可过度繁殖。新生儿期菌群失调发生率较高,亦可能与免疫系统发育未成熟或不完善有关。

四、病因

引起肠道菌群失调的病因尚未完全明确,但与下列因素有关:①肠道原发疾病,如急慢性肠道感染、炎症性肠病、小肠细菌过度生长综合征等;②全身性疾病,如感染性疾病、恶性肿瘤、代谢综合征、结缔组织病、肝肾功能受损等慢性消耗性疾病;③其他,如抗生素的不规范应用、化疗及放疗后、各种创伤、多器官功能障碍综合征(MODS)、胃肠道改道手术后、营养不良、免疫功能低下等。

五、发病机制

(一) 定量改变

机体表面与外界相通的腔道上皮细胞的微生境中定植着多种微生物,在正常情况下,它们的种类和数量保持相对平衡,宿主上皮细胞外形成生物屏障,在抗生素等因素的影响下,原生境敏感菌减少了,耐药菌增加了,优势条件致病菌就可成为感染的原因菌。

(二) 定性改变

外籍菌侵入易感生境并生长繁殖,就可以引起感染。这类菌主要是均有传播性的外源菌或过路的病原菌。

（三）定位改变

正常的菌群都有其特定的定位。在抗生素、外伤等因素影响下可发生易位。

（四）定主改变

各种宏生物种群都有其自身的特定正常微生物菌群，如果转移到另外宏生物种群，某些微生物就会引起宿主发病或感染。

上述这四种改变并不是孤立的，而是综合的，在病因、微环境及宿主相互作用下发挥作用。

六、病理改变

（一）细菌生长过盛

胃肠道的解剖和生理学异常会导致近段小肠内结肠型丛增殖，从而出现各种代谢紊乱，包括脂肪泻、维生素缺乏和碳水化合物吸收不良，并可伴发生于小肠假性梗阻、硬皮病、糖尿病性自主神经病变、慢性营养不良等。小肠内细菌生长过盛，其多种厌氧菌（主要有类杆菌、双歧杆菌、韦荣球菌、肠球菌和梭状芽孢杆菌）能水解结合胆盐，导致微胶粒形成障碍、肝硬化、无明显代谢紊乱的低胃酸症等。结肠菌丛的改变能导致因广泛小肠切除后伴有神经功能不全的 D-乳酸性酸中毒。应用广谱抗生素，尤其是克林霉素和氨苄西林能使艰难梭菌增殖，产生一种蛋白质霉素，引起结肠黏膜坏死和溃疡，称为假膜性结肠炎。

（二）细菌产生 IgA 分解酶

溶血性链球菌、草绿色链球菌、肺炎链球菌、流感嗜血杆菌、脑膜炎球菌、淋病奈瑟球菌等菌能够产生分解 IgA 的蛋白酶，并能分解人血清中的 IgA1 和初乳中的分泌型 IgA。其中前 2 种细菌是构成口腔内菌群的主要菌种，后 4 种则为附着黏膜表面增殖的毒力性强的致病菌。由此可见，IgA 蛋白酶对于这些细菌在黏膜表面作为常住菌生存或致病都是至关重要的。

（三）肠道丛与结肠癌

结肠菌丛产生多种具有代谢活性的酶类，在一些自然产物、食物保存剂、染料、添加剂及污染物质变为致突变物质的反应中起媒介作用。许多细菌可因长期接触底物而使细菌酶系统活性增高。若此底物为前致癌物（procarcinogen），则长期接触可使致癌物质的产生增加。

七、临床表现

（一）腹泻

可发生在抗生素使用过程中（约占 2/3）或停药后（约 1/3）。轻者每天 2~3 次稀便，2~8 天转为正常；重者水泻，1 天达 30 余次，持续 4 周或更长。粪呈水样或稀便，可带黏液，罕见带血。

（二）腹痛、发热

通常为低热，有的高达 40℃，伴白细胞增高。

（三）并发症

可并发脱水、电解质紊乱、低血压、低蛋白血症及水肿、中毒性巨结肠甚至穿孔。

八、分型

（一）从细菌种类分型

1. 葡萄球菌性肠炎　多见于长期应用抗生素（四环素类、氨苄西林等）、肾上腺皮质激素和进行肠道手术的老年患者或慢性病患者。

2. 白念珠菌性肠炎　是肠道菌群失调症最常见的一种。多见于瘦弱的婴儿、消化不良、营养不良、糖尿病、恶性肿瘤、长期应用抗生素或激素的患者。

3. 产气荚膜梭菌性急性坏死性肠炎　产气荚膜梭菌所产生的 β 毒素可引起急性坏死性肿瘤、消耗性疾病，以及使用抗生素、皮质激素等情况下最易发生感染。

4. 摩根菌属肠道感染　变形杆菌在一定条件下可为条件致病菌，如普通变形杆菌、奇异变形杆菌、摩根菌属均可引起食物中毒与腹泻。

5. 铜绿假单胞菌肠道感染　铜绿假单胞菌为条件致病菌，常为继发感染，在婴幼儿、老年人、某些恶性肿瘤、消耗性疾病，以及使用抗生素、皮质激素等情况下最易发生感染。

6. 肺炎克雷伯菌肠道感染　当机体抵抗力降低或其他原因，正常寄生在肠道的肺炎克雷伯菌可引起感染，特别是小儿的严重腹泻。

（二）从病情程度分型

1. 轻度　为潜伏型，菌群失调较轻，临床上一般无不适或有轻微的排便异常，只能从细菌定量上发现变化。为可逆性改变，即去除病因后，不经治疗也可恢复。

2. 中度　临床主要表现为慢性腹泻，类似慢性肠炎、慢性痢疾等。一般不能自然恢复，即使消除病因，仍保持原来的菌群失调状态，需要治疗后才能纠正。

3. 重度　肠道的原籍菌大部分被抑制，而少数菌种过度繁殖，占绝对优势，例如假膜性肠炎。重度菌群失调的患者必须及时积极治疗。

九、实验室检查

（一）菌群分析

菌群分析为主要检查方法，有定性分析和定量分析两种。

1. 定性分析　从目前检测方法来看，大致上包括四大类方法，即直接涂片法、平板活菌计数法、16S rRNA 基因探针法及其生物芯片法等。如葡萄球菌炎粪便涂片革兰氏染色可发现成堆的阳性葡萄球菌及中性多形核细胞，粪便培养可有大量葡萄球菌生长。白念珠菌肠炎可采取其病理材料直接涂片，经氢氧化钾溶液处理并革兰氏染色，镜检可见成簇的卵圆形白念珠菌，革兰氏染色阳性，细胞内着色不均匀，细菌培养可形成奶油色表面光滑的细菌样菌落，带有酵母气味。除三度比例失调（即菌群交替症）能检出外，其他比例失调则难以分析。因此，除定性检查外，尚需进一步做定量检查，以判断数值是否正常。

2. 定量检查　首先需将粪质均质化，并按一定比例稀释，培养后还须计算各类细胞菌落以求出细菌总数值。因过程麻烦，一般实验室很少采用。正常菌群分析所用的培养基，要求具有高度的选择性。培养方法除需氧培养外，必要时尚需厌氧培养，需氧培养与一般细菌培养相同，厌氧培养则采用生物厌氧法或厌氧缸法。

（二）结肠镜检查

肠黏膜呈弥漫性充血、水肿、血管分支模糊不清或消失。有散在的糜烂溃疡及出血，有时可见黄色假膜附着。

十、诊断

1. 病史中具有能引起肠道菌群失调的原发性疾病。

2. 有肠道菌群失调的临床表现。

3. 有肠道菌群失调的实验室依据，具体如下：

（1）粪便镜检球/杆菌比紊乱（成人参考值 1：3）。但正常参考值报道不一，有人建议采用康白标准（3：7）。

（2）粪便培养中双歧杆菌/肠杆菌（B/E）值<1。

（3）粪便菌群涂片或培养中，非正常细菌明显增多，甚至占绝对优势。

上述（1）与（2）项可作为临床诊断依据，为诊断肠道菌群失调所必需条件，如在实验室检查中出现任何一项阳性可基本诊断本病。

十一、治疗

（一）全身支持治疗

对施行大手术患者，手术前注意补充营养，亦可肌内注射丙种球蛋白以提高机体免疫功能。有研究表明，溃疡患者肌内注射免疫球蛋白可使结肠内乳酸杆菌和双歧杆菌增加，某些条件致病菌减少。也可试注射转移因子、免疫核糖核酸、胸腺素等；亦可用白细胞介素，2.5 万 U/次，肌内注射，10 天为一疗程，可连续应用。

（二）病因治疗

如由于巨结肠、胆囊炎引起的肠球菌过度繁殖，维生素缺乏造成的肠球菌减少或消失，小肠蠕动过快引起的酵母菌过多等，都必须去除这些原因，然后再扶持正常菌群，方能奏效。

（三）调整菌群治疗

1. 饮食调整　发酵性腹泻应限制碳水化合物；腐败性腹泻应限制蛋白质的摄入。增强肠黏膜的局部防御屏障功能，防止细菌易位，增加纤维食物。

2. 抗菌药物　立即停止原抗生素，应根据菌群分析以及抗菌药物敏感试验，选用合适的抗生素以及抑制过度繁殖的细菌，从而间接扶持肠道繁殖不足的细菌。此外还可采用广谱抗菌药物将肠道细菌大部分消灭，然后再灌入正常肠道菌群的菌液以使其恢复。

3. 微生态调节剂

（1）益生菌：益生菌按菌株的来源和作用方式，可分为原籍菌、共生菌和真菌。原籍菌来源于人体肠道菌群，可直接补充原籍菌，如双歧杆菌、乳酸菌等；共生菌来源于人体肠道菌群外，与人体原籍菌共生促进原籍菌生长、繁殖或直接发挥作用，如芽孢杆菌、枯草杆菌；真菌制剂主要为布拉酵母菌，作用机制独特。

（2）益生元：益生元是一种不被宿主消化的食物成分或制剂，它能选择性地刺激一种或几种有益细菌生长繁殖，通过有益菌的繁殖增多，抑制有害菌生长，从而达到调节肠道菌群，促进机体健康的目的。最早发现的这类物质是双歧因子，如寡糖类物质或称低聚糖，常见的有乳果糖、蔗糖寡糖、棉子寡糖、异麦芽寡糖等。

（3）合生素：合生素是指益生菌和益生元同时并存的制剂。服用后到达肠腔可使进入的益生菌在益生元的作用下，再行繁殖增多，使之更好地发挥益生菌的作用。

4. 中医中药 中医认为"泄泻之本,无不由于脾胃",急性泄泻病多偏实,责在脾胃;慢性泄泻病多为虚,每及脾肾。前者当清热化湿,后者应温补脾肾。中药中的清热解毒药对体液免疫有影响,如蒲公英、白花蛇舌草等能促进抗体生成,鱼腥草能提高备解素浓度,而备解素、C3、Mg^{2+} 组成的备解系统对志贺菌、沙门菌、铜绿假单胞菌等革兰氏阴性杆菌有一定杀灭作用,是机体产生抗体前的一种重要的非特异性的免疫防御功能。在应用中医辨证论治治疗肠道菌群失调时,均应考虑以上药物的作用,于清热化湿、补气健脾、和胃渗湿、温肾健脾等法中,适当配伍应用则效果比较理想。

十二、预防

1. 合理应用抗生素 对老年人以及病后体弱者、慢性消耗性疾病者,使用抗生素或者激素时,严格掌握适应证,最好能进行药物敏感试验,选择最敏感的抗生素。对老、细及病后体弱者,在应用抗生素的同时配合使用乳酸菌素或双歧杆菌活菌制剂及维生素 B 族或维生素 C 等,以防肠道菌群失调。在大手术前,应注意配合全身支持疗法,如提高营养、输血、肌内注射丙种球蛋白、服用维生素等。

2. 预后 肠道菌群失调症状除引起严重吐泻脱水、失血、发生毒血症甚至休克,预后较差外,一般预后良好。

鉴于以上内容不难看出,肠道菌群因其独特的存在模式和动态的变化形式给诸多的相关疾病带来困惑,为了更好地做到肠道菌群失调症的预防,客观清晰的判断便显得尤为重要。

(梁伟峰)

第六节 呼 吸 衰 竭

一、呼吸衰竭

呼吸衰竭(respiratory failure,RF)迄今尚无公认的定义,一般指由各种肺内外原因引起的肺通气和/或换气功能严重障碍,以致不能进行有效的气体交换,导致低氧血症伴(或不伴)高碳酸血症,从而引起一系列生理功能和代谢紊乱的临床综合征。明确诊断有赖于动脉血气分析:在海平面正常大气压下,静息状态、呼吸空气时,动脉血氧分压(PaO_2)低于 50mmHg,伴或不伴动脉血二氧化碳分压($PaCO_2$)高于 50mmHg,并排除心内解剖分流和原发性心排血量降低等因素。

(一) 病因

参与肺通气和/或肺换气的任一环节异常均可导致呼吸衰竭。

1. 气道阻塞性病变 气管-支气管的炎症、水肿、痉挛、异物阻塞等;一些慢性病,如慢性阻塞性肺疾病(COPD)、支气管哮喘急性发作等。

2. 肺组织的病变 包括各种累及肺泡和/或肺间质的病变,如肺炎、结节病、硅沉着病、弥漫性肺间质纤维化。各种原因引起的肺水肿:心源性疾病如左心衰竭、心脏瓣膜病、缺血性心脏病;引起肺泡-毛细血管膜通透性增加的病变,如休克、败血症、吸入化学物质、中毒、急性呼吸窘迫综合征等。

3. 肺血管疾病 如肺栓塞、肺血管炎、多发性微血栓形成等引起通气血流比例失调。

4. 胸廓与胸膜疾病 如胸廓外伤、严重的气胸、大量胸腔积液、胸膜肥厚与粘连、强直性脊柱炎等引起的严重脊柱畸形。

5. 神经肌肉系统疾病 如脑血管意外、颅脑外伤、脑水肿、麻醉药及镇静催眠药中毒引起呼吸中枢抑制;多发性神经炎、脊髓灰质炎、吉兰-巴雷综合征、重症肌无力、有机磷中毒等导致呼吸肌疲劳或衰竭。

(二) 分类

1. 按动脉血气分析分类 Ⅰ型呼吸衰竭(低氧血症型呼吸衰竭):$PaO_2 < 60mmHg$ 而 $PaCO_2$ 正常或降低,主要见于肺换气功能障碍,如严重肺部感染性疾病。Ⅱ型呼吸衰竭(高碳酸血症型呼吸衰竭):$PaO_2 < 60mmHg$ 且 $PaCO_2 > 50mmHg$,由肺泡通气不足所致。

2. 按发病急缓分类 急性呼吸衰竭、慢性呼吸衰竭和慢性呼吸衰竭急性加重。

3. 按发病机制分类 肺衰竭(lung failure)和泵衰竭(pump failure),前者是指各种原因引起的肺泡气体交换不足,主要表现为动脉氧合降低而无二氧化碳潴留。

(三) 发病机制

1. 低氧血症的发病机制

(1) 肺泡通气量不足:正常健康成人在静息状态下,呼吸空气时,约需 4L/min 的肺泡通气量(V_A)才能维持有效的气体分压差进行气体交换。肺泡通气量不足,导致肺泡氧分压(P_AO_2)下降、肺泡二氧化碳分压(P_ACO_2)增加。在同一每分钟通气量前提下,随着呼吸频率加快,每分钟无效腔通气量增加,呼吸"效率"降低。

（2）通气血流比例（V/Q）失调：血液流经肺泡时能否进行有效的气体交换，除与肺泡通气量有关外，还取决于肺泡通气量与血流量之间的比例，即V/Q。正常情况下，肺泡通气量约为4L/min，血流量约为5L/min，V/Q约为0.8。通气血流比例失调主要表现为：①部分肺泡通气不足：如肺不张、肺水肿时，病变区肺泡呈低通气，流经这部分肺泡的毛细血管血未经充分氧合直接注入左心，类似于右向左分流，故又称为功能性分流；②部分肺泡血流不足：肺血管性疾病如肺栓塞时，肺泡通气仍可正常，导致V/Q增大，产生"无效腔效应"。

（3）弥散功能障碍：气体弥散速率主要取决于弥散面积和弥散距离，此外也受肺泡膜两侧气体分压差、肺泡与血液接触时间、心排血量、血红蛋白含量等因素影响。通常情况下，血液与肺泡有充分的接触时间进行气体交换，二氧化碳的弥散能力是氧的20倍，因而弥散功能下降以低氧血症为主，不引起二氧化碳潴留。

（4）右向左分流：肺动静脉瘘、肺血管畸形等引起静脉血未经氧合直接流入动脉血中，产生严重的低氧血症，且吸氧并不能明显改善PaO_2。急性呼吸窘迫综合征患者也可因严重肺水肿、肺泡不张等产生右向左分流。

（5）吸入气氧浓度（FiO_2）降低：高原、井下作业或密闭室内，因环境中氧浓度低，引起P_AO_2降低，进一步引起PaO_2降低。

发热、寒战、抽搐、严重哮喘或情绪激动时耗氧量增加，若同时存在通气障碍，亦可引起严重低氧血症。

2. 高碳酸血症的发病机制　$PaCO_2$与肺泡通气量成反比，根据公式每分钟肺泡通气量＝（潮气量－无效腔气量）×呼吸频率，上述各种病因所致的每分钟通气量减少或/和无效腔增大，均可引起肺泡通气不足，形成高碳酸血症。同时，$PaCO_2$与单位时间内二氧化碳（CO_2）产生量成正比。如感染、高热、癫痫等引起的肌肉抽搐，葡萄糖补充过量等使CO_2产量增加，而肺泡通气功能增加不足以代偿时，往往发生高碳酸血症。

（四）病理生理和临床表现

1. 低氧血症对机体的影响　机体生理活动的能量供应主要来自有氧呼吸，缺氧时无氧代谢增加，能量转化效率降低，产生大量酸性代谢产物，引起代谢性酸中毒。当机体不能代偿时，则导致全身各系统器官功能障碍和代谢紊乱，表现为呼吸困难、发绀、精神错乱、嗜睡、昏迷等。

（1）对神经系统的影响：脑组织的耗氧量约为$3ml/(100g \cdot min)$，占全身耗氧量的20%～25%，因而对缺氧十分敏感。轻度缺氧时表现为注意力不集中，智力减退，随着缺氧程度加重，可出现一系列神经精神症状，如头痛、烦躁不安、定向力障碍、精神错乱、嗜睡等。当PaO_2低于30mmHg时即出现意识丧失、昏迷，低于20mmHg时，数分钟内便可造成不可逆性脑损伤。此外，缺氧和酸中毒可使脑血管通透性增加，影响神经细胞能量代谢，造成脑间质和脑细胞水肿，严重时甚至导致脑疝。

（2）对循环系统的影响：心血管系统对缺氧亦十分敏感。急性缺氧早期可反射性引起心率增快，心肌收缩力增强，心排血量增加。老年人及原有心力衰竭患者，由于心脏储备功能差，可不出现上述反应。长期慢性缺氧可使肺小动脉收缩，肺循环阻力增加，形成肺动脉高压，最终发展成为慢性肺源性心脏病。缺氧引起血流重新分布，皮肤和腹腔脏器血管因交感神经兴奋而收缩，而冠状动脉主要受局部代谢产物的调节发生扩张，血流量增加。严重缺氧还可造成血压下降、心律失常甚至心搏骤停等严重后果。

（3）对呼吸系统的影响：低氧血症对呼吸的影响较CO_2潴留小。$PaO_2<60mmHg$时通过刺激颈动脉体和主动脉体的化学感受器，反射性兴奋呼吸中枢，使呼吸加深加快。但缺氧对呼吸中枢的直接作用是抑制的，当$PaO_2<30mmHg$时，可发生呼吸抑制。

（4）对血液系统的影响：慢性缺氧时促红细胞生成素生成增加，刺激骨髓造血，使红细胞数量增加，提高血液的携氧能力。另一方面血液黏滞度增加，血流阻力也增加，可导致弥散性血管内凝血（disseminated intravascular coagulation，DIC）。

（5）对肾功能的影响：缺氧时血流重新分布，肾血管收缩，肾血流灌注降低，若同时伴有低血压、有效循环血量不足，可引起肾小管变性、坏死，导致急性肾衰竭。

（6）对消化系统的影响：可表现为消化不良、食欲减退，严重时发生消化道溃疡与出血。缺氧可导致肝细胞水肿、变性和坏死，使丙氨酸氨基转移酶升高，如缺氧能及时纠正，肝功能可逐渐恢复正常。

（7）电解质、酸碱平衡紊乱，参阅下述高碳酸血症型呼吸衰竭。

2. 高碳酸血症对机体的影响 慢性二氧化碳潴留,如 COPD 患者,在长期发展过程中机体通过各种代偿机制,已逐步耐受,故对机体影响较小。而急性 Ⅱ 型呼吸衰竭,$PaCO_2$ 在短时间内迅速升高,机体尚来不及代偿,可带来更为严重的后果,除低氧血症的表现外,高碳酸血症对机体其他系统也有影响。

(1) 对神经系统的影响:CO_2 比 H^+ 更易透过血脑屏障,使脑脊液 H^+ 浓度增加,影响脑细胞代谢。轻度的 CO_2 增加可刺激皮质下层,引起皮质兴奋;CO_2 持续升高,则可抑制皮质下层,导致 CO_2 麻醉。因而在肺性脑病(pulmonary encephalopathy)早期,往往表现为失眠、兴奋、烦躁不安等症状,随着 CO_2 潴留加重,出现头痛、头晕、精神错乱、扑翼样震颤、嗜睡、昏迷、抽搐等。$PaCO_2$ 升高还可引起脑血管扩张,使脑血流量增加,刺激交感神经-肾上腺髓质,促进儿茶酚胺分泌。

(2) 对循环系统的影响:高碳酸血症可引起心率减慢、心肌收缩力下降、血管扩张,但同时刺激儿茶酚胺的释放,结果是心排出量增加,血压轻度升高,心、脑、皮肤血管扩张,血流量增加。但严重的 CO_2 潴留,可导致血压降低、心律失常等。

(3) 对呼吸系统的影响:CO_2 是强有力的呼吸兴奋剂,主要通过刺激中枢化学感受器,兴奋呼吸中枢,使呼吸加深加快。但当 $PaCO_2 > 80mmHg$ 时,对呼吸中枢起抑制和麻醉效应。此外,$PaCO_2$ 升高可使血红蛋白氧解离曲线右移,增加氧的释放,一定程度上缓解组织缺氧。

(4) 电解质、酸碱平衡紊乱:Ⅱ 型呼吸衰竭因 CO_2 潴留造成呼吸性酸中毒。缺氧条件下组织细胞生物氧化过程无法正常进行,乳酸和无机磷产生增多,导致代谢性酸中毒。又因能量供应不足,钠泵功能障碍,使细胞内 K^+ 转移至细胞外,而 Na^+、H^+ 进入细胞内,造成高钾血症和细胞内酸中毒。以上代谢紊乱同时出现可引起意识障碍、血压下降、心律失常,严重时甚至引起心搏骤停。慢性呼吸衰竭时(如 COPD),肾脏可通过增加碳酸氢根的重吸收来维持 pH 相对稳定,此时可呈现呼吸性酸中毒合并代谢性碱中毒,并可因血中碳酸氢根增多造成低氯血症。

(五) 诊断

通过详细询问患者的病史,可了解发病的诱因、起病缓急和相关的临床表现,从患者的既往史中可发现其有无基础疾病,为鉴别诊断提供依据。结合有关体征及动脉血气分析结果,经综合判断后,可作出呼吸衰竭的诊断。

实验室和辅助检查有助于明确诊断和指导治疗,如通过肺功能检测可判断肺通气功能障碍的性质、程度及是否合并换气功能障碍;影像学检查,如胸部 X 线检查、CT 检查、放射性核素肺通气/灌注扫描和 CT 肺动脉造影有助于发现或排除肺炎、肺栓塞等疾病。

(六) 治疗

呼吸衰竭的处理原则包括:保持呼吸道通畅,改善肺泡通气,纠正缺氧和 CO_2 潴留;维持循环功能稳定;病因和诱因的治疗;加强对全身及其他重要脏器功能的监测与支持治疗,纠正酸碱失衡和电解质紊乱等。

1. 保持呼吸道通畅 这是最基本、最重要的治疗措施。若患者昏迷,应使其仰卧位,头后仰,托起下颌将口打开,防止舌后坠,并清除气道内分泌物及异物,必要时行气管插管或气管切开建立人工气道。如患者存在呕吐、胃内容物反流,还需插胃管做胃肠减压,避免误吸。

2. 氧疗 氧疗的目标是使 PaO_2 高于 60mmHg,或动脉血氧饱和度大于 90%,具体 FiO_2 应根据患者的病情及动脉血气监测调整。Ⅰ 型呼吸衰竭患者无二氧化碳潴留,一开始即可予较高浓度的氧,调节 FiO_2 接近 0.4,以迅速提高 PaO_2。Ⅱ 型呼吸衰竭患者若 FiO_2 过高,解除了低氧对呼吸中枢的刺激,反而会引起呼吸抑制,导致 $PaCO_2$ 上升,所以应采取控制性氧疗。如 COPD 所致慢性呼吸衰竭患者,可先予 24%~26% 的氧,以后复查动脉血气分析,若 PaO_2 升高,$PaCO_2$ 升高不超过 10mmHg,且神志清楚,可适当提高氧浓度(<35%)。

3. 增加有效肺泡通气量,改善 CO_2 潴留

(1) 呼吸兴奋剂:多沙普仑(doxapram)对以中枢抑制为主、通气不足引起的呼吸衰竭疗效较好。肺炎、肺水肿、弥漫性肺间质纤维化等以肺换气功能障碍为主则不宜使用。此类药物易加重呼吸肌疲劳,使用时需注意。

(2) 机械通气:通过机械通气可以维持适当的肺泡通气量,改善氧合,缓解呼吸肌疲劳。COPD 急性加重患者,早期使用无创通气(non-invasive ventilation),可避免呼吸衰竭加重,有可能避免气管插管。不宜行无创机械通气的患者:呼吸暂停、面罩不能耐受、病情不稳定(如低血压休克、未控制的上消化道大出血)、意识障碍不能合作、吞咽障碍、多器官功能衰竭等。当呼吸衰竭患者出现意识障碍,低氧血症不能纠正,气道分泌物增多,血流动力学不稳定

时应及早气管插管行有创机械通气。

4. 病因及诱因治疗　针对引起呼吸衰竭的病因及诱因治疗十分重要。感染是引起慢性呼吸衰竭急性加重的常见诱因,应根据痰培养和药敏结果选用有效的抗生素;支气管痉挛时不利于排痰且容易诱发感染,应给予有效的支气管舒张药,如β受体激动剂、茶碱类药,必要时予肾上腺皮质激素。

5. 并发症的治疗　积极防治消化道出血,保护心、脑、肝、肾等重要脏器,防治多器官功能障碍综合征。纠正酸碱失衡和电解质紊乱,加强液体管理,防治休克。

6. 营养支持　呼吸衰竭患者由于热量摄入不足、能量消耗增加,机体处于负代谢,导致机体免疫功能降低、感染不易控制,呼吸肌功能不能维持,以致抢救病程延长。因此,宜给予高蛋白、低碳水化合物、富含维生素的饮食,必要时静脉营养支持。

二、急性肺损伤/急性呼吸窘迫综合征

急性呼吸窘迫综合征(acute respiratory distress syndrome,ARDS)是各种致病因素引起弥漫性肺泡-毛细血管损伤,以进行性低氧血症为特征的急性呼吸衰竭。主要病理生理改变为肺顺应性降低、通气血流比例失调和肺容积减少,胸部X线检查显示双肺弥漫性浸润影。

ARDS于1967年由Ashbaugh等人首先描述并提出,1994年欧美共识会议(AECC)定义了ARDS和急性肺损伤(acute lung injury,ALI),指出ALI为这一临床综合征的早期阶段,低氧血症程度较轻($PaO_2/FiO_2 \leq 300mmHg$),而ARDS则是较为严重的阶段($PaO_2/FiO_2 \leq 200mmHg$)。2012年*JAMA*上发表的ARDS柏林定义取消了ALI,并根据低氧血症的程度将ARDS分为轻度、中度、重度,相对AECC定义,柏林定义对病死率有更好的预测效度。

(一) 病因

引起ARDS的病因或相关危险因素可分为肺内因素(直接因素)和肺外因素(间接因素),部分常见病因如下:

1. 严重感染与脓毒血症　细菌性肺炎、病毒性肺炎、真菌性肺炎、分枝杆菌、立克次体。

2. 创伤　肺挫伤、肺脂肪栓塞、多发性骨折、连枷胸、重度烧伤。

3. 吸入有害液体或气体　胃内容物、高浓度氧、其他有毒气体(如NO_2、Cl_2)。

4. 药物和化学品　麻醉药过量、阿片类、秋水仙碱、百草枯。

5. 代谢性疾病　糖尿病酮症酸中毒、尿毒症。

6. 血液系统疾病　多次大量输血、弥散性血管内凝血、血栓性血小板减少性紫癜、溶血性尿毒综合征。

7. 妇产科疾病　子痫及子痫前期、羊水栓塞。

8. 其他　休克、急性胰腺炎、结缔组织病、器官移植、体外循环。

(二) 发病机制

ARDS是感染、创伤等诱导的全身炎症反应综合征(systemic inflammatory response syndrome,SIRS)在肺部的表现,其具体发病机制尚未完全阐明,目前认为炎症反应失控是导致肺泡毛细血管膜损伤的主要因素。

1. 炎症细胞和炎症介质　细菌、毒素等刺激机体单核-巨噬细胞系统,产生白细胞介素-1(IL-1)和肿瘤坏死因子-α(TNF-α)等炎症介质和细胞因子,激活多形核白细胞(PMN),引起大量中性粒细胞在肺内积聚和活化,通过释放蛋白溶解酶、氧自由基、花生四烯酸代谢产物等炎症介质,导致肺泡毛细血管膜损伤。补体系统和凝血-纤溶系统被激活后,C3a、C5a水平明显升高,导致血管通透性增加、高凝倾向和微血栓形成。白三烯(LTB4)、血小板活化因子、IL-8等趋化PMN在肺内聚集,进一步促进炎症介质释放,产生瀑布级联反应,加重肺损伤。

2. 肺泡毛细血管膜损伤　炎症反应导致肺毛细血管内皮细胞受损,通透性增加,大量富含蛋白质的水肿液在肺间质和肺泡腔内积聚。Ⅰ型和Ⅱ型肺泡上皮细胞损伤,导致气体交换障碍、屏障功能受损和表面活性物质功能减退。表面活性物质具有防止肺泡萎陷、肺微血管内液体渗出和维持肺顺应性的功能,其缺乏和功能异常导致大量肺泡萎陷、肺水肿和透明膜形成。

此外,肝功能不全时,清除循环中的细菌和毒素能力减弱,炎症介质作用时间延长。感染、创伤等导致胃肠道黏膜受损,肠道细菌、毒素移位,均可诱导或加重肺损伤。ARDS时释放的炎症介质和细胞因子又可损伤其他器官,形成多器官功能障碍综合征(multiple organ dysfunction syndrome,MODS)。

(三) 病理和病理生理

ARDS的病理变化可分为渗出期、增生期和纤维化期,三期相互关联并部分重叠,且具有不均一性,表现为重力依赖区(下肺区和背侧肺区)病变重。

1. 渗出期(exudative phase)　发病后的1～7

天,主要特点是肺泡毛细血管内皮细胞和肺泡上皮细胞损伤。肺毛细血管内微血栓形成,肺间质和肺泡腔内含有大量富含蛋白质的水肿液和中性粒细胞浸润,凝结的血浆蛋白、细胞碎片及残余的表面活性物质混合形成透明膜,可见灶性或大片性肺泡萎陷。

2. 增生期(proliferative phase) 发病后的 3~10 天,Ⅱ型肺泡上皮细胞增生,间质 PMN 和成纤维细胞浸润,肺泡膜增厚。

3. 纤维化期(fibrotic phase) 发病后 36 小时肺纤维组织增生,7~10 天后增生显著,病程的第 3~4 周,纤维组织增生导致肺泡隔增厚,肺血管壁增厚、管腔狭窄闭塞和肺动脉高压。上述病变引起肺顺应性降低和肺无效腔增加。

由于肺水肿和肺泡萎陷,肺容积减少,其中功能残气量减少最明显,因此,ARDS 患者的肺称为小肺(small lung)或婴儿肺(baby lung)。肺泡表面活性物质减少引起的肺不张和肺水肿以及肺组织纤维化导致肺顺应性降低,通气血流比例失调。

（四）临床表现

ARDS 起病迅速,通常在原发病起病后 12~48 小时发生,呼吸频率可达 25~50 次/min,表现为呼吸窘迫,肺损伤越重,则呼吸频率加快越明显。呼吸困难进行性加重,缺氧明显时表现为烦躁不安、心率增快、发绀等,严重者可出现嗜睡、谵妄、昏迷,且低氧血症不能用常规的氧疗方法改善。早期除呼吸频数外肺部体征可不明显,或仅在双肺闻及干湿性啰音,随着病变加重,吸气时可出现锁骨上窝、胸骨上窝和肋间隙凹陷,后期可闻及水泡音。

（五）辅助检查

1. 胸部 X 线检查和 CT 扫描 早期可无异常,部分患者可呈间质性肺水肿病变,表现为肺纹理增多,边缘模糊。随病情进展,出现斑片状浸润影,并进一步融合成大片状或呈磨玻璃样改变,伴有支气管充气征。后期阴影逐渐吸收,可出现纤维化样改变。

胸部 CT 尤其是高分辨率 CT,较胸部 X 线检查能更准确地反映肺部病变,并发现肺部感染灶,为早期诊断提供帮助。

2. 动脉血气分析 在 ARDS 早期,由于低氧血症对呼吸中枢的反射性刺激导致过度通气,常表现为呼吸性碱中毒,$PaCO_2$ 降低和 pH 升高。后期由于呼吸肌疲劳及毛细血管闭塞导致 V/Q 升高,无效腔通气增加,肺泡通气量减少,则可出现 $PaCO_2$ 升高和 pH 降低,呈呼吸性酸中毒或合并代谢性酸中毒。

氧合指数(PaO_2/FiO_2)是临床上诊断 ARDS 的主要依据之一,ARDS 柏林定义取消了 ALI,并根据氧合指数将 ARDS 分为 3 个亚组。

3. 肺功能检测 ARDS 患者早期即可出现肺容积减少,肺总量、肺活量、功能残气量均减少。

4. 肺泡毛细血管屏障功能 肺泡毛细血管屏障功能受损时,血浆蛋白流到血管外,水肿液蛋白含量与血浆蛋白含量比值升高,该比值大于 0.7 时,应考虑 ARDS。

另外,监测肺动脉楔压(PAWP),检查肺顺应性及支气管肺泡灌洗液对诊断亦有帮助。

（六）诊断

ARDS 柏林定义的诊断标准见表 20-6-1。

表 20-6-1　急性呼吸窘迫综合征(ARDS)柏林定义与诊断标准

时程	已知临床发病或呼吸道症状新发或加重后 1 周内
胸部影像学[a]	双肺致密影,并且不能完全用渗出、肺叶/肺不张或结节解释
水肿起源	不能完全用心力衰竭或体液超负荷解释的呼吸衰竭。如果没有危险因素,则需要进行客观评估(如超声心动图)以排除流体静力型肺水肿
氧合[b]	轻度:200mmHg $< PaO_2/FiO_2 \leq$ 300mmHg,且 PEEP 或 CPAP $\geq$ 5cmH$_2$O[c];
	中度:100mmHg $< PaO_2/FiO_2 \leq$ 200mmHg,且 PEEP $\geq$ 5cmH$_2$O;
	重度:$PaO_2/FiO_2 \leq$ 100mmHg,且 PEEP $\geq$ 5cmH$_2$O

CPAP:持续气道正压通气;FiO$_2$:吸入气氧浓度;PaO$_2$:动脉血氧分压;PEEP:呼气末正压通气;[a] 胸部 X 线检查或 CT 扫描;[b] 如果海拔超过 1 000m,应根据以下公式进行校正:PaO$_2$/FiO$_2$×(大气压/760);[c] 轻度 ARDS 患者可接受无创通气

（七）鉴别诊断

ARDS 在诊断标准上无特异性,必须通过详细的病史、体格检查以及辅助检查与其他引起类似症状的疾病相鉴别。心源性肺水肿通常由器质性心脏病(如冠心病、风湿性心脏病)引起左心衰竭,导致肺毛细血管静水压升高,液体漏出,形成急性肺水肿,此时水肿液蛋白含量不高。临床上可出现咳粉红色泡沫痰,卧位时呼吸困难加重,检测 PAWP、超声心动图可有助于鉴别。ARDS 患者肺动脉压增高,PAWP 一般正常,但是 PAWP>18mmHg 时,除心源性肺水肿外,可合并存在 ARDS。此外,尚需与非心源性肺水肿、弥漫性肺部感染、弥漫性肺间质纤维化等疾病

相鉴别。

（八）治疗

ARDS 患者应入 ICU 治疗。目前针对肺组织损伤尚缺乏有效的治疗手段，临床上主要通过病因治疗和支持治疗减轻炎症反应，为肺损伤修复争取时间。

1. 病因治疗 这是治疗 ARDS 的基础和关键环节。如感染是导致 ARDS 的常见原因，细菌性感染时需及早根据经验应用抗生素，并根据疗效、药敏结果等进行调整。尽量避免加重肺损伤的因素，如大量输血、输液、高浓度吸氧及人工气道继发感染等。

2. 呼吸支持 氧疗是纠正 ARDS 低氧血症，改善组织器官缺氧的最基本治疗措施。常规氧疗无法纠正时，应尽早气管插管实施机械通气。目前采用肺保护性通气策略，以免加重肺组织损伤。

（1）小潮气量：ARDS 时肺容积明显减少，且肺病变具"不均一性"，常规或大潮气量通气易导致肺泡过度扩张，引起或加重肺泡上皮和血管内皮损伤，过高的气道平台压可导致呼吸机相关肺损伤和肺外器官损伤。因此，应采用小潮气量（6ml/kg），控制吸气末气道平台压不超过 $30cmH_2O$。对于小潮气量通气时出现的允许性高碳酸血症，目前尚无明确标准，若合并代谢性酸中毒，可补充碳酸氢钠，严重时采用体外膜氧合。

（2）肺复张和呼气末正压通气（PEEP）：充分肺复张是纠正低氧血症的重要措施，也是 PEEP 维持塌陷肺泡复张的前提。常用的肺复张手法包括控制性肺膨胀、PEEP 递增法、压力控制法。目前对 PEEP 的理想水平尚存在争议，需根据肺泡复张、动脉血氧分压、心排出量等综合考虑。由脓毒症引起的中度或重度 ARDS 患者建议采用高水平的 PEEP。

机械通气时若无禁忌证，可采用保留部分自主呼吸、俯卧位通气、45°半卧位等措施，有助于改善氧合，改善预后。

3. 体外膜氧合 体外膜氧合（extracorporeal membrane oxygenation，ECMO）是将血液从体内引到体外，经膜式氧合器摄取氧并排出二氧化碳后，再用驱动泵将血液泵回体内的体外生命支持疗法，为心肺功能的恢复赢得宝贵的时间。ECMO 主要有静脉-静脉（veno-venous，VV）和静脉-动脉（veno-arterial，VA）两种体外循环建立方式。随着医疗技术的发展，以往被认为是 ECMO 治疗禁忌证的，现也取得了一定的疗效。在 2009 年甲型 H1N1 流感所致的 ARDS 治疗中 ECMO 也发挥了作用，降低了死亡率

（27.5%）。其主要并发症包括血栓形成、空气栓塞、出血、肾功能不全、感染、中枢神经系统并发症等。

4. 药物治疗 糖皮质激素不能预防 ARDS 的发生发展，不推荐常规应用。感染性休克患者如液体复苏和血管升压药不能维持血流动力学稳定，可静脉注射氢化可的松 200mg/d，当不需要血管升压药时，建议逐渐停用。另外，一氧化氮、肺泡表面活性物质、环氧合酶抑制剂等疗效均不明确，目前不作为 ARDS 的常规治疗手段。

5. 液体管理 采取有效的治疗措施控制肺毛细血管静水压，可减轻肺水肿，改善肺功能，并缩短机械通气持续时间。可在维持循环稳定和保证组织器官灌注前提下，限制液体入量，并根据血压及尿量使用利尿剂，促进水肿消退。目前，对 ARDS 患者采用晶体液还是胶体液尚存在争议，因 ARDS 时通透性增加，补胶体液可使水肿加重。但存在低蛋白血症时，可补充白蛋白并联合利尿剂，实现液体负平衡。

6. 营养支持 应尽早开始肠内营养支持，保护胃肠道黏膜屏障，防止肠内细菌和毒素移位。总热量摄入不宜过高，一般为 25~30kcal/（kg·d）。

（梁伟峰）

第七节 急性肾衰竭

急性肾衰竭（acute renal failure，ARF）是由各种原因引起的肾功能在短时间内（几小时至几周）突然下降而出现的氮质废物滞留和尿量减少综合征，定义为血肌酐（SCr）上升超过基础值50%，或绝对值增加 ≥26.4μmol/L（0.3mg/dl），或尿量<0.5ml/（kg·h），持续时间>6 小时。急性肾衰竭主要表现为氮质废物、血肌酐和尿素氮升高，水、电解质和酸碱平衡紊乱及全身各系统并发症。

一、病因

根据病因分类，急性肾衰竭可分为肾前性、肾性和肾后性急性肾衰竭。肾前性急性肾衰竭的常见病因包括低血容量（如各种原因的液体丢失和出血、有效动脉血容量减少、低心排血量），肾血流动力学改变（包括全身血管扩张或肾脏血管收缩）和肾动脉狭窄或阻塞等。肾后性急性肾衰竭的病因主要是各种原因引起的急性尿路梗阻。肾性急性肾衰竭是指肾实质损伤，根据病变部位和性质，可分为肾血管疾病、肾脏微血管和肾小球病变、急性间质性肾炎、缺

血和中毒性急性肾小管坏死(acute tubular necrosis, ATN)。ATN的病因多种多样,常伴有感染、导致有效循环容量下降或血压下降的各种因素、各种肾毒性药物等诱因。

(一)肾前性急性肾衰竭

肾前性急性肾衰竭是因肾灌注减少,循环不良引起肾小球滤过率(GFR)降低,而并无明显的肾实质损伤。如果肾灌注量减少能在6小时内得到纠正,则血流动力学损害可以逆转,肾功能也可迅速恢复。但若低灌注持续,则可发生肾性急性肾衰竭,肾小管上皮细胞明显损伤,继而发展为急性肾小管坏死。

肾前性急性肾衰竭病因主要包括低血容量、心排出量下降、全身血管扩张或肾动脉收缩等,引起有效循环血容量减少,导致全身动脉血压下降,激活动脉和心脏压力感受器,引发一系列神经和体液反应,包括交感神经及肾素-血管紧张素-醛固酮系统的激活等共同作用,以维持血压,维持心、脑等重要脏器的血供。

(二)肾性急性肾衰竭

肾性急性肾衰竭是由于各种肾脏疾病引起,或由于肾前性因素持续存在,病情进展引起。根据病变部位及性质不同,可分为以下几类:

1. 肾血管疾病　由肾脏动脉或静脉疾病导致急性肾衰竭,相对少见。

2. 肾小球疾病　伴有大量新月体形成的急性肾小球肾炎和严重的塌陷性肾小球疾病,尤其在肾脏灌注减少时可出现急性肾衰竭。常见的有肾炎肺出血综合征,抗肾小球基底膜抗体肾炎,ANCA(抗中性粒细胞胞质抗体)相关性小血管炎,微型多血管炎,狼疮性肾炎,过敏性紫癜性肾炎等。

3. 肾脏微血管病　影响肾脏微血管供应的疾病,常见的有溶血尿毒综合征、血栓性血小板减少性紫癜、恶性高血压等。

4. 急性间质性肾炎　包括药物过敏性间质性肾炎、严重感染、自身免疫性疾病、排斥反应等。

5. 急性肾小管坏死　主要有缺血性急性肾小管坏死及肾毒性急性肾小管坏死,前者包括手术、创伤、脓毒症等因素,后者包括氨基糖苷类、两性霉素B、阿昔洛韦、顺铂等药物。

(三)肾后性急性肾衰竭

肾后性急性肾衰竭见于各种原因引起急性尿路梗阻。肾后性急性肾衰竭的特征是急性尿路梗阻,梗阻可发生在尿路从肾盂到尿道的任一水平,因肾实质受压,肾脏功能下降,又称梗阻性肾病。

二、临床表现

(一)尿量减少

通常发病后数小时或数天出现少尿或无尿。

(二)氮质血症

急性肾衰竭时,人体蛋白质代谢的产物不能经肾脏排出体外,尿素氮(BUN)及血肌酐升高。

(三)液体平衡紊乱

由于盐和水的排出减少致水钠潴留,常常导致全身水肿、脑水肿、肺水肿及心力衰竭、血压升高和低钠血症。

(四)电解质紊乱

1. 高钾血症　是急性肾小管坏死最严重并发症之一,也是少尿期的首位死因。原因主要有肾脏排钾减少,并发感染、溶血及大量组织破坏,钾离子由细胞内释放如细胞外液、酸中毒致氢钾交换增加,摄入富含钾食物等。

2. 低钠血症　主要是水过多引起的稀释性低钠血症,恶心、呕吐、利尿剂应用也可引起。

3. 高磷血症　在高分解代谢或急性肾衰竭伴大量细胞坏死时可出现高磷血症。

4. 低钙血症　转移性磷酸钙盐沉积,导致低血钙。另外,还可出现高镁血症、低镁血症等。

5. 代谢性酸中毒　患者急性肾小管坏死时,肾脏不能排出固定酸,引起代谢性酸中毒。

6. 消化系统表现　通常为首发症状,表现为厌食、恶心、呕吐、腹泻等,部分患者可并发消化道出血。

7. 呼吸系统表现　可有呼吸困难、咳嗽、胸闷、咳粉红色泡沫样痰等,与心力衰竭及体液潴留有关。

8. 循环系统表现　常有高血压、心力衰竭、心律失常等表现。与容量负荷、电解质紊乱等因素相关。

9. 神经系统表现　严重者可出现尿毒症脑病,表现为昏睡、精神错乱、木僵等精神症状,甚至出现人格改变、昏迷或癫痫发作等。与毒素潴留、水电解质紊乱等有关。

10. 血液系统表现　可表现为贫血、白细胞升高、血小板功能缺陷、出血倾向等。

11. 营养代谢异常　患者处于高分解状态,蛋白质及肌肉等分解代谢加快。

12. 感染　急性肾衰竭感染发生率较高,且感染是急性肾衰竭的主要死因。感染与尿毒症所致的免疫缺陷及各种有创操作等因素有关。

三、临床分期

急性肾小管坏死是肾性急性肾衰竭的常见类型。典型的急性肾小管坏死一般经过为少尿期、移行期、多尿期和肾功能恢复期四个阶段。非少尿性急性肾衰竭可无明显的少尿期和多尿期。少尿性急性肾衰竭的少尿期、多尿期、恢复期时间的长短也不尽相同。

（一）少尿期

每天尿量少于 400ml 称为少尿。急性肾小管坏死时很少出现绝对无尿。如果出现绝对无尿，则多为完全性尿路梗阻、急进性肾小球肾炎和急性肾皮质坏死。少尿期一般持续时间 1~2 周。少尿期长则肾损害重。如果超过 1 个月，提示广泛肾皮质坏死。

（二）移行期

患者少尿期过后，尿量超过 400ml/d 即进入移行期，这是肾功能开始好转的信号。

（三）多尿期

24 小时尿量在 2 000m 以上，多者可达 4 000~6 000ml，此时患者水肿消失，血肌酐及尿素氮降低，代谢性酸中毒及尿毒症症状逐渐减轻。但是由于大量的水及电解质排出，患者可以出现脱水、低钠血症、低钾血症等水电解质紊乱，应注意监测和纠正。

（四）恢复期

肾小球滤过率逐渐恢复，尿量正常，血肌酐及尿素氮降至正常范围。肾功能完全恢复约需要半年至 1 年的时间，少数患者可遗留不同程度的肾功能损害，而发展为慢性肾衰竭。

四、诊断

如存在急性肾衰竭的诱因，同时出现突发性少尿（24 小时尿量低于 400ml）或无尿（24 小时尿量低于 100ml），血肌酐升高≥50%，水电解质紊乱，代谢性酸中毒，不明原因的充血性心力衰竭，肺水肿等，需考虑急性肾衰竭。对于病史不清的患者还应首先除外慢性肾衰竭。必要时需进行肾脏活检。

五、实验室及辅助检查

（一）血液及尿液检查

血液检查：急性肾衰竭可出现轻中度贫血，血肌酐、尿素氮升高，血钾升高（>5.5mmol/L），代谢性酸中毒（pH<7.35），低血钙、高血磷等。

尿液检查：尿色偏深，多浑浊，肾小球性肾衰竭可有大量蛋白尿及血尿，可见红细胞及细胞管型，急性间质性肾炎可有中等量蛋白尿，可见红细胞、白细胞、嗜酸性粒细胞及其管型，ATN 者尿蛋白可呈阴性，可见上皮细胞管型等，肾前性及肾后性肾衰竭等尿蛋白可呈阴性，尿沉渣可为阴性，无管型。

（二）影像学检查

肾脏超声检查是最常用的影像学检查，可用来判断尿路梗阻，尿路梗阻长导致泌尿系管腔扩张，表现为肾盂、肾盏及输尿管扩张，但慢性进行性尿路梗阻及后腹膜纤维化等，集合系统扩张可不明显。肾脏超声检查还可用来判断肾脏大小，急性肾衰竭时双肾常增大，慢性肾病时双肾缩小（糖尿病肾病、多囊肾、肾淀粉样变等例外）。

（三）CT 检查

在明确尿路梗阻定位、后腹膜纤维化、肿瘤等病变时较 B 超更有优势。

（四）肾动脉计算机体层摄影血管造影（CTA）

怀疑肾动脉狭窄、栓塞、动脉瘤等疾病时可考虑该检查。

（五）肾组织活检

肾前性、肾后性、肾血管性急性肾衰竭及典型 ATN 无需肾活检明确诊断，但如存在中毒、缺血以外因素的急性肾衰竭或需要特殊治疗方案，如新月体肾炎、紫癜性肾炎、溶血尿毒综合征、狼疮性肾炎，或伴有系统性受累表现，如贫血、发热、淋巴结肿大等，或 ATN 经过 4~6 周不能恢复者。

六、治疗

总体治疗原则是：早期诊断，去除原发病或加重因素；纠正水电解质紊乱，纠正酸碱平衡紊乱，预防和处理并发症。临床处理肾后性急性肾衰竭则首要为解除梗阻。

（一）肾前性急性肾衰竭的治疗

肾前性急性肾衰竭是由于肾脏灌注不足导致功能性肾小球滤过率下降，肾实质并无损害，因此治疗应以改善灌注为主。影响肾脏灌注不足的原因主要有：血容量不足；有效动脉血容量不足；肾血管因素。

1. 纠正血容量不足

（1）补液：失血患者可通过输血、补充等张氯化钠溶液纠正血容量不足。非失血患者首选等张氯化钠溶液，维持血容量、酸碱度、电解质平衡范围，低钾和酸中毒的患者分别补充钾和碳酸氢盐。

（2）促进液体向血管内转移:患者常有水肿,需清除细胞外第三间隙过多水钠负荷;而血容量缺乏,可在补钠利尿基础上,适当通过补充胶体溶液作为具有渗透活性的物质,促进液体向血管内转移,增加血容量、肾血流量和肾小球滤过率。

（3）清除血管外过多液体:可在扩容基础上予以利尿剂增强利尿效果,过度使用利尿剂可导致血容量不足及肾前性急性肾衰竭;清除水钠负荷速度不宜过快,通常每天净脱水量不宜超过 1L。

2. 改善有效动脉血容量下降   动脉血容量取决于心排出量和外周动脉阻力,需积极治疗原发病,有心力衰竭的患者可使用扩血管药物减轻前负荷,利尿剂或超滤清除过多容量负荷,也可应用正性肌力药物增加心肌收缩力。外周动脉过度扩张导致肾前性急性肾衰竭者,应停用扩血管药物,予以补充等张液及缩血管药物。

3. 针对肾血管因素   某些疾病或药物可引起肾血管收缩导致急性肾衰竭,如造影剂、他克莫司、环孢素等均可以引起。目前尚无针对肾血管收缩的治疗措施,治疗的重点是避免血容量不足,调整可疑药物的剂量。

（二）肾性急性肾衰竭的治疗

对于急性肾衰竭,支持治疗及预防和处理并发症是基础,包括维持水电解质及酸碱平衡,积极纠正贫血,加强营养治疗,避免使用肾毒性药物,积极控制感染,促进肾功能的恢复等。

1. 维持容量平衡   急性肾衰竭时,低血容量可进一步加重肾损害,高容量可能造成肺水肿,正确评估容量状态,保持容量平衡非常重要。血容量不足者可迅速补充 500～1 000ml 晶体液(低蛋白血症者可补充 300～500ml 胶体),再视病情变化决定是否继续补液;容量过多时可有水肿、颈静脉怒张、肺水肿、胸腔积液、肺部湿啰音等表现,应严格限制水钠摄入及联合应用利尿剂。

2. 纠正水电解质及酸碱平衡紊乱   急性肾衰竭时可出现低钠血症、高钠血症、高钾血症、低钾血症、高磷血症、低钙血症等,同时可有代谢性酸中毒表现,应根据患者具体情况,提供支持治疗,必要时血液净化治疗,维持内环境稳定。

3. 防止感染及给予营养支持等   急性肾衰竭时一般不主张预防性应用抗生素,因为大量广谱抗生素不仅不能降低感染的发生率,还可能增加细菌耐药的发生,已并发感染者在药敏结果之前可应用广谱抗生素作为经验性治疗,并根据药敏试验结果

及时调整抗生素。急性肾衰竭患者多处于高分解代谢状态,也多有胃肠道症状等临床表现,使其蛋白质及能量摄入不足,应在常规治疗中监测血糖和血脂,常规使用肠内营养途径,如有严重呕吐、腹泻、肠梗阻、休克、高位肠瘘等情况下需补充肠外营养。

4. 血液净化治疗   目的是维持内环境稳定,度过少尿期,清除致病因子,促进肾小管损伤修复等。近期有研究认为,SCr≥基础值 300% 以上或(SCr≥353.6mmol/L),或尿量<0.3ml/(kg·h),可考虑血液净化治疗。如出现 SCr≥442～707.2μmol/L,或出现临床并发症,如血容量超负荷、高钾血症或严重酸中毒等,必须立即行血液净化治疗。主要方式有血液透析、连续血液净化、腹膜透析等。

5. 恢复期治疗   急性肾衰竭恢复时间通常需要 1～3 周,尿量突然增多提示多尿期的到来,肾小管功能恢复相较于肾小球滤过率恢复延迟,尿量可达 10～12L/d,可引起血容量不足和高钠血症、电解质紊乱,必要时需增加补液量,补充等张或低张液等。

（三）肾后性急性肾衰竭

治疗关键是解除梗阻,多数情况涉及内科医师及泌尿外科医师协作处理。内科治疗原则主要为维持水电解质及容量平衡,预防和处理尿路感染及高血压等并发症。

七、预后

急性肾衰竭患者预后主要与原发病、基础疾病、急性肾衰竭程度或并发症有关。急性肾小管坏死多数存活患者肾功能可以完全恢复,约有 5% 患者肾功能不能恢复,需维持性肾脏替代治疗,另有约 5% 患者肾功能虽然恢复,但可逐步发生慢性肾功能损害。

（杨益大）

第八节   肝衰竭与人工肝治疗

一、定义

肝衰竭是多种因素引起的严重肝脏损害,导致其合成、解毒、代谢和生物转化等功能发生严重障碍或失代偿,出现以凝血机制障碍和黄疸、肝性脑病、腹水等为主要表现的一组临床综合征。

（一）分类

根据患者的病史、临床表现和辅助检查等,肝衰竭可进一步分为四类:急性肝衰竭(acute liver failure，ALF）、亚急性肝衰竭（subacute liver failure，SALF）、慢加急性肝衰竭（acute-on-chronic liver failure，ACLF）和慢性肝衰竭（chronic liver failure，CLF）。分类见表20-8-1。

表 20-8-1　肝衰竭的分类

命名	定义
急性肝衰竭	急性起病，2周以内出现以Ⅱ度以上肝性脑病为特征的肝衰竭
亚急性肝衰竭	起病较急，无基础肝病，2~26周出现肝衰竭的临床表现
慢加急性肝衰竭	在慢性肝病基础上，出现急性（通常在4周内）肝功能失代偿的临床表现
慢性肝衰竭	在肝硬化基础上，缓慢出现肝功能进行性减退引起的以腹水或肝性脑病等为主要表现的慢性肝功能失代偿的临床表现

1. 急性肝衰竭　急性起病，2周内出现Ⅱ度及以上肝性脑病（按Ⅳ度分类法划分）并有以下表现者：①极度乏力，有明显厌食、腹胀、恶心、呕吐等严重消化道症状；②短期内黄疸进行性加深；③出血倾向明显，血浆凝血酶原活动度（PTA）≤40%［或国际标准化比值（INR）≥1.5］，且排除其他原因；④肝脏进行性缩小。

2. 亚急性肝衰竭　起病较急，2~26周出现以下表现者：①极度乏力，有明显的消化道症状；②黄疸迅速加深，血清总胆红素（TBil）大于正常值上限10倍或每日上升≥17.1μmol/L；③伴或不伴有肝性脑病；④出血倾向明显，PTA≤40%（或INR≥1.5）并排除其他原因者。

3. 慢加急性肝衰竭　在慢性肝病基础上，短期内发生急性或亚急性肝功能失代偿的临床综合征，表现为：①极度乏力，有明显的消化道症状；②黄疸迅速加深，血清TBil大于正常值上限10倍或每日上升≥17.1μmol/L；③出血倾向，PTA≤40%（或INR≥1.5），并排除其他原因者；④失代偿性腹水；⑤伴或不伴有肝性脑病。

4. 慢性肝衰竭　在肝硬化基础上，缓慢出现肝功能进行性减退和失代偿，表现为：①血清TBil明显升高；②白蛋白明显降低；③出血倾向明显，PTA≤40%（或INR≥1.5），并排除其他原因者；④有腹水或门静脉高压等表现；⑤肝性脑病。

（二）分期

根据临床表现的严重程度，亚急性肝衰竭和慢加急性（亚急性）肝衰竭可分为早期、中期和晚期。

1. 早期　①极度乏力，并有明显厌食、呕吐和腹胀等严重消化道症状；②黄疸进行性加深（血清总胆红素≥171μmol/L或每日上升≥17.1μmol/L）；③有出血倾向，30%＜PTA≤40%；④未出现肝性脑病或明显腹水。

2. 中期　在肝衰竭早期表现基础上，病情进一步发展，出现以下两条之一者：①出现Ⅱ度以下肝性脑病和/或明显腹水；②出血倾向明显（出血点或瘀斑），且20%＜PTA≤30%。

3. 晚期　在肝衰竭中期表现基础上，病情进一步加重，出现以下三条之一者：①有难治性并发症，例如肝肾综合征、上消化道大出血、严重感染和难以纠正的电解质紊乱等；②出现Ⅲ度以上肝性脑病；③有严重出血倾向（注射部位瘀斑等），PTA≤20%。

（三）各国学者关于肝衰竭分类、定义的分歧

本文关于肝衰竭分类、定义，主要依据中华医学会感染病学分会肝衰竭与人工肝学组、肝病学分会重型肝病与人工肝学组制定了我国《肝衰竭诊治指南》。事实上，各国学者关于肝衰竭的进一步分类、定义的分歧较大。我国《肝衰竭诊治指南》在出台过程中广泛征求意见，结合我国学者的诊疗经验，尽量求大同，存小异，供我国的医务人员在临床实践中应用。

各国学者争议的焦点之一是：既往有慢性肝病史，而本次发生急性过程肝衰竭患者的诊断归属问题。根据我国的《肝衰竭诊治指南》，这种情况诊断为慢加急性肝衰竭。美国肝病学会（AASLD）更看重本次的发病情况，他们在2011年出台的《急性肝衰竭处理》上的意见是：只要患者原先不存在肝硬化，在病程26周内出现凝血异常（通常INR＞1.5）和不同程度的意识改变（脑病），都可以诊断为急性肝衰竭；此外，肝豆状核变性（Wilson病）患者、垂直传播的HBV感染者或自身免疫性肝炎的患者尽管存在肝硬化的可能，但如果被诊断的时间＜26周，也可包括在急性肝衰竭之内。

争议的焦点之二是慢加急性肝衰竭的定义。2019年，亚太肝病学会对慢加急性肝衰竭的定义如下：在慢性肝病/肝硬化（先前诊断/未确诊）基础上的急性肝损伤，表现为黄疸（总胆红素≥85μmol/L）和凝血功能障碍（INR≥1.5或PTA＜40%），在发病4周内并发腹水和/或者肝性脑病。2013年，美国肝病学会及欧洲肝病学会（AASLD/EASL）则提出了以多器官功能衰竭和发病3个月内高死亡率为核心的慢加急性肝衰竭定义：肝硬化患者（包括失代偿期肝硬化），在急性因素（酒精、药物、嗜肝病毒感染、脓毒血症、曲张静脉出血等）作用下出现急性失代偿（acute decompensation，AD），以及肝功能的恶化和/或肾衰竭和/或其他脏器衰竭。同时，根据脏器衰竭的数目进一步分为Ⅰ级（肾脏衰竭或其他单脏器衰竭合并肾脏损害）、Ⅱ级（2个脏器衰竭）、Ⅲ级（3个或3个以上脏器衰竭）。今后需要继续研究慢加急性肝衰竭的共性，从而形成统一的标准。

二、病因

在我国引起肝衰竭的主要病因是肝炎病毒（尤其是乙型肝炎病毒），其次是药物及肝毒性物质（如酒精、化学制剂等）。在欧美国家，药物是引起急性、亚急性肝衰竭的主要原因；酒精性肝损害常导致慢性肝衰竭。儿童肝衰竭还可见于遗传代谢性疾病。肝衰竭的病因见表20-8-2。

表20-8-2　肝衰竭的病因

病因	常见分类
肝炎病毒	甲型、乙型、丙型、丁型、戊型肝炎病毒
其他病毒	巨细胞病毒、EB病毒、肠道病毒、疱疹病毒、黄热病毒等
药物	对乙酰氨基酚、抗结核药物、抗肿瘤药物、部分中草药、抗风湿病药物等
肝毒性物质	酒精、毒蕈、有毒的化学物质等
细菌及寄生虫病	严重及持续感染（如脓毒症、血吸虫病等）
肝脏其他疾病	肝脏肿瘤、肝脏手术、妊娠急性脂肪肝、自身免疫性肝病、肝移植术后等
胆道疾病	先天性胆道闭锁、胆汁淤积性肝病等
代谢异常	肝豆状核变性、遗传性代谢障碍等
循环衰竭	缺血缺氧、休克、充血性心力衰竭等
其他	创伤、热射病等
原因不明	/

三、发病机制与病理

（一）发病机制

肝衰竭的病因众多，即使是同一病因所致肝衰竭表型差异也很大，迄今肝衰竭的发病机制仍远未阐明。总体上分为以下几方面：

（1）病毒性肝炎（主要是乙型、丁型及丙型）所致肝衰竭主要机制有：①以细胞毒性T淋巴细胞（CTL）为主的免疫损伤；②病毒直接作用，如免疫抑制剂诱导的纤维淤胆型肝炎（FCH）；③以肿瘤坏死因子α（TNF-α）为核心的细胞因子作用形成内毒素-细胞因子轴-肝损伤关系。

（2）药物所致肝衰竭主要因药物直接或间接损伤肝细胞和/或其代谢系统，也可诱发免疫损伤。

（3）慢性肝衰竭发病机制复杂，包括肝细胞数量和/或功能失代偿，原发因素的持续或交叉影响（如病毒、药物及乙醇等）、门静脉高压及内毒素作用等。

（二）病理改变

组织病理学检查在肝衰竭的诊断、分类及预后判定上具有重要价值，但由于肝衰竭患者的凝血功能严重降低，实施肝穿刺具有一定的风险，在临床工作中应特别注意。

肝衰竭时（慢性肝衰竭除外），肝脏组织学可观察到广泛的肝细胞坏死，坏死的部位和范围因病因和病程不同而不同。按照坏死的范围程度，可分为大块坏死（坏死范围超过肝实质的2/3）、亚大块坏死（占肝实质的1/2～2/3），融合性坏死（相邻成片的肝细胞坏死）及桥接坏死（较广泛的融合性坏死并破坏肝实质结构）。在不同病程肝衰竭肝组织中，可观察到一次性或多次性的新旧不一的肝细胞坏死病变。目前，肝衰竭的病因、分类和分期与肝组织学改变的关联性尚未取得共识。鉴于在我国乙型肝炎病毒感染所致的肝衰竭最为多见，因此以乙型肝炎病毒感染所致的肝衰竭为例，介绍各类肝衰竭的典型病理表现。

1. 急性肝衰竭　肝细胞呈一次性坏死，坏死面积≥肝实质的2/3；或亚大块坏死，或桥接坏死，伴存活肝细胞严重变性，肝窦网状支架不塌陷或非完全性塌陷。

2. 亚急性肝衰竭　肝组织呈新旧不等的亚大块坏死或桥接坏死；较陈旧的坏死区网状纤维塌陷，或有胶原纤维沉积；残留肝细胞有程度不等的再生，并可见细、小胆管增生和胆汁淤积。

3. 慢加急性（亚急性）肝衰竭 在慢性肝病病理损害的基础上，发生新的程度不等的肝细胞坏死性病变。

4. 慢性肝衰竭 主要为弥漫性肝脏纤维化以及异常结节形成，可伴有分布不均的肝细胞坏死。

四、临床表现

主要表现为健康状况全面衰退，显著乏力，消化道症状严重，黄疸进行性加深，出血倾向明显，烦躁，低热，出现肝臭等。病毒性肝炎引起的肝衰竭，病情发展到一定程度，即发生急性肝性脑病、腹水；肝硬化失代偿引起的慢性肝衰竭，病程往往较长，出现急性肝性脑病或慢性肝性脑病。病情进一步发展，则可出现脑水肿、肝肾综合征、上消化道出血及严重继发感染等致命性并发症。

五、并发症

1. 肝性脑病 肝性脑病是由严重的肝功能失调或障碍所致，以代谢紊乱为基础的神经精神异常综合征，主要临床表现为意识障碍、行为异常及昏迷。可分为三种主要类型。A 型（Acute 型）为急性肝衰竭相关，它不包括慢性肝病伴发的急性肝性脑病。B 型（Bypass 型）为不伴有内在肝病的严重门体分流，并需肝活检提示肝组织学正常，故此型不易明确诊断。C 型（Cirrhosis 型）指在慢性肝病/肝硬化基础上发生的肝性脑病，不论其临床表现是否急性。

2. 脑水肿 急性肝衰竭时常见脑水肿，严重时可发生脑疝。缺氧、毒素、脑代谢异常和脑血流动力学改变等因素是引起脑水肿的主要原因。患者脑水肿的发生与肝性脑病的严重程度密切相关。Ⅰ～Ⅱ期肝性脑病患者很少出现脑水肿，进展至Ⅲ、Ⅳ期肝性脑病的患者，脑水肿的危险性分别增至 25%～35%和 65%～75%，甚至更高。

3. 腹水 腹水是常见体征。少量腹水只能在肘膝位叩诊脐部显示浊音而确定，中等量腹水则出现显著的移动性浊音。大量腹水时两侧胁腹膨出如蛙腹。慢性肝炎肝衰竭发生的腹水一般不伴腹壁静脉怒张；肝硬化门静脉高压发生的腹水，往往伴有不同程度的腹壁静脉怒张。

4. 出血 出血症状也是常见表现。据统计肝衰竭时出血的总发生率高达 73%，其中严重出血发生率可达 30%以上。最常见的出血部位是胃肠道，主要是胃黏膜糜烂和食管胃底静脉曲张破裂所致。

其他部位包括鼻咽、肺、腹膜后、肾脏和皮肤注射部位。少数肝衰竭患者在病程中突然发生死亡，但找不到直接致死原因，通过小脑延髓穿刺证实为颅内大出血。颅内出血虽然少见，但后果严重，应引起重视。

5. 肝肾综合征 在肝衰竭或失代偿期肝硬化时，由于内毒素血症、肾血管收缩、肾缺血、前列腺 E_2（PGE_2）减少以及有效血容量下降等因素，肾小球滤过率和肾血浆流量降低，从而引起急性肾衰竭。

6. 肝肺综合征 是由各种急、慢性肝病并发的肺脏血管扩张和动脉氧合作用异常引起的低氧血症，实质上是原发性肝病、肺内血管扩张和动脉氧合不足所构成的三联症。临床上主要表现为呼吸困难和发绀。诊断主要依赖于原发性肝病、肺内血管改变的影像学检查及血气分析，并应排除原发性心肺疾病及慢性肝病患者同时合并其他肺部异常造成的血氧改变，如肺部继发感染、胸腔积液及吸烟导致的呼吸道阻力增加等，这些因素可与肝肺综合征同时存在。

7. 继发感染 患者常伴有免疫功能下降，容易发生继发感染。据估计，约 80%的肝衰竭患者可发生细菌和真菌感染，常见自发性细菌性腹膜炎及肺部感染等。继发感染是肝衰竭患者的主要死亡原因之一。

六、治疗

（一）内科综合治疗

1. 重症监护和营养支持 重症监护和营养支持是肝衰竭治疗的基础。肝衰竭病情凶险，常并发感染、肝性脑病、血管张力不足，导致低血压、心功能不全、急性肺损伤/急性呼吸窘迫综合征、消化道出血、急性肾功能障碍、全身炎症反应综合征、弥散性血管内凝血以及多器官功能衰竭等。需要加强监护，尽早识别各种并发症并及时处理；不断评估病情，预测预后，以便及时将患者转诊到有救治条件的医院，不失时机地实施人工肝支持治疗和肝移植术。

肝衰竭病情往往进展迅速，建议病初每 1～2 天要对血常规、生化指标（包括肝肾功能、电解质）、凝血指标、血气分析、血氨、大便隐血试验等进行严密监测。由于感染、糖原储备下降、糖异生功能减退以及伴随的肾上腺功能减退等，低血糖的发生率往往较高，因此进行定期床旁血糖监测至关重要。对出现肝性脑病的患者，应尽量减少刺激，仔细观察意识状态;必要时应行头颅 CT 检查以排除颅内出血引起的意识改变,行气管插管以保持气道通畅。营养支持治疗对于肝衰竭患者而言是必不可少的。虽然目前对于肝衰竭患者的代谢紊乱已有较深入的认识,但具体到临床实践中,有关如何进行营养支持的研究仍然较少。肝衰竭患者由于摄入减少、营养物质消化吸收不良、肝脏或肝外代谢异常等原因,普遍存在代谢紊乱与营养不良,导致营养状况恶化,这已成为影响患者短期和长期生存率的一个明确危险因素。因此,对肝衰竭患者进行有针对性的、合理的营养支持受到了高度重视,并成为治疗中不可缺少的一部分。肝衰竭患者住院期间应保证其能量供给 $[25\sim30kcal/(kg\cdot d)]$。

营养支持途径首选肠内营养,在肠内营养支持不能提供足够营养时,可选择肠外营养辅助肠内营养。肠内营养可维持肠道黏膜的完整性、增加门静脉血流量、保持肠道正常的生理功能,防止上消化道出血,预防肠道菌群移位所造成的感染,改善内毒素血症,减轻肠胀气。目前尚无足够的证据说明 $1g/d$ 左右的蛋白摄入会引起血氨增高或加重肝性脑病,对于蛋白摄入敏感的患者,可用支链氨基酸作为蛋白补充。尽管病理生理学理论上认为选用富含支链氨基酸的肝病氨基酸可以获益,但是没有临床研究证明应用支链氨基酸比普通氨基酸对临床转归有优势。谷氨酰胺可导致血氨升高,加重肝性脑病,因此,应避免将谷氨酰胺应用于肝衰竭患者。另外,与其他危重疾病类似,大多数肝衰竭患者存在维生素缺乏的情况,尤其是维生素 $B_1\sim B_6$,经静脉补充复合维生素 B、维生素 C 及微量元素是非常有益的。

2. 病因治疗　肝衰竭病因对指导治疗及判断预后具有重要价值,包含发病原因及诱因两类。对其尚不明确者应积极寻找病因以期达到正确处理的目的。

(1) 病毒性肝炎:对病毒性肝炎肝衰竭的病因学治疗,目前主要针对 HBV 感染所致的患者。对 HBV DNA 阳性的肝衰竭患者,不论其检测出的 HBV DNA 滴度高低,建议立即使用核苷(酸)类似物抗病毒治疗,应注意晚期肝衰竭患者因残存肝细胞过少、再生能力严重受损,抗病毒治疗似难以改善肝衰竭的结局。在我国上市的核苷(酸)类似物中,恩替卡韦、替诺福韦、拉米夫定、替比夫定、阿德福韦酯等均可有效降低 HBV DNA 水平,降低肝衰竭患者的病死率。考虑到慢性 HBV 相关肝衰竭常为终身用药,应

坚持足够的疗程,避免病情好转后过早停药导致复发;应注意后续治疗中病毒耐药变异,并做出及时处理。

对于甲型、戊型病毒性肝炎引起的急性肝衰竭,目前尚未证明病毒特异性治疗有效。对确定或疑似疱疹病毒或水痘-带状疱疹病毒感染引发的急性肝衰竭患者,可使用阿昔洛韦(5~10mg/kg,每 8 小时静脉滴注)治疗,并应考虑进行肝移植。

(2) 药物性肝损伤所致急性肝衰竭:应停用所有可疑的药物,追溯过去 6 个月服用的处方药、中草药、非处方药、膳食补充剂的详细信息(包括服用、数量和最后一次服用的时间)。尽可能确定非处方药的成分。已有研究证明,N-乙酰半胱氨酸(NAC)对药物性肝损伤所致急性肝衰竭有益。其中,确诊或疑似对乙酰氨基酚过量引起的急性肝衰竭患者,如摄入对乙酰氨基酚在 4 小时之内,在给予 NAC 之前应先口服活性炭。摄入大量对乙酰氨基酚的患者,血清药物浓度或转氨酶升高提示即将或已经发生了肝损伤,应立即给予 NAC。怀疑对乙酰氨基酚中毒的急性肝衰竭患者也可应用 NAC。必要时给予人工肝吸附治疗。对于非对乙酰氨基酚引起的急性肝衰竭患者,应用 NAC 亦可改善结局。

(3) 确诊或疑似毒蕈中毒的急性肝衰竭患者,可考虑应用青霉素 G 和水飞蓟素。

(4) 妊娠急性脂肪肝/HELLP 综合征所导致的肝衰竭建议立即终止妊娠,如果终止妊娠后病情仍继续进展,须考虑人工肝和肝移植治疗。

3. 其他治疗

(1) 肾上腺皮质激素在肝衰竭中的使用:目前对于肾上腺皮质激素在肝衰竭治疗中的应用尚存在不同意见。非病毒感染性肝衰竭,如自身免疫性肝炎是其适应证,可考虑使用泼尼松,40~60mg/d。其他原因所致肝衰竭前期或早期,若病情发展迅速且无严重感染、出血等并发症者,也可酌情使用。

(2) 促肝细胞生长治疗:为减少肝细胞坏死,促进肝细胞再生,可酌情使用促肝细胞生长素和前列腺素 E_1(PEG_1)脂质体等药物,但疗效尚需进一步确定。

(3) 微生态调节治疗:肝衰竭患者存在肠道微生态失衡,肠道益生菌减少,肠道有害菌增加,而应用肠道微生态制剂可改善肝衰竭患者预后。根据这一原理,可应用肠道微生态调节剂、乳果糖或拉克替醇,以减少肠道细菌易位或降低内毒素血症及肝性脑病的发生。

4. 防治并发症

（1）肝性脑病：①去除诱因，如严重感染、出血及电解质紊乱等；②限制蛋白饮食；③应用乳果糖或拉克替醇，口服或高位灌肠，可酸化肠道，促进氨的排出，减少肠源性毒素吸收；④视患者的电解质和酸碱平衡情况酌情选择精氨酸、鸟氨酸-门冬氨酸等降氨药物；⑤对慢性肝衰竭或慢加急性肝衰竭患者可酌情使用支链氨基酸或支链氨基酸与精氨酸混合制剂以纠正氨基酸失衡；⑥对Ⅲ度以上的肝性脑病建议气管插管；⑦抽搐患者可酌情使用半衰期短的苯妥英或苯二氮䓬类镇静药物，但不推荐预防用药；⑧人工肝支持治疗。

（2）脑水肿：对肝衰竭患者来说，脑水肿和颅内压增高是主要的死亡原因之一。在临床实践中，有一些细节问题需要加以规范。由于颅内压的波动可能诱发或加重脑水肿，因此，肝性脑病患者应安置在安静的环境，尽量减少气管内吸痰、翻身等操作刺激，头部的位置要放正，避免头部弯曲、头部旋转或突然改变体位至仰卧位。为降低颅内压，患者可取20°~30°头高脚低的斜坡卧位。甘露醇则是治疗颅内压增高的一线药物。

一般来说，肝衰竭的患者应保持适中的体温（36.5~37.5℃），发热会加重颅内高压，因此发热患者应尽快用冰毯或其他非创伤性的方法进行治疗，但是不推荐使用非类固醇类抗炎药以及对乙酰氨基酚（因为它们有肾、胃黏膜毒性以及潜在的肝脏损害作用）。精神运动的兴奋经常会造成肝衰竭患者的颅内压增高，疼痛也会加剧颅内高压，因此，对于3~4期肝性脑病的患者，尤其是在侵入性操作之前，需要充分地止痛和镇静。由于临床经验不同，各医疗中心选择的止痛和镇静方法有所不同，目前尚无统一的意见。

（3）合并细菌或真菌感染：①推荐常规进行血液和其他体液的病原学检测；②除了慢性肝衰竭时可酌情口服喹诺酮类作为肠道感染的预防以外，一般不推荐常规预防性使用抗菌药物；③一旦出现感染，应首先根据经验选择抗菌药物，并及时根据培养及药敏试验结果调整用药。使用强效或联合抗菌药物、激素等治疗时，应同时注意防治真菌二重感染。

（4）低钠血症及顽固性腹水：低钠血症是失代偿肝硬化的常见并发症，而低钠血症、顽固性腹水与急性肾损伤等并发症常见相互关联及连续发展。从源头上处理低钠血症是预防后续并发症的关键措施。水钠潴留所致稀释性低钠血症是其常见原因，而现有的利尿剂均导致血钠排出，且临床上传统的补钠方法不仅疗效不佳，反而易导致脑桥髓鞘溶解症。托伐普坦（tolvaptan）作为精氨酸加压素 V_2 受体阻滞剂，可通过选择性阻断集合管主细胞 V_2 受体，促进自由水的排泄，已成为治疗低钠血症及顽固性腹水的新途径。

（5）急性肾损伤及肝肾综合征：①保持有效循环血容量，低血压初始治疗建议静脉输注生理盐水；②顽固性低血容量性低血压患者可使用系统性血管活性药物，如特利加压素或去甲肾上腺素加白蛋白静脉输注，但在有颅内高压的严重脑病患者中应谨慎使用，以免因脑血流量增加而加重脑水肿；③保持平均动脉压≥75mmHg；④限制液体入量，24小时总入量不超过尿量加500~700ml；⑤人工肝支持治疗。

（6）出血：①推荐常规预防性使用 H_2 受体阻滞剂或质子泵抑制剂。②对门静脉高压性出血患者，为降低门静脉压力，首选生长抑素类似物，也可使用垂体后叶素（或联合应用硝酸酯类药物），食管胃底静脉曲张所致出血者可用三腔二囊管压迫止血；或行内镜下硬化剂注射或套扎治疗止血；可行介入治疗，如经颈静脉肝内门体分流术（TIPS）。③对显著凝血障碍患者，可给予新鲜血浆、凝血酶原复合物和纤维蛋白原等补充凝血因子，血小板显著减少者可输注血小板；对弥散性血管内凝血（DIC）者可酌情给予小剂量低分子肝素或普通肝素，对有纤溶亢进证据者可应用氨甲环酸或氨甲苯酸等抗纤溶药物。④肝衰竭患者常合并维生素 K 缺乏，故推荐常规使用维生素 K（5~10mg）。

（7）肝肺综合征：动脉血氧分压（PaO_2）<80mmHg 时应给予吸氧治疗，通过鼻导管或面罩给予低流量氧（2~4L/min），对于氧气需要量增加的患者，可行加压面罩给氧或者行气管插管后上同步呼吸机。

（二）人工肝的治疗

1. 治疗机制　人工肝脏是人工器官的一种，指借助一个体外的机械、理化或生物反应装置，清除因肝衰竭产生或增加的各种有害物质，补充需肝脏合成或代谢的蛋白质等必需物质，改善患者水、电解质、酸碱平衡等内环境，暂时辅助或替代肝脏相应的主要功能，直至自体肝细胞再生、肝功能得以恢复，从而提高患者的生存率；而对肝细胞再生不良的晚期肝病患者，人工肝脏则能改善症状，成为肝移植的"桥梁"。

2. 人工肝的方法　人工肝脏有以下三个主要

类型:非生物型人工肝(non-bioartificial liver,BAL)、生物型人工肝(bioartificial liver,BAL)和混合型人工肝(hybrid artificial liver,HAL)。目前,非生物型人工肝已成为临床上非常有效、实用的治疗手段。根据不同病情采用不同组合治疗的李氏非生物型人工肝,系统地应用和发展了血浆置换/选择性血浆置换、血浆灌流/特异性胆红素吸附、血液滤过、血液透析等经典方法,并进一步形成了临床方案系统化、技术操作标准化、治疗模块集成化的新型李氏人工肝仪。其他还有分子吸附再循环系统(molecular adsorbents recirculating system,MARS)、成分血浆分离吸附(fractional plasma separation and adsorption,FPSA)等。

3. 人工肝治疗的适应证　①各种原因引起的肝衰竭前期、早期、中期,PTA 介于 20%~40% 的患者为宜;晚期肝衰竭患者也可进行治疗,但并发症多见,治疗风险大,临床医生应权衡利弊,慎重进行治疗,同时积极寻求肝移植机会。②终末期肝病肝移植术前等待肝源、肝移植术后排斥反应及移植肝无功能期的患者。③严重胆汁淤积性肝病,经内科治疗效果欠佳者;各种原因引起的严重高胆红素血症者。

4. 人工肝治疗的相对禁忌证　①患者伴有严重活动性出血或 DIC 者;②对治疗过程中所用血制品或药品如血浆、肝素和鱼精蛋白等严重过敏者;③循环衰竭者;④心脑梗死非稳定期者。

(三)肝移植

肝移植是治疗中晚期肝衰竭最有效的挽救性治疗手段。当前可用的预后评分系统有 MELD(终末期肝病模型)等对终末期肝病的预测价值较高,但对急性肝衰竭意义有限,因此,不建议完全依赖这些模型选择肝移植候选人。肝移植的适应证主要有:①各种原因所致的中晚期肝衰竭,经积极内科综合治疗和/或人工肝治疗疗效欠佳,不能通过上述方法好转或恢复者;②各种类型的终末期肝硬化。

(李兰娟　刘小丽)

第九节　造血功能异常

造血功能异常(hematopoietic dysfunction)是指造血干细胞、造血微环境、相关调控环节和造血器官等出现障碍引起血细胞的数量或功能异常的一类疾病的总称。可以分为原发性造血功能异常和继发性造血功能异常。

一、发病机制

造血干细胞相当于造血过程中的“种子”,具有自我更新和多向分化的特点。造血干细胞包括骨髓造血干细胞和外周血造血干细胞,其中外周血造血干细胞目前常用的有脐带血造血干细胞和脂肪造血干细胞。若干细胞生成障碍或功能障碍可引起“种子”数量和质量的问题,对造血造成影响。而造血微环境是造血干细胞发育生长的“土壤”,主要包括基质细胞、微血管环境、神经成分、网状细胞和其他结缔组织。造血微环境可以影响或诱导造血细胞的生成。其中基质细胞根据细胞来源可分为骨髓基质细胞和脐带血基质细胞,目前对于脂肪中是否存在相应基质细胞目前有待于进一步明确。基质细胞有助于干细胞的归巢、定位、增殖、分化和成熟。而造血相关调控环节主要通过相关细胞因子起作用,包括正调控因子和负调控因子,维持体内造血功能的恒定。正调控因子包括粒细胞集落刺激因子、促红细胞生成素、重组血小板生长因子(recombined human thrombopoietin)、白介素-3 和白介素-11 等;上述细胞因子在造血过程中相当于“浇水施肥”作用。而造血器官主要指骨髓和淋巴组织。上述一个或几个环节出现问题均可能导致造血功能异常。

二、临床表现

不同造血环节出现病变可引起相应临床疾病,造血干细胞相关疾病包括再生障碍性贫血、骨髓异常增生综合征、骨髓纤维化、阵发性睡眠性血红蛋白尿等;红细胞相关性疾病包括多种贫血、红细胞增多症等,而白细胞相关性疾病包括白细胞增多症、白细胞减少及白细胞功能异常如白血病、淋巴瘤、骨髓瘤等;而累及血小板的疾病包括血小板减少症、血小板增多症、遗传性血小板功能障碍等。

临床上多表现为皮肤苍白、皮下出血、结节、黏膜出血、肝脾淋巴结增大、皮肤巩膜黄染和胸骨压痛等。

三、实验室检查

(一)血常规检查

血细胞计数改变、各系比例失调、网织红细胞增多、异性红细胞增多等。可以伴有各系血细胞功能异常。

(二)血生化检查

部分病例出现胆红素水平升高、电解质紊乱,少数病例肌酸激酶、天冬氨酸氨基转移酶、丙氨酸氨基转移酶、乳酸脱氢酶升高。

（三）凝血功能异常

出血时间、凝血时间、凝血酶原时间、纤维蛋白原、D-二聚体等改变。

（四）骨髓检查

包括骨髓穿刺涂片、骨髓活检对于白血病、骨髓纤维化、骨髓瘤等疾病有重要参考价值。

（五）溶血检查

包括游离血红蛋白测定有无红细胞破坏增多，酸溶血试验、蔗糖水试验判断溶血性贫血，渗透脆性试验评估有无先天球形红细胞增多症，高铁血红蛋白还原试验检测葡萄糖-6-磷酸脱氢（G6PD）酶是否缺乏等。

（六）免疫学检查

应用单克隆抗体对急性白血病进行免疫分型、某些遗传性疾病的部分细胞因子缺乏的检查等。

（七）影像学检查

包括超声、CT、MRI、核素扫描、PET/CT 等检查明确器官形态、结构及功能有无改变。

（八）其他

组织病理活检、遗传学检查等可进一步辅助诊断。

四、诊断

诊断包括病史采集、相应体征和临床表现及对应的实验室检测。该类患者多伴有反复发热、骨痛、体表包块、皮下出血、结节等，查体可见贫血貌、肝脾淋巴结肿大、皮肤巩膜黄染等表现。而外周血涂片检查、血常规检查、相应影像学检查、骨髓脏器穿刺病理活检及免疫组化检查等可以进一步明确。

五、治疗

由于造血功能异常为临床一大类疾病的总称，因此针对不同的疾病参考相关章节的具体治疗。

（盛吉芳　赵　宏）

第十节　不明原因发热

发热是临床常见的患者就医原因，大多发热症状可自行缓解或迅速明确病因得到有效治疗。部分患者可出现持续发热且经常规临床检查仍不能解释原因，称之为不明原因发热（fever of unknown origin，FUO）。可引起 FUO 的潜在疾病种类繁多，诊断困难且无固定规律可循，自 20 世纪中期 FUO 被正式报道以来相关诊断及处理一直是临床常见棘手难题，其确诊需要依靠临床医生丰富的疾病知识，仔细、全面评估患者病情寻找线索。近年来医学诊断技术发展迅速，但仍有相当部分 FUO 患者无法明确病因，相关研究表明目前即使在医疗条件发达的西方国家 FUO 患者病因诊断率仅有约 50%。

一、定义及分类

20 世纪 60 年代 FUO 被首次定义为：患者反复发热（体温高于 38.3°C）持续 3 周以上且经 1 周住院检查后仍未明确发热病因。其后数十年间随着医学科学发展、门诊检查手段逐渐完善以及非典型 FUO 患者比例增多，20 世纪 90 年代有学者为了适应上述变化，建议对 FUO 相关定义进行修订并分类。目前根据患者疾病特征将 FUO 分为四类（表20-10-1）：典型不明原因发热（classic FUO）、院内不明原因发热（nosocomial FUO）、中性粒细胞减少伴不明原因发热（neutropenic FUO）及 HIV 相关不明原因发热（HIV-associated FUO）。此外，FUO 病因谱随年龄变化而有显著特征，因此将儿童及老年 FUO 患者视为特殊患者类型。

表 20-10-1　FUO 分类及常见病因

分类	定义	常见病因
典型 FUO	体温>38.3°C；发热持续 3 周以上；经 3 次门诊检查或住院检查 3 天以上仍未明确发热病因	肿瘤、感染、非感染炎症性疾病
院内 FUO	体温>38.3°C；患者入院 ≥24 小时且入院前无发热症状；发热 3 天以上且经临床评估仍未明确发热病因	医源性感染、手术后并发症、药物热
中性粒细胞减少（免疫缺陷）伴 FUO	体温>38.3°C；中性粒细胞绝对值计数 ≤0.5×10⁹/L；间歇发热且经临床评估 3 天以上仍未明确发热病因	感染引起发热，包括细菌及病毒感染
HIV 相关 FUO	体温>38.3°C；门诊患者发热>4 周，住院患者发热>3 天；确认患者感染 HIV	HIV 原发感染、分枝杆菌感染、巨细胞病毒感染、淋巴瘤、弓形虫病、隐球菌感染、免疫重建炎症综合征（IRIS）

二、病因

目前已知可引起 FUO 的病因多达数百种，通常将 FUO 病因根据疾病性质分为感染、肿瘤、非感染炎性疾病、其他及未知病因（表 20-10-2）。在既往研究报道中 FUO 病因谱分布并不一致，这主要是由于研究所处时代、地区以及患者特征（表 20-10-1）不同所致。随着广谱抗生素广泛使用，感染引起 FUO 可能性降低，以及医学影像技术发展（CT、MRI 及 PET 应用于 FUO 诊断）提高局部病灶诊断的敏感性，近年来相关研究结果发现 FUO 疾病谱发生明显变化。西方研究报道近年来感染性疾病及肿瘤所致 FUO 比例下降，同时无法明确病因诊断的患者比例上升，然而在发展中国家感染仍是 FUO 首要病因。我国最近单中心统计研究结果表明感染性疾病是我国 FUO 患者首要病因（29.9%），其次为未知病因（21.5%）、肿瘤（17.8%）及非感染炎症性疾病（16.8%）。

表 20-10-2　FUO 常见病因

病因分类	具体常见病因
感染性疾病	血行播散性肺结核、亚急性细菌性心内膜炎、腹腔内脓肿、盆腔脓肿、肾脏及肾周脓肿、肾结核、结核性脑膜炎、布鲁氏菌病、伤寒、单核细胞增多症、巨细胞病毒感染、利什曼病
肿瘤	霍奇金淋巴瘤及非霍奇金淋巴瘤、肾上腺瘤、原发及转移性肝脏肿瘤、骨髓增生异常（慢性粒细胞及淋巴细胞白血病）、白血病前期、结肠癌
非感染炎性疾病	成人斯蒂尔病、风湿性多肌痛、颞动脉炎、风湿性关节炎、系统性红斑狼疮、结节性多动脉炎
其他	药物热、酒精性肝硬化、克罗恩病、亚急性甲状腺炎、伪装热

（一）感染性疾病

感染性疾病仍是我国 FUO 患者首要病因，其中又以肺外结核分枝杆菌感染常见。与易于诊断的典型肺结核不同，播散性结核（胸部 X 线检查无典型粟粒状结核表现）以及缺乏局部表现的肺外结核由于其诊断困难，通常可引起不明原因长时间发热，往往需要多次进行 CT 等影像学检查发现结核病灶方能确诊。腹腔内脓肿引起发热往往缺乏明显局部症状而难以诊断，老年或者近期有腹腔手术史的发热患者应考虑该疾病可能。亚急性心内膜炎是引起 FUO 常见感染性疾病之一，患者体检可闻及心脏杂音合并其他外周表现。亚急性心内膜炎确诊需进行血细菌培养结果为阳性，若确诊前患者使用抗生素治疗将难以获取病原学结果而漏诊，因此临床评估细菌培养结果时应当考虑近期抗生素使用情况以免漏诊。其他常见引起 FUO 的感染性疾病包括疟疾、伤寒、EB 病毒及巨细胞病毒感染等。

（二）肿瘤

肿瘤所致 FUO 中以淋巴瘤（霍奇金淋巴瘤及非霍奇金淋巴瘤）最为常见，部分非典型淋巴瘤患者发病时除发热外并无其他典型症状如周围淋巴结肿大、盗汗、体重减轻等，常需要进行 CT 及骨髓活检等明确诊断。白血病患者可表现为长期发热，不典型白血病患者外周血涂片未发现异常细胞往往导致诊断困难。肾上腺瘤及肾细胞癌由于临床表现多样，诊断困难，为 FUO 常见病因之一，临床上患者出现发热伴肋间疼痛、镜下血尿及红细胞增多应当考虑肾上腺瘤或肾细胞癌可能。其他常见引起 FUO 的肿瘤包括原发或转移肝脏肿瘤、心房黏液瘤等。由于近来肿瘤诊断及医学影像技术的飞速发展，肿瘤所致 FUO 比例有下降趋势，但并不能因此忽视肿瘤相关诊断排查。

（三）非感染炎性疾病

该组疾病也被称为结缔组织疾病或自身免疫性疾病，是由自身免疫功能失调引起的系统风湿性或者血管炎性疾病。成人斯蒂尔病（adult-onset Still disease）是引起 FUO 的重要病因之一，该病典型表现为发热、关节疼痛、肌痛、关节炎、皮疹、喉咙疼痛、脾大以及心包炎等，实验室检查可表现为中性粒细胞增多、血沉上升。颞动脉炎多发于老年（>50 岁）患者，可引起发热，常由于其他症状较为隐匿而难以诊断，有研究表明该疾病在老年 FUO 患者病因谱中占有重要地位。颞动脉炎典型表现为头痛、发热、贫血及血沉加速，部分症状不典型患者需要进行颞动脉活检明确诊断。其他常见该类病因包括结节性动脉炎、系统性红斑狼疮等。

（四）其他

部分 FUO 病因疾病性质不明则归入此类。结节病常引起 FUO 具体发病机制尚未明确，病理表现为系统性肉芽肿疾病广泛侵犯肺、皮肤、淋巴结、眼以及其他器官。由于结节病常累及肺部，胸部 X 线检查可提供有价值诊断信息，确诊需要组织活检证实病灶为非干酪样肉芽肿病变。亚急性甲状腺炎又称肉芽肿性甲状腺炎，常表现为发热、颈前区疼痛及肌痛等。由于亚急性甲状腺炎患者甲状腺功能正常，其诊断多依赖于炎性表现而非甲状腺毒性症状,当患者无颈部肿痛等典型症状可造成诊断困难。其他特殊病因包括伪装热、药物热、遗传性周期热综合征等。

(五) 未能明确具体病因

部分FUO患者经完整临床评估及实验室检查后仍不能明确具体病因,其中部分患者发热症状可自行缓解,而其余患者需较长时间(长达数月或数年)反复检查评估才能明确诊断。有数据表明20世纪90年代以来FUO患者中不能明确病因比重上升,占FUO病因谱比例超过20%甚至高达50%。

三、病因诊断

寻找FUO病因是临床中棘手问题,其困难在于引起发热的潜在病因繁杂且线索隐匿。目前典型FUO诊断通常建议按步骤循序渐进(图20-10-1):初步评估应当包括完整病史询问及常规实验室检查,

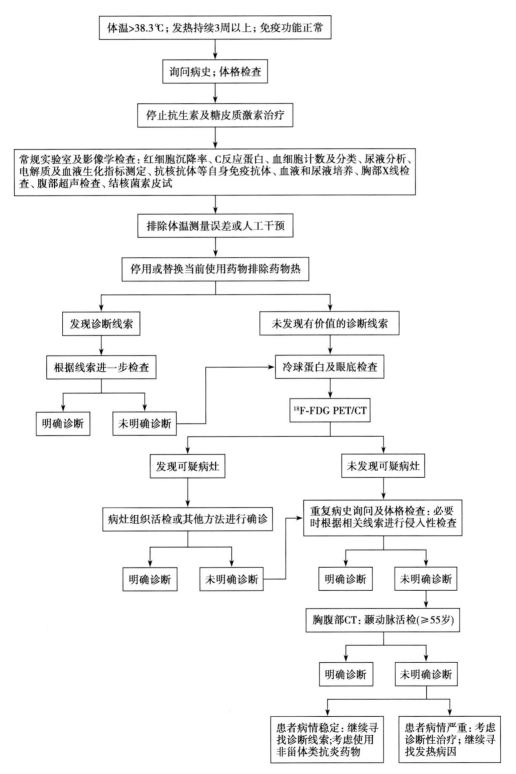

图 20-10-1 FUO诊断处理流程

寻找与发热相关线索并排除相关疾病可能,其目的在于缩小潜在病因范围并为下一步诊断确定方向;经初步评估未明确诊断患者应当针对已发现的发热相关线索进行更具针对性的病史询问、体格检查及PET/CT等影像学检查。

(一)病史回顾

完整的病史信息对于FUO病因诊断至关重要(表20-10-3),临床诊断评估应当从详细询问患者病史入手。在诊断困难情况下,多位医生反复询问病史或从患者、家人及朋友等多种来源获得病史信息往往可获得有价值的信息。对于儿童及神志异常的患者,应当向其家人及朋友详细了解患者病史。

表 20-10-3　患者病史线索提示 FUO 相关病因

病史线索	所提示病因
疾病暴露	感染(结核病等)
复发	肿瘤、结核病、炎症性肠病
植入异物	体内异物引发感染
手术史	手术部位感染、手术材料引发非感染炎症反应
精神疾病史	伪装热、自身诱导性发热
发病前服用药物(中草药)	药物热
家庭其他成员发热	感染(结核)、遗传相关疾病(家族性地中海热、系统性红斑狼疮、周期性中性粒细胞减少症)
旅行史	感染(结核病、疟疾、布鲁氏菌病等)
动物接触史	感染(立克次体病、利什曼病、弓形虫病等)、过敏
无保护性行为	性传播疾病(梅毒、HIV 感染等)
静脉药瘾	病毒(HBV、HCV、HIV 等)感染、心内膜炎、骨髓炎
嗜酒史	酒精性肝硬化
不清洁食物及饮水	感染(布鲁氏菌病、沙门菌感染、细螺旋体病等)

1. 现病史　临床医生首先应当详细了解患者测量体温方法及部位,为避免体温测量误差,所有可信的体温数据应当基于相同的测量部位及方法。发热热型是部分疾病诊断的重要线索,例如疟疾或淋巴瘤患者发热都有典型规律。此外需要详细询问发热前诱因、起病时的症状、发热过程中伴随症状性质、严重程度及变化。临床中FUO患者伴随症状与潜在病因之间是否存在联系往往难以判断,需要全面评估的同时仔细甄别局部症状及体征是否可能与患者发热病因相关,以防被误导。发病前相关疾病暴露史,尤其如结核等传染性疾病暴露应当详细询问了解。

2. 既往疾病及手术史　患者完整的既往疾病史回顾往往能够提供有助于诊断的相关线索,避免不必要的检查。完整既往史信息应当包括发病前患者曾罹患的慢性感染性疾病(肺结核、心内膜炎等)、输血史、肿瘤疾病及相关治疗尤其是免疫抑制药物治疗。既往未彻底治疗的结核菌感染、细菌性心内膜炎以及经血液途径传播病毒感染(丙肝病毒、巨细胞病毒等)等疾病是FUO潜在病因。既往曾有手术植入人工瓣膜、静脉导管、起搏器、人工关节等需要考虑体内异物引起发热。患者合并或既往患有精神疾病则伪装热可能性大。

3. 药物治疗史　药物包括非处方药品和中草药引起发热是FUO常见原因之一。所有药物服用后均有可能引起发热,常见服用后可引起发热的药物有抗生素(β-内酰胺类药物)、心血管药物(奎尼丁)、抗肿瘤药物及作用于中枢神经系统药物(苯妥英钠)。药物热可在服药过程中随时发生且热型不定,通常来说停药后2~3天热退,但部分代谢较慢的药物引起发热停药后仍可持续1周以上。此外发热过程中不恰当的抗生素、退热剂、类固醇药物及非甾体抗炎药物的使用可致发热等临床表现隐匿甚至使疾病诊断更加复杂化,应当重点询问发热前后上述药物使用情况。

4. 个人史　完整个人史信息应当包括患者出生及长期居住地、疫苗接种情况、居住及生活环境、成瘾性物质使用、性生活史、动物及昆虫接触史及其他非正常生活习惯等。患者既往使用成瘾性药物尤其静脉药瘾者出现发热应考虑感染性疾病(心内膜炎及骨髓炎)可能。性乱者应当排查HIV感染。患者工作生活中有动物接触史应当考虑猫抓病、弓形虫病、布鲁氏菌病等。特殊生活习惯诸如食用未消毒牛奶及生鸡蛋可致布鲁氏菌及沙门菌感染。此外发热患者发病前曾去陌生地区工作旅游应当重点详细了解目的地、旅行中的行为、食物饮水及预防性接种及用药情况,患者近期到访目的地为结核病或者疟疾疫区则相关疾病应当重点考虑。

5. 家族史　家族史询问重点在于发现遗传性疾病及家庭成员之间感染性疾病传播可能。患者家庭成员出现类似的发热及相关症状应当引起注意,考虑相同致病因素引起发热。

（二）体格检查

详细体格检查所发现阳性体征可为 FUO 病因诊断提供宝贵线索。由于某些重要阳性体征在发病初期隐匿而随着病情进展逐渐显现，建议 FUO 患者每次就诊时均进行完整体格检查。体格检查应当全面且重视特殊部位检查，如眼（感染性心内膜炎可能导致的罗特斑或结膜出血）、口咽部（严重 AIDS 患者可出现鹅口疮）、颞动脉（颞动脉炎）、甲状腺（甲状腺炎）、皮肤、淋巴系统、心脏杂音听诊（感染性心内膜炎）、腹部、会阴部（梅毒）、关节（风湿性关节炎）、四肢近端及远端脉搏（动脉炎）等（表 20-10-4）。FUO 患者出现皮疹应当注意分辨其形态及分布。全身出现瘀斑瘀点往往提示立克次体病或者脑膜炎球菌败血症。足底、手掌出现无触痛的细小红斑、瘀斑或结节样病灶［詹韦损害（Janeway lesion）］提示感染性心内膜炎。成人斯蒂尔病表现为在发热高峰时出现斑丘疹。体检发现外周淋巴结肿大或者局部皮肤破损可以进行活检取样进一步检查。

表 20-10-4 体格检查发现阳性体征提示引起发热相关病因

体检部位	阳性体征	提示相关病因
眼	脉络膜结节	粟粒性结核
	罗特斑及结膜出血	感染性心内膜炎
	葡萄膜炎	结节病、白塞病
	视盘水肿	颅内损伤
皮肤	瘀点瘀斑	落基山斑点热、地中海斑疹热、脑膜炎球菌血症
	斑丘疹	成人斯蒂尔病
手掌及足底	无触痛的细小红斑、瘀斑或结节样病灶（Janeway lesion）	感染性心内膜炎
颞动脉区域	触痛、血管可见	颞动脉炎
甲状腺	触痛	甲状腺炎
	可触及结节	甲状腺肿瘤
口咽部	口腔白斑	HIV 感染（念珠菌感染）
心脏	闻及杂音	感染性心内膜炎、心脏黏液瘤
生殖器	皮肤黏膜破损	梅毒
关节	关节炎症	系统性红斑狼疮、风湿性关节炎、结核病、化脓性关节炎
淋巴结	淋巴结肿大	淋巴瘤、结核病、结节病、弓形虫病、肿瘤淋巴结转移
脉搏	无脉	大动脉炎
脾	脾大	感染性心内膜炎、淋巴瘤、白血病、系统性红斑狼疮、成人斯蒂尔病

（三）实验室检查

由于现代医学科学的快速发展，目前可开展的实验室检查项目种类繁多。为避免不必要的检查，FUO 患者实验室检查应当分步骤、有策略地进行（表 20-10-5）。基本实验室检查建议在所有 FUO 患者中进行，包括血细胞计数及分类、血培养、血生化（包括肝脏血清酶及胆红素等）、血沉、C 反应蛋白、尿液检查包括镜检及培养。后续实验室检查项目应当基于病史、体格检查及初步实验室检查所提供的线索进行针对性选择。

目前来看，微生物感染仍是我国 FUO 发生的首要病因，该类疾病确诊依赖于实验室检查鉴定致病原体。微生物培养鉴定作为重要基本病原学检查，其结果对于感染所致 FUO 诊断及后续治疗有直接指导意义。临床进行血及其他体液培养时应当注意与医院微生物检测部门保持沟通，告知患者基本情况及基于之前临床评估所推测可能存在的微生物感染。当血培养结果提示阴性时，应当针对可疑微生物感染进行血清学检查。在特殊病原体如巴尔通体感染等，聚合酶链反应（PCR）等分子检测技术可提供相关线索。怀疑结核分枝杆菌或真菌为可疑致病病原体，应考虑特殊培养介质及方法如溶血离心培养法（lysis-centrifugation blood culture）提高检出率，缩短培养周期。

表 20-10-5　FUO 病因诊断常用实验室及影像学检查

基本检查	确诊所需进一步检查
血细胞计数	冷球蛋白(冷球蛋白血症)
外周血涂片(疟疾、白血病)	骨髓活检(白血病、淋巴瘤、肿瘤骨转移)
临床生化指标包括血糖、尿素、肌酐、尿酸、血清酶、总胆红素及结合胆红素等	肝脏组织活检(肉芽肿性肝炎)
蛋白电泳(浆细胞病)	风湿因子(风湿性关节炎)
尿常规(尿路感染、结核等)	粪便、咽拭子及骨髓培养
C 反应蛋白	心脏超声(心内膜炎、心包炎)
血沉	眼科检查
病毒性肝炎相关检查	胸腹部增强 CT 或 MRI
发热期间血培养(菌血症、真菌血症、粟粒性结核)	^{18}F-FDG PET/CT
尿培养(尿路感染)	颞动脉活检(巨细胞动脉炎)
HIV、巨细胞病毒及弓形虫抗体	
胸部 X 线检查	
腹部、盆腔、肾脏区域超声(脓肿、肿瘤)	

(四) 影像学检查

FUO 患者进行影像学检查目的在于发现并定位引起发热的潜在病灶(感染、炎症及肿瘤等),为诊断或进一步检查提供依据。随着医学影像技术发展,计算机断层扫描(CT)、磁共振成像(MRI)及核医学成像技术广泛运用于临床 FUO 诊断。FUO 患者影像学检查应由遵循由简到繁分步进行,同时兼顾患者经济负担,尽可能避免不必要的辐射暴露。基本影像学包括胸部 X 线检查及腹部超声检查,建议在所有 FUO 患者中进行。基于初步检查结果及其他相关线索可选择 CT、MRI 等进行针对性检查,必要时可参考影像专业医师意见。

1. 胸部 X 线检查　胸部 X 线检查作为基本影像学检查,建议所有 FUO 患者都应进行,通过胸部 X 线检查可明确组织浸润明显的肺部感染及直径 >3mm 肺部结节病灶。胸部 X 线检查发现可疑病灶或者未发现病灶,但仍不能排除肺部疾病的患者考虑进行胸部 CT 检查。

2. 腹部超声检查　超声检查优点在于经济、易于实施,并且安全无辐射,可作为 FUO 患者腹部基本影像学检查方法。腹部超声检查可发现脓肿等腹腔感染病灶,对于霍奇金淋巴瘤及非霍奇金淋巴瘤、肾上腺瘤、骨髓增生等疾病诊断也有帮助。超声检查局限性在于检查过程中需要检查者配合,肥胖以及肠道内气体充盈会影响检查效果。

3. CT 检查　CT 检查优势在于较普通 X 线检查可提供更佳的成像分辨率,因此临床检查发现可疑病灶应当尽快进行 CT 扫描。由于目前 CT 检查在各级医院中逐渐普及且检查价格下降,也可考虑发热早期评估时进行胸腹部 CT 检查。胸部 CT 检查可发现淋巴瘤或者结节病所致肺门及纵隔淋巴结肿大;肺部结核菌或真菌感染及肿瘤结节病灶。胸部高分辨率 CT 检查对于肺部结核菌感染诊断优势明显,阳性及阴性预测值均可达到 70% 以上。腹部 CT 检查是诊断腹腔脓肿、腹部肿瘤以及淋巴增殖性疾病的理想方法。临床评估 CT 检查结果应当注意分辨假阳性征,必要时采用进一步检查明确病灶性质,避免误诊。

4. MRI 检查　MRI 作为二线影像学检查方法在诊断某些特殊部位感染(盆腔炎症、脑膜炎)时价值较高。颅内疾病尤其是下丘脑病变是引起 FUO 罕见病因,该疾病诊断常常需要 MRI 检查发现并定位病灶。全身 MRI 检查对于 FUO 诊断价值尚缺乏有力证据,但在儿童等特殊人群中可作为辅助检查方法。

5. 核医学成像技术　前述超声、CT 及 MRI 传统影像学检查方法主要反映由炎症肿瘤等疾病引起器官及组织解剖结构变化。部分疾病早期尚未造成组织器官结构改变,若使用上述传统影像学检查技术往往难以发现病灶而造成诊断延误。传统影像学检查方法另一缺陷在于检查部位多局限,缺乏全身系统性检查数据。近年来核医学成像技术飞速发展,其采用放射性示踪剂可进行全身检查,发现炎症及肿瘤等早期病变引起组织细胞功能变化,随着该技术成熟其在 FUO 诊断占有日益重要地位。

在核医学成像技术发展过程中,多种放射性示踪技术应用于 FUO 诊断中。早期广泛应用于 FUO 诊断的有 ^{67}Ga-磷酸盐及 ^{111}In、^{99m}Tc 标记白细胞或抗粒细胞抗体闪烁扫描成像。然而早期核医学成像技术存在种种缺陷,例如需使用血制品存在潜在血源性感染风险(白细胞标记技术)、高辐射负担(^{111}In、^{67}Ga)、标记技术不稳定(^{99m}Tc 标记白细胞)、成像所需时间较长(^{67}Ga-磷酸盐)及无法聚集于特定肿瘤病灶(^{67}Ga-磷酸盐),此外上述检查技术局限性在于并不能区分病灶性质。由于存在上述缺陷及局限性,早期核医学检查结果主要作为参考提供进一步诊断线索及方向,并非作为确诊依据。

^{18}F-氟代脱氧葡萄糖正电子发射计算机体层显像(^{18}F-FDG PET/CT)应用于 FUO 诊断是近年来重要进展之一。^{18}F-FDG 作为示踪剂可穿过细胞膜进入胞质,与葡萄糖不同,^{18}F-FDG 磷酸化后并不参与糖代谢途径而以原型存在于细胞中。肿瘤细胞等糖代谢异常旺盛的组织细胞可表现为 ^{18}F-FDG 聚集,因而 ^{18}F-FDG PET/CT 首先应用于肿瘤诊断。近年来发现 ^{18}F-FDG 吸收增强同样表现在活化的白细胞(粒细胞、单核细胞及淋巴细胞)等依赖于葡萄糖供能的细胞中。PET/CT 应用于 FUO 患者诊断其优势在于较传统扫描成像技术,该方法在慢性轻度感染诊断中敏感性高、成像所需时间短(注射后 60 分钟)、可用于血管炎诊断(血管炎患者表现为相关血管部位吸收增强)及整合 CT 技术(PET/CT)后可提供高分辨率断层扫描图像增加诊断准确性。与传统核医学成像技术类似,^{18}F-FDG PET/CT 在鉴别感染病灶、非感染炎性病灶及肿瘤病灶方面欠缺特异性,发现阳性病灶后仍需进一步检查方能明确诊断。此外心脏、肠道、脑、肾脏及输尿管可出现生理性 ^{18}F-FDG 浓聚,因此 ^{18}F-FDG PET/CT 并不能客观准确评估上述器官病变。回顾既往国外相关研究,^{18}F-FDG PET/CT 对于 FUO 最终诊断贡献率约有 60% ~ 70%。尽管相较于传统影像学及核医学成像检查 ^{18}F-FDG PET/CT 检查可及性有限,但有研究表明 FUO 患者发热早期采用该技术可加速诊断、减少患者住院时间及避免重复不必要的相关检查而极具性价比。总体来说 ^{18}F-FDG PET/CT 是 FUO 病灶定位诊断的理想工具,随着该项技术日渐普及,有学者建议将其作为 FUO 常规诊断检查方法。

(五)侵入性检查

当结合患者病史、体格检查以及实验室影像学检查结果进行综合分析后考虑特定器官组织病变,应当考虑侵入性检查来明确病灶性质。

1. 淋巴组织活检　临床体格检查发现局部淋巴结肿大,建议立即进行活检明确诊断。目前外周淋巴结活检方法推荐采用病变淋巴结切除而非穿刺针吸方法采集样本。临床中结核菌感染及淋巴瘤是 FUO 伴外周淋巴结肿大的常见病因,病变淋巴结切除活检可确诊。此外淋巴结活检可为其他疾病如结节病、弓形虫病、肿瘤淋巴结转移等诊断提供线索。在特殊情况下纵隔淋巴结或腹腔淋巴结等深部淋巴结受累而外周淋巴结病变并不明显,需要借助纵隔镜或者腹腔镜进行深部淋巴结切除活检。

2. 骨髓活检　骨髓活检常用于确诊血液系统肿瘤(白血病、淋巴瘤及骨髓瘤等)和严重感染疾病浸润骨髓(如血行播散性肺结核、内脏利什曼病及播散型组织胞浆菌病)。若将骨髓活检适应证放宽至表现为发热伴血细胞减少的 FUO 患者,可提高 FUO 病因诊断率。此外活检取得骨髓组织还可用于培养,尤其结核菌感染骨髓培养检出率高。总体来说骨髓培养阳性率并不优于血培养,并不推荐作为常规检查。

3. 肝脏活检　影像学检查提示肝脏占位病变,需行肝脏活检明确病灶性质。肉芽肿性肝炎引起发热唯有肝脏活检可明确诊断。怀疑其他原因引起肝脏内出现肉芽肿或结核等病灶与发热相关,也可考虑进行病灶部位肝脏活检。肝脏活检手术可出现严重的并发症如出血等甚至危及生命,因此临床中选择该项检查需谨慎,发热伴肝大或肝脏生化指标异常并不推荐立即进行肝脏活检。

4. 其他组织活检　临床有证据怀疑特定组织器官病变与 FUO 相关时都应当在条件及技术方法允许情况下及时进行组织活检。除前述组织活检方法外,临床中常用的其他方法有腹膜、胸膜、肾脏、皮肤以及支气管活检等。当怀疑肺部疾病与发热相关时,推荐使用支气管镜进行肺部组织活检;怀疑颞动脉炎患者确诊依赖于颞动脉活检。当今医学诊断技术发展迅速,提倡精确诊断,剖腹探查等严重创伤性检查并不推荐作为常规手段进行。

(六)特殊类型 FUO 病因诊断

1. 院内 FUO　院内 FUO 病因诊断首先应当考虑患者住院期间可能出现的并发症,其中大多数患者为感染引起发热,此外非感染病因包括静脉血栓、肺栓塞、药物热以及输液反应等。院内 FUO 首先应当是重点排查可能存在感染的部位,应当注意检查曾进行手术等操作区域是否有脓肿、血肿等局部感染病变;此外静脉炎、体内植入异物引起感染均有可能是潜在发热病因,如留置导尿管患者应排除前列腺炎引起发热可能。

2. 中性粒细胞减少伴 FUO 中性粒细胞减少患者免疫功能不全易于感染而引起发热,具体感染类型多样,包括局部细菌及真菌感染、菌血症、导管相关性感染及肛周脓肿等。真菌(假丝酵母菌及曲霉菌)及病毒(单纯疱疹病毒、巨细胞病毒)为常见引起发热的病原体。

3. HIV 相关 FUO HIV 感染本身可引起发热,此外 HIV 摧毁免疫系统可引起其他病原体机会性感染。具体感染病因随免疫系统抑制程度以及地域不同而多变,常见病原体有结核菌、弓形虫、巨细胞病毒、肺孢子菌、沙门菌及隐球菌等。结核菌感染诊断依赖于血培养以及淋巴结等病变组织活检,胸部 CT 检查能发现肿大的纵隔淋巴结。其他检查包括血清学检查检出隐球菌抗原以及核医学影像学检查发现感染病灶对于诊断有辅助作用。除感染引起发热外,淋巴瘤及药物热也是 HIV 相关 FUO 常见病因,需注意排查。

四、经验治疗

FUO 患者病因隐匿,因此对症及诊断性治疗等经验治疗是 FUO 患者治疗初期的主要处理措施。经验性治疗所带来的临床获益长期存在争议,有学者认为诊断性治疗收益甚微,反而可能隐匿临床症状,延误诊断,影响患者预后。临床进行治疗前应当全面衡量以下两点:首先评估所采用治疗是否会掩盖相关临床表现使病因诊断更为复杂困难;其次考虑治疗是否会影响潜在疾病的预后。

(一) 退热剂

退热剂在临床发热患者尤其早期发热患者中应用广泛。临床常用退热剂(对乙酰氨基酚等非甾体抗炎药物)退热效果明显,可造成患者热退康复的假象而延误诊断治疗。因此早期发热住院患者中使用退热剂需谨慎,唯有在患者不能耐受发热或危及生命情况下建议使用。然而对于发热病程较长的住院以及门诊患者,目前认为使用退热剂并不会对临床诊断评估及预后造成影响,在发热造成患者不适的情况下应当给予退热处理。

(二) 类固醇类药物

临床应用类固醇类药物作为诊断性治疗可鉴别结缔组织疾病等自身免疫功能紊乱所致发热。FUO 患者使用该类药物极有可能掩盖发热及皮疹等其他潜在病因的临床表现,此外血液系统肿瘤患者在未明确诊断情况下盲目使用类固醇类药物可能影响今后化疗效果而导致预后不佳。目前建议给予该类药物进行诊断性治疗前应当排除淋巴瘤及其他恶性肿瘤可能。

(三) 抗菌治疗

目前通常不推荐给予未明确病因诊断的 FUO 患者经验性抗生素治疗,其风险在于可能导致相关疾病诊断延误甚至遗漏。例如感染性心内膜炎发热患者在未明确诊断时给予抗生素治疗,可能会存在治疗不彻底而复发风险。疑似肺外结核患者但临床难以获取病原学证据情况下,可给予抗结核药物诊断性治疗。但值得注意的是利福平对于布鲁氏菌病等其他病原体感染引起的发热同样有抑制作用,目前建议不选用利福平作为经验性抗结核治疗药物。

(卢洪洲)

第十一节 感染病性皮疹

与感染性疾病相关的皮疹称为感染性皮疹(infectious exanthems),很多感染性疾病发病过程中可伴有皮疹,通过对皮疹的形态、出疹时间、出疹顺序和出疹部位的观察有助于原发感染性疾病的诊断。

一、发病机制及病理

感染性皮疹目前认为主要由于病原体及其毒素的直接或间接作用引起皮肤黏膜下毛细血管扩张,通透性增加,局部上皮细胞增生、炎症细胞浸润,表皮细胞变性坏死、血管内部分物质渗出到血管外引起局部皮肤形态、颜色等改变。

二、临床分类及表现

皮疹根据其形态特征可初步分为充血性皮疹和出血性皮疹,而充血性皮疹主要为局部血管扩张所致,压之褪色,常见的充血性皮疹包括斑疹、丘疹、斑丘疹、玫瑰疹、荨麻疹等;而出血性皮疹为毛细血管破裂引起血管内的物质渗出到血管外面,压之不褪色,临床包括瘀点、瘀斑等。

(一) 斑疹(macula)

表皮或真皮乳头层的毛细血管局限性扩张引起的充血性皮疹,临床表现为局部皮肤发红,压之褪色,皮损与周围皮肤齐平,不隆起或凹陷,直径多在 1~2cm 以内,形态不易。斑疹多见于斑疹伤寒、麻疹和猩红热等。

（二）丘疹（papula）

表皮或真皮上层局部皮肤代谢异常或变性所致，临床表现为局部皮肤局限性隆起，隆起形态各异，高出皮肤，压之可褪色，颜色可谓白色、红色、黄色或紫色等。部分丘疹顶端伴有水疱称为疱丘疹，而部分丘疹顶部伴有小的脓疱称为脓丘疹。丘疹多见于水痘和天花早期。

（三）斑丘疹（maculopapule）

为斑疹向丘疹发展的中间状态，临床表现为小片状红色充血疹，中间可以稍隆起，相互可融合成片。临床常见于麻疹。

（四）红斑（erythema）

多由丘疹增大或融合而成，直径多大于 2cm，局部为扁平或隆起样皮损，压之褪色，形态各异。

（五）玫瑰疹（roseola）

局部皮肤血管扩张引起的充血性皮疹，临床表现为鲜红色圆形斑疹，直径多在 2~3mm。玫瑰疹可见于伤寒、副伤寒等。

（六）疱疹（herpetic）

主要为角质下或表皮层局部血管通透性增加导致局部渗出增加，液体聚集融合形成大小不等的隆起性皮损。若疱疹直径大于 5mm 者称为大疱，若直径小于 5mm 者称为水疱。疱疹内液体一般清澈透明，若合并感染、出血等可出现水疱混浊呈白色、暗褐色、黑色等。疱疹可见于水痘、单纯疱疹、带状疱疹、创伤弧菌感染早期等。

（七）瘀点、瘀斑

皮肤黏膜血管破裂引起血管内液体渗出到血管外，压之不褪色。根据直径大小可分为瘀点和瘀斑，若直径在 5mm 以内者称为瘀点，若直径大于 5mm 者称为瘀斑。可见于流行性脑脊髓膜炎、流行性出血热、新型布尼亚病毒感染等。

三、感染性皮疹的临床演变

感染性皮疹为感染性疾病常见的伴随症状之一，感染性皮疹出现的时间、临床动态变化和皮疹后患者皮肤改变情况均有助于原发性疾病的诊断。

（一）出现时间

临床根据感染性皮疹的出疹时间可以归纳为"风（风疹）吹（水痘，水谐音）红（猩红热）花（天花）莫（麻疹，麻谐音）悲（斑疹伤寒，斑谐音）伤（伤寒）"，即风疹、水痘多在发病的第 1 天出现，猩红热多在发病的第 2 天出现，天花多在发病的第 3 天出现，麻疹多在发病的第 4 天出现，斑疹伤寒多在发病的第 5 天出现，伤寒多在发病的第 6 天出现。

（二）临床变化

感染性疾病多伴有典型的出疹顺序和形态特征，同时皮疹消退后伴有相应皮肤改变。风疹首先多出现在面部、颈部，为稀疏散在的斑疹；24 小时内快速蔓延到躯干和四肢，为弥漫性红斑，类似猩红热皮疹，但手掌和足底一般无皮疹；皮疹多在 2~3 天消退，消退后皮肤恢复正常，不留脱屑或色素沉着等皮损表现。猩红热多在发热第 2 天出现皮疹，首先见于耳后、颈部、胸部，多在 24 小时累及全身，皮肤弥漫充血基础上均匀出现针尖大小的皮疹，伴瘙痒，压之褪色，针尖皮肤受累；出疹 3~4 天后皮疹逐渐消退，消退 1 周后开始脱皮，皮肤脱皮常与皮疹数量、位置相关，数量少、分布稀疏的颜面和躯干可出现麸糠样脱屑，四肢末端可出现片状脱皮。水痘在全身可以出现顺序不一，为向心性、分批出现，在同一个部位可见斑疹、丘疹、疱疹和结痂，临床称为"四世同堂"；多在 10 天左右自愈，部分严重的水痘病程可达数周。带状疱疹可以不伴有发热，但出疹前 2~5 天多伴有局部针刺样疼痛，皮疹多局限在躯体一侧。水痘和带状疱疹脱屑后一般不留瘢痕，部分长时间皮疹者可伴有瘢痕形成。麻疹出疹顺序首先是耳后、发际皮肤，随后出现面部、颈部、胸部、腹部和四肢，疹间皮肤正常，一般 5~7 天皮疹出齐后开始消退，皮疹消退后皮肤呈"麸糠样脱屑"。

四、感染性皮疹的诊断

感染性皮疹常为感染性疾病的伴随症状，通过详细询问病史、体格检查明确有无其他系统的伴随体征，相应实验室检查等有助于皮疹及对应感染性疾病的诊断。

（一）病史询问

病史的询问包括患者的接触史、疫苗接种史、过敏史、生活史、服药史、家族史等。水痘、猩红热、麻疹等呼吸道传播疾病多有相同疾病患者或携带者的接触史，表现为周围存在相似临床表现的患者；斑疹伤寒、恙虫病、新型布尼亚病毒感染、疟疾、登革热、钩体病等虫媒叮咬传播疾病患者多有户外、丛林、疫区工作生活史；布鲁氏菌病、狂犬病、猫抓病、流行性出血热等主要通过动物及其分泌物接触、撕咬传播，发病前多有明确动物接触史或撕咬史；艾滋病、梅毒、急性乙型病毒性肝炎或丙型病毒性肝炎可以通过体液传播，尤其是性接触传播，应详细询问冶游史,有些时间跨度可长达数十年才发病,同时对该类患者还应该详细询问手术外伤、输血等接触体液的特殊经历。甲型病毒性肝炎、戊型病毒性肝炎、伤寒、手足口病等经过消化道传播的疾病要详细询问患者有无不洁饮食、生吃、生饮等的生活经历。

病史的询问除了上述生活、接触史外,还需要询问既往疫苗接种史、家族病史和既往疾病史。既往有感染过甲型病毒性肝炎、戊型病毒性肝炎等疾病的患者,可获得较为持久的免疫力,再次感染同类疾病的可能性较小。而既往有甲型流感、水痘、麻疹、天花、伤寒等疫苗接种史的患者再次患有同类疾病的可能性较小。同时需要了解患者发病前的旅游、工作情况,明确是否到过疫区,是否存在该疫区的感染性疾病,如我国虽然消灭了血吸虫,但目前湖北枝江、沙市等地区仍存在活动性血吸虫可能;东南亚、非洲尤其是西非等地疟疾较为常见。创伤弧菌感染多见于沿海地区,常与海水、海鲜等海产品接触有关。

(二)伴随症状

感染性皮疹很少单独出疹,常伴有不同的临床症状和体征,流行性斑疹伤寒、地方性斑疹伤寒、莱姆病和天花、流行性腮腺炎、H1N1、H7N9 等病毒性疾病出疹前多伴有关节、肌肉的酸痛等表现。钩体病、流行性脑脊髓膜炎、肠病毒或疱疹病毒感染可伴有头痛、呕吐等颅内感染表现。风疹病毒、猩红热等多伴有颈部淋巴结的肿大。而恙虫病、兔热病、梅毒、弓形虫病、传染性单核细胞增多症、布鲁氏菌病等可伴有多发性浅表淋巴结的肿大。伤寒、副伤寒等可伴有腹痛、腹泻等消化道症状;感染性心内膜炎患者可伴有心瓣膜区的杂音,部分患者可有肢端末梢血管、部分脏器栓塞的表现。

(三)出现时间与临床变化

感染性皮疹多伴有典型的出疹时间、顺序和临床表现,如前文所述,"风吹红花莫悲伤"对临床常见皮疹有个初步时间推断。

(四)实验室检查

血常规检查若白细胞正常或降低,要注意病毒感染引起的感染性皮疹可能,而白细胞升高,尤其是嗜酸性粒细胞升高要注意寄生虫感染可能,若淋巴细胞比例升高要注意 EB 病毒感染引起的传染性单核细胞增多症、流行性出血热可能,白细胞升高同时中性粒细胞百分比升高者要注意猩红热、流行性脑脊髓膜炎等细菌性感染可能。

对感染性皮疹疾病,病原学诊断更为关键。可

以行常规病原体特异性抗体 IgM 检查、DNA 或 RNA 检查明确;若瘀点、瘀斑、疱疹较大可行局部穿刺,穿刺液进行涂片革兰氏染色、细菌培养等明确细菌、寄生虫等感染可能;而水疱液进行吉姆萨染色和瑞氏染色可明确有无疱疹病毒感染。局部皮损明显时可行皮肤活检进一步明确。

总之,感染性皮疹多为感染病的伴随症状,通过详细询问病史、体格检查和相应实验室检查多数可以明确,但部分患者病原体诊断可能不明确,有必要反复多次检查明确。

(盛吉芳 赵 宏)

第十二节 慢性疲劳综合征

慢性疲劳综合征(chronic fatigue syndrome,CFS)是一组以长期严重的疲劳感为主要表现的全身性功能紊乱综合征,常伴有失眠、记忆力下降、注意力无法集中、发热、头痛、咽喉痛、淋巴结肿大、压痛、肌肉关节疼痛以及焦虑、忧郁、烦躁、情绪不稳等多种神经精神症状,但无其他器质性及精神性疾病。其基本特征为不明原因的、新发生的、持续性或反复发作的疲劳,持续半年以上,充分卧床休息不能缓解,活动水平较健康时下降,而各项体格检查及实验室检查结果没有明显异常。目前大部分观点认为该病与病毒感染相关,故又称为"病毒感染后疲劳""慢性疲劳免疫功能异常综合征",但需进一步进行多项相关研究以证实,如应用分子生物学技术,在基因及蛋白质水平去发现与 CFS 相关的潜在病因,寻找有助于流行病学分析和临床诊断的分子标记物等。目前有研究根据患者及健康献血人员外周血基因表达情况将 CFS 分为 7 种基因亚型,发现这些亚型与该病的临床表现及严重程度相关。

一、发病机制

CFS 的病因及发病机制尚不清楚,多数认为其发生是由于病毒感染、应激等多种因素引起神经-内分泌-免疫功能紊乱的结果。目前研究者对 CFS 进行了广泛的医学研究,以寻找可能的病因及发病机制,但仍未找到确切的循证医学证据。由于 CFS 是多脏器、多系统的病变,现研究者多从生物学因素、精神心理因素、社会环境因素等方面进行探讨。

(一)微生物感染导致免疫系统功能紊乱

因为部分 CFS 患者表现为流感样症状,如发热、咽痛、淋巴结肿痛等,其余疲劳、认知功能受损、睡眠

障碍和肌肉关节疼痛等症状均常见于许多感染性疾病的急性期,而且一些患者在急性期过后前述症状可持续6个月以上,故早期研究认为CFS系致病微生物感染所致,特别是EB病毒的感染,但尚未在CFS患者中持续检测到病毒。目前认为可能与CFS发病相关的病毒有:EB病毒、巨细胞病毒、人疱疹病毒6型(HHV-6)、人疱疹病毒7型(HHV-7)、HCV、风疹病毒、Borna病毒、脊髓灰质炎病毒、细小病毒B19、人T细胞白血病病毒2型、泡沫病毒、肠道病毒、HLPV-7等;其他微生物感染有:Q热立克次体、支原体、弓形虫、布鲁氏菌、肺炎链球菌、伯氏疏螺旋体、白念珠菌等。认为微生物感染后引起免疫功能异常,包括慢性免疫激活、免疫细胞对多克隆刺激的反应性降低、炎症和细胞因子改变以及自身和其他特殊抗体的产生等几个方面。如CFS患者体内慢性持续性地表达细胞因子如INF、IL-1、IL-2,同时TGF-β_1表达减少、中性粒细胞凋亡增加。目前没有确切的证据表明任何已知的致病微生物与CFS之间有因果关系。由于不同人群间基因差异和个体免疫力的不同,病毒可能以不同方式影响其感染的宿主。病毒可能仅是CFS发病的启动环节,或者CFS是微生物持续感染的结果。多项研究报道接种疫苗后可引发CFS,这也许可以说明微生物感染与CFS有关。有许多研究者对可疑病原微生物,如EB病毒、逆转录病毒、疱疹病毒、肠道病毒以及支原体等进行了血清学特异抗体检测、PCR核酸检测,结果发现CFS患者组与健康对照组之间没有显著性差异,因此有人认为CFS可能由一种未知病毒感染所致,或者是多种病毒与微生物共同参与的结果。

(二)免疫学因素

有人认为CFS可能系免疫功能紊乱所致,提出抗原持续刺激理论,认为抗原对机体持续产生刺激使机体处于长期、恒定的免疫反应,炎症介质与细胞因子,如干扰素、白介素等保持较高水平。许多研究者也证实在CFS患者中可发现自身抗体、免疫复合物以及细胞因子产生异常,如IL-1、IL-10等,CFS患者的临床表现与干扰素治疗后副作用类似。而且大多数CFS患者有过敏史。过敏可能是引起CFS的因素之一,但并非每一位患者都有过敏史。在CFS患者中未发现有相应的组织损伤。有研究者报道,与健康对照组相比,CFS患者外周血中存在T细胞活化标记的异常表达以及NK细胞数目减少或活性降低,但也有不同观点。另有学者报道称CFS患者免疫反应偏向Th2型,表现在患者体内IFN-γ比起

正常健康组减少、CD4/CD8比值升高。TGF-β_1作为抗炎性细胞因子在患者体内分泌减少,同时在感染过程中也会减少。

(三)下丘脑-垂体-肾上腺轴异常

多项研究认为中枢神经系统可能在CFS的发病中起重要作用,CFS患者的神经系统存在细胞代谢、形态结构、生理功能的异常。CFS患者发病前多有体力或情感的应激,活化下丘脑-垂体-肾上腺(hypo-thalamo-pituitary-adrenal,HPA)轴,增加皮质醇和促肾上腺皮质激素的释放,影响了免疫系统和其他系统,进而影响了患者的行为方式。但也有研究表明,CFS患者的皮质醇较健康对照组降低,原因可能是持续感染导致机体产生抗ACTH自身抗体,刺激肾上腺持续大量分泌皮质醇,进而通过负反馈作用转向分泌减少。应激状态下引起患者的神经-内分泌系统改变,交感、副交感神经系统异常,神经源性低血压;下丘脑-垂体-肾上腺轴的活化,导致皮质醇和其他多种激素的分泌异常,进而影响中枢神经系统、免疫系统、消化系统、运动系统等,从而引发CFS。但也有不同观点,HPA轴的异常是CFS的原因还是结果有待进一步证实。

(四)大脑异常

近年来的研究发现CFS患者大脑的结构及功能存在异常,如大脑皮质血流减少,大脑灰质体积所占比例减少,认为这可能是CFS患者疲劳的原因。另有报道提出CFS患者大脑葡萄糖代谢异常,推测是由某些疱疹病毒引发,比如EB病毒、HHV-6在大脑的积聚可能引发葡萄糖代谢的降低。

(五)其他因素

有学者在研究中发现神经源性低血压(neurally mediated hypotension,NMH)患者与CFS患者之间有类似之处,NMH可通过倾斜桌试验(tilt table testing)诱发。推测NMH可能是CFS的致病因素之一。目前无研究表明CFS患者存在营养缺乏,但均衡的营养有利于所有慢性病患者的健康恢复。有人认为不良的生活习惯,如长期睡眠不足、饮酒、吸烟以及缺乏运动,可能引起CFS发病。近年来有研究认为CFS可能与HLA-DQA1等位基因有关。也有研究认为,CFS发病与患者体内氧自由基、色氨酸代谢紊乱有关,与患者遗传易感性、血脑屏障通透性增加、自主神经功能紊乱等有关。

二、流行病学

现代社会,随着生活节奏的加快,CFS的发病率

也在增加,严重影响了患者正常的工作、生活、社会行为和个人活动,患者的生存质量和健康状态急剧下降。国内外对其发病率报道不一。依据美国疾病预防控制中心(CDC)的诊断标准,美国的两项社区调查 CFS 的流行率为 0.23%~0.42%。而英国依据同样的标准,其调查数据却为 2.6%。国外报道,全球 CFS 患病率为 0.4%~1%,英国大约有 24 万人感染,而美国大约有 80 万感染。以中等以上收入及低收入人群好发,某些特殊群体如长期生活不规律的人、医务工作者及电脑软件设计人员易患 CFS。发病有性别差异,男女比例为 1:3~1:6。儿童、青少年发病率比成人低,但也有相关报道。现已有报道将 CFS 称为现代文明病。

由于无群居发病,而且缺少如血液或体液性接触以及动物接触史等与传染病相关的特征,故尚无证据说明 CFS 是传染性疾病之一。但是因为 CFS 可能由潜在的病毒感染引起,不能排除部分病例存在传染的可能。

三、临床表现

疲劳可为多种疾病的主要症状或伴随症状,是一种倦怠、精力不够或虚弱的感觉。疲劳可分为体力疲劳与脑力疲劳两个方面。体力疲劳常表现为一定的体力劳动后容易疲劳,或疲劳不易消失。脑力疲劳表现为头脑昏沉、精神抑郁、认知功能障碍、注意力不集中、记忆力减退、易出差错等。通常长时间疲劳(prolonged fatigue)指自我感觉持续存在 1 个月或 1 个月以上的疲劳;慢性疲劳(chronic fatigue)指持续或反复发作 6 个月或更长时间的疲劳。慢性疲劳又分为两类,CFS 和特发性慢性疲劳,疲劳的严重程度及伴随症状满足 CFS 的诊断标准,则归类为CFS;疲劳的严重程度或伴随症状不满足 CFS 诊断标准,则归类为特发性慢性疲劳(idiopathic chronic fatigue)。

CFS 的疲劳是指新发生的、持续性或反复发作的虚弱性疲劳,持续时间半年以上,活动后的疲劳持续超过 24 小时,经卧床休息及睡眠后不能缓解。大部分患者发病前多经历过长时间的极度紧张、精神情绪的应激,部分患者发病初期有类似流感样症状表现。

CFS 也有其他常见症状。①心理方面的症状:CFS 患者有时心理方面的异常表现要比躯体方面的症状出现得早,也较为突出。多数表现为心情抑郁、焦虑不安、急躁、易怒、情绪不稳、脾气暴躁、思绪混乱、反应迟钝、记忆力下降、注意力不集中、做事缺乏信心、犹豫不决。②身体方面的症状:CFS 患者的体型常呈现为瘦、胖两类。应该说多数为身体消瘦,但也不能排除少数可能显示出体态肥胖。后一类患者在现代社会中 CFS 并非少见。面容则多数表现为容颜早衰、面色无华,过早出现面部皱纹或色素斑;肢体皮肤粗糙、干涩,脱屑较多;指(趾)甲失去正常的平滑与光泽;毛发脱落、蓬垢、易断、失光。③运动系统方面的症状:全身疲惫、四肢乏力、周身不适、活动迟缓。有时可能出现类似感冒的症状,肌痛、关节痛等,如果时间较长,累积数月或数年,则表现得尤为明显,可有一种重病缠身之感。④消化系统方面的症状:主要表现为食欲减退,对各种食品均缺乏食欲,尤以油腻为著。无饥饿感,有时可能出现偏食,食后消化不良,腹胀;大便形状多有改变,便秘、干燥或大便次数增多等。⑤神经系统方面的症状:表现出精神不振或精神紧张,初期常有头晕、失眠、心慌、易怒等;后期则表现为睡眠不足、多梦、夜惊、中间早醒、失眠等,甚至嗜睡、萎靡、懒散、记忆力减退等症状。⑥泌尿生殖系统方面的症状:伴随精神异常,可出现尿频、尿急等泌尿系统症状。此外,疲劳过甚的人,在容器中排尿最容易起泡沫,且泡沫停留时间长久。生殖系统症状,男子出现遗精、阳痿、早泄、性欲减退;女子出现月经不调或提前闭经、性冷淡等。长此下去,可能发生不孕不育症。⑦感官系统方面的症状:在视觉系统主要表现为眼睛疼痛、视物模糊、对光敏感等;在听觉系统则主要表现为耳鸣、听力下降等。

大约有 50% 的 CFS 患者会随着时间的推移而痊愈,一般不超过 5 年。部分患者康复后可继续工作和从事其他活动,但仍会继续或周期性地存在一些 CFS 的症状,如咽喉痛、发热和肌痛等。部分重症患者可表现为肌肉疼痛加剧,记忆力进一步下降,但抑郁减轻。但总体上儿童与青少年 CFS 预后比成人好很多。

实验室尚无特异性的检查项目,但如果临床上疑为 CFS 的患者,需要做一些常规或特殊检查,以便排除其他疾病引起的疲劳症,如自身免疫系统性疾病、内分泌系统性疾病、感染、消耗性疾病、贫血等。因 CFS 患者常伴有一定的精神症状,为排除是否存在精神性疾病,故还应对其进行精神状况检查以及神经心理学评估。

四、诊断

目前对 CFS 的病因和发病机制尚不明确,因此在诊断 CFS 之前,需做一些必要的实验室检查以排除引起类似症状的其他疾病。根据美国 CDC 1994 年制定的 CFS 诊断标准,符合下列第一项、第二项两项标准,可诊断为 CFS;若只符合第一项标准,则诊断为特发性慢性疲劳。

(一) 第一项

临床不能解释的持续或反复发作的慢性疲劳,持续时间超过 6 个月,该疲劳是新发生的或明确什么时候发作;该疲劳不是持续用力的结果;经卧床休息后无实质性缓解;导致患者在工作、教育、社会或个人活动方面受到明显的影响;排除其他可能引起类似症状的疾病。

(二) 第二项

1. 下列症状中同时出现 4 项或 4 项以上 这些症状已经持续存在或反复发作 6 个月以上,但不应早于疲劳的出现。

(1) 短期记忆力减退或注意力不能集中。

(2) 咽喉痛。

(3) 颈部或腋下淋巴结肿大及触痛。

(4) 肌肉痛。

(5) 多关节疼痛不伴红肿。

(6) 新发头痛。

(7) 睡眠后疲劳不能缓解。

(8) 体力或脑力劳动后连续 24 小时身体不适。

2. 诊断应排除以下情况

(1) 具有可解释慢性疲劳的现症疾病,如甲状腺功能低下、睡眠呼吸暂停综合征、恶性肿瘤、自身免疫性疾病、慢性亚急性细菌性感染、地方性传染病、真菌病、寄生虫病、慢性精神病、神经肌肉疾病、内分泌疾病、耐药性、药物中毒及其他的肺、心、胃肠、肝、肾及血液病等。

(2) 既往或现有严重精神病,如神经性食欲下降、精神分裂症、妄想、痴呆。

(3) 有药物依赖史或酗酒。

(4) 严重肥胖。

五、治疗

因 CFS 病因不明,目前还没有特效的治疗方法。可对症治疗以减轻症状。一般不经治疗患者很少能痊愈。CFS 的根治,最终寄希望于明确其病因以及阐明其发病的病理生理机制。

(一) 行为心理治疗

目前认为行为心理治疗是有效且简便易行的方法。首先应使患者脱离精神紧张、重度脑力及体力劳动,应从事轻、中度的活动。认知疗法(cognitive therapy)有助于促进患者情绪和行为发生适应性转变,帮助患者调整对生活的期望,减轻精神压力,缓解症状,但认知疗法对一些患者无效。另外增加对患者的关心与社会支持也有利于其恢复健康。各种放松疗法(relaxation therapy),包括瑜伽、按摩、气功、太极拳及生物反馈训练等,对患者放松、缓解紧张情绪有一定效果。

(二) 药物治疗

药物治疗有利于减轻患者临床症状。CFS 患者通常对药物作用很敏感,尤其是对影响中枢神经系统的药物,故药量宜从小剂量开始,逐步加量。禁用可引起疲劳副作用的药物。一般不主张使用抗微生物药物,除非同时有合并感染。目前抗抑郁药物使用最成功,如多塞平(doxepin)、阿米替林(amitriptyline)、氟西汀(fluoxetine)等,对 80% 患者有效。抑郁患者伴惊恐发作时可使用阿普唑仑(alprazolam)、氯硝西泮(clonazepam)等药物,阿司匹林、布洛芬等解热镇痛药可用于退热以及减轻疼痛。患者如倾斜桌试验阳性,可给予氟氢可的松(fludrocortisone)口服或增加水、钠的摄入量。

(三) 其他

适当补充维生素 A、C、B_{12} 及辅酶 Q10、硒、锗、锌、铁、镁、必需脂肪酸等物质的支持疗法。有报道此支持疗法有一定效果但不稳定。可能有利于机体的康复,但其疗效有待进一步证实。

(阮 冰)

第十三节 噬血细胞综合征

噬血细胞综合征(hemophagocytic syndromes,HPS)又称为噬血细胞性淋巴组织增生综合征(hemophagocytic lymphohistiocytosis,HLH)或噬血细胞性网状细胞增生综合征,是以发热、脾大、外周血细胞减少等为主要表现的一类疾病的总称。有原发和继发之分,原发性 HPS 又称为家族性 HPS(familial hemophagocytic lymphohistiocytosis,FHL),多为常染色体隐性遗传;而继发性 HPS(secondary HLH,sHLH)可以继发于感染、免疫、代谢和肿瘤等疾病。目前诊断 HPS 的诊治标准主要参考的是 2004 年国际组织细胞学会制定的 2004-HLH 指南,2009 年美国血液病学会再次对该指南进行部分修订。

一、发病机制

目前认为 HPS 主要是原发或继发性引起单核

巨噬系统过度激活,FHL 主要与染色体异常有关,目前发现与染色体 9q21,3-22、10q21-22、17q25、6q24、19q13.2-p13.3 等基因突变有关,引起穿孔素缺失和细胞毒性颗粒脱颗粒障碍,进而引起细胞毒性 T 淋巴细胞和 NK 细胞的细胞毒功能不全。而 sHLH 主要因为各种病原体感染、免疫、代谢和肿瘤等疾病导致细胞毒性 T 淋巴细胞和 NK 细胞的功能异常。感染方面尤其是 EB 病毒感染更为多见。细胞毒性 T 淋巴细胞和 NK 细胞的功能异常一方面可以引起 T 淋巴细胞和 NK 细胞的细胞免疫功能降低,另一方面细胞毒性 T 淋巴细胞和 NK 细胞的细胞毒作用导致 T 淋巴细胞和巨噬细胞过度激活,释放 IFN-γ、TNF-α、IL-6、IL-10 等细胞因子引起"细胞因子风暴",通过"瀑布效应"进一步引起相应组织脏器的损伤。同时过度激活巨噬细胞还可以引起肝脾、骨髓等组织出现噬血现象。

二、临床表现及分类

（一）临床表现

HPS 临床表现缺乏特异性,复杂多变,常见的临床表现为长时间发热、肝脾淋巴结肿大、肝功能异常、凝血功能改变和两系以上血细胞减少,同时还可累及呼吸系统和中枢神经系统。其中多数以发热为主要临床表现,多为中长期发热,体温多大于 38.5℃,多为弛张热;而中枢神经系统症状异常表现也缺乏特异性,可以为嗜睡、头痛、抽搐等,脑脊液检查可以表现为脑脊液蛋白升高,细胞数增加,以单核细胞和淋巴细胞升高为主。但有些 HPS 一旦进展引起中枢神经系统异常常伴有血三系降低,凝血功能异常,行腰椎穿刺（以下简称腰穿）存在相应风险而难以开展。考虑 HPS 可能,有条件者在疾病早期行腰穿检查、头颅 MRI 平扫加弥散可能有助于诊断。

（二）分类

针对 HPS 的分类目前分为原发性 HPS 和继发性 HPS。而原发性 HPS 又称为家族性 HLH,多与染色体异常有关。目前 FLH 根据染色体异常可以分为 5 类,分别为 FLH-1、FLH-2、FLH-3、FLH-4、FLH-5,其对应的异常染色体分别为 9q21,3-22、10q21-22、17q25、6q24、19q13.2-p13.3。而继发性 HPS 可以继发于各种病原体感染、免疫系统性疾病、代谢性疾病、肿瘤性疾病等。sHLH 中,35%继发于病毒感染,9%~18%继发于细菌感染;而病毒感染中 52%~62%为疱疹病毒感染,其中 43%为 EB 病毒感染,9%

为巨细胞病毒感染。

三、实验室检查

（一）外周血检查

血常规检查可出现白细胞降低、血小板计数减少和贫血;血生化检查部分病例可出现天冬氨酸氨基转移酶、丙氨酸氨基转移酶、乳酸脱氢酶升高,甘油三酯水平升高;而凝血功能检查可以出现纤维蛋白原降低,D-二聚体升高;肿瘤标志物检查可出现血清铁蛋白明显升高,大于 500μg/L。

（二）免疫学检查

流式细胞仪监测可以出现 NK 细胞活性降低,IFN-γ、TNF-α、IL-6、IL-10 等外周血细胞因子升高,ELISA 方法检测可溶性 CD25 细胞因子升高。

（三）腰椎穿刺检查

部分患者早期可以出现脑脊液压力升高,脑脊液常规提示淋巴细胞升高,脑脊液生化提示糖和氯化物正常,热蛋白轻度升高,容易与病毒性脑炎混淆。

（四）影像学检查

浅表淋巴结 B 超可以发现淋巴结肿大,肝脾淋巴结 B 超多伴有肝脾大。

（五）骨髓、肝脾等病理检查

组织穿刺检查可见噬血现象,无明显肿瘤依据。

（六）分子生物血检查

利用分子生物学检查可发现部分染色体异常,常见的有染色体 9q21,3-22、10q21-22、17q25、6q24、19q13.2-p13.3 等突变或缺失。

四、诊断及鉴别诊断

（一）诊断标准

目前诊断 HPS 的标准主要参考国际组织细胞协会 HLH-2004 诊断标准,即分子学诊断符合 HLH。而分子生物学检查可以表现为染色体 9q21,3-22 缺失,染色体 10q21-22 编码的穿孔素 1（PRF-1）的基因突变或缺失,染色体 17q25 编码的基因 UNC13D、染色体 6q24 编码的基因 STX11、染色体 19q13.2-p13.3 编码的 *STXBP2* 基因等突变或缺失。其他的基因包括 SAP（淋巴细胞活化信号分子相关蛋白）、SH2-DIA 或 DSHP（Xq25）、RAB27A（15q21）、LYST（1q42.1-q42.2）等。

1. 对于 sHLH 诊断标准为以下 8 条中满足 5 条即可。

（1）发热（体温大于 38.5℃,热程超过 1 周）。

（2）脾大。

（3）累及 2~3 系血液系统异常（包括血红蛋白 <90g/L 或小于 4 周的婴儿要求血红蛋白<100g/L、血小板计数<100×10^9/L、白细胞计数<1.0×10^9/L）。

（4）高甘油三酯血症或低纤维蛋白原血症（空腹状态下甘油三酯>3.0mmol/L 或纤维蛋白原<1.5g/L）。

（5）骨髓、脾脏或淋巴结有噬血现象，且无肿瘤依据。

（6）NK 细胞活性降低或缺失。

（7）铁蛋白大于 500μg/L。

（8）可溶性 CD25（即为可溶性 IL-2 受体）大于 2 400U/ml。

2. 美国血液病学会在 2009 年对上述诊断标准进行了改进。

（1）分子生物学诊断符合 HLH。

以下 4 条中符合 3 条：①发热；②脾大；③2~3 系血细胞减少；④肝功能异常。

以下 4 项中至少满足 1 项：①骨髓、脾脏、淋巴结等活检发现噬血现象；②铁蛋白明显升高；③游离 CD25 升高；④NK 细胞活性降低或缺失。

（2）其他支持 HPS 的诊断指标包括：①高甘油三酯血症；②低纤维蛋白原血症；③低钠血症。

（二）鉴别诊断

由于 HPS 的诊断多缺乏临床特异性，因此 HPS 要注意与全身炎症反应综合征、败血症、多器官功能衰竭、DIC、恶性淋巴瘤、肝硬化基础肝衰竭等鉴别。

五、治疗

（一）治疗原则

由于 HPS 容易误诊漏诊，同时部分进展迅速，预后极差，因此针对 IIPS 目前仍然是希望从阻断"细胞因子风暴"和"瀑布效应"着手。其原则包括一方面抑制过度激活的细胞毒性 T 淋巴细胞和抗原提呈细胞，减少细胞因子的异常释放；另一方面控制原发病。对于 FLH 患者，条件许可建议尽快异基因造血干细胞移植。

（二）治疗方案

目前针对 HLH 的治疗方案主要参考国际组织细胞协会 HLH-2004 的治疗方案，包括初始治疗和维持治疗，初始治疗应用依托泊苷、地塞米松和环孢素 A，疗程为治疗的第 1 周到第 8 周；维持治疗为初始治疗未缓解的 sHLH 患者或确诊的 FLH 患者，建议继续予以依托泊苷、地塞米松和环孢素为基础的化疗方案，条件许可情况下可予以异基因造血干细胞移植。异基因造血干细胞移植可能是目前唯一可能根治 HLH 的治疗方案。维持治疗方案的维持疗程为从第 9 周到第 40 周不等。同时对于上述化疗方案不敏感的患者，尤其是中枢神经系统症状进行性加重的患者可考虑加用氨甲蝶呤治疗；而病毒感染引起的 HLH 治疗的早期可考虑加用免疫球蛋白 [0.5mg/（kg·d）]，每 4 周 1 次，在治疗早期注意继发感染可能，必要时可预防性应用磺胺甲噁唑等广谱抗生素。对于部分患者也报道予以环磷酰胺、阿霉素、长春新碱和泼尼松（CHOP）方案化疗有一定疗效。由于亚太地区 EB 病毒感染引起的 HLH 更为多见，针对该类患者除了根治 EB 病毒感染外，建议在治疗早期（尽量在 4 周内）加用环孢素 A，若伴有白细胞减少的患者建议早期加用环孢素 A 联合依托泊苷可提高生存率。

六、预后

HLH 总体预后欠佳，尤其是 FLH 患者，不加治疗，中位生存期多小于 2 个月，1 年的生存率不足 5%。而 sHLH 与原发疾病密切相关，5 年生存率在 50%~70%，其中免疫、代谢性疾病引起的 sHLH 总体生存率较高，部分可达 50%~80%。而肿瘤相关的 sHLH 存活率不足 50%。

（盛吉芳　赵　宏）

第十四节　成人斯蒂尔病

成人斯蒂尔病（adult-onset Still disease，AOSD）是一种病因不明，可涉及全身各系统的疾病。临床表现复杂多样，通常以发热、关节痛和/或关节炎、咽痛、一过性皮疹、中性粒细胞增高、铁蛋白升高、淋巴结和肝脾大等为主要临床特点的临床综合征。Still 于 1896 年首次发现儿童中同时具备持续发热、关节炎及皮疹为特征的疾病，命名为幼年斯蒂尔病，目前也称为全身型幼年特发性关节炎（systemic-onset juvenile idiopathic arthritis，sJIA）。Bywaters 于 1971 年发现成年人中也有类似的疾病，其临床症状、实验室检查与幼年斯蒂尔病高度相似，遂定义为成人斯蒂尔病（AOSD）。同时该疾病的临床特点也与败血症有很多共同点，曾被称为"变应性亚败血症"。但 AOSD 的诊断属于排他性诊断，必须排除感染性、肿瘤性、结缔组织等其他疾病可能。

一、发病机制

AOSD 确切的发病机制尚不明确,以往认为是由感染性疾病及病原微生物的触发所致,但近年来的研究则认为炎症细胞因子如 TNF-α、IL-1、IL-6、IL-8、IL-18 在 AOSD 的发病中起着关键作用。故目前普遍认为 AOSD 是由感染、遗传因素、细胞因子介导的炎症反应和细胞凋亡引起的免疫调节异常等诸多因素共同导致的。

(一) 感染性作用于易感机体

既往曾有学者认为某些感染性因素,比如细菌感染(如肺炎支原体、肺炎衣原体、布鲁氏菌、耶尔森菌属等)或病毒感染(柯萨奇病毒、EB 病毒、微小病毒 B19、巨细胞病毒、人类疱疹病毒 6 型、风疹病毒等)作用于基因易感的个体后出现的自身免疫系统的过度免疫反应可导致 ASOD 的发生。但近年来的研究则倾向于上述微生物的感染与 ASOD 的发生无明显的相关性,AOSD 是一种炎症性疾病,感染只是触发了该疾病的发生和发展。而就易感机体方面,有学者提出人类白细胞抗原 HLA-B17、HLA-B18、HLA-B35、HLA-DR2 等基因的显性表达可能与该疾病发生有关。另有多项研究提示 IL-18 相关基因多态性、IL-1α 及 IL-1 受体拮抗基因多态性等也与 AOSD 发生的易感性相关。

(二) 免疫细胞及细胞因子异常

近年来,有学者提出免疫细胞及细胞因子的异常在 AOSD 发病中扮演重要角色。有很多研究发现,AOSD 患者中存在多种免疫细胞功能异常。①辅助性 T 淋巴细胞的增多。比如:未经治疗的活动期 AOSD 患者外周血中辅助性 T 细胞 17(Th17 细胞)亚群密度显著高于治疗有效的 AOSD,且 Th17 细胞亚群的密度与疾病活动度计分以及血清铁蛋白(SF)水平呈显著正相关。②调节性 T 细胞数量的减少。有研究提示 AOSD 患者的外周血中 CD4+、CD25+ 调节性 T 细胞水平较对照组显著降低。并且反复发作、出现慢性关节病变的 AOSD 患者的循环 CD4+、CD25+ 调节性 T 细胞以及 TGF-β 水平较单次发作后即持续缓解的患者显著降低。③单核巨噬细胞系统持续活化。ASOD 患者血清铁蛋白的升高、IL-8、IL-6、IL-18 及 TNF-α 高表达等均提示 AOSD 患者中存在单核巨噬细胞系统的高度活化,甚至单核巨噬细胞系统的高度活化可导致病情凶险的嗜血综合征发生。

在 AOSD 患者中还存在多种细胞因子水平的异常。Th1 介导的免疫反应亢进,可导致 IL-2、IL-6、IL-18、IFN-γ 以及 TNF-α 等细胞因子分泌亢进,促使 B 淋巴细胞分泌过量免疫球蛋白,激活单核巨噬细胞系统以及 NK 细胞,最终导致自身免疫级联反应的发生。①IL-1β 是 ASOD 发生的最核心的内容之一。IL-1β 与该病的活动性和严重性密切相关。IL-1β 通过上调自身转录而增加血浆含量从而有力地促进 AOSD 的发生和发展。另外这种炎症因子与大部分炎症性疾病有关,并且可以加剧骨与软骨的破坏。②IL-18 在 AOSD 发病中有较重要的作用。比如患者外周血中 IL-18 水平明显增高,继而激活下游的炎症级联反应,促使下游炎症因子如 IL-6、TNF-γ 及 IFN-γ 的过度释放。另还有研究发现,IL-18 介导的 Fas 配体(FasL)及 P53 信号转导通路的激活与 AOSD 患者外周血淋巴细胞凋亡增加可能有关。③IL-6 及 TNF-α 也与 AOSD 的发病机制相关。在患者皮肤病理组织及血浆中发现 IL-6 及 TNF-α 水平明显升高,且使用 IL-6 受体拮抗剂托珠单抗后,AOSD 患者的临床症状能显著改善。

综合上述发现,目前认为多种免疫细胞活化、功能等的异常及相关细胞因子分泌的异常共同导致了 AOSD 的发生。

二、临床表现

(一) 主要临床表现

AOSD 主要临床表现有不明原因的发热、关节炎/关节痛及皮疹。

1. 发热　通常每日均可发生且体温常超过 39℃,每日可有两次体温高峰,一般在数小时内缓解。

2. 关节炎/关节痛　AOSD 患者通常表现为关节炎,是骨骼肌肉系统的主要临床表现,但在部分患者中可出现关节痛或肌肉痛。病初关节炎一般较轻且仅涉及局部单个关节,但随着疾病发展,关节炎症状也逐渐加重且同时累及多个关节。通常小关节如腕关节最常受累,但随着病情的进展,较大的关节也会受到影响。

3. 皮疹　多为斑疹、斑丘疹,呈橙红色。皮疹的发生一般为发热时皮疹明显,热退后皮疹减轻或消失,主要集中于躯干和四肢,偶尔会出现在手掌及足底,部分患者的皮疹可类似药物性皮疹。

(二) 其他较常见的临床表现

1. 肝脾或淋巴结肿大。50%~70% 的患者中可出现肝大,同时伴有轻微的转氨酶升高,但部分患者可短期内进展为急性肝衰竭;30%~65%的患者伴有脾大;部分患者还可有轻微的淋巴结肿大。

2. 咽痛也是较常见的临床表现,多在患者病程早期有咽痛,可存在于整个病程中,咽拭子培养阴性。

3. 血清铁蛋白异常升高。

4. 心脏及肺部受累时还可出现心包炎、胸膜炎、胸腔积液及肺部肺浸润性改变等。

5. 少部分患者还可发生弥散性血管内凝血。

6. 极少数患者如出现严重并发症,如巨噬细胞活化综合征(macrophage activation syndrome,MAS),则病死率可高达10%~22%。AOSD患者若在病程中相关实验室检查显示异常高的血浆铁蛋白水平、凝血功能障碍、血小板减少及肝功能严重受损时,应作出MAS的诊断,并积极进行治疗。

三、辅助检查

AOSD缺乏特异的辅助检查,可借助以下辅助检查等指导疾病诊断和判断病情进展及治疗效果等。

(一)实验室检查

1. 血液和骨髓 血常规检查多表现为白细胞增高,且中性粒细胞增高较白细胞增高更为特异,中性粒细胞碱性磷酸酶(NAP)积分增高;部分患者可伴有轻中度贫血;在病情活动期还常伴有血小板增高。骨髓象多表现为粒系增生活跃,但粒系形态基本正常,胞质内中毒颗粒明显,伴少数空泡形成;红系相对受抑,成熟红细胞形态基本正常或中心淡染区扩大,核质发育不平衡和噬血细胞现象少见,多数报道为感染性骨髓象表现。

2. 血清铁蛋白 AOSD时血清铁蛋白常异常升高,这与AOSD时铁代谢改变导致铁蛋白合成增加,炎症直接破坏机体组织细胞导致铁蛋白释放增加,血清铁蛋白清除下降等有关。

3. C反应蛋白和血沉 AOSD时C反应蛋白常升高,且可高出正常值的10倍。病情缓解或治疗有效时C反应蛋白可逐渐下降。在96%~100%患者中可伴有血沉升高,甚至可大于100mm/h。

4. 酶学改变 有文献报道,尤其在合并肝功能损害的AOSD患者中可看到乳酸脱氢酶、丙氨酸氨基转移酶、天冬氨酸氨基转移酶等升高。

5. 免疫学改变 类风湿因子、核抗体阴性,免疫球蛋白增高,血清补体上升。

6. 细胞因子 致炎因子如IL-1、IL-6、IL-18、IFN-γ、TNF、巨噬细胞刺激因子血清水平可升高。

(二)影像学检查

因为AOSD患者常有关节受累,故影像学上可见到最常受累的关节为腕,其次是膝、近指或掌指关节等。手关节X线检查可见骨质疏松、腕关节间隙狭窄、腕关节骨囊性变、非侵蚀性关节强直、掌跖关节及跖关节硬化。

(三)组织病理学检查

1. 肿大的淋巴结组织在组织病理上,其较特征性的表现为副皮质区组织细胞局限增生、血管增生、散在大T/B免疫母细胞和淋巴细胞浸润、黑色素沉积、淋巴滤泡增生等。此时须注意与T细胞淋巴瘤和霍奇金淋巴瘤鉴别。

2. AOSD时持续性丘疹和线状色素沉着曾被认为是AOSD特异性皮疹。对典型的皮疹取病理检查时,病理特征为多发的单个坏死性角质形成细胞单独或聚集存在于表皮上层,包括正常或角化不全的角质层;真皮乳头层和浅层有淋巴细胞和中性粒细胞浸润。基底层空泡变性、核尘、角膜下和表皮角膜内脓疱较少见。表皮上层多个单发的坏死性角质形成细胞与真皮中性粒细胞浸润并存,有别于其他苔藓样和表皮内皮炎,有助于早期诊断。

四、诊断

AOSD本身缺乏特异的实验室检查证据,且临床症状与许多疾病有相似性,该基本诊断中需排除其他疾病如感染性疾病、自身免疫性疾病及恶性肿瘤等方可作出诊断。目前较常用的3套诊断标准见下,尤其以Cush标准和Yamaguchi标准(日本标准)应用较广泛。

1. Cush标准 以下每项为2分:①每日发热≥39℃;②一过性皮疹;③白细胞>12×10⁹/L及血沉>40mm/h;④抗核抗体(ANA)和类风湿因子(RF)阴性;⑤腕关节僵硬。以下每项为1分:①发病年龄>35岁;②关节炎;③咽痛;④单核吞噬细胞系统(MPS)功能紊乱或转氨酶异常;⑤颈部强直或跗骨强直。若连续观察12周均满足10分,则可能为AOSD;若连续观察6个月满足10分,则可诊断为AOSD。

2. Fautrel标准 主要标准:①体温高峰≥39℃;②关节痛;③一过性红斑;④咽炎;⑤多形核白细胞≥80%;⑥糖化铁蛋白≤20%。次要标准:①斑丘疹;②白细胞≥10×10⁹/L。符合上述主要标准4条或者4条以上,或者符合3条主要标准并且符合2

条次要标准即可诊断。

3. Yamaguchi 标准　主要标准:①关节痛>2周;②发热>39℃,间歇≥1周;③典型皮疹;④白细胞>10×10⁹/L(中性粒细胞百分比>80%)。次要标准:①咽炎;②淋巴结和/或脾大;③肝功能异常;④ANA 和 RF 阴性。此标准需要排除感染性疾病、恶性肿瘤和其他风湿性疾病。符合上述 5 项或者更多的条件(至少满足两项主要条件)方可确诊。

五、鉴别诊断

AOSD 是一种病因不明,可涉及全身各系统,临床表现复杂多样且缺乏特异诊断标准的疾病,需注意与其他感染性疾病、结缔组织疾病及肿瘤性疾病(尤其是淋巴瘤等血液疾病)相鉴别。即使在已诊断为 AOSD 的患者的长期病程中仍要监测有无上述其他系统疾病的发生。

与 AOSD 临床表现相似的还有周期性发热综合征(periodic fever syndromes)、家族性地中海性发热(familial Mediterranean fever)以及肿瘤坏死因子受体相关性周期性综合征(TRAPS),这些疾病比较少见,有时需与其鉴别。

六、治疗

AOSD 的治疗总体目标为控制症状及实验室指标,防止远期并发症的发生,并在治疗过程中根据病情的严重程度及药物的不良反应及时调整用药。

常用的治疗药物包括非甾体抗炎药(NSAIDs)、糖皮质激素,尤其近年来出现的非生物型及生物型改变病情抗风湿药(DMARDs)也在 AOSD 治疗中多有应用。

（一）非甾体抗炎药

多数病情较轻的患者可首选 NSAIDs,其效果显著常提示预后良好。NSAIDs 需连续服用 1~3 个月才可能使病情得到控制。对于 NSAIDs 单一用药效果不佳的患者常需要联合应用糖皮质激素。

（二）糖皮质激素

目前仍是治疗 AOSD 的一线用药,尤其对于合并严重并发症的 ASOD 患者。通常使用泼尼松0.5~1.0mg/(kg·d),症状一旦得到控制,可开始缓慢减量,维持量在 10~20mg/d,疗程为 2~3 个月。对于出现严重而危及生命的并发症如肝衰竭、急性心脏压塞、弥散性血管内凝血及心肌炎时可使用甲泼尼龙治疗。

（三）改变病情抗风湿药

对糖皮质激素治疗无效或者应用糖皮质激素后不良反应较大而不能耐受的患者,可选用 DMARDs。

非生物型 DMARDs 主要包括鸡内金、柳氮磺吡啶、氨甲蝶呤、青霉胺及羟氯喹等。作用不佳时还可加用硫唑嘌呤、环磷酰胺、环孢素 A 等免疫抑制剂。但这类药物通常会产生较重的不良反应,如诱发感染、骨髓抑制、肝肾功能损害、黏膜损伤等,应用时需严密观测病情变化和相关实验室指标。

生物型 DMARDs 主要三类。①IL-1 受体拮抗剂:阿那白滞素(anakinra),通过抑制 IL-1β 或 IL-1α 而阻止 AOSD 的发生发展。阿那白滞素临床一般采用皮下注射 100mg/d,对于难治性患者可以单一用药或联合非生物型 DMARDs 进行治疗。卡那奴单抗(canakinumab),一种新型长效的 IL-1 受体拮抗剂,相比阿那白滞素疗效更优,推荐使用皮下注射150mg/8 周。此外,该药作用时间长,注射一次疗效可维持长达 1 个月。利纳西普(rilonacept),一种可以同时阻断 IL-1α 与 IL-1β 受体的新型 IL 受体拮抗剂,首次剂量 220mg,维持剂量为 160mg/周。②IL-6受体拮抗剂:托珠单抗(tocilizumab)不仅可以改善 AOSD 患者关节炎的病情发展,还可以阻止类风湿患者关节破坏的进一步进展。推荐静脉注射每 4 周按8mg/kg 使用,在巨噬细胞活化综合征(MAS)及难治性 AOSD 的患者中同样有效,且能明显减少糖皮质激素的用量。③肿瘤坏死因子拮抗剂:依那西普(etanercept)用量为 25mg,皮下注射,2 次/周,用药后患者的关节功能明显恢复,关节肿胀迅速减轻。英夫利昔单抗(infliximab)是一种 75% 来源于人类,25%来源于小鼠的嵌合型单克隆抗体,推荐剂量为 3~10mg/kg 静脉注射,于 0、2、6 周各用 1 次,此后每 6~8 周 1 次,持续 50 周。阿达木单抗(adalimumab)是一种完全来源于人类的单克隆抗体,推荐使用皮下注射每 1~2 周 40mg,在 AOSD 严重并发症 MAS 的治疗中具有较好疗效。肿瘤坏死因子受体拮抗剂是第 1 个用于难治性 AOSD 的生物制剂,一般需加用糖皮质激素或氨甲蝶呤,但取得的疗效有很大差异,疗效比 IL-1 及 IL-6 受体拮抗剂要差。

七、预后

AOSD 的病程是多变的,预后也不尽相同。多数患者的预后良好,约 1/5 的患者在 1 年内可获缓解,1/3 的患者反复 1~2 次后病情逐渐缓解,部分患者表现为慢性病程,主要是慢性关节炎,少数患者发展至严重的关节破坏,并可导致关节强直,甚至需行关节置换术。还有少数患者在激素治疗过程中死于败血症、结核病、腹膜炎、急性肝衰竭、淀粉样变性及弥散性血管内凝血等并发症，或者在治疗期间不明原因地突然死亡。另有部分患者最终进展为其他结缔组织疾病或恶性肿瘤性疾病。

（杨益大）

第十五节　川　崎　病

川崎病（Kawasaki disease）又称皮肤黏膜淋巴结综合征，是一种以全身中、小动脉炎性病变为主要病理改变的急性发热出疹性小儿疾病，1967年由日本川崎富作医生首次报道。本病诊断主要基于临床标准，表现有发热，伴皮疹、黏膜病变和淋巴结肿大等。本病以冠状动脉损害最明显，包括冠状动脉扩张和冠状动脉瘤，是影响患儿预后最主要的因素，未经治疗的患者中有25%会发生冠状动脉病变，及时合理的治疗使冠状动脉瘤发生率降低至2%~4%。

一、流行病学

本病好发于5岁以下儿童，6~18个月婴幼儿尤其易感，男女发病比例为1.5∶1~2∶1。成人发病少见，全球报道成人病例已有100例。川崎病在全球60多个国家报道，不同地区的流行病学特征有所不同，发病有明显的季节性，在温带地区，冬季和早春呈现高发，在一些亚洲国家，夏季和冬季呈现高发。亚洲人群发病率高，5岁以下儿童发病率在我国各省（自治区、直辖市、特别行政区）报道为（7.1~82.8）/10万，在欧美和澳大利亚报道为（4~25）/10万，日本及韩国报道为（194.7~330.2）/10万。在欧美、日本等发达国家，该病已取代风湿性心脏病成为儿童获得性心血管疾病的首要病因，目前也是我国儿童后天获得性心脏病的首要病因。

二、发病机制及病理生理

迄今对于该病的病因和发病机制仍然不明。基于川崎病起病突然、具有明显的季节和区域性流行、好发于亚裔儿童且兄弟姐妹发病危险显著高于普通人群，因此，目前推测川崎病发生与基因易感性和感染可能有关。一般认为可能是多种病原，包括病毒如EB病毒、逆转录病毒等，细菌如链球菌，或者支原体等，临床上在诊断为川崎病的患儿中以上病原均有被检出过。但目前为止还没有确定某一种病原体为川崎病的直接病因，目前研究认为超抗原（superantigen）作用是本病发生的起因。不同于经典的抗原抗体反应，超抗原反应的特点是能够使很多的免疫细胞参与免疫反应。有些细菌外毒素，包括金黄色葡萄球菌产生的中毒性休克综合征毒素-1（TSST-1），葡萄球菌肠毒素A~E，链球菌致热外毒素A、B及C，支原体毒素及某些逆转录病毒均可以与单核巨噬细胞的主要组织相容性位点结合，既可显著地激活单核巨噬细胞，又可选择性地刺激T淋巴细胞，使其克隆及增殖，释放超大量细胞因子，导致全身血管内皮细胞损伤。

本病急性期患者血清总补体及C3水平下降，免疫复合物检测呈强阳性反应，至恢复期这些变化均逐渐复常。采用静脉内滴注大剂量人体丙种球蛋白，可明显减轻血管炎症反应，并能预防冠状动脉扩张的发生。上述现象都支持本病是由于某些致病因子诱发的免疫损害，而这种免疫损害的发生机制，是由于炎症介质、细胞因子和自身抗体的协同作用导致的血管内皮细胞损伤。

病理变化主要是中、小动脉血管炎。组织学变化特点是内皮细胞坏死，血管中层和外膜有中性粒细胞浸润，血管壁内外弹性层断裂，因而不能承受动脉内压力而导致动脉扩张和动脉瘤形成。冠状动脉最易受累，腋动脉、髂动脉及股动脉也可发生动脉瘤，多发生于发病的第3~4周。血管损害由内皮细胞肿胀和增生开始，进而发展为整个细胞壁受累，最后呈瘢痕愈合。根据发病后3~6周意外死亡患者相应病期的病理学改变，可将其分为4期。死于发病第1周（Ⅰ期）的患者，可见主动脉及冠状动脉有急性炎症，包括严重的内膜炎与外膜炎，内弹力板破碎，且有炎症性全心炎而影响到瓣膜、心肌及心包，死亡通常因房室传导系统损害而导致严重心律失常。发病后第10~40天（Ⅱ、Ⅲ期），血管及心肌的炎症逐渐减轻，但出现冠状动脉扩张、动脉瘤形成等破坏性改变，此期死亡原因是急性冠状动脉血栓形成。发病第40天后（Ⅳ期），通常已无急性炎症改变，但有冠状动脉异常，或继发于冠状动脉血栓及狭窄而引起的急、慢性心肌缺血性改变，即局灶性心肌梗死。

三、临床表现

（一）主要症状

包括持续性发热5天以上，体温常达39℃以上，抗生素治疗无效，并伴有皮肤、黏膜病变和淋巴结肿大。常见双侧结膜充血，口唇潮红，有皲裂或出血，见杨梅样舌；发热不久（1~4天）即出现斑丘疹或多形红斑样皮疹,偶见疱疹样皮疹,多见于躯干部,但无疱疹及结痂,1周左右消退;手指呈硬性水肿,手掌和足底早期出现潮红,10天后出现特征性指(趾)端膜状脱皮,起始于甲床皮肤交界处;还有急性非化脓性一过性颈淋巴结肿胀,以前颈部最为显著,直径1.5cm以上,大多在单侧出现,可有红、肿、痛,但无化脓。

(二) 其他症状和并发症

川崎病为全身中小动脉炎,急性期可引起全身各系统损伤和并发症。包括心肌炎、心包炎、瓣膜关闭不全及心力衰竭,严重者可发生休克综合征,表现为低血压和休克,冠状动脉扩张或者冠状动脉瘤通常发生在亚急性期。肝功能异常伴或不伴黄疸或胆囊积液,腹痛或腹泻,无菌性脑膜炎或者听力受损、尿白细胞增多或者轻度肾功能不全、肺血管炎、关节肿痛或关节炎、虹膜炎,急性期约20%病例出现会阴部、肛周皮肤潮红和脱屑,1~3年前接种卡介苗的原部位再现红斑。文献还报道川崎病引起的休克综合征更常见于女孩,伴低血压、休克和左心功能不全。

(三) 临床分期

病程长短不一,分为4期。第1期为急性期,一般病程为1~11天,主要症状于发热后陆续出现,可发生严重心肌炎。第2期为亚急性期,一般病程为11~21天,多数体温下降,症状缓解,指(趾)端出现膜状脱皮。重症病例仍可持续发热,发生冠状动脉瘤,可引起血栓形成导致心肌梗死。第3期即恢复期,一般病程为21~60天,临床症状消退,如无明显冠状动脉病变即逐渐恢复;有冠状动脉瘤则仍可持续发展,可发生心肌梗死或缺血性心脏病。第4期为慢性期,少数严重冠状动脉瘤患者进入慢性期,可迁延数年,遗留冠状动脉狭窄,发生心绞痛、心功能不全、缺血性心脏病,可因心肌梗死而危及生命。

四、辅助检查

(一) 血常规检查

急性期白细胞总数及中性粒细胞百分数增高,核左移;血小板在第2周开始增多;多数患者可见轻度贫血。发生川崎病休克综合征的患者血小板可减少。

(二) 炎症指标

血沉明显增快,C反应蛋白增高。

(三) 血生化检查

有些病例可见丙氨酸氨基转移酶和/或血清胆红素增高,白蛋白降低,血清蛋白电泳显示球蛋白升高,尤以α_2球蛋白增多显著。血钠降低。

(四) 脑脊液检查

在出现无菌性脑膜炎的病例中,其脑脊液中淋巴细胞可高达$(50 \sim 70) \times 10^6/L$,细菌培养和病毒分离均为阴性结果。

(五) 尿液分析

对于无菌性脓尿病例,其尿白细胞计数升高。尿沉渣可见白细胞增多和/或蛋白尿。

(六) 免疫学检查

血清IgG、IgA增高。血清补体正常或稍高。

(七) 心电图

可见多种改变,以ST段和T波异常多见,也可显示P-R、Q-T间期延长,异常Q波及心律失常。

(八) 二维超声心动图

适用于心脏检查及长期随访,可发现各种心血管病变如心包积液、左室扩大、二尖瓣关闭不全及冠状动脉扩张或形成动脉瘤。川崎病冠状动脉损害主要发生在发热后10~21天,此时发生中等大小动脉的全层血管炎,出现坏死和水肿,引起弹力纤维和肌层断裂而导致冠状动脉扩张或冠状动脉瘤。少数血管炎严重患儿可在疾病急性期即10天内出现冠状动脉损害。因此在急性期出现冠状动脉病变可作为川崎病诊断依据,但没有检测到冠状动脉病变并不能排除川崎病诊断,需随访超声心动图。因此,最好能在病程的急性期和亚急性期每周检查1次,是监测冠状动脉病变的最可靠的无创伤性检查方法。

(九) 胸部X线检查

累及心脏可见心影扩大,肺血管炎可见似肺炎状阴影。

五、诊断

川崎病诊断主要基于临床症状和实验室资料,无特异性的实验室检测。日本川崎病委员会和美国心脏协会制定的临床诊断标准包括发热5天或以上,具有以下5项中的4项。①双侧球结膜非渗出性充血;②口唇和口腔改变:口唇红、皲裂,草莓舌,口腔和咽部黏膜弥漫性充血;③四肢改变:急性期手掌和足底发红、手足硬肿,亚急性期(2~3周内)手指和足趾甲周膜状脱皮;④多形性皮疹;⑤颈部淋巴结非化脓性肿大(直径>1.5cm),常单侧。如具备发热以外3项表现并证实有冠状动脉瘤或冠状动脉扩张者,亦可诊断典型川崎病;若发热并有4项或4项以上主要临床指标，发病第 4 天即可诊断为川崎病。如具备发热以外 2 项表现并证实有冠状动脉瘤或冠状动脉扩张者，诊断为不典型川崎病，多发生于婴儿和成人，近年报道不完全性或不典型病例增多，占 10%~20%。

实验室指标包括外周血白细胞>15×10^9/L、C 反应蛋白>3mg/dl、血沉>40mm/h、白蛋白<3g/dl、转氨酶升高、正细胞性贫血、尿液白细胞计数>10 个/μl。

川崎病休克综合征患者的炎症指标更为显著，C 反应蛋白更高、血红蛋白更低、血小板低、常见消耗性凝血、左心室收缩功能下降、二尖瓣反流、冠状动脉异常更为常见。

六、鉴别诊断

应与出疹性传染病、药物疹、病毒感染、急性淋巴结炎、类风湿病以及其他结缔组织病、中毒休克综合征、病毒性心肌炎、风湿性心脏炎相鉴别。

（一）猩红热

由 A 组乙型溶血性链球菌引起。多见于学龄前或学龄儿童，急性发热于病后数小时至 1 天出现粟粒样红色皮疹，疹退后指、趾皮肤有明显脱皮，亦有杨梅舌，常伴颈部淋巴结肿大和咽痛，扁桃体红肿或化脓。无结膜充血、肢端硬肿。外周血白细胞、血沉和 C 反应蛋白常增高。抗生素治疗有效。

（二）麻疹

由麻疹病毒感染所致。发热 3~4 天开始出疹，皮疹自耳后发际，逐渐波及额面部和颈部，自上而下顺序蔓延至躯干、四肢达手掌和足底。皮疹为红色斑丘疹，疹间皮肤正常，出疹期全身淋巴结、肝、脾可轻度增大。出疹 3~5 天后，体温开始下降，皮疹按出疹顺序消退，疹退后留下棕褐色色素沉着及糠麸样脱屑，1~2 周后消失。若无并发症，整个病程为 10~14 天。血沉无增快，无继发细菌感染，外周血白细胞和中性粒细胞不升高，C 反应蛋白正常。

（三）EB 病毒感染

好发于学龄前和学龄儿童。典型临床三联征表现为发热，咽峡炎伴咽部渗出和颈淋巴结肿大。部分患者伴皮疹，皮疹经常发生于使用氨苄西林、阿莫西林和一些 β-内酰胺类抗生素后 1 周。外周血白细胞升高，淋巴细胞比例≥50%且异型淋巴细胞比例≥10%。

（四）腺病毒感染

可引起咽结膜热，表现发热、咽痛、咽部充血和球结膜充血，颈部淋巴结可肿大，无皮疹，无杨梅舌，

外周血白细胞和 C 反应蛋白可升高。

（五）肠道病毒感染

好发于夏秋季和 5 岁以下儿童，患者可表现结膜充血、皮疹在全身散在分布，为斑丘疹或者丘疱疹，不伴明显的呼吸道症状。通常无颈部淋巴结肿大，无杨梅舌。C 反应蛋白可升高，但血沉正常。

（六）药物疹

有用药史。皮疹多样性，可伴有发热，严重者发展为渗出性多形红斑，表现有球结膜充血伴非脓性分泌物，口腔黏膜充血、糜烂，有假膜形成。无淋巴结肿大和杨梅舌。停药后皮疹逐渐消退。

（七）急性颈部淋巴结炎

由病毒或细菌感染引起，表现有颈部淋巴结肿痛，可伴有发热，不伴有皮疹、杨梅舌、结膜充血。如系细菌感染，外周血白细胞和 C 反应蛋白可升高，抗生素治疗有效。

（八）幼年型类风湿关节炎

反复发热，发热伴皮疹，热退后皮疹消失，可以伴有关节受累，肝、脾、淋巴结肿大，浆膜腔积液。外周血白细胞、血沉和 C 反应蛋白显著升高。发热持续 6 周以上。无冠状动脉受累。

（九）中毒休克综合征

由 A 组乙型溶血性链球菌和金黄色葡萄球菌感染引起，表现为脓毒血症、猩红热样皮疹、休克，无冠状动脉受累，病情凶险，病死率高。外周血白细胞、血沉和 C 反应蛋白可明显升高，血培养可分离到致病菌。需要积极抗感染和支持治疗。

七、治疗

（一）急性期治疗

发病 10 天内（最好 5~7 天）给予大剂量静脉注射内种球蛋白（IVIG）和阿司匹林，可缩短病程并降低冠状动脉病变发生率。目前主张单剂 IVIG 2g/kg 在 12~24 小时静脉输入，急性期阿司匹林抗炎治疗 30~50mg/（kg·d），分 3 次口服。发病 10 天或以上给予 IVIG 虽然可以减轻炎症，但不能有效预防冠状动脉损害。大约 80%患儿单剂 IVIG 治疗 48 小时热退。10%~30%的川崎病患者在发病 5~10 天内接受大剂量 IVIG 以及阿司匹林的标准治疗后 36 小时仍有持续发热或反复发热（体温>38℃），或者或给药后 2~7 天甚至 2 周内再发热，被称为"IVIG 无反应型川崎病"，此类患者因发生冠状动脉瘤的危险性更高，休克综合征患者常见对 IVIG 治疗无反应。对

于此类难治性病例,尚无统一治疗方案,大多数推荐追加 IVIG 2g/kg 治疗,80% 以上初次 IVIG 无反应型患者接受第 2 剂 IVIG 治疗后临床症状得到缓解。另外,甲泼尼龙冲击疗法、肿瘤坏死因子拮抗剂、环孢素 A 也是治疗 IVIG 无反应型川崎病的选择。

(二)亚急性期和恢复期治疗

热退后 72 小时,白细胞和 C 反应蛋白基本降至正常,给予小剂量阿司匹林 3~5mg(kg·d),单次服用,主要是抗血小板以防血栓形成作用。如果病程 6~8 周时,血小板降至正常,超声心动图没有显示冠状动脉病变证据,可以停用阿司匹林。

(三)慢性期治疗

发生冠状动脉扩张或者动脉瘤形成的患者需长期应用阿司匹林,根据冠状动脉受累的严重程度,在医生指导下加用抗凝药物,大动脉瘤形成可加用法华林或低分子肝素钠,同时要避免肥胖、高脂血症和吸烟。治疗目标是降低血小板聚集、抑制血栓形成,预防冠状动脉闭塞和心肌梗死。

(四)复发病例治疗

川崎病复发见于 1%~3% 患儿,复发定义为第 1 次发病后 2 个月出现症状反复,首次发病后 2 年内复发最常见。治疗同首次发病。

(五)川崎病休克综合征治疗

此类患者常对 IVIG 耐受,需要其他抗炎治疗包括激素治疗。同时给予液体复苏和血管活性药物。

八、预后

没有接受正规治疗者 15%~25% 可发生冠状动脉瘤。如发病 2 个月内冠状动脉正常,以后发生冠状动脉病变极其少见。小型冠状动脉瘤(冠状动脉直径 <4mm)绝大多数逐渐恢复,中型冠状动脉瘤(冠状动脉直径 4~8mm)多数可以恢复,而巨大冠状动脉瘤(冠状动脉直径 >8mm)较难恢复。有冠状动脉病变者需在心脏专科医生门诊密切随访,根据冠状动脉病变的临床分级进行随访,定期复查超声心动图、心电图甚至冠状动脉 CT 或冠状动脉造影,严重冠状动脉狭窄导致的急性心肌梗死或心肌缺血的患者有时需急性溶栓或行冠状动脉旁路移植术。

(张文宏　曾　玫)

第十六节　全身炎症反应综合征

创伤感染等外科患者往往出现心率加快、呼吸频促、发热、大汗和白细胞计数增多等临床表现。文献中有全身炎症反应综合征(SIRS)、脓毒症(sepsis)、多器官功能障碍综合征(MODS)等概念。随着概念的明晰和基础研究的进展,人们对创伤、感染对机体所产生的后果与发生的机制有了更深刻的理解。

一、概念

SIRS 是人们对 MODS 发生机制认识过程中提出的新概念。1973 年 Tilney 报道了一组主动脉瘤破裂患者术后出现多器官功能衰竭而死亡,首先向人们展示了一个重要的事实,即局部的损伤,引起严重的生理紊乱可造成远距离器官功能的衰竭,此后逐步形成了多系统器官功能衰竭(MSOF)的概念。1980 年,Fry 提出了革兰氏阴性杆菌感染是 MSOF 发生的最主要原因。但 1980 年,Meakins 却观察到一些非细菌感染的疾病也会出现脓毒症的临床表现,提出了"非细菌性临床脓毒症"(nonbacteremic clinical sepsis)的概念。在此基础上,Goris 和 Bone 等提出了 SIRS 的概念,指出 MSOF 是 SIRS 引起的,并非直接由细菌及其毒素本身因素所致,他们发现了一组细胞因子(TNF、IL-1、IL-6 等),并发现它们与 SIRS 及脓毒症有关。

为明晰 SIRS 相关概念,有助于临床上对脓毒症的早期诊断和治疗,1991 年 8 月,美国危胸科医师学会和急救医学会(ACCP/SCCM),重新定义 SIRS、sepsis、MODS。

(一)感染

微生物存在于或侵入正常组织并引起局部的炎症反应。

(二)菌血症

血液内存在活菌,仅指血培养阳性,如果血液中存在病毒、真菌等则分别称之为病毒血症和真菌血症等。

(三)全身炎症反应综合征

由各种感染和非感染因素作用于机体,所导致的一系列全身性炎症反应的过程,称之为 SIRS。

1. 病因　SIRS 病因包括两类情况。

(1)由感染引发的 SIRS,应更确切地称之为脓毒症。

(2)非感染性病因,如出血性休克、缺血、多发性创伤、组织损伤、急性胰腺炎、中毒、烧伤及药物热等同样可以引发 SIRS。

2. 诊断　具备以下 2 项或 2 项以上体征者可诊

断为 SIRS。

（1）体温>38℃或<36℃。

（2）心率>90 次/min。

（3）呼吸频率>20 次/min，或过度通气，$PaCO_2$<32mmHg。

（4）白细胞>$12×10^9/L$ 或<$4×10^9/L$ 或幼稚细胞>10%，但应排除可以引起上述急性异常改变的其他原因（如化疗等）。

（四）败血症

由感染引起的 SIRS 称为败血症。败血症的诊断包括：①首先必须具有感染的确实证据，临床上存在可证实的感染灶，但血培养可以阳性或阴性；②其余指标则与 SIRS 完全一致。脓毒症又可进一步分为严重败血症（severe sepsis）、败血症并低血压（sepsis-induced hypotension）及败血性休克（septic shock）。

1. 严重败血症　脓毒症伴有器官功能障碍，低灌注或低血压，以及神志改变、乳酸血症、少尿等。

2. 败血症合并低血压　收缩压<90mmHg 或较原血压水平降低 40mmHg 以上。须排除其他原因引起的低血压，如失血或心源性休克等。

3. 败血性休克　是脓毒症严重的阶段，虽经恰当的输液治疗，低血压依然存在，同时伴有灌注不足或器官功能障碍，即使应用血管活性药物或正性肌力药物，低血压被缓解，但低灌注或器官功能障碍持续存在。患者处于感染性休克状态。

（五）多器官功能障碍综合征

这是 ACCP/SCCM 会议提出的修正概念，MODS 即指在急性危重病情况下，2 个以上器官功能发生障碍，从而影响全身内环境的稳定。器官功能障碍是相对的，MODS 将随着病程的进展而改变，可以加重，也可以逆转。

MODS 可分为原发性与继发性两种：①原发性 MODS 是由某种明确的生理损伤直接作用的结果，如创伤引起的肺挫伤、横纹肌溶解引起急性肾衰竭、多次输血引起凝血功能障碍等；②继发性 MODS 并非由原始损伤本身所直接引起的器官功能损害，而是机体异常反应的结果，即损伤引起 SIRS，而过度的 SIRS 造成远距离多个器官功能障碍。

（六）代偿性抗炎反应综合征和混合性抗炎反应综合征

在临床研究中发现，创伤感染的患者除了出现过度的炎症反应外，还可以出现免疫低下，患者表现为容易感染或对感染的无反应性。因此，1996 年，Bone 提出了代偿性抗炎反应综合征（compensatory

anti-inflammatory response syndrome，CARS）的概念。其基本理论是：在机体产生炎症反应抵御有害刺激的同时，也伴有抗炎症反应来限制组织和全身的进一步损伤。TNF、IL-1、IL-6 等参与炎性反应，而 IL-4、IL-1 受体拮抗物、糖皮质激素等参与抗炎反应，促炎介质与抗炎介质之间的作用往往不平衡。如果炎症反应占优势，则炎性反应过度，表现为 SIRS；如果抗炎反应占优势时，则炎性反应低下，表现为 CARS；如果两者抗争的结果，既有炎性反应过度，又有免疫反应低下，则表现为混合性抗炎反应综合征（mixed anti-inflammatory response syndrome，MARS）。近年来越来越多的证据表明，免疫低下广泛存在于创伤感染患者中，并且即使表现为 SIRS 的患者，在病程中的某一阶段也可能出现免疫低下。

二、病理生理

正常情况下，机体对损伤应激产生一系列的心血管和神经内分泌的改变，如：增加心率、心输出量，儿茶酚胺、糖皮质激素、抗利尿激素、胰岛素和胰高血糖素等释放增加。炎症主要的代谢改变表现为：初期有氧消耗增加，通过代偿，尚能维持适当的氧输送，氧债加大，代偿不足则无氧代谢增强，乳酸等代谢产物集聚，血管阻力下降。如果无再一次的损伤打击，机体的局部和全身的炎症反应在损伤后的数天内逐渐消退，但也可延续 7~10 天。在临床上，自发的尿量增加，使第三间隙液体减少，心率和体温呈下降趋势，预示着炎症反应渐退。局部的炎症反应是机体损伤的保护性反应，如过度激活或炎症反应加重，常导致过度的全身炎症反应，即为 SIRS。

导致 SIRS 的原因包括两类：①由细菌、病毒等感染引发；②非感染性病因诸如出血性休克、缺血、多发性创伤、组织损伤、急性胰腺炎、中毒、烧伤及药物热等同样可以引发。

Bone 将 SIRS 的发展分为三个阶段。第一阶段，针对损伤局部的炎症反应，在局部环境中产生少量的细胞因子，有利于创伤的修复和募集单核吞噬细胞系统的细胞。第二阶段，少量细胞因子从损伤局部被释放到循环中，以增加局部的炎症反应，包括募集白细胞和血小板、刺激生长因子产生、启动急性相反应等，同时通过促炎介质和抗炎症介质之间的平衡，使炎症反应严格地被控制在适当的状态，直到损伤恢复。第三阶段，此时，促炎介质和抗炎介质不能达到平衡，细胞因子的主要效应不是保护而是破坏作用，全身炎症反应开始启动，大量的炎症介质触发神经体液反应,同时丧失了微循环的完整性,并造成远处终末器官的损伤。SIRS 时机体出现神经、内分泌、免疫等复杂的相互作用,由炎症介质和效应细胞间的作用所导致潜在的破坏性效应主要包括以下几个方面。

(一)白细胞和内皮细胞的激活

细菌及其细胞壁成分、病毒、真菌、组织细胞碎片等物质均可激活单核巨噬细胞产生 TNF、IL-1、IL-6 和 IL-8 等细胞因子,内皮细胞被激活,表达大量的黏附分子和受体,导致白细胞、血小板黏附到内皮细胞上,出现血细胞附壁、集聚,继而引发凝血级联反应,形成局部微血栓,除了机械性阻碍微循环的血流外,还能损伤内皮细胞间的连接导致血管通透性增加。而集聚的白细胞和血小板裂解后又产生新的炎症介质,包括前列腺素、白三烯、激肽、血小板活化因子(PAF)、一氧化氮、活性氧自由基等,这些介质影响血管张力和渗透性,引起循环障碍,并使炎症反应放大。激活的多形核白细胞逸出血管外释放氧自由基和溶酶体酶等,可介导组织的损伤。白细胞和内皮细胞的激活是 SIRS 时病理生理改变的重要基础。

(二)外周血管扩张和血管通透性增加

失控的全身血管扩张,常导致持续的外周血管阻力下降和低血压。而全身血管通透性的增加则导致血管外第三间隙液体的集聚。再有心肌收缩力的抑制,往往使低血压患者的液体复苏十分困难,容量的丢失和外周血管的低张力往往抵消了心血管系统的代偿,造成感染性休克,最终造成终末器官的低灌注、水肿、无氧代谢和器官功能障碍。在肺部,血管通透性的增加,血管外组织含水量的增多,与 ARDS 的发生密切相关。

(三)微血管内的凝血

血细胞附壁、集聚,形成微血管内凝血,继而触发了凝血-纤溶的级联反应,是导致 DIC 和休克的重要的病理生理基础。

三、炎症介质

炎症介质(inflammatory mediators)是指在各种损伤因素的作用下,由局部组织细胞或血浆产生、释放的,参与或引起炎症反应的化学活性物质(化学介质)和生物活性物质(细胞因子)。外源性的介质有细菌及其产物(内毒素等);细胞源性的介质包括细胞因子、花生四烯酸代谢产物、溶酶体等;血浆源性的介质包括激肽系统、补体系统、凝血系统、纤溶系统等。炎症介质的作用包括:①血管扩张,通透性升

高,引起渗出;②对炎细胞的趋化作用;③导致组织损伤;④引起局部和全身的炎症反应。

(一)内毒素和外毒素

内毒素(脂多糖,lipopolysaccharide,LPS)是革兰氏阴性菌的细胞壁成分,可来自开放性创面、呼吸道、尿路或各种介入管道,近年发现胃肠道是更重要的来源。内毒素的主要作用是激活宿主的炎症反应,LPS 与效应细胞的作用,通常需要 LPS 首先与脂多糖结合蛋白或细菌通透性增加蛋白结合,这些复合物再与细胞膜上的多种受体,包括 CD11/18、CD14 等相互作用,通过激活细胞内和核内的信号转导系统激活了巨噬细胞和内皮细胞,产生一系列的炎症介质。如:TNF-α、IL-1、IL-6、IL-8、IFN-γ、前列腺素、白三烯、补体片段 C3a 和 C5a、PAF 等,从而介导细胞、组织、器官的损伤。但近年还发现内毒素也能直接对许多实质细胞(如内皮细胞)作用,介导炎症反应。革兰氏阳性菌感染同样也可以诱导 SIRS,是通过外毒素起作用的。外毒素被免疫识别后激活免疫炎性细胞,刺激产生大量细胞因子,从而介导 SIRS。

(二)细胞因子(cytokine)

细胞因子是免疫细胞产生的一类具有广泛生物活性的多肽物质,主要由激活的淋巴细胞和巨噬细胞产生,对炎症过程中起重要的作用,主要包括以下 4 种。

1. 肿瘤坏死因子 α(TNF-α) 内毒素刺激巨噬细胞产生 TNF-α,TNF-α 半衰期仅 14~18 分钟,在肝脏、皮肤、胃肠道和肾脏等多个器官中降解。TNF-α 在介导 SIRS 的过程中起主导作用。其作用包括:①TNF 激活单核巨噬细胞,释放多种炎症介质;②TNF-α 促进内皮细胞表面黏附分子 ICAM-1、ELAM-1 的表达,增加白细胞与内皮细胞的黏附,同时 TNF-α 还能刺激内皮细胞产生 PAF、PGI₂、PGE₂ 等介质;③TNF-α 增强多形核白细胞(PMN)的黏附能力,刺激 PMN 释放氧自由基和溶酶体酶,诱导 PMN 活性,介导组织损伤;④TNF-α 介导机体高代谢高分解。由此可见,TNF-α 能直接或间接启动全身炎症反应,并通过刺激其他炎症介质产生,放大炎症反应。在 SIRS 的发生和发展中具有特别重要的作用。

2. 白细胞介素 1(IL-1) 在 SIRS 过程中 IL-1 的作用:①诱导内皮细胞表达大量的黏附分子,促进 PMN、淋巴细胞和单核细胞与内皮细胞的黏附,促使 PMN 穿越血管壁;②促进内皮细胞的促凝反应;③诱导内皮细胞产生 IL-1、IL-6、IL-8、PAF 等介质,

放大炎症反应。

3. 白细胞介素 6（IL-6） 在 SIRS 过程中，IL-6 主要与 TNF-α 和 IL-1 协同作用，促进胸腺细胞和 T 细胞的增殖分化，促进 PMN 的激活和集聚，并且诱导肝脏急性时相反应。

4. 白细胞介素 8（IL-8） IL-8 的主要作用是：①对 PMN 有趋化作用，但组织和血浆中 IL-8 可导致不同的病理表现，如皮下给予 IL-8 则诱导血浆外渗、PMN 聚集，而静脉给予 IL-8 则阻止 PMN 迁移；②刺激 PMN 释放超氧化物和溶酶体酶；③IL-8 对人嗜碱性粒细胞有趋化作用并刺激其释放组胺；④IL-8 对淋巴细胞也有趋化作用，且比 PMN 的反应敏感 10 倍。

（三）黏附分子

在 SIRS 的始发阶段，白细胞黏附和穿越血管壁，向炎症部位游走，并聚集在炎症部位，其分子生物学基础是白细胞与血管内皮细胞表面黏附分子的相互作用。黏附分子按结构特点分为 3 个家族：①整合素（integrin）家族，包括 CD11/CD18 和 VLA-1；②免疫球蛋白超家族：包括 ICAM-1、ICAM-2 和 VCAM-1，与整合素成员互为配体-受体；③选择素（selectin）家族：包括 E 选择素（ELAM-1），P 选择素（CD62）和 L 选择素（LECAM-1）。细胞因子 IL-1、IL-3、IL-4、TNF-α、INF-γ 均可通过上调黏附分子的表达促进白细胞和血管内皮细胞的黏附。

（四）化学介质

来源于细胞和体液的化学活性炎症介质种类繁多，概括如下：①前列腺素可引起血管扩张；②组胺、C3a 和 C5a、缓激肽、白三烯、血小板活化因子均可引起血管通透性增加；③C5a、白三烯 B4、IL-8、细菌产物都具有趋化作用；④氧自由基、溶酶体酶可加重组织损伤。这些炎症介质在炎症和 SIRS 过程中起着重要的作用。

1. 组胺（histamine） 组胺主要存在于肥大细胞和嗜碱性粒细胞的颗粒中，也存在于血小板内。是最早发现的一种炎症介质，其作用主要由 H_1 受体介导，包括：①舒血管活性。组胺可引起微动脉舒张，使毛细血管前阻力降低；使毛细血管后微静脉的通透性增强，血中大分子物质渗出。这些变化导致局部充血水肿，严重时发生休克。②致痛作用。

2. 花生四烯酸代谢产物 花生四烯酸的代谢产物主要可分为前列腺素（PG）类和经脂氧化酶作用产生的白三烯（LT）类。前列腺素类环氧合酶的产物主要有 PGG_2、PGH_2、PHI、PGF_2 和 PGD_2，另外

还有一部分血栓素 TXA_2 和 TXB_2 等。

前列腺素在炎症中的作用有：①舒张血管作用；②趋化作用；③炎症免疫调节作用，如 PGE_2 低浓度时能抑制腺苷酸环化酶，使 cAMP 水平降低引起炎症；当高浓度时又可使 cAMP 水平升高，产生炎症抑制效应。白三烯类脂氧化酶产物主要有 LTB4、LTC4、LTD4 和 LTE4。其中 LTB4 是一种趋化因子。

3. 血小板活化因子（PAF）激活 血小板活化因子是一种磷脂类介质，主要由嗜碱性粒细胞、巨噬细胞、中性粒细胞、血小板和内皮细胞合成。PAF 可凝聚和活化血小板，使其释放活性胺类，引起毛细血管扩张和通透性增强；可激活中性粒细胞和嗜酸性粒细胞，是已知的最强的嗜酸性粒细胞趋化因子。PAF 在极低浓度下可使血管扩张和小静脉通透性增加。PAF 正常情况下以一种非活化形式储存于细胞中，细胞活化时释放出来，经血管内皮舒张因子（Endothelium-derived relaxing factor，EDRF）作用后失去活性。

4. 一氧化氮（NO） 一氧化氮可由内皮细胞、巨噬细胞和脑内某些神经细胞产生。在 SIRS 的过程中，NO 的产生和作用的调节极其复杂，存在不同水平的调控，通常认为，NO 的增加与 SIRS 时的血流动力学改变有关。具有细胞毒作用，表现在它不仅对入侵生物有细胞毒作用，而且对产生 NO 的细胞和邻近细胞均有毒性，其组织损伤的机制可能与超氧亚硝酸化合物的产生有关。

四、治疗

迄今对 SIRS 尚无理想的治疗方法。对 SIRS 治疗的目的和核心是及时有效地阻止 SIRS 向 MODS 转化。因此 SIRS 整体治疗的重点应包括三个方面：原发病的治疗、器官功能的保护、预防"二次打击"。对可能出现的病情加重的因素进行干预，防止"二次打击"，对预防 MODS 的发生具有重要的意义。

（一）原发病的治疗

持续的损伤或再次的损伤会加重 SIRS，导致病情恶化，因此，妥善处理原发病，积极防治原发病的并发症，对 SIRS 的治疗具有根本的意义。

（二）从整体的观念出发，维护器官功能

应先行液体复苏。机体遭受创伤感染后，较早出现的是低灌流和组织缺血缺氧。快速补充血容量，取得最佳前负荷，维持终末器官的灌注，从分子水平纠正缺氧状态，可以减轻缺血再灌注损伤，是保

护器官功能的重要措施。

（三）预防"二次打击"

创伤、感染、烧伤等早期直接损伤作为第一次打击，所造成的全身炎症反应往往较轻，但第一次打击激活了机体的免疫系统，如果此后病情稳定，炎症反应往往就逐步减轻，患者康复。如果第一次损伤后再出现感染、休克、出血等第二次、第三次的打击，机体已处于激活状态的免疫系统，产生大量的炎症介质，导致组织器官更严重的损害，第二次打击强度本身可能不及第一次打击，但往往是致命的。常见第二次打击包括感染、休克、出血、缺氧等，对治疗过程中可能出现的潜在发病因素施行预警性早期干预，防止"二次打击"，打断疾病恶性趋向化的链条，对预防 SIRS 转化为 MODS 具有重要的意义。

（四）针对 SIRS 本身的治疗

1. 抗生素应用 为了达到理想的治疗效果，减少药物的不良反应，延缓细菌耐药性的产生，应尽早从临床标本中培养出致病菌，针对致病菌种类选择用药；当病原菌不明时，应根据感染部位、临床表现、患者自身状况给予经验疗法，选择合适的抗生素。近年来，有些学者主张感染患者入院后 4~8 小时应用抗生素。对于重症感染者，入院后在查找病原体的同时，选用菌谱覆盖面广、杀菌能力强的抗生素以改善预后（降低死亡率、防止器官功能障碍、缩短住院时间），高度怀疑有真菌感染时，可给予经验性抗真菌治疗；治疗一段时间后，一旦获得最初病原体学培养和细菌敏感性试验结果，就要换用窄谱抗生素或停止治疗以减少耐药发生，提高成本效益比，但在临床疗效与实验室检查结果不相符时，应以临床为准。

2. 内、外毒素抗体 细菌内毒素是 SIRS 的触发剂，运用抗内毒素和外毒素抗体可以中和毒素的炎症作用，可以抑制创伤后炎症激发反应。如近年来研制多种拮抗内毒素的单克隆抗体及多克隆抗体，主要是内毒素的类脂 A 部分发挥中和其毒性作用。相关文献报道，多黏菌素、半乳糖有直接对抗内毒素的作用，已经用于临床。

3. 抗炎介质治疗 SIRS 的病变过程是一种失控性的炎症过程，此过程多细胞因子和受体参与，包括促炎症介质、抗炎症因子和双向调节因子。所以抑制促炎因子的释放、降低促炎因子水平、重建机体免疫的内稳态，阻断 SIRS 的恶化进程是治疗的重点之一。①削弱或阻断炎症介质：血浆 IL-1 受体拮抗剂、抗 TNF-α 抗体，可与相应的细胞因子结合，削弱

或阻断炎症介质的作用。②抑制或减少炎症介质的合成与释放：如己酮可可碱、某些 β 受体阻滞剂、氨力农等，抑制 TNF-α 基因转录、翻译，可以阻止 TNF-α 的合成，进而抑制或减少炎症介质 PGE_2、IL-4、IL-10、IL-13 等的合成与释放。③缓解炎症介质的靶效应：应用 TNF 单抗、抗 ICAM-1 抗体、抗 CD18 单克隆抗体、重组 IL-1 受体拮抗剂和白细胞黏附分子 1 的单克隆抗体能减弱由 LPS、IL-1、TNF 诱发的中性粒细胞与内皮细胞黏附，从而阻断炎症介质介导的组织器官损伤。

4. 基因治疗 从干预炎性刺激靶细胞信息转导，进而改变全身炎症和 MODS 的病程发展，是全身炎症反应治疗中一个新的突破点。炎性刺激靶细胞信息转导中，胞质中的转录因子可以被很多活化蛋白酶进一步激活，从而影响其他细胞因子的信号转导。目前为止，核因子 κB（nuclear factor-κB，NF-κB）是研究最多的因子之一。NF-κB 几乎存在于所有细胞，属于快速反应的转录因子，参与调控细胞因子、黏附分子、免疫受体等的生成，是基因发挥作用的开关。以 NF-κB 为靶点的治疗，主要包括以下几个方面。①抗氧化治疗：吡咯烷二硫氨基甲酸（pyrrolidine dithiocarbamate，PDTC）可以抑制 NF-κB 活性，从而减少促炎基因表达；②促进核因子 κB 抑制蛋白（inhibitor-κ binding protein，简称 IκB 蛋白）生成：应用 IκB 的腺病毒表达载体，可以使 IκB 显性失活突变过量表达，抑制 NF-κB 的核移位，中断炎性细胞因子的瀑布效应；③糖皮质激素：糖皮质激素既能直接作用于 NF-κB 的亚基，抑制其与 DNA 结合，又能增强 IκB 的 mRNA 表达，通过上调 IκB-α 转录水平，阻止 NF-κB 的核转移，防止中性粒细胞活化和内皮细胞损害，抑制炎症介质的释放。近期研究发现，小剂量糖皮质激素对 SIRS、严重脓毒症时的炎症反应有抑制作用，能保护严重脓毒症患者的器官功能。适宜于早期与抗生素同时使用，这是由于抗生素杀伤细菌时释放大量内毒素，激素可能阻断 LPS 介导的细胞因子表达，调节体内超强免疫反应，具有降低 SIRS 发生率、缩短 SIRS 持续时间等作用。

5. 抗凝治疗 SIRS 发生过程中，白细胞与内皮细胞或血小板相互作用导致内皮细胞损伤、血小板活化进而激活凝血抗凝系统，导致凝血功能紊乱。国内外诸多相关文献证实，抗凝血酶Ⅲ（ATⅢ）在此过程中起到了至关重要的作用。ATⅢ是天然的抗凝血酶，一方面，阻止 DIC 的发生，减少出血，减轻脏器缺血、缺氧性损害，同时还可阻断凝血因子的促炎作

用,间接减弱炎症反应;另一方面,AT Ⅲ还可以诱导 PGI_2 形成,减少炎性因子生成、抑制炎性细胞释放炎症介质,从而发挥抗炎作用。但 AT Ⅲ抗炎机制仍有待进一步研究。

6. 血液净化治疗 连续性血液净化(continuous blood purification,CBP)无论在 SIRS 病变早期机体免疫过度激化,还是晚期机体免疫功能呈低反应状态,其效果均良好。CBP 的治疗过程中可以清除促炎和抗炎因子,50ku 以下的中分子物质如 TNF-α(17ku)、IL-1(26ku)、IL-6(19~28ku)、IL-10(17ku),通过滤过可以清除。CBP 治疗不仅可以清除这些超量的炎症介质,还可双向调节 T 淋巴细胞亚群,改善 SIRS 患者的免疫,并促进免疫系统的活化及重建,从而调节免疫平衡。

7. 营养支持疗法 SIRS 患者机体多易发生高代谢,能量消耗增加,易导致营养不良的发生及免疫功能的紊乱。使用免疫营养剂以及增强内脏屏障,改善内脏血流灌注,正在成为未来的治疗方向。研究证实,在静脉营养液或肠内营养液中添加精氨酸、谷氨酰胺、ω-3 脂肪酸等有选择性净化肠道、保护肠黏膜的作用,可以改变和/或调节免疫炎症反应,提高细胞免疫水平,预防感染,降低重症死亡率。ω-3 不饱和脂肪酸是近年来营养生化研究的一大热点,被认为是有效的免疫调理营养素。多项研究发现,ω-3 脂肪乳剂治疗能显著降低患者的感染率。ω-3 不饱和脂肪酸是花生四烯酸代谢产物的前体,能通过竞争方式影响花生四烯酸代谢,改变代谢产物,从而减低患者的 TNF-α、IL-6 和 IL-8 水平。其原因是可抑制单核细胞因内毒素的刺激而释放上述细胞因子。ω-3 脂肪乳剂的治疗可以在降低炎性反应的同时,对肝脏和胰腺产生保护作用,对调节促炎及抗炎介质平衡,减轻应激,避免重要脏器受到促炎介质打击有一定临床意义。

8. 中药 中医理论的活血化瘀、清热解毒等免疫调理治疗,已经被证实对细胞免疫功能和创伤后免疫抑制方面具有明显调理作用。在临床上被广泛使用的有大黄、清营汤、血府逐瘀汤、血必净等。

9. 抗氧化剂和氧自由基清除剂 如谷胱甘肽、维生素 C 等均能抑制氧自由基的生成和释放,中和氧自由基,具有抗氧化功能,从而抑制一系列连锁反应。

10. 丙种球蛋白 丙种球蛋白中含有丰富的抗人类 TNF-α、IL-1、IL-6 等自身抗体,可以直接中和细胞因子,调节炎性细胞因子水平,调节 SIRS 患者的免疫机制,改善患者预后。

11. 他汀类药物 羟甲基戊二酰辅酶 A 还原酶抑制剂,除具有调节血脂作用外,还能够抑制血管内皮的炎症反应。研究表明,他汀类药物具有抗炎和调节免疫的作用,他汀类药物通过抑制树突状细胞成熟,增加患者 $CD4^+$、$CD25^+$ 调节性 T 细胞的数量,导致 IL-10 分泌增加,发挥抑制免疫炎症的作用。

12. 蛋白酶抑制剂 乌司他丁(ulinastatin)是一种从人尿中分离纯化的蛋白酶抑制剂。通过抑制炎症介质 TNF-α、IL-6 过度释放及提高抑炎因子 IL-10 水平,达到抑制过度炎症反应的作用,适用于 SIRS 的抢救治疗。研究表明,乌司他丁可较早地上调抗炎因子和下调促炎因子,阻断 SIRS 向 MODS 的发展。

(梁伟峰)

第十七节 溶血尿毒综合征

溶血尿毒综合征(hemolytic uremic syndrome,HUS)是多种病因引起血管内溶血的微血管病,临床上以溶血性贫血、血小板减少和急性肾衰竭为特点。可能有关的因素有感染、遗传因素、某些化学物质、某些药物及其他一些因素,农村较城市多见,以晚春及初夏季为高峰,多为散发病例,其临床特点是微血管性溶血性贫血、急性肾功能不全和血小板减少。如能做到及时诊断、予以正确的治疗,可使部分患者度过危重期,避免死亡。成人预后较差,多遗留慢性肾衰,需长期透析治疗以维持生命或进行肾移植术。本病可分为典型和非典型两型,典型病例常有前驱胃肠道症状,非典型病例多有家族史且易复发。本病尚无特殊疗法,死亡率高达77%,近年来采用血浆置换和透析等综合疗法,病死率已明显下降。

一、病因和分型

(一)病因

1. 感染 包括细菌感染(肺炎链球菌、空肠弯曲菌、伤寒杆菌、假单胞菌属、耶尔森菌、类杆菌等)和病毒感染(流感病毒、EB 病毒、柯萨奇病毒、埃可病毒、人类免疫缺陷病毒等)。

2. 药物 使用环孢素、丝裂菌素、光神霉素、干扰素诱导剂、吉西他滨及避孕药等。

3. 其他 如合并系统性红斑狼疮、妊娠、器官移植、肾小球疾病及肿瘤者。

4. 家族遗传性 本病为常染色体隐性或显性遗传,发生于同一家族或同胞兄弟中,国内曾有同胞三人发病的报道。

(二) 分型

1. 腹泻后溶血尿毒综合征(post-diarrhea HUS, D+HUS) 占全部病例的90%左右,又称典型溶血尿毒综合征。本病与产生螺旋毒素的细菌有关,如肠致病性大肠埃希菌 O157∶H7、O26、O121、O145 等株及痢疾志贺菌 I 型。75%的病例与肠致病性大肠埃希菌 O157∶H7感染有关。该病菌寄生于家畜的肠道,常通过未熟的肉类和未及巴氏消毒的牛奶传播。

2. 无腹泻溶血尿毒综合征(non-diarrhea HUS, D−HUS) 约占10%的病例,又称非典型溶血尿毒综合征。

二、病理和发病机制

(一) 病理改变

以多脏器微血管病变,微血栓形成为特点。肾脏是主要的受累器官,急性期肾小球内皮细胞肿胀,内皮下纤维素沉积,毛细血管壁增厚,肿胀的内皮细胞与基底膜分离可呈双轨样改变。毛细血管腔狭窄,可见红细胞碎片、血小板及微血栓形成。系膜区纤维蛋白沉积,系膜区扩大,系膜细胞无明显增生。严重者可见小动脉血栓形成、肾皮质破坏、系膜溶解、肾小球缺血样改变。偶有新月体形成。肾小管腔内常见透明管型和红细胞管型,可出现小管上皮坏死、萎缩。免疫荧光检查可见纤维蛋白原沿肾小球毛细血管壁及系膜区沉积,也可见 IgM、补体 C3、补体 C19、备解素沉积。电镜下可见内皮细胞增生、肿胀、内皮和基底膜之间分离形成内皮下间隙,其间充以细微纤维、脂质红细胞碎片、血小板,沿内皮细胞侧可见新形成的薄层基底膜,上皮细胞足突融合,近年来有报道在大脑、肾上腺、肝、脾、心肌及肠曾见到血栓形成及纤维素样坏死。

(二) 发病机制

各种有害因素(包括螺旋毒素、神经氨酸酶、内毒素、细胞黏附因子、活性氧反应物质等)引起的血管内皮损伤是发病的始动因素。血管内皮损伤可引起以下级联反应。

1. 中性粒细胞介导的炎症反应 中性粒细胞浸润所释放的弹性蛋白酶及其他蛋白水解酶可增加内皮细胞及肾小球基底膜的损伤,并促使血管性假血友病因子(von Willebrand factor, vWF)裂解、抑制前列环素(PGI$_2$)生长,促进血栓形成。此外,患本病时由于微生物的脂蛋白多糖及单核细胞产生的细胞因子如白细胞介素1及肿瘤坏死因子的存在,可加重细胞毒素的作用,增加对内皮细胞的损害,促进血凝。

2. 内皮细胞介导的炎症反应内皮细胞释放vWF vWF 因子介导血小板聚集;内皮细胞损伤,胶原暴露可激活血小板黏附及凝聚,红细胞通过沉积的纤维素时可发生机械变形进而发生溶解;血管内皮损伤尚可使抗血小板凝聚的 PGI$_2$ 合成减少;而血小板凝后释放出的促血小板凝聚的血栓素 A$_2$(TXA$_2$)与 PGI$_2$ 作用相反,还可使血管收缩,这些因素均促进血栓形成。

上述病理过程中,血小板大量消耗,临床上出现血小板减少;小血管腔内血栓形成,红细胞通过病变部位时受机械变形作用发生溶血性贫血;肾脏入球小动脉和肾小球毛细血管内皮细胞受累,导致内皮细胞肿胀、血管腔狭窄、血小板聚集、纤维丝沉积、血栓形成,最终导致肾小球滤过率下降,临床上出现少尿、无尿、急性肾衰竭等一系列表现。

三、临床表现

主要发生于婴幼儿和儿童,男性多见。散发多见,少数地区呈暴发流行,国内以晚春及初夏为高峰。典型临床表现为:

(一) 前驱症状

近90%的患者有前驱症状,多数为胃肠炎表现,如腹痛、腹泻、呕吐及食欲减退,伴重度发热。腹泻可为严重血便,极似溃疡性结肠炎。少数病例以呼吸道感染症状为前驱症状。前驱期约持续数天至2周,其后常有一无症状间歇期。

(二) 溶血性贫血

在前驱期后 5~10 天(可迟至数周)突然发病,以溶血性贫血和出血为突出表现。患儿突然面色苍白、黄疸(占 15%~30%)、头昏乏力、皮肤黏膜出血、呕血、便血或血尿,常有部分患者出现贫血性心力衰竭及水肿,可有肝脾大、皮肤瘀斑及皮下血肿等。

(三) 急性肾衰竭

与贫血几乎同时发生,少尿或无尿,水肿,血压增高,出现尿毒症状、水电解质紊乱和酸中毒。

(四) 其他

尚可有中枢神经系统症状,如头痛、嗜睡、性格异常、抽搐、昏迷、共济失调等。

四、实验室检查

（一）血液学检查

血红蛋白下降明显，可低至 $30\sim50g/L$，末梢血网织红细胞明显增高，血涂片可见红细胞形态异常，呈三角形、芒刺形、盔甲形及红细胞碎片等。外周血白细胞数大多增高，可达 $(20\sim30)\times10^9/L$。血小板减少见于 90% 的患者，可低至 $10\times10^9/L$，持续 $1\sim2$ 周后逐渐升高。骨髓检查见巨核细胞数目增多、形态正常，未能测出血小板抗体，库姆斯（Coombs）试验阴性。

（二）凝血与纤溶

早期纤维蛋白原稍降低、纤维蛋白降解产物增加，因子 Ⅱ、Ⅷ、Ⅸ 及 Ⅹ 减少，凝血酶原时间延长，一般数天内恢复正常，后期纤维蛋白原略升高。弥散性血管内凝血（DIC）表现罕见。

（三）血生化检查

血清总胆红素增高，以非结合胆红素（又称间接胆红素）升高为主，血浆结合珠蛋白降低，血浆乳酸脱氢酶（LDH）及其同工酶（丙酮酸脱氢酶）均升高。超氧化物歧化酶（SOD）降低及红细胞膜脂质过氧化物丙二醛（MDA）增高，提示自身红细胞抗氧化能力降低。少尿期有血尿素氮、肌酐增高，血钾增高等电解质紊乱及代谢性酸中毒，血尿酸增高。

（四）尿常规检查

可见不同程度的血尿、红细胞碎片，严重溶血者可有血红蛋白尿，还可有不同程度的蛋白尿、白细胞及管型。

（五）肾组织活检

有助于明确诊断并估计预后，因为急性期有血小板减少和出血倾向，宜在急性期后病情缓解时进行。肾脏病理表现为肾脏微血管病变、微血管栓塞。

五、诊断和鉴别诊断

典型溶血尿毒综合征病例诊断并不困难，凡有前驱症状后出现溶血性贫血、血小板减少和急性肾衰竭三大特征者应考虑本病。症状不典型者可行肾组织活检，如发现显著的小血管病变和血栓形成有助于诊断。

本病应与血栓性血小板减少性紫癜（thrombotic thrombocytopenic purpura，TTP）相鉴别。溶血尿毒综合征伴有发热及中枢神经系统症状者，不易与TTP相鉴别，后者中枢神经系统损害较溶血尿毒综合征多见，并且重，而肾损害较溶血尿毒综合征轻。另外，TTP主要见于成人，女性多见，而溶血尿毒综合征主要见于小儿，特别是婴幼儿。

还应与急性肾小球肾炎、过敏性紫癜性肾炎、免疫性溶血性贫血、特发性血小板减少、阵发性睡眠性血红蛋白尿症（paroxysmal nocturnal hemoglobinuria，PNH）以及其他原因引起的急性肾功能不全相鉴别。

六、治疗

本病无特殊治疗，主要是早期诊断，及时纠正水、电解质平衡紊乱，控制高血压，尽早行血浆置换和透析是治疗的关键。

（一）一般治疗

包括抗感染、补充营养、维持水电解质平衡。

（二）急性肾衰竭的治疗

治疗原则和方法与一般急性肾衰竭治疗相似（详见本章第七节急性肾衰竭），除强调严格控制入水量、积极治疗高血压及补充营养、维持水电解质酸碱平衡外，提倡尽早行血液透析或血液滤过治疗。

（三）纠正贫血

一般主张尽可能少输血，以免加重为血管内凝血。当血红蛋白低于 $60g/L$ 时，应输新鲜洗涤红细胞，每次 $2.5\sim5ml/kg$，于 $2\sim4$ 小时内缓慢输入。必要时可隔 $6\sim12$ 小时重复输入。但需注意，当血钾 > $6mmol/L$ 时，应在纠正高钾血症后方可输血。

（四）抗凝治疗

仅适用于早期有高凝状态的严重的病例。常用药物如肝素、双嘧达莫、阿司匹林等。

（五）输注新鲜冰冻血浆

以恢复 PGI_2 活性。开始剂量为每次 $30\sim40ml/kg$，以后改为每次 $15\sim20ml/kg$，直到血小板数升至正常或 > $150\times10^9/L$，溶血停止。因肺炎链球菌产生的唾液酸酶可使红细胞膜、血小板膜和肾小球内皮细胞膜上的 T-F（Thomsen-Friedenreich）抗原暴露，正常成人血浆中含有抗 T-F 的抗体，会与暴露的 T-F 抗原发生反应，导致红细胞溶解、血小板减少和血栓性微血管病，因此肺炎链球菌所致的溶血尿毒综合征患者禁输血浆。

（六）血浆置换疗法

与新鲜冰冻血浆联合使用，疗效较好，可用于严重病例，以补充刺激 PGI_2 生成所需的血浆因子或去除血浆中抑制 PGI_2 的物质。每次置换血浆 $2\,000\sim4\,000ml$，或 $50ml/kg$，开始时每天置换 1 次、3 次或 4 次，后改为隔天 1 次或每周 2 次。如配合输注新鲜冰冻血浆，每天 1 次，连用 $2\sim10$ 次，病情缓解率可达

87%。

（七）肾移植

部分患者对上述治疗反应不佳,而逐渐出现慢性肾衰竭,此时可考虑行肾脏移植手术,但肾移植后可再发本病。

（八）Synsorb Pk 治疗

Synsorb Pk 与大肠埃希杆菌志贺毒素受体相似,口服可在肠道内清除毒素,而静脉注射可阻止已入血的志贺毒素损伤肾组织和微血管。观察发现,腹泻后 2 天内服药患者出现溶血尿毒综合征的风险下降 7%~17%。目前研制抗志贺样毒素及抗脂多糖单克隆抗体,以及新型血小板抑制剂,以期封闭血小板凝集的通路。

七、预后

20 世纪 60 年代末本病的急性期病死率达 50% 以上,近几年随着治疗方法的改进,病死率可降至 10% 以下。溶血尿毒综合征的预后取决于肾脏损伤的程度,偶可由于神经系统严重损害或因少尿、严重贫血、电解质紊乱、高血压诱发充血性心力衰竭、心搏骤停而致死。

影响预后的因素包括 7 个方面。①年龄及性别:婴幼儿预后好,男性较女性预后好;②类型:流行型较散发型预后好;③肾损害重者预后差;④伴中枢神经系统受累者预后差;⑤反复发作者及有家族倾向者预后差;⑥血红蛋白水平>100g/L,白细胞数>20.0×10^9/L 者预后不良;⑦治疗方法:早期诊断、正确治疗、及早行血浆置换和血液透析是降低急性期溶血尿毒综合征病死率的关键。部分溶血尿毒综合征患者可在病情缓解后演变为慢性肾功能不全,需长期肾脏替代治疗维持生命。

（朱 彪）

第十八节 颅内压增高综合征

颅内压增高综合征（hypertensive intracranial syndrome）又称颅内高压症（intracranial hypertension）,是指颅内压超过 20mmHg,并持续超过 5 分钟,是一种临床上常见的神经系统合并症,颅内感染是引起颅内高压症常见原因,许多神经内科、神经外科和非神经系统障碍性疾病,最终都可能以颅内高压症为主要的表现。颅内高压症有急性和慢性之分,急剧的颅内压增高常危及患者的生命,需要积极明确病因、刻不容缓,紧急救治。

一、发病机制

除了血管与颅外相通外,颅腔是一个不能伸缩的容器,其总容积是不变的。颅内由三种内容物组成,即脑组织、血液及脑脊液,它们的体积虽都不能被压缩,但在一定范围内可互相代偿。由于颅腔的总容积不变而在不同的生理和病理情况下颅内容物的体积可变,于是就形成了两者之间的矛盾,因此需要有精确的生理调节来保证两者之间的平衡。如果颅内容物中某一部分体积增加时,就必然会导致其他部分的代偿性缩减来适应。这是维持正常颅内压的基本原理,若超过了一定的限度破坏了这一机制就可导致颅内压增高。三种内容物中,脑组织体积最大,但对容积代偿所起的作用最小,主要靠压缩脑脊液和脑血流量来维持正常颅内压。一般颅腔内容物容积增加 5% 尚可获得代偿,超过 8%~10% 时则出现明显的颅内压增高。

二、临床表现

（一）头痛

头痛是颅内高压最常见的症状,颅内压愈高,头痛愈明显,多为弥漫性钝痛。疼痛好发于晨起时,常呈持续性或阵发性加重。任何引起颅内压增高的因素如咳嗽、排便等均可使疼痛加剧。呕吐或过度换气可使头痛减轻。急性颅内压增高头痛剧烈,坐立不安,往往伴有喷射性呕吐。

（二）呕吐

与饮食无关的呕吐,呕吐前有或无恶心,常呈喷射性,且多伴有剧烈头痛、头昏,头痛剧烈时呕吐症状也较重。

（三）视力障碍

早期表现为眼底视网膜静脉扩张、视盘充血、边缘模糊,继之生理凹陷消失,视盘隆起,静脉中断,网膜有渗出物,视盘内及附近可见片状或火焰出血。早期视力正常或有一过性黑矇,如颅内压增高无改善,可出现视力减退,继发性神经萎缩,以致失明。视盘水肿的机制,主要为颅内蛛网膜腔脑脊液压力增高,使视神经鞘内压力增高,进而视神经受压,轴浆流动缓慢或停止,视盘肿胀。展神经和滑车神经受压迫时可出现复视,急性颅内压增高时可以无视盘水肿表现。

（四）意识及精神障碍

颅内压急剧增高时可致昏迷,或呈不同程度的意识障碍,如意识模糊、嗜睡等。慢性颅内压增高时,轻者记忆力减退、注意力不集中,重者可呈进行性痴呆、情感淡漠、大小便失禁,老年及中年患者精神症状多见。

（五）生命体征变化

血压升高、脉搏缓慢、呼吸慢而深即库欣(Cushing)三主征。严重颅内压升高者脉搏可在每分钟 50 次以下,呼吸每分钟 10 次左右,收缩压可达 24kPa(180mmHg)以上,此为脑疝的先兆征象。

（六）脑疝的表现

临床常见的脑疝有小脑幕切迹疝和枕骨大孔疝。表现为意识由清醒逐渐进入嗜睡,甚至昏迷,或由浅昏迷突然发展为中度或深度昏迷;早期病灶侧瞳孔可短暂缩小,随后患侧瞳孔逐渐散大,对光反射迟钝或消失。当脑疝终末期时,瞳孔明显散大,对光反应消失,眼球固定不动;初期呼吸深而慢,继之出现潮式呼吸,过度换气或双吸气;晚期呼吸不规律,浅快而弱,直至呼吸停止。脉搏先慢而后快,血压先升而后降,系延髓中枢衰竭的表现。

三、诊断和鉴别诊断

（一）临床诊断

1. 临床表现　当出现头痛、呕吐、烦躁、精神萎靡、嗜睡、惊厥、尖叫、面色苍灰或昏迷等症状时,应考虑颅内压增高,另外可表现为血压偏高、婴儿前囟张力增高、呼吸节律改变、心率增快或减慢、肌张力增高、眼底小动脉痉挛或视盘水肿等。首先多方检查发现引起颅内压增高症的原发疾病;同时要评估有无引起颅内压增高症的可能性(尤其急性颅内压增高);更要注意观察发现颅内压增高三联征及有关的局部症状;特别要注意颅内压增高的并发症,如各种类型的脑疝;若是脑水肿则都有颅内压增高,观察其严重程度,积极恰当治疗脑水肿,缓解颅内压增高。

2. 颅内压监测　通常仅用于颅脑外伤后的颅内压监测。通过腰椎穿刺测脑脊液压力、侧脑室穿刺脑脊液测压、硬脑膜下测压以及前囟测压等方式可以监测颅内压增高的情况。颅内压增高严重时,腰椎穿刺为禁忌证,如必须做,则应在术前、术中或术后静脉予以降颅内压药物,并在术中控制脑脊液滴速,以免诱发脑疝。

3. 辅助检查　腰椎穿刺测压、脑脊液常规及生化检查可对病因进行鉴别。颅内压连续描记、头颅平片脑室造影、脑血管造影、CT 扫描、磁共振检查等可对颅内压增高进行定性及定位诊断。

（二）鉴别诊断

1. 脑部感染性疾病　脑部感染是指病原微生物引起的脑及脑膜的炎症性疾病。呈急性或亚急性颅内压增高,少数表现为慢性颅内压增高,起病时常有感染症状,如发热、全身不适、白细胞增高等。部分病例有意识障碍、精神错乱、肌阵挛及癫痫发作等,严重者数天内发展至深昏迷。有些病例可出现精神错乱,表现为呆滞、言语动作减少、反应迟钝或激动不安、言语不连贯,记忆、定向常出现障碍,甚至有错觉、幻觉、妄想及谵妄。神经系统症状多种多样,重要特点为常出现局灶性症状,如偏瘫、失语、双眼同向偏斜、部分性癫痫、不自主运动。其他尚可有颈项强直、脑膜刺激征等。脑脊液常有炎性改变,如脑脊液白细胞增多,蛋白量增多。有糖或氯化物的降低,补体结合试验阳性等。头颅 CT 可见有炎性改变。

2. 颅脑损伤　任何原因引起的颅脑损伤而致的脑挫裂伤、脑水肿和颅内血肿均可使颅内压增高。急性重型颅脑损伤早期即可出现颅内压增高。少数患者可以较迟出现,如慢性硬膜下血肿等。颅脑损伤后患者常迅速进入昏迷状态,伴呕吐。脑内血肿可依部位不同而出现偏瘫、失语、抽搐发作等。颅脑 CT 能直接地确定颅内血肿的大小、部位和类型,以及能发现脑血管造影所不能诊断的脑室内出血。

3. 脑血管性疾病　主要为出血性脑血管病,高血压脑出血最为常见。一般起病较急,颅内压增高的表现为 1～3 天内发展到高峰。患者常有不同程度的意识障碍。表现为头痛、头晕、呕吐、肢体瘫痪、失语、大小便失禁等。发病时常有显著的血压升高。多数患者脑膜刺激征阳性。脑脊液压力增高并常呈血性。脑 CT 可明确出血量的大小与出血部位。

4. 高血压脑病　高血压脑病是指血压骤然剧烈升高而引起的急性广泛性脑功能障碍。常见于急进型高血压、急慢性肾炎或子痫,偶或因嗜铬细胞瘤或服用单胺氧化酶抑制剂同时服用含酪胺的食物、铅中毒、库欣综合征等。常急骤起病,血压突然显著升高至 33.3/20kPa(250/150mmHg)以上。舒张压增高较收缩压更为显著。常同时出现严重头痛、恶心、呕吐、颈项强直等颅内压增高症状。神经精神症状包括视力障碍、偏瘫、失语、癫痫样抽搐或肢体肌肉强直、意识障碍等。眼底可呈高血压眼底、视网膜动脉痉挛,甚至视网膜有出血、渗出物和视盘水肿。急诊 CT 检查可见脑水肿、脑室变窄。脑电图显示弥漫性慢波,α 节律丧失,对光刺激无反应。一般不做腰椎穿刺检查。

5. 颅内肿瘤　可分为原发性颅内肿瘤和转移瘤。肿瘤引起颅内压增高的共同特点为慢性进行性的典型颅内压增高表现。在病程中症状虽可稍有起伏，但总的趋势是逐渐加重。少数慢性颅内压增高患者可突然转为急性发作。根据肿瘤生长的部位可伴随不同的症状，如视力、视野的改变，锥体束损害、癫痫发作、失语、感觉障碍、精神症状、脑桥小脑角综合征等。头颅 CT 可明确肿瘤生长的部位与性质。

6. 脑脓肿　常有原发性感染灶，如耳源性、鼻源性或外伤性。血源性初起时可有急性炎症的全身症状。如高热、畏寒、脑膜刺激症状、白细胞增高、血沉快、腰椎穿刺脑脊液白细胞数增多等。但在脓肿成熟期后，上述症状和体征消失，只表现为慢性颅内压增高，伴有或不伴有局灶性神经系统体征。CT 扫描常显示圆形或卵圆形密度减低阴影，静脉注射造影剂后边缘影像明显增强，呈壁薄而光滑之环形密度增高阴影，此外脓肿周围的低密度脑水肿带较显著。

7. 脑积水　由于各种原因所致脑室系统内的脑脊液不断增加，同时脑实质相应减少，脑室扩大并伴有颅内压增高时称为脑积水，也称为进行性或高压力性脑积水。除有颅内压增高的一般表现外，缺乏特异性症状。CT 检查可发现肿瘤或其他病灶，准确地观察脑室的大小并可显示脑室周围的水肿程度；脑室造影可见脑室明显扩大，有时可明确梗阻的部位。

8. 良性颅内压增高　又名"假性脑瘤"，系患者仅有颅内压增高症状和体征，但无占位性病变存在。病因可能是蛛网膜炎、耳源性脑积水、静脉窦血栓等，但无法明确诊断。临床表现除慢性颅内压增高外，一般无局灶性体征。

9. 其他　全身性疾病引起的颅内压增高的情况在临床上也相当多见。如感染中毒性脑病、尿毒症、水电解质及酸碱平衡失调、糖尿病昏迷、肝性脑病、食物中毒等。这些病发展到严重程度均可出现颅内压增高的表现。结合疾病史及全身检查多能作出明确的诊断。

四、治疗

治疗的目的是：①使颅内压（ICP）降至 20mmHg 以下；②脑灌注压（CPP）控制在 70～120mmHg 的范围内；③预防脑疝。疑有 ICP 升高的患者，意识水平下降是有创 ICP 监测的适应证。一旦 ICP 增高得到

明确，应尽快决定是否进行外科手术治疗。除了血肿的占位效应和脑组织肿胀外，继发性的脑积水也可以引起颅高压。伴有脑积水或具有脑积水危险的患者应进行脑室引流，引流最好不要超过 7 天，术后推荐使用抗生素预防感染。尽管没有针对 ICP 增高的普遍性标准化治疗，但推荐以下逐步升级的处理方案。

（一）一般处理

1. 头位抬高　头位抬高 15°～30°，条件许可应根据 ICP 来进行调整，有研究表明抬高头位可以降低脑静脉压力和脑血流量，因而可以稳定地降低 ICP。最近有学者认为抬高头位有降低 CPP 的危险，部分学者认为在 CPP<70mmHg 时应将头置于水平位置。头位与预后之间的关系没有合理设计的实验资料，一般认为头位抬高 15°～30°，在 CPP>70mmHg 的情况下是安全的。应避免头颈部位置过于扭曲以免影响静脉回流。吸痰和颈部操作应十分小心。

2. 液体管理　过去颅高压的患者主张限制液体量，以避免增加脑组织的水分。目前发现低血容量可以导致 CPP 的下降，因而导致脑组织的缺血缺氧。另外，没有证据显示限制液体可以改善脑水肿，因此应尽可能避免低血容量。但在具有细胞毒性脑水肿时，由于在脑细胞膜损害的情况下，可以使脑组织的渗透压升高，因而应避免静脉和肠道的低渗溶液，如 0.45% 的盐水、5% 葡萄糖或自由水。因此，只可以使用等渗溶液。没有证据证明胶体有助于维持脑的 CPP。应及时纠正血清的低渗状态（渗透压小于 280mOsm/kg），轻微的高渗状态（渗透压 300～315mOsm/kg）有利于减轻脑水肿。

3. 体温管理　应积极处理发热，发热可以增加血流量，而升高 ICP，在动物实验中表明可以加重脑组织的缺血缺氧损害。持续性高热的患者应使用对乙酰氨基酚和低温毯。也可以使用吲哚美辛，吲哚美辛可能具有直接的降 ICP 作用。

4. 预防癫痫　癫痫可以引起脑血流量的增加，在脑血管自动调节功能降低的情况下脑血容量的增加可以引起颅内压增高，因此主张积极预防癫痫。

5. 类固醇激素　不主张常规使用类固醇激素，类固醇激素对肿瘤和脓肿引起的血管源性脑水肿有效，但对细胞毒性脑水肿、脑梗死引起的占位、脑出血和脑外伤无效。由于副作用大，临床研究显示并不比高渗性药物更为有效，脑卒中患者应避免使用皮质类固醇激素。

6. 镇静　镇静是控制 ICP 的关键因素,经常被忽视。患者由各种原因引起的紧张、挣扎等,可以通过升高胸腔内压、颈静脉压使 ICP 升高。交感神经兴奋引起的高血压和心动过速亦可以引起颅高压,除外,焦虑和恐惧也可以引起脑代谢率增加和血流速度增快。在进行其他治疗之前,激惹的患者应首先进行镇静治疗使其安静下来。部分肠道外的镇静剂可以引起呼吸暂停和低血压,因此必须进行气管插管和监测血压。丙泊酚是一种理想的用药,它半衰期短,具有抗癫痫和清除自由基的作用。

7. 肌松剂　结合适当的镇静剂,能够预防与咳嗽、用力、吸痰和上呼吸机有关的胸腔内压和静脉压力增高引起的 ICP 升高。非极性剂,如维库溴胺,具有轻微的组胺释放和神经节阻滞作用,在这种状态下优先使用。ICP 显著升高的患者,在吸痰前应使用肌松剂,利多卡因是一种可以选择的药物。极性神经肌肉阻滞剂因可以升高 ICP 和降低 CPP 应避免使用。

8. 血压管理　镇静后如果平均动脉压(MAP)和 ICP 仍然较高,降低血压可以降低 ICP。这在脑的自动调节功能紊乱时尤其有效。如果 CPP > 120mmHg,ICP>20mmHg,应该使用短效的降血压药物,使 CPP 接近 100mmHg 左右。应避免使 CPP < 70mmHg,因为可以引起脑缺氧,反射性脑血管扩张。慢性高血压的患者阈值更高。拉贝洛尔和尼卡地平是 ICP 升高患者常用的两种降压药物。硝普钠因为可以诱导脑血管扩张而进一步升高 ICP,因而应避免使用。当 CPP <70mmHg,ICP >20mmHg 时,合理的策略是利用升压药物提高 MAP,如多巴胺。通过提高 MAP,由缺氧引起的脑血管扩张可以得到控制,脑血管收缩后引起脑组织容量和 ICP 的降低。

(二) 高渗性脱水

首选药物是渗透性治疗,但不应预防性使用,可以使用 20% 的甘露醇(0.25~0.50g/kg,每 4~6 小时使用一次)。甘露醇是一种渗透性利尿剂,由肾脏排泄,其作用机制是提高远端肾小管的渗透压梯度,因此可以带走自由水。由于甘露醇首次经过脑组织时,不能透过血脑屏障,因此能使脑组织快速脱水。同时甘露醇能引起继发性的血液高渗状态起到脱水作用。另外,甘露醇能降低血黏度,短暂性地升高脑血液量,反射性地引起脑血管收缩,从而降低脑组织容积。

甘露醇首剂用量为 1.0g/kg,以后的用量为 0.25~0.5g/kg,如果 ICP>20mmHg 可重复使用(每4~6 小时 1 次),通常每天的最大用量是 2g/kg。单剂量的甘露醇 10 分钟起效,20~60 分钟达到高峰,作用持续 4~6 小时。单剂量的甘露醇有时作用可以持续 24 小时,但常常需要数小时重复使用一次。当重复使用时,甘露醇可以在脑组织中堆积,反跳性地引起 ICP 升高,但许多学者认为这种情况并不常见。重复使用甘露醇需要监测血清的电解质和渗透压,24 小时出入量,液体的丢失应用生理盐水补充。有报道认为,长期使用甘露醇会降低疗效,尤其是当渗透压 >320mOsm/kg 时。由于甘露醇具有反跳作用,推荐使用不超过 5 天。为了维持渗透压梯度,可以同时使用呋塞米(10mg,每 2~8 小时 1 次)。接受渗透性治疗时,血清的渗透压必须每天监测 2 次,控制渗透压在 300~315mOsm/kg。甘露醇的副作用包括充血性心力衰竭、低钾血症和急性肾小管坏死等。长期使用甘露醇要注意监测水电解质。

甘油果糖为高渗性脱水剂,为一种复方制剂,与甘露醇相比,起效慢,注射后(0.59±0.39)小时 ICP 开始下降,2 小时左右达高峰,降颅内压可持续(6.03±1.52)小时,比甘露醇约长 2 小时。治疗脑水肿时每次 250ml(含甘油 25g,果糖 12.5g,氯化钠 2.25g),每天 1~2 次。甘油果糖不增加肾脏负担,一般无肾脏损伤作用。甘油果糖通过血脑屏障进入脑组织还能参与脑代谢提供热量。由于甘油果糖起效慢,紧急需要降颅内压的情况难以奏效,但它作用时间长,无反跳现象,可以与甘露醇交替使用。甘油果糖适用于有心功能障碍不能耐受快速静脉输注甘露醇、伴有肾功能损害、不需要立即获得降颅内压挽救患者生命的紧急效果。

(三) 低温治疗

低温降低脑的代谢,因而降低脑血流量、脑容量,从而降低 ICP。将体温控制在 32~34℃ 可以降低 ICP 和提高 CPP,改善患者的预后,ICP 可以平均降低 10.4mmHg。在已做的研究中多通过使用低温毯来降温,也有使用冰水洗胃来降低脑的温度,整个躯体的降低效果优于单纯的头部降温,但在低温治疗时要注意心律失常。

临床上低温治疗可用于部分脑梗死患者的治疗,脑梗死患者第一周内死亡的主要原因是由颅内大动脉闭塞和大的多叶性脑梗死引起的脑水肿和 ICP 的增高。有 10%~20% 的患者产生使病情加重并需要进行临床干预的脑水肿。脑卒中后脑水肿常在 3~5 天达到高峰,除了大面积的小脑梗死外,一般来说在 24 小时内,脑水肿的影响并不明显。ICP

的升高也可以由大面积的小脑梗死引起的继发性脑积水引起。ICP 增高是脑出血患者死亡的主要原因,因此控制 ICP 是治疗脑出血的首要任务。

由于 ICP 增高可以引起 CPP 和脑血流降低而引起全脑的缺氧-缺血性损害,因此近年来对 CPP 的维持越来越受到重视。当 ICP>20mmHg,而 CPP<70mmHg 时,首先要通过调节血压使 MAP>90mmHg。当调整血压使得 CPP>70mmHg,而 ICP 仍大于 20mmHg 时,对于完全性的大脑中动脉梗死、大面积的小脑梗死或出血、大量脑出血的患者,应首先判断是否进行外科手术治疗。对于继发性的脑积水患者行侧脑室穿刺引流或脑室造瘘术有助于改善预后,大面积脑梗死患者可以考虑行颅骨切除减压术,大面积小脑梗死的患者可以行枕骨下颅骨切开减压术。对于脑出血的患者可以行微创颅内血肿清除术或开颅血肿清除术。ICP 增高的内科治疗应逐级加强,先进行一般处理,无效后进行渗透性利尿、过度换气、巴比妥昏迷和低温治疗。当在某一步骤治疗有效,ICP<20mmHg,并持续超过 6 小时时,可以按照采取的治疗步骤相反的方向逐级终止治疗,每一治疗步骤的终止必须维持 CPP>70mmHg,ICP<20mmHg。如果在停止治疗的过程中,ICP 反弹,需立即升级治疗。

(四) 其他治疗

1. 过度换气　低二氧化碳血症引起脑血管收缩,几乎可以立即引起脑血流量的下降,但其 ICP 降低的高峰是在二氧化碳分压改变 30 分钟后。将潮气量提高到 12~14ml/kg,使二氧化碳分压降低至 30~35mmHg,大部分患者 ICP 能降低 25%~30%。利用过度换气来降低 ICP,应该将二氧化碳分压控制在 30~35mmHg,直至 ICP 被控制。

2. 巴比妥昏迷　如果按以上方法不能控制 ICP,可以采取巴比妥昏迷。高剂量的巴比妥治疗应该被作为一种选择,而不是标准治疗方法的一部分。巴比妥可以诱导脑血流量和脑代谢的降低,在高剂量时可以降低脑容量和 ICP。短效的巴比妥类药物,如硫喷妥钠(1~5mg/kg)可以有效地降低 ICP。但大剂量的巴比妥盐[10mg/(kg·d)]的副作用包括低血压和并发感染。经颅内占位病变切除、脑脊液引流、抬高头位、过度换气和甘露醇治疗,ICP 仍不能控制的患者,可使用戊巴比妥治疗控制 ICP。

五、预后

积极治疗和处理引起颅内压增高综合征的原发病,是改善预后的根本措施。脑疝是颅内压增高的最终病理表现,预后极差,因此临床工作中在脑疝发生之前,根据患者病情采取有效措施控制颅内压增高,预防脑疝形成,可以明显改善患者预后。当脑疝发生后,应进行积极合理的药物或手术治疗以最大限度地减轻脑神经功能的进一步损伤,挽救患者生命。

(朱 彪)

第十九节　多器官功能障碍综合征

多器官功能障碍综合征(multiple organ dysfunction syndrome,MODS)是机体遭受严重感染、创伤、休克、大手术等损害 24 小时后,同时或序贯发生 2 个或 2 个以上急性器官或系统功能不全或衰竭的临床综合征。MODS 是临床常见的危重症。具有发病急骤、进展迅速、病死率高的特点。肺受累最为常见。

一、发病机制

MODS 是多因素诱发的临床综合征。常见的诱发因素为严重创伤、手术、感染、休克、低氧血症、电解质紊乱、恶性肿瘤、器官功能受损以及医疗失误等。在上述一项或者几项因素的共同作用下,机体一个以上脏器顺次出现损害,诱发本综合征的发生。

MODS 的发病机制十分复杂,目前虽然对该疾病有了较为深入的了解,并已提出多种有关 MODS 发病机制的假说,每个学说在临床上都有相应的临床证据支持,但是也难以解释该综合征的所有现象。因此,MODS 是在各种协同因素的共同作用下产生的结果,目前认为以下机制参与疾病的发生。

(一) 感染和毒素学说

相当部分患者 MODS 的发生与感染有关,至少感染是导致 MODS 的直接因素或者促进了 MODS 的发生。常见的临床情形是患者存在某种基础性疾病,比如肺功能不全、心功能不全,在此基础上出现合并感染,导致脏器功能不全加重;也有相当数量的患者因为严重的感染导致低血容量性休克,使组织和器官灌注不全,导致脏器功能不全。引起 MODS 的常见细菌为大肠埃希菌、克雷伯菌、肠杆菌、假单胞菌、变形杆菌以及肠球菌等。目前认为,革兰氏阴性菌感染后可以产生内毒素,内毒素具有多种损害组织和器官的作用,促使机体系统处于低灌流状态,发生缺血和缺氧,并导致微血栓形成,组织灌注不足,从而产生器官功能障碍。革兰氏阳性菌可以产生外毒素,也是促进该病发生的重要因素。

(二) 免疫和炎症因子风暴学说

感染或者创伤等因素可以激活补体和凝血纤溶系统,刺激效应细胞释放多种炎症介质,造成细胞损伤和全身代谢紊乱,形成全身炎症反应综合征(SIRS)。为减低这种过高的炎症反应状态,机体继而发生代偿性抗炎反应,导致免疫功能障碍或麻痹,引发无法避免的持续性继发感染,这是最终引发MODS和死亡的根本原因。在此过程中,炎症因子大量释放,产生瀑布样级联放大效应,出现炎症因子风暴,对机体产生二次打击,当促炎反应占优势时,表现为"免疫亢进"或 SIRS,并且由于反应过于强烈而损伤自身细胞,导致 MODS;而抗炎反应占优势时,则表现为"免疫麻痹"或代偿性抗炎反应综合征(CARS),由于反应低下,对感染更为易感,从而加剧脓毒血症和 MODS。

(三) 创伤学说

主要见于多发性损伤、烧伤、复合伤以及较大的手术创伤。创伤可以导致 MODS,主要的机制可能如下:①创伤可以导致组织的受损和坏死,受损和坏死的组织成分入血,诱发机体炎症反应,释放多种细胞和体液因子,引起过度的应激和炎症反应;②削弱或破坏机体的局部屏障和全身防御系统,导致感染或脓毒血症;③创伤直接导致器官功能受损。另外,创伤和感染在诱发 MODS 过程中,具有协同作用。

(四) 缺血再灌注损伤

各种损伤、感染可以导致缺血和再灌注损伤,是发生 MODS 的重要环节。缺血再灌流引起损伤主要表现为组织氧代谢障碍以及氧自由基损伤。例如,持续缺血后的复苏及恢复灌流措施,虽然是救治休克和改善存活所必需的过程,但也是氧自由基大量产生和释放的过程,对诱发 MODS 有重要作用。

(五) 肠源性损伤假说

肠道是人体内面积最大的消化器官,且有大量的细菌定植,是机体最大的细菌及毒素贮存库。目前认为严重创伤感染、休克、缺血再灌流损伤及外科手术等均可导致肠黏膜屏障功能破坏,产生菌群移位,形成肠源性败血症和内毒素血症,引发 MODS。

二、病理和病理生理

(一) 病理变化

1. 肺部　肺间质重度水肿,血管扩张淤血,部分小血管及肺泡隔毛细血管内可见微血栓形成。肺泡隔增厚,其中见慢性炎细胞、大单核细胞及肺泡 II 型上皮细胞浸润增生。弥漫性肺泡水肿及肺泡出血,并伴有退变的肺泡巨噬细胞、白细胞及脱落的肺泡 II 型上皮细胞,部分晚期病例肺泡水肿液消散固缩,在肺泡表面形成一层红染的薄膜状结构(透明膜)。部分病例可见支气管肺炎病灶及灶性肺萎缩改变。

2. 肝脏　肝窦内多见浸润的中性粒细胞和一些退变萎缩的单个核细胞。肝细胞胞质疏松、空泡变性与嗜酸性变,多见肝细胞灶状坏死,坏死灶周围见大量中性粒细胞等炎细胞浸润。严重病例可见肝细胞大片坏死和肝出血改变。部分病例可见肝细胞出现核分裂象等肝细胞再生现象。过氧化物酶染色见小叶中央区细胞数目减少、体积萎缩。过碘酸希夫(PAS)染色示细胞反应明显减弱,提示其功能减退。汇管区水肿增宽及慢性炎细胞浸润。

3. 肾脏　肾间质充血、水肿,伴淋巴细胞、单核细胞浸润。肾小球多呈缺血改变,毛细血管腔闭塞或扩张,球丛呈分叶状。肾小球毛细血管内微血栓形成。PAS 染色显示肾小球系膜区明显增宽。肾小管上皮细胞多呈颗粒变性与空泡变性,可见胞核深染固缩,TUNEL 标记见胞核呈深棕色,提示细胞凋亡改变。部分病例可见肾小管上皮坏死脱落,管腔内可见透明管型和细胞管型;较严重病例可见肾组织片灶状出血、坏死。

4. 心脏　心肌间质与心内膜下明显水肿,可见片灶状出血。小血管周围可见慢性炎细胞浸润。多见单个心肌纤维或小灶状心肌组织变性坏死改变,表现为肌纤维固缩红染、结构模糊或空泡样溶解变性。苏木精-碱性复红-苦味酸(HBFP)染色可见心肌组织中有较多成片的变性坏死灶。部分病例可见大片状心肌纤维断裂、分离现象。

5. 脑部　脑实质小血管周围明显水肿,可见小灶状出血。多见神经细胞变性,表现为水肿变性和细胞凋亡 2 种形态。①水肿变性:神经细胞体积增大,胞核固缩偏位;②细胞凋亡:神经细胞体瘦长、萎缩,体积变小,胞质稀少,核质固缩深染,细胞周围形成空隙。这类神经细胞对 TUNEL 标记呈深棕色阳性表达。凋亡的神经细胞周围常围绕一些浸润的小胶质细胞,构成所谓"噬节现象"。部分病例小胶质细胞灶性增生。

6. 胃肠　胃肠道壁各层血管扩张、充血,肠壁小血管腔内中性粒细胞聚集,周围淋巴细胞浸润伴间质水肿。肠壁水肿主要表现在黏膜上皮下形成疏松的水肿区。病程后期小肠绒毛大部分溶解消失,固有膜中大量淋巴细胞浸润，上皮下明显水肿。局部胃与小肠黏膜上皮坏死脱落伴灶性出血。

（二）病理生理变化

1. 肺功能障碍　肺是 MODS 发生时最先受累的器官，常常表现为急性呼吸窘迫综合征（ARDS）。由于肺泡内出现水肿、淤血以及纤维渗出，故表现为顽固的低氧血症，且进展迅速，伴有肺部微循环障碍以及调节功能障碍。

2. 肾功能障碍　在炎症毒素、炎症介质以及组织代谢产物等共同作用下，出现肾血流灌注不足，从而产生肾小球和肾小管功能障碍，表现为肾小球的滤过减少以及肾小管的重吸收功能障碍，体内电解质失衡和酸碱代谢紊乱。

3. 胃肠道功能障碍　在各种诱发因素下出现肠壁缺血、水肿，胃肠道蠕动功能障碍，肠道黏膜屏障功能受损，导致肠道菌群失调，肠道菌群易位，促进 MODS 的发生。

4. 肝功能障碍　由于感染和毒素的作用，导致肝脏合成、代谢以及解毒功能障碍，表现为肝脏转氨酶升高、合成白蛋白能力减弱，以及凝血因子合成障碍。

5. 心功能障碍　在 MODS 中，由于心脏微循环障碍、内毒素对心脏的毒性等因素作用下，心脏的心室功能障碍，每搏输出量减少，心跳次数代偿增加，加重心脏对氧的消耗，从而进一步加重心脏损害。

三、临床表现

MODS 的临床表现和临床进展是一系列内在因素和外在因素共同作用的结果。肺部功能受损往往是 MODS 首要表现，且其他器官的功能障碍多发生在肺部功能障碍之后。

1. 呼吸系统　早期出现呼吸频率加快（>20次/min），氧分压下降，随着疾病的进展，患者呼吸频率加快，甚至出现呼吸频率大于 30 次/min，肺部出现氧合功能障碍，甚至出现呼吸窘迫。肺部影像学提示肺部间质性表现或者实质性改变，时有胸腔积液。

2. 循环系统　病初，患者心率增快，往往大于100 次/min，血压正常或轻微下降，心肌酶正常。随着病情进展，患者出现心动过速（>100 次/min）、血压下降（收缩压<90mmHg）、脉压增大（>30mmHg），心肌酶升高，甚至室性心律失常、Ⅱ～Ⅲ度房室传导阻滞、心室颤动、心跳停止。需要注意的是部分伴有脑水肿的患者，因为颅内压增高，反而出现血压升高，心率缓慢，在临床工作中需要注意。

3. 泌尿系统　轻度肾功能障碍，在无血容量不足的情况下，尿量能维持 40ml/h，尿钠、血肌酐可正常。一旦进入 MODS 阶段，尿量<40ml/h，使用利尿剂后尿量可增加。随着疾病进展，甚至出现少尿或者无尿，即使使用利尿剂治疗后，尿量增加仍然不明显。实验室检查提示尿钠浓度>40mmol/L，血肌酐>176.8μmol/L。

4. 消化系统　出现丙氨酸氨基转移酶（ALT）、天冬氨酸氨基转移酶（AST）、γ-谷氨酰转移酶（GGT）和胆红素的升高，而白蛋白、胆碱酯酶、前白蛋白和凝血因子合成减少。若患者原有肝脏病基础、肝脏受到的创伤重或者肝脏受到严重感染，肝功能可以迅速恶化，甚至出现肝衰竭和肝性脑病。由于毒素损害、电解质紊乱，胃肠道功能出现紊乱，表现为胃排空减少，肠鸣音减弱或消失，腹部胀气甚至出现腹部高度胀气。重者出现麻痹性肠梗阻，应激性溃疡出血。体检可以发现腹部叩诊呈鼓音，或者因为腹腔出血或者腹腔积液，腹腔叩诊时移动性浊音阳性。

5. 凝血系统　轻者可见血小板计数减少<100×10^9/L，纤维蛋白原、凝血酶原时间（PT）及凝血酶时间（TT）正常，进而纤维蛋白原可>4.0g/L、PT 及 TT 比正常值延长 3 秒以上。若患者出现 DIC，患者血小板计数<50×10^9/L，白细胞升高，血红蛋白下降，国际标准化比值（INR）>2，出现皮肤黏膜的出血点和瘀斑，甚至腔道出血。部分患者因为脑出血，表现出相应的颅高压症状。

6. 中枢神经系统　早期有兴奋表现，继而出现嗜睡表现，反应迟缓，计算力和定向力障碍。随着病情进展，患者精神抑制表现加重，出现淡漠、昏睡甚至昏迷，重者则对语言和疼痛刺激均无反应或者出现病理征阳性或者神经反射的异常。

7. 内分泌和代谢　可表现为血糖升高或降低、电解质紊乱以及酸碱失代偿。在治疗时应该积极复查血气、电解质以及血糖情况，并进行相应处理。

四、治疗

MODS 是机体在多重致病因素共同打击下产生的结果，因此在治疗时，如果有条件，最好在监护室内进行，各个科室、各个专业通力合作，综合治疗。

（一）积极治疗原发病

对于引起或加重 MODS 的感染、创伤、中毒等因素需要积极治疗原发病，去除引起疾病加重的因素，有利于疾病的治疗。

（二）补液治疗

合理的补液是 MODS 患者循环功能障碍治疗的基本手段之一。强调早期（6 小时内）液体复苏达到中心静脉压（CVP）8～12mmHg（1mmHg = 0.133kPa）。补充的液体包括晶体液和胶体液。晶体液包括复方氯化钠、碳酸氢钠以及根据病情需要配置的各种盐液。胶体液包括血浆、白蛋白和低分子右旋糖酐等。在发生 MODS 时，可以先行给予复方氯化钠等晶体液补充血容量；同时可以使用 5% 的葡萄糖供给水分和热量，减少机体蛋白质和脂肪的分解。经过补充晶体液后，若不能取得预期效果，可以补充胶体液。目前一些研究提示低分子右旋糖酐似乎不能改善患者预后，因此在使用方面尚存在争议，因此若需要补充胶体时可以考虑使用白蛋白或者血浆。总的来说，补液的原则时先晶后胶，先快后慢，先多后少，争取经过短期补液后，逆转患者的休克状态。患者需要达到心率、血压正常，小便量正常或者接近正常，四肢温暖湿润。主要的指标包括：①收缩压大于 90mmHg，脉压大于 30mmHg；②心率小于 100 次/min，③尿量大于 30ml/h；④若无失血，则需要血细胞比容和血红蛋白达到或者接近正常水平。

应该注意的是，很多 MODS 患者中，酸中毒往往常见，纠正酸中毒有利于增强心肌收缩力，改善机体对药物的反应，必须予以重视。纠正酸中毒需要根据机体血气指标，判断以代谢性酸中毒为主还是以呼吸性酸中毒为主。若以代谢性酸中毒为主，需要给予 5% 的碳酸氢钠纠正酸中毒；若以呼吸性酸中毒为主，需给予必要的呼吸支持，通畅气道，积极改善患者呼吸功能。

（三）抗感染治疗

感染是 MODS 发生的重要病因，及时选择合理的抗生素抗感染治疗，是治疗 MODS 的关键。使用抗菌药物应遵循的原则是：①尽早给予抗感染治疗，特别是在 1 小时内给予抗菌药物治疗；②推荐使用强力的广谱杀菌药物进行治疗，在治疗过程中积极血培养和体液培养，若能获得病原微生物培养结果，再根据培养结果及药敏结果，选取有效的抗感染药物进行抗感染治疗。若不能获得病原学结果，必须选用兼顾革兰氏阳性和阴性的药物抗感染治疗，可以考虑碳青霉烯类、复合青霉素类、糖肽类、喹诺酮类以及强力抗真菌药物。临床宜采用足量、联合、静脉用药。待患者炎症指标明显下降，体温正常或者症状消失后 1 周，方可考虑抗感染药物的降阶梯治疗。总疗程一般在 2 周以上。目前强调对于 MODS 患者，应在诊断后 1 小时采用静脉给予有效抗生素治疗，有效阻断细菌在体内繁殖，从而降低患者病死率。

（四）血管活性药物应用

对于 MODS 患者，若通过补液等手段，仍然不能纠正低血压时，可以考虑应用血管活性药物。通常通过中心静脉管路给予去甲肾上腺素和/或多巴胺，而肾上腺素、去氧肾上腺素或血管升压素不作为首选。选择升压药要考虑到以下几方面：血流动力学效应，患者特点，药物对局部血管床（内脏循环和肾循环）的影响。多巴胺常用剂量为 100mg 溶于 40ml 生理盐水中，以每分钟按体重 1～5μg/kg 剂量静脉维持，并根据血压情况调节给药速度。给药过程中注意多巴胺可以诱发心律失常，需要注意鉴别是药物因素引起还是患者心脏自身引起。去甲肾上腺素在成人常用量为开始以每分钟 8～12μg 速度滴注，待血压升到理想水平后，以每分钟 2～4μg 维持。在必要时可按医嘱超越上述剂量，但需注意保持或补足血容量。还没有证据显示去甲肾上腺素和多巴胺在维持血压和心排血量方面哪个更优。

（五）糖皮质激素治疗

糖皮质激素因为具有抗炎、抗休克等作用，在理论上是可以在许多环节阻断 MODS 的发生发展。目前认为小剂量的糖皮质激素可以减轻体内代谢毒物以及炎症因子对机体的损伤。例如每天给予 10～15mg 的地塞米松，有利于改善脓毒性休克患者症状，缩短血管活性药物的使用时间及重症监护病房住院时间，以及提高患者生存率。也必须注意到：出现 MODS 的患者，均存在一定程度的免疫功能抑制，因此不提倡长期大剂量糖皮质激素治疗，以免出现新的感染和并发症。在使用激素的过程中，加强基础护理，给予必要的口腔、生殖道、肛周以及臀部护理，防止新的感染出现。

（六）心肺功能支持

呼吸衰竭特别是 ARDS 是 MODS 最常见的临床表现之一。所有患者无论是否有氧分压降低，均需要给予吸氧治疗。若出现氧分压降低，可以经鼻导管（4～6L/min）或者面罩给氧方式供养，吸入氧浓度以 40% 左右为宜。积极去除气道梗阻因素，比如及时化痰、吸痰，清除气道分泌物。若通过吸氧仍然不能使氧分压达到满意水平，则可以尽早考虑面罩机械通气或者气管插管机械通气。同时注意控制输液速度和输液量，减少肺内积水。

在MODS患者中,由于细菌毒素、酸中毒、缺氧、电解质紊乱等因素的存在,容易出现心功能不全,特别是年老体弱或者既往有心肺疾病基础性疾病的患者更容易发生。若出现心功能不全的症状,可以给予短效的毛花苷丙0.2mg静脉推注,每4～6小时给药一次,改善心功能,并严格控制液体入量。也可以根据病情,考虑氨力农和米力农治疗。需要特别指出的是:对于既往有心肺基础性疾病的患者,补充白蛋白需要仔细评估利弊后方可给予,以免补充白蛋白后患者胶体液升高,血容量增多,加重心脏负担,导致心力衰竭。

(七) 肾功能维护

出现少尿(<400ml/d)或无尿(<100ml/d)时,给予补充液体,维持有效血液循环容量,是治疗MODS时肾功能不全的基础手段。在补足血容量的基础上,若患者尿量仍然偏少,可以给予呋塞米(20～40mg)静脉注射,以及螺内酯口服。经过上述处理后,患者尿量仍然无明显好转,且肌酐、尿素氮出现进行性升高,出现氮质血症,可以考虑血液净化技术。清除诱发机体发病的炎症介质或毒物,并保持体内血容量、电解质以及酸碱的平衡。血液净化方式可以采用连续性肾脏替代治疗(CRRT)或者杂合式肾脏替代治疗(HRRT),待患者肾功能改善后,逐步停止替代治疗。

(八) 营养支持

MODS患者的代谢具有自噬性和强制性特点,机体可由于短期内大量蛋白被消耗而导致重度营养不良,组织器官以及各种酶的结构和功能全面受损。因此,营养支持治疗是治疗MODS的一个重要方面。近年来,多数营养专家鉴于长期进行完全肠外营养支持后,机体难以充分发挥自身代谢调节,且会导致多种并发症,因此,对于MODS的患者应该根据患者自身状况,尽早、优先予以肠内营养支持。而患者是否存在肠鸣音、是否排气排便、是否使用呼吸机,均不影响开始肠内喂养时机。对于既往认为肠内营养禁忌的患者,也有一些新的证据提示早期肠内营养能改善预后,提高患者生存率,保护患者肠黏膜屏障,恢复肠道菌群平衡,增强肠道免疫功能,预防感染性并发症,从而改善预后。

若患者无法肠内营养,则可以考虑静脉肠外营养。推荐的肠外营养方案为脂肪乳剂、葡萄糖、氨基酸联合应用。目前有些肠外营养制剂含有机体代谢的各种辅酶、生长素等,可以促进氨基酸代谢和脂肪代谢,明显增强各营养素的临床效果。

五、预后

MODS是威胁危重患者的一种并发症,发病急骤、进展迅速、病死率高、治疗费用高,严重威胁人类健康和生命。患者预后与治疗时机早晚、年龄(高龄者差)、既往疾病史种类和数目、衰竭器官的数目、MODS评分及GCS评分等有关。一般而言,上述评分分值较差者,预后较差。经过合理治疗,仍有50%～60%的患者死亡。

(朱 彪 许利军)

参 考 文 献

[1] 万学红,卢雪峰. 诊断学[M]. 8版. 北京:人民卫生出版社,2013.

[2] 宋洋洋,任弋,季晖,等. 发热的分子机制研究进展[J]. 药学研究,2017,36(2):99-103.

[3] 涂俊才,周平. 不明原因发热病因诊断研究进展[J]. 中国疑难病杂志,2014,13(8):866-870.

[4] Section on Clinical Pharmacology and Therapeutics,Committee on Drugs,Sullivan JE,et al. Fever and antipyretic use in children[J]. Pediatrics,2011,127(3):580-587.

[5] 罗双红,舒敏,温杨,等. 中国0至5岁儿童病因不明急性发热诊断和处理若干问题循证指南[J]. 中国循证儿科杂志,2016,11(2):81-96.

[6] Niven DJ,Stelfox HT,Laupland KB. Fever in the critically ill:A review of epidemiology,immunology,and management[J]. J Intensive Care Med,2012,27(5):290-297.

[7] Sullivan M. Pocket Book of Hospital Care for Children:Guidelines for the Management of Common Childhood Illnesses[M]. 2nd ed. Geneva:World Health Organization,2013.

[8] Tansey EA,Johnson CD. Recent advances in thermoregulation[J]. Adv Physiol Educ,2015,39(3):139-148.

[9] 郑树森. 外科学[M]. 北京:高等教育出版社,2004.

[10] 刘国娟,周丽华. 全身炎症反应综合征的治疗进展[J]. 医学信息,2015,28(18):345-355.

[11] 李玉林. 病理学[M]. 北京:人民卫生出版社,2013.

[12] D'ella RV,Harrison K,Oyston PC,et al. Targeting the "cytokine storm" for therapeutic benefit[J]. Clin Vaccine Immunol,2013,20(3):319-327.

[13] Singer M,Deutschman CS,Seymour CW,et al. The Third International Consensus Definitions for Sepsis and Septic Shock(Sepsis-3)[J]. JAMA,2016,315(8):801-810.

[14] Fleischmann C,Scherag A,Adhikari NK,et al. Assessment of global incidence and mortality of hospital-treated sepsis. Current estimates and limitations[J]. Am J Respir Crit Care Med,2016,193(3):259-272.

[15] Cheng B,Xie G,Yao S,et al. Epidemiology of severe sepsis

in critically ill surgical patients in ten university hospitals in China[J]. Crit Care Med,2007,35(11):2538-2546.

[16] Zhou J,Qian C,Zhao M,et al. Epidemiology and outcome of severe sepsis and septic shock in intensive care units in mainland China[J]. PLoS One,2014,9(9):e107181.

[17] Kaukonen KM,Bailey M,Pilcher D,et al. Systemic inflammatory response syndrome criteria in defining severe sepsis [J]. N Engl J Med,2015,372:1629-1638.

[18] Angus DC,van der Poll T. Severe sepsis and septic shock [J]. N Engl J Med,2013,369:2063.

[19] Chen Q,Zhang K,Jin Y,et al. Triggering receptor expressed on myeloid cells-2 protects against polymicrobial sepsis by enhancing bacterial clearance[J]. Am J Respir Crit Care Med,2013,188:201-212.

[20] Qian X,Numata T,Zhang K,et al. Transient receptor potential melastatin 2 protects mice against polymicrobial sepsis by enhancing bacterial clearance[J]. Anesthesiology,2014,121:336-351.

[21] Li L,Liu Y,Chen HZ,et al. Impeding the interaction between Nur77 and p38 reduces LPS-induced inflammation [J]. Nat Chem Biol,2015,11:339-346.

[22] de backer D,Donadello K,Sakr Y et al. Microcirculatory alterations in patients with severe sepsis:impact of time of assessment and relationship with outcome[J]. Crit Care Med,2013,41:791-799.

[23] Vincent JL,de Backer D. Circulatory shock[J]. N Engl J Med,2013,369:1726-1734.

[24] Rivers E,Nguyen B,Havstad S,et al. Early goal-directed therapy in the treatment of severe sepsis and septic shock [J]. N Engl J Med,2001,345:1368-1377.

[25] Dellinger RP,Levy MM,Rhodes A,et al. Surviving sepsis campaign:international guidelines for management of severe sepsis and septic shock:2012[J]. Crit Care Med,2013,41:580-637.

[26] Delaney AP,Dan A,Mccaffrey J,et al. The role of albumin as a resuscitation fluid for patients with sepsis:a systematic review and meta-analysis[J]. Crit Care Med,2011,39:386-391.

[27] Yealy DM,Kellum JA,Huang DT,et al. A randomized trial of protocol-based care for early septic shock[J]. N Engl J Med,2014,370:1683-1693.

[28] ARISE Investigators,ANZICS Clinical Trials Group. Goal-directed resuscitation for patients with early septic shock [J]. N Engl J Med,2014,371(16):1496-1506.

[29] Mouncey PR,Osborn TM,Power GS,et al. Trial of early, goal-directed resuscitation for septic shock[J]. N Engl J Med,2015,372(14):1301-1311.

[30] Asfar P,Meziani F,Hamel JF,et al. High versus low blood-pressure target in patients with septic shock[J]. N Engl J

Med,2014,370:1583-1593.

[31] Caironi P,Tognoni G,Masson S,et al. Albumin replacement in patients with severe sepsis or septic shock[J]. N Engl J Med,2014,370:1412-1421.

[32] Severgnini P,Selmo G,Lanza C,et al. Protective mechanical ventilation during general anesthesia for open abdominal surgery improves postoperative pulmonary function[J]. Anesthesiology,2013,118(6):1307-1321.

[33] Futier E,Marret E,Jaber S. Perioperative positive pressure ventilation:an integrated approach to improve pulmonary care[J]. Anesthesiology,2014,121(2):400-408.

[34] Levy MM,Artigas A,Phillips GS,et al. Outcomes of the Surviving Sepsis Campaign in intensive care units in the USA and Europe:a prospective cohort study[J]. Lancet Infect Dis,2012,12:919-924.

[35] 中华医学会血液学分会血栓与止血学组. 弥散性血管内凝血诊断与治疗中国专家共识(2012年版)[J]. 中华血液学杂志,2012,33(11):978-979.

[36] Wada H,Matsumoto T,Yamashita Y. Diagnosis and treatment of disseminated intravascular coagulation(DIC) according to four DIC guidelines[J]. J Intensive Care,2014, 2:15.

[37] Wada H,Okamoto K,Iba T,et al. Addition of recommendations for the use of recombinant human thrombomodulin to the "Expert consensus for the treatment of disseminated intravascular coagulation in Japan"[J]. Thromb Res,2014, 134(4).

[38] Ferrand FR,Garcia-Hejl C,Moussaid Y,et al. Disseminated intravascular coagulation in solid tumours.[J]. Bull Cancer,2014,101(6):580-592.

[39] Iba T,Ito T,Maruyama I,et al. Potential diagnostic markers for disseminated intravascular coagulation of sepsis [J]. Blood Rev,2016,30(2):149-155.

[40] Levi M. Diagnosis and treatment of disseminated intravascular coagulation[J]. Int J Lab Hematol,2014,36:228-236.

[41] Rajagopal R,Thachil J,Monagle P. Disseminated intravascular coagulation in paediatrics[J]. Arch Dis Child 2017; 102:187-193.

[42] Thachil J. Disseminated intravascular coagulation-new pathophysiological concepts and impact on management[J]. Expert Rev Hematol,2016,9:803-814.

[43] 李兰娟,任红. 传染病学[M]. 北京:人民卫生出版社, 2013.

[44] 王晓华,夏文涵,王晓刚,等. 肠道菌群失调症的研究进展[J]. 实用临床医学,2007,8(008):136-138.

[45] 李琳,李岩. Alteration of intestinal flora and functional diarrhea[J]. 胃肠病学和肝病学杂志,2014,023(007): 723-726.

［46］王兴鹏.肠道菌群失调诊断治疗建议［J］.中华消化杂志,2009,29(5):335-337.

［47］孙雯娟,张波,李大魁,等.益生菌制剂的发展现状与临床应用进展［J］.中国医院药学杂志,2015,35(9):850-857.

［48］钟南山,刘又宁.呼吸病学［J］.2版.人民卫生出版社,2012.857-880.

［49］陈灏珠,林果为,王吉耀.实用内科学［J］.14版.人民卫生出版社,2013.1850-1860.

［50］蔡柏蔷,李龙芸.协和呼吸病学［J］.2版.中国协和医科大学出版社,2011.

［51］Nava S,Hill N. Non-invasive ventilation in acute respiratory failure［J］.Lancet,2009,374(9685):250-259.

［52］Marco V,Ranier I,Gordon D,et al. Acute respiratory distress syndrome:the Berlin Definition［J］.JAMA,2012;307(23):2526-2533.

［53］龙村.ECMO:体外膜肺氧合［M］.人民卫生出版社,2010.

［54］Noah MA,Peek GJ,Finney SJ,et al. Referral to an extracorporeal membrane oxygenation center and mortality among patients with severe 2009 influenza A(H1N1)［J］.JAMA,2011,306(15):1659-1668.

［55］Lameire N,Van-Biesen W,Vanholder R. The changing epidemiology of acute renal failure［J］.Nat Clin Pract,Nephrol,2006,2(7):364-377.

［56］Warnoch DG. Towards definition and classification of acute kidney injury［J］.J Am Soc Nephrol,2005,16:3149-1350.

［57］王海燕.急性肾损伤临床研究的思考与建议［J］.中华肾脏病杂志,2006,22(11):649-649.

［58］王秀英,程乃英.急性肾损伤110例病因与预后分析［J］.中国药物与临床,2014:977-979.

［59］Ricci Z,Cruz DN,Ronco C. Classification and staging of acute kidney injury:beyond the RIFLE and AKIN criteria［J］.Nat Rev. Nephrol,2011,7(4):201-208.

［60］王海燕.肾脏病学［M］.北京:人民卫生出版社,2008.

［61］祝亮.采用连续性肾脏替代与间歇性血液透析治疗重症急性肾衰竭的临床效果对比研究［J］.临床和实验医学杂志,2014,13(6):476-478.

［62］中华医学会感染病学分会肝衰竭与人工肝学组,中华医学会肝病学分会重型肝病与人工肝学组.肝衰竭诊治指南(2012年版)［J］.中华临床感染病杂志,2012,5(6):321-327.

［63］Lee WM,Stravitz RT,Larson AM. Introduction to the revised American Association for the Study of Liver Diseases Position Paper on acute liver failure 2011［J］.Hepatology,2012,55(3):965-967.

［64］Sarin SK,Kedarisetty CK,Abbas Z,et al. Acute-on-chronic liver failure:consensus recommendations of the Asian pacific association for the study of the liver(APASL)［J］.Hepatol Int,2014,8(4):453-471.

［65］Moreau R,Jalan R,Gines P,et al. Acute-on-chronic liver failure is a distinct syndrome that develops in patients with acute decompensation of cirrhosis. Gastroenterology［J］.Gastroenterology,2013,144(7):1426-1437.

［66］Bernal W,Jalan R,quaglia A,et al. Acute-on-chronic liver failure［J］.Lancet,2015,386(10003):1576-1587.

［67］Organization Committee of 13th Asia-Pacific Congress of Clinical Microbiology and Infection. 13th Asia-Pacific Congress of Clinical Microbiology and Infection Consensus Guidelines for diagnosis and treatment of liver failure［J］.Hepatobiliary Pancreat Dis Int,2013,12(4):346-354.

［68］Intensive care of patients with acute liver failure:recommendations of U. S. acute liver failure study group［J］.Crit Care Med,2007,35(11):2498-2508.

［69］Bernal W,Auzinger G,Sizer E,et al. Intensive care management of acute liver failure［J］.Semin Liver Dis,2008,28(2):188-200.

［70］李兰娟.人工肝脏［M］.2版.杭州:浙江大学出版社,2012.

［71］Hughes RD. Review of methods to remove protein-bound substances in liver failure［J］.Int J Artif Organs,2002,25:911-917.

［72］Zhou N,Li J,Zhang Y,et al. Efficacy of coupled low-volume plasma exchange with plasma filtration adsorption in treating pigs with acute liver failure:A randomised study［J］.J Hepatol,2015,63(2):378-387.

［73］中华医学会感染病学分会肝衰竭与人工肝学组.非生物型人工肝治疗肝衰竭指南(2016年版)［J］.中华临床感染病杂志 2016,9(2):97-103.

［74］Gonzalez-Nieto D,Chang KH,Fasciani I,et al. Connexins:Intercellular Signal Transmitters in Lymphohematopoietic Tissues［J］.Int Rev Cell Mol Biol,2015,318:27-62.

［75］Lucas D,Scheiermann C,chow A,et al. Chemotherapy-induced bone marrow nerve injury impairs hematopoietic regeneration［J］.Nat Med,2013,19(6):695-703.

［76］Geiger H,Denkinger M,Schirmbeck R. Hematopoietic stem cell aging［J］.Curr Opin Immunol,2013,29:86-92.

［77］Horowitz, H. W. Fever of unknown origin or fever of too many origins? ［J］.N Engl J Med,2013,368(3):197-199.

［78］Cunha BA,Lortholary O. Fever of Unknown Origin:A Clinical Approach［J］.Am J Med,2015:128(10):1138.

［79］Bordelon JR,abbas SU,Shabbir AQ,et al. Rewriting History:Fever of Unknown Origin［J］.Am J Med,2015,128(9):S0002934315004374.

［80］Yu KK,Chen SS,Ling QX,et al. Fever of unknown origin:report of 107 cases in a university hospital. ［J］.Int J Clin

Exp Med,2014,7(12):5862-5866.

[81] Smith JH,Swanson JW. Giant cell arteritis. [J] Headache, 2014,54(8):1273-1289.

[82] Catharina Mulders-Manders,Anna Simon,Chantal Bleeker-Rovers. Fever of unknown origin[J]. Clin Med(Lond), 2015:15(3):280-284.

[83] Korzeniewski K,Bartłomiej G,Krankowska D,et al. Fever of unknown origin in returning travellers[J]. Int Marit Health,2015,66(2):77-83.

[84] Skoura E,Zumla A,BomanjI J. Imaging in tuberculosis [J]. Int J Infect Dis,2015,32(C):87-93.

[85] Tokmak H,Ergonul O. The evolving role of PET/CT in fever of unknown origin[J]. Int J Infect Dis,2014,27:1-3.

[86] Sioka C,Assimakopoulos A,Fotopoulos A . The diagnostic role of 18F fluorodeoxyglucose positron emission tomography in patients with fever of unknown origin[J]. Eur J Clin Investigation,2015,45(6):601-608.

[87] Balink H,Tan SS,Veeger NJGM,et al. 18 F-FDG PET/CT in inflammation of unknown origin:a cost-effectiveness pilot-study[J]. European Journal of Nuclear Medicine & Molecular Imaging,2015.

[88] Vanderschueren S,Daniël Knockaert. Tackling fever and inflammation of unknown origin:the do's and don'ts[J]. Acta Clinica Belgica,2014,69(6):412-417.

[89] 马亦林,李兰娟. 传染病学[M]. 5 版. 上海科学技术出版社,2011,83-106,369-371.

[90] 李兰娟,王宇明. 感染病学[M]. 3 版. 人民卫生出版社, 2015,563-569.

[91] Clement ME,Okeke NL,Hicks CB. Fever and Rash in a Patient With Hepatitis[J]. JAMA, 2015, 314(4):400-401.

[92] Geller BJ,Stone RM,Merola JF,et al. CLINICAL PROBLEM-SOLVING. A Man with Fever,Cough,and Rash[J]. N Engl J Med,2015,373(1):74-80.

[93] Shahcheraghi SH,Ayatollahi J. Skin Rashes on Leg in Brucellosis:a Rare Presentation[J]. Acta Med Iran,2015,53 (6):387-388.

[94] Keighley CL,Saunderson RB,Kok J,et al. Viral exanthems [J]. Curr Opin Infect Dis,2015,28(2):139-150.

[95] Mcphee G. Cognitive behaviour therapy and objective assessments in chronic fatigue syndrome[J]. J Health Psychol,2017,22(9):1181-1186.

[96] Cleare AJ,Reid S,Chalder T,et al. Chronic fatigue syndrome[J]. BMJ Clin Evid,2015,28:1101.

[97] 胡起华,陈菲. 慢性疲劳综合征中西医研究概述.[J]. 云南中医中药杂志,2012,33(4):75-76.

[98] 田萌,毛丽娟,赵影,等. 慢性疲劳综合征的发病机制及运动处方制定[J]. 体育研究,2015,36(1):45-48.

[99] 卢洪洲,潘孝彰. 慢性疲劳综合征. 传染病学[M]. 第 5

版,2011:851-853.

[100] Henter JI,Horne A,arico M,et al. HLH-2004:Diagnostic and therapeutic guidelines for hemophagocytic lymphohistiocytosis[J]. Pediatr Blood Cancer,2007,48(2):124-131.

[101] Janka GE,Lehmberg K. Hemophagocytic syndromes--an update[J]. Blood Rev,2014,28(4):135-142.

[102] Janka GE. Hemophagocytic syndromes[J]. Blood Rev, 2007,21(5):245-253.

[103] Brisse E,Wouters CH,Matthys P. Hemophagocytic lymphohistiocytosis(HLH):A heterogeneous spectrum of cytokine-driven immune disorders[J]. Cytokine Growth Factor Rev,2014,26(3):263-280.

[104] Filipovich AH. Hemophagocytic lymphohistiocytosis(HLH) and related disorders[J]. Hematology Am Soc Hematol Educ Program,2009:127-131.

[105] Shin HJ,Chung JS,Lee JJ,et al. Treatment outcomes with CHOP chemotherapy in adult patients with hemophagocytic lymphohistiocytosis[J]. J Korean Med Sci,2008,23 (3):439-444.

[106] Seo JJ. Hematopoietic cell transplantation for hemophagocytic lymphohistiocytosis:recent advances and controversies[J]. Blood Res,2015,50(3):131-139.

[107] John J,Thomas A. Adult onset Still disease:clinical course and outcomes[J]. Arthritis Rheumatol,1987,30: 186-194.

[108] Yamaguchi M,Ohta A,Tsunematsu T,et al. Preliminary criteria for classification of adult Still's disease[J]. J Rheumatol,1992,19(3):424-430.

[109] Bruno Fautrel. Proposal for a new set of classification criteria for adult onset still disease[J]. Medicine,2002,81 (3):194-200.

[110] Giampietro C,Fautrel B. Ant-interleukin-1 agents in adult onset Still's disease[J]. Int J Inflam,2012,2012:1-6.

[111] Wakiguchi H,Hasegawa S,Hirano R,et al. Successful control of juvenile dermatomyositis-associated macrophage activation syndrome and interstitial pneumonia:distinct kinetics of interleukin-6 and-18 levels[J]. Pediatr Rheumatol Online J,2015,13:1-5.

[112] Laskari K,Tzioufas AG,Moutsopoulos HM. Efficacy and long-term follow-up of IL-1R inhibitor anakinra in adults with Still's disease:a case-series study[J]. Arthritis Res Ther,2011,13(3):1-9.

[113] Giampietro C,Ridene M,Lequerre T,et al. Anakinra in adult onset Still's disease:long-term treatment in patients resistant to conventional therapy[J]. Arthritis Care Res (Hoboken),2013,65(5):822-826.

[114] Cavalli G,Franchini S,Aiello P,et al. Efficacy and safety of biological agents in adult-onset Still's disease[J].

Scand J Rheumatol,2015,44(4):309-314.

[115] Chen S,Dong Y,Yin Y,et al. Intravenous immunoglobu-lin plus corticosteroid to prevent coronary artery abnor-malities in Kawasaki disease:a meta-analysis[J]. Heart,2013,99(2):76-82.

[116] Chen PS,Chi H,Huang FY,et al. Clinical manifestations of Kawasaki disease shock syndrome:A case-control study [J]. J Microbiol,Immunol Infect,2015,48(1):43-50.

[117] Kuo H-C,Yang KD,Chang W-C,et al. Kawasaki disease:an update on diagnosis and treatment[J]. Pediatr Neona-tol,2012,53(1):4-11.

[118] Jamieson N,SIngh-Grewal D . Kawasaki Disease:A Clini-cian's Update[J]. Inter J Pediatr, 2013, 2013 (6):645391.

[119] Research Committee of the Japanese Society of Pediatric Cardiology,Cardiac Surgery Committee for Development of Guidelines for Medical Treatment of Acute Kawasaki Disease. Guidelines for medical treatment of acute Ka-wasaki disease:report of the Research Committee of the Japanese Society of Pediatric Cardiology and Cardiac Sur-gery(2012 revised version)[J]. Pediatr Int,2014,56(2):135-158.

[120] Saneeymehri S,Baker K,So TY. Overview of Pharmaco-logical Treatment Options for Pediatric Patients with Re-fractory Kawasaki Disease[J]. J Pediatr Pharmacol Ther,2015,20(3):163-177.

[121] 李丰,张园海,仇慧仙,等. 静脉注射丙种球蛋白无反应型川崎病的研究进展[J]. 临床儿科杂志. 2013,31(3):283-286.

[122] 黄国英,黄敏,刘芳,等. 代表中华医学会儿科学分会心血管学组、免疫学组、中华儿科杂志编委会. 川崎病冠状动脉病变的临床处理建议(黄国英,杜军保执笔)[J]. 中华儿科杂志,2012,50(10):746-749.

[123] Banerjee S. Hemolytic uremic syndrome[J]. Indian Pedi-atr,2009,46(12):1075-1084.

[124] Matsukura H,Sakaki H,Itazawa T,et al. Concurrent oc-currence of membranous desquamation in Escherichia coli O157:H7 hemolytic uremic syndrome[J]. Clin Nephrol,2009,72(4):328-330.

[125] Venuta A,Bertolani P. Streptococcus pneumoniae infec-tion and hemolytic uremic syndrome[J]. Nefrologia,2009,29(5):496-497

[126] Moya-Horno I,Querol Niñerola R,Bonfill Abella T,et al. Haemolytic uraemic syndrome associated with gemcitabine [J]. Clin Transl Oncol,2010,12(5):381-383.

[127] 刘岩. 横纹肌溶解致肾衰竭3例报告及文献复习[J]. 中国中西医结合肾病杂志,2005,8(6):460-461.

[128] 张文. 横纹肌溶解综合征致急性肾衰竭临床分析[J]. 中华肾脏病杂志,2002,10(18):369-370.

[129] 权哲,李志强. 对神经外科危重症患者实施持续有创颅内压监测的意义[J]. 山东医药,53(47):15-17.

[130] Mayhall CG,Archer NH,Lamb VA,et al. Ventriculostomy related infections:A prospective Epidemiologic study[J]. N Engl J Med,1984,310(9):553-559.

[131] 张锋,刘波. 颅内压监测的临床应用:争议与前景[J]. 中国组织工程研究,2014,18(18):2945-2952.

[132] Rangel-Castilla L,Gopinath S,Robertson CS. Management of intracranial hypertension[J]. Neurol Clin, 2008, 26(2):521-541.

[133] Bratton SL,Chestnut RM,Ghajar J,et al. Guidelines for the management of severe traumatic brain injury. II. Hy-perosmolar therapy[J]. J Neurotrauma, 2007, 24 Suppl 1:14-20.

[134] Stevens RD,Huff JS,Duckworth J,et al. Emergency Neu-rological Life Support:Intracranial Hypertension and Her-niation[J]. Neurocritical Care,2012,17(1):60-65.

[135] 中华神经外科学会神经创伤专业组. 颅脑创伤去骨瓣减压术中国专家共识[J]. 中华神经外科杂志,2013,29(9):967-969.

[136] 陆江阳. 多器官功能障碍综合征的病理学变化[J]. 诊断病理学杂志,2014,21(6):355-360.

[137] 王勇强,张立亚,王兵. 多器官功能障碍综合征的救治 [J]. 中华急诊医学杂志,2014,23(8):841-43.

[138] 李文放,杨兴易. 多器官功能障碍综合征的救治[J]. 中华急诊医学杂志,2011,20(6):669-70.

[139] Eisenberg HM,Frankowski RF,Contant CF,et al. High-dose barbiturate control of elevated intracranial pressure in patients with severe head injury[J]. J Neurosurg,1988,69(1):15-23.

第二十一章 重要脏器及系统感染

第一节 皮肤、软组织和淋巴组织感染

皮肤在人体的最外层,对防御微生物入侵等有重要屏障作用,所以早期医学著作中把皮肤的重要功能之一称为"内保护"(esophylaxis)。皮肤正常 pH 为 4~6,可抑制许多细菌的生长,完整的皮肤对病原菌的侵入具有很强的抵抗力。除机械性屏障外,栖息于皮肤表层和毛孔、皮脂腺开口的常在菌丛对外来病原菌的竞争性抑制作用也发挥一定的抗感染防御作用。保持皮肤的清洁卫生无疑对预防皮肤软组织感染是非常必要的;然而,经常使用消毒剂企图消灭皮肤上的所有细菌却是非常错误的,这样做并不能消灭细菌,反而因消毒剂损伤了皮肤和常在菌丛,从而诱发感染。

病毒、细菌、真菌、螺旋体、原虫、蠕虫蚴,以及螨等节足动物都可引起皮肤感染,以细菌感染最常见。皮下软组织中有吞噬细胞和淋巴细胞,组织间液中有抗微生物体液因子。这里是自皮肤侵入的微生物遇到的第二道"防线"。抗感染过程亦是炎症反应过程,皮肤感染继发皮下软组织炎症相当常见。

病毒和细菌等从皮肤、黏膜破损处或其他感染病灶侵入淋巴管,导致淋巴管与淋巴结的急性炎症,进一步引起人体内部组织器官的感染。当皮肤出现感染性病变时,临床诊断处理常常不能局限于皮肤局部,皮肤病变可能是全身感染的一部分表现,即使是原发的皮肤局部感染,病原体也可循淋巴或血液循环进入体内。皮肤感染对健康的威胁有时也不亚于感染的扩散,还可诱发脏器疾病,例如部分急性肾小球肾炎就可能是远离肾脏的某处皮肤脓疱病所诱发的;另外,一些症状看来是皮肤损害,实质是其他部位或全身感染在皮肤方面的表现。例如金黄色葡萄球菌可引起烫伤样皮肤综合征;B、C、D 或 G 组链球菌,以及溶血棒状杆菌(*Corynebacterium haemolyticum*)引起的猩红热样皮损等。另外,皮肤病变常是内部疾病,譬如结缔组织疾病、全身病毒感染的外在表现,皮损的形态和活体病理检查有助于诊断。

一、皮肤软组织化脓性感染

皮肤寄殖的细菌主要存在于角质层、毛囊和皮脂腺的开口。当人体局部或全身抵抗力低下,或病原菌毒力强和数量多时就可能发生感染,如局部破损、有坏死组织、血肿或异物时则非常容易发生感染,所以严重的皮肤、软组织和肌肉感染常是创伤继发感染的结果。

病原菌以革兰氏阳性球菌居多,尤以金黄色葡萄球菌为多,其次是表皮葡萄球菌,凝固酶阴性葡萄球菌感染常见于粒细胞减少症患者。美国报道社区相关性耐甲氧西林金黄色葡萄球菌(MRSA)病例迅速增长,近年约占金黄色葡萄球菌分离株的 10%;我国尚无类似流行病学调查研究。化脓性链球菌感染虽已少见,但近年来有"复活"倾向,偶出现因被忽视而致严重的全身性感染。由革兰氏阴性杆菌引起的皮肤软组织感染病例不超过病例的 1/3,主要由大肠埃希菌、肺炎克雷伯菌、肠杆菌、铜绿假单胞菌等引起。与感染部位、感染诱因等有关,例如肛周脓肿、腹部创伤后感染就以革兰氏阴性杆菌居多;脓肿和坏死性肌膜炎常有厌氧菌参与,包括类杆菌属细菌和消化链球菌等;破伤风和气性坏疽虽也可说是皮肤感染,但分别由外界特异的厌氧梭菌引起。

皮肤、软组织发生感染后的发展过程,大致有 3 种情况。①局限化、吸收或形成脓肿。②迁延不愈转为慢性感染,局部可形成慢性溃疡、瘘管、窦道或硬结肿块,由瘢痕纤维组织所包围,不易愈合,且可反复急性发作。③扩散到周围组织,或进入淋巴系统和血液循环,引起全身性感染或其他脏器组织的转移性病灶。感染波及肌肉和腱鞘是非常少见的,

限于个别严重感染。

（一）临床表现

1. 化脓性皮炎和软组织炎

（1）毛囊炎（folliculitis）和疖（furuncle）

1）毛囊炎：是一种毛囊和毛囊周边部的轻度炎症，为与毛孔一致的小脓疱，伴轻度红晕。皮肤损害包括小的红斑，中央有小脓疱的丘疹，有痒感，脓疱常常顶出皮肤表面。毛囊炎病原菌多数是凝固酶阴性葡萄球菌。由金黄色葡萄球菌引起者炎症明显，常发展为疖，所以毛囊炎为疖的前驱病变。疖是一个毛囊及其所属皮脂腺的急性化脓性感染，常扩展到皮下组织。人体皮肤通常有摩擦和刺激的部位容易导致疖的发生。最初，局部出现红、肿、痛的小结节，以后逐渐肿大，呈锥形隆起。数日后，结节中央因组织坏死而变软，出现黄白色小脓栓；红、肿、痛范围扩大。再数日后，脓栓脱落，排出脓液，炎症便逐渐消失而愈。多个疖同时或反复发生在身体各部，称为疖病，常见于营养不良的小儿或糖尿病患者。须疮是多发的深部毛囊炎的一种特殊形式，患有糖尿病、肾炎、贫血及有瘙痒性皮肤病等人易于发生。

2）疖：一般无明显的全身症状，但若发生在血液丰富的部位，全身抵抗力减弱时，可引起不适、畏寒、发热、头痛和厌食等毒血症状。面部，特别是所谓"危险三角区"的上唇周围和鼻部疖，如被挤压或挑刺，感染容易沿内眦静脉和眼静脉进入颅内的海绵状静脉窦，引起化脓性海绵状静脉窦炎，出现延及眼部及其周围组织的进行性红肿和硬结，伴疼痛和压痛，并有头痛、寒战、高热甚至昏迷等症状，病情十分严重，病死率很高。

在粒细胞减少或免疫力低下的患者中也可以出现糠秕马拉色菌（一种普通的腐物寄生菌）引起的毛囊炎或念珠菌造成的真菌性毛囊炎。

（2）痈（carbuncle）：痈是多个相邻的毛囊及其所属皮脂腺或汗腺的急性化脓性感染，或由多个疖融合而成。病原菌为金黄色葡萄球菌，中医称其为疽，颈部痈俗称"对口疮"，多见于成人，常发生在头颈、肩背部。感染常由一个毛囊底部开始，由于皮肤厚，感染只能沿阻力较弱的皮下脂肪柱蔓延至皮下组织，循筋膜向四周扩散，侵及附近众多毛囊群而形成有多个"脓头"的痈。糖尿病患者较易患痈，因为他们的白细胞功能不良，游动迟缓且杀菌力差。痈呈一片稍隆起的紫红色浸润区，质地坚韧，界限不清，在中央部的表面有多个脓栓，破溃后呈蜂窝状，以后中央部逐渐坏死、溶解、塌陷，像"火山

口"，其内含有脓液和大量坏死组织。痈易向四周和深部发展，周围呈浸润性水肿，周围淋巴结有肿大和疼痛。除有局部剧痛外，患者多有明显的全身症状，如畏寒、发热、食欲不佳等，并且白细胞计数增加。痈不仅局部病变比疖重，而且易并发全身性化脓性感染。唇痈容易引起颅内的海绵静脉窦炎，危险性更大。

（3）化脓性汗孔周围炎（periporitis suppurativa）和化脓性汗腺炎（hidradenitis suppurativa）：前者是由金黄色葡萄球菌侵犯大汗腺的一种慢性化脓性皮肤病，也与毛囊口角化、闭锁有关。多见于青年女性，可能先有皮肤受刺激的病史，然后继发金黄色葡萄球菌感染。它的发生部位为大汗腺所在的部位，因之除侵犯腋部外，也常可侵犯腹股沟和肛门周围。皮损为炎症性结节，有明显压痛，逐渐形成深部脓肿，破溃后溢脓，并有瘘管。周围组织为慢性炎症组织，并有色素沉着。炎症结节此起彼伏，反复发生形成许多炎症性结节，破溃后溢脓，有的愈后形成肥大的瘢痕组织，一般为双侧发生，有的患者可伴发聚合性痤疮。成人的腋窝、乳晕、会阴部存在顶泌汗腺（apocrine sweat gland），其化脓性炎症称化脓性汗腺炎，初发时出现红色皮下结节，硬、痛，以后出现波动、破溃、化脓。可单发或多发，也可形成瘘管和潜行性溃疡，经 1~2 周坏死性脓肿自溃排脓而愈，有时形成慢性溃疡。

（4）甲沟炎（paronychia）和瘭疽（felon）：指（趾）甲根部与皮肤连接紧密，皮肤沿指（趾）甲两侧形成甲沟，甲沟炎是甲沟及其周围组织的化脓性感染，常因微小创伤引起。甲沟炎常先发生在一侧甲沟皮下，出现红肿、疼痛，若病变发展，则疼痛加剧，红肿内有波动感，出现白色脓点，但趾（指）前端皮肤厚，难以破溃出脓。炎症可蔓延至甲根或扩展到另一侧甲沟，因指（趾）甲阻碍排脓，感染可向深层蔓延而形成指（趾）头炎。感染加重时常有疼痛加剧和发热等全身症状。而指（趾）端皮下组织构成闭锁腔，炎症易在其中扩散并压迫其中血管，以致引起缺血性坏死，称瘭疽（felon, panaritium）。临床表现为趾（指）尖端、甲床周围红肿，剧烈疼痛。

（5）蜂窝织炎（cellulitis）：蜂窝织炎是皮下、筋膜下、肌间隙或深部疏松结缔组织的一种急性弥漫性化脓性感染。其特点是病变不易局限，扩散迅速，与正常组织无明显界限。病原菌主要是溶血性链球菌，其次为金黄色葡萄球菌，亦可为厌氧性细菌。炎症可由皮肤或软组织损伤后的感染引起，亦可由周

围化脓性感染灶直接经淋巴、血流传播扩散而发生。由于溶血性链球菌的链激酶和玻璃酸酶的作用,该菌引起的急性蜂窝织炎病变扩展迅速,有时能引起败血症。由葡萄球菌引起的蜂窝织炎,比较容易局限为脓肿。

临床表现常因病原菌的种类、毒性和发病的部位、深浅而不同。表浅的急性蜂窝织炎,局部明显红肿、剧痛,并向四周迅速扩大,病变区与正常皮肤无明显分界,病变中央部位常因缺血发生坏死。如果病变部位组织松弛,如面部、腹壁等处,则疼痛较轻。深的急性蜂窝织炎,局部红肿多不明显,常只有局部水肿和深部压痛,但病情严重时全身症状剧烈,有高热、寒战、头痛、乏力、白细胞计数增加等。口底、颌下和颈部的急性蜂窝织炎,可发生喉头水肿和压迫气管,引起呼吸困难,甚至窒息;炎症有时还会蔓延到纵隔。由厌氧性链球菌、类杆菌和多种肠道杆菌所引起的蜂窝织炎,又称捻发音性蜂窝织炎,可发生在被肠道或尿路内容物所污染的会阴部、腹部伤口,局部可检出捻发音,疏松结缔组织和筋膜有坏死,且伴有进行性皮肤坏死,脓液恶臭,全身症状严重。

(6)脓肿(abscess):急性感染后,组织或器官内病变组织坏死、液化后,形成局限性脓液积聚,并有一完整脓壁者,称为脓肿,病原菌多为金黄色葡萄球菌。脓肿常继发于各种化脓性感染,如急性蜂窝织炎、急性淋巴结炎、疖等;也可发生在局部损伤的血肿或异物存留处。此外,还可从远处感染灶经血流转移而形成脓肿。浅表脓肿,局部隆起,有红、肿、痛、热的典型症状,与正常组织分界清楚,压之剧痛,有波动感。深部脓肿,局部红肿多不明显,一般无波动感,但局部有疼痛和压痛,并在疼痛区的某一部位有局限性可凹陷性水肿,患处常有运动障碍。在压痛或水肿明显处,用粗针试行穿刺,抽出脓液,即可确诊。

小而浅表的脓肿,多不引起全身反应;大的或深部脓肿,则由于局部炎症反应和毒素吸收,常有较明显的全身症状,如发热、头痛、食欲减退并且白细胞计数增加。

结核分枝杆菌引起的脓肿,病程长,发展慢,局部无红、痛、热等急性炎症表现,故称为寒性脓肿。常继发于骨关节结核、脊柱结核。

位于腘窝、腹股沟区的脓肿,应与此处的动脉瘤相鉴别。动脉瘤所形成的肿块有搏动,听诊有杂音,阻断近侧动脉,搏动和杂音即消失。此外,新生儿的

脑脊膜膨出,可根据其位于背腰部中线,加压时能缩小,穿刺可抽得脑脊液,以及 X 线检查发现有脊柱裂等特点,与脓肿鉴别。

2. 其他皮肤软组织化脓性感染

(1)新生儿皮下坏疽(subcutaneous gangrene of newborn):新生儿皮下坏疽也是一种急性蜂窝织炎,常由金黄色葡萄球菌引起,好发于新生儿容易受压的背部或腰骶部,偶尔发生在枕部、肩、腿和会阴部,在冬季比较容易发生。新生儿的皮肤薄嫩,局部皮肤易受压和潮湿,不易保持清洁,故细菌容易从皮肤受损处侵入,引起感染。由于新生儿免疫防御功能较差(例如免疫球蛋白缺少和中性粒细胞活动能力低),新生儿皮下坏疽发病急,病变扩展迅速,如不及时进行积极治疗,可以并发败血症、支气管炎和肺脓肿等,故其病死率较高。

患儿首先表现为发热、哭闹和拒食,甚至有昏睡。开始,局部皮肤发红,稍有肿胀,界限不清楚;扪按病变部位,可以感到质地较坚,发红皮肤受压后颜色变白。在数小时内,病变即可迅速扩展,皮肤变软,中央部位颜色转为暗红。由于皮肤组织液化而形成的脓液不多,触诊有皮肤下空虚、皮肤漂浮的感觉。但脓液积聚较多时,也可出现"波动"。最后,因皮肤和皮下的血管内血栓形成,皮肤出现坏死。在一部分患儿中,局部皮肤出现多个水疱,并逐渐融合,内容物转为血性液体;中央部皮肤变黑,出现逐渐增大的坏死区。

要注意与尿布疹和硬皮病作鉴别。尿布疹的皮肤红而不肿,硬皮病的皮肤肿而不红,两者都无感染的全身症状。

(2)急性乳腺炎(acute mastitis):急性乳腺炎是乳腺的急性化脓性病症,一般为金黄色葡萄球菌感染所致。多发生在产褥期或哺乳期。形成本病的主要原因是乳腺管阻塞、乳汁淤积或因婴儿吸乳时损伤乳头所致。

临床表现为患侧乳房胀满、疼痛,哺乳时尤甚,乳汁分泌不畅,乳房结块或有或无,全身症状可不明显,或伴有全身不适,食欲欠佳,胸闷烦躁等。然后,局部乳房变硬,肿块逐渐增大,此时可伴有明显的全身症状,如高热、寒战、全身无力、大便干燥等。常可在 4~5 日内形成脓肿,可出现乳房搏动性疼痛,局部皮肤红肿、透亮。成脓时肿块中央变软,按之有波动感。若为乳房深部脓肿,可出现全乳房肿胀、疼痛、高热,但局部皮肤红肿及波动不明显,需经穿刺方可明确诊断。有时脓肿可有数个,或先后不同时

期形成,可穿破皮肤,或穿入乳管,使脓液从乳头溢出。破溃出脓后,脓液引流通畅,可肿消痛减而愈。若治疗不善,失时失当,脓肿就有可能穿破胸大肌筋膜前疏松结缔组织,形成乳房后脓肿;或乳汁自创口处溢出而形成乳漏;严重者可发生脓毒血症。急性乳腺炎常伴有患侧腋窝淋巴结肿大,有触痛,白细胞总数和中性粒细胞数增加。

(3)肛周脓肿(perianal abscess):本病病原菌多系大肠埃希菌等肠杆菌科细菌和厌氧菌混合感染,按脓肿部位有皮下脓肿、黏膜下脓肿、括约肌内脓肿、坐骨直肠窝脓肿、骨盆直肠窝脓肿等。

发热和肛门部疼痛为主要症状,偶伴排尿障碍和排便障碍。有寒战、发热、久痛、周身不适、脉速等。白细胞及中性粒细胞计数升高。浅在脓肿可见局部红肿,深在脓肿可在肛门指诊下触及疼痛明显的硬结。脓肿破溃自然排脓的情况相当多,但常形成化脓性瘘管(suppurative fistula)。

(二)治疗

注意个人卫生,经常保持皮肤清洁;对婴幼儿、糖尿病和粒细胞减少症患者应特别注意避免葡萄球菌的接触传播。

1. 局部处理 要根据皮损情况和病变特点采取相宜的局部处理。

毛囊炎一般在5d内自愈,无须全身用药,盐水敷料和局部的抗菌或抗真菌药物如克霉唑通常能有效地控制感染。大多数疖可用热敷或物理疗法(透热、红外线或超短波),亦可外敷鱼石脂软膏、红膏药或金黄膏促使病灶局限和排脓。已有脓头时,可在其顶部点涂石炭酸。有波动时,应及早切开引流。对未成熟的疖,不应挤压,以免引起感染扩散。对疖痈已破溃者,使用拔毒生肌散撒于创口,1次/d。毛囊炎常见金黄色葡萄球菌、念珠菌和铜绿假单胞菌感染,通常自限,无须治疗。葡萄球菌可局部使用莫匹罗星,念珠菌局部使用抗真菌药物。疖病,如不发热,脓肿直径小于5cm切开引流、培养、热敷,无须用药;如脓肿直径大于或等于5cm,磺胺甲噁唑-甲氧苄啶(TMP-SMX)双剂量,1~2片,2次/d,口服5~10d。其他方案:克林霉素300~600mg口服,3~4次/d,或多西环素或米诺环素100mg口服,2次/d。对发热,脓肿较大或较多者,门诊治疗:切开引流,脓液培养,有时需做血培养,热敷。TMP-SMX双剂量(1片,2次/d 口服)联合利福平(300mg,2次/d 口服),连用10d,若2~3d后无好转,应考虑并发症并静脉给药。

对痈、蜂窝织炎、臁疽、各部位的脓肿,除适当休息和加强营养外,常需切开排脓,同时选择适当抗菌治疗。蜂窝织炎局部处理包括固定和抬高受限的肢体,以减少肿胀,并用冷盐水清洗感染处的脓性分泌物,以减轻疼痛。厌氧菌引起的或经抗感染治疗不能控制的蜂窝织炎应及早切开引流,清除坏死组织,并用3%过氧化氢(双氧水)冲洗和湿敷伤口。对蜂窝织炎和丹毒,需警惕大环内酯类耐药的化脓性链球菌。常见 A、B、C、G 族链球菌,金黄色葡萄球菌,肺炎链球菌。非糖尿病四肢患者,抬高患肢,予青霉素 G 100万~200万 U,静脉滴注,4次/d;或头孢唑林 1g 静脉滴注,4次/d。若青霉素过敏,予万古霉素 15mg/kg 静脉滴注,2次/d。退热后,青霉素 V 钾 500mg 口服,4次/d。总疗程 10d。面部丹毒,予万古霉素 1g 静脉滴注,2次/d;如体重超过 100kg,改为 1.5g。糖尿病患者,早期轻症予以 TMP-SMX(1~2片,口服,2次/d)+青霉素 V 钾(500mg,口服,4次/d);重症者静脉滴注亚胺培南或美罗培南或厄他培南联合利耐唑胺 600mg,静脉滴注或口服,2次/d,或静脉滴注万古霉素或达托霉素 4mg/kg,1次/d)。

2. 抗菌药物 多数情况根据临床表现,特别是脓汁性状可比较准确地推测其病原菌,以此作为选择抗菌药物的根据。黄色黏稠脓液提示金黄色葡萄球菌感染;稀薄微黄脓液可能为链球菌感染;浓绿色有臭味的脓液为铜绿假单胞菌感染;污黄色粪臭脓液则提示有大肠埃希菌、类杆菌感染;而肺炎杆菌、肠杆菌、沙雷菌感染的脓液为灰白色,几乎没有什么臭味。

但是,采取脓肿周边炎症渗出液或脓液做细菌培养仍是十分必要的,皮肤软组织感染的抗菌治疗并非想象的那样比脏器化脓性感染容易,采用敏感药物是治疗成功的关键之一。

口服药物可应用抗感染治疗,下列药物可考虑选用其一:复方磺胺甲噁唑(复方新诺明)1g,2次/d,首剂加倍;氨苄西林 0.25~1g/d,4次/d;头孢羟氨苄或头孢拉定 2~4g/d;琥乙红霉素每次 0.25~0.5g,或克拉霉素每次 0.2g,3次/d。注射可用庆大霉素每次 8万~16万 U,肌内注射,或选用青霉素。如有糖尿病,应同时给予胰岛素控制病情。

除细菌对药物的敏感性外,选择抗菌药物时尚需考虑药物渗入皮肤软组织的浓度。渗入较多的药物有氟喹诺酮类、米诺环素和多西环素、克林霉素、阿米卡星、克拉霉素(clarithromycin)、罗红霉素(roxithromycin)等;其次是部分 β-内酰胺类药物,如氯唑西林、苯唑西林、氨苄西林、头孢唑酮、头孢噻啶等;

而青霉素、头孢氨苄、头孢克洛、头孢羟氨苄、头孢曲松等则甚少渗入皮肤软组织,故不宜选用。

几乎所有社区相关性 MRSA 都对复方磺胺甲噁唑敏感,所以复方磺胺甲噁唑可作为皮肤软组织感染的常用药物;而甚少单独应用氟喹诺酮类、米诺环素和多西环素类,因很易产生耐药性,且有效性资料不多。复方磺胺甲噁唑或克林霉素加米诺环素或多西环素联合用于一般病例的初始治疗是合宜的;利奈唑胺(linezolid)是另一种可供选择的药物,成人600mg/d 分 2 次,儿童 30mg/(kg·d)分 2~3 次,口服或静脉用药均可。替加环素(tigecycline)是一种甘氨酰环素——米诺环素衍生物,已获美国食品药品管理局(FDA)批准用于治疗 MRSA 引起的皮肤软组织感染,首剂 100mg,以后每 12 小时 50mg。万古霉素仍然是侵袭性 MRSA 感染住院患者的一线药物。

二、筋膜炎、气性坏疽、肌炎

(一)坏死性筋膜炎

急性坏死性筋膜炎(acute necrotizing fasciitis)是一种少见的严重软组织感染,常是多种细菌(乙型溶血性链球菌、葡萄球菌、大肠埃希菌、类肠球菌,尚可有厌氧菌)的混合感染;是以皮肤、软组织和浅层筋膜组织的迅速、广泛坏死而不侵犯肌肉组织为主要病理特点,并伴有严重全身中毒症状的疾病。属于中医"烂疗"范畴。病死率高达 38%~76%,且有较高的致残率。

1. 临床表现 根据病情,坏死性筋膜炎可分为两种类型。一种是病原菌通过创伤或原发病灶扩散,使病情突然恶化,软组织迅速坏死。患者常有明显毒血症,出现寒战、高热和低血压。皮下组织广泛坏死时可出现低钙血症。另一种病情发展较慢,以蜂窝织炎为主,病原菌多为革兰氏阴性杆菌与厌氧菌混合感染。皮肤有多发性溃疡,脓液稀薄奇臭,呈洗碗水样,溃疡周围皮肤有广泛潜行,且有捻发音,局部感觉麻木或疼痛,这些特点非一般蜂窝织炎和丹毒所有。

重症 A 组溶血性链球菌或金黄色葡萄球菌所引起的中毒性休克综合征与本病有类似的全身症状和皮肤表现,且有 50% 左右的患者可发生坏死性筋膜炎。

便捷的伤口脓液的涂片和培养等细菌学检查对诊断和选择抗菌药物具有特别重要的意义。

2. 治疗 急性坏死性筋膜炎治疗的关键是早期行根治性扩创术。一旦确诊,立即切开引流、扩创,将潜行皮缘充分切开,彻底清除坏死组织,包括坏死的皮下脂肪或浅筋膜。皮肤通常可以保留,但必须引流通畅。伤口敞开换药,用 3% 过氧化氢冲洗后,再用 5% 甲硝唑溶液纱条疏松填塞伤口,20 分钟后伤口换用生肌止疼膏纱条。

术后应勤换药,将坏死脱落组织随时去除,并反复做脓液细菌培养以早期发现继发性细菌感染,及时更换药物。伤口脓腐较多时,可在伤口内撒用祛腐散(石膏、黄连、轻粉、红粉等),并用生肌止疼膏(象皮、血竭、生地、紫草、合欢皮、黄蜡、香油等),如伤口无疼痛可用生肌象皮膏(象皮、生血余、生龟版、生石膏、炉甘石、麻油、黄蜡等)。当脓腐已去,在肉芽生长期,为促使肉芽生长,外敷珠母粉(花龙骨、煅牡蛎、珍珠母、海螵蛸、冰片)。疮面大,肉芽新鲜时,可采用点状植皮法,以加速伤口愈合。坏死性筋膜炎,若为链球菌或梭菌感染,用青霉素 G,混合感染用多尼培南或亚胺培南或美罗培南,怀疑 MRSA 加用万古霉素或达托霉素。

(二)气性坏疽

气性坏疽(gas gangrene)又称梭状芽孢杆菌性肌肉坏死。多见于严重创伤有较深伤口,或伴有血管损伤所致局部组织血液供应不良时。

1. 发病机制 病原菌为革兰氏阳性厌氧杆菌,以产气荚膜杆菌为主,其次是水肿杆菌和败毒杆菌。若患者大量失血或休克等导致抵抗力下降,其创口有利于这种厌氧菌的繁殖,如伤口有大片组织坏死,特别是大腿和臀部深层肌肉毁损、弹片存留、开放骨折或伴有主要血管损伤等,便容易发生气性坏疽。

气性坏疽的病原菌主要停留在创口内生长繁殖,所产生的外毒素(主要是 α 毒素)可引起溶血、尿少、肾组织坏死、血压下降、脉搏加速和循环衰竭等。此外还可产生溶血素、胶原酶、玻璃酸酶和脱氧核糖核酸酶等,使组织液化,并使病变迅速扩散、恶化。细菌在伤口内的肌层中繁殖,引起组织的糖类和蛋白质分解,糖类分解产生大量气体,使组织膨胀;蛋白质分解和明胶的液化,产生硫化氢,使伤口发生恶臭。

2. 临床表现 潜伏期一般为 1~4 日,亦可短至6~8 小时。起病急剧,疼痛是最早和最重要的症状,在强度上迅速增加,难以忍受,一般止痛药无法缓解。患部肿胀明显,皮肤由于水肿而绷紧、发亮、苍白,很快变成紫色,并出现大小不等的水疱。伤口内肌肉由于坏死而变色,失去弹性,对刺激无反应,不出血。如果有开放性创伤,肿胀的肌肉可以从伤口突出。出现含有大量病原体但白细胞很少的脓性排出物，在排出物中可以看到气泡，且有一种特殊恶臭气味。伤口周围有捻发音。发病不久患者即出现大汗、苍白、脉搏加快、血压下降、休克和肾衰竭。患者神志清楚，但可能表现为淡漠或焦虑。常有发热，如果出现与休克有关的低体温是预后不良的征象。晚期会出现黄疸、谵妄或昏迷。

3. 诊断　诊断主要根据：患者有外伤史，伤肢突然剧烈胀痛，局部肿胀发展迅速，有特殊臭味，很快出现中毒症状，检查伤口周围有捻发音，伤口渗出液涂片检查有大量革兰氏阳性杆菌，X 线平片可见伤口肌群间有气体。

4. 治疗　气性坏疽一经明确诊断，应在全麻下紧急手术，在病变区沿伤部的长轴作多处长形切口，深达正常组织，彻底清除坏死组织，敞开伤口。用大量 3% 过氧化氢或 1∶5 000 高锰酸钾溶液冲洗湿敷。如整个肢体受累，保留伤肢将危及生命，或肢体已坏死时，应考虑高位截肢。严格消毒一切物品和隔离患者，防止交叉感染。使用大剂量青霉素（1 000 万 U/d）和四环素（2g/d），青霉素过敏者，可改用红霉素 1.5~1.8g/d 静脉滴注。有条件时可施行高压氧治疗，往往可能保留患者受伤肢体，避免残疾。应给予全身支持疗法，包括补充水和电解质，少量多次输血，供给高蛋白、高热量和富含维生素的饮食。首选方案：克林霉素（900mg，静脉滴注，1 次/8h）+青霉素 G（2 400 万 U/d，静脉滴注，1 次/4~6h）；备选方案：头孢曲松（2g，静脉滴注，1 次/12h）或红霉素（1g，静脉滴注，1 次/6h）滴入，勿推注。

（三）化脓性肌炎和肌坏死

与骨骼相连的大横纹肌极少发生细菌性肌炎（myositis）和肌坏死（myonecrosis），但可发生于免疫受损患者，特别是艾滋病患者。而在很多热带地区，本病常可发生于儿童和成人，特别是营养不良者。

化脓性肌炎是一种大横纹肌内化脓性炎症，可形成深部脓肿。它们可由邻近的骨或软组织感染扩展所致或经菌血症血源性播散引起。在以前受伤肌肉处发生的局限性感染常被忽略。最常见发病部位是股四头肌、臀肌、肩部和上肢肌肉，约 40% 的病例可有多发性脓肿。最初症状为痉挛性疼痛，随后为水肿及不断加重的不适和低热。此时可见肌肉发硬，以后水肿和触痛加重，约半数病例出现明显波动。白细胞增多常见。在肌肉发硬早期，用针刺抽液可能阴性，以后则可形成浓稠的黄色脓液，培养几乎总有金黄色葡萄球菌生长。偶见少数病例由化脓

性链球菌或大肠埃希菌所致。治疗用耐青霉素酶青霉素。在非化脓期，单用抗生素对化脓性肌炎有效，如已有脓液，则必须切开引流。手术时所见的受累范围往往比术前的临床估计大得多。

厌氧菌性肌炎和肌坏死由厌氧性链球菌或数种厌氧菌的混合感染引起，但不是梭状芽孢杆菌引起，故称为厌氧性链球菌性肌坏死、协同性厌氧菌性肌坏死，或非梭状芽孢杆菌肌炎。本病罕见，即使在战时也极少见。诱因和发病机制与气性坏疽相同，但前者潜伏期较长，通常为 3~4 日，病情也较轻。受伤部位肿胀，但疼痛并非初发症状，可逐渐出现，伤口溢出浆液性脓液，炎症组织中可有气体，但不广泛。毒血症出现较晚，大多在临终前出现。治疗方法是广泛扩创，并静脉滴注大剂量青霉素 G 或头孢菌素类。如脓液培养出脆弱拟杆菌，则可联合应用氨基糖苷类抗生素和甲硝唑。

化脓性肌炎治疗：如为甲氧西林敏感金黄色葡萄球菌（MSSA），首选方案为静脉滴注萘夫西林或苯唑西林 2g，1 次/4h，或注射用一代头孢菌素头孢唑林 2g，1 次/8h。如为 MRSA，首选方案为静脉滴注万古霉素 1g，1 次/12h。

三、淋巴结炎和淋巴管炎

（一）急性、慢性淋巴结炎

淋巴结为一过滤装置，可除去来自急性炎症区域引流淋巴管的一些感染物质。淋巴结炎是一种急性或慢性的淋巴结感染，可以从一个孤立的淋巴结到一个解剖区域的一组淋巴结，甚至能扩展到整个淋巴系统的感染。由于感染微生物的不同，其特征可能是化脓性、非化脓性、引起坏死或干酪样炎症。

1. 临床表现

（1）急性淋巴结炎：急性淋巴结炎（acute lymphadenitis）多由淋巴管炎继发而致。起初的组织学反应为淋巴窦表面细胞的肿胀充血和白细胞浸润，由于病原菌、人体抵抗力和治疗情况不同，病变轻重不一，重者可进展至脓肿形成。

急性化脓性淋巴结炎儿童较成人多见，近 30 年来，金黄色葡萄球菌已取代 A 组链球菌而成为最常见的病原菌。最常见部位依次为颌下、颈前和颈后、腹股沟及腋部淋巴结。儿童颈淋巴结肿大往往很难确定感染的来源。病变局部皮肤有肿胀，常发红和水肿。肿大淋巴结直径至少 3cm，并有压痛和表面皮肤温热；淋巴结可十分坚硬或有明显波动感。

触及淋巴结并不总表示有急性淋巴结炎，如腹

股沟和颈部淋巴结肿大,常表示过去患者下肢和咽部或牙齿的感染;而某些特定部位如耳前、耳后、锁骨上、胸部等有淋巴结肿大,则应仔细检查其他病因,因这些部位很少由于局部亚临床感染或轻度感染而引起淋巴结肿大。

局限的化脓性淋巴结炎早期抗生素治疗效果良好。如由咽部和牙周炎症引起的颈部淋巴结炎多为链球菌感染,可用青霉素 G 30 万～60 万 U 肌内注射,每 12 小时 1 次,至少应用 10 日;若病情更为严重,则宜肌内注射或静脉注射更大剂量。对青霉素过敏者,则可口服大环内酯类或氟喹诺酮类抗生素。

化脓性淋巴结炎继发皮肤感染者其病原菌可能为葡萄球菌,宜选用耐青霉素酶的苯唑西林(oxacillin)。对更为严重的病例,宜注射哌拉西林或头孢孟多治疗;发展形成脓肿者,应切开引流。

(2) 慢性淋巴结炎:慢性淋巴结炎(chronic lymphadenitis)多继发于头、颈部的感染病灶。局部淋巴结肿大,最初在常见部位,如颌下、颏下、颈深上淋巴结肿大、压痛、周界清楚、活动无粘连。有时淋巴结炎症急剧发展,可波及周围软组织,此时淋巴结触诊不活动,疼痛加剧,可进一步发展为腺源性蜂窝织炎。

慢性淋巴结炎局部有 2～3 个肿大淋巴结,质中等硬度,活动、压痛。有反复的淋巴结胀大和缩小病史。炎症活动时血常规检查见白细胞增多或血沉加快。将脓瘘或窦道内分泌物做涂片和浓缩法检查或培养,可查出病原菌或结核分枝杆菌。在寻找原发病灶时,应特别注意肿大淋巴结的淋巴接纳区域。常需与恶性病变鉴别,必要时应切除肿大的淋巴结做病理检查。淋巴系统造影 X 线检查或核素检查亦有助于淋巴结肿大的鉴别诊断。

2. 治疗

(1) 局部治疗

1) 外敷消炎散以消炎止痛。

2) 结核性淋巴结炎如有穿破成瘘,可在切除窦道刮除病变组织的基础上,用链霉素敷贴。

3) 封闭疗法:脓肿尚未形成时可用青霉素、普鲁卡因溶液做淋巴结周围封闭。

(2) 抗菌药物:急性淋巴结炎应首先控制炎症,避免扩散,选用有效足量的抗生素如青霉素、链霉素或其他广谱抗生素,亦可根据标本的药敏试验选择用药。结核性淋巴结炎可选用异烟肼 100mg,每日 3 次,长期使用 18～24 个月,必要时联合其他抗结核药物。

(3) 手术治疗:化脓性淋巴结已伴有口底间隙脓肿或蜂窝织炎时,应做切开引流术,以排除脓液及坏死组织。对抗结核药物治疗效果不佳的单个或活动增殖性淋巴结结核,可采用手术切除并做病理检查。

淋巴结炎及淋巴管炎需详细询问病史,体检,进行血清学检测,根据病原给予针对性的治疗。

(二) 急性淋巴管炎

急性淋巴管炎(acute lymphangitis)是淋巴管道的炎症,通常发生在皮下组织。常由 A 组链球菌经损伤破裂的皮肤或黏膜侵入组织的淋巴间隙继而进入淋巴管内,引起淋巴管及其周围的急性炎症。愈合时常发生淋巴阻塞,有时引起持久的淋巴水肿。

急性淋巴管炎有网状和管状两种临床类型。网状淋巴管炎亦称丹毒。管状淋巴管炎常见于四肢,以下肢为多,常并发于足癣感染。管状淋巴管炎又分为浅、深两种。浅层淋巴管炎可在伤口近侧出现一条或多条"红线",硬而有压痛,数毫米至数厘米宽的红线由感染初发部扩展至局部淋巴结,引起淋巴结的肿大和压痛,常见患肢末梢水肿。深层淋巴管炎则不出现红线,而患肢出现肿胀,有压痛。

实验室检查:白细胞计数升高;常可从原发灶经分泌物的涂片和培养明确病原菌,有时血培养亦可发现病原菌。

治疗主要是针对原发病灶的处理。急性淋巴管炎最初应使用青霉素治疗。轻症患者,普鲁卡因青霉素 80 万 U,每日 2 次;急症患者应使用水剂青霉素肌内注射,80 万～200 万 U,每 4～6 小时 1 次。如果是葡萄球菌感染,应使用耐酶青霉素。对于孢子丝虫病的最初治疗,碘化钾饱和溶液是有效的。

(三) 丹毒

1. 临床表现 丹毒是皮肤及其网状淋巴管的急性炎症,由乙型溶血性链球菌从皮肤、黏膜的细小伤口入侵所致。丹毒的好发部位为下肢和面部,常可找到病原菌侵入的基础病灶,如小腿皮炎、足癣,面部丹毒来自鼻腔黏膜损害。丹毒蔓延很快,全身反应较剧,但很少有组织坏死或化脓,治愈后容易复发。金黄色葡萄球菌亦可引起本病。起病急,患者常有头痛、畏寒、发热。局部表现为片状红疹,颜色鲜红,中间较淡,边缘清楚,并略隆起。手指轻压可使红色消退,但在压力除去后,红色即很快恢复。在红肿向四周蔓延时,中央的红色消退、脱屑,颜色转为棕黄。红肿区有时可发生水疱,偶有脓疱或坏疽。局部有烧灼样痛。附近淋巴结常肿大,足癣或血丝虫病可引发下肢丹毒的反复发作(复发性丹毒);多次复发导致淋巴管受阻时可引起淋巴水肿,日久可形成腿部象皮肿。

2. 治疗　需卧床休息。对发热等感染中毒症状等需对症治疗。对老年患者应注意防治支气管肺炎、心力衰竭和其他并发症。对诱发病灶要同时给予相应处理。

首选青霉素 480 万 ~ 800 万 U/d 静脉滴注,过敏者用红霉素 1 ~ 1.5g/d 静脉滴注,或选用环丙沙星每次 0.2g,每日 2 次静脉滴注,或口服左氧氟沙星每次 0.2g,每日 2 次,也可选用头孢唑林 6g/d 静脉滴注。一般 10 ~ 14 日为 1 个疗程,在皮损消退后,应维持一段时间,也可内服磺胺药物。对复发性丹毒比治疗急性丹毒的用药疗程要长些,尽量避免复发,以免淋巴水肿不断发展。

非糖尿病四肢患者,抬高患肢,予青霉素 G 100 万 ~ 200 万 U 静脉滴注,每日 4 次;或头孢唑林 1g 静脉滴注,每日 3 次。若青霉素过敏,予万古霉素 15mg/kg 静脉滴注,每日 2 次。退热后,青霉素 V 钾 500mg,口服,每日 4 次。总疗程 10 日。面部丹毒,予万古霉素 1g 静脉滴注,每日 2 次;如体重超过 100kg,改为 1.5g。糖尿病患者,早期轻症予以 TMP-SMX(1 ~ 2 片,每日 2 次口服)+青霉素 V 钾(500mg,每日 4 次口服);重症者予以静脉滴注亚胺培南或美罗培南或厄他培南联合利耐唑胺 600mg,静脉滴注或口服,每日 2 次,或静脉滴注万古霉素或达托霉素 4mg/kg,每日 1 次。

(赵英仁)

第二节　眼 部 感 染

细菌、真菌、病毒及衣原体等病原微生物均可感染眼部,导致眼睑感染、眼眶感染、结膜炎和角膜炎甚至眼内炎等。眼部经常暴露于病原微生物中,据调查,新生儿正常的结膜囊内是无菌的,成人结膜囊在正常情况下是带菌的,包括干燥杆菌、葡萄球菌、肺炎链球菌等,但在正常情况下这些细菌并不致病,这是因为当结膜和角膜上皮完整时,细菌不易入侵;眼睑的瞬目活动和泪液的冲洗作用使眼部得以保持干净,细菌不易存留;泪液中还含有溶菌酶等,有杀菌作用,眼局部温度较低,不适于细菌生长。因此,只有当机体免疫力下降、眼部损伤或细菌的毒力较强时,才会导致眼部感染。由于眼部感染可导致严重的后果,因此医生对此应高度重视,尽早诊断与

防治。

一、眼带状疱疹

眼带状疱疹(herpes zoster ophthalmicus)是由水痘-带状疱疹病毒感染所致,水痘-带状疱疹病毒是一组中等大小有包膜的 DNA 病毒,有嗜皮肤性和嗜神经性。水痘-带状疱疹病毒进入三叉神经节中保持终身潜伏状态,当机体免疫功能下降时或在其他外界刺激诱导下,病毒即被激活而发病。本病多发生于 40 岁以上的成年人。其典型的病变多在三叉神经第一主支眼分布的区域即额、上睑及鼻部的一部分皮肤,发生群集性水疱样皮疹,但不跨越睑及鼻部的中央界线,仅局限于一侧。

(一)诊断

1. 临床表现　发病前有轻重不同的前驱症状,如寒战、恶心、呕吐等全身不适;数日后,疱疹出现前有畏光、流泪及沿神经分布出现剧痛等。疱疹呈带状排列,大小不一,初为无色透明,继而混浊化脓,约 2 周后结痂脱落,留有瘢痕或色素沉着。疱疹分布于单侧三叉神经第 1 支和第 2 支分布区,不超过颜面中线。常并发结膜炎、角膜炎、虹膜睫状体炎,偶可发生眼肌麻痹等。

2. 实验室检查　血常规检查白细胞总数和分类基本正常。病毒培养可分离出水痘-带状疱疹病毒。结合临床表现即可诊断。

(二)治疗

1. 局部治疗　局部用 0.1% ~ 0.2%疱疹净溶液湿敷,或 1%阿糖胞苷霜涂布或用阿昔洛韦溶液湿敷。合并角膜炎时,局部应用 0.1% ~ 0.2%疱疹净,并辅散瞳、热敷等治疗。

2. 对症治疗　可服用复方阿司匹林等止痛药物。

3. 抗病毒治疗　可肌内注射维生素 B$_1$、丙种球蛋白或干扰素。阿昔洛韦口服每次 1 200mg,每 4 小时 1 次;或 1g/d,分次给予,连续 5 ~ 7 日或静脉滴注,一次用量 5mg/kg,加入液体内,滴注时间为 1 小时,每 8 小时 1 次,连用 7 日。

二、睑腺炎

睑腺炎(hordeolum)俗称麦粒肿,是一种常见的眼睑腺体及睫毛毛囊的急性化脓性炎症,青少年多发,且该病容易反复发作。病原体多为葡萄球菌,多经睑腺在睑缘的开口处进入腺体,从而引起炎症,化脓后可从充血的睑结膜表面透见灰黄色脓头,脓头

从睑结膜面破溃后,脓液流入结膜囊内,红肿即可消退。如果睑板未能穿破,同时致病菌的毒性较强烈,则炎症扩散到整个睑板组织,形成眼睑脓肿。

(一) 诊断

(1) 外睑腺炎:发生在 Zeis 腺、睫毛毛囊或其附属腺 Moll 腺体的炎症,则称外睑腺炎(外麦粒肿)。初起时痒感逐渐加剧,睑局部水肿、充血,有胀痛或眨眼时疼痛,伴压痛,近睑缘处可触及硬结,发生在外眦部者疼痛特别显著,外侧球结膜也发生水肿。炎症严重时可出现上睑或下睑弥漫性红肿。轻者经治疗或未治疗可自行消退,或 3～5 日后硬结逐渐软化,在睫毛根部有黄色脓头,积脓一旦穿破皮肤,向外排出,则红肿迅速消退,疼痛也随之消失;重者常伴耳前或颌下淋巴结肿大并有压痛,致病菌毒力强者或全身抵抗力弱者,炎症可由一个腺体扩展到其他腺体,形成多个脓点,可发展为睑蜂窝织炎,伴畏寒、发热等全身症状。

(2) 内睑腺炎:发生在睑板腺内的称内睑腺炎(内麦粒肿)。常出现眼睑红肿、疼痛,主要因为发炎的睑板腺被致密的睑板纤维组织包绕。红肿一般较外睑腺炎轻,但疼痛却较之为重。在脓肿尚未穿破之前,相应的睑结膜面充血,常隐见黄色脓头,可自行穿破。少数情况下,脓液可从睑板腺的管道向外排出,但较为常见的是脓液突破睑板和结膜的屏障,而流入结膜囊内,脓液排出后,红肿即消退。如果致病菌毒性强烈,则在脓液未向外穿破前,炎症已扩散,侵犯整个睑板而形成眼睑脓肿。

根据典型病史及查体见眼睑隆起,红肿,有时可伴球结膜水肿;触诊可及硬结,边界清,伴压痛,即可基本诊断。

(二) 治疗

早期采用超短波治疗或局部热敷,促进浸润和硬结的吸收或化脓。局部滴抗生素眼药水、涂眼药膏。已出现脓头时应切开排脓,切口应与睑缘平行。腔大脓多者应放入橡皮条引流,并每日换药,无脓时取出引流条,1～2 日后即能愈合。重者及伴淋巴结肿大者,应全身使用抗菌药物。对顽固复发者可用自身疫苗或混合疫苗注射治疗。

三、慢性泪囊炎

慢性泪囊炎(chronic dacryocystitis)是由于鼻泪管的阻塞和鼻腔内的慢性炎症,使泪液不能导入鼻腔内而积存于泪囊内,从而继发慢性阻塞性感染。

目前认为泪道阻塞造成泪液潴留是慢性泪囊炎发病的主要原因,导致慢性泪囊炎的致病菌种类繁多,致病菌中除了需氧菌之外,还有厌氧菌和真菌等多种病原菌。泪囊中需氧及兼性需氧菌混合生长消耗了含氧量的同时也为厌氧菌提供了生长环境。慢性泪囊炎危害严重,常被称为眼球旁的"定时炸弹",因其治疗效果直接关系到患者的生活质量而备受重视。

(一) 诊断

患者主要表现为溢泪,迎风加重,出现外表皮肤潮红湿润、湿疹、睑缘炎,严重者眼睑外翻。挤压泪囊时有分泌物自泪点溢出,可为浆液性、黏液性、黏液脓性或脓性。冲洗泪道不通,液体回流,部分内眦部皮肤隆起呈青蓝色,挤压时有大量黏液,称之为泪囊黏液囊肿。碘油造影可见鼻泪管阻塞及确定泪囊的大小和形态。

(二) 治疗

治疗慢性泪囊炎的关键在于扩张疏通阻塞的泪道,经保守疗法及单纯泪道冲洗加探通治疗常可致失败,故目前多以手术治疗为主。其中鼻腔泪囊吻合术(DCR)是通过手术在鼻腔和泪囊之间建立引流通路,重新建造泪液流出通道,且符合人体生理结构需求,鼻腔泪囊吻合术是治疗慢性泪囊炎术后复发率最低和最有效的方法,不易堵塞。DCR 常作为手术的首选,若条件不具备或不适合 DCR 手术的患者,可行泪囊摘除术。随着医学科技的发展,眼科新技术不断应用于临床,特别是激光技术的应用,使治疗慢性泪囊炎的方法在原有的基础上不断得到补充。目前 YAG 激光和 KTP 激光治疗泪道阻塞已广泛应用于临床,由于其成本较低、耗材少、手术操作简单,对其他组织损伤小,患者术中痛苦小且出血少(激光具有烧灼止血作用),手术不改变原有通道,具有良好的反复操作性,手术失败后仍可选择其他手术方式,颜面部不留瘢痕,不会影响患者美观,在门诊治疗随治随走,无需住院治疗,所以更容易被患者所接受。在临床实际操作中,临床医生应根据不同治疗方法的疗效及适应证不同,制定合理的治疗方案。

四、急性泪囊炎

急性泪囊炎(acute dacryocystitis)多由慢性泪囊炎向泪囊周围组织扩散所致,少数为感染细菌毒力过强而引起的原发性急性炎症。与致病细菌的毒力强或机体抵抗力弱有关。常见致病微生物有肺炎链球菌、金黄色葡萄球菌、乙型溶血性链球菌、流感病毒等。本病常见于中年女性,多单眼发病,若及时治疗,预后良好。临床主要表现为泪囊及其周围组织突发红、肿、热、痛。

(一) 诊断

常有慢性泪囊炎史。泪囊部高度红、肿、热、痛,重者同侧面部鼻部红肿,耳前及颌下淋巴结肿大、压痛,伴体温升高、全身不适。脓肿穿破皮肤可形成泪囊瘘。

(二) 治疗

炎症早期超短波治疗或局部热敷,局部热敷 2 ~ 3 次/d,可促进炎症消退或加速化脓,形成脓肿时应切开排脓,切口应依皮肤纹理先垂直,然后下端向颞侧呈半弧形,长约 8mm,排脓后放入引流条,每日换药,无脓排出时,除去引流条。用药物控制感染,全身可应用抗菌药物如青霉素类药物、庆大霉素肌内注射或静脉滴注,口服琥乙红霉素等。反复发作或瘘管长期不愈合者,应在炎症完全消退后将泪囊及瘘管摘除,或行泪囊鼻腔吻合术,同时切除瘘管。

五、急性泪腺炎

急性泪腺炎可由各种传染性疾病引起,如腮腺炎、流行性感冒、伤寒、肺炎、急性咽喉炎等,也可由周围组织炎症蔓延所致。常见的病原菌包括葡萄球菌、肺炎链球菌等,少数病例为病毒所致。双侧或单侧发病,睑部泪腺较眶部泪腺更易受累。从解剖学来看,由于泪腺位于眶上缘下,受其严密保护不易遭受外伤,且腺的排出管口向下,不易受感染;同时,泪腺排泄系统周围的单核-吞噬细胞对细菌及病毒性感染具有一定的抵抗作用,故在临床上本病少见。临床上易和睑腺脓肿或眶蜂窝织炎相混淆,因此造成误诊或漏诊机会较多。

(一) 诊断

临床病变限于睑部腺或眶部腺,甚至同时发炎,局部疼痛流泪,上睑外 1/3 处睑缘红肿,上睑下垂(炎症),同时伴有眼睑高度水肿,若提起上睑,令眼球下转时,可见泪腺膨出部分,严重者可使眼球向下内出移位,耳前淋巴结肿大压痛,通常 1 ~ 2 周后炎症消退,化脓者可自行穿破形成暂时性瘘管,亦有可能转变成亚急性或慢性。

(二) 治疗

主要措施为治疗原发病,局部热敷,全身应用抗菌药物控制感染。化脓后则应切开排脓,病变在睑部者由结膜面切开,在眶部者则自皮肤面切开。

六、急性卡他性结膜炎

急性卡他性结膜炎俗称暴发火眼,系因葡萄球菌、肺炎双球菌、嗜血流感杆菌、溶血性链球菌等引起的急性感染病。急性卡他性结膜炎发病急,多双眼发病,结膜充血,有脓性或黏液性分泌物,有自发痊愈趋势。一年四季均可发生,可以散发,也可以成群发生。

(一) 诊断

起病急,常在感染病原菌后数小时至 1 日内发病。双眼同时或先后发病。主要表现为眼异物感、烧灼刺痛,结膜充血,色泽鲜红,结膜水肿,结膜囊内有大量黏液或黏液脓性分泌物。晨间起床或睡眠后分泌物使睫毛粘住而不能睁眼。视力一般不受影响,可出现一时性视物模糊,系因分泌物附于角膜表面所致,当擦拭或冲洗掉分泌物后视力即可恢复。严重者眼睑显著肿胀,球结膜高度充血、水肿,还常有结膜下点状、片状出血,渗出物可以形成假膜。婴幼儿患者还可以伴有上呼吸道感染。整个病程 5 ~ 10 日。当畏光、流泪和疼痛症状明显时,多为角膜受累的表现。无耳前淋巴结肿大圈,睑结膜刮片细胞学检查可见中性粒细胞,结合临床症状可诊断本病。

(二) 鉴别诊断

应注意与急性虹膜睫状体炎和急性闭角型青光眼进行鉴别。急性虹膜睫状体炎和急性闭角型青光眼为睫状充血或混合充血,而结膜炎则是结膜充血,两种充血鉴别见表 21-2-1。急性虹膜睫状体炎裂隙灯显微镜下可见角膜灰白色角膜后沉着物(KP),房水混浊;而急性闭角型青光眼则前房浅,瞳孔扩大,眼压升高等。三者有明显区别,这三种疾病鉴别见表 21-2-2。

表 21-2-1 结膜充血与睫状充血的鉴别

鉴别要点	球结膜充血	睫状充血
起源	结膜血管	角膜缘血管网
部位	越靠近穹隆部充血越明显	越靠近角膜缘充血越明显
形态	血管呈树枝状分布	与角膜缘呈垂直状态
颜色	鲜红色	深红色
结膜移动性	可随结膜移动	不随之移动
1%肾上腺素点眼	充血可消失	不消失
病种	结膜病	角膜及虹膜睫状体病

表 21-2-2　急性卡他性结膜炎与急性闭角型青光眼及急性虹膜睫状体炎鉴别诊断

鉴别要点	急性卡他性结膜炎	急性闭角型青光眼	急性虹膜睫状体炎
症状	异物感、烧灼感、黏液或脓性分泌物	眼剧烈胀痛伴头痛、恶心、呕吐	轻度眼痛、头痛、畏光、流泪
视力	正常	高度减退	不同程度减退
充血	结膜充血	混合充血	睫状充血或混合充血
角膜	透明	水肿、呈雾状混浊	透明、角膜后有沉着物
瞳孔	正常	散大、常呈垂直卵圆形	缩小、常呈不规则形
前房	正常	浅、房水轻度混浊	正常或深、房水混浊
眼压	正常	明显升高	多数正常

（三）治疗

分泌物多者可用生理盐水或 3% 硼酸水冲洗,局部冷敷。抗生素眼药水滴眼,如 0.1% 利福平、0.5% 庆大霉素或卡那霉素等。每日 4~6 次,重者可每小时 1 次。睡前用 0.5% 四环素、红霉素眼药膏,也可用诺氟沙星滴眼液等点眼。值得注意的是,急性卡他性结膜炎是由葡萄球菌、肺炎链球菌、流感嗜血杆菌、溶血性链球菌等引起的急性传染病,可采用"卡那霉素、金霉素、红霉素"联合治疗该病,其原理为卡那霉素为广谱抗生素,对葡萄球菌、肺炎链球菌、溶血性链球菌等多种细菌均有很强的杀菌作用;红霉素对葡萄球菌属、各组链球菌及革兰氏阳性杆菌均具抗菌活性,对军团菌属、胎儿弯曲菌、某些螺旋体、肺炎支原体、立克次体属和衣原体属也有抑制作用;金霉素的作用机制主要是抑制细菌蛋白质合成,对眼部常见革兰氏阳性细菌及沙眼衣原体有抑制作用。三者联用相互协同,临床效果明显。其优点为经济、见效快、疗效确切,并能明显缩短病程,实为基层医务工作者应掌握的一种治疗方法。在临床上应结合具体情况合理应用。

（四）预防

要对个体或集体发病者做好消毒隔离,个人生活用品专用,不进入公共游泳池等。

七、慢性卡他性结膜炎

慢性卡他性结膜炎是由多种原因引起的结膜慢性炎症,多为双侧发病。非感染因素是本病最常见的原因,不良环境因素对眼部的长期刺激,如风沙、烟尘、有害气体等;某些眼病的影响,如倒睫、慢性泪囊炎、泪道阻塞、睑缘炎、屈光不正及隐斜视等;长期应用某些刺激性药物或化妆品等均可引起结膜的慢性炎症。感染因素所致本病最常见的细菌是金黄色葡萄球菌和莫拉菌,由于这两种细菌均有引起眼睑炎症的潜能,故它们引起的急性结膜炎也可迁延不愈而转为慢性炎症,此外,表皮葡萄球菌、大肠埃希菌、肺炎克雷伯菌、沙雷菌也是较为常见的致病菌,肺炎链球菌及其他链球菌也可引起慢性结膜炎,尤其是合并慢性泪囊炎者。

（一）诊断

根据病因的不同,自觉症状和眼部表现各不相同,患者自觉异物感、干涩感、痒、刺痛及视力疲劳等。眼部检查时,轻者仅表现为睑结膜轻度充血,表面光滑,结膜囊内可有少许黏性分泌物;慢性炎症长期刺激者,则表现为睑结膜充血、肥厚、乳头增生、呈天鹅绒样,有黏液或黏液脓性分泌物。

（二）治疗

应注意适当休息,由于金黄色葡萄球菌的感染常合并眼睑的炎症,故单纯的短期局部治疗常常无效,需长期治疗,治疗应同时包括眼睑的清洁,可用稀释得比较温和的溶液清洗睑缘,晚上用杆菌肽等抗革兰氏阳性菌的眼膏,对病情顽固不愈或伴有酒渣鼻的患者,辅以全身用药,可口服多黏菌素。常用的局部抗菌药物包括多黏菌素 B、妥布霉素、环丙沙星、氧氟沙星,对于耐药金黄色葡萄球菌的感染可用 1% 甲氧西林滴眼液。对于非感染因素引起的慢性结膜炎,首先要去除病因,改善工作和生活环境,谨慎应用抗菌药物,以免造成局部菌群失调、加重病情。

八、流行性角膜结膜炎

流行性角膜结膜炎(epidemic keratoconjunctivitis,EKC)是一种病毒感染所致的眼部传染性疾病,常年均可发病。本病常见致病病原体是腺病毒,以腺病毒Ⅷ型最常见。其主要的传播途径有通过直接接触感染者眼部分泌物和间接通过被污染的物体表面、器械或溶剂传播,可造成暴发流行。有研究资料显示,EKC 对于 5 岁以下角膜损害的出现率为 55%,7~75 岁的出现率高于 80%,如未及时采取有效的治疗措施,多数患者会在炎症消退后出现角膜混浊,故应尽快对症治疗,避免角膜并发症。

(一) 诊断

与患者有接触史,潜伏期 5~12 日。眼睑红肿、结膜充血,耳前淋巴结肿大,且有压痛。刺激症状明显,畏光流泪,分泌物为水样。睑结膜与穹窿结膜出现滤泡。发病 7~10 日后角膜有点状混浊,影响视力,不发生溃疡。持续数月或数年后才能吸收,重者遗留云翳。

结膜囊分泌物涂片行吉姆萨(Giemsa)染色,显示有淋巴细胞、变性上皮细胞及少许多形核白细胞。有假膜形成者,则以中性粒细胞为主。病毒分离可以作出明确的诊断,但必须早期培养,第一周大部分患者为阳性,以后则明显减少。结膜上皮刮片的直接和间接免疫荧光试验是简单和可靠的诊断方法。

结合上述临床及实验室检查即可明确诊断。

(二) 治疗

以局部治疗为主,主要为支持治疗,无特效药物。常用抗病毒滴眼液,如 0.5% 阿昔洛韦、0.2% 阿糖胞苷或 4%~5% 吗啉双胍(ABOB)等眼药水,睡前用阿昔洛韦眼药膏,可口服吗啉双胍、阿昔洛韦、板蓝根等。因不常合并细菌感染,一般不需使用抗菌药。

(三) 预防

患者接触过的物品要严格消毒,注意个人卫生,早期发现患者及时隔离。

九、包涵体性结膜炎

包涵体性结膜炎是沙眼衣原体中 D-K 抗原型衣原体所致的结膜炎,是一种通过性接触或产道传播的急性或亚急性滤泡性结膜炎,好发于性生活混乱的年轻人,多为双侧。衣原体感染男性尿道和女性子宫颈后,通过性接触或手-眼接触传播到结膜,游泳池可间接传播疾病。新生儿经产道分娩也可能感染。由于表现有所不同,临床上又分为新生儿和成人包涵体性结膜炎。未治疗的包涵体性结膜炎持续 3~9 个月,平均 5 个月。采用标准方案治疗后病程缩短,复发率较低。

(一) 诊断

1. 新生儿包涵体性结膜炎　本病系出生时由母亲阴道内含有的衣原体感染。症状较轻,双眼发病,结膜充血,乳头增生,有黏液或脓性分泌物。潜伏期 7 日左右。病变数周后转为慢性,以后可出现滤泡,3~12 个月恢复,不留瘢痕。

2. 成人包涵体性结膜炎　可由阴道或尿道分泌物通过手、毛巾等感染或通过游泳池感染。单眼先发病,另一眼再感染,眼睑肿胀,结膜充血,羞明流泪,7 日后结膜出现滤泡,分泌物为黏液脓性,耳前淋巴结肿大。发病 3~4 周后病情减轻,但仍有眼睑肿胀与滤泡,无血管翳。发病 3~6 个月恢复正常,但可伴有浅层点状角膜炎。

取分泌物涂片或结膜刮片行吉姆萨染色,可见到中性粒细胞,部分上皮细胞内可见衣原体性包涵体,也可做免疫荧光素标记抗体检查及酶联免疫吸附试验进行诊断。结合临床即可确诊。

(二) 治疗

新生儿包涵体性结膜炎在未确诊前应按淋球菌性结膜炎处理,如应用抗生素眼药水或眼药膏点眼等。成人包涵体性结膜炎按沙眼给予局部和/或全身应用抗生素。

十、急性出血性结膜炎

急性出血性结膜炎(acute hemorrhagic conjunctivitis,AHC)也称为流行性出血性结膜炎,俗称"红眼病",主要由肠道病毒 70 型(EV70)、柯萨奇病毒 A24 变种引起,现已波及世界各地,成为目前人类最常见的眼病之一。本病具有发病快、传染性强并可有结膜下出血和角膜上皮损害等特点。患者是该病的主要传染源,其眼部分泌物及泪液均含有病毒。本病多发生于夏秋季节,主要通过水或直接接触传染。人类对本病普遍易感,各年龄组均可感染发病,无性别差异。多数病例在发病时可有耳前颌下淋巴结肿大,并有压痛。该症状随结膜炎的消退而消失。极少数病例尚可出现虹膜炎的改变。

(一) 诊断

1. 临床表现　该病起病急,潜伏期短,一般在数小时至 24 小时内发病,最长可达 6 日。双眼可同时起病或先后起病,刺激症状重,患者迅速出现异物感,眼部刺痛、流泪、畏光以及水样分泌物增多。少数患者可有全身发热、乏力、咽痛及肌肉酸痛等症状。

2. 实验室检查

(1) 眼部分泌物检查:病毒分离获得阳性结果及分泌物中检测出 EV70 或柯萨奇病毒 A24 抗原或眼分泌物中 IgA 抗体阳性可确诊。

(2) 血清学检查:血液中检测出 EV70 或柯萨

奇病毒 A24 IgM 抗体,或恢复期血清中 EV70 或柯萨奇病毒 A24 IgG 抗体滴度比急性期升高 4 倍以上,或抗体由阴性转为阳性。

（3）PCR 检查:近年发现逆转录聚合酶链反应（RT-PCR）检测 EV70 RNA 为快速的诊断方法。

在夏秋季,依据有直接或间接接触史、2～3 小时或 1～2 日潜伏期,急剧发病或暴发流行性、传播快的急性结膜炎或角结膜炎,具有结膜高度充血、水样分泌物增多、耳前淋巴结肿大,部分伴有角膜上皮性病变等特征,可作出临床诊断,结合实验室检查可确诊。

（二）鉴别诊断

本病应与其他病毒或细菌引起的急性结膜炎鉴别。如流行性角膜结膜炎、咽结膜炎及急性卡他性结膜炎等。

（三）治疗与护理

本病为自限性疾病,目前尚无特异的治疗药物。临床可用抗病毒眼液,如 0.1% 碘苷滴眼液（疱疹净眼液）、5% 盐酸吗啉双胍眼液（病毒灵眼液）、干扰素眼液或 0.2% 阿糖胞苷眼液,开始时每小时 1 次,3 日后逐渐减少次数,晚间涂环胞苷眼膏或抗生素眼膏。有角膜上皮病变的患者加用表皮生长因子眼液或眼表面润滑剂或人工泪液促进上皮修复及保护上皮。有前房炎性反应时加用散瞳剂或非甾体抗炎药。目前对使用肾上腺皮质激素治疗本病基本持否定态度,因肾上腺皮质激素虽可减轻局部炎症和减轻眼部症状,但用药后往往引起慢性结膜炎、角膜溃疡等并发症。

（四）预防

1. 加强疫情监测与管理 建立健全监测网,加强疫情监测,及时掌握其流行动态。

2. 隔离传染源 严格隔离患者是预防本病扩散的重要措施。患者家庭内应采取严密的隔离措施,做到生活用具分开使用并定期消毒等。

3. 切断传播途径 加强健康教育,普及卫生知识,提高公众的防护意识和城市公共卫生水平,搞好个人卫生,每个人的洗脸用具、化妆用品应分开。患结膜炎的医务人员应暂时脱离医疗岗位。流行期间应禁止患者到游泳池、浴室、理发店或影剧院等公共娱乐场所,防止疾病扩散。做好人口密集场所急性出血性结膜炎防治知识,良好卫生习惯的宣传教育是控制急性出血性结膜炎暴发和流行的重要环节。

十一、淋球菌性结膜炎

淋球菌性结膜炎也称淋病眼或淋菌性脓漏眼,由淋球菌感染所致,是一种极为剧烈的急性化脓性结膜炎,临床上分为成人性、新生儿性及转移性。其传染途径有所差异,是严重的细菌性结膜炎。本病的特点为高度眼睑、结膜充血水肿及大量脓性分泌物,如治疗不及时,短时间内将发生角膜溃疡及穿孔,导致失明的严重后果。

（一）诊断

1. 成人性淋球菌性结膜炎 有淋菌性尿道炎或有接触淋病患者污染物史。发病急,单眼或双眼同时发病。眼部有灼热、疼痛感。眼睑红肿严重,以至于难于分开眼睑,球结膜高度充血水肿,有小出血点或假膜。分泌物多,初为血水样,继之为黄脓性。角膜并发症常见,初为浸润,渐变黄、坏死、破溃,甚者于 1～2 日内穿孔。分泌物涂片为革兰氏阴性双球菌。患者多于 4～6 周转入慢性期,眼睑红肿渐消失,结膜肥厚等。

2. 新生儿淋球菌性结膜炎 潜伏期小于 48 小时,症状与成人患者相似,但较轻,角膜并发症少。

3. 转移性淋球菌性结膜炎 临床表现与成人患者相同,常伴有淋病性关节炎。

（二）治疗

由于淋球菌性结膜炎病情凶险、发展迅速、后果严重,所以应采取积极有效的治疗方法,在一般结膜炎局部抗菌药物治疗的同时,强调全身用药,以更加快速有效地抑制病原菌。

1. 局部治疗 应用 0.9% 氯化钠溶液或 3% 硼酸溶液冲洗结膜囊,直至分泌物减少为止。青霉素皮试阴性者可用 2 000～5 000U/ml 青霉素溶液滴眼,每分钟 1 次;如 1 小时后分泌物减少,可改为 5 分钟 1 次;如分泌物进一步减少,可改为每 30 分钟 1 次。应连滴 2～3 日或更长时间。如有溃疡或角膜浸润者,同时治疗并发症,并应用散瞳剂。

2. 药物治疗 可应用青霉素 80 万 U,肌内注射,每 4～6 小时 1 次。对青霉素过敏者,可选用磺胺类药物或其他抗生素。

（三）预防

发现病例及时进行疫情上报。淋菌性尿道炎者应及时治疗,并防止污染物接触眼部。应隔离患者,并对患者所用物品进行消毒处理。医务人员处理接触患者的物品时应戴手套。新生儿出生后应用氯霉素或其他抗生素滴眼。医务人员在接触患者时应穿隔离衣,并注意戴防护眼镜。

十二、沙眼

沙眼是由沙眼衣原体引起的一种慢性传染性结

膜角膜炎。因其在睑结膜表面形成粗糙不平的外观,形似沙粒,故名沙眼。本病病变过程早期结膜有浸润,如乳头、滤泡增生,同时发生角膜血管翳;晚期由于受累的睑结膜发生瘢痕,以致眼睑内翻畸形,加重角膜的损害,可严重影响视力甚至造成失明。潜伏期5~14日,双眼患病,多发生于儿童或少年期。

(一)诊断

1. 流行病学　家庭成员间可通过眼-手或物-眼传播,多发生于儿童阶段。

2. 临床表现　多为急性发病,患者有异物感、畏光、流泪,有很多黏液或黏液性分泌物。数周后急性症状消退,进入慢性期,此时可无任何不适或仅觉眼易疲劳。如于此时治愈或自愈,可不留瘢痕。但在慢性病程中,于流行地区,常有重复感染,使病情加重。角膜上有活动性血管翳时,刺激症状变为显著,视力减退。晚期常因后遗症,如睑内翻、倒睫、角膜溃疡及眼球干燥等,症状更为明显,并严重影响视力,甚至失明。

(1) 结膜病变:可见结膜肥厚、充血,血管轮廓模糊。乳头肥大、滤泡增生、结膜粗糙不平,呈绒状颗粒。瘢痕形成是特征性病变,乳头和滤泡逐渐破溃、坏死,形成线状或网状瘢痕,最后变成灰白色平滑的瘢痕,以上病变以结膜上穹及上眼睑最为明显。

(2) 角膜血管翳:在角膜上缘血管呈垂帘状,伸入角膜透明区。

(3) 沙眼分期:Ⅰ期(进行期)即充血的睑结膜上乳头和滤泡并存,有角膜血管翳。Ⅱ期(退行期)即自瘢痕开始出现至大部分变为瘢痕,仅残留少许活动性病变为止。Ⅲ期(完全结瘢期)即活动性病变完全消失,代之以瘢痕,无传染性。

根据活动性病变(乳头和滤泡)占上睑结膜的范围,以"+""++""+++"等级表示程度:①轻度(+),占1/3面积以下;②中度(++),占1/3~2/3者;③重度(+++),占2/3以上者。

在临床上,典型的沙眼可以根据睑结膜有乳头和滤泡增生,以及角膜血管翳及结膜瘢痕的出现,较容易诊断。对早期沙眼的诊断尚有一定困难。有时只能初步诊断为"疑似沙眼"。凡在下列第一项基础上兼有其他三项之一者,即可诊断为沙眼:①结膜上穹部和上睑板结膜血管模糊充血,乳头增生或滤泡形成,或二者兼有;②用放大镜或裂隙灯检查可见角膜血管翳;③结膜上穹或/和上睑结膜出现瘢痕;④结膜刮片有沙眼包涵体。

(二)治疗

原则上以局部用药为主,机械疗法为辅。重症

沙眼尚需结合全身治疗。治疗沙眼要有耐心和信心,常需要坚持数月才能达到预期疗效。

1. 局部用药　治疗沙眼常用的眼药水有15%磺胺醋酰钠、5%磺胺嘧啶或0.25%氯霉素等眼药水,每日3~4次,晚间可涂四环素可的松眼膏,坚持用药1~2个月即可奏效。0.1%利福平眼药水和0.1%肽丁胺眼药水对各型沙眼有较好疗效。眼部滴用化铁丹或黄连西瓜霜眼药水也有效。

2. 手术疗法　滤泡型沙眼可施行滤泡压榨术。瘢痕型沙眼导致的睑内翻,可用睑内翻矫正术进行矫正。

3. 全身用药　急性期或严重沙眼,可口服磺胺剂、螺旋霉素、多西环素或新霉素。

(三)预防措施

1. 注意个人卫生,不用脏手揉眼睛。脸帕、脸盆个人专用,毛巾、手帕要经常洗晒,最好用流水洗手、洗脸。

2. 集体场所如学校、幼儿园、工厂等单位,应做到流水洗手、洗脸。发现患者尽快治疗,以免扩散。

3. 加强卫生宣传教育,普及沙眼的防治知识。特别是学校、幼儿园每年体检后,要及时对沙眼患者进行治疗,以消灭传染源。

4. 保护环境卫生,植树造林,减少灰尘,净化环境。

十三、单纯疱疹性角膜炎

单纯疱疹性角膜炎(herpes simplex keratitis, HSK)是一种常见的严重致盲性眼病,近年来发病率有明显升高的趋势,在角膜病致盲中已上升为首位。本病系由单纯疱疹病毒(HSV)感染所致,多发于儿童期,表现为唇部疱疹、皮肤疱疹,或急性滤泡性结膜炎。原发感染后病毒潜伏在三叉神经节内,一旦机体抵抗力下降,如感冒、发热、疲劳、月经或局部用肾上腺皮质激素及创伤刺激之后,病毒活化,引起多种形式的角膜炎,并易反复发作。

(一)诊断

1. 临床表现　最常见于上呼吸道感染发热后,也可与劳累、创伤等有关,眼部症状与其他急性活动性角膜炎相似。其临床特点为反复发作,多次发作使角膜混浊逐次加重,最终可导致失明。

(1) 原发性单纯疱疹病毒感染:常见于幼儿。超过94%感染HSV的幼儿并不发病,发病的幼儿通常表现在口唇部,而眼部并不受累。患儿表现为全身发热、耳前淋巴结肿大、唇部或皮肤疱疹等,这一时期的病变常有自限性。眼部受累表现为急性滤泡

性结膜炎、假膜性结膜炎、眼睑皮肤疱疹、点状或树枝状角膜炎。树枝状角膜炎特点为树枝短，出现时间晚，持续时间短。原发感染主要表现为角膜上皮病变，且临床表现不典型，只有不到10%的患儿发生角膜基质炎和葡萄膜炎。

（2）复发性单纯疱疹病毒感染：与原发性感染不同，复发性HSK通常有典型的临床表现，由于病毒对靶细胞的毒力和机体对病毒感染的反应不同，使HSK具有不同的临床表现，据此将HSK分为不同的类型（表21-2-3）。

表 21-2-3　单纯疱疹性角膜炎分类

特点	上皮型角膜炎	营养性角膜病变	基质型角膜炎	内皮型角膜炎
发病机制	病毒在上皮细胞内活化复制	角膜神经功能异常，基质浸润、药物毒性	病毒侵袭伴免疫炎症反应	病毒引起的免疫反应
基质损害特点	继发于上皮损害的基质瘢痕	溃疡引起的瘢痕	组织浸润坏死伴新生血管	内皮功能受损，慢性水肿引起基质混浊
其他病变	树枝状、地图状边缘性角膜溃疡	持续性上皮缺损	角膜变薄，可伴有上皮角膜炎	盘状、线状和弥漫性角膜后沉着物

1）上皮型角膜炎：2/3以上HSK为上皮型。感染初期角膜上皮层可见灰白色、近乎透明、稍隆起的针尖样小疱，点状或排列成行或聚集成簇，一般仅持续数小时至十余小时，故常被忽略，此时角膜上皮荧光素染色阴性，但虎红染色阳性。感染的上皮细胞坏死崩解，出现点状角膜炎。坏死崩解的细胞释放出大量的HSV感染周围的细胞，使点状病灶逐渐扩大融合，中央上皮脱落，形成树枝状溃疡。这种溃疡的特点为树枝末端可见分叉和结节状膨大，周围可见水肿的边界，荧光素染色中央部溃疡呈深绿色，病灶边缘为淡绿色。在树枝状溃疡的周围，上皮细胞内含有大量活化的病毒。若病情进展，则发展为地图状角膜溃疡。上皮型HSK多位于上皮层或基质浅层，少数未经控制的患者，病变可继续向深部发展，出现角膜实质深层溃疡。

2）营养性角膜病变：引起营养性角膜病变的原因包括基底膜损伤、泪膜不稳定及神经营养障碍等。营养性角膜病变多发生在HSK的恢复期或静止期，病灶可局限于角膜上皮表面及基质浅层，也可向基质深层发展，溃疡一般呈圆形或椭圆形，多位于睑裂区，浸润轻微，边缘呈灰色增厚。

3）基质型角膜炎：几乎所有基质型角膜炎患者同时或曾经患过角膜上皮炎，根据临床表现又可分为免疫性和坏死性两种。免疫性基质型角膜炎最常见的类型是盘状角膜炎。坏死性基质型角膜炎表现为角膜基质内单个或多个黄白色坏死浸润灶，基质溶解坏死及上皮广泛性缺损，严重者可形成灰白色脓肿病灶、角膜后沉积物、虹膜睫状体炎和眼压增高等。

4）内皮型角膜炎：内皮型角膜炎可分为盘状、弥漫性和线状三种类型，由内皮对病毒抗原的迟发超敏反应引起。盘状角膜内皮炎是最常见的类型，通常表现为角膜中央或旁中央角膜基质水肿，角膜失去透明性呈现"毛玻璃"样外观，在水肿区的内皮面有角膜后沉积物，伴有轻、中度虹膜炎。线状角膜炎则表现为从角膜缘开始的内皮沉积物，伴有周边角膜基质和上皮水肿，引起小梁炎时可导致眼压增高。角膜内皮的功能通常要在炎症消退数月后方可恢复，严重者可导致角膜内皮功能失代偿。

2. 实验室检查　角膜上皮刮片发现多核巨细胞，角膜病灶分离到HSV，免疫荧光电镜、单克隆抗体组织化学染色发现病毒抗原，血清学测试病毒抗体（如膜抗原荧光抗体测定）等。

根据病史及角膜树枝状、地图状溃疡灶或盘状角膜基质炎等体征，结合实验室检查可明确诊断。

（二）治疗

HSK的治疗目的是抑制病毒在角膜内的复制，减轻炎症反应引起的角膜损害。不同类型的HSK治疗重点有差异。上皮型角膜炎是由于病毒在上皮细胞内复制增殖、破坏细胞引起，必须给予有效的抗病毒药物抑制病毒活性，才能控制病情。基质型角膜炎以机体的免疫性炎症反应为主，因此除抗病毒外，抗炎治疗尤为重要。内皮型角膜炎在给予抗病毒、抗炎治疗同时，还应该采取保护角膜内皮细胞功能的措施。营养性角膜病变的治疗原则与神经麻痹性角膜溃疡类似。

1. 药物治疗　常用抗病毒药物有更昔洛韦，眼药水和眼膏剂型均为0.15%；阿昔洛韦，眼药水为0.1%，眼膏为3%；1%三氟胸腺嘧啶核苷；安西他滨，眼药水为0.05%，眼膏为0.1%。急性期每1~2

小时滴眼 1 次,晚上涂抗病毒药物眼膏。

阿昔洛韦局部滴用角膜穿透性不好,对基质型和内皮型角膜炎治疗效果欠佳。眼膏剂型部分程度上可以弥补这种缺陷,使用3%阿昔洛韦眼膏5 次/d,持续使用 14 日,可获得较理想的治疗效果。有报道认为阿昔洛韦联合高浓度干扰素滴眼有较佳疗效,特别在病情的早期是值得推荐的方法。

更昔洛韦对常见病毒的 MIC90 值(90%最低抑菌浓度)比阿昔洛韦高 10 ~ 100 倍,且生物利用度高,半衰期达 8 小时,进入病毒感染细胞的速度快,在病毒感染细胞中存留时间长,已成为抗病毒治疗的一线药物。此外,泛昔洛韦和伐昔洛韦对 HSK 也有较好的疗效,也可用于 HSK 的治疗。

病情严重、多次复发或角膜移植术后的患者,需口服阿昔洛韦、更昔洛韦等抗病毒药物,用药时间一般不少于 2 周。由免疫反应引起的盘状角膜炎,可使用肾上腺皮质激素(简称激素)治疗,但也有学者认为免疫功能正常者,病变通常有自限性,不需使用激素,以免引起角膜溶解和青光眼等并发症,认为只有出现明显的免疫性炎症反应时,才使用激素治疗,且必须联合使用抗病毒药物。有虹膜睫状体炎时,要及时使用阿托品眼药水或眼膏扩瞳。

2. 手术治疗　已穿孔的患者可行穿透性角膜移植术。对 HSK 病愈后形成的角膜瘢痕明显影响视力者,穿透性角膜移植是复明的有效手段。术后局部使用激素同时应局部或全身使用抗病毒药物以预防复发。

(三) 预防

复发性 HSK 容易复发,约 1/3 复发患者出现在原发感染 2 年内。有研究显示,口服阿昔洛韦400mg,2 次/d,持续 1 年,可降低 HSK 复发率。使用更昔洛韦、泛昔洛韦和伐昔洛韦口服,也可降低 HSK复发率。控制诱发因素对于降低复发率非常重要。

十四、匐行性角膜溃疡

匐行性角膜溃疡是一种常见的急性化脓性角膜溃疡,系由细菌感染的溃疡性角膜炎,因病变呈中央匐行扩展而得名。前房常有积脓,又称前房积脓性角膜溃疡。本病主要由毒力较强的细菌引起,常见的致病菌有金黄色葡萄球菌、溶血性链球菌、肺炎链球菌、淋病双球菌、枯草杆菌、产碱杆菌等。其临床表现可有异物感、刺痛感甚至烧灼感。球结膜混合性充血,严重时伴有水肿。

(一) 诊断

匐行性角膜溃疡的主要症状可有异物感、刺痛

感甚至烧灼感。球结膜混合充血,严重时伴有水肿。溃疡首先出现于角膜外伤后受损的部位。最初为灰白色或黄白色浓密浸润点,约米粒或绿豆大小,不久坏死脱落形成溃疡。溃疡四周围绕着灰暗色的水肿区,如溃疡未能控制,可继续向四周扩大,可达 5 ~ 8mm。通常向中央一侧进行较显著。与此同时,溃疡面可向深部侵犯,形成实质脓肿。坏死组织不断脱落,角膜实质逐渐变薄,后弹力层膨出,最后导致溃疡穿孔。由于细菌毒素不断渗入前房,刺激虹膜睫状体,可出现严重的虹膜睫状体炎症状,早期即有前房混浊和瞳孔缩小现象。角膜后出现灰白色或棕灰色粉末状沉着物,前房下方可有指甲状积脓出现,随着溃疡的扩大变深,积脓逐渐增多,有时可达前房一半以上。溃疡如在早期得到控制,仅留下较小的云翳,但较大的溃疡则留下致密的白斑,常伴有新生血管伸入,造成视力高度障碍。溃疡穿孔病例,则形成粘连性角膜白斑。大面积穿孔时,可形成角膜局部或全部葡萄肿,常因继发性青光眼而导致无光感。倘有眼内感染时,最后形成眼球萎缩。细菌涂片和培养可找到致病菌。

根据病史及临床表现,结合细菌涂片和培养可确诊。

(二) 治疗

1. 治疗原则　早期足量应用有效的抗菌药物治疗。

2. 治疗方法　选择适当的广谱抗生素,大力控制感染。如氯霉素、新霉素、庆大霉素、先锋霉素 V、杆菌肽、妥布霉素、多黏菌素 B 等配制的眼药水点眼,每 15 分钟或 1~2 小时点眼 1 次,必要时可由结膜下注射。充分散瞳,用 1% ~ 3%阿托品液或眼膏点眼,每日 1 ~ 3 次;必要时结膜下注射散瞳合剂0.2 ~ 0.3ml,每日或隔日 1 次。如前房积脓量多,不见吸收或眼压升高时,可考虑前房穿刺术。其他方法如去除病灶、支持疗法等。

十五、铜绿假单胞菌性角膜溃疡

铜绿假单胞菌性角膜溃疡由铜绿假单胞菌感染引起,是一种严重的化脓性角膜炎,症状剧烈,其特点为溃疡位于角膜中央部,很快扩大穿孔,可于 24 ~ 48 小时内破坏整个角膜,数日内即可失明,必须及时抢救治疗。

(一) 诊断

患者多在角膜上皮损伤后数小时或 1 日内,患眼突发剧烈疼痛、畏光、流泪和视力减退。随之眼睑

水肿,结膜混合性充血水肿。角膜中央部或旁中央部出现迅速扩散的浸润与液化坏死,也可见环形脓肿。病变周边角膜上皮弥漫性水肿,略呈"毛玻璃"状,伴有前房积脓。分泌物呈绿色黏脓性,不易拭去。

从角膜溃疡的边缘取材,做角膜刮片及革兰氏染色,并做结膜囊细菌培养及药物敏感试验,结合临床即可诊断。值得注意的是患者多有角膜外伤或取异物病史。目前有报道角膜接触镜佩戴者发生铜绿假单胞菌性角膜溃疡。

（二）治疗

及早有效应用抗生素治疗,防止交叉感染。一旦怀疑为铜绿假单胞菌感染,不必等待细菌培养结果,应分秒必争按本病治疗,开始治疗越早,角膜组织破坏越少,视力恢复的希望就越大。在治疗上,还应根据本病特点进行处理。

1. 严格实行床边隔离,以免交叉感染 对患者使用的药物和敷料,必须与其他患者分开,医务人员在每次治疗前后,也必须彻底洗手或治疗时戴手套。

2. 选择有效抗生素 相关药物中以多黏菌素 B 或黏菌素最有效,庆大霉素效果次之,可配成多黏菌素 B 或黏菌素 5 万 U/ml、0.4%庆大霉素、5%磺胺灭脓液,急性期每 15~30 分钟点眼 1 次,同时可结膜下注射多黏菌素 B,每次 5 万~10 万 U,多黏菌素 17 万 U;庆大霉素 2 万~4 万 U,可有效控制感染。当细菌培养转为阴性后,为防止复发,上述用药还应持续 1~2 周。局部治疗的同时,全身可肌内注射多黏菌素 B 或黏菌素,每日 12.5mg/kg 体重。为防止和控制革兰氏阳性菌的混合感染,尚需用其他广谱抗生素,如杆菌肽、新霉素、妥布霉素等。

3. 其他治疗 散瞳用 1%~3%阿托品液点眼或结膜下注射散瞳合剂使瞳孔充分散大。可用 0.25%醋酸液冲洗结膜囊,每日 2~3 次。

（三）预防

在皮肤和结膜囊可有铜绿假单胞菌存在。一旦角膜外伤后,即有发生角膜溃疡的危险。应用污染了的眼药(如荧光素)和眼科器械,即可致感染。因此,必须在无菌条件下取出角膜异物,荧光素及其他眼药应定期更换。目前,佩戴角膜接触镜者愈来愈多,因戴接触镜而发生铜绿假单胞菌性角膜溃疡者也在增加。在接触镜表面通常有黏蛋白附着,易有铜绿假单胞菌的污染。加之接触镜本身对角膜上皮有损害,所以长期用接触镜者,发生铜绿假单胞菌性角膜溃疡的情况更多。因此,角膜接触镜必须定期

清洗和消毒。

十六、真菌性角膜炎

真菌性角膜炎是一种由致病真菌引起的、致盲率极高的感染性角膜病。真菌性角膜炎起病缓慢、病程长,病程可持续达 2~3 个月,常在发病数日内出现角膜溃疡。在我国,以农民患者居多。

（一）诊断

1. 临床特点 多数患者在外伤后 24~36 小时出现症状,3~4 日发生非特异性改变,4~6 日有典型体征,有助于确诊真菌性角膜炎。患者眼部刺激症状常较轻,发展较缓慢。角膜病灶呈灰白或黄白色,外观干燥而粗糙,溃疡表面由菌丝和坏死组织形成边界清楚的灰白隆起病灶(菌丝苔被),溃疡边缘可见树根样浸润(伪足)或孤立的结节状浸润(卫星灶),菌丝灶周围有时出现灰白环形浸润(免疫环),即为机体对真菌的抗原抗体反应,菌丝灶后的角膜内皮面水肿皱褶,可见灰白斑块状沉着物(内皮斑);约 50%患者早期出现前房积脓,脓液黏稠,不易移动,可与内皮斑相连形成尖向上的三角形改变。严重的基质溃疡坏死可导致角膜穿孔和真菌性眼内炎。由于致病菌种不同及患者个体免疫力的差异,不同菌种感染的患者临床表现差别较大。一般而言,丝状菌尤以镰刀菌感染病情较重,菌丝早期向眼内穿透,常可导致角膜穿孔和真菌性眼内炎;酵母菌感染病灶局限,较少向基质深层浸润,预后较好。

2. 实验室检查

（1）涂片检查:本法是早期快速诊断真菌感染的有效方法,随病变进展,不同部位重复刮片可提高阳性率。涂片检查分为光镜检查和荧光显微镜检查两类。

（2）培养:角膜刮片或组织培养阳性是诊断真菌感染的最可靠依据,同时可鉴定真菌菌种。

（3）共焦显微镜检查:共焦显微镜检查是一种快速、有效、无创伤的活体检查手段,能动态观察角膜组织中的菌丝和孢子。与分子生物学技术类似,目前其鉴别诊断菌种分型尚不成熟。

（4）病理学检查:常用于角膜移植术后的确诊和预后参考,了解病变是否切除彻底、菌丝是否穿透后弹力层等。术前组织活检病理检查很少进行。

根据临床特征及实验室检查等即可诊断本病。

（二）治疗

1. 药物治疗

（1）常用的抗真菌药物:三唑类可抑制真菌细

胞膜上麦角固醇的生物合成,发挥杀菌作用,局部和全身不良反应小,但抗真菌作用不如两性霉素 B 强。两性霉素 B 属多烯类抗生素,为广谱抗真菌药,活性强,不易产生耐药性,但刺激性较大,它可损伤真菌细胞的通透性,破坏其正常代谢而抑制其生长。那他霉素是一种多烯大环内酯类抗真菌剂,具有广谱、双效的抗真菌作用,既可抑制各种真菌、酵母菌的生长,又能抑制真菌毒素的产生,被认为是近年来治疗真菌性角膜炎很有效的药物。伏立康唑是一种新型的唑类抗真菌药物,抗菌谱广,美国 FDA 批准其用于严重的曲霉、足放线菌和镰孢菌感染的治疗。

(2)早期联合抗真菌药物治疗的用药原则:①眼用抗真菌滴眼液一般联合应用 2 种或 2 种以上药物,早期要高频率用药,每 1~2 小时滴眼 1 次。严重者可加用结膜下注射,特别对儿童点眼不能合作患者,可给予 0.2% 氟康唑注射液 0.5~1.0ml 结膜下注射,能收到良好效果。②全身用药:在局部用药同时口服三唑类药物伊曲康唑,每日 1 次,每次 0.2g,常规用药 2~3 周,对丝状真菌感染疗效好,全身不良反应小;对严重角膜真菌感染,如伴有前房积脓或可疑眼内炎者,可给予氟康唑注射液静脉滴注,常规每日 1 次,每次 0.2g,首次剂量加倍;由于两性霉素 B 注射液不良反应较大,故临床已较少应用,如需应用,应注意全身情况。③特殊的用药途径对一些病情严重的患者能收到较好的治疗效果,如角膜基质内注射敏感抗真菌药物可用于顽固的真菌性角膜炎的治疗等。

2. 手术治疗 目前主张对所有真菌性角膜溃疡,除非合并穿孔或有穿孔趋势者,均应先局部和全身联合应用抗真菌药物控制感染,然后根据治疗的转归、病灶的大小、部位、深度及视力等因素决定是否选择手术治疗。在正规局部和全身应用广谱、强有效的抗真菌药治疗 5~7 日,未见好转或加重者,要根据所在医院的条件及时选择和把握手术时机和选择术式。主要手术方式包括病灶清除术、结膜瓣遮盖术、羊膜移植术、板层角膜移植术和穿透性角膜移植术等。

十七、眼内炎

眼内炎又称玻璃体炎症,广义地讲是指各种严重的眼内炎症,如眼内感染、眼内异物、肿瘤坏死、严重的非感染性葡萄膜炎、晶状体皮质过敏等引起的玻璃体炎、前房积脓和眼部疼痛。临床上一般指由细菌、真菌或寄生虫引起的感染性眼内炎。根据感染途径不同又分为外源性眼内炎和内源性眼内炎。其中以外源性眼内炎较为常见。当炎症累及巩膜或眼外眶组织时,称为"全眼球炎"。

(一)诊断

1. 临床特征

(1)外伤性眼内炎:患者有明确的外伤或手术史,临床表现随感染发作的快慢和程度有所不同。一般情况下,大多数细菌性眼内炎患者起病急骤,伤眼的疼痛明显加重,畏光流泪、视力骤降,甚至无光感,眼睑痉挛,结膜水肿、充血,结膜囊的黄色分泌物增多,玻璃体混浊,可有明显的眼睑水肿,不易睁开。角膜有不同程度的水肿和角膜后沉着物,伤口可裂开,严重者有分泌物从伤口流出。前房内蛋白及细胞增多,下部常有积脓,有时前房积脓混有血液。极重时,前房内出现血性渗出物,角膜变白。玻璃体内有大量细胞碎片,局部有白色的团状或成层的混浊。瞳孔缩小致使眼底难以检查。视网膜血管炎属于感染早期的表现,多数病例看不清楚,通常眼底仅有红光反射或完全无反射。由表皮葡萄球菌或其他凝固酶阴性菌引起者,临床发作可在伤后几日,表现较轻。

(2)内源性细菌性眼内炎:常见于急性感染性疾病(败血症等)、慢性全身性疾病(如糖尿病、慢性肾衰竭等)、恶性肿瘤、免疫功能缺陷、长期服用免疫抑制剂或激素的患者,出现突然的视力下降、眼痛、畏光流泪。裂隙灯显微镜下可见球结膜充血及水肿,角膜基质水肿,后弹力层皱褶,角膜后沉着物,前房闪辉(Tyndoll 征)或积脓,瞳孔传入阻滞以及晶状体或人工晶状体表面见渗出物等炎症的表现。眼底检查可见玻璃体混浊、视网膜血管收缩、眼底出血斑和白色或黄色的结节状浸润病灶。个别严重的患者可发展为全眼球炎,进而出现眼球突出,眼睑和眼肌运动障碍。

(3)真菌性眼内炎:多见于药物成瘾、免疫功能障碍或长期体内带导管的患者。起病慢,自觉症状较轻,一般可有患眼疼痛,视力下降,眼前漂浮物,轻度睫状充血和少量前房积脓,玻璃体渗出等,常为双侧。脉络膜及视网膜可出现分散的、多灶性、黄白色病灶,逐渐发展为数个视盘大小的绒状病变。随着病情的发展病变面积增大,进一步播散至玻璃体腔形成"棉球状"病灶。

2. 实验室检查 及早进行结膜囊分泌物涂片及细菌培养,及时采取前房液和/或玻璃体检查。

(二)治疗

由于细菌的毒力能在短时间内损害眼组织,感染性眼内炎如不及时治疗,常以丧失视力乃至眼球萎缩而告终,若能及时控制感染则有可能部分恢复患者视力。故一旦怀疑眼内炎,应及早给予有效治疗,主要治疗手段包括药物治疗和手术治疗。

1. 药物治疗

(1) 全身用药:采用静脉给药,使用广谱且可能穿过血-视网膜及血-房水屏障的抗生素。

(2) 滴用眼药:频繁滴用抗生素治疗角巩膜伤口的感染,同时用肾上腺皮质激素及阿托品。

(3) 结膜下及球旁注射:临床常用,为了维持玻璃体注射的抗生素有效浓度。

(4) 玻璃体内注射:玻璃体内注射抗生素可使眼内抗生素达到有效治疗浓度。

2. 手术治疗 玻璃体切割术是治疗感染性眼内炎最重要、最有效的手段。通过玻璃体切割,可以清除混浊的玻璃体,除去大部分细菌及毒素,避免或减轻玻璃体机化导致的牵拉性视网膜脱离;可以直接自玻璃体采集标本,进行涂片及细菌培养;可以用有抗生素的灌注液直接灌注玻璃体。

十八、眼眶蜂窝织炎

眼眶蜂窝织炎是眼眶软组织的急性感染,属于眼眶特异性炎症的范畴,发病急剧,严重者可波及海绵窦而危及生命。其病变不易局限,扩散迅速,与正常组织无明显界限。炎症可由皮肤或软组织损伤后感染引起,亦可由局部化脓性感染灶直接扩散,经淋巴、血流传播而发生。溶血性链球菌引起的急性蜂窝织炎,由于链激酶和透明质酸酶的作用,病变扩展迅速,有时能引起败血症。由葡萄球菌引起的蜂窝织炎,较易局限为脓肿。

(一) 诊断

1. 临床特征 临床特征从解剖部位可分隔前和隔后的眶蜂窝织炎,但临床上可以是疾病的不同阶段,可相互扩展。

(1) 隔前眶蜂窝织炎:指炎症和感染局限在眶隔之前眼睑和眶周的结构,隔后结构未受感染。主要表现为眼睑水肿,眼球未受累,瞳孔光反射与视力良好,无眼球运动障碍,眼球运动时无疼痛,无球结膜水肿。

(2) 隔后眶蜂窝织炎:由眶软组织感染引起,常较严重,伴有明显的全身中毒症状,包括发热,神志萎靡,急性重病面容,白细胞增高。眼球明显前突,眼睑红肿,球结膜高度充血水肿,甚至突出于睑裂之外,可因高度眼球突出引起暴露性角膜炎。眼球运动明显受限,转动时疼痛。触诊时眼睑紧张且压痛明显。如发现视力减退和瞳孔异常,则提示病变累及眶尖部,系眶压过高或炎症及毒素直接侵犯视神经所致。炎症蔓延至眼内,可引起葡萄膜炎,眼底可见视网膜静脉迂曲,视盘水肿。

病变进一步发展可引起眶尖综合征,导致视力丧失,脑神经麻痹。感染向颅内扩展,可造成海绵窦血栓、脑膜炎、脑脓肿或败血症,危及生命。多由邻近组织的细菌感染扩展引起,以鼻窦、鼻腔及牙齿为最常见,其次为面部疖肿、睑腺炎,也可发生于眶骨膜炎、眶外伤伴眶内异物存留、手术后感染等。致病菌常由邻近区域的静脉血流蔓延而来,可发生血栓性静脉炎,继而为化脓性炎症。

2. 实验室检查 血培养和局部脓液培养以金黄色葡萄球菌多见,其次为链球菌。血白细胞明显升高,中性粒细胞增多,核左移。影像学检查可进一步了解组织感染情况,眼科 A、B 型超声波或 CT 检查可为临床诊断提供帮助。

(二) 治疗

本病应早期治疗原发病灶,X 线平片和 CT 等检查有助发现邻近组织感染病灶。最主要的处理是尽早采用足量的广谱抗生素,根据病情适当使用肾上腺皮质激素治疗。眼局部同时使用抗生素滴眼液,涂眼膏保护暴露的角膜。如炎症已化脓局限,形成眶内脓肿,多位于骨膜下间隙和肌锥外间隙,可在波动最明显处切开引流,但忌过早手术。若发生海绵窦血栓,应按败血症的治疗原则进行抢救。

1. 局部治疗 局部热敷,透热疗法,保护角膜。50%硫酸镁溶液适用于初起者,应在 48 小时内用硫酸镁溶液加温水袋热敷,48 小时外冷敷。外敷的时间每次 15 分钟左右,由于硫酸镁具有高渗、消肿、止痛的药理作用,故应用于临床,目前疗效较满意。

2. 药物治疗 大量广谱抗生素,酌情使用皮质类固醇。早期病情较轻的病例,以口服或肌内注射青霉素、红霉素等 1 种或 2 种抗生素为主,适当口服皮质类固醇激素及维生素类药物。对病情较重的病例应根据临床和药敏试验静脉滴注氨苄西林或头孢拉定广谱抗生素,适量的肾上腺皮质激素以及支持治疗。对严重病例应联合应用广谱抗生素及肾上腺皮质激素,加强对症支持治疗。对原发病感染源要积极治疗。

3. 手术治疗 治疗原发化脓源,脓肿形成后切开排脓引流。

(王宇明)

第三节 耳鼻咽喉感染和颈深部感染

鼻、鼻窦、中耳、鼻咽、口咽及咽喉是上呼吸道和上消化道的重要器官,各器官在解剖结构上通过鼻泪管、咽鼓管等相互沟通,黏膜相互延续,黏膜下富含腺体包括黏液腺和浆液腺以及淋巴组织,血液循环丰富,因此该区域在感染时容易相互影响及累及,并易向远处蔓延。

一、耳及耳道感染

耳可分为外耳、中耳和内耳。除耳郭外,耳的其他部分主要位于颞骨内。由于颞骨上面是颅中窝和颅后窝;前下方为颞下窝,其内有腮腺及面深部结构等;前内侧正对鼻咽部;颞骨内有颈内动脉、静脉、面神经和前庭神经及蜗神经通过,所以耳与上述结构的炎症很易通过它们的局部位置关系相互侵犯和传播。

(一) 外耳道疖

外耳道疖为外耳道软骨部毛囊或皮脂腺感染所致的急性局限性化脓性病变。常见致病菌为金黄色葡萄球菌。挖耳致皮肤损伤或游泳、洗澡耳内灌水浸泡易致感染。全身疾病如营养不良、糖尿病等均可为其诱因。

1. 临床表现 耳痛为主要症状。疼痛剧烈时常向同侧头部放射,张口、咀嚼时耳痛加重。可有全身不适,体温稍升高。疖肿堵塞外耳道时可有听力减退。检查时有耳郭牵拉痛、耳屏压痛,外耳道软骨部可发现局限性红肿,皮肤呈丘状隆起,触痛明显。疖肿成熟后顶端出现黄点,破溃后有血性脓液流出,脓量少,由于疖肿致外耳道肿胀,鼓膜一般窥视不清。疖肿位于外耳道前下壁者,耳屏前下方可出现肿胀,可误诊为腮腺炎。疖肿位于外耳道后壁者,可使耳后乳突区红肿、耳郭后沟消失,易误诊为乳突炎。

2. 治疗 全身应用抗生素控制感染,服用镇静、止痛剂,局部可做理疗。脓液尚未形成的疖肿局部可涂用3%的碘酊或1%~3%的酚甘油,或用上述药液纱条敷于患处,切忌切开疖肿,以免引起感染扩散。疖肿已成熟者可挑破脓头或切开疖肿引流,切口应与外耳道纵轴平行,以免造成外耳道狭窄。疖肿已破溃者可用4%硼酸酒精或3%过氧化氢溶液清洁外耳道,抗生素纱条局部填压,每日换药,直至疖

肿消退。

(二) 外耳道炎

外耳道炎为外耳道皮肤、皮下组织因细菌感染所引起的弥漫性非特异性炎性疾病。有急慢性之分,发病以夏秋季为多见。外耳道皮肤受到某种因素的影响,如化脓性中耳炎的脓液、挖耳或外耳道异物及药物的刺激,抵抗力降低,引起角质层肿胀,毛囊阻塞,致病微生物乘虚而入,引起炎症。一些全身性疾病,如营养不良、贫血、糖尿病以及内分泌功能紊乱,亦是该病的诱因。致病菌以金黄色葡萄球菌、溶血性链球菌、铜绿假单胞菌、变形杆菌为多见。

1. 临床表现 自觉耳痒、耳痛、耳漏及听力减退。检查外耳道皮肤呈弥漫性充血肿胀,皮肤糜烂常有脱落上皮及少量浆液性分泌物,鼓膜可有轻度充血。肿胀严重者外耳道变窄,鼓膜明显充血或不能窥视,耳周淋巴结常有肿大并伴有全身症状。病变反复发作或是慢性病变时,耳部发痒、不适,听力稍减退,外耳道常有少量黏稠分泌物,皮肤增厚、充血肿胀,并附有鳞屑状上皮,剥除后常出血。外耳道进一步狭窄,鼓膜增厚、混浊、光泽消失、标志不清或表面有肉芽生长。

2. 治疗 急性期全身应用抗生素,服用止痛药,清洗外耳道内分泌物,可用3%或5%硝酸银涂布,同时加用抗过敏药物。慢性者局部可用红霉素、新霉素等抗生素类软膏及氟轻松、醋酸可的松等激素类软膏;控制感染病灶,如化脓性中耳炎;积极治疗全身性疾病,如贫血、内分泌功能紊乱、糖尿病等。

(三) 外耳道真菌病

外耳道真菌病是真菌感染引起的外耳道炎症,又称真菌性外耳道炎。真菌易在温暖潮湿的环境生长繁殖,我国南方省份多见。常见致病菌有曲真菌、青真菌、念珠菌等,沐浴、游泳、耳内灌水、挖耳、脓液及药物刺激均为发病诱因。

1. 临床表现 轻者可无症状,仅在检查时发现。一般有耳痒及闷胀感,若外耳道形成痂皮,可出现耳聋、耳鸣。合并感染时可有外耳道肿胀、疼痛和流脓。耳部检查常见外耳道深部覆有黄黑色或白色粉末状或绒毛状真菌,鼓膜亦常为菌膜所遮盖。除去污物可见皮肤常有充血、糜烂及渗血,但病变不侵及骨质,无组织破坏。取出耳内污物滴加少量10%氢氧化钠涂片,于显微镜下观察可见树枝状菌丝及圆形、椭圆形芽孢,即可明确诊断。

2. 治疗 以局部治疗为主,4%硼酸酒精清洗外耳道,然后用3%水杨酸酒精、1%~2%麝香草酚酒精

或用其他抑制真菌生长的药物局部涂擦,必要时可口服制真菌素、曲古霉素、酮康唑等。

二、急性乳突炎

急性乳突炎是乳突气房黏膜及其骨壁的急性化脓性炎症。常见于儿童,多由急性化脓性中耳炎加重发展而来,故亦称为急性化脓性中耳乳突炎。急性化脓性中耳炎时,若致病菌毒力强、机体抵抗力弱或治疗处理不当等,中耳炎症侵入乳突,鼓窦入口黏膜肿胀,乳突内脓液引流不畅,蓄积于气房,形成急性化脓性乳突炎。急性乳突炎如未被控制,炎症继续发展,可穿破乳突骨壁,向颅内、外发展,引起颅内、外并发症。

1. 临床表现 急性化脓性中耳炎时,鼓膜穿孔后耳痛不减轻,或一度减轻后又逐日加重;耳流脓增多,引流受阻时流脓突然减少及伴同侧颞区头痛等,应考虑有本病之可能。全身症状亦明显加重,如体温正常后又有发热,重者可达40℃以上。儿童常伴消化道症状,如呕吐、腹泻等。乳突部皮肤轻度肿胀,耳后沟红肿压痛,耳郭耸向前外方。鼓窦外侧壁及乳突尖有明显压痛。骨性外耳道内段后上壁红肿、塌陷(塌陷征)。鼓膜充血、松弛部膨出。一般鼓膜穿孔较小,穿孔处有脓液波动,脓量较多。

乳突X线检查早期表现为乳突气房模糊,脓腔形成后房隔不清,融合为一透亮区。CT扫描中耳乳突腔密度增高,均匀一致。实验室检查提示白细胞增多,中性粒细胞增加。

应注意和外耳道疖鉴别。后者无急性化脓性中耳炎病史,而有掏耳等外耳道外伤史,全身症状轻。外耳道疖位于外耳道口后壁时,有明显的耳郭牵拉痛。虽也可有耳后沟肿胀,但无乳突区压痛。检查鼓膜正常,可见疖肿或疖肿破溃口。亦应和耳郭或耳道先天瘘管感染相鉴别。

2. 治疗 早期,全身及局部治疗同急性化脓性中耳炎。应及早应用足量抗生素类药物,改善局部引流,炎症可能得到控制而逐渐痊愈。若引流不畅,感染未能控制,或出现可疑并发症时,如耳源性面瘫、脑膜炎等,应立即行乳突切开术。

三、化脓性中耳炎

化脓性中耳炎(suppurative otitis media)是中耳部分或黏膜的炎症病变。中耳腔由咽鼓管与鼻咽相通,上呼吸道疾病,如急性鼻炎、急性鼻窦炎、急性扁桃体炎、急性咽炎等;或急性传染病,如伤寒、麻疹、白喉、水痘、百日咳等,会因病情蔓延而引发急性中耳炎。

致病菌可通过3种途径进入中耳。①咽鼓管途径最常见。急性上呼吸道感染、急性传染病期间,跳水、不适当擤鼻、咽鼓管吹张、鼻咽部填塞等,致病菌经咽鼓管侵犯中耳。②外耳道鼓膜途径:因鼓膜外伤、不正规的鼓膜穿刺或置管时的污染,致病菌可从外耳道侵入中耳。③血行感染极少见。病变常累及包括鼓室、鼓窦及乳突气房的整个中耳黏骨膜,但以鼓室为主。早期的病理变化为黏膜充血,鼓室有少量浆液性渗出物聚集。以后淋巴细胞、浆细胞和吞噬细胞浸润,黏膜增厚,鼓室渗出物为黏脓性或血性。鼓膜早期充血,以后鼓膜中小静脉发生血栓性静脉炎,纤维层坏死,鼓膜出现穿孔,脓汁外泄。若治疗得当,炎症可逐渐吸收,黏膜恢复正常。重症者病变深达骨质,迁延为慢性或合并急性乳突炎。

(一)急性化脓性中耳炎

1. 临床表现 急性化脓性中耳炎是中耳黏膜的急性化脓性炎症。主要致病菌为肺炎链球菌、流感嗜血杆菌、乙型溶血性链球菌、葡萄球菌和铜绿假单胞菌等,前两种多见于小儿。各种原因引起的机体抵抗力下降、小儿腺样体肥大、慢性扁桃体炎、慢性化脓性鼻窦炎等是本病的诱因。

根据病史及临床表现来检查诊断。患者一般有上呼吸道感染史、急性传染病、游泳、婴儿哺乳位置不当、鼓膜外伤史等。①耳痛为早期的主要症状,耳深部刺痛,可随脉搏跳动,疼痛可经三叉神经放射至同侧牙齿、额部、颞部和顶部等,婴幼儿哭闹不止。鼓膜自发性穿孔或行鼓膜切开术后,耳痛减轻。②耳鸣及听力减退为常见症状。③耳漏:鼓膜穿孔后耳内有液体流出,初为浆液血性,以后为黏液脓性或脓性。若分泌物量多,提示来自鼓窦及乳突。④全身症状:鼓膜穿孔前症状明显,可有畏寒、发热、食欲减退,小儿症状较成人严重,可有高热、惊厥,常伴呕吐、腹泻等消化道症状。鼓膜穿孔后,体温逐渐下降,全身症状明显减轻。⑤耳镜检查:早期鼓膜松弛部充血,以后鼓膜出现弥漫性充血,可呈暗红色,标志不清,鼓膜向外膨出。鼓膜穿孔一般位于紧张部,开始很小,清除耳道分泌物后可见穿孔处闪烁搏动之亮点。坏死型者,鼓膜迅速形成大穿孔。⑥耳部触诊乳突尖及鼓窦区可能有压痛,鼓膜穿孔后消失。⑦听力学检查:呈传导性聋,听力可达40~50dB。⑧实验室检查:血白细胞总数增高,多形核白细胞增加,鼓膜穿孔后血白细胞计数恢复正常。应与急性外耳道炎和外耳道疖相鉴别。注意有无颅内外并发症。

2. 治疗　治疗原则为抗感染，利引流，去病因。

（1）全身治疗：包括尽早足量足疗程抗菌药物的应用。鼓膜穿孔后，应取脓液做细菌培养和药敏试验，参照结果选用合适的抗生素，症状消失后继续治疗数日，方可停药。

注意休息，调节饮食，通畅大便。重症者应注意支持疗法，如应用糖皮质激素等。必要时请儿科医师协同观察。

（2）局部治疗：滴耳，鼓膜穿孔前，用2%酚甘油滴耳；鼓膜穿孔后，先以3%过氧化氢溶液清洗外耳道，再滴抗生素滴耳液。

适时的鼓膜切开术可以通畅引流，有利于炎症的迅速消散，使全身和局部症状减轻。

（3）鼻腔减充血剂的应用：如1%麻黄碱滴鼻液滴鼻，减轻鼻咽黏膜肿胀，有利于恢复咽鼓管功能。

积极治疗鼻部和咽部慢性疾病。

（二）慢性化脓性中耳炎

慢性化脓性中耳炎是中耳黏膜、骨膜或深达骨质的慢性化脓性炎症，常与慢性乳突炎合并存在，是耳科常见病之一。其特点为长期间歇或持续性耳流脓，听力下降和鼓膜穿孔，可引起严重的颅内、外并发症而危及生命。多因急性化脓性中耳炎未及时治疗、治疗不当或不彻底而迁延为慢性。鼻腔、鼻咽部炎症及增殖体肥大等因素，亦是急性化脓性中耳炎演变成慢性化脓性中耳炎的常见原因。常见致病菌以变形杆菌、铜绿假单胞菌、金黄色葡萄球菌及大肠埃希菌为最多见，亦可为2种以上细菌的混合感染，且菌种常多变化，目前厌氧菌的感染已被临床工作者所重视。

按病理和临床表现可分为3型。

（1）单纯型：最多见，多见于反复上呼吸道感染时。病菌经咽鼓管侵入鼓室，病理改变仅局限于中耳的黏膜、骨膜，表现为鼓室黏膜充血、水肿、增厚、炎性细胞浸润、腺体分泌活跃。临床表现为耳流脓，多为间歇性，量多少不等，脓液呈黏液性或黏液脓性，一般无臭味。鼓膜紧张部中央性穿孔，大小不一，耳聋为传音性聋，一般不重，耳聋程度视鼓膜穿孔的部位及大小、听骨及残余鼓膜是否固定、内耳是否受累而定。鼓膜前方小穿孔，听力可接近正常；鼓膜后方大穿孔，听力下降较重。有些患者诉耳流脓时听力反而比无脓时为好，这是因为脓液挡住了圆窗，从而维持了两窗之间的压力差，使听力获得改善。听力损失一般在45dB以内，如损失>50dB，提示有听骨链病变。X线乳突检查常因乳突气房黏膜肿胀而透光度较差，但无骨质破坏。

（2）骨疡型：多由急性坏死型中耳炎迁延而来，组织破坏较广泛，病变深达骨质，听骨、鼓环、鼓室周围组织可发生坏死，黏膜上皮破坏后，局部有肉芽组织或息肉形成，故临床上又称坏死型或肉芽型。其临床表现为持续性耳流脓，量不一定多，为纯脓性，较稠厚，带有臭味，偶带血丝。鼓膜穿孔为紧张部大穿孔或边缘性穿孔，也可为松弛部穿孔。通过鼓膜大穿孔可见鼓室息肉或肉芽，鼓岬黏膜明显充血、增厚。听力损失较重，多>50dB，因听骨链常有破坏，呈传音性聋或混合性聋。X线检查可见边缘模糊不清的透光区。如引流不畅易引起并发症。

（3）胆脂瘤型：胆脂瘤是由于鼓膜外耳道的复层鳞状上皮在中耳腔内堆积形成的囊性团块状结构，并非真性肿瘤。囊壁之内面为鳞状上皮，上皮外侧为一层厚薄不一的纤维组织，与其邻近的骨壁或组织紧密相连，囊内充满脱落上皮、角化物及胆固醇结晶，故称胆脂瘤。胆脂瘤对周围骨质的直接压迫，或由于其基质及基质下方的炎性肉芽组织产生的多种酶和前列腺素等物质的作用，致使周围骨质脱钙，骨壁破坏。近年的研究发现，胆脂瘤能分泌肿瘤坏死因子α，对骨质破坏起到一定的作用。炎症可由骨质破坏处向周围扩散，引起一系列颅内、外并发症。

根据病史、临床表现，参照听力学和影像学检查结果，不难作出诊断。需要指出的是，诊断本病时应注意与中耳癌、结核性中耳乳突炎、外耳道胆脂瘤及外耳道乳头状瘤相鉴别。

治疗原则为消除病因、控制感染、清除病灶、通畅引流及恢复听功能。积极治疗上呼吸道病灶性疾病，如慢性扁桃体炎、慢性化脓性鼻窦炎等。根据不同类型采取药物治疗或手术治疗。

四、鼻及鼻窦感染

鼻，由于其解剖学发育的巨大差别、组织结构的多样和复杂，以及对外界的开放性，决定了它成为全身疾病发病最高的部位。临床中的鼻部疾病以炎症性疾病、出血性疾病、肿瘤、外伤四个主要类别为主。先天性疾病和特种感染所占比例相对较少。与传染性疾病、代谢性疾病、遗传性疾病所不同的是，社会工业化、现代化进程的加快和物质生活水平的提高，非但未使鼻部炎症性疾病的发病率下降,反而促其逐年上升。空气污染、有害物质颗粒、病毒与细菌、人工合成化学物质成为鼻部被攻击的主要致病因素。人的一生中几乎没有人未患过鼻部疾病(如急性鼻炎),鼻变态反应的发病率可高达 15%~35%,鼻窦炎的发病率为 8%~15%,慢性鼻炎的发病率就更高。同时上呼吸道的炎症性疾病通常对下呼吸道产生影响。

(一)鼻前庭炎

鼻前庭炎(nasal vestibulitis)是鼻前庭皮肤的弥漫性炎症,可分为急性和慢性两种。

1. 病因　鼻腔内分泌物,尤其是脓性分泌物经常刺激鼻前庭皮肤所致,所以鼻腔内任何急性或慢性、特异性或非特异性炎症、鼻腔异物、肿瘤等,都可以并发鼻前庭炎。长期有害粉尘(如烟草、皮毛、水泥、石棉等)的刺激,挖鼻或摩擦致鼻前庭皮肤损伤继发感染也是本病病因之一。

2. 临床表现　急性者,感觉鼻前庭处疼痛较剧,检查见鼻前庭内及其与上唇交界处皮肤弥漫性红肿,或有皲裂及浅表糜烂,鼻毛上附有黏脓块。慢性者,感觉鼻前庭发热、发干、发痒、有触痛,检查见鼻前庭鼻毛稀少,局部皮肤增厚,有痂皮形成,清除痂皮后可有小出血创面。

3. 诊断　根据上述临床表现,诊断不困难,但应注意与鼻前庭湿疹鉴别,后者常是全身湿疹的局部表现,瘙痒较剧烈,常见于儿童。此外,应注意区别梅毒或结核。

4. 治疗

(1) 必须彻底消除鼻腔内刺激性分泌物,避免有害粉尘的刺激,改正不良挖鼻习惯。

(2) 急性者可用抗生素治疗,局部湿热敷,并用红外线理疗,促使炎症消退。

(3) 慢性者可先用 3% 过氧化氢溶液清洗,除去结痂,局部涂 1%~2% 黄降汞软膏或抗生素软膏。皮肤糜烂和皲裂处先用 10%~20% 硝酸银烧灼,再涂以抗生素软膏,每日 3 次。

(二)鼻疖

鼻疖(furuncle of nose)是鼻前庭毛囊、皮脂腺或汗腺的局限性化脓性炎症,有时也可发生于鼻尖或鼻翼。

1. 病因　挖鼻、拔鼻毛或外伤致鼻前庭皮肤损伤,继发化脓性细菌感染,最常见的致病菌是金黄色葡萄球菌。糖尿病、抵抗力低者、慢性鼻前庭炎易继发鼻疖。

2. 临床表现　局部触痛、灼热、红肿,可伴有低热和全身不适。随着病情发展,出现自发性疼痛,日益加重。检查时见一侧鼻前庭内有隆起,周围浸润发硬、发红。疖肿成熟后,顶部出现黄色脓点,溃破则流出脓液。病重者可引起上唇及颊部蜂窝织炎,有畏寒、发热、头痛、全身不适症状。由于面部静脉无瓣膜,血液可正、逆向流动。鼻疖如被挤压,感染可由小静脉、面静脉、眼上静脉向上直达海绵窦,形成海绵窦血栓性静脉炎(thrombophlebitis of the cavernous sinus),其临床表现为寒战、高热、头痛剧烈、患侧眼睑及结膜水肿、眼球突出固定、视盘水肿甚至失明,严重者危及生命。另外,还可并发眶内、颅内感染。

3. 诊断　鼻尖部或鼻前庭皮肤红肿,肿胀可能侵及面部周围组织,有触痛。晚期有脓头突出,破溃后流出脓液,有时排出绿色脓栓。

4. 治疗

(1) 治疗原则是严禁挤压,未成熟时忌行切开,控制感染,预防并发症。

(2) 全身治疗:包括酌情使用抗生素,适当使用镇痛剂。中医中药治疗以消炎、解毒、消肿为主,可用五味消毒饮(金银花 15g,野菊花 6g,蒲公英 6g,紫花地丁 6g,紫背天葵子 6g)水煎服。屡发病者,可试用自身疫苗(autovaccine)注射。如有糖尿病,应控制血糖。

(3) 局部治疗:①疖未成熟者,局部热敷,超短波、红外线照射,以消炎止痛为主,患处涂以 10% 鱼石脂软膏或中药六合丹,促其成熟穿破;②疖已成熟者,可待自然穿破或在无菌条件下用小探针蘸少许 15% 硝酸银或纯石炭酸腐蚀脓头,促其破溃排脓,亦可用碘酊消毒后以锋利尖刀将脓头表面轻轻挑破,以小镊子钳出脓栓,也可用小吸引器吸出脓液,切开时不可切及周围浸润部分,严禁挤压;③疖破溃者,局部消毒清洁,促进引流,使用抗生素软膏保护伤口使其不结痂。

(4) 并发海绵窦血栓性静脉炎时,必须住院,给予足量、有效抗生素治疗,绝不能疏忽。

(三)急性鼻炎

急性鼻炎(acute rhinitis),亦称普通感冒(common cold),以鼻咽部卡他症状为主要表现,一般无发热及全身症状,或仅有低热、轻度不适、畏寒和头痛。常见病原体为鼻病毒、冠状病毒、流感和副流感病毒、呼吸道合胞病毒、埃可病毒和柯萨奇病毒等。主要传播途径是飞沫直接吸入,其次通过被污染的食品或物体从鼻腔或咽部进入体内而致病。在病毒感染的基础上,可继发细菌感染。由于各种病毒的特点不一样,因此发病常无一定规律,而且临床表现的程度也各有所不同。

1. 病理　病变初期,血管收缩,局部缺血,分泌减少。继之血管扩张,分泌增加,造成黏膜水肿。而黏膜水肿使得鼻腔黏膜纤毛运动功能发生障碍,病原体易于存留,出现炎性反应,初为单核细胞以及少量吞噬细胞,继而多形核白细胞逐渐增多。分泌物也由初期的水样变成黏液性,如果合并细菌感染,逐渐变成脓性。

2. 临床表现　潜伏期1~4日,不同的病毒潜伏期有所不同。鼻病毒的潜伏期较短,腺病毒、副流感病毒较长。早期症状多为鼻腔和鼻咽部出现鼻痒、刺激感、异物感或烧灼感(急性鼻交感刺激综合征)。自觉鼻腔干燥。有时还会出现结膜的瘙痒刺激感(如腺病毒感染时)。然后出现疲劳、头痛、畏寒、食欲减退等全身症状。继之出现逐渐加重的鼻塞,夜间较为明显,打喷嚏,头痛。鼻涕增多,初为水样,后变为黏脓性。说话有闭塞性鼻音。儿童还可以发生鼻出血。此时全身症状最重。一般在1~2周内,各种症状渐减轻消失。如果合并细菌感染,则出现脓涕,病情延期不愈。初期鼻黏膜广泛充血、干燥,以后鼻黏膜肿胀,总鼻道或鼻底有水样、黏液样或黏脓性分泌物,咽部黏膜亦常有充血。

3. 诊断　依照患者病史及鼻部检查,确诊不难,但应注意是否为急性传染病的前驱症状,即与症状性急性鼻炎相鉴别。

4. 鉴别诊断　许多急性传染病如流感、麻疹等,常有症状性急性鼻炎的表现。鉴别诊断主要根据病史以及全身情况。

(1) 流感:全身症状很重,常有高热、全身不适,易发生衰竭。

(2) 麻疹:同时有眼红、流泪、全身发疹等伴随症状。

5. 并发症　急性鼻炎可因感染直接蔓延,或因不适当的擤鼻,使感染向邻近器官扩散,产生多种并发症:①急性鼻窦炎,其中以筛窦炎和上颌窦炎多见;②中耳炎;③鼻咽炎、咽炎、喉炎、气管及支气管炎、肺炎;④泪囊炎、结膜炎,但较为少见。

6. 治疗　病毒感染尚无简单有效的治疗方法。但呼吸道病毒感染常有自限性,因此病毒感染引起的急性鼻炎,主要是对症及预防并发症。应多饮热水,清淡饮食,注意休息。

(1) 抗病毒药物:早期应用,常用的有利巴韦林、吗啉胍、金刚烷胺等。

(2) 减轻发热、头痛等全身症状可用:①复方阿司匹林1~2片,3次/d;阿司匹林0.3~0.5g,3次/d。②清热解毒冲剂1~2包,3次/d;板蓝根冲剂1~2包,3次/d。

(3) 局部治疗:①血管收缩剂滴鼻,如1%麻黄碱液或0.05%羟甲唑啉,0.05%~0.1%赛洛唑啉滴鼻液以利鼻腔通气引流。后者作用时间较长,可达7~8小时。小儿宜用0.5%麻黄碱液。使用减充血滴鼻液的时间不宜超过10日,以免形成药物性鼻炎。②α干扰素(interferon-α)鼻部应用虽可减少鼻病毒的复制,但并不能影响病程,其作用有限。

(四) 鼻窦炎

鼻窦(nasal sinuses)是鼻腔周围颅骨中的一些含气空腔,左右成对,共有4对,依其所在颅骨命名,称为上颌窦、筛窦、额窦和蝶窦,依照窦口引流的位置、方向和鼻窦的位置,又将鼻窦分为前组鼻窦和后组鼻窦。前组鼻窦包括上颌窦、前组筛窦、额窦,窦内引流至中鼻道,后组鼻窦包括后组筛窦和蝶窦,后组筛窦引流至上鼻道,蝶窦引流至蝶筛隐窝。

鼻窦炎(sinusitis)是鼻窦黏膜的感染性疾病。急性鼻窦炎常见致病菌有肺炎链球菌、流感嗜血杆菌、金黄色葡萄球菌和卡他莫拉菌等。慢性鼻窦炎多为两种或多种需氧菌混合感染。少数慢性上颌窦炎继发于齿源性感染。

1. 病因

(1) 病毒感染:病毒引起的上呼吸道感染(急性鼻炎),在身体抵抗力低下的情况下容易伴随各种细菌的植入而引起鼻窦炎,尤其在儿童中比较多见。

(2) 细菌感染:正常鼻窦中可以有某些非致病菌存在,但不致病。因此在鼻窦炎分泌物中培养出的细菌并非都是致病菌。

急性鼻窦炎的主要致病菌为肺炎链球菌和流感嗜血杆菌,占70%以上。其他致病菌以卡他莫拉菌、葡萄球菌较多,这四种细菌成为急性鼻窦炎主要的致病菌。

慢性鼻窦炎的致病菌比较复杂,20世纪80年代的观点认为以厌氧菌为主,为厌氧球菌和类杆菌,可占80%左右。90年代以后,特别是在进入21世纪以后,这个情况发生了变化,很多研究结果提示需氧菌的培养率逐渐升高,主要有金黄色葡萄球菌、凝固酶阴性葡萄球菌、肺炎链球菌、流感嗜血杆菌、黏膜炎莫拉菌、C组乙型溶血性链球菌等,占60%~

80%，而厌氧菌培养率很少超过 10%，依次是消化链球菌、普雷沃菌属、放线菌、丙酸杆菌、梭菌属和韦荣球菌。因此当代的观点认为：针对 90 年代后出现的这种变化，慢性鼻窦炎的细菌学特点已与以往有所不同，需氧菌在慢性鼻窦炎的发病机制中起着主要作用。

国内近期研究表明，急性鼻窦炎主要致病菌为肺炎链球菌和流感嗜血杆菌，慢性鼻窦炎多为两种或多种需氧菌混合感染，主要是革兰氏阳性球菌，菌种以金黄色葡萄球菌、凝固酶阴性葡萄球菌、肠杆菌属、嗜麦芽寡养单胞菌、流感嗜血杆菌和铜绿假单胞菌居多，厌氧菌培养率仅为 5.2%。这些结果与国外近代观点比较接近。

鼻窦炎的病理学变化与致病菌的种类、毒力强弱、抗生素耐药性有密切关系，如肺炎链球菌多引起卡他性炎症、不易化脓、不侵及骨壁、较易治疗。而葡萄球菌引起的鼻窦炎多引起慢性化脓性炎症，治疗比较困难。

（3）真菌感染：真菌性鼻-鼻窦炎（fungal rhinosinusitis，FRS）是临床常见的一种特异性鼻-鼻窦炎症。传统观点认为，FRS 主要发生在长期使用抗生素、糖皮质激素、免疫抑制剂、放射治疗后和某些慢性消耗性疾病（如糖尿病、大面积烧伤）的患者。较常见的致病真菌是曲霉菌（Aspergillus），其他有念珠菌（Monilia）、Seeber 鼻孢子菌（Rhinosporidium seeberi）、毛霉菌（Mucor）和申克孢子丝菌（Sporothrix schenckii）等。

（4）邻近器官感染：上列第 2 双尖牙和第 1、2 磨牙与上颌窦底壁毗邻，常因根尖感染或拔牙时损伤导致牙源性上颌窦炎症。慢性腺样体炎及扁桃体炎是呼吸道细菌隐蔽的场所，可波及或诱发鼻窦炎。腺样体肥大可导致鼻黏膜纤毛输送功能下降，也可诱发鼻窦炎的发生。

（5）外界感染：鼻窦外伤、骨折、鼻窦黏膜挫裂、黏膜下血肿、窦内异物残留等可造成鼻窦的直接感染。鼻腔填塞物放置过久、鼻石或肿瘤、游泳呛水、胃食管反流、鼻窦气压伤等均可以直接或间接地诱发鼻窦炎症发生。

2. 临床表现　由于年龄、解剖和病变程度的不同，患儿症状差别很大。年龄愈小，则全身症状愈益明显，且变化较多。

（1）急性鼻窦炎：早期与急性鼻炎或感冒相似，3~4 日后鼻涕变黏性或鼻塞加重，脓涕增多。可有发热、失水、拒食、呼吸急促、精神萎靡或烦躁不安甚至抽搐等。常伴有咽痛、咳嗽、急性中耳炎、鼻出血或关节疼痛。较大儿童可能诉头痛或一侧面颊疼痛。此外，儿童如将脓性鼻涕咽下，可引起食欲减退、恶心呕吐和腹泻等胃肠症状。儿童眶内并发症较成人多见。急性期全身症状往往较突出，局部症状易被忽视而耽误诊断。

（2）慢性鼻窦炎

1）局部症状：经常性或间歇性的鼻塞，流黏液性或黏脓性鼻涕及鼻出血等。有时鼻涕多倒流进咽部。头痛及嗅觉障碍较少见。若并发邻近器官的感染，可出现声嘶、耳痛、听力下降、咳嗽、咽痛等。

2）全身及继发性症状：如精神不振、胃纳差、体重下降、记忆力差等，少数病例可发生继发性贫血、发育障碍、风湿病、关节痛、哮喘、胃肠或肾脏疾病等。有些患儿由于长期鼻塞和经口呼吸，导致面部发育变形，如唇厚短上翻、硬腭上拱显著、牙列不齐等。严重者，亦可影响患儿身体和智力的发育。有的学者认为，在有的儿童中，虽然鼻窦炎局部症状较轻，但仍可能是慢性支气管炎或哮喘发作的病灶。

3. 诊断　儿童鼻窦炎的诊断，主要依据病史分析和细致的检查。尤其是 5 岁以下小儿不会诉说，详细询问家属尤为重要，除了鼻窦炎的常有症状，如鼻塞、流涕、发热、头痛外，还要知道是否常有感冒、家庭变态反应史、哮喘、过敏性皮炎等。同时要注意了解伴发症状。

（1）临床检查：鼻前庭可能有垢痂，前鼻孔周围皮肤常潮红及皲裂；鼻镜检查常见鼻腔内有大量黏稠分泌物；儿童下鼻甲一般较肿大，收缩后，可见鼻黏膜呈急性或慢性充血、肿胀，中鼻道或嗅裂可见脓性分泌物。急性上颌窦炎眶下皮肤红肿，急性筛窦炎眶内角红肿，可有压痛。口咽部咽侧淋巴索和咽后淋巴滤泡常常增生，扁桃体增大，有时可见脓性鼻涕从鼻咽部流下，称为后鼻滴涕或后鼻滴漏。

（2）影像学检查：鼻窦 X 线检查可供参考，需注意的是 5 岁以下的幼儿鼻窦黏膜较厚，上颌骨内尚有牙胚，所以幼儿 X 线检查显示混浊，并不一定患有鼻窦炎。CT 扫描则具有诊断意义，儿童鼻窦炎的 CT 显示有两大特征。①范围广：由于儿童鼻-鼻窦黏膜的炎症反应重，一旦发生鼻窦炎，多数显示为全鼻窦密度增高；②变化快：经过恰当的药物治疗后 CT 显示的密度增高可在 1~2 周内转为正常透光。因此如果对慢性鼻窦炎的儿童准备采用手术治疗的时候，必须首先进行规范的药物治疗，手术前应再次 CT 扫描。

（3）其他检查：对较大患儿可行鼻内镜检查或A型超声波（加用双向B超）扫描。

对儿童鼻窦炎的分类一直存在争议，目前倾向于对12岁以下的患儿根据病程进行分类。

1）急性鼻窦炎：每次发病4周以内，全身症状较重，30日内症状全部消失。

2）亚急性鼻窦炎：30～90日以内，全身症状较轻，在此期内症状完全消失。

3）复发性急性鼻窦炎：症状持续8周以内，每年发病3次以上。

4）慢性鼻窦炎：全身症状较轻，局部症状持续12周以上。

4. 治疗　儿童慢性鼻窦炎的治疗与成人有一些差别，主要在于儿童同时伴有的全身性相关疾病较多，例如全身免疫状况较差、呼吸道变态反应、哮喘、腺样体肥大、胃食管反流等因素都应考虑在内。因此在治疗中应注意以下几个方面：

使用恰当的抗生素尽快控制感染。同时配合使用局部糖皮质激素可缩短病程、并延长再次发病时间。

急性期可适当使用低浓度鼻腔减充血剂改善鼻腔通气和鼻窦引流，但不能超过7日。

对相关疾病予以治疗，尽量采取药物治疗和保守疗法，不宜轻易采取手术。

（1）急性鼻窦炎：全身应用抗生素、抗变态反应药物。最常用的是青霉素类和头孢菌素类。不主张联合应用抗生素。鼻局部应用糖皮质激素，必要时应用低浓度鼻减充血剂（盐酸羟甲唑啉、0.5%以下麻黄碱，用不宜超过7日），以利鼻腔和鼻窦通气引流。怀疑有上颌窦积脓者，年龄较大儿童可施行上颌窦穿刺冲洗术。在全身症状消退期，置换法也有一定的疗效。此外，鼻蒸气吸入、中医中药及针对并发症的治疗，对缩短病程有重要意义。

（2）慢性鼻窦炎：必须根据不同情况采用阶梯性治疗方案。

第一阶段：系统药物治疗（1～3个月）。①抗生素：推荐应用阿莫西林+克拉维酸、头孢克洛、头孢呋辛、头孢曲松、大环内酯类。②局部糖皮质液喷鼻，黏液促排剂，抗胃食管反流：轻症者联合应用雷尼替丁和西沙必利；重症者应用奥美拉唑和西沙必利；鼻腔冲洗，局部药物的雾化吸入，以及中医中药治疗。③对变态反应性病因的患儿可酌情全身使用糖皮质激素。

第二阶段：辅助外科干预。许多研究报道认为，

对10岁以下反复发作的儿童慢性鼻窦炎患儿实行腺样体切除术，可避免50%～89%的鼻内镜鼻窦手术。此外，进行不开放鼻窦的鼻息肉切除手术是本阶段常用的术式。目的是切除阻塞和妨碍引流的病变。对不影响通气和引流的鼻息肉采用局部糖皮质激素治疗，可使息肉缩小或消失。

第三阶段：手术治疗，即行功能性鼻内镜鼻窦手术。适应证：①充分的药物治疗后，效果不佳，症状持续存在；②多发鼻息肉造成广泛的鼻腔、鼻窦通气引流受阻；③严重的鼻腔、鼻窦解剖异常；④同时伴有哮喘，有高耐药菌群。手术方式：①小范围、精细、微创是手术原则；②手术范围局限于窦口鼻道复合体（OMC）区域，很少广泛开放鼻窦；③术后放置中鼻道支撑物。

五、咽喉部感染

（一）肠道病毒性咽炎

肠道病毒性咽炎（intestinal viral pharyngitis）是咽黏膜、黏膜下组织及其淋巴组织的急性炎症，常由肠道病毒引起，柯萨奇病毒A10最常见，夏秋季好发。主要传播途径是直接接触或飞沫传播。常流行于托幼机构及学校。人群密集区及卫生条件较差地区流行率较高。

潜伏期约1周。常有咽红、咽痛及发热，颈前及颈后三角淋巴结可触及轻度肿大，埃可病毒及柯萨奇病毒感染常伴颈部、躯干部散在斑疹及小丘疹。严重者可有头痛、颈强直、假性脑膜炎。症状持续一般不超过7日。

柯萨奇病毒A型感染引起咽部疱疹及炎症晕（疱疹性咽峡炎）。儿童的手足口病能引起相同的口腔皮疹，常伴手、足部掌面疱疹以及臀部丘疹。柯萨奇病毒B型感染引起胸膜痛（Bornholm disease）、躯干肌肉疼痛及触痛、无菌性胸膜炎，常伴高热及咽痛。少数病例可有斑丘疹、睾丸炎和心肌炎。

咽拭子可做病毒分离，脑脊髓膜炎患者可做脑脊液检测。从无菌部位分离培养出肠道病毒有诊断价值，分离出的病毒应用抗毒血清中和可进行分型。ELISA可进行血清学诊断。脑脊髓膜炎时应用RT-PCR快速检测脑脊液中的肠道病毒RNA以明确病原。

全身症状较轻或无症状者给予局部治疗，如复方硼砂溶液含漱。全身症状明显、感染较重时应用抗病毒药物。

（二）咽喉部细菌感染

咽喉部的细菌感染可原发或继发于病毒感染。

化脓性链球菌（*Streptococcus pyogenes*）最多见，其次为流感嗜血杆菌（*Haemophilus influenzae*）、白喉棒状杆菌（*Corynebacterium diphtheriae*）。脑膜炎奈瑟菌（*Neisseria intracellularis*）、溶血性嗜血杆菌（*Haemophilus haemolyticus*）及金黄色葡萄球菌（*Staphylococcus aureus*）等也可见。

链球菌性扁桃体炎（streptococcal tonsillitis）为最常见的咽喉部细菌感染性疾病，主要由化脓性链球菌（A 组链球菌）引起（表 21-3-1）。该病呈世界流行，人群普遍易感，发病者多为儿童、老年人及免疫力低下者。化脓性链球菌是一种咽喉部定植菌，有多种血清型，各型之间无交叉免疫，可反复感染，感染后可引起猩红热、链球菌感染后肾炎、风湿热。

表 21-3-1　乙型溶血性链球菌种群及致病谱

组	菌种	相关疾病
A	化脓性链球菌属（*Streptococcus pyogenes*）	急性咽炎，扁桃体周脓肿，中耳炎，慢性协同性坏疽，风湿热，链球菌感染后肾小球肾炎
	米氏链球菌（微小菌落）[*S.* 'milleri' (minute colony)]	转移性化脓性感染
B	无乳链球菌（*S. agalactiae*）	新生儿败血症，脑膜炎和肺炎
C	停乳链球菌（*S. dysgalactiae*）马链球菌（*S. equi*）类马链球菌（*S. equisimilis*）兽疫链球菌（*S. zooepidemicus*）	皮肤脓毒症和心内膜炎的罕见原因，感染后肾小球肾炎已有报道条件致病菌，在人类可引起脓毒症、咽炎、脑膜炎、化脓性关节炎、心内膜炎、肾小球肾炎等
D	牛链球菌（*S. bovis*）	结肠肿瘤相关的心内膜炎，菌血症
F	米氏链球菌（*S.* 'milleri'）	转移性化脓性感染，牙周脓肿
R	猪链球菌（*S. suis*）Ⅱ型	脑膜炎，败血症，心内膜炎，链球菌中毒性休克综合征

1. 病原学　A 组乙型溶血性链球菌（group A β-hemolytic streptococcus），亦称化脓性链球菌，革兰氏染色阳性，细胞壁表面的蛋白层为型特异性抗原，与疾病相关的主要为 M 蛋白，其次还包括细菌产生的毒素和蛋白酶类。

2. 流行病学　链球菌性扁桃体炎在温带地区多见，主要流行于冬季。通常由呼吸道分泌物直接接触、空气飞沫传播及手接触间接传播。污染的食物和牛奶可以引起链球菌感染的暴发流行，但不常见。

链球菌感染好发于儿童，其中约有 20% 为无症状携带者。人群密集区，如幼儿园和部队，容易造成疾病的流行。

3. 发病机制　化脓性链球菌感染后的不同临床表现由细菌对机体防御功能的抑制、对组织细胞的直接损伤及机体的变态反应等综合而成（图 21-3-1）。

（1）抑制机体防御功能：化脓性链球菌 M 蛋白是一种具有抗原性的纤维蛋白，能与补体调节蛋白及纤维蛋白原相结合，抑制补体与抗原抗体复合物结合，降低中性粒细胞识别和吞噬 A 组链球菌的能力。链球菌的多糖外壳，是一种透明质酸多聚体，也具有抑制中性粒细胞吞噬的作用，其表面表达有 C5a 和免疫球蛋白结合蛋白，可抑制趋化作用及体液免疫反应。

（2）细胞黏附：化脓性链球菌至少表达 17 种黏附分子，如纤连蛋白（fibronectin）、玻连蛋白（vitronectin）、胶原结合蛋白和脂磷壁酸等，细菌通过表面的黏附分子与宿主细胞的受体结合，进入宿主体内定居和繁殖。

（3）毒素对组织的损伤：链球菌溶血素 S 是坏死性筋膜炎的重要致病因素。链球菌溶血素 O 可激活补体，并通过对质膜的穿孔作用，破坏细胞。透明质酸酶和胶原酶通过溶解结缔组织的胶原和透明质酸促进病菌在组织中的扩散。链激酶及表面表达的烯醇化酶可作为纤溶酶原激活物，引起血块溶解，促进细菌对各种组织的侵袭。其他溶解酶包括 4 种不同血清型的 DNA 酶（A~D）。

当化脓性链球菌和/或金黄色葡萄球菌等革兰氏阳性球菌与破坏组织结构的专性厌氧菌混合感染时，可引起慢性协同性坏疽（synergic gangrene），发病过程可能涉及细菌毒素对结缔组织的破坏、对细胞的直接杀伤及对各种组织氧化还原能力的降低等。

链球菌致热外毒素（streptococcal pyrogenic exo-

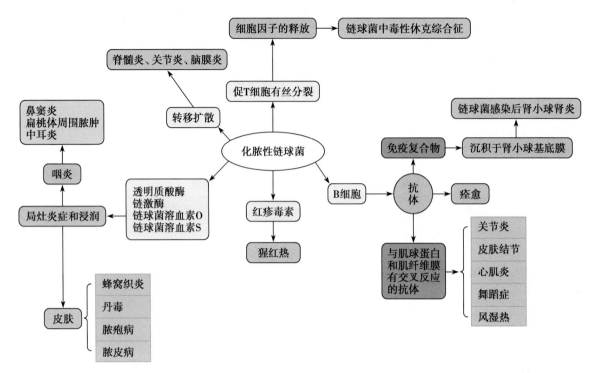

图 21-3-1　化脓性链球菌的致病机制

toxins,SPEs)共分为 A、B、C 三种。其中 A 与 C 结构相似,主要引起猩红热的皮疹。该类抗原属超抗原,与金黄色葡萄球菌外毒素具有高度同源性,刺激巨噬细胞产生肿瘤坏死因子,介导链球菌中毒性休克综合征的发生。B 结构特异,是链球菌分泌的一种酶原,表面覆盖一种蛋白激酶,可促进 T 细胞有丝分裂,对心肌产生一定的毒性。

（4）细胞内的定植:化脓性链球菌菌株具有 *PRTF1* 基因,编码纤维结合蛋白,能够侵袭上皮细胞,从而在呼吸道上皮细胞中定植,可能是不能被 β-酰胺类抗生素清除的主要原因。

（5）变态反应:化脓性链球菌感染后能引起风湿热和急性肾小球肾炎,发病机制被认为是交叉抗原引起的变态反应,目前尚未完全明确。

4. 临床表现　常见的临床表现有发热、咽部充血、咽痛、扁桃体及颌下淋巴结肿大。症状轻重程度与体征并不相符,一些有严重疼痛的患者仅为咽喉轻度红肿,而一些有中度疼痛的患者可能存在明显的扁桃体肿大。滤泡性扁桃体炎的典型特征为咽痛,扁桃体红肿,多为单侧,可见黄白色化脓灶及脓性分泌物,伴颌下淋巴结肿大。

（1）猩红热:猩红热（scarlet fever）是机体感染化脓性链球菌后对红疹毒素的一种高敏反应。临床特征为发热、咽峡炎、全身弥漫性红色皮疹伴疹后皮肤脱屑。

潜伏期 2~4 日,最短 1 日,最长 7 日。起病急

骤,发热,体温一般 38~39℃,重者达 40℃以上。发病初期,有严重的全身不适及呕吐,24 小时内出现皮疹,始于耳后、颈部及上胸部,然后迅速蔓及全身。典型的皮疹为皮肤充血基础上伴有猩红色弥漫细小斑丘疹,皮肤压之褪色,去压数秒后恢复充血;有时皮疹突出皮肤表面如"鸡皮状",其顶端出现粟粒状小疱疹,触之有砂纸感;在腋下、肘部及腹股沟皮肤皱褶处,皮疹密集,色深红,间或有出血点,呈横线状,为"帕氏征"（Pastia's sign）。面部皮肤充血,但无皮疹;口、鼻周围充血不明显,形成口周苍白圈;病程初期患者舌苔厚白,舌乳头红肿,突出舌面,称"草莓舌"（strawberry tongue）,2~3 日后白苔消退,舌面光滑呈牛肉色,乳头仍凸起,称"杨梅舌"（myrica tongue）。

（2）链球菌中毒性休克综合征:链球菌中毒性休克综合征（streptococcal toxic shock syndrome, STSS）是猩红热的一种严重类型,以休克、血小板减少及多器官受累为特征。胸、腹腔积液及肾衰竭常见,出血罕见。

5. 并发症

（1）扁桃体周脓肿（peritonsillar abscess）是扁桃体脓毒症的常见并发症。受累侧的咽门及软腭组织充血肿胀。咽喉疼痛,吞咽时加剧,患侧淋巴结肿大,可伴有严重触痛。少数病例发生双侧扁桃体周脓肿,可能导致气道梗阻。

及时强效的抗菌治疗可避免切开引流手术。青

霉素联合甲硝唑治疗或克林霉素可有效控制感染。如果气道有严重梗阻,应立即静脉推注糖皮质激素(氢化可的松 100~200mg)减轻组织水肿。早期的小脓肿可自行消退,晚期脓肿可破溃于咽喉,脓肿进展较快和较大时,需要手术切开引流。

(2)链球菌败血症(streptococcal septicemia)是链球菌性扁桃体炎的罕见并发症,病死率高。症状包括高热、淋巴结剧烈疼痛(甚至出现肿大淋巴结的化脓性改变),或皮肤的丹毒样皮损。此类患者在等待血培养细菌结果期间应尽快开始经验性抗菌治疗。

(3)链球菌感染后疾病(poststreptococcal disorders)包括风湿热、肾炎、多形红斑和结节性红斑等。

6. 诊断 根据典型表现可作出临床诊断。轻度链球菌性扁桃体炎临床很难识别。咽拭子涂片及细菌培养找到链球菌有助于诊断,细菌培养存在 20%~30% 的假阴性结果。

化脓性链球菌仅在营养丰富且含血液的培养基上生长。溶血毒素产生无色透明溶血环(β 溶血),提示为可疑细菌克隆。在无氧环境下培养能够促进细菌的生长和溶血环的形成。在常规实验室中,对化脓性链球菌的识别以细菌克隆的形态学(大菌落周围形成一个完全透明的无色溶血环)及蓝氏链球菌分群试验 A 组抗原为基础。蓝氏链球菌分群试验(Lancefield's streptococcal grouping test)系以乳胶凝集试验为基础,应用特定酶提取细菌抗原后,用包裹已知抗体的颗粒进行识别和分类,该方法对链球菌的种属和致病力鉴定有意义。对咽拭子进行乳胶凝集试验可进行快速诊断,目前已广泛应用,该方法具有较高特异性,但有关敏感性的报道并不一致。抗链球菌溶血素 O(简称抗"O")、抗透明质酸酶和/或抗 DNA 酶的滴度升高有助于临床诊断。

7. 治疗 首选青霉素。早期和轻型病例口服阿莫西林,250~500mg,每 6 小时口服 1 次,疗程 10 日,或红霉素,剂量及疗程同前。确诊的严重感染需要静脉注射青霉素,剂量每日 800 万~2 000 万 U,分 2~3 次静脉滴注,儿童每日 20 万 U/kg 分 2~3 次静脉滴注,连用 10 日至热退后 3 日。也可选用头孢菌素类和红霉素,头孢菌素 1.2~2.4g,每 4~6 小时给药 1 次,1 月龄以上婴儿,每日 150~300mg/kg,分 4~6 次给药。其他,如克林霉素 600~1 200mg 每 6 小时静脉给药 1 次,1 月龄以上婴儿,每日 20~30mg/kg,分 3~4 次给药。

咽部的化脓性链球菌很难清除。研究表明,对链球菌的清除需要 2 周足量的青霉素静脉治疗,红

霉素治疗效果欠佳。宿舍或兵营暴发的链球菌感染需要引起重视,尤其是发生风湿热时,一般建议抗生素疗程至少 7 日。

(三)急性会厌炎

急性会厌炎(acute epiglottitis)是严重的咽喉部感染,可因会厌水肿导致气道梗阻。最常见的致病菌为流感嗜血杆菌,此外还有链球菌、葡萄球菌及肺炎链球菌等,也可与病毒混合感染。自应用流感嗜血杆菌 b 型疫苗进行免疫预防后,急性会厌炎已较为罕见。在疫苗应用前,发病高峰多为 3 岁儿童,多发生于冬季。目前会厌炎多由化脓性链球菌感染引起,好发于成人。如遇到严重咽痛伴喘鸣或不能吞咽的患者应考虑此病的可能,此时气道极为敏感,可能突然发生梗阻,咽部检查应慎重。

1. 临床表现 起病急,多有发热、畏寒、头痛、全身不适,严重时伴呼吸困难。颈部及舌下肿胀,触痛明显,喉痛剧烈,吞咽时加重,常有唾液外溢,可出现喘鸣。因会厌肿胀,语言含糊不清,似口中含物。

喉镜下见会厌红肿,舌面尤甚,肿胀严重时,会厌可呈球形向上突出,像樱桃。经咽部喉镜的检查可确诊,但可能加重气道梗阻,如果 X 线检查能够明确诊断,应避免咽部喉镜检查。颈部侧位片可见会厌肿大,似"拇指头"竖立在口咽下部。血常规检查示中性粒细胞明显升高,白细胞计数可达(12~16)× 10^9/L。

2. 并发症 急性会厌炎本身引起并发症罕见。并发症主要发生在气管插管及机械通气期间,如坠积性肺炎、气胸和气管插管部位的感染等。

3. 诊断 有严重咽痛、脓毒血症、流涎及喘鸣的患者应考虑急性会厌炎的可能。多数患者因发现较晚贻误治疗时机。

颈部 X 线侧位片可用于临床诊断。血培养明确致病菌。

4. 鉴别诊断 鉴别诊断包括传染性单核细胞增多症、白喉、咽后脓肿及脓性颌下炎(Ludwig angina)。

(1)传染性单核细胞增多症:EB 病毒感染引起,多见于青少年,血液中可见异常淋巴细胞和单核细胞增多。

(2)白喉:常表现为喉梗阻症状,开始声音嘶哑,咳声如吠,甚至失声,继则出现呼吸困难,烦躁不安。典型咽喉部白色假膜可鉴别。

(3)脓性颌下炎:又称路德维希咽峡炎,为舌下间隙内弥漫性蜂窝织炎,检查可见颏下及颌下区红肿,扪之硬如木板。X 线检查有助于鉴别诊断。

5. 治疗　急性会厌炎是危重急症之一。应保持坐直体位,维持气道开放。立即进行足量抗生素治疗,首选三代头孢菌素,多用头孢噻肟,儿童每日 150~250mg/kg,分 2~4 次静脉滴注;成人 2~4g,每 8 小时给药 1 次;或头孢曲松,儿童每日 50mg/kg,成人 2~4g/d。疗程 10 日。

如果气道有严重梗阻,应立即给予面罩吸氧,并酌情急诊行气管造口术。使用抗生素治疗的同时,静脉推注糖皮质激素(氢化可的松 100 ~ 200mg)可减轻会厌水肿,避免气管造口术。对耳、鼻、喉等部位给予适量氦-氧混合气(含 80%氦和 20%氧),可以降低分泌物黏度,利于氧气更好地通过小气道或气管插管处。

6. 预防　儿童时期接种流感嗜血杆菌 b 型疫苗进行免疫预防。

(四)扁桃体周脓肿

扁桃体周脓肿(peritonsillar abscess)为扁桃体周围间隙内的化脓性炎症。早期发生蜂窝织炎(称扁桃体周围炎),继之形成脓肿。中医称之为"喉痈"。好发于青壮年。

大多继发于急性扁桃体炎,尤其多见于慢性扁桃体炎屡次急性发作者。由于扁桃体隐窝,特别是扁桃体上隐窝被堵塞,引流不畅,其中的细菌或炎性产物破坏上皮组织,向隐窝深部发展,穿透扁桃体包膜,进入扁桃体周围间隙所致。

常见的致病菌有金黄色葡萄球菌、乙型溶血性链球菌、甲型草绿色链球菌等。厌氧菌也可导致本病发生。

1. 病理　本病多为单侧发病,两侧同时发病极少。按其发生部位,临床上分为前上型和后上型两种。前者脓肿位于扁桃体上极与腭舌弓之间,此型最常见;后者位于扁桃体与腭咽弓之间,较少见。镜下见扁桃体周围疏松结缔组织中大量炎性细胞浸润,继之组织细胞坏死液化,融合形成脓肿。炎症浸润和组织水肿影响局部血液循环,常可导致患侧扁桃体上方软腭充血肿胀,腭垂(又称悬雍垂)水肿,偏向健侧。

2. 临床表现　急性扁桃体炎发病 3~4 日后,发热仍持续或又加重,一侧咽痛加剧,吞咽时尤甚,致不敢吞咽,疼痛常向同侧耳部或牙齿放射。患者呈急性病容,表情痛苦,头倾向患侧,有唾液垂滴,语言含糊不清,似口中含物,饮水自鼻腔反流。重症者因翼内肌受累而有张口困难。因患侧颈部疼痛,患者以手托患侧颈部减轻疼痛。同侧下颌角淋巴结常肿大。

在早期周围炎时,可见一侧腭舌弓显著充血。若局部明显隆起,甚至张口有障碍,表示脓肿已形成。属前上型者,可见患侧软腭及悬雍垂红肿,并向对侧偏斜,腭舌弓上方隆起。扁桃体被遮盖且被推向内下方。后上型者,患侧腭咽弓红肿呈圆柱状,扁桃体被推向前下方。

3. 诊断　根据上述症状及体征,诊断不难。通常根据下列几点可明确诊断:咽痛逾 4~5 日;局部隆起明显及剧烈咽痛;隆起处穿刺有脓即可确诊。

4. 鉴别诊断

(1)咽旁脓肿:系咽旁隙的化脓性炎症,脓肿部位在咽侧及颈外下颌角部,伴有颈侧上部压痛;患侧扁桃体和咽侧壁被推向中线,但扁桃体本身无病变。

(2)智齿冠周炎:常因阻生牙而起病,多发生于下齿槽的内侧,牙冠上覆盖肿胀组织,牙龈红肿、触痛,可扩展到腭舌弓,但扁桃体及悬雍垂一般不受影响。

(3)脓性颌下炎:为口底急性弥漫性蜂窝织炎。在口底及颌下有痛性硬块,舌被抬高,压舌或伸舌疼痛,张口受限,但无牙关紧闭。

(4)扁桃体恶性肿瘤:若一般无发热,一侧扁桃体迅速增大或扁桃体肿大而有溃疡,均应考虑扁桃体恶性肿瘤的可能。

5. 并发症　炎症扩散到咽旁隙,可发生咽旁脓肿;向下蔓延,可发生喉炎及喉头水肿,迅速出现呼吸困难。少数病例可发生颈内静脉血栓、化脓性颈淋巴结炎、败血症或脓毒血症。

6. 治疗

(1)脓肿形成前的处理:按急性扁桃体炎处理,给予足量的抗生素控制炎症,并给予输液及对症处理。

(2)脓肿形成后的处理

1)穿刺抽脓:可明确脓肿是否形成及脓肿部位。1%丁卡因表面麻醉后,用 16~28 号粗针头于脓肿最隆起处刺入。穿刺时,应注意方位,不可刺入太深,以免误伤咽旁隙内的大血管。针进入脓腔即有脓液抽出。

2)切开排脓:对前上型者,在脓肿最隆起处切开排脓。常规定位是从悬雍垂根部作一假想水平线,从腭舌弓游离缘下端作一假想垂直线,二线交点稍外即为适宜的切口处。切开黏膜及浅层组织后,用长弯血管钳插入切口,沿扁桃体包膜外方进入脓腔,充分排脓。对后上型者,则在腭咽弓处排脓。术

肿大。

后第 2 日复查伤口,必要时可用血管钳再次撑开排脓。

3)扁桃体切除术:因本病易复发,故应在炎症消退两周后行扁桃体切除术。有人主张穿刺确诊后,在抗生素治疗的保护下,行脓肿扁桃体切除术,其优点为排脓通畅,恢复快,能一次治愈本病。

(五)樊尚咽峡炎

樊尚咽峡炎(Vincent's angina)又称溃疡膜性咽峡炎,多由口腔樊尚疏螺旋体和梭状厌氧菌协同感染引起。常发生于口腔卫生较差的人群。通常表现为口腔及牙龈的肿痛,伴吞咽困难和口腔恶臭。咽拭子涂片找到梭形杆菌和樊尚螺旋体即可确诊。甲硝唑联合青霉素或阿莫西林治疗可以迅速清除病原体。注意口腔卫生,避免复发。

六、颈深部感染

颈深部感染(deep neck infection)是指由身体深部的感染源,如上呼吸道、牙齿、咽喉、扁桃体等处的炎症,感染颈深筋膜浅层以下的组织,如筋膜、淋巴结等,引起脓肿形成或较广泛蜂窝织炎的总称。扁桃体周围间隙、咽后隙、咽旁隙、颌下隙的感染均属此类,临床上较常见。

引起颈深部感染的细菌,多为链球菌、葡萄球菌、肺炎链球菌、大肠埃希菌等,且大多数为混合感染,少数为厌氧菌感染。细菌可经口、鼻、咽部炎症扩散蔓延,或经淋巴或血行扩散至各间隙。病菌侵入间隙后,能否引起化脓性炎症,与细菌的种类、毒力和数量有关,更重要的是取决于机体的免疫力和对细菌的易感性。

由于各间隙位于肌肉深层,局部引流不畅,加之周围血管丰富,患者多伴有菌血症或脓毒血症,可出现畏寒、高热、食欲减退、乏力、全身不适等中毒症状。颈深部感染的治疗原则是抗感染治疗和局部切除排脓,同时给予全身支持、对症治疗。适量的糖皮质激素等药物的使用,可减轻局部肿胀及全身中毒症状。

(一)咽后脓肿

咽后脓肿(retropharyngeal abscess)为咽后隙的化脓性炎症,正常情况下,咽后壁和脊柱前韧带间为一狭窄间隙。如果水肿和脓肿累及此间隙,则咽后壁被挤压向前,阻塞气道。因其发病机制不同,分为急性与慢性两型。最常见为咽后淋巴结化脓,多发生于 3 岁以内的幼儿。由于婴幼儿咽后隙淋巴组织丰富,口、咽、鼻腔及鼻窦的感染可引起淋巴结炎,进

而化脓,脓液蓄积在口咽后方咽后隙的一侧。此外,成人因咽后壁异物刺入,或者外伤、手术等侵入性损害均可引起咽后隙感染。致病菌与扁桃体周脓肿相似。慢性型多见于成人,由颈椎结核引起。在椎体与椎前筋膜之间形成寒性脓肿。

1. 临床表现

(1)急性型:起病急,发热、烦躁、咽痛拒食、吸奶时吐奶或奶汁反流入鼻腔,有时可吸入呼吸道引起呛咳。说话及哭声含糊不清,如口中含物,睡眠时打鼾,常有不同程度的呼吸困难。患者头常偏向患侧以减轻患侧咽壁张力,并扩大气道腔隙。如脓肿增大,压迫喉入口或并发喉炎,则呼吸困难加重。

急性型者可见咽后壁一侧隆起、充血,脓肿较大者可将患侧腭咽弓向前推移。由外伤或异物引起的咽后脓肿,多位于喉咽,须用间接喉镜检查才能发现。局部常有脓性分泌物,有时尚能查见异物。检查时,操作宜轻柔,以避免患儿哭闹挣扎导致脓肿破裂;如发生意外,应速将患儿头部倒下,防止脓液流入气管,发生窒息或引起吸入性肺炎。另外,检查可发现患侧或双侧颈淋巴结肿大,压痛明显。

(2)慢性型:多有结核病的全身症状,起病缓慢。无咽痛,随着脓肿的增大,可逐渐出现咽、喉部阻塞感,或吞咽不畅。慢性型者可见咽后壁隆起,常位于咽后壁中央,黏膜色泽较淡。

2. 诊断 根据病史、症状以及检查所见,诊断不难。幼儿如有上述症状时,首先须考虑本病。除咽部检查外,可行 X 线侧位拍片,以判断脓肿的大小及范围,有时尚能见到液平面;对疑为外伤或结核引起者,通过 X 线检查也可检查有无异物或颈椎骨质破坏。结核性者常有肺部结核病变。CT 检查有利于脓肿与蜂窝织炎的鉴别。

3. 并发症

(1)脓肿破裂:吸入下呼吸道,可引起吸入性肺炎甚至窒息。

(2)脓肿向下发展:可引起急性喉炎、喉头水肿、纵隔炎。

(3)脓肿向外侧可侵入咽旁间隙导致咽旁隙脓肿:继之侵蚀大动脉,可发生致死性大出血。

4. 治疗

(1)急性咽后脓肿:一经确诊,须行切开排脓。患儿不需麻醉,成年患者喷用 1% 丁卡因即可。取仰卧头低位,用压舌板或直接喉镜压舌根暴露口咽后壁,看清脓肿部位,在脓肿最隆起处用长粗穿刺针抽脓。然后用尖刀在脓肿下部最低处作一纵行切口,

并用血管钳扩大切口，排尽脓液并充分吸出。喉咽部脓肿，可在直接喉镜下进行手术，操作方法同上。术中应准备好气管切开包、氧气、喉镜及插管等器械，以便在意外情况出现时使用。

（2）术后使用抗生素控制感染。如脓液引流不畅，每日应扩张创口，排尽脓液直至痊愈。

（3）结核性咽后脓肿：除抗结核治疗外，可在口内穿刺抽脓，脓腔内注入 0.25g 链霉素液，但不可在咽部切开。有颈椎结核者，宜与骨科医师共同处理，同时行颈外切开排脓。

（二）咽旁脓肿

咽旁脓肿（parapharyngeal abscess）为咽旁隙的化脓性炎症，早期为蜂窝织炎，随后发展成脓肿。

1. 病因

（1）邻近器官或组织化脓性炎症的扩散：为最常见的致病因素，如急性扁桃体炎、扁桃体周脓肿、咽后脓肿及牙槽脓肿等可直接侵入咽旁隙而发病。

（2）咽部外伤、异物所引起的感染：包括咽部和口腔手术的并发症，如扁桃体摘除术、拔牙手术时注射麻醉剂的针头消毒不严，可将致病菌直接带入咽旁隙。

（3）血液或淋巴途径感染：邻近器官或组织的感染，可经血行和淋巴系累及咽旁隙。

2. 临床表现

（1）全身症状：发热、寒战、出汗、头痛及食欲减退。体温可呈持续性高热或脓毒血症的弛张热，严重时可呈衰竭状态。患者呈急性重病容、颈部僵直、活动受限。患侧颈部、颌下区肿胀，触之坚硬，牙痛明显。严重者肿胀范围可上达腮腺、下沿胸锁乳突肌而达锁骨上窝。如已形成脓肿，则局部变软且有波动感。

（2）局部症状：咽旁及颈侧剧烈疼痛、吞咽困难、语言不清，当炎症侵犯翼内肌时，出现张口困难。咽部检查，可见患侧咽侧壁隆起、充血，扁桃体及腭弓被推向中线，但扁桃体本身无红肿。

3. 诊断　根据上述症状及体征，一般不难诊断。但因脓肿位于深部，由颈外触诊时，不易摸到波动感，故不能以有无波动感为诊断咽旁脓肿的依据。必要时可在压痛最显著处作诊断性穿刺抽脓，明确诊断。

本病须与扁桃体周脓肿及咽后脓肿等鉴别。

4. 并发症　周围扩展，可波及咽后间隙而致咽后脓肿；继而向下蔓延可发生喉头水肿；沿大血管向下发展，可发生纵隔炎。若侵蚀颈内动脉，可致颈内动脉壁糜烂而引起致命的大出血。颈内静脉受侵犯，可引起血栓性静脉炎。

5. 治疗　脓肿形成前，应全身使用广谱、足量的抗生素及适量的糖皮质激素等药物，以防感染的蔓延和并发症发生。

脓肿形成后，立即行脓肿切开排脓，一般经颈外进路切开。局麻下，以下颌角为中点，在胸锁乳突肌前缘作一纵切口，用血管钳钝性分离软组织进入脓腔。排脓后，置入引流条，切口部分缝合。术后继续抗感染治疗。

（三）脓性颌下腺炎

脓性颌下炎也称路德维希咽峡炎（Ludwig angina），为舌下、双颌下、颏下多间隙内的弥漫型蜂窝织炎，多由口腔或牙周感染引起，以拔牙后多见。致病微生物包括化脓性链球菌、金黄色葡萄球菌、溶血性链球菌等及口腔厌氧菌，如产黑素普雷沃菌和梭状菌属等。

临床表现为寒战、高热、头痛、呼吸急促、衰竭等脓毒血症症状。发病早期，口底部疼痛、舌运动不灵、言语不清、吞咽困难，且流涎。继而炎症扩散到舌根、咽喉和上颈部软组织，可出现吸气性呼吸困难。检查可见颈部呈"牛颈"状，颏下及颌下区红肿，扪之硬如木板，局部压痛明显，可有皮下气肿，呈捻发音。张口困难，口底组织肿胀隆起，舌体向上或向后移位，舌底面暴露于下颌牙上，舌运动不便。炎症可蔓延至咽旁隙，甚至进入颈动脉鞘，腐烂血管或引起颈内静脉血栓性静脉炎。也可向下蔓延进入上纵隔，导致纵隔炎。口底水肿，可并发喉头水肿，致喉阻塞而出现窒息。还可发生败血症、中毒性休克等全身并发症。

治疗应早期应用大剂量广谱抗生素控制感染，选用一种至少对金黄色葡萄球菌有效的抗生素。综合治疗包括青霉素联合氯唑西林或氟氯西林，或头孢菌素，如头孢噻肟或头孢呋辛。因甲硝唑易渗入水肿组织，可作为附加治疗，疗程通常 10 日。

水肿严重者，可静脉推注糖皮质激素，如 200mg 氢化可的松或 10mg 地塞米松，并行全身支持疗法。

如重症或有脓肿形成，则应行手术切开引流，以减轻炎症组织的张力，缓解水肿，或引流脓肿。手术在局麻下进行，在下颌骨下缘作一横行切口，切开颈阔肌及深筋膜，然后在两侧下颌舌骨肌间作一垂直切口，向上分离进入舌下隙，作扩腔引流。排脓后置入引流条。如患者呼吸困难明显，应行气管切开。

（赵英仁）

第四节 口腔感染

口腔作为消化道的起端,有黏膜、肌肉、颌骨、牙等多种组织构成。存在有隐匿的、易于微生物生存的沟隙。牙的存在形成了特殊的细菌定植环境,使口腔具有独特的微生态系统。既有唾液腺和淋巴结引起的腺源性感染,又易发生口腔颌面部特有的牙源性感染。

口腔菌丛是身体重要的菌库之一。已检出的微生物种类多,相互关系复杂。绝大多数口腔内的细菌为口腔共栖菌,能刺激宿主机体防御功能,宿主也能持续有效地控制共栖菌。口腔菌群中厌氧菌或兼性菌占有相对多的比例,且在口腔条件致病菌中起到重要的作用。

牙菌斑(dental plaque)是口腔微生物及其胞外产物混合宿主产物在牙表面堆积形成的生物膜(biofilm)。其形成过程主要有获得性薄膜形成,细菌黏附、聚集和共聚,菌斑生物膜成熟三个基本阶段。牙菌斑使定植其中的微生物受到保护,既难以清除,又可抵御药物或宿主防御功能的杀灭作用。龋病和牙周炎的发生与牙菌斑有直接的关系。

一、牙体牙髓感染性疾病

(一)龋病

龋病是以细菌为病原体,多种因素参与,发生在牙齿硬组织的慢性、进行性、破坏性疾病。依据2015年第三次全国口腔健康调查数据:5 岁年龄组患龋率为71.9%,12 岁组为38.5%,35~44 岁组为89%,65~74 岁组为98%。

1. 病因及发病机制 现代龋病病因学理论认为:龋是多因素引起的感染性疾病。是在细菌、食物和宿主(牙)三大因素的作用下,维持较长时间所缓慢发展的疾病。

主要致龋菌[如变形链球菌($S. mutans$)和远缘链球菌($S. sobrinus$)]栖息于牙菌斑中;以蔗糖为代表的碳水化合物为细菌提供营养,同时可激活致龋菌;代谢产物使牙菌斑的 pH 降低,当牙的抗龋力不好,唾液的冲刷、缓冲、稀释、再矿化作用弱时,牙的硬组织脱矿;持续脱矿造成牙体硬组织破坏、缺损。

2. 临床表现和诊断 龋齿的临床表现主要是患牙的色、形、质发生持续而缓慢的变化。牙面颜色初期呈白垩色,逐步变为黑褐色,窝沟区可呈现墨浸状。牙体组织脱矿,有机质崩解,病损区出现缺损,即龋洞,是龋齿的显著临床特征。龋洞周围的牙体组织硬度下降,质地变软。龋洞发展到牙本质层时可出现冷热刺激敏感。

龋病根据去除龋洞腐质后的洞底所在牙体组织的位置分为浅、中、深龋。按照病变进展速度分为慢性龋、急性龋和静止龋。根据病变发生与既往牙体治疗的关系可分为原发龋、继发龋和再发龋。

通过问、视、探、叩常规检查,X 线检查、牙髓活力测验等辅助检查对龋病进行诊断。其中使用牙科探针是重要手段,可以早期发现窝沟龋、邻面龋。

3. 治疗与预防 治疗龋病应当制定并实施防-控-龋损修复一体化的治疗方案。去净污染的龋损组织,保护牙髓,尽量保留健康牙体组织,修复龋损,恢复功能和美观,是治疗龋齿的基本生物学原则。但充填龋洞不等于根治龋病,还应指导患者建立重视口腔卫生的意识,养成良好的口腔保健习惯。龋病可根据其可能的病因从多方面预防。如用各种氟化物等增加牙齿的抗龋能力,窝沟封闭隔绝口腔环境的致龋因素。

(二)牙髓炎

1. 病因及发病机制 深龋的牙体组织破坏可造成牙本质小管开放,细菌及代谢产物会导致牙髓组织发生充血、水肿、渗出等炎症性改变,并因为牙髓组织处于相对封闭的牙髓腔内,压力无法疏解,压迫神经末梢引发牙髓炎症,在临床上会表现出持续性的特征性的疼痛症状。牙髓感染是混合感染,主要致病菌是需氧菌和厌氧菌。

2. 临床表现和诊断 急性牙髓炎在临床上具有自发痛、放散痛、激发痛、夜间痛的表现特点。慢性牙髓炎可能出现轻微的钝痛,但可有较长期的冷热刺激痛,且刺激去除后疼痛症状会持续一段时间后才逐渐消失。

龋齿引起的牙髓炎依据典型症状常可作出初步判断,但其引起的疼痛可放散到三叉神经的分布区,甚至是对颌,造成患牙不易定位,确定患牙是牙髓炎诊断的关键。通过常规检查,尤其是探针检查发现龋损病变,结合牙髓活力测验,辅助 X 线检查,可明确发生牙髓炎的患牙所在。

3. 治疗 对出现急性剧烈疼痛的牙髓炎患者可以采用缓解疼痛的应急处理,即在局部麻醉下施行开髓引流减压。对不能保存牙髓活力的患牙采用以根管治疗为主的保存患牙处理。

(三)根尖周围炎

1. 发病原因 临床上绝大多数根尖周病继发

于细菌感染牙髓后,多源自龋齿。细菌及代谢产物、牙髓组织坏死分解产物通过感染的根管引起牙根尖外周的组织产生免疫反应,从而引起根尖周围炎。

2. 临床表现和诊断　急性根尖周炎可表现为自发性疼痛,咬合痛,常定位明确,牙髓电活力测试与对照牙比无反应或明显减弱。

如细菌毒力强,身体抵抗力弱,局部引流不畅,则可能发展成为急性化脓性根尖周炎,又称急性牙槽脓肿。患牙根尖部牙槽黏膜和移行沟膨隆、压痛,可出现波动感,周围软组织肿胀,有明显的全身反应。急性牙槽脓肿未得到控制可能引起颌周间隙感染。

慢性根尖周炎可有患牙咬合痛,局部反复肿痛病史。可形成根尖周肉芽肿、慢性根尖周脓肿、根尖周囊肿等病变。依据临床表现,通过 X 线检查可作出相应的诊断。

3. 治疗　急性期可通过开放髓腔和根管引流,对出现骨膜下或黏膜下脓肿者应切开引流。可结合全身使用抗菌药物。

根管治疗术(root canal therapy,RCT)是治疗牙髓坏死和根尖周病变的最有效方法。根管治疗的目的是通过彻底清除根管内的感染、坏死物质,经过机械预备、药物消毒,最终严密封闭根管和根尖孔,从而达到防止根尖病变发生或促进根尖周病变愈合的目的。

(四) 牙周炎

2015 年全国口腔健康调查显示 35~44 岁人群牙周健康率 9.1%,65~74 岁人群牙周健康率 9.3%。这里讲的牙周炎是特指牙周疾病中最常见的一类——慢性牙周炎,约占牙周炎患者的 95%。是由牙菌斑中的微生物所引起的慢性感染性疾病。出现牙周袋形成、进行性附着水平丧失和牙槽骨吸收的牙周支持组织丧失,最终导致牙松动、缺失。

1. 病因及发病机制　牙周炎是多因素的、慢性感染性疾病。牙菌斑生物膜的形成和堆积是牙周炎的直接原因。牙周炎主要与龈下菌斑中革兰氏阴性的专性厌氧菌和兼性厌氧菌相关。目前有 11 种微生物已被公认为是重要的牙周致病菌,如脆弱拟杆菌、产黑素普雷沃菌、放线杆菌、牙龈卟啉单胞菌、福赛坦菌等。

龈下微生物作为牙周炎的始动因子,可通过自身的代谢产物直接引起组织破坏,也可介导宿主免疫反应间接导致组织破坏。在局部和全身促进因素的作用下,牙周炎会进一步发展、加重。糖尿病、免疫功能紊乱、骨质疏松症等疾病会增加牙周炎的发

病风险和加速进展。同时,牙周炎也与心血管系统、消化系统、免疫系统、泌尿生殖系统疾病密切相关。

牙石是沉积于牙面的已钙化或正在钙化的菌斑及沉积物。用刷牙的办法不能去除。牙石的存在与牙周炎密切相关。牙石量与牙周炎为明显正相关关系。其危害主要来自表面堆积的菌斑。

牙周炎的主要病理表现是牙周袋形成和牙槽骨吸收。

2. 临床表现及诊断　牙周炎一般是慢性、持续进展性的疾病。表现为牙龈色、形、质的改变,牙龈红肿,质地松软,后期有牙龈退缩;牙龈出血可为刷牙后出现,严重的可出现自发性出血;牙周袋形成,探诊深度超过 3mm,可伴有牙周溢脓和口臭;多可检出牙石;牙松动;X 线检查可发现牙槽嵴骨质吸收,骨硬板消失,高度降低。

牙周炎急性发作控制不好时,可发生牙周脓肿。表现为局部肿胀,部位靠近牙龈缘,相对较为局限,有牙周袋溢脓和波动感。

牙周炎初起,症状不明显,易被患者忽视,当症状明显时常为晚期。结合牙龈炎症表现、牙周袋形成、附着水平丧失、牙槽骨吸收,诊断可确立。目前牙周炎主要分为:慢性牙周炎、侵袭性牙周炎、反映全身疾病的牙周炎。

3. 治疗与预防　清除局部致病因素是治疗牙周炎的基础,即机械清除菌斑和牙石;清除菌斑和牙石后,应当通过口腔健康宣教、患者知情告知、去除菌斑滞留因素、定期复诊等措施,确保菌斑的长期控制,从而保证牙周炎治疗的长期疗效;慢性牙周炎一般不需要使用抗菌药物,只有当急性发作或存在难以消除的残余感染时,可适当局部或全身使用抗菌药物。近年,牙周袋内缓释型抗菌药物,可以在牙周袋局部形成较长时间的药物作用,但仍应作为机械治疗的辅助手段。目前,应当强调规范化的牙周基础治疗,在准确诊断基础上,做好系统性治疗设计,并强调患者的参与,注重维护期的牙周支持疗法。

牙周炎的预防最重要的手段是通过广泛、有效的口腔卫生宣教,使民众保持口腔清洁,通过有效的刷牙去除菌斑生物膜。对刷牙不能去除的牙石通过定期的口腔健康维护予以清除。

二、口腔颌面部其他感染

(一) 下颌阻生第三磨牙冠周炎

1. 病因及发病机制　人类的进化过程中由于食物越来越精细,咀嚼对颌骨的刺激减弱,颌骨趋

向退行性变化,颌骨骨量长、宽、高减小,但恒牙数量没有减少,导致骨量与牙量的不协调。第三磨牙萌出的位置不足,造成萌出不全,牙面上的覆盖软组织与牙面之间形成盲袋,成为微生物的隐匿滋生部位,当咬合创伤激惹、抵抗力下降时,就会引起冠周软组织发生感染性炎症。冠周炎一般是混合性感染,以金黄色葡萄球菌为主,也可能发生厌氧菌为主的感染。

2. 临床表现与诊断 下颌阻生第三磨牙急性冠周炎发病时,阻生第三磨牙周围的冠周软组织红肿、触痛,可有盲袋溢脓,常伴开口受限。严重病例会出现颊部肿胀,伴有发热、白细胞增高等全身症状。

冠周炎发展可形成冠周脓肿。冠周脓肿会沿颌骨外斜线向前下流注到第一磨牙部位形成黏膜下或皮下脓肿,迁延未愈可形成黏膜瘘管或皮肤颊瘘。急性冠周炎未控制可能扩散到颌周间隙引起咬肌间隙感染、咽旁间隙感染,甚至多间隙感染。

3. 治疗 冠周炎急性期局部盲袋冲洗(1%~3%过氧化氢溶液和生理盐水等)、上药是重要的治疗手段,辅以使用抗菌药物(青霉素、阿莫西林及甲硝唑等)和漱口水(复方硼砂液或呋喃西林液)。形成局部脓肿的应切开引流。急性冠周炎治愈或控制后,宜拔除阻生的第三磨牙。对阻生的第三磨牙未发生冠周炎者亦可预防性拔除。

(二)颌周间隙感染

口腔颌面部存在有广泛的、潜在的组织筋膜间隙,各区域的间隙相互连通。当牙、唾液腺或淋巴结发生感染并未得到有效控制时,感染会累及邻近的组织间隙,并可能沿间隙扩散引起颌面部多间隙感染。

口腔颌面部间隙感染多为混合性感染。可以是葡萄球菌、链球菌引起的化脓性感染,也会发生厌氧菌引起的腐败坏死性感染。

颌面部间隙感染通常有牙源性或腺源性原发感染灶,发病区域表现为红、肿、热、痛,依受累间隙的不同,伴发相应的功能障碍,以开口受限为主。常有发热、乏力、白细胞增高。当脓肿形成时可出现波动感,深部脓肿会有可凹性水肿。

在治疗方面,颌周间隙感染可以先采用经验性抗菌药物治疗,对有分泌物或切开引流脓液者,要依据细菌分离和药敏试验的结果选择有效的抗菌药物。加强全身支持治疗。对判断脓肿形成的感染需及时切开引流。

三、口腔黏膜感染

(一)细菌感染性疾病

1. 球菌性口炎 球菌性口炎是急性感染性口炎的一种,损害以假膜为特征,所以又称为膜性口炎。

(1)病因:本病致病菌以金黄色葡萄球菌、溶血性链球菌、草绿色链球菌或肺炎链球菌为多。临床表现常以某种细菌感染为主,常为混合性感染。

(2)临床表现:球菌性口炎多发生于体弱和抵抗力低下的患者。本病发病急骤,多伴有头痛、发热、白细胞增高、咽痛和全身不适等症状。口腔黏膜和牙龈充血发红、水肿糜烂,或表浅溃疡,散在或聚集融合成片。由于疼痛影响进食,唾液增多,有较厚纤维素性渗出物,形成灰白或黄色假膜。多伴有轻度口臭和尖锐疼痛。局部淋巴结肿大压痛。经过数日体温恢复正常,口腔病损需持续一周左右愈合。

(3)诊断:主要依靠临床表现,必要时做细菌涂片或细菌培养。

(4)治疗:应及早给予抗感染治疗,局部给予广谱抗菌、收敛止痛的药物,严重感染者可根据药敏试验结果选择全身应用抗菌药物。同时配合支持疗法,以控制感染,消除炎症,防止病损蔓延和促进组织恢复。

2. 口腔结核 结核病为全身性疾病,各个器官均可受累,随着结核病的流行及多种药物耐药结核菌的扩展,口腔结核在临床中日益常见。

(1)病因:病原菌为结核分枝杆菌,是一种革兰氏阴性杆菌。往往在身体免疫功能低下、抵抗力降低时易被感染。口腔病损多因痰中或消化道的结核菌而引起,可经受损的口腔黏膜直接感染,也可由血行或邻近组织病灶扩散而致。

(2)临床表现:在口腔黏膜多表现为结核性溃疡、结核性肉芽肿等,常病程迁延,多持续数月以上。结核性溃疡为口腔结核最常见表现,溃疡外形不规则,以溃疡底和壁多发性粟粒状小结节为典型临床特征,溃疡边缘不齐,微隆起呈倒凹状,表面多有污秽的假膜覆盖。

(3)诊断:需要结合病史和临床表现,并进一步通过病原学和组织病理学检查明确诊断。口腔结核的确诊需结合病原学检查,同时对病变组织进行组织病理学检查,根据结核结节等病理学改变作出诊断。

(4)治疗:治疗原则为早期、规律、全程、适量、联合应用抗结核药物。口腔局部除注意控制继发感染及对症治疗外,还可于病损处给予抗结核药物局部封闭。

(二) 真菌感染性疾病

口腔念珠菌病是由念珠菌感染引起的急性、亚急性或慢性真菌病。近年来随着广谱抗生素、糖皮质激素等药物的广泛应用,已使念珠菌感染日益增多。长期慢性口腔念珠菌病还有恶变的可能,故应给予重视。

(1) 病因

1) 病原菌:已知念珠菌属有 200 余种,但对人类口腔致病以白念珠菌致病性相对最强,临床最常见其引起感染。其次为热带念珠菌、光滑念珠菌、近平滑念珠菌、克柔念珠菌、季也蒙念珠菌、乳酒念珠菌、高里念珠菌、类星形念珠菌、都柏林念珠菌等。

2) 致病因素:正常人有 25%~50% 口腔中携带此菌,但在某些致病因素的影响下导致感染发生。常见的致病因素为宿主防御功能低下,如老年人、新生儿、HIV 感染者、原发性或继发性免疫缺陷、罹患肿瘤、应用化疗药物、免疫抑制剂的人群等。也见于抗菌药物使用导致的菌群失调所致。

(2) 临床表现:临床症状主要为口干、发黏、口腔黏膜烧灼感、疼痛、味觉减退等,主要体征为舌背乳头萎缩、口腔黏膜任何部位的白色凝乳状斑膜、口腔黏膜发红、口角湿白潮红、白色不规则增厚、斑块及结节状增生等。根据临床表现分为以下 5 种类型:

1) 急性假膜型念珠菌病:多见于婴儿(又称鹅口疮)和 HIV 感染者。表现为口腔黏膜上出现乳白色假膜,用力可刮去,遗留充血基底。

2) 急性红斑型(萎缩型)念珠菌病:多见于大量应用抗生素或激素的患者(又称抗生素性口炎)。临床表现以舌背黏膜多见,表现为舌乳头萎缩伴充血性红斑。

3) 慢性红斑型(萎缩型)念珠菌病:多发生于戴义齿的患者(又称为义齿性口炎)。临床表现为义齿的承托区黏膜广泛发红,严重者在红斑表面有颗粒样增生。

4) 慢性增殖性念珠菌病:表现为念珠菌性白斑或念珠菌性肉芽肿。临床表现为口腔黏膜白斑样增生及角化病变或发生结节状或肉芽肿样增生,以口角联合区、舌背、上腭多见。

5) 慢性黏膜皮肤念珠菌病:通常在婴幼儿期发病,偶见于成人期发病。在黏膜、皮肤、指(趾)甲等

部位有慢性或反复发作性念珠菌感染。有些患者还可发生内分泌障碍,常见甲状腺、甲状旁腺、肾上腺皮质等功能低下,则称为念珠菌内分泌病综合征。

(3) 诊断:结合病史、临床表现和实验室检查进行诊断。实验室检查以在病损处或义齿的组织面直接涂片和唾液培养法最为常用。

(4) 治疗:治疗原则是选用合适的抗真菌药物治疗控制真菌,同时积极纠正诱发因素。

(三) 病毒感染性疾病

1. 口腔单纯疱疹

(1) 病因:是由 1 型单纯疱疹病毒(HSV-1)引起的口腔黏膜及口周皮肤的以疱疹为主的感染性疾病,儿童、成人均可罹患,有自限性,但也可复发。

(2) 临床表现

1) 原发性疱疹性龈口炎:多见于 6 个月至 5 岁儿童,以 6 个月至 2 岁最易发生。潜伏期约为 10 日。

临床分为四期。①前驱期:发热、头痛、疲乏不适、全身肌痛,甚至咽喉肿痛等急性症状,下颌下和颈深上淋巴结肿大、触痛。患儿流涎、拒食、烦躁不安。经过 1~2 日后,口腔黏膜、附着龈和缘龈广泛充血水肿。②水疱期:口腔黏膜呈现成簇小水疱,似针头大小,疱壁薄、透明。③糜烂期:水疱溃破后可引起大面积糜烂,上覆黄色假膜。④愈合期:糜烂面逐渐缩小,愈合,整个病程约需 7~10 日。

2) 复发性疱疹性口炎:根据发病部位分为唇疱疹和口内疱疹两种,以唇疱疹为多见,表现为成簇水疱,破溃后结痂。

(3) 诊断:大多数病例根据临床病史及症状表现可作出诊断。病原学检查仅用于需确认诊断的少数情况。

(4) 治疗:治疗原则为抗病毒对因治疗、全身支持疗法、对症处理和防止继发感染。主要目的是缩短疗程,减轻痛苦,促进愈合。

2. 带状疱疹 带状疱疹是由水痘-带状疱疹病毒(varicella-zoster virus,VZV)所致的病毒感染性疾病。特点是沿神经走向发生的疱疹,呈单侧性分布,疼痛剧烈。疱疹单独或成簇地排列并呈带状,故而得名。本病痊愈后很少复发。小儿感染 VZV(初发感染)临床表现为水痘,成人表现为带状疱疹。

带状疱疹病毒可侵犯面、颈、胸、腰部神经,1/2 以上患者胸神经受侵,15%~20% 侵犯三叉神经,以眼支受侵较多。三叉神经带状疱疹可侵及口腔黏膜。带状疱疹病毒主要侵犯感觉神经,只有少数侵

犯运动神经,如面神经。

(1) 病因:本病病原体为 VZV,属 DNA 病毒,与 HSV 同属疱疹病毒。一般认为第一次接触带状疱疹病毒可发生全身原发性感染——水痘。病毒可潜伏于脊髓神经的后结节或脑神经髓外节、三叉神经节,病毒被再次激活则引起带状疱疹。

(2) 临床表现:带状疱疹病毒可侵犯三叉神经,损害可见于额、眼、面颊、唇口、颏部,口内如腭、舌、颊、龈等部位,可侵犯 1 支或 2 支以上,但多为单侧不超过中线,沿神经走向呈单侧性分布,疱疹常成簇地排列并疼痛剧烈。

(3) 诊断:根据临床病史和症状表现,疱疹成簇沿神经呈带状排列,单侧发生,疼痛剧烈等特点,易于作出诊断。

(4) 治疗:减少疼痛、缩短疗程、促进愈合为其治疗目的。应早期应用抗病毒药物,必要时应用免疫增强剂等。局部治疗以消炎、止痛、促进愈合为目的。

3. 手足口病　手足口病是由柯萨奇 A16 型、肠道病毒 71 型引起的流行性皮肤黏膜病。为侵犯手、足、口部的疱疹性疾病,主要发生于儿童。

(1) 病因:本病主要是由柯萨奇 A16 型病毒和肠道病毒 71 型等引起的感染,亦可由柯萨奇 A5、A10、B5、B2 等所致。本病传染性很强,患者和隐性感染者均为传染源,飞沫经空气由呼吸道直接传播,亦可由消化道间接传播。

(2) 临床表现:本病多发于儿童,春季发病稍多。潜伏期 2~5 日。全身可有低热、头痛、咳嗽、流涕、食欲不佳等症状。颊、龈、硬腭、舌部、唇和咽部黏膜出现疼痛性小水疱,水疱可相互融合,疱很快破裂,形成灰白色糜烂或表浅溃疡。因疼痛影响进食、吮乳,并有流涎。皮损和口腔损害同时或稍后出现,呈散在或密集分布于手、足,皮损为红斑、丘疹、水疱,丘疹呈黄白色椭圆形,水疱米粒至豌豆大,孤立而不融合,疱壁厚而紧张,周围有红晕。

严重型病例病情进展较快,除口腔黏膜和手足的病损外,全身症状重,可发生脑膜炎、脑炎、脑脊髓炎、肺水肿、循环障碍等。

(3) 诊断:本病发生具有特征部位及病损形态,根据发病季节、流行性及患儿易发等特点,即可临床诊断。必要时可进行病毒分离检查以确定诊断。

(4) 治疗:一般可用局部对症治疗、抗病毒治疗及支持治疗。对于严重型病例应及时住院全面检查及监测。

对患者进行隔离,以免发生流行。

(四) 螺旋体感染性疾病

梅毒是由梅毒螺旋体(又称苍白密螺旋体)感染引起的一种慢性传染病。20 世纪 90 年代后,梅毒在我国发病有大幅度上升,梅毒的口腔表现日益多见,极易被误诊。

(1) 病因:病原微生物是梅毒螺旋体,主要通过性接触或感染了梅毒的血液接种传染。通过胎盘传染给 16 周以后的胎儿,发生先天梅毒。

(2) 临床表现:先天梅毒在口腔中出现畸形牙。切牙呈半月形,切缘较牙冠中部窄。磨牙呈桑葚状或蕾状,牙尖向中央凑拢。牙釉质发育不全。先天梅毒还可有马鞍鼻等特殊面容。获得性梅毒(后天梅毒)分为三期。

一期梅毒:表现为硬下疳,由于口交等性交方式的存在,舌、唇、软腭、扁桃体及牙龈等部位出现高起的圆形结节性病损,中心有溃疡或形成痂皮,界限清楚,触诊有软骨样硬结,故称硬下疳。相应部位淋巴结肿大,但无疼痛。

二期梅毒:以皮肤、黏膜损害为主,可伴有不同程度的全身症状如头痛、咽痛、发热等。口腔黏膜斑好发于咽、软腭、扁桃体、舌尖舌缘、唇内侧黏膜,表现为浅在圆形、椭圆形或匐行形(蜗牛迹样)病损,表面有灰白色渗出膜,高起于黏膜表面,周围有环形充血发红带。

三期梅毒:在口腔表现为橡胶肿,很快可发生坏死。橡胶肿常发生于上腭、舌背等处。上腭病变可使骨质破坏而引起腭穿孔。舌背病变可表现为舌乳头萎缩,过度角化而发生梅毒性白斑。

(3) 诊断:口腔梅毒的诊断主要根据病史、皮肤黏膜的临床表现以及血清学检查。血清学检查非梅毒螺旋体抗原血清学试验和梅毒螺旋体抗原血清学试验阳性可确定诊断。

(4) 治疗:梅毒治疗应遵循及早治疗、剂量充足、疗程规则、治疗后追踪随访时间足够、对所有传染源及配偶和性伴侣进行检查和治疗。

(闫志敏　张　伟)

第五节　呼吸系统感染

一、普通感冒

普通感冒(common cold)简称感冒,俗称"伤风",是最常见的急性呼吸道感染性疾病,多呈自限性,但发生率高,并可以引起多种并发症,造成严重的社会和经济负担。

(一)病原体

目前已发现可引起普通感冒的病毒至少有 200 种,常见的病毒有鼻病毒、冠状病毒、流感病毒、副流感病毒、腺病毒、呼吸道合胞病毒和肠道病毒等,其中高达 80% 与鼻病毒有关。肺炎支原体和肺炎衣原体有时也可引起感冒样症状。过敏性鼻炎、萎缩性鼻炎、血管舒缩性鼻炎和鼻中隔偏曲等引起的感冒样症状,不属于真正意义上的感冒。

人鼻病毒(human rhinovirus,HRV)属于小核糖核酸病毒科肠道病毒属,为无包膜的单正链 RNA 病毒,长约 7 200bp,直径 15~30nm,呈二十面体对称结构。耐乙醚,不耐酸(在 pH 为 3 的溶液中易被破坏),在干燥环境中能存活 3 日。-70℃ 环境下能长期生存,4℃ 时能生存数周,而 56℃ 加热 30 分钟即可灭活。HRV 分为 A、B、C 三个基因型,目前已发现 HRV-A 含 74 个血清型,HRV-B 含 25 个血清型,HRV-C 至少含 50 个血清型。HRV 的受体主要是细胞间黏附分子-1(ICAM-1),少数血清型可作用于低密度脂蛋白受体(LDLR)。鼻病毒感染除引起普通感冒外,还与儿童哮喘发生发展密切相关,HRV-C 尤其多见,可引起哮喘加重。

(二)流行病学

普通感冒大多为散发性,但冠状病毒感染可引起流行,尤其在人口密集的学校或军队可呈暴发流行。普通感冒患病次数随年龄增长有所减少,儿童平均 6~8 次/年,成人平均 2~6 次/年。在美国 30% 的误学和 40% 的误工是由普通感冒引起的,其产生的非处方药费用近 20 亿美元,而抗菌药物的费用近 22.7 亿美元,造成了巨大的经济损失和社会负担。

普通感冒一年四季均可发病,以冬春季节多见。季节变化、人群拥挤的场所、年龄、吸烟、营养不良和过度疲劳等是发生普通感冒的危险因素。寒冷本身并不会引起感冒,寒冷季节感冒多见,可能与病毒类型和寒冷导致室内人群聚集有关。鼻病毒感染主要是通过接触感冒患者的鼻咽部分泌物或其污染物后,经手-眼、手-鼻方式传播;也可通过飞沫经呼吸道传播,但该途径在普通感冒远不及在流感重要。病毒进入鼻孔后,感染上呼吸道的上皮细胞,病毒复制在 48 小时达到高峰浓度,传播期持续 3 周。病毒接种后 16~72 小时可出现症状,过劳、抑郁、月经期和鼻咽部过敏性疾病均可使症状加重。

(三)发病机制和病理改变

大多数的普通感冒与鼻病毒感染有关,鼻病毒通过鼻或眼进入机体后,感染鼻咽部,首先黏附于腺样体淋巴上皮区域 M 细胞的 ICAM-1,并借助鼻腔的黏液纤毛运动到达后鼻咽部,病毒在此处迅速复制并向前扩散到鼻道。鼻腔上皮细胞活检及鼻腔分泌物的研究提示缓激肽、前列腺素、IL-1、IL-8、TNF 等炎症介质和细胞因子分泌增加与临床症状有关。如后咽部分泌物刺激可引起咳嗽。副交感神经阻滞剂对解除感冒症状有一定的疗效,提示神经反射机制也参与感冒的发病。鼻病毒抗原具多样性,且感染后免疫反应维持时间短暂,可反复多次感染而发病。

病理变化与病毒毒力和感染范围有关。呼吸道黏膜充血水肿、中性粒细胞浸润,引起血管通透性增加和刺激黏液大量分泌,可导致鼻塞、流涕。鼻黏膜纤毛的破坏持续时间可达 2~10 周。修复较为迅速,一般不造成组织损伤。当炎症反应引起鼻窦、咽鼓管阻塞时,可继发感染,引起急性细菌性鼻窦炎和中耳炎。

(四)临床表现

普通感冒的临床表现个体差异很大,多呈自限性,无并发症者,一般病程 4~10 日。潜伏期随病毒而异,1~3 日不等。起病急,早期患者大多先有鼻咽部灼热感或不适感,随后出现鼻塞、喷嚏、流涕。通常不发热或仅有低热,尤其是鼻病毒或冠状病毒感染者。症状较重者可有乏力、头痛、肌肉酸痛、食欲减退等全身不适。也可见眼结膜充血、畏光、流泪、眼睑肿胀和咽喉黏膜水肿。起初鼻腔分泌物为大量水样清涕,以后可变稠,呈黏液性或脓性。但黏脓性分泌物不一定表示继发细菌感染。咳嗽通常不剧烈,可持续长达 2 周。感冒进一步加重,可侵犯喉部、气管及支气管,表现为咳嗽加重或伴黏液痰。儿童感冒症状多比成人严重,常有下呼吸道症状和消化道症状,如呕吐、腹泻。

普通感冒的并发症包括化脓性咽炎、急性细菌性鼻窦炎和中耳炎、原有慢性呼吸道疾病急性加重等。60%~70% 的学龄期患儿哮喘急性加重与鼻病毒感染有关,在部分患儿(<10%),鼻病毒还可引起下呼吸道感染,但其作用尚不明确,可能与增加细菌感染的机会有关。在成人,鼻病毒亦可引起慢性支气管炎急性加重。

(五)诊断和鉴别诊断

普通感冒的临床症状无明显特异性,过敏性鼻炎、细菌性感染等所致上呼吸道疾病亦可有相似的临床表现,在排除以上疾病后,根据鼻塞、喷嚏、流涕、咽部不适、咳嗽等上呼吸道症状明显而全身症状相对较轻,可作出诊断。

血常规检查提示,白细胞总数不高或偏低,淋巴细胞比例可相对增加,严重时白细胞总数和淋巴细胞计数均下降。由于病毒培养和免疫血清学诊断费时耗材,且对于大多数病毒感染并无实际意义,因此临床上一般不进行普通感冒的病毒学检查。主要与以下疾病进行鉴别诊断:

1. 流行性感冒　见相关章节。

2. 鼻腔疾病　①过敏性鼻炎:分季节性和常年性,有过敏史,主要症状为阵发性喷嚏、流大量清水样鼻涕、鼻充血伴瘙痒感,鼻分泌物内嗜酸性粒细胞增多有助于诊断本病;②血管舒缩性鼻炎:无过敏史,表现为鼻黏膜间歇性充血肿胀、打喷嚏和流清涕,环境、精神因素可使症状加重;③萎缩性鼻炎:鼻黏膜固有层萎缩变薄、分泌减少,鼻腔内脓痂阻塞,可表现为鼻咽干燥感、鼻塞、鼻出血,嗅觉减退并有臭味,容易鉴别;④鼻中隔偏曲、鼻息肉:鼻镜检查可明确诊断。

3. 链球菌性咽炎　主要由 A 群乙型溶血性链球菌引起。以咽部症状为主,检查可见咽部明显充血、水肿。可伴发热、乏力等全身不适。诊断主要靠咽拭子培养或抗原快速检测。

4. 某些急性传染病　如麻疹、流行性脑脊髓膜炎、脑炎、脊髓灰质炎、伤寒、斑疹伤寒及 HIV 感染前驱期的上呼吸道症状类似感冒,根据流行病学资料、临床表现和相关实验室检查可予鉴别。

(六)治疗

1. 一般治疗　注意休息,多饮水、清淡饮食,保持鼻咽部及口腔卫生,戒烟。保持室内空气流通,避免继发细菌感染。

2. 常用对症治疗药物

(1) 伪麻黄碱:主要作用于呼吸道黏膜 α-肾上腺素能受体,可缓解鼻黏膜充血所引起的鼻塞。对心脏和其他外周血管的 α-受体作用甚微。但不宜长期应用,一般为 3~5 日。

(2) 抗组胺药:第一代抗组胺药,如氯苯那敏和苯海拉明等,可缓解喷嚏和流鼻涕。此外,还具有抗胆碱作用,有助于减少分泌物、减轻咳嗽。第二代抗组胺药无镇静、抗胆碱的作用,疗效不肯定。

(3) 镇咳药:分为外周性镇咳药和中枢性镇咳药。外周性镇咳药如那可丁,作用与可待因相近,但无依赖性,对呼吸中枢无抑制作用。可待因为依赖

性中枢性镇咳药,可直接抑制延髓咳嗽中枢,镇咳作用强而迅速,仅在其他治疗无效时短暂使用。非依赖性中枢性镇咳药,如右美沙芬,目前在临床上应用最广,无镇痛、镇静作用,亦无成瘾性。临床上为保护咳嗽反射一般不主张使用镇咳药,但剧咳影响休息时可酌情应用。

(4) 祛痰药:常用药物包括愈创甘油醚、盐酸氨溴索、盐酸溴己新等,可促进痰液排出。

(5) 解热镇痛药:主要针对发热、头痛、咽痛和全身酸痛等症状。最常用药物为对乙酰氨基酚,但过量使用可引起肝损害,也应避免与抗 HIV 药物齐多夫定同时使用。

市售抗感冒药大多为复方制剂,组方成分相似,应避免同时服用两种或以上药物,否则可导致重复、超量用药,增加药物不良反应的发生率。儿童、孕妇及哺乳期妇女应慎用。

(6) 抗病毒药物治疗:目前尚无专门针对普通感冒的特异性抗病毒药物,利巴韦林对流感病毒、副流感病毒、呼吸道合胞病毒有一定的抑制作用。由于本病呈自限性,一般不需要使用抗病毒药物治疗。

(7) 抗菌药物治疗:一般不需要使用抗生素。伴发鼻窦炎、中耳炎等并发症,慢性阻塞性肺疾病(COPD)或感冒病程超过 1 周的患者,可视病情应用抗生素。

(七)预防

尽量避免与感冒患者接触或出入人多的公共场合;勤洗手,注意加强个人卫生;增强体质,改善营养状态;避免受凉和过度劳累等。

二、急性气管支气管炎

急性气管支气管炎(acute tracheobronchitis)是累及气管和支气管的急性自限性气道炎症,临床症状主要表现为咳嗽。中华医学会呼吸病学分会《咳嗽的诊断与治疗指南(2009 版)》定义为急性气管支气管炎是由于生物性或非生物性因素引起的气管-支气管黏膜的急性炎症。病毒感染是最常见的病因,但常继发细菌感染,冷空气、粉尘及刺激性气体也可引起本病。

(一)病因和发病机制

引起急性气管支气管炎的最常见病原体为病毒,包括流感病毒、副流感病毒、柯萨奇病毒、呼吸道合胞病毒、鼻病毒、腺病毒和冠状病毒等。肺炎链球菌、流感嗜血杆菌也可从患者痰液中培养到,但细菌的致病作用尚不能肯定。近来证实百日咳杆菌感染

与持久咳嗽有关。非典型病原体(肺炎支原体、肺炎衣原体)也可引起本病。

非生物性因素如烟雾、刺激性气体、过敏原均可损伤气管、支气管黏膜,导致急性炎症反应,在急性气管支气管炎的发病中起重要作用。急性支气管炎患者既往多伴有支气管哮喘病史或特异质病史,提示支气管痉挛可能与本病咳嗽经久不愈有关。

(二)病理

病理改变主要表现为气管-支气管黏膜充血、水肿,气道分泌物增加;黏膜下层水肿,伴有中性粒细胞和淋巴细胞浸润;损伤严重者伴纤毛上皮细胞损伤、脱落。病变一般局限于气管、主支气管及肺叶支气管黏膜,严重时可累及细支气管和肺泡,导致微血管坏死和出血。炎症消退后,气管-支气管黏膜的结构和功能大多可恢复正常。

(三)临床表现

起病初期常表现为上呼吸道感染症状,如鼻塞、流涕、咽痛和声音嘶哑。成人感染流感病毒、腺病毒、肺炎支原体时,还可出现发热、乏力、头痛、全身酸痛等毒血症状。咳嗽是本病的主要临床表现,开始为刺激性干咳,3~4日后鼻塞、流涕、咽痛等症状减轻,咳嗽成为突出症状,于晨起时或夜间较为显著。受凉、吸入冷空气或刺激性气体可诱发或加重咳嗽。咳嗽可为阵发性或持续性,剧烈时常伴有恶心、呕吐及胸腹部肌肉疼痛,通常持续2~3周,吸烟者可持续更长时间。如伴支气管痉挛,还可有喘鸣和气急。半数患者可有咳痰,早期痰量不多,呈黏液性,随病程发展转为黏脓性或脓性痰。伴气管受累者,常于深呼吸及咳嗽时有胸骨后疼痛感。

胸部查体可闻及双肺呼吸音粗,黏液分泌物滞留于较大支气管时可闻及粗的干湿性啰音,咳嗽后啰音消失。支气管痉挛时还可闻及哮鸣音。严重并发症较为少见,偶尔严重的咳嗽可造成肋骨骨折,无并发症者不累及肺实质。胸部X线检查无明显异常或仅有肺纹理增加。

(四)诊断和鉴别诊断

诊断主要依据病史和临床表现,病毒感染者白细胞总数通常不升高,淋巴细胞可轻度增加,而细菌感染者白细胞总数和中性粒细胞比例均升高。下呼吸道分泌物检测病原体,由于费用较高,对轻中度患者不必作为常规检查,但对重症、继发细菌感染患者应做细菌学检查及药物敏感试验,以指导临床用药。

多种急性感染性疾病如支原体肺炎、肺脓肿、麻疹、百日咳、急性扁桃体炎和肺部疾病如肺结核、肺癌、间质性肺疾病等均可引起咳嗽,症状类似于急性气管支气管炎,需要仔细区别。通过详细地询问病史,如有无慢性病史、疫苗接种情况、吸烟史等并结合流行病学资料可加以鉴别,胸部X线检查有助于发现肺部病变。

流行性感冒常呈规模不一的流行性暴发,有明显的季节性,起病急骤,鼻塞、咽痛、咳嗽等症状与急性气管支气管炎很相似。但全身中毒症状明显,可有高热、倦怠、头痛、全身肌肉酸痛等。病毒分离和补体结合试验可确诊。

(五)治疗

急性气管支气管炎患者一般无须住院治疗。对症治疗主要是止咳祛痰,干咳明显者可适当应用镇咳药,如右美沙芬、喷托维林,久咳不愈患者必要时可使用磷酸可待因。痰量较多或不易咳出者可应用祛痰剂(如盐酸氨溴索)。伴支气管痉挛时可使用支气管舒张药,如氨茶碱或 β_2 受体激动剂。全身症状明显时应卧床休息,注意保暖,多饮水,发热患者常需服用解热药。

目前大多数急性气管支气管炎患者都接受抗生素治疗,而通常认为其主要病因是病毒。美国的一项调查发现1996—2010年急性支气管炎患者抗菌药物总处方率为71%,尽管这项调查有其局限性,但一定程度上仍反映了抗菌药物的不合理应用。对于未明确病原者,不宜常规使用抗生素。但对老年患者或有心肺基础疾病者,特别是咳脓性痰时,可口服大环内酯类、β-内酰胺类或喹诺酮类抗菌药物。

(六)预防

戒烟;冬季注意保暖,避免上呼吸道感染;锻炼身体,增强体质;治理空气污染,改善环境卫生。

三、急性细支气管炎

细支气管是指管径≤2mm,管壁不含有软骨的气道。急性细支气管炎(acute bronchiolitis)是细支气管的急性炎症,以病毒感染为主,好发于冬季,多发生于1岁以内的婴幼儿,偶可见于年长儿童和成人。临床上主要表现为咳嗽、喘息、呼吸困难、缺氧等。既往本病的命名与分类非常混乱,目前临床上常特指下呼吸道感染后的细支气管炎。

(一)病原体

呼吸道合胞病毒为最常见的病原体,此外还有副流感病毒(Ⅰ、Ⅱ、Ⅲ型)、鼻病毒、腺病毒、肠道病毒、流感病毒和肺炎支原体等。不同国家或地区,以上病原体所占比例有一定差异。12个月以内的婴幼儿有 60%~80% 的细支气管炎由呼吸道合胞病毒所致,鼻病毒占 14%~30%。副流感病毒引起者病情多较凶险,病死率高。少见病原体有冠状病毒、腮腺炎病毒、风疹病毒、带状疱疹病毒和微小病毒等。

（二）流行病学

发病有一定的季节性,且与地理分布有关,我国北方以冬季和早春为高发期,1~4 月为多,南方则以 6~9 月为多。主要好发于 1 岁以内的婴幼儿,尤以 6 个月左右多见。在住院患儿中,细支气管炎约占 4%。成人病毒性细支气管炎很少见,但 COPD 或免疫缺陷患者,可感染呼吸道合胞病毒而致病。急性细支气管炎常在上呼吸道感染流行后发病,主要由带病毒的飞沫或气溶胶经空气传播,也可因接触飞沫污染的物品（如玩具）而感染。感染后不能产生保护性免疫,因而可再次感染发病。

（三）发病机制

免疫组织学研究表明,呼吸道合胞病毒感染后可诱发机体产生 I 型变态反应而引起细支气管炎。初次感染后,CD4 和 CD8 淋巴细胞参与和终止病毒的复制过程,其中 CD8 细胞起主要作用。IL-4 能诱导 B 细胞合成 IgE,与急性细支气管炎的发生密切相关。患急性细支气管炎时,IL-2 和 IFN-γ 的合成受到抑制,而 IL-4 分泌增加,以上因素均能促进 IgE 的合成。血清和支气管分泌液中特异性 IgE 上升导致气道反应性增高。IL-4 和其他细胞因子还可激活中性粒细胞和巨噬细胞,使其脱颗粒,从而引发变态反应。

婴幼儿的细支气管管腔较成人明显狭窄,气流阻力大、速度慢,吸入的微生物易于在此沉积。且婴幼儿的特异性和非特异性免疫机制尚未发育成熟,感染呼吸道病毒后更容易发病。

（四）病理和病理生理

病变主要在细支气管,支气管或肺泡也可受累。表现为细支气管充血、水肿,杯状细胞增生,黏液分泌增多,管壁周围单核细胞和淋巴细胞浸润;受累上皮细胞纤毛坏死、脱落,继而细胞增生形成无纤毛的扁平或柱状上皮细胞。管腔内充满脱落上皮细胞、炎症细胞、细胞碎屑及纤维蛋白组成的渗出物,造成管腔部分或完全阻塞,可导致小灶性肺萎陷或远端肺气肿。黏膜下层和动脉外膜水肿。当炎症累及周围的肺间质和肺泡时,可导致间质性炎症,肺泡壁水肿,肺泡腔内炎性渗出。

小支气管和细支气管的炎症与一般炎症相似,但引起的病理生理改变却非常显著。在婴幼儿患者,炎症和水肿易导致病变部位细支气管分泌物引流不畅,坏死物质和纤维蛋白形成的栓子可致管腔部分或完全阻塞。部分阻塞时管腔远端区域出现过度充气,完全阻塞时可引起肺不张。上述病变使气流阻力增加、肺顺应性降低、潮气量和通气量下降、通气血流比例失调,最终引起低氧血症,甚至二氧化碳潴留和高碳酸血症。支气管平滑肌收缩在细支气管炎发病过程中的作用并不显著。

（五）临床表现

起病急骤,通常以鼻塞、流涕、咳嗽和发热为首发症状。累及下呼吸道后,可表现为咳嗽加重、高热、呼吸急促、喘鸣,伴有激惹、呕吐、食欲减退等。咳嗽先为阵发性干咳,以后出现咳痰,多为白色黏稠痰液。患儿喘憋性呼吸困难症状突出,与普通肺炎相比,症状更严重,出现更早。发作时呼吸浅快,呼吸频率可达 60~80 次/min 或更快,且伴有呼气性喘鸣。多数患者有明显的"三凹征"、发绀、鼻翼扇动和烦躁不安,严重缺氧时可出现神志模糊,甚至惊厥、昏迷等脑病征象。由于过度换气和液体摄入不足,部分患者可出现脱水和酸中毒。另有部分患儿出现呕吐和腹泻,一般不严重。肺部叩诊呈过清音,听诊呼吸音减弱,满布哮鸣音,喘憋减轻时可闻及细湿啰音。心力衰竭者已很少见,但病程中有时体温已降至正常,心动过速却成为突出症状。如呼吸困难加重而相应的肺部听诊阳性体征反而减少时,常提示气道阻塞加重、呼吸肌疲劳和即将发生呼吸衰竭。

（六）辅助检查

血常规检查可出现淋巴细胞升高,中性粒细胞可正常或升高,C 反应蛋白也可升高,但对大多数患者的临床诊断价值不大。进食减少、呕吐、腹泻和脱水的患儿可伴有电解质紊乱。动脉血气分析可提示低氧血症和有无高碳酸血症,尤其对严重呼吸窘迫和可能发生呼吸衰竭的患儿有帮助。

胸部 X 线检查示,表现不典型,不同患者间差异很大。可发现肺透亮度增加,肺纹理增多、增粗。一般肺实质无浸润阴影,肺泡受累明显者,可有小点状或散在片状阴影。偶可出现小片肺不张,与普通的肺炎浸润很难鉴别。细支气管炎与肺炎可以同时存在,个别患者还可见胸膜反应。胸部 CT 主要用来排除其他疾病（如支气管扩张）,诊断价值不高。

（七）诊断与鉴别诊断

诊断主要根据流行病学资料、患儿年龄及临床表现。呼吸道分泌物,特别是鼻咽分泌物分离到病毒则有确诊价值。绝大多数病毒性细支气管炎,起病后 3~7 日内可通过组织培养分离出病毒。快速病原诊断技术可在数小时内从呼吸道分泌物中检测出病毒抗原。由于检测恢复期血清至少需要 2 周，且婴幼儿体内有从母体内获得的抗体，对结果有影响，因此血清学检查对诊断帮助不大。对有典型急性细支气管炎症状的婴幼儿患者，胸部 X 线检查意义也不大，而且可能会导致抗生素的过度使用。

急性细支气管炎需与以下几种常见疾病进行鉴别。①急性喉气管支气管炎：起病急骤，临床表现为发热、犬吠样咳嗽、吸气性呼吸困难和特征性哮鸣音。②支气管哮喘：婴幼儿期不多见，但首次发作时临床表现可类似于急性细支气管炎。支气管哮喘患者可有家族过敏史，β_2 肾上腺素受体激动剂或氨茶碱治疗后症状可迅速缓解，而急性细支气管炎疗效不明显。③喘息性支气管炎：无明显的肺气肿存在，咳喘不严重，无全身中毒症状，并且可反复发作。与轻症急性细支气管炎有时不易区别。④腺病毒肺炎：可表现为高热、咳嗽、呼吸困难、发绀和明显的中毒症状，但该病病程较长，喘憋出现晚，肺炎体征较明显，胸部 X 线检查上可见大片融合灶。喘憋患者还需与气道异物阻塞、胃液反流、咽后壁脓肿等病鉴别。

（八）治疗

1. 氧疗　急性细支气管炎所致气道阻塞明显时可引起通气/灌注异常，进而导致缺氧，吸入低浓度氧可有效缓解缺氧。注意保持呼吸道通畅，可经鼻导管或面罩给予温暖、微湿的氧气，使血氧分压维持在 90% 以上。

2. 液体管理与营养　呼吸急促和发热使不显性失水增加，加重脱水，轻症患儿可少量多次喝水。对于不能喂奶或进食的患儿，可予静脉补液或胃管置管予肠内营养。目前并没有足够的证据支持哪种方法更合适，但静脉补液可能引起循环负荷过重、电解质失衡和热量摄入不足，因此肠内营养的方式越来越多地被接受。

3. 抗病毒治疗　利巴韦林已用于治疗呼吸道合胞病毒引起的急性细支气管炎，常用剂量为 0.8mg/(kg·h)，每日雾化 12~18 小时，连续 3~5 日。但目前并没有循证依据的证实，因此不推荐常规使用。

4. 支气管舒张剂　患儿气道阻塞的主要原因是病毒感染引起的炎症，因此支气管舒张剂的应用仍有争议。目前不建议使用 β_2 肾上腺素受体激动剂治疗婴幼儿患者的细支气管炎。

5. 糖皮质激素　对病情改善不大，地塞米松对重症细支气管炎患者可能有效。也有研究认为雾化吸入肾上腺皮质激素对细支气管炎后持续喘息的患儿有一定的短期疗效。

6. 机械通气　重症患儿出现呼吸窘迫、高浓度吸氧下血氧饱和度低、血二氧化碳分压增高或呼吸暂停时可予持续气道正压通气（CPAP）。

（九）预后

多数儿童急性期持续 3~7 日，1~2 周后逐渐恢复，大多能完全恢复正常。部分患者可持续数周，此时应注意有无其他并发症。部分患者可发展成为纤维闭塞性细支气管炎、支气管扩张症和单侧或局限性肺气肿。

对细支气管炎的远期影响尚缺乏相关研究。细支气管炎住院患儿发生哮喘的风险与机制尚未阐明，可能与病毒、遗传、炎症、免疫和环境因素有关。此外，还可引起肺功能异常和气道高反应性。

四、闭塞性细支气管炎

闭塞性细支气管炎（bronchiolitis obliterans，BO）是一种导致进行性呼吸困难和气流受阻的肺细支气管闭塞性疾病，临床上少见。BO 的病理特征是细支气管及其周围炎症和纤维化引起管腔缩窄、闭塞，而非管腔内阻塞，因此又称为缩窄性细支气管炎（constrictive bronchiolitis）。1901 年 Lange 等报道了 2 例死于进行性呼吸窘迫的病例，根据病理表现，首次提出了闭塞性细支气管炎。但现在认为这 2 例患者的病理表现是闭塞性细支气管炎伴机化性肺炎。

（一）病因

1. 吸入因素　如吸入毒气、粉尘，胃食管反流等。

2. 感染　儿童的 BO 多见于感染后，以腺病毒（3、7、21 型）感染最为常见。其他可引起 BO 的病原体有单纯疱疹病毒、呼吸道合胞病毒、流感病毒、副流感病毒 3 型、麻疹病毒、HIV、肺炎支原体、B 组溶血性链球菌、肺炎链球菌、百日咳鲍特菌、流感嗜血杆菌、克雷伯菌、肺孢子菌及军团菌等，其中与 BO 关系最密切的是病毒和肺炎支原体。

3. 器官移植　器官移植后的急性排斥反应、淋巴细胞支气管炎和细支气管炎是发生 BO 最显著的危险因素。肺移植或心-肺移植术后发生的 BO，亦称为闭塞性细支气管炎综合征（bronchiolitis obliterans syndrome，BOS）是影响术后生存率的主要原因。骨髓移植术后 BO 与移植物抗宿主病密切相关。

4. 结缔组织疾病 如类风湿关节炎、系统性红斑狼疮及皮肌炎。

5. 其他因素 如药物(青霉胺)、支气管肺发育不良、炎症性肠病等亦与 BO 相关。另还有部分患者找不到明确病因。

（二）病理

BO 病理表现为细支气管黏膜下或管壁外周炎性细胞浸润和纤维化,导致管腔狭窄,而管腔内无肉芽组织形成。病变轻时仅在细支气管黏膜、黏膜下和外周有轻度炎性细胞浸润,细支气管上皮细胞可坏死。随病变进展,管壁胶原组织增生,逐渐发生纤维化和瘢痕收缩,造成管腔缩窄与扭曲,严重时可完全闭塞。细支气管狭窄、闭塞后,呼吸道分泌物滞留易继发感染,导致支气管扩张。

（三）临床表现和影像学表现

儿童 BO 多继发于呼吸道感染。通常在急性呼吸道疾病后隐匿性起病,可迅速进展,主要表现为咳嗽、喘息、呼吸急促和呼吸困难。肺部听诊常可闻及湿啰音和哮鸣音。一般无杵状指(趾)。器官移植患者出现第 1 秒用力呼气容积(FEV_1)快速或慢性、进展性下降时提示 BO 可能。

胸部 X 线检查表现为单侧或双侧肺过度充气,肺血管纹理变细,可见弥漫的结节状或网状结节状阴影。部分患者胸部 X 线检查可无异常。胸部高分辨率 CT(HRCT)有重要的诊断价值。HRCT 直接征象是支气管管壁增厚,间接征象主要有马赛克灌注征、空气潴留征和支气管扩张。马赛克灌注征指肺密度减低区与肺密度增高区镶嵌分布,与支气管阻塞区缺氧引起血管收缩、血流灌注下降及血流再分布有关。

（四）诊断

由于小气道解剖定位的特殊性,BO 诊断有一定难度。呼吸道感染(如急性病毒性肺炎)后、器官移植、吸入损伤及结缔组织病患者,出现持续性咳嗽、喘息或呼吸困难,影像学检查示肺过度充气、肺膨胀不全、支气管壁增厚和支气管扩张,尤其是 HRCT 检查发现马赛克征和空气潴留,可临床诊断 BO。肺功能检查常为阻塞性通气功能障碍,FEV_1 和最大呼气中期流量($FEF_{25\sim75\%}$)显著降低。肺活检可确诊 BO,但其应用仍存在局限性。同时需与其他肺部疾病鉴别,如肺结核、严重的支气管哮喘、囊性纤维化、支气管肺发育不良和弥漫性泛细支气管炎等。

（五）治疗

1. 糖皮质激素治疗 目前对糖皮质激素的应用尚存在争议。早期及时予糖皮质激素治疗可抑制炎症反应和纤维化,如果已经进入纤维化期,激素治疗常常无效。可吸入或口服治疗,也可静脉滴注。

2. 抗微生物治疗 缺少研究,大环内酯类抗生素如阿奇霉素,有一定的抗炎和免疫调节作用,可能有效。BO 患儿易发生肺部感染,感染又可加速 BO 进展,因此有感染征象时可使用抗生素。

3. 其他 BO 患者对支气管舒张剂反应较差;骨髓移植引起者加用免疫抑制剂可能有益;肺移植后 BO 应用他克莫司、硫唑嘌呤、吗替麦考酚酯或氨甲蝶呤等药物可延缓部分患者的肺功能恶化,再次肺移植发生 BO 的危险性较第一次移植并无明显差异。

（六）预后

BO 的预后较差,多数病例可遗留肺过度充气、肺膨胀不全和支气管扩张。由感染引起的 BO 患儿可反复喘息发作或继发肺部感染。

五、慢性气道感染与急性加重

引起慢性气道感染的病原体包括细菌(包括结核分枝杆菌)、真菌、病毒、支原体、衣原体等,其中最常见和最主要的原因是下呼吸道细菌定植(lower airway bacterial colonization,LABC)。呼吸道细菌定植是指细菌在呼吸道黏膜表面持续生长、繁殖而未出现宿主反应和不利作用。急性气道细菌定植发生在呼吸道损伤后,去除外源性因素后可逆转。慢性气道细菌定植则继发于先天性、遗传性或获得性呼吸道防御机制缺陷。

正常情况下,宿主自身的防御机制使下呼吸道保持无菌状态,当这些防御机制发生障碍时,细菌黏附于呼吸道黏膜表面,可发生下呼吸道细菌定植。本文主要介绍慢性下呼吸道细菌定植及其在 COPD 急性加重中的作用。

（一）病原学和发病机制

1. 下呼吸道细菌定植 以声门为界呼吸道可分为上呼吸道和下呼吸道两部分。健康人上呼吸道有上百种细菌定植,构成上呼吸道的正常菌群,可以阻止或抑制致病菌的入侵与定植。在某些情况下,如长期使用抗生素,口咽部正常菌群生长被抑制,可引起革兰氏阴性杆菌定植增加。定植菌群的改变与肺炎,尤其是医院获得性肺炎的发生关系密切。健康人睡眠时亦可吸入少量口咽部分泌物,但机体可迅速将其清除。如误吸的量较大或混杂固体颗粒、酸性物质,则可发生急性肺部感染。呼吸道主要防御机制包括黏液-纤毛排送系统及咳嗽反射、肺泡巨噬细胞吞噬调理功能以及特异性免疫和非特异性免疫。生物、理化和代谢因素引起急性气道损伤时，细菌更易黏附于细胞或黏膜表面；下呼吸道防御功能异常，也易发生细菌在下呼吸道的慢性定植，而成为潜在的病原菌。

2. 急性气道细菌定植　急性下呼吸道定植的常见细菌包括铜绿假单胞菌、金黄色葡萄球菌和肠道革兰氏阴性杆菌。急性气道细菌定植最常见于气管插管后，临床上经气管插管治疗的患者有75%发生下呼吸道细菌定植。定植的优势菌为革兰氏阴性杆菌，其中以铜绿假单胞菌最为常见。发生的主要原因是下呼吸道防御清除机制受损。

3. 慢性气道细菌定植　慢性下呼吸道定植的主要细菌有铜绿假单胞菌、流感嗜血杆菌、金黄色葡萄球菌和肺炎链球菌，也可见卡他莫拉菌、洋葱伯克霍尔德菌等。慢性LABC与多种慢性气道疾病密切相关。

（1）慢性支气管炎和COPD：慢性支气管炎或COPD患者的支气管纤毛上皮细胞功能受损，严重者纤毛上皮细胞脱落、杯状细胞增生和黏液腺分泌增加。当细菌吸入到下呼吸道时，可黏附在黏液上，由于下呼吸道防御清除功能受损，削弱了对细菌的清除作用，细菌可在下呼吸道定植生长。COPD最常见的定植菌是流感嗜血杆菌，急性发作期可在吞噬细胞内发现。有研究发现，约43%的稳定期COPD患者存在下呼吸道潜在病原菌定植，其中流感嗜血杆菌占43%，副流感嗜血杆菌19%，肺炎链球菌14%，卡他莫拉菌14%。

（2）支气管扩张症：呼吸道感染、支气管阻塞、误吸、遗传性疾病（如囊性纤维化、纤毛运动障碍）、免疫功能异常等均可导致支气管扩张症。支气管扩张症可导致黏液纤毛清除功能明显异常，黏液分泌增多，有利于细菌滋生，引起LABC。疾病早期，下呼吸道定植的细菌以流感嗜血杆菌和肺炎链球菌为主，后期则以铜绿假单胞菌为主，可能与使用抗生素有关。另外，亦可发生厌氧菌的定植。慢性LABC和感染是引起本病死亡的主要原因。

（3）纤毛运动功能失调综合征：由于呼吸道纤毛运动功能紊乱导致黏液淤滞从而引起呼吸道慢性感染。其特征为幼年时反复发生肺炎，常见病原菌有肺炎链球菌、流感嗜血杆菌和金黄色葡萄球菌。随年龄的增长，至成年期，下呼吸道定植的菌群逐渐发生变化，可以出现铜绿假单胞菌定植。

（4）囊性纤维化：为常染色体隐性遗传病，该病患者气道分泌物的黏稠度增加，易形成黏液栓阻塞气道；呼吸道黏液纤毛清除功能显著降低，导致反复呼吸道感染，极易发生LABC。主要的定植菌为铜绿假单胞菌，且于婴幼儿期即可出现。尤其是黏液型铜绿假单胞菌的慢性定植对预后影响很大，这与铜绿假单胞菌引起肺不可逆性损伤有关。

（5）免疫球蛋白G（IgG）缺乏：IgG的缺乏（如遗传性丙种球蛋白缺乏症），导致机体的调理吞噬功能受损，从而降低了黏膜对病原体的吞噬清除作用，易反复发生鼻窦-肺部感染，引起气道损伤和支气管扩张。调理抗体的缺乏、获得性黏液纤毛清除功能异常和反复使用抗生素，引起常见呼吸道病原菌定植。

（二）病理生理

1. LABC发生的宿主因素和细菌毒力因素　宿主因素包括气道的基本结构、遗传性或获得性黏液纤毛清除功能异常。呼吸道防御机制主要有黏液-纤毛系统、吞噬细胞系统、特异性体液免疫系统和天然免疫防御机制（如防御素、乳铁蛋白和溶菌酶），可独立或共同发挥防御作用。在上述慢性疾病急性发病期，黏液中白细胞蛋白酶的含量显著增加，可损伤纤毛上皮细胞，影响纤毛清除功能；也可通过改变黏膜表面而暴露细菌黏附受体。同时黏液分泌增加将引起气道阻塞，加重细菌定植。

在下呼吸道定植的许多细菌可以产生一些因子，这些因子可影响呼吸道上皮细胞的生存力、纤毛运动功能或细胞表面成分，从而影响黏液纤毛清除能力。如铜绿假单胞菌产生的多种外毒素可导致上皮细胞生存力降低、纤毛运动功能下降和细胞表面发生改变；分泌的弹性蛋白酶可降低免疫球蛋白和补体的水平，导致免疫系统的调理吞噬功能障碍，引起细菌定植。流感嗜血杆菌分泌的纤毛静止因子，可影响黏液纤毛清除能力；IgA蛋白酶可分解IgA，降低免疫防御功能。

细菌定植还与其黏附力有关，多种细菌可通过菌体表面的多糖、糖脂或糖蛋白与下呼吸道上皮细胞或黏液中的黏蛋白结合，形成黏附素-受体复合物。铜绿假单胞菌可通过菌毛和黏液外多糖附着于呼吸道上皮细胞，形成多种黏附素-受体复合物，相比其他革兰氏阴性菌更易在呼吸道发生黏附。流感嗜血杆菌可分为荚膜型和无荚膜型两类，下呼吸道发现的通常是无荚膜型，含有大量的黏附素，适宜在人类呼吸道生存。肺炎链球菌、金黄色葡萄球菌也可黏附下呼吸道上皮细胞或黏蛋白。此外,许多肺部病原菌可与 N-乙酰半乳糖胺($β_{1~4}$)双糖细胞受体结合;黏液中的黏蛋白还具有病毒和支原体受体。

在正常情况下,适量的黏液对宿主呼吸道防御功能具有保护作用。当黏液清除功能发生障碍时,大量黏液淤滞,阻塞呼吸道,则有利于细菌的生长和定植。与黏蛋白结合的细菌因不易被吞噬清除,而成为肺部病原菌。

2. LABC 对机体的影响　前瞻性研究显示,约 20% 的 ICU 细菌定植患者可发生细菌性肺炎。无论是否存在炎症反应,LABC 都有可能发展成为威胁生命的医院获得性肺炎。慢性 LABC 对机体的影响与定植细菌的种类和肺基础疾病的严重程度有关。慢性支气管炎患者流感嗜血杆菌的慢性定植,可引起疾病反复急性加重和肺功能减退加剧;囊性纤维化患者铜绿假单胞菌的慢性定植,则可发展成为支气管扩张。任何破坏防御机制与定植细菌间平衡关系的因素,均可促使急性肺炎的发生。

3. LABC 与 COPD 急性加重的关系　引起 COPD 急性加重的原因中约 2/3 为感染因素。至少 50% 的急性加重期 COPD 患者下呼吸道存在细菌,痰培养分离到的细菌绝大多数是口咽部的正常定植菌,稳定期 COPD 患者痰培养分离也得到相似的结果。研究显示 COPD 患者上呼吸道细菌定植情况及炎症反应程度(如 IL-8 水平)与 LABC 及炎症反应相关。COPD 急性加重期最常分离到的细菌为流感嗜血杆菌、肺炎链球菌、卡他莫拉菌和铜绿假单胞菌。不同严重程度的 COPD 患者细菌定植的情况不同,气流轻度阻塞时分离的病原菌多为肺炎链球菌等革兰氏阳性球菌,随着气流阻塞程度加重,铜绿假单胞菌和流感嗜血杆菌等革兰氏阴性杆菌定植并发感染的概率增加。引起炎症反应最强的病原菌是铜绿假单胞菌,其次为流感嗜血杆菌,而卡他莫拉菌和副流感嗜血杆菌仅引起轻度的炎症反应。定植菌的负荷也与气道炎症反应的严重程度有关,定植菌负荷增加,引起细胞炎症因子释放增多,气道炎症反应加重。因此,下呼吸道定植细菌种类改变或负荷量增加可加重气道炎症,加速 FEV_1 下降。

病毒亦可引起 COPD 急性加重,占感染因素的 15%~25%,主要是流感病毒、副流感病毒和腺病毒。病毒感染可以损伤上皮细胞,有利于继发细菌感染或定植。非典型病原体(肺炎衣原体和肺炎支原体),常在呼吸道急性感染后转为慢性持续携带状态,而促进 COPD 患者肺部炎症反应并加速疾病的

进展。关于军团菌感染在 COPD 急性加重中的作用尚不清楚,军团菌血清抗体阳性的 COPD 患者一般较年轻,但低氧血症较重。病毒和非典型病原体约占感染因素的 1/3,常独立或混合感染导致 COPD 急性加重。

(三) 临床表现及诊断

根据《慢性阻塞性肺疾病诊治指南(2013 年修订版)》,COPD 的病程可分为急性加重期和稳定期。

1. 急性加重期　指患者呼吸道症状超过日常变异范围的持续恶化,并需改变药物治疗方案,在疾病过程中,患者常有短期内咳嗽、咳痰、气短和/或喘息加重,痰量增多,脓性或黏液脓性痰,可伴有发热等炎症明显加重的表现。COPD 急性加重的诊断主要依据患者急性起病的临床过程,其特征是呼吸系统症状恶化超出日间的变异,主要表现有气促加重,常伴有喘息、胸闷、咳嗽加剧、痰量增加、痰液颜色和/或黏度改变及发热等,也可出现全身不适、失眠、嗜睡、疲乏、抑郁和意识不清等症状。当患者出现运动耐力下降、发热和/或胸部影像学异常时也可能为 COPD 急性加重的征兆。气促加重,咳嗽、痰量增多及出现脓性痰常提示有细菌感染。

2. 稳定期　指患者的咳嗽、咳痰和气短等症状稳定或症状轻微,病情基本恢复到急性加重前的状态。

(四) 治疗

COPD 急性加重期应根据患者的病史、临床症状、体征和血气分析等评估病情的严重程度,采取综合性的治疗措施。包括氧疗、机械通气(无创或有创)、抗菌药物、支气管舒张剂、激素和辅助治疗等,本文主要介绍抗菌药物治疗。虽然导致 COPD 急性加重的病原体可能是细菌,但是否应用抗菌药物仍存在争议。降钙素原Ⅲ是细菌感染的特异性标志物,对决定是否使用抗生素可能有帮助,但因价格昂贵目前未被广泛应用。

根据 2013 年 COPD 诊治指南及 2015 年新版 GOLD 指南,目前推荐抗菌药物治疗的指征:①3 个必要症状——呼吸困难加重、痰量增加和脓性痰;②脓性痰在内的 2 个必要症状;③需要机械通气(有创或无创)。抗菌药物的推荐治疗疗程为 5~10 天。临床上抗菌药物的选择要根据当地细菌的耐药情况。对于频繁发生急性加重、严重气流受限和/或需要机械通气的患者应进行痰培养,因为此时可能存在革兰氏阴性杆菌(如假单胞菌属)或耐药菌感染。药物治疗途径(口服或静脉给药)取决于患者的进食

能力和抗菌药物的药代动力学特点,最好给予口服治疗。呼吸困难改善和脓痰减少提示治疗有效。

铜绿假单胞菌感染的危险因素:①近期住院史;②经常(>4 次/年)或近期(近 3 个月内)抗菌药物应用史;③病情严重(FEV$_1$<30%预计值);④应用口服类固醇激素(近 2 周服用泼尼松>10mg/d)。初始抗菌治疗的建议:①对无铜绿假单胞菌感染危险因素者,病情较轻者推荐使用青霉素、阿莫西林加或不加用克拉维酸、大环内酯类、氟喹诺酮类、第一代或第二代头孢菌素类抗生素,一般可口服给药;病情较重者可用 β-内酰胺类/β-内酰胺酶抑制剂、第二代头孢菌素类、氟喹诺酮类和第三代头孢菌素类。②有铜绿假单胞菌感染危险因素者如能口服,则可选用环丙沙星,需要静脉用药时可选择环丙沙星、抗铜绿假单胞菌 β-内酰胺类,不加或加用酶抑制剂,同时可加用氨基糖苷类药物。③应根据患者病情的严重程度和临床状况是否稳定选择使用口服或静脉用药,静脉用药 3 天以上,如病情稳定可以改为口服。

(五)预防

疫苗预防 LABC 虽然还不成熟,但已取得一些显著成果。肺炎链球菌疫苗可用于≥65 岁或<65 岁但 FEV$_1$<40%预计值的 COPD 患者,流感疫苗可降低 COPD 患者的严重程度,未分型流感嗜血杆菌株灭活全细胞疫苗有可能减少 COPD 急性发作。采用分级的方法控制细菌感染以预防细菌定植。

六、社区获得性肺炎

社区获得性肺炎(community acquired pneumonia, CAP)又称为医院外肺炎,是指在医院外罹患的感染性肺实质(含肺泡壁,即广义上的肺间质)炎症,包括具有明确潜伏期的病原体感染而在入院后潜伏期内发病的肺炎;同时需要排除在医院内感染而在出院后发病的肺炎。

CAP 是威胁人类健康的常见感染性疾病之一,患病率约占人群的 12‰,门诊患者病死率 1%~5%,住院患者病死率 6%~24%,而收入 ICU 的重症患者病死率可高达 50%以上。CAP 的发病受季节、环境、年龄、社会地位、基础疾病和免疫状态等因素影响,且致病原的组成和耐药特性在不同国家、不同地区之间存在明显差异,因而掌握第一手的流行病学资料十分重要。

(一)病原学

1. CAP 病原谱变迁 细菌、真菌、病毒、支原体、衣原体、立克次体以及寄生虫均可引起 CAP,其中以细菌性肺炎最为常见。由于大部分病原体的检测方法尚不完善以及在采集标本前应用了抗生素等原因,目前 CAP 患者病原体检出的阳性率通常不足 50%。近年来 CAP 病原谱变化的总体情况和趋势是:肺炎链球菌仍是 CAP 的主要病原体,且耐药肺炎链球菌增加;流感嗜血杆菌和卡他莫拉菌亦多见,尤其是合并 COPD 等基础疾病患者;耐甲氧西林金黄色葡萄球菌(MRSA)也正成为 CAP 的重要病原体;囊性肺纤维化、支气管扩张症等结构性肺病、酒精中毒和免疫抑制患者革兰氏阴性杆菌感染增加;非典型病原体所占比例增加,且有 1/3~1/2 与肺炎链球菌可合并存在,尤其多见于肺炎衣原体,导致病情加重;病毒感染占 2%~20%。此外,新病原体不断出现,如引起汉坦病毒肺综合征的辛诺柏病毒、SARS 冠状病毒、H1N1 和 H7N9 甲型流感病毒等。

2. CAP 的细菌耐药情况 20 世纪 60 年代开始出现耐青霉素肺炎链球菌(penicillin resistant Streptococcus pneumoniae,PRSP),90 年代以后其耐药率迅速上升,PRSP 不仅对青霉素耐药,也可对其他多种抗生素耐药,呈多重耐药性,又称 DRSP(drug resistant Streptococcus pneumoniae),如对大环内酯类、四环素类、部分头孢菌素、SMZ-TMP 甚至氟喹诺酮类耐药。卡他莫拉菌对青霉素普遍耐药,其主要机制是产生 β-内酰胺酶,但对 β-内酰胺类/β-内酰胺酶抑制剂复合制剂、第二代和第三代头孢菌素及氟喹诺酮类仍敏感。

(二)临床表现

1. 症状 CAP 常急性起病,主要表现为发热(高热时可伴有寒战)、咳嗽、咳痰、胸痛。此外,可有头痛、乏力、恶心、呕吐、腹痛、腹胀、肌痛、关节痛等肺外表现,重症患者可出现呼吸困难、缺氧、休克、少尿甚至肾衰竭。老年、免疫抑制患者的主诉和临床症状要比青壮年和无基础疾病者少且不典型。

2. 体征 患者常呈急性面容,肺实变时,触诊语音震颤增强,叩诊呈浊音或实音,听诊可闻及支气管管状呼吸音或湿啰音,少部分患者还可闻及胸膜摩擦音。

部分患者可合并肺外感染,如心内膜炎、腹膜炎、脑膜炎、关节炎等,出现相应的症状和体征。

(三)辅助检查

外周血白细胞总数和中性粒细胞比例通常升高,但在老年人、免疫抑制患者或重症患者白细胞总数可不升高,甚至下降。急性期 C 反应蛋白、血沉可升高。胸部 X 线检查可以明确有无肺炎及其部位,且表现与肺炎的病期有关。在肺炎早期急性渗出性病变阶段,X线检查表现为边缘模糊的片状或斑片状浸润影;慢性期,可发现增殖性改变,或与浸润、渗出性病灶合并存在。病变可分布于肺叶或肺段,也可仅累及肺间质。部分病例胸部X线检查可无明显异常,若临床症状和体征高度怀疑肺炎时,需行胸部CT进一步确诊。影像学检查虽不能鉴别病原体,但不同病原体所致肺炎在胸部X线检查上具有某些相对特征性表现,可为诊断和治疗提供帮助。局部实变见于肺炎链球菌肺炎、金黄色葡萄球菌肺炎、肺炎克雷伯菌肺炎、流感嗜血杆菌性肺炎;空洞可见于金黄色葡萄球菌肺炎、真菌性肺炎、肺脓肿和肺结核,诺卡菌和放线菌感染亦可出现空洞;间质性肺炎可为肺炎支原体肺炎、肺炎衣原体肺炎或病毒性肺炎等。

(四)诊断

根据2006年中华医学会呼吸病学分会制定的《社区获得性肺炎诊断和治疗指南》,CAP的诊断包括临床诊断和病原学诊断。

1. CAP的临床诊断依据

(1)新近出现的咳嗽、咳痰或原有呼吸道疾病症状加重,并出现脓性痰,伴或不伴有胸痛。

(2)发热。

(3)肺实变体征和/或闻及湿啰音。

(4)白细胞 $>10×10^9$/L 或 $<4×10^9$/L,伴或不伴中性粒细胞核左移。

(5)胸部X线检查显示片状、斑片状浸润性阴影或间质性改变,伴或不伴胸腔积液。以上(1)和(4)项中任何一项加(5)项,并除外肺结核、肺部肿瘤、非感染性肺间质性疾病、肺水肿、肺不张、肺栓塞、肺嗜酸性粒细胞浸润症及肺血管炎后,可建立临床诊断。

2. CAP的病原学诊断

(1)痰标本采集、送检和实验室处理检查:痰是最方便且无创性的病原学诊断标本,但易被口咽部细菌污染,其采集、送检和实验室处理必须加以规范。①采集:尽量在抗生素治疗前采集标本。嘱患者先漱口,并指导或辅助其深咳嗽,留取脓性痰送检。无痰患者检查分枝杆菌或肺孢子菌,可用高渗盐水雾化吸入导痰。真菌或分枝杆菌检查应收集3次清晨痰标本;普通细菌要先将标本进行细菌学筛选。②送检:尽快送检,一般不得超过2小时。延迟送检或待处理标本应置于4℃保存(不包括疑为肺炎链球菌感染),保存的标本应在24小时内处理。

③实验室处理:取脓性部分涂片进行革兰氏染色,镜检筛选合格标本(鳞状上皮细胞<10个/低倍视野,多形核白细胞>25个/低倍视野,或两者比例<1:2.5),并接种于血琼脂平板和巧克力平板两种培养基,必要时加用选择性培养基或其他培养基。用标准四区划线法接种进行半定量培养。

(2)检测结果诊断意义的判断

1)确诊:①血或胸液培养到病原体;②经纤维支气管镜或人工气道吸引的标本培养的病原菌浓度 $≥10^5$CFU/ml(半定量++),支气管肺泡灌洗液(BALF)标本 $≥10^4$CFU/ml(+~++),防污染毛刷或防污染BALF标本 $≥10^3$CFU/ml(+);③呼吸道标本培养到肺炎支原体、肺炎衣原体、嗜肺军团菌;④急性期及恢复期双份血清肺炎支原体、肺炎衣原体、嗜肺军团菌抗体滴度呈4倍或4倍以上变化(增高或降低),同时肺炎支原体抗体滴度(补体结合试验)≥1:64,肺炎衣原体抗体滴度(微量免疫荧光试验)≥1:32,嗜肺军团菌抗体滴度(间接荧光抗体法)≥1:128;⑤嗜肺军团菌Ⅰ型尿抗原检测(酶联免疫测定法)阳性;⑥双份血清流感病毒、呼吸道合胞病毒等抗体滴度呈4倍或4倍以上变化(增高或降低);⑦免疫层析法检测肺炎链球菌尿抗原阳性,儿童除外。

2)有意义:①合格痰标本培养优势菌中度以上生长(≥+++);②合格痰标本细菌少量生长,但与涂片镜检结果一致(肺炎链球菌、流感嗜血杆菌、卡他莫拉菌);③3日内多次培养到相同细菌;④微量免疫荧光法测血清肺炎衣原体IgG抗体滴度≥1:512或IgM抗体滴度≥1:16;⑤血清嗜肺军团菌试管凝集试验抗体滴度升高达1:320或间接荧光试验IgG抗体≥1:1024。

3)无意义:①痰培养有上呼吸道正常菌群的细菌(如草绿色链球菌、表皮葡萄球菌、非致病奈瑟菌、类白喉棒状杆菌等);②痰培养为多种病原菌少量(<+++)生长;③不符合1)、2)中的任何一项。

3. 病原学诊断方法的选择 门诊轻、中度患者只有当初始经验性治疗无效时才需行病原学检查。住院患者应同时做血培养和呼吸道标本培养,合并胸腔积液者应行诊断性胸腔穿刺,抽取胸腔积液行常规、生化及病原学检查。经验性治疗无效或病情仍然进展者,怀疑特殊病原体感染而常规获得的呼吸道标本无法明确致病原者,抗菌治疗无效的免疫抑制者和需要鉴别诊断者可选择性应用侵袭性诊断技术。

（五）CAP病情严重程度评价

依据临床资料评估CAP患者的病情严重程度，对治疗场所（门诊、住院或ICU）及抗菌药物治疗方案的选择具有指导意义。

1. 肺炎严重度指数（pneumonia severity index，PSI） 由肺炎预后研究小组（PORT）建立的评分系统，根据人口学因素、合并症、体检、实验室检查和X线检查等20项指标将患者分为5个风险等级，第Ⅰ、Ⅱ级建议门诊治疗，第Ⅲ、Ⅳ、Ⅴ级分别建议留观、住院和入住ICU治疗。由于参数及实验室指标太多，实用性差。

2. CURB65评分和CRB65评分 CURB65（C：意识；U：尿素氮；R：呼吸频率；B：血压；65：65岁）评分和CRB65评分用来评估CAP患者的严重度，对预后很有帮助。根据2014年英国国家卫生与临床优化研究所（NICE）指南CURB65评分见表21-5-1。

表21-5-1 CURB65评分

项目	评分
1. 意识模糊［简易智力检测量表（abbreviated mental test score）≤8分或对人物、地点、时间的定向障碍］	1分
2. 血尿素氮>7mmol/L	1分
3. 呼吸频率≥30次/min	1分
4. 低血压（舒张压≤60mmHg或收缩压<90mmHg）	1分
5. 年龄≥65岁	1分

0~1分为低危（死亡风险<3%），2分为中危（死亡风险3%~15%），3~5分为高危（死亡风险>15%）。0~1分门诊治疗，≥2分住院治疗，≥3分则需入住ICU治疗

CRB65评分适用于社区初诊，除无须检测血尿素氮外，其余4项同CURB65评分。0分为低危（死亡风险<1%），1~2分为中危（死亡风险≥1%且≤10%），3~4分为高危（死亡风险>10%）。总评分0分者门诊治疗；评分>0分，尤其是≥2分的患者，需住院评估。

七、重症社区获得性肺炎

2007年美国感染病协会（IDSA）和美国胸科协会（ATS）制定的重症肺炎诊断标准中凡满足1条主要标准或3条次要标准者可诊断为重症肺炎，需入住ICU治疗。主要标准：①需要有创性机械通气；②感染性休克，需要血管升压类药。次要标准：①呼吸频率≥30次/min；②PaO$_2$/FiO$_2$≤250mmHg；③多肺段浸润；④意识模糊/定向障碍；⑤氮质血症（BUN

≥20mg/dl）；⑥白细胞计数<4×10^9/L；⑦血小板计数<100×10^9/L；⑧低体温（深部体温<36℃）；⑨低血压，需要积极的液体复苏。

（一）治疗

1. 治疗原则

（1）初始经验性抗感染治疗：临床诊断CAP患者应在完成基本检查及病情评估后尽快（4小时内）予经验性抗感染治疗，并覆盖CAP最常见病原体。药物选择应当根据CAP病原谱的流行学分布、当地细菌耐药检测资料、病情严重度、抗菌药物理论及治疗指南等。在获得可靠的病原学诊断后应及时转为靶向治疗，然而临床上超过50%的CAP病例无法获得病原学阳性结果。

（2）重视病情评估和病原学检查：初始经验性治疗48~72小时后应对病情和诊断进行评估。有效治疗反应首先表现为体温下降，呼吸道症状可有改善，但白细胞恢复和胸部X线检查显示的病灶吸收一般较迟。凡症状改善明显，不一定考虑痰病原学检查结果，仍可维持原有治疗。经过通常有效的抗感染治疗48~72小时后症状无改善或一度改善后又恶化，需按无反应性肺炎寻找原因并进一步处理，具体包括：①药物未能覆盖病原体或细菌耐药，结合痰培养结果及其意义，审慎调整抗菌药物，并重复病原学检查；②特殊病原体（结核分枝杆菌、真菌、肺孢子菌、肺吸虫等）感染，必要时采用侵袭性检查技术；③出现并发症或存在影响疗效的宿主因素（如免疫损害）；④诊断有误，明确是否为非感染性疾病，如心力衰竭。

（3）减少不必要住院和缩短住院治疗时间：轻中度和无危险因素的CAP患者提倡门诊治疗，住院患者应在病情改善后将抗生素静脉治疗转为口服治疗，并早期出院。转换疗法（switch therapy）指征包括体温正常、咳嗽气急改善、白细胞下降且胃肠能耐受口服治疗。经有效治疗后，病情明显好转，同时满足以下6项标准者，可予出院（原有基础疾病可影响以下判断标准者除外）：①体温正常超过24小时；②平静时心率≤100次/min；③平静时呼吸≤24次/min；④收缩压≥90mmHg；⑤不吸氧下，动脉血氧饱和度≥90%；⑥可以接受口服药物治疗，无精神异常。

（4）抗感染治疗疗程：视不同病原体、基础疾病、细菌耐药及临床病情严重程度而异，一般可在热退和主要呼吸道症状明显改善后3~5天停药。肺炎链球菌等普通细菌性感染，用药至热退后72小时

即可。金黄色葡萄球菌、铜绿假单胞菌、克雷伯菌属或厌氧菌等易致肺组织坏死，建议抗菌疗程≥2周。肺炎支原体、肺炎衣原体感染建议疗程为10~14天，军团菌属感染建议疗程为10~21天。英国NICE指南推荐轻度CAP患者单一抗菌药物治疗5天，中、重度CAP患者，考虑7~10天抗菌药物疗程。

2. 治疗方案

（1）门诊患者经验性治疗

1）无心肺基础疾病和DRSP感染危险因素：常见致病菌为肺炎链球菌、肺炎支原体、肺炎衣原体（单一或作为复合感染）、流感嗜血杆菌、呼吸道病毒、军团菌、结核分枝杆菌和地方性真菌等。美国ATS/IDSA指南推荐选用新大环内酯类（阿奇霉素、克拉霉素或红霉素）或多西环素。在我国抗生素应用水平较低，预计肺炎链球菌很少耐药的地区仍可选用青霉素或第一、二代头孢菌素，但不能覆盖非典型病原体。新大环内酯类对革兰氏阴性杆菌无效，对流感嗜血杆菌的活性远不如阿莫西林。

2）伴心肺基础疾病和/或其他危险因素：危险因素指感染肺炎链球菌耐药（DRSP）危险性和感染肠道革兰氏阴性杆菌危险性，包括年龄>65岁、近3个月内接受β-内酰胺类治疗、多种内科合并症、免疫低下和密切接触托幼机构生活的儿童、护理院内生活等。常见病原体为肺炎链球菌、肺炎支原体、肺炎衣原体、复合感染（细菌和非典型病原体）、流感嗜血杆菌、肠道革兰氏阴性杆菌、卡他莫拉菌、军团菌、结核菌、厌氧菌、呼吸道病毒等。推荐抗菌治疗：单用呼吸喹诺酮类（莫西沙星、吉米沙星、左氧氟沙星）或β-内酰胺类加大环内酯类（高剂量阿莫西林或阿莫西林/克拉维酸；口服第二、三代头孢菌素、头孢曲松；也可选多西环素代替大环内酯类）。

（2）住院（普通病房）患者经验性治疗

1）无心肺基础疾病和其他危险因素：常见病原体为肺炎链球菌、流感嗜血杆菌、肺炎支原体、肺炎衣原体、复合感染（细菌和非典型病原体）、军团菌、病毒、肺孢子菌等。推荐抗菌治疗：静脉应用β-内酰胺类或大环内酯类/多西环素，或单用氟喹诺酮类。

2）伴心肺基础疾病和/或其他危险因素：常见病原体与"1）无心肺基础疾病和其他危险因素"相似，但还包括耐药肺炎链球菌和肠道革兰氏阴性杆菌。可静脉注射β-内酰胺类（头孢噻肟、头孢曲松）加静脉应用大环内酯类/多西环素，或静脉注射氟喹诺酮类。

（3）入住ICU重症肺炎的经验性治疗

1）无铜绿假单胞菌感染危险：常见病原体为肺炎链球菌（包括DRSP）、流感嗜血杆菌、军团菌、肠道革兰氏阴性杆菌、金黄色葡萄球菌、肺炎支原体等。推荐静脉注射β-内酰胺类（头孢噻肟、头孢曲松）加静脉应用大环内酯类，或静脉注射氟喹诺酮类。

2）伴铜绿假单胞菌感染危险：危险因素包括支气管扩张、近1个月内广谱抗生素治疗>7天，应用糖皮质激素（如泼尼松>10mg/d）、营养不良、HIV感染等。常见病原体为上述"1）无心肺基础疾病和其他危险因素"加铜绿假单胞菌。治疗选择静脉注射抗铜绿假单胞菌β-内酰胺类（头孢他啶、头孢吡肟、哌拉西林/他唑巴坦、头孢哌酮/舒巴坦、亚胺培南、美洛培南等）联合静脉注射抗铜绿假单胞菌氟喹诺酮类（环丙沙星、左氧氟沙星），或静脉注射抗铜绿假单胞菌β-内酰胺类联合静脉注射大环内酯类，还可同时静脉应用氨基糖苷类。

3. 对症支持治疗　咳嗽明显时可酌情使用镇咳药物，咳痰不畅患者可适当补充水分，必要时呼吸道雾化吸入或使用祛痰药物，发热时尽量采用物理降温。重症CAP患者，需积极纠正低蛋白血症，维持水电解质和酸碱平衡，支持循环及呼吸功能。

（二）预防

1. 戒烟、避免酗酒。

2. 接种多价肺炎链球菌疫苗，可有效预防85%~90%的侵袭性肺炎链球菌感染，但是对具有心肺基础疾病的老年人保护率较低。

3. 接种灭活流感疫苗，在流感暴发流行时应用神经氨酸酶抑制剂（如奥司他韦、扎那米韦）或离子通道阻滞剂（金刚烷胺），可减轻症状、缩短病程。

八、医院获得性肺炎

医院获得性肺炎（hospital acquired pneumonia，HAP）亦称医院内肺炎，是指患者入院时不存在、也不处于感染潜伏期，而于入院≥48小时后在医院内（包括老年护理院、康复院）发生的肺炎，包括在医院内获得感染而于出院后48小时内发生的肺炎。呼吸机相关肺炎（ventilator-associated pneumonia，VAP）是指建立人工气道（气管插管/气管切开）和机械通气（mechanical ventilation，MV）48~72小时后发生的肺炎，是HAP常见而严重的类型。早发性VAP发病时间在机械通气后最初4天，致病菌通常对抗生素敏感；≥5天则为晚发性VAP，病原体通常呈多重耐药（multidrug-resistant，MDR），两者在治疗上有明显区别。接受无创机械通气者发生的肺炎不是 VAP，但属于 HAP。

除 HAP、VAP 外，2005 年美国 ATS/IDSA 指南同时提出了医疗护理相关性肺炎（healthcare-associated pneumonia，HCAP）的概念。HCAP 指具有以下特点的肺炎患者：近 90 天内因急性病住院治疗≥2 天；居住于护理院或长期护理机构；本次感染前 30 天内接受静脉抗菌药物治疗、化疗或伤口护理；在医院或血液透析门诊接受透析治疗。虽然指南的研究资料多数来自 VAP 患者，但大部分治疗原则同时也适用于 HCAP。

近年来主张使用医院相关性肺炎（hospital associated pneumonia），以"相关"取代"获得"，因为 HAP 患者亦可为自身的内源性感染。

（一）流行病学

1. 发病情况　因为不同研究机构给出的定义不同，研究对象和研究方法不统一，HAP 的发病率可差异较大。尽管 HAP 的确切发病率不清楚，但各项研究基本都显示 HAP 的高发病率、高病死率和高疾病负担。

20 世纪 90 年代我国的一项荟萃分析表明，HAP 是我国最常见的医院内感染类型，平均发病率为 2.33%，病死率 24.08%，病原体以革兰氏阴性杆菌为主。全国每年因 HAP 而增加医疗支出约 100 亿元人民币。美国住院患者 HAP 的发病率为 5‰~10‰，机械通气患者发病率增加 6~20 倍。所有 ICU 感染中 HAP 占 25%，近 90% 发生在机械通气过程中。约有一半的 VAP 发生在机械通气的最初 4 天。粗略估计 HAP 病死率 30%~70%，但其中大多数死于基础或隐匿性疾病而非肺炎本身。每例 HAP 患者的住院时间平均延长 7~9 天，由此增加的医疗费用达 40 000 美元。

2. 感染来源及途径

（1）内源性感染，感染途径包括原发性、继发性和血源途径。①原发性内源性感染：由潜在性病原微生物所致，主要发生在机械通气最初 4 天内，病原体常存在于气管插管机械通气患者的口咽部和胃肠道；②继发性内源性感染：患者在入院前并不携带这类细菌，但住院期间细菌继发定植于口咽部或胃肠道，并快速过度增殖，误吸口咽分泌物或胃内容物后致病；③血源途径：偶尔因金黄色葡萄球菌败血症导致多发性肺炎肺脓肿。

（2）外源性感染，感染途径包括接触传播和空气传播。①接触传播：包括直接接触和间接接触。

可因患者之间或患者与医务人员之间直接接触感染，也可通过接触污染的或未经严格消毒的医疗器械和监测设备而致病。病原体主要是假单胞菌属、窄食单胞菌属和军团菌属的细菌。②空气传播：如吸入悬浮在空气中的曲霉孢子或经飞沫感染流感病毒等。

3. 危险因素　与 HAP 相关的危险因素有很多，大致可分为患者相关因素和医疗相关因素。患者因素主要包括年龄>60 岁、慢性肺部疾病（如 COPD）、免疫功能受损、营养不良、昏迷/意识障碍、头颅创伤、严重烧伤和神经肌肉疾病等。医疗因素中气管插管和机械通气可使发生 HAP 的危险增加 6~21 倍，其他重要危险因素有机械通气的持续时间、拔管后重新插管、支气管镜检查、胸部或上腹部手术、颅内压监测、肠道内营养、胃内容物吸入、使用 H_2 受体拮抗剂或抗酸剂预防应激性溃疡、大量使用抗生素、入住 ICU、仰卧位等。

（二）病原体

HAP、VAP、HCAP 可由多种病原体引起，免疫功能正常者通常由细菌感染所致，真菌或病毒感染很少见。病原学资料主要来自对 VAP 的研究，常见致病菌包括铜绿假单胞菌、克雷伯菌属、大肠埃希菌、不动杆菌等需氧的革兰氏阴性杆菌和金黄色葡萄球菌、肠球菌等革兰氏阳性球菌，而肺炎链球菌和流感嗜血杆菌则明显低于 CAP。有资料显示我国的 VAP 感染病原体中铜绿假单胞菌居于首位，约占 18%。金黄色葡萄球菌约为 16%，其中大多数为耐甲氧西林金黄色葡萄球菌（MRSA），鲍曼不动杆菌 16%，肺炎克雷伯菌 14%，肠杆菌属 8.1%，大肠埃希菌 6.1%。SENTRY Program（2004—2008 年）结果显示美国细菌感染引起的 HAP（VAP）中金黄色葡萄球菌占 36.5%（31.9%），铜绿假单胞菌占 19.0%（21.4%），肠杆菌属占 8.6%（8.8%），克雷伯菌属占 8.0%（6.6%），不动杆菌属占 4.4%（5.3%）。

金黄色葡萄球菌感染多见于糖尿病、头部创伤和 ICU 患者。口咽部定植菌（草绿色链球菌、凝固酶阴性葡萄球菌、奈瑟菌属、棒状杆菌属）可引起免疫缺陷宿主和部分免疫正常患者的感染。非气管插管患者可因误吸而引起厌氧菌性 HAP。由 MDR 菌，包括 MRSA、铜绿假单胞菌、肺炎克雷伯菌、不动杆菌属等引起的 HAP 明显增加。病毒感染者更多见于儿童，常为呼吸道合胞病毒、流感病毒和副流感病毒。

（三）发病机制

在正常情况下，呼吸系统的防御机制可抵御病原微生物的侵犯,这些机制包括上呼吸道对吸入的空气具有加温、湿润和黏附作用,黏液-纤毛排送系统及咳嗽反射,肺泡巨噬细胞发挥吞噬调理功能以及补体、细胞免疫和体液免疫等。在某些特殊状态下,如高龄、吸烟、患有严重的慢性疾病(COPD、呼吸衰竭、营养不良、贫血、糖尿病等)、昏迷和长期住院,机体的防御机制受到不同程度的破坏,病原体可移位至支气管远端或肺组织,大量繁殖并导致疾病。

HAP 的主要感染途径为吸入含有致病菌的口咽部分泌物。正常人口咽部菌群中常有流感嗜血杆菌、肺炎链球菌、金黄色葡萄球菌和厌氧菌,且50%~70%健康人睡眠时亦可吸入少量口咽部分泌物,但口咽部肠道革兰氏阴性杆菌和铜绿假单胞菌分离率少于 5%。住院患者口咽部定植菌常发生变化,革兰氏阴性杆菌定植比例明显升高,并且随着住院时间延长增加更加显著。革兰氏阴性杆菌在口咽部定植的具体形成机制目前尚不十分明确,先期抗生素治疗、大手术、严重的基础疾病、胃内容物反流及酒精中毒、缺氧、酸中毒、低血压、氮质血症等代谢紊乱均与其定植增加相关。另外,应激状态下唾液中蛋白水解酶分泌增加,口咽部上皮细胞表面纤维连接蛋白被清除,暴露了其下方能与革兰氏阴性杆菌结合的受体,促进了细菌与上皮细胞的粘连,从而使革兰氏阴性杆菌的定植概率增加。

胃和鼻窦内细菌移位至口咽部定植可能是医院内感染的潜在来源,但尚有争议。正常情况下,胃液 pH 为 0.9~1.5,胃腔内极少有细菌。应用抗酸药或 H_2 受体拮抗剂、酗酒、慢性胃病、营养不良或鼻饲等情况可降低胃液酸度,导致胃内细菌定植大量增加。当 pH>4.0 时,胃内细菌可经食管、咽部移行至下呼吸道导致 HAP。当患者发生意识障碍,如昏迷、全身麻醉、镇静催眠药物过量,或患有胃食管疾病、鼻胃管留置、气管插管时易发生胃内容物误吸而导致肺部感染。大量误吸胃内容物的情况很少见,只有当吞咽或咳嗽反射障碍时才出现。对气管插管患者,尤其是同时予肠内营养治疗期间,可采取半卧位以减少误吸。

对于机械通气患者,由于气管插管,损伤了呼吸道黏膜,使口咽部与气管之间的屏障及呼吸道防御机制遭受不同程度的破坏,黏液-纤毛排送系统清除能力降低,不能有效清除口腔分泌物,导致吸入加剧。污染的分泌物较易在声门下和导管球囊上沉积,当吞咽或呼吸运动时,气管管径发生变化,分泌物就会被吸入或漏入下呼吸道。另外,当病原体进入气管导管时,可附着在气管导管表面,大量增殖并形成生物膜,使抗生素不易渗入,从而起到保护细菌生长的作用。

呼吸机管道内冷凝水受污染时,病原体可形成气溶胶颗粒或直接被吸入下呼吸道。此外,通过接触未经严格消毒或污染的医疗器械、治疗设备,医护人员的手或手套亦可导致 HAP。

(四)病理

HAP(VAP)的病理改变与感染的病原体、宿主的免疫状态及抗生素治疗等因素相关,但与临床相关性很难确定。根据病理严重性分为轻、中、重度。①轻度:可见终末细支气管及周围肺泡散在中性粒细胞浸润;②中度:毗邻肺小叶间病变融合,细支气管内出现脓性黏液栓;③重度:炎症广泛融合,可有组织坏死。根据病理学分期分为早、中、后期和消散期。①早期(0~2 天):肺毛细血管充血,肺泡腔内可见纤维素渗出;②中期(3~4 天):肺泡腔内可见纤维素渗出伴少量红细胞和若干多形核白细胞浸润;③后期(5~7 天):肺泡腔内充满多形核白细胞;④消散期(>7 天):炎性渗出逐渐消散。

(五)临床表现

HAP 患者多急性起病,但由于严重的基础疾病及激素和免疫抑制剂的应用,机体反应性削弱,肺炎的症状常常被掩盖,发热和呼吸道症状不典型,少数患者可不出现发热,咳嗽轻微或仅咳少量白黏痰。机械通气患者表现为需要加大吸氧浓度或气道阻力上升等。也有部分患者起病后呈暴发性进展,迅速进入呼吸衰竭。

HAP 患者易并发急性呼吸窘迫综合征、左心衰竭以及肺栓塞,导致病情加重。

(六)诊断

1. 临床诊断 事实上,要正确诊断 HAP 和 VAP 是困难的,并且目前并没有一个统一的标准。当具有危险因素的患者出现不明原因发热、原有呼吸道症状加重、机械通气过程中血氧饱和度下降等情况时,则应警惕 HAP 可能。2005 年美国 ATS/IDSA 指南上提出的开始经验性抗感染治疗的临床诊断标准为:发热>38℃、白细胞增高或降低和脓性气道分泌物 3 项临床特征中至少具备 2 项,再加 X 线检查上表现为新出现或进展性肺部浸润性病变。此标准敏感性为 69%,特异性 75%。若要同时满足上述 3 项临床标准和肺部影像学表现,则不利于真正肺炎患者的治疗。

脓性气道分泌物做细菌培养,也存在敏感性高而特异性差的问题,即使经人工气道直接吸引下呼吸道分泌物,其特异性也不理想。此外,ARDS、肺不张、肺栓塞、药物性肺损伤、充血性心力衰竭等患者临床表现与HAP类似,也可同时合并存在,若不能仔细鉴别,则可能导致抗生素的过量使用和疗效不理想。

临床肺部感染评分(clinical pulmonary infection score,CPIS)超过6分可诊断HAP。现认为其用来监测治疗反应和指导抗菌治疗更有价值。低度怀疑VAP的患者(CPIS≤6分),经抗菌药物治疗3天后CPIS仍很低,可较安全停用抗生素。

2. 影像学诊断 关于利用影像学检查诊断HAP和VAP的价值,目前缺少研究。胸部X线检查应作为诊断HAP的必备检查,可发现肺部浸润性病变及其位置和范围、有无胸腔积液、有无脓腔形成等。如果有既往的胸部X线检查资料,还可以进行对比。机械通气患者可合并其他非感染性疾病,如ARDS、左心衰竭、肺出血等,X线检查异常表现与肺炎类似,需和肺部感染鉴别。另有部分患者X线检查可无明显异常。CT扫描对鉴别诊断和指导治疗有帮助,MRI和PET的诊断价值尚不明确。

3. 病原学诊断 HAP病原学诊断可通过下呼吸道分泌物行细菌定量或半定量培养而获得,并结合痰涂片革兰氏染色镜检结果,提高诊断的准确性。但下呼吸道分泌物细菌培养却仍存在若干问题。气管插管患者往往能培养到致病菌,但由于在肺炎发生之前,气管导管上就有细菌定植,两者有时很难鉴别。细菌定量培养对诊断可有帮助,但对于诊断标准(细菌浓度阈值)则有待进一步研究确认。若此类患者下呼吸道分泌物培养阴性,近期未更换抗生素治疗,通常提示不存在肺炎,需要考虑肺外感染。

痰在被收集的过程中易被口咽部的细菌污染,质量较差,诊断价值有限,因此常用以下几种下呼吸道标本采样技术采集痰标本。①气管内吸引(endotracheal aspirates,ETA):敏感性38%~100%,特异性14%~100%,有研究显示其阳性诊断的细菌浓度>10^5CFU/ml。2008年英国抗感染学会指南也不推荐使用ETA培养结果诊断VAP或HAP。②支气管肺泡灌洗(bronchoalveolar lavage,BAL)和防污染样本毛刷(protected specimen brush,PSB):BAL诊断阈值通常为10^4CFU/ml,敏感性42%~93%,特异性45%~100%。PSB诊断阈值为10^3CFU/ml,敏感性33%~100%(均数66%±19%),特异性50%~100%(均数90%±15%)。BAL和PSB对细菌定量培养诊

断的准确性无显著差异,但PSB的重复性不好。定量培养假阴性主要是由于先期使用抗生素治疗或更换抗菌药物所致,此外也与阳性标准有关。③盲式支气管采样(blind bronchial sampling)、盲式微量BAL(blind mini-BAL)和盲式PSB采样(blind sampling with PSB,BPSB):此类方法不借助于纤维支气管镜。盲式采样技术同纤维支气管镜介导的BAL和PSB相比,敏感性和特异性相似,但更方便、经济。

尽管BAL和PSB细菌定量培养对提示病原体有帮助,但不能依赖其培养结果诊断HAP或VAP。血培养得到病原学诊断的机会非常低,并且有研究表明VAP患者血培养结果和支气管肺泡灌洗液培养结果的相关性较差。但对疑似VAP患者都应做血培养,阳性结果可提示肺炎或肺外感染存在。要求从两处同时抽血,每处采血量≥10ml,以提高阳性率和区分皮肤寄居菌(如凝固酶阴性葡萄球菌或棒状杆菌)污染。如有胸腔积液,应行诊断性穿刺抽液做常规、生化、细胞计数及分类检查和细菌培养(包括厌氧菌,必要时行真菌和分枝杆菌培养)。

(七)HAP(VAP)临床病情评估

1. 基础疾病 心肺基础疾病、免疫功能缺陷、神经肌肉疾病等不仅是HAP(VAP)的发病危险因素,同时也是影响预后的重要因素。

2. 发病时间和病情 早发性VAP的病原体大多对抗菌药物敏感,而晚发性VAP多为MDR菌,治疗困难。出现以下任何一项,应认为是重症HAP:①呼吸衰竭需要机械通气或需FiO₂>35%以维持SaO₂>90%。②X线检查表现为病变进展迅速,多肺叶浸润或肺部浸润影48小时内扩大>50%。③严重低血压性脓毒血症和/或晚期器官功能衰竭。④休克:收缩压<90mmHg或舒张压<60mmHg。⑤需要血管升压药>4小时。⑥尿量<20ml/h或4小时内<80ml,除外其他可解释原因;急性肾衰竭需要血液透析。

3. 治疗

(1)初始经验性治疗:对于疑似HAP患者,在完成病原学诊断采样和临床病情评估后,应立即开始初始经验性治疗。2005年美国ATS/IDSA指南推荐根据MDR危险因素选择初始经验性治疗抗菌药物。MDR菌感染致HAP的危险因素包括:近90天内接受过抗生素治疗;本次住院时间≥5天;所在社区或医疗机构内抗生素耐药发生率高;免疫抑制疾病或接受免疫抑制剂治疗;存在HCAP危险因素,包括在本次感染前90天内住院≥2天、居住于护理院或长期护理机构、定期到医院接受血液透析治疗等。

ATS/IDSA 指南初始经验性抗菌药物治疗见表 21-5-2。肝肾功能正常时,治疗有 MDR 危险因素、晚发性 HAP(包括 VAP 和 HCAP)的抗菌药物推荐剂量见表 21-5-3。

表 21-5-2 ATS/IDSA 关于 HAP(VAP)初始经验性抗菌药物治疗

无 MDR 危险因素,早发性,任何严重程度	
可能病原菌	肺炎链球菌、流感嗜血杆菌、甲氧西林敏感金黄色葡萄球菌(MSSA)、抗生素敏感革兰氏阴性肠杆菌:大肠埃希菌、肺炎克雷伯菌、肠杆菌属、变形杆菌属、沙雷菌属
推荐抗菌药物	头孢曲松,或左氧氟沙星、莫西沙星、环丙沙星,或氨苄西林/舒巴坦,或厄他培南
存在 MDR 危险因素,晚发性,所有重度	
可能病原菌	上述病原菌和 MDR 病原菌(铜绿假单胞菌、产 ESBL 肺炎克雷伯菌、不动杆菌属、MRSA)、嗜肺军团菌
推荐抗菌药物	抗铜绿假单胞菌头孢菌素(头孢吡肟,头孢他啶)或抗铜绿假单胞菌碳青霉烯(亚胺培南或美罗培南)
联合抗菌治疗	β-内酰胺类/β-内酰胺酶抑制剂(哌拉西林/他唑巴坦)+抗铜绿假单胞菌氟喹诺酮(环丙沙星或左氧氟沙星)或氨基糖苷类(阿米卡星、庆大霉素或妥布霉素)+利奈唑胺或万古霉素(怀疑 MR-SA)

怀疑产超广谱 β-内酰胺酶(ESBL)肺炎克雷伯菌、不动杆菌属感染选用碳青霉烯类,嗜肺军团菌选择大环内酯类(阿奇霉素)或氟喹诺酮类(环丙沙星或左氧氟沙星)

表 21-5-3 ATS/IDSA 推荐初始治疗抗菌药物剂量(成人)

抗菌药物	剂量
头孢吡肟	1~2g,q8~12h
头孢他啶	2g,q8h
亚胺培南	0.5g,q6h 或 1g,q8h
美罗培南	1g,q8h
哌拉西林/他唑巴坦	4.5g,q6h
阿米卡星	20mg/(kg·d)
庆大霉素	7mg/(kg·d)
妥布霉素	7mg/(kg·d)
环丙沙星	400mg,q8h
左氧氟沙星	750mg/d
利奈唑胺	600mg,q12h
万古霉素	15mg/kg,q12h

q6h:1 次/6h;q8h:1 次/8h;q12h:1 次/12h

HAP(VAP)患者的初始经验性治疗需参考发病时间、病情严重程度、基础疾病、免疫状态、先期抗菌药物治疗情况和当地或所在医院(包括 ICU)流行菌株及耐药情况等。在联合应用高效广谱抗菌药物的同时,应避免过度和过长时间使用,最大限度减少细菌耐药的发生。建议结合临床与病原学诊断,参考 2005 年 ATS/IDSA 指南,采取如图 21-5-1 所示的临床处理程序。

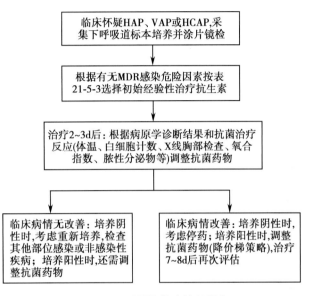

图 21-5-1 HAP 临床处理程序
HAP:医院获得性肺炎;VAP:呼吸机相关肺炎;HCAP:医疗护理相关性肺炎;MDR:多药耐药

初始经验性抗菌药物治疗均应静脉给药,临床病情改善后,可改为口服治疗。口服药物宜选择同类或抗菌谱相近的药物。早发性 HAP(包括 VAP)有可能将抗菌治疗疗程缩短至 1 周。晚发性 HAP 和 MDR 菌感染引起者,抗菌治疗疗程有待进一步研究。抗菌药物的调整或更换如下:①病原学检查结果特异性较高,初始经验性抗菌药物治疗有效,则减少联合用药,改为相对窄谱的抗生素继续治疗;②病原学检查结果特异性不高或阴性,而临床病情改善,可继续用原方案治疗 24~48 小时后再次评估,亦可先停用联合方案中的氨基糖苷类药;③病原学检查结果特异性不高或阴性,或所分离到的病原体特异性不高,但未被原方案覆盖,且临床治疗反应不佳,则需重新评价诊断,或采用侵袭性诊断技术获取病原学诊断。原治疗方案为联合治疗时,调整抗菌药物必须保持联合方案的完整性,不要随意仅更换其中一种,数天后再更换另一种。

(2)靶向抗菌治疗

1)铜绿假单胞菌:尽管目前有多种抗菌药物具有抗铜绿假单胞菌活性,但其耐药问题仍然很突出,有 30%～50% 的患者接受单药治疗时将产生耐药性。虽然目前采用联合治疗的疗效不十分清楚,也没有充分的证据表明联合治疗可以减少耐药的发生,但对于铜绿假单胞菌感染,ATS/IDSA 指南上仍推荐联合用药。传统的联合抗菌治疗方案为抗铜绿假单胞菌 β-内酰胺类加氨基糖苷类,后者剂量不足可能是影响疗效的因素之一。也可将氨基糖苷类换成抗铜绿假单胞菌喹诺酮类(如环丙沙星或左氧氟沙星),但由于喹诺酮类药物的大量使用,铜绿假单胞菌对其敏感性明显下降。

2)不动杆菌属:常呈多药耐药,比较有效的抗菌药物是碳青霉烯类(亚胺培南、美罗培南)、氨苄西林/舒巴坦和多黏菌素。目前不动杆菌属对碳青霉烯类耐药率显著增加,对于亚胺培南耐药可选择氨苄西林/舒巴坦联合氨基糖苷类或环丙沙星治疗,选择舒巴坦制剂时需要适当提高剂量。多黏菌素要警惕其肾毒性,全身应用受限时可经呼吸道雾化吸入。替加环素的临床应用尚待进一步研究评价。

3)产超广谱 β-内酰胺酶(ESBL)肠杆菌科细菌:首选碳青霉烯类(包括无抗铜绿假单胞菌活性的厄他培南和帕尼培南)。哌拉西林/他唑巴坦可用来治疗 VAP,但对产 ESBL 细菌的活性尚不确定,应当慎用。由于此类病原菌对氨基糖苷类和喹诺酮类也可能耐药,联合治疗的疗效不能肯定。对第三代头孢菌素耐药率高,应避免单药治疗。

4)耐甲氧西林金黄色葡萄球菌(MRSA):MRSA 对万古霉素耐药目前还很少,但是万古霉素组织穿透力差、肺组织药物浓度低,近年来发生万古霉素最低抑菌浓度(MIC)漂移现象,"标准"剂量(1g,1 次/12h)治疗 MRSA 所致肺炎的失败率在 40% 以上。万古霉素联合利福平、氨基糖苷类、磷霉素等其他药物的疗效临床上缺乏有力的证据。替考拉宁肾毒性相对较低,但其治疗 MRSA-VAP 亦缺乏循证医学证据。利奈唑胺治疗 MRSA-HAP/VAP 与临床治愈和低病死率显著相关,可能是由于利奈唑胺较万古霉素渗透性高,更易进入肺泡上皮衬液。利奈唑胺适用于 MRSA 感染对万古霉素耐药或 MIC 偏高,已有或潜在肾功能损害以及需要联合应用肾毒性药物患者。

5)其他:嗜肺军团菌可用大环内酯类(如阿奇霉素)、氟喹诺酮类(环丙沙星或左氧氟沙星)或利福平。厌氧菌常用克林霉素、碳青霉烯类或 β-内酰胺类/β-内酰胺酶抑制剂。流感嗜血杆菌可用 β-内酰胺类或联合 β-内酰胺酶抑制剂或氟喹诺酮类。

(3)抗菌治疗反应及相关处理:临床评估指标包括体温、白细胞计数、胸部 X 线检查、氧合指数、脓性分泌物及器官功能。治疗 3～5 天后,临床就有明显改善,如果经验性抗菌药物治疗有效,6 天就可达到很好的临床疗效,若延长抗菌治疗时间将会导致耐药菌的定植,引起 VAP 复发。

初始经验性抗菌治疗无反应的原因主要有以下几种。①诊断错误:一些非感染性疾病如 ARDS、肺不张、肺栓塞、肺泡出血、充血性心力衰竭等临床表现与 HAP 类似;②病原体因素:初始治疗未覆盖某些耐药菌或其他少见病原体感染,如结核分枝杆菌、呼吸道病毒或真菌;③宿主因素:高龄、潜在致死性疾病,或并发症,如脓胸、肺脓肿、隐匿性感染、药物热以及多器官功能衰竭等。此时应当综合分析,推测可能原因,而不是频繁更换抗菌药物。可反复进行细菌培养,根据病原学检查结果,及时对初始抗菌药物进行调整。若为覆盖不足,经过临床评估后,扩大抗菌谱范围;HAP(VAP)的并发症主要是脓胸、肺炎旁胸腔积液、远隔部位迁徙性病灶、二重感染等,需加强或调整抗菌治疗并予必要的局部处理(如引流)。机械通气和应用广谱抗生素可导致真菌感染,但真菌感染的确诊很困难,可借助 PSB 或 BAL 采集远端支气管分泌物培养以获取相对特异的病原学诊断,调整抗菌治疗或加用抗真菌药物。VAP 并发急性呼吸窘迫综合征时积极有效的抗菌药物治疗仍是基础,如病情急重,且无明确禁忌证,可试用激素,以中等剂量应用 3～5 天为宜。另外,CT、B 超等检查也有助于鉴别非感染性疾病。

4. 预防

(1)普遍措施

1)强化医院感染控制措施:对所有医务人员特别是在 ICU 工作者进行教育和培训,认识并掌握相关控制技术。凡接触黏膜、呼吸道分泌物之后,或接触人工气道、呼吸治疗设备前后,无论有没有戴手套都必须洗手。处理任何患者的呼吸道分泌物及其污染物品时都应戴手套,但戴手套不能代替洗手。出现下述情况应更换手套并洗手:接触患者前后;接触呼吸道分泌物或其污染物品后应立即洗手。对高(多)耐药菌感染患者施行隔离有一定的预防作用,但对绝大多数革兰氏阴性杆菌肺炎无效。

2)开展 ICU 医院感染监测:包括监测耐药菌和器械(如气管导管及呼吸机、导尿管、静脉导管)相关性感染。

(2)减少口咽部及胃肠道细菌定植

1）口腔卫生护理。

2）选择性肠道去污（selective decontamination of the digestive tract，SDD）：对机械通气≥48小时的ICU患者，用SDD可降低其VAP的发病率和病死率，但可能对原有的多耐药菌存在高选择性，因而仅适用于耐药水平很低的病房。

3）尽量经口气管插管：虽然经鼻气管插管耐受性好、易于固定，但影响鼻旁窦引流，易引起鼻旁窦炎甚至败血症，增加下呼吸道感染的机会。因此没有禁忌时，尽量经口插管，特别是需要长时间机械通气的患者。

（3）防止口咽部分泌物吸入：半卧位（30°~45°）可预防与胃管喂食相关的吸入。对留置胃管患者，应定时检查胃管位置是否正确，并听诊肠鸣音以判断有无胃内容物滞留，调整进食量和速度以避免反流。声门下分泌物引流可减少吸入，降低VAP的发生率，但操作时必须保持气囊压力>20cmH$_2$O，以减少细菌随分泌物经气囊周围漏入下呼吸道。

（4）胃肠营养：由于营养不良是HAP的危险因素，因此胃肠内营养支持是一项重要治疗措施。胃肠营养可刺激肠道黏膜，预防细菌和毒素移位，但同时会导致胃部细菌进入呼吸道，因此在食物进入胃时，应注意不要使胃过度膨胀。

（5）积极治疗休克和低氧血症

1）减少外源性污染：气管切开或更换气管套管时应遵守无菌操作。同一患者使用的呼吸机气路管道不要频繁更换，除非有可见的分泌物污染，否则更换时间不要短于48小时。湿化器和雾化器液体必须使用无菌水。冷凝水要定时倾倒，进行护理操作时要防止冷凝水倒流进入患者呼吸道。所有需要灭菌消毒的呼吸治疗设备或物品，必须高水平消毒或灭菌。

2）抗菌药物：预防性全身应用抗菌药物并不能改善HAP的早期发生率和病死率，而且还会引起耐药菌株的出现。也没有证据表明选择性胃肠道灭菌可降低HAP的发生率和病死率。如何合理使用抗菌药物有待于更深入的循证医学证据。

总之，预防HAP需要综合性措施，也需要进一步的深入研究。

九、肺脓肿

肺脓肿（lung abscess）是由多种病原体引起的肺组织化脓性感染，病理改变早期为化脓性炎症，继而坏死、液化，形成脓腔。临床上可表现为急骤起病、高热、咳嗽、咳大量脓臭痰，胸部X线检查显示一个或数个含气液平的空洞。自抗生素应用以来，肺脓肿的发病率和死亡率大为减少，预后显著改观。

（一）病原体

肺脓肿大多由吸入口咽部正常菌群所致，主要致病菌为厌氧菌，常为多种菌的混合感染。引起肺脓肿的常见厌氧菌包括革兰氏阳性球菌如消化链球菌，革兰氏阴性杆菌如脆弱拟杆菌、梭形杆菌属等。亦可由金黄色葡萄球菌、肺炎链球菌、溶血性链球菌等革兰氏阳性球菌和肺炎克雷伯菌、铜绿假单胞菌、大肠埃希菌等革兰氏阴性杆菌，真菌（如曲霉菌、隐球菌）、寄生虫（如溶组织内阿米巴、并殖吸虫属）、分枝杆菌等病原体引起。长期使用糖皮质激素、器官移植、HIV感染、糖尿病等免疫功能抑制或异常宿主，易发生马红球菌感染，还可见军团菌肺脓肿和诺卡菌肺脓肿。

（二）发病机制

根据发病机制及感染途径可将肺脓肿分为以下三型：

1. 吸入性肺脓肿　牙周疾病、鼻窦炎、扁桃体炎等疾病引起口腔或上呼吸道脓性分泌物增加，易吸入致病。机体意识障碍，如昏迷、酗酒、癫痫发作、全身麻醉、镇静催眠药物过量，或免疫力低下、呼吸道防御清除功能减退时，易误吸引起肺脓肿。此外，也可因呕吐物、胃食管反流物吸入而致病。本型脓肿常为单发，发生部位与体位及解剖结构有关，仰卧位时好发于上叶后段或下叶背段，坐位时好发于下叶后基底段，右侧卧位时好发于右上叶前段和后段形成的腋亚段。

2. 血源性肺脓肿　常见致病菌为金黄色葡萄球菌。皮肤创伤感染、疖、痈、右心感染性心内膜炎、骨髓炎等导致菌血症或脓毒血症时，菌栓经血行播散至肺，导致肺小血管栓塞，引起肺组织化脓性炎症、坏死，形成脓肿。病灶常为多发性，肺段分布无一定规律，但常好发于两肺的边缘部，中小脓肿为多。

3. 继发性肺脓肿　支气管异物阻塞、支气管扩张、支气管肺癌、支气管囊肿、肺结核空洞等继发感染可导致继发性肺脓肿。肺部邻近器官化脓性病变或外伤感染、膈下脓肿、脊柱旁脓肿、肾周围脓肿等穿破至肺亦可形成脓肿。阿米巴肝脓肿好发于肝右叶顶部，易穿破膈肌至右肺下叶，形成阿米巴肺脓肿。

（三）病理

早期细支气管受感染物阻塞，病原菌繁殖引起该处炎性改变,小血管炎性栓塞,肺组织迅速化脓、坏死,形成肺脓肿。液化的脓液积聚在脓腔内,引起脓肿张力增高,进而脓肿破溃到支气管内,咳出大量脓痰,若空气进入,则形成含气液平的脓腔。空洞壁表面残留坏死组织,镜下可见大量中性粒细胞浸润。急性肺脓肿如支气管引流通畅,经积极治疗,病变可完全吸收或仅遗留少许纤维瘢痕。如炎症迁延 3 个月以上,则转为慢性肺脓肿。可见脓腔内大量坏死组织残留,脓肿周围纤维组织增生,脓肿壁增厚,并可累及周围细支气管,致变形或扩张。若肺脓肿靠近胸膜,可发生局限性纤维蛋白性胸膜炎,引起胸膜粘连。张力性脓肿若破溃到胸膜腔,可形成脓胸、脓气胸或支气管胸膜瘘。

(四)临床表现

急性吸入性肺脓肿常起病急骤,畏寒、高热,体温可高达 39～40℃,伴咳嗽、咳黏液痰或黏液脓性痰,厌氧菌引起者痰常带恶臭味。伴有精神不振、食欲减退、乏力、多汗等全身中毒症状。起病后 1～2 周,咳嗽加剧,咳出大量脓臭痰,每天可达 300～500ml,体温随即下降,全身中毒症状减轻。可有不同程度的咯血,炎症累及壁层胸膜可引起胸痛,肺脓肿破溃至胸膜腔引起脓气胸时,可呈突发性胸痛、气急。厌氧菌感染者病程相对较长,且部分患者可无临床症状。

慢性肺脓肿表现为反复不规则发热、咳嗽、咳脓性痰、咯血,并伴有消瘦、贫血等慢性中毒症状。血源性肺脓肿多先出现原发病灶引起的全身脓毒血症表现,如畏寒、高热等,呼吸系统症状常在 1～2 周后出现,较轻。

肺脓肿早期或病变较小、位置较深时,可无明显阳性体征。随病变进展,出现肺实变体征,叩诊呈浊音或实音,听诊呼吸音降低,可闻及湿啰音、支气管呼吸音。脓腔形成后,可闻及空瓮音,但不多见。并发胸膜炎时,可闻及胸膜摩擦音,并出现胸腔积液的体征。慢性肺脓肿常伴有杵状指(趾),也可伴肥大性肺性骨关节病。血源性肺脓肿体征大多阴性。伴胸壁红肿或窦道形成,则可能是放线菌或诺卡菌感染。口腔卫生不良或牙周疾病则提示厌氧菌感染。

(五)辅助检查

1. 血常规检查 急性肺脓肿外周血白细胞计数可高达(20～30)×10⁹/L,中性粒细胞在 90% 以上,伴核左移。慢性患者白细胞正常或轻度升高,可有贫血、血沉加快。

2. 影像学检查

(1)胸部 X 线检查:吸入性肺脓肿早期炎症阶段,X 线检查表现为大片浓密模糊的浸润阴影,边缘不清,分布在一个或数个肺段。脓肿形成后,脓腔出现圆形或不规则透亮区,伴有气液平面,周围被炎性浸润阴影环绕。多个透亮区的炎性浸润阴影可融合成一较大空洞或多房空洞。随着肺脓肿周围炎症逐渐吸收,脓腔缩小,最后完全消失或仅残留少许纤维条索状阴影。慢性肺脓肿的空洞壁厚、内壁多不规则、可有液平,周围有慢性炎症浸润及纤维组织增生,并有程度不等的肺叶收缩,胸膜增厚,纵隔向患侧移位。血源性肺脓肿常见一侧或双侧肺边缘部多发性、散在小片状阴影,其中可见含有液平的脓腔。炎症吸收后可呈现局灶性纤维化或小气囊。并发脓胸者,患侧呈大片浓密阴影,若伴发气胸可出现气液平面。

(2)胸部 CT 检查:胸部 CT 检查有助于评估脓肿的大小及位置,对发现空洞及胸膜疾病也较 X 线检查敏感。CT 上肺脓肿常表现为浓密球形病灶,或呈类圆形厚壁脓腔,脓腔内壁不规则,边界模糊,脓腔内可见液平。放线菌性肺脓肿可呈波浪状肋骨破坏,具有诊断价值。

3. 病原学检查 痰涂片革兰氏染色、痰培养和药物敏感试验有助于确定病原体和指导抗菌药物治疗。如怀疑结核分枝杆菌感染,还应行抗酸染色和分枝杆菌培养;肺孢子菌、真菌或诺卡菌感染需行痰涂片嗜银染色。然而,由于口腔内存在大量厌氧菌,金黄色葡萄球菌、铜绿假单胞菌等亦可在患者口咽部定植,痰培养结果并不可靠。血培养和胸腔积液培养的诊断价值更大。另外,必要时可采用有创性操作获取标本,如环甲膜穿刺经气管吸引、经皮肺穿刺吸引、经支气管镜防污染毛刷采样等。

4. 纤维支气管镜检查 可发现支气管有无阻塞等病因,如异物或支气管肿瘤,并及时解除阻塞,抽吸引流支气管内脓性分泌物。还可借此行防污染毛刷采样,必要时向病变部位注入抗生素。

(六)诊断

对伴有牙龈疾病或在口腔手术、昏迷、呕吐物或异物吸入后,急性起病的畏寒、高热、咳嗽、咳大量脓臭痰患者,查血白细胞总数和中性粒细胞数显著升高,胸部 X 线检查示大片浓密的炎性阴影中有脓腔、气液平面,可作出急性肺脓肿的诊断。痰、血、胸腔积液培养及药敏试验有助于确定病原体和选择有效抗生素治疗。

急性期感染未及时控制,肺部炎症、坏死和空洞迁延 3 个月以上,即诊断为慢性肺脓肿。可见杵状指(趾)、消瘦、贫血等慢性消耗的表现。

有皮肤创伤感染,疖、痈等化脓性病灶,感染性心内膜炎或腹腔、盆腔感染的患者,出现发热不退、咳嗽、咳痰等症状,胸部 X 线检查示两肺多发性小脓肿,血培养阳性可诊断为血源性肺脓肿。

(七) 鉴别诊断

1. 细菌性肺炎 早期肺脓肿与细菌性肺炎的症状及胸部 X 线检查表现相似,有时难以区别。肺炎链球菌肺炎常伴有口唇疱疹,咳铁锈色痰而无大量脓臭痰。胸部 X 线检查示肺叶或段性实变,或呈片状淡薄炎症病变,边缘模糊不清,但无脓腔形成。如细菌性肺炎患者经充分的抗生素治疗后仍有高热,并且咳嗽加重,咳大量脓臭痰时,应考虑肺脓肿。

2. 空洞性肺结核 发病缓慢,病程长,有长期咳嗽、反复咯血、午后低热、乏力、盗汗、消瘦等结核毒血症状。痰中可找到结核分枝杆菌。胸部 X 线检查示空洞壁较厚,周围可见结核浸润卫星病灶或伴有斑点、结节状病变,空洞内一般无液平,有时可见肺内结核播散病灶。并发化脓性感染时,可有急性感染症状,且痰中难以找到结核分枝杆菌,可按急性肺脓肿治疗,在控制感染同时,反复查痰。

3. 支气管肺癌 肿瘤阻塞支气管常引起远端肺部阻塞性肺炎,呈肺叶、段分布,病程较长,脓痰量较少,毒性症状多不明显。40 岁以上出现肺部同一部位反复感染,且抗生素疗效不佳,应考虑该病。胸部 X 线检查示空洞常呈偏心、壁厚、内壁凹凸不平,一般无液平,且空洞周围炎症反应少,可见肺门淋巴结肿大。纤维支气管镜肺活检及痰脱落细胞检查可予鉴别。

4. 肺囊肿继发感染 肺囊肿呈圆形,腔壁薄而光滑,继发感染时,囊肿内可见液平,周围炎症反应较轻。常无明显咳嗽、咳脓痰或中毒症状。若有感染前影像资料作比较,更易鉴别。

(八) 治疗

肺脓肿的治疗原则是选择敏感药物抗感染和加强引流。

1. 一般治疗 卧床休息,给予易消化、富含营养的食物,补充热量及维生素。高热者予物理或药物降温。

2. 抗感染治疗 标本送检后即行经验性抗感染治疗,后根据培养及药敏结果调整。吸入性肺脓肿多由厌氧菌感染引起,绝大多数对青霉素敏感,疗效较佳,故最常用。脆弱拟杆菌对青霉素不敏感,而对克林霉素、林可霉素和甲硝唑敏感,但甲硝唑单药治疗失败率高,常与青霉素联合应用。此外还可选用碳青霉烯类、β-内酰胺类/β-内酰胺酶抑制剂。药物治疗方法见表 21-5-4。

表 21-5-4 厌氧菌感染常用药物治疗方法

常用药物	剂量及用法	备注
青霉素 G	根据病情严重程度决定剂量,可用至 1 000 万 U/d,分 4~6 次给药,静脉滴注	脆弱拟杆菌对青霉素不敏感
甲硝唑	1~2g/d,与青霉素联合应用,静脉滴注	联合应用覆盖脆弱拟杆菌,对产 β-内酰胺酶的细菌也有效
克林霉素	600mg/d,分 3~4 次,静脉滴注;病情好转后,400mg/d,分 3~4 次口服	与青霉素联合覆盖脆弱拟杆菌,可用于青霉素耐药菌

血源性肺脓肿多为金黄色葡萄球菌感染所致,可选用耐 β-内酰胺酶青霉素或头孢菌素。MRSA 感染应选用万古霉素、替考拉宁或利奈唑胺。革兰氏阴性杆菌感染选用第二代或三代头孢菌素、氟喹诺酮,可联合氨基糖苷类。其他如军团菌肺脓肿可用大环内酯类或氟喹诺酮类,也可单用克林霉素或联合应用利福平。诺卡菌肺脓肿首选甲氧苄啶 100mg/(kg·d)和磺胺甲噁唑 50mg/(kg·d)。

抗生素疗程尚有争议,一般为 8~12 周,或直至临床症状完全消失,X 线检查显示脓腔及炎性病变消散,或仅残留条索状纤维阴影为止。

3. 痰液引流 痰液黏稠者可用氨溴索、溴己新等祛痰药或雾化稀释以利于咳痰。患者一般状况较好且发热不高时,可采用体位引流排痰。使脓肿处于高位,轻拍患部,每天 2~3 次,每次 10~15 分钟。对感染难以控制或脓腔扩大的患者,可行经纤维支气管镜冲洗法,并于病变部位注入抗生素。对靠近胸壁的难治性肺脓肿行经皮置管引流,是安全有效的。

4. 外科治疗 急性肺脓肿经有效抗生素治疗,治愈率可达 90%~95%,绝大多数不需要外科手术治疗。手术指征包括慢性肺脓肿经内科治疗 3 个月以上,脓腔仍不缩小,感染不能控制或反复发作;并发支气管胸膜瘘或脓胸;大咯血经内科治疗无效或危及生命;怀疑支气管肺癌者。

十、肺炎旁胸腔积液和脓胸

肺炎是临床上最常见的疾病之一,社区获得性肺炎和医院获得性肺炎均可引起肺炎旁胸腔积液。在美国,肺炎引起的胸腔积液居渗出性胸腔积液病因的第一位,胸腔积液病因的第二位。肺炎住院患者中有20%~57%的病例发生肺炎旁胸腔积液,每年估计约有100万患者,其病死率高于无胸腔积液的肺炎患者。在肺炎旁胸腔积液患者中有5%~10%可发生脓胸。肺炎患者早期接受抗菌药物治疗有助于防止病情进展,减少肺炎旁胸腔积液和脓胸的发病。

(一)定义和病因

1. 胸膜炎 由各种病原体感染或其他炎性机制所致的胸膜炎性过程,可伴或不伴胸腔积液。通常伴有局限性胸痛,常与呼吸周期同步,有时可闻及胸膜摩擦音。当胸腔积液增多时,胸痛和胸膜摩擦音可消失。

2. 肺炎旁胸腔积液(parapneumonic effusion) 以往曾译为"肺炎旁胸腔积液",是指由肺炎(细菌或病毒)、肺脓肿、支气管扩张等肺部炎症感染引起的胸腔积液。单纯肺炎旁胸腔积液(uncomplicated parapneumonic effusion)抗菌药物治疗常有效,不需要做胸腔引流。而复杂肺炎旁胸腔积液(complicated parapneumonic effusion)需要治疗性胸腔穿刺或胸腔引流才能缓解,有时甚至需要手术治疗。

3. 脓胸(empyema) 肺炎旁胸腔积液病情进一步进展,积液呈脓性时称为脓胸,此时积液中含有凝结的血浆蛋白、纤维蛋白、细胞碎片以及大量的白细胞。按病程可分为急性脓胸和慢性脓胸。按病变范围可分为全脓胸(脓液占据整个胸膜腔)和局限性脓胸(脓液局限于肺与胸壁或纵隔或横膈之间,或肺叶与肺叶之间)。

肺炎旁胸腔积液常由细菌性肺炎、肺脓肿、支气管扩张或肺癌合并感染累及胸膜所致。脓胸患者多有肺部感染。邻近脏器的化脓性感染,如纵隔脓肿、肝脓肿、膈下脓肿、肾脓肿破溃穿入胸腔亦可引起脓胸。此外,胸壁穿透性损伤、外科手术、支气管胸膜瘘和食管穿孔也是脓胸的发病原因。发生脓胸的危险因素包括:年龄(儿童或老年人),男性,肺炎患者未及时接受治疗,基础疾病如支气管扩张、COPD、类风湿关节炎、酒精中毒、糖尿病、胃食管反流等。

(二)病原体

几乎所有可引起肺部感染的病原体均可导致胸腔积液。细菌、病毒、真菌、原虫以及非典型病原体均可导致脓胸。在抗生素应用之前,60%~70%的脓胸由肺炎链球菌所致。在应用抗生素后,转变为以金黄色葡萄球菌为主。近年来,由厌氧菌和革兰氏阴性菌引起者呈上升趋势。社区获得性和医院获得性胸膜腔感染的病原体有所不同(表21-5-5),了解细菌学分布有助于指导经验性抗菌药物治疗。

表 21-5-5 社区获得性和医院获得性
胸膜腔感染的细菌学

胸膜腔感染类型	常见病原菌
社区获得性	链球菌属(约52%)
	米勒链球菌、肺炎链球菌、中间型链球菌
	金黄色葡萄球菌(11%)
	革兰氏阴性需氧菌(9%)
	肠杆菌科、大肠埃希菌
	厌氧菌(20%)
	梭杆菌属、拟杆菌属、消化链球菌属
	混合菌
医院获得性	葡萄球菌
	耐甲氧西林金黄色葡萄球菌(MRSA,25%)
	金黄色葡萄球菌(10%)
	革兰氏阴性需氧菌(17%)
	大肠埃希菌
	铜绿假单胞菌
	克雷伯菌属
	厌氧菌(8%)

社区获得性胸膜腔感染分离出的病原菌中链球菌属和金黄色葡萄球菌约占65%,革兰氏阴性杆菌相对少见,且多见于合并其他疾病的患者。厌氧菌感染近年来逐渐增加,占12%~34%,且胸腔积液常分离出多种病原菌,可合并需氧菌感染。医院获得性胸膜腔感染胸腔积液培养阳性的患者,金黄色葡萄球菌比例可高达50%,其中约2/3为MRSA。ICU患者革兰氏阴性需氧菌感染显著增加。混合感染多为革兰氏阴性菌和厌氧菌,多见于老年患者和合并其他疾病患者。真菌性脓胸所占比例<1%,其中绝大多数为念珠菌属所致,主要见于免疫抑制患者,死亡率高达73%。另外,胸膜腔感染的患者约有40%胸腔积液培养阴性。

(三)病理生理

病原体感染胸膜的途径包括直接进入、经淋巴道和经血源性播散。肺炎旁胸腔积液和脓胸的发生发展可分为以下3个阶段。

1. 渗出期(exudative stage) 病原体感染胸膜后,

引起脏壁两层胸膜充血、水肿,毛细血管通透性增高,液体渗入胸膜腔。此期的胸腔积液通常是澄清、无菌的,白细胞计数低,乳酸脱氢酶(LDH)水平低,pH 和葡萄糖水平正常。如果在此期予有效的抗生素治疗,大多数胸腔积液不会进行性增多,不需要行胸腔引流术。

2. 纤维脓性期(fibropurulent stage) 如果没有进行适当的治疗,此期进展相当迅速。其特征为积液进行性增加,由澄清转为混浊,中性粒细胞和脓细胞增多;纤维蛋白沉积在脏、壁两层胸膜表面,形成纤维蛋白膜,积液易形成包裹和分隔。如感染未得到及时控制,继续发展,则形成全脓胸。此阶段胸腔积液的 pH<7.20,葡萄糖水平下降(<2.2mmol/L),LDH 活性增加(>1 000U/L)。

3. 机化期(organization stage) 成纤维细胞向纤维蛋白膜内生长,使其转化为增厚和无弹性的胸膜网层(pleural peel),严重限制胸廓的运动,使胸廓内陷,纵隔移位。如未及时治疗,则发展成为慢性脓胸,可导致呼吸功能严重减退。脓液突破胸壁或肺,可形成胸壁脓性窦道或支气管胸膜瘘。

(四) 分类

Light 分类法根据胸腔积液量、积液的外观、生化特征、细菌染色和培养结果等将肺炎旁胸腔积液和脓胸分成 7 类。

1 类:无意义的胸腔积液(nonsignificant pleural effusion)。少量胸腔积液,侧卧位胸部 X 线检查示积液厚度<10mm。无需胸腔穿刺,适当的抗生素治疗,胸腔积液即可吸收。

2 类:典型的肺炎旁胸腔积液(typical parapneumonic effusion)。侧卧位胸部 X 线检查示积液厚度>10mm。胸腔积液中 pH>7.20,葡萄糖>2.2mmol/L,LDH 小于正常血清值高限的 3 倍,且积液革兰氏染色或培养阴性。单用抗生素治疗。如果积液量增长迅速或患者毒血症状明显,则需反复胸腔穿刺。

3 类:边缘性复杂肺炎旁胸腔积液(borderline complicated parapneumonic effusion)。胸腔积液 pH 为 7.00~7.20 和/或 LDH 水平高于正常血清值高限的 3 倍,葡萄糖>2.2mmol/L,胸腔积液革兰氏染色或培养阴性。需要抗生素治疗和反复胸腔穿刺。

4 类:单纯性复杂肺炎旁胸腔积液(simple complicated parapneumonic effusion)。胸腔积液 pH<7.00 或葡萄糖<2.2mmol/L,或革兰氏染色或培养阳性。积液外观非脓性且无包裹。需要胸腔插管引流和抗生素治疗。

5 类:复合性复杂肺炎旁胸腔积液(complex

complicated parapneumonic effusion)。pH<7.00 和/或葡萄糖<2.2mmol/L,或革兰氏染色或培养阳性。多发包裹性胸腔积液。需要胸腔插管引流、胸腔内注射纤溶药物,偶需胸腔镜或胸膜剥脱术。

6 类:单纯性脓胸(simple empyema)。胸腔积液外观脓性。单个包裹性或游离积液。需胸腔插管引流,若引流后数天仍存在较大脓腔,需考虑行胸膜剥脱术。

7 类:复合性脓胸(complex empyema)。胸腔积液外观脓性且为多发性包裹积液。需胸腔插管引流,胸腔内注射纤溶药物。大部分患者需行胸腔镜或胸膜剥脱术。

(五) 临床表现

肺炎患者伴或不伴胸腔积液,其临床症状相似,表现为急性起病,发热、咳嗽、咳痰、胸痛和全身不适等。老年患者和免疫抑制患者上述症状可不明显。肺炎旁胸腔积液和脓胸患者查体还可发现患侧胸廓活动度受限、语颤减弱,叩诊呈浊音,听诊呼吸音减弱或消失。慢性脓胸患者往往有低热、乏力、贫血、消瘦和低蛋白血症等全身症状。

需氧菌感染的肺炎患者常有急性发热的症状,外周血白细胞总数升高。未及时治疗的时间越长,其发生复杂肺炎旁胸腔积液和脓胸的可能性就越大。厌氧菌感染累及胸膜者多为亚急性起病,发热较少,体重减轻比较明显。常与吸入口咽部分泌物或胃内容物有关。口腔疾病、酗酒、癫痫发作、镇静催眠药物过量、昏迷或误吸均可增加厌氧菌感染的发生。

早期识别发生复杂肺炎旁胸腔积液和脓胸的危险因素,有助于改善预后。然而,在临床上年龄、峰值体温、外周血白细胞计数以及肺受累范围等均不能作为预测发生肺炎旁胸腔积液的危险因素。

(六) 辅助检查

1. 血常规检查 外周血白细胞总数及中性粒细胞比例增高,伴核左移。

2. 影像学检查

(1) 胸部 X 线检查:因胸腔积液量和部位不同而表现各异。少量胸腔积液时可仅表现为胸膜反应和肋膈角消失,多量积液时前后位胸部 X 线检查可见外高内低的圆弧形阴影,大量积液时患侧呈片状均匀模糊阴影,纵隔向健侧移位。合并气胸或支气管胸膜瘘则可见液平面。慢性脓胸 X 线检查显示患侧胸膜增厚、肋间隙变窄、纵隔向患侧移位、胸腔变小。

（2）胸部 CT 检查：对胸腔积液诊断效率更高，有助于发现肺炎、肺脓肿、肺癌、支气管胸膜瘘等疾病，观察胸腔积液有无分隔。CT 增强扫描还可发现胸膜增厚（图 21-5-2），这通常提示渗出性积液。此外还可区分脓胸、肺炎引起的肺组织坏死范围和肺栓塞。

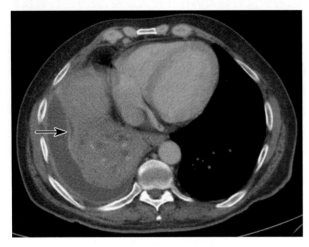

图 21-5-2　CT 增强扫描
箭头示增厚的胸膜

（3）超声检查：超声检查可明确胸腔积液的范围并进行定位。对于少量积液或包裹性积液患者，可在超声引导下行胸腔穿刺，具有准确、安全的特点。

（七）胸腔积液检查

胸腔穿刺抽液检查胸液的外观、生化特征（pH、葡萄糖、蛋白质、LDH 等）、细胞计数和分类，同时进行革兰氏染色、细菌培养（需氧菌和厌氧菌）和药敏试验是诊断和选择治疗方案的重要依据。怀疑分枝杆菌、真菌、非典型病原体等感染时还需进行相应的检查，常规革兰氏染色和普通细菌培养不能发现。胸腔积液的葡萄糖水平与 pH 直接相关，细菌和炎性细胞的代谢活动可使 pH 和葡萄糖水平下降。诊断肺炎旁胸腔积液时，pH 的测定比葡萄糖和 LDH 更为重要，但标本必须隔离空气尽快送检，并用血气分析仪测定。全身血液 pH 变化或变形杆菌感染引起局部代谢性碱中毒亦可影响胸腔积液 pH 的测定，需结合其他指标综合分析。

1. 诊断与鉴别诊断　根据临床表现及辅助检查可判断有无肺部炎症和胸腔积液，胸腔穿刺抽液做上述检查可明确诊断。肺炎旁胸腔积液尚需与肺栓塞引起的胸腔积液、结核性胸腔积液、恶性胸腔积液及结缔组织疾病累及胸膜相鉴别。脓液形成后还需同乳糜胸和假性乳糜胸鉴别。

2. 治疗

（1）抗生素治疗：肺炎旁胸腔积液和脓胸患者均应予抗生素治疗。在获得胸腔积液细菌培养、痰培养和血培养结果之前，可予经验性抗菌治疗。初始抗生素的选择主要基于是社区获得性还是医院获得性感染以及病情的严重程度。此外，还需考虑当地或所在医院病原菌的耐药情况和抗生素的穿透能力。初始抗生素选择需尽可能覆盖常见的病原体，包括革兰氏阳性球菌、革兰氏阴性杆菌以及厌氧菌。之后根据细菌培养结果、药敏试验和治疗反应调整用药。

社区获得性胸膜腔感染可用替卡西林/克拉维酸联合甲硝唑，单用克林霉素或联合氟喹诺酮类（如环丙沙星）或联合头孢菌素，碳青霉烯类以及广谱抗假单胞菌类青霉素。怀疑肺炎军团菌引起者，需使用大环内酯类抗生素。医院获得性胸膜腔感染可单用哌拉西林/他唑巴坦、碳青霉烯类，亦或联合甲硝唑、克林霉素。不推荐常规胸腔内给予抗生素治疗。目前抗生素使用疗程尚无一致意见，一般推荐至少使用 3 周。

（2）胸腔插管引流：反复胸腔穿刺抽液可能导致住院时间延长，目前临床上应用已逐渐减少。胸腔插管引流适用于大多数复杂肺炎旁胸腔积液患者，最好在 B 超（或 CT）引导下置入引流导管，以保证导管的引流位置最佳。pH < 7.00，葡萄糖浓度 < 2.2mmol/L，LDH > 1 000U/L，脓性胸腔积液，包裹性胸腔积液，积液革兰氏染色阳性或细菌培养阳性是放置胸腔引流管的指征。如脓液较为黏稠，可放入双腔引流管，并用生理盐水冲洗胸腔。患者插管 24 小时内如临床情况没有明显的好转，需考虑引流不理想或抗生素选择不合适。如患者临床情况和影像学得到改善，胸腔导管应留置到每天引流量小于 50ml，引流液颜色转成清澈黄色为止。

（3）胸腔内纤维蛋白溶解药：对多房分隔的胸腔积液患者胸腔内注入纤溶药物可破坏形成包裹的纤维蛋白从而促进引流。临床上常用药物剂量为链激酶 25 万 U 或尿激酶 10 万 U，用 100ml 生理盐水稀释，经引流管注入胸膜腔，封闭引流管 1~4 小时。每天 1 次，可连用数天，最长为 2 周。然而，关于纤溶药物的疗效及安全性仍有争议，有研究显示链激酶治疗复杂肺炎旁胸腔积液并不能减少死亡率和需要外科手术的概率。尿激酶尚可引起发热、心律失常等不良反应。目前不推荐常规胸腔内注入纤溶药物。

（4）外科治疗

1）电视胸腔镜外科手术（video-assisted thoracic surgery，VATS）：复杂肺炎旁胸腔积液患者引流不充分或胸腔内注入纤溶药物不成功，可考虑行 VATS。VATS 可松解粘连、打断胸膜腔的多房性，帮助引流管放置到最佳位置，以彻底引流。在 VATS 之前，应行胸部 CT 扫描以了解脓胸的大小和范围以及胸膜是否增厚。

2）胸膜剥脱术：当上述方法均不能有效控制胸膜腔感染时，可考虑行开胸胸膜剥脱术。胸膜剥脱术可去除脏、壁两层胸膜上的所有纤维组织，清除胸膜腔内脓液，促进肺扩张。此手术为胸部大手术，不适用于体质显著衰弱的患者。胸膜剥脱术的目的在于控制胸膜腔内感染，并不适用于仅仅为去除增厚的胸膜。通常数月后增厚的胸膜可自行缓解。如 6 个月后患者胸膜仍增厚且肺功能显著下降导致活动受限，应考虑行胸膜剥脱术。

3）开窗引流：适用于胸膜腔的慢性引流，不能过早用于治疗复杂肺炎旁胸腔积液，只有在确定形成包裹性脓胸后才能使用，否则会引起气胸。

（5）支持治疗：应给予高蛋白、高热量、富含维生素的饮食，静脉补液维持水、电解质平衡，不能进食者必要时予肠内营养支持。

（梁伟峰）

第六节　心血管系统感染

心血管系统是一个封闭的管道系统，由心脏和血管所组成。从结构上分为三部分，即心内膜和血管内膜、动脉的肌层和心肌、心包膜。几乎所有的病原体侵入人体后，都可以累及心脏，引起心内膜炎、心肌炎和/或心包炎。心内膜、心肌或心包可以单一受累，亦可同时受累。心内膜炎和心包炎多由于病原体直接侵犯心内膜或心包所致，心肌病变可以为病原体的侵及所致，更多的是其内毒素、血管栓塞或免疫反应所产生的损害。

一、心内膜炎

感染性心内膜炎（infective endocarditis，IE）是指因细菌、真菌、立克次体甚至病毒引起的心瓣膜或心脏内膜的感染，伴赘生物形成。赘生物为大小不等、形状不一的血小板和纤维素团块，内含大量微生物和少量炎症细胞。瓣膜为最常见受累部位，但感染也可发生在间隔缺损部位、腱索或心壁内膜。根据病程分为急性和亚急性，急性感染性心内膜炎特征：①中毒症状明显；②病程进展迅速，数日至数周引起瓣膜破坏；③感染迁移多见；④病原体主要为金黄色葡萄球菌。亚急性感染性心内膜炎特征：①中毒症状轻；②病程数周至数月；③感染迁移少见；④病原体以草绿色链球菌多见，其次为肠球菌。感染性心内膜炎又可分为自体瓣膜、人工瓣膜和静脉药瘾者的心内膜炎。

（一）病原体

链球菌和葡萄球菌分别占自体瓣膜心内膜炎致病菌的 65% 和 25%。急性者，主要由金黄色葡萄球菌引起，少数由感染性心内膜炎球菌、淋球菌、A 族链球菌和流感杆菌等所致。亚急性者，草绿色链球菌最常见，其次为 D 族链球菌（牛链球菌和肠球菌）、表皮葡萄球菌，其他细菌较少见。真菌、立克次体和衣原体为自体瓣膜心内膜炎的少见致病微生物。

发生于人工瓣膜置换术后 60 日以内者为早期人工瓣膜心内膜炎，60 日以后发生者为晚期人工瓣膜心内膜炎。早期者，致病菌约 1/2 为葡萄球菌，表皮葡萄球菌明显多于金黄色葡萄球菌；其次为革兰氏阴性杆菌和真菌。晚期者以链球菌最常见，其中以草绿色链球菌为主；其次为葡萄球菌，以表皮葡萄球菌多见；其他有革兰氏阴性杆菌和真菌。

静脉药瘾者心内膜炎致病菌最常来源于皮肤，主要为金黄色葡萄球菌，其次为链球菌、革兰氏阴性杆菌和真菌。

（二）流行病学

约 3/4 的 IE 患者有基础心脏病。20 世纪 50 年代之前，心内膜炎主要和风湿性心脏病有关，尤其以受损的二尖瓣或主动脉瓣被感染为主。主要病原体为空腔及牙齿来源的细菌，因此龋齿、牙龈疾病以及牙科治疗可增加发病的风险。随着风湿性心脏病发病率的下降，风湿性瓣膜病的心内膜炎发生率也随之下降。近十多年随着我国人口的老龄化，老年退行性心瓣膜病患者增加，人工心瓣膜置换术、植入器械术以及各种血管内检查操作的增加，IE 呈显著增长趋势。对于 IE 患病率我国尚缺乏确切的流行病学数据，各国资料存在差异，欧洲为每年（3~10）/10 万，随年龄增加而升高，70~80 岁老年人每年 14.5/10 万，主要病因由年轻人风湿性瓣膜病转为多种原因，最常见细菌类型由链球菌转变为葡萄球菌。美国则以葡萄球菌感染增长率最高。我国从病例报道来看，链球菌和葡萄球菌感染居最前列。

（三）发病机制与病理解剖

1. 发病机制　本病的发病机制中，无菌性血栓性心内膜炎的形成及细菌的黏附是两个重要的因素。内皮损伤和高凝状态是血栓性心内膜炎形成的主要机制。

（1）亚急性型：至少占据 2/3 的病例，发病与以下因素有关。

1）血流动力学因素：亚急性者主要发生于器质性心脏病，首先为心脏瓣膜病，尤其是二尖瓣和主动脉瓣；其次为先天性心血管病，如室间隔缺损、动脉导管未闭、法洛四联症和主动脉缩窄。赘生物常位于血流从高压腔经病变瓣口或先天缺损至低压腔产生高速射流和湍流的下游，如二尖瓣关闭不全的瓣叶心房面，有利于微生物沉积和生长。高速射流冲击心脏或大血管内膜处可致局部损伤，如二尖瓣反流面对的左心房壁、未闭动脉导管射流面对的肺动脉壁的内皮损伤，并易于感染。本病在压差小的部位，如房间隔缺损和大的室间隔缺损或血流缓慢时，心房颤动和心力衰竭时少见，瓣膜狭窄较关闭不全少见。

2）非细菌性血栓性心内膜炎：实验研究证实，当内膜的内皮受损暴露其下结缔组织的胶原纤维时，血小板在该处聚集，形成血小板微血栓和纤维蛋白沉着，成为结节样无菌性赘生物，称非细菌性血栓性心内膜炎，是细菌定居瓣膜表面的重要因素。无菌性赘生物偶见于正常瓣膜，但最常见于湍流区、瘢痕处（如感染性心内膜炎后）和心外因素所致内膜受损区。

3）短暂性菌血症：各种感染或细菌寄居的皮肤黏膜的创伤（如手术、器械操作等）常导致暂时性菌血症。循环中的细菌如定居在无菌性赘生物上，IE 即可发生。

4）细菌感染无菌性赘生物：细菌定居后，迅速繁殖，促使血小板进一步聚集和纤维蛋白沉积，感染性赘生物增大。厚的纤维蛋白层覆盖在赘生物外，阻止吞噬细胞进入，为其内细菌生存繁殖提供良好的庇护场所。

（2）急性型：发病机制尚不清楚，主要累及正常心瓣膜。病原菌来自皮肤、肌肉、骨骼或肺等部位的活动性感染灶，循环中细菌量大，细菌毒力强，具有高度侵袭性和黏附于内膜的能力。

2. 病理解剖　基本病理变化为在心瓣膜表面附着由血小板、纤维蛋白、红细胞、白细胞和感染病原体沉着而组成的赘生物。后者可延伸至腱索、乳头肌和室壁内膜。赘生物下的心内膜有炎症反应和灶性坏死。以后感染病原体被吞噬细胞吞噬，赘生物被纤维组织包绕，发生机化、玻璃样变或钙化，最后被内皮上皮化。但各部分的赘生物愈合程度不一，有些愈合后还可复发，重新形成病灶。病变严重者，心瓣膜可形成深度溃疡，甚至发生穿孔。偶见乳头肌和腱索断裂。本病的赘生物较风湿性心内膜炎所产生者大而脆，容易碎落成感染栓子，随循环血流播散到身体各部产生栓塞，以脑、脾、肾和肢体动脉为多，引起相应脏器的梗死或脓肿。栓塞阻碍血流，或破坏血管壁，引起囊性扩张形成细菌性动脉瘤，常为致命的并发症。如脑部的动脉滋养血管栓塞而产生动脉瘤，往往可突然破裂而引起脑室内或蛛网膜下腔出血导致死亡。

本病常有微血栓或免疫机制引起的小血管炎，如皮肤黏膜瘀点、指甲下出血、奥斯勒（Osler）结节和詹韦（Janeway）损害等。感染病原体和体内产生相应的抗体结合成免疫复合物，沉着于肾小球的基底膜上，引起局灶性、弥漫性或膜增生性肾小球肾炎，后者可致肾衰竭。

（四）临床表现

从各种病因引起的菌血症的发生，到出现 IE 的临床症状潜伏期之间长短不一，时间多在 2 周以内，但不少患者无明确的细菌进入途径可寻。

1. 发热　发热是 IE 最常见的症状，90% 以上病例有发热，通常呈不规则热或弛张热。除急性 IE 外，体温大多不超过 39.5℃。约有 5% 病例无发热，可见于心力衰竭、肾衰竭、老年人和近期用过退热药、抗菌药以及疾病终末期或极度衰竭的患者。此外，可有全身不适、疲乏软弱、食欲减退、头痛、肌肉关节痛、体重减轻、寒战、夜汗、恶心、呕吐、肌肉关节酸痛和进行性贫血等非特异性全身症状。因此，本病常易误诊为结核、结缔组织病、恶性肿瘤或其他慢性疾病。

2. 心脏体征　80%～85% 的患者可闻心脏杂音，主要表现为原有杂音强度和性质的变化，或出现新的杂音。急性者比亚急性者更易出现典型的"可变性杂音"或新出现的杂音。瓣膜损害所致的新的或增强的杂音主要为关闭不全的杂音，尤以主动脉瓣关闭不全多见。新出现主动脉瓣反流性杂音的患者，90% 以上将会发生充血性心力衰竭，这是导致死亡的重要原因。二尖瓣脱垂综合征患者发生 IE，原有的收缩晚期杂音将变为全收缩期杂音。

IE 累及心肌和传导系统，可致心律失常，出现期前收缩或心房颤动。

3. 周围体征　多为非特异性,近年已不多见,包括:①皮肤黏膜瘀点,以锁骨上皮肤、口腔黏膜和睑结膜常见;②指(趾)甲下线状出血;③Roth 斑,为视网膜的卵圆形出血斑,其中心呈白色,多见于亚急性感染;④Osler 结节,为指和趾垫出现的豌豆大的红或紫色痛性结节,较常见于亚急性者;⑤Janeway 损害,为手掌和足底处直径 1～4mm 无痛性出血红斑,主要见于急性患者。引起这些周围体征的原因可能是微血管炎或微栓塞。

4. 动脉栓塞　赘生物引起动脉栓塞占 20%～40%,可发生在机体的任何部位。脑、心脏、脾、肾、肠系膜和四肢为临床所见的体循环动脉栓塞部位。在有左向右分流的先天性心血管病或右心内膜炎时,肺循环栓塞常见,如三尖瓣赘生物脱落引起肺栓塞,可突然出现咳嗽、呼吸困难、咯血或胸痛。

(五) 并发症

1. 心脏

(1) 心力衰竭:为最常见并发症,主要由瓣膜关闭不全所致,主动脉瓣受损者最常发生(75%),其次为二尖瓣(50%)和三尖瓣(19%);瓣膜穿孔或腱索断裂导致急性瓣膜关闭不全时可诱发急性左心衰竭。

(2) 心肌脓肿:常见于金黄色葡萄球菌和肠球菌感染,特别是凝固酶阳性的葡萄球菌。可发生于心脏任何部位,以瓣周组织特别在主动脉瓣环多见,可致房室和室内传导阻滞,心肌脓肿偶可穿破导致化脓性心包炎。

(3) 急性心肌梗死:大多由冠状动脉栓塞引起,以主动脉瓣感染时多见,少见原因为冠状动脉细菌性动脉瘤。

(4) 化脓性心包炎:心包炎常与金黄色葡萄球菌感染所致的脓肿、心肌炎或菌血症相关,主要发生于急性患者。当感染累及二尖瓣及三尖瓣环并继续扩大时,可累及心包。化脓性心包炎亦可继发于主动脉近端假性动脉瘤、心肌脓肿、心肌炎或冠状动脉菌栓栓塞。不多见,通常需外科手术引流。假性动脉瘤破裂或瘘管形成后可与心包相通,常导致严重并发症,死亡率高。

(5) 心肌炎:可导致心力衰竭。IE 并发室性心律失常提示心肌受累,且预后较差。进行经食管超声心动图(TEE)可评价心肌是否受累。

2. 菌性动脉瘤　占 30%～50%,多见于亚急性者。以真菌性动脉瘤最为常见。受累动脉依次为近端主动脉(包括主动脉窦)以及脑、内脏和四肢动脉,一般见于病程晚期,多无症状,为可扪及的搏动性肿块,发生于周围血管时易诊断,如发生在脑、肠系膜动脉或其他深部组织的动脉时,往往直至动脉瘤破裂出血时,方可确诊。不能缓解的局限性头痛提示脑部有动脉瘤,局部压痛或有搏动性包块提示该处有动脉瘤存在。

3. 迁移性脓肿　多见于急性型患者,亚急性患者少见,多发生于肝、脾、骨髓和神经系统,其中,左心 IE 脾梗死发生率约为 40%,仅 5%脾梗死患者会进展为脾脓肿。血培养最常见为草绿色链球菌或金黄色葡萄球菌(各约 40%,亦可见肠球菌),革兰氏阴性需氧菌及真菌少见。长期持续或反复高热、菌血症,应尽早行腹部 CT、MRI 或超声检查。腹部 CT 及 MRI 诊断脾脓肿的敏感性及特异性可达 90%～95%。

抗生素治疗效果不佳的巨大脾脓肿或脓肿破裂,可考虑脾切除。外科手术风险较高者,可考虑经皮脓肿引流术替代治疗。

4. 神经系统　神经精神方面的并发症发生率为 20%～40%,大部分由赘生物脱落所致。临床表现有头痛、精神错乱、恶心、失眠、眩晕等中毒症状,脑部血管感染性栓塞引起的一系列症状,以及由于脑神经和脊髓或周围神经损害引起的偏瘫、截瘫、失语、定向障碍、共济失调等运动、感觉障碍和周围神经病变。

金黄色葡萄球菌性 IE 易出现神经系统并发症。但无症状性脑栓塞或短暂性脑缺血发作术后病情恶化者少见,存在手术指征时应及时手术治疗。缺血性卒中并非手术禁忌证,但最佳手术时机存在争议。未昏迷患者排除脑出血后,心力衰竭、脓肿、不能控制的感染以及持续高栓塞风险均是手术指征。发生脑出血,预后极差,1 个月后方可考虑心脏手术。颅内动脉瘤若有增大或破裂迹象,应考虑外科手术或血管内介入治疗。

5. 肾脏　大多数患者有肾损害,发生率约为 30%,原因包括:①肾动脉栓塞和肾梗死,多见于急性患者;②免疫复合物所致局灶性和弥漫性肾小球肾炎(后者可致肾衰竭),常见于亚急性患者;③心脏术后、心力衰竭或严重败血症所致的血流动力学障碍;④抗生素毒性,常见有氨基糖苷类、万古霉素类(尤其二者联用时毒性增强),以及高剂量青霉素类抗生素。肾脓肿不多见。

6. 风湿性并发症　有肌肉骨骼症状如关节痛、

肌痛及后背痛,可为 IE 的首发症状。外周性关节炎发生率约为 14%,脊柱炎发生率为 3%~15%。研究证实,化脓性脊柱炎患者中约 30.8% 有 IE。因此,IE 患者出现后背疼痛时应及时行脊柱 CT 或 MRI 检查。

(六) 检查

1. 常规实验室检验

(1) 血常规检查:红细胞和血红蛋白降低,正常色素型正常细胞性贫血常见,贫血的程度与病程长短有关。偶可有溶血现象。白细胞计数在无并发症的患者可正常或轻度增高,有时可见到核左移。脾大者白细胞和血小板可减少。

(2) 尿常规检查:常有显微镜下血尿和轻度蛋白尿。肉眼血尿提示肾梗死。红细胞管型和大量蛋白尿提示弥漫性肾小球性肾炎。

(3) 血沉:90% 以上病例血沉增快,如无肾功能不全、充血性心力衰竭或弥散性血管内凝血,血沉正常者,则应对 IE 的诊断提出疑问。

2. 病原学检查 血培养是诊断菌血症和 IE 的最重要方法。在近期未接受过抗生素治疗的患者血培养阳性率可高达 95% 以上,其中 90% 以上患者的阳性结果获自入院后第 1 日采取的标本。对于未经治疗的亚急性患者,应在第 1 日间隔 1 小时采血 1 次,共 3 次。如次日未见细菌生长,重复采血 3 次后,开始抗生素治疗。急性患者应在入院后 3 小时内,每隔 1 小时 1 次共取 3 个血标本后开始治疗。已用过抗生素者应至少每日抽取血培养共 3 日。IE 血培养微生物学诊断流程见图 21-6-1。

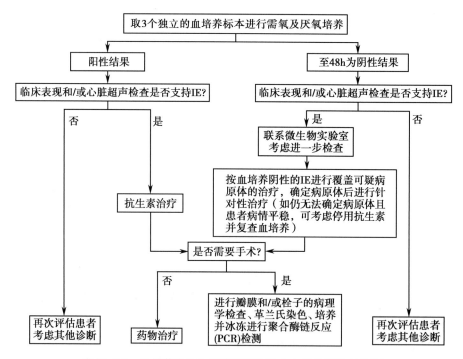

图 21-6-1 血培养微生物学诊断感染性心内膜炎(IE)的流程

本病的菌血症为持续性,无须在体温升高时采血。每次取静脉血 10~20ml 进行需氧和厌氧培养,至少应培养 3 周,并周期性进行革兰氏染色涂片和次代培养。必要时培养基需补充特殊营养或采用特殊培养技术。应用抗生素治疗的患者,取血量不宜过多,避免血液中过多的抗生素不能被培养基稀释,影响细菌的生长。

据文献报道,血培养阴性 IE 占 IE 病例的 10%~30%,因此常延误诊断和治疗,并对预后造成重大影响。最常见的原因是血培养前应用抗生素,建议停用抗生素并复查血培养,另一类常见的原因是病原体为苛养微生物等非典型病原体,故在人工瓣膜置换、较长时间留置静脉插管、导尿管,应用广谱抗生素、激素、免疫抑制剂和有药瘾者,应加做真菌培养。罕见情况下,血培养阴性者,骨髓培养可阳性。阳性者应做各种抗生素单独或联合的药物敏感试验,以便指导治疗。

3. 心电图检查 一般无特异性。在并发栓塞性心肌梗死、心包炎时可显示特征性改变。在伴有室间隔脓肿或瓣环脓肿时可出现不全性或完全性房室传导阻滞、束支传导阻滞或室性期前收缩。

4. 放射影像学检查 仅对并发症如心力衰竭、肺梗死的诊断有帮助,肺部多处小片状浸润阴影提示脓毒性肺栓塞所致肺炎。左心衰竭时有肺淤血或肺水肿征。主动脉细菌性动脉瘤可致主动脉增宽。细菌性动脉瘤有时需经血管造影诊断。CT 扫描有助于较大的主动脉瓣周脓肿、脑梗死、脑脓肿和脑出血的诊断。

5. 超声心动图　如果经胸超声心动图（TTE）发现赘生物、瓣周并发症等支持心内膜炎的证据，可帮助明确 IE 诊断。经胸超声检查可检出 50%～75% 的赘生物；经 TEE 可检出直径 <5mm 的赘生物，敏感性高达 95% 以上，因此，当临床诊断或怀疑 IE 时，主张

行 TEE 检查，超声心动图未发现赘生物时并不能除外 IE，必须密切结合临床。赘生物直径 ≥10mm 时，易发生动脉栓塞。感染治愈后，赘生物可持续存在。除非发现原有赘生物增大或新赘生物出现，否则难以诊断复发或再感染。超声心动图和多普勒超声还可明确基础心脏病（如瓣膜病、先天性心脏病）、IE 的心内并发症（如瓣膜关闭不全、瓣膜穿孔、腱索断裂、瓣周脓肿、心包积液等）以及瓣膜反流的严重程度及进行左室功能评估。超声心动图的检查流程参见图 21-6-2。

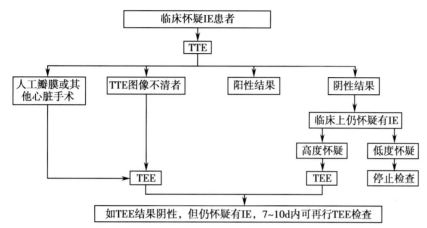

图 21-6-2　超声心动图诊断感染性心内膜炎（IE）的流程
TTE：经胸超声心动图；TEE：经食管超声心动图

值得一提的是，超声心动图尽可以检出赘生物，评估瓣膜功能，敏感性较高，但特异性略差，超声不能鉴别感染性赘生物与自身瓣膜的无菌性损害；不能区分赘生物与人工瓣膜上的血栓或血管翳；不能区分自身瓣膜心内膜炎患者的活动性抑或治愈的赘生物。赘生物有时易与增厚的瓣膜、断裂的腱索、瓣膜钙化和结节以及肿瘤相混淆。

6. 血清免疫学检查　常提示免疫功能的应激和炎症反应。25% 的患者有高丙种球蛋白血症，80% 的患者出现循环中免疫复合物，病程 6 周以上的亚急性患者中 50% 类风湿因子试验阳性。血清补体降低见于弥漫性肾小球肾炎。上述异常在感染治愈后消失。其他检查尚有金黄色葡萄球菌的膜酸抗体测定、真菌感染时的沉淀抗体测定、凝集素反应和补体结合试验。

7. 组织学及分子生物学技术　瓣膜或栓子的病理学检查是诊断 IE 的"金标准"，还可指导药物治疗。电子显微镜检查敏感性高，但耗时且昂贵。直接免疫荧光及酶联免疫吸附测定法也可检测病原体，但有待进一步试验确定其诊断意义。

应对外科切除的瓣膜或赘生物进行组织匀浆并培养，以检测细菌种类。组织培养阴性的患者，PCR

技术可快速、可靠检测苛养及不可培养的 IE 病原体，原位 PCR 技术具有在组织切片上直接对病原菌定位、定性检测的优点，但组织固定后其敏感性可能会降低。此外，PCR 方法亦可用于检测血液标本中的致病菌，其阳性结果可作为 IE 的重要诊断标准，但在临床价值上仍不能超越血培养。

（七）诊断

阳性血培养对本病诊断有重要价值。凡有提示细菌性心内膜炎的临床表现，如发热伴有心脏杂音，尤其是主动脉瓣关闭不全杂音、贫血、血尿、脾大、白细胞增高和伴或不伴栓塞时，血培养阳性，可诊断本病。

亚急性 IE 常发生在原有心瓣膜病变或其他心脏病的基础之上，如在这些患者发现周围体征（瘀点、线状出血、Roth 斑、Osler 结节和杵状指）提示本病存在，超声心动图检出赘生物对明确诊断有重要价值。

1981 年 von Reyn 曾提出了经严格定义的 IE 诊断标准（Beth Israel 标准），数十年来，由于人工瓣、静脉药瘾、老年患者发病率的上升及致病菌的改变，本病临床表现已有较大不同。超声心动图的发展，以及急性期手术治疗的应用已使本病的诊断和治疗

改观,使许多学者对此标准进行修订。1994 年 Duke 大学将 Beth Israel 标准中重要的诊断依据和经胸、经食管超声所见相结合提出了一个新的标准(Duke 标准)。Duke 诊断标准的特异性达 99%,敏感性为 80%左右,均较 Beth Israel 标准高。1998 年包括 Duke 大学的许多学者在原诊断标准基础上提出了修改的建议,更完善了 IE 的诊断。目前我国尚无类似诊断标准。

(八)鉴别诊断

本病的临床表现涉及全身多脏器,既多样化,又缺乏特异性,需与之鉴别的疾病较多。亚急性者应与急性风湿热、系统性红斑狼疮、左房黏液瘤、淋巴瘤、腹腔内感染、结核病等鉴别。急性者应与金黄色葡萄球菌、淋球菌、肺炎链球菌和革兰氏阴性杆菌败血症鉴别。

(九)治疗

本病的治疗经历了两次大的进展。一是抗生素的应用。在抗生素应用之前 95% 以上的患者在还未出现严重的心力衰竭前就已经死亡。抗生素的应用使得感染得到有效的控制,但如不能避免部分瓣膜结构遭到破坏,尤其是赘生物形成时导致瓣膜功能减退,患者进入以心力衰竭为特点的阶段,最后可死于心力衰竭。二是外科手术的治疗。凡出现进行性瓣膜功能减退或不易纠正的心力衰竭、持续的脓毒血症以及赘生物栓塞等都是手术的指征。

1. 病原学治疗 抗生素治疗为本病最重要的治疗措施。大量的临床研究资料表明抗生素治疗 4~6 周可以使本病死亡率减少 30%~50%。即使选用了外科手术治疗,在手术前使用有效的抗生素治疗可以最大限度地减少感染的扩散。因此正确选择有效的抗生素非常重要。抗生素治疗的疗程要足够长,剂量要足够大,选择的抗生素要考虑对病原体敏感性、感染瓣膜的类型以及患者个体特征(如对药物的变态反应等)等因素。

抗生素的用药原则为:①早期应用,在连续送 3~5 次血培养后即可开始治疗;②强效足疗程,即选用杀菌性抗微生物药物,大剂量和长疗程,疗程一般需 4~6 周,人工瓣膜心内膜炎需 6~8 周或更长,旨在完全消灭藏于赘生物内的致病菌,降低复发率;③静脉用药为主,保持高而稳定的血药浓度,给药次数应保证血药浓度的谷值不低于该药对病原菌的最低抑制浓度;④病原微生物不明时,急性者选用针对金黄色葡萄球菌、链球菌和革兰氏阴性杆菌均有效的广谱抗生素,亚急性者选用针对大多数链球菌(包

括肠球菌)的抗生素,已分离出病原微生物时,应根据致病微生物对药物的敏感程度选择抗微生物药物;⑤联合使用可起协同杀菌效应的药物,以获得更为有效的治疗效果。

2. 经验治疗 在血培养获得阳性结果之前采用,适用于疑似 IE、病情较重且不稳定的患者。经验治疗方案应根据感染严重程度,受累心瓣膜的类型、有无少见或耐药菌感染危险因素等制订,分为自体瓣膜心内膜炎(native valve endocarditis,NVE)及人工瓣膜心内膜炎(prosthetic valve endocarditis,PVE)。治疗应覆盖 IE 最常见的病原体。

3. 已知致病微生物时的治疗

(1) 对青霉素敏感的细菌:草绿色链球菌、牛链球菌、肺炎链球菌等多属此类。①首选青霉素 1 200 万~1 800 万 U/d,分次静脉滴注,每 4 小时 1 次;②青霉素联合庆大霉素 1mg/kg 静脉注射或肌内注射,每 8 小时 1 次;③青霉素过敏时可选择头孢曲松(ceftrixone)2mg/d 静脉注射或万古霉素 30mg/(kg·d),分 2 次静脉滴注,24 小时最大剂量不超过 2g。所有病例均至少用药 4 周。

(2) 对青霉素耐药的链球菌:①青霉素加庆大霉素。青霉素 1 800 万 U/d,分次静脉滴注,每 4 小时 1 次,用药 4 周;庆大霉素剂量同前,用药 2 周。②万古霉素剂量同前,疗程 4 周。

(3) 肠球菌心内膜炎:①青霉素加庆大霉素。青霉素 1 800 万~3 000 万 U/d,分次静脉滴注,每 4 小时 1 次;庆大霉素用量同前,疗程 4~6 周。②氨苄西林(ampicillin)12g/d,分次静脉注射,每 4 小时 1 次;庆大霉素剂量同前,用药 4~6 周,治疗过程中酌减或撤除庆大霉素,预防其毒副作用。③上述治疗效果不佳或患者不能耐受者可改用万古霉素 30mg/(kg·d),分 2 次静脉滴注,疗程 4~6 周。

(4) 甲氧西林(methicillin)敏感的金黄色葡萄球菌和表皮葡萄球菌:①萘夫西林(nafcillin)或苯唑西林(oxacillin)均为 2g,每 4 小时 1 次,静脉注射或滴注,用药 4~6 周;治疗初始 3~5 日加用庆大霉素,剂量同前。②青霉素过敏或无效者用头孢唑林(cefazolin)2g 静脉注射,每 8 小时 1 次,用药 4~6 周;治疗初始 3~5 日加用庆大霉素。③如青霉素和头孢菌素无效,可用万古霉素 4~6 周。

(5) 耐甲氧西林金黄色葡萄球菌和表皮葡萄球菌:万古霉素治疗 4~6 周。

(6) 其他细菌:用青霉素、头孢菌素或万古霉素,加或不加氨基糖苷类,疗程 4~6 周。革兰氏阴

性杆菌感染用氨苄西林 2g,每 4 小时 1 次,或哌拉西林(piperacillin)2g,每 4 小时 1 次,或头孢噻肟(cefotaxime)2g,每 4~6 小时 1 次,或头孢他啶(ceftazidine)2g,每 8 小时 1 次,静脉滴注,加庆大霉素 160~240mg/d,静脉滴注;环丙沙星(ciprofloxacin)200mg,每 12 小时 1 次,静脉滴注也可有效。

(7) 真菌感染:静脉滴注两性霉素 B,首日 0.02~0.1mg/kg,之后每日递增 3~5mg,直至 25~30mg/d,总量 3~5g,应注意两性霉素 B 的毒副作用。两性霉素 B 用够疗程后口服氟胞嘧啶 100~150mg/(kg·d),每 6 小时 1 次,用药数月。

上述 IE 抗生素治疗方案系参考美国内科学会及中华医学会心血管病学分会提出的指南,当 β-内酰胺类抗生素需要合并氨基糖苷类时都选择庆大霉素。然而,在我国庆大霉素耐药率高,且因其肾毒性大,故多选用阿米卡星(amikacin,丁胺卡那霉素)替代庆大霉素,剂量为 0.4~0.6g/d,分次静脉滴注或肌内注射。阿米卡星的肾毒性较小。

敏感病原菌如草绿色链球菌,在抗生素应用后 24~48 小时热退。耐药的金黄色葡萄球菌感染,发热持续数日至数周,多数患者经 1 个疗程后体温才恢复正常。疗程中发热的可能原因有:①细菌有较强的耐药性,抗生素不能有效地控制感染;②注射引起静脉炎;③迁徙性脓肿形成;④来自心内膜炎或深静脉血栓的反复栓塞;⑤合并尿道、呼吸道等部位的感染;⑥药物热等。

4. 外科治疗 尽管有与日俱进的抗生素的治疗,各种类型 IE 的病死率仍高达 10%~50%,虽然其死亡率部分与患者的年龄增长、基础心脏病有关,但 IE 的心血管系统和神经系统并发症对死亡起了重要作用。有些威胁生命的心血管系统并发症,对抗生素无反应,而手术治疗可改善患者的预后。

手术治疗可清除药物难以治愈的病原体感染病灶,还能为抗生素的选择提供直接依据;可切除受到感染且严重受损的心瓣膜,有效恢复心瓣膜的机械功能,重建稳定的血流动力学状态;可消除栓塞的来源,减少和防止严重并发症的发生,还可显著改善预后,降低病死率。

因此,有严重心血管系统并发症或抗生素治疗无效的患者应及时考虑手术治疗。

活动性自体瓣膜心内膜炎(NVE)手术指征:①进行性心力衰竭,药物治疗症状控制不满意,特别是有主动脉瓣和二尖瓣关闭不全者;②不容易治愈(如真菌、布鲁氏菌和 Q 热病原体)或对心脏结构破

坏力大的病原微生物感染时;③积极抗生素治疗情况下,菌血症和发热持续 8 日以上;④脓肿、假性动脉瘤以及 1 个(多个)瓣叶破裂或瘘引起异常交通的征象表明局部感染扩散(局部感染没有控制)时;⑤如果二尖瓣赘生物直径>10mm 或抗生素治疗下赘生物体积增大或赘生物位于二尖瓣闭合的边缘时应考虑尽早手术治疗。

术后急性并发症常见的有:需应用补充凝血因子治疗的凝血障碍、因出血或心脏压塞导致的二次开胸、需要血液透析的急性肾衰竭、卒中、低心排血量综合征、肺炎、因切除主动脉根部脓肿导致房室传导阻滞需行起搏器植入。IE 的手术病死率在 5%~15%,导致死亡的原因主要是多器官功能衰竭、心力衰竭、难治性败血症、凝血障碍、卒中。

(十) 预后

未治疗的急性患者几乎均在 4 周内死亡。亚急性者的自然病史一般 6 个月。影响预后的主要因素有患者的临床基础状态、是否存在并发症以及感染的微生物种类。既往存在心脏病、瓣膜置换术后、心腔存在置入性装置、胰岛素依赖性糖尿病、肾脏疾病和肺部疾病、老年、自身免疫性疾病、肿瘤,常规抗生素治疗后仍持续发热以及血培养阳性 10 日以上者预后差。死亡原因为心力衰竭、肾衰竭、栓塞、细菌性动脉瘤破裂和严重感染。除耐药的革兰氏阴性杆菌和真菌所致的心内膜炎者外,大多数患者可获细菌学治愈。但本病的近期和远期病死率仍较高,治愈后的 5 年存活率仅 60%~70%。10% 在治疗后数月或数年内再次发病。

(十一) 预防

感染性心内膜炎的病死率和病残率很高,因而预防比治疗更为重要。有易患因素(人工瓣膜置换术后、感染性心内膜炎史、体-肺循环分流术后、心脏瓣膜病和先天性心脏病)的患者,接受可因出血或明显创伤而致短暂性菌血症的手术和器械操作时,应予预防感染性心内膜炎的措施。

1. 口腔、上呼吸道手术或操作 预防药物应针对草绿色链球菌:①阿莫西林(amoxicillin)2.0g 术前 1 小时口服。②不能口服者,氨苄西林(ampicillin)2.0g 术中 30 分钟内肌内注射或静脉滴注(或静脉推注)。③对青霉素过敏者,克林霉素(clindamycin)600mg 术前 1 小时口服或术前 30 分钟静脉滴注;或头孢氨苄(cephalexin)2.0g 术前 1 小时口服;或头孢唑林(cefazolin)1.0g 术前 30 分钟静脉缓慢推注(或静脉滴注)或肌内注射;或头孢羟氨苄(cefadroxil)

2.0g 术前 1 小时口服;或克拉霉素(clarithromycin) 500mg 术前 1 小时口服。

高危患者(人工瓣、心内膜炎史、复杂发绀型先天性心脏病或体-肺循环分流术后)术后 6 小时需重复应用抗生素半量。

2. 泌尿、生殖和消化道手术或操作,预防用药通常针对肠球菌

(1) 高危患者:氨苄西林 2.0g 加庆大霉素 1.5mg/kg 术中 30 分钟内静注或肌内注射,术后 6 小时,氨苄西林 1.0g 静注或肌内注射;或阿莫西林 1.0g 口服。青霉素过敏者,万古霉素(vancomycin) 1.0g 术前 30 分钟静脉滴注 1~2 小时,加庆大霉素 1.5mg/kg 术前 30 分钟静脉滴注或肌内注射。术后不必重复用药。

(2) 中危患者(瓣膜病和除外房间隔缺损的先天性心脏病):阿莫西林 2.0g 术前 1 小时口服,或氨苄西林 2.0g 术前 30 分钟肌内注射或静注。青霉素过敏者,万古霉素 1.0g 术前 30 分钟静脉滴注 1~2 小时。术后不必重复。

下列情况一般不建议采取预防措施:扁桃体切除术、气管插管、纤维内镜检查、剖宫产术、心导管检查、乳牙脱落以及不易引起牙龈或黏膜出血的牙科操作等。

二、心肌炎

各种原因引起的以心肌细胞坏死或间质炎性细胞浸润为主要表现的心肌炎症性疾病称为心肌炎(myocarditis),由各种病原微生物及其毒素引起的心肌炎称为感染性心肌炎。引起感染性心肌炎的病原微生物种类繁多,包括病毒、细菌、螺旋体、原虫、立克次体、真菌以及寄生虫等。细菌感染时心肌受毒素的损害,以白喉为著,成为该病最严重的并发症之一。近年来,病毒性心肌炎的发病率显著增多,受到高度重视,是我国最常见的心肌炎。本章重点叙述病毒性心肌炎。

病毒性心肌炎(viral myocarditis)是指嗜心肌病毒感染引起的以心肌非特异性间质性炎症为主要病变的心肌炎。病毒性心肌炎可为流行发病,在病毒流行感染期约有 5% 的患者发生心肌炎,也可为散在发病。临床谱包括从心肌局灶炎症无症状到心肌弥漫性炎症所致的重症心肌炎。

(一) 病原学

很多病毒都可能引起心肌炎,其中以肠道病毒包括柯萨奇 A、B 组病毒,埃可(Echovirus,ECHO)病毒、脊髓灰质炎病毒等为常见,尤其是柯萨奇 B 组病毒(Coxsackie virus B,CVB)为致心肌炎最主要的病毒;心肌膜受体对柯萨奇 B 组病毒颗粒有极大的亲和力,临床上 30%~50% 的病例系该组病毒所致。此外,人类腺病毒、流感、风疹、单纯疱疹、脑炎、肝炎(A、B、C 型)病毒及 HIV 等均能引起心肌炎。

(二) 流行病学

我国病毒性心肌炎的发病人数呈逐年增长趋势,且在我国湖北、云南均有暴发流行,但由于诊断标准不一致、病毒检测手段的敏感性与特异性及实验条件等方面的显著不同,我国病毒性心肌炎的确切发病率不详,各地统计差异较大。病毒感染者中约 5% 的人可累及心脏,尤其是在柯萨奇病毒、流感病毒及脊髓灰质炎病毒流行时,部分地区该数字可达 10% 以上。病毒性心肌炎各年龄组均可发病,但以儿童和 40 岁以下的成年人居多,35% 的患者为 10~30 岁,而且男性多于女性。全年均可发生,无明显的季节性。

(三) 发病机制与病理解剖

1. 发病机制

(1) 病毒直接致心肌损害:在病毒性心肌炎急性和亚急性期,大量病毒于心肌组织中复制,直接致心肌损伤、坏死。在慢性期则主要表现为持续病毒感染,即病毒核酸于心肌中低水平持续复制,可直接损伤心肌结构和功能,也可能通过持续激活并维持免疫反应而间接致心肌损伤。

急性病毒感染对心肌细胞的损害研究结果表明,在急性期病毒感染心肌细胞后产生溶细胞物质使细胞溶解。人胎儿心肌细胞在感染柯萨奇 B 组病毒后,不但细胞内出现完整的病毒颗粒,而且心肌细胞收缩功能逐渐丧失,最后细胞溶解。用聚合酶链反应(polymerase chain reaction,PCR)检测我国云南楚雄地区暴发性心肌炎致死者的尸检心肌标本中的肠道病毒 RNA,其阳性率达 80%。这些患者的心肌病变以坏死为主,炎性细胞浸润并不严重,提示可能是由于患者免疫功能低下或病毒的毒力强,导致病毒直接引起严重的心肌坏死。

持续病毒感染对心肌细胞的损害是慢性心肌炎及其向扩张型心肌病演变的主要机制之一。病毒 RNA 的持续存在与心肌病变的发展有关。慢性持续病毒感染的发生可能与宿主的遗传背景或免疫功能缺陷有关,主要表现为限制性低水平 RNA 复制,而无完整的感染性病毒颗粒形成。持续存在的病毒 RNA 可能直接或间接损伤心肌组织。

（2）免疫反应致心肌损害：实验动物与人体病毒性心肌炎起病9日后心肌内已不能再找到病毒，但心肌炎症仍在继续；有些患者的心肌中发现抗原抗体复合体，以上都提示免疫机制的存在。实验研究表明病毒性心肌炎有细胞介导的免疫机制存在。研究还提示细胞毒性主要由T淋巴细胞所介导。由于病毒衣壳的糖蛋白分子结构与心肌细胞膜的糖蛋白相似，故在感染后，机体所产生的激活补体的抗体及中和病毒的抗体既针对病毒，亦针对心肌细胞。因此，当细胞毒性T细胞被致敏后，即可破坏被病毒感染的心肌细胞。同时，研究表明，在心肌炎的进展过程中，注入针对细胞因子的抗体可以减少疾病的严重性。临床上，病毒性心肌炎迁延不愈者，淋巴细胞转化率、补体C均较正常人为低，抗核抗体、抗心肌抗体、抗补体均较正常人的检出率为高，说明病毒性心肌炎时免疫功能低下。

（3）生化机制致心肌损害：当机体感染病毒或细菌时，中性粒细胞在吞噬微生物时耗氧量增加，产生大量超氧阴离子自由基。心肌缺血、缺氧时，能量代谢障碍，ATP降解为次黄嘌呤并在组织中堆积，同时黄嘌呤脱氢酶（D型）转化为黄嘌呤氧化酶（O型），催化次黄嘌呤和黄嘌呤代谢，产生氧自由基，另外，免疫反应过程中产生的抗体复合物、补体等可促进吞噬细胞产生超氧阴离子自由基等，可能导致细胞内活性氧增多，引起心肌细胞核酸断裂、多糖聚解、不饱和脂肪酸过氧化而损伤心肌。以上是自由基对心肌炎细胞损害作用的生化机制推测。

总之，病毒性心肌炎早期以病毒直接作用为主，而持续病毒感染和自身免疫反应对心肌的损害则是慢性病毒性心肌炎及其可能演变成扩张型心肌病的主要机制。

2. 病理解剖 病毒性心肌炎的病理改变缺乏特异性，组织形态改变多样，轻重程度不一。基本病理改变是以心肌病变为主的实质性病变和以间质为主的间质性病变。典型改变是心肌间质增生、水肿及充血，内有多量炎性细胞浸润等。按病变范围有弥漫性和局灶性之分。随临床病情的轻重不同，心肌病理改变的程度也轻重不一，病变较重者肉眼见心肌非常松弛，呈灰色或黄色，心腔扩大。病变较轻者在大体检查时无发现，仅在显微镜下有所发现而难以诊断。心内膜心肌活检可以提供心肌病变的证据，但有取材局限性和伪差的因素存在，因而影响诊断的准确率。

（四）临床表现

取决于病变的广泛程度与部位。轻者几无症状，重者可出现心力衰竭、心源性休克及猝死。

1. 症状 病毒性心肌炎的症状可能出现于原发病的症状期或恢复期。如在原发病的症状期出现，其表现可被原发病掩盖。多数患者在发病前1~4周有发热、全身酸痛、咽痛、咳嗽、流涕等上呼吸道症状，或恶心、呕吐、腹泻等消化道症状。患者常诉胸闷、心前区隐痛、心悸、乏力、恶心、头晕。临床上诊断的病毒性心肌炎中90%左右以心律失常为主诉或首见症状，其中少数患者可由此而发生晕厥或阿-斯综合征。极少数患者起病后发展迅速，出现心力衰竭或心源性休克。

2. 体征

（1）心脏增大：轻者心脏浊音界不增大，一般有暂时性心脏浊音界增大，不久即恢复。心脏增大显著者反映心肌炎症范围广泛而病变严重。

（2）心率改变：心率增速与体温不相称，或心率异常缓慢，均为病毒性心肌炎的可疑征象。

（3）心音改变：心尖区第一心音减低或分裂。心音呈胎心样。心包摩擦音的出现反映有心包炎存在。

（4）杂音：心尖区可能有收缩期吹风样杂音或舒张期杂音，前者为发热、贫血、心腔扩大所致，后者因左室扩大造成的相对性二尖瓣狭窄所致。杂音响度都不超过3级，病情好转后消失。

（5）心律失常：极常见，各种心律失常都可出现，以房性与室性期前收缩最常见，其次为房室传导阻滞；此外，心房颤动、病态窦房结综合征均可出现。心律失常是造成猝死的原因之一。

（6）心力衰竭：重症弥漫性心肌炎患者可出现急性心力衰竭，属于心肌泵血功能衰竭，左右心同时发生衰竭，引起心排血量过低，故除一般心力衰竭表现外，易合并心源性休克。

3. 临床分型 根据病毒性心肌炎起病状况、临床经过和转归通常可分为5种类型。①暴发型：起病急骤，病势凶猛，预后不良，不经积极治疗多在1~2周内死亡；②心律失常型：以心律失常为主要表现，可出现各种心律失常，尤以期前收缩多见；③心力衰竭型：以左心衰竭为主，并发明显肺水肿的患者少见；④猝死型：是中青年突发心搏骤停的主要原因；⑤无症状型：心肌酶学检查提示存在心肌损伤，但无相应临床表现。

（五）检查

1. 血液检查 白细胞计数可升高，分类以淋巴细胞为主。急性期血沉可增速，C反应蛋白可呈阳性。部分患者血清心肌酶增高，反映心肌坏死。各种测定的项目中以心肌肌钙蛋白Ⅰ或肌钙蛋白T的定量测定、心肌肌酸磷酸激酶（CK-MB）的定量测定增高最有诊断价值。

2. 心电图检查

（1）ST-T变化：T波倒置或减低常见，ST段可有轻度移位。

（2）心律失常：是心肌炎最常见的心电图表现。房性、室性、房室交界性期前收缩均可出现，约2/3患者以室性期前收缩为主要表现，其中室性期前收缩占各类期前收缩的60%～70%。房室传导阻滞以一度房室传导阻滞多见，二度、三度亦可见，一般为暂时性，经治疗后1～3周大多数可恢复正常，仅少数起病后迅速发展为三度房室传导阻滞，成为猝死的另一机制。心律失常还可表现为窦性心动过速、窦性心动过缓、室上性或室性心动过速、心房颤动、窦房传导阻滞或室内传导阻滞，部分患者可有Q-T间期延长。

3. X线检查 局灶性心肌炎无异常变化。弥漫性心肌炎或合并心包炎的患者心影增大，心搏减弱，有时可见心包积液，严重者可见肺淤血或肺水肿。

4. 超声心动图检查 改变无特异性，由于本病疾病谱广，临床表现不一，故超声心动图可从完全正常到明显异常，一般可有如下改变：

（1）心脏增大，常呈普遍性增大，但也可以左室或右室增大为主，取决于病毒累及心室病变的严重程度和范围。心室壁搏动减弱，多呈普遍性减弱，若为局灶性或局限性心肌炎，则可表现为区域性室壁运动异常，表现为运动减弱、运动消失甚至矛盾运动，在中老年患者需与冠心病作鉴别。

（2）可有左室收缩和/或舒张功能障碍，表现为心排血量降低，射血分数降低，短轴缩短分数减小，室壁运动减弱，收缩末期和/或舒张末期左室内径增大，二尖瓣E峰降低，A峰增大，A/E比值增大，舒张期左室高峰充盈率下降，高峰充盈时间延长和心房收缩期充盈量增加等。

（3）由于有心肌细胞坏死、纤维化和炎性细胞浸润，因此心肌回声反射与正常心肌不同，可表现为心肌回声反射增强和不均匀性，但缺乏特异性，上述改变也见于各种心肌病。

（4）其他改变包括室壁暂时性增厚，与暂时性间质水肿有关。有时可见室壁附壁血栓。

5. 核素检查 应用铊-201（^{201}Tl）和锝-99m（^{99m}Tc）-甲氧基异丁基异腈（MIBI）心肌灌注显像，对了解病毒性心肌炎是局灶性还是弥漫性心肌坏死有一定价值。核素^{67}Ga（镓）显影和^{18}F-氟代脱氧葡萄糖（^{18}F-FDG）的正电子发射体层成像（PET）对于诊断病毒性心肌炎可能敏感性更高。

6. 心血管磁共振成像 为心肌的组织特点描述提供了一种无创性手段，有助于诊断心肌炎。

7. 病毒学检查 在理论上，直接从患者的咽拭子、肛拭子、血液、排泄物或心肌中分离出病毒，有助于病毒性心肌炎的诊断。然而，实际上其临床意义不大，这是因为当心脏症状出现时，一般已分离不到病毒，即使分离出病毒也只能提示存在病毒感染，并不能作为病毒性心肌炎的确诊依据。目前临床上应用较广泛的是通过血清中特异性病毒抗体的测定，以证实病毒性心肌炎的存在。以下为临床上常用的3种检查方法。

（1）病毒中和抗体测定：取急性期病初血清与相距2～4周后第2次血清，测定同型病毒中和抗体效价，若第2次血清效价比第1次高4倍或1次≥1∶640，则可作为阳性标准，若1次血清达1∶320作为可疑阳性。如以1∶32为基础者则宜以≥1∶256为阳性，≥1∶128为可疑阳性。

（2）血凝抑制试验：在流感流行时，为了明确流感病毒与心肌炎的关系，可用血凝抑制试验检测患者急性期及恢复期双份血清流感病毒的抗体效价，若恢复期血清较早期抗体效价≥4倍，或1次≥1∶640为阳性。此外，尚有人用酶联免疫吸附试验（ELISA）法检测特异性IgM及IgG，也可能有所帮助。

（3）病毒特异性IgM：以≥1∶320者为阳性，若同时有血中肠道病毒核酸阳性者更支持有近期病毒感染。

8. 心内膜心肌活检（EMB） 大多用活检钳经静脉系统（右颈静脉、股静脉）入右室，在室间隔右侧钳咬心内膜心肌标本（2～3mm大小）。心肌标本用以提供病理学依据、免疫组织化学及特异性病毒RNA检测等。有关病毒性心肌炎组织病理学诊断标准虽然迄今仍有争议，但多数学者赞同1984年在美国得克萨斯州达拉斯市会议确定的心肌炎分类指标，包括首次活检与随访活检的分类。

（1）首次活检可分为：①急性心肌炎（或活动性心肌炎，伴或不伴纤维变），必须具备炎性细胞浸润，炎性细胞紧贴心肌细胞，有时使心肌细胞壁边缘呈波浪形。同时，还必须有邻近心肌细胞不同程度的损伤和坏死。心肌细胞损伤可表现为空泡形式，细胞外形不整，以及细胞破裂伴淋巴细胞聚集在细胞表面。以上改变有时与心肌梗死难以区别。鉴别要点在于心肌梗死出现淋巴细胞浸润时，心肌细胞已丧失其细胞核，而心肌炎，淋巴细胞浸润阶段心肌细胞的细胞核仍保存较好，除非在明显心肌坏死区。②可疑心肌炎，炎性细胞浸润数量过少，或光镜下未见肯定的心肌损伤表现，心肌炎性病变的证据不足，宜重复切片或重复活检确定诊断。③无心肌炎。

（2）随访活检可分为：①心肌炎进行中，与前次活检比较，炎性细胞浸润未减轻，甚至加重；伴或不伴纤维变；②心肌炎恢复中，与前次活检比较，炎性细胞浸润明显减轻，炎性细胞离心肌纤维略远，从而使细胞壁"皱褶"消失，恢复其平滑外形，胶原组织轻度增生，早期胶原纤维排列松弛，其间可见炎性细胞，偶尔可见灶性坏死，后期可见纤维变灶；③心肌炎已恢复，炎性细胞浸润消失，虽然还常可见少数远离心肌纤维的炎性细胞，间质有明显灶性、融合性或弥漫性纤维变。这个诊断仅适用于随访性活检。如果首次活检即表现为这类病理改变，由于较难肯定纤维变系既往心肌炎所致，不能诊断为心肌炎。在这个阶段的早期，即使纤维变与一定数量的炎性细胞并存，作为首次活检诊断，最多只能提示既往可能有心肌炎，也不能作出肯定诊断。

尽管心内膜心肌活检对病毒性心肌炎诊断颇有价值，但由于心肌炎可呈灶性分布，可产生取样误差，故活检阴性并不排除心肌炎可能。若活检时间过早，心肌炎尚处于早期阶段，心肌细胞周围尚未被炎性细胞浸润。反之，处于心肌炎恢复期时活检，也可以未见炎性细胞浸润而难以确诊。即使心肌细胞周围有淋巴细胞浸润也并非病毒性心肌炎所独有，中毒性心肌炎、细菌性心肌炎以及风湿性疾病心肌炎均可有类似改变。此外，同一组织切片因诊断标准和认识的不同，观察者之间可有明显差别，如心肌细胞退行性变与坏死有时较难区别，成纤维细胞及非淋巴性炎性细胞在普通显微镜下，有时可酷似淋巴细胞，可导致判断上失误。

由此可见，对心内膜心肌活检结果必须结合病史和其他检查综合判断、分析，才能发挥其应有的作用。

9. 分子生物学检查　一般检测以柯萨奇病毒为主的肠道病毒。常用的分子生物学检测方法有核酸杂交法、原位杂交法和 PCR 等，应用材料多为心肌活检的组织标本。该项检查病毒检出的敏感性极高，一个心肌细胞内只要有数个至 100 个病毒即可检测出来。

（六）诊断

病毒性心肌炎的诊断必须根据流行病学资料、临床表现、血清酶学和免疫学检查及无创性心脏检查等结果进行综合分析，并结合"排他法"作出。胸闷、心悸常可提示心脏被累及，心脏增大、心律失常或心力衰竭为心脏明显受损的表现，心电图上 ST-T 改变与异位心律或传导障碍反映心肌病变的存在。病毒感染的证据有以下各点：①有发热、腹泻或流感症状，发生后不久出现心脏症状或心电图变化。②血清病毒中和抗体测定结果阳性。由于柯萨奇 B 组病毒最为常见，通常检测此组病毒的中和抗体，在起病早期和 2~4 周各取血标本一次，如二次抗体效价示 4 倍上升或其中一次>1∶640，可作为近期感染该病毒的依据。③咽、肛门病毒分离，如阳性有辅助诊断意义。有些正常人也可阳性，其意义须与阳性中和抗体测定结果相结合。④用 PCR 从粪便、血清或心肌组织中检出病毒 RNA。⑤心肌活检，从取得的活组织做病毒检测和病理学检查对心肌炎的诊断有帮助。

1999 年全国心肌炎心肌病诊治专题座谈会提出的成人急性病毒性心肌炎诊断参考标准可作为诊断本病的参考。

1. 病史与体征　在上呼吸道感染、腹泻等病毒感染后 3 周内出现心脏表现，如出现不能用一般原因解释的感染后重度乏力、胸闷、头昏（心排血量降低所致）、心尖区第一心音明显减弱、舒张期奔马律、心包摩擦音、心脏扩大、充血性心力衰竭或阿-斯综合征等。

2. 上述感染后 3 周内出现下列心律失常或心电图改变：

（1）窦性心动过速、房室传导阻滞、窦房阻滞、束支阻滞。

（2）多源、成对室性期前收缩，自主性房性或交界性心动过速，阵发性或非阵发性室性心动过速，心房或心室扑动或颤动。

（3）两个以上导联 ST 段呈水平型或下斜型下移≥0.01mV 或 ST 段抬高或出现异常 Q 波。

3. 心肌损害的参考指标　①病程中血清心肌肌钙蛋白 I 或肌钙蛋白 T（强调定量测定）、CK-MB 明显增高。②超声心动图示心腔扩大或室壁活动异常。③核素心功能检查证实左室收缩或舒张功能减弱。

4. 病原学依据

（1）在急性期从心内膜、心肌、心包或心包穿刺液中检测出病毒、病毒基因片段或病毒蛋白抗原。

（2）病毒抗体第二份血清中同型病毒抗体（如柯萨奇 B 组病毒中和抗体或流行性感冒病毒血凝抑制抗体等）滴度较第一份血清升高 4 倍（2 份血清应相隔 2 周以上）或一次抗体效价 ≥1:640 者为阳性，1:320 者为可疑阳性（如以 1:32 为基础者则宜以 ≥1:256 为阳性，1:128 为可疑阳性，根据不同实验室标准作决定）。

（3）病毒特异性 IgM，以 ≥1:320 者为阳性（按各实验室诊断标准，需在严格质控条件下）。如同时有血中肠道病毒核酸阳性者更支持有近期病毒感染。

对同时具有上述第 1 条和第 2 条的（1）（2）（3）中任何一项，第 3 条中任何两项，在排除其他原因心肌疾病后，临床上可诊断急性病毒性心肌炎。如同时具有第 4 条中一项者，可从病原学上确诊急性病毒性心肌炎；如仅具有第 4 条中（2）（3）者，在病原学上只能拟诊为急性病毒性心肌炎。如患者有阿-斯综合征发作、充血性心力衰竭伴或不伴心肌梗死样心电图改变、心源性休克、急性肾衰竭、持续性室性心动过速伴低血压或心肌心包炎等一项或多项表现，可诊断为重症病毒性心肌炎。如仅在病毒感染后 3 周内出现少数期前收缩或轻度 T 波改变，不宜轻易诊断为急性病毒性心肌炎。

对难以明确诊断者，可进行长期随访，有条件时可做心内膜心肌活检进行病毒基因检测及病理学检查。

（七）鉴别诊断

在考虑病毒性心肌炎诊断时，应除外 β 受体功能亢进、甲状腺功能亢进、二尖瓣脱垂综合征及影响心肌的其他疾病，如风湿性心肌炎、中毒性心肌炎、冠心病、结缔组织病、代谢性疾病以及克山病等。

1. 风湿性心肌炎　有典型风湿热表现者，则两者鉴别不难，一般可从以下几点作鉴别：风湿性心肌炎常有扁桃体炎或咽峡炎等链球菌感染史，抗"O"增高，血沉多明显增快，C 反应蛋白（CRP）阳性，心电图改变以 P-R 间期延长较常见，咽拭子培养常有链球菌生长，且多有大关节炎，鉴于风湿性心肌炎常有心内膜炎，因此二尖瓣反流性收缩期杂音多较明显，且可因瓣膜水肿、炎症出现舒张期杂音（Carey Coombs 杂音），若心脏扩大不明显，而杂音较响亮，则风湿性可能性更大。相反，病毒性心肌炎多无舒张期杂音，抗"O"不增高，心电图以 ST-T 改变及室性期前收缩多见，血沉正常或轻度增高，但血清酶学多有改变，咽拭子、粪、血中可能分离出病毒，或恢复期血清病毒中和抗体效价比病初增高 4 倍以上具有诊断价值。若临床上仍难以鉴别，则可先用阿司匹林治疗，若属风湿性心肌炎常能奏效，而病毒性心肌炎无效。

2. β 受体功能亢进综合征　本征多见于年轻女性，常有一定精神因素为诱因，主诉多易变，而客观体征较少，无发热、血沉增高等炎症证据，主要表现为心电图 ST 段、T 波改变及窦性心动过速，口服普萘洛尔 20~30mg 后半小时即可使 ST 段、T 波改变恢复正常；而病毒性心肌炎所致 ST-T 改变系心肌损害所致，口服普萘洛尔后短期内不能恢复正常。此外，β 受体功能亢进综合征无心脏扩大、心功能不全等器质性心脏病的证据。

3. 心包积液　病毒性心肌炎有时亦可累及心包，甚至引起心包积液，称病毒性心肌心包炎，此时应与其他原因所致心包炎作鉴别。风湿性心包炎常是风湿性全心炎的一部分，常有风湿热的其他表现，两者鉴别多无困难。化脓性心包炎常有化脓性感染灶，全身中毒症状重，血培养或心包液培养易获阳性，抗生素治疗有效。结核性心包炎多有结核病史和结核中毒症状，较少累及心肌，也很少引起心律失常，心包液糖含量低，有时可呈血性，抗结核治疗有效，若治疗不当可演变为缩窄性心包炎，而病毒性心肌心包炎一般积液量不多，很少发生心脏压塞征象，心包液细菌培养阴性，仅少数有可能形成缩窄性心包炎。

4. 原发性心肌病　可有家族史，病程长，进展缓慢，扩张型心肌病心脏常明显扩大，可有动脉栓塞现象，病毒分离阴性，血清病毒中和抗体效价无短期内增高，心电图常有各种心律失常，较病毒性心肌炎严重，可出现病理性 Q 波等。但最近有更多资料表明，部分病毒性心肌炎可演变为临床扩张型心肌病，某些所谓原发性心肌病可能是慢性病毒性心肌炎或心肌炎的晚期表现，以致两者难以鉴别。

（八）治疗

1. 一般治疗　本病一旦确立诊断须立即卧床休息，此为急性期最主要的治疗手段。卧床休息时间根据病情轻重、实验室检查和心电图等检查提示的病情变化情况（恢复、稳定还是呈迁延进展）而决定。若临床资料提示心功能受损和心肌病变广泛者,应安静卧床至少 3 个月,一般患者卧床 2~4 周。待病情稳定、临床症状完全消失、各项实验室检查(尤其心肌酶学和肌钙蛋白)均恢复正常之后,方能逐渐增加活动量。可给予间歇性低流量吸氧。饮食应注意进食易消化和富含维生素和蛋白质的食物,少量多餐,如伴明显心功能不全可给予低钠饮食。

2. 促进心肌代谢的药物 如三磷酸腺苷、辅酶 A、肌苷、环腺苷酸、细胞色素 C 等在治疗中可能有辅助作用,一般可选用三磷酸腺苷 10~20mg,或辅酶 A 50U,或肌苷 200~400mg,或环腺苷酸 20~40mg,或细胞色素 C 15mg 肌内注射,2~3 次/d。维生素 C 2~4g 加入葡萄糖 40ml 静脉注射,1~2 次/d。极化液(葡萄糖-胰岛素-氯化钾液)静脉滴注,1 次/d,10~15 日为 1 个疗程。辅酶 Q_{10} 亦可用于治疗心肌炎,口服 20~60mg,3 次/d。

3. 免疫抑制剂应用 一般认为,肾上腺皮质激素(简称激素)对急性病毒感染应属禁忌,因为激素可抑制干扰素的合成,促进病毒繁殖和炎症扩散,但临床上也有应用激素治疗有效的病例报道。目前多数学者主张病毒性心肌炎急性期,尤其是最初 2 周内,病情并非危急者不用激素。但短期内心脏急剧增大、高热不退、急性心力衰竭、休克或高度房室传导阻滞者,可试用地塞米松 10~30mg/d,分次静脉注射,连用 3~7 日,待病情改善后改口服,并迅速减量至停,一般疗程不宜超过 2 周。若用药 1 周仍无效,则停用。激素对重症病毒性心肌炎有效,其可能原因是抑制抗原抗体作用,减少过敏反应,有利于心肌炎症、水肿消退,消除过度强烈的免疫反应和减轻毒素作用有关。激素虽有可能使病程迁延,却能使患者度过危险,起到挽救生命的作用。对于慢性迁延不愈的病毒性心肌炎,自身免疫反应可能是发病的主要环节,可考虑用泼尼松 5~10mg,3~4 次/d,待病情改善后减量维持,维持量需用 6 个月至 1 年,以免因早期撤药而复发。必要时可联用免疫抑制药,如硫唑嘌呤 100mg/d。大剂量免疫球蛋白可直接提供针对病毒的中和抗体,阻断单核吞噬细胞系统,对本病有效,但费用昂贵,难以推广。

4. 抗病毒治疗 目前尚无疗效满意的抗病毒药物可供临床应用。常用的药物有:吗啉胍,100~200mg,口服,3 次/d,适用于流感病毒引起的心肌炎;阿糖胞苷,50~100mg/d,静脉滴注,连用 1 周。利巴韦林,100mg,口服,3 次/d,300mg/d,静脉滴注,适用于疱疹病毒引起的心肌炎。此外,板蓝根、大青叶、连翘等中药也有抗病毒作用。

5. 抗生素 虽无杀灭病毒作用,但可防止继发细菌感染,多主张使用广谱抗生素,后者常是诱发病毒感染的条件,尤其是流行性感冒、柯萨奇及腮腺炎病毒的感染。

6. 并发症的治疗 心力衰竭应及时控制,但应用洋地黄类药时须谨慎,宜从小剂量开始,逐步增加,以避免发生毒性反应。除洋地黄类药外,扩血管药和利尿药也可应用。有报道血管紧张素转化酶抑制剂(ACEI)用于治疗病毒性心肌炎,可减轻心脏前后负荷而降低心肌耗氧量,减少氧自由基的产生,从而减少炎症对心肌的损伤作用。血管紧张素 II 受体 AT1 型阻滞剂对实验性病毒性心肌炎也有较好的疗效。期前收缩频繁,或有快速心律失常者用抗心律失常药。如因高度房室传导阻滞、快速室性心律失常或窦房结损害而引起晕厥或低血压,则需用电起搏或电复律,多数三度房室传导阻滞患者借起搏器度过急性期后得到恢复。促进心肌代谢的药物,近年来发现,黄芪对提高免疫功能及改善心功能可能有益,口服或注射均可;也可用免疫核糖核酸每周皮下注射 6mg 或胸腺素 10mg,每日 1 次肌内注射;也可用转移因子、干扰素治疗。

(九)预后

大多数患者经过适当治疗后痊愈,不遗留任何症状或体征。极少数患者在急性期因严重心律失常、急性心力衰竭和心源性休克而死亡。部分患者经过数周或数月后病情趋于稳定,但有一定程度的心脏增大、心功能减退、心律失常或心电图变化。此种情况历久不变,大致为急性期后心肌瘢痕形成,成为后遗症。还有部分患者由于急性期后炎症持续,转为慢性心肌炎,逐渐发展成扩张型心肌病,出现进行性心脏扩大、心功能减退、心律失常,经过数年或一二十年后死于上述各并发症。各阶段的时间划分比较难定,一般可以 3 个月以内为急性期,6 个月至 1 年为恢复期,1 年以上为慢性期。

三、心包炎

心包为包裹心脏和大血管根部的锥形囊,由脏层和壁层组成,二者之间为心包腔,呈封闭的囊袋状,内含 15~30ml 液体,起到润滑的作用。心包可以帮助心脏在胸腔内的固定,防止心脏随体位改变而过度移动。心包还可以减少心脏与周围组织的摩擦,是阻止炎症和恶性肿瘤向心脏转移的天然屏障。

心包炎(pericarditis)是最常见的心包病变,可由多种致病因素引起,最常见的是感染性心包炎,其他尚有肿瘤、代谢性疾病、自身免疫性疾病、尿毒症等所致非感染性心包炎。心包炎可分为急性和慢性两种。本节重点讨论感染性心包炎。

（一）病原学

感染性心包炎的病原以病毒居多，尤其是肠道病毒（柯萨奇病毒 B、A 和埃可病毒）、流感病毒、EB病毒、巨细胞病毒等可致本病。临床上常见的急性特发性或非特异性心包炎，大多数与病毒感染和感染后发生的过敏反应有关。其次为结核性和化脓性。其他少见的致病微生物有真菌、立克次体、衣原体、支原体和原虫等。

（二）发病机制和病理解剖

心包炎的炎症反应范围和特征随病因而异，可为局限性或弥漫性；病理变化有纤维蛋白性（干性）和渗出性（湿性）两种，前者可发展成后者。渗液可为浆液纤维蛋白性、浆液血性、出血性或化脓性。炎症开始时，壁层和脏层心包出现纤维蛋白、白细胞和内皮细胞组成的渗出物。以后渗出物中的液体增加，则成为浆液纤维蛋白性渗液，量可达 2~3L，外观呈草黄色，清晰，或由于含有较多的白细胞及内皮细胞而混浊；如含有较多的红细胞即成浆液血性。渗液多在 2~3 周内吸收。结核性心包炎常产生大量的浆液纤维蛋白性或浆液血性渗出物，渗液存在时间可长达数月，偶呈局限性积聚。化脓性心包炎的渗液含有大量中性粒细胞，呈稠厚的脓液。胆固醇性心包炎渗液中含有大量的胆固醇，呈金黄色。乳糜性心包炎的渗液则呈牛奶样。结核性或新生物引起的出血性心包炎渗液中含有大量的红细胞，应与创伤或使用抗凝剂所致含纯血的血心包相鉴别。炎症反应常累及心包下表层心肌，少数严重者可累及深部心肌，甚至扩散到纵隔和胸膜。心包炎愈合后可残存局部细小斑块，普遍心包增厚，或遗留不同程度的粘连。粘连可以完全堵塞心包腔。如炎症累及心包壁层的外表面，可产生心脏与邻近组织（如胸膜、纵隔和膈）的粘连。急性纤维素性心包炎的炎症渗出物常可完全溶解而吸收，或较长期存在，亦可机化，为结缔组织所代替形成瘢痕，甚至引起心包钙化，最终发展成缩窄性心包炎。

心包渗液是急性心包炎引起一系列病理生理改变的主要原因。由于渗液的急速或大量积蓄，使心包腔内压力上升，当达到一定程度时就限制心脏的扩张，心室舒张期充盈减少，每搏输出量降低。此时机体的代偿机制通过升高静脉压以增加心室的充盈；增强心肌收缩力以提高射血分数；加快心率使心

排血量增加；如此以保持相对正常的休息时的心排血量。如心包渗液继续增加，心包腔内压力进一步增高，每搏输出量下降达临界水平时，代偿机制衰竭，导致心排血量显著下降，循环衰竭而产生休克，此即为心脏压塞或称心包压塞。

（三）临床表现

1. 症状

（1）全身症状：心包炎本身亦可引起发冷、发热、心悸、出汗、食欲减退、倦怠乏力等症状，与原发疾病的症状常难以区分。

（2）胸骨后、心前区疼痛：是急性心包炎最主要的主诉，多见于急性非特异性心包炎及感染性心包炎炎症变化的纤维蛋白渗出阶段。胸骨后、心前区疼痛是急性心包炎的特征，可为剧痛、刀割样痛，也可是钝痛或压迫样感。心前区疼痛常于体位改变、深呼吸、咳嗽、吞咽、卧位，尤其当抬腿或左侧卧位时加剧，坐位或前倾位时减轻。疼痛通常局限于胸骨下或心前区，常放射到左肩、背部、颈部或上腹部，偶向下颌、左前臂和手放射，类似心肌缺血的放射痛。有的心包炎疼痛较明显，如急性非特异性心包炎；有的则轻微或完全无痛，如结核性心包炎。

（3）呼吸困难：是心包炎心包渗液时最突出的症状，主要是为避免心包和胸膜疼痛而产生呼吸变浅变快。呼吸困难也可因发热、大量心包积液导致心腔压塞，邻近支气管、肺组织受压而加重，表现为面色苍白、烦躁不安、胸闷、大汗淋漓等。患者常采取坐位，身体前倾，这样，可使心包积液向下、向前移位以减轻其对心脏及邻近脏器的压迫，从而缓解症状。

（4）心脏压塞的症状：可出现呼吸困难、面色苍白、烦躁不安、发绀、乏力、上腹部疼痛、水肿，甚至休克。

（5）心包积液：对邻近器官压迫的症状，肺、气管、支气管和大血管受压迫可引起肺淤血，肺活量减少，通气受限制，从而加重呼吸困难，使呼吸浅而快。患者常自动采取前倾坐位，使心包渗液向下及向前移位，以减轻压迫症状。气管受压可产生咳嗽和声音嘶哑。食管受压可出现吞咽困难症状。

2. 体征

（1）心包摩擦音：是急性纤维蛋白性心包炎的典型体征。是由于炎症而变得粗糙的壁层与脏层心包在心脏活动时相互摩擦产生的声音，似皮革摩擦呈搔刮样、粗糙的高频声音，往往盖过心音且有较心音更贴近耳朵的感觉。心包摩擦音传统的描述是有

与心房收缩、心室收缩和心室舒张早期血液充盈相一致的三个组成部分。三相心包摩擦音最为常见，占半数以上，与心室收缩和舒张有关的来回样二相摩擦音次之，而单相的收缩期心包摩擦音则多在心包炎的发生期或消退期易被听到。

心包摩擦音的特点是瞬息可变，通常使用隔膜性胸件在胸骨左缘3~4肋间、胸骨下段和剑突附近易听到。其强度受呼吸和体位影响，深吸气或前倾坐位摩擦音增强。可持续数小时、数日、数周不等。当心包内出现渗液，将两层心包完全分开时，心包摩擦音消失；如两层心包有部分粘连，虽有心包积液，有时仍可闻及摩擦音。在心前区听到心包摩擦音，就可作出心包炎的诊断。

（2）心包积液：症状的出现与积液的量和速度有关，而与积液性质无关。积液量在200以上或渗液迅速积聚时产生以下体征。

1）心脏体征：心尖冲动减弱、消失或出现于心浊音界左缘内侧处。心浊音界向两侧扩大、相对浊音界消失，患者由坐位转变为卧位时第2、3肋间的心浊音界增宽。心音轻而远，心率快。少数患者在胸骨左缘第3、4肋间可听到舒张早期额外音，即心包叩击音（pericardial knock），此音在第二心音后0.1秒左右，声音较响，呈拍击样，是由于心室舒张时受到心包积液的限制，血流突然中止，形成漩涡和冲击心室壁产生震动所致。

2）左肺下叶不张：大量心包积液时，心脏向左后移位，压迫左肺，引起左肺下叶不张，在左肩胛下角区出现肺实变表现，称为Ewart征。

3）心脏压塞的征象：大量心包积液或积液迅速积聚，即使积液仅150~200ml，当引起心包内压力超过20mmHg时即可产生急性心脏压塞征，表现为心动过速、心排血量下降、发绀、呼吸困难、收缩压下降甚至休克。如积液为缓慢积聚过程，也可产生慢性心脏压塞征，表现为静脉压显著升高，颈静脉怒张和吸气时颈静脉扩张，称Kussmaul征，常伴有肝大、腹水和下肢水肿。由于动脉收缩压降低，舒张压变化不大而表现脉搏细弱、脉压减小，出现奇脉。后者的产生主要是胸廓内的血流随呼吸运动而有明显改变所致。正常人在吸气时胸腔内产生负压，体静脉回流增加，胸腔内血管容量增多，右心排血量增加，肺静脉血流及左心室充盈减少，致使动脉血压下降，但下降幅度<10mmHg，对外周动脉搏动无明显影响。而当大量心包积液或心脏压塞时，吸气过程中胸腔负压使肺血管容量明显增加，而心脏因受积液包围

的限制，右心室的充盈和心排血量不能显著增加，肺静脉回流及左室充盈明显减少，导致动脉压显著下降>10mmHg时而出现奇脉。

（四）并发症

1. 心脏压塞　是心包疾病的危重并发症。急性心包炎约15%可发生心脏压塞。

2. 心源性肝硬化　指由于心脏的原因引起肝脏长期淤血、缺氧，肝细胞萎缩、消失，结缔组织增生所致的肝硬化，多见于慢性缩窄性心包炎，约占心源性肝硬化的16.6%。

3. 心律失常　心律失常是心包疾病的常见并发症之一，其产生与交感神经兴奋、心房扩大、心外膜炎症、心肌缺血以及机械性压迫等有关。

4. 心肌缺血　心包炎中偶有并发心肌缺血的报道；可能与冠状动脉痉挛、增厚钙化的心包压迫冠状动脉和心脏压塞时冠状动脉血流量减少等有关。

（五）检查

1. 一般血液检查　包括白细胞增多、血沉增快。CK-MB升高也可发生在急性心包炎患者，即不能以CK-MB鉴别心包炎与心肌梗死。血清天冬氨酸转移酶、乳酸脱氢酶正常或稍高。

2. 心电图检查　60%~80%病例有心电图改变，多数在胸痛后数小时或几日内出现。急性心包炎的心电图典型演变可分四期：①ST段呈弓背向下抬高，T波高尖。一般急性心包炎为弥漫性病变，故出现于除aVR和V_1导联外所有导联，也可以仅局限于肢体导联，尤其是ST_I、ST_II或ST_II、ST_III抬高。一般可持续2日至2周。②几日后ST段恢复到基线，T波减低、变平。③多导联T波倒置并达最大深度，可持续数周、数月或长期存在。④T波恢复直立，逐渐恢复正常的心电图，一般在3个月内。病变较轻或局限时可有不典型演变，出现部分导联的ST段、T波的改变和仅有ST段或T波改变。心包渗液的心电图表现为T波低平、双相或倒置，QRS波群呈低电压。

急性心包炎的其他非特异性心电图改变包括：

（1）PR段移位：除aVR和V_1导联外，PR段压低，提示心内膜下心房肌受损，可见于约80%的患者。

（2）QRS波低电压：是由于大量心包积液使心肌产生的电流对体表电位影响减弱所致，渗液吸收后电压可恢复，若抽取积液后仍有低电压，应考虑与心包炎纤维素的绝缘作用和周围组织水肿有关。

（3）电交替：一般仅见QRS波群电交替，整个

P-QRS-T 电交替改变则是大量心包积液特征性心电图表现;当大量心包积液时,心脏似悬浮于液体中,使正常节奏活动的心肌摆动幅度明显增大,引起心脏电轴交替改变而出现心电图电交替,当积液吸收,电交替现象就会消失。

（4）心律失常:窦性心动过速最为常见,部分可发生房性心动过速、心房扑动或心房颤动,极少数广泛心肌炎症或纤维化者可出现房室传导阻滞。

3. X 线检查 当心包渗液超过 250ml 时,可出现心影增大,心缘的正常轮廓消失,呈水滴状或烧瓶状,心影随体位改变而移动。部分伴胸腔积液,多见于左侧。透视或 X 线记波摄影可显示心脏搏动减弱或消失。X 线检查显示增大的心影伴以清晰的肺野,或短期内几次 X 线检查出现心影迅速扩大,常为诊断心包渗液的早期和可靠的线索。

4. 超声心动图检查 正常心包腔内可有 20～30ml 起润滑作用的液体,超声心动图常难以发现,如在整个心动周期均有心脏后液性暗区,则心包腔内至少有 50ml 液体,可确定为心包积液。舒张末期右房塌陷和舒张期右室游离壁塌陷是诊断心脏压塞的最敏感而特异的征象。超声心动图可在床边进行检查,是一种简便、安全、灵敏和正确的无损性诊断心包积液的方法。

5. 心包穿刺 有心包积液时,可做心包穿刺,将渗液做涂片、培养和找病理细胞,有助于确定病原。有 1/3 结核性心包炎渗液中可找到结核菌。心包液测定腺苷脱氨酶（ADA）活性≥30U/L,对诊断结核性心包炎具高度特异性;应用细胞生物学方法做 PCR 亦有助于结核的诊断。抽液后再注入空气（100～150ml）进行 X 线检查,可了解心包的厚度、心包面是否规则（肿瘤可引起局限性隆起）、心脏大小和形态等。

6. 心包镜检查 凡有心包积液需手术引流者,可先行心包镜检查。可直接窥察心包,在可疑区域做心包活检,从而提高病因诊断的准确性。

7. 放射性核素检查 用锝-99m 静脉注射后进行心脏血池扫描检查心包积液时,显示心腔周围有空白区,心影可缩小也可正常,心脏的外缘不规整（尤以右缘多见）,扫描心影横径与 X 线检查心影横径的比值小于 0.75。

8. 磁共振显像 能清晰显示心包积液的容量和分布情况,并可分辨积液的性质,如非出血性渗液,大都是低信号强度;尿毒症性、外伤性、结核性渗液内含蛋白和细胞较多,可见中或高信号强度。

（六）诊断

在心前区听到心包摩擦音,则心包炎的诊断即可确立。在可能并发心包炎的疾病过程中,如出现胸痛、呼吸困难、心动过速和原因不明的体循环静脉淤血或心影扩大,应考虑为心包炎伴有渗液的可能。

下列情况需考虑缩窄性心包炎:①急性心包炎治疗后,心影缩小,但静脉压不降或反而升高;②心包穿刺放液后,心脏压塞症状无改善或改善不明显;③腹水明显,静脉压升高,但无其他心肺疾病证据;④右心衰竭伴快速心房颤动,应用洋地黄制剂无效,或心室率减慢但心力衰竭症状无好转或进一步加重;⑤颈静脉怒张,出现 Kussmaul 征,心脏听诊闻及心包叩击音者。

（七）鉴别诊断

渗液性心包炎与其他原因引起的心脏扩大的鉴别常比较困难。颈静脉扩张而伴有奇脉、心尖冲动微弱、心音弱、无瓣膜杂音、有舒张早期额外音,X 线检查可见心影呈烧瓶样扩大,伴有搏动微弱,心电图示低电压、ST-T 的改变而 Q-T 间期不延长等有利于前者的诊断。进一步可做超声检查和磁共振显像等,心包穿刺和心包活检则有助于确诊。

非特异性心包炎的剧烈疼痛酷似急性心肌梗死,但前者起病前可有上呼吸道感染史,疼痛因呼吸、咳嗽或体位改变而明显加剧,早期出现心包摩擦音,以及血清天冬氨酸转移酶、乳酸脱氢酶和肌酸磷酸激酶正常,心电图无异常 Q 波;后者发病年龄较大,常有心绞痛或心肌梗死的病史,心包摩擦音出现于起病后 3～4 日,心电图有异常 Q 波、弓背向上的 ST 段抬高和 T 波倒置等改变,常有严重的心律失常和传导阻滞。

如急性心包炎的疼痛主要在腹部,可能被误诊为急腹症,详细的病史询问和体格检查可以避免误诊。

对于中老年患者,要密切注意并详细询问病史、X 线检查、超声心动图检查,以确定先前是否存在主动脉夹层分离,因主动脉夹层分离最早可表现为血液缓慢渗入心包腔所致亚急性心包炎。

（八）治疗

急性心包炎的治疗包括对原发疾病的病因治疗、解除心脏压塞和对症治疗。患者宜卧床休息,直至胸痛消失与体温消退。胸痛时给予非甾体抗炎药如阿司匹林 650mg 每 3 或 4 小时口服 1 次,吲哚美辛 50mg 口服,每日 4 次,或布洛芬等镇痛剂,必要时可使用吗啡类药物或左侧星状神经节封闭。风湿性心包炎时应加强抗风湿治疗,一般对肾上腺皮质激素反应较好;结核性心包炎时应尽早开始抗结核治疗,并给予足够的剂量和较长的疗程,直至结核活动停止后1年左右再停药;化脓性心包炎选用敏感的抗生素,反复心包穿刺排脓和心包腔内注入抗生素,疗效不佳时及早行心包切开引流,如引流发现心包增厚,则可进行广泛心包切除。非特异性心包炎,肾上腺皮质激素可能有效。如反复发作亦可考虑口服秋水仙碱(1~2mg/d)治疗或心包切除。

心包渗液引起急性心脏压塞时需立即行心包穿刺放液。20世纪70年代以前,心包穿刺通常是盲目进行的;现代有超声心动图定位,安全度大大提高,危及生命的并发症仅为0~5%。心包穿刺前,可先做超声心动图检查确定穿刺部位和方向。常用的穿刺部位是:①左侧第5肋间心浊音界内侧1~2cm处,针尖向内向后推进指向脊柱,穿刺时患者应取坐位;②胸骨剑突与左肋缘相交的夹角处,针尖向上、略向后,紧贴胸骨后面推进,穿刺时患者应取半卧位,此穿刺点不易损伤冠状血管,引流通畅,且不经过胸腔,适合于少量心包积液,尤其是化脓性心包炎,可免遭污染;③左背部第7或第8肋间左肩胛线处,穿刺时患者取坐位,左臂应提高,针头向前并略向内推进,当有大量心包积液压迫肺部,而其他部位不能抽出液体时可采用此穿刺部位,如疑为化脓性心包炎时,应避免此处抽液,以防胸部感染。心包穿刺时,也可将穿刺针与绝缘可靠的心电图机的胸导联电极相连接进行监护,用针穿刺时同时观察心电图的变化,如触及心室可见ST段抬高,偶见QS型室性期前收缩;触及心房时,可见PR段抬高及有倒置P波的房性期前收缩出现。心包穿刺应备有急救药品、心脏除颤器及人工呼吸器械等,并注意无菌技术,穿刺部位用1%~2%普鲁卡因浸润麻醉,然后将针刺入,直至穿进有抵抗感的心包壁层继而出现"落空感"为止;针头推进应缓慢,如手感有心脏搏动,应将针头稍向后退;抽液不能过快过猛;积液过稠时,可改为心包切开引流术。心包穿刺失败或出现并发症的原因有:①损伤性心包出血,血液进入心包腔的速度和抽吸一样快;②少量心包积液,即少于200ml,超声提示仅在基底部,心脏前面没有液性暗区;③包裹性积液;④罕见的并发症是心脏压塞缓解后,突然的心脏扩张和急性肺水肿,其机制可能是在心功能不全的基础上,心脏压塞解除后静脉回流突然增加所致。

慢性心包炎应及早施行心包剥离术。病程过久,心肌常有萎缩和纤维变性,影响手术的效果。因此,只要临床表现为心脏进行性受压,用单纯心包渗液不能解释,或在心包渗液吸收过程中心脏受压征象越来越明显,或在进行心包腔注气术时发现壁层心包显著增厚,或磁共振显像显示心包增厚和缩窄,如心包感染已基本控制,就应及早争取手术。结核性心包炎患者应在结核活动静止后考虑手术,以免过早手术造成结核的播散。

(九)预后

急性心包炎的自然病程及预后取决于病因。病毒性心包炎、非特异性心包炎、心肌梗死后或心包切开术后综合征通常是自限性的,临床表现及实验室检查在2~6周消退;如心包炎并发于急性心肌梗死、恶性肿瘤、系统性红斑狼疮、尿毒症等则预后严重;化脓性和结核性心包炎随着抗生素或抗结核药物疗法及外科手术的进展,预后已大为改善,部分患者得以痊愈,部分患者遗留心肌损害或发展为缩窄性心包炎。

(赵英仁)

第七节 消化系统感染

一、食管感染

食管感染是食管炎症的重要原因之一,病原体包括病毒、细菌、真菌等。食管感染常见有单纯性卡他性及化脓性食管炎两种。卡他性者常因食入刺激性强的或高温食物引起,并继发病原体感染。化脓性者多继发于食管憩室扩散形成蜂窝织炎,进一步扩展可并发纵隔炎、胸膜炎及脓胸。某些传染病如白喉、猩红热时,由咽喉部的黏膜坏死形成的假膜波及食管引起的假膜性食管炎。此外,强酸、强碱等化学腐蚀剂引起的腐蚀性食管炎(corrosive esophagitis)常发生食管黏膜感染、坏死及溃疡形成。

(一)病毒性食管炎

病毒性食管炎属于机会感染,常出现于肿瘤、免疫功能受损及慢性消耗性疾病体质衰弱的患者。

1. 病原学及发病机制　常见的致病微生物是疱疹病毒科病毒,故又称为疱疹性食管炎,主要有单纯疱疹病毒(HSV)、水痘-带状疱疹病毒(HZV)、巨细胞病毒(CMV)和EB病毒(EBV)等,其中以HSV较为常见,在食管感染性疾病中仅次于白念珠菌。在免疫低下患者中疱疹性食管炎发生率为7%。有报道发现病毒性食管炎的患者中大多数有恶性肿瘤性基础疾病,尤以淋巴瘤和白血病多见。放疗、化疗、激素治疗、器官移植及机械和化学损伤,以及插管或酸反流等医源性因素均可增加病毒感染的机会。许多患者有近期病毒感染的病史。近年随着肾移植和应用免疫药物的增加,该病发病率有所增加。此外,亦有人称非疱疹病毒中人类免疫缺陷病毒(HIV)、乳头瘤病毒(papillomavirus)、乳头空泡病毒(papovavirus)、脊髓灰质炎病毒(poliovirus)等可能也是病毒性食管炎的致病微生物,但缺乏充分论据。

疱疹病毒引起食管炎的发病机制尚有争论,有学者认为病毒引起毛细血管、小动脉和小静脉内膜下层的炎症,并可发生血栓,引起局部坏死导致黏膜溃疡。HSV可沿迷走神经到达食管引起黏膜疱疹病变。最早的食管病理损害是形成1个囊泡,然后中心部脱落,形成边缘隆起的稀疏的局限性溃疡。一般而论,本病的病损有三期:第1期是食管远端不连续性小疱,第2期为融合成0.5~2cm边缘隆起之黏膜损害,第3期为弥漫性黏膜坏死和溃疡。第3期的钻孔样溃疡系典型病变,病变部位以食管中、下部为多,肉眼可见彼此分离的多发性溃疡,边缘清楚,略隆起,溃疡表浅,一般无苔状物覆盖,溃疡之间黏膜完好。镜下溃疡深度一般不超过黏膜下层,溃疡边缘的上皮细胞水肿,呈风帆样改变,底部可见纤维素渗出,有时伴有出血。被感染的上皮细胞可呈多核巨细胞,有包涵体和毛玻璃样改变。

2. 临床表现　病毒性食管炎可无任何症状,有症状者主要表现为胸骨后异物感或胸骨后疼,吞咽疼痛和吞咽困难。患者常因吞咽疼痛而畏食。偶伴有食管出血,可表现为呕血和黑便。轻微感染多无症状。病毒性食管炎与真菌性食管炎症状相似,临床上两者常难以区分。合并症有出血、瘘管、病毒播散性感染、合并细菌感染及食管狭窄。

3. 诊断　体质衰弱和免疫功能受损的患者出现食管症状时均应疑及病毒性食管炎。食管吞钡检查可见散在、多个浅表溃疡,此与真菌性食管炎锯齿状或鹅卵石样外观不同。内镜检查可见典型钻孔样溃疡。溃疡处活检可示急性或慢性炎症,可见巨细胞内包涵体。并可予免疫组化和原位杂交检查,免疫组化染色病变上皮细胞的细胞质、细胞核、巨细胞包涵体等均呈强阳性,原位杂交见细胞核阳性。早期活检组织病毒培养可呈阳性;3~4周后疱疹病毒补体结合试验呈阳性反应。

4. 治疗　病程常为自限性,多数患者预后良好,数日后症状可自行消退。治疗主要是提高机体免疫力,积极治疗原发病。重症者可给予抗病毒药物,如阿昔洛韦和更昔洛韦都是具有高度活性的广谱抗病毒药物,能抑制疱疹病毒多聚酶,对HSV食管炎有明显疗效。大多可在1周内见效,但大的溃疡的愈合及被覆上皮的修复则需要较长时间。疗程一般2~3周。

(二) 细菌性食管炎

细菌性食管炎是指食管黏膜的细菌感染性炎症。

1. 病原学和发病机制　一般在食管黏膜损伤的基础上发生细菌感染。损伤原因包括异物或食物的机械刺激、内镜擦伤、剧烈呕吐,或继发于全身感染、上呼吸道感染。感染细菌多为口腔、上呼吸道正常菌群,如金黄色葡萄球菌、表皮葡萄球菌、草绿色链球菌等。恶性肿瘤、长期使用糖皮质激素或免疫抑制剂、艾滋病患者较易合并细菌性食管炎。偶见伤寒、结核、白喉、梅毒继发细菌性食管炎。

细菌性食管炎可分为单纯性食管炎、化脓性食管炎、食管脓肿、食管蜂窝织炎等。单纯性食管炎多为急性咽炎等周边炎症向下波及所致的食管黏膜局限性炎症,多发生在颈段食管。化脓性食管炎、食管脓肿和食管蜂窝织炎多为食管内异物损伤后所致,常发生在食管生理性狭窄部位。

2. 临床表现和诊断　初期表现为吞咽时疼痛、烧心、烧灼感及异物感,炎症进展后可出现发热、胸骨后疼痛、吞咽苦难或不能进食。

根据临床症状、实验室检查和胃镜检查可以初步诊断,活检组织病理学检查或培养出致病菌可以确诊。但有时需要与反流性食管炎、腐蚀性食管炎、早期食管癌等相鉴别。

实验室检查外周血白细胞显著增高,同时伴有C反应蛋白升高、血沉加快等。食管钡透检查有时会出现黏膜紊乱、龛影、狭窄甚至穿孔;胃镜检查可见局部黏膜发红、白色混浊、黏膜缺损及多发性隆起肥厚,而梅毒所致溃疡边缘清楚。黏膜活检、涂片、培养有助于发现病原菌。

3. 治疗　轻症者可予流质饮食,重症者禁食,同时需加强静脉营养支持;选择敏感抗生素进行治疗,通常使用头孢类或氟喹诺酮类广谱抗菌药物,有脓肿时应内镜下切开引流;根据情况可适当使用黏膜保护剂和抑酸剂。

(三) 真菌性食管炎

食管真菌感染是引起食管炎症的主要原因。

1. 病原学和发病机制　真菌性食管炎(fungous

esophagitis)的病原菌以念珠菌最为多见,其中最常见的是白念珠菌,占整个感染性食管炎的 40% ~ 50%。其次是热带念珠菌和克鲁斯念珠菌。其他少见的有放线菌、毛霉菌、组织胞浆菌、曲霉菌、隐球菌、芽生菌以及一些植物真菌等,这些菌是从外环境中获得的,而不是内生菌丛,其所引起的原发性食管感染仅见于严重免疫低下的患者。

本病的发生与真菌侵袭力和人体对真菌的易感性或抗感染防御功能改变有关。下列因素均增加真菌感染的危险性:①长期大剂量应用抗生素、服用抑制胃酸分泌的药物、高血糖症等可促进真菌生长繁殖;②食管黏膜遭受损失或放射治疗、细胞毒物化疗以及受酸的刺激,黏膜屏障受到破坏;③大剂量激素治疗、恶性肿瘤、某些内分泌功能紊乱、肾上腺皮质功能不全等使机体免疫功能遭受损害时,均可增加食管对真菌感染的敏感性。

真菌性食管炎患者癌变发生率为 17.3%,其机制可能为真菌引起的炎症刺激上皮增生及真菌毒素或代谢产物直接作用于食管黏膜上皮,导致细胞增殖加速,分化异常而发生癌变。

溃疡和假膜是特征性病理改变。典型的表现为成片的黏膜上皮被覆乳白色假膜斑块,其下为红斑状质脆黏膜,黏膜表面溃疡可有可无,假膜中含有纤维蛋白、坏死组织碎屑和念珠菌的菌丝体。

2. 临床表现和诊断 临床表现主要为咽疼、吞咽疼痛和吞咽困难。其症状的轻重与炎症发生的缓急及炎症范围有关。可有厌食、呕血甚至出血。婴儿常伴发口腔鹅口疮,成年念珠菌性食管炎可以在没有念珠菌性口炎的情况下发生。

食管 X 线钡剂检查对诊断有一定帮助。主要病变在食管的下 2/3,可表现为蠕动减弱或弥漫性痉挛。食管黏膜粗乱、不规则或呈颗粒状,宛如钡剂内混有多数微小气泡。晚期病例,黏膜呈结节状,致使钡柱外观如卵石样,颇似静脉曲张。有时可显示深在溃疡。在慢性病例,炎症病变向管壁深部发展,可造成节段性狭窄,甚至酷似食管癌。但在病变早期食管黏膜尚未发生明显异常或严重病例晚期阶段整个食管黏膜完全剥脱时,X 线钡剂造影可显示正常。

食管镜检查可见食管黏膜呈现弥漫性充血水肿、糜烂、溃疡,触之易出血。黏膜表面覆盖白色斑点或假膜。确切诊断需内镜毛刷细胞学或活检组织病理学检查。念珠菌是胃肠道一种共生菌,因此单独培养阳性尚不足以诊断,必须涂片见有真菌菌丝或活检组织见有菌丝侵入上皮方可确诊。

3. 治疗 真菌性食管炎的治疗主要是抗真菌药物治疗。临床上使用的抗真菌药物有制霉菌素、两性霉素 B、5-氟胞嘧啶和克念菌素等。国内外以制霉菌素应用最广,常规治疗一般持续 10 日,若症状未完全消失尚可延长,通常治疗后症状可迅速改善,X 线及内镜下改变 1 周左右即可完全恢复,不留后遗症。如有全身性真菌感染,可选用两性霉素 B 静脉注射。在治疗上尚应积极设法消除诱因,特别是合理应用抗生素和皮质激素。治疗期间注意药物的毒副作用如肝功能损害等。

二、胃部感染

(一) 胃部细菌、真菌感染

1. 胃蜂窝织炎 这是一种少见的但非常严重的胃化脓性炎症,病情凶险,若不及时诊断和治疗,可危及生命。常见细菌有甲型溶血性链球菌,其他还有葡萄球菌、肺炎链球菌、大肠埃希菌、克雷伯菌、肠杆菌属、产气荚膜杆菌。胃蜂窝织炎可以是两种以上细菌的混合感染。

临床上多为 40 岁以上妇女,出现严重上腹痛,伴恶心、呕吐,可持续数日,脓性呕吐物对诊断疾病具有特异性。若出现发热、寒战和严重衰竭,预示有菌血症和败血症,体征包括发热、假性腹膜炎症和腹部包块,坐起腹痛消失是弥漫性胃蜂窝织炎的特异体征。X 线征象可类似于浸润性胃癌或皮革胃。

治疗首选手术切除部分或全胃,并予以敏感有效的抗生素治疗。

2. 胃结核 胃结核(gastric tuberculosis)是人体各器官结核感染中最罕见的一种,是结核分枝杆菌侵犯胃壁引起的慢性特异性感染。晚期结核患者患肠结核者颇多而患胃结核者很少,其机制不明,可能与胃的杀菌力和胃壁缺乏淋巴滤泡有关。

(1) 病原学、发病机制与病理:原发性胃结核临床罕见,绝大部分的胃结核是继发性的,其原发病灶在 50% 以上的患者为肺结核,其余则为肠结核、骨结核及附件结核等。感染侵入胃壁的径路为:①直接侵入黏膜;②经血液和淋巴管传播;③直接从邻近浸润蔓延;④在胃壁的其他病变如良性溃疡或恶性肿瘤上有结核菌的附加感染。

病理:胃结核多发生于幽门和幽门前区小弯侧部位,少数发生于胃体或大弯侧。病理病变附近的淋巴结常有肿大及干酪样坏死。病理组织学检查可见典型的干酪样肉芽肿,常位于黏膜和黏膜下层,很少累及肌层。组织切片抗酸染色可发现抗酸杆菌。

病理类型主要包括以下 4 种类型。①溃疡型：该型最常见，约占 80%。溃疡可单发或多发，多数浅而小，边缘不规则，基底部可见灰白结节。亦有溃疡较大，深达肌层和浆膜层，形成穿透性溃疡或瘘管者，但急性穿孔少见。少数患者溃疡可侵犯较大血管引起大出血。溃疡瘢痕形成可导致幽门梗阻。②肿块型：由于炎症性肥厚或增生性病变而形成肿块或大结节，亦可由胃与周围脏器粘连形成团块。幽门部病变易致梗阻。③粟粒结节型：为全身粟粒性结核的一部分，胃壁各层可见散在粟粒结节。④炎症增殖型（弥漫浸润型）：病变常累及胃壁各层，故胃壁增厚，黏膜呈息肉样增生。

（2）临床表现：胃结核的临床表现很不一致，有些无症状或很轻微，有些类似慢性胃炎、胃癌，多数似溃疡病，患者有上腹部不适或疼痛，常伴有反酸嗳气，腹痛与进食无关。幽门梗阻所表现的呕吐多以下午、晚间为重，呕吐物为所进之食物，不含胆汁，隐血试验可为阴性，呕吐后腹胀减轻。除消化道症状外还可伴全身结核症状，如乏力、体重减轻、午后发热、夜间盗汗等。体格检查上腹有时可触及不规则的包块，有幽门梗阻时，在上腹部可见胃型、蠕动波及振水音。

（3）辅助检查

1）血液学检查常有轻度贫血，血沉可增快，血清中可检查出结核抗体。

2）大便隐血检查可呈阳性反应。

3）纯蛋白衍化物（PPD）皮肤试验多呈阳性或强阳性反应。

4）胃液分析胃酶常减低，也有部分患者并无胃酸缺乏。

5）胃镜活检切片抗酸染色阳性，有干酪样肉芽肿。

（4）诊断及鉴别诊断：胃结核无特征性临床表现，X 线检查和胃镜检查又无特异征象，因而临床诊断相当困难。目前认为组织学和细菌学检查是胃结核唯一的确诊方法。临床上，如胃病变发生于年轻人，对正规抗溃疡药物治疗无效，且伴有下列情况时应考虑到胃结核：①同时存在其他部位的结核病变；②PPD 试验强阳性而无其他脏器结核；③触及腹部肿块；④X 线检查显示瘘管或窦道；⑤胃和十二指肠同时受累且病变相连续。胃结核应与胃溃疡、胃恶性肿瘤、胃克罗恩病等鉴别。

（5）治疗及预后：胃结核应首选抗结核药物治疗，发生并发症或诊断困难时可考虑手术治疗。

1）抗结核药物治疗：抗结核药物对大多数胃结核患者疗效良好。常用的治疗方案为异烟肼加利福平 600mg，共 9 个月。对耐药者可加用吡嗪酰胺、链霉素或乙胺丁醇。

2）手术治疗：手术适应证为幽门梗阻、急性穿孔、局限性穿孔伴脓肿或瘘管以及大出血。

胃结核诊断和治疗及时者预后良好，预防主要是积极防治肺结核。

3. 胃白念珠菌感染　白念珠菌是常驻消化道寄生菌，完整的黏膜对其具有天然的免疫防御。胃肠道白念珠菌感染较少，多发生在免疫系统受损的个体，包括人类免疫缺陷病毒感染者、酒精性肝病患者以及使用抗生素、激素或抗肿瘤药物治疗者。胃部念珠菌感染多继发于良性或恶性胃溃疡，手术切除的胃溃疡中，1/3 可找见念珠菌。正常人偶尔亦可发生胃黏膜的原发感染。

在免疫受损患者中，胃黏膜可同时存在念珠菌广布的表浅定植和深部侵犯。两者的区别在于定植仅见孢子，而受侵组织必须有菌丝。如累及血管可致血栓和缺血，继而出现自发性黏膜纵沟和较大的溃疡，X 线检查可见胃内结节样病变，霉菌球和浅表溃疡。

诊断主要依靠临床表现，内镜下可见与鹅口疮相似的白斑或假膜，加上胃黏膜活检或细胞学鉴定为念珠菌感染，治疗主要是口服或静脉使用抗真菌制剂。

4. 毛霉菌病　毛霉菌病病原体为毛菌属腐生接合菌。该侵袭性霉菌体积大，壁薄且无中隔，其菌丝呈分支状。胃毛霉菌病并不常见，在热带地区相对多见。感染者几乎都是免疫受损患者，如糖尿病、严重烧伤、白血病、艾滋病、淋巴瘤等。

该菌可以侵犯血管壁而增殖，引起血栓和缺血性坏死。严重毛霉菌病在鼻窦、肺和胃肠道各处都有病变。胃毛霉菌病的特征为黏膜出血、坏死和溃疡。毗邻播散性病灶可见于肝脏、结肠、食管、胆囊或淋巴结。

本病少见且不易诊断。一旦诊断成立，在积极治疗原发病的同时全身应用两性霉素 B，有时需要手术切除坏死组织方可缓解或治愈本病。

（二）胃梅毒

胃梅毒（gastric syphilis）是由于梅毒螺旋体侵犯胃壁所致，是一种罕见的胃疾病。

1. 病因、发病机制及病理　梅毒（syphilis）是由梅毒螺旋体引起的，通过接触传染，临床上可分为初期、二期、三期(晚期)3 个阶段。胃梅毒是由于梅毒螺旋体侵犯胃壁所致,病变开始在胃黏膜下层。早期梅毒即可使胃壁受累,但多数为一过性,第二期梅毒胃黏膜病理变化没有特异性。胃部病变主要是三期梅毒引起,表现为炎性浸润及形成树胶样肿,单发或多发,组织学呈肉芽肿改变,可见类上皮细胞、成纤维细胞及巨细胞围绕的中心性坏死病变。病原体在暗视野下嗜银染色或荧光素标记抗体染色可看到,也可采用免疫接种而发现。炎性浸润以黏膜下层为主,肌层也可增厚。病变处表面黏膜光滑,色泽较暗。也可在胃壁形成典型的树胶样肿、浅表结节,以后溃破成溃疡,接触时有硬结感,形成瘢痕或穿破胃壁。

2. 临床表现 症状发展较缓慢,但进行性加重,随着胃容积缩小和并发溃疡而明显。开始多表现为饭后上腹部疼痛或不适。伴有上腹胀、恶心、呕吐和消瘦、乏力等。因胃瘢痕形成及幽门通过受阻,腹痛和呕吐加重。有些患者症状类似消化性溃疡。少数病例腹部体检可触及肿块。

3. 辅助检查

(1) 胃 X 线钡餐造影可提示:①砂钟胃;②弥漫性胃壁受累,形成皮革胃;③胃充盈缺损;④胃容积减少而呈管状狭窄;⑤多为浅溃疡,X 线检查不易发现,如为大溃疡,X 线检查似癌性溃疡。

(2) 胃梅毒初期胃镜检查可见胃炎性改变,包括胃黏膜充血、糜烂、散在出血点,胃窦部可见浅表溃疡。晚期梅毒出现胃窦狭窄,胃壁蠕动减弱,以及树胶样肿破溃后形成较大不规则的溃疡,外观难与癌性溃疡区别。

4. 诊断及鉴别诊断 胃梅毒无特异症状,诊断较困难,依据以往疾病史、初期梅毒下疳病史及胃 X 线检查、血清抗原反应,有助于确诊。胃镜所见及活组织检查符合梅毒的病理改变,可确定诊断。经抗梅毒治疗后,胃部 X 线钡餐造影显示病变好转或消失,对诊断亦有帮助。

胃梅毒有时与胃癌及胃溃疡难以鉴别。但胃梅毒多发生于未经抗梅毒治疗的年轻患者,病程较长,体重下降较胃癌缓慢。有时须经活组织检查或手术后病理检查方能确诊。

5. 治疗及预后 治疗可采用青霉素治疗,连续10 天,如对青霉素过敏可用红霉素或四环素替代,连续 30 天。若病变广泛、幽门不全梗阻、疼痛持续不好转、营养状况很差者,可手术治疗。

经充分治疗的患者,应随访 2～3 年。治疗后第

1 年内每 3 个月复查 1 次,包括临床与血清(非螺旋体抗原试验),以后每半年复查 1 次。随访期间严密观察其血清反应滴度下降与临床改变情况,如无复发即可终止观察。

(三) 胃部病毒感染

对于免疫受抑制患者和人类免疫缺陷病毒(HIV)感染,器官移植或肿瘤化疗者,巨细胞病毒和单纯性疱疹病毒都是引起机会感染的重要病原微生物。

1. 巨细胞病毒感染 胃肠道是巨细胞病毒感染的常见部位,包括胃、十二指肠和结肠的炎症和溃疡,还有巨细胞病毒感染引起胃窦部黏膜下包块的报道。常见症状可表现为腹痛、食欲减退、发热、恶心,偶尔有出血。通常患者已处于免疫抑制状态,在正常人,巨细胞病毒感染可导致胃十二指肠的多发溃疡以及肝炎、脾大和脉络膜视网膜炎。

早期行内镜检查并活检对诊断巨细胞病毒感染有帮助,组织切片可见典型的细胞核内包涵体。已知该病有两种表现形式,一种是感染限于上皮细胞层,胃炎表现很轻;另一种感染累及包括内皮细胞在内的间质细胞,胃炎较重。

治疗主要应用丙氧鸟苷等抗病毒药物,但疗效不甚确切。对于 HIV 感染者合并巨细胞病毒感染,需要维持抗病毒治疗。

2. 单纯疱疹病毒感染 免疫受损患者可出现播散性单纯疱疹病毒感染,此时可能累及食管和胃。X 线对比双重造影显示胃内多个粗结节和浅溃疡。内镜下表现为黏膜散在的小红斑,表面出现疱疹和浅表线状溃疡,也可以表现为隆起的小斑块,顶部呈"火山口"状的溃疡。黏膜组织学检查可见典型的嗜酸性核内包涵体。

三、肠道感染

肠道感染是临床上最常见的疾病,病原体包括细菌、病毒、真菌及寄生虫等。细菌性肠炎的致病菌以痢疾杆菌最常见,其次为空肠弯曲菌和沙门菌。细菌性肠炎的病原菌可分产肠毒素性和侵袭性两大类。不同病原菌引起的肠炎,有不同的发病机制和临床表现。病毒性胃肠炎是一组多种病毒引起的以吐、泻、水样便为主要临床表现的急性肠道传染病,在发达国家及发展中国家均有较高的发病率。寄生虫感染性疾病最常见的部位也是肠道。本节主要论述真菌性肠炎、急性出血性坏死性肠炎、抗生素相关性肠炎及惠普尔(Whipple)病。

（一）真菌性肠炎

真菌性肠炎（fungal enteritis）属于深部真菌病。消化道是真菌侵入体内的主要传染途径，对健康和生命都有较大的威胁。过去本病甚为少见，目前由于广谱抗生素、激素、免疫抑制剂、抗肿瘤药、放射治疗等广泛应用，肠道感染的疾病也日趋增多。在我国引起肠炎的真菌主要有念珠菌、放线菌、毛霉菌、曲菌、隐珠菌等，其中以白念珠菌肠炎最为多见。本节以念珠菌感染为例介绍真菌性肠炎。

1. 病原学　念珠菌是一种真菌，较为常见的是白念珠菌。念珠菌是真菌中最常见的条件致病菌。它常寄生于人的皮肤、口腔、阴道和肠黏膜等处，当机体免疫功能低下或正常寄居部位的微生态环境失调，容易引起念珠菌病。此菌正常情况下呈卵圆形，有芽孢及细胞发芽伸长而形成的假菌丝。白念珠菌与机体处于共生状态，一般不引起疾病。当某些因素破坏这种平衡状态时，白念珠菌由酵母相转为菌丝相，在局部大量生长繁殖，引起皮肤、黏膜甚至全身性的念珠菌病。机体的正常防御功能受损导致内源性感染，如创伤、抗生素应用及细胞毒药物使用致菌群失调或黏膜屏障功能改变、皮质激素应用、营养失调、免疫功能缺陷等。白念珠菌为双相菌，正常情况下一般为酵母相，致病时转化为菌丝相。因此在细胞涂片或组织切片中发现假菌丝是白念珠菌感染的重要证据。念珠菌对热的抵抗力不强，加热至60℃ 1小时后即可死亡。但对干燥、日光、紫外线及化学制剂等抵抗力较强。

2. 流行病学　念珠菌中最常见者是白念珠菌，除广泛分布于自然界，亦存在于正常人皮肤、口腔、肠道、阴道等处，消化道带菌率高达50%。食品、蔬菜、水果，甚至饮料亦可成为肠道念珠菌感染的传播媒介。原有鹅口疮的婴儿，念珠菌下行感染可引起食管炎和肠炎。新生儿念珠菌肠炎则是经产道吞咽带念珠菌的阴道分泌物而感染或宫内感染所致。慢性肝病或恶性肿瘤患者，以及滥用广谱抗生素者，可因白念珠菌在肠道的过度生长而出现水样腹泻。医务人员的手亦有较高的带菌率，可成为免疫功能低下患者的重要传播途径。1997年，Linbimova等报道圣彼得堡某医院血液病房出现医源性念珠菌病暴发，9例患者中有4例为念珠菌肠炎，另5例为念珠菌菌血症。口腔念珠菌病通常是艾滋病的早期指征，而往往伴有食管和肠道念珠菌感染。

3. 临床表现　真菌性肠炎常见，好发于儿童，尤其是营养不良或严重衰竭的婴儿。主要表现为腹泻，大便每天10~20次，呈水样或豆腐渣样，泡沫比较多且呈黄绿色，可伴有腹胀、低热，甚至呕吐，但腹痛少见。粪标本碘涂片可见大量出芽酵母和菌丝，培养多为白念珠菌。患儿常伴有鹅口疮。有基础疾病的患者则往往于发病前有应用广谱抗生素史。免疫缺陷患者易发展为播散性念珠菌病。如按一般细菌性肠炎治疗，症状反而加剧，腹泻呈迁延性经过，常数月不愈，且愈后易复发。

4. 辅助检查　真菌性肠炎的诊断比较困难，临床病例多数被漏诊或误诊，本病临床症状一般不严重，缺乏特征性表现，实验室检查中具确诊意义的项目不多，有些项目又难以推广应用。因此，真菌性肠炎的诊断需要运用多种方法，如病原学、病理学、免疫学等手段作综合分析。

病原学检查包括直接镜检标本、染色镜检、真菌培养等；病理学检查包括结合肠镜活检，病理切片中发现真菌孢子和菌丝，是侵袭性肠炎的直接证据，有肯定的诊断意义。免疫学检查可行血清抗原检测、真菌菌素皮肤试验、血清抗体检测等。

5. 治疗及预防　真菌性肠炎治疗主要包括一般治疗、补液以及抗真菌治疗。

一般治疗：卧床休息，消化道隔离。给予易消化、高热量、高维生素、低脂肪饮食。限制进食牛奶以防腹胀。避免刺激性、多渣食物。可用物理降温，停用原有抗生素，忌用止泻药，可应用微生态制剂。

液体疗法：应及时进行静脉补液，以补充水分、热量，及时纠正酸碱平衡和电解质紊乱。原则上损失多少补多少，遵循"先盐后糖，先快后慢，纠酸补钾"的方针。口服补液适用于轻度失水者和静脉补液后病情已有改善者。

抗真菌治疗：首选制霉菌素口服。重症或口服有困难者选用氟康唑或两性霉素B合用，氟胞嘧啶（5-氟胞嘧啶）静脉滴注。

预防：①尽量避免大剂量长时间地使用抗生素、皮质类固醇激素和免疫抑制剂药物，特别是广谱抗生素，或几种抗生素或抗生素加激素同时使用。应多服维生素C。②注意保持皮肤清洁卫生。腹腔手术和口腔拔牙后，发生感染时，应积极治疗。③皮肤皱褶处，尽量避免潮湿或肥皂制剂。④经常从事洗涤工作者，要注意甲床、甲沟变化，及早检查和处理。⑤局部有坏死组织和化脓性病损，应按外科治疗原则处理。

（二）急性出血性坏死性肠炎

急性出血性坏死性肠炎（acute hemorrhagic necrotizing enteritis，AHNE）是一种危及生命的暴发性疾病，病因不清，其发病与肠道缺血、感染等因素有关，以春秋季节发病为多。病变主要累及小肠，呈节段性，但少数病例可有全部小肠及结肠受累，以出血、坏死为特征。主要临床表现为腹痛、腹胀、呕吐、腹泻、便血，重症可出现败血症和中毒性休克。

1. 病因学 本病的发病与感染产生 B 毒素的 Welchii 杆菌［产气荚膜梭菌（*Clostridium perfringens*）的 C 型及 F 型］有关，B 毒素可致肠道组织坏死，产生坏疽性肠炎。本病的发生除了与进食污染有致病菌的肉类食物有关外，也受其他饮食因素影响，如饮食习惯突然改变，从多吃蔬菜转变为多吃肉食，使肠内生态学发生改变，有利于 Welchii 杆菌的繁殖；或如饮食以甘薯为主，肠内胰蛋白酶抑制因子的大量存在，使 B 毒素的破坏减少。

2. 流行病学 急性出血性坏死性肠炎有两次大的暴发，一次发生于第二次世界大战后的德国，另一次发生于 60 年代的巴布亚新几内亚，均由于吃了未煮熟或变质的肉类引起。巴布亚新几内亚、泰国、印度、乌干达、新加坡和斯里兰卡等国家也有散发性报道。本病在全年皆可发生，尤多见于夏秋季。多发生于儿童和青少年。男性较女性多见。儿童和青少年比成人多见。

3. 临床表现 起病急，发病前多有不洁饮食史。受冷、劳累，肠道蛔虫感染及营养不良为诱发因素。

腹痛、腹胀：腹痛多为突发，持续并可有阵发加重。腹痛部位多在脐周或上腹部。有些患者可有全腹痛，本病在早期可先有轻度腹胀，继则加重。

呕吐：腹痛发作后即伴恶心、呕吐，吐出物含胆汁、咖啡样或血水样。

腹泻及便血：程度不一，多者每天 10 余次。根据病变部位、出血速度，在肠道停留时间及肠蠕动情况不同，粪便可有不同表现。腹痛发生后即可有腹泻。粪便初为糊状而带粪质，其后渐为黄水样，继之即呈白水状或呈赤豆汤和果酱样，甚至可呈鲜血状或暗红色血块，粪便少而且恶臭。如病变局限在小肠者则无里急后重现象。出血量多少不定，轻者可仅有腹泻，或仅为粪便隐血阳性而无便血；严重者一天出血量可达数百毫升。腹泻和便血时间短者仅 1~2 天，长者可达 1 个月余，且可呈间歇发作，或反复多次发作。腹泻严重者可出现脱水和代谢性酸中毒等。

全身中毒症状：由于细菌、内毒素的易位造成全身炎症反应，可有发热或体温不升、精神萎靡或烦躁，若出现谵妄或昏迷多提示病情严重，出现多器官功能障碍综合征（MODS）并可能有肠坏死的情况发生。

腹部体征：相对较少。有时可有腹部饱胀、见到肠型。脐周和上腹部可有明显压痛。早期肠鸣音可亢进，而后可减弱或消失。

4. 辅助检查 检查发现血常规表现为白细胞计数增高，涂片分类有核左移现象；红细胞减少、血红蛋白降低；进行性血小板计数减少等。粪便常规示外观呈暗红或鲜红色，或隐血试验强阳性，镜下见大量红细胞，偶见脱落的肠黏膜。可有少量或中等量脓细胞。有条件可做粪便产气荚膜杆菌培养和内毒素检测。X 线检查提示腹部平片可显示肠麻痹或轻、中度肠扩张。钡剂灌肠检查可见肠壁增厚，显著水肿，结肠袋消失。在部分病例尚可见到肠壁间有气体，此征象为部分肠壁坏死，结肠细菌侵入所引起；或可见到溃疡或息肉样病变和僵直。部分病例尚可出现肠痉挛、狭窄和肠壁囊样积气。纤维肠镜检查可早期发现肠道炎症和出血情况。

5. 诊断 临床诊断主要依据是：①有饮食不洁史，在夏秋季发病，突发剧烈腹痛、腹泻和腥臭便血、恶心呕吐以及明显中毒症状者，均应考虑到本病的可能性。②根据病程阶段和患者的表现，区分不同的临床类型。腹泻血便型，以腹泻便血为主要表现；腹膜炎型，主要表现肠系膜炎征象；中毒型，以休克为突出表现或伴弥散性血管内凝血（DIC）；肠梗阻型，以急性肠梗阻的特点为主要表现。

6. 治疗及预防 基本原则为积极支持疗法，纠正水、电解质、酸碱平衡紊乱，控制感染，防治休克。约 3/4 的患者经过内科治疗可获得痊愈，因此及时、正确的内科治疗当为本病首选。对急性出血性坏死性肠炎的治疗需要内外科医生的密切配合，在采取内科治疗期间应认真、仔细观察病情的进展，加强各有关指标的检测。外科手术仅为治疗方法之一，手术后的管理更为重要。

预防：①避免进食未煮熟或变质的肉类，尤其在高发季节避免进食生肉；②避免大量进食破坏肠道内蛋白水解酶的食物，如甘薯类食物，尤其是在进食生的海鲜、可能未完全熟制的烤肉（如烤羊肉串等）时，避免同时大量食用此类食物；③均衡膳食，避免暴饮暴食。

（三）抗生素相关性肠炎

抗生素相关性肠炎一般指假膜性肠炎，假膜性肠炎是一种主要发生于结肠和小肠的急性纤维素渗出性炎症,多系在应用抗生素后导致正常肠道菌群失调,艰难梭菌(*Clostridium difficile*)大量繁殖,产生毒素而致病。本病多发生于老年人、重症患者、免疫功能低下及外科大手术后的患者,其临床表现轻重不一,可仅为轻度腹泻,也可出现高热、严重腹泻、水电解质紊乱、中毒性巨结肠,甚至危及生命。本病病情重,治疗不及时病死率高。由于广谱抗生素和免疫抑制剂的广泛应用,本病发病率有上升的趋势。

1. 病因学　本病可发生于手术后,或因病情需要而接受抗生素治疗,使得机体的内环境发生变化,肠道菌群失调,使艰难梭菌得以迅速繁殖并产生毒素而致病。

2. 临床表现　腹泻是最主要的症状,腹泻程度和次数不一。轻者大便 2~3 次/d,停抗生素后自愈;重者有大量水样泻,达 30 次/d,部分患者可排出斑块状假膜。常伴有腹痛,多在下腹部,呈钝痛、胀痛或痉挛性疼痛,也可伴有腹胀、恶心、呕吐、发热等,重症及暴发型者可出现水电解质紊乱、低蛋白血症、中毒性及低血容量性休克。

3. 辅助检查　血常规检查可发现外周血白细胞计数增多,以中性粒细胞增多为主。粪便常规检查无特异性改变,仅有白细胞,肉眼血便少见。有低白蛋白血症、电解质失平衡或酸碱平衡失调。粪便细菌特殊条件下培养,多数病例可发现有艰难梭菌生长。污泥梭状芽孢杆菌抗毒素中和试验常阳性。在高度怀疑本病时,应及时做内镜检查。本病常累及左半结肠,而直肠可无病变。内镜肉眼观察:轻者仅可见黏膜充血水肿,血管纹理不清,呈非特异性肠炎表现;稍重者可见黏膜散在浅表糜烂,假膜呈斑点状分布,周边充血;严重病例假膜呈斑片状或地图状,假膜不易脱落,部分脱落区可见溃疡形成。假膜具有特征性,对临床诊断有重要意义。腹部平片可显示肠麻痹或轻、中度肠扩张。钡剂灌肠检查可见肠壁增厚,显著水肿,结肠袋消失。在部分病例尚可见到肠壁间有气体,此征象为部分肠壁坏死,结肠细菌侵入所引起;或可见到溃疡或息肉样病变表现。上述 X 线检查表现缺乏特异性,故诊断价值不大。空气钡剂对比灌肠检查可提高诊断价值,但有肠穿孔的危险,应慎用。

4. 诊断　本病主要通过病史、体征、辅助检查来作诊断。病史:多发生于 50 岁以上人群,女性多于男性。患者多有胃肠手术或其他严重疾病史,并在近期内用过抗生素,尤其是广谱抗生素。症状的

发生多见于抗生素治疗 4~10 天内或在停用抗生素后 1~2 周内。有腹泻、腹痛,部分患者可排出斑块状假膜,也可伴有腹胀、恶心、呕吐、发热等症状。体征:可出现脉搏增快、血压下降、呼吸急促等休克表现及脱水征象;精神错乱等中毒变化;腹部压痛、腹肌紧张、肠胀气及肠鸣音减弱等体征。实验室检查:粪便涂片检查,可发现球杆菌比例增高。必要时可做粪便双酶梭状芽孢杆菌抗毒素中和法测定,以检查有无艰难梭菌毒素存在。辅助检查:①X 线检查,可见肠管胀气和液平;②纤维结肠镜检查,可见黏膜发红、水肿,表面有斑块或已融合成的假膜。

5. 治疗及预防　治疗上:①立即停用原有抗生素;②对重症患者应加强支持疗法,纠正水、电解质紊乱,补充血容量,补充血浆、白蛋白,以增强患者的抵抗力,使患者度过危险期,为病因治疗赢得时间;③病因治疗,应选用针对病因有效的药物如甲硝唑、万古霉素等;④恢复正常菌群,可选用含嗜酸乳杆菌、双歧杆菌等药物口服,也可用灌肠来恢复患者肠道的正常菌群;⑤对药物治疗反应不佳的多次反复的严重病例,必要时可考虑外科手术治疗。

预防:首先应注意抗生素的使用,避免滥用抗生素,减少假膜性肠炎的发病率,尤其是广谱抗生素的使用要有明确的目的,在取得预期的疗效之后应及时停药。对老年体弱手术者,尤其是进行腹腔和盆腔大手术后,以及免疫功能低下的癌症患者,应尽量避免使用易于诱发艰难梭菌的抗生素。对必须使用抗生素的患者要加强警惕,早期发现,及时治疗,减少严重的假膜性肠炎的发生。

(四)惠普尔病

惠普尔(Whipple)病是一种全身性的传染病,由 *Tropheryma whippelii* 菌感染所致的少见的多系统慢性感染性疾病。主要见于 30~60 岁男性,临床表现为体重减轻、腹泻、吸收不良、贫血、皮肤色素沉着和关节症状(多发性关节痛和关节炎)等,可累及身体的许多部位,如胃肠道、关节、心、肺、脑、浆膜腔、眼等。小肠黏膜常受累严重,黏膜活检具有特异性诊断价值。

1. 病原学和发病机制　*T. whippelii* 菌属革兰氏阳性杆菌,直径 0.15~0.25mm,长 1~2mm,无鞭毛。细胞壁厚 20nm,位于三层细胞膜的外部,电子密度高,含多糖成分。然而,另有一薄的三层的双层膜包绕细胞壁,有对称的磷脂小叶,但无脂多糖,可能来源于宿主。*T. whippelii* 菌 PAS 染色阳性,这使其可以抵抗淀粉酶。其可被吉姆萨染色和某些银染方法

（如 Gomori）染色,但不耐酸。

Whipple 病典型的病理特征是累及小肠特别是空肠,使肠壁增厚、僵硬、扩张,脏腹膜可有纤维素性渗出,常伴有肠系膜淋巴结肿大。光镜下典型的组织学表现是小肠黏膜固有层内 PAS 染色阳性的颗粒状泡沫样巨噬细胞,这种特异性颗粒实际上是 *T. whippelii* 菌及其代谢产物的积聚;电镜下可在细胞内或者细胞外见到三层细胞壁样结构的杆状细菌。Whipple 病是全身性疾病,可以累及周围淋巴结、中枢神经系统、肝脏、脾脏、皮肤、心瓣膜和滑膜等,可以出现非干酪样的上皮细胞(结节病样)肉芽肿,光镜下这些组织内同样可以看到特征性的 PAS 染色阳性巨噬细胞。

由于 *T. whippelii* 菌的自然生物学尚不清楚,且在实验室的培养一直未获成功,对其发病机制推测可能为 *T. whippelii* 菌经口咽下后通过未知的机制穿过基底层进入固有层,在固有层细胞外间隙繁殖,再经过淋巴或血行途径播散至全身其他脏器。也有证据表明患者可能存在较轻微的细胞免疫功能缺陷,但是不清楚免疫缺陷是造成 *T. whippelii* 菌感染的原因,还是感染 *T. whippelii* 菌后的结果。确切知道的是免疫缺陷在本病的发生发展中起重要作用,正是巨噬细胞吞噬作用和细胞内降解活动的减弱,才使得胞外存在完整的细菌,使细菌由胃黏膜播散至全身其他脏器。

2. 临床表现 Whipple 病是一种慢性、进行性、复发性的累及多系统的疾病,临床表现多种多样。典型的临床变现为体重减轻、腹泻、腹痛及关节痛,占 65%~95%。其中关节痛常早发于其他表现,大多累及四肢大关节,如腕、膝、踝等关节,可累及两个或两个以上关节,多为对称性,表现为短暂的、游走性、复发性的关节痛,可自行缓解,损害非变形性也非破坏性。20%~55% 的患者可出现心血管系统受累,其临床表现少于组织改变,主要为心内膜炎、心包炎、心肌炎、充血性心力衰竭和胸腔积液等。也可累及眼部,表现为葡萄膜炎、视网膜炎、角膜炎、视神经炎和视盘水肿。随着进行性营养不良和低白蛋白血症的相应发展,可出现水肿、电解质失衡和严重贫血。还可出现淋巴结肿大、皮肤色素沉着、不明原因发热。

约有 10% 的 Whipple 病患者会有神经系统受累,最常见的表现为眼肌麻痹(通常是眼外肌)、肌阵挛、痴呆(包括记忆丧失、精神错乱、行为失常和情感淡漠),如不治疗,病情会不断进展。部分患者还会出现下丘脑受累表现,如睡眠障碍、多饮、多食和低体温,也可出现垂体功能低下的表现。Whipple 病有一种少见但特征性的神经病变,眼-咀嚼肌节律性运动(OMM)和眼-面骨骼肌节律性运动(OFSM)。OMM 表现为不间断不自主节律性眼球会聚样运动,频率约为每秒 1 次,伴有咀嚼肌刺激性收缩。OFSM 是 OMM 的泛化,除眼肌和咀嚼肌不自主收缩外,还有四肢肌肉的不自主收缩。

常规的实验室及影像学检查并无特异性表现,血沉可增快,C 反应蛋白可增加,若有腹泻,可出现贫血或低蛋白血症。如怀疑 Whipple 病应行活检,光镜下有特征性的组织学表现,即胞质内含有 PAS 染色阳性的颗粒状泡沫样巨噬细胞。但需注意的是,PAS 阳性细胞既可以存在于健康人中,也可见于不典型分枝杆菌如鸟-胞内分枝杆菌、蜡样芽孢杆菌和真菌感染的患者。不过,*T. whippelii* 菌抗酸染色阴性,而鸟-胞内分枝杆菌抗酸染色阳性。活检部位还可行电镜检查,特征性表现是电镜下可见三层细胞壁样结构的杆状细菌,即 *T. whippelii* 菌。

3. 诊断 凡长期腹泻伴反复关节痛和/或全身淋巴结肿大者,应高度怀疑本病可能。由于 Whipple 病病变常位于十二指肠和空肠上段,所以诊断主要依赖小肠镜检查和病理活检。内镜下可见十二指肠及空肠黏膜充血、白斑、溃疡及出血。小肠病变组织活检除了可见一般炎症改变外,尚可发现特征性 PAS 染色阳性的颗粒状泡沫样巨噬细胞,电子显微镜下可见固有层内的膜结合囊泡内有棒状杆菌,即 *T. whippelii* 菌。若在淋巴结、中枢神经系统、脑脊液、心脏、肝脏、肌肉、肺、滑膜和骨髓等组织中发现 PAS 阳性的巨噬细胞,则说明 Whipple 病有多系统损害。少数病例在病程早期病理检查也可为阴性结果,可能与活检取样未及病变部位及早期进行抗生素治疗有关,故为明确诊断,常需多处取样。近年来,应用 PCR 技术检测病原菌的 16S rRNA 和 16S~23S 序列可帮助确立本病的诊断。对可疑患者,PCR 具有更高的敏感性与特异性,尤其在病理检查阴性和消化道症状缺如的情况下,应用 PCR 技术检出病原菌的 RNA 片段可为明确 Whipple 病诊断提供重要依据。

4. 治疗 Whipple 病对抗生素治疗反应明显,虽多数患者在抗生素治疗后病情短期获得明显改善,但抗生素必须持续应用乃至数年,疗程过短易复发,复发大多发生于治疗不足 6 个月的患者。因此,对本病早期认识及有效、长期地抗感染是治愈本病的关键。适当补液及营养支持亦不容忽视。临床实践发现多种抗生素对其都有效，主要包括青霉素、红霉素、氨苄西林、四环素、氯霉素或甲氧苄啶-磺胺甲噁唑（TMP-SMZ），目前认为 TMP-SMZ 是最好的口服治疗药物。如果存在中枢神经系统受累，应给予氯霉素。治疗开始后患者症状改善，体重增加，但症状完全消失需数月至数年，组织学恢复则更慢。目前临床推荐 Whipple 病治疗方案为：头孢曲松 2g 静脉滴注，1 次/d，或美罗培南 1g 静脉滴注，3 次/d，治疗 2 周后改为 TMP-SMZ 960mg 口服，2 次/d，至少治疗 1 年。停药前应用光镜或电镜检查小肠活组织标本，以证明 T. whippleii 菌被清除。PCR 检测细菌存在与否，有助于指导选择恰当的抗生素和决定治疗时间。PAS 阳性的巨噬细胞可存在多年。另外，国外有文献报道通过 γ 干扰素辅助抗生素治疗难治性 Whipple 病取得良好疗效。

随着我们对 T. whippleii 菌的认识加深，制定减少人类暴露的策略及研究本病对抗生素的易感性以及联合用药将成为可能，并由此设计出更加有效合理的治疗手段。

四、肝脏及胆道系统感染

（一）细菌性肝脓肿

细菌性肝脓肿是指由细菌侵入肝脏引起的肝内化脓性感染性疾病。肝脏具有丰富的血运系统，同时由于其单核-巨噬细胞系统具有强大的吞噬功能，因此肝脏自身很少发生化脓性感染，肝脓肿多继发于体内其他部位的感染。在 20 世纪最初，急性阑尾炎是细菌性肝脓肿的常见原发感染灶，其死亡率可达 75%~80%。近 20 年来，胆道疾病成为细菌性感染的主要原发病因，其主要并发症和死亡原因是感染性休克。

1. 病原学 细菌性肝脓肿的主要病原菌包括大肠埃希菌、克雷伯菌、链球菌、金黄色葡萄球菌、厌氧菌和真菌等。其中约 40% 的细菌性肝脓肿为厌氧菌感染，需氧和厌氧菌混合性感染约占 25%。肝脓肿的感染途径众多，包括胆管、门静脉、感染灶的直接蔓延、肝动脉及穿透伤。隐源性脓肿是不知直接诱因的肝脓肿，最常见且常为单发，多发脓肿常是从胆囊诱发。

根据感染途径和机体状况的不同，致病菌的种类也各不相同：革兰氏阴性杆菌和厌氧菌多经胆道和门静脉侵入肝内，主要如大肠埃希菌、肺炎克雷伯菌、粪链球菌等；而经肝动脉血行感染的多为革兰氏

阳性球菌，特别是金黄色葡萄球菌；链球菌和葡萄球菌感染在创伤后和免疫受抑的患者中较多见；长期住院和使用抗生素治疗的患者发生肝脓肿的病原菌则以克雷伯菌、变形杆菌和铜绿假单胞菌为主。在美国和欧洲国家，肝脓肿的病原菌主要是链球菌和大肠埃希菌，在我国和亚洲其他地区肺炎克雷伯菌引起的肝脓肿逐渐增多，目前已取代大肠埃希菌成为导致肝脓肿的主要病原菌。系统性疾病，包括肝硬化、糖尿病、恶性肿瘤及血色病是常见的易感因素。

2. 临床表现 细菌性肝脓肿最常见的临床症状是发热，可伴寒战或出汗，其次是右上腹疼痛，疼痛特点为稳定的钝痛，若炎症刺激横膈或向胸部扩散，可放射至右肩或胸部，随吸气动作而加重。可伴有乏力、食欲减退、体重下降、腹水、咳嗽、呼吸困难、胸闷等。黄疸较少见且较轻，出现严重黄疸时常提示肝实质广泛性损害或存在胆道相关疾病。少数患者可出现中毒性休克，个别患者肝脓肿破溃导致弥漫性腹膜炎、脓胸、胆道大出血等。查体可见肝大、脓肿部位有叩痛，当脓肿在肝内位置甚高时，可能导致右侧膈肌抬高而活动受限以及胸膜渗漏。右肺底受压时，可闻及啰音，叩诊呈浊音。

老年人肝脓肿临床表现常甚隐匿，可以无痛性病程出现，或仅表现为食欲减退、间歇性发热或低热、腹部钝痛等。近年来，有研究显示，糖尿病患者较易发生肝脓肿。

3. 辅助检查

（1）实验室检查：血常规检查示白细胞和中性粒细胞比例升高，C 反应蛋白明显升高，碱性磷酸酶常升高，但肝功能检查可以是正常至降低，但白蛋白及前凝血酶时间正常。常伴有低蛋白血症。因 1/3~1/2 患者血培养呈阳性，血培养也有助诊断。

（2）影像检查：B 超是诊断肝脓肿的首选检查，典型的声像图改变为肝内低回声暗区，形态不规则，脓腔中的坏死组织碎片表现为多反射光点。其局限性是不能分辨直径<1cm 的脓肿，处于炎性浸润阶段以及坏死组织未完全液化的病变在 B 超上不会显示出液性暗区，故不能单纯凭脓腔内是否有液性暗区来判断脓肿是否成熟。CT 较 B 超更加灵敏，定位精确，能较早发现多发性小脓肿。平扫 CT 可以发现肝内圆形或类圆形低密度灶，脓肿壁周围可有环状水肿带，边界不清。增强 CT 扫描时常见肝脓肿壁明显强化，呈不同密度的环形强化带，即呈环征（也称"环靶征"）。部分肝脓肿脓腔内可见小气泡或气液平面，可能是因产气菌感染且脓肿坏死液化所致。

MRI 表现为 T_1 加权像为圆形或卵圆形低信号，其周围有一圈稍低信号环，T_2 加权像脓腔呈高信号。

4. 诊断及鉴别诊断　细菌性肝脓肿根据其临床特点、实验室检查以及影像检查结果不难诊断。但诊断时应注意与阿米巴肝脓肿以及其他的肝脏占位性病变相鉴别，如肝脏的恶性肿瘤、肝脏局灶性结节性增生、炎性假瘤、肝结核、肝包虫病等。

5. 并发症　脓肿破溃导致弥漫性腹膜炎、脓胸、盆腔脓肿、胆汁支气管瘘、胸腔积液、胆道大出血等。病原菌侵入血液易发菌血症。少数患者可出现感染性休克，是肝脓肿最危险的并发症。肺炎克雷伯菌肝脓肿及糖尿病患者更容易发生转移性感染。此外还有脑膜炎、眼内炎、脑脓肿、腰椎或颈椎炎或椎间盘炎、败血性肺栓塞、肺脓肿、腰大肌脓肿、脾脓肿、坏死性筋膜炎等。

6. 治疗　肝脓肿一经诊断，应立即治疗。目前治疗方案主要包括一般支持治疗、经皮穿刺肝脓肿引流和手术治疗。

一般支持治疗：肝脓肿患者因病程较长、一般状况差、消耗严重，常存在严重营养不良、贫血、电解质紊乱和低蛋白血症等。为了保证患者拥有足够的热量、维持正氮平衡，饮食上应遵循高糖、高蛋白、高维生素以及低脂的原则，对于严重贫血者可多次少量输入全血，有明显低蛋白血症患者，可予以输注白蛋白。同时应注意原发疾病的控制和伴发疾病的防治，如胆道疾病的治疗，对于糖尿病患者血糖的良好控制也有助于减少感染肝外侵袭的发生。

药物治疗：抗生素的使用是肝脓肿内科治疗的基础。对于多发性小脓肿以及病变尚处于急性期炎症而未出现液化的肝脓肿，大剂量有效抗生素常能将炎症控制住。抗生素的使用应遵循早期、足量、联合用药原则。在病原菌未明确时，可通过其感染来源分析可能的病原菌，根据经验选用广谱抗生素，包括头孢类、氨曲南、氟喹诺酮类等，若病原菌为产超广谱 β-内酰胺酶的肺炎克雷伯菌则应选择碳青霉烯类药物，同时应尽快根据细菌培养及药敏调整为敏感抗生素。

经皮穿刺肝脓肿引流：目前经皮肝脓肿穿刺已广泛应用于肝脓肿的治疗，其具有操作方法简便易行、成功率高、治疗费用低廉、患者较易耐受等优点，而置管引流比单纯穿刺引流具有更高的治愈率。尤其适合老年人以及因全身状态差而无法耐受手术的患者。对于单个肝脓肿直径在 3~5cm 者，可在超声或 CT 引导下做经皮穿刺或置管引流，多发脓肿可行多处穿刺引流或置管引流。

手术治疗：主要包括开腹手术引流、肝部分切除以及腹腔镜下引流术。

7. 预后　细菌性肝脓肿的预后取决于病原菌、患者自身状况、原发病等多种因素。老年人、营养不良、全身情况差及免疫力低下者预后差。多发性肝脓肿尤其是左右两叶均有脓肿的患者、病原菌毒性强且耐药者、原发病为败血症、脓毒血症者以及引流不通畅者预后均较差。

（二）胆道感染

胆道感染是外科常见疾病之一，按部位可分为胆囊炎和胆管炎，按病程可分为急性、亚急性和慢性。胆道感染与胆石症常互为因果，反复的胆道感染促进胆结石的形成，而胆石症导致的胆道梗阻则引起或加重胆道感染。本节主要内容为急性胆囊炎、急性化脓性胆管炎及慢性胆囊炎。

1. 急性胆囊炎　急性胆囊炎（acute cholecystitis）是临床常见急腹症之一，包括急性结石性胆囊炎和急性非结石性胆囊炎，前者约占 80%，男女发病率之比约为 1:2。急性胆囊炎患者可继发细菌感染，使病情加重。

（1）病原学及病理：正常胆道内没有或仅有少数细菌生长，少数细菌进入胆道可随胆流排入十二指肠，奥迪（Oddi）括约肌在正常情况下可以阻挡细菌经胆道逆流而上。胆道感染的常见病原菌有大肠埃希菌、克雷伯菌属、变形杆菌、铜绿假单胞菌、肠球菌、肠杆菌属等，厌氧菌多见于混合感染。致病菌主要感染途径有经胆道逆行、经十二指肠乳头逆流以及经血液循环或淋巴途径进入胆囊，而胆囊胆汁排出不畅或胆囊管梗阻有利于细菌的生长、繁殖。

胆囊呈灰红色，表面丧失正常的光泽。胆囊与邻近组织有血管性粘连。胆囊通常是肿大的，但如既往有慢性炎症，胆囊壁可增厚收缩。胆囊内含有混浊的液体，有时甚至完全是化脓性的（胆囊积脓）。结石常位于胆囊颈部。组织学检查显示出血及中度水肿，于第 4 天前后达到最高峰，于第 7 天左右开始消退。在急性反应消失后继发有纤维化形成。位于胆囊颈部及胆总管旁的有关淋巴结发炎肿大。

（2）临床表现：患者常有类似病史，发病前多有进食油腻食物史，典型特征为突发性右上腹疼痛，疼痛呈持续性，阵发性加剧，部分患者可向右肩及背部放射，伴有胆囊结石者，多于夜间发病。多数患者伴有发热、恶心、呕吐、腹胀等症状。如出现明显寒战、高热，提示病情加重或有胆囊积脓、穿孔及胆管炎等并发症。

查体呼吸时腹部运动受限,右上腹存在不同程度及不同范围的压痛、反跳痛和肌紧张,有些患者可扪及有触痛的胆囊肿块及粘连的网膜块。Murphy征阳性。肝脏边缘有触痛。

（3）辅助检查

实验室检查:患者多有轻度的白细胞升高以及降钙素原(PCT)和C反应蛋白(CRP)水平升高,部分患者可有血清 ALT、AST、血清胆色素以及淀粉酶的升高。在发热的患者,血培养可为阳性。

影像学检查:腹部超声是评估急性胆囊炎的首选检查。典型表现为胆囊增大、囊壁毛糙增厚甚至有"双边征",边界欠清,囊内伴有强回声光团。典型 CT 表现包括胆囊扩大、囊壁增厚、黏膜强化增加、胆囊周围脂肪变质或液化,胆结石衰减成胆汁。若胆囊周围呈袋状水肿或低密度区域,多提示为急性化脓性或坏疽性胆囊炎。此外 ^{99m}Tc-EHIDA 检查急性胆囊炎时,由于胆囊管梗阻,胆囊不显影,其敏感性可为 100%;反之,若胆囊显影,95% 的患者可排除急性胆囊炎。

（4）诊断及鉴别诊断:根据典型临床表现,结合实验室与影像学检查,一般可明确诊断。本病应与急性胰腺炎、高位阑尾炎、肝脓肿、胃十二指肠溃疡穿孔、肝炎、结肠肝曲癌或憩室穿孔以及右侧肺炎、胸膜炎等鉴别。

（5）治疗

一般治疗:诊断明确者应予禁食、胃肠降压、补液、纠正水电解质紊乱等支持治疗。

药物治疗:因临床上胆汁细菌学检查较困难,急性胆囊炎的诊断确立后,选用针对革兰氏阴性、阳性细菌及厌氧菌均有作用的广谱抗生素或联合用药。当肝功受损和有黄疸时抗生素的疗效会降低,因此必要时予以胆道减压引流。对无明显梗阻或轻度黄疸的非化脓胆囊炎患者,可予以镁制剂轻泻药或应用消炎利胆片、胆石通、大黄片等促进胆汁分泌,稀释胆汁,解除淤胆,起到自身引流的作用。对于老年患者,还应注意心、肺、肾等器官的并发症防控和基础疾病的治疗,维护重要脏器功能。

手术治疗:对于化脓性或坏疽性胆囊炎,高热不退、黄疸加重、腹部压痛或肌紧张的范围扩大或程度加重者,应尽早予以手术治疗以防穿孔或发生休克。

2. 急性化脓性胆管炎　急性化脓性胆管炎(acute suppurative cholangitis, ASC)是指各种原因导致胆管急性梗阻后,胆管内压力升高和细菌感染引起的急性化脓性炎性反应。若胆道梗阻未能及时解除,感染难以控制,则很容易发展为急性梗阻性化脓性胆管炎(acute obstructive suppurative cholangitis, AOSC)。1983 年中华医学会外科学分会胆石研究会将其定名为急性重症胆管炎(acute cholangitis of severe type, ACST)。AOSC 病理改变表现为胆管完全性梗阻和胆管内化脓性感染,最常见的梗阻为胆石梗阻。该病起病急,发病快,死亡率高。

（1）病原学:病原菌主要为革兰氏阴性细菌,其中以大肠埃希菌最常见,其次有变形杆菌、铜绿假单胞菌等。另外,厌氧菌感染也较常见,当有厌氧菌与需氧菌混合感染时,临床症状可能会加重。含有大量细菌、内毒素、脓栓的胆汁从胆道逆行经肝血窦进入血液循环后,可致胆源性脓毒症和中毒性休克等。

（2）临床表现:起病常急骤,部分患者发病前可有反复胆绞痛发作病史,主要症状有剑突下或右上腹疼痛、发热、黄疸(Charcot 三联征),疼痛呈持续性、阵发性加重,疼痛性质可为绞痛或胀痛。若在此基础上病情进一步进展,会出现休克及中枢神经系统受抑制的一系列表现,即称为"Reynolds 五联征",是 AOSC 的典型症状,同时可伴有恶心呕吐、呼吸急促、脉搏增快等症状。

查体可见右上腹及剑突下明显压痛、腹肌紧张,肝脏增大,肝区触痛、叩击痛,有时可触及肿大的胆囊等。

（3）辅助检查

实验室检查:血常规检查可见白细胞计数明显增高,总数可大于 20×10^9/L,出现核左移和中毒颗粒;血小板计数降低,低至 $(10 \sim 20) \times 10^9$/L 时提示预后较差。血生化可见血清胆红素升高,以结合胆红素(又称直接胆红素)升高为主,丙氨酸氨基转移酶(ALT)、天冬氨酸氨基转移酶(AST)、碱性磷酸酶(AKP)及 γ-谷氨酰转移酶(GGT)常升高。肝功能损害严重者还可出现凝血酶原时间延长。并发急性胆源性胰腺炎时,血、尿淀粉酶升高,严重者可以出现弥散性血管内凝血(DIC)、多器官功能衰竭的表现。部分患者血培养可有致病菌生长。

影像学检查:B 超能及时了解胆道梗阻的部位和病变性质以及肝内外胆管扩张等情况,对诊断很有帮助。CT 同 B 超相比,在诊断胆管扩张程度、梗阻部位方面具有优势,对占位性病变引起的 ASC 具有较好的诊断价值。经内镜逆行胰胆管造影术(ERCP)对胆总管结石的敏感性和特异性较高,诊断同时可以进行治疗,对 ACST 的诊断及病因确定有重要价值,但其造成胆管炎和阻塞性胰腺炎等并发症的风险较高。

(4)诊断标准:当有典型的腹痛、寒战高热和黄疸的 Charcot 三联征和实验室及影像学时即可诊断化脓性胆管炎。中华医学会外科学分会 1983 年提出了急性重症胆管炎的诊断标准:①发病急骤、病情严重,多须进行紧急减压引流,而临床上出现休克或虽未出现休克但有精神症状;②脉率大于 120 次/min;③白细胞计数大于 $20×10^9/L$;④体温高于 39℃ 或低于 36℃;⑤胆汁为脓性,切开胆管时胆管内压力明显增高;⑥血培养阳性等。当至少具有 6 项中的 2 项时,即可确定为急性重症胆管炎。本病应注意与急性胆囊炎及其并发症、溃疡穿孔、肝脓肿、急性胰腺炎、急性肠梗阻、细菌性休克等疾病鉴别。

(5)并发症:病情较重者常并发菌血症、急性胰腺炎、DIC、感染性休克、急性肾功能不全、多器官功能衰竭等。

(6)治疗:对于病情相对较轻者,经过短期积极内科治疗后,如病情好转,则可在严密观察下继续治疗。如病情严重或治疗后继续恶化,应紧急手术治疗。对于仍有休克者,也应在抗休克的同时进行手术治疗。

一般对症支持治疗:包括降温、解痉止痛、营养支持、补充血容量、吸氧及纠正电解质紊乱等。

药物治疗:引起急性化脓性胆管炎的致病菌常常是革兰氏阴性杆菌及厌氧菌,并且常为混合感染,因此宜选用广谱及对厌氧菌有效的抗生素。同时可予以胆碱能神经阻滞剂,如山莨菪碱(654-2),既能有效地改善微循环,也能起到解痉作用,对缓解症状有积极作用。

介入及内镜治疗:在经皮肝穿刺胆道造影(PTC)和 ERCP 的基础上,对 AOSC 患者进行经皮肝穿刺胆道引流(PTCD)、内镜下十二指肠乳头括约肌切开术(EST)及内镜下鼻胆管引流术(ENBD)等是临床常用的方法。

手术治疗:手术可以尽早解除梗阻,减轻或消除感染、减压引流胆道,是治疗 AOSC 的基本方法。

总之,ASC 是起病急、进展快、病情变化多样化的临床病理过程,在遇到临床症状类似的患者,应密切观察患者病情变化,尤其是对于儿童、老年人等症状不典型的患者,更应提高警惕。

3. 慢性胆囊炎 慢性胆囊炎(chronic cholecystitis)是最常见的一类临床胆囊疾病,是急性胆囊炎反复多次发作后的结果。慢性胆囊炎与胆结石的关系十分密切,70%~95%的患者伴有胆囊结石。慢性胆道感染常常由于肝内胆管结石、肠液反流、胆道狭窄等原因引起。其可反复发作,逐步发展,许多患者最后发展成为终末期胆病,而不得不采用肝移植手术。

(1)发病机制与病理:慢性胆囊炎是由于炎症、结石反复刺激,胆囊壁有炎性细胞浸润和纤维组织增生,胆囊壁增厚收缩,与周围组织粘连;严重者胆囊壁结构破坏,瘢痕形成,胆囊萎缩,以致完全丧失浓缩和排出胆汁的功能。组织学上表现为胆囊壁增厚、充血及淋巴细胞浸润,有时会有黏膜全层的破损。

(2)临床表现:因慢性胆囊炎临床症状常不典型,尤其是慢性非结石性胆囊炎的临床表现与某些疾病如肠易激综合征和功能性消化不良相似,通常很难诊断。主要表现为腹胀或上腹不适(特别在进食油腻饮食时),可能会在嗳气后缓解。常有恶心,但很少呕吐,除非胆总管内有结石。可伴有右季肋部和右肩部胀痛。一般无畏寒、发热和黄疸等症状。如患者有胆结石家族史、既往黄疸病史、肥胖及多次生育史,均需考虑本病。体检时有胆囊区触痛及 Murphy 征阳性是非常有诊断价值的。

(3)诊断与鉴别诊断:慢性胆囊炎主要根据其临床表现和影像学检查作出诊断。通常白细胞计数、红细胞计数、血沉和体温都在正常范围内。B 超检查是首选的影像学检查技术,显示胆囊内结石、胆囊壁增厚,而看不到胆囊也是典型所见。CT 扫描可显示胆结石,但不是常规检查。

若出现常见的临床症状如油腻饮食后腹胀、餐后不适,且同时有胆结石的影像学证据,也不能确切诊断为慢性胆囊炎,因为胆结石患者通常是没有症状的。在行手术前,必须排除其他有类似临床表现的疾病,包括消化道溃疡疾病、裂孔疝、肠易激综合征、慢性尿路感染及功能性消化不良。同时,仔细评估患者的心理性格是十分必要的。

(4)治疗:慢性胆囊炎患者有明显症状又伴有胆囊结石者,应行胆囊切除术。对症状轻或身体条件不适合外科手术患者可采用非手术治疗,包括限制脂肪饮食,服用胆酸钠和利胆消炎等中西药物。对症状较轻的慢性非结石性胆囊炎患者,尤其是影像学检查显示胆囊无萎缩且有一定功能时,手术治疗应慎重。慢性胆道感染的处理十分复杂,患者常有多次胆道手术,但仍存在胆道狭窄、肠液反流等病理改变。在急性发作期应用抗生素有效,但停药后极易复发。目前有人提出以药物溶石和冲击波碎石术来治疗透光的结石。总之,手术是治疗本病的主要手段,手术原则是取尽结石、切除病灶、解除梗阻、通畅引流。对每个具体的患者应用个体化的治疗方法是极为重要的。

五、腹膜炎、腹腔脓肿

(一)原发性细菌性腹膜炎

原发性细菌性腹膜炎,又称自发性或特发性腹膜(spontaneous bacterial peritonitis,SBP)炎,是指在腹腔及邻近组织器官无感染源(如腹腔脓肿、急性胰腺炎、胆囊炎、肠穿孔等)情况下发生的腹膜和/或腹水的细菌感染。腹水培养阳性但没有腹膜炎临床表现称为细菌性腹水。一般发生于肝硬化、肾病综合征、晚期肿瘤伴大量腹水患者和年轻女性。

在失代偿期肝硬化患者中尤为常见,8%的肝硬化腹水患者可发生SBP,且通常在患者入院后发生,住院患者发病率高达 10%~25%。而在门诊接受腹腔穿刺放液治疗的无症状肝硬化患者,SBP 发病率较低,仅有 3.5%,且预后也较住院期间发生 SBP 者好。在重型肝炎患者中的发病率可达 17.7%~47%,其预后较肝硬化腹水发生的 SBP 更差。SBP 的临床表现多种多样,可以是典型的腹膜炎表现,也可以完全无症状,通常患者只有一种或两种典型的腹膜炎的症状或体征,因而临床容易漏诊,且预后极差,病死率高。

已有研究表明,在肝硬化腹水患者中,高龄、腹水低蛋白(< 10g/L)、高血清胆红素水平(> 31.3μmol/L)、消化道出血、严重肝功能损害是 SBP 的易感因素。其中腹水低蛋白与高血清胆红素水平可能是最重要的两个因素。

在过去 20 年里,SBP 的预后显著改善。1980 年以前,SBP 的治愈率为 25%~50%,生存率低于20%。近年来,随着 SBP 早期诊断率的提高和有效抗菌药物的应用,住院 SBP 患者的治愈率和生存率分别提高至 70%~90%和 50%~70%。

1. 病原学和发病机制 其病原菌因年龄和基础疾病不同而异。成人SBP 感染的病原菌多来自肠道细菌,泌尿生殖道同样是重要感染源,绝大多数为单一细菌感染,厌氧菌感染及混合感染少见。在腹水细菌培养阳性患者中,80%病原菌为革兰氏阴性菌,其中43.7%为大肠埃希菌,其次是肺炎克雷伯菌和链球菌。值得注意的是,近年来随着抗生素滥用

及细菌耐药的发生,产超广谱 β-内酰胺酶(ESBL)大肠埃希菌数量有所增多。近年革兰氏阳性菌感染也有增多趋势,特别是在重症监护室和接受侵入性操作的患者,主要为链球菌属,其次为葡萄球菌。其他较少见的细菌有沙门菌、肠球菌、粪产碱杆菌、类杆菌属如脆弱拟杆菌。

既往,儿童期 SBP 多在肾病综合征基础上由肺炎链球菌和 A 群乙型溶血性链球菌引起,目前已明显减少,而葡萄球菌和革兰氏阴性杆菌引起的 SBP 有所增多。一些幼女和妇女的 SBP 来自泌尿生殖道感染,如衣原体腹膜炎、淋病奈瑟球菌性腹膜炎和肺炎链球菌性腹膜炎。

目前发现SBP 的发生发展可能与小肠细菌过度繁殖、肠黏膜屏障功能减弱、肠道细菌易位以及机体免疫功能低下等多种因素有关。胃酸减少或缺乏、小肠排空减慢、结肠细菌逆行感染等是导致小肠细菌过度繁殖的主要因素;肠黏膜氧化损伤、内毒素血症以及促炎症细胞因子和一氧化碳水平增高等因素使得肠壁黏膜屏障受损、通透性增加,细菌通过破损或通透性增加的上皮层直接经肠壁,或经淋巴、血液通路"易位"接种于腹水。细菌易位(bacterial translocation,BT)是指具有繁殖活性的细菌或其代谢产物由肠腔内原居住地移至正常无菌的肠系膜淋巴结或其他肠道外组织和器官,细菌易位在肝硬化并发自发性腹膜炎的发病中起关键作用。细菌易位的发生打破了正常的机体菌丛平衡,导致自身保护性炎症反应,最终导致感染。细菌易位过程中,由于肝硬化患者免疫功能明显降低,血液清除细菌能力减弱,特别是单核吞噬细胞系统严重受损,巨噬细胞吞噬功能及中性粒细胞黏附趋化与吞噬功能降低,血清补体含量降低,腹水的杀菌活力和调理素活性显著降低,细菌不能得以及时清除。SBP 患者腹水中白细胞介素-6(IL-6)与肿瘤坏死因子 α(TNF-α)水平明显升高,可能与 SBP 的严重程度及肝功能不全的不良预后相关。同时静脉插管或尿道插管等医源性因素,以及其他一些诊断性或治疗性操作,增加细菌感染的危险性,导致了 SBP 的发生。此外,细菌还通过侧支循环进入血液循环,导致部分患者合并菌血症,血培养与腹水培养为同一病原菌。

2. 临床表现 SBP 的临床表现差异很大,可从完全无症状到典型的腹膜炎。典型的临床表现为发热、腹痛和腹部压痛、肌紧张和反跳痛,肠鸣音减弱,外周血白细胞增多等。但通常患者只有一种或两种典型的腹膜炎的症状和体征。10%~20%的 SBP 症

状不明显甚至无任何临床症状或体征。不典型的临床表现有腹泻、低血压、低体温、对利尿剂反应差或无明显原因的肾功能下降。肝硬化患者出现无明显诱因的肝性脑病、肝肾综合征、静脉曲张破裂或其他恶化情况时，也可能是无症状的 SBP 导致的。肠蠕动减弱或腹部胀气可能是唯一阳性体征。除了以上并发症，SBP 菌血症可合并休克、肾衰竭、DIC 甚至自发性细菌性脓胸等。

3. 诊断　仅凭临床表现往往难以早期诊断 SBP，症状和体征仅仅提供诊断线索和参考依据，且 SBP 的诊断需要警惕并排除经腹腔感染的可能性。目前诊断 SBP 的主要方法是腹腔穿刺后腹水多形核白细胞（PMN）计数和腹水培养。腹水细菌培养阳性率国外报道仅约 40%，在我国由于各种原因，阳性率更低。在腹水细菌培养阳性的患者中，约有半数患者血培养阳性，分离的细菌也相同。在腹水培养阴性的患者中，约 30% 的患者血培养可为阳性。因此，对于疑似 SBP 应同时进行血培养检查，以提高病原菌的检出率。此外，为提高腹水细菌培养的阳性率，建议在抽取腹水后立即于床边将腹水接种至血培养瓶中，包括需氧和厌氧条件培养，所接种的腹水量至少 10ml。且对于肝硬化伴腹水者，无论有无腹膜感染的症状和/或体征，均应行诊断性腹腔穿刺抽液，做腹水常规和细菌培养检查，以提高 SBP 的早期诊断率。

由于 SBP 腹水细菌培养阳性率低，且腹水培养需要数日才出结果，故腹水 PMN 计数是目前临床上诊断 SBP 重要而常用的指标，诊断 SBP 最敏感的临界值为 0.25×10^9/L，最特异的临界值为 0.5×10^9/L。对于腹水量较多的患者，往往是在原有腹水为漏出液的基础上发生的 SBP，腹水实为漏出液和渗出液的混合液，白细胞数大于 0.3×10^9/L，中性粒细胞占 25% 以上，亦应高度怀疑为 SBP。若为血性腹水，则应将腹水中得到的总 PMN 计数减去随血液外渗到腹水中的 PMN 数（按 1 个 PMN 对应 250 个红细胞换算）而得到校正后的 PMN。

在临床上与少数继发于腹腔内空腔脏器穿孔、邻近的脓肿或腹腔内炎性病灶的继发性腹膜炎的鉴别是非常重要的。因为继发性腹膜炎通常需要外科手术，而肝硬化原发性腹膜炎行手术治疗往往会使病情明显恶化。当出现以下情况之一时，需怀疑继发性腹膜炎：①抗生素治疗无效，即治疗期间腹腔穿刺，腹水 PMN 计数无明显减少，甚至增多；②腹水培养分离出两种或两种以上微生物（特别是厌氧菌或真菌）；③腹水至少存在下列两种情况，即糖 < 500mg/L，蛋白 > 10g/L，乳酸脱氢酶大于正常血清水平。

4. 治疗

（1）控制感染：抗菌治疗是治疗 SBP 的主要措施。一旦确诊或疑诊 SBP，应立即开始经验性抗菌治疗，而不需要等待腹水培养和体外药敏试验结果。最初的抗菌治疗应覆盖肠杆菌科的革兰氏阴性需氧菌和草绿色链球菌，第三代头孢菌素一般作为首选的经验性用药，最常用的是头孢噻肟，其后可根据培养结果进行调整。所选抗菌药物的药代动力学特点必须足以治疗腹膜炎感染［例如腹水抗生素浓度大于致病微生物的 50% 最低抑菌浓度（MIC_{90}）］，并遵循早期、足量、联合、广谱、避免肝肾毒性的原则。按目前抗生素治疗水平，无基础疾病或肾病综合征患者合并革兰氏阳性细菌性腹膜炎的治愈率已达 90%。革兰氏阴性菌性腹膜炎，如发生在慢性肝病终末期，则预后甚差。

由于肠杆菌科细菌目前仍是 SBP 的主要致病菌，而产 ESBL 的肠杆菌科细菌（主要是大肠埃希菌）所占比例有逐渐增多的趋势，因此，当第三代头孢菌素的治疗效果不佳时，应考虑系产 ESBL 细菌感染，需改换为碳青霉烯类抗菌药物，如亚胺培南、美罗培南治疗。对于经上述治疗疗效仍然不佳的 SBP，还应考虑高度耐药的粪肠球菌或表皮葡萄球菌感染，可选用多肽类抗菌药物，如万古霉素等治疗，但在治疗过程中应注意监测患者的肾功能。

在大多数情况下，对于无并发症（无休克、麻痹型肠梗阻、消化道出血、重度肝性脑病）或血肌酐 > 365.2μg/L（> 3mg/dl）的患者，口服氟喹诺酮类药物，如诺氟沙星、氧氟沙星、环丙沙星等治疗 SBP 同样有效，在感染治愈率、抗菌药物治疗时间、患者存活率等方面与静脉注射第三代头孢菌素相似，且费用大大降低。因而，对无并发症且没有用氟喹诺酮类药物预防的 SBP 患者，可以口服氧氟沙星等氟喹诺酮类药物治疗。对 β-内酰胺类抗菌药物过敏的患者也可选用氟喹诺酮类药物。

抗菌治疗的疗程一般为 2 周，近年来，也有不少学者建议可将抗菌治疗的疗程缩短至 5~10 日。一般以全身和局部感染症状、体征消失，腹水 PMN 计数 < 0.25×10^9/L，外周血白细胞计数正常，腹水培养阴性作为治疗的终点。治疗过程中应进行疗效评价，尽早发现治疗失败者，定期评估感染的症状和体征，建议在抗菌治疗 2 日后至少复查 1 次腹水 PMN

计数,若 PMN 计数较治疗前减少幅度<25%,则表明抗菌治疗失败,应及时更换抗菌药物。

（2）腹腔灌洗:腹腔穿刺放液、灌洗和注射抗生素被认为是治疗肝硬化腹水合并 SBP 的有效方法。

（3）选择性肠道去污染:选择肠道不吸收或仅少量吸收的抗生素,降低胃肠道革兰氏阴性菌的浓度,对革兰氏阳性菌和厌氧菌无变化,通常选用诺氟沙星每日 400mg,可以使得 1 年复发率由 68% 降为 20%。新近有研究表明应用普萘洛尔和西沙必利等药物能有效降低细菌的过度繁殖和易位。此外,肠道微生态制剂如乳酸杆菌、酪酸梭菌、双歧杆菌等对预防 SBP 的发生有一定作用。

（4）预防性治疗:早期研究提示,预防性应用诺氟沙星可降低 SBP 的发生率。但目前认为,预防性用药有可能增加耐药菌株所致的感染以及改变 SBP 的病原谱,所以不主张对所有肝硬化腹水患者均预防性应用抗菌药物。抗菌药物的预防性应用仅限于:①并发上消化道出血的肝硬化患者。这类患者不论有无腹水,在出血的最初几日都有发生严重细菌感染的危险性,包括 SBP。目前认为首选方案是诺氟沙星 400mg/12h,口服或通过鼻饲管给予,服用方便、费用低。预防用药至少 7 日。需要注意的是大多数肝硬化患者在出血期已发生感染,在开始预防性应用抗生素之前必须排除 SBP 或其他感染的存在。②非出血有腹水的肝硬化患者。对这类患者预防性用药限定于以下两类人群,即既往发生过多次 SBP,这些患者 1 年内发生 SBP 的概率是 40%~70%,以及虽从未发生过 SBP,但血清胆红素升高和/或腹水总蛋白浓度低。治疗策略是诺氟沙星 400mg/d,可长期应用至 6 个月。

值得注意的是,延长预防性抗生素使用将导致细菌选择性耐药的发生,引起耐药菌的扩散。特别是在氟喹诺酮耐药率高的国家和机构,需预防用药的患者粪便中已有氟喹诺酮类药物耐药谱,这时采用氟喹诺酮类药物预防的价值就值得怀疑。因此,在决定是否用诺氟沙星进行预防治疗时,需要掌握临床环境中耐药的流行情况,以作出正确的临床判断。

（5）肝移植:SBP 患者的预后较差,在发生 SBP 后 1 年和 2 年生存率分别仅为 30%~50% 和 25%~30%,所以,目前建议在 SBP 治愈后,应尽早接受肝脏移植手术。

（6）其他治疗:必要时胃肠减压减轻腹胀,有利于肠蠕动和循环呼吸功能的恢复;静脉输液,维持水、电解质和酸碱平衡;营养支持,给予静脉营养以增加患者抵抗力。此外,有研究表明,同时静脉注射白蛋白可显著提高头孢噻肟的治疗效果,减少肾脏损害的发生率,降低 SBP 患者的病死率。

（二）继发性腹膜炎

继发性腹膜炎（secondary peritonitis,SP）是继发于腹内脏器疾病、腹部外伤或消化道、尿路、生殖道手术等引起的腹膜急性化脓性炎症,是腹腔重症感染性疾病之一,是许多外科急腹症的共同表现形式。相比于 SBP,继发性腹膜炎的临床表现更加典型。继发性腹膜炎按受累范围可分为弥漫性腹膜炎（腹腔炎症超出腹部的两个象限）、局限性腹膜炎（腹腔炎症局限于两个象限之内）和腹腔脓肿（已有明确的腹腔内脓肿形成并有明显的界限）;按发病原因分为急性穿孔性腹膜炎（包括胃肠道穿孔、肠缺血和盆腔腹膜炎等）、手术后腹膜炎（吻合口瘘、意外胃肠穿孔和血运障碍等）和创伤后腹膜炎（包括腹部钝伤和穿透伤等）。尽管现代医疗技术迅猛发展,外科技术取得了长足进步,广谱高效抗生素不断问世,器官功能监测和支持治疗不断加强,严重弥漫性腹膜炎的病死率仍达 20%~40%。

1. 病原学与发病机制 与自发性腹膜炎多为单一菌株感染不同,继发性腹膜炎可由多种菌株引起,包括需氧菌和厌氧菌的混合感染,其中最常见的是大肠埃希菌和脆弱拟杆菌的混合感染。引起继发性腹膜炎的病原菌可分为内源性和外源性,以内源性感染为主。细菌的数量和种类随消化道部位不同而发生变化。食管和胃部以革兰氏阴性菌为主,回肠则有大肠埃希菌、肠球菌和同等数量的专性厌氧菌（如脆弱拟杆菌）,结肠则为专性厌氧菌如脆弱拟杆菌、双歧杆菌和大肠埃希菌,以及草绿色链球菌、肠球菌、克雷伯菌、变形杆菌、肠杆菌属和产气荚膜杆菌等。外源性感染多为金黄色葡萄球菌、淋病奈瑟球菌或结核分枝杆菌。与原发性腹膜炎不同,继发性腹膜炎厌氧菌检出率达 90% 以上,特别是继发性下部肠道、盆腔疾病者,其中专性厌氧菌对氧的耐受性以及对机体的毒性更强;其次是复数菌感染居多,即需氧菌和厌氧菌的混合感染。在腹腔脓液中,检出率最高的需氧菌为大肠埃希菌和肠球菌,厌氧菌为脆弱拟杆菌和消化链球菌。由于厌氧菌能分泌抑制中性多核细胞杀菌能力的物质,而需氧菌能消耗局部环境中的氧,造成适合厌氧菌生长的缺氧环境,因此需氧菌和厌氧菌之间的协同致病作用相比单一细菌更为强烈。

近年的一些研究结果提示,继发性腹膜炎菌种在增加,并出现菌群的变迁。虽然革兰氏阴性菌感染仍占优势,但已有明显下降趋势,且构成比例已有变化,大肠埃希菌、肺炎克雷伯菌比例下降,铜绿假单胞菌居高不下,嗜麦芽窄食单胞菌、阴沟肠杆菌、聚团肠杆菌等条件致病菌崛起。革兰氏阳性感染中肠球菌属取代金黄色葡萄球菌属成为主要分离菌种,并出现了耐甲氧西林金黄色葡萄球菌(MRSA)及万古霉素中度耐药金黄色葡萄球菌(VISA),凝固酶阴性葡萄球菌及耐甲氧西林葡萄球菌分离率也有所上升,真菌的检出率也呈现上升趋势。

由于消化道或泌尿生殖系统的黏膜屏障完整性受损,腔内分泌物,如胆汁、胃液、胰液、尿液等溢出,进入腹腔内,初期可引发化学性腹膜炎,进而可伴发细菌性腹膜炎。近年研究表明,细菌和内毒素可刺激机体释放多种炎症介质,引发 SIRS/MODS,腹膜炎时可在血中和腹腔渗液中检测到 TNF、IL-1、IL-6 等细胞因子,而腹腔渗出液中这些细胞因子浓度更高,已有研究表明腹腔渗出液 IL-6 的浓度与腹膜炎预后呈负相关,与自发性腹膜炎是一致的。

2. 临床表现和诊断　继发性腹膜炎多表现出原发病灶的症状和体征。如消化性溃疡穿孔可有剧烈的上腹部疼痛,数分钟内腹痛遍及全腹,而阑尾炎穿孔所致腹痛则较为缓慢。因此,详细询问患者或家属疾病发生发展过程及病史是十分重要的。

(1) 全身症状:表现为发热、恶心、呕吐,感染严重者可导致多器官功能衰竭,最常见的是急性肺衰竭、肾衰竭、代谢衰竭。

(2) 腹部症状和体征:腹式呼吸运动减弱或消失,弥漫性压痛和反跳痛,但以原发病灶最为显著。腹痛是继发性腹膜炎最突出和最早出现的症状。体检可发现腹壁肌肉强直,腹腔内有游离气体时肝浊音界缩小或消失,肠鸣音消失,肠麻痹,腹胀,肠腔积气,积液,直肠指诊空虚、触痛。

(3) 实验室检查:血中白细胞计数和中性粒细胞比例升高;腹腔穿刺抽吸或灌洗液检查白细胞超过 0.5×10^9/L,涂片和培养可明确病原菌;影像检查常用于确定弥漫性腹膜炎的腹内原发病灶,CT 和 B 超可查出腹腔积液、气体和脓肿或肿瘤等。CT 和 B 超是目前诊断腹腔内脓肿最常用的手段,准确率可达 90%。

尽管肝硬化患者原发性腹膜炎多见,但肝硬化患者也可因消化道穿孔等疾病而发生继发性腹膜炎,此时与原发性腹膜炎难以鉴别。如不及早发现

而采取相应手术治疗,可在短期出现休克、出血、肝肾衰竭而死亡。继发性腹膜炎往往有以下特点:①仔细询问病史,尤其是疼痛起源部位、最疼痛的部位及疼痛与放射痛的性质,可能发现原发病灶;②腹水中白细胞较原发性腹膜炎为多,但因缺乏调理素和纤维连接蛋白,中性粒细胞吞噬作用减弱,涂片中较少见到噬菌粒细胞;③腹水中需氧菌间的复数菌感染,以及需氧菌和厌氧菌的混合感染,是继发性腹膜炎的重要特征;④X 线、B 超或 CT 检查有异常,如腹腔积液、积气,甚至发现脓肿等。

目前国外已有多种评分系统用于判断继发性腹膜炎的病情轻重,预测预后,指导手术治疗和抗生素的应用。主要有 APACHE 评分(包括 APACHE Ⅰ、Ⅱ、Ⅲ 3 种评分)、Mannheim 腹膜炎指数(MPI)、Goris 评分、感染严重度评分(SSS)和腹膜炎严重度评分(PSS)等。其中 APACHE Ⅱ 评分应用最广,被认为是最合理的评分标准,备受欧美学者推崇。多变量分析结果表明,APACHE Ⅱ 评分是继发性腹膜炎的独立预后因素,不仅能准确预测继发性腹膜炎病例的术后病死率和并发症,还可指导继发性腹膜炎的手术治疗。

3. 治疗　治疗的原则是:①通过闭合、切除、分离等手段清除原发病灶;②尽可能地吸尽感染腹膜的渗出物;③治疗局部或远处的并发症;④消除细菌及其毒性代谢产物的作用;⑤纠正水电解质紊乱,提高血管灌注;⑥减轻小肠麻痹。

(1) 对症支持治疗:积极纠正低血容量及组织器官低灌流状态;纠正酸中毒;禁食,持续胃肠减压;器官功能支持;代谢支持,补充足够营养等。

(2) 手术治疗:及时手术,中止细菌及附加物进入腹腔是治疗成功的关键。清除感染的手术通常不大,如胆囊切除、阑尾切除、溃疡穿孔修补术等;有些手术较大,如胃癌穿孔的胃切除术或结肠穿孔的肠切除术等。手术的目的在于处理原发病灶、清理腹腔异物、清除坏死组织。

(3) 抗感染治疗:一经确诊,无论手术与否,手术前后的抗生素治疗十分重要。从致病菌的细菌谱来看多为需氧菌和厌氧菌混合感染,致病菌主要来自胃肠道,初期以经验性用药为主,宜采用 2~3 种抗生素联合运用,同时行细菌培养,根据药敏试验调整抗生素。目前多主张第三代头孢菌素加甲硝唑(或替硝唑)的两联疗法,前者能充分对抗大肠埃希菌,后者为无毒、有效的抗厌氧菌药物。

对于第三代头孢菌素耐药率升高的医疗机构和

地区,可选用β-内酰胺酶/β-内酰胺酶抑制剂复合物(如头孢哌酮舒巴坦、哌拉西林三唑巴坦)联合环丙沙星或阿米卡星,无效者选用亚胺培南西拉司丁。对明确嗜麦芽窄食单胞菌引起的感染,首先复方磺胺甲噁唑(TMP/SMZ)联合替卡西林克拉维酸或头孢哌酮舒巴坦。对一般革兰氏阳性菌引起的感染,首选头孢哌酮舒巴坦单用或联合利福平或环丙沙星或阿米卡星或复方磺胺甲噁唑。对严重的革兰氏阳性菌感染,首先万古霉素单用或联合利福平或环丙沙星或阿米卡星或复方磺胺甲噁唑。VISA、耐万古霉素肠球菌(VRE)的治疗,选用替考拉宁或链阳霉素或克林沙星或利奈唑胺。鉴于继发性腹膜炎多合并厌氧菌感染,以上方案均需合并甲硝唑或替硝唑,以增加抗感染效果。

(三)第三腹膜炎

第三腹膜炎(tertiary peritonitis,TP)的定义是原发性和继发性腹膜炎经过72小时以上适当治疗,腹腔感染症状仍持续存在或反复发作的腹膜炎。有的文献将TP称为复发性腹膜炎(recurrent peritonitis)。多数腹膜炎经抗生素及适当的手术治疗后,炎症能够逐渐局限,治愈。然而部分病例虽经积极治疗,但腹腔感染及脓毒症表现依然存在,腹腔感染症状难以控制,发展为持续性弥漫性腹膜炎,而手术时仅见腹腔内散在、未能局限的弥漫性血清样或血性液体,没有脓液,手术与再探查不影响其结果。大多数死亡原因是序贯性多器官功能衰竭或与之相关。TP常发生于病情危重或免疫功能低下的患者,由于其治疗困难,病死率高,因而近年来引起了人们的关注。

1. 病原学和发病机制 TP常由腹膜炎术后、胰腺炎、肠坏死、溃疡穿孔引起,偶尔由阑尾炎或憩室炎导致。危险因素包括营养不良(特别是低蛋白血症)、高APACHE Ⅱ评分、出现耐药病原菌、器官功能衰竭。腹腔液培养结果常是致病性较低的内源性细菌和真菌,以肠球菌、念珠菌属、凝固酶阴性葡萄球菌及肠杆菌常见。

感染菌的来源可能是肠穿孔造成细菌直接侵入、手术时带入腹腔及肠菌移位。新近的动物实验显示肠菌移位是主要来源。促使肠道细菌移位的因素有:①内毒素血症、休克等使肠黏膜的机械屏障受损;②急性继发性腹膜炎时,肠麻痹,肠道细菌量增加;③全身免疫力低下,肠黏膜的免疫屏障被破坏。

正常腹膜对感染的反应主要表现为纤维蛋白沉积。纤维蛋白可以包裹病原体,限制感染在腹腔内扩散,如果进入腹腔内的细菌有限,中性粒细胞和巨噬细胞即可将其清除,如细菌较多或有其他异物进入腹腔,细菌不能被清除,则形成脓肿。TP时患者的腹膜缺乏清除腹腔残留污染物并使之局限化的能力,导致腹腔弥漫性感染。

2. 临床表现和诊断 TP与继发性腹膜炎具有共同的全身症状和腹部体征,但TP的病理生理改变更加明显,主要表现为低灌注、感染性休克、高代谢状态、多器官功能衰竭(急性呼吸衰竭往往是最先出现的器官衰竭)。多数患者可有发热,但白细胞通常不高,甚至缺少明显的感染表现。对TP尚无严格的诊断标准。诊断一般应包括以下几方面:①腹膜炎;②积极治疗72小时后无好转,且有脓毒症表现(体温>38.5℃,血白细胞>$12×10^9$/L);③手术探查腹腔内仅有散在的或不局限的稀薄液体。

3. 治疗与预防 TP发生于全身免疫低下,肠源性感染的基础上,治疗棘手,手术引流常难以奏效,因此应将重点放在预防上。着重于:维持良好的组织血液循环;营养支持;保护胃肠黏膜免致萎缩;保持肠道菌群的生态平衡。早期进食、给予膳食纤维、补充谷氨酰胺等措施可以降低腹膜炎时肠道的通透性,减少细菌移位和肠源性感染的发生。

最重要的措施是在第一次手术时最大限度地控制感染源,手术过程中应彻底冲洗腹腔,尽量去除坏死组织和感染源;第一次手术期间应给予广谱抗生素并抽吸腹腔渗液送培养,经验性治疗的抗菌谱应涵盖肠球菌和耐药的革兰氏阴性菌,如亚胺培南西司他汀、美罗培南、哌拉西林三唑巴坦、头孢吡肟、环丙沙星等,并常规给予抗真菌治疗,然后再根据培养结果调整抗感染治疗方案。

(四)腹腔脓肿

腹腔脓肿分为继发和原发两种,由急性腹膜炎的脓液集聚而成,继发于腹腔疾病和腹部手术者称继发腹腔脓肿,非因急性腹膜炎或腹部手术而成者称原发性腹腔脓肿。最常见者是肠间隙脓肿,其次是膈下脓肿,较少见者是盆腔脓肿。

1. 膈下脓肿 横膈下腔指横膈下和肝膈面的间隙,以及肝下横结肠肝曲和侧前方壁腹膜间的间隙。凡脓液积聚在一侧或两侧的膈肌下与横结肠及其系膜的间隙内者,通称为膈下脓肿。

(1)发病机制:膈肌具有胸膜、胸膜下、肌肉、腹膜前和腹膜五层,相互有淋巴管交通。这些淋巴管又与脏腹膜、肝、胃、肾等淋巴管相通,膈肌运动所形成的腹腔负压也有助于腹腔脏器淋巴液回流,这些解剖特点使膈下易于发生感染,也易于发生感染扩散和形成败血症。膈下脓肿的继发原因中肝脓肿和胆道感染疾病几乎占半数,其次有胃肠道穿孔、化脓性胸膜炎、肝脏外伤和脾手术后。原发膈下脓肿以上呼吸道感染为常见原因,其次有胃肠道、膈肌邻近组织或外伤后感染等,细菌可经淋巴、血液循环或直接途径进入膈下。膈下感染的细菌,原发者以金黄色葡萄球菌为常见,但也有大肠埃希菌或数种细菌混合感染,继发者以大肠埃希菌和厌氧菌混合感染为多,少数病例也可有链球菌属、金黄色葡萄球菌和变形杆菌属的感染。

无论原发或继发脓肿均是右膈下脓肿多于左膈下脓肿。右膈下脓肿常继发于阑尾穿孔、十二指肠溃疡穿孔和肝胆系化脓性疾病。左膈下脓肿则多发生在胃、脾切除手术之后。脓肿形成后经非手术方法治疗,部分小脓肿可以吸收,较大脓肿如不引流则体质消耗日渐衰弱,可致死亡。脓肿还可经淋巴蔓延或直接破入胸腔而导致胸膜炎或脓胸。脓肿破入肠管虽可形成"自家"引流,但也可引起消化道反复出血或食管瘘、胃瘘。在一些抵抗力低下的患者还可发生败血症。

(2) 临床表现和诊断:膈下脓肿的临床表现常由于病变部位较深而被原发病症状或手术后反应所掩盖,加以盲目使用抗生素,使其临床表现变异较多,故早期诊断比较困难。一般有程度不同的全身脓毒血症表现,如高热、脉速、消瘦、乏力、衰弱、多汗、厌食等症状,末梢血白细胞升高和核左移。局部表现可分成以下四型。①包块型:病灶在左肝上、右肝上。在上腹部、右或左肋弓下出现逐渐增大的炎性包块,一般病程长于1个月,易与肝脓肿和肝癌相混淆。②胸膜炎型:病灶多在右肝上间隙,伴有咳嗽、胸痛,肋间隙饱满、增宽,局部皮肤水肿,局部有明显压痛及叩击痛,呼吸变浅。病期平均可长达1个月。③局限性腹膜炎型:病变在右肝上、下间隙及左肝上间隙。有明显上腹部疼痛和腹肌紧张、压痛、反跳痛。也可伴有右下胸饱满及叩痛。④全腹膜炎型:病灶可在双侧肝间隙,起病急骤,全腹有压痛、肌紧张和反跳痛。

膈下脓肿的诊断关键在于要想到有这种病的可能,在以下情况时应想到本病:①腹部外伤之后出现不明原因的高热,伴有腹痛、腹胀;②有肝、胆、胃或肠等感染的患者,出现高热而不能用原发病解释;③腹部手术后体温降而复升或术后持续高热;④在呼吸道感染或其他脏器感染之后出现上述症状者。

凡怀疑有膈下感染的患者可做以下几项检查:①X线检查见膈肌抬高,活动减弱或固定,也可见胸膜炎、胸腔积液、肺炎、肺脓肿、右下叶肺萎陷等X线征象。膈下肠道外积气、出现气液面或胃泡受压移位、胃泡与膈肌距离增宽等均提示有膈下脓肿可能。②B超不仅可显示局限包裹性和液性暗区,而且可显示出脓肿的数目、大小、部位以及内部有无气体等情况;尚可提供与肝内病变有鉴别意义的资料。在B超引导下穿刺抽脓既有助于诊断,亦有利于治疗。③CT检查具有与B超极相似的价值,但特别适合于因肥胖或肠腔积气等B超检查困难的病例。④穿刺抽液是最简单而有用的方法,最好是在B超引导下进行,若抽出脓液则可确诊。即使针尖沾有少许脓液,亦应做涂片检查及培养。

(3) 治疗:若为继发膈下脓肿,一般联合应用对大肠埃希菌较有效的氨基糖苷类抗生素和氨苄西林或头孢唑林。如果是产β-内酰胺酶耐药引起的严重感染,且患者又有肾功能损害,则宜选用头孢他啶或亚胺培南治疗。由于60%~70%的病例常有厌氧菌混合感染,特别是脆弱拟杆菌,故甲硝唑等也应考虑同时使用。若为原发膈下脓肿则首先选用对金黄色葡萄球菌有效的耐酶半合成青霉素或大环内酯类作为初始经验治疗。如已知细菌培养和药物敏感试验结果,应及时改用针对性较强的抗生素。因为感染性质严重,故应首先静脉给药,剂量要足,在控制感染或引流之后还应持续1~2周。

脓肿引流,除感染早期和小脓肿外大多数患者需及时而充分的引流。目前已很少根据压痛部位等盲目穿刺抽脓,一般均在B超引导下经皮穿刺抽脓,或置管引流。有时必须切开引流,引流前应准确定位,术中要固定好引流管以保证引流充分。此外应及时处理原发病灶,如在胆道感染等病灶未治愈的情况下,必须在治疗膈下脓肿的同时治疗原发灶。

在以下情况时,膈下脓肿的预后较差:多器官功能衰竭,小网膜腔脓肿,血培养阳性,复发或迁延性慢性脓肿,多发性脓肿或年龄超过50岁。为提高膈下脓肿的治疗效果,应加强腹腔的手术清洗,早期发现、早期治疗和脓肿引流时做到充分彻底。

2. 肠间隙脓肿 肠间隙脓肿是指脓液被包围在肠管、肠系膜与网膜之间的脓肿,主要继发于阑尾穿孔和胃肠道穿孔及腹部外伤。脓肿可能是单发的,也可能是多个大小不等的脓肿。如脓肿周围广泛粘连,可发生不同程度的粘连性肠梗阻。患者出现化脓感染的症状,并有腹胀、腹痛、腹部压痛或叩及包块。在处理这些病变时,若能较彻底地清洗腹腔,必要时放置引流管则可以减少其发生。原发肠间隙脓肿较少见。肠间隙脓肿的部位不固定,形状不一,加上在治疗原发病的过程中已使用大量抗生素,多无典型症状和体征,一般病程迁延,消耗较大,但是,只要提高临床警惕,仍可以及时发现和早期处理。当疑及此病时,应及时做腹部 B 超,并积极给予抗生素治疗,多数脓肿可以用非手术方法治愈。少数病例需加用穿刺抽脓,对一些有肠管气胀者,因不便抽脓,可行手术切开引流。及时引流排脓可以防止肠瘘的发生。

3. 盆腔脓肿　盆腔处于腹腔的最低位,腹腔内的炎性渗出物或脓液易积聚于此而形成脓肿。盆腔脓肿是阑尾穿孔和盆腔化脓感染的常见合并症,腹膜炎和腹腔手术后也可以有盆腔脓肿。由于盆腔腹膜吸收毒素的能力低,全身中毒症状较其他部位腹腔脓肿为轻。多继发于消化道疾病,以大肠埃希菌和厌氧菌的混合感染为主。

盆腔脓肿除有全身脓毒血症表现外,局部以膀胱或直肠的刺激症状为主,如里急后重,大便次数较多而量少,大便性状改变不明显,偶有小便频繁和排尿困难。腹部检查可有耻骨上方的深压痛。直肠指检在直肠前方有突入肠腔的包块和触痛。已婚妇女可做阴道检查或做直肠、阴道、腹部的三合诊以明确包块的位置、大小和性状。一旦疑及本病,可经直肠或阴道做包块穿刺,若抽出脓液,便可确诊。B 超检查,在膀胱充盈的情况下,可确诊盆腔包块的部位、大小和性质,对诊断帮助很大。

在手术处理急性腹膜炎时,仔细冲洗、清理盆腔和吸净冲洗液,可减少或防止本病的发生。在盆腔炎症早期、盆腔脓肿较小或尚未形成时,选用有效抗生素,辅以热水坐浴、温盐水灌肠或物理透热等疗法,可促使炎症和小脓肿吸收消散,脓肿较大者须手术治疗。在骶管或硬膜外麻醉下,取截石位,用肛门镜显露直肠前壁,清洁消毒后,在波动处用长针穿刺,抽出脓液后循穿刺针作一小切口,再用血管钳插入扩大切口,排除脓液,然后放橡皮管引流 3~4 日。已婚女性患者可经阴道穹后部切开排脓。治疗效果一般较好。

(杨益大)

第八节　中枢神经系统感染

中枢神经系统感染可分为脑膜炎和脑实质感染两部分,实际上该两部分的病变往往相互影响,前者虽以脑膜感染为主,但可同时累及脑实质,严重者可表现为脑膜炎型;脑实质感染多数亦可累及脑膜,引起轻度炎症。

一般脑膜炎可分为化脓性及非化脓性两大类,前者起病急,由各种化脓性细菌(包括脑膜炎双球菌、肺炎链球菌、流感杆菌、金黄色葡萄球菌及革兰氏阴性菌等)引起;非化脓性组中,由病毒及阿米巴原虫引起者起病多急,而由结核分枝杆菌、新型隐球菌及其他真菌所致者多呈亚急性或慢性过程。这两类的鉴别还在于脑脊液(CSF)的改变,化脓性者外观混浊,白细胞总数$>1~000\times10^6$L,以多核细胞为主,蛋白质明显增高,糖显著降低;非化脓性者 CSF 外观一般多清,白细胞总数$(50\sim500)\times10^6$/L,蛋白质大多正常或轻度增高,糖大多正常或轻度降低(结核及隐球菌性脑膜炎例外)。

一、流行性乙型脑炎

流行性乙型脑炎(epidemic encephalitis B)简称乙脑,是由嗜神经的乙型脑炎病毒(encephalitis B virus)引起、经蚊等吸血昆虫传播的一种急性传染病。该病毒于 1934 年首次在日本分离成功,故也称之为日本脑炎(Japanese encephalitis)。

(一)病原学

乙型脑炎病毒属于虫媒病毒黄病毒科黄病毒属(即 B 组虫媒病毒)。电镜下病毒颗粒呈球形,直径 20~30nm,壳体为二十面体结构,表面有糖蛋白突起,其中有血凝素。乙型脑炎病毒核内含单股正链 RNA,长约 11kb,病毒基因组编码的结构蛋白有:核衣壳蛋白(C 蛋白)、膜蛋白(M 蛋白)、包膜蛋白(E 蛋白)和非结构蛋白(NS1~NS5)。E 蛋白为糖基化蛋白,具有特异性抗原决定簇,在诱生保护性免疫中起重要作用,其血凝素活性能凝集鸡、鸽、鹅红细胞。

乙型脑炎病毒抵抗力不强,对温度、乙醚和酸均很敏感。加热 100℃ 2 分钟,56℃ 30 分钟均可灭活。常用含氯消毒剂、氧化消毒剂、碘酊等均可用于消毒。病毒对低温和干燥的抵抗力强,用冰冻干燥法在 4℃冰箱中可保存数年。

(二)流行病学

1. 传染源　乙脑是人兽共患的自然疫源性疾病。人和动物(包括猪、牛、羊、马、鸭、鹅、鸡等)感染乙脑病毒可出现病毒血症成为传染源。人感染后病毒血症期短暂,血中病毒含量少,故不是主要传染源,而动物中家畜及家禽,特别是猪是主要传染源。

2. 传播途径 蚊子是乙脑的主要传播媒介,国内传播乙型脑炎病毒的蚊种有库蚊、伊蚊和按蚊的某些亚种,其中三带喙库蚊是主要传播媒介,它是同种蚊库中传播乙型脑炎病毒最多的蚊种。蚊子吸血后,乙型脑炎病毒可在其肠道增殖,然而移行至唾液腺增殖,可繁殖增长 5 万~10 万倍,且在唾液中保持高浓度,于感染后 10~12 天即能传播乙型脑炎病毒。蚊子感染乙型脑炎病毒后不发病,但可带病毒越冬或经卵传代,成为乙型脑炎病毒的长期储存宿主。此外,受感染的候鸟、蠛蠓、蝙蝠也是乙型脑炎病毒的长期储存宿主。

3. 人群易感性 人群对乙型脑炎病毒普遍易感,但感染后出现典型乙脑症状的多数为隐性感染。病后免疫力强而持久。

4. 流行特征 乙脑目前主要分布在亚洲。随着国际人员、物流交往越来越频繁,乙脑发病地区有扩大趋势。截至目前,在我国东北北部、青海、新疆及西藏等地未见病例报道。本病有严格的季节性,80%~90%病例集中在 7 月、8 月、9 月这三个月内。

(三)发病机制与病理变化

当人体被带病毒的蚊虫叮咬后,病毒即进入人体,首先在单核巨噬细胞内繁殖,随后进入血流,引起病毒血症,病毒通过血脑屏障进入中枢神经系统,引起脑炎。病变广泛存在于大脑及脊髓,以大脑、中脑、丘脑的病变最为严重,大脑顶叶、额叶、海马回受侵较显著,脊髓病变最轻。肉眼观察可见软脑膜大小血管高度扩张与充血,脑的切面上可见灰质与白质中的血管高度充血、水肿,有时见粟粒或米粒大小的软化坏死灶。显微镜下可见脑内血管扩张、充血,小血管内皮细胞肿胀、坏死、脱落;神经细胞变性、肿胀与坏死;脑实质肿胀、变性、软化灶后可发生钙化或形成空洞。神经细胞病变严重者常不能修复而引起后遗症。

(四)临床表现

潜伏期 4~21 天,一般为 10~14 天。病毒初期在单核巨噬细胞内繁殖,再释放入血,多数人在感染后无症状,但血液中抗体可升高,称之为隐性感染。部分人出现轻度的呼吸道症状。极少数患者,病毒通过血脑屏障造成中枢神经系统病变,出现高热、意识障碍、惊厥等脑炎症状。典型患者的病程可分四期。

1. 初期或称初热期 病初第 1~3 天,此时为病毒血症期。常急性起病,1~2 天内体温高达 38~39℃,伴头痛、恶心、呕吐,有意识障碍,如神情倦怠和嗜睡。小儿可有呼吸道症状或腹泻。极重型患者迅速出现高热、频繁抽搐,深度昏迷而进入极期。

2. 极期 病程第 4~10 天。进入极期后,突出表现为全身毒血症状及脑部损害症状。持续高热是乙脑患者必有的表现。体温高达 39~40℃。轻者 3~5 天,一般 7~10 天,重者可达数周。体温越高,热程越长,提示病情越重。

大多数人在起病后 1~3 天出现不同程度的意识障碍,如嗜睡、浅昏迷、深昏迷。昏迷越早、越深常提示病情越重。意识障碍发生率可达 90%,为乙脑早期特异性的表现,一般持续 1 周左右,重者可持续 1 个月以上。惊厥或抽搐多见于第 3~5 天,是乙脑严重症状之一。

呼吸衰竭是乙脑主要的死亡原因。主要是中枢性呼吸衰竭,可由呼吸中枢损害、脑水肿、脑疝、低钠性脑病等原因引起。表现为呼吸表浅,节律不齐、双吸气、叹息样呼吸、呼吸暂停、潮式呼吸以至于呼吸停止。外周性呼吸衰竭通常由脊髓病变引起呼吸道痰阻,或蛔虫反流堵塞气道,肺部感染所致。主要表现为呼吸困难、呼吸频率改变、呼吸动力减弱、发绀,但节律始终整齐。中枢性呼吸衰竭可与外周性呼吸衰竭同时存在。

高热、抽搐及呼吸衰竭是乙脑急性期的三联征,常互为因果,相互影响,加重病情。

其他常见表现还包括颅内压增高、脑膜刺激征等,部分乙脑患者可发生循环衰竭,表现为血压下降,脉率细速。偶有消化道出血。

多数患者在本期末体温下降,病情改善,进入恢复期。少数患者因严重并发症或脑部损害重而死于本期。

3. 恢复期 极期过后体温在 2~5 天降至正常,昏迷转为清醒,有的患者有一短期精神“呆滞阶段”,之后言语、表情、运动及神经反射逐渐恢复正常。部分患者恢复较慢,需 1~3 个月以上。个别重症患者表现为低热、多汗、失语、瘫痪等。但经积极治疗,常可在 6 个月内恢复。

4. 后遗症期 虽经积极治疗,部分患者在发病 6 个月后仍留有神经、精神症状,称为后遗症。发生率为 5%~20%。以失语、强直性或扭转性痉挛、瘫痪、癫痫及精神障碍等最为多见。如继续积极治疗,仅部分患者可有一定程度的恢复。根据病情轻重及特殊临床表现,乙脑可分为四型。

(1)轻型:患者神志始终清晰,有不同程度嗜睡,一般无抽搐,脑膜刺激征轻度或不明显。体温通常在38~39℃,多在1周内恢复,无后遗症。

（2）中型（普通型）：有意识障碍如昏睡或浅昏迷。腹壁反射和提睾反射消失。偶有抽搐。体温常在40℃左右,病程约为10天,多无恢复期症状。

（3）重型：神志昏迷,体温在40℃以上,有反射或持续性抽搐。深反射先消失后亢进,浅反射消失,病理反射强阳性,常有定位病变。可出现呼吸衰竭。病程多在2周以上,恢复期常有不同程度的精神异常及瘫痪表现,部分患者可有后遗症。

脑干型脑炎为重型中的一种特殊类型。少数患者入院时神志清醒,属普通型,表现为呛咳,咽喉分泌物增加,吞咽困难,软腭麻痹,病情迅速进展,呼吸浅而不规则,发绀,甚至呼吸突然停止,提示发病以脑干症状为主。

（4）极重型：少见。起病急骤,有高热或超高热,1~2天后迅速出现深昏迷并有反复强烈抽搐。如不积极抢救,可在短期内因中枢性呼吸衰竭而死亡。幸存者也常有严重后遗症。

乙脑临床症状以轻型和普通型居多,约占总病例数的2/3。流行初期重型多见,流行后期轻型多见。

（五）实验室检查

1. 血常规检查 白细胞计数一般在(10~30)×10^9/L,中粒细胞增至80%以上,核左移,嗜酸性粒细胞可减少。少数患者血常规可正常。

2. 脑脊液检查 外观澄清或微混,白细胞计数增加,多数在(50~500)×10^6/L,个别患者可达1 000×10^6/L以上,或始终正常;在病初以中性粒细胞占多数,以后逐渐以淋巴细胞为多。蛋白稍增加,糖定量正常或偏高,氯化物正常。脑脊液中免疫球蛋白的测定有助于鉴别诊断,化脓性脑膜炎患者脑脊液中的IgM明显升高,结核性脑膜炎患者则IgA、IgG升高显著,而病毒性脑膜炎患者在后期IgG可有升高。

3. 血清学检查 乙脑血清学检测包括微量中和试验(固定病毒-稀释血清法)、IgM捕获ELISA法、间接ELISA法、免疫荧光法、血凝抑制试验、二巯基乙醇(2ME)耐性试验。

4. 病毒分离 病初可取血清或脑脊液接种乳鼠以分离病毒,但阳性率较低。通常仅于死后尸检或以延髓穿刺取脑组织制成悬液,离心后取上清液接种乳鼠脑内,传代后做鉴定,若免疫荧光技术在脑组织或细胞培养中检测出抗原,或用分子诊断技术RT-PCR检出培养上清液乙型脑炎病毒基因,即可作出确诊。

（六）诊断和鉴别诊断

乙脑流行有明确的季节性和地域性,结合患者流行病学特征以及典型的临床表现和实验室发现,诊断并不困难,血清学检查乙型脑炎病毒抗体高滴度阳性或4倍增高可以确诊。乙脑需与下列疾病鉴别：

1. 中毒性菌痢 本病亦多见于夏秋季,多发,病初胃肠症状出现前即可有高热及神经症状(昏迷、惊厥),故易与乙脑混淆。但本病早期即有休克,一般无脑膜刺激征,脑脊液无改变,大便或灌肠液可查见红细胞、脓细胞及吞噬细胞,培养有痢疾杆菌生长,可与乙脑相区别。

2. 化脓性脑膜炎 症状类似乙脑,但冬春季节多见,病情发展较速,重者病后1~2天内即可进入昏迷。必要时可查脑脊液加以鉴别。

3. 钩端螺旋体病 本病的脑膜炎型易与乙脑混淆,但多有疫水接触史,乏力、腓肠肌痛、结膜充血、腋下或腹股沟淋巴结肿大,脑脊液变化轻微。可用血清学试验加以证实。

4. 其他 脑型疟疾、结核性脑膜炎、新型隐球菌性脑膜炎、急性脑型血吸虫病、斑疹伤寒及败血症、中暑、脑血管意外、蛛网膜下腔出血等所致脑病,亦应根据发病地区、临床表现以及实验室检查予以区别。

（七）治疗

乙脑病情重,变化快,高热、抽搐、呼吸衰竭是本病的三个重要症状,因此必须及时发现,抓住主要矛盾,尽快治疗。

1. 一般治疗 病室应安静,密切监测精神、意识、体温、呼吸、脉搏、血压以及瞳孔的变化。给予足够的营养及维生素。

2. 降温 采用物理方法或药物使体温控制在38℃以下,必要时可采用亚冬眠疗法,肌内注射氯丙嗪及异丙嗪每次各0.5~1mg/kg,每4~6小时1次,同时加用物理降温,使体温降至38℃左右。

3. 惊厥或抽搐处理 应根据惊厥、抽搐原因采取针对性的措施。①多数抽搐者,降温后即可止惊。②呼吸道分泌物阻塞所致缺氧者,应及时吸痰、保持呼吸道通畅。③脑水肿或脑疝者,应立即采用脱水剂治疗。一般可用20%甘露醇1~1.5g/kg静脉注射或快速静脉滴注。必要时做气管切开。④脑实质炎症引起的抽搐可用中药、新针治疗。给予镇静剂或亚冬眠疗法。频繁的抽搐可同时加用氢化可的松治疗。⑤低血钙引起的抽搐应及时补充钙剂。⑥由脑性低血钠引起的抽搐可用3%盐水滴注。

镇静剂应用原则:宜早用,在有抽搐先兆、高热、烦躁,惊厥及肌张力增加时,即予应用;当肌肉松弛后应及时停药;掌握剂量,注意给药时间。

4. 呼吸衰竭处理 ①保持呼吸道畅通:定时翻身拍背、吸痰、给予雾化吸入以稀释分泌物。②给氧:一般用鼻导管低流量给氧。③气管切开:凡有昏迷、反复抽搐、呼吸道分泌物堵塞而致发绀,肺部呼吸音减弱或消失,反复吸痰无效者,应及早气管切开。④应用呼吸兴奋剂:在自主呼吸未完全停止时使用效果较佳。可用洛贝林、尼可刹米、哌甲酯等。⑤应用脱水剂:脑水肿所致颅内高压是乙脑常见的征象,亦为昏迷、抽搐及中枢性呼吸衰竭的原因,并可形成脑疝,故应及时处理。其具体方法:20%甘露醇或25%山梨醇,每次 1~2g/kg,15~30 分钟推完,每4~6 小时1次。有脑疝者可用 2~3g/kg。应用脱水疗法注意水电解质平衡。必要时给予机械通气。

5. 循环衰竭处理 重型乙脑患者于疾病后期常可与呼吸衰竭同时出现,可根据病情选用强心剂、升压药、利尿剂,补充血容量,注意电解质平衡。

6. 其他 皮质激素多用于中、重型患者,有抗炎、减轻脑水肿、解毒、退热等作用。

目前尚无抗病毒特异治疗,有关病毒特异性单克隆抗体正在研发中,有望成为临床有效治疗手段。

（八）预后

重型患者病死率仍在 20%以上,大多发生在极期。由于重度脑水肿、中枢性呼吸衰竭、脑疝等致死,大多幼儿及老年重型患者病死率高,轻型及普通型大多顺利恢复,重型存活者有 49%~50%发生后遗症。

（九）预防

乙脑的预防主要采取两个方面的措施,即灭蚊防蚊和预防接种。

目前被推荐的乙脑疫苗有两种,日本的鼠脑提纯灭活疫苗和中国的地鼠肾细胞灭活疫苗。日本鼠脑灭活疫苗的保护率为 80%~97%。2008 年我国将乙脑疫苗正式纳入国家扩大免疫规划,采用的是乙脑病毒活疫苗（SA14-14-2 株）。我国乙脑发病从 1971 年的年发病率 20.92/10 万,发病例数 20 余万例,降为 2020 年的 0.02/10 万,200 余病例。

猪是乙脑传播的主要中间宿主。在乡村及饲养场要做好猪的环境卫生工作,管好家禽。对母猪及家禽有条件可进行疫苗接种,能控制猪感染乙型脑炎病毒,可有效降低该地区乙脑发病率。

二、流行性脑脊髓膜炎

流行性脑脊髓膜炎(epidemic cerebrospinal meningitis)简称流脑,是由脑膜炎球菌(又称脑膜炎奈瑟菌)引起的化脓性脑膜炎,起病急,突起发热、头痛、皮肤黏膜瘀点和脑膜刺激征。重者可留有后遗症或死亡。

（一）病原学

流脑的病原菌为脑膜炎球菌。该菌仅存在于人体;系革兰氏阴性双球菌,呈肾形或卵圆形,多数成对排列。该菌能产生毒力较强的内毒素。体外生存力很弱,如不及时送检接种会产生自溶酶而自溶死亡。对干燥、寒冷、热及阳光和常用消毒剂均甚敏感,温度低于30℃或高于50℃时皆易死亡,具纤毛的脑膜炎球菌更易侵犯鼻咽细胞。

到目前为止,根据菌群特异性荚膜多糖(CPS)结构,可分为 13 个群,其中 A、B、C 三群最为常见,占90%以上,C 群致病力最强,B 群次之,Y 群最弱,B 群和 C 群主要分布于西方国家,亚洲主要是 A 群,我国95%以上流行菌群为 A 群。近年来 B 群和 C 群也有小范围流行。

（二）流行病学

1. 传染源 带菌者和患者是本病的主要传染源。本菌可隐藏于带菌者鼻咽部黏膜处,不引起症状,在流脑散发时人群鼻咽带菌率 5%~10%,在流行期间达50%,流行期间以 A 群为主,占90%,非流行期则以 B 群和 C 群为主,B 群占70%。患者在潜伏末期和急性期均具有传染性,传染期一般不超过发病后 10 天,抗菌治疗后细菌很快消失,所以带菌者对周围人群的威胁更大。

2. 传播途径 以飞沫直接从空气中传播,在空气不流通处 2m 以内接触者均有被感染的危险。间接传播的机会极少。

3. 人群易感性 任何年龄都可患病,但 6 个月至 2 岁婴幼儿患病率最高。本病常呈周期性流行,平均 10 年有一次流行高峰。这是由于相隔一定时间后人群的免疫力下降,新的易感者逐渐积累增加所致。采取防治措施后能改变周期性流行规律,近年来发病率明显降低。

(三) 发病机制与病理

病原菌自鼻咽部侵入人体,多为免疫系统清除,仅少数患者发展为败血症。在败血症期间,细菌侵袭皮肤小血管内皮,引起栓塞、坏死、出血与细胞浸润,从而出现瘀点或瘀斑。由于血栓形成、血小板减少及内毒素作用,内脏有广泛出血,肾上腺也可有出血、坏死等严重病变。细菌内毒素可致微循环障碍,引起内毒素性休克,常发生 DIC。临床上出现血压下降及出血现象,发生重型流行性脑脊髓膜炎。形成败血症后,病原菌即可经血播散至脑脊髓膜,引起化脓性炎症。

暴发型败血症的发病机制一直是医学界备受关注的问题,研究证实内毒素、细菌的外膜蛋白、中性粒细胞和细胞因子的相互和多重作用导致血管内皮细胞损伤,发生微循环障碍致毒素性休克,最终导致 DIC 是其主要病理生理基础。暴发脑膜脑炎型的发生亦与内毒素有关,Ⅲ型变态反应可能在发病机制中起某些作用,如在受损的血管内可以见到免疫球蛋白、补体及脑膜炎球菌抗原的沉积。

败血症期主要病理改变是血管内皮损害、炎症、坏死和血栓形成。暴发型败血症的皮肤及内脏血管内皮细胞破坏和脱落,血栓形成,内脏广泛出血,皮肤、心、肺、胃肠道和肾上腺有广泛出血。心肌炎和肺水肿亦颇为常见。

脑膜炎期主要病变部位在软脑膜、蛛网膜和脑脊髓膜。早期有充血、少量浆液性渗出以及局灶性小出血点。后期则有大量纤维蛋白存在。伴中性粒细胞浸润、血浆外渗、脑脊液混浊。渗出液在颅底和脊髓背侧沉积尤为显著。由于颅底部炎症和粘连可累及视神经、动眼神经、面神经、听神经等,造成脑神经损害。脑组织表面由于毒素影响而有退行性变。暴发性脑膜脑炎的病变以脑组织为主,明显充血和水肿,产生高热、惊厥、昏迷等现象。细菌裂解后释放强烈内毒素,引起严重的微循环障碍。部分患者伴脑疝。慢性患者可由于脑室孔阻塞,造成脑脊液循环障碍而发生脑积水。

(四) 临床表现

潜伏期 1~10 天,平均 2~3 天。

分四种临床类型:普通型、暴发型、轻型、慢性败血症型。

1. 普通型 最常见,占 90%,可分为三期。

(1) 上呼吸道感染期:传染性最强,大多患者无明确症状,可表现低热、咽痛、咳嗽,持续 1~2 天,鼻咽拭子培养可发现病原菌。一般情况下很难确诊。

(2) 败血症期:多突然发热,伴头痛、呕吐、寒战、全身乏力、肌肉酸痛、神志淡漠等。此期主要且显著的体征为瘀点,见于约 85% 患者。皮疹在病后不久即出现,可先为玫瑰疹,后迅速转为瘀点或瘀斑,但大多数皮疹开始即为瘀点或瘀斑,见于全身皮肤、眼结膜和口腔黏膜,呈 1~2mm 至 1cm 大小,初为鲜红色,后为紫色。病情重者瘀斑迅速扩大,中央呈紫黑色坏死或形成大疱。约 10% 患者常于发病后 2 天唇周可见单纯疱疹。部分患者可仅有败血症期而不发展为脑膜炎,此期血培养可呈阳性。瘀点涂片可找到病原菌,而脑脊液可能正常。

少数患者呈出血点型感染,是指在流行期部分人群受感染后仅发生皮肤出血点。涂片可找到脑膜炎球菌,而无其他症状,2 周后血清出现特异性抗体。该型多见于 15 岁以下儿童,不治可愈,血培养常呈阳性。

(3) 脑膜炎期:多数败血症患者于 24 小时内出现中枢神经系统症状如高热不退、头痛呕吐、烦躁不安、惊厥、昏迷、脑膜刺激征阳性。脑脊液呈化脓性改变,细菌培养阳性。

2. 暴发型 较少见,但病情凶险,病死率高,可分为三型。

(1) 休克型:小儿多见,成人亦非罕见。起病急骤,以高热、寒战、头痛、呕吐开始,中毒症状严重,精神极度萎靡,可有意识障碍或惊厥。短期内(12 小时)出现广泛皮肤、黏膜瘀点及瘀斑,且迅速发展并融合成大片状皮下出血,中央坏死。同时有严重的循环衰竭、面色苍白、皮肤花纹且发绀、肢冷、脉细速、呼吸急促、血压下降等。脑膜刺激征大多缺如。早期脑脊液可澄清,很快呈化脓性改变。瘀点涂片及血培养检查细菌往往阳性。此型临床上有 DIC 表现。

(2) 脑膜脑炎型:小儿为主,除高热、皮肤瘀斑外,脑实质损害的临床表现明显。突出表现为剧烈头痛、反复惊厥、并迅速进入昏迷。部分患者可发生脑疝。临床上有呼吸衰竭现象,表现为呼吸快慢及深浅不均,甚至呼吸暂停;瞳孔大小不等、边缘不整,对光反应迟钝或消失,眼球固定等。如不及时抢救,可因呼吸衰竭而死亡。

（3）混合型:兼有休克型与脑膜脑炎型的临床表现,病情危重,病死率高。

3. 轻型　多见于流行后期,仅表现为低热、细小出血点、轻度头痛或呕吐,病程短,易漏诊。

4. 慢性败血症型　少见,多为成年人,以间隙发热、皮疹、关节疼痛为特征,约20%有脾大,需多次培养才能找到致病菌。

（五）C 群流脑临床特征

常表现为暴发型,可在发病24小时内死亡,以高热为首发症状,伴有头痛、全身酸痛、咳嗽,部分患者出现皮肤瘀点、瘀斑,颈部强直、喷射性呕吐等。

（六）并发症

病程中可并发肺炎、全眼球炎、中耳炎、化脓性关节炎、心内膜炎、心肌炎、心包炎、睾丸炎、视神经炎和皮肤坏死等。脑组织炎症或脓液积聚粘连可引起第Ⅱ、Ⅲ、Ⅶ及Ⅷ对脑神经损害,肢体运动障碍,失语,癫痫。桥静脉发生栓塞性静脉炎后可形成硬膜下积液,多见于1～2岁婴幼儿。临床上如经及时和适当的治疗效果仍不满意,出现抽搐、喷射性呕吐,特别伴有定位体征、颅内压持续升高以及发热等,应考虑该并发症存在的可能。

部分患儿因病情严重或延误诊断而合并脑室膜炎,临床表现为频繁惊厥、发热持续不退及中枢性呼吸衰竭等,常合并硬膜下积液或积脓。做脑室穿刺、脑超声波及CT检查有利于诊断。

（七）实验室检查

1. 血常规检查　白细胞总数明显增高,一般在 $20 \times 10^9/L$ 左右,高者可达 $40 \times 10^9/L$,中性粒细胞占 $80\% \sim 90\%$ 。暴发型有DIC者血小板减少。

2. 脑脊液检查　压力升高,外观混浊或米汤样,白细胞数每升可达数百万,以中性粒细胞为主,蛋白含量增高,糖明显减少,氯化物降低。如病初临床上有脑膜炎症状及体征,而早期脑脊液检查正常,应于12～24小时后复验脑脊液。脑脊液涂片和培养可发现病原菌。

3. 细菌学检查

（1）涂片检查:用针尖刺破皮肤瘀点,尽可能不使出血,挤出少许组织液,涂片染色后显微镜检查,阳性率高达80%以上。脑脊液经高速离心后取沉淀物做涂片的阳性率达 $60\% \sim 70\%$ 。

（2）细菌培养:应在使用抗生素前采取血和脑脊液标本,培养阳性者做药敏试验。

4. 免疫学检查

（1）特异性抗原:采用对流免疫电泳法(阳性率约80%)、乳胶凝集试验($85\% \sim 93\%$)、ELISA或免疫荧光法敏感性高、特异性强,快捷。

（2）特异性抗体:间接血凝法、杀菌抗体试验、ELISA及RIA法检测(70%),固相放射免疫测定(SPRIA,90%)。

5. 其他

（1）核酸检测:PCR检测病菌特异性DNA片段更敏感,尤其对已用抗生素者(阳性率约92%)。

（2）RIA法检测脑脊液微球蛋白,流脑患者明显增高,且与脑脊液中蛋白及白细胞数一致,在脑脊液尚正常时即可升高。

6. 快速非特异性方法　包括C反应蛋白动态观察,脑脊液中乳酸浓度和免疫球蛋白测定,乳酸脱氢酶及酶谱的检测,都有利于诊断化脓性脑膜炎。

（八）诊断与鉴别诊断

1. 诊断　本病在冬春季流行,主要见于儿童。凡在流行季节突起高热、头痛、呕吐,皮肤出现瘀点、瘀斑,脑膜刺激征阳性者,临床即可初步诊断。确诊有赖于病原菌的发现,免疫学检查有助于及早确立诊断。

2. 鉴别诊断

（1）其他化脓性脑膜炎:肺炎链球菌性脑膜炎以2岁以下幼儿及老年人多见,常继发于肺炎、中耳炎;葡萄球菌性脑膜炎继发于皮肤感染、败血症;流感杆菌脑膜炎发生于婴幼儿;大肠埃希菌脑膜炎常见于新生儿;铜绿假单胞菌脑膜炎常继发于腰椎穿刺、麻醉、造影或手术后。上述化脓性脑膜炎发病无明显季节性,少见瘀点、瘀斑,罕见DIC。确切的鉴别诊断有赖于脑脊液和血液的细菌学检查。

（2）结核性脑膜炎:起病缓慢,以低热、盗汗、消瘦等开始,1～2周后出现神经症状。多有结核病接触史和结核病灶,无瘀点。脑脊液呈毛玻璃样,有薄膜形成,细胞数($100 \sim 500) \times 10^6/L$,以淋巴细胞为主,蛋白增高,糖和氯化物降低。薄膜和脑脊液沉淀涂片可找到结核分枝杆菌,培养和动物接种可获得阳性。

（3）流行性乙型脑炎:患者以儿童多见,有严格季节性。多在7～8月间流行。脑实质损害严重,昏迷、惊厥多见,皮肤无瘀点。脑脊液较清,细胞数多在 $500 \times 10^6/L$ 以下,以淋巴细胞为主,糖和氯化物正常。特异性IgM、补体结合试验有助诊断。

（4）虚性脑膜炎:在患败血症、伤寒、大叶性肺炎等严重毒血症时,可出现脑膜刺激征,脑脊液压力稍增高,余均正常。

（九）预后

本病轻型和普通型经及时而适当的药物治疗预后良好。1 岁以下及 60 岁以上者预后较差,不及时治疗的病死率约为 5%。暴发型患者病死率高,如能及早诊断和治疗,病死率可减至 10% 左右。

（十）治疗

及早的诊断、严密的病情观察是本病治疗的基础。对疑似病例需按照呼吸道传染病隔离。

1. 普通型流行性脑脊髓膜炎的治疗

（1）病因治疗

1）青霉素及氯霉素:青霉素为首选用药,脑脊液浓度是血浓度的 10%~30%,应大剂量、间断静脉滴注,成人每天 800 万~1 200 万;儿童每天 20 万~40 万/kg,至少持续 7 天或至发热退后 4~5 天,近年有耐药菌株上升趋势。氯霉素易透过血脑屏障,脑脊液浓度为血浓度的 30%~50%。20 世纪 90 年代以前曾出现明显耐药现象(26.7%)。剂量:儿童每天 30~50mg/kg,成人每天 2~4g,分 4 次静脉滴注。青霉素过敏者,氯霉素可作为首选。注意有骨髓抑制副反应。

2）头孢菌素:严重患者应及时选用抗菌谱广、抗菌活性高的第三代头孢菌素如头孢曲松和头孢噻肟钠对脑膜炎球菌感染有效,C 群菌株对三代头孢菌素敏感,故应作为首选,这类药物毒性低,对 β-内酰胺酶稳定,且脑脊液内浓度较高,尤其当不能除外其他病原菌所致的脑膜炎时,可与氯霉素同时应用。

3）磺胺药:鉴于我国流行的 A 群菌株大多对磺胺药敏感,且易穿透血脑屏障,当脑膜有炎症时可达血浓度的 80%~90%,故仍可作为首选。但自 1960 年耐药性逐年增高,达 48.3%~70%。首次剂量在成人为 2g,以后每次 1g,每天 2 次;儿童每次 30mg/kg,每天 2 次。复方磺胺甲噁唑作用较单独磺胺甲噁唑为强,两者均可静脉滴入。治疗 48 小时后症状无减轻、体温不降,则考虑耐药而改用其他药物。如培养阳性,则依据药敏结果指导抗生素应用。

（2）对症治疗:高热时可予物理降温及退热药物,颅高压用脱水剂,惊厥时给予止痉剂。

（3）一般治疗:强调早诊断,早隔离,早治疗。做好护理,保持皮肤清洁,防止瘀斑感染;保护呼吸道通畅,注意水和电解质平衡,预防并发症。

2. 暴发型流行性脑脊髓膜炎的治疗

（1）败血症休克型:尽早应用抗菌药物,必要时联合用药,同时迅速纠正休克(参见第二十章第三节

"感染性休克")。对皮肤瘀点不断增多且融合成痕斑,无论有无休克均可应用肝素,每次剂量 1mg/kg,静脉推注。同时测定血小板计数,若血小板继续下降或瘀点继续增多,4~6 小时可重复用。疗程不宜过长,多数用 1~2 次即可见效。使用肝素后瘀点仍增加,可输新鲜血液或血浆以补充被消耗的凝血因子,同时给予维生素 K。

（2）脑膜脑炎型:除用抗生素外,治疗中应以减轻脑水肿、防止脑疝和呼吸衰竭为重点。脱水剂常选用 20% 甘露醇,小儿可每次用 0.25g/kg 静脉推注,成人常用每次 1g/kg。小剂量甘露醇 0.2g/kg 同样可起到脱水作用,可减少因大量甘露醇推注而加重心功能不全,并可减轻因药物引起的局部血管的刺激。甘露醇可与甘油果糖交替使用。必要时可加用呋塞米每次 1~2mg/kg 肌内注射或静脉注射。脱水剂使用至呼吸、血压恢复正常,瞳孔等大及其他颅内高压症状好转为止。但要注意钾盐和其他电解质的补充。

对有呼吸衰竭的患者,可予洛贝林(山梗菜碱)、尼可刹米等呼吸中枢兴奋剂。大剂量山梗菜碱(每次 1mg/kg)静脉注射能改善微循环,减轻脑水肿。激素对减轻脑水肿有一定疗效,必要时可用地塞米松每次 2~3mg/kg,每天 1 次,疗程不超过 3 天。呼吸停止时应立即行气管插管或切开给氧,进行间歇正压通气。

（3）肾上腺皮质激素:重症患者可早期、足量、短程应用,可减轻毒血症,稳定溶酶体,增强心肌收缩力及抑制血小板凝集,有利于纠正休克。

（十一）预防

1. 管理传染源　流行期间要做好卫生宣传和个人卫生措施。患者应呼吸道隔离至病后 7 天,对接触者需医学观察 7 天。

2. 菌苗接种

（1）荚膜多糖菌苗:1978 年以来国际上已研制出有效针对 A、C、Y 和 W135 四联菌株的多糖菌苗,被广泛推荐的两种疫苗为:A-C-Y-W135 四价联合疫苗(18 个月以下婴幼儿无效)和 A-C 两价疫苗。要 1~2 周产生有效抗体,不主张对散发患者暴露者进行常规接种,2 岁以下小儿接种 C 群多糖疫苗不能产生有效保护。我国生产的 A 群多糖疫苗,对学龄儿童和成年人的保护率可达 90%,对 3~11 个月婴儿保护作用不完全。

（2）多糖-蛋白偶联菌苗:由于荚膜多糖抗原是

T 细胞非依赖抗原,不能引起回忆反应,即重复接种后抗体无回忆反应效应。对小于 2 岁婴幼儿无免疫原性。目前临床使用的 A、C 群多糖白喉类毒素偶联菌苗,具有初次免疫记忆,重复接种可产生加强作用。优于多糖菌苗,使用安全,在 2 月龄以上婴儿就可常规接种。

(3)B 群外膜蛋白的菌苗:目前国际上尚无成功的 B 群疫苗,由于 B 群荚膜多糖中的结构与胎儿神经组织中的唾液酸分子结构相似,因此 B 群多糖菌苗的免疫性差,即使与蛋白偶联后仍不具有免疫原性。为预防 B 群流脑,采用无荚膜抗原即外膜蛋白制备菌苗,证实对大年龄儿童和成年人安全,具有免疫原性,并能有效控制流行,但对婴幼儿保护不理想,且外膜蛋白的杀菌抗体具有型和亚型特异性,保护作用有限。

三、其他化脓性脑膜炎

化脓性脑膜炎(purulent meningitis)是由化脓性细菌引起的中枢神经系统感染性疾病。其临床特点为发热、头痛、呕吐、惊厥甚至昏迷。脑膜刺激征阳性,脑脊液呈化脓性改变。随着早期诊断及抗生素的合理使用,病死率已明显下降,但部分病例仍有耳聋、癫痫、智能落后、肢体瘫痪等神经系统后遗症。

（一）病原学

多数化脓性球菌均可引起化脓性脑膜炎,以肺炎链球菌、脑膜炎球菌及流感杆菌最常见,其次有葡萄球菌、肠道革兰氏阴性杆菌(大肠埃希菌、铜绿假单胞菌、沙门菌属等)及厌氧菌等。

（二）流行病学

1. 年龄　小于 2 个月的婴儿患者,病原体多为大肠埃希菌、B 组链球菌(国内较少见)及李斯特菌;3 个月至 3 岁幼儿以流感杆菌脑膜炎为多见,1 岁以下的肺炎双球菌脑膜炎(肺脑)发病率甚高,约 20% 的老年肺炎患者伴菌血症,故老年人的肺脑发病率亦高,但其他各年龄组均可发病。

2. 季节　流脑有严格的季节性,冬春季多见,流感杆菌脑膜炎亦以冬春两季为多;肺脑全年均可发病,但冬春二季的发病率较高,腮腺炎病毒性脑膜炎亦然,夏秋季节则以肠道病毒脑膜炎为多见。

（三）发病机制与病理

病变主要在中枢神经系统。细菌入侵脑膜后引起软脑膜及蛛网膜化脓性炎症,蛛网膜下腔充满大量炎症渗出物,使整个脑组织表面及底部都覆盖一层脓性液体。肺炎链球菌感染时,稠厚的脓性纤维素性渗出物主要覆盖于大脑表面,尤以顶部为甚,并可迅速形成粘连和包裹性积脓,甚至发生硬脑膜下积液或积脓。由于脑膜血管通透性增加,白蛋白易透过而形成积液。化脓性脑膜炎过程中硬脑膜及脑浅表静脉尤其是桥静脉发生的炎症栓塞和血管壁损伤,可导致渗出、出血,使局部渗透压增高,因此周围水分进入硬膜下隙,形成硬膜下积液。脑膜表面的血管极度充血,常见血管炎病变,包括血管或血窦的血栓形成,血管壁坏死、破裂与出血。由于未能及早诊断和治疗,脓性渗出物逆流而上,亦可由败血症引起。感染累及脑室内形成脑室膜炎。大脑表面和脑室附近的脑实质常有炎性改变,表现为充血、水肿、脑细胞变性坏死、炎性细胞浸润等,形成脑膜脑炎。炎症累及脑神经或因颅内压增高使脑神经受压、坏死,则可引起相应的脑神经损害的表现如失明、耳聋、面瘫等。如脓液黏稠或治疗不彻底则可发生粘连,阻塞脑室孔,或大脑表面蛛网膜颗粒因炎症后发生粘连并萎缩致脑脊液循环受阻及吸收障碍而形成脑积水。

（四）临床表现

各种细菌所致的化脓性脑膜炎,有相似的临床表现,可归纳为感染、颅内压增高和脑膜刺激征三方面,临床表现很大程度取决于年龄,年长儿及成人可出现典型表现。常见病原菌引起的化脓性脑膜炎的临床特点如下:

1. 肺炎链球菌性脑膜炎　发病率仅次于流行性脑脊髓膜炎,多见于 1 岁以下的婴儿(占 80%)和老年人,冬春季较多,常继发于肺炎、中耳炎、乳突炎、鼻窦炎、败血症或颅脑外伤。其炎症渗出物多分布于大脑顶部表面,故早期颈项强直不明显。由于渗出物中纤维蛋白较多,易导致粘连和包裹性脓肿。硬膜下积液或积脓、脑脓肿、脑积水等并发症较其他化脓性脑膜炎多见。患者一般病情较重,病程多迁延和反复,脑脊液涂片及培养阳性率较高。

2. 流感杆菌脑膜炎　主要由 b 型流感杆菌引起,多见于出生 3 个月至 3 岁小儿,秋季较多,多数起病急,突然高热、呕吐、惊厥;部分起病稍慢,先有明显的呼吸道感染,经数天或数周后才出现脑膜炎表现。偶见皮疹,常并发硬膜下积液,亦可出现会厌炎、关节炎、蜂窝织炎及肺炎。易发生轻度贫血。脑脊液涂片常见极短小的革兰氏阴性杆菌。

3. 葡萄球菌性脑膜炎　主要由金黄色葡萄球菌引起,各年龄组均可患病,但以新生儿及年长儿多见。多发生于夏季。常先有化脓性病灶如新生儿脐炎、脓疱疮、蜂窝织炎、败血症等。常为金黄色葡萄球菌脓毒败血症的迁徙病灶之一。病程中可见荨麻疹、猩红热样皮疹和小脓疱。脑脊液呈脓性、混浊、易凝固,涂片见成堆革兰氏阳性球菌。血及脑脊液培养可获阳性结果。

4. 大肠埃希菌脑膜炎　多见于出生 3 个月内婴儿,特别是新生儿及早产儿。本菌主要来自母亲产道、婴儿肠道及脐部等。此外、脊柱裂、尿布皮炎、中耳炎亦可为侵入门户。年长儿患病时应仔细检查背部中线皮肤有无交通窦道。脑脊液除化脓性改变外,常有臭味。预后差,病死率高。

（五）实验室检查

1. 血常规检查　白细胞明显增高,可达 $(20 \sim 40) \times 10^9/L$,以中性粒细胞为主,可达 $80\% \sim 90\%$。严重者白细胞总数可减少。C 反应蛋白(CRP)是一种重要的急性时相蛋白,细菌感染时 CRP 浓度升高。有学者研究发现,革兰氏阴性菌脑膜炎的脑脊液和血清 CRP 含量均高于革兰氏阳性菌脑膜炎,可作为辅助检查方法。

2. 脑脊液检查　压力增加,外观混浊或脓样。白细胞数明显增加,达 $1\,000 \times 10^6/L$ 以上,高者达数万,以中性粒细胞为主。蛋白明显增加,糖及氯化物早期可正常,晚期降低。脑脊液乳酸升高,脑脊液涂片及培养可找到病原菌。对初次腰椎穿刺脑脊液正常的可疑患者,可再次复查。

3. 细菌学检查

（1）涂片检查:脑脊液沉淀涂片用革兰氏染色常可找到病原菌。

（2）细菌培养:取鼻咽拭子、血及脑脊液培养可获得病原菌。血培养阳性率为 $40\% \sim 50\%$。对脑脊液常规阴性者,有时培养也可获致病菌。

（3）快速分子检测:可通过 PCR 等手段对病原菌核酸进行分子检测,为诊断提供依据。

（六）诊断与鉴别诊断

早期诊断是治疗成功的关键,可减少后遗症,提高治愈率。典型病例根据临床症状、体征及脑脊液可明确诊断。对经过不规则抗生素治疗后的化脓性脑膜炎,脑脊液检查结果不典型,涂片和培养均阴性者,应结合病史及临床表现等综合考虑作出诊断。化脓性脑膜炎应与病毒性脑膜炎、结核性脑膜炎、隐球菌性脑膜炎等鉴别。

（七）预后

目前,发达国家的化脓性脑膜炎患儿成活率有了明显改善,总死亡率低于 10%,球菌脑膜炎低于 5%,但是持续性后遗症的发生率仍没有明显下降,达 $10\% \sim 30\%$。

（八）治疗

化脓性脑膜炎的治疗主要是抗菌、对症及支持治疗。

1. 抗生素治疗

（1）治疗原则:①对病原菌敏感;②在脑脊液中浓度高;③能快速杀菌达到无菌化。

（2）各种细菌性脑膜炎的治疗

1）肺炎链球菌性脑膜炎:肺炎链球菌对青霉素一般仍敏感。但本病的炎症反应剧烈,常在脑组织中形成粘连,造成脑积水或失语、偏瘫等后遗症,病死率亦高达 28% 左右。可应用青霉素或氨苄西林,后者的剂量为成人每天 12g,儿童每天 $150 \sim 250mg/kg$,新生儿每天 $100 \sim 150mg/kg$,静脉注射或静脉滴注。近已发现肺炎链球菌的耐药株,青霉素的最低抑菌浓度(MIC)达 $1 \sim 2mg/L$,国外报道耐药率为 20%,临床工作中应对此引起警惕。如分离菌株对青霉素高度耐药,应选用头孢曲松或万古霉素。青霉素如与氯霉素同用时,由于两者作用机制不同,应先予以青霉素,再用氯霉素,并不宜同瓶静脉滴注。

2）流感杆菌脑膜炎:国内大多采用氨苄西林或氯霉素作为首选药物,因氯霉素对新生儿的毒性较大,故其剂量宜减为每天 20mg/kg,亦有主张二药合用,待细菌药敏结果获知后再停用其中之一者。国外报道 b 型流感杆菌对氨苄西林的耐药率高达 30%,对氯霉素的耐药率则各地报道不一,在西班牙高达 50%,美国则在 10% 以下。上述地区对流感杆菌脑膜炎(尤其多重耐药菌)的治疗已广泛应用头孢呋辛、头孢噻肟或头孢曲松,在临床实践中均已取得良好疗效。

3）金黄色葡萄球菌脑膜炎:多发生在新生儿脐带或皮肤感染、金黄色葡萄球菌败血症并发海绵窦血栓、颅脑外伤及神经外科手术后等。金黄色葡萄球菌对多种常用抗菌药物耐药,因此宜采用耐酶青霉素如苯唑西林或氯唑西林;成人剂量每天 12g,儿童每天 40mg/kg,溶于生理盐水中分 2 次静脉缓慢滴注。利福平的成人剂量为每天 600mg,儿童每天 15mg/kg,分 2 次口服,用药期间注意肝、肾功能,需与其他药物联合应用。如考虑耐甲氧西林金黄色葡萄球菌感染,可选用万古霉素,成人剂量每天 2g,分两次缓慢静脉滴注。

4）厌氧菌脑膜炎:较少见,甲硝唑对厌氧菌抗菌作用强,脑脊液中浓度高,是治疗本病的有效药物;成人剂量每天 2g(0.5%溶液)静脉滴注。此外克林霉素(成人剂量为每天 1.8~2.4g)、氯霉素亦可作为药物治疗。如能除外脆弱拟杆菌感染,则可采用大剂量青霉素。

5）革兰氏阴性杆菌脑膜炎:病原菌多为大肠埃希菌、肺炎杆菌、铜绿假单胞菌等,往往发生于神经外科手术、慢性中耳炎、乳突炎、长期应用广谱抗生素及免疫抑制剂等后,以及老年患者有严重原发病者,且多为医院内感染,病死率高达 50%~75%。应迅速查出病原菌,作药敏测定。可供选用的药物有:①氨基糖苷类,如庆大霉素、妥布霉素、阿米卡星。②哌拉西林,成人每天 12~16g。③头孢菌素类,头孢呋辛每天 6.75g,头孢噻肟每天 4g,头孢他啶每天 4g,头孢曲松每天 4g(均为成人量)。每天剂量等分 2~4 次静脉给药。一般采用哌拉西林与庆大霉素或阿米卡星联合,亦可单独应用第三代头孢菌素。④碳青霉烯类:美罗培南每天 6g,分三次静脉给药,可用于治疗产广谱 β 内酰胺酶的革兰氏阴性杆菌感染。⑤替加环等、多黏菌素类,一般用于泛耐药和全耐药革兰氏阴性杆菌感染。

2. 对症支持疗法 高热时用物理方法或退热剂降温。惊厥者可给予地西泮每次 0.2~0.3mg/kg(最大剂量不超过 10mg),缓慢静脉注射,或用苯巴比妥钠负荷剂量 10~20mg/kg,12 小时后给维持量每天 4~5mg/kg,肌内注射。此外,有休克或颅内压增高时,应积极采用抗休克及降颅内压处理,详见第二十章第三节"感染性休克"相关内容。保证足够的热量与液体量,对意识障碍及呕吐的患者应暂禁食,宜静脉补液,并精确记录 24 小时出入水量,细致检查有无异常的抗利尿激素分泌。如有液体潴留,必须限制液体量每天 30~40ml/kg。当血钠达 140mmol/L 时,液体量可逐渐增加到每天 60~70ml/kg。对年幼、体弱或营养不良者,可补充血浆或少量新鲜全血。

3. 糖皮质激素 目前认为激素作为抗炎药物在化脓性脑膜炎时具有减少细胞因子释放、减轻脑水肿、降低颅内压的作用。地塞米松能减少脑膜炎患者耳聋的发生率。一般轻型病例不用,重症患者在有效抗生素应用前或同时给药,现在较公认的治疗方案为 0.15mg/kg,每 6 小时 1 次,连续应用 4 天,或 0.4mg/kg,每 12 小时 1 次,连续应用 2 天。无菌性及部分治疗后脑膜炎,以及小于 6 周的患儿均不宜使用糖皮质激素。

（九）预防

1. 化脓性脑膜炎 化脓性脑膜炎再发的原因多与免疫功能低下、先天畸形及后天损伤有关,必须及时治疗。

2. 免疫预防

（1）肺炎链球菌性脑膜炎的免疫预防:目前有 23 价肺炎链球菌疫苗推荐适用于 2 岁以上肺炎链球菌感染高危人群,包括年龄在 65 岁以上者、糖尿病患者、充血性心力衰竭患者、肝病患者、慢性酗酒者、脾切除者、肾病患者、其他心或肺疾病患者、脑脊液渗漏者及 HIV 感染患者。前往肺炎链球菌疾病高发区者亦应接种。

（2）流感杆菌脑膜炎的免疫预防:流感杆菌 b 型荚膜多糖疫苗由磷酸多核糖基核醇(PRP)组成,在 18 个月至 6 岁儿童有效率为 90%,但对婴儿无效,而此组人群对流感杆菌高度易感。两种组合疫苗、白喉 CRM$_{197}$ 蛋白结合疫苗(HbOC)及脑膜炎球菌结合疫苗(PRP-OMP)可适用于所有儿童。

四、结核性脑膜炎

结核性脑膜炎(tuberculous meningitis)是由结核分枝杆菌引起的脑膜非化脓性炎症,是结核病中最重要的一种类型。可继发于粟粒性结核及其他器官的结核病灶。在抗结核药物问世以前,其死亡率几乎高达 100%。我国自普遍推广接种卡介苗和大力开展结核病防治以来,本病的发病率较过去明显下降,预后有很大改善,若早期诊断和早期合理治疗,大多数病例可获痊愈。但如诊断不及时、治疗不恰当,其死亡率及后遗症的发生率仍然较高。

（一）病原学

结核分枝杆菌是小型、杆状、需氧、不产芽孢的细菌。可在环境中发现,主要存在于土壤和水中。结核分枝杆菌及其他大多数分枝杆菌生长皆极缓慢;在多数培养基中的倍增时间均达 18~24 小时。在固体培养基上,2.5~5 周亦难见到可分辨的菌落。

（二）流行病学

目前半数以上患者为成人,其余为儿童,结核分枝杆菌的播散有以下数种途径:①儿童大多继发于粟粒性结核,经血行播散而来;②婴幼儿结核性脑膜炎往往来源于原发复合征,尤其是纵隔淋巴结的干酪样坏死破溃到血管,细菌大量侵入血液循环,导致本病;③少数患者可由脑内结核瘤、结核性中耳炎或脊椎结核直接蔓延引起;④除原发复合征外,肺部、泌尿生殖系、消化道等结核常是成人的原发病灶。成人结核性脑膜炎中 3/4 有上述病灶,而且以肺外为主。根据本病可并发于血行播散性肺结核,但通常在发病后数周才出现,也有人认为是室管膜下结核灶(Rich 灶)破溃至蛛网膜下腔所致,而非直接由血行播散至脑膜。

(三) 发病机制与病理

1. 发病机制　结核分枝杆菌到达蛛网膜下腔,在人体敏感性增高的情况下,引起变态反应性炎症,感染波及软脑膜、蛛网膜,形成多数散在的以单核细胞及淋巴细胞浸润为主的细小结节。若治疗及时、有效,病变可以完全吸收,反之,病变转至慢性可出现典型结核病理改变,如结核性肉芽肿、干酪样坏死等。病灶周围有炎症和纤维蛋白性渗出,后者多集中于脑底部,分布在 Willis 动脉环、脚间池、视交叉及环池等处。渗出物可压迫和损害视交叉、动眼神经和面神经等,导致视力减退、全盲及其他相应的脑神经症状。炎症累及下丘脑,可引起自主神经功能紊乱。渗出物阻塞环池则引起脑积水。

病程后期由于炎性粘连,使蛛网膜及其他浅表血管间隙回收脑脊液的能力减弱,导致非阻塞性脑积水。受脑膜病变的波及,脑实质浅层亦出现炎症,严重者可出现结核结节、结核瘤。下丘脑病变常引起自主神经功能紊乱。脑内动脉亦常受累,若形成血栓则引起脑梗死。中脑动脉最易累及,并导致偏瘫;较小动脉栓塞则引起类似大脑炎的各种症状。脊髓蛛网膜和脊髓实质亦常出现渗出、结节和干酪样坏死。

2. 病理改变

(1) 脑膜:脑膜弥漫性充血,脑回普遍变平,尤以脑底部病变最为明显,故又有脑底脑膜炎之称。延髓、脑桥、脚间池、视神经交叉及大脑外侧裂等处的蛛网膜下腔内,积有大量灰白色或灰绿色的浓稠、胶性渗出物。浓稠的渗出物及脑水肿可包围挤压脑神经,引起脑神经损害。有时炎症可蔓延到脊髓及神经根。

(2) 脑血管:早期主要表现为急性动脉内膜炎。病程越长则脑血管增生性病变越明显,可见闭塞性动脉内膜炎,有炎性渗出、内皮细胞增生,使管腔狭窄,终致脑实质软化或出血。首都医科大学附属北京儿童医院 152 例结核性脑膜炎病理检查,发现脑血管病变者占 61.2%。

(3) 脑实质:炎性病变从脑膜蔓延到脑实质,或脑实质原来就有结核病变,可致结核性脑膜脑炎,少数病例在脑实质内有结核瘤。152 例结核性脑膜炎病理检查,有结核性脑膜脑炎者占 75%,有单发或多发结核瘤者占 16.4%。

(4) 脑积水:结核性脑膜炎常常发生急性脑积水和脑水肿。初期由于脉络膜充血及室管膜炎而致脑脊液生成增加;后期由于脑膜炎症粘连,使脑蛛网膜颗粒及其他表浅部的血管间隙、神经根周围间隙脑脊液回吸收功能障碍,这两种情况,可致交通性脑积水。浓稠炎性渗出物积聚于小脑延髓池或堵塞大脑导水管及第四脑室诸孔,可致阻塞性脑积水。脑室内积液过多或使脑室扩大,脑实质受挤压而萎缩变薄。有脑室扩张者占 64.4%,且脑积水发生甚早,部分病例在病程 1 周即已发生明显脑积水。

3. 病理分型　根据病理改变,结核性脑膜炎可以分为 4 型。

(1) 浆液型:其特点是浆液渗出物只限于颅底,脑膜刺激征及脑神经障碍不明显,脑脊液改变轻微。此型属早期病例。

(2) 脑底脑膜炎型:炎性病变主要位于脑底。但浆液纤维蛋白性渗出物可较弥漫。其临床特点是明显的脑膜刺激征及脑神经障碍,有不同程度的颅内压增高及脑积水症状。但无脑实质局灶性症状,脑脊液呈典型的结核性脑膜炎改变。此型临床上最为常见。

(3) 脑膜脑炎型:炎症病变从脑膜蔓延到脑实质。可见脑实质炎性充血,多数可见点状出血、少数呈弥漫性或大片状出血,有闭塞性脉管炎时,可见脑软化及坏死。部分病例可见单发或多发结核瘤,可引起局灶性症状。脑膜刺激征、脑神经受损及脑实质损害症状不相平行。本型以 3 岁以下小儿多见,远较前两型严重,病程长、迁延反复,预后恶劣,常留有严重后遗症。

(4) 结核性脊髓软硬脑膜炎型(脊髓型):炎性病变蔓延到脊髓膜及脊髓,除脑和脑膜症状外,还有脊髓及其神经根的损害症状。此型多见于年长儿,病程长、恢复慢,如未合并脑积水,死亡率不高,但常遗留截瘫等后遗症。

(四) 临床表现

1. 一般症状　起病缓急不一,以缓慢者居多。低热,或为高热,常伴畏寒、全身酸痛、乏力、畏光、精神萎靡、食欲减退等。小儿结核性脑膜炎的临床表现多较隐匿,缺少特征性。

2. 神经系统症状、体征

（1）脑膜刺激征：多数病例早期即出现。在血行播散性肺结核常规脑脊液检查时，有时脑脊液已出现显著改变，但患者并无脑膜刺激征。在婴幼儿和老年人，脑膜刺激征多不典型。

（2）颅内压增高征象：有头痛、喷射性呕吐、视盘水肿、意识障碍，严重者出现脑疝、枕骨大孔疝，可迅速导致呼吸停止。

（3）脑神经损害征象：多见于面神经，其次为展神经、动眼神经、视神经，可为单侧，或为双侧，多数在疾病充分显现时才出现，但有时可以是结核性脑膜炎的首发征象。

（4）脑实质损害征象表现多变，有瘫痪、去大脑强直、手足震颤与徐动、舞蹈样运动等不同表现，取决于病变损害部位。

（5）自主神经受损征象表现为皮质-内脏联合损害如呼吸、循环、胃肠和体温调节紊乱等，亦可出现肥胖、尿崩症或抗利尿激素增高综合征。

（6）脊髓受损征象可出现脊神经受刺激或脊髓压迫、椎管阻塞等症状、体征。

（五）实验室检查

1. 脑脊液检查　可出现以下变化：①压力增高，外观清晰或呈毛玻璃样，放置数小时后可因纤维蛋白增多而出现纤维薄膜；②细胞数为（100～500）× 10^6/L，60%～95%的病例以淋巴细胞占多数，但于疾病早期，4%～17%的患者可以中性粒细胞为主；③蛋白质含量为 800～1 000mg/L，多数病例在 1 000～2 000mg/L。56%～88%的患者糖含量减至 2.24mmol/L 以下，在 5 个研究涉及 117 例患者的报道中，蛋白含量平均在 1 510～2 060mg/L，但高者可达 10g/L、13.4g/L 和 29g/L，而个别病例低至 110mg/L 与 130mg/L。

另以 5ml 脑脊液 3 000 转/min 离心 30 分钟，沉渣涂片做抗酸染色找结核分枝杆菌，脑脊液做培养及动物接种等则可增加病原诊断的机会。在国外 7 个研究的报道中，有 5 个报道显示细菌培养阳性率在 25%～40%，2 个报道的阳性率较高，分别为 70% 与 86%。我国细菌鉴定的阳性率尚待提高。

检测脑脊液中结核分枝杆菌核酸的技术已经成熟，包括 Xpert MTB/RIF、Xpert Utra 等一系列快速分子检测。外周血 γ-干扰素释放试验主要用于结核感染的辅助诊断。

2. 影像学检查　所有考虑结核性脑膜炎的患者，都建议对其尽早完善头颅 MRI 增强扫描。基底池脑膜强化、脑积水、脑梗死和结核病表现是中枢神经系统结核病的主要影像学特征。颅底脑膜强化伴或不伴结核病是其最常见的表现。应常规做胸部 X 线检查，以便了解肺内有无病变。CT 可以揭示脑实质粟粒性结节、结核瘤等。其他表现多见者依次为基底池的渗出物、脑水肿、脑积水及脑梗死等，间接改变也能提供可靠诊断依据。

3. 眼底检查　可发现脉络膜血管附近有圆形或椭圆形苍白色外绕黄圈的结核结节。

（六）诊断和鉴别诊断

结核性脑膜炎的诊断要点有：密切的结核接触史；可有肺部、泌尿生殖系、肠道等的结核病灶；发病缓慢，具有结核毒血症状，伴颅内高压、脑膜刺激征及其他神经系统症状体征，脑脊液检查符合非化脓性脑膜炎表现。

结核性脑膜炎应与以下疾病进行鉴别：

1. 病毒性脑膜炎　柯萨奇、埃可、流行性腮腺炎等病毒及疱疹类病毒等均可引起脑膜炎，起病多急骤，高热者多可伴肌痛、腹痛等；脑脊液中糖和氯化物不减低，蛋白质在 1 000mg/L 以下。2～3 周后可康复。

2. 化脓性脑膜炎　由化脓性细菌引起，急性起病伴高热、寒战。脑脊液白细胞数每立方毫米达数千以上，且以中性粒细胞为主，糖降低较结核性脑膜炎更为明显，脑脊液涂片、培养可找到致病菌。脑脊液乳酸定量多>300mg/L，结核性脑膜炎则多小于此值。

3. 真菌性脑膜炎　新型隐球菌性脑膜炎的临床表现及脑脊液改变酷似结核性脑膜炎，诊断有赖于脑脊液墨汁染色、培养及抗原检测。

4. 流行性乙型脑炎　常在夏秋季发病，急性起病，高热。脑脊液糖含量正常或略高，氯化物不减少，蛋白质<1 000mg/L 等有助于鉴别。

5. 颅内占位性病变　如脑脓肿、听神经瘤等，常因病程进展较缓，以头痛、呕吐、视盘水肿为主要表现，易与结核性脑膜炎混淆，CT 有助于诊断。

（七）预后

预后取决于人体的反应性、疾病的严重程度、结核菌的药物敏感性，以及治疗早晚和是否彻底。婴儿和 40 岁以上患者的预后较差，3 岁以下患儿的病死率达 18%～55%。有神志改变如谵妄、昏迷者的病死率达 30% 以上。治疗宜彻底，治疗 1～1.5 年者有 6.6% 复发,不足 1 年者复发率高达 25%。

(八)治疗

1. 抗结核治疗 结核性脑膜炎的有效、正确治疗包括以下几方面:

(1)选用易透过血脑屏障的药物,使脑脊液中药物能达到有效浓度。常用的抗结核药物中以异烟肼(isoniazid,INH)、吡嗪酰胺(pyrazinamide,PZA)及氟喹诺酮类(fluoroquinolone,FQ)较易透过血脑屏障,当脑膜炎症时它们在脑脊液中浓度与血中浓度几乎相等,而利福平(rifampicin,RFP)、乙胺丁醇(ehambutol,EMB)、链霉素(streptomycin,SM)和对氨基水杨酸(para-aminosalicylic acid,PAS)等不易透过血脑屏障,当脑膜炎症时通透性略有增高(表 21-8-1),因此在治疗结核性脑膜炎时首先应选用 INH、PZA 和 FQ。

表 21-8-1 抗结核药物在脑脊液与血中药物浓度百分比

抗结核药物	正常脑膜	炎症脑膜
利福平		20%~25%
异烟肼	20%~30%	90%~100%
吡嗪酰胺	90%~100%	90%~100%
乙胺丁醇		30%~50%
链霉素		20%
对氨基水杨酸		10%~50%

空项代表无相关数据

(2)尽量选用杀菌剂及能渗透入巨噬细胞内的药物 INH、PZA、RFP 及 FQ 均为杀菌剂,而 EMB 及 PAS 等为抑菌剂,治疗结核性脑膜炎时当然选用杀菌剂更为有效。由于结核菌是胞内寄生菌,因此治疗时必须选用能渗透入巨噬细胞中的药物,INH 及 PZA 能渗透入巨噬细胞内杀灭结核菌,而 RFP、SM、EMB 及 PAS 均不能渗入巨噬细胞内,因此,仍以用 INH、PZA 和 FQ 为好。

(3)联合用药。单独应用任何一种抗结核药物均极易产生耐药性,至少需同时应用 2 种药物才能减少或延缓耐药性的产生。鉴于结核性脑膜炎是一种严重的结核病,故需 4 种或 5 种药物联合应用以加强抗结核作用,最佳联合除了考虑药物在脑脊液中的浓度、是杀菌剂还是抑菌剂、能否进入巨噬细胞内等因素外,更重要的是防止联合用药后所产生的严重副作用。抗结核药物中除 SM、EMB 外均有肝毒性,由 INH、PZA 和 RFP 引起的肝脏损害发生率分别为 10%~20%、2%~3% 及 1%,而联合应用后毒性反应发生率更高,尤其当 INH 与 RFP 联合应用时因治疗结核性脑膜炎需要大剂量 INH,使肝毒性反应发生时间提早且毒性反应发生率高达 50%~60%,而 INH 与 PZA 联合后的肝毒性反应发生率未增加,现在亦提倡治疗方案中应包含 PZA,因有研究表明凡早期应用 PZA 的强化治疗,不论临床属于哪一期,均较不含 PZA 的疗效好,且可缩短疗程。PAS 疗效差,消化道反应明显,不易为患者所接受,现已基本不用。因此目前治疗结核性脑膜炎的最佳联合是初期以 INH、PZA、EMB 及 RFP 4 药联合疗法(4联),备选药物包括 FQ、阿米卡星。如病情危重,可考虑联合利奈唑胺治疗。

(4)适当的剂量、疗程与给药途径。①INH:以往初期治疗成人为 0.6g/d,但疗效欠佳,由于中国人有 80% 属 INH 快代谢型,而快代谢型的血及脑脊液药物浓度仅为慢代谢型的 20%~50%,因此为提高脑脊液药物浓度需增加 INH 量至 1.2g/d[儿童为 20~25mg(kg·d)]。最初的 1~3 个月内静脉滴注,病情稳定后改口服,治疗 3 个月后减为 0.9g/d,6 个月后 0.6g/d,分 4 次口服,若有关节酸痛等痛风症状时减量或暂停,待症状消失后继续用原量治疗直至 2 年停药。②EMB:0.75g/d,分 3 次口服,出现球后视神经炎表现(视力下降、视野缩小、出现中央及周围盲点时暂停药,一旦症状消失仍继续应用,疗程为 2 年)。③RFP:0.6g/d。④氟喹诺酮:可采用左氧氟沙星或莫西沙星。

(5)鞘内注射。常规不推荐鞘内注射。

(6)出现肝毒性反应时调整用药。肝毒性反应是结核性脑膜炎治疗中最棘手的问题之一,若临床症状不明显,仅轻度黄疸及转氨酶升高,可在严密观察下暂减少或停用 PZA,待黄疸消退、肝功能恢复正常后再继续 PZA 治疗,若出现严重肝损害、深度黄疸则除了停用 PZA 之外,还要停用 INH,以防发生肝衰竭。

2. 激素应用 在强有力的全身抗结核治疗中加激素可以缓解发热、盗汗、疲乏等毒血症症状,可加快意识的恢复,又可减少渗出、减轻蛛网膜下腔的粘连、降低颅内压、稳定血脑屏障功能等,因此在重型结核性脑膜炎治疗中加激素是有用的辅助治疗。通常用泼尼松龙 40~60mg/d 或地塞米松 10mg/d,分 2~4 次口服或肌内注射,至病情稳定,脑脊液明显好转(尤其糖及蛋白接近正常)可逐渐减量至停用,疗程需 1~3 个月。

3. 对症治疗

（1）脑积水的治疗：脑积水的控制常为治疗中首要的问题。在病程的 1~2 周即可从临床上诊断出脑积水，可经 CT 检查、侧脑室穿刺及引流证实。对脑积水的治疗除常规使用激素治疗外，可采取以下措施：

1）侧脑室引流：适用于急性脑积水用其他降颅内压措施无效，或疑有脑疝形成时。持续引流时间 1~3 周，一般做 1~2 次即可控制，引流量每天可达 50~200ml。引流时应注意固定好侧脑室穿刺针，以免损伤脑组织，并经常观察脑脊液压力，防止压力过低引起脑出血。特别注意防止继发感染。

2）高渗液的应用：其作用原理为当静脉快速滴入高渗液后，由于血与脑脊液之间渗透压之差而产生降颅内压作用。适用于抢救脑疝等严重脑水肿者。20% 甘露醇、25% 山梨醇、50% 甘油糖浆，于 30 分钟内快速静脉注入，必要时可用 2~3 次。

3）乙酰唑胺：为碳酸酐酶抑制剂，可能由于抑制脑室脉络丛中碳酸酐酶之作用，从而使脑脊液生成减少，降低颅内压。作用较慢。剂量为 20~40mg/（kg·d），分 2~3 次口服，疗程宜长，可数周至半年。配合侧脑室引流或高渗液静点治疗之前后应用，以弥补二者不能长期应用之不足。对慢性脑积水其他降压措施不易坚持时，更为适用。其副作用是在较小婴儿可发生代谢性酸中毒，必要时可同时服用碳酸氢钠来预防。少见的副作用有血尿伴腹痛，停药后很快恢复，最严重的副作用是无尿及急性肾衰竭。

4）脑室-腹腔分流手术：如果由于脑底脑膜粘连梗阻致发生梗阻性脑积水时，以上疗法均难以奏效，长期应用侧脑室引流只达到对症治疗的作用，而且难以长期坚持，此时在抗结核药物治疗，炎症基本控制的情况下，可考虑采用脑室脑池分流术。

（2）其他：高热及惊厥不止时可用冬眠Ⅱ号或其他镇静剂。为了改善神经系统代谢过程可用谷氨酸、复合维生素 B、维生素 B_{12} 及大量维生素 C 等；因呕吐、入量不足、脑性低钠血症时应补足所需的水分和钠盐。

（九）预防

可通过注意以下几点来预防本病的发生：

1. 注意营养，加强锻炼，增强体质。

2. 劳逸适度，保持情绪乐观。

3. 积极治疗原发结核，彻底清除结核病灶，防止继发感染。

4. 按时预防接种，接种卡介苗不但可预防肺结核等的发生，而且在新生儿时期接种卡介苗，使结核性脑膜炎的发病率明显降低。

五、隐球菌性脑膜炎

隐球菌性脑膜炎（cryptococcal meningitis）是指隐球菌侵犯中枢神经系统所引起的严重感染。本病多是细胞免疫功能低下人群最常见的中枢感染性疾病之一，近年正常人群发病率有升高趋势。

（一）病原学

隐球菌至少有 30 种，其中具有致病性的绝大多数为新生隐球菌，新生隐球菌在组织中呈圆形或椭圆形，直径一般在 4~6μm，有很厚的透明荚膜。在普通培养基生长良好，生长最适宜温度为 30℃ 左右，且能在 37℃ 生长。可分为 4 种血清型（A、B、C、D 型）。

新生隐球菌系环境腐生菌，广泛生存于土壤和鸽粪中，偶可在水果、蔬菜、牛乳，以及健康人体的口腔、鼻腔、咽部、胃肠及皮肤等处分离到。

（二）流行病学

隐球菌病在世界各地均有发生，可发生在任何年龄组，多见于 20~50 岁。儿童相对少见，男性较女性为多，呈散发性分布。人群发生率为（0.2~0.8）/100 000，然而，近 20 年随着 HIV 的流行，隐球菌病显著增加，隐球菌感染是 AIDS 患者最常见的四个机会性感染之一，约 80% 隐球菌病患者与 HIV 感染有关。

1. 传染源　鸽粪是新生隐球菌新生变种临床感染的重要来源，此外，其他禽类如鸡、鹦鹉、云雀等排泄物亦可分离出隐球菌，而土壤中的病原菌则是鸽粪等鸟类排泄物污染所造成。

2. 传播途径　隐球菌病一般认为主要是从呼吸道吸入环境中的隐球菌孢子，导致肺部感染，而后血行播散至中枢神经系统。此外，消化道也可能是引起感染的另一途径，因为从各种食物中可分离到隐球菌。人与人、人与动物之间一般并不传播。

3. 易感人群　人群普遍易感，但有一定自然免疫能力。

（三）发病机制和病理

隐球菌的发病机制是多因素的，与病原菌的菌量、毒力以及机体免疫状态等因素相关。目前认为隐球菌的荚膜多糖是其最主要的致病因子，其致病的原因可能与其抑制机体免疫及增加免疫耐受性有关。

中枢神经系统病变的范围较广,易侵犯脑脊膜,也可同时侵犯脑实质,病变程度很不一致,可导致脑组织充血、水肿,也可引起脑组织局部缺血、软化,病变常见于脑基底节、丘脑和大脑皮质区。此外,还可形成颅内肉芽肿、脑积水。

(四)临床表现

隐球菌性脑膜炎在中枢神经系统真菌感染中最为常见,多见于成年人,起病常隐匿,表现为慢性或亚急性过程,起病前可有上呼吸道感染史。少数患者急性起病,多数为免疫抑制或缺陷患者,病死率高,约 2 周即死亡。约 12.5%患者伴有颅外感染,AIDS 患者则高达 50%。根据中枢神经系统隐球菌感染的症状、体征和头颅 CT 改变,一般临床分为 3 种类型:①脑膜炎型,临床最为常见,病变主要侵犯脑膜,临床表现为脑膜刺激征;②脑膜脑炎型,AIDS 患者最为多见,除脑膜病变外,还有脑实质的损害,可出现相应部位的症状和体征;③肉芽肿型,相对少见,可因颅内肉芽肿压迫脑神经造成相应的神经系统症状和体征。97%的隐球菌性脑膜炎患者在病程中出现头痛,通常头痛是最早或唯一的症状,个别患者可出现高热。发热同时也是 AIDS 患者并发隐球菌性脑膜炎的最早症状之一,据报道 2/3 以上患者均有发热。其他症状尚有恶心、呕吐、食欲减退、体重下降,也可发生阵发性眩晕、晕厥及癫痫。中、后期约 1/4 患者可出现视物模糊、畏光、复视、视力下降,甚至完全失明,尽管颅脑 CT/MRI 显示脑实质损害,然而除视神经受累外,其他感觉、运动神经损害相对少见,约 10%患者在后期可出现听力下降、偏瘫、共济失调、腱反射亢进或减弱,以及局灶性神经系统的定位体征等。尽管隐球菌性脑膜炎以脑膜炎型多见,然而约 2/3 患者脑膜刺激征缺如或不明显。此外,后期还可出现性格、行为异常,定向力障碍以及意识模糊、昏睡、昏迷等,抽搐少见。约 1/3 的患者在入院时有不同程度的意识障碍,与颅内压显著增高及脑实质弥散性损害密切相关,预后不佳。此外,HIV 感染者,常伴有严重颅外播散性感染,包括菌血症、淋巴结累及等。

(五)实验室检查

1. 常规检查 隐球菌性脑膜炎患者的外周血白细胞数正常或轻度增高,个别患者明显增高,且以中性粒细胞增多为主。脑脊液多有不同程度的异常,呈非化脓性改变。70%患者的脑脊液压力明显

增高,大多数大于 1.96kPa(200mmH$_2$O),甚至超过 4.90kPa(500mmH$_2$O)。脑脊液外观清澈、透明或微混。90%以上患者有细胞数轻至中度增多,半数在(100~500)×10^6/L,常以单核细胞增多为主,早期可以多核细胞占优势。90%以上病例的蛋白含量呈轻度或中度增高,个别可达 4g/L 以上。大多数患者糖含量显著下降,甚至为零。氯化物轻至中度降低。AIDS 患者并发隐球菌性脑膜炎时,往往脑脊液常规、生化检查正常或轻度异常。

2. 真菌学检查

(1)直接镜检:脑脊液墨汁涂片镜检则是隐球菌性脑膜炎诊断最简便而又迅速的诊断方法,约 70%隐球菌性脑膜炎患者可获阳性结果。

(2)分离培养:分离培养能确诊隐球菌,需时 2~5 日。培养阳性率并不很高,为 30%~50%。

(3)免疫学检测方法:方法主要有乳胶凝集试验[包括辅酶 A(CoA)]、ELISA 和单克隆抗体法。其中乳胶凝集试验最为常用,脑脊液标本检测的敏感性为 93%~100%、特异性 93%~98%。

3. 所有诊断为隐球菌性脑膜炎患者应同步完善外周血乳胶凝集试验,外周血真菌培养,以及肺部 CT,以排查有无肺隐球菌病及播散性隐球菌病。

(六)诊断

对于临床上出现中枢神经系统感染的症状、体征,伴脑脊液压力明显增高、脑脊液糖含量明显低下的患者,应高度警惕隐球菌性脑膜炎的可能,尤其是具有免疫功能低下的患者和养鸽或有鸽粪接触史者,更应高度怀疑。然而,隐球菌性脑膜炎的确诊仍有赖于实验室的特异性检查,包括脑脊液墨汁涂片、真菌培养及隐球菌荚膜多糖特异性抗原检测。此外,组织活检病理和培养也有助于确诊。

(七)预后

未经抗真菌药物治疗的隐球菌性脑膜炎患者均会死亡,治疗后仍有 10%~40%的病死率。存活者也有 20%~25%的复发率。部分患者治愈后留有严重的后遗症,包括视力丧失、脑积水、智能减退等。

(八)治疗

隐球菌病的治疗包括抗真菌药物治疗、对症治疗、免疫制剂治疗、手术治疗及原发病的治疗等。

1. 抗真菌药物治疗

(1)多烯类抗真菌药物:两性霉素 B 是本病治疗的首选药物之一,疗效优于其他抗真菌药物,但需长疗程应用。其不良反应也较为显著,主要包括:

①静脉滴注过程中可发生即刻反应如寒战、高热、头痛、恶心、呕吐等,有时有一过性血压降低、眩晕等表现;②脏器功能损害,25%患者可出现心肌损害和肝功能异常,35%以上患者有肾功能损害的表现;③低钾血症,发生率在40%以上;④静脉炎;⑤轻度溶血性贫血,偶见血小板及白细胞减少。两性霉素 B 脂质制剂由两性霉素 B 与脂质体组成,其最突出的特点是不良反应明显低于两性霉素 B。

(2) 吡咯类抗真菌药物:目前能用于系统性隐球菌感染的三唑类药物包括氟康唑、伊曲康唑和伏立康唑。

(3) 氟胞嘧啶:可进入真菌细胞内干扰嘧啶的生物合成,从而抑制隐球菌的核酸合成,达到杀灭隐球菌的作用。本药与两性霉素 B 或氟康唑使用都有协同作用。

2. 对症治疗　包括降低颅内压、纠正电解质紊乱等。

3. 支持治疗　应注意加强饮食营养,必要时可静脉输注脂肪乳剂、新鲜血浆或全血。此外,对于免疫功能低下患者可考虑适当地给予免疫增强剂治疗,如胸腺素等。

(九) 预防

1. 注意个人和环境卫生,忌食腐烂水果,防止吸入带鸽粪的尘埃;做好卫生宣教工作,加强家鸽和广场鸽子饲养的卫生管理,及时处理鸽粪,防止鸽粪污染空气。

2. 对于高危人群如恶性肿瘤、长期大剂量应用糖皮质激素、慢性消耗性疾病、自身免疫性疾病、器官移植、AIDS 及特发性 CD4 缺乏症等患者,应避免高危环境,如流行区域的鸟排泄物或某些树木的接触,同时应高度警惕隐球菌感染发生的可能。

3. 疫苗的开发研究具有重要的价值,但仍未运用于临床。

六、狂犬病

狂犬病(rabies)又名恐水症(hydrophobia),是一种古老的传染病,有文字记载的可追溯到公元前3000 年,并认识到犬和动物也可患病,以动物咬伤人方式传给人。狂犬病是由狂犬病毒所致,以侵犯中枢神经系统为主的急性人兽共患传染病。

(一) 病原学

狂犬病毒属弹状病毒科(*Rhabdoviridae*)拉沙病毒属(*Lyssa virus*),是一种有包膜的 RNA 病毒。病毒基因组为单股负链 RNA,全长 11 932 个核苷酸,编码 5 种主要结构蛋白和 2 个微小的非结构蛋白。5 种结构蛋白包括糖蛋白(glycoprotein,GP)、核蛋白(nucleoprotein,NP)、具 RNA 聚合酶活性的大蛋白(large protein,LP)、磷蛋白(phosphoprotein)又称壳体基质蛋白(matrix protein 1,M1P)和膜基质蛋白(matrix protein 2,M2P)。糖蛋白是病毒表面棘突成分,能与乙酰胆碱受体结合,决定了狂犬病毒的嗜神经性;能刺激产生保护性中和抗体和诱导细胞免疫反应;核蛋白构成核酸的衣壳,保护核酸免受核酸酶的降解,是荧光免疫法检测的靶抗原,有助临床诊断;磷蛋白或 M1P 位于核衣壳与包膜之间,与核衣壳一起构成狂犬病毒的群特异性抗原;M2P 在病毒结构中起到连接包膜上糖蛋白和核衣壳的作用。

病毒易被紫外线、季胺化合物、碘酒、高锰酸钾、酒精、甲醛等灭活,加热100℃ ,2 分钟可灭活。

(二) 流行病学

狂犬病呈全球性分布。主要流行于东南亚等亚洲地区,以及拉丁美洲地区。由于疫苗的预防接种,发达国家的狂犬病得到了基本的控制,我国的狂犬病发病率也有明显的下降,但近年来有所回升。

1. 传染源　带狂犬病毒的动物是本病的传染源,家畜中以犬为主,其次为猫、猪和牛、马等;野生动物,包括蝙蝠、浣熊、臭鼬、狼、狐狸等均能传播狂犬病,是发达国家和基本控制了犬狂病地区的主要传染源。我国狂犬病的主要传染源是病犬,80%~90%的狂犬病均因犬咬伤所致。某些貌似健康的犬的唾液中可带病毒,带毒率可达 22.4%,也能传播狂犬病。

2. 传播途径　病毒主要通过咬伤传播,也可由带病毒的犬的唾液,经各种伤口侵入。少数可在宰杀病犬、剥皮、切割等过程中被感染。蝙蝠群居洞穴中的含病毒气溶胶也可经呼吸道传播。有报道角膜移植可传播狂犬病。

3. 易感人群　人群普遍易感。被病兽咬伤后是否发病与下列因素有关:①咬伤部位,头、面、颈、手指处被咬伤后发病机会多;②咬伤的严重性,创口深而大者发病率高;③局部处理情况,咬伤后迅速彻底清洗者发病机会较少;④及时、全程、足量注射狂犬病疫苗者发病率低;⑤被咬者免疫功能低下或免疫缺陷者,发病机会多。

（三）发病机制与病理解剖

狂犬病毒自皮肤或黏膜破损处入侵人体后，对神经组织有强大的亲和力，病毒先在伤口附近侵入末梢神经，然后向中枢神经做向心性扩展，至脊髓的背根神经节再大量繁殖，入侵脊髓并很快到达脑部。主要侵犯脑干、小脑等处的神经细胞；后期病毒从中枢神经向周围神经扩展，侵入各器官组织，尤以唾液腺、舌部味蕾、嗅神经上皮等处病毒量较多。由于迷走、舌咽及舌下脑神经核受损，致吞咽肌及呼吸肌痉挛，出现恐水、吞咽和呼吸困难。交感神经受累时出现唾液分泌和出汗增多。迷走神经节、交感神经节和心脏神经节受损时，可引起患者心血管功能紊乱或猝死。

病理变化主要为急性弥漫性脑脊髓炎，脑膜通常无病变。脑实质的炎症病变以大脑基底面海马回和脑干部位（中脑、脑桥和延髓）及小脑损害最为明显。外观有充血、水肿、微小出血等。镜下脑实质有非特异的神经细胞变性与炎性细胞浸润。特征性的病变是嗜酸性包涵体，称内氏小体（Negri body），为狂犬病毒的集落，位于细胞质内，呈圆形或椭圆形，直径 $3 \sim 10 \mu m$，染色后呈樱红色，具有诊断意义。内氏小体最常见于海马及小脑浦肯野细胞中。除中枢神经系统的病理变化外，唾液腺肿胀，腺泡细胞变性，腺组织周围有单核细胞浸润，胰腺、腺泡、胃黏膜壁细胞、肾上腺髓质细胞、肾小管上皮细胞也可有类似的细胞急性变性。

（四）临床表现

潜伏期长短不一，5 日至 19 年或更长，一般为 1~3 个月。临床表现可分为狂躁型（脑炎型）和麻痹型（静型）。

1. 狂躁型狂犬病　典型狂犬病，临床经过分为 3 期。

（1）前驱期：常有低热、倦怠、头痛、全身不适，少数有恶心、呕吐等似感冒样症状，继而恐惧不安，烦躁失眠，对声、光、风等刺激敏感而有喉头紧缩感。在愈合的伤口及其神经支配区有痒、痛、麻及蚁走等异样感觉。本期持续 2~4 日。

（2）兴奋期：表现为高度兴奋，突出表现为极度恐怖表情、恐水、怕风。体温常升高（38~40℃）。恐水为本病的特征，典型表现为虽渴极而不敢饮，见水、闻流水声、饮水或仅提及饮水时均可引起咽喉肌严重痉挛。外界多种刺激如风、光、声也可引起咽肌痉挛。常因声带痉挛伴声嘶，说话吐词不清，严重发

作时可出现全身肌肉阵发性抽搐，因呼吸肌痉挛致呼吸困难和发绀。患者交感神经功能常亢进，表现为大量流涎、乱吐唾液、大汗淋漓、心率加快、血压上升。患者神志多清晰，但可出现精神失常、幻视、幻听、幻想等表现。本期病情进展迅速，持续 1~3 日。

（3）麻痹期：患者趋于安静，肌肉痉挛停止，进入全身弛缓性瘫痪，以肢体弛缓性瘫痪最为常见，伴有感觉减退、反射消失等。患者渐由安静进入昏迷状态。最后因呼吸、循环衰竭死亡。该期持续时间较短，一般 6~18 小时。

2. 麻痹型狂犬病　较为少见。临床上无兴奋期表现，无恐水和吞咽困难。以发热、头痛、呕吐、咬伤部位疼痛开始，继之出现肢体弛缓性瘫痪、腱反射消失、腹胀、共济失调、部分或全部肌肉瘫痪和大、小便失禁，呈横断性脊髓炎或上行性麻痹等症状，最终因瘫痪死亡。

（五）实验室检查

1. 血常规检查及脑脊液检查　白细胞总数轻至中度增多，中性粒细胞占 80% 以上。脑脊液压力正常或轻度增高，细胞数轻度升高，以淋巴细胞增多为主，蛋白质可稍增多，糖及氯化物正常。

2. 病原学检查

（1）可取患者的唾液、脑脊液、泪液或脑组织接种鼠脑分离病毒。

（2）取动物或死者的脑组织做切片染色，镜检找内氏小体。

（3）用 RT-PCR 检测上述体液和组织中狂犬病毒核酸。

（4）可取角膜印片、发根皮肤组织或脑组织通过免疫荧光抗体技术检测病毒抗原，阳性率可达 98%。

以上任一项阳性时可确诊。

3. 病毒抗体检测　现世界卫生组织（WHO）和美国疾病控制与预防中心（CDC）推荐用快速荧光焦点抑制试验（rapid fluorescent focus inhibition test, RFFIT）检测血清或脑脊液中和抗体，方法快捷，特异性和敏感性均较高。当血清中和抗体阳性，但不足以作出诊断时可测脑脊液中和抗体来确认。国内多采用 ELISA 检测血清中特异性抗体，主要用于流行病学调查，也可用于证实狂犬病诊断。

（六）诊断与鉴别诊断

依据有被犬或病兽咬伤或抓伤史，出现典型症状如恐水、怕风、咽喉痉挛，或怕光、怕声、多汗、流涎

和咬伤处出现麻木、感觉异常等即可作出临床诊断。确诊有赖于检查病毒抗原、病毒核酸、尸检脑组织中的内氏小体或病毒分离等实验室检查。

本病需与破伤风、病毒性脑膜脑炎、脊髓灰质炎、类狂犬病性癔症、狂犬病疫苗鉴别。

（七）预后

本病发病后缺乏有效治疗手段，病死率几乎100%。一般于发病后 3 ~ 6 日后死于呼吸、循环衰竭。

（八）治疗

狂犬病发病后以对症综合治疗为主，包括：①单室严格隔离患者，防止唾液污染，尽量保持患者安静，减少光、风、声等刺激；②加强监护治疗，包括给氧，必要时气管切开，纠正酸中毒，维持水电解质平衡；③积极对症处理，狂躁明显时用镇静剂，有心动过速、心律失常、高血压等可用 β 受体阻滞剂或强心剂，有脑水肿时给予脱水剂等。

（九）预防

1. 管理传染源　以犬的管理为主。已有 50 多个国家和地区采取捕杀野犬、管理和免疫家犬和对进口动物检疫等措施，已达到消灭或基本消灭了人狂犬病。病死动物应予焚毁或深埋处理。

2. 伤口处理　应尽快用 20% 肥皂水或 0.1% 新洁尔灭（季胺类消毒液）反复冲洗至少半小时（季胺类与肥皂水不可合用），力求去除狗涎，挤出污血。冲洗后用 70% 酒精擦洗及浓碘酒反复涂拭，伤口一般不予缝合或包扎，以便排血引流。如有抗狂犬病免疫球蛋白或免疫血清，则应在伤口底部和周围行局部浸润注射。此外，尚要注意预防破伤风及细菌感染。

3. 预防接种

（1）疫苗接种：狂犬病疫苗接种是预防狂犬病发生的最好措施。疫苗接种可用于暴露后预防，也可用于暴露前预防。我国为狂犬病流行地区，凡被犬咬伤者，或被其他可疑动物咬伤、抓伤者，或医务人员的皮肤破损处被狂犬病患者唾液沾污时均需做暴露后预防接种。暴露前预防主要用于高危人群，即兽医、山洞探险者，从事狂犬病毒研究的实验人员和动物管理人员。国内主要采用绿猴肾细胞（vero 细胞）疫苗和地鼠肾细胞疫苗，暴露前预防：接种 3 次，每次 2ml，肌内注射，于 0、7、21 进行；2 ~ 3 年加强注射一次。暴露后预防：共接种 5 次，每次 2ml，肌内注射，于 0、3、7、14 和 30 日完成，如严重咬伤，可

全程注射 10 针，于当日至第 6 日每日一针，随后于 10、14、30、90 日各注射一针。

（2）免疫球蛋白注射：有马或人源性抗狂犬病毒免疫球蛋白和免疫血清，以人抗狂犬病毒免疫球蛋白（HRIG）为佳，HRIG 用量为 20IU/kg，马抗狂犬病毒免疫血清（简称马抗血清）为 40IU/kg，总量一半在伤口行局部浸润注射，剩余剂量做臀部肌注。为避免马血清的过敏反应，注射前应做皮肤过敏试验，过敏者可脱敏注射。

七、脊髓灰质炎

脊髓灰质炎（poliomyelitis）俗称小儿麻痹症，是由脊髓灰质炎病毒（poliovirus）引起的急性传染病。主要影响中枢神经系统，以脊髓前角灰质神经细胞受累为主，部分病例可发生分布不规则的弛缓性瘫痪（以下肢瘫痪为多见）。本病常见于 5 岁以下的儿童。脊髓灰质炎是全球继消灭天花以后第二种被要求消灭的疾病。1988 年世界卫生组织（WHO）提出在全球范围内消灭脊髓灰质炎的目标后，世界各国大力开展口服脊髓灰质炎减毒活疫苗（OPV）的计划免疫，脊髓灰质炎发病率明显下降，本病的流行国家已由 1988 年超过 125 个国家降至 2014 年的 3 个（尼日利亚、阿富汗和巴基斯坦），病例数由 35 万下降至 2005 年的 1 951 起报告病例，减少了 99% 以上。我国 1994 年报告最后 1 例本土脊髓灰质炎野病毒株病例，随着 2000 年西太平洋地区宣布无脊髓灰质炎，标志着中国进入了维持无脊髓灰质炎阶段。

（一）病原学

脊髓灰质炎病毒属微小 RNA 病毒科的肠道病毒属。病毒颗粒呈球形，立体对称，直径 27 ~ 30nm。该病毒裸露无包膜，外衣不含类脂质，故能抵抗乙醚、乙醇和氯仿等脂溶剂。病毒在外界生活力很强，在 pH 3 ~ 10 的环境中活力稳定，能耐胃酸。在室温 20℃ 至少可活 1 年，在污水和粪便中可存活 4 ~ 6 个月，低温下可长期存活。但对高温及干燥十分敏感，加温 56℃ 30 分钟可灭活，煮沸 100℃ 立即死亡，紫外线 0.5 ~ 1 小时可使之灭活，各种氧化剂（过氧化氢、高锰酸钾、漂白粉等）都可使病毒死亡，2% 碘酊可迅速灭活病毒。

病毒有 3 种血清型：Ⅰ型、Ⅱ型及Ⅲ型，型间偶见交叉免疫。三型都可分别感染人类而致病。人体受病毒感染后可产生较持久的同型特异免疫力中和抗体水平，在起病 2 ~ 3 周后达高峰，1 ~ 2 年内逐步

下降,但持续一定低水平,不仅可保护机体免遭同型病毒侵袭,对异型病毒也具有低度保护力。

（二）流行病学

1. 传染源 人类是脊髓灰质炎病毒唯一的天然宿主。患者、隐性感染者及带病毒者是本病的传染源,尤以后两者在本病的播散和流行中更具价值。

2. 传播途径 以粪-口途径传播为主。粪便中排毒不仅量多而且在发病前 2～3d 即可排毒,可持续排毒 3～6 周,少数长达 3～4 个月。口咽分泌物在疾病早期也可排出病毒,但病毒量较少,时间短,大多只在病初第 1 周,故飞沫传播不如粪-口传播重要。污染的双手、用品、玩具、衣服及苍蝇等均可成为传播媒介。污染的水源可引起暴发流行。

3. 人群易感性 人群对脊髓灰质炎病毒普遍易感,感染后可获得对同型病毒的持久免疫力。

4. 流行特征 脊髓灰质炎流行未控制前,全球各国均有发病,以温带地区为多。终年散发,但以夏、秋季节为多,热带则四季相似。普种疫苗地区发病率大大降低。流行时以隐性感染及无瘫痪轻症为多,瘫痪病例只占 1/1 000～1/60。

（三）发病机制与病理

脊髓灰质炎病毒经口咽部及肠道侵入人体,病毒在局部淋巴组织如扁桃体、咽壁集合淋巴组织等处增殖,并于数小时至 1 日内播散至深部淋巴组织及淋巴结,产生第一次病毒血症,将病毒播散到全身网状内皮组织。对于隐性感染者,病毒的侵入被限制在此阶段,并在体内产生了型特异性抗体;然而在少数病例,病毒在网状内皮组织大量增殖后进入血流,产生第二次病毒血症,侵犯各种非神经组织和器官如呼吸道、肠道、心、肾、肝、脾、肾上腺等,临床上出现前驱期症状如咽痛、轻咳、腹泻等,如果此时机体产生足够的抗体限制病毒复制,则疾病停止发展,临床表现为顿挫型感染;若病毒量多、毒力强或机体免疫力不足以抑制病毒增殖,则病毒可通过血脑屏障侵犯中枢神经系统,临床出现瘫痪前期症状,神经组织病变严重者引起弛缓性瘫痪。血液中特异性抗体出现的早晚和量的多少是决定疾病发展过程和病毒能否侵入中枢神经系统的重要因素。

脊髓灰质炎病毒具有嗜神经毒性。最突出的病理变化在中枢神经系统、运动神经细胞和自主神经细胞。病灶分布特点为多发、散在和不对称性。主要病变部位在脊髓前角的灰质,其次为脑桥和延髓的脑干运动神经细胞,中脑和小脑神经核受损较轻,大脑皮质很少被累及。镜检可见神经细胞胞质内染色体溶解,重者细胞核浓缩,细胞坏死,最后被吞噬细胞清除。病灶周围组织炎性改变,有充血、水肿,血管周围以单核细胞浸润为主。急性期软脑膜及蛛网膜均可见散在炎性病灶,脑脊液可有炎性改变。

神经系统以外的病变最多见为淋巴组织广泛的退行性和增生性改变,以肠壁、肠系膜和呼吸道淋巴组织为主。偶见局灶性心肌炎、间质性肺炎和肝、肾等脏器充血肿胀。

（四）临床表现

潜伏期一般为 9～12 日（5～35 日）。临床症状轻重不等,以隐性感染即临床无症状但有病毒排出和特异性抗体产生,以及轻症或顿挫型居多。有临床症状者发热的高低,神经系统损害的部位、范围及程度也不相同。病程大致可分为前驱期、瘫痪前期、瘫痪期、恢复期和后遗症期 5 期。

1. 前驱期 起病大多以发热开始,伴食欲减退、全身不适、恶心、呕吐、腹泻、腹痛等症状,或有咽痛、咳嗽、流涕等上呼吸道症状,但神经系统无明显异常。经过 1～4 日,大多数患者热退,症状消失。病程终止于此阶段者为顿挫型。

2. 瘫痪前期 本期可紧接前驱期热退后出现,也可发生于热退后 1～6 日,体温再次上升,以双峰热型进入本期。此类病例占 10%～30%。另有不少病例无前驱期,直接进入瘫痪前期。临床上除发热外,出现明显的神经系统症状。体温多在 39℃ 左右,偶可高达 40℃,表现有头痛、烦躁不安、肢体疼痛、感觉过敏。婴幼儿常哭闹不安、脸红多汗、拒抱,年长儿主诉背、颈、四肢疼痛,起坐时以上肢向后支撑躯干,呈特殊的"三角架"体态。可出现脑膜刺激征,此时脑脊液多有改变。一般经 3～4 日体温下降,症状消失,迅速康复,表现为无瘫痪型。少数病例在本期末出现瘫痪而进入瘫痪期。

3. 瘫痪期 一般在瘫痪前期的第 2～4 日发生瘫痪,偶尔可早至第 1 日或晚至第 7 日出现。呈双峰热者瘫痪往往在第 2 峰开始后 1～2 日内发生。瘫痪可突然发生或先有短暂肌力减弱。轻症 1～2 日后停止进展。一般病例在 1～3 日内相继出现不同部位的瘫痪,并逐渐加重,随着体温下降瘫痪不再继续进展。根据瘫痪的部位及范围,分为以下 4 种临床类型。

（1）脊髓型:此型最多见。常累及四肢肌群、膈肌、肋间肌、颈肌、腹肌、腰肌等,呈弛缓性瘫痪,肌张力低下,深浅反射减弱或消失。瘫痪肌群分布不规则,不对称为其特点。可累及任何肌肉或肌群。

由于脊髓病变大多在颈段及腰段,故瘫痪常涉及四肢肌群,以一侧下肢瘫痪最为常见,严重时涉及两个肢体,甚至四肢都瘫痪。

躯干肌群如颈、背、腰肌也可受累,严重时可影响呼吸运动,偶见肠与腹肌瘫痪而引起便秘、腹胀及腹壁反射消失;膀胱肌瘫痪则发生尿潴留和尿失禁。如果脊髓后角及神经根受累,则可出现感觉障碍。

（2）脑干型（延髓型或球型）:系中脑、脑桥及延髓等部位病变引起脑神经麻痹,其所支配的肌群发生瘫痪。常见第Ⅶ对脑神经受损,表现为中枢性面瘫;第Ⅹ、Ⅻ对脑神经受损常导致吞咽困难、咽部痰液滞留,易阻塞呼吸道引起窒息和吸入性肺炎,危及生命;第Ⅲ、Ⅳ、Ⅵ对脑神经麻痹表现为动眼肌瘫痪,眼睑下垂。

延髓腹面外侧网状结构病变时,发生呼吸中枢麻痹,患者出现呼吸节律不规则,双吸气或屏气,甚至呼吸暂停,发绀缺氧,烦躁不安,最终出现呼吸衰竭;病变发生在延髓腹面内侧网状结构时,血管运动中枢发生障碍,患者出现脉搏细弱,心律不齐,心音低钝,四肢湿冷,血压下降,最终循环衰竭,可致死亡。

（3）脑型:极为少见。患者以神志改变和上运动神经细胞功能改变为主,出现烦躁、嗜睡、惊厥,重者昏迷,病理反射阳性,可发生痉挛性瘫痪。

（4）混合型:上述数型并存,以脊髓和脑干型同时出现最多见。

4. 恢复期　常见于瘫痪后1~2周。急性期过后瘫痪肌功能逐渐恢复正常,一般从肢体远端开始,腱反射也逐渐恢复。最初3~6个月恢复较快,此后速度减慢,重者常需12~18个月甚至更久才能恢复。

5. 后遗症期　因神经细胞损伤严重,某些瘫痪肌群功能不能恢复,导致顽固性瘫痪,成为后遗症。由于肌肉挛缩,导致骨骼发育异常如脊柱的侧凸或前凸,足马蹄状内翻,导致跛行甚至不能站立。

（五）并发症

呼吸道并发症多见,由于呼吸肌或吞咽肌麻痹,导致呼吸道不通畅,易引起肺炎、肺不张、肺气肿等。瘫痪肢体静脉血流淤滞可引起肺血管栓塞。

（六）实验室检查

1. 血常规检查　白细胞数大多正常,早期及继发感染时可增高,分类以中性粒细胞为主。急性期血沉可以增快。

2. 脑脊液检查　瘫痪前期脑脊液检查有助于诊断。多数患者脑脊液外观清澈或略混浊,压力稍高;细胞数稍增加,一般为（50~300）×10^6/L 或更高,早期以中性粒细胞为主,以后则以单核细胞占优势,热退后细胞数较快恢复正常;脑脊液蛋白略增加,糖和氯化物大多正常。少数患者脑脊液可始终正常。

3. 病毒分离　急性期从血液、脑脊液中分离到病毒是最可靠的病原诊断,但分离阳性率较低。

4. 血清学检查　特异性抗体在病程第1周末即可很快升高,尤以特异性 IgM 上升更快。可用血凝抑制试验、酶联免疫吸附试验、中和试验和补体结合试验等方法进行检测,其中以中和试验和补体结合试验最为常用,双份血清效价4倍以上增高有诊断意义。补体结合试验特异性高,常作为临床确诊依据;中和抗体持续时间长,且具有型特异性,仍被广泛应用。

（七）诊断与鉴别诊断

在流行季节、流行地区,特别是未接种过疫苗的易感者,有与本病或弛缓性瘫痪患者接触史者,或近期口服过减毒活疫苗或接触过服活疫苗者,如果出现有发热、咽痛、多汗、烦躁、肌痛、颈背强直、肌张力减退、腱反射减弱至消失等症状应疑为本病。前驱期应与上呼吸道感染、急性胃肠炎等鉴别,瘫痪前期应与各种病毒性脑膜炎、化脓性脑膜炎、结核性脑膜炎、流行性乙型脑炎等鉴别,若出现弛缓性瘫痪应与吉兰-巴雷综合征、周围神经炎等疾病鉴别。

（八）预后

脊髓灰质炎有瘫痪者的病死率一般在5%~10%,大多死于呼吸衰竭。病后6个月后瘫痪仍不能恢复者成为后遗症。面、腭、咽、肠及膀胱的瘫痪易完全恢复。恢复期积极治疗可减少后遗症的发生。

（九）治疗

1. 急性期治疗　尚无抗脊髓灰质炎病毒的特效药物。急性期治疗包括对症处理、支持疗法和并发症治疗。

2. 前驱期及瘫痪前期　必须卧床休息,即使无严重症状早期休息可减少瘫痪的发生。尽量避免肌内注射和手术。发热、多汗者注意水电解质平衡及充分的营养。肌痛和四肢颈背强直者可给予局部温湿热敷以缓解肌肉痉挛。维生素 C 1~2g/d 可有助于减轻神经组织水肿。

3. 瘫痪期　瘫痪肢体应注意护理,避免外伤受压,置于舒适的功能位置,如下肢瘫痪时关节应略屈曲,下垫气袋或小枕头。用支架防止手、足下垂或置于功能位。在瘫痪静止后可应用地巴唑、加兰他敏等促进神经肌肉传导。

发生呼吸困难时,必须区分发生的原因,积极进行抢救。

4. 恢复期及后遗症期的治疗　当体温下降至正常,肌痛消失,瘫痪停止发展后即可采用针灸、推拿、功能锻炼、理疗等促进肌力恢复。瘫痪时间长伴畸形者可施行矫形手术。

（十）预防

20 世纪 50 年代先后研制成功脊髓灰质炎灭活疫苗和减毒活疫苗,并逐渐在世界范围内被广泛应用。我国在 60 年代开始大规模生产减毒活疫苗(口服脊髓灰质炎疫苗)供全国儿童服用,发病率逐年降低,目前已处于无脊髓灰质炎状态。

常用的疫苗有口服脊髓灰质炎疫苗(oral polio vaccine,OPV)和灭活脊髓灰质炎疫苗(inactivated polio vaccine,IPV),具有很好的免疫活性。目前国际上采用 OPV 较多,尤其是经济落后的发展中国家。

我国目前采用三型混合的多价口服减毒活疫苗,由政府免费提供作为国家计划免疫疫苗之一。免疫程序为婴儿于出生后 2、3、4 个月时各口服 1 剂,4 岁时加强免疫 1 次。疫苗宜在冬、春季服用,以期在夏、秋季流行时已获得保护,并免受其他肠道病毒干扰影响接种效果。服用时应空腹,忌用热水送服,以免使疫苗中的病毒被灭活而失去作用。口服疫苗一般无不良反应,偶有轻度发热、腹泻。遇有急性发热、患有严重佝偻病、活动性结核病以及心、肝、肾等急、慢性疾病患者暂不宜服用此疫苗。免疫低下的易感者,无论为原发性或继发性,均应禁忌口服减毒活疫苗,也应避免与接受活疫苗者接触。

在脊髓灰质炎流行地区,未接受过疫苗的易感儿童若与脊髓灰质炎患者有密切接触,可尽早应用人免疫球蛋白进行被动免疫保护。但被动免疫力仅可维持 3 周左右。

（张文宏）

第九节　血流感染

血流感染(blood stream infection,BSI)是指病原体通过各种途径侵入血液循环,并繁殖与播散,释放毒素及代谢产物所引起的临床综合征。临床上以寒战、高热、气促、心动过速、皮疹和神志改变为主要表现,严重者可致休克、DIC 和多器官功能衰竭。BSI 与既往我国所称的败血症(septicemia)有相似之处,本文大多数情况下两者具有同等意义。

有关 BSI 和全身感染相关的概念比较多且容易混淆。国内把败血症、菌血症(bacteremia)及脓毒血症(pyemia)给予不同定义加以区分,菌血症多指细菌一过性入血,并未造成临床严重感染表现的状态,而脓毒血症则指在败血症基础上,细菌在体内引起继发感染病灶的状态。实际上,临床常难以区分这三种状态,故而国外将败血症和菌血症混用。

1991 年,在美国胸科医师学院和危重护理学会召开的芝加哥会议上,将败血症和菌血症均定义为细菌在血流中出现,而前者的病情较重。近年来,对败血症的研究越来越重视机体对侵入微生物及其毒素所产生的全身性反应。临床上多种原因可以导致患者发生全身性炎症反应(system inflammatory response syndrome,SIRS),如感染、创伤等,如果由各种感染导致的 SIRS 被称为脓毒症(sepsis),引起脓毒症的病原多数为革兰氏阳性或阴性细菌,但病毒、立克次体、真菌等也可引起,微生物分子信号(microbial signal molecules)或毒素的全身播散也可导致脓毒症。脓毒症发生器官功能损害以及低血压等,便被称为严重脓毒症(severe sepsis),若感染进一步发展则可能发生感染性休克(septic shock)。2016 年美国重症医学会和欧洲重症医学会再次就有关临床状况重新定义,严重脓毒症被认为临床难以判断,不具有单列价值。具体标准如下:

全身炎症反应综合征:人体受到各种损害时,如果出现以下两种或以上情况时称为 SIRS。①体温>38℃ 或<36℃;②心率>90 次/min;③呼吸>20 次/min 或 $PaCO_2$<32mmHg(4.3kPa);④血白细胞>12×10^9/L 或<4×10^9/L 或杆状核细胞>10%。

脓毒症:由于人体对感染异常反应导致的威胁生命的器官功能障碍。一般用连续器官功能障碍评估(sequential organ failure assessment,SOFA)进行诊断,SOFA≥2 分可以确诊,此时患者在综合医院的病死率可达到 10% 以上。

感染性休克:属于循环、代谢、细胞功能严重受损的脓毒症;一般脓毒症患者发生持续低血压,在充分液体复苏条件下,需要使用血管加压药物才能维持平均动脉压(mean arterial pressure,MAP)≥65mmHg,血清乳酸>2mmol/L,患者病死率可能超过40%。从感染获得的场所 BSI 划分为社区获得性感染和医院内获得性感染;按照是否有明确的感染来源,BSI 又可分为原发性 BSI 和继发性 BSI。近 20 年来,由于各种抗菌药物的广泛应用,导管检查、器官移植、心瓣膜及关节置换、透析疗法等侵袭性检查与治疗手段的增多,院内获得性 BSI 发病呈上升趋势。

一、病原学与发病机制

(一) 血流感染病原分布及耐药性变迁

引起 BSI 的病原绝大多数为需氧菌,厌氧菌及真菌相对少见;其中革兰氏阳性菌以葡萄球菌、肠球菌和链球菌为主,葡萄球菌又以金黄色葡萄球菌为主,凝固酶阴性葡萄球菌(CNS)近年已受到高度重视,特别是表皮葡萄球菌,已成为院内感染 BSI 的主要致病菌之一,腐生葡萄球菌和溶血性葡萄球菌引起的 BSI 近年来也时有报道;链球菌属以 A 群和 B 群链球菌为主,A 群中的草绿色链球菌和乙型溶血性链球菌侵袭力强,特别是前者,常引起细菌性心内膜炎,B 群链球菌又称无乳链球菌,是新生儿败血症的常见病原体,临床症状凶险,病死率高;肺炎链球菌败血症多与社区肺部感染相伴随,由于抗菌治疗及时有效,目前已不常见;肠球菌败血症近年来比例增加,该菌对抗生素敏感性差,所致败血症病死率高。革兰氏阴性菌败血症主要由大肠埃希菌、肺炎克雷伯菌和铜绿假单胞菌引起,其中后两者是院内感染 BSI 的主要致病菌;流感嗜血杆菌、肠杆菌属、沙雷菌属、沙门菌属、变形杆菌、不动杆菌、伯克霍尔德菌、嗜麦芽窄食单胞菌、产碱杆菌和蜂房哈夫尼亚菌等少见,且大多是院内感染所致,近年发病有增加趋势。厌氧菌败血症以脆弱拟杆菌最常见,其次为消化链球菌、产气荚膜杆菌。真菌 BSI 则以念珠菌属为主,曲菌、毛霉菌、荚膜组织胞浆菌和镰孢霉属引起的播散性感染也时有报道。此外,一些致病力很弱的条件致病菌如单核细胞增多李斯特菌、枯草杆菌、聚团肠杆菌等所致的 BSI 近年来也有报道。长期留置静脉导管的恶性肿瘤患者偶见分枝杆菌 BSI。

近 20 年来,BSI 病原构成发生了较大变化,我国部分地区调查发现社区获得性 BSI 病原菌主要为大肠埃希菌、肺炎克雷伯菌、凝固酶阴性葡萄球菌、金黄色葡萄球菌、链球菌以及其他肠道杆菌。医院获得性 BSI 发生率呈上升趋势,由于侵袭性诊疗操作、器官移植等广泛开展,广谱抗菌药和免疫抑制剂广泛应用和免疫受损个体增加,BSI 病原分布发生了较大变化;文献报道,20 世纪 70 年代致败血症前 5 位的细菌依次是大肠埃希菌、金黄色葡萄球菌、肺炎链球菌、肺炎克雷伯菌和铜绿假单胞菌;到 90 年代,其顺序依次为金黄色葡萄球菌、大肠埃希菌、凝固酶阴性葡萄球菌、肠球菌属和克雷伯菌属。2011 年全国细菌耐药监测结果发现院内获得性 BSI 主要细菌依次为凝固酶阴性葡萄球菌(占 28.7%)、大肠埃希菌(19.2%)、克雷伯菌属(9.4%)、金黄色葡萄球菌(7.7%)、肠球菌属(6.8%)、不动杆菌属(5.1%)、铜绿假单胞菌(3.5%)。欧洲研究报道,在中性粒细胞减少症的血行感染患者中,革兰氏阳性菌比例自 70 年代的 29% 上升为 90 年代的 67%~69%,而革兰氏阴性菌则由 71% 降为 31%~33%,厌氧菌在败血症中的比例略呈下降趋势,由 70 年代的 7%~11% 降为 4%~6%;而 2010 年后革兰氏阴性菌 BSI 有再度上升趋势;真菌呈增多趋势,在免疫功能低下的败血症中占 5%~7%。

在病原菌分布发生变迁的同时,细菌的耐药性也发生较大的变化。总体趋势是耐药性普遍增高,尤以 ICU 分离的病原菌为突出。葡萄球菌属耐药率较为明显,肠球菌属、肺炎链球菌耐药性亦有明显增长。甲氧西林或苯唑西林耐药金黄色葡萄球菌或凝固酶阴性葡萄球菌(MRSA,MRCNS)在葡萄球菌 BSI 中所占比例明显升高。据近期美国的报道,医院感染 BSI 中 MRSA 和 MRCNS 分别占凝固酶阴性葡萄球菌和金黄色葡萄球菌的 73%~86% 和 27%~31%;国内报道在住院患者的各类感染中,10 年前 MRSA 占葡萄球菌的 60%~70%,其后逐渐减少,2015 年耐药监测结果表明,我国三级医院 MRSA 发生率大致在 30% 左右;同样 MRCNS 发生率也呈相似变化趋势,但整体发生率在 70% 以上。值得注意的是 2002 年 7 月美国疾病控制与预防中心(CDC)报道了第一例耐万古霉素金黄色葡萄球菌(VRSA)感染,细菌分离自一位糖尿病并发周围脉管炎和慢性肾衰竭患者的足部溃疡感染,但这类细菌发生率较低,迄今美国共分离到 14 株 VRSA;我国尚无 VRSA 报道。肠球菌对多类抗菌药物呈固有耐药,仅对万古霉素等少数抗生素敏感。近年来耐万古霉素肠球菌(VRE)临床分离率日见增加。国外学者报道 1988—1989 年间 VRE 败血症仅占肠球菌败血症的 0.3%,而 1997 年则上升为 14.1%,其中以屎肠球菌为主。我国临床分离的对万古霉素耐药粪肠球菌和屎肠球菌近年来保持较低水平,分别<1% 和<3%。肺炎链球菌、草

绿色链球菌和溶血性链球菌对青霉素敏感率呈下降趋势；我国台湾的一项调查显示，对青霉素高耐（MIC>4mg/L）的草绿色链球菌占11%。我国链球菌对大环内酯类抗生素的耐药率达80%以上，但对青霉素耐药肺炎链球菌大约为10%。

革兰氏阴性菌尤其是医院获得BSI细菌中，产超广谱β-内酰胺酶（ESBL）和Amp C酶细菌耐药情况最为严重。我国近期报道肺炎克雷伯菌、大肠埃希菌产ESBL者分别为30%和50%，而肠杆菌属、枸橼酸菌属、沙雷菌属中产Amp C酶者较多。上述产酶菌对常用的广谱青霉素类、头孢菌素类耐药，仅对碳青霉烯类敏感。近年来，临床更为严重的耐药是对碳青霉烯耐药的肠杆菌，在我国三级医院对碳青霉烯耐药大肠埃希菌和肺炎克雷伯菌发生率大约在3%和10%，个别地区已经超过20%；这类细菌耐药机制主要在于产生KPC型碳青霉烯酶，我国NDM类金属酶主要在大肠埃希菌中较多。铜绿假单胞菌对哌拉西林、氨曲南、替卡西林/克拉维酸、环丙沙星、庆大霉素等耐药率高，且大多维持在30%；鲍曼不动杆菌近年来在院内获得BSI中的检出率呈上升趋势，且这类细菌呈现多重耐药甚至泛耐药的现象较为普遍，我国三级医院分离鲍曼不动杆菌对碳青霉烯类耐药率已经超过50%，且部分医院已经发现对替加环素耐药鲍曼不动杆菌。厌氧菌中脆弱拟杆菌对甲硝唑、亚胺培南敏感，少数菌株对亚胺培南、甲硝唑耐药。

白念珠菌仍然是真菌性BSI主要病原，但非白念珠菌呈上升趋势。白念珠菌对两性霉素B、棘白霉素仍敏感，对氟康唑、伊曲康唑敏感性下降，耐药率自2.9%到20%不等。

（二）血流感染的入侵途径和流行病学

不同原发病灶和入侵途径所致BSI，病原种类有所不同，对临床诊断有参考价值。皮肤和软组织感染如疖、痈、皲裂及手术后伤口感染是金黄色葡萄球菌BSI的主要原因。静脉导管（尤其是中心静脉导管）的留置、人工关节、人工瓣膜、起搏器的应用与表皮葡萄球菌BSI密切相关。肺炎链球菌多来自呼吸道，肠球菌BSI多由胃肠道感染和泌尿生殖道感染入侵所致。大肠埃希菌BSI的最常见原发病灶为泌尿生殖道感染，其次为肠道感染。肺炎克雷伯菌、铜绿假单胞菌常继发于严重呼吸道及泌尿生殖道感染。脆弱拟杆菌BSI常来自腹腔、盆腔感染；真菌BSI的原发病灶以肺部感染多见。

病原菌种类还常与患者的年龄、性别有关。15岁以下儿童BSI病原菌以肺炎链球菌、沙门菌属及溶血性链球菌常见；而15岁以上人群中肠球菌属、肠杆菌和厌氧菌较为常见；大肠埃希菌在女性明显多于男性（多2倍以上），与女性尿路感染多见有关。老年人BSI以革兰氏阴性杆菌感染多见，感染途径与肺部炎症有关。另外，老年人压疮继发BSI，病原菌多为金黄色葡萄球菌、大肠埃希菌、铜绿假单胞菌和厌氧菌。

BSI的具体发生情况尚无确切数据，但医院获得性BSI呈逐年上升趋势。

二、发病机制与病理

（一）血流感染发病机制

致病菌侵入人体后是否引起BSI取决于三方面的因素，即细菌的数量、毒力和人体的免疫防御功能。少量细菌进入血液后，如人体的免疫力功能正常，细菌可迅速被巨噬细胞、中性粒细胞等吞噬和清除，仅存在一过性菌血症，一般无明显毒血症表现。当人体抵抗力因各种慢性病、免疫缺陷等致免疫功能减弱或侵入的细菌毒力强、数量多，则细菌可在血液中生长繁殖而产生BSI。

1. **细菌的致病力** 革兰氏阳性菌毒力因子主要包括多种酶和外毒素，如金黄色葡萄球菌可以产生血浆凝固酶、α溶血素、杀血细胞素、肠毒素、中毒休克综合征毒素-1（TSST-1）、表皮松解素以及红疹毒素等，有助于细菌的生长、繁殖和扩散，导致严重的BSI甚至脓毒血症，其产生的肠毒素F、TSST-1与中毒性休克综合征有关。

内毒素为大肠埃希菌等革兰氏阴性杆菌的主要致病因子，能刺激炎症介质的释放，损伤血管内皮细胞和心肌，启动凝血系统、激活补体，导致微循环障碍而发生休克、DIC等。铜绿假单胞菌分泌内、外毒素及蛋白分解酶，可造成坏死性皮肤损害及严重的脏器损伤。肺炎链球菌及肺炎克雷伯菌等具有荚膜，可对抗吞噬及体液中的杀菌物质。

2. **机体免疫防御功能**

（1）**皮肤及黏膜的防御作用：**健康和完整的皮肤与黏膜能有效地阻挡细菌的侵入。当局部皮肤及黏膜发生炎症或破损时，特别是血管和淋巴组织丰富的部位，炎症或脓肿挤压皮肤，细菌则极易侵入体内。严重烧伤者的大范围创面、皮肤坏死、血液渗出等均有利于细菌繁殖和侵入血液循环，尤易发生BSI。尿路、胆道或胃肠道黏膜破损感染时，如同时有机械性梗阻（结石嵌顿、通道狭窄等），则可因内容物或排泄物积滞,压力增高,管壁紧张等使细菌易于侵入淋巴径路和血液循环。

(2) 全身性免疫功能:各种慢性病,如糖尿病、肝硬化、血液病及恶性肿瘤,可造成全身免疫功能不同程度异常,有利于某些致病菌感染的发生。

细胞免疫功能异常疾病,如淋巴瘤、AIDS、器官移植等可造成T淋巴细胞数量或功能异常,易招致寄生于细胞内的微生物感染,如单核细胞增多李斯特菌、念珠菌、隐球菌和军团菌等感染。

体液免疫功能异常疾病,如肾病综合征、大面积烧伤、慢性胃肠道疾病等可造成血清中的丙种球蛋白过低,IgM、IgG、IgA 均降低,血清总体补体含量下降。低丙种球蛋白血症者易发生肺炎链球菌、流感嗜血杆菌、金黄色葡萄球菌等感染;分泌性 IgA 减少,利于细菌从呼吸道及肠道进入引起感染;IgM 缺乏则有利于含多糖的细菌如肺炎链球菌、流感嗜血杆菌侵入肠道、呼吸道和脑膜,引起感染;IgG 缺乏使人体对肺炎链球菌、金黄色葡萄球菌及流感嗜血杆菌的易感性增高,易患鼻窦炎和肺部等呼吸道感染;吞噬细胞功能障碍,易发生革兰氏阴性杆菌、金黄色葡萄球菌及真菌感染;补体功能受损易招致有荚膜细菌的感染。

值得注意的是,恶性肿瘤、大面积烧伤及严重营养不良患者,常常表现为细胞免疫和体液免疫同时受损。其病原体除常见致病菌外,一些条件致病菌(如单核细胞增多李斯特菌、枯草杆菌、聚团肠杆菌、腐生葡萄球菌和分枝杆菌等)BSI 也可发生。

3. 医源性因素

(1) 药源性因素:长期应用肾上腺皮质激素和细胞毒性药物,易诱发真菌 BSI 的发生。广谱抗菌药物无指征地长期应用,则是对该类药物敏感性差的阴沟肠杆菌、产气肠杆菌、不动杆菌和黄杆菌属引起 BSI 的重要诱因。

(2) 介入性诊疗:导管检查、器官移植、心瓣膜及关节置换、透析疗法可造成机体局部免疫功能受损,成为病原菌的入侵门户。致病菌主要为葡萄球菌属,沙雷菌属和黄杆菌属也不少见,肠外静脉高营养置管时尤易发生以念珠菌属为主的真菌性 BSI。留置导尿管则是大肠埃希菌和铜绿假单胞菌 BSI 的重要诱因。

4. 病原体与人体相互作用　BSI 发生主要是人体免疫系统和病原体及其有关产物作用的结果,包括寒战、发热、白细胞增高、血压下降、酸中毒、出血、DIC 以及器官功能损害等。

一般病原侵入人体后,首先与巨噬细胞、肥大细胞或者树突状细胞接触,细菌脂多糖、糖肽、脂肽、鞭毛等触发体内一系列炎症、补体、激肽、出凝血以及交感肾上腺髓质系统反应,正常与强大的反应可以清除入侵病原,而异常反应则导致 SIRS、脓毒症甚至感染性休克。

革兰氏阴性菌脂多糖(LPS)是典型的炎症触发物质,LPS 与血清中 LPS 结合蛋白结合后,转运至单核巨噬细胞表面,与 CD14 等结合,通过髓样分化蛋白 88(MyD88),激活细胞表面 Toll 样受体 4(TLR-4),触发大量细胞因子产生,包括 TNF-α、IL-1、IL-6、IL-8、IL-12、干扰素等,这些细胞因子作用于粒细胞、淋巴细胞、内皮细胞等,产生 TNF、IL-1β、IL-6、前列腺素 E_2 进入体温中枢导致发热,放大炎症反应。

(二) 病理改变

BSI 属于全身性感染,病理变化与病原种类、感染严重程度以及原发感染部位等有关。由于感染播散,人体单核巨噬细胞系统增生,肝脾增大较为明显;各种病原毒素和炎症介质释放,常导致组织细胞变性坏死、组织水肿和脂肪变性等;毛细血管内皮损伤可造成皮肤黏膜出血,表现为瘀点瘀斑,感染性休克 DIC 时还会有各器官出血情况;细菌随血流迁徙可引起脓肿,常见脓肿有肺、肝、脑、肾、脾以及软组织等脓肿,葡萄球菌、草绿色链球菌、念珠菌等尚可导致心内膜炎;严重 BSI 器官损害可见成人呼吸窘迫综合征(ARDS),表现为肺泡萎陷、肺组织淤血、水肿,肺微血管血栓与肺透明膜形成;脑水肿、心肌变性、肾小球血栓形成等也可见到。

三、临床表现

BSI 无特异的临床表现,轻者仅具有一般感染症状,重者可发生心、肝、肾、肺等脏器损害及感染性休克、DIC 等。各种不同致病菌所造成的 BSI,其临床表现可有所差异。

(一) 主要临床表现

1. 毒血症状　多起病急骤,发病前多数患者存在原发感染灶或引起感染的诱因。发热和寒战是 BSI 的常见症状,以弛张热及间歇热为多见,少数呈稽留热,双峰热可见于革兰氏阴性菌 BSI。年老体弱、慢性疾病以及免疫力低者常出现体温不升甚至降低,提示预后不良。发热时患者常伴有全身不适,头痛、关节酸痛、脉速、气急、恶心、呕吐、腹痛、腹泻等其他毒性症状。重者可出现中毒性脑病,早期仅表现为定向障碍或性格改变,后期可出现显著的感觉迟钝,甚至昏迷。常无神经系统的定位体征。尤易发生于婴幼儿、老年人及原有中枢神经系统疾病患者。过度换气是 BSI 极其重要的早期体征,甚至可出现在发热和寒战前,由于过度换气,可导致呼吸性碱中毒。

2. 皮疹　部分 BSI 可出现皮肤损害,表现多种多样。葡萄球菌和链球菌败血症可有瘀点、猩红热样皮疹等。铜绿假单胞菌 BSI 可出现"牛眼样"皮损,称为坏疽性深脓疱(ecthyma gangrenosum),由水疱发展而来,皮损呈圆形或卵圆形,直径 1～5cm,边缘隆起,周围皮肤呈红斑和硬结或红晕样改变,中心为坏死性溃疡。皮疹多发生于躯干、四肢、眼结膜及口腔黏膜处。

3. 关节症状　多见于革兰氏阳性球菌及产碱杆菌败血症,表现为大关节红肿、疼痛、活动受限,少数有关节积水和积脓。

4. 消化道症状　大约 1/3 的 BSI 患者有胃肠道症状,如恶心、呕吐、腹泻等。少数可发生应激性溃疡、上消化道出血。部分患者出现中毒性肝炎,有轻至中度黄疸,肝增大明显,伴压痛。易与肝脓肿混淆。多数败血症患者还伴有脾脏轻度增大。

5. 迁徙性病灶或损害　化脓性球菌、厌氧菌和少数革兰氏阴性杆菌,如肺炎克雷伯菌、伤寒、鼠伤寒沙门菌所致 BSI 可引起迁徙性病灶或损害,称为脓毒血症。较常见者有肺脓肿、肝脓肿、化脓性关节炎、骨髓炎等。在金黄色葡萄球菌、肠球菌、溶血性链球菌、产碱杆菌等 BSI 的病程中可继发心内膜炎。

6. 原发感染　继发性 BSI 常同时伴有各种原发感染;社区获得性 BSI 患者大多需要注意是否存在皮肤软组织感染、尿路感染、肺炎、胆道感染等;医院获得性 BSI 感染来源常比较隐秘,需要认真进行病史询问和体格检查,包括各系统症状体征、各种侵入性操作、压疮、导管等都可能成为感染来源。原发感染的确定,对判断感染病原体具有重要价值。

约 30% 的 BSI 出现休克,多见于革兰氏阴性 BSI。有些 BSI 起病时即表现为休克或快速(数小时内)发展为休克,但多数先有血流动力学改变(如血压不稳),数小时后才出现休克。中毒性心肌炎、急性肾衰竭、DIC、ARDS 等均可见于严重的 BSI 患者。

(二)常见病原体 BSI 的临床特点

1. 金黄色葡萄球菌 BSI　最常见的 BSI 致病菌之一,约 1/2 为医院内感染。原发病灶常为疖、痈、蜂窝织炎等皮肤及伤口感染,少数原发病灶为肺炎和骨髓炎。从口腔黏膜及呼吸道入侵者多数为机体防御功能低下者的院内感染;住院患者静脉插管也可能是金黄色葡萄球菌 BSI 的重要原因。临床急起发病、寒战、高热,半数以上患者体温在 39～41℃,双峰热少见。皮疹形态多样化,见于 1/6～1/4 的病例,以瘀点、荨麻疹、猩红热皮疹多见,有痒或灼热感,脓疱疹虽少见,但其出现有助于诊断。关节症状比较明显,见于 20% 的患者,大多累及大关节,表现为疼痛,有时红肿,但化脓性关节炎少见。迁徙病灶是金黄色葡萄球菌 BSI 的特点,常有血源性金黄色葡萄球菌肺炎,表现为双肺多发性小脓肿,其次为肝脓肿、化脓性骨髓炎、化脓性髋关节炎、皮下脓肿等。文献报道,尸检金黄色葡萄球菌 BSI 并发心内膜炎者高达 8%,多累及主动脉瓣。由于急性心内膜炎可侵犯正常心瓣膜,病理性杂音的出现不及亚急性者为多,因此,如发热不退,有进行性贫血、反复出现皮肤瘀点、有内脏血管栓塞、血培养持续阳性等,应考虑心内膜炎的存在,须进一步做超声心动图(特别是经食管超声心动图)等检查以明确诊断。感染性休克较少见。80 年代末期以来,随着院内感染的增多,金黄色葡萄球菌 BSI 的发病率也升高。国内各地共 1 000 余例败血症的病原学分析表明,金黄色葡萄球菌败血症所占比例高达 20%～30%,与国外的分析结果相近(约 20%)。耐甲氧西林金黄色葡萄球菌(MRSA)是院内感染金黄色葡萄球菌败血症的主要细菌型,其毒力、致病力和其他金黄色葡萄球菌相似,但治疗棘手,目前万古霉素仍是临床最有效的抗菌药物。国外报道社区获得性 MRSA(CA-MRSA)导致的 BSI 常发生在健康人群,病情较重,可能与这类细菌产生杀白细胞素(PVL)有关。

2. 凝固酶阴性葡萄球菌 BSI　血浆凝固酶阴性葡萄球菌(CNS)包括表皮葡萄球菌、溶血葡萄球菌、人葡萄球菌、头葡萄球菌等,其中最为常见的是表皮葡萄球菌。CNS 正常存在于人体皮肤、黏膜表面和周围环境中,早年因致病力低而被忽视。近年来 CNS,特别是表皮葡萄球菌 BSI 逐渐增多,目前占 BSI 总数的 10%～15%,超过金黄色葡萄球菌,70% 为医院内感染,尤其多发生于大型医院,常见于体内异物留置者,如静脉导管(尤其是中心静脉导管)、人工关节、人工瓣膜、起搏器等,放化疗导致皮肤黏膜破损也为表皮葡萄球菌 BSI 的原因。表皮葡萄球菌可黏附于人工假体装置及导管表面并繁殖,由于表皮葡萄球菌分泌一种黏液状物质覆盖在塑料管上并包埋黏质中,可躲避吞噬细胞及抗菌药物的作用,使治疗棘手。表皮葡萄球菌十分耐药,耐甲氧西林表皮葡萄球菌(MRSE)多见,感染病死率较高。

由于表皮葡萄球菌为正常皮肤表面的细菌,血培养假阳性率较高,中国医学科学院北京协和医院报道,70例血培养表皮葡萄球菌阳性标本中,47.1%为污染;而国外报道的污染率达70%~90%,仅10%~20%为BSI的真正病原,部分阳性血培养难以判断其意义。因此,临床上须多次做血培养,并结合临床症状,以鉴别血培养阳性是污染还是感染而致。如患者有人工假体装置或免疫缺陷者,应多考虑感染,如假体装置局部疼痛、有压痛、导管进入皮肤处有红肿,人工关节功能障碍、人工瓣膜者有新出现的心脏杂音或多发性血栓形成,都是感染的有力证据。另外,抗生素(包括万古霉素或菌株敏感的抗生素)治疗有效,或拔掉导管,感染得以控制也是真性表皮葡萄球菌BSI的诊断依据。

3. 肠球菌BSI 其发病率在近30年来明显增高,目前约77%为医院内感染,在医院内感染的BSI中可占10%左右,粪肠球菌和屎肠球菌的比例为1:1。泌尿生殖道是常见的入侵途径,也易发生于消化道肿瘤及腹腔感染的患者,其临床症状与其他BSI相似,主要为发热、疲乏、身痛等。院外感染者多为单一肠球菌BSI,易伴发心内膜炎;院内感染者可与大肠埃希菌、肺炎克雷伯菌、葡萄球菌等致病菌混合感染,呈现复数菌血流感染,细菌对多种抗菌药物耐药(尤其屎肠球菌),病情危重,病死率高。类圆线虫病患者常伴有肠球菌BSI或脑膜炎。肠球菌BSI伴发心内膜炎较为常见,是感染性心内膜炎的第二或第三位原因,临床表现不如金黄色葡萄球菌心内膜炎典型,栓塞和小血管病变表现少见,但非典型表现,如多关节炎、脊柱炎、脾脓肿、脑栓塞可见到。

4. 肠杆菌科细菌BSI 约占败血症总数的30%,其中主要为大肠埃希菌、克雷伯菌属、变形杆菌属等BSI,肠杆菌属BSI在医院感染性BSI中也比较常见。肠杆菌科细菌主要来源于泌尿生殖道、肠道(特别是下消化道)或胆道入侵。肺炎克雷伯菌也常从呼吸道入侵。患者病前一般健康情况较差,多数伴有各种影响机体免疫功能的原发病,或应用化疗药物和抗代谢药物,因此多见于医院内感染。肠杆菌科细菌有较强的致病性,能产生内毒素,菌毛和鞭毛也参与细菌致病过程。感染者感染中毒症状比较明显,部分患者可有体温不升、双峰热、相对缓脉等,40%左右的患者可发生休克,有低蛋白血症者更易发生。严重者出现多脏器功能损害,有心律失常、心力衰竭、ARDS、急性肾衰竭、DIC等,病情危

重。大肠埃希菌BSI在新生儿BSI中所占比例较高,感染细菌毒性强;肺炎克雷伯菌有荚膜,毒力强,所致BSI的症状多重于大肠埃希菌,并可出现迁徙病灶,发生率约为13%,多发于肝、肾、脾和髂窝。近年来发现婴幼儿鼠伤寒沙门菌败血症的病死率高达40%,以腹泻为早期症状,以后有多脏器损害,出现休克、DIC、呼吸衰竭、脑水肿等临床表现,40%以上为院内感染。变形杆菌BSI多来源于尿路感染,特别是尿路导管感染和梗阻患者;肠杆菌属、沙雷菌等在院内获得性BSI中也有一定比例。黏质沙雷菌BSI曾在日本暴发流行,主要由留置静脉或腹腔导管及尿路的损伤所致,原发病为妇科及血液系统的恶性肿瘤。坂崎肠杆菌BSI可见于配方奶粉喂养的幼儿。大肠埃希菌、肺炎克雷伯菌和变形杆菌主要产生ESBL耐药,而肠杆菌属、沙雷菌、枸橼酸菌则主要产Amp C酶耐药。沙门菌BSI,特别是伤寒沙门菌BSI归入专门章节介绍。

5. 葡萄糖非发酵菌BSI 临床常见引起BSI的葡萄糖非发酵菌主要有铜绿假单胞菌和不动杆菌属。近年来,由于各种广谱抗菌药物使用以及大量危重患者的积极救治,嗜麦芽窄食单胞菌、伯克霍尔德菌、产碱杆菌等所致BSI也时有发生。铜绿假单胞菌BSI多继发于恶性实体肿瘤、淋巴瘤、白血病、大面积烧伤者,美国铜绿假单胞菌BSI占所有BSI的4.4%,我国铜绿假单胞菌BSI发生率不清楚,但在院内获得性BSI中较高。铜绿假单胞菌BSI临床表现较一般革兰氏阴性杆菌败血症凶险,病死率高,黄疸、休克、DIC或ARDS等的发生率均较高。皮肤可出现特征性中心坏疽性脓疱为铜绿假单胞菌BSI与其他BSI的主要区别,多见于粒细胞减少者发生的BSI,皮疹组织渗液做细菌培养有助于诊断。不动杆菌败血症常继发于呼吸道感染和静脉插管,烧伤创面感染、皮肤感染、尿路感染等也可能是其入侵途径,临床主要菌种为鲍曼不动杆菌,其也较其他不动杆菌BSI更为严重;鲍曼不动杆菌BSI起病急,毒血症重,常伴有精神症状,如谵妄、抽搐、昏迷等,易发生感染性休克。实验室检查外周血白细胞常降低,中性粒细胞比例为80%~90%。嗜麦芽窄食单胞菌败血症近年来有增多趋势,多发生于住院危重症患者,与静脉插管有关,多发生于长期使用广谱抗菌药物患者,病情多危重,病死率高;据澳大利亚的一项回顾性分析显示,80%的病例来源于院内感染,84%的患者有留置中心静脉导管史,73%的患者使用过多种抗生素。由于嗜麦芽窄食单胞菌对抗生素普遍

耐药,有18%的患者在诊断明确后7天内死亡;嗜麦芽窄食单胞菌 BSI 也可发生坏疽性脓疱,但更典型为坚实红斑结节。

6. 厌氧菌 BSI 以脆弱拟杆菌为主。厌氧菌正常存在于人类口腔、肠道、尿路及生殖道中,人体组织中正常为氧化还原电势。当皮肤黏膜破损时厌氧菌易于入侵,如有组织缺氧坏死,氧化还原电势破坏,细菌易于生长繁殖而扩散。临床上多见于结肠手术或妇产科感染后,入侵途径以肠道为主,其次为女性生殖道、压疮、呼吸道等。厌氧菌产生的外毒素可导致溶血、黄疸、发热、血红蛋白尿、肾衰竭等;所产生的肝素酶可使肝素降解而促凝,有利于脓毒性血栓的形成,表现为脓毒性血栓静脉炎,菌栓脱落后致迁徙病灶;厌氧菌还分泌坏死毒素,造成局部组织坏死,引起局部组织胀痛、水肿,水气夹杂,触摸有捻发感,并产生特殊恶臭,有助于诊断。由于厌氧菌常与其他需氧菌同时感染,临床上毒血症状重,可有高热、黄疸、休克、DIC 等,若治疗不及时,预后不佳。

7. 念珠菌 BSI 近年来发病率明显增高,已成为院内感染的常见致病菌。多发生于有严重的基础疾病者,特别是年老体弱者与低体重新生儿;应用免疫抑制剂和肿瘤化疗者;长期接受广谱抗生素治疗,引起呼吸道、胃肠道菌群失调,有真菌过度生长者;接受静脉插管和透析疗法者;器官移植、心脏手术、胃肠道手术者。以白念珠菌为主,但非白念珠菌 BSI 呈上升趋势,主要包括近平滑念珠菌、光滑念珠菌和热带念珠菌。由于念珠菌 BSI 多数伴有其他细菌感染,较轻的毒血症状往往被原发疾病及同时存在的细菌感染掩盖,故早期诊断难。念珠菌 BSI 也常常是全身播散性念珠菌感染的一部分,患者常常可见器官播散性念珠菌小脓肿,特别在肝、脾、眼底多见。当临床上有原发的呼吸道或消化道感染,治疗未愈或加重者;发热的基础上出现阵发性高热,或仅中度发热,全身毒血症不重,但精神萎靡,日渐衰竭者;免疫缺陷者的感染常规血培养为阴性,应用了足量的广谱抗生素后症状未见好转,且出现全身内脏有多发性小脓肿形成者时应考虑。除血培养外,痰、尿、咽拭子等培养常可获同一真菌。念珠菌 BSI 预后差,据美国的一项回顾性调查,其病死率为67%,高居院内感染败血症之首。

(三)特殊人群 BSI

1. 新生儿 BSI 指出生后第1个月内婴儿败血症,早产儿易患。常见致病菌为大肠埃希菌、B 组溶血性链球菌、金黄色葡萄球菌及肺炎克雷伯菌等,近年来表皮葡萄球菌、鲍曼不动杆菌、阴沟肠杆菌及真菌也成为新生儿监护室内 BSI 的致病菌。我国广西地区新生儿早发 BSI 主要细菌为大肠埃希菌、肺炎克雷伯菌和凝固酶阴性葡萄球菌;晚发 BSI 则主要为金黄色葡萄球菌、大肠埃希菌、凝固酶阴性葡萄球菌和肺炎克雷伯菌。新生儿 BSI 多由未愈合的脐带、脐带插管、气管和皮肤黏膜感染侵入。由于免疫系统发育不全,临床表现可非常隐匿,多无发热,仅半数患儿出现精神萎靡、哭声低微、拒奶、呕吐、腹泻、呼吸困难,少数有黄疸、惊厥等。由于新生儿血脑屏障功能尚不健全,25%~30%的患者感染可扩散到中枢神经系统,部分出现肺、骨髓的迁徙性损害。

2. 老年人 BSI 随着我国逐渐步入人口老龄化社会,老年人发生 BSI 日益常见,一般65岁以上者发生 BSI 较青壮年高10倍以上。老年人 BSI 以革兰氏阴性杆菌引起者多见,尿道、腹腔与呼吸道感染为主要感染来源,肺部感染后发生 BSI 的机会较青年人多。从压疮入侵者也不少。病原多数为金黄色葡萄球菌、大肠埃希菌、铜绿假单胞菌等,厌氧菌也不应忽视。由于老年人免疫功能欠佳,发热可不明显,但精神状况差、反应迟钝可能是主要表现;这类 BSI 病情严重,还易发生心内膜炎,故预后较差。

3. 烧伤后 BSI 常见烧伤后36小时组织液由外渗开始回吸收时细菌随之而入,发生率在2%~4%,多发生于烧伤早期。大多为复数菌混合感染或先后感染,耐药的金黄色葡萄球菌、肠杆菌科细菌、铜绿假单胞菌和鲍曼不动杆菌是其常见病原,且可常发生混合感染。临床表现较一般 BSI 重,可出现过高热、休克、中毒性心肌炎、中毒性肝炎、中毒性肠麻痹及胃扩张等,部分患者可有体温不升。病死率较高。

4. 医院内感染 BSI 占当代 BSI 的30%~70%,不同地区、不同医院规模,其所占比例可有较大的差异。常见的病原菌为表皮葡萄球菌、金黄色葡萄球菌、肠杆菌科细菌、铜绿假单胞菌、不动杆菌和念珠菌等。医院内感染 BSI 多发生于有严重的基础疾病的患者,如各种血液病、糖尿病、慢性肝肾疾病、肿瘤等。部分为医源性感染,如继发于免疫抑制剂的应用、气管切开、导尿、静脉内留置导管、透析疗法和各手术等。国内有学者对医院感染 BSI 的危险因素与同期社区感染败血症进行比较,对有显著差异的危险因素用非条件 logistic 逐步回归法进行多因素分析,结果提示:住院时间>3周、侵入性操作、有中枢神经系统损害及应用细胞毒免疫抑制剂等是医院感染败血症发生的主要危险因素。并发粒细胞减少者的败血症很常见，多数发生在白血病的病程中，致病菌以耐甲氧西林葡萄球菌（MRSA 和 MRSE）和某些条件致病菌，如铜绿假单胞菌、克雷伯菌、流感嗜血杆菌和变形杆菌等为主。原发感染有肺炎、牙龈炎、皮肤软组织炎、肛周炎等。由于白细胞低下，炎症反应差，诊断有时较为困难。因此，凡白血病等粒细胞减少的患者发热38℃以上时均须做血培养，并及时给予抗菌药物治疗。由于患者的基础健康情况差，免疫功能缺陷，感染往往危重，且耐药情况严重，治疗效果差。

5. 导管相关性 BSI　目前院内感染主要类型之一，占院内感染 BSI 的 20%～30%，其中 80%～90% 为中心静脉导管所致，其他各种插管也可导致，如深静脉营养插管、血液透析插管等。一般股静脉插管发生导管相关性 BSI（catheter-associated blood stream infection，CABSI）较多，而颈静脉插管 CABSI 发生率稍低。引起 CRBSI 的致病菌有 4 个可能入侵途径，包括皮肤插管部位、导管接头（hub）、其他感染灶的血行播散及静脉输液的污染。由于感染多由皮肤表面细菌引起，故病原菌以葡萄球菌为主，占 2/3，尤以凝固酶阴性葡萄球菌为最多，文献报道 20%～96%，金黄色葡萄球菌占 5%～40%；革兰氏阴性杆菌占 20%～33%，以大肠埃希菌及克雷伯菌属为主；白念珠菌占 4%～15%。革兰氏阴性杆菌常由医院环境下获得，念珠菌则多由医务人员的手或由胃肠道经血行播散所致。CABSI 的临床表现主要以发热及插管部位的局部炎症为主，局部症状可有两种类型，即导管插入处蜂窝织炎和感染性血栓性静脉炎。临床上若留置导管者出现无法解释的发热，应怀疑导管相关性感染，此时应拔除导管，留取其尖端做培养以确定感染源。若同一时间的外周静脉血培养也培养出与导管尖端相同的细菌，则可诊断 CABSI。

6. 无脾者 BSI　脾脏是体液免疫的重要器官，因各种原因行脾切除或先天无脾的患者（特别是儿童时期脾切除）对有荚膜的细菌抵抗力下降，缺乏产生炎症的调理作用，或 IgM 形成减少，因而易发生肺炎链球菌、脑膜炎球菌及流感嗜血杆菌的感染，BSI 发生率大致为 1/（800～1 000）人年。此类 BSI 病初表现为畏寒、寒战、发热、肌肉痛、恶心、呕吐等，但病情进展迅速，患者可能在数小时进入休克、出血性紫癜、昏迷状态，儿童患者常伴有脑膜炎。

四、诊断与鉴别诊断

（一）诊断

临床上凡出现发热伴全身毒血症状，外周血白细胞总数及中性粒细胞明显增多者，应考虑 BSI 可能，若结合感染的入侵途径及其诱因，则可推断可能病原菌，进一步病原学检查有助于诊断确定。

1. 病原检查

（1）血培养和骨髓培养：血培养是诊断和治疗 BSI 的重要方法，骨髓培养也可作为血培养的补充，培养阳性率可能会高于血培养。由于种种原因，当前的血培养存在诸多问题，如阳性率常不够高、阳性报告时间较长、单次分离出条件致病菌其病原性难以确定等。为提高血培养的阳性率和准确度，正确的血培养应遵循以下原则。

1）及时采血，避免污染：当临床怀疑 BSI 时，应在抗菌治疗前尽早取血做细菌培养。若已用抗菌药物或疗效不佳时，在可能条件下停药 24 小时后再做血培养，或在培养基中加入硫酸镁、青霉素酶、对氨苯甲酸等破坏抗菌物质，也可采用血块和骨髓培养进行补救。血培养时，需尽量做好皮肤消毒和无菌操作，避免细菌污染。

2）增加培养次数：一般建议采用"双瓶双抽"的方法进行血培养，即怀疑 BSI 患者需要间隔 30 分钟以上采集两次血培养，每次血培养需要同时进行需氧和厌氧培养；单次血培养阳性率低且即使培养阳性对某些病原菌也无法确定是否为致病菌；在不同部位取血、两次分离出同样菌种，是确定病原菌的有力证据；两套血培养阳性率比一套血培养阳性率会提高 20% 以上。不明原因发热者每次取血间隔应在 1 小时以上。在培养 24 小时后为阴性时，应重复取血做培养。各次采血应在不同部位的血管穿刺，避免同一部位取血，不应从静脉插管内抽血。

3）采血量要足够：在 BSI 早期，其血液中的含菌量较少，平均 1～3ml 血液中仅有 1 个细菌。有人做不同血量细菌培养结果比较，每增加 1ml 血量能提高阳性率 0.6%～4.7%，平均 3.2%。对成人每瓶血培养应采血 10ml 以上，婴儿为 1～2ml。

4）尽快送检：做血培养的患者多数病情危急，标本应立即送实验室尽快检测。如特殊原因无法做到时，可将已注血的培养瓶在室温存放，时间不得超过 12 小时；避免冰箱保存血培养。

5）特殊培养基：培养基的质量好坏对血培养阳性率的高低有决定性作用。一般多使用胰蛋白酶大豆肉汤、哥伦比亚肉汤、脑心浸液肉汤,再加入各种必需营养素如氨基酸、核苷酸、维生素及生长因子等,以支持特定细菌或苛养菌的生长。

6）改进检测手段,缩短培养时间:自制培养基传代法的培养基质量一般较差,凭观察培养基变色、变浑判断是否生长、阳性率较低、发现阳性时间长且多次传代易于污染。而采用自动化培养仪,可克服这些缺点。据报道,BACTEC-9120 系统利用细菌的代谢产物 CO_2 被感应器内的荧光物质吸收后激发出荧光的原理,每隔 10 分钟测试 1 次,经设定的程序自动进行计算、判读、记录生长曲线和报警,使培养阳性率从常规培养法的 10.8% 提高到 14.9%,24 和 48 小时内的阳性检出率分别为 52.6% 和 80%,阴性报告时间从 7 天缩短到 5 天。且不需针头刺入培养瓶中,减少了污染。一旦血培养见细菌生长,可采用基质辅助激光解吸飞行时间质谱(maldi-tof)进行快速鉴定。

7）对 CABSI 患者血培养:一般建议采用导管和外周静脉同时采血进行培养的方法确定是否为 CABSI。如果同时从外周血和导管血培养到相同细菌,诊断 CABSI 可以成立。

CABSI 一般不常规拔除导管,但如果需要拔出导管者,可做导管尖端半定量培养,如果菌落数超过 15 个,提示可能为 CABSI。

（2）其他培养和微生物涂片检查:对考虑继发血流感染者,可采集相应感染入侵部位样本进行细菌培养和微生物检查。如呼吸道(合格痰液、呼吸道深部吸取物、肺泡灌洗液等)、清洁尿、引流液、胸腹水、脑脊液等。这些样本可同时进行涂片染色,检查是否存在可能的病原。

（3）病原体抗原检查:细菌内毒素是直接导致 BSI 各种病理变化的重要物质,检测内毒素是诊断和监测细菌性(特别是革兰氏阴性菌)感染的一个重要手段。检测隐球菌抗原(乳胶凝集试验)、真菌 β-D-葡聚糖试验(G 试验)和半乳甘露聚糖抗原试验(GM 试验)对真菌 BSI 的诊断具有一定价值。

（4）宏基因组测序:近年来测序技术突飞猛进,采用第二代微生物宏基因组测序技术对 BSI 诊断具有一定价值,可试用于疑难感染患者诊断,但该方法的标准化、敏感性、特异性等尚需进一步研究。

2. 一般性实验室检查

（1）血常规检查:BSI 患者大多白细胞总数明显增加,甚至表现为类白血病反应,中性粒细胞比例多在 80% 以上,核左移,可能出现杆状核粒细胞,部

分患者细胞存在中毒颗粒;部分革兰氏阴性菌 BSI、老年体弱者或病情危重者的白细胞总数可能在正常范围,但中性粒细胞大多增加。

（2）超敏 C 反应蛋白(CRP)和前降钙素原(PCT)检查对诊断有一定参考价值。

3. 影像学检查　对金黄色葡萄球菌 BSI 需要常规进行超声心动图,特别是经食管超声心动图检查对早期发现心内膜炎有帮助;对疑似真菌 BSI 需要进行眼底检查,协助诊断;对怀疑有迁徙病灶者可做相应影像学检查以辅助诊断和治疗。

（二）鉴别诊断

与 BSI 相鉴别的疾病主要为以发热为主症的疾病,如其他感染性疾病,包括粟粒性结核、巨细胞病毒感染、疟疾等,某些血液系统肿瘤如恶性组织细胞病、淋巴瘤,以及结缔组织疾病如变应性亚败血病(Still 病)、风湿热等。尤其是诊断 Still 病,该病与 BSI 不同之处在于热度虽高,但热程明显长于 BSI,常达数月,且毒血症状轻,可有缓解期;外周血嗜酸性粒细胞一般正常,血沉增快明显;抗生素治疗无效,肾上腺皮质激素治疗有效。由于治疗上的冲突,临床上需先排除感染性疾病和其他疾病后方可诊断 Still 病。

五、治疗

BSI 是严重全身性感染,起病急骤,发展迅速,若合并休克、DIC 及多器官功能衰竭,对患者有生命危险。及早开始抗菌治疗,对改善患者预后起着至关重要的作用。

（一）抗菌治疗

1. 经验性抗菌治疗　由于 BSI 病情危急,而病原菌常无法在短期内检出,故在诊断初步确立,留取血和其他体液标本后,应及时开始经验性抗菌治疗。经验性治疗的方案应根据患者原发病种类、免疫功能状况、流行病学资料、可能的入侵途径及诱因来制定。经验性治疗的原则是兼顾革兰氏阳性菌和革兰氏阴性杆菌抗菌药物的联用,静脉用药。开始可先用 3 天,其后根据病原检查、药敏试验结果和治疗反应进行药物调整。

（1）继发于皮肤软组织的感染:由皮肤的化脓性炎症如感染伤口、疮、疖、痈入侵的感染,多由对甲氧西林敏感的金黄色葡萄球菌(MSSA)和 A 组链球菌所致,可选用苯唑西林加庆大霉素治疗;若伤口有淡水接触史,则考虑有假单胞菌和气单胞菌感染,可加用环丙沙星或单用哌拉西林/他唑巴坦;若为消化

道(含口咽和食管)手术和妇科手术后的伤口感染,致病菌除 MSSA 和 A 组链球菌外,还可能为厌氧菌和肠球菌感染,故治疗宜用哌拉西林/他唑巴坦或氨苄西林/舒巴坦;注射毒品者所致败血症的病原菌常为金黄色葡萄球菌,MSSA 和 MRSA 均可能,结合患者的一般情况选用苯唑西林联合庆大霉素或万古霉素;若由糖尿病的皮肤感染或静脉炎发展成败血症,要考虑 MRSA,应首选万古霉素。烧伤后伤口化脓所致败血症常为复数菌感染,包括 MRSA 或 MRSE、肠杆菌科细菌和铜绿假单胞菌,首选万古霉素加阿米卡星。

(2)继发于呼吸道感染:呼吸道感染可通过 3 种形式引发败血症,即社区获得性肺炎(CAP)、院内获得性肺炎(NP)和吸入性肺炎(NAP)。社区获得性肺炎仅少数发展为败血症,肺炎链球菌为主要致病菌,可首选大剂量青霉素 G,也可选用第三代头孢菌素加大环内酯类药或呼吸氟喹诺酮类治疗;院内获得性肺炎多发生于年老体弱、有慢性严重的基础疾病者、长期使用肾上腺皮质激素和细胞毒性药物及胸腹手术后,致病菌以革兰氏阴性杆菌为主,约 30% 为复数菌感染。肺炎克雷伯菌及铜绿假单胞菌是致败血症的常见菌,且多为多重耐药株。由于病情危重,宜首选加 β-内酰胺酶抑制剂的抗生素(如哌拉西林/他唑巴坦或头孢哌酮/舒巴坦)或碳青霉烯类(亚胺配南或美罗培南)。吸入性肺炎多为革兰氏阴性杆菌(肠杆菌科和铜绿假单胞菌)和厌氧菌的混合感染,应首选加酶抑制剂的抗生素、碳青霉烯类,加用抗厌氧菌的药物,如克林霉素或甲硝唑治疗。

(3)继发于腹腔内感染:一般腹腔内感染如胆囊炎、单纯性阑尾炎不易引起 BSI,但出现内脏穿孔时则血行感染机会大大提高。致病菌多为革兰氏阴性杆菌(肠杆菌科和铜绿假单胞菌)和厌氧菌,抗菌治疗可用三代头孢菌素加氨基糖苷类再加甲硝唑,对于病情危重者宜首选碳青霉烯类,并及时手术。

(4)继发于上尿路感染:常见致病菌有肠杆菌科、铜绿假单胞菌和肠球菌,应首选哌拉西林/他唑巴坦或碳青霉烯类。怀疑肠球菌感染时加用万古霉素。

(5)新生儿和儿童 BSI:年龄<1 周的新生儿败血症的常见病原菌为 B 族链球菌、大肠埃希菌、肺炎克雷伯菌和肠杆菌属,而金黄色葡萄球菌少见,首选药物为氨苄西林加头孢噻肟或头孢曲松。年龄在 1~4 周的新生儿败血症除有上述致病菌外,流感嗜血杆菌及表皮葡萄球菌也是常见病原菌,经验性选药仍是氨苄西林加头孢噻肟或头孢曲松,但总剂量应稍加大。流感嗜血杆菌、肺炎链球菌、脑膜炎球菌及金黄色葡萄球菌是非免疫缺陷儿童败血症的常见致病菌,治疗首选头孢噻肟或头孢曲松。高度怀疑金黄色葡萄球菌感染时,可选用苯唑西林、头孢唑林等。

(6)中性粒细胞减少或缺乏者 BSI:分为原发性(髓系祖细胞内在缺陷性所致)和继发性(外来病因作用于骨髓髓系细胞)两类。原发性中性粒细胞减少或缺乏系先天发育异常或缺陷,极罕见。继发性中性粒细胞减少或缺乏多继发于再生障碍性贫血、急性白血病和肿瘤化疗后。尤其是肿瘤化疗后,很可能发生严重的 BSI,肠杆菌科、铜绿假单胞菌、金黄色葡萄球菌、表皮葡萄球菌和真菌是常见病原菌。目前推荐的经验性治疗方案为:中性粒细胞低于 $0.5 \times 10^9/L$ 或白细胞迅速下降者,阿米卡星联合哌拉西林/他唑巴坦(或头孢他啶),青霉素过敏者改用氨曲南联合万古霉素。中性粒细胞高于 $0.5 \times 10^9/L$,病情平稳者,阿米卡星联合苯唑西林(或氯唑西林或头孢唑林);或单用三代头孢菌素或碳青霉烯类。弥漫性肺浸润加用 TMP/SMZ,多发性肺实变加用克拉霉素或阿奇霉素;考虑导管感染、有皮肤黏膜破损或曾经 MRSA 定植者加用万古霉素;严重腹泻或腹部症状加用甲硝唑。若经验性治疗 72 小时后,发热仍不能消退,需要对患者进行重新评估,考虑感染诊断是否成立、是否有其他感染或抗感染治疗疗效等。由于真菌感染是中性粒细胞减少患者持续发热的重要病因,在使用广谱抗生素治疗 7 天,体温未退的中性白细胞减少患者应经验性在方案中加入抗真菌药物。

(7)继发于脾切除者:脾脏是体液免疫的重要器官,因各种原因行脾切除的患者对有荚膜的细菌抵抗力下降,缺乏产生炎症的调理作用,或 IgM 形成减少,因而易发生肺炎链球菌、脑膜炎球菌及流感嗜血杆菌的感染。经验性选药则可用头孢噻肟或头孢曲松等第三代头孢菌素。

(8)导管相关性 BSI:由于几乎所有的导管相关性感染(含菌血症)都可引起发热,因此不能单纯以发热症状作为经验性抗生素治疗的指征。对于多数病例,仅仅拔除导管就足以使发热和感染症状消失。如果有严重的全身性感染表现,或有多处导管的介入如起搏器、人工瓣膜等,应拔除导管,立即开始经验性抗生素治疗,如前所述,葡萄球菌是主要的病原菌,故选择万古霉素治疗,并对导管尖端和血做细菌培养;对重症感染、粒细胞减少以及曾经有革兰氏阴性菌定植者,需要联合使用抗阴性菌药物,如碳青霉烯类、酶抑制剂复方等;考虑真菌感染者(如股静脉插管者),可使用棘白霉素治疗。

(9)感染来源不明的 BSI:尽管临床上的诊断水平不断提高,但仍有一些病例无法明确原发感染病灶,且症状往往严重。据比利时的一项调查,约有10%的菌血症无原发病灶,据细菌学回顾性分析,病原菌以 MRSA 或 MRSE、肠球菌及铜绿假单胞菌多见,推荐方案为万古霉素+氨基糖苷类+哌拉西林/他唑巴坦或碳青霉烯类,但随着新药的开发及细菌耐药性的变迁,对万古霉素敏感性下降的 MRSA(MRSE)及对万古霉素耐药肠球菌的增多,美国 CDC 建议慎用万古霉素,对不明原因发热者不作为经验性治疗的首选药物,除非有 MRSA 流行或高度金黄色葡萄球菌院内感染证据。

2. 各种病原菌 BSI 目标治疗 详见表 21-9-1。

表 21-9-1 血流感染治疗常用抗菌药物选择及参考用药剂量

血流感染类型	常用药物推荐与剂量(成人)	注意事项
葡萄球菌		
甲氧西林敏感株	苯唑西林或氯唑西林 2~3g,静脉注射,每 6~8 小时 1 次;青霉素有过敏史者,可选用头孢唑林 2g,静脉滴注,每 6~8 小时 1 次;可联合庆大霉素 8 万 U,静脉滴注,每 8 小时 1 次,或阿米卡星 400mg,静脉滴注,每 12 小时 1 次,或利福平 450mg,口服,每日 1 次或 2 次	
甲氧西林耐药株	首选万古霉素 1 000mg,静脉滴注,每 12 小时 1 次,每次至少在 1 小时滴完;伴心内膜炎者联合氨基糖苷类或利福平(同上) 备选:达托霉素 8~12mg/kg,每日 1 次	肾受损时,万古霉素日剂量应根据血清中药物浓度或血肌酐清除率加以调整 利奈唑胺为非适应证用药
肠球菌		
青霉素敏感株	青霉素 G 320 万,静脉滴注,每 4 小时 1 次,或氨苄西林 3g,静脉滴注,每 6 小时 1 次	
青霉素耐药,万古霉素敏感	万古霉素 1 000mg,静脉滴注,每 12 小时 1 次;替考拉宁 12mg/(kg·d),每 12 小时 1 次,连用 3 日后改为每日 1 次	
万古霉素耐药株		
粪肠球菌,对链霉素/庆大霉素高耐(MIC>500mg/L)	氨苄西林(敏感者)3g,静脉滴注,每 6 小时 1 次,或替考拉宁 12mg/(kg·d),每 12 小时 1 次或每日 1 次(仅 VanB 型)或达托霉素(同上)	
屎肠球菌,对青霉素/氨苄西林耐药;对链霉素/庆大霉素高耐	达托霉素(同上)	
溶血性链球菌	青霉素 G 1 000 万~2 000 万 U/d,静脉滴注,每 4~6 小时 1 次;或头孢唑林 2g,静脉滴注,每 6~8 小时 1 次	
肺炎链球菌		
对青霉素敏感	青霉素 G 1 000 万~2 000 万 U/d,静脉滴注,每 4~6 小时 1 次;头孢噻肟 2g,静脉滴注,每 6~8 小时 1 次;头孢曲松 2~3g,静脉滴注,每日 1 次;可联合大环内酯类(阿奇霉素)	联合大环内酯可能疗效更好
对青霉素耐药	万古霉素 1 000mg,静脉滴注,每 12 小时 1 次(可联合利福平);氟喹诺酮类(左氧氟沙星、莫西沙星、加替沙星)	
大肠埃希菌、肺炎克雷伯菌、变形杆菌		
不产 ESBL	头孢噻肟,头孢曲松	环丙沙星、左氧氟沙星(限喹诺酮敏感者)

续表

血流感染类型	常用药物推荐与剂量(成人)	注意事项
产 ESBL 或/和 Amp C 酶	哌拉西林/他唑巴坦 3.375g,静脉滴注,每 4~6 小时 1 次或 4.5g,静脉滴注,每 6~8 小时 1 次;头孢哌酮/舒巴坦 4~6g/d,静脉滴注,每 8~12 小时 1 次;厄他培南 1g,静脉滴注,每 12 小时 1 次;亚胺培南/西司他汀 2~3g/d,静脉滴注,每 6~8 小时 1 次;美洛培南 0.5~1g,静脉滴注,每 6~8 小时 1 次	
碳青霉烯类耐药	替加环素 100mg 静脉注射后 50mg,每 12 小时 1 次(可能剂量不足,需要增加剂量);或多黏菌素	亚胺培南 MIC<8mg/L 可使用碳青霉烯加大剂量,缓慢输注并联合用药(如阿米卡星或磷霉素等)的治疗方式
铜绿假单胞菌		
碳青霉烯敏感	头孢他啶、哌拉西林/他唑巴坦、环丙沙星与抗假单胞氨基糖苷类(阿米卡星、妥布霉素等)联合	
碳青霉烯耐药	多黏菌素	
鲍曼不动杆菌		
碳青霉烯敏感	头孢他啶、头孢哌酮/舒巴坦、亚胺培南/西司他汀	头孢吡肟、美洛培南、环丙沙星、左氧沙星备选
碳青霉烯耐药	多黏菌素、替加环素(大多需要联合用药)	头孢哌酮/舒巴坦+米诺环素
厌氧菌	甲硝唑 15~22.5mg/(kg·d),静脉滴注,每 8~12 小时 1 次;克林霉素 1.2~1.8g/d,静脉滴注,每 8~12 小时 1 次;头孢西丁 3~8g/d,静脉滴注,每 6~8 小时 1 次	
念珠菌	米卡芬净 75mg 静脉滴注后 50mg,每日 1 次,或米卡芬净 100~150mg,静脉滴注,每日 1 次氟康唑 800mg 静脉滴注后 400mg,每日 1 次(敏感菌)两性霉素 B 0.2~0.4mg/(kg·d),自 1~5mg 开始逐渐增大,最高单剂量不超过 1mg/kg;联合氟胞嘧啶 100~150mg/(kg·d)静脉滴注,每 12 小时 1 次	两性霉素应用期间应密切监测血尿常规、肝肾功能、血钾及心电图。采用小剂量不仅需要达到治疗效果,而且保证 4 周的疗程

(1) 葡萄球菌 BSI:包括金黄色葡萄球菌和表皮葡萄球菌败血症。目前葡萄球菌对青霉素几乎完全耐药,故临床根据其耐药性分为甲氧西林敏感株(MSSA 或 MSSE)和甲氧西林耐药株(MRSA 或 MRSE)。对于 MSSA 或 MSSE,治疗首选苯唑西林或氯唑西林;对青霉素有过敏史者,可选用头孢唑林。疗程不宜过短,一般 3 周以上,或热退后 7~10 天方可酌情停药;有迁徙病灶时,疗程应延长;对于 MRSA 或 MRSE,首选万古霉素,伴心内膜炎者(特别是人工瓣膜者)可联合利福平或氨基糖苷类治疗。疗程视感染部位及患者的反应而定,但一般为 2~4 周,某些严重的或有并发症的感染,可将疗程延长至 6~8 周。对万古霉素治疗失败者可选用达托霉素治疗。一般不推荐利奈唑胺治疗葡萄球菌血流感染。

(2) 肠球菌 BSI:粪肠球菌对氨苄西林、万古霉素、替考拉宁敏感性较高,而屎肠球菌耐药状况相对严重。对于肠球菌 BSI 可常规选用氨苄西林,并联合氨基糖苷类或万古霉素,剂量宜大,疗程为 3 周左右。若为重症肠球菌院内感染可首选万古霉素或替考拉宁治疗,如有万古霉素中介肠球菌感染或发现有万古霉素耐药肠球菌(VRE)感染可用替考拉宁治疗;若为万古霉素耐药株感染,可考虑达托霉素治疗。

(3) 溶血性链球菌 BSI:分为 A 和 B 组溶血性链球菌。前者又称化脓性链球菌,是对人毒力最强的菌种。B 组溶血性链球菌也称无乳链球菌,主要引起新生儿败血症和产后败血症,多为院外感染。近年 A 组溶血性链球菌感染呈上升趋势,表现为中毒性休克综合征,除中毒性休克、败血症外,还表现为多器官功能衰竭,病死率达 30% 以上。国外曾将

1994—1995年所有临床链球菌分离株与1945年保存菌株进行药敏比较，发现其对青霉素同样敏感，故青霉素仍是治疗链球菌感染的首选药物，对中毒性休克综合征应予大剂量治疗。若青霉素过敏，则可改用头孢唑林。我国临床分离链球菌对大环内酯类抗菌药高度耐药，不推荐使用。

（4）肺炎链球菌BSI：耐青霉素肺炎链球菌（PRSP）是目前治疗的主要难题，我国的PRSP仍较低，据全国细菌耐药监测组报道，2014—2015年耐药监测显示，PRSP发生率仅小于10%，但对红霉素的耐药率已大于80%。青霉素仍为最适宜的首选药物，若治疗多重耐药的肺炎链球菌败血症则可选用头孢噻肟、头孢曲松或万古霉素及新氟喹诺酮类。国外研究发现，β-内酰胺类联合大环内酯类治疗者病死率更低。

（5）肠杆菌科细菌BSI：社区获得大肠埃希菌BSI选用哌拉西林或氨苄西林等与阿米卡星联合，肺炎克雷伯菌BSI选用第三代头孢菌素与阿米卡星联合；但对于院内ICU中的大肠埃希菌和肺炎克雷伯菌BSI，产ESBL菌发生率高，在我国尤以产对头孢噻肟高耐的CTX-M型酶（占ESBL的60%~90%）菌突出，故宜首选头孢他啶、头孢吡肟、哌拉西林/他唑巴坦、头孢哌酮/舒巴坦或碳青霉烯类治疗。阴沟肠杆菌、产气杆菌等肠杆菌属，不仅可产头孢菌素酶（AmpC酶），也可产ESBL，且表现为多重耐药，宜直接选用碳青霉烯类抗菌药，以及时控制病情，必要时联合阿米卡星。碳青霉烯类耐药肠杆菌科细菌BSI可用替加环素、多黏菌素或联合用药。

（6）非发酵菌BSI：铜绿假单胞菌的抗菌治疗宜选对铜绿假单胞菌有效的β-内酰胺抗生素如头孢他啶、哌拉西林/他唑巴坦、碳青霉烯类，并与抗假单胞氨基糖苷类（如阿米卡星、异帕米星）联合，或环丙沙星与抗假单胞氨基糖苷类联合。对假单胞菌属败血症的用药剂量要足，常需要联合用药，常高于一般治疗剂量。不动杆菌是近几年突出的严重院内感染致病菌，对抗菌药物耐药性高，应根据药敏结果选用抗菌药物治疗，并积极控制并发症。

（7）厌氧菌BSI：由于厌氧菌培养的结果须等待3~5日，通常应在明确检查结果之前开始抗生素治疗。脆弱拟杆菌是主要病原菌，甲硝唑、克林霉素、头孢西丁对其均有良好的抗菌活性，都可作为首选药物，尤其是甲硝唑，对耐克林霉素的脆弱拟杆菌有效，还可避免克林霉素相关性假膜性结肠炎。因脆弱拟杆菌厌氧菌BSI常与革兰氏阴性杆菌混合感

染，故应联合β-内酰胺抗生素及氨基糖苷类，以达到全面清除病原菌的目的。另外，充分引流或清除脓肿，局部处理混合感染中的厌氧菌，对患者的预后也是至关重要的。

（8）念珠菌BSI：棘白霉素是治疗念珠菌BSI的首选药物。氟康唑目前应用最广泛，但也造成了其耐药株的增加。两性霉素B具有强大抗真菌活性，但其毒性大，临床有其他更安全药物使用。近来两性霉素B脂质体剂型已在国内上市，它在不降低两性霉素B的药效前提下，减少了该药的毒副作用。氟胞嘧啶抗真菌谱窄，仅适用于念珠菌属、隐球菌属等真菌败血症的治疗。

（二）其他治疗

BSI属于严重感染，患者需要休息，注意个人卫生与护理，加强翻身拍背，预防压疮和肺部感染。加强营养支持，适当补充水电解质，注意保护重要脏器功能。

对继发于其他部位感染者，需要注意局部感染的控制预处理。保持各种引流通畅、及时拔除不必要插管、及时手术解除腔道梗阻、脓肿引流、清除坏死组织与病灶等。

对病情严重者，发生休克、出血、器官损害时，积极抢救，具体参见第二十章第三节"感染性休克"相关内容。

六、预防

BSI是多种原因和病原导致的严重感染，目前尚无特异预防措施，缺乏疫苗。对各种高危感染者，需要加强自身保护与护理，纠正感染危险因素。外伤者需及时清创，皮肤疮疖者避免挤压；腔道结石、梗阻、先天畸形患者需要实时手术纠正与治疗；尽量减少对住院患者的侵入性操作，对长期留置各种管道者需加强护理，注意无菌操作，及时定期更换导管；免疫功能低下与危重症患者需要注意医院感染预防，执行各种感染预防制度；正确处理耐药菌感染或携带者，坚持医护人员与患者手卫生。

（肖永红）

第十节　泌尿系统感染

一、概述

泌尿系统感染又称尿路感染（urinary tract infection，UTI），是指各种病原微生物侵入泌尿系统生长

繁殖所致的尿路急、慢性炎症反应,是仅次于呼吸道感染的常见社区感染。尿路感染可发生在上、下尿路,上尿路感染包括肾脓肿、肾盂肾炎、输尿管炎,下尿路感染包括膀胱炎、尿道炎。

1. 病原学　尿路感染的病原微生物主要是细菌,极少数为病毒、真菌、衣原体、支原体及滴虫等。单纯性尿路感染与复杂性尿路感染的病原菌谱有所差异。单纯性尿路感染病原菌谱中,75%为大肠埃希菌,25%局限于表皮葡萄球菌、肺炎克雷伯菌、假单胞菌及粪肠球菌,并且病原菌谱基本上无年代差异和医疗设施间的差异。复杂性尿路感染的病原菌谱中,大肠埃希菌不足50%,葡萄球菌属、克雷伯菌属、假单胞菌属、沙雷菌属和肠杆菌属的细菌明显增多,病原菌谱年代差异和医疗设施间的差异明显,有流行倾向。

急性尿路感染和细菌尿,约85%由大肠埃希菌引起。而变形杆菌、葡萄球菌、克雷伯菌、粪链球菌、铜绿假单胞菌则是尿路梗阻或畸形、神经性膀胱炎、糖尿病或导尿等器械操作等诱因所致感染的致病菌。长期慢性尿路感染或有并发症及结石的患者,可有厌氧菌感染发生,需行膀胱穿刺进行厌氧菌培养证实。淋病奈瑟球菌、衣原体、支原体、滴虫引起的尿道炎常与性行为有关。腺病毒可导致男孩发生出血性膀胱炎。糖尿病患者及接受免疫抑制剂治疗或肾上腺皮质激素治疗的患者可有白念珠菌、新型隐球菌感染。女性中金黄色葡萄球菌及腐生葡萄球菌所致的尿路感染占10%~15%。此外,结核分枝杆菌也是尿路感染的常见致病菌。

2. 流行病学　从新生婴儿至老年人均可发生尿路感染。儿童期的尿路感染常与泌尿系统畸形有关,许多儿童存在输尿管尿液反流,导致感染上行至肾,可致肾形成瘢痕,约20%肾衰竭者有瘢痕,因此诊断和治疗儿童期尿路感染十分重要。在2岁以下的婴幼儿中,男婴尿路感染较女婴相对常见,细菌尿的检出率是后者的4倍;而学龄前儿童中女孩尿路感染发生率约10倍于男孩;年长男童和成年男性细菌尿的检出率也仅为女性的1/10。但由于男性泌尿系统畸形的可能性更高,因此临床上男性尿路感染更应该深入仔细查明诱因。应进行肾盂、肾盏和输尿管成像以确定肾收集系统是否存在畸形。如果有反压的证据,则有部分尿路梗阻,这可能是由于膀胱开口阻塞、尿道狭窄或尿道瓣膜持续存在到成年所致。成年男性尿路感染多与畸形、梗阻和前列腺炎有关,老年男性前列腺增生可致尿潴留于膀胱,致使尿路感染的发生率上升。反复出现泌尿系统症状可能与膀胱内的恶性肿瘤有关。导尿等医疗行为也是尿路感染的重要诱因。

尿路感染是妊娠最常见的并发症,在首次产前检查中发现有细菌尿的孕妇中有接近一半发展为显性感染。因此,即使是无症状的菌血症也应治疗。女性的细菌尿随着年龄的增长逐渐增高,约每10年增加1%,到60~70岁时,发病率高达10%。

3. 发病机制

(1) 感染途径

1) 上行感染:是指病原菌由尿道、膀胱、输尿管上行至肾盂引起感染性炎症,占尿路感染的95%。多发生于尿道插管、尿路器械检查及性生活后,全身抵抗力低下及尿流不畅者更易发生。

2) 血行感染:继发于全身败血症或菌血症,病原菌经血液循环到达肾脏,约占尿路感染的3%。多见于金黄色葡萄球菌、假单胞菌属、沙门菌属、白念珠菌属及结核分枝杆菌等。

3) 直接感染:外伤或泌尿系统周围脏器的感染性炎症时,病原菌直接侵入引起的感染性炎症。

4) 淋巴道感染:下腹部和盆腔器官的淋巴管与肾脏毛细淋巴管有吻合支相连。相应器官感染的病原菌可经此通路感染肾脏。

(2) 细菌的致病力:由于尿道开口于会阴部,所以正常情况下尿道口皮肤和黏膜有一定细菌定植,但通常不致病。仅仅能在尿路上皮固定、繁殖的细菌才能引起尿路感染,尿路感染发病的第一步是细菌黏附于尿路上皮,而细菌黏附是通过细菌的黏附素来完成的。

1) 细菌黏附的方式:细菌能特异性和非特异性地黏附于其生存环境中的各种物质。特异性黏附是指细菌体表面存在的特定物质(黏附素)与存在于宿主细胞表面或构成间质成分的糖蛋白/糖脂的特定部位(受体)之间的特异性结合。而黏附于导管等人工材料表面的细菌,其黏附方式是非特异性的,受细菌体、人工材料表面及周围体液或组织内的电解质、蛋白成分的亲水性和电荷的影响。

细菌粘连体以引起红细胞凝集的方式分为:在D-甘露糖存在下,红细胞凝集可被抑制的甘露糖敏感性粘连体和红细胞凝集不被抑制的甘露糖抵抗性粘连体。从粘连体的形态区分:①存在于细菌的菌毛和鞭毛等丝状物上而发挥作用的菌毛粘连体;②可直接结合于细胞壁和外膜的构成成分或直接结合于外膜表面而发挥作用的无菌毛粘连体。大肠埃希菌等多数革兰氏阴性菌的粘连体为前者,球菌和少数革兰氏阴性菌的粘连体为后者。大肠埃希菌的粘连体结构目前已基本清晰,为由主要及次要亚基构成的分子量 15~30kDa、直径 2~7nm、长 0.2~20μm,存在于菌毛末端的蛋白质。其生物合成有赖于菌毛结构基因、粘连体基因和辅助蛋白基因的表达,并受细菌生存环境的温度、发育条件以及细菌体的阶段性变异的调控。粘连体既是细菌侵入尿路上皮的手段,同时也是宿主感染防御机制的靶标。宿主体内的抗粘连体抗体、介导甘露糖受体的白细胞、Tamm-Horsfall 蛋白和分泌型 IgA 均可与粘连体结合,杀伤侵入机体的细菌。另外,侵入尿路的细菌为逃逸宿主的感染防御机制,在转录水平上发生阶段性变异来调控粘连体的表达。

2)细菌菌毛:细菌的菌毛有 7 种,而大肠埃希菌的菌毛主要有 I 型菌毛、P 菌毛和 S 菌毛。I 型菌毛为 MS 菌毛,与急性单纯性膀胱炎的发病相关;P 菌毛为 MR 菌毛,主要与肾盂肾炎的发病密切相关,尿路上皮细胞上具有 P 菌毛大肠埃希菌的受体越多,越易发生肾盂肾炎。

细菌的黏附特性与菌毛的种类有关,具有 I 型菌毛的大肠埃希菌黏附于远曲肾小管和集合管,而具有 P 菌毛的大肠埃希菌黏附于近曲肾小管。黏附于上皮的细菌侵入肾间质时,具有 MS 菌毛的细菌易于引起瘢痕形成,而具有 MR 菌毛的细菌引起瘢痕形成的能力较弱。给予抑制白细胞游走和抑制白细胞活性氧产生的药物,可抑制 MS 菌毛引起的瘢痕形成。说明大肠埃希菌的 I 型菌毛可诱导白细胞活性氧的产生,在肾盂肾炎瘢痕形成上具有重要作用。此外,菌毛还是细菌的运动器官,失去菌毛的细菌更易于在肾组织内增殖。

3)细菌抗原:细菌的抗原成分也是细菌的重要致病因素。细菌荚膜(K)抗原具有抵抗多形核白细胞的吞噬和血清的杀菌作用,可促进尿路感染的发生、发展。富含 K 抗原的大肠埃希菌易于引起肾盂肾炎。细菌细胞壁(O)抗原主要成分为脂多糖。引起尿路感染的大肠埃希菌有 O1、O2、O4、O6、O7、O25、O50 及 O75 等抗原,这些 O 抗原具有细胞毒性和免疫原性,可引起机体的炎症反应,除与感染灶的形成、进展相关外,还与炎症的慢性化密切相关。

(3)机体的防御机制:正常机体具有多种防止尿路细菌感染发生的机制。包括如下因素:①尿道口、外阴分布的正常菌群,能抑制病原菌生长;②排尿及尿流的机械性冲洗作用;③尿中 Tamm-Horsfall

蛋白抑制细菌与尿路上皮上的受体结合,阻止细菌黏附于上皮;④尿中寡糖抑制细菌生长;⑤尿中免疫球蛋白杀伤细菌作用;⑥膀胱表面的黏多糖有阻止细菌黏附的作用。

(4)尿路感染的基础疾病/易感因素:尿路感染按其是否伴有基础疾病/易感因素分为单纯性(非复杂性)尿路感染和复杂性尿路感染。单纯性尿路感染不伴有基础疾病/易感因素,而复杂性尿路感染均伴有某些基础疾病/易感因素。

1)尿路梗阻:各种原因(畸形、肿瘤、结石、异物等)引起的尿路梗阻是尿路感染的最易感因素,合并尿路梗阻者尿路感染发生率是正常人的 12 倍。此外,膀胱输尿管反流、妊娠时增大的子宫压迫和分泌增多的黄体酮抑制输尿管蠕动引起的尿流排泄不畅等也是引起尿路梗阻的主要原因。

2)医疗器械操作:导尿、留置导管、膀胱镜、输尿管插管以及逆行肾盂造影等均可以损伤泌尿系统黏膜,并可将病原菌直接带入而引起尿路感染。尿路感染发生率,1 次导尿后为 1%~2%;留置导管 1 天为 50%,4 天以上可达 90%。即使严格地管理导尿管及预防性使用抗生素,留置导尿 1 个月以上者,约 90%并发尿路感染。其主要原因是:留置导管后细菌黏附其上,并分泌糖蛋白;进而细菌在糖蛋白中分裂、繁殖形成微小菌落;微小菌落增多、融合,形成细菌生物薄膜。由于细菌生物薄膜内的细菌营养和氧的摄取困难,细菌外膜构造发生了变化,降低了对药物的敏感性;而宿主的特异性和非特异性感染防御机制中的吞噬细胞、抗体也同样难以作用于生物薄膜菌。临床上往往不去除导管,则尿路感染难以控制。

3)机体抵抗力低下:合并糖尿病等慢性疾病、免疫功能不全或长期服用免疫抑制剂容易发生尿路感染。而长期高血压、高尿酸血症、高钙血症等造成肾间质损伤,局部抵抗力低下者也易发生尿路感染。女性因尿道短、尿道括约肌作用弱以及尿道口与阴道口距离近而易于损伤、感染等,因此更易发生尿路感染。成年女性尿路感染的发生率为男性的 8~10 倍。

4. 临床表现　尿路感染的典型症状有尿路刺激症状、膀胱刺激症状、上尿路感染症状和输尿管梗阻症状。患者的症状与感染的真实部位和程度往往无关,尿路不同部位的感染都可出现一个或全部典型症状;相反,许多尿路感染常无特异性症状。尤其是儿童患者常有虚假症状,如恶心、呕吐、无症状发热、惊厥、水样腹泻及假性脑膜炎。

（1）尿路刺激症状：尿道口或会阴部烧灼样刺痛，伴有尿频、尿急，严重者可有排尿困难。

（2）膀胱刺激症状：耻骨上疼痛，有压痛，排尿后缓解，常伴有尿路刺激症状。

（3）上尿路感染症状：有腰痛，病侧肾区有压痛和叩击痛，可伴有膀胱刺激症状。

（4）输尿管梗阻症状：输尿管绞痛，可放射到下腹和会阴部。

5. 实验室和辅助检查

（1）尿液检查

1）尿常规：尿液外观可浑浊伴腐败味；尿比重低下；尿蛋白阴性或轻度阳性；肉眼和/或镜下血尿，尿中红细胞呈均一正常形态；尿白细胞增多，新鲜清洁中段尿沉渣每高倍视野白细胞5个以上；尿闪光细胞（尿中变形的白细胞染为淡蓝色，其胞质中小颗粒做布朗运动，在显微镜下呈现闪光现象）阳性；尿吞噬细胞增多，镜下多为含有较多内含物的"吞噬型"，而伪足较多的"游走型"少见；白细胞颗粒染色（氯乙酸酯染料）白细胞酯酶阳性；亚硝酸还原试验阳性。可见白细胞管型和/或上皮细胞管型，偶见颗粒管型。

2）尿白细胞排泄率：Addis 计数尿中白细胞<20 万个/h 为正常，>30 万个/h 为阳性，20 万~30 万个/h 为可疑。但该方法存在假阳性和假阴性，不能独立作为诊断依据。

3）三杯试验（three-glass test）：开始排尿收入第一杯，形成连续尿流后收入第二杯［即中段尿（the mid-stream urine，MSU）］，尿流结束时收入第三杯，并注意尽力排空膀胱。第一杯尿液异常表示尿道炎症，中段尿为膀胱尿，第三杯尿异常提示膀胱三角、前列腺或附近腺体、骨盆段尿道病变。

（2）细菌学检查

1）细菌定性检查：采用新鲜中段非离心尿革兰氏染色后油镜观察，>1 个菌/视野，尿路感染诊断的阳性率90%；>5 个菌/视野，则可达99%。该方法简便易行，可初步确定细菌种类，对选择治疗方案具有一定指导意义。但未检测到细菌也不能排除尿路感染的诊断。

2）细菌定量检查，以下情况均提示尿路感染：①有症状的患者，新鲜清洁中段尿细菌培养计数≥10^5/ml；②无症状的患者，两侧连续的新鲜清洁中段尿尿液标本，细菌培养计数均≥10^5/ml；③耻骨上膀胱穿刺的尿标本出现任何程度的菌尿或从导管获得

的尿液标本细菌含量≥10^2/ml。

尿细菌培养假阳性主要见于：①收集尿液标本时无菌操作不严格、细菌污染；②尿液标本超过 1 小时后才接种；③培养基或接种操作不严格、细菌污染。

假阴性主要见于：①留取尿液标本 1 周内患者使用过抗生素；②尿液在膀胱停留少于 6 小时；③无菌操作过程中消毒液混入尿液；④感染病灶与尿路不相通；⑤L 型细菌、厌氧菌或结核分枝杆菌感染而未做相应特殊培养；⑥尿液中排菌为间歇性。

3）细菌定位检查，下列检查阳性提示上尿路感染：①尿抗体包裹细菌；②尿液 NAG 酶升高；③尿液视黄醇结合蛋白；④Tamm-Horsfall 蛋白；⑤输尿管插管获得的尿液培养细菌阳性可直接诊断肾盂肾炎。

（3）影像学检查：一般的尿路感染不需进行影像学检查，但在复杂性尿路感染、尿路感染反复发作、尿路感染治疗效果不佳时，为明确有无尿路感染的易患因素或并发症的存在，需要实施影像学检查。

1）超声检查：能较好地显示肾脏形态、轮廓、大小及内部结构，对肾结石、肾积水、输尿管扩张、肾结核、肾脓肿及周围脓肿、畸形及前列腺增生有较好诊断价值，但对尿路感染本身无诊断价值。

2）静脉肾盂造影和逆行肾盂造影：对肾盂、肾盏及输尿管解剖结构显示较好，有助于尿路梗阻和结石、结核、畸形、肿瘤的诊断和鉴别。静脉肾盂造影尚可反映肾脏功能，但对肾功能不全者，显像不清晰，且加重肾负担。而逆行肾盂造影有使下尿路感染向上尿路扩散的危险。

3）其他：CT 和 MRI 比超声检查图像更清晰，分辨率更高，用于超声检查难以确诊的患者。而放射性核素显像是反映肾盂肾炎早期皮质缺血及肾脏瘢痕形成的最灵敏、可靠的检查手段。

6. 诊断和鉴别诊断

（1）尿路感染的诊断流程

1）确诊尿路感染的存在：尿路感染确诊依赖于细菌学检查证实尿路中细菌存在。符合下列指标之一者，即可诊断尿路感染：①新鲜中段非离心尿革兰氏染色后油镜观察，>1 个菌/视野；②新鲜清洁中段尿细菌培养计数 ≥10^5/ml；③膀胱穿刺的尿培养阳性。

2）尿路感染的定位诊断，符合下列指标之一者均提示肾盂肾炎：①明显的全身感染症状，如发热、寒战、恶心、呕吐、肌肉酸痛及末梢血白细胞显著升高等；②明显腰痛和腰肋角压痛、叩痛；③尿中白细

胞管型和/或颗粒管型;④尿抗体包裹细菌阳性;⑤尿液 NAG 酶升高;⑥尿液视黄醇结合蛋白升高;⑦尿 Tamm-Horsfall 蛋白升高和/或血 Tamm-Horsfall 蛋白抗体阳性;⑧肾小管功能损伤,如尿液增多、低渗尿、低比重尿及肾性糖尿等;⑨急性肾衰竭、肾周围脓肿、肾乳头坏死等并发症;⑩影像学检查提示肾盂病变。

3）判断是急性还是慢性肾盂肾炎。

4）明确有无合并症。

（2）尿路感染的鉴别诊断

1）尿道综合征:患者出现尿频、尿急及尿痛症状,多次尿细菌、真菌、厌氧菌培养阴性,并排除结核感染,临床上可诊断为尿道综合征。但应注意区别:①感染性尿道综合征,由支原体、沙眼衣原体或单纯疱疹病毒等所致的尿路感染,常伴有白细胞尿;②非感染性尿道综合征,常见于中年妇女,可能与神经焦虑、抑郁有关,尿沉渣正常。

2）前列腺炎:患者常常出现尿急、尿痛及下腹痛症状,需与膀胱炎、尿道炎相鉴别。①急性细菌性前列腺炎,临床上以发热、寒战、尿痛、前列腺疼痛为特征,常发生于年轻男性,也常常与保留导尿管相关。挤压或按摩前列腺获得的脓性分泌物培养到大量细菌,可得以确诊。②慢性细菌性前列腺炎,较少见,但有复发性菌尿病史的男性患者应考虑本疾病。常无症状,有时可出现梗阻症状或会阴部疼痛。确诊是从挤压或按摩前列腺后的分泌物中培养出大量大肠埃希菌、克雷伯菌、变形杆菌或其他尿道致病病原菌,并显著高于第一次排尿或中段尿。③非细菌性前列腺炎,可能与支原体、沙眼衣原体有关,特点是挤压或按摩前列腺后尿液标本中含有白细胞1 000 个/ml,或至少是第一次排尿、中段尿标本中白细胞数量的 10 倍以上,尿细菌培养阴性。

3）无菌性脓尿:尿白细胞增多,但反复多次尿培养阴性,称之为无菌性脓尿。常见于:①非细菌性感染,如沙眼衣原体、解脲支原体、结核分枝杆菌或真菌等;②结石、解剖异常、肾钙化症、膀胱输尿管反流、间质性肾炎或多囊性肾病等非感染性疾病。此外,除肾盂肾炎外,急性肾小球肾炎、狼疮性肾炎和间质性肾炎也常常可见到白细胞增多,特别是当这些疾病水肿、蛋白尿不明显时更要加以鉴别。但这些疾病一般无膀胱刺激症状,尿细菌学检查阴性,常常合并高血压、贫血及肾小球滤过功能障碍,影像学检查为双侧肾脏对称性病变。需要指出的是这些患者常常合并尿路感染,此时应注意与原发疾病的复发和加重相鉴别。

7. 治疗原则　在作出尿路感染的临床诊断后,应尽力获得病原学诊断,并明确诱因。治疗的基本原则包括:加强支持治疗,多饮水,及时治疗诱因,根据药敏试验结果选择肾毒性小的抗菌药物足量/足疗程使用。应注意合理使用抗菌药物:在无培养结果时,可根据革兰氏染色涂片结果经验性选择抗菌药物;有典型尿路感染症状,而涂片结果阴性,则应充分结合病史,如有无不洁性行为、妇科炎症、腹泻等,判断感染来源,以选择抗菌药物;选择以尿液排出为主的抗菌药物,以使尿液中药物浓度显著高于血药浓度,达到彻底治愈细菌尿的目的;抗菌药物的疗程为尿培养无菌生长后 2 周。

泌尿系统畸形、尿路梗阻及输尿管尿液反流是儿童期发生尿路感染的主要诱因,感染易导致瘢痕形成。有证据表明,所有肾衰竭患者中约 20% 有肾脏瘢痕形成,因此,对于儿童期尿路感染更需仔细查找诱因并及时、彻底治疗。

8. 预防

（1）一般预防措施:在日常生活中,养成良好的卫生习惯,提高自我保健意识,绝大多数的泌尿系统感染是可以预防的。日常生活中应注意:养成良好的卫生习惯,大便后应从前至后擦拭,女性大小便后应保持会阴部干燥。睡前洗澡或清洗会阴部,清洗会阴应先洗外生殖器,后洗肛门,避免交叉感染。性生活应有规律,且每次性交前男女双方都应先洗澡,或者清洗会阴,避免不洁的性生活。性交后女性应排空膀胱,从而起到冲洗尿道、减少感染的作用;外出旅游、乘车等不便排尿时,发车前应先解小便,不可憋尿。要养成多饮水的习惯。每日饮水量应在 1 500～2 000ml。多饮水能增强利尿作用和肾脏的免疫功能,并起到冲洗尿道的作用,有利于细菌和毒素的排出;男童包茎可行包皮环切术,并尽量避免导尿或泌尿系统器械检查;多食新鲜水果和果汁饮料,使尿液处于偏碱状态,使细菌不易生长繁殖。为减少慢性感染的发生,饮食宜清淡,多食富含水分的新鲜蔬菜和瓜果,如西瓜、冬瓜、黄瓜、鲜藕、梨、赤小豆等。少食或不食辣椒、花椒、生姜、胡椒、蒜、韭菜等辛辣刺激性食物,并禁酒和戒烟。

（2）抗菌药物与免疫预防:导尿等器械操作是尿路感染的重要诱因之一。有排泄功能障碍的患者常采用清洁间断自行导尿术以缓解症状。研究证实预防性抗生素疗法可有效阻止细菌的感染,常用的药物有甲氧苄啶/磺胺甲噁唑和呋喃妥因。

下尿路感染虽经抗菌药物治疗有效,但常复发,尤其在绝经前妇女。使用预防性抗生素疗法作为一线措施已被明确推荐,但耐药菌株不断产生。近年来,经国际多中心临床研究已证实口服免疫活性大肠埃希菌组分可防止尿路感染的发生,但还需更多的研究以证实其具有与抗菌药物预防的同等疗效。

二、上尿路感染

(一) 肾盂肾炎

肾盂肾炎(pyelonephritis)是指多种病原体引起的肾盂、肾盏和肾实质感染炎症性病变,常伴有下尿路感染。临床特点主要有发热、腰痛、膀胱刺激征、细菌尿等,可分为急性和慢性两期。

1. 病原体 主要为肠道杆菌,其中以大肠埃希菌最常见,占70%以上,其他依次是变形杆菌、克雷伯菌、产气杆菌、沙雷杆菌、产碱杆菌、粪链球菌、铜绿假单胞菌和葡萄球菌。95%以上由单一细菌引起,长期应用抗菌药物、长期留置导尿管的患者可出现混合感染。

2. 发病机制

(1) 感染途径:可经多种途径感染。①上行感染:约占95%,是最常见的感染途径。在易感因素存在时,细菌可沿尿道上行至膀胱、输尿管至肾脏引起感染。②血行感染:少见,<3%。细菌从体内其他感染灶侵入血流形成菌血症,随血到达肾繁殖引起肾盂肾炎。多见于原来已有严重尿路梗阻者或机体免疫力极差者。③直接感染:很少见。肾、尿路附近的器官与组织感染时,细菌可直接蔓延到肾。④淋巴道感染:此方式罕见。下腹部、盆腔器官和肾周淋巴管有交通支,细菌可经淋巴管进入肾而致病。

(2) 易感因素:机体对细菌入侵尿路的正常防御能力下降或受损是发生尿路感染的重要因素。①尿路梗阻:引起尿路梗阻的原因多为尿道狭窄、结石、前列腺增生、肿瘤或妊娠子宫压迫及肾内尿酸结晶、肾小管集合系统引流不畅等;②膀胱输尿管反流:如输尿管膀胱括约肌损伤、输尿管肾脏结合处瓣膜功能丧失,当膀胱内压力升高时尿液可反流入肾盂并导致感染;③泌尿系统畸形:如先天性输尿管狭窄、多囊肾、马蹄肾等;④医源性因素:导尿/留置尿管、膀胱镜检查等可致黏膜受损,并带入细菌,易引起尿道感染;⑤其他因素:如糖尿病、严重肝病、慢性肾实质疾病、晚期肿瘤及长期使用免疫抑制剂等。此外,妊娠及分娩也是肾盂肾炎的易感因素。

3. 病理改变 急性肾盂肾炎病变可为单侧或双侧,病变轻重不一。轻者仅累及肾盂,重者黏膜表面有脓性分泌物,可有细小脓肿。切片见肾盂、肾盏黏膜充血,黏膜下白细胞浸润。病灶肾小管上皮细胞变性、坏死、脱落,管腔内有脓性分泌物,肾间质有小脓肿形成。少数严重者肾乳头和椎体可见坏死,称坏死性乳头炎。较大病灶愈合后可留下瘢痕。慢性肾盂肾炎由于病情反复,肾盂扩大、畸形,肾皮质和肾乳头瘢痕形成,镜下见肾小管萎缩,瘢痕形成,肾小球周围纤维化,血管内膜增厚。晚期肾体积缩小,肾实质萎缩,表面凹凸不平而形成固缩肾,称为"肾盂肾炎固缩肾"。

4. 临床表现

(1) 急性肾盂肾炎(acute pyelonephritis):①一般症状,急性起病,多以畏寒、发热开始,体温在38~39℃,少数患者可高达40℃,可有乏力、食欲下降、恶心呕吐、腹痛、腹胀、腹泻等;②上尿路感染症状,有腰痛、病侧肾三角区有压痛和叩击痛,可出现尿路刺激症状。严重者尿外观浑浊,呈脓尿、血尿。部分患者表现可不典型,常无明显尿路刺激症状,呈隐匿表现。

(2) 慢性肾盂肾炎(chronic pyelonephritis):目前慢性肾盂肾炎的诊断并不以病程的长短为依据,当出现肾盂肾盏有瘢痕形成,变形、积水、肾表面凹凸不平,或两肾大小不一时可诊断为慢性肾盂肾炎。

慢性肾盂肾炎表现复杂,半数以上的患者有急性肾盂肾炎病史,其后逐渐出现疲乏、低热、食欲减退、腰酸痛,轻度膀胱刺激征,有时尿浑浊,后期出现肾小管功能障碍,如浓缩功能下降致夜尿多、尿比重低,可继发肾小管性酸中毒,晚期可发展为尿毒症。部分患者可无尿路感染症状,主要表现为长期低热、乏力、腰酸、体重下降,可有肉眼或镜下血尿,血尿可自行缓解。有的患者以高血压为主要表现。部分表现为无症状细菌尿,偶有低热,伴腰酸痛,依据连续两次尿细菌检查阳性可作出诊断。

5. 实验室及其他检查

(1) 血常规检查:急性肾盂肾炎患者白细胞及中性粒细胞增高,慢性肾盂肾炎患者可有贫血表现。

(2) 尿常规检查:留取清晨第一次尿液检查,肾盂肾炎患者可出现尿白细胞>5个/高倍视野(HP),如发现白细胞管型有助于肾盂肾炎的诊断。部分患者可有镜下血尿,甚至肉眼血尿。尿蛋白常阴性或微量。

(3) 尿细菌学检查:诊断尿路感染的必备检查,可作出病原学诊断。①中段尿培养菌落计数:含菌量>$10^5/ml$，为有意义菌尿，提示尿路感染；<$10^4/ml$可能是污染；两者间为可疑，需复查。②膀胱穿刺细菌培养：阳性是诊断尿路感染的"金标准"，但女性应注意排除无症状细菌尿。③尿沉渣镜检：平均每个高倍视野>20个细菌，为有意义菌尿。④膀胱冲洗灭菌法尿培养：尿细菌阳性为肾盂肾炎。

（4）肾小管功能检查：慢性肾盂肾炎可出现尿 β_2-微球蛋白升高、尿酸化功能减退、禁饮10小时尿渗透压降低。

（5）肾小球滤过功能检查：晚期肾功能受损，血清肌酐、尿素氮升高。

（6）影像学检查：是诊断慢性肾盂肾炎的重要依据。超声、X线及静脉肾盂造影有助于了解结石、畸形、囊肿、梗阻及肾盂积水、肾外形等情况，必要时可行CT、MRI、核素扫描。

6. 诊断和鉴别诊断

（1）诊断：急性肾盂肾炎一般有上尿路感染的典型症状和尿液异常，诊断不难。典型症状包括寒战、发热、膀胱刺激征、肾区疼痛或叩击痛；血白细胞升高或尿中有白细胞管型；真性细菌尿，膀胱冲洗灭菌法尿细菌培养结果阳性，可诊断为急性肾盂肾炎。慢性肾盂肾炎也有全身表现、泌尿系统症状和尿液变化，但通常较轻，甚至可无全身症状，泌尿系统症状和尿液变化也可不典型。主要诊断依据包括：①存在易感因素，如尿路畸形、尿路结石、糖尿病等；②静脉肾盂造影，可见肾盂、肾盏狭窄变形；③影像学检查，可见双肾大小不等，表面凹凸不平；④肾小管功能受损。

（2）鉴别诊断：①肾结核，是最常见的肺外结核病，多系血行感染，故常有肾外结核证据。该病急性期无特殊，膀胱刺激征可更突出，尿呈酸性、尿沉渣可找到结核分枝杆菌，尿结核分枝杆菌培养阳性率在90%以上，静脉肾盂造影有肾结核X线征可咨鉴别。②慢性肾小球肾炎，该病表现以蛋白尿为主，尿蛋白>3g/d，而肾盂肾炎仅微量尿蛋白，一般<2g/d。③尿道综合征（urethral syndrome）：又称无菌性尿频-排尿不适综合征，仅有尿频、尿急和尿痛症状，但多次中段尿培养均无真性细菌尿。

7. 治疗 合理应用抗菌药物治疗是控制感染和预防复发的关键，某些病原体感染复发时，对同一抗菌药物仍然敏感。确诊后应尽早使用抗菌药物。

（1）一般治疗：患者应多饮水，勤排尿，以冲洗尿路，排出病原体。发热及全身中毒症状明显，或有明显尿路刺激症状者，可服用碳酸氢钠（1g，3次/d）

碱化尿液，可起到缓解膀胱刺激症状的作用。

（2）抗菌治疗

1）急性肾盂肾炎的抗菌治疗：轻症患者应单一口服给药，疗程2周；重症患者宜采用静脉给药，必要时联合用药，并应避免应用有肾毒性的抗菌药物。抗菌药物用至症状消失，尿常规阴转和尿培养连续3次阴性后3~5日为止，疗程一般为2周。如疗程结束后5~7日中段尿培养再阳性，应换药再治疗2周。如连续2周、每周2次尿细菌检查阴性，6周后再复查1次仍为阴性，则为临床治愈。

2）慢性肾盂肾炎的抗菌治疗：①急性发作的治疗，按急性肾盂肾炎处理，延长抗菌药物使用疗程。可根据药敏试验结果选用两种有效抗菌药物联合使用。②复发的治疗，复发是指上次感染未彻底治愈，原致病菌再次引起感染，通常在停药1个月内发生。治疗时重要的是尽可能找出复发原因，进行有针对性的治疗，如解除尿路不畅等。一般同一抗菌药物仍然敏感，可将剂量增大至上限治疗6周。如治疗不成功，可改用长疗程低剂量抑菌疗法，即每晚睡前排尿后口服一种较大剂量抗菌药物如阿莫西林、头孢氨苄或诺氟沙星，剂量为每日剂量的1/3~1/2，疗程为半年到1年或更长。③再感染的治疗，再感染是指另外一种致病菌侵入尿路引起的感染，常于停用抗菌药物1个月后才发病，治疗与急性肾盂肾炎相同。但多次反复（平均每年发作超过3次）发生尿路再感染者，应查明诱因并予弃除，另采用长疗程低剂量抑菌疗法作为预防性治疗。即在每晚睡前排尿后服用复方磺胺甲噁唑1/2片或1片，或氧氟沙星100mg，疗程半年或更长。

3）外科手术治疗：多用于慢性肾盂肾炎的治疗，外科治疗在解除易感因素如梗阻、畸形、结石等方面具有非常重要的作用。

（二）肾积脓

肾积脓（pyonephrosis）是指肾实质化脓性感染至肾盂和肾实质广泛破坏形成脓腔，或尿路梗阻后肾盂肾盏积水并发感染，致肾脏受到严重破坏，成为一聚积脓液的囊性肾。

1. 病因 多在肾盂肾炎、肾结石、肾积水、肾结核等疾病的基础上，并发化脓性感染而形成，尤以伴有尿路梗阻性病变时更易发生。致病菌有革兰氏阳性球菌和革兰氏阴性杆菌。

2. 临床表现与诊断 主要为全身消耗症状及慢性脓尿，如疲乏无力、体重减轻、营养不良、贫血以及发热、盗汗等；脓尿沿输尿管排入膀胱而出现膀胱炎症状,膀胱镜检查可见患侧输尿管口喷脓尿。在后期部分患者输尿管完全闭塞,可无泌尿系症状,而主要表现为腰部肿物。超声科 CT 可显示患肾积脓,排泄性尿路造影或放射性肾图提示患侧肾功能减退或无功能。

3. 治疗 合理选用抗菌药物,依据不同诱因采取相应外科手术方式治疗;若患侧肾功能已丧失,而对侧肾功能正常,可做患侧肾切除术。还应加强全身综合治疗。

(三) 肾皮质性脓肿(renal cortical abscess)

肾皮质多发性小脓肿称为肾疖(renal furuncle),若融合扩大成大块化脓病灶称为肾痈(renal carbuncle)。

1. 病因 大多数患者由于疖、痈、龋齿、扁桃体炎、肺部感染、骨髓炎和前列腺炎等炎性病灶,经血行播散至肾皮质内形成多发性小脓肿。金黄色葡萄球菌为常见致病菌。

2. 临床表现与诊断 多见于青壮年男性,多数患者发病前或发病时有皮肤感染。起病急,多以寒战、高热为首发症状,伴腰部疼痛。体检肋脊角有显著压痛、叩击痛和肌紧张。但多无膀胱刺激症状。实验室检查外周血白细胞及中性粒细胞增加。尿沉渣检查可发现革兰氏阳性球菌,早期尿内无白细胞,如果脓肿与集合系统相通,可出现脓尿和菌尿,尿液涂片亦可找到致病菌,尿细菌培养为阳性。超声、CT、MRI 检查可显示肾实质的化脓性病灶,在超声引导下针刺抽吸取得脓液可做培养。排泄性尿路造影显示肾盂肾盏有推移受压,患侧肾功能减退。本病应与急性肾盂肾炎、急性胆囊炎、急性阑尾炎相鉴别。

3. 治疗 应尽早使用抗菌药物,可联合用药物。由于本病多为葡萄球菌感染,静脉给予耐青霉素酶及耐 β 内酰胺酶的抗菌药物,如羧苄西林、头孢拉定等。若肾脓肿形成或并发肾周围脓肿需施行切开引流术,甚至肾切除术。

三、下尿路感染

(一) 尿道炎

尿道炎(urethritis)常是已有尿路感染的一部分,单独发生的尿道炎多为性传播疾病(sexually transmitted diseases,STD)的一部分,女性常有真菌感染,如白念珠菌等。

1. 病原体 常见的病原体有大肠埃希菌、单纯疱疹病毒、腐生葡萄球菌、淋病奈瑟球菌、沙眼衣原体等,2/3 以上的尿道炎由大肠埃希菌引起。

2. 流行病学 不同病原体引起的尿道炎的流行情况各不相同,尿道炎作为尿路感染的一部分,女性多于男性,且随着年龄的增大而增加。与 STD 相关的尿道炎通常由沙眼衣原体或淋病奈瑟球菌引起,少数由单纯疱疹病毒或阴道滴虫引起。女性多为无症状感染,而男性多有临床症状,尤其是男性同性恋者。

3. 临床表现 主要为尿频、尿急、尿道口烧灼样痛,严重者出现排尿困难。男性患者可有黏液或黏液脓性尿排出,尤其在清晨第一次排尿时易被发现。仅半数以上的病例有脓尿或有诊断价值的细菌培养结果。绝大多数病例由大肠埃希菌引起,但女性可能是腐生葡萄球菌。性传播的尿道炎常与阴道感染相关,并常有衣原体和淋病奈瑟球菌的混合感染,同时男女均可发生生殖器疱疹病毒的感染,生殖器出现典型疱疹,常伴有腹股沟淋巴结肿痛。

4. 诊断 根据病史和临床表现作出尿道炎的临床诊断并不困难,重要的是采取多种手段尽力查出病原体,以指导病因治疗。

5. 治疗 使用抗菌药物是治疗尿道炎的关键,一般情况疗效满意。抗菌治疗失败的主要原因是:①存在诱因,如萎缩性阴道炎、尿道息肉等;②存在药物的化学刺激;③存在单纯疱疹病毒或白念珠菌感染。

(二) 急性细菌性膀胱炎

急性细菌性膀胱炎(acute bacterial cystitis)是指由多种原因引起的急性膀胱感染病,常累及上尿路。不同性别和年龄的发病率有所差异。

1. 病原体 引起急性膀胱炎的常见病原体有大肠埃希菌、腐生葡萄球菌(年轻女性)和肺炎克雷伯菌等。

2. 流行病学 本病多见于女性,且 25%~30% 的患者年龄在 20~40 岁。因女性尿道短而直,会阴部常有大量细菌定植,且尿道外口常有处女膜伞、尿道口处女膜融合等解剖异常。男性婴儿发病率亦高,尤其是未行包皮环切者。而在儿童和青壮年中男性的发病率仅为女性的1/10。老年男性常继发于急性前列腺炎,女性继发于阴道萎缩。若存在感染的诱因,如性交、导尿、个人卫生不洁及个体对细菌抵抗力下降时,均可致上行感染。男性多继发于急性前列腺炎、肾脏感染、泌尿系统结石、尿道狭窄或由前列腺增生致膀胱尿残留引起。亦可继发于邻近器官感染,如阑尾周围脓肿和附件炎。

3. 病理改变 病变以浅表性膀胱炎多见，以尿道内口及膀胱三角为显著，病变仅累及黏膜和黏膜下层，表现为黏膜充血、水肿、点片状出血、浅表溃疡和脓苔覆盖。愈合后不形成瘢痕。

4. 临床表现 起病急骤，有尿频、尿急、尿痛，严重者排尿次数无法计数，不分昼夜，可有急迫性尿失禁。常伴有终末血尿或全程血尿，甚至有血块排出。膀胱区常有压痛。一般数日内症状就可消失。全身症状不明显，多无发热，当并发急性肾盂肾炎或前列腺炎、附睾炎时可有高热。在女性常与经期、性交有关。男性如有慢性前列腺炎，可在性交或饮酒后诱发膀胱炎。

5. 诊断 诊断时应了解男性有无前列腺炎或良性前列腺增生，女性有无阴道炎、尿道炎、尿道旁腺炎。若尿道口有脓性分泌物应做涂片细菌学检查。尿检白细胞增多，也可有红细胞。尿细菌培养有致病菌生长，应做菌落计数和药物敏感试验。肾功能一般不受影响。

应与慢性肾盂肾炎鉴别，后者症状较轻，有时可表现为无症状性菌尿。多有急性肾盂肾炎的既往史，表现为乏力、低热、厌食及腰酸腰痛等症状，并常伴有尿频、尿急、尿痛等症状，可反复急性发作。还应与结核性膀胱炎相鉴别，后者尿呈酸性，夜尿频，症状持续时间长，应用抗生素治疗症状虽可缓解，但不能恢复到正常排尿次数。因此慢性膀胱炎患者应警惕漏诊肾结核。

6. 治疗 患者应多饮水，口服碳酸氢钠碱化尿液，可减轻膀胱、尿路刺激症状，并可用颠茄、阿托品、地西泮等，配合理疗、膀胱区热敷、热水坐浴等解除膀胱痉挛。应用抗菌药物，选用复方磺胺甲噁唑、头孢菌素类、喹诺酮类等药物控制感染。近年对于女性无并发症的单纯性膀胱炎，选用敏感抗菌药物，进行 3 日疗法，结果发现疗效与 7 日疗法相当。

7. 预防 患者宜多饮水，保持足够尿量。女性患者应保持会阴部清洁。性交后排尿，必要时服药预防。有膀胱输尿管反流者宜分 2～3 次将膀胱排尽。绝经后妇女可于阴道内放置小量雌激素，降低阴道内 pH 以减少尿路感染的发生。积极治疗诱发尿路感染的疾病，如慢性前列腺炎、尿路梗阻、结石及妇科疾病。

一些反复感染的患者可口服低剂量的抗菌药物来抑制细菌尿和保护肾功能，口服大肠埃希菌免疫活性组分也有防止感染复发的作用。

四、泌尿系统结核

泌尿系统结核常继发于身体其他部位结核病或是全身结核病的一部分，有 30%～50% 的患者既往有肺结核病史，其中最重要的是肾结核（renal tuberculosis）。肾结核是由结核分枝杆菌引起的慢性、进行性、破坏性病变。在泌尿系统结核中肾结核最为常见、最先发生，若治疗不及时，可进一步蔓延至整个泌尿、生殖系统。其传播的主要途径是结核分枝杆菌随尿流下行播散到输尿管、膀胱、尿道而致病。泌尿系统结核病往往在肺结核发生或愈合后很多年才出现症状。

1. 流行病学 肾结核多发生于 20～40 岁的青壮年，男性略多于女性，老年和儿童发病较少，儿童发病多在 10 岁以上，婴儿罕见。近年由于结核病的发病率有所上升，泌尿系统结核的发病率也随之增高。

2. 发病机制与病理 结核分枝杆菌经血行进入肾，主要在肾皮质的肾小球毛细血管丛中生长繁殖，形成粟粒样结核结节病灶。这一时期的肾结核常常累及双侧，但由于肾皮质层血流丰富，抵抗力较强，若患者免疫状况良好，可自行愈合，很少出现临床症状，亦无影像学改变；若有亦只有显微镜下少量红细胞、白细胞和尿中查及结核分枝杆菌，称为病理肾结核或临床前期肾结核。若患者免疫力低下，细菌数量大、毒性强，肾皮质内的结核病灶不能自愈，结核结节中央的干酪样坏死组织破溃形成溃疡，数个邻近的结核结节彼此融合成一个大的结核结节，中心坏死，坏死组织与结核分枝杆菌随尿液排出，就形成结核性空洞。肾皮质的结核灶，通过直接浸润、蔓延或扩散，进入肾髓质肾盂；亦可经淋巴管、肾小管尿液累及肾髓质、肾乳头，发展为结核性肾盂肾炎，引起临床症状及影像学改变，称为临床肾结核。绝大多数为单侧病变，双侧肾结核仅占 10%。

肾结核的病理变化与身体其他脏器的结核病相同，由粟粒样结核结节演变为溃疡型、溃疡空洞型、纤维瘢痕或纤维钙化型。肾结核的早期病变为结核结节，结核结节可彼此融合，邻近数个甚至数十个结核结节彼此融为一体形成干酪样脓肿，从肾乳头处破入肾盏肾盂形成空洞性溃疡，不能自行愈合，逐渐扩大蔓延累及全肾。这种溃疡往往累及肌层，愈合后形成一些不规则的纤维瘢痕组织，使肾盂肾盏扭曲变形，甚至瘢痕狭窄引起小肾盏闭塞。若大肾盏或肾盂输尿管连接部瘢痕闭塞，可形成局限的闭合脓肿和结核性脓肾。结核钙化也是肾结核常见的病理改变,可为散在的钙化斑块,也可为弥漫的全肾钙化。全肾钙化时输尿管完全闭合,含有结核分枝杆菌的尿液不能流入膀胱,膀胱继发性结核病变逐渐好转和愈合,形成所谓的"自截肾(autonephrectomy)",尿液检查趋于正常。但"自截肾"仍然是一个结核性的脓肾,它有死灰复燃的可能,若堵塞输尿管的脓栓排出,则脓尿又可继续危害膀胱,因此"自截肾"仍应手术切除为好。肾结核破溃严重时可累及肾周围组织,偶可形成肾周围脓肿,在腰部穿破形成窦道。另外,肾结核愈合过程中的纤维化可引起不同程度的梗阻,加重原有结核的发展,使梗阻以上的病变破溃加快。常见的梗阻部位在肾盏颈部、肾盂输尿管连接部及输尿管膀胱段。

输尿管结核可侵犯输尿管黏膜、黏膜下层和肌层,引起纤维组织增生,表现为输尿管僵硬,管壁呈粗细不等的狭窄或扩张,输尿管管壁增厚,成一僵直的条索使尿流下行受阻,引起肾积水,加速肾结核病变的发展,甚至成为结核性脓肾,肾功能完全丧失。若输尿管结核性狭窄或结核性肿块堵塞狭窄处使患侧肾的尿液不能排入膀胱,致肾盂压力上升,肾脏的滤过功能停止,亦可形成"自截肾"。输尿管狭窄多见于输尿管膀胱连接部,其次为肾盂输尿管连接处,中段最少见。

膀胱结核的早期病理变化为黏膜充血、水肿和无数散布在膀胱黏膜的粟粒样结核结节,以输尿管管口三角部为最多。病变常从病侧输尿管口周围开始,逐渐扩散到膀胱其他处,相互融合形成溃疡及结核性肉芽组织,有时深达肌层。病变愈合后广泛纤维化和瘢痕收缩,使膀胱挛缩,容量缩小。膀胱充盈缩减到 50ml 甚至更少,形成挛缩的小膀胱,称为挛缩膀胱(contracted bladder)。瘢痕挛缩累及健侧肾输尿管管口引起管口狭窄或闭合不全,导致对侧健肾积水并感染,危及健侧肾功能。膀胱挛缩和对侧肾积水都是肾结核常见的晚期并发症。少数严重病例病变可穿透膀胱壁,形成结核性膀胱阴道瘘或直肠瘘。

3. 临床表现　肾结核早期即"临床前期"常无症状及影像学改变,仅在尿检时发现红细胞、白细胞、少量蛋白,尿呈酸性,并可发现结核分枝杆菌。随着病情发展,病变侵犯肾髓质时出现症状。肾结核临床症状取决于肾病变范围及输尿管、膀胱继发结核病变的严重程度。

(1) 膀胱刺激征:约 85% 的患者有此症状,它是肾结核最早出现的症状,呈进行性加重。多数患者的最初症状为尿频,随病情发展,尿频逐渐加重,并出现尿急、尿痛、血尿。肾结核的尿频与一般的细菌性膀胱炎不同,不论白天或入睡后都尿频,这是由于肾结核炎症常累及黏膜下层、肌层,当尿量增多而膀胱壁扩大时引起疼痛催促患者排尿,因此尿频且每次尿量很少。晚期形成挛缩膀胱,容量显著缩小,尿频更加严重,每日排尿难以计数,甚至呈滴沥状尿失禁。

(2) 血尿(hematuria):是肾结核的另一重要症状,多数表现为终末血尿。因膀胱内结核性溃疡在排尿终末膀胱收缩时出血所致,少数肾结核因病变侵及血管,也可出现全程肉眼血尿,出血严重时血凝块通过输尿管时偶可引起绞痛。肾结核的血尿常在尿频、尿急、尿痛等膀胱刺激症状发生以后出现,亦有以血尿为首发症状者。

(3) 脓尿(pyuria):是肾结核的常见症状。脓尿来自肾及膀胱内的结核病变,有时混杂干酪样肿块。肾结核患者一般均有不同程度的脓尿,显微镜下尿内可见大量脓细胞,严重者尿呈米汤样,内有干酪样碎屑或絮状物。也可出现脓血尿或脓尿中混有血丝。脓尿时尿液呈酸性,而一般的细菌感染的脓尿常呈碱性。

(4) 腰痛和腰部肿块:肾结核患者肾脏局部症状多不明显,只有少数患者感到肾区疼痛。腰部肿块多由结核性巨大的脓肾或健侧肾积水致肾体积增大而形成。若继发感染,局部症状则更加明显。

(5) 结核中毒症状:可有低热、面颊潮红、盗汗、消瘦、贫血、食欲减退和血沉加快等典型症状。严重双侧肾结核或单侧肾结核对侧肾积水时,则病情加重,并常有慢性肾功能不全的表现。

(6) 肾结核后期并发症:可有挛缩膀胱尿失禁,尿毒症,膀胱阴道瘘、直肠瘘、会阴瘘,冷脓肿或窦道形成。

4. 诊断　根据病史、体征、实验室与影像学检查可对泌尿系统结核作出诊断,并明确受累器官。由于肾结核的典型症状不在肾脏而在膀胱,因此对原因不明膀胱炎患者,应考虑肾结核的可能,并做进一步的检查。尤其是男性原发性膀胱炎少见,如同时伴有生殖系统结核,更应想到肾结核的可能。临床上有两种情况易延误肾结核的诊断:一是满足于膀胱炎的诊治,长时间使用一般抗菌药物而疗效不佳时,未进一步检查引起膀胱炎的原因;二是发现男性生殖系统结核后,忽略了男性生殖系统结核常与肾结核同时存在,未做泌尿系统结核的相关检查。

(1)尿检查:尿呈酸性,有较多红细胞、白细胞,有少量蛋白,可见干酪样小块。尿中可找到抗酸杆菌,24小时尿沉渣查抗酸杆菌有1/3~2/3患者可呈阳性,但若混有包皮垢杆菌与枯草分枝杆菌亦可呈阳性。尿结核分枝杆菌培养时间虽长,但可靠,阳性率可达90%。此外,测定尿液结核IgG抗体有辅助诊断意义。应用PCR测定尿液结核分枝杆菌核酸可提高阳性率,国外报道可高达94.29%。

(2)影像学检查:对确诊肾结核、判断病变严重程度及决定治疗方案十分重要。主要包括超声、X线、CT、MRI等检查。

(3)超声检查:快速、简便,但早期无异常发现,对中晚期病例可初步确定病变部位,常显示病肾结构紊乱,脓肾时则在肾区出现液平段。也较容易发现对侧肾积水及膀胱有无挛缩。

(4)腹部平片:可显示肾脏的外形、大小、有无钙化灶,在"自截肾"时可见到整个肾脏区域的钙化灶,还可显示有无腰骶裂、骶髂关节有无结核和腰大肌脓肿。

(5)静脉尿路造影:典型的表现为肾盏破坏,边缘不整如虫蚀样或肾盏颈狭窄纤维化,肾盏消失变形;有干酪样坏死空洞者,则可见"棉桃样"空洞阴影。如果肾脏破坏严重,常表现为不显影。因此,一侧肾正常,另一侧肾不显影的患者,结合病史及尿中找到结核分枝杆菌,虽未见到典型的结核破坏,亦可诊断为肾结核。

(6)逆行肾盂造影术:由膀胱镜直视下将输尿管导管插入双侧肾盂内,收集尿液检查与注入造影剂以显示肾结核引起的肾盂肾盏形态,可显示病肾空洞性破坏,输尿管僵硬,管腔阶段性狭窄且边缘不整。

(7)经皮肾穿刺造影术:对静脉肾盂造影时双肾未显影的双肾结核患者可在超声引导下进行经皮肾穿刺造影术,根据肾盂内尿液及造影情况可判断是否双侧肾结核。

(8)放射性核素肾图与分肾功能测定:患侧肾功能减退时,肾图表现为血管-分泌段下降,排泄段延缓,甚至呈无功能曲线;而健肾积水时呈现排泄段梗阻性曲线。测定双侧肾小球滤过率(GFR)可显示健肾积水侧的GFR高于患肾侧,可为经皮肾穿刺提供依据。

(9)CT:临床前期肾结核在CT检查时常无阳性发现。中晚期肾结核CT显示肾实质的球状病灶与中心液化或空洞,肾外形因球形病灶而向外突出;肾结核发展为多发球状病灶与中心坏死或空洞时,肾外形显示凹凸不平,断面上显示"花瓣状"多发性低密度区;当肾盂肾盏积脓时,CT显示肾实质变薄,多个肾盏梗阻积水,严重时可只剩下一个肾脏空壳与钙化灶。

(10)MRI:MRI不需造影剂,不依赖肾功能,能较好显示肾、输尿管的形态与结构。它在显示肾实质脓腔和空洞与病变的肾盂肾盏时呈长T_1低信号或长T_2高信号灶。在肾结核静脉尿路造影,患侧肾不显影时应用磁共振尿路成像(MRU)技术可显示患侧肾病变的形态与程度。

(11)膀胱镜:可以直接观察到膀胱内的结核病变,早期可见膀胱黏膜充血、水肿、粟粒状结节等,以患侧输尿管口附近及膀胱三角区为显著。可见患侧输尿管管口喷出浑浊的脓尿或血尿等。后期可见结核性肉芽肿、溃疡瘢痕,患侧输尿管管口呈"洞穴状"。若病变严重形成容量小于50ml的挛缩膀胱时,则忌行膀胱镜检查。

5.治疗 肾结核是全身结核病的一部分,故在治疗上既要重视全身的抗结核治疗,又要根据肾结核病变程度选择适当的局部治疗方案才能取得满意效果。

(1)全身治疗:全身治疗包括适当的休息、加强营养、避免劳累、日光浴和体育活动等,并应注意对症治疗。

(2)抗结核药物治疗:适用于早期肾结核和术后继续治疗。一线抗结核药物有异烟肼、利福平、吡嗪酰胺和链霉素等杀菌药物,二线抗结核药物多为抑菌药物如乙胺丁醇、环丝氨酸、乙硫异烟胺等。使用抗结核药物的原则是联合、足量、足疗程。常选择3种或以上一、二线药物联合使用,如异烟肼300mg/d,利福平600mg/d,吡嗪酰胺1.0~1.5g/d,顿服。2个月后将吡嗪酰胺改为乙胺丁醇1.0g/d,以免发生肝损害。抗结核药物应用的疗程有长程疗法和短程疗法,国内外大都采用长程疗法,持续服用18~24个月,公认此法的疗效可靠,复发机会少;短程疗法主要用于肾结核早期或轻症者,要取得成功至少需要应用2种杀菌药物,再加上1种抑菌药物,疗程6~9个月。抗结核药物多数有肝毒性,服药期间应定期检查肝功能,必要时可同时服用保肝药物。治疗过程中应每月检查尿常规和尿培养结核分枝杆菌,必要时行静脉尿路造影,以观察治疗效果。目前认为停药标准如下:①泌尿系统症状完全消失,体外正常,全身情况明显改善,血沉正常;②反复多次尿常规检查正常,24 小时尿浓缩查抗酸杆菌,长期多次检查皆阴性,尿结核分枝杆菌培养阴性;③影像学检查病灶稳定或已愈合;④无其他部位结核病灶。停药后仍需继续长期随访观察,定期做尿液检查及泌尿系造影检查至少 5 年,5 年不复发即可认为治愈。

肾结核药物治疗的适应证:临床前期肾结核;局灶性肾结核或其他部位的局灶性结核;孤立肾肾结核或双肾结核不宜手术者;伴其他部位活动性结核暂时不宜肾结核手术者;因体质差不能耐受手术者;配合手术治疗,作为术前、术后用药。

不宜单独药物治疗的情况:纤维空洞型或结核球中心干酪样坏死,药物不能进入病灶区域者;有肾盂、输尿管梗阻,药物不能经尿液到达病灶区域内;病肾丧失肾功能者;耐药的菌株感染,或对抗结核药物过敏者。

(3) 手术治疗:虽然抗结核药物治疗可使大部分肾结核患者得以控制或治愈,但仍有一部分患者需手术治疗。手术包括全肾切除、部分肾切除、肾病灶清除术、输尿管狭窄段的切开或切除等方式。术前必须经过抗结核治疗至少 2 周,术后再继续用药 6 个月以上。

1) 肾切除术:一侧肾结核破坏严重,病灶范围较大,占肾脏的 50% 以上,剩余肾组织无功能,而对侧肾正常,应切除病肾;一侧肾结核无功能,对侧肾积水,若功能代偿不良应先行积水肾造瘘,待功能改善后再考虑切除无功能肾;"自截肾"应予切除。

2) 部分肾切除术:由于结核病变多能为药物所控制,近年来部分肾切除术已很少采用。若病灶局限在肾一极,药物治疗无效,或局限在一极的肾盏结核,漏斗部有狭窄引流不畅,可行此手术。若孤立肾的肾结核需做部分肾切除术时,则至少保留 1/2 的肾组织,以免术后肾功能不全危及生命。

3) 肾病灶清除术:主要适用于局限于肾实质表面闭合性结核脓肿,且与肾集合系统不相通。须切开病灶或空洞,清除腔内与腔壁的干酪样结核组织后再用抗结核药物填充。

4) 输尿管狭窄矫正术:若肾结核病情稳定,肾功能良好,输尿管狭窄局限,则可根据病变情况做狭窄段切除再吻合或输尿管膀胱吻合术。

5) 挛缩膀胱的手术治疗:肾结核并发挛缩膀胱,在患肾切除及抗结核治疗 3~6 个月后,待膀胱结核完全愈合,对侧肾正常,无结核性尿道狭窄的患者可行肠膀胱扩大术。目前多用乙状结肠,因为它的收缩力、肠黏膜的分泌与吸收比回肠更适合做扩大膀胱术。若膀胱挛缩并尿道狭窄,应考虑尿流改道术。

(赵英仁)

第十一节 妇产科感染

妇产科患者包括妇科患者和产科患者,其中妇科患者感染部位多为生殖系统及其邻近脏器的感染,而产科感染患者尤其要注意药物对孕妇和胎儿的影响。妇产科感染有逐年升高的趋势,并逐渐成为全球性公共卫生问题,具有发病率高、容易复发的特点。据世界卫生组织(WHO)数据表明,中国女性有 40% 的患者存在不同程度的妇产科感染。妇产科感染患者多为局限性感染,少部分逐渐发展为全身重症感染,严重时也可能危及生命。

一、发病机制

妇产科感染部位多为生殖系统及其邻近脏器感染,由于生殖系统器官通过生殖道与外界相同,引起其感染的方式主要为逆行感染,还包括周围脏器感染累及生殖系统和血流播散等方式。逆行感染是由于女性生殖系统与外界直接相通,同时阴道开口于尿道开口、肛门等脏器邻近,极易造成生殖系统污染,一旦免疫力降低、局部黏膜破损或局部微环境发生改变,定植病原体容易入血引起相应部位的感染。

二、临床表现及分类

妇产科感染包括妇科感染和产科感染,其中妇科感染根据感染部位又可以分为外生殖道感染和内生殖道感染。外生殖道包括阴阜、大阴唇、小阴唇、阴蒂、阴道前庭等,而内生殖道主要包括阴道、子宫、输卵管、卵巢等。同时根据感染的类型可以分为细菌感染、支原体感染、人类乳头状病毒感染、真菌感染等。其中临床上较为常见的妇科感染包括阴道炎、宫颈炎和盆腔炎等,产科感染除了上述感染外,以产褥感染较为多见。

(一)阴道炎

阴道是内生殖道的第一道门户,与外生殖道直接相连,易暴露感染;同时阴道正常定植菌群中以分泌过氧化氢的乳酸菌占优势,一旦局部微环境 pH 改变、正常定植的乳酸菌比例异常、局部黏膜屏障受损等均可引起阴道炎,阴道炎常见的病原体包括真菌性阴道炎、滴虫性阴道炎和细菌性阴道炎，其中真菌性阴道炎以白念珠菌感染更为多见。阴道炎临床多表现为外阴瘙痒、白带增多或/和气味异常、阴道黏膜可有充血等，部分患者累及邻近脏器可伴有尿频、尿急的尿路感染的症状。

（二）宫颈炎

宫颈炎是妇科最常见的疾病，正常情况下，宫颈表面由复层鳞状上皮细胞覆盖，具有较强的抗感染力；同时宫颈口正常情况下紧闭，而宫颈黏膜表面覆盖大量高柱状黏液上皮分泌大量黏液，形成黏液栓。一旦上述保护结构受到破坏就易激发感染。

根据感染时间可以分为急性宫颈炎和慢性宫颈炎。其中急性宫颈炎主要见于产褥感染、感染性流产、宫颈损伤、阴道异物并发感染等，既往以葡萄球菌、肠球菌、链球菌等病原体多见；而现以淋病奈瑟球菌、衣原体等常见。急性宫颈炎临床表现为阴道分泌物增多，可呈黏液脓性，部分患者阴道分泌物增多可引起外阴瘙痒、腰酸、下腹坠痛，若下尿路受累可表现为尿频、尿急、尿痛等尿路刺激征。沙眼衣原体感染还可以引起经量增多、性交后出血等。妇科检查可见宫颈充血、水肿，宫颈可见黏液脓性分泌物等。宫颈黏液涂片革兰氏染色每高倍视野大于 10 个中性粒细胞。对于病原体的诊断主要依赖于宫颈分泌物涂片、培养，随着现代诊疗技术的进步，其他的诊断方法还包括 PCR、ELISA、DNA 杂交等方法。对于急性宫颈炎的治疗主要针对病原体，原则为早期、足量、规范、彻底，同时治疗性伴侣。对于无并发症的急性淋病奈瑟球菌性宫颈炎主张予以单次大剂量给药，目前多用头孢菌素、喹诺酮类；而急性衣原体性宫颈炎常用的药物为四环素类、红霉素类和喹诺酮类，常用的是多西环素、阿奇霉素、红霉素等；疗程目前多采用 7 日疗法。

慢性宫颈炎多由急性宫颈炎发展而来，多见于分娩、流产、手术损伤宫颈后病原体感染引起急性宫颈炎治疗不彻底，病原体隐匿于宫颈黏膜内形成慢性炎症，其病原体多为与急性宫颈炎相似。典型临床表现为阴道分泌物增多，分泌物可呈乳白色黏液状、淡黄色脓性、血性和接触性出血等，阴道镜检查可见宫颈糜烂、肥大、息肉、宫颈裂伤和宫颈腺囊肿等。对于慢性宫颈炎的诊断主要根据急性宫颈炎病史、临床表现和阴道镜检查明确，必要时可行宫颈刮片、局部活检等进一步与早期宫颈癌、宫颈上皮内瘤样变等鉴别。对于慢性宫颈炎的治疗以局部治疗为主，包括药物、手术治疗和物理治疗，其中以物理治

疗为主。常见的物理治疗包括激光治疗、冷冻治疗、红外线凝结疗法和微波治疗。

（三）盆腔炎

盆腔炎主要指女性内生殖器、周围结缔组织和盆腔黏膜发生的炎症，多发生在性活跃期和月经期，炎症多局限在一个部位，表现为输卵管炎或输卵管卵巢炎，也可累及几个部位。病原体包括需氧菌、厌氧菌和混合感染，其中约 2/3 的患者合并厌氧菌感染。病原体与感染途径或方式密切相关，淋病奈瑟球菌、沙眼衣原体、支原体等主要通过性传播，葡萄球菌主要是产后、侵入性手术操作等病原体进入淋巴系统逐渐蔓延所致，而大肠埃希菌、厌氧菌等多为邻近脏器感染进入淋巴系统累及盆腔所致，而结核分枝杆菌感染主要为血性播散累及所致。盆腔炎有急慢性之分，急性盆腔炎严重时可引起弥漫性腹膜炎、感染性休克等，严重时可危及生命，若急性盆腔炎治疗不彻底可转变为慢性盆腔炎，而慢性盆腔炎可经久不愈，反复发作。临床多有下腹痛伴发热，严重时可有畏寒、高热，经期发病可表现为经量增多、经期延长，非月经期则表现为白带增多、阴道不规则出血等。若累及邻近脏器可引起相应表现，累及腹膜可表现为急性腹膜炎，如腹胀、腹痛、恶心、呕吐等，若脓肿压迫刺激膀胱可引起尿频、尿急、尿痛等尿路刺激征，若刺激直肠可表现为里急后重、腹泻、排便困难等。宫腔镜检查可见宫颈充血、水肿、压痛明显、表面分泌物增多，严重时可见脓性分泌物；子宫体增大、活动受限，子宫两侧压痛，若有脓肿形成且位置较低时，三合诊有助于进一步辅助诊断。

根据病史、症状和体征可初步作出诊断，血常规、尿常规、宫颈管分泌物和阴道穹后部穿刺物检查有助于进一步明确。急性盆腔炎需同时具备：下腹压痛、宫颈或宫体举痛或摇摆痛及附件区压痛。若体温大于 38℃、外周血白细胞大于 $10×10^9/L$、宫颈分泌物涂片检查或培养找到淋病奈瑟球菌或沙眼衣原体、阴道穹后部穿刺抽出脓性分泌物、双合诊或盆腔 B 超检查发现盆腔脓肿等可增加诊断特异性。

（四）产褥感染

指分娩期或产褥期生殖系统的感染。妊娠后期及分娩期，孕产妇体内激素水平发生改变，同时分娩过程中因胎儿机械性损害导致产道皮肤黏膜结构完整性破坏，局部机械、免疫防御功能降低，从而增加感染的机会。产褥感染常见的病原体包括溶血性链球菌、大肠埃希菌、变形杆菌、金黄色葡萄球菌、表皮葡萄球菌、厌氧菌、梭状芽孢杆菌、支原体、衣原体等。

产褥感染可以表现为局部外阴、阴道、宫颈等部位红肿、疼痛,恶露增多变臭,局部皮肤黏膜变硬,伤口裂开、渗出等,严重时可以局部形成溃疡、窦道形成,累及邻近脏器,形成盆腔炎、败血症、脓毒血症等。

对于产褥感染的诊断,包括病史、体征、检查等,其中详细询问病史,明确分娩当时情况,分娩是否顺利,产后有无恶露增多、异味,有无大出血、输血等病史;体格检查可以发现外阴、阴道、宫颈等部位皮肤黏膜红肿、局部渗出增加,子宫增大、变软,宫口松弛等,必要时可行双合诊检查,但在双合诊检查时要注意局部消毒、开放静脉通道,具备应对突发大出血、休克等危急情况的条件,必要时可备血。检查方面血常规可见白细胞升高,以中性粒细胞升高为主,同时可伴有 C 反应蛋白、降钙素原等炎症指标升高,盆腔 B 超可见生殖道局部结构是否完整,宫腔内有无残留物、凝血块等反复局部分泌物的培养、一般细菌涂片等检查有助于诊断。

三、检查

1. 血常规检查 若为支原体、衣原体等细胞内病原体感染,白细胞可以不高;而葡萄球菌、淋病奈瑟球菌、链球菌等细胞外病原体感染可以表现为白细胞升高,以中性粒细胞升高为主。

2. 常见炎症指标 包括超敏 C 反应蛋白、降钙素原、血沉、IL-6 等,细菌感染时,仅累及局部可以表现为炎症指标不高,而累及全身时可见炎症指标升高,尤其是葡萄球菌、链球菌、肠球菌等感染。

3. 影像学检查 妇产科感染影像学检查主要包括盆腔 B 超检查、CT 和 MRI 检查,尤其是 B 超检查临床价值更高。上述影像学检查可见局部渗出、脓性包块等。

4. 局部分泌物涂片 妇产科感染中,局部分泌物涂片检查具有重要参考价值,妇产科感染患者宫颈分泌物涂片检查可见宫颈有黏液脓性分泌物,宫颈黏液涂片革兰氏染色大于 10 个中性粒细胞/高倍视野,部分患者可行阴道穹后部穿刺抽出脓性分泌物。

5. 病原学检查 妇产科感染的主要诊断是病原学检查,其中又以局部分泌物的培养、涂片等检查更为重要。其他的诊断方法还包括 PCR、ELISA、DNA 杂交等方法。

四、预防

1. 做好经期、孕期及产褥期的卫生宣传工作。

2. 严格掌握妇科、产科手术指征,做好术前准备工作,严格执行无菌操作,术后做好护理,预防感染发生。

3. 一旦出现感染,应及时、彻底治愈,防止转化为慢性。

4. 注意性生活卫生,减少性传播疾病,经期禁止性交。

五、治疗

1. 妇产科感染治疗主要指针对病原体的治疗,总体治疗的思路是"固本培元",即在清除病原体感染的同时尽量恢复机体局部的正常防御屏障,包括局部黏膜皮肤的完整、pH 的稳定、正常定植菌群的比例等。

2. 对症支持治疗,包括注意休息,合理体位便于病灶局限,进食高热量、高蛋白、高纤维素流食或半流食,注意维持酸碱平衡或水电解质稳定。

3. 加强抗感染治疗。治疗初期根据病史、临床特点予以经验性选用抗生素,一般多主张联合治疗。治疗尽量覆盖需氧菌和厌氧菌,如青霉素、氨基糖苷类和甲硝唑联合、一代头孢菌素与甲硝唑、氨基糖苷类与克林霉素或林可霉素、喹诺酮类与甲硝唑、三代头孢菌素或人工半合成青霉素类等。

4. 对于药物治疗无效、局部脓肿吸收效果不佳、脓肿破溃等患者要考虑手术治疗。

(盛吉芳　赵　宏)

第十二节　性传播疾病

性传播疾病(sexually transmitted disease,STD)简称"性病",传统观念是指通过性接触而导致传播的疾病,目前还包括类似性行为,如口交、肛交等,以及间接接触致病的一类传染性疾病。本病主要发生病变的部位是泌尿生殖器官、其他皮肤黏膜及通过淋巴系统侵犯周围淋巴结,少数患者可导致血流感染而播散至其他器官。目前我国传染病防治相关法规规定的 STD 包括梅毒、艾滋病、淋病、非淋菌性尿道炎(宫颈炎)、尖锐湿疣、生殖器疱疹、软下疳及性病淋巴肉芽肿共 8 种疾病(对于梅毒及艾滋病在本书相应章节作介绍);而其他 STD 还包括细菌性阴道病、阴道毛滴虫病、外阴阴道念珠菌病、疥疮、阴虱、乙型肝炎及传染性软疣等 20 余种疾病。

作为传染性疾病的特点,不同 STD 有特定的病原体:淋病及软下疳由细菌感染引起,外阴阴道念珠菌病由真菌感染引起,尖锐湿疣、艾滋病、生殖器疱疹及乙型肝炎等由病毒感染引起,性病淋巴肉芽肿、非淋菌性尿道炎由衣原体、支原体感染引起,梅毒由螺旋体感染引起,疥疮、阴虱及阴道毛滴虫病由寄生虫感染引起。在 STD 的诊断中,病原体证据是"金标准",对于制定正确的治疗方案、有效的疗程以及之后的随访起到决定性作用。

STD 好发于性活跃的中青年人群,患病后患者往往因隐私问题不愿就诊,导致疾病的延误,致使身心健康受到双重打击。目前我国 STD 的年发生率仍较高,据中国疾病预防控制中心报告显示,2013 年度我国梅毒、淋病、艾滋病的发病率分别是 30.04/10 万、7.36/10 万及 3.12/10 万,其中艾滋病报告死亡人数 11 437 人,位于法定传染病的首位,考虑其逐年上升的发病率,我们对于艾滋病及其他 STD 应更为重视。

STD 预防的关键在于人群对该病认识的提高及主动避免高危性行为,如婚前性行为、无保护性行为、性滥交及接触患病者的贴身衣物及污染物。在我国出台大量防治 STD 的政策下,目前该类疾病已得到很好的控制,但要消灭 STD,仍需要大量管理人员、医务工作者及人民群众的不懈努力。

一、淋病

淋病(gonorrhea)是由淋病奈瑟球菌(*Neisseria gonorrhoeae*,又称淋球菌)引起的各种化脓性感染。人是淋球菌的唯一天然宿主,人群普遍易感,主要发病人群为性活跃的中青年。该病的主要传播途径是性传播,少数病例亦可由接触含淋球菌的分泌物或被污染的器具(如坐便器、浴盆、贴身衣物等)而感染,胎儿可因患母妊娠期感染累及羊膜腔而致病,在生产过程中,新生儿也可因患母产道感染而导致淋球菌性结膜炎。

淋球菌主要感染部位为男性尿道和女性宫颈管内膜,进而引起泌尿生殖系统的感染,少数亦可感染眼结膜、咽部和直肠。淋球菌也可经血液传播引起播散性淋病。淋病潜伏期短,传染性强,可导致多种并发症和后遗症。

(一)发病机制

淋病的病原体即淋病奈瑟球菌,又称为淋球菌,由 Albert Neisser 于 1879 年首次分离,1882 年该细菌首次体外培养成功。淋球菌为嗜二氧化碳的需氧菌,革兰氏染色阴性,呈椭圆形或肾形,无荚膜、鞭毛,不形成芽孢,自身不能运动。常存在多形核白细

胞中,成对生长,接触面平坦或略凹陷,直径 0.6~0.8μm。淋球菌离开人体后不易生长,对理化因子的抵抗力较弱,最怕干燥,在干燥环境中 1~2 小时即可死亡,在高温或低温条件下也易致死,对多种杀毒剂的抵抗力也极差,易被灭活。

淋球菌感染包括黏附、侵入、细胞内生存及诱导宿主反应等不同阶段。淋球菌感染后侵入男性前尿道、女性尿道及宫颈等处,通过其自身含有的多种黏附因子附着于非纤毛上皮细胞的表面,通过一种涉及肌动蛋白微丝和微管的内在化作用进入胞内,引起细胞的溶解破裂;还可通过穿胞和胞吐作用通过基底层进入上皮下层导致坏死。该菌易定居上皮下层,通过内毒素及外膜脂多糖与补体结合产生化学毒素而诱导炎性细胞聚集和吞噬,诱发炎症反应,表现为局部病灶的充血、水肿、化脓及疼痛等。

研究表明,淋球菌的致病性与其逃逸宿主免疫攻击的能力有关,其机制主要表现为:①对细胞免疫的逃逸,在淋球菌感染机体时,其外膜蛋白可阻碍中性粒细胞肌动蛋白聚合,抑制调理素受体和补体受体的表达及遏制吞噬小体的成熟,达到逃避吞噬细胞吞噬的作用;②对抗体免疫的逃逸,淋球菌抗原易变异,可避免宿主已产生的抗体免疫效应,同时只能诱发较弱的体液免疫和生殖道黏膜免疫;③对补体杀伤途径免疫的逃逸,补体杀伤途径的抑制因子(H 因子)具有补体旁路途径调节作用,其既可与淋球菌脂寡糖(LOS)结合,又能够与补体受体 3 结合,因而促进了淋球菌黏附到宿主细胞上。

(二)临床表现

淋病的潜伏期较短,一般平均为 3~5 日,体弱、酗酒者或性生活频繁者缩短,用抗生素者延长。5%~20% 男性和 60% 以上的女性感染后可无明显症状,但同样具有传染性。根据临床表现,淋病可分为急性无并发症淋病、伴并发症淋病、播散性淋病及其他部位淋病。

1. 急性无并发症淋病 患者一般全身症状较轻,可伴有发热、食欲减退、全身不适等,以局部症状为主。男性患者早期主要表现为前尿道炎,尿液前段可见乳白色浑浊液,伴有尿频、尿急、尿痛、排尿不畅等,尿道口出现刺痛、灼热、瘙痒,在排尿后可有所缓解,进而出现尿道口红肿,可见黄色脓性或脓血性分泌物。当累及后尿道时,可表现为终末血尿、血精、下腹坠胀感及夜间阴茎疼痛性勃起等。包皮长者还可引起包皮炎、包皮龟头炎及嵌顿包茎。

相比于男性患者,女性临床症状较轻,可伴有全

身症状及白带和月经异常等。早期可出现尿道炎、宫颈炎等,表现为尿频、尿急、尿痛及排尿困难等,体检可见尿道口、宫颈充血红肿,伴有触痛,可见黏液性或脓性分泌物,累及尿道旁腺时,挤压可见脓性分泌物,少数可引起阴道炎及前庭大腺炎,表现为红肿热痛或脓肿形成。幼女淋病多与患病父母密切接触而感染,少数因性虐待致病,表现为外阴、会阴及肛周红肿。

2. 伴并发症淋病 男性淋病患者可因治疗不当、劳累、酗酒、性生活不节制等原因导致疾病反复发作甚至感染进一步加重。由于尿道长期存在炎症,尿道壁纤维组织增生而形成瘢痕,前尿道形成多处瘢痕时,使分泌物不能通畅排出,炎症易向后尿道、前列腺、精囊扩延,甚至逆行向附睾蔓延。常见并发症有:①淋菌性前列腺炎,急性患者可表现为发热、尿频、尿痛及脓尿,体检时可触及前列腺肿大、压痛,严重时可形成脓肿,分泌物检查可见上皮细胞、脓细胞及淋菌等,慢性前列腺炎患者一般症状常不明显,晨起排尿时常因淋丝出现糊口现象;②淋菌性精囊炎,在尿路刺激症状和终末血尿基础上,患者体检时可触及肿大的精囊,触痛明显,慢性化患者可表现为精囊纤维化;③淋菌性附睾炎,急性期常表现为单侧阴囊红肿、胀痛,并向同侧下腹部及腹股沟放射,慢性化时,常可累及双侧,尿液浑浊;④淋菌性尿道狭窄,慢性或反复发作的患者易并发尿道狭窄,甚至尿道梗阻,少数可累及输精管,导致不育等。

女性迁延性或慢性伴并发症的淋病病程较长,症状复杂,常并发淋菌性盆腔炎、盆腔脓肿、腹膜炎、输卵管炎、宫颈炎、子宫内膜炎、慢性阴道炎等,表现为类似慢性盆腔炎症状如腰酸背痛、下腹坠胀,阴道指诊时可触及附件增厚。少数患者累及输卵管,致其狭窄、闭塞,引起不孕。亦可见其他并发症:①淋菌性前庭大腺炎,前庭大腺开口处红肿、向外突出,伴明显压痛及脓性分泌物,严重者腺管口被脓性分泌物堵塞而不能排泄,形成脓肿;②淋菌性尿道旁腺炎,挤压尿道旁腺可见脓性分泌物从尿道外口流出;③淋菌性肛周炎,阴道分泌物较多时可引流至肛周和会阴引起炎症。

3. 播散性淋病 即播散性淋球菌感染,0.5%~3%的淋病性菌血症可发生播散性淋球菌感染。多见于女性,尤其是处于月经期的女性,多出现于感染后7~30日。临床表现多样,最常见的是关节炎-皮炎综合征,表现为四肢关节疼痛和坏死性脓疱疹,极少数患者可发生淋菌性心内膜炎、脑膜炎等炎症合

并症,死亡率较高。20%~30%的患者血培养淋球菌阳性,90%以上患者可在原发感染部位检出淋球菌。

4. 其他部位淋病

(1) 淋菌性眼炎:成人淋球菌性结膜炎较为少见,常因泌尿生殖道淋病间接感染所致,多为单侧发病;新生儿淋球菌性结膜炎主要经患母产道感染,潜伏期2~3日。主要表现为结膜充血、水肿,伴大量脓性分泌物,体检时可见角膜呈云雾状。若治疗不及时,可出现角膜炎、角膜溃疡,甚至角膜穿孔,导致失明。

(2) 淋菌性咽炎:主要发生于有口-生殖器接触者,其中男性异性恋者占3%~7%,女性异性恋者占10%~20%,同性恋者占10%~25%。患者咽部症状轻微,可出现咽部疼痛、充血及分泌物。90%以上患者无任何症状,3个月后可自愈。

(3) 淋菌性直肠炎:常见于男性同性恋者,伴有淋菌性宫颈炎的女性患者可发生直肠黏膜感染,主要因宫颈分泌物污染肛周所致。患者可表现为轻微的肛门瘙痒和烧灼感,无痛性黏液脓性分泌物,或少量直肠出血。重者可有里急后重,排出大量脓性和血性分泌物。

(三) 实验室检查

1. 病原学检查

(1) 涂片染色:该法方便快捷,以显微镜下找到肾形或蚕豆状的革兰氏染色阴性双球菌为标准。这对于诊断男性急性淋菌性尿道炎具有诊断价值,其敏感性和特异性高达98%以上,对于女性患者敏感性均较低,仅为37%~50%,且不适合咽及直肠标本检测。

(2) 培养法:为诊断淋病的"金标准",培养的敏感性及特异性均较高,适合不同类型的标本,同时可行耐药试验。

2. 免疫学方法

(1) 酶免疫吸附试验:主要用于有症状的男性患者尿拭子标本。

(2) 直接荧光抗体试验:常采用抗淋病奈瑟球菌(NG)外膜蛋白Ⅰ单克隆抗体,但该法敏感性及特异性均较低。

(3) 葡萄球菌A蛋白协同凝集试验:该法较为便捷,采用NG外膜蛋白多克隆抗体进行血清学分型。

3. 分子生物学方法

(1) 直接检测核酸技术:目前应用较少。

(2) 杂交后信号扩增技术:采用RNA探针检测

NG 染色体特异的 DNA 序列或隐藏质粒基因,该法特异性高,但敏感性低于培养法。

（3）PCR:可使用不同的引物来针对不同的靶向基因,可有效地提高敏感性,该法还可用于耐药基因的检测。

（4）链替代扩增技术:有较高的敏感性和特异性,主要用于大量非侵入性标本的检测。

（四）诊断与鉴别诊断

诊断要点如下:

（1）病史:性接触史、配偶感染史、与淋病患者共用洗具等,新生儿母亲有淋病史,以及正常性交以外的口交、肛交等。

（2）典型临床表现:前尿道炎,尿液前段可见乳白色浑浊液,伴有尿频、尿急、尿痛、排尿不畅等,尿道口出现刺痛、灼热、瘙痒。

取脓性分泌物或前列腺按摩液、病变组织渗出液,涂片做革兰氏染色,在多形核白细胞内找到革兰氏阴性双球菌,可确诊。

该病需与非淋菌性阴道炎、非特异性尿道炎、念珠菌性阴道炎、龟头包皮炎、滴虫性阴道炎等相鉴别。

（五）治疗

1. 无并发症淋病　头孢曲松 250mg,一次肌内注射;或大观霉素 2g,一次肌内注射（女性 4g,每侧臀部肌内注射 2g）;或环丙沙星 500mg,顿服;或左氧氟沙星 400mg,顿服;或头孢噻肟 1g,一次肌内注射。

2. 妊娠和哺乳期淋病　头孢曲松 250mg,一次肌内注射;或大观霉素 4g,一次肌内注射（每侧臀部肌内注射 2g）。禁用四环素和喹诺酮类药物。

3. 儿童淋病　头孢曲松 125mg,一次肌内注射;或大观霉素 40mg/kg,一次肌内注射（最大剂量为 2g）。体重>45kg 儿童的治疗,可采用成人方案。禁止使用喹诺酮类药物。

4. 淋菌性眼炎　新生儿,头孢曲松 25～50mg/kg（最大剂量不超过 125mg）,静脉滴注（以下简称静注）或肌内注射,每日 1 次,连续 7 日;或大观霉素 40mg/kg,肌内注射,每日 1 次,连续 7 日。成人,头孢曲松 1g,肌内注射,每日 1 次,连续 7 日;或大观霉素 2g,肌内注射,每日 1 次,连续 7 日。除药物治疗外,同时用生理盐水冲洗眼部,每小时 1 次。

5. 淋菌性咽炎　头孢曲松 250mg,一次肌内注射;或环丙沙星 500mg,顿服;或左氧氟沙星 400mg,顿服。

6. 淋菌性附睾炎　头孢曲松 250mg,肌内注射,

每日 1 次,连续 10 日;或大观霉素 2g,肌内注射,每日 1 次,连续 10 日。

7. 淋菌性盆腔炎　头孢曲松 250mg,肌内注射,每日 1 次,连续 10 日;或大观霉素 2g,肌内注射,每日 1 次,连续 10 日;加用甲硝唑 400mg,口服,每日 2 次,连续 14 日,或加用多西环素 100mg,口服,每日 2 次,连续 14 日。

8. 播散性淋球菌感染　头孢曲松 1g,静脉滴注或肌内注射,每日 1 次,连续 10 日以上;或大观霉素 2g,肌内注射,每日 2 次,连续 10 日以上。并发脑膜炎者,头孢曲松 1g,静脉滴注,每 12 小时 1 次,连续 14 日;并发心内膜炎者,头孢曲松 1g,静脉滴注,每 12 小时 1 次,连续 1 个月以上。

（六）预防

预防要点:①1 个月内与患者有性行为接触的伴侣需进行检测,可考虑预防性治疗;②性行为时使用安全套,可有效减低该病患病率;③应避免淋病患者与儿童,特别是女性儿童接触,禁止共用贴身衣物或洗浴用品等。在疾病高发区,可使用硝酸银溶液或其他有效的抗生素滴眼液预防新生儿淋球菌性结膜炎。

二、非淋菌性尿道炎

非淋菌性尿道炎（nongonococcal urethritis,NGU）是指由淋球菌以外的其他病原体,主要是沙眼衣原体、解脲支原体所引起的尿道炎。NGU 现已成为欧美各国最常见的性传播疾病之一,我国近年来病例数也不断增加。

（一）病因及发病机制

沙眼衣原体（Chlamydia trachomatis,CT）是 NGU 最常见的病原体,占 25%～50%,其次是解脲支原体（Ureaplasma urealyticum,UU）（20%～40%）、阴道毛滴虫（2%～5%）,偶有白念珠菌和单纯疱疹病毒等。

沙眼衣原体含 4 个生物变型（生物型）（biovar）。其中第 4 种生物型（沙眼型）又可分为 A～K 15 个血清变型,A、B、Ba、C 4 种血清型引起沙眼,D、Da、E、F、G、Ga、H、I、Ia、J、K 11 种血清型与 NGU 的发病有关。衣原体在细胞内有独特的发育周期,每个发育周期约为 40 小时,其间可观察到 3 种不同的颗粒结构:始体（initial body,繁殖型）,呈圆形或卵圆形,无感染性;原体（elementary body,感染型）,呈球形,有致病性;中间体,属于过渡阶段结构,无致病性。衣原体对热敏感,在 56～60℃ 的环境中仅能存活 5～10 分钟。0.1% 甲醛或 0.5% 石炭酸和 75% 乙

醇均可在短时间内将衣原体杀死。衣原体的致病机制可能与衣原体复制所致的组织损害、激起的炎症反应以及宿主细胞破坏而产生的坏死物质有关。

支原体(mycoplasma)在自然界中广泛分布,其中解脲支原体、人型支原体和生殖支原体(Mycoplasma genitalium,MG)与NGU的发病有关。支原体是目前所知能在无生命培养基中生长繁殖的最小原核细胞生物,直径0.2~2.3μm,无细胞壁,繁殖方式以二分裂为主。支原体有与细菌相似的热抵抗力,45℃15~30分钟或55℃5~15分钟即可被杀死,此外,一般的消毒剂如石炭酸或甲酚皂溶液也容易将其杀死。支原体的致病机制与其在呼吸道和泌尿生殖道上皮细胞表面的黏附损伤有关。当支原体黏附在细胞膜上,它可以从细胞膜获得脂质和胆固醇,引起细胞膜损伤;某些支原体(如溶神经支原体)可释放神经毒素,引起细胞膜损伤;解脲支原体中的尿素酶可水解尿素产生大量氨,对细胞产生毒害作用;解脲支原体可黏附于精子表面,阻碍精子运动,其产生的神经氨酸酶样物质可干扰精子与卵子的结合,引起不孕不育。

(二) 临床表现

NGU好发于性活跃人群,新生儿可经产道分娩时感染,平均潜伏期为1~3周。男性NGU患者常见症状为尿道刺痒、刺痛或烧灼感等尿道不适,少数有尿频、尿痛;查体可见尿道口轻度红肿,可见少量浆液性或黏液脓性的分泌物,多需用手挤压才可溢出,部分患者还存在"糊口"现象,即长时间不排尿或晨起首次排尿前有时能见到溢出尿道口的分泌物污染内裤,结成黏糊状封住尿道口。另外,30%~40%的患者可无任何症状或症状不典型,19%~45%的患者同时伴有淋球菌感染。

如未治疗或治疗不当,少数患者可进一步引起并发症:①附睾炎,表现为附睾部位疼痛,附睾肿大,有触痛,阴囊表面皮肤充血、红肿。②关节炎(Reiter综合征),较为少见,常在尿道炎出现1~4周后发生。Reiter综合征表现为尿道炎、眼部炎症(结膜炎、葡萄膜炎)和关节炎(常位于下肢大关节及骶关节等的非对称性关节炎)三联征。③前列腺炎,亚急性者多见,慢性者常无症状或表现为会阴钝痛、阴茎痛。

女性NGU患者常无症状或症状缺乏特异性。50%的患者可出现尿频和排尿困难,可伴有少量尿道分泌物,主要累及宫颈时,查体可见宫颈充血、水肿、糜烂、脓性分泌物等。

未经治疗的女性NGU的主要并发症为盆腔炎。如未治疗或治疗不当,部分患者可上行感染而发生盆腔炎。表现为发热、寒战、下腹痛、深部性交痛、阴道异常出血等,查体有下腹部压痛、附件压痛(亦可触及炎性肿块)、宫颈举痛等。远期可导致慢性盆腔痛、子宫内膜炎、输卵管性不孕、异位妊娠、流产、宫内死胎等。

未经正规治疗的男女性患者均有可能发生下列并发症:①直肠炎,男性多见于同性性行为者。可有直肠疼痛、便血、腹泻及黏液性分泌物。②眼结膜炎,眼睑肿胀,睑结膜充血及滤泡,可有黏液脓性分泌物。③强直性脊柱炎,累及关节处疼痛、僵硬,夜间和晨起时较为明显。

新生儿经患母产道分娩时可感染沙眼衣原体引起新生儿结膜炎或肺炎。

(三) 实验室检查

1. 尿道炎症检查 男性尿道分泌物涂片可见到多形核白细胞,在油镜(1 000倍)视野下平均每视野中多形核白细胞>4个为阳性。晨尿(前段尿15ml)沉淀的高倍镜(400倍)视野下每视野平均多于15个多形核白细胞有诊断意义;或男性患者<60岁,无肾脏疾病或膀胱感染,无前列腺炎或尿路机械损伤,但尿白细胞酯酶试验阳性。

女性宫颈黏液脓性分泌物在油镜(1 000倍)视野下平均每视野中多形核白细胞>10个为阳性(但应除外滴虫感染)。

2. 病原学检查

(1) 分泌物涂片:取患者分泌物进行涂片,经吉姆萨染色、碘染色或巴氏染色直接镜检可发现沙眼衣原体包涵体。

(2) 病原体培养:病原体培养仍是确定NGU病因的"金标准",病原体阳性可确诊。

(3) 抗原检测:衣原体脂多糖(LPS)及外膜主蛋白(MOMP)具有抗原性,可利用酶联免疫吸附试验、直接免疫荧光法或免疫扩散试验来检测病原体。

(4) 抗体检测:间接血凝试验和间接免疫荧光试验较为敏感和特异,已用于检测生殖器病原体抗体。

(5) 核酸扩增试验:用PCR技术检测衣原体或支原体的DNA具有相当的诊断价值,敏感性保持在99%以上。

(四) 诊断及鉴别诊断

1. 诊断要点

(1) 流行病学史,1~3周前有婚外性接触史或配偶感染史。

（2）具有非淋菌性尿道炎的症状及体征。

（3）病原学检查任意一项阳性。有 NGU 临床表现及任一病原学检查阳性，有或无流行病学史本病均为确诊病例，任意一项病原学检查阳性且无症状患者称为无症状感染。

2. 鉴别诊断　本病主要与淋菌性尿道炎进行鉴别，淋菌性尿道炎潜伏期一般为 3~5 日，尿痛或排尿困难症状多见，偶伴有全身症状，查体可发现尿道分泌物量多，常呈脓性，培养可见淋球菌。另外，还需要与由其他细菌（如大肠埃希菌、化脓性链球菌）、病毒（如巨细胞病毒、腺病毒）引起的炎症性疾病相鉴别。

（五）治疗

50%~70% 的男性患者如不治疗可在 1~3 个月内自愈，也可持续数月至数年。而对于女性患者，未治疗的宫颈衣原体感染可持续 1 年或更长时间。

原则上应做到早期诊断、早期治疗，及时、足量、规则用药，治疗方案个体化，性伴侣需同时接受治疗。

1. 一般成人推荐治疗方案　阿奇霉素 1g，单剂口服，或多西环素 100mg，每日 2 次，共 7~10 日。其他替代方案有：米诺环素 100mg，每日 2 次，共 10 日，或红霉素碱 500mg，每日 4 次，共 7~10 日，或四环素 500mg，每日 4 次，共 7~10 日，或罗红霉素 150mg，每日 2 次，共 7~10 日，或克拉霉素 2 500mg，每日 2 次，共 7~10 日，或氧氟沙星 300mg，每日 2 次，共 7~10 日，或左氧氟沙星 500mg，每日 1 次，共 7~10 日，或司帕沙星 200mg，每日 1 次，共 10 日。

2. 新生儿沙眼衣原体眼炎和肺炎推荐方案　红霉素干糖浆粉剂 50mg/（kg·d），分 4 次口服，共 14 日。如有效，再延长 1~2 周。儿童衣原体感染推荐方案：对于体重<45kg 者，红霉素碱或红霉素干糖浆粉剂 50mg/（kg·d），分 4 次口服，共 14 日；对于 8 岁以上儿童或体重≥45kg 者，同成人的阿奇霉素治疗方案。

3. 妊娠期推荐治疗方案　忌用西环素类及氟喹诺酮类药物氧氟沙星。推荐红霉素碱 0.5g，每日 4 次，共 7 日，或阿莫西林 0.5g，每日 3 次，共 7 日。替代方案：红霉素碱 0.25g，每日 4 次，共 14 日，或阿奇霉素 1g，单剂口服。

（六）预防

预防的关键是杜绝不洁性交，避免使用公用的浴盆、马桶及贴身衣物等。淋病患者患有该病的风险增大，在淋病治愈后仍要检查是否患有非淋菌性尿道炎。在患者出现症状或确诊前 2 个月内的所有性伴侣均应接受检查和治疗。患者及其性伴侣在完成疗程前（单剂量方案治疗后的 7 日内，或 7~10 日治疗方案完成前）应避免性行为。在判断治愈时，以阿奇霉素或多西环素治疗的患者，在完成治疗后一般不需进行微生物学随访。但下列情况可考虑进行微生物学随访：①症状持续存在；②怀疑再感染；③怀疑未依从治疗；④无症状感染；⑤红霉素治疗后。

三、尖锐湿疣

尖锐湿疣（condyloma acuminatum）是由人乳头状瘤病毒（human papilloma virus, HPV）感染引起的好发于外生殖器和肛门的性传播疾病，主要由 HPV1、2、6、11、16、18、31、33 及 35 型等引起。该病传染性强，容易复发，需长时间反复治疗，长期感染可能与女性宫颈癌的发生有关。

（一）病因与发病机制

HPV 是直径约 55nm 的 DNA 病毒，属乳多空病毒群中的乳头状瘤病毒亚群。HPV 对宿主有高度的物种特异性，人类是其唯一宿主。已知的人类乳突病毒有 100 多种基因型，其中有 40 余种会感染人类生殖器官的皮肤及黏膜，造成各种疾病。

与宫颈癌和宫颈上皮内瘤变有关的 HPV 称高危型，包括 16、18、31、33、35、39、45、51、52、56、58、59、68 型等；与外生殖器尖锐湿疣等良性病变有关的 HPV 称低危型，包括 6、11、42、43、44 型等。高危型 HPV 的持续感染是宫颈癌的主要原因。

（二）临床表现

尖锐湿疣传播速度快，感染率高，不洁性生活是发病的主要因素，性交时皮肤黏膜微小的破损即可产生感染，同时对于免疫力低下者及儿童主要是通过接触被患者污染过的生活用品导致发病，如带有患者分泌物的毛巾、脚盆、衣物、被褥等。外伤感染也是该病的发病原因之一。

尖锐湿疣潜伏期为 1~8 个月，平均 3 个月。生殖器和肛门周围的皮肤黏膜湿润区是尖锐湿疣的好发部位。男性尖锐湿疣多见于龟头、冠状沟、包皮系带、尿道口、阴茎体、肛周和阴囊等，女性患者多见于大小阴唇、阴道口、阴道、后联合、前庭、阴蒂、宫颈，被动肛交者可发生于肛周、肛管和直肠，口交者可出现在口腔。

感染初期皮损处可见小而淡红色丘疹，逐渐增大增多，并向外周蔓延，根据疣体形态可形象地分成丘疹型、乳头型、菜花型、鸡冠状、蕈样型,疣体表面常潮湿,凹凸不平,呈白色或红色,或污灰色。有一种较少见的巨大型尖锐湿疣,又叫巨大尖锐湿疣(Buschke-Lowenstein 瘤)。这种疣生长过度呈巨大型,与 HPV-6 型有关,临床颇似鳞状细胞癌,故也称癌样尖锐湿疣,但其组织学为良性病变,少数可恶变。患者一般无自觉症状,偶有异物感、痒感、压迫感或性交疼痛,可以破溃、渗出、出血或感染。

(三)实验室检查

1. 病理学检查 表皮乳头瘤或疣状增生、角化过度、片状角化不全、表皮棘层肥厚、基底细胞增生,真皮浅层血管扩张,并有淋巴细胞为主的炎症细胞浸润。在棘细胞及颗粒层内可见空泡化细胞,细胞胞体较大,有一圆形深染的核,核周空泡化,淡染,在核膜及浆膜间有丝状物相连,使细胞呈猫眼状。空泡化细胞是尖锐湿疣的特征性所见,有时可在角质形成细胞内见到大小不等浓染的颗粒样物质,即病毒包涵体。尖锐湿疣的确诊,则需要取病变组织做组织病理学检查。

2. 醋酸白试验 以 3%~5% 的醋酸溶液涂抹于可疑的皮肤或黏膜表面,3~5 分钟后,典型的尖锐湿疣损害将呈现白色丘疹或疣赘状物,为醋酸白试验阳性。亚临床感染患者的皮肤黏膜表面外观正常,醋酸白试验可见境界清楚的发白区域。但对于潜伏感染部位,醋酸白试验阴性。醋酸白试验简单易行,作为尖锐湿疣患者的一个常规检查手段,有助于确定病变的范围,进行指导治疗。醋酸白试验对辨认早期尖锐湿疣损害及亚临床感染是一个简单易行的检查方法。但醋白试验并不是一个特异性的试验,对上皮细胞增生或外伤后初愈的上皮可出现假阳性的结果。

3. 病原学检测 PCR、甲苯胺蓝试验、免疫组织学检查、核酸杂交等。

(四)诊断与鉴别诊断

1. 诊断要点

(1)患者可有非婚性行为、配偶感染史或接触带有患者分泌物的物品等。

(2)有典型的临床表现和查体表现。

(3)在临床诊断基础上,醋酸白试验阳性可辅助诊断,病原学检测及病理学检查可确诊。

2. 鉴别诊断 该病需与以下疾病相鉴别:①扁平湿疣,是二期梅毒的特征性临床所见,表现为生殖器部位扁平的丘疹,基底宽而无蒂,表面湿润糜烂,可有密集颗粒,呈乳头状或菜花状。梅毒血清试验

呈阳性。将扁平湿疣表面的分泌物印片置于暗视野显微镜下检查,可见多数活动的梅毒螺旋体。②女阴假性湿疣,主要发生在小阴唇的内侧面和阴道前庭,为多数淡红色丘疹,均匀对称分布。组织病理学检查无挖空细胞,可以鉴别。③阴茎珍珠样丘疹,发生在龟头冠状沟处,为皮色或淡红色针帽大柔软的小丘疹,表面光滑,沿冠状沟排列成一行或两行,互不融合,醋白试验阴性,不需治疗。④生殖器鲍恩样丘疹病,多见于 40 岁以下性活跃的人群,生殖器部位可见多发的小的红褐色丘疹,可融合成斑块,似尖锐湿疣,其组织学上似鲍恩病,损害可自行消退。

(五)治疗

尖锐湿疣的治疗原则是尽早去除疣体,尽可能消除疣体周围亚临床感染和潜伏感染,减少复发。尖锐湿疣的治愈标准是疣体消失,一般在治疗后 3 个月内治疗部位无再生疣即为基本治愈。对所有尖锐湿疣患者均应在治疗前进行醋酸白试验,以辨认出病变范围,尤其是处于亚临床感染的病损。

治疗方法分为药物、物理、手术治疗三种。药物治疗常见的是表面化学腐蚀剂(0.5% 鬼臼毒素酊),表面化疗剂(5% 5-氟尿嘧啶乳膏、顺铂等),免疫抑制剂(5% 咪喹莫特乳膏、干扰素)。物理治疗常见的包括液氮冷冻、二氧化碳激光、光动力学治疗、电灼治疗,前三者适用于疣体较小的病例,电灼适用于有蒂且较大的尖锐湿疣。对于疣体较大的患者采用手术方法将疣的主体切除,等伤口愈合后采用局部药物或冷冻等手法。无论是药物治疗或物理治疗,可先做醋酸白试验,尽量清除亚临床感染,以减少复发。

鉴于 HPV-16 及 18 型的慢性尖锐湿疣感染可导致宫颈上皮的非典型增生,甚至宫颈癌的发生,因此对于女性尖锐湿疣患者在开始治疗之前,需要确定 HPV 型别、明确宫颈上皮内瘤变(CIN)的等级、行脱落细胞学检查并且活检了解病灶是否存在癌变情况。

(六)预防

使用安全套可以降低生殖道 HPV 感染的危险性,也可以减少 HPV 感染相关疾病(即尖锐湿疣或宫颈癌)的危险性,但是对于阴囊、阴唇或肛周等未被安全套覆盖或保护的区域无效。治疗期间和创面完全愈合之前停止性生活,临床治愈后暂停性生活至少 3 个月。避免接触被患者污染的毛巾、浴缸及马桶等用具。

四、生殖器疱疹

生殖器疱疹（genital herpes，GH）是由单纯疱疹病毒（herpes simplex virus，HSV）感染引起的慢性反复发作性性传播疾病。大部分生殖器疱疹由单纯疱疹病毒2型（HSV-2）引起，少数情况下由 HSV-1 引起。几乎所有的 HSV-2 为性接触感染，见于肛周和生殖器官感染，HSV-1 可见于肛周、生殖器官和口唇感染。处于潜伏期的患者，生殖道仍能间断性地排出病毒。生殖器疱疹大多是通过患者无意识或无症状携带者传播感染的，因此更应重视生殖器 HSV 感染患者潜伏期的治疗。

（一）病因与发病机制

生殖器疱疹的病原体为 HSV，是一种 DNA 病毒。病毒颗粒直径为 $0.2 \sim 0.4 \mu m$，核心为线状 DNA。病毒基因由长片段和短片段组成，分别占 DNA 的 82% 和 18%，每个片段都有独特的碱基序列。

人类对 HSV 普遍易感。该病毒几乎可以感染各种胚胎和新生动物来源的上皮细胞和成纤维细胞，对传代细胞株 Hela、vero 等有较好的亲和力，在这些细胞中复制周期为 $12 \sim 18$ 小时，细胞感染后 $24 \sim 48$ 小时出现细胞病变。HSV 对热、干燥、紫外线、X 线照射及消杀剂碘、过氧氯酸等较敏感。但它在有蛋白质的溶液中较稳定，在冻干之后可保存数年。

该病毒分为两型，HSV-1 和 HSV-2。两种类型的病毒区别在于限制性内切酶位点不同，这种酶切位点稳定，所以遗传特性也较稳定。HSV-2 是生殖器疱疹的主要病原体（90%），但 HSV-1 引发的生殖器疱疹可占 10%～40%。HSV-2 感染后引起初发生殖器疱疹。初发疱疹消退后，残存的病毒经周围神经沿神经轴转移至骶神经节而长期潜伏下来，当机体抵抗力降低或某些激发因素如发热、受凉、感染、月经、胃肠道功能紊乱、创伤等作用下，可使潜伏的病毒激活，病毒下行至皮肤黏膜表面引起病损，导致复发。在原发性和初发性生殖器疱疹中，HSV-2 感染者复发率为 80%，而 HSV-1 复发率为 50%。复发频率从大到小依次为生殖器 HSV-2 感染，口唇 HSV-1 感染，生殖器 HSV-1 感染，口唇 HSV-2 感染。

病毒主要通过病损处的水疱疱液、局部渗出液、病损皮肤黏膜表面等进行传播。该病主要通过性行为传染，通过被污染物品的间接传染较少。此外，患生殖器疱疹的母亲，在分娩过程中，经过产道可将病毒直接传染给新生儿，或妊娠过程中患病，病毒可通过胎盘传给胎儿。但是复发性生殖器疱疹（RGH）仍主要为 HSV-2 型感染，这可能与 HSV-2 型病毒可以整合于宿主体细胞中，使抗病毒治疗无法彻底进行，导致病情反复发作有关。

（二）临床表现

其临床表现与病毒和宿主两方面有关。这些因素包括病毒血清型、既往病毒感染状况、性别、宿主免疫状态。生殖器疱疹好发于 15～45 岁性活跃人群。典型表现为集簇性水疱、脓疱、糜烂、溃疡及结痂，也可表现为非特异性红斑、丘疹、裂隙、硬结、红肿渗液的龟头炎和女性外阴炎。男性好发于包皮、冠状沟、龟头等，女性多见于大阴唇、小阴唇、阴道口、宫颈等。有症状的疱疹分为初发性生殖器疱疹、复发性生殖器疱疹及特殊类型的生殖器疱疹。

初发生殖器疱疹分为原发性生殖器疱疹和非原发的初发生殖器疱疹。前者为第一次感染 HSV 而出现症状者为原发性生殖器疱疹。其皮损相对严重，全身症状明显，且持续时间较长。发病时外生殖器部先出现多发性红斑，渐发展为红丘疹，很快变成粟粒样大小水疱，继而变脓疱或发生破裂形成糜烂性溃疡，病损处有疼痛、瘙痒、烧灼感。近处有淋巴结肿大。而部分患者既往有过 HSV-1 感染（主要为口唇或颜面疱疹）又再次感染 HSV-2 而出现生殖器疱疹的初次发作，为非原发的初发生殖器疱疹，其病情相对较轻，皮损较局限，自觉症状持续时间短，皮损愈合快，全身症状少。

复发性生殖器疱疹多见于 HSV-2 型感染者，在原发性感染后 1～4 个月，常有诱因，且有前驱症状。表现为会阴部、臀部、腹部的疼痛和瘙痒、烧灼感、刺痛、隐痛等。复发性生殖器疱疹较原发性全身症状及皮损轻，皮损数目较少，分布不对称，多出现于原发感染处，但也可远离。可无近处淋巴结肿大。同时病程较短，通常为 6～10 日。女性较男性患者症状重、持续时间长。复发性生殖器疱疹的病情变化较大，不同患者和同一患者每次发作的病情严重程度和持续时间都可不同。

特殊类型的生殖器疱疹包括：①疱疹性直肠炎，多见于有肛交行为的男性同性恋者，主要表现为肛周疱疹或溃疡，里急后重、黏液脓血便或便秘，肛门部疼痛明显，常可伴有发热、肌痛及全身不适等。②疱疹性宫颈炎，查体可见宫颈充血明显，脆性增加，表面可见水疱、糜烂甚至坏死。③新生儿疱疹，可因患母妊娠期疱疹病毒感染引起。一般在出生后

3~30日可出现症状,表现为发热、惊厥、嗜睡、吃奶及哭泣无力,部分患儿可伴有角膜炎、结膜炎、黄疸、发绀等,甚至出现循环呼吸衰竭而死亡。根据侵犯部位的不同可分为局限型、播散型和中枢神经系统型。④并发症,一般临床中较为少见,包括播散型皮肤感染、疱疹性脑膜炎、自主神经功能障碍等。

（三）实验室检查

1. 病毒分离培养　此法为生殖器疱疹实验室诊断"金标准"。原理是将取自皮损、尿道内、宫颈管的标本接种于含贴壁生长细胞或原代细胞的培养基中,通过观察细胞病变判断结果。但检测周期长、操作复杂、影响因素多,且对分离的病毒株也不易分型。

2. 抗体检测　采用 ELISA 法检测 IgG 及 IgM 抗体。ELISA 法检查疱疹病毒抗体具有方法简单、敏感性和特异性均高等优点,是目前判断 HSV 隐性感染的最便捷方法,使患者得到及时治疗,降低传染性。

3. 细胞学检查　在皮损基底部取材涂片,巴氏染色检查,见感染细胞内出现胞质空泡,多核巨细胞,有时可见核内包涵体。不具有特异性。

4. 核酸杂交技术　通过原位杂交技术可检测标本中的 HSV-DNA,敏感性和特异性相当于抗原检测,但操作复杂,实验要求高。

（四）诊断与鉴别诊断

诊断要点:流行病学史有多个性伴侣,加上典型的临床表现,如生殖器或肛门部初次或反复发生的集簇性的疼痛的炎性丘疹、水疱及溃疡等,可考虑临床诊断;当具备实验室检查标准（如病毒分离培养得到 HSV,或 ELISA 法检测出 HSV IgM、IgG 抗体,或细胞涂片见到多核巨细胞及细胞核内空泡）可确诊。

在临床中,生殖器疱疹溃疡和淋巴结肿大需与硬下疳无痛性溃疡及无痛性腹股沟淋巴结肿大相鉴别。

（五）治疗

治疗原则:无症状或亚临床 HSV 感染不需用药,有症状者包括全身和局部治疗。全身治疗即抗病毒和治疗并发症。目前的治疗方法尚不能达到彻底清除病毒、消除复发的效果。

1. 局部疗法

（1）主要是保持局部清洁、干燥。可每日用等渗生理盐水清洗,疼痛者可口服止痛药,给予精神安慰。

（2）并发细菌感染者,可外用抗生素药膏。

（3）局部疼痛明显者,可外用 5% 盐酸利多卡因软膏或口服止痛药。

（4）心理支持,说明疾病的性质、复发的原因和如何治疗及处理,增强与疾病斗争的信心。

2. 全身抗病毒药治疗

（1）推荐采用的治疗方案:阿昔洛韦 200mg,口服,每日 5 次;或阿昔洛韦 400mg,口服,每日 3 次;或伐昔洛韦 300mg,口服,每日 2 次;或泛昔洛韦,口服,每日 3 次。如果是初发生殖器疱疹,疗程为 7~10 日。

（2）复发性生殖器疱疹最好在出现前驱症状或皮损出现 24 小时内开始用药。阿昔洛韦 200mg,口服,每日 5 次;阿昔洛韦 400mg,口服,每日 3 次;伐昔洛韦 300mg,口服,每日 2 次;泛昔洛韦 125~250mg,口服,每日 3 次。疗程为 5 日。

（3）频繁复发者（复发 ≥6 次/年）:则需以较低的剂量服用较长时间抑制疗法。阿昔洛韦 400mg,口服,每日 2 次;伐昔洛韦 300mg,口服,每日 1 次;泛昔洛韦 125~250mg,口服,每日 2 次。疗程一般为 4 个月至 1 年。伐昔洛韦治疗组在预防复发、减少复发次数及无症状排毒等方面均优于阿昔洛韦治疗组。

（4）孕妇生殖器疱疹,目前主张初发生可口服阿昔洛韦,若存在严重并发症,可静脉滴注阿昔洛韦。对于频繁发作或新近感染的孕妇中,近足月时,可通过阿昔洛韦减少病毒活动;若近足月而无复发迹象,可不进行治疗。

（5）另外,目前有研究发现联合注射膦甲酸钠和胸腺五肽较阿昔洛韦效果好,相对简便易行,可以缩短疗程、减少复发和远期危害。且治疗过程无明显副作用,值得临床推广应用。本研究处于初步研究阶段,存在样本偏少,缺乏病毒电镜和培养协同观察,病例还需更长时间随访等不足。应用膦甲酸钠和胸腺五肽联合治疗生殖器疱疹虽是病程缩短,随访半年时复发减少,但是实现生殖器疱疹的完全根治仍需提升对策,继续探索,以获得更完善的理论和实践经验。

（六）预防

由于该病具有无症状排毒的可能性,因此改变性行为方式,杜绝多性伴侣等是预防生殖器疱疹的根本措施。虽然安全套的使用,能有效降低该病的传播,但皮肤黏膜的密切接触仍可致病,因此需提倡婚后性行为及固定性伴侣。对于患病者,临床治愈后,仍面临复发的风险,尤其在初发感染后的 1 年时间内,该病的复发与一些诱发因素相关,如疲劳、焦虑、频繁性生活、饮酒等,因此需要规律的生活习惯及良好的心理状态。

五、软下疳

软下疳(chancroid)是由感染杜克雷嗜血杆菌(*Haemophilus ducreyi*)引起,流行于热带及亚热带地区的性传播疾病。本病以一个或多个疼痛性的化脓性溃疡为特征,常伴有腹股沟淋巴结化脓性病变。曾因其较高的发病率,在我国又称为"第三性病",目前以个别的临床病例报道为主,但多未经培养鉴定证实。目前在我国非常少见,男性患者多见,男女患病比例约为9:1。

(一)病因及发病机制

软下疳由致病病原体杜克雷嗜血杆菌感染所致,由意大利学者 Ducrey 于1889年发现而命名。该菌为兼性厌氧细菌,无动力,无芽孢,革兰氏染色阴性,短杆状、两端钝圆,两极可有浓染现象,长约2.0μm,宽0.5μm,在细胞外呈成堆、链状排列或多条链平行排列为特有的"指纹状""鱼群状""路轨状",常贴近中性粒细胞,少数呈团块状分布于细胞内,生物活性较脆弱。低温下可长期存活,但耐热性差,65℃即可将其杀死。

该病原体在感染过程中,产生多种毒性因子,包括溶血素、脂寡糖、热休克蛋白、血红蛋白结合的外膜蛋白、一种类似血凝集素的丝状蛋白质、铜锌超氧化物歧化酶等。该病原体主要通过性接触传播,亦可自身接种。

(二)临床表现

发生软下疳的潜伏期平均为4~7日。男性发病部位在龟头、冠状沟、阴茎、包皮;女性多发生在大阴唇、小阴唇、子宫颈部、前庭及会阴部等。目前已有报道发生于乳房、大腿内侧、口腔的皮损。男性患者发病时较痛,女性发病率低且疼痛较轻,阴道或宫颈损伤多见,只在排尿时尿液经过溃疡所在区域时才有烧灼感。也可出现直肠出血和阴道分泌物多等症状。

典型的软下疳发病快,进展也快。以生殖器部位发生疼痛性溃疡伴腹股沟淋巴结肿大为特征。皮肤损害初起为小的炎症丘疹,周围围绕鲜红斑。2~3日后变成黄豆大圆形脓疱,但是脓疱很快会自行破裂、溃烂,形成边界清楚、边缘不整齐、凹陷深伴侵蚀现象的溃疡,溃疡表面有大量黄色脓液、污秽的坏死组织,表面渗血很多,可结痂,圆形溃疡周围一圈

红肿。除去表面的渗出物,可见基底部的肉芽组织,触之易出血,有痛感。男性发生此种溃疡较痛,此类皮肤损害常常发生自身接种传染,在外生殖器上可以逐渐发生好几个类似的圆形溃疡。软下疳患者除了在外生殖器上发生上述皮肤损害外,同时还会伴有一侧或者两侧腹股沟淋巴结肿大,疼痛明显,表面发红,称为横痃,即腹股沟淋巴结炎,约出现在半数患者中。腹股沟部位的皮肤上,可见好几个明显隆起的葡萄状硬块,同时还伴有如外生殖器上那样的圆形溃疡,也带脓带血。

软下疳患者若发现不及时或治疗不当可导致各种并发症,如:尿道瘘,男性患者由于阴茎部软下疳造成阴茎损坏性溃疡进而侵犯尿道,导致尿频、尿急、尿痛等不适,最后可能引起尿道狭窄及排尿不畅;包皮炎和嵌顿包茎,软下疳可能导致男性患者包皮炎性水肿而造成包皮炎性包茎及龟头炎,如果水肿进展导致包皮不能外翻时可引起嵌顿,甚至遗留包皮瘢痕狭窄;软下疳性淋巴结炎,在患者软下疳溃疡出现后几日至数周内,炎症可累及邻近的淋巴结,产生淋巴结周围炎,彼此融合成块,破溃后可形成溃疡,又称为软下疳性横痃,50%~60%的患者可出现。

虽然可伴有轻微全身不适,但未发现杜克雷嗜血杆菌引起远距离播散或系统性感染。软下疳的自然病程不定,若不治疗,可持续几周。临床上软下疳常合并其他感染,如梅毒、生殖器疱疹、淋病、衣原体感染、艾滋病等。

(三)实验室检查

1. 分泌物涂片　应用棉拭子从溃疡基底的脓性分泌物中取材,立即涂片,因为常温下杜克雷嗜血杆菌仅能存活2~4小时。溃疡分泌物中杜克雷嗜血杆菌相对较多,每毫升脓液中含菌量达$10^7 \sim 10^8$个,此时特异性较好。涂片革兰氏染色后发现多形性革兰氏阴性杆菌,呈"鱼群"样排列具有诊断意义。横痃中如果无脓肿和破溃可查不到细菌,甚至培养也不能发现细菌。此时特异性不清楚,因为涂片中常有其他菌丛的干扰,所以有时仅靠涂片难以诊断。

2. 细菌培养　细菌培养是最可靠的确诊方法。但成功率不稳定。可能因为杜克雷嗜血杆菌是一种需要复杂营养的细菌。最好的单一培养基为含血红蛋白的富营养培养基,如含血红蛋白和小牛血清的淋球菌培养基。细菌生长常需2~4日,最多时需7日。

3. 生化试验　杜克雷嗜血杆菌氧化酶试验弱阳性,硝酸盐还原酶试验阳性,碱性磷酸酶试验阳

性,过氧化氢酶试验阴性,卟啉试验阴性。

4. 血清学技术　包括酶免疫法(EIA)、斑点免疫结合法、凝集法、补体固定法和沉淀法。近10年来,不断发展并较多应用的是酶免疫法。从最初一般的酶免疫法,到吸附的酶免疫法,所使用的抗原由全细胞发展到纯化的杜克雷嗜血杆菌(HD)脂寡糖(LOS)抗原和外膜蛋白抗原及重组蛋白抗原。

(四)诊断及鉴别诊断

诊断本病可根据当地流行病学背景,有不洁性接触史,临床上在生殖器部位发生一个或多个脓性痛性溃疡,即横痃,有触痛,伴腹股沟淋巴结疼痛、肿大,表面发红。暗视野检查及梅毒血清试验阴性,可初步考虑为软下疳,如涂片查到革兰氏阴性链杆菌,可以作出临床诊断,但确诊尚需进行培养和鉴定。

本病应与一些生殖器溃疡性疾病鉴别,其他应鉴别的疾病有急性女阴溃疡、Behcet综合征等。如:①硬下疳,潜伏期较长,平均约21日。单发溃疡,基底为一硬结,表面干净,无疼痛,溃疡分泌物暗视野显微镜检查有苍白螺旋体,涂片无阴性杆菌;梅毒快速血清反应素试验(RPR)试验可阳性。②生殖器疱疹,初发为小疱疹,成群分布,可发展成小溃疡。分泌物涂片无革兰氏阴性杆菌。一般1~2周可自愈,易反复发作。③固定性药疹,常有服药史,外生殖器先出现红斑,而后发展成水疱、糜烂,自觉灼热疼痛。分泌物涂片无革兰氏阴性杆菌,常有反复发作史。

(五)治疗

成功治疗软下疳即治愈感染,消除临床症状,防止传染他人。晚期患者,尽管治疗有效,可遗留瘢痕。

1. 药物治疗方案　阿奇霉素1g口服,单次用药;或头孢曲松250mg,肌内注射,单次给药;或环丙沙星500mg,口服,每日2次,连用3日;或红霉素碱500mg,口服,每日3次,连用7日。

头孢曲松或红霉素用于孕妇和哺乳妇女较为安全,而阿奇霉素用于孕妇、哺乳妇女的安全性尚未确定。但喹诺酮类药物,如环丙沙星,禁用于孕妇、哺乳妇女及小于18岁者。至于软下疳对妊娠结局的不利影响,尚未见报道。目前杜克雷嗜血杆菌对氨苄西林、阿莫西林、四环素、复方磺胺甲噁唑已产生耐药。

病变局部未破损时,外用鱼石脂、红霉素软膏;形成溃疡时,可用1/5 000高锰酸钾溶液或过氧化氢洗涤,保持清洁,局部涂抹磺胺粉或红霉素软膏。软下疳的横痃,未化脓者予以热敷,已化脓者可用注射器抽脓,或切开排脓,必要时根据病情注射药物。对于晚期已形成组织破坏、畸形或瘢痕者,可考虑外科处理,对于包茎患者在全身用药基础上应加用外用药物,治愈后行包皮环切术。

2. 合并HIV感染的处理　该类患者病情迁延,常合并其他感染,短程治疗往往失败,需两种有效抗生素连用,且疗程延长。有条件时应从病灶中培养到杜克雷嗜血杆菌并行抗生素药敏试验。

(六)预防

软下疳患者的性伴侣如果在患者出现症状之前10日内,与患者有过性接触,不论有无此病的症状,都必须进行检查和治疗。软下疳患者治疗期间,应嘱患者避免性生活,如治疗时间较长,开始治疗1~2周后,当性伴侣同时得到治疗,或已知性伴侣未受感染,或无感染的危险因素时,可以允许性生活,但在随诊期间应有防护(使用阴茎套);这样,如有复发可除外再感染的问题。

六、性病淋巴肉芽肿

性病淋巴肉芽肿(lymphogranuloma venereum, LGV)是沙眼衣原体(Chlamydia trachomatis)感染所致的一种性传播疾病,与软性下疳、腹股沟肉芽肿并称为热带性病。沙眼衣原体对人群普遍易感,该病好发于性活动频繁的青壮年,从目前的流行数据上发现男性同性恋者已逐渐成为主要感染人群,而该病在女性患者中可引起较重的病情及不良预后,且对于育龄期及妊娠期妇女的危害更甚,因此一直是全球重点关注的性病之一。该病起病隐匿,早期临床症状不典型,加之病变部位的特殊性,往往易被患者所忽视或隐瞒,而导致疾病的进展,甚至引起不良预后。在我国的性病患者中,沙眼衣原体抗体阳性率为27.6%~55.8%。因此对于性病淋巴肉芽肿,"早诊断、早治疗"是最基本的治疗原则,且该病恢复时间较长,因此对患者的长期随访尤为重要。

(一)病因及发病机制

性病淋巴肉芽肿的病原体是沙眼衣原体中侵袭力最强的淋巴肉芽肿(L型)变种。L型衣原体包括L1、L2(包括L2a及L2a)和L3血清型。其中L2血清型最为常见。该病原体可通过鸡胚软黄囊或McCOy细胞或HeLa-229细胞培养分离,对热较敏感,在56℃的环境中5~10分钟可被灭活。

沙眼衣原体通过人破损的皮肤黏膜侵犯尿道、阴茎、子宫颈内膜、子宫内膜、输卵管皱襞上皮、直肠黏膜的柱状上皮细胞而引起病变。而L型衣原体能进一步侵犯淋巴组织及机体更深层组织。从局部感染到周边淋巴结炎，沙眼衣原体可形成由内皮细胞紧密包裹的散在小坏死灶。通过吸引多形核白细胞聚集，坏死灶能变大形成特征性三角形或四边形的"卫星脓肿"，进而融合破溃，形成有小腔隙的脓肿、瘘管、窦道。病变组织的病理可见血栓性淋巴管炎和淋巴管周围炎。炎症可持续数周至数个月，局部纤维化可导致肿胀、硬结和瘢痕，同时也可能影响黏膜的血供，而产生溃疡。除此之外，机体对于衣原体膜上脂多糖产生的细胞介导超敏反应亦参与发病。

（二）临床表现

性病淋巴肉芽肿临床表现可分为 3 期。

1. 初期 该病的潜伏期平均为 3~30 日。沙眼衣原体感染初期主要表现为在男性阴茎冠状沟、包皮内侧及女性大小阴唇、阴道和子宫颈出现小而多发散在的针尖样水疱（初疮）或丘疹，并很快破溃形成单个或多个直径 2~3cm 的溃疡，周围有红晕。病情多自限，快则 1 日，慢则 15 日后消退且不留瘢痕，故患者尤其女性易忽视。

2. 中期 亦称腹股沟横痃期。男性患者多为单侧起病，表现为腹股沟淋巴结逐渐肿大，进一步融合并与周围组织粘连从而形成伴有典型"红、肿、热、痛"临床特质的大团块。肿大的淋巴结团块被中间凹陷的腹股沟韧带分为上、下两部分，形成特征性的"凹槽症"。1~2 周后，硬结的淋巴结团块逐渐软化，并穿孔破溃形成多处瘘管，外形似"喷水壶状"。排出黄血性脓液后，经数月皮肤慢慢形成瘢痕，患者除局部疼痛外，多无其他全身症状。若单侧淋巴结化脓破溃，而对侧横痃不再化脓穿孔，称之为顿挫型性病淋巴肉芽肿横痃。不同于男性患者的淋巴引流途径，女性患者一般不出现腹股沟淋巴结炎，其初疮出现在阴道内，并通过淋巴引流至肛门直肠淋巴结和髂淋巴结，继而出现直肠下段周围淋巴结炎，导致直肠壁脓肿及生殖器直肠肛门综合征的出现，患者可表现为腹泻、脓血便、腹痛、腰背部疼痛等临床症状。纤维化导致的瘢痕还可能引起直肠狭窄、排便障碍及肛门瘘管等并发症。少数重症患者可伴有全身毒血症状如发热、全身不适感、头痛、四肢关节痛、多形红斑及结节性红斑等皮肤损害及肝脾大等表现。

3. 晚期 即外生殖器象皮肿和直肠狭窄期。此阶段距发病 1~2 年。慢性的淋巴结炎及淋巴管堵塞导致男性阴茎及阴囊象皮肿，在女性身上可形成阴唇象皮肿。部分女性患者因皮肤表面疣状增殖

及息肉样生长，并发阴道尿道瘘或直肠阴道瘘，形成迁延不愈的溃疡和瘢痕，故女性患者病情较重。而瘢痕的收缩可进一步导致直肠下段管腔狭窄，进而出现临床症状，常多见于男性同性恋者。

（三）实验室检查

1. 病原学检测

（1）涂片镜检：可用吉姆萨染色或单克隆抗体标记，镜下寻找包涵体，但阳性率偏低。

（2）细胞分离培养：可接种于鸡胚卵黄囊或注入 McCOy、HeLa-229、FL、HL 等细胞进行分离培养，敏感率达 80%~90%，是诊断衣原体感染的"金标准"。

（3）ELISA 检测抗原：用于检测尿道或宫颈拭子，敏感率相当于细胞培养的 70%~80%。

2. 特异性核酸检测

（1）以非放射性核素标记探针检测衣原体 DNA。

（2）对沙眼衣原体质粒或外膜蛋白（MOMP）DNA 序列进行 PCR 检测，具有高度的敏感性和特异性，且可直接鉴别衣原体的变种和类型。

3. 抗体检测

（1）补体结合试验（CFT）敏感性较低，且各血清型衣原体之间有交叉反应，但效价>1:32 时提示有衣原体感染，血清抗体可持续多年。

（2）微量免疫荧光试验（MIF）敏感性较前者高，可鉴别衣原体血清型，高滴度衣原体（L1~L3 血清型）抗体对于本病有诊断价值。

（四）诊断及鉴别诊断

1. 诊断要点

（1）有高危的性生活史如性交易、性滥交及男男性行为等。

（2）典型临床表现及查体：①早期可见生殖器散在的针尖样水疱或丘疹，部分患者可见溃疡形成；②中期可有典型的"凹槽征"和"喷水壶状"表现，局部肿大淋巴结有红、肿、热、痛表现，严重的患者可见脓肿穿孔破溃甚至流脓，部分瘢痕形成；③晚期可见阴茎、阴囊或阴唇肿胀，部分患者肛门指检可在肛门上方 5~6cm 处触及圆柱形结实肿块。

（3）在临床诊断基础上，实验室检查可予以确诊。

2. 鉴别诊断 本病需与硬下疳横痃、软下疳横痃及腹股沟肉芽肿等相鉴别。

（1）硬下疳横痃：可见梅毒钩端螺旋体，且梅毒血清反应阳性。硬下疳横痃触之不痛，质硬，表面可

见糜烂或浅表溃疡,边界清晰,呈隆起状。后期可出现全身淋巴结肿大及梅毒相关症状。

(2)软下疳横痃:由杜克雷嗜血杆菌感染引起,疼痛感明显,可见单个瘘管,迅速进展为溃疡伴急性腹股沟横痃及 Ito-Reenstierna 试验阳性。

(3)腹股沟肉芽肿:外生殖器及其周围组织可见匍匐样溃疡,无触痛,局部淋巴结不肿大,病理可见杜诺瓦小体(Donnovan 小体)。

(五)治疗

1. 治疗原则 早期、足量、规则及个体化治疗;治疗期间避免性行为;性伴侣应接受检查和治疗;治疗后需长期随访,避免复发。

2. 药物治疗方案 红霉素 500mg,每日 4 次,口服,疗程 2 周;或多西环素或米诺环素 100mg,每日 2 次,口服,疗程 3 周;或四环素 500mg,每日 4 次,口服,疗程 3 周;或复方磺胺甲噁唑 960mg,每日 2 次,口服,疗程 2 周。

3. 特殊人群中 孕妇以红霉素方案治疗,合并 HIV 感染的患者,需延长疗程。

4. 手术治疗 出现瘘管或窦道的患者可行外科修补术或成形术;直肠狭窄早期可做扩张术,严重的患者可采用外科手术治疗;生殖器象皮肿患者根据患者意愿可行整形术。对横痃可行穿刺术抽吸脓液,禁止切开引流,以防腹股沟溃疡形成。

(六)预防

固定性伴侣及有保护的性行为是本病最有效的预防措施。患病后需及早治疗,避免疾病进展至晚期需外科手术缓解多器官狭窄的问题。

(朱 彪 苏俊威)

第十三节 骨关节感染

一、骨髓炎

(一)概述

由各类病原体感染引起的骨组织炎症称为骨髓炎(osteomyelitis),大多源自细菌感染。根据病程分为急性骨髓炎和慢性骨髓炎,而根据感染路径又可分为血源性骨髓炎和接触性骨髓炎,接触性骨髓炎中有部分可由血供不足或神经功能不全引起。进一步可根据长骨受累部位将骨髓炎分为骨髓型、表浅型、局限型和弥漫型,该分类有助于指导治疗并评估预后,故在临床较为常用。

(二)流行病学

随着社会医疗技术的进步,血源性骨髓炎发病率正在逐年减少,多见于儿童,约 85% 血源性骨髓炎发生在 17 岁以下的患者。男孩的发病率约为女孩的 2 倍,肢骨骼长骨骨髓炎是儿童血源性骨髓炎最常见的累及部位。成人骨髓炎中仅 20% 为血源性感染,成人中最常见的血源性骨髓炎为脊椎骨髓炎,其次为中轴扁骨骨髓炎(如胸锁关节骨、骨盆骨骼),在注射吸毒者中常见。年龄超过 50 岁或存在菌血症的高危因素,如镰状细胞贫血、静脉吸毒、留置血管内装置或有骨科植入物、感染性心内膜炎或接受血液透析者,为本病的高危人群。接触性骨髓炎发病率有逐年增加趋势,关节创伤或手术、高龄、压疮以及全关节置换后感染均为易感因素。不同类型骨折后骨髓炎发生率在 1.8%~27%。外周血管病变也是接触性骨髓炎的高危因素。通常,骨髓炎最常见的诱发因素是骨组织及其周围组织活力不佳,如血供不足、感觉减退、水肿等,这不仅仅影响局部微环境,同时阻碍血流和淋巴液回流。糖尿病引起的神经营养不良和血液供应不足,进而导致难以愈合的皮肤溃疡,是骨髓炎常见的高危因素之一。宿主因素如免疫缺陷或营养不良均可增加骨髓炎的发病率。

骨髓炎的感染途径有 3 种:①血源性骨髓炎,为身体其他部位的感染灶经血液循环播散至骨髓。菌栓进入骨营养动脉后往往受阻于长骨干骺端的毛细血管,此处血流缓慢而营养丰富,更易使细菌停滞;儿童骨骺板附近的微小终末动脉与毛细血管更为迂曲,故儿童长骨干骺端为好发部位。成人血源性骨髓炎则多见于椎骨,特别是腰椎,此处血管网交通丰富,可迅速累及相邻终板。扁骨(锁骨、骨盆)亦可受累。②创伤性骨髓炎,一般指开放性骨折或骨折手术后的骨髓感染。开放损伤可能引起骨污染,而组织损伤失活又为细菌繁殖提供环境。胫骨因缺乏肌肉覆盖又易血供不足,常发生开放性骨折,故亦为创伤后骨髓炎好发部位。③邻近软组织感染直接蔓延至骨骼,如慢性小腿溃疡引起胫骨骨髓炎等。

(三)病原学

血源性骨髓炎多由单一病原体所致,而接触性骨髓炎可由一种或多种病原体所致。金黄色葡萄球菌是骨关节感染最常见的致病菌,约占 39.8%,其中耐甲氧西林金黄色葡萄球菌感染比例正在上升。其次是凝固酶阴性葡萄球菌、肠杆菌科细菌、铜绿假单胞菌等。革兰氏阴性杆菌引起骨髓炎者约占 30%。某些细菌感染常有特定诱因,如沙门菌引起骨髓炎常见于镰状细胞贫血患者,而铜绿假单胞菌和黏质沙雷菌感染多见于频繁静脉用药患者,足部钉刺伤后可能发生足部骨髓炎,常见的病原体为铜绿假单胞菌。其他病原体如链球菌、肠球菌、厌氧菌、结核分枝杆菌及非结核分枝杆菌、布鲁氏菌、真菌等也可引起骨髓炎。

(四)发病机制与病理

正常骨组织很少发生感染。发生骨髓炎往往都有病理生理基础,如大量微生物感染、创伤引起骨破坏或存在异体材料植入等。

急性骨髓炎时,细菌堵塞小血管,迅速引起骨坏死,伴有充血、渗出与白细胞浸润。而髓腔内炎性渗出物和坏死组织使容量相对固定的坚硬骨腔内压力升高,引起剧痛。高压脓液蔓延至骨膜下间隙将骨膜掀起成为骨膜下脓肿,此时外层骨密质血供受阻并与周围组织脱离,形成死骨(sequestrum)。骨膜在未被破坏前,炎症刺激骨膜下形成新骨,可包绕死骨及其上、下活骨段表面,称为包壳(involucrum)。一般认为,死骨形成是慢性骨髓炎标志。不同部位骨髓炎形成死骨时间有所差别,如继发于开放性骨折或人工装置植入术后死骨形成相对迅速。除了死骨、包壳形成,局部骨缺损或流脓窦道也是慢性骨髓炎的病理特点。

(五)临床表现

1. 急性骨髓炎 常表现为起病后数天内疼痛逐渐加剧。血源性骨髓炎以全身中毒症状为主,表现为发热、寒战、烦躁等。感染早期可有局部剧痛、皮温升高、肿胀,压痛明显,因疼痛而活动受限。但椎骨、髋关节及骨盆处骨髓炎除疼痛外,很少有其他特异性临床表现。椎骨骨髓炎患者脊柱叩诊可有局部疼痛。新生儿骨髓炎较快累及相邻关节,此时可有化脓性关节炎的表现。

2. 慢性骨髓炎 其标志为死骨形成。慢性骨髓炎可以为急性骨髓炎治疗不当迁延所致,也可在疾病一开始就表现为慢性病程,在成人中常见于创伤后骨髓炎。慢性骨髓炎患者起病隐匿,全身症状一般不明显,通常不发热,多表现为病变部位反复疼痛、红斑或肿胀,有时可见窦道形成、流脓。存在窦道对慢性骨髓炎有诊断意义。骨折不愈合是创伤后骨髓炎的典型表现。而骨脓肿(Brodie's abscess)则常见于低毒力细菌引起的长期化脓性感染,好发于长骨干骺端。糖尿病患者慢性骨髓炎常无特异性症状,皮肤溃疡面积大于2cm×2cm或过深使骨暴露于外时,极易发生骨髓炎。

(六)实验室检查

1. 常规实验室检查 通常不具有特异性。急

性期可见白细胞升高。血沉增快多见于金黄色葡萄球菌感染引起的骨髓炎。C反应蛋白(CRP)可以升高或正常。

2. 病原学检查

(1)血培养:约半数急性骨髓炎中可阳性,主要见于血源性感染。

(2)骨髓活检:仍是确诊的"金标准"。可利用活检标本进行病原体培养和药敏试验。皮肤完整情况下可进行经皮骨穿刺活检。但经皮骨活检提供的信息不及外科活检,如果需要手术清创,可在手术探查时获得骨组织标本。活检应该在抗生素治疗开始前进行,但即使开始抗生素治疗,骨组织活检培养阳性率仍然较高。活检至少需获取两个标本,用于革兰氏染色和培养(包括需氧、厌氧、结核和真菌)及组织学诊断。浅表伤口和窦道内分泌物拭子培养除非发现金黄色葡萄球菌,其他病原体阳性对病原学诊断意义不大。拭子培养和组织穿刺抽吸与骨培养结果的一致性较差,对于诊断价值较低。

3. 分子生物学技术 对于诊断困难病例,条件允许情况下可行聚合酶链反应检测病原体核酸。

(七)影像学检查

1. X线检查 为常用的检查方法。急性骨髓炎早期X线检查价值不大,可见软组织肿胀,骨膜增厚或抬高。对于临床症状持续2周以上、怀疑骨髓炎者,初始影像学检查可使用X线检查。片上可见低密度骨质破坏影,随着脓肿向外发展,骨质破坏范围可不断扩大,并伴有骨膜新生骨。慢性骨髓炎可见死骨,为长条形或方形高密度影,周围低密度影环绕,系肉芽组织或脓液。此外,也可见瘘孔向外通向软组织。骨X线检查对鉴别诊断也有一定帮助。

2. MRI检查 MRI诊断骨髓炎的敏感性最高。软组织显影更加清晰,在感染后3至5天即可显示骨髓水肿等征象,具有早期诊断价值。椎骨骨髓炎患者MRI可表现为椎骨及椎间盘T_1低信号、T_2高信号。MRI扫描序列须包括T_1加权序列和脂肪抑制序列。

3. CT检查 对显示骨皮质和骨小梁是否完整较敏感,同时也用于骨膜反应、髓内或软组织内气体以及窦道成像。此外,CT对于死骨和包壳成像价值很大。当考虑软组织异常时可行增强CT检查。

4. 核医学检查 锝标记的二膦酸(^{99m}Tc)敏感性高,三相骨显像用于骨髓炎的诊断准确性超过90%。特异性抗体标记的白细胞扫描敏感性及特异性高,但目前临床应用少。

（八）诊断

急性骨髓炎的早期诊断至关重要，如果诊断不及时，病程易迁延为慢性。应仔细询问患者有无手术创伤史、器械植入史、感染病史等。手术或创伤后出现局部明显的疼痛、肿胀，应警惕骨髓炎的发生。即使皮肤没有破损，没有明显菌血症征象，外伤史仍是诊断的重要线索。当出现急性骨髓炎的临床表现时，例如患肢局部明显肿痛伴白细胞增高，应寻找有无潜在血源感染源，或患者是否处于免疫抑制状态，导致潜伏感染状态的病原体再激活。

经正规治疗后仍未痊愈的深部溃疡或软组织创伤者需要考虑是否伴有慢性骨髓炎，多见于伴有糖尿病、周围神经病变及压疮的患者。骨髓炎的确诊依赖于骨组织活检培养出细菌，且病理提示骨炎症和骨坏死。如影像学提示骨髓炎表现，同时血培养阳性提示为可能引起骨髓炎的细菌，可以不需要骨髓活检。如果血培养和经皮骨穿刺培养阴性而临床高度怀疑骨髓炎，应考虑外科骨组织活检。MRI、CT或放射性核素显像无骨髓炎放射影像学证据时，应慎重诊断骨髓炎。

（九）鉴别诊断

1. 软组织感染　软组织感染可单独发生或并发骨髓炎。影像学检查有助于帮助鉴别。

2. 关节病　急性期可有局部红斑和皮温升高，并且可出现溃疡，从而继发骨髓炎。MRI增强和骨组织活检有助于鉴别。

3. 骨坏死　往往有激素使用史、放射史、双膦酸盐使用史等。

4. 骨肿瘤　局部表现与骨髓炎相似。组织病理检查可明确。另外肿瘤很少累及椎间盘或关节软骨，此处破坏常提示炎症。

（十）治疗

1. 合理选用抗生素　急性骨髓炎患者在获取血或脓肿液培养及骨组织活检后应积极治疗以防感染扩散。慢性骨髓炎患者可等待培养结果后开始抗生素治疗。在得到病原体诊断结果前，应选择广谱抗生素进行经验性治疗。成人急性骨髓炎经验性治疗推荐万古霉素联合一种三代或四代头孢菌素（如头孢曲松、头孢他啶或头孢吡肟）。获得细菌培养及药敏检测结果后可适当调整方案。甲氧西林敏感金黄色葡萄球菌感染患者不建议首选万古霉素，可选择抗菌作用更强的苯唑西林（2g，每4小时1次）或第一代头孢菌素如头孢唑林（2g，每8小时1次）；耐甲氧西林金黄色葡萄球菌或凝固酶阴性葡萄球菌感染首选万古霉素 $30 \sim 40 \text{mg}/(\text{kg} \cdot \text{d})$，分次静脉滴注。达托霉素或替考拉宁骨浓度较高，可作为备选治疗。对于病原体明确为MRSA的骨髓炎患者，使用SMZ、利福平、利奈唑胺、克林霉素等药物治疗，仍存在一定的争议。革兰氏阴性杆菌引起感染者可选择环丙沙星、左氧氟沙星、头孢他啶或头孢吡肟，若获得细菌培养及药敏检测提示为耐药菌，如超广谱β-内酰胺酶（ESBL）阳性细菌或者碳青霉烯类耐药肠杆菌科细菌则可以根据药敏结果调整升阶梯抗菌药物治疗方案。

目前尚无统一的最佳治疗疗程，一般推荐在4至8周。建议在最后一次清创治疗后抗生素治疗至少6周以保证病骨已被外周血供丰富的软组织覆盖。停用抗生素前实验室炎性指标包括血沉和CRP应该恢复正常。如果病骨已经完全切除（如截肢），抗微生物疗程可在无感染征象后适当缩短。

关于预防性使用抗生素，对于开放性骨折患者，应在创伤6小时内静脉使用抗生素以预防软组织感染和骨髓炎发生。一项荟萃分析显示开放性骨折患者预防性使用抗生素能降低早期感染概率。预防性抗菌疗程根据骨折分型有所不同。对于Gustilo Ⅰ型开放性骨折，抗生素疗程在 $24 \sim 48$ 小时；对于Gustilo Ⅱ型及Ⅲ型开放性骨折，一般需要延长至 $48 \sim 72$ 小时。但过长疗程的预防性抗生素应用并不能降低感染风险，反而可能引发细菌耐药。

2. 外科治疗　根据Cierny-Mader分类，当骨受累范围超过骨髓，即表浅型、局限性或弥漫型骨髓炎须联合手术治疗。早期手术介入有助于明确诊断，同时确定致病微生物，清除坏死组织防止炎症扩散。事实上手术彻底清创也是预防创伤性骨髓炎的重要措施。

3. 辅助治疗　包括高压氧（hyperbaric oxygen）和负压伤口治疗（negative pressure wound therapy，NPWT）。骨髓炎患者患骨常存在血流不足、缺氧等病理基础，高压氧治疗对于难治性骨髓炎有一定疗效。

（十一）并发症

治疗不当时，急性骨髓炎可引起一系列并发症。化脓性感染可扩散至相邻组织，引起关节和软组织感染，形成窦道。少见并发症有骨溶解和病理性骨折。

长期感染致窦道反复大量炎性反应，可继发肿瘤。鳞状上皮癌是慢性骨髓炎最常见的相关肿瘤。此外还包括纤维肉瘤、骨髓瘤等。当窦道口处出现肿块增大,局部疼痛加重,引流液有异味,或原抗菌治疗无效时,应警惕并发肿瘤的可能。此时应在窦道周围多处活检以明确诊断。

(十二) 预后

骨髓炎预后取决于受累骨组织、诱发因素或基础疾病,以及采取的治疗等多种因素。

二、感染性关节炎

感染性关节炎(infectious arthritis)的病原菌大多数为细菌,又以金黄色葡萄球菌、淋病奈瑟球菌常见。少数情况下,结核分枝杆菌、螺旋体、真菌、病毒等亦可引起关节感染。细菌性关节炎能迅速引起关节软骨破坏,造成关节功能丧失,故发生关节炎时都应积极处理,排除非感染性疾病后及时开始抗生素治疗和关节引流。急性关节破坏性炎症多考虑细菌性关节炎,而亚急性或慢性感染常提示结核分枝杆菌或真菌感染。目前随着人工关节置换术的增加,关节假体感染[又称人工关节感染(prosthetic joint infection, PJI)]越来越受到临床医生重视。

(一) 非淋球菌性细菌性关节炎

1. 流行病学 在以急性关节疼痛为主诉的患者中,有8%~27%诊断为细菌性关节炎。细菌性关节炎发生的常见危险因素包括年龄>80岁、糖尿病、类风湿关节炎、人工关节植入术、近期关节手术、浅表皮肤感染、静脉药瘾、酒精中毒、关节内激素注射史等。如患者同时存在两种或两种以上诱因时,感染风险将大大增加。菌血症播散时,细菌更倾向定植在既往存在炎症的关节,如类风湿关节炎、骨关节炎、痛风、假性痛风、Charcot关节病等。

血行播散性感染是最常见的感染途径,其高危因素包括静脉药瘾、留置导管、免疫抑制状态等。值得注意的是细菌性关节炎可作为细菌性心内膜炎的表现之一。对于有静脉用药史或由金黄色葡萄球菌、肠球菌或链球菌引起关节炎者应警惕感染性心内膜炎的存在。少数血源性细菌性关节炎可仅以关节异常为表现而缺乏菌血症证据。而菌血症患者发生感染性关节炎比例亦不高,有文献报道,肺炎链球菌菌血症中只有0.5%~0.7%发生关节炎。少数细菌性关节炎为周围组织感染或关节手术中感染引起,还有极少数情况是骨髓炎脓肿从皮质扩散至关节间隙造成细菌性关节炎。

2. 病原学 不同年龄群体中病原体分布略有差别:新生儿中B群链球菌、革兰氏阴性肠杆菌、金黄色葡萄球菌相对常见;在5岁以下儿童中金黄色葡萄球菌、A群链球菌更多;对于非淋球菌性关节炎,以金黄色葡萄球菌(包括MRSA)最为常见(37%~65%),其次为链球菌属。革兰氏阴性菌感染占其中5%~20%。

不同病原菌感染的临床及流行病学特征有所差别。手术或创伤后感染绝大多数由金黄色葡萄球菌引起,凝固酶阴性葡萄球菌很少引起关节感染,一般见于人工关节感染;革兰氏阴性杆菌多见于免疫抑制状态或存在肠道感染患者;产后妇女或前驱有泌尿系统感染患者应考虑人型支原体。有动物咬伤或人咬伤时可能发生某些罕见细菌感染,如多杀巴斯德菌(Pasteurella multocida)、啮蚀艾肯菌(Eikenella corrodens)等。

3. 病理 细菌进入关节后即可刺激滑膜产生急性化脓性炎症反应,炎症细胞浸润并进一步释放细胞因子和蛋白溶解酶可促进软骨分解、抑制软骨合成。大量炎性渗出引起压迫性骨坏死,进一步破坏软骨和骨组织。金黄色葡萄球菌能分泌中毒休克综合征毒素(toxic shock syndrome toxin, TSST)和肠毒素,可造成关节结构破坏;同时细菌表面结构黏附素(adhesins)能介导细菌黏附于关节内多种蛋白,包括纤维结合蛋白、弹性蛋白、层粘连蛋白、胶原蛋白,以及透明质酸和人工植入物等。

4. 临床表现

(1) 症状与体征:急性起病,约80%患者表现为单个关节剧烈疼痛、红肿、皮温升高、活动受限。全身症状主要为发热,但寒战、高热不常见。老年患者发热多不明显。受累关节以膝关节最为常见(超过50%),腕关节、髋关节、踝关节也可受累,极少数患者可累及耻骨联合。少数患者表现为多个关节受累,通常是2至3个关节。这部分患者往往存在基础疾病,如类风湿关节炎或系统性结缔组织或严重菌血症。静脉药瘾者易累及中轴关节如胸锁关节,同时也常合并感染性心内膜炎。

(2) 实验室指标:白细胞计数升高,伴有血沉、CRP的升高,但无特异性。中性粒细胞常有核左移。

(3) 影像学检查

1) X线平片:是影像学检查的基础,常显示软组织肿胀、关节间隙增宽、关节囊肿胀压迫周围组织等。当关节面骨质破坏时可有关节间隙变窄,常提示预后不良。

2) 关节CT:对于显示关节肿胀、积液较X线平片清晰,但显示关节软骨病变不力。

3) 关节MRI:是早期诊断的重要手段,可显示滑膜水肿和不均匀增厚。MRI 用于提示骶髂关节、胸锁关节以及脊柱关节感染的诊断价值很大。

（4）血培养：在金黄色葡萄球菌感染中阳性率可达 50% ~ 70%，但其他病原体阳性率相对较低。液体培养基可能提高培养阳性率。

（5）关节穿刺检查与病原菌培养：关节穿刺液可行革兰氏染色、细菌培养、白细胞分类以及结晶分析。滑囊液常常外观混浊，呈脓性。滑囊液蛋白水平和乳酸脱氢酶（LDH）常升高，糖含量减低。一般来说应在旋光显微镜下检查有无尿酸盐结晶以鉴别痛风。如闭合针穿刺抽吸脓液困难时，应在超声或透视引导下穿刺。髋关节或骶髂关节等部位的感染可能需要关节切开术实施诊断性抽吸。正常滑囊液细胞数少于 $18 \times 10^4 / ml$，其中大部分为单核细胞；感染性关节炎时白细胞可增多至$(50 \sim 150) \times 10^6 / ml$，绝大部分为中性粒细胞。革兰氏染色涂片敏感性为 30% ~ 50%，细菌培养阳性率更高，可达 90% 以上，故临床上应在怀疑关节感染时积极留取标本，行病原体培养。

（6）分子生物学检测：利用体外核酸扩增技术检测病原体核酸可快速诊断。

5. 诊断 对于临床出现单个关节红、肿、热、痛等急性炎症表现，伴血沉、CRP 增高、影像提示关节病变者，应高度警惕细菌性关节炎的可能，尤其是具有明确感染途径者，更应高度怀疑。确诊依赖于滑囊液细菌学培养。怀疑细菌性关节炎时应尽可能在抗生素使用前行关节腔穿刺留取滑囊液标本。怀疑细菌性关节炎但培养反复阴性时可考虑核酸扩增技术。如细菌培养显示金黄色葡萄球菌感染，同时患者存在心血管疾病史或表现多个关节受累，应另行超声心动图检查以评估有无感染性心内膜炎。实验室指标通常特异性不高，但可用于评估疗效。

6. 鉴别诊断

（1）其他感染性关节炎：①淋球菌性关节炎，多见于性生活活跃个体，急性起病表现为发热、寒战、皮肤病变、多关节痛。细菌培养或分子学诊断可确诊。②莱姆病，一般有流行病学史，可伴游走性红斑等，血清学检测可帮助鉴别。③结核性关节炎，对持续培养阴性但有临床症状者应怀疑结核分枝杆菌感染。滑膜炎抗酸杆菌涂片阳性率很低，一般依靠培养或病理学诊断。④真菌性关节炎，患者常处于免疫抑制状态，临床表现可不典型。

（2）炎性关节炎：①晶体性关节炎，如痛风或假性痛风。常见于跖趾关节，可见痛风石。②反应性关节炎，发病较急，之前常有肠道或泌尿生殖道前驱感染史，主要表现为下肢为主的非对称性小关节炎，可有关节外表现。③类风湿关节炎，表现为多关节炎症，以四肢小关节为主，自身抗体阳性。

（3）急性创伤性关节炎：有明显创伤史，滑囊液多为血性。

7. 治疗 化脓性关节炎治疗手段主要包括抗生素以及关节引流治疗两部分。

（1）抗生素治疗：尚没有标准治疗方案。初始治疗应根据临床表现以及实验室检查结果覆盖最有可能的致病菌，待获得药敏结果后应相应调整抗生素用药。①如滑囊液革兰氏染色提示阳性菌，首选万古霉素（15mg/kg，每 12 小时 1 次）。备选包括达托霉素、利奈唑胺或克林霉素。②如提示革兰氏阴性菌，首选三代头孢类药物，包括头孢曲松（2g，每天1次）头孢噻肟（2g，每 8 小时 1 次）、头孢他啶（1 ~ 2g，每 8 小时 1 次）。由于当前革兰氏阴性菌对第三代头孢菌素的耐药性有增高趋势，需要尽快获得细菌培养及药敏结果，若提示为耐药菌则须及时根据药敏结果调整升阶梯抗菌药物治疗方案。若临床怀疑铜绿假单胞菌，应头孢他啶联合氨基糖苷类药物如庆大霉素。头孢类药物过敏时可改用环丙沙星。③如果初始革兰氏染色为阴性的患者免疫功能正常，应经验性选用万古霉素；若初始革兰氏染色为阴性且患者免疫功能受损，应经验性给予万古霉素联合第三代头孢菌素。

关节内局部治疗作用有限，一方面静脉和口服用药可以达到关节内有效药物浓度，另一方面局部注射可能加重炎性反应，故不推荐关节内用药。

治疗疗程目前尚无标准，应据具体情况而定。一般推荐至少 2 周静脉用药之后序贯口服治疗 2 周。如患者分离病原体显示对某些口服活性高的药物（如氟喹诺酮类）敏感，可缩短静脉治疗至 4 ~ 7 天，序贯口服治疗 14 ~ 21 天。对于难治性感染如铜绿假单胞菌或肠杆菌属可适当延长静脉疗程至 3 ~ 4 周。

（2）关节引流：通常需要关节引流。引流方式包括细针穿刺抽吸脓液、关节镜手术以及开放手术引流。当临床症状完全改善后即可停止引流。通常，髋关节、肩关节和关节假体感染时可直接手术引流，或者当穿刺抽吸 7 ~ 10 天后，引流仍不充分时可选择手术引流。关节镜手术视野好，常用于膝关节、肩关节和腕关节感染。

8. 预后 非淋球菌性关节炎预后与多种因素

有关,包括宿主因素、细菌毒力、治疗开始时机、引流是否彻底等。非淋球菌性关节炎死亡率在 10%~15%,主要是合并有其他严重疾病或高龄患者。而多关节感染,特别是金黄色葡萄球菌引起或存在风湿疾病患者中,死亡率高达 50%。

(二) 淋球菌性关节炎

1. 流行病学　淋球菌是性活跃年轻成人细菌性关节炎中分离到的并非少见的病原体。淋球菌性关节炎可见于淋球菌败血症播散或来源于黏膜定植的淋球菌。45%~85% 的全身播散性淋球菌感染(disseminated gonococcal infection,DGI)可发生淋球菌性关节炎。而女性,特别是月经期和妊娠期女性发生 DGI 或淋球菌性关节炎比例是男性的 2~3 倍。发生淋球菌性关节炎危险因素包括经济条件差、男男性行为、多性伴侣、静脉用药成瘾等。

2. 临床表现与实验室检查

(1) 临床表现:DGI 典型症状有发热、寒战、皮疹和关节症状。少部分躯干和远端肢体处皮疹可发展为出血性紫癜。游走性关节炎和腱鞘炎常见。淋球菌性关节炎常累及单个关节,包括髋关节、膝关节、踝关节以及腕关节等。

(2) 实验室检查:约半数患者血沉超过 50mm/h。病原学检查相对困难。血标本和滑囊液标本的分离培养阳性率均不高,低于 40%。皮肤活检涂片及培养罕见阳性。故怀疑淋球菌感染时应同时取其他受累黏膜标本,如女性宫颈拭子或男性尿道拭子培养。淋球菌对低温和干燥极敏感,标本采取后应保暖保湿并立即送检。标本接种在巧克力色血琼脂平板或Thayer-Martin 培养基。另外,聚合酶链反应(PCR)技术能直接检测标本中淋病奈瑟球菌 DNA,阳性率显著优于传统培养。

3. 治疗　治疗手段与非淋球菌性细菌性关节炎类似,包括抗生素和关节引流治疗两部分。抗生素初始治疗可为头孢曲松(1g,每天 1 次),以覆盖可能的青霉素耐药菌株。如临床症状明显好转,7 天后可改为口服药物序贯治疗,如环丙沙星(500mg,每天 3 次)或者左氧氟沙星(500mg,每天 1 次)。对青霉素敏感者可选用阿莫西林。淋球菌性关节炎同样每天穿刺抽吸脓液至 7~10 天,一般不需要关节镜下引流或手术引流。DGI 患者不确定是否同时感染沙眼衣原体时应同时治疗沙眼衣原体,可联合大环内酯类药物进行治疗。

(三) 螺旋体感染相关关节炎

1. 莱姆病　关节炎莱姆病的典型表现,发生率为 50%~80%。疫蜱叮咬后经过 3~30 天潜伏期后会在局部有关节和肌肉间断性疼痛。从一个或少数几个关节开始,初呈游走性,可先后累及多个关节,以膝关节等大关节多见。受累膝关节多表现为肿胀与发热。10% 未经治疗患者最终发展为慢性滑膜炎。国际上血清学诊断常用,我国医院多无血清学诊断检测提供。特异性 IgG 效价敏感性可高达 90% 以上。PCR 技术诊断敏感性约 85%,但临床应用常不广泛。莱姆病关节炎治疗效果通常很好,口服多西环素 100mg,每天 2 次,疗程 30 天;或采用阿莫西林 500mg,每天 4 次,疗程 30 天;或静脉用头孢曲松 2g/d,治疗 2~4 周。

2. 梅毒性关节炎　早期先天梅毒可表现为关节周围肿胀、受累肢体活动受限(梅毒性假瘫);晚期先天梅毒可形成 Clutton 关节,表现为双侧膝关节无痛性肿胀、轻度强直及关节腔积液,另外常伴有长骨受累(佩刀胫);二期梅毒中关节炎常见于膝、踝关节,肩、肘关节相对少见,且多为对称性,表现为关节腔积液、关节肿胀、压痛、酸痛,症状昼轻夜重;三期梅毒中骨受累较为常见,如关节畸形等。

(四) 关节结核

关节结核分别占到所有结核感染和肺外结核的 1% 和 10% 左右。患者多为儿童及青壮年。不同于骨结核,关节结核通常发生在承重关节,特别是髋、膝及踝关节。关节结核一般为单个关节受累,但 10%~15% 的病例可出现多关节累及。

关节结核可来源于单纯性骨结核控制不佳而波及关节腔,造成关节软骨面的不同程度损害,即全关节结核;或起自单纯性滑膜结核,滑膜结核早期表现为关节腔积液,逐渐滑膜可呈乳头样增生并侵犯骨及关节软骨,造成全关节结核。随着全关节结核进一步发展,病灶部位可积聚大量脓液、结核性肉芽组织、死骨和干酪样坏死组织。由于缺乏红、肿、热、痛等急性炎症表现,结核性脓肿又称为"冷脓肿"。若关节结核仍不控制,可出现破溃形成瘘管或窦道,引起继发感染,此时关节已完全破坏。

关节结核起病缓慢,症状隐匿,仅一半患者可出现低热、乏力、纳差、消瘦等全身症状。可因病灶脓液破入关节腔产生急性症状。膝关节结核早期病灶以滑膜结核多见,症状为关节弥漫性肿胀,局部疼痛不明显。膝关节位置浅表,肿胀和积液容易发现。体检可有相应发现如膝眼饱满、浮髌试验阳性。晚期转变为全关节结核后,局部肿胀、疼痛和关节功能受限明显,胫骨可因韧带松弛而后脱位并发生膝外翻。髋关节结核发病稍少于膝关节,多为单侧起病。临床表现十分隐匿,典型者可有跛行和日趋明显的患髋疼痛。由于髋关节与膝关节神经支配有重叠,部分髋关节结核患者亦可主诉膝关节疼痛。

关节结核活动期可有血沉明显增快。免疫学检测如γ干扰素释放试验(interferon gamma release assay,IGRA)阳性提示结核感染的可能性较大,阴性结果则一般建议进一步寻找除结核外的其他感染。WHO指南目前推荐特异性分子检测技术Xpert MTB/RIF,可对关节液中含有的极少量结核菌进行快速检测,检测到特异性的结核分枝杆菌DNA,并能获得是否对利福平耐药的信息,该技术在我国已经逐步得到了推广。在未获得病理学和分子生物学证据的情况下,结核脓肿穿刺或病变部位的组织学检查是结核感染确诊的重要途径。影像学检查中X线检查对诊断关节结核非常重要,怀疑髋关节结核须摄骨盆正位片对比两侧髋关节在6~8周后可有X线改变,如区域性骨质疏松和周围少量钙化的破坏性病灶,后期可有反应性硬化表现。若发现脓肿壁萎缩或钙化的倾向,高度提示结核。CT能更准确显示病灶位置和软组织病变。MRI有助于早期诊断。

关节治疗应采取综合性治疗手段,包括休息、营养支持、标准化疗抗结核治疗和病灶清除治疗。其中结核药物治疗应占主导地位,并遵守早期、联合、适量、规律及全程原则。详见第二十六章第四十三节"分枝杆菌感染",一般疗程要达到1年。

(五)真菌性关节炎

少部分慢性单关节炎由真菌引起,如粗球孢子菌、皮炎芽生菌、组织胞浆菌等。念珠菌感染一般累及单个关节,如膝、髋或肩关节,常见诱因包括手术、关节内注射、严重肝肾功能不全以及接受免疫抑制患者。少见病原体包括曲霉菌、新生隐球菌等。

真菌性关节炎滑囊液细胞水平在$(10~40)×10^6$个/ml,其中70%为中性粒细胞。确诊依赖于滑囊液培养结果。治疗包括局部引流和系统性药物治疗,其中药物治疗剂量和疗程按照播散性真菌病治疗方案确定,必要时可两性霉素B关节腔内注射。

(六)骨关节内植入物与关节假体感染

1. 流行病学　因骨关节植入物和关节假体手术开展增加,相关感染也在增加,而这类感染也是关节置换术后二次手术的最常见原因之一。术后感染产生了巨大的经济负担。最新研究显示髋关节置换术后和膝关节置换术后感染比例在0.5%~1.0%和0.5%~2%。高危因素是手术部位软组织感染,其他

还包括男性、吸烟史、肥胖、高龄、糖尿病、抑郁状态、系统性或关节内恶性肿瘤、类风湿关节炎、免疫功能低下、既往关节置换史、术前发生关节或邻近骨组织感染、手术时间过长、术后血肿形成、金黄色葡萄球菌定植或菌血症、美国麻醉医师协会(American Society of Anesthesiologists,ASA)评分≥3分等。以下因素能有效减少术后人工关节感染(prosthetic joint infect,PJI)发生,包括缩短手术时间、术中抗生素预防性使用、假体预先抗生素处理、术前有效消毒、负压环境手术等。

2. 病原学　起病时间是确定病原学的重要线索。一般来说早发型假体感染常由毒力较强的病原体引起,如金黄色葡萄球菌、革兰氏阴性杆菌等。迟发型感染病原体毒力相对较弱,如丙酸杆菌、凝固酶阴性葡萄球菌、肠球菌等。文献报道,金黄色葡萄球菌(22%)、凝固酶阴性葡萄球菌(19%)以及混合感染(19%)是常见的病原体,其次依次为乙型溶血性链球菌(9%)、需氧革兰氏阴性杆菌(8%)、厌氧菌(6%),明确感染但病原体阴性占12%。不同部位关节置换以及不同背景疾病患者病原体分布也有所不同。例如丙酸杆菌多见于肩关节置换术后感染,而金黄色葡萄球菌在类风湿关节炎患者中更为常见。其他少见病原体包括结核分枝杆菌、快速生长分枝杆菌、立克次体等。

某些黏附在植入体的细菌可合成和分泌大量胞外多糖,细菌大量繁殖后相互粘连最终可形成生物膜(biofilm),引起感染的概率大大增加,并且常导致治疗困难以及治疗后复发。

3. 临床表现　临床表现根据起病时间有所不同。早发型、迟发型感染主要是术中获得,晚发型感染主要是血源性感染。

(1)早发型PJI:为术后3个月内的感染。早发型感染常出植入过程中的强毒力病原体引起,如金黄色葡萄球菌、革兰氏阴性杆菌、厌氧菌或复杂感染等。早发型感染也可见于术后伤口裂开导致浅表感染向深部蔓延。绝大多数早发型感染起病急,常发热,局部可有硬结、水肿、关节疼痛、关节渗出等。常伴血肿形成或切口坏死。

(2)迟发型PJI:一般认为是术后3个月至12个月内的感染。多由低毒力病原体引起,如丙酸杆菌、凝固酶阴性葡萄球菌、肠球菌等。这类感染起病隐匿,常以关节持续疼痛为首发表现,负重或活动时加剧,伴或不伴移植关节松动。少部分患者也可有早发型PJI表现,不到50%患者可有发热,仅10%患

者可有白细胞升高。长期引流患者可见窦道形成。

（3）晚发型 PJI：指术后 12 个月以后的感染，常为身体其他部位感染经血流播散所致，如导管感染、尿路感染、软组织感染等。故这类患者起病急骤，有典型前驱感染病史。常见病原菌包括金黄色葡萄球菌、乙型溶血性链球菌、革兰氏阴性杆菌。

4. 实验室检查

（1）炎性指标检测：急性期可有血沉、CRP 等炎性指标增高，但这也见于手术后应激或慢性炎性风湿性疾病，对于没有其他并发疾病的关节置换患者，CRP 须 2~3 周恢复正常，而血沉往往需要 1 年。如血沉和 CRP 均正常，一般暂不考虑 PJI。降钙素原对于诊断 PJI 敏感性非常低，IL-6 也许相较 CRP 更加准确，但仍须进一步研究。

（2）关节穿刺检查：是否关节抽吸需要根据具体情况决定。膝关节内抽液可就在床旁进行，但髋关节内抽液往往需要在 CT 或透视下引导进行。如果抽吸关节内液体困难，可先关节内注射少量无菌生理盐水，回抽冲洗液送检。检查包括细胞计数、白细胞分类、革兰氏染色、需氧及厌氧菌培养、结晶分析。关节假体感染表现为以多核细胞为主的白细胞计数升高。滑囊液白细胞$>11\times10^5/ml$ 时诊断关节假体感染敏感性与特异性分别为 91% 与 88%。特别地，当滑囊液中性粒细胞$>65\%$时敏感性和特异性可达 97% 和 98%。最新文献报道白细胞酯酶对于 PJI 诊断敏感性和特异性达 100% 和 93%，但其成本效益及实际应用有待进一步研究。滑囊液革兰氏染色阳性率不到 1/3，而滑囊液培养诊断 PJI 敏感性和特异性分别在 86% ~ 92% 和 82% ~ 97%。病原体培养至少送检需氧菌和厌氧菌培养，必要时应送检真菌或结核分枝杆菌培养。病情允许时，暂停使用抗生素治疗 2 周可提高细菌培养阳性率。

（3）假体周围组织检查：在滑囊液检查结果不足以诊断或发生迟发型感染时，可在保留性清创、假体翻修同时留取假体周围组织，以行病理学检查和病原体培养。镜下可见多核细胞浸润，提示急性炎症。病原体培养应送 3~6 个培养标本，用于需氧菌和厌氧菌培养。培养出现低毒力细菌，如表皮葡萄球菌、棒状杆菌、丙酸杆菌，应考虑再次取样送检以避免样本污染造成的假阳性。延长细菌培养时间至 2 周可能帮助诊断 PJI，特别是对棒状杆菌、丙酸杆菌感染。最新研究显示，声波降解处理后可破坏生物膜，提高细菌培养阳性率，但目前临床尚未展开。

（4）血培养：出现发热及其他急性期症状或全身中毒症状严重时有血流感染可能，应该行血培养。

5. 影像学检查　怀疑 PJI 者应进行 X 线平片检查。有以下征象者均提示 PJI：骨水泥接口存在宽度超过 2mm 的透亮区；假体松动或脱位；骨水泥断裂；骨膜反应等。但常在临床表现存在 3~6 个月后才出现 X 线改变，且特异性不高，意义不大。MRI 和 CT 较平片清晰，但存在金属伪影。采取 MRI 检查时需要注意假体材料是否为钛、钽等安全材料。骨核素扫描敏感性高，正常扫描显像可排除感染，但在感染早期的应用受限。PET 显像在诊断骨关节方面的准确性亦较高。

6. 诊断　当出现以下情况时应高度警惕 PJI：①手术伤口部位持续引流或窦道形成；②人工关节部位持续疼痛；③手术部位曾经有浅层或深部感染。

怀疑 PJI 后，可行如下检查：①X 线平片；②炎性指标，包括血沉、C 反应蛋白；③滑膜积液，包括细胞数、革兰氏染色及细菌培养；④组织活检。确诊依赖于后两项。

目前 PJI 诊断尚无标准，符合以下条件时临床诊断可以成立：①窦道形成，内端与关节假体相连；②两次及以上关节假体周围组织培养阳性，如果培养出高毒力细菌如金黄色葡萄球菌，单次培养阳性可以考虑；③不能用其他病因解释的假体周围脓液。另外，假体周围组织活检发现急性炎症改变同样高度提示感染。

7. 鉴别诊断

（1）无菌性假体松动：最常见于假体磨损。故早期假体部位疼痛更多提示感染，而假体松动一般只在关节活动或承重时发生疼痛。关节穿刺检查可明确鉴别。

（2）假体脱位：常发生在暴力作用后。临床表现为关节疼痛、关节活动受限、局部畸形等。影像学检查可明确。

（3）痛风：可表现为局部关节红、肿、热及剧痛。穿刺活检可见尿酸盐结晶。

（4）关节积血：可由创伤或非创伤引起。可表现为疼痛、肿胀、皮温增高以及活动受限。关节穿刺可明确。

（5）骨溶解：是关节置换术后并发症之一，影像学检查有助于诊断。

8. 治疗　PJI 治疗主要包括手术治疗及抗菌治疗。具体治疗方案取决于感染的时间和微生物学、关节和假体的情况、软组织包膜的性质以及患者因素。大部分迟发型和晚发型感染往往需要切除关节假体,手术治疗包括一期/二期假体置换术、保留假体的清创术、永久关节假体切除术、截肢。抗生素方案应根据手术方式不同进行调整。

(1) 手术方式:假体植入30天后出现的PJI均应考虑假体移除。假体置换可以通过一期和二期手术完成。二期假体置换目前成功率最高,应用最广。抗生素性骨水泥临床常用,但缺乏一定证据支持。常用的填充抗生素是氨基糖苷类药物,如果考虑覆盖阳性菌可加用万古霉素。

1) 二期假体置换:包括一期假体移除、彻底清创后须应用4~6周抗生素,要求抗菌谱覆盖大部分病原菌。感染控制后再二期重新植入假体。应用含抗生素的关节垫片能提供良好的局部抗菌治疗,对于二期手术非常重要。临床上常在抗生素结束2周后再行假体植入,间期可再次穿刺培养以明确关节内是否持续感染;也有部分倾向于只要无感染征象,抗生素疗程结束立即植入新的假体,以防关节内纤维化。

2) 一期假体置换:假体移除、清创后直接植入新的假体。这类手术方式更适合全髋关节置换术后感染、软组织覆盖好以及术前已明确感染病原体且对有良好口服吸收利用度的抗菌药物敏感者。对于金黄色葡萄球菌感染,一期假体置换术后初始4~6周给予针对病原体的抗生素静脉用药,同时联合利福平口服(300~450mg,每天2次);静脉用药结束后,同种药物序贯口服治疗3个月(利福平剂量不变),口服用药选择包括氟喹诺酮类、磺胺甲噁唑、多西环素、米诺环素、双氯西林、夫西地酸、头孢氨苄等。对于非金黄色葡萄球菌,初始治疗为4~6周针对性抗生素静脉用药或生物活性高的口服药物,初始静脉治疗后是否应用慢性抑制性疗法需要综合个人情况,如初始治疗中未使用利福平、存在假体持续性松动或骨量丢失可能时可以考虑慢性抑制疗法,如长程治疗引起药物不良反应,应考虑停药。

3) 保留假体的清创术,也称为"清创、抗生素和植入物保留(debridement, antibiotics and implant retention,DAIR)"适用于以下情况:①植入假体30天内感染部位不形成窦道者,这类情况清创术后联合长疗程静脉治疗治愈率可达71%;②急性起病3周内感染部位不形成窦道;③无假体松动;④其他替代手术风险较大不能接受者。金黄色葡萄球菌引起PJI者清创术后初始治疗包括2~6周针对病原体的抗生素静脉用药,同时联合利福平口服(300~450mg每天2次或600mg每天1次);对于髋、肘、肩、踝关节发生PJI者,应序贯口服药物联合利福平治疗3个月;对于膝关节PJI者,序贯治疗延长至6个月。对于非金黄色葡萄球菌感染引起PJI者,术后抗生素方案与一期假体置换术后方案相同。

4) 永久假体切除术:一般适用于不能运动的患者,或骨量较差、软组织覆盖差者,病原体药物治疗困难或不能耐受者,以及之前关节置换术失败且再植入后感染复发风险较高。术后抗生素疗程在4~6周。

(2) 抗菌治疗选择

1) 经验性抗菌治疗:一般来说,抗菌治疗应在细菌培养标本留取后。少数患者表现为脓毒症或病情不稳定时需要开始经验性抗生素治疗。经验性治疗需要覆盖葡萄球菌[包括耐甲氧西林金黄色葡萄球菌(MRSA)]和需氧革兰氏阴性杆菌,如万古霉素联合头孢吡肟。获得细菌培养及药敏检测结果后可调整对细菌敏感的抗生素。

2) 针对性抗菌治疗:①葡萄球菌,对甲氧西林敏感的金黄色葡萄球菌(MSSA),最常用萘夫西林或苯唑西林(2g,每4~6小时1次),头孢唑林可作为备选(1~2g,每8小时1次)。MSSA感染但对青霉素过敏者可选用克林霉素或万古霉素。MRSA引起感染首选万古霉素,也可选达托霉素、利奈唑胺以及特拉万星。凝固酶阴性葡萄球菌引起PJI者抗生素选择与金黄色葡萄球菌完全一致,但大部分凝固酶阴性葡萄球菌对甲氧西林耐药。金黄色葡萄球菌感染时常合用利福平是因为利福平能穿透生物膜。据报道,二期假体置换术后应用利福平患者感染清除率接近90%,明显高于未使用患者(50%~60%)。利福平药物相互作用明显,故应个性化使用。②乙型溶血性链球菌,对青霉素敏感者可选择青霉素或氨苄西林,也可选头孢曲松。青霉素过敏者可以考虑克林霉素或万古霉素。③肠球菌,少见,用药根据药敏检测确定。④革兰氏阴性杆菌,更常见于老年患者以及术后早期感染患者,预后相对更差。对氟喹诺酮敏感者可选用口服吸收好的药物,如环丙沙星(500~750mg,每天2次)。铜绿假单胞菌引起的PJI治疗相对困难,首先考虑头孢吡肟(2g,每12小时1次)或美罗培南(1g,每8小时1次)静脉滴注,其他备选有环丙沙星或头孢他啶。⑤厌氧菌,肩关节丙酸杆菌感染是最常见的厌氧菌性PJI。丙酸杆菌治疗包括青霉素或头孢他啶,万古霉素和克林霉素同样有效。⑥结核分枝杆菌,用药与其他部分结核感染基本相同。⑦对于培养阴性患者,据报道约

7%的 PJI 患者发生术后感染,其中约一半患者在培养之前使用过抗生素,这时应采取经验性治疗方案。根据目前报道,培养阳性或阴性患者经过标准治疗后治疗结局相似。

（张文宏）

参 考 文 献

［1］ 吴在德,吴雄汉.外科学［M］.6 版.北京:人民卫生出版社,2003:38.

［2］ Stevens DL,Bisno AL,Chambers HF,et al. Practice guidelines for the diagnosis and management of skin and soft tissue infections:2014 update by the Infectious Diseases Society of America［J］. Clin Infect Dis,2014,59(2):e10-e52.

［3］ 葛坚.眼科学［M］.北京:人民卫生出版社,2005:184.

［4］ Bandeira F,Roizenblatt M,Levi GC,et al. Herpes zoster ophthalmicus and varicella zoster virus vasculopathy［J］. Arq Bras Oftalmol,2016,79(2):126-129.

［5］ Akal A,Goncu T,Kocarslan S,et al. Hemorrhagic pyogenic granuloma after internal hordeolum［J］. Int J Crit Illn Inj Sci,2014,4(4):317-318.

［6］ Pornpanich K,Luemsamran P,Leelaporn A,et al. Microbiology of primary acquired nasolacrimal duct obstruction:simple epiphora,acute dacryocystitis,and chronic dacryocystitis［J］. Clin Ophthalmol,2016,10:337-342.

［7］ Ali MJ. Pediatric acute dacryocystitis［J］. Ophthal Plast Reconstr Surg,2015,31(5):341-347.

［8］ Pal N,Majhi B. Unilateral conjunctivitis of unique etiology:a case report from Eastern India［J］. J Nat Sci Biol Med,2016,7(1):104-106.

［9］ Solomon AW,Marks M,Martin DL,et al. Trachoma and Yaws:common Ground?［J］. PLoS Negl Trop Dis,2015,9(12):e0004071.

［10］ Lansingh VC. Trachoma［J］. BMJ Clin Evid,2016,2016:0706.

［11］ Dutt S,Acharya M,Gour A,et al. Clinical efficacy of oral and topical acyclovir in herpes simplex virus stromal necrotizing keratitis［J］. Indian J Ophthalmol,2016,64(4):292-295.

［12］ Amin N,Syed I,Osborne S. Assessment and management of orbital cellulitis［J］. Br J Hosp Med(Lond),2016,77(4):216-220.

［13］ Benoist d'Azy C,Pereira B,Naughton G,et al. Antibioprophylaxis in prevention of endophthalmitis in intravitreal injection:A systematic reviewand meta-analysis［J］. PLoS One,2016,11(6):e0156431.

［14］ 李桂珠.急性咽喉炎症引发的颈部间隙感染临床分析［J］.临床耳鼻咽喉头颈外科杂,2014,28(6):423-424.

［15］ Jankowski R,Nguyen DT,Poussel M,et al. Sinusology［J］. Eur Ann Otorhinolaryngol Head Neck Dis,2016,133(4):263-268.

［16］ Anjos LM,Marcondes MB,Lima MF,et al. Streptococcal acute pharyngitis［J］. Rev Soc Bras Med Trop,2014,47(4):409-413.

［17］ Mandal A,Kabra SK,Lodha upper airway obstruction in children［J］. J Pediatr,2015,82(8):737-744.

［18］ Westerhuis B,Bietz MG,Lindemann J. Acute epiglottitis in adults:an under-recognized and life-threatening condition［J］. S D Med,2013,66(8):309-311,313.

［19］ Zoorob R,Sidani MA,Fremont RD,et al. Antibiotic use in acute upper respiratory tract infections［J］. Am Fam Physician,2012,86(9):817-822.

［20］ 蔡柏蔷,李龙芸.协和呼吸病学［M］.2 版.北京:中国协和医科大学出版社,2011.

［21］ 陈灏珠,林果为,王吉耀.实用内科学［M］.14 版.北京:人民卫生出版社,2013.

［22］ 贾辅忠,李兰娟.感染病学［M］.南京:江苏科学技术出版社,2010.

［23］ 钟南山,刘又宁.呼吸病学［M］.2 版.北京:人民卫生出版社,2012.

［24］ Jacobs SE,Lamson DM,St George K,Walsh TJ. Human rhinoviruses［J］. Clin Microbiol Rev,2013,26(1):135-162.

［25］ Kennedy JL,Turner RB,Braciale T,et al. Pathogenesis of rhinovirus infection［J］. Curr Opin Virol,2012,2(3):287-293.

［26］ 中国医师协会呼吸医师分会,中国医师协会急诊医师分会.普通感冒规范诊治的专家共识［J］.中华内科杂志,2012,51(4):330-333.

［27］ 中华医学会呼吸病学分会哮喘学组.咳嗽的诊断与治疗指南(2009 版)［J］.中华结核和呼吸杂志,2009,32(6):407-413.

［28］ Barnett ML,Linder JA. Antibiotic prescribing for adults with acute bronchitis in the United States,1996-2010［J］. JAMA,2014,311:2020-2022.

［29］ Øymar K,Skjerven HO,Mikalsen IB. Acute bronchiolitis in infants,a review［J］. Scand J Trauma Resusc Emerg Med,2014,22:23.

［30］ Fischer GB,Sarria EE,Mattiello R,et al. Post infectious bronchiolitis obliterans in children［J］. Paediatr Respir Rev,2010,11:233-239.

［31］ Global Strategy for the Diagnosis,Management and Prevention of COPD. Global Initiative for Chronic Obstructive Lung Disease(GOLD).(2016-04-05)［2021-02-17］http://www.goldcopd.org/.

［32］ 中华医学会呼吸病学分会慢性阻塞性肺疾病学组.慢性阻塞性肺疾病诊治指南(2013 年修订版)［J］.中华结核和呼吸杂志,2013,36(4):255-264.

［33］ 中华医学会呼吸病学分会.社区获得性肺炎诊断和治疗指南［J］.中华结核和呼吸杂志,2006,29(10):651-655.

［34］ Eccles S, Pincus C, Higgins B, et al. Diagnosis and management of community and hospital acquired pneumonia in adults:summary of NICE guidance［J］. BMJ,2014,349:6722.

［35］ Jones RN. Microbial etiologies of hospital-acquired bacterial pneumonia and ventilator-associated bacterial pneumonia［J］. Clin Infect Dis,2010,51(Suppl 1):S81-S87.

［36］ Loscalzo J. Harrison's Pulmonary and Critical Care Medicine［M］. 17th ed. New York:The McGraw- Hill companies,Inc.,2010:169-170.

［37］ Davies HE, Davies RJ, Davies CW. Management of pleural infection in adults:British Thoracic Society Pleural Disease Guideline 2010［J］. Thorax,2010,65(Suppl 2):ii41-53.

［38］ Ahmed O, Zangan S. Emergent management of empyema［J］. Semin Intervent Radiol,2012,29(3):226-230.

［39］ 中国防痨协会.耐药结核病化学治疗指南(2015)［J］.中国防痨杂志,2015,37(5):421-469.

［40］ Tang S, Yao L, Hao X, et al. Efficacy,safety and tolerability of linezolid for the treatment of XDR-TB:a study in China［J］. EurRespir J,2014,45(1):161-170.

［41］ WHO. Multidrug -resistant tuberculosis (MDR-TB)［EB/OL］. (2016-02-02)［2020-04-10］. https://www. who. int/.

［42］ Miller H, Eisendle K, Briiuninger W, et al. Comparative analysis of immunohistochemistry,polymerase chain reaction and focus--floating microscopy for the detection of Treponema pallidum in mucocutaneous lesions of primary,secondary and tertiary syphilis［J］. Br J Dermatol,2011,165(1):50-60.

［43］ Arty CL, Snow JL. Secondary syphilis in an immunocompromised kidney transplant recipient［J］. Cuffs,2011,88(6):284-289.

［44］ 羊建,唐明霞.不同梅毒螺旋体抗体检测方法的临床应用评价［J］.国际检验医学杂志,2011,32(14):1579-1580.

［45］ 程娟,段红岩,李安信.梅毒流行病学和诊疗现状分析［J］.传染病信息,2012,25(1):58-60.

［46］ Mayer FT, wilson D, Hube B. Candida albicans pathogenicity mechanisms［J］. Virulence,2013,4(2):119-128.

［47］ Giri S, Kindo AJ. A review of Candida species causing blood stream infection［J］. Indian J Med Microbiol,2012,30(3):270-278.

［48］ Negri M, Martins M, Henriques M, et al. Examination of potential virulence factors of Candida tropicalis clinical isolates from hospitalized patients［J］. Mycopathologia,2010,169(5):175-182.

［49］ Cetin B, Buyukberber S, Sentürk S, et al. Ischemic colitis after capecitabine plus cisplatin treatment in advanced gastric cancer［J］. Thrombosis Thrombolysis,2011,31(4):503-506.

［50］ Jacob J, Wu J, Han J, et al. Clostridium difficile in an urban,university-affiliated long-term acute-care hospital［J］,Infect Control Hosp Epidemiol,2017,38(3):294-299.

［51］ Rupnik M, Tambic Andrasevic A, Trajkovska Dokic E, et al. Distribution of Clostridium difficile PCR ribotypes and high proportion of 027 and 176 in some hospitals in four South Eastern European countries［J］. Anaerobe, 2016,42:142-144.

［52］ 李楠,梁浩,范开春,毛永平. Whipple 病 2 例报道并文献复习［J］.胃肠病学和肝病学杂志,2015,24(06):763-764.

［53］ Christidi F, Kararizou E, Potagas C, et al. Neurocognitive impairment in Whipple disease with central nervous system involvement［J］. Cogn Behav Neurol,2014,27(1):51-56.

［54］ Osmon DR, Berbari EF, Berendt AR, et al. Executive summary:diagnosis and management of prosthetic joint infection:clinical practice guidelines by the infectious diseases Society of America［J］. Clin infect Dis,2013,56(1):1-10.

［55］ Meddings L, Myers RP, Hubbard J, et al. A populationbased study of pyogenic liver abscesses in the United States:incidence,mortality,and temporal trends［J］. Am J Gastroenterol,2010,105(1):117-124.

［56］ 龚剑,戴维,潘志刚.细菌性肝脓肿 118 例临床分析［J］.中华全科医师杂志,2013,129(03):211-213.

［57］ Wang J, Yan Y, Xue X, et al. Comparison of pyogenic liver abscesses caused by hypermucoviscous Klebsiella pneumoniae and non- Klebsiella pneumoniae pathogens in Beijing:A retrospective analysis［J］. Int Med Res,2013,41(4):1088-1097.

［58］ Lin JC, Chang FY, Fung CP, et al. Do Neutrophils Play a Role in Establishing Liver Abscesses and Distant Metastases Caused by Klebsiella pneumoniae［J］. PLOS One,2010,5(11):e15005.

［59］ Slaughter MR. Use of percutaneous drainage for treatment of pyogenic liver abscess［J］. JAAPA,2013,26(1):43-46.

［60］ Kang SC, Hwang SJ. Impact of advanced age on inpatients with pyogenic liver abscess in Taiwan:A nationwide claimbased analysis［J］. J Chin Med Assoc,2011,74(12):539-543.

［61］ Negm AA, Schott A, Vonberg RP, et al. Routine bile collection for microbiological analysis during cholangiography and its impact on the management of cholangitis［J］. Gastrointest Endosc,2010,72(2):284-291.

［62］ Kim HC, Yang DM, Jin W, et al. Color Doppler Twinkling Artifacts in Various Conditions During Abdominal and Pelvic Sonography［J］. J Ultrasound Med, 2010, 29（4）: 621-632.

［63］ Maccioni F, Martinelli M, Al Ansari N, et al. Magnetic resonance cholangiography: past, present and future: a review［J］. Eur Rev Med Pharnacol Sci, 2010, 14（8）: 721-725.

［64］ Rolfes MA, Hullsiek KH, Rhein J, et al. The effect of therapeutic lumbar punctures on acute mortality from cryptococcal meningitis［J］. Clin Infect Dis, 2014, 59（11）: 1607-1614.

［65］ Straus SE, Thorpe KE, Holroyd-Leduc J. How Do I Perform a Lumbar Puncture and Analyze the Results to Diagnose Bacterial Meningitis?［J］. JAMA, 2006, 296（16）: 2012-2022.

［66］ Mandall GL, Bennett JE, Dollin R. Mandell, Douglas, and Bennett's Principles and Practice of Infectious Diseases［J］. London: Churchill Livingstone Press. 7th ed. 2013.

［67］ Singer M, et al. The Third International Consensus Definitions for Sepsis and Septic Shock（Sepsis-3）［J］. JAMA, 2016, 315（8）: 801-810.

［68］ Birt MC, Anderson DW, Bruce Toby E, et al. Osteomyelitis: Recent advances in pathophysiology and therapeutic strategies［J］. J Orthop, 2016, 14（1）: 45-52.

［69］ 魏泽庆, 沈萍, 陈云波, 等. Mohnarin 2011 年度报告: 血流感染细菌构成及耐药性［J］. 中华医院感染学杂志, 2012, 22（24）: 5497-5502.

［70］ 李燕, 潘新年, 韦秋芬, 等. 新生儿败血症病原学特征分析［J］. 中国新生儿科杂志, 2015（1）: 9-11.

［71］ 赵敬焕, 刘迪, 李婷, 等. 血流感染的病原分析［J］. 中国感染与化疗杂志, 2012, 12（5）: 384-390.

［72］ 王宇明. 感染病学［M］. 北京: 人民卫生出版社, 2010.

［73］ 王吉耀. 内科学［M］. 北京: 人民卫生出版社, 2008.

［74］ 中华医学会妇产科学分会感染性疾病协作组. 妇产科抗生素使用指南［J］. 中华妇产科杂志, 2011, 46（3）: 230-233.

［75］ Workowski KA, Bolan GA. Sexually transmitted diseases treatment guidelines, 2015［J］. MMWR Recomm Rep, 2015, 64（3）: 1-137.

［76］ 中华医学会妇产科学分会感染性疾病协作组. 细菌性阴道病诊治指南（草案）［J］. 中华妇产科杂志, 2011, 46（4）: 317.

［77］ Ross J, Judlin P, Jensen J. 2012 European guideline for the management of pelvic inflammatory disease［J］. Int J STD AIDS, 2014, 25（1）: 1-7.

［78］ van Schalkwyk J, Yudin MH, Allen V, et al. Vulvovaginitis: screening for and management of trichomoniasis, vulvovaginal candidiasis, and bacterial vaginosis［J］. J Obstet Gynaecol Can, 2015, 37（3）: 266-274.

［79］ 张学军. 皮肤性病学［M］. 8 版. 北京: 人民卫生出版社, 2013.

［80］ Aleksandra BJ, Romana C. Chancroid, lymphogranuloma venereum, granuloma inguinale, genital herpes simplex infection, and molluscum contagiosum［J］. Clin Dermatol, 2014, 32（2）: 290-298.

［81］ Henry JC. Sexually transmitted infections in men who have sex with men［J］. Clin Dermatol, 2014, 32（2）: 181-188.

［82］ Ison CA, Deal C, Unemo M. Current and future treatment options for gonorrhoea［J］. Sex Transm Infect, 2013, 89（Suppl 4）: iv52-56.

［83］ Deguchi T, Ito S, Hagiwara N, et al. Antimicrobial chemotherapy of Mycoplasma genitalium-positive non-gonococcal urethritis［J］. Expert Rev Anti Infect Ther, 2012, 10（7）: 791-803.

［84］ Bhatia N, Lynde C, Vender R, et al. Understanding genital warts: epidemiology, pathogenesis, and burden of disease of human papillomavirus［J］. J Cutan Med Surg, 2013, 17（6 Suppl）: S47-S54.

［85］ 樊尚荣, 张慧萍（编译）. 2010 年美国疾病控制中心生殖器疱疹治疗指南［J］. 中国全科医学, 2011, 14（13）: 1402-1403.

［86］ 赵静媛, 袁红, 方翠艳, 等. 软下疳疾病的临床治疗分析［J］. 世界最新医学信息文摘, 2014, 14（7）: 81.

［87］ 杨瑞兰, 泛昔洛韦治疗复发性生殖器疱疹疗效评价［J］. 当代医学, 2012, 18（8）: 144-145.

［88］ Vargas-Leguas H, Garcia de Olalla P, Arando M, et al. Lymphogran-uloma venereum: a hidden emerging problem, Barcelona 2011［J］. Euro Surveill, 2012, 17: 2-4.

［89］ De Vries HJC, Morre SA, White JA, et al. European guideline on the management of lymphogranuloma venereum 2010［J］. Int J STD AIDS, 2010, 21（8）: 533-536.

［90］ Dennis L, Anthony S. Harrison's Infection Diseases［M］. 2nd ed. New York: McGraw-Hill, 2013.

第二十二章　病毒性疾病

第一节　病毒性疾病概述

一、病原体

病毒(virus)是一类比较原始、能够自我复制和严格细胞内寄生的非细胞生物,是地球上数量最为庞大的生命形式。病毒体积很小,通常直径在10~350nm。一个完整的病毒或病毒颗粒由核酸(DNA或RNA)和蛋白质组成,其中核酸携带遗传信息,决定病毒的基本特征,并能进一步传给子代;核酸编码的蛋白质分成结构蛋白和非结构蛋白,结构蛋白包括病毒的包膜、衣壳及基质蛋白,非结构蛋白包括病毒的酶以及调控蛋白等。病毒形态与病毒衣壳的基本结构有关,多数病毒呈球形,也有棒状、丝状或其他形状。病毒是严格的细胞内寄生生物,自身不能进行代谢,完全依赖于宿主细胞提供合成的酶和能量。病毒首先利用细胞表面的受体系统进入细胞,病毒受体决定了病毒的宿主谱,是决定病毒的组织亲嗜性和致病性的主要因素之一。病毒基因表达调控不仅受病毒自身编码的调节蛋白的影响,也受到宿主细胞的酶或蛋白质的控制,是病毒复制过程中的中心环节。

近年来病毒性疾病的研究发展很快,根据国际病毒分类委员会(International Committee on Taxonomy of Virus,ICTV)2017年发布的第十次报告,目前病毒的分类等级包括目(order)、科(family)、亚科(subfamily)、属(genus)和种(species)等水平。在该报告中,将病毒分为9个目,131个科,40个亚科,803个属,4 833个种。其中超过400种病毒可感染人类导致疾病的产生。而新的病毒仍在不断地被发现。

二、病毒性疾病对人类的危害

有史以来,人类和病毒的斗争从未停止。病毒性疾病引起的传染病往往发病率高、发病快、流行广,是危害人类健康的主要原因之一。流感、天花、脊髓灰质炎、病毒性肝炎、新型冠状病毒肺炎(COVID-19)等病毒性疾病的流行,都严重影响全人类健康。另外,一些病毒的慢性感染与肿瘤性疾病的发生密切相关,如EB病毒与淋巴瘤、人乳头状瘤病毒与宫颈癌的关系已经在临床实践中得到证实。

随着科技的进步,近半个世纪以来,人类在和病毒性疾病的斗争中取得了很大的成绩。如通过接种疫苗,1980年世界卫生组织(World Health Organization,WHO)宣布全世界消灭天花这种可怕的传染病。启动于1988年的全球根除脊髓灰质炎行动(Global Polio Eradication Initiative,GPEI)也成果显著,通过推广计划免疫,全球脊髓灰质炎患病人数下降了99%以上,从1988年的35万例估计数减少到2017年的22例报告病例。截止到2020年,世界上只有巴基斯坦、阿富汗和尼日利亚三个国家没有停止野生型脊髓灰质炎的传播。

通过开展广泛的计划免疫以及科学的预防措施,一些常见的病毒性传染病如麻疹、风疹、乙型脑炎等发病率和病死率也明显下降。但人类仍面临病毒性疾病的严重威胁。由于各种因素的影响,近几十年来全球传染性疾病(包括病毒性疾病)的发病率大幅度上升,流行和暴发不断发生。其中包括一部分原先已被控制的病毒性疾病死灰复燃,如登革热、黄热病等。此外,病毒性心肌炎、病毒性腹泻等的发病人数也有上升趋势,手足口病在儿童中的发病率仍较高。

全球季节性流感仍是一个严重的公共卫生问题,每年发病率在成人中为5%~10%,在儿童中为20%~30%,在世界范围内,这种年度流行造成300万~500万例重症病例,导致25万~50万例死亡。由于流感病毒不同亚型之间的整合及基因本身的高变异性,流感病毒可以突破种间屏障,导致新型流感的流行。如 1997 年的 H5N1 禽流感，2011 年的新甲型 H1N1 流感，以及 2013 年暴发的 H7N9 禽流感均对人类健康、社会稳定及经济发展产生巨大影响。

我国是病毒性疾病的高负担国家。虽然经过实施免疫接种，我国乙肝病毒表面抗原（HBsAg）携带率由 1992 年的 9.75% 下降至 2006 年的 7.18%，并在 2014 年继续下降到 5%~6%。然而，我国慢性 HBV 感染者仍有约 7 000 万，其中慢性乙型肝炎患者约 2 000 万~3 000 万。按照 2006 年的流行病学调查结果，我国丙型肝炎病毒（hepatitis C virus，HCV）的感染者据估计也有约 1 000 万。在我国，与乙型肝炎、丙型肝炎相关的肝硬化和肝癌负担仍十分严重。

自从 1981 年发现艾滋病（AIDS）以来，全球人类免疫缺陷病毒（HIV，又称艾滋病病毒）感染病例急剧增加，根据联合国和 WHO 截至 2017 年底的报告，被称为"世纪灾难"的艾滋病迄今已造成 3 300 万例死亡。仅 2019 年就有 69 万人死于 HIV 相关原因，170 万人成为新感染者。到 2019 年底，全球估计有 3 800 万 HIV 感染者。我国 HIV 感染呈快速隐蔽性增长的趋势。据中国疾病预防控制中心 2018 年疫情评估数据显示，截至 2018 年底，全国存活 HIV/AIDS 人数约为 125 万，仅 2018 年新发感染人数约为 8.1 万，死亡 3 万~4 万。其中性传播成为主要的传播途径，导致防控难度加大，个别地区疫情严重，对社会和经济发展构成巨大威胁。

另外，新的病毒尤其是传染性强、病死率高的新病毒不断出现，有的甚至出现局部暴发流行。如 2003 年暴发的严重急性呼吸综合征（severe acute respiratory syndrome，SARS）波及全球 33 个国家和地区，截至 2003 年 5 月 23 日，全世界发病总人数 8 459 例，共死亡 805 例，至今仍让人心有余悸。

始于 2012 年的中东呼吸综合征（Middle East respiratory syndrome，MERS）是由新型冠状病毒所致的急性呼吸道传染病。2014 年在西非暴发的埃博拉病毒病疫情，则进一步加剧了全社会人们对于病毒的恐惧。

2019 年 12 月，武汉发现一系列不明原因的病毒性肺炎，并迅速在人群中传播。此后证实病原体为一种新型冠状病毒，国际病毒分类委员会将其命名为严重急性呼吸综合征冠状病毒 2 型（SARS-CoV-2），WHO 将此次疾病命名为 COVID-19。此后，COVID-19 疫情迅速在全球蔓延。2020 年 3 月 11 日，WHO 宣布 COVID-19 进入全球大流行。截至 2021 年 10 月 15 日，此次疫情全球感染人数已超过 2 亿，

超过 400 万人因此丧生。这些急性病毒感染的流行均对人类健康构成巨大威胁，同时对社会经济造成极大冲击。

除了上述已造成重大损伤和社会恐慌的病毒以外，新型布尼亚病毒、亨德拉病毒、马尔堡病毒、汉坦病毒、人博卡病毒等都是致死性很强的病毒，给相应流行区的人类健康造成威胁。而且随着现代交通业的发达、旅游事业和国际交往活动的频繁，一些原本具有地域性的病毒性传染病很容易突破洲际界限而进行远距离传播。随着全球气候的改变，旅游、自然开发、猎杀野生动物、饲养宠物以及战争等多种因素，一些原本在动物中流行的病毒性传染病也可能向人类传播。加上人类不良行为如性乱交、静脉注射毒品等导致艾滋病、病毒性肝炎以及性病等的传播。因此，人类病毒性疾病越来越受到人们的关注和重视。加强人类病毒性疾病的研究，控制、消除病毒性疾病对人类的危害任重道远。

三、临床表现

病毒性传染病的临床表现可多种多样，认识不同病毒所致的临床特点有助于早期诊治。病毒感染可表现为不同的感染谱，如有些病毒感染后以显性感染为主，有些病毒感染可无明显症状或为亚临床感染；有些病毒感染表现为急性和自限性过程，病后能产生持久的免疫力，如甲型病毒性肝炎。有些病毒感染后则为潜伏状态或静止状态，一旦机体免疫力下降，可被激活而呈现活动性感染，如巨细胞病毒。有的病毒仅引起急性感染，而有的病毒不仅可引起急性感染，还可转变为持续性感染。同一种病毒感染不同个体或不同器官可表现出不同的临床特征，而不同的病毒感染又会出现相同的临床症状，如诺如病毒、轮状病毒、星状病毒、冠状病毒及其他一些肠道病毒都可引起腹泻；而呼吸道合胞病毒、流感病毒、副流感病毒、腺病毒等都均可导致呼吸道症状。有的病毒具有泛嗜性，如乙型、丙型肝炎病毒除了引起肝脏损伤外，还可累及全身各个系统、组织。巨细胞病毒、风疹病毒、塞卡病毒等可引起宫内感染和围生期感染，导致胎儿流产、早产、先天畸形等。还有一些病毒和肿瘤的发生密切相关，如人乳头状瘤病毒和宫颈癌、人类嗜 T 淋巴细胞病毒 1 型和白血病、EB 病毒和伯基特淋巴瘤（Burkitt 淋巴瘤）的关系也在临床实践中得到证实。此外，随着免疫功能低下人群（如艾滋病患者、器官移植人群等）的增加，一些在健康人中多表现为潜伏状态的病毒如巨细胞

病毒可以出现活动性感染,甚至出现致死性感染。

四、诊断

病毒性疾病的诊断应结合患者的流行病学信息、临床特征及病原学实验室检查综合进行考虑。其中病原学诊断是确诊依据,常采用病毒分离电镜技术、免疫检测技术、基因检测技术,分别针对病毒形态、病毒抗原或抗体、病毒核酸而开展。临床应用中应根据不同的目的和不同病毒,选择相应的检测标志,进而采取相应的病毒学检测方法,如在发现新病毒时,病毒分离电镜检测仍是不可取代的经典方法;酶联免疫吸附试验(ELISA)方法简便,敏感性高,特异性强,既可检测抗原,也可以检测抗体,是目前诊断病毒性疾病最常用的方法。分子生物学技术如聚合酶链反应(PCR)、核酸测序分析等能检测出样本中的微量病毒,将病毒学的诊断从定性诊断发展到定量诊断的水平,不仅可以了解病毒感染是否存在,还能测出是否发生了变异以及变异的具体信息。不仅应用于病毒性疾病的诊断,还可用于病毒性疾病治疗疗效的监测、预后的判断。近年来开发的基因芯片(gene chip)技术是将分子生物学方法和免疫学方法结合起来的酶标聚合酶链反应技术,将使病毒学诊断更加简便、快速、准确。

在进行检测标志的选择时,应根据病毒的生物学特性、潜伏期长短以及机体免疫应答情况,选择检测病毒、病毒抗原、抗体或病毒核酸作为诊断的标志。如对于潜伏期较短的病毒,由于机体未能产生特异性抗体,因此应选择检测病毒颗粒、病毒抗原或病毒核酸。对潜伏期10天以上的病毒感染,可检测特异性IgM抗体。而对于在机体内潜伏感染的病毒如疱疹病毒,可检测双份血清(间隔2~4周)病毒的IgG抗体有无4倍及以上改变。

五、治疗

和抗菌药物相比,抗病毒药物的发展相对缓慢,疗效也不理想。这是因为病毒专性寄生于细胞内,而且病毒的复制和正常宿主细胞的代谢密切相关,因此,对病毒复制有抑制作用的药物,通常也对宿主细胞的正常代谢具有不良反应。而且,病毒尤其是RNA病毒容易变异,所以易产生耐药性。目前抗病毒药物都是通过影响病毒吸附、穿入、脱壳、mRNA转录、病毒核酸和蛋白质合成、病毒颗粒的装配和释放等其中的某一环节而达到阻断病毒复制的目的。

目前,临床常用的抗病毒药物如金刚烷胺、奥司他韦、扎那米韦、帕拉米韦对甲型流感均有效。阿昔洛韦、更昔洛韦、泛昔洛韦等对水痘-带状疱疹病毒、EB病毒以及巨细胞病毒感染有效。利巴韦林为广谱抗病毒药物,用于呼吸道病毒感染、疱疹性角膜炎、流行性出血热以及丙型病毒性肝炎的治疗。包括α干扰素(包括普通干扰素和聚乙二醇干扰素)和核苷(酸)类似物(如早期使用的拉米夫定、替比夫定、阿德福韦酯,以及目前推荐首选的高效低耐药的恩替卡韦、富马酸替诺福韦和丙酚替诺福韦)在治疗乙型病毒性肝炎中取得了一定疗效,但还存在耐药、不能彻底清除病毒等局限性。利巴韦林联合α干扰素曾为治疗HCV的经典方案,但不良反应大,部分患者临床疗效有限,随着直接抗病毒药物的问世和广泛应用,HCV的治疗已经进入一个全新的泛基因型时代,使绝大部分HCV感染者能得以治愈。针对HIV感染目前多采用多种药物联合治疗,即高效抗逆转录病毒治疗(HAART)大大提高了抗HIV的疗效,显著改善了患者的生活质量和预后,但仍不能达到根治疾病的目的。理想的抗病毒药物是能够选择性抑制、杀伤病毒而不损伤宿主细胞。近年来,随着基因治疗技术、纳米技术、基于计算机科学分子图像技术和生物大分子结构推理药物分子设计技术等新技术的发展和应用,有望给目前抗病毒药物面临的诸多难题提供新策略。

六、预防

预防为主是控制感染性疾病的指导方针,和其他感染性疾病一样,病毒性疾病的预防主要针对传染源、传播途径和易感人群三个环节采取综合性的预防措施。因此要全面了解病毒性疾病传播、发生、发展的规律。要做到对患者早发现、早诊断、早报告、早隔离、早治疗,阻止疾病的进一步传播。根据具体的传播途径,采取不同的预防措施,如对于肠道传染病应做好饮食、饮水卫生,做好粪便、垃圾等的处理,严格执行消毒制度和个人卫生等。如2013年源自我国南方的H7N9禽流感疫情,在研究发现病毒来源于活禽的前提下,我国果断采取公共卫生预防措施,在疫情发生较集中的地区如杭州、上海、湖州、南京等地关闭活禽市场,此后新发病例数急剧下降,证明了该策略的有效性。

预防接种和预防性用药是保护易感人群的主要措施。其中接种疫苗是预防病毒性疾病的最有效手段,不仅能控制疾病的流行甚至能消灭疾病。自20世纪60年代以来,得益于广泛地实施计划免疫,很多病毒性疾病得到控制,除了已宣布消灭的天花和基本得到控制的脊髓灰质炎以外,麻疹、流行性乙型脑炎等病毒性疾病的发病率也显著下降。作为一个肝炎大国,我国通过乙肝疫苗的计划免疫,HBsAg 携带率明显下降。1992 年全国病毒性肝炎血清流行病学调查显示,我国一般人群 HBsAg 携带率为 9.75%。1992 年起我国将乙肝疫苗纳入儿童计划免疫管理,2002 年将乙肝疫苗纳入儿童免疫规划。2006 年病毒性肝炎血清流行病学调查显示,我国 HBsAg 携带率降至 7.18%。2009 年,我国开始对 15 岁以下儿童实施乙肝疫苗补种。随着乙肝疫苗的普及接种,以及对 HBsAg 阳性孕妇实施预防性抗病毒治疗的母婴阻断策略,已使我国 5 岁以下儿童 HBsAg 携带率低于 1%,达到 WHO 的防控目标。理想的疫苗应安全、稳定,可诱导机体产生特异性体液免疫和细胞免疫,并且不受个体主要组织相容性复合体(MHC)抗原分子的限制,免疫效价保持持久。因此,新型疫苗的设计关键是选择理想的靶抗原。其中核酸疫苗作为新一代疫苗,能诱导机体产生明显的特异性免疫,在预防病毒性疾病上具有巨大的应用前景。

同时,还应加强病毒性疾病的监测。对病毒性疾病的病原及其变异,疾病的动态分布以及流行影响因素进行长期、不间断的监测,有利于疾病防疫人员掌握疾病的流行规律,为制定和实施有效的疾病预防控制措施提供科学依据。

病毒性传染病仍是最为常见也是人类最难攻克的疾病种类之一,在目前老的病毒仍未完全控制,新的病毒不断出现的情况下,仍需积极加强病毒性疾病的研究,阐明病毒的特点,以及病毒性疾病的发病机制,探索新的防治方法;建立长期、有效的监测体系,做好病毒性传染病的预警和防治工作;同时开展国际合作,共同控制和消灭洲际流行的病毒性传染病。

(李兰娟　杨美芳)

第二节　流行性感冒病毒感染

一、流行性感冒

流行性感冒,简称流感,是由流行性感冒病毒(简称流感病毒)所引起的一种传染性很强的急性呼吸道传染病。流感病毒分为甲(A)、乙(B)、丙(C)、丁(D)四型。甲、乙、丙三型可以引起人的呼吸道感染。该分型不仅反映了病毒被发现的年代前后顺序,更重要的是反映了对人类危害程度的顺序。甲型流感病毒常以流行形式出现,能引起世界性流感大流行,它在动物中广泛分布,也能在动物中引起流行,甚至会造成大量动物死亡。乙型流感病毒常常引起局部暴发,不引起流感大流行,至今尚未找到它在人之外其他动物中流行的确凿证据。丙型流感病毒主要以散在形式出现,主要侵袭婴幼儿,一般不引起流行,猪也是它的天然宿主之一。丁型流感病毒目前只在猪和牛等动物中发现。

流感病毒对人类的危害主要有两种形式,一种就是由于病毒不断变异,通过抗原漂移(antigenic drift)造成每年的季节性流感流行,WHO 估计流感每年会导致 10 亿人感染,其中 300 万~500 万重症感染,30 万~50 万人死亡。主要危害的人群是 65 岁以上老年人、2 岁以下儿童、孕妇、慢性病患者以及免疫低下者。流感所造成的全球疾病负担没有确切的统计数据,但是基于美国的监测数据显示,每年流感会导致 104 亿美元的直接医疗费用和 871 亿美元的经济负担。另外一种就是通过病毒重配,也称之为抗原转变(antigenic shift)产生新的病毒而造成流感大流行。历史上多次发生流感大流行,20 世纪发生了 3 次流感大流行,分别为 1918 年起源于美国的西班牙流感、1957 年起源于我国贵州省的亚洲流感、1968 年在我国香港暴发的流感。21 世纪的第一次流感大流行就是 2009 年由美国首先报道、可能起源于南美的甲型 H1N1 流感。

流感病毒一直到 20 世纪 30 年代才被分离和确定。1931 年,Richard E. Shope 等人从猪标本中分离到猪流感病毒,1933 年,Wilson Smith 等人利用雪貂从流感患者咳嗽的痰液中首次分离到人流感病毒。1955 年发现,1878 年在意大利首次报道的鸡瘟病毒其实是一种甲型流感病毒。1940 年,Thomas Francis Jr. 等分离到乙型流感病毒。1947 年,Taylor R. M. 分离到丙型流感病毒。

(一)病原学

1. 分类及命名　流感病毒根据核蛋白(nuclear protein,NP)和基质蛋白(matrix protein,MP)分为甲、乙、丙、丁四型。甲型流感病毒根据其表面血细胞凝聚素(hemagglutinin,HA,简称血凝素)和神经氨酸酶(neuraminidase,NA)蛋白结构及其基因特性又可分成许多亚型,甲型流感病毒已发现的血凝素有 18 个亚型(H1~H18),神经氨酸酶有 11 个亚型(N1~N11)。2012 年和 2013 年美国科学家先后在蝙蝠身上发现了新的 H17N10 和 H18N11 亚型流感病毒的核酸,但至今未分离得到活病毒。人群中流行的主要是甲型流感病毒 H1N1、H3N2 亚型和乙型流感病毒。

1980 年,WHO 明确流感病毒的命名为型别/宿主/分离地点/病毒株序号/分离年代(HA 和 NA 亚型)。如果宿主是人则可以省略。乙型和丙型流感病毒无亚型划分,其中乙型流感病毒根据其 *HA* 基因可分为 Yamagata 系和 Victoria 系。例如,A/PR/8/1934(H1N1)、A/Swine/Iowa/15/1930(H1N1)、B/Nanchang/480/1994 和 C/Minnesota/34/2015 等。

2. 形态结构 在电镜下,流感病毒颗粒呈球形或丝状,直径 80~120nm,有一层脂质囊膜,膜上有糖蛋白纤突,由 HA 和 NA 构成。刚分离的病毒可呈丝状,直径约 20nm,长达 300~3 000nm。

在甲型和乙型流感病毒中,病毒颗粒的脂质层上嵌合着 3 个蛋白,即 HA、NA 和 M2。HA 和 NA 是向外突出的两个表面糖蛋白。HA 呈一个细长的三聚体,是最重要的产生中和抗体的抗原蛋白,也是病毒与宿主细胞受体结合的蛋白,在病毒侵入宿主细胞时起非常重要的作用。NA 呈蘑菇状的四聚体,它能将新释放的病毒从宿主细胞上切割下来,在病毒的释放过程中发挥重要作用,也能防止病毒间的凝集。HA 和 NA 的比例为 4∶1~5∶1。M2 起一个离子通道的作用。在丙型流感病毒中,只有一个表面糖蛋白,即血凝素 HE(hemagglutinin-esterase,HE)。脂质双层中有一种起固定作用的 M1 蛋白形成的球形蛋白壳。在病毒颗粒内,存在着由与 NP 相关的 RNA 和聚合酶蛋白组成的核糖核蛋白(ribonucleo-protein,RNP)。

3. 基因组 流感病毒属于正黏病毒科(*Ortho-myxoviridae*)流感病毒属。它的基因组由分节段的单负链 RNA 组成。其中甲型和乙型毒株含 8 个节段,而丙型仅含 7 个节段(图 22-2-1)。乙型流感病毒基因编码与甲型流感病毒不同的是,乙型流感病毒第 6 个 RNA 节段编码 NA 和 NB 两种蛋白,而甲型流感病毒该基因只编码 NA 一种蛋白。丙型流感病毒无 RNA6 节段,其 RNA4 片段编码该病毒唯一的一种包膜蛋白,该蛋白具有红细胞凝集、酯酶及包膜融合的作用,称之为 HE 蛋白。

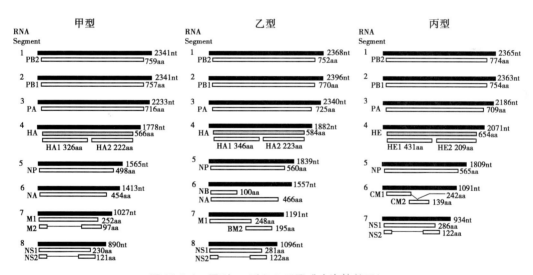

图 22-2-1 甲型、乙型和丙型流感病毒的基因组

甲型流感病毒的 3 个最长的病毒 RNA(vRNA)编码 3 个聚合酶蛋白,包括 RNA1 编码 PB2 蛋白,RNA2 编码 PB1 蛋白,RNA3 编码 PA 蛋白,这 3 个亚基组成流感病毒的 RNA 聚合酶。RNA2 同样还编码另外两个蛋白,一个是 PB1-F2,该蛋白全长为 87 个氨基酸,存在于流感病毒感染的细胞胞质、线粒体,它的主要功能是通过形成一个由两性分子构成的螺旋结构定位于线粒体内膜并诱导线粒体膜发生渗透及紊乱,从而导致细胞凋亡,也与细菌共感染相关;另一个蛋白为 PB1-N40,该蛋白是 PB1 蛋白的变体,同 PB1 蛋白相比在 N 末端有 40 个氨基酸残基的缺失,PB1-N40 蛋白和 PB1 节段编码的另外两种产物(PB1 蛋白、PB1-F2 蛋白)在表达水平上相互关联。RNA3 同样还编码另一个蛋白,该蛋白质是在信使 RNA(mRNA)核糖体阅读时向前跳过 1 位而产生的大小约 29kDa 的 PA-X 蛋白,能抑制 RNA 多聚酶Ⅱ的表达。RNA4、5 和 6 均编码一个蛋白,分别是 HA、NP 以及 NA。RNA7 和 RNA8 均编码两个蛋白,RNA7 编码 M1 和 M2 蛋白,M1 位于病毒脂膜双层膜内,M2 离子通道蛋白对病毒的脱壳很重要;RNA8

编码 NS1 和 NS2/NEP 两个蛋白,NS1 是非结构蛋白,功能较多,是病毒主要拮抗宿主天然免疫蛋白,NS2/NEP 蛋白与病毒蛋白向核外输出有关(表 22-2-1)。

表 22-2-1　甲型流感病毒的基因组 RNA*

基因节段	核苷酸长度/nt	蛋白	氨基酸长度	功能
1	2 341	PB2	759	聚合酶亚基之一,识别并与宿主细胞 RNA"帽子"结构结合
2	2 341	PB1	757	聚合酶亚基之一,催化 RNA 的合成
		N40	718	功能未知
		PB1-F2	87	调节凋亡/毒力因子,也与细菌共感染相关
3	2 233	PA	716	聚合酶亚基之一,内切酶活性
		PA-X	252	调节宿主应答
4	1 778	HA	566	表面糖蛋白,结合受体
5	1 565	NP	498	与 RNA 结合成核糖蛋白,参与病毒 RNA 的合成
6	1 413	NA	454	表面糖蛋白,具有神经氨酸酶活性
7	1 027	M1	252	基质蛋白,位于脂质双层膜内
		M2	97	离子通道蛋白
8	890	NS1	230	非结构蛋白,功能较多,主要的天然免疫拮抗蛋白
		NS2/NE	121	核输出蛋白

* 以 A/PR/8/34 为例

乙型流感病毒的基因组同样由 8 个单链 RNA(ssRNA)组成,大多数 RNA 都是编码一个蛋白,但 RNA6、7 和 8 均编码两个蛋白,RNA6 编码 NA 和 NB 两个蛋白。RNA7 编码 M1 和 BM2 两个蛋白,BM2 是乙型流感病毒的离子通道蛋白,功能与甲型流感病毒的 M2 蛋白类似。乙型流感病毒的 RNA8 与甲型流感病毒的 RNA8 类似,编码 NS1 和 NEP/NS2 两个蛋白(表 22-2-2)。

流感病毒与其他 RNA 病毒不同之处是 RNA 的转录和复制均在宿主细胞核内进行。流感病毒基因组的所有 RNA 片段 5′端的 13 个核苷酸及 3′末端的 12 个核苷酸高度保守,各型病毒间该保守区仅略有差异。流感病毒的 RNA 片段的 3′末端和 5′末端有部分序列互补,使病毒 RNA 环化形成锅柄样结构。

表 22-2-2　乙型流感病毒的基因组 RNA*

基因节段	核苷酸长度/nt	蛋白	氨基酸长度	功能
1	2 369#	PB2	770	聚合酶亚基之一,识别并与宿主细胞 RNA"帽子"结构结合
2	2 368	PB1	752	聚合酶亚基之一,催化 RNA 的合成
3	2 245#	PA	726	聚合酶亚基之一,内切酶活性
4	1 882	HA	584	表面糖蛋白,结合受体
5	1 841	NP	560	与 RNA 结合成核糖蛋白,参与病毒 RNA 的合成
6	1 557	NA	486	表面糖蛋白,具有神经氨酸酶活性
		NB	100	膜蛋白,功能不清楚
7	1 180#	M1	248	基质蛋白
		BM2	109	离子通道蛋白
8	1 096	NS1	281	非结构蛋白,功能较多,主要的天然免疫拮抗蛋白
		NS2/NE	122	核输出蛋白

* 以 B/Lee/40 为例;# 以 B/Memphis/12/97 为例

4. 理化特性　流感病毒很容易被紫外线和加热灭活,通常 56℃ 30 分钟可被灭活。被温度灭活的顺序为:病毒毒粒的感染性,NA 活性,红细胞凝集活性。流感病毒在 −40~4℃ 条件下不稳定,只能短期保存,否则感染性丢失。在 −40~−10℃ 条件下,2 个月以上保存后,常常连红细胞凝集活性也丢失。然而 −70℃ 以下至少可保存数年,冷冻干燥后置 4℃ 可长期保存。反复多次冻融也会使病毒灭活。

流感病毒最适 pH 为 7.0~8.0。在 pH<5 或>9 时,病毒感染性很快被破坏。流感病毒是包膜病毒,对于所有能影响膜的试剂都敏感,包括离子和非离子清洁剂、氯化剂和有机溶剂,如乙醚、乙醇、甲醛、盐酸、氯仿、丙酮等。20% 的乙醚 4℃ 处理过夜,病毒的感染力被破坏,用等量乙醚在 4℃ 条件下处理病毒 2 小时,可使病毒裂解。此外,75% 乙醇(酒精)作用 5 分钟,或 1% 盐酸作用 3 分钟也能灭活流感病毒。

5. 流行特征　流感分为散发、暴发、流行和大流行。在非流行期间,发病率较低,病例呈散在分布,病例在发病时间及地点上没有明显的联系,这种情况叫散发;一个集体或一个小地区在短时间内突然发生很多病例叫暴发;较大地区的流感发病率明显超过一般的发病水平,可称为流行;大流行有时也称世界性大流行,传播迅速,流行广泛波及全世界,发病率高并有一定的死亡。流感具有一定的季节性,但每年流行开始的时间可能会不一样。一般流行3~4周后会自然停止,发病率高,病死率低,多发于青少年,恢复快,一般不留后遗症,每次流行后在人群中总要造成不同程度的超额死亡,死者多为老年人或慢性疾病患者。

(1)传染源:流感患者和隐性感染者是流感的主要传染源。在过去几十年中,动物流感,尤其是猪流感和禽流感感染人的病例偶有报道。从潜伏期末到发病的急性期都有传染性。成人和年龄较大的儿童患季节性流感(无并发症)期间,病毒在呼吸道分泌物中一般持续排毒3~6天。住院的成人患者可以在发病后持续1周或更长的时间散播有感染性的病毒。婴幼儿流感以及免疫缺陷患者中,会出现病毒排毒周期延长(1~3周)。

(2)传播途径:人流感病毒主要通过空气飞沫,即呼吸道进行传播,也可通过口腔、鼻腔、眼睛等处黏膜直接或间接接触传播。接触患者的呼吸道分泌物、体液和污染病毒的物品也可能引起感染。

(3)易感人群:人群对人流感病毒普遍易感。流感病毒常常发生变异,例如甲型流感病毒在人群免疫压力下,每隔2~3年就会有流行病学上重要的抗原变异株出现,感染率最高的通常是青少年。

人群出现流感样症状后,特定人群较易发展为重症病例,应给予高度重视,尽早进行流感病毒相关检测及其他必要检查。

(4)高危人群

1)妊娠期妇女。

2)伴有以下疾病或状况者:慢性呼吸系统疾病、心血管系统疾病(高血压除外)、肾病、肝病、血液系统疾病、神经系统及神经肌肉疾病、代谢及内分泌系统疾病、免疫功能抑制(包括应用免疫抑制剂或HIV感染等致免疫功能低下)及集体生活于养老院或其他慢性病疗养机构的被看护人员、19岁以下长期服用阿司匹林者。

3)肥胖者:体重指数(body mass index,BMI)>30kg/m²,BMI=体重(kg)/身高(m)²。

4)年龄<5岁的儿童(年龄<2岁更易发生严重并发症)。

5)年龄≥65岁的老年人。

(二)流感大流行

甲型流感病毒可以引起周期性的流感大流行,

例如,1510—1930年就有30余次大流行的记录。早在公元前412年的古希腊时期,希波克拉底就已经记录了类似流感的疾病。1580年、1675年和1733年也曾出现过流感引起大规模流行的情况。而对流感大流行最早的详尽描述是在1580年,随后1742—1743年由流感引起的流行病曾涉及90%的东欧人,1889—1894年席卷西欧的"俄罗斯流感",死亡率很高,影响较为严重。20世纪共暴发了三次严重的全球性流感大流行。第一次是1918—1919年的"西班牙流感"(Spanish-Lady)。此次流感大流行由H1N1亚型流感病毒引起,造成2 500万~4 000万人死亡。此次流感大流行波及世界各地,而后几年内共出现了三次流行高峰,临床发病率高达40%以上,并出现多种类型的肺炎并发症。目前科学家已经从以前保留的标本以及从美国阿拉斯加冻存的尸体标本中测定了引起此次流感大流行病毒的序列,从目前的序列分析结果来看,大流行株与人和猪的H1N1接近,而不同于高致病性的禽流感病毒,因此现在还很难确定此次流感大流行毒株的起源。1918年的流感病毒的毒力很高,死亡率达2.5%,而过去的流感流行的死亡率小于0.1%。1918年15~34岁的流感和肺炎患者的死亡率比过去高20倍。第二次是发生于1957年的亚洲流感。此次流感大流行由H2N2亚型流感病毒引起。该H2N2病毒是由当时人群中流行的H1N1病毒重配了禽流感病毒的*HA*、*NA*以及*PB1*基因。此次大流行于1957年2月在中国贵州首次暴发,而后席卷中国、日本以及东南亚等地,同年7月以后流行于中东、非洲、北美洲和苏联,导致了数百万人的死亡。第三次是1968年的"香港流感",本次大流行由H3N2病毒引起,该病毒由禽流感病毒和当时流行的人流感病毒通过重配而来,其中*HA*以及*PB1*基因来自禽流感病毒,其他基因来自人群中流行的H2N2亚型流感病毒。此次流行首先于1968年7月在中国香港突然暴发,发病人数多达50万,而后传入新加坡、印度、澳大利亚、日本和美国等55个国家和地区,共造成150万~200万人死亡。

21世纪第一次流感大流行发生于2009年。2009年3月30日从美国加利福尼亚的圣迭戈郡1名10岁流感样患者的鼻咽拭子中检测到亚型不能确定的甲型流感病毒。4月15日美国疾病预防控制中心确认该毒株为一种新型甲型H1N1流感病毒。这种甲型H1N1流感病毒从未在人群发现过,其6个基因(*PB2*、*PB1*、*PA*、*HA*、*NP*和*NS*)来自北美猪系三源重配猪流感病毒,另外 2 个基因(*NA* 和 *M* 基因)来自欧亚类禽猪流感病毒。WHO 于 2009 年 6 月 11 日宣布流感大流行开始,2010 年 8 月 10 日宣布流感大流行结束。这次流感大流行在全球共造成 20%~30% 的人群感染,其中 10%~15% 的人群发病,死亡人数超过 28 万。在流感大流行结束后,此次流行的甲型 H1N1 流感与 A(H3N2)亚型流感和 B 型流感病毒共同在人群中呈季节性流行。

(三)临床特征

1. 流感临床症状及体征

(1)单纯型流感:最常见。突然起病,高热,体温可达 39~40℃,可有畏寒、寒战,多伴头痛、全身肌肉关节酸痛、极度乏力、食欲减退等全身症状,常有咽喉痛、干咳,可有鼻塞、流涕、胸骨后不适等。颜面潮红,眼结膜外眦轻度充血。如无并发症则呈自限性过程,多于发病 3~4 天后体温逐渐消退,全身症状好转,但咳嗽、体力恢复常需 1~2 周。轻症者如普通感冒,症状轻,2~3 天可恢复。

(2)中毒型流感:极少见。表现为高热、休克及弥散性血管内凝血(DIC)等严重症状,病死率高。

(3)胃肠型流感:除发热外,以呕吐、腹泻为显著特点,儿童多于成人。一般 2~3 天恢复。

2. 特殊人群的临床表现

(1)儿童:在流感流行季节,有超过 40% 的学龄前儿童及 30% 的学龄儿童罹患流感。一般健康儿童感染流感病毒可能表现为轻型流感,主要症状为发热、咳嗽、流涕、鼻塞及咽痛、头痛,少部分出现肌痛、呕吐、腹泻。婴幼儿流感的临床症状往往不典型,可出现高热惊厥。新生儿流感少见,但易合并肺炎,常有败血症表现,如嗜睡、拒奶、呼吸暂停等。在小儿,流感病毒引起的喉炎、气管炎、支气管炎、细支气管炎、肺炎及胃肠道症状较成人常见。

(2)老年人:指 65 岁以上流感患者。因老年人常常存有呼吸系统、心血管系统等原发病,因此老年人感染流感病毒后病情多较重,病情进展快,肺炎发生率高于青壮年人,其他系统损伤主要包括流感病毒性心肌炎导致的心电图异常、心力衰竭、急性心肌梗死,也可并发脑炎以及血糖控制不佳等。

(3)妊娠妇女:中晚期妊娠妇女感染流感病毒后除发热、咳嗽等表现外,易发生肺炎,迅速出现呼吸困难、低氧血症甚至急性呼吸窘迫综合征(acute respiratory distress syndrome,ARDS),可导致流产、早产、胎儿窘迫及胎死宫内。可诱发原有基础疾病的加重,病情严重者可以导致死亡。发病 2 天内未行

抗病毒治疗者病死率明显增加。

(4)免疫缺陷人群:免疫缺陷人群如器官移植人群、艾滋病患者、长期使用免疫抑制剂者,感染流感病毒后发生重症流感的危险性明显增加,由于易出现流感病毒性肺炎,发病后可迅速出现发热、咳嗽、呼吸困难及发绀,病死率高。

3. 重症病例的临床表现

(1)流感病毒性肺炎:季节性甲型流感所致的病毒性肺炎主要发生于婴幼儿、老年人、慢性心肺疾病及免疫功能低下者,2009 年甲型 H1N1 流感还可在青壮年、肥胖人群、有慢性基础疾病者和妊娠妇女等人群中引起严重的病毒性肺炎,部分发生难治性低氧血症。人禽流感引起的肺炎常可发展成急性肺损伤(acute lung injury,ALI)或 ARDS,病死率高。

(2)肺外表现:①心脏损害,不常见,主要有心肌炎、心包炎。可见肌酸激酶(creatine kinase,CK)升高、心电图异常,而肌钙蛋白异常少见,多可恢复。重症病例可出现心力衰竭。②神经系统损伤,包括脑脊髓炎、横断性脊髓炎、无菌性脑膜炎、局灶性神经功能紊乱、急性感染性多发性神经根炎(吉兰-巴雷综合征,Guillain-Barre syndrome)。③肌炎和横纹肌溶解综合征,在流感中罕见。主要症状有肌无力、肾衰竭,CK 升高。

危重症患者可发展为多器官功能障碍综合征(MODS)和 DIC 等,甚至死亡。

(四)实验室检查

因为流感的临床症状并无特异性,与许多急性发热伴有呼吸道炎症的疾病相类似,如易误诊为普通感冒等。故确诊往往有赖于实验室诊断。

1. 一般实验室检查

(1)血常规检查:白细胞总数一般不高或降低。

(2)血生化检查:部分病例出现低钾血症,少数病例肌酸激酶、天冬氨酸氨基转移酶、丙氨酸氨基转移酶、乳酸脱氢酶、肌酐等升高。

(3)胸部影像学检查:多数患者无肺内受累。发生肺炎者影像学检查可见肺内斑片状、多叶段渗出性病灶;进展迅速者,可发展为双肺弥漫的渗出性病变或实变,个别病例可见胸腔积液。

2. 病原学相关检查 主要包括病毒分离、病毒抗原检测、核酸检测和血清学检测。病毒分离为实验室检测的"金标准";病毒的抗原和核酸检测可以用于早期诊断;抗体检测可以用于回顾性调查,但对病例的早期诊断意义不大。

(1)病毒核酸检测:指检测呼吸道标本(咽拭

子、鼻拭子、鼻咽或气管抽取物、痰)中的流感病毒核酸,包括 RT-PCR(逆转录聚合酶链反应)和实时 RT-PCR 方法等,病毒核酸检测的特异性和敏感性好,且能快速区分病毒型别和亚型。

(2)病毒分离培养:病毒分离培养是流感病原学检测的基础,流感病毒可在猴肾、人胎肾、牛肾、地鼠肾和鸡胚细胞等原代细胞培养中生长。目前多采用狗肾传代细胞(MDCK 细胞)和鸡胚从呼吸道标本中分离流感病毒。细胞病变因毒株而异,培养结果常用红细胞凝集试验初步判定。

(3)病毒抗原检测(快速诊断试剂检测):快速抗原检测方法可采用免疫荧光的方法,检测呼吸道标本(咽拭子、鼻拭子、鼻咽或气管抽取物中的黏膜上皮细胞),使用单克隆抗体来区分甲、乙型流感,一般可在数小时以内获得结果。其他还有胶体金试验,一般能在 10~30 分钟获得结果。对快速检测结果的解释应结合患者的流行病史和临床症状综合考虑:在非流行期,阳性筛查结果有可能是假阳性;在流行期,阴性的筛选检测结果可能是假阴性;这两种情况均应考虑使用核酸检测或病毒分离培养做进一步确认。

(4)血清学诊断:检测流感病毒特异性 IgM 和 IgG 抗体水平。动态检测的 IgG 抗体水平恢复期比急性期有 4 倍或以上升高有回顾性诊断意义。

(五)治疗

1. 一般治疗　根据病情严重程度评估确定治疗场所。非住院患者居家隔离,保持房间通风。充分休息,多饮水,饮食应当易于消化和富有营养。密切观察病情变化,尤其是老年和儿童患者,必要时住院治疗。

2. 病原治疗

(1)抗流感病毒药物:临床上用于特异性抗流感病毒的药物主要有两种类型,一类是烷胺类药物,即 M2 离子通道抑制剂,包括金刚烷胺和金刚乙胺,该类药物仅作用于甲型流感病毒,对乙型流感病毒无效;另一类是 NA 抑制剂,包括奥司他韦(osehami-vir)、扎那米韦(zanamivir)、帕拉米韦(peramivir)、拉尼那米韦(laninamivir)。另外针对病毒聚合酶的一些药物如法拉匹韦(favipiravir)也表现出很好的抗病毒活性。从目前的监测情况看,甲型流感病毒对烷胺类药物已存在普遍耐药,因此建议不再使用烷胺类抑制剂治疗和预防流感。而目前的流感毒株大多依然对 NA 抑制剂敏感,故目前 NA 抑制剂是治疗和预防甲型、乙型流感的有效药物。这些抗病毒药物

发病早期使用尤其发病 48 小时内使用更为有效。多种复方或中成药都有明显的抗病毒作用,能有效防治流感并能不同程度地减轻流感病毒感染的症状。在 2009 年流感大流行时,我国研究者首次以严格的循证医学研究方法证实麻杏石甘汤加银翘散组方可显著缩短轻症甲型 H1N1 流感病例的发热时间,与奥司他韦等效,为甲型流感治疗提供了有效而价廉的药物,也标志着中医药治疗流感的科学价值获国际认同。

抗流感病毒药物的使用必然会带来耐药毒株的出现和流行,因此需要发展新的抗病毒药物,对现有药物进行结构改造、发现新的药物作用靶点以及寻找新的药物是今后抗流感病毒药物研究的重要发展方向。

(2)抗菌药物:应避免盲目或不恰当使用抗菌药物。仅在流感并发细菌性肺炎、中耳炎和鼻窦炎,或发生细菌性肺炎等时才可以恰当、合理地选用抗生素。

(3)对症支持治疗:如果使用对症支持治疗药物,应提高针对性。儿童忌用阿司匹林或含阿司匹林的药物以及其他水杨酸制剂,因为此类药物与流感的肝脏和神经系统并发症即 Reye 综合征相关,偶可致死。流感病毒除了累及肺、心和肾,还可能累及全身其他脏器系统,如脑膜和神经、肌肉等。此外,炎症反应可导致多器官功能障碍综合征(multiple organ dysfunction syndrome,MODS),也是患者死亡的主要原因。出现其他脏器功能损害时,给予相应支持治疗。在重症流感病例,要重视营养支持,注意预防和治疗胃肠功能衰竭。纠正内环境紊乱,尤其是电解质的紊乱及代谢性酸中毒。

(4)隔离及防护:病情较轻者注意在家中静养,不要上班、上学或去其他人员密集的公共场所;注意减少与其他人的接触,避免传染他人;多喝白开水,注意营养,吃清淡易消化的食物。外出或与他人接触时应主动戴上口罩;咳嗽、打喷嚏时应用手帕或纸巾掩住口鼻;密切观察病情变化,尤其是老年和儿童患者。

(六)预后

季节性流感病毒感染具有自限性,病程短,恢复快,且不留后遗症,大多预后良好。但在高危人群,重症肺炎是流感最常见的严重并发症,可以导致死亡。

1. 流感的预防控制

(1)常规性预防:加强个人卫生知识宣传教育,

包括保持室内空气流通，流行高峰期避免去人群聚集场所；咳嗽、打喷嚏时应使用纸巾等，避免飞沫传播；经常彻底洗手，避免脏手接触口、眼、鼻；流行期间如出现流感样症状及时就医，并减少接触他人，尽量居家休息等。

（2）流感疫苗：从1933年Smith等首次从雪貂体内分离出流感病毒以来，人们就一直在进行流感疫苗的研究。目前，疫苗免疫仍然是防控流感病毒最有效的方法。多年的临床应用表明流感灭活疫苗具有很好的免疫效果和临床安全性，接种人体后可刺激机体产生相应的抗体，目前使用的流感疫苗主要有灭活疫苗、减毒活疫苗和亚单位疫苗等。既往制备流感疫苗必须使用鸡胚，制备疫苗所用的病毒在鸡胚中生长传代后会改变其抗原性，造成与流行病毒一定的差异，从而降低疫苗保护效果。而且鸡胚生产工艺在短时间内很难迅速提高产能。2012年美国食品药品管理局（FDA）批准了第一个用哺乳动物细胞生产的季节性流感疫苗。通过细胞培养技术生产疫苗，可以在流感大流行时迅速提高产能。

2. 流感全病毒灭活疫苗　流感病毒接种于9~10日龄鸡胚尿囊腔中，1~2天后收获尿囊液，用甲醛（福尔马林）处理，灭活试验和无菌试验合格后，采用超速离心或柱层析方法对尿囊液进行浓缩和纯化，得到病毒原液，各项检验合格后，获得流感全病毒灭活疫苗。流感全病毒灭活疫苗具有较高的免疫原性和相对较低的生产成本，但是在接种过程中副反应发生率也较高，同时不得应用于6岁以下儿童。这些都限制了流感全病毒疫苗的应用。

3. 裂解型流感灭活疫苗　裂解型流感灭活疫苗是建立在流感全病毒灭活疫苗的基础上，通过选择适当的裂解剂和裂解条件裂解流感病毒，去除病毒核酸和大分子蛋白，保留抗原有效成分血凝素（HA）、神经氨酸酶（NA）及部分M蛋白和NP蛋白，经过不同的生产工艺去除裂解剂和纯化有效抗原成分制备而成。裂解型流感疫苗可降低全病毒灭活疫苗的接种副反应，并保持相对较高的免疫原性，可扩大疫苗的使用范围。

4. 亚单位型流感灭活疫苗　20世纪70和80年代，在裂解疫苗的基础上，又研制出了毒粒亚单位和表面抗原（HA和NA）疫苗。通过选择合适的裂解剂和裂解条件，将流感病毒膜蛋白HA和NA裂解下来，选用适当的纯化方法得到纯化的HA和NA。亚单位型流感疫苗具有很纯的抗原组分，可用于儿童。1980年英国首次批准使用，而后扩展到其他国家。目前杆状病毒表达的亚单位疫苗也已获美国FDA批准。

5. 减毒活疫苗　减毒活疫苗由于保留了病毒原有的部分活性，可以通过自然途径感染机体并在体内复制，激发机体产生长期而有效的免疫应答。但减毒活疫苗的免疫效果受人群免疫状态的影响。

由于流感病毒各型别/亚型间不能产生足够的交叉保护抗体，目前的流感疫苗含有多个组分。1977年之前的流感疫苗只含有H3N2亚型和B型流感两个疫苗组分。1977年，季节性H1N1亚型流感病毒重新出现并在人群中流行，因此自1978—1979年流行季节开始，WHO开始推荐使用包含H1N1、H3N2和B型流感病毒的三价流感疫苗。2012年美国FDA批准了包含H1N1、H3N2以及B型2个系（Yamagata系和Victoria系）的四价流感疫苗，以弥补三价流感疫苗只含有B型1个系而导致的疫苗不匹配现象。

6. 新型疫苗　相对上述传统的流感疫苗，最近一些新型的流感疫苗也被批准使用。包括基于杆状病毒系统生产的血凝素疫苗、适用于65岁以上人群的高剂量疫苗（常规疫苗每个抗原组分为15μg，高剂量疫苗每个抗原组分为60μg）、佐剂疫苗如MF59佐剂流感疫苗以及不同接种途径如皮下或者皮内接种疫苗，最近美国FDA批准了一种不需要使用针头的流感疫苗。

上述已经被批准的疫苗均需根据流感监测的结果及时更换疫苗株，一直以来人们都在研制流感的广谱疫苗，期望不仅可以保护所有的流感亚型，不需要更换疫苗株，而且免疫保护持久，不需要每年接种。以前主要关注使用流感病毒的内部蛋白如NP和M2蛋白，但一直进展不大。最近一系列针对流感病毒血凝素广谱性抗体的发现，给通用型流感疫苗的研发又带来了新的曙光。

7. 抗流感病毒药物　药物预防不能代替疫苗接种，只能作为没有接种疫苗或接种疫苗后尚未获得免疫能力的高风险人群的紧急临时预防措施。应选择对流行毒株敏感的抗病毒药物作为预防药物，疗程应由医师决定，一般1~2周。对于那些虽已接种疫苗但因各种原因导致免疫抑制，预计难以获得有效免疫效果者，是否要追加抗病毒药物预防及投药时机、疗程、剂量等也应由医师来作出判断。

8. 流感监测　由于流感病毒不断变异和重配的特点，无论是抗原漂移还是抗原转变，均会导致接种的流感疫苗无法对新的病毒提供有效保护，从而需要及时更换流感疫苗生产用疫苗株。而更换疫苗株的基础就是通过全球的流感监测提供足够的病原学和流行病学数据，能够在疫苗生产之前预测到与下一个流感流行季节流行病毒相一致的疫苗株，才能充分发挥流感疫苗的保护作用。为了及早发现可能会导致流感大流行的新病毒，也必须建立全球的流感监测体系。

全球流感监测已经经历了超过 70 年的历史，事情起源于 1947 年英国科学家发现当年接种的流感疫苗不能对接种者提供保护，其中的原因就是 1947 年流行的 H1N1 流感病毒抗原性已经发生了很大改变，不同于疫苗株。因此科学家建议应该建立一个全球的流感监测网络来应对流感病毒的变异。全球流感监测网络就是以国家流感中心作为基础而发展起来的，目前的全球流感监测网络主要包括各国家流感中心、全球流感参比和研究合作中心以及疫苗生产和质量控制的技术实验室；2004 年全球 H5N1 禽流感疫情发生以后，WHO 任命了 12 个 H5 禽流感参比实验室，主要负责对禽流感疫情的实验室确诊工作。各个国家流感中心主要负责流感病毒的分离鉴定、流行病学信息的收集以及将分离的流感病毒送往各全球流感参比和研究中心进行进一步的分析。全球流感参比和研究合作中心主要对分离自全球的流感毒株进行抗原性等方面的深入分析，结合流行病学信息，提出流感疫苗株的推荐意见。疫苗生产和质量控制技术实验室主要负责疫苗毒株及疫苗生产和质控相关试剂的制备，并且提供给各个疫苗生产厂家。经过 60 余年的发展，目前全球流感监测网络组成包括 112 个国家和地区的 142 个国家流感中心参加、5 个流感参比和研究合作中心，1 个动物流感生态学研究合作中心，以及 3 个疫苗生产和质量控制的技术实验室。5 个国家流感中心分别位于美国疾病预防控制中心（Center for Disease Control and Prevention，CDC）、英国弗朗西斯·克里克研究所（Francis Crick Institute）、日本国立传染病研究所（National Institute of Infectious Disease，NIID）、澳大利亚维多利亚州传染病参比实验室（Victorian Infectious Diseases Reference Laboratory，VIDRL），以及中国疾病预防控制中心病毒病预防控制所（National Institute for Viral Disease Control and Prevention，Chinese Center for Disease Control and Prevention）。动物流感生态学研究合作中心位于美国孟菲斯 St. Jude 儿童研究医院（St. Jude Children's Research Hospital）。3 个疫苗生产和质量控制的技术实验室分别

为美国食品药品管理局（Food and Drug Administration，FDA）、英国生物制品标准化和控制研究所（National Institute for Biological Standards and Control，NIBSC）以及澳大利亚的治疗产品管理局（Therapeutic Goods Administration，TGA）。

全球流感监测网络主要职责就是推荐流感疫苗株，1973 年 WHO 开始推荐流感疫苗株，1986 年 WHO 决定每年推荐用于疫苗厂家生产的疫苗株，1999 年开始推荐南半球疫苗株，从而形成了每年的 2 月份公布北半球国家疫苗株，9 月份公布南半球国家疫苗株的工作机制。自从 1957 年发生由 H2N2 流感病毒所导致的流感大流行以后，不断监测可能会导致流感大流行毒株的出现，不断评估各种新型流感病毒的流行风险是全球流感监测网络的另一大主要职责。后来随着抗流感病毒药物包括烷胺类药物和神经氨酸酶抑制剂类药物的使用，对每种抗病毒药物耐药性的监测对于指导临床用药十分重要，因此耐药性监测就成了全球流感监测网络的又一职责。中国国家流感中心不仅是全球流感参比和研究合作中心，承担其国际职责，而且领导建立了全国流感监测网络，目前该网络是全球最大的流感监测网络，覆盖了中国内地（大陆）31 个省、自治区、直辖市所有的地市（未包括港澳台地区），由 408 家流感监测网络实验室和 554 家流感监测哨点医院组成。该网络不仅为流感防控提供了监测数据，而且在国际上首次发现 H7N9、H10N8 以及 H5N6 禽流感病毒可以导致人的感染和死亡，在新发传染病防控中发挥了重要作用。

（舒跃龙）

二、甲型 H1N1 流感

2009 年初，由人、禽、猪流感病毒三源重配所产生的一种新型甲型 H1N1 流感病毒［A（H1N1）pdm09］在人群中出现，导致了 21 世纪首次流感大流行。

最早的疫情可以追溯到 2009 年 2 月中旬，当时墨西哥首都墨西哥城出现了流感样疾病的暴发。美国于 3 月报道，4 月上旬墨西哥公共卫生机构向全球公布了此次疫情。4 月 15 日美国疾病预防控制中心确认该毒株为一种新型甲型 H1N1 流感病毒。到了 4 月中旬，加利福尼亚和墨西哥南部地区陆续检测到了与墨西哥类似的甲型 H1N1 流感病毒。该新型病毒在各个大陆的人群中迅速传播。2009 年 4 月 27 日至 29 日，WHO 在 3 天时间内连续将全球流感大流行警戒级别从第 3 级提升到第 5 级。截至 6 月

11 日,北美洲、南美洲、欧洲、大洋洲、亚洲和非洲的 74 个国家和地区共报告 28 774 例甲型 H1N1 流感确诊病例,其中 144 例死亡,WHO 将全球流感大流行警戒级别提升至最高的第 6 级,并宣布全球进入流感大流行状态,这是 21 世纪也是过去 50 年里发生的第一次流感大流行。甲型 H1N1 流感病毒传播非常迅速,据 WHO 通报,截至 2010 年 5 月 30 日,全球超过 214 个国家和地区报告甲型 H1N1 流感确诊病例,报告死亡病例 1.8 万例。2010 年 8 月,WHO 宣布甲型 H1N1 流感大流行期结束。之后,全球甲型 H1N1 疫情基本处于平稳低发态势,甲型 A(H1N1)病毒代替了之前人群中流行的季节性 H1N1 流感病毒,与 A(H3N2)、B 型流感病毒在人群中呈季节性流行。

本次流感大流行,全球超过 214 个国家和地区报告甲型 H1N1 流感确诊病例,报告确诊死亡病例 1.8 万例,通过模型推算全球有 28 万人死亡。我国报告确诊死亡病例 800 例,在疫情第一个流行高峰结束后,进行全国大规模血清学调查研究,通过调查研究,估计我国全人群甲型 H1N1 流感抗体阳性率为 21.5%。排除甲型流感疫苗接种人群的普通人群抗体阳性率为 17.1%,发病率为 15.9%。研究表明我国经历过一次流感大流行,导致我国共有 2.07 亿人感染,其中约 1 亿人发病。

(一)病原学

甲型 H1N1 流感病毒属于正黏病毒科(*Orthomyxoviridae*),甲型流感病毒属(influenza A virus)。其病毒结构与其他甲型流感病毒相似,HA 序列与人流感病毒 H3N2 及高致病性禽流感病毒 H5N1 的 HA 氨基酸序列之间的同源性分别为 42.6% 和 62.6%。序列和进化分析表明,甲型 H1N1 流感病毒的 *PB2* 基因和 *PA* 基因与北美的禽流感病毒高度同源,*PB1* 基因来自人源的 H3N2 病毒,*HA*、*NP* 和 *NS* 基因来自猪群中流行的经典 H1N1 流感病毒,*NA* 和 *M* 基因来自猪群中流感欧亚类禽 H1N1 流感病毒,8 段基因的功能及来源见表 22-2-3。

流感病毒的致病性与多种因素有关,通常高致病性流感病毒血凝素的裂解位点具有多个碱性氨基酸连续排列等特点,易被呼吸道上皮细胞的碱性蛋白酶所切割,促进病毒的复制和增殖。而甲型 H1N1 流感病毒血凝素的裂解位点仅含有一个碱性氨基酸 R,与季节性流感病毒相似。由于甲型 H1N1 流感病毒是一种新的重配病毒,人类从未感染过该类病毒,对此病毒的交叉免疫力低,尤其 65 岁以下人群几乎没有交叉免疫力,这是导致全球流行的重要原因。

表 22-2-3　甲型 H1N1 流感病毒各段基因功能及来源

RNA 节段	编码蛋白	来源
PB2	碱性蛋白,聚合酶成分,识别帽子	北美谱系禽流感病毒
PB1	碱性蛋白,聚合酶成分,核酸内切酶活性,核酸延伸 PB1-F2 蛋白;凋亡信号	H3N2 亚型季节性流感病毒(人源)
PA	酸性蛋白,聚合酶成分,蛋白酶活性	北美谱系禽流感病毒
HA	血凝素,糖蛋白,结合受体,融膜作用	北美谱系经典猪流感病毒
NP	结合 RNA,RNA 合成,RNA 核输出	北美谱系经典猪流感病毒
NA	神经氨酸酶,糖蛋白	欧亚谱系猪流感病毒
M	M1 蛋白:基质蛋白,与 vRNP 作用,糖蛋白,核输出,出芽 M2 蛋白:膜蛋白,质子通道	欧亚谱系猪流感病毒
NS	NS1:拮抗干扰素 NS2:vRNP 核输出	北美谱系经典猪流感病毒

流感病毒受体结合位点的糖基化会影响病毒与受体的结合力,抗原决定位点附近的糖基化会影响机体产生保护性中和抗体,在裂解位点出现糖基化位点会影响血凝素的裂解。甲型 H1N1 流感病毒的 *HA* 基因,第 98、153、183、190、194、225 位的氨基酸分别为苯丙氨酸(Phe)、色氨酸(Trp)、组氨酸(His)、天冬氨酸(Asp)、亮氨酸(Leu)和天冬氨酸(Asp),与其他来源的流感病毒一样高度保守,保证了受体结合区域结构的稳定性。血凝素上共有 8 个糖基化位点,6 个位于 HA1 的第 13、14、26、90、279 和 290 位 N 上,2 个位于 HA2 区第 154 和 213 位 N 上。血凝素 158 位没有额外的糖基化位点,同时神经氨酸酶的茎部没有氨基酸缺失,该组合在 H5N1 亚型禽流感病毒中表现为较强的致病力。此外,流感病毒 PB2 蛋白的 627 和 701 位点氨基酸也是影响甲型流感病毒宿主范围以及病毒致病力的重要位点。当 627 位点的氨基酸由 E 突变为 K 后,或者 701 位点的氨基酸由 D 突变为 N 以后,能增加高致病性 H5N1 和 H7N7 禽流感病毒在小鼠中的致病力。甲型 H1N1 流感病毒 PB2 蛋白的 627 和 701 位氨基酸保留了致病力较弱的 E 和 D。同时,该病毒的 *NS1* 基因 C 端缺失 11 个氨基酸而缺少 PDZ 结构域,PB1-F2 氨基酸的缺失都有可能是低致病性的相关因素。

（二）理化特性

甲型 H1N1 流感病毒对乙醇、碘伏、碘酊等常用消毒剂敏感，氧化剂、稀酸、十二烷基硫酸钠、卤素化合物、漂白粉等也容易将其灭活。该病毒对热敏感，56℃条件下 30 分钟可灭活。阳光直射 40～48 小时或紫外线照射，可迅速破坏其传染性。

（三）溯源

猪群中可分离到甲型和丙型流感病毒，但以甲型为主。甲型流感病毒的宿主范围非常广泛，它可以感染禽类、猪、马、狗、海洋哺乳动物和人类等。然而，甲型流感病毒也有一定的宿主限制性，比如说，人流感病毒以 H1N1、H2N2、H3N2 亚型为主，猪群中流行的流感病毒主要是 H1N1、H1N2 和 H3N2 亚型，而马中分离到的流感病毒主要是 H3N8 和 H7N7 亚型。病毒和宿主是决定甲型流感病毒宿主特异性的主要因素。流感病毒表面蛋白 HA 与宿主细胞表面的受体相结合是流感病毒感染宿主关键性的第一步。流感病毒 HA 识别的受体类型主要分为两类：一类是 α2,3 半乳糖苷唾液酸，另一类是 α2,6 半乳糖苷唾液酸，所有的马流感病毒和禽流感病毒对 α2,3 半乳糖苷唾液酸具有亲嗜性，人流感病毒和猪流感病毒则对 α2,6 半乳糖苷唾液酸的亲和性更高。研究表明，禽类肠道细胞的受体类型以 α2,3 为主，人的呼吸道上皮细胞的受体类型以 α2,6 为主，猪的呼吸道上皮细胞同时具有这两种类型的受体，因此禽流感病毒难以感染人，人流感病毒也很难在禽体内高效复制，但是人流感病毒和禽流感病毒均能感染猪，并进一步在猪的呼吸道上皮细胞内进行增殖和重配，获得的重配病毒具有明显的选择优势，传播力也显著增强；禽流感病毒可以通过在猪体内与人流感病毒的重配改变其受体结合特性，即由原先 α2,3 转变为 α2,6 受体结合特性，进而感染人，甚至引起流感流行和大流行。因此，猪被认为是人流感病毒和禽流感病毒的中间宿主以及基因的混合器（"genetic mixing vessels"）。2009 年甲型 H1N1 流感疫情暴发初期，很多研究团队对该病原的起源进行研究，初步认为：

（1）1957 年和 1968 年，在亚洲发生两次流感大流行，分别由重配的 H2N2 和 H3N2 病毒导致。

（2）1970 年前后，在美国的猪群中分离到了同时含有经典猪流感病毒和人流感病毒基因的 H3N2 亚型重组猪流感病毒。在欧洲和亚洲的猪群中也分离到了 HA 和 NA 基因来源于人流感病毒，内部基因来源于禽流感病毒的 H3N2 亚型病毒，并在欧洲和亚洲持续存在。

（3）1984 年，在欧洲和亚洲同时发生了大规模的猪流感疫情，并认为此次流行可能是人源 H3N2 与禽源 H1N1 病毒的内部基因在猪体内发生重组的结果。

（4）从 1998 年起，三源重配的 H3N2 病毒在美国猪群中广泛流行。该病毒同时含有人流感病毒的 HA、NA 和 PB1 基因，北美禽流感病毒的 PB2 和 PA 基因，经典 H1N1 猪流感病毒的 NP、M 和 NS 基因。随后，该三源重配的 H3N2 病毒进一步与经典 H1N1 猪流感病毒发生重配，除了 20 世纪 90 年代末期在北美地区的猪群中检测到三源重配的流感病毒以外，近年来在亚洲猪群中也发现此类病毒。

（5）1978—1980、1989—1992、1999—2001 年在日本，1994 年在英国，1997 年在法国和意大利，1999 年在美国和比利时，2002 年在德国和中国台湾又一种 H1N2 重组病毒导致猪的感染，这种病毒是三源重配的 H3N2 病毒和经典 H1N1 猪流感病毒经过再重配产生的。

（6）2009 年，墨西哥、美国等地人感染甲型 H1N1 流感的猪来源的流感病毒———一种新型的重配猪流感病毒，即由北美谱系猪流感病毒与欧亚类禽猪流感病毒重配而来。

然而，通过监测的数据，并没有在欧洲大陆发现北美谱系的猪流感病毒，也没有在美洲地区发现欧亚谱系的猪流感病毒。因此，甲型 H1N1 流感病毒的进化起源仍不清楚。后续有研究发现，欧洲和北美地区猪是亚洲地区猪流感病毒（Swine influenza virus，SIV）的来源。而中国虽然拥有全球最大数量的猪群，但不是生猪的主要出口国，既不是亚洲周边国家 SIV 的来源国家，也不是全球 SIV 的来源国家，这些结果提醒我们需要加强对美洲地区 SIV 的监测。

（四）流行病学

1. 传染源　甲型 H1N1 流感患者为主要传染源，无症状感染者也具有传染性。

2. 传播途径　主要通过飞沫经呼吸道传播，也可通过口腔、鼻腔、眼睛等处黏膜直接或间接接触传播。接触患者的呼吸道分泌物、体液和被病毒污染的物品亦可能引起感染。

3. 易感人群　人群普遍易感。甲型 H1N1 流感是由一种新的流感病毒变异株引起的，人群以前不可能感染过这种病毒，体内普遍没有能够抵御这种病毒侵袭的抗体。因此，在甲型 H1N1 流感病毒暴发初期，男女老少均为易感人群。

4. 重症甲型 H1N1 流感高危因素　早期报道重症患者中，年龄在 19～49 岁的患者占 35%，提示新型甲型 H1N1 流感在青壮年较易发生重症。多数专家还认为孕妇特别是在妊娠的前 3 个月的孕妇、年龄小于 2 岁的儿童以及具有慢性肺部疾病者是甲型 H1N1 流感重症化的高危人群。美国 CDC 报道 34 名确诊为甲型 H1N1 流感的孕妇中有 11 例住院治疗,6 例发生死亡,这 6 名孕妇既往均健康。这些孕妇发病后均很快发展成病毒性肺炎和 ARDS,分析数据提示孕妇的重症化和死亡概率明显较高。Smith 等分析发现甲型 H1N1 流感住院患者中,有 30% ~ 35% 为肥胖者(BMI ≥ 30kg/m^2)或病态肥胖(BMI > 40kg/m^2),提示肥胖症也是一个高危因素。另外,据报道,在 179 例住院病例中有 117 例患有慢性疾病或应用免疫抑制剂等,提示患有慢性疾病或应用免疫抑制剂等发生重症化的风险也增高。我国卫生部办公厅颁发的《甲型 H1N1 流感诊疗方案(2009 年第三版)》中首次提出了 5 类人群出现流感样症状后,较易成为重症病例的高危人群。①妊娠期妇女;②伴有以下疾病或状况者:慢性呼吸系统疾病、心血管系统疾病(高血压除外)、肾病、肝病、血液系统疾病、神经系统及神经肌肉疾病、代谢及内分泌系统疾病、免疫功能抑制(包括应用免疫抑制剂或 HIV 感染等致免疫功能低下)、19 岁以下长期服用阿司匹林者;③肥胖者(BMI ≥ 40kg/m^2 危险度高,BMI 在 30~39kg/m^2 可能是高危因素);④年龄<5 岁的儿童(年龄<2 岁更易发生严重并发症);⑤年龄 ≥65 岁的老年人。对于这 5 类人群一旦出现流感样症状,应当给予高度重视,尽早进行甲型 H1N1 流感病毒核酸检测及其他必要检查。

(五) 临床表现

"流感大流行"主要反映的是病毒的地域扩散范围,而不是流感疾病本身的严重程度。WHO 宣布甲型 H1N1"流感大流行",并不是意味着感染该病毒后的严重程度或病死率有显著提高。实际上,很多甲型 H1N1 患者病情较轻,病死率不高。但不同年龄组的患病率和病死率有显著差异。儿童感染甲型 H1N1 病毒后的病死率较低,但感染甲型 H1N1 病毒而死亡的儿童并不少。与季节性流感病毒不同,老年人感染甲型 H1N1 病毒的较少,但病死率较高。由于甲型 H1N1 病毒的 HA 基因与 1918 年流感大流行病毒株的 HA 基因同源性很高,因此,老年人对甲型 H1N1 病毒的低感染率可能是由于老年人的体内含有甲型 H1N1 病毒的交叉保护抗体。同样与季节性流感病毒不同,5~59 岁人群中感染甲型 H1N1 病毒死亡的人数最多。

人感染甲型 H1N1 病毒通常会发生轻微的上呼吸道疾病,并伴有发热、咳嗽、嗓子肿痛、呼吸急促、头痛以及流鼻涕等,有些病例还出现胃肠道症状。有些甲型 H1N1 感染病例出现类似人感染高致病性 H5N1 病毒类似的病理损伤,包括弥漫性肺泡损伤、出血性间质性肺炎以及细支气管和血管周围淋巴细胞浸润等,最后可能导致呼吸窘迫综合征和多器官衰竭,甚至死亡。甲型 H1N1 流感病毒感染病例可以在 I 型和 II 型肺泡细胞中检测到病原,病毒在 I 型和 II 型肺泡细胞中的有效复制可能是流感病毒感染引起重症的重要原因。在很多甲型 H1N1 感染病例中,还发生了细菌共感染。在有基础性疾病的患者中可诱发原有基础疾病的加重。

(六) 检查

1. 血常规检查 白细胞总数一般不高或降低。重症患者多有白细胞总数及淋巴细胞减少,并有血小板降低。合并细菌感染时可出现白细胞或中性粒细胞升高。

2. 血生化检查 部分病例出现低钾血症,少数病例肌酸激酶、天冬氨酸氨基转移酶、丙氨酸氨基转移酶、乳酸脱氢酶升高。

3. 胸部影像学检查 合并肺炎时肺内可见片状阴影。

4. 病原学检查

(1) 病毒核酸检测:实时 RT-PCR 的方法是目前用来确诊甲型 H1N1 流感病毒的通用方法,用该方法检测呼吸道标本(咽拭子、鼻拭子、鼻咽或气管抽取物、痰)中的甲型 H1N1 流感病毒核酸,结果可呈阳性。

(2) 病毒分离:采用鸡胚和/或 MDCK 细胞可从呼吸道标本中分离出甲型 H1N1 流感病毒。

(3) 血清抗体检查:动态检测双份血清甲型 H1N1 流感病毒特异性抗体水平呈 4 倍或 4 倍以上升高。

(七) 并发症

部分患者病情可迅速进展,来势凶猛、突然高热、体温超过 39℃,甚至继发严重肺炎、ARDS、肺出血、胸腔积液、全血细胞减少、肾衰竭、败血症、休克及 Reye 综合征、呼吸衰竭及多器官损伤,导致死亡。患者原有的基础疾病亦可加重。

(八) 治疗

1. 隔离 强调早期隔离治疗,防止病情恶化和疾病扩散。

2. 对症支持 注意休息,多饮水,注意营养;对高热病例可给予退热治疗。发病初 48 小时是最佳治疗期,对临床症状明显者,应进行胸部 X 线检查及血气分析。

3. 抗病毒治疗 甲型 H1N1 流感病毒目前对神经氨酸酶抑制剂奥司他韦（oseltamivir）、扎那米韦（zanamivir）敏感，对金刚烷胺和金刚乙胺耐药。

对于临床症状较轻且无合并症、病情趋于自限的甲型 H1N1 流感病例，无须积极应用神经氨酸酶抑制剂。

对于发病时即病情严重、发病后病情呈动态恶化的病例，感染甲型 H1N1 流感的高危人群应及时给予神经氨酸酶抑制剂进行抗病毒治疗。开始给药时间应尽可能在发病 48 小时以内（以 36 小时内为最佳）。对于较易成为重症病例的高危人群，一旦出现流感样症状，不一定等待病毒核酸检测结果，即可开始抗病毒治疗。孕妇在出现流感样症状之后，宜尽早给予神经氨酸酶抑制剂治疗。

奥司他韦：成人用量为每次 75mg，2 次/d，疗程为 5 天。对于危重或重症病例，奥司他韦剂量可酌情加至每次 150mg，2 次/d。对于病情迁延病例，可适当延长用药时间。1 岁及以上年龄的儿童患者应根据体重给药：体重不足 15kg 者，予 30mg，2 次/d；体重 15～23kg 者，予 45mg，2 次/d；体重 23～40kg 者，予 60mg，2 次/d；体重大于 40kg 者，予 75mg，2 次/d。对于吞咽胶囊有困难的儿童，可选用奥司他韦混悬液。

扎那米韦：用于成人及 7 岁以上儿童。成人用量为 10mg，吸入，2 次/d，疗程为 5 天。7 岁及以上儿童用法同成人。

4. 中医治疗 麻杏石甘汤加银翘散组方可显著缩短轻症 2009 甲型 H1N1 流感的发热时间。

5. 其他治疗

（1）如出现低氧血症或呼吸衰竭，应及时给予相应的治疗措施，包括氧疗或机械通气等。

（2）合并休克时给予相应抗休克治疗。

（3）出现其他脏器功能损害时，给予相应支持治疗。

（4）合并细菌和/或真菌感染时，给予相应抗菌和/或抗真菌药物治疗。

（5）对于重症和危重病例，也可以考虑使用甲型 H1N1 流感近期康复者恢复期血浆或疫苗接种者免疫血浆进行治疗。对发病 1 周内的重症和危重病例，在保证医疗安全的前提下，宜早期使用。推荐用法：一般成人 100～200ml，儿童 50ml（或者根据血浆特异性抗体滴度调整用量），静脉输入。必要时可重复使用。使用过程中，注意过敏反应。

（九）预防

1. 控制传染源、切断传播途径 在大流行早期，对于疑似病例和临床诊断病例，应在通风条件良好的房间单独隔离；对于确诊病例，应在通风条件良好的房间进行隔离，住院病例可多人同室。病例居家休息和隔离治疗期间，应密切监控陪护及其他家庭成员的健康状况。一旦家庭成员出现继发的发热和急性呼吸道感染等异常症状，应及时向当地疾病预防控制机构报告。病例使用过的毛巾、手绢和纸巾等要妥善处理。病例居家休息和隔离治疗期间，建议定期使用消毒液擦拭家具、日用品和玩具等物体表面。家庭成员可共用清洗后的餐具。使用肥皂清洗脏衣物，并及时晾干，有条件的家庭可以加热烘干。现在甲型 H1N1 流感病毒已成为季节性流感在人群中流行，可参考流行性感冒的预防措施来进行。

2. 注意个人卫生习惯，提倡健康的生活方式

（1）维持健康行为，保证充足的睡眠，保持好的精神心理状态，饮用足够的液体和食用有营养的食物等。

（2）尽量避免接触流感样病例，必须接触时做好个人防护措施（如戴口罩）。

（3）注意个人卫生，经常使用肥皂和清水洗手，尤其在咳嗽或打喷嚏后要洗手。酒精类洗手液同样有效。

（4）尽量避免外出尤其是前往人群密集的场所。疾病流行地区的居民必须外出时尽可能戴口罩，且应尽可能缩短在人群聚集场所停留的时间。

（5）咳嗽或打喷嚏时用纸巾、毛巾等遮住口鼻。

（6）尽量避免触摸眼睛、鼻或口。

（7）保持家庭和工作场所的良好通风状态。

（8）如出现流感样症状，尽量减少外出或与其他人接触。

3. 疫苗接种 注射疫苗是预防流感的主要途径，接种甲型 H1N1 流感疫苗可有效预防和降低甲型 H1N1 流感流行，降低发病率和病死率，降低流感大流行的危害。现在，甲型 H1N1 流感病毒已经代替了先前人群中流行的季节性 H1N1 流感病毒在人群中流行，因此也作为三价流感疫苗其中一个组分。

（十）我国成功防控甲型 H1N1 流感

2009 年甲型 H1N1 流感疫情还没有传入我国时，在国务院领导下，我国及时实施举国体制，建立了由卫生部牵头、科技部等多部委参与的联防联控机制，针对防控中各个阶段中的关键性科学问题，面对全球科学家的竞争性研究，依托传染病防控综合技术平台，开展全国多学科集成大协作攻关研究，为全球防控流感做出了重大贡献，有效保障了人民健康、社会稳定和经济发展。

以科技创新和科技突破为依据指导疫情的控制，准确把握疫情形势，部署研究，适时调整全国防控策略，在人类历史上首次实现了对流感大流行的有效干预和控制。

在国际上首先研制成功新的甲型 H1N1 流感病毒诊断试剂并迅速在全国推广。该试剂的敏感性和特异性均优于美国 CDC 推荐的试剂，获得国际公认。

首次证明在本次流感大流行[基本传播系数（R0）为 1.3~1.5]的早期，采取医学隔离等措施，可以延缓传播的理论假说，从而有效削平了人口集中的大城市出现的自然流行高峰，使得我国始终没有宣布进入"卫生紧急状态"，维持了社会稳定。

在全球首次系统揭示了甲型 H1N1 流感的临床特征和规律；建成全球最大的甲型 H1N1 流感病例临床数据库；首先提出了甲型 H1N1 流感的治疗方案和重症甲型 H1N1 流感的救治策略，显著降低了病死率；使我国对甲型 H1N1 流感的诊治居于国际先进水平。我国的科研数据成为世界卫生组织制定全球甲型 H1N1 流感诊疗方案的重要依据。

中医药治疗甲型 H1N1 流感取得重大突破：以严格循证医学方法证实麻杏石甘汤加银翘散组方可显著缩短甲型 H1N1 流感病程，与奥斯他韦等效，并获得国际认同，为甲型 H1N1 流感提供了新的、廉价的治疗药物。

我国在全球率先研制成功甲型 H1N1 流感疫苗，成为第一个批准甲型 H1N1 流感疫苗上市国家。在全球首次证明并宣布：1 剂次 15μg 疫苗接种就有显著的免疫保护反应，纠正了世界卫生组织对流感大流行疫苗需要 2 次接种的建议，为全球疫苗生产和使用提供了重要的、基础性科学依据。大规模使用后，首次证实新疫苗的保护效果达到 87%。

我国全国接种疫苗 1.05 亿人，建立了全球规模最大的含 7 000 万接种者的甲型 H1N1 流感疫苗安全监测系统，证明甲型 H1N1 流感疫苗是安全的，也首次证明吉兰-巴雷综合征与甲型 H1N1 流感疫苗无关。该研究成果促使我国通过世界卫生组织疫苗监管认证，结束了中国疫苗不被国际组织认可的历史。

我国首次成功解析了甲型 H1N1 流感病毒 NA 和 HA 晶体结构，发现新疫苗与季节性流感病毒具有部分共同的抗原决定簇，揭示了新疫苗有显著回忆性免疫保护反应的理论基础，为设计通用性流感疫苗提供了依据。

（舒跃龙）

三、人感染高致病性禽流感病毒

禽流行性感冒（avian influenza，AI，简称禽流感）主要是指由甲型流感病毒引起的禽感染性疾病。1878 年，Perroncito 首次报道意大利鸡群暴发了一种严重鸡病，当时称为鸡瘟（fowl plague），但一直到 1955 年通过对病毒 NP 蛋白抗原性研究，其病原才被证实为 H7N7 亚型禽流感病毒［A/Chicken/Brescia/1902（H7N7）］。根据对鸡致病力的不同，禽流感病毒可分为高致病性禽流感病毒（highly pathogenic avian influenza viruses，HPAIV）、低致病性禽流感病毒（low pathogenic avian influenza viruses，LPAIV）和无致病性禽流感病毒（non-pathogenic avian influenza virus，NPAIV）。

根据世界动物卫生组织（World Organization for Animal Health，OIE）关于 HPAI 的判定标准：①任何禽流感病毒如果给 8 只 4~8 周龄的鸡静脉接种 10 倍稀释的病毒尿囊培养液 0.2ml，接种后 10 天内死亡鸡只等于或大于 6 只（病死率 75%），即认为是 HPAIV。或者给 10 只 6 周龄敏感鸡只［最好是 SPF（specific pathogen free）鸡只］，静脉接种 10 倍稀释的病毒尿囊培养液 0.1ml，观察 10 天，每天对鸡只发病情况进行记录和打分，计算静脉致病指数（intravenous pathogenicity index，IVPI），如果 IVPI 大于 1.2 即认为是 HPAIV。②对鸡低致病 H5 或者 H7 禽流感病毒，如果其血凝素链接肽序列同 HPAIV 类似，也可认为是 HPAIV。

由于种属屏障，禽流感病毒只在偶然的情况可以感染人，近几十年，不断有 HPAIV 和 LPAIV 感染人的报道，均是由禽直接传给了人，并没有病毒能在人群中有效传播的证据。感染人的 HPAIV 包括 H5N1、H5N6、H7N7、H7N3 等亚型；感染人的 LPAIV 包括 H7N2、H7N3、H9N2、H7N9、H6N1、H10N7 和 H10N8 等亚型；血清学的证据表明 H4、H6 以及 H11 等亚型禽流感病毒也可能感染过人。

人感染禽流感病毒后症状表现各不相同，有的表现为肺炎、多器官衰竭和 ARDS 等严重临床症状，有的仅表现为发热等轻微呼吸道症状或者结膜炎，甚至还有无症状临床感染。禽流感病毒对禽的致病能力与导致人的临床症状之间没有完全的对应关系，人感染 LPAI H9 亚型禽流感病毒主要表现为发热等轻微呼吸道症状，人感染 LPAI H7 亚型禽流感病毒主要表现为结膜炎或流感样症状，但是 2013 年发现的 LPAI H7N9 禽流感病毒以及 2014 年发现的 LPAI H10N8 感染人主要表现为肺炎、多器官衰竭和 ARDS 等严重临床症状，同人感染 HPAI H5 亚型病毒临床症状类似。

（一）病原学

禽流感病毒属于甲型流感病毒，具有典型的甲型流感病毒特征，为有包膜的负链分节段 RNA 病毒，基因组包括 8 个基因片段，根据其表面血凝素（hemagglutinin，HA）和神经氨酸酶（neuraminidase，NA）抗原性的不同可以分别分为 16（H1～H16）和 9（N1～N9）种亚型，不同的 HA 亚型和 NA 亚型可以相互组合，理论上可以有 144 种组合，目前在野生水禽中发现了所有的 HA 和 NA 亚型和大部分亚型组合，因此野生水禽也被称为禽流感病毒自然宿主库。禽流感病毒不仅在不同禽类之间传播，可以从野禽传播到家禽，从水禽传播到陆禽，也可感染其他动物宿主，例如 H3N8 禽流感病毒通过跨种传播导致马发病和死亡，而且在马群中持续流行。1979 年在欧洲禽类中流行的 H1N1 病毒传入猪群中，然后一直在猪群中流行，称之为欧亚类禽 H1N1 猪流感病毒。

由于禽流感病毒所使用的受体同人流感病毒不同，禽流感病毒主要识别和结合末端为 SAα2,3Gal 寡糖受体，而人流感病毒主要识别和结合末端为 SAα2,6Gal 寡糖受体，因此禽流感病毒很难感染人，具有较为严格的种属屏障。但是这种种属屏障并不是绝对的，人上呼吸道气管上皮细胞含 SAα2,6Gal 的寡糖，人肺泡上皮细胞和细支气管上皮细胞含 SAα2,3Gal 的寡糖，H5N1 和 H5N6 等禽流感病毒只要能进入人的肺部组织就能导致人的感染；H9N2 和 H7N9 禽流感病毒可以结合两种受体而导致人的感染，这种受体结合特性的改变主要与其受体结合位点 HAQ226L 以及 G186V 突变有关。尽管禽流感病毒可以感染人，但是并没有造成人群广泛传播，其具体机制并不清楚，但是 2012 年由美国威斯康星大学 Yoshihiro Kawaoka 教授领导课题小组通过人为改造的方法，证明 H5N1 禽流感病毒的 *HA* 基因只要发生 4 个变异（N154D/N220K/Q222L/T315I），与 2009 年 H1N1 甲型流感病毒的 7 个基因重配后所得到的重配病毒具备了在雪貂之间通过气溶胶有效传播的能力。同年荷兰伊拉斯谟医学中心的 Ron A. M. Fouchier 教授领导的科研小组也将包含 *PB2* 基因 E627K 突变的 H5N1 病毒在雪貂动物模型上连续传代之后，获得可以在雪貂之间有效传播的突变病毒，主要的原因是 *HA* 基因同样发生了 4 个突变（T156A/Q222L/G224S/H103Y）。两种不同的研究方法表明 H5N1 禽流感病毒可以通过突变和/或重配的方法获得在哺乳动物之间有效传播的能力。从目前自然界分离的病毒分析，部分病毒具备其中的 1～2 个突变，全球监测系统应该密切关注这些病毒的变异。H7 亚型禽流感病毒按照地域不同分为北美谱系和欧亚谱

系两个基因谱系，研究表明 2002—2003 年期间分离到的北美谱系 H7 病毒与 α2,6 半乳糖苷唾液酸的亲和力增强；欧亚谱系的 H7 含有与 HPAI H5N1 一样的保持了禽流感病毒的受体结合特性。

通过对 H7N9 禽流感病毒的基因分析发现，其 HA 与受体结合有关的 226 位由谷氨酰胺（Q）突变为亮氨酸（L），186 位由甘氨酸（G）突变为缬氨酸（V），这两个位点的突变都增加了 HA 结合 α-2,6 半乳糖苷唾液酸受体的能力。同时该病毒的受体结合区 150 环的位置一个糖基化位点的缺失导致病毒对 α-2,3 半乳糖苷唾液酸受体结合能力的降低。通过生物学实验证明 H7N9 禽流感病毒在发生上述变异后，不仅可以结合 α-2,3 半乳糖苷唾液酸受体，而且可以结合 α-2,6 半乳糖苷唾液酸受体，具有典型的"双受体结合"特点。这表明 H7N9 禽流感病毒获得了部分感染人上呼吸道的能力，可能比 HPAI H5N1 禽流感病毒更容易感染人。

LPAIV 可以突变成为 HPAIV，2004 年春天，加拿大暴发 LPAIV H7N3 疫情，随后该病原 HA 的裂解位点插入了 7 个可能来源于 *M* 基因的氨基酸，突变为 HPAIV H7N3，57 名疑似病例患有结膜炎或者出现流感样症状，其中有两名患者直接接触过病禽。从其中一名患有结膜炎和鼻炎的患者呼吸道标本中分离到一株 H7N3（A/Canada/444/2004），另一名患者的临床症状表现为结膜炎和头疼，从其眼结膜样本中分离到另一株 H7N3 病毒（A/Canada/504/2004）。尽管这两株 H7N3 病毒的 HA 裂解位点均有来自 *M* 基因的 7 个氨基酸，鸡静脉接种的 IVPI 表明 A/Canada/504/2004 是 HPAIV，而 A/Canada/444/2004 为 LPAIV。又如 2013 年在我国首次被发现的新型重配 H7N9 禽流感病毒开始出现时对家禽不致病，但是在 2016 年底病毒的 HA 血凝素连接肽插入了多个碱性氨基酸，对鸡表现为高致病性。但是这种从低致病性病毒突变为高致病性病毒也不完全同 HA 的链接肽多个碱性氨基酸的插入有关，例如 1983 年在美国宾夕法尼亚州暴发了由 H5N2 禽流感导致的鸡禽流感疫情，从这次疫情分离到了对鸡高致病性和低致病性的两种 H5N2 病毒，其链接肽序列一致，但是其血凝素在 13 位氨基酸发生了突变，导致一个糖基化位点的改变可能是其致病性改变的原因。

不同亚型禽流感病毒之间可以通过基因重配不断产生新的病毒，1997 年导致我国香港地区人感染和死亡的 H5N1 禽流感病毒就是 H9N2、H6N1 和 H5N1 禽流感病毒重配而成。2014 年在我国四川地

区首次报道的 H5N6 禽流感病毒则是 H5N1 与 H6N6 禽流感病毒重配而成,并且继续与鸡群中流行的 H9N2 禽流感病毒不断重配,产生不同的基因型。2013 年我国首次在国际上发现的 H7N9 禽流感病毒不同于以前野鸟中分离的病毒,这是由鸭子中的 H7N3 病毒、野鸟中的 H7N9 病毒以及鸡中流行的 H9N2 病毒通过重配而产生的一种新病毒。进一步的研究结果表明该病毒的产生至少经历了两步重配过程,一是在野禽中(最有可能是野鸭)重配产生了一个 H7N9 前体病毒,该前体病毒进一步在鸡群中与 H9N2 病毒的内部基因重配,产生了 H7N9 病毒,这种重配过程的时间大概在 2011—2012 年,长三角地区是产生该病毒的最有可能地区。该病毒产生之后,重配过程并没有停止,继续与鸡群中流行的 H9N2 内部基因重配,产生不同的基因型,而且病毒从长三角地区传入到珠三角地区之后,与珠三角地区的 H9N2 病毒重配,形成独特的珠三角流行分支。病毒的进化是不会停止的,2016 年底本来对家禽不致病的 H7N9 禽流感病毒通过变异,在其血凝素链接肽插入多个碱性氨基酸,产生了对鸡高致病性 H7N9 禽流感病毒,对我国养殖业和民众健康带来巨大威胁。对于禽流感病毒的这种通过不断变异适应不同宿主的过程,我们提出了一种"基因调频(genetic tuning)"机制解释禽流感病毒的跨种传播。

(二) 理化特征

1. 消毒剂敏感性　禽流感病毒为一种带囊膜病毒,故对乙醚、氯仿、丙酮等有机溶剂敏感,乙醚 4℃ 24 小时可完全灭活病毒,80% 丙酮处理 10 分钟,75% 乙醇处理 10 分钟可使病毒失去活力,含 1% 有效氯的氯消毒剂作用 30 分钟可以灭活病毒。

2. 物理灭活　禽流感病毒对热比较敏感,65℃ 加热 30 分钟或煮沸(100℃)2 分钟以上可灭活。紫外线灭活病毒,常能引起病毒的多重复活,因而紫外线灭活的标本仍在 BSL-3 实验室操作,通常不建议使用该方法。

3. 宿主外生存时间　禽流感病毒 4℃ 在粪便中可存活 35 天,37℃ 在粪便中可存活 6 天。病毒对低温抵抗力较强,在有甘油保护的情况下可保持活力 1 年以上。

(三) 致病性

禽类感染禽流感病毒后一般不表现出症状,但当家禽(如鸡等)感染高致病性禽流感病毒(如 HPAI H5 或 H7 亚型)后会大量死亡。禽流感病毒感染人后临床症状各不相同,可以表现为呼吸道症状、结膜炎、急性肺炎甚至死亡。一般人感染高致病性 H5 亚型禽流感病毒后病情较重,病死率较高。感染 H7 亚型后主要表现为结膜炎,但是 2013 年新发现的 H7N9 禽流感病毒感染后主要表现为呼吸道症状,包括肺炎、呼吸窘迫综合征等。

由于 H5N1 禽流感病毒可以感染肺泡上皮细胞(以 Ⅱ 型肺泡上皮细胞为主),机体往往产生很强的免疫病理反应,大量的细胞因子和趋化因子过度表达,从而造成免疫病理损伤,临床表现为肺炎和重症肺炎。同时 H5N1 禽流感不同于季节性流感病毒,季节性流感病毒感染往往只局限于呼吸系统,但是 H5N1 禽流感感染后会出现病毒血症,可以在血浆中检测和分离到病毒,而且病毒会扩散到全身各个器官组织,甚至包括脑组织。在人的粪便标本中也检测到病毒。有限的研究表明这种病毒的全身扩散可能会加剧病情的进展巨噬细胞可能在其中发挥了重要作用。

同 HPAI H5N1 类似,H7N9 禽流感病毒能感染 Ⅱ 型肺泡上皮细胞并有效复制,该感染损伤可能进一步损坏肺功能。H7N9 禽流感患者血清中 γ 干扰素诱导蛋白-10(IP-10)、γ 干扰素诱导单核因子(MIG)、单核细胞趋化蛋白-1(MCP-1)、IL-6、IL-8 和 α 干扰素(IFN-α)的量显著高于健康人,因此由于天然免疫应答紊乱所造成的"细胞因子风暴"可能是造成感染者重症的重要原因之一。进一步研究发现感染病例肺组织中细胞因子的浓度比血液中的浓度高 100~1 000 倍,而且干扰素诱导的跨膜蛋白 3(IFITM3)不同的基因型对临床症状有不同的影响,其中 C/C 基因型比 C/T 和 T/T 基因型 H7N9 禽流感病毒感染所导致的临床症状要严重。

(四) 流行病学

1997 年,首例人感染高致病性禽流感 H5N1(HPAI H5N1)确诊病例为中国香港地区的一名急性肺炎、呼吸窘迫综合征的 3 岁男童,随后确诊 17 例患者,其中有 6 人死亡。2003 年,我国香港地区再次报道 HPAI H5N1 感染病例 2 例,其中 1 例死亡。

2004 年后,截至 2017 年 9 月,全球共报告了人感染高致病性 H5N1 禽流感病毒病例 851 例,其中死亡病例 450 例。病例分布于 16 个国家,包括中国、泰国、越南、老挝、柬埔寨、缅甸、孟加拉国、印度尼西亚、巴基斯坦、阿塞拜疆、吉布提、土耳其、伊拉克、埃及、尼日利亚和加拿大。其中,中国大陆地区共报道 53 例,死亡 31 例,加拿大病例为从中国输入病例(表 22-2-4)。2014 年我国四川省首次报道 H5N6 禽流感病毒感染病例,截止到 2017 年 9 月,一共报告 17 例病例,均发生在我国,其中 13 例死亡。H5N1 和 H5N6 禽流感病例临床症状类似,病死率超过 60%,大多为年轻人和儿童,具体情况见表 22-2-5。

表 22-2-4 高致病性 H5N1 禽流感病毒暴发早期重要事件及各国首例病例事件表[*]

早期事件		
日期	**禽感染 H5N1 事件**	**人感染 H5N1 事件**
1996 年	从中国广东省鹅中分离到 HPAI H5N1 病毒	
1997 年	中国香港家禽养殖场及活禽市场暴发 HPAI H5N1 疫情	中国香港,首次发现人感染 HPAI H5N1,18 人感染,6 人死亡
2003 年 2 月		中国香港,2 人感染 HPAI H5N1,1 人死亡,发病前均到访中国福建
2003 年 11 月		中国北京,一名 24 岁男性患者死亡病例,该病例是在 2006 年 8 月回溯性调查中被确诊(原为中国第 20 例确诊病例)
后续事件		
日期	**国家**	**人感染 H5N1 事件**
2004 年 1 月	越南	首例 HPAI H5N1 感染病例。 至今共报道 HPAI H5N1 感染病例 127 例,其中 64 例死亡。2015—2017 年期间无新增病例报道
2004 年 1 月	泰国	前 2 例 HPAI H5N1 感染病例。 2004—2006 年期间,共报道人感染 HPAI H5N1 病例 25 例,17 例死亡。此后无新增病例报道
2005 年 2 月	柬埔寨	首例 HPAI H5N1 感染病例,病例死亡。 至 2014 年,共报道病例 56 例,37 例死亡;2015 年至今,无新增病例报道
2005 年 7 月	印度尼西亚	首例 HPAI H5N1 感染病例。 至今共 199 例感染病例,167 例死亡。其中 2016—2017 年无新增病例
2005 年 11 月	中国	前 3 例 HPAI H5N1 感染病例,其中湖南 1 例,安徽 2 例(不包括回溯性调查中发现的 2003 年感染病例)。 大陆地区共报道了 53 例病例,31 例死亡。其中 2016 年和 2017 年无新增病例报道
2006 年 1 月	土耳其	前 2 例 HPAI H5N1 感染病例。 此后数周共报道 12 例人感染 HPAI H5N1 病例,死亡 4 例。此后无新增病例报道
2006 年 1 月	伊拉克	首例人感染 HPAI H5N1 病例,病例为 15 岁女童。 同年共报道 3 例病例,其中 2 例死亡。此后无新增病例报道
2006 年 3 月	阿塞拜疆	首例 HPAI H5N1 感染病例。 同年共报道病例 8 例,死亡 5 例。此后至今无新增病例报道
2006 年 3 月	埃及	首例 HPAI H5N1 感染病例,病例为 30 岁女性。 至今共报道有 359 例 HPAI H5N1 感染病例,120 例死亡
2006 年 5 月	吉布提	首例 HPAI H5N1 感染病例,患者为 2 岁女童,康复。 这是目前吉布提唯一 1 例 HPAI H5N1 感染病例
2007 年 1 月	尼日利亚	首例 HPAI H5N1 感染病例,患者为 22 岁女性,患者死亡。 这是目前尼日利亚唯一 1 例 HPAI H5N1 感染病例
2007 年 2 月	老挝	首例 HPAI H5N1 感染病例,患者为 15 岁女童。 同年共报道 2 例 HPAI H5N1 病例,病例均死亡。此后无新增 HPAI H5N1 病例报道
2007 年 12 月	缅甸	首例 HPAI H5N1 感染病例,患者为 7 岁女童,患者康复。 这是目前缅甸唯一 1 例 HPAI H5N1 感染病例
2007 年 12 月	巴基斯坦	首例 HPAI H5N1 感染病例,患者为 25 岁男性。 至 2008 年,该国共报道人感染 HPAI H5N1 病例 3 例,死亡 1 例。此后无新增病例报道
2008 年 5 月	孟加拉国	首例 HPAI H5N1 感染病例,病例为一 16 个月男童,病例康复。 该国至今共报道 HPAI H5N1 感染病例 8 例,死亡 1 例
2014 年 1 月	加拿大	首例 HPAI H5N1 感染病例,该病例死亡。 这是目前加拿大唯一 1 例 HPAI H5N1 感染病例

[*] 截至 2017 年 9 月 26 日

表 22-2-5　我国人感染高致病性 H5N6
禽流感病毒病例信息 *

编号	年份	地区	性别	年龄/岁	是否有活禽暴露史	转归
1	2014	四川	男	51	是	死亡
2	2014	广东	男	58	是	康复
3	2015	云南	男	44	是	死亡
4	2015	云南	女	37	是	死亡
5	2015	广东	女	4	否	死亡
6	2015	广东	女	26	是	死亡
7	2015	广东	女	40	是	死亡
8	2015	江西	男	43	是	死亡
9	2016	广东	男	25	是	康复
10	2016	广东	女	31	不详	死亡
11	2016	广东	女	40	是	死亡
12	2016	湖北	男	36	是	康复
13	2016	湖南	女	11	是	康复
14	2016	安徽	女	65	是	死亡
15	2016	湖南	男	50	是	死亡
16	2016	湖南	女	47	是	死亡
17	2016	广西	女	30	是	死亡

* 截至 2017 年 9 月 26 日

1959 年,从美国 1 名男性肝炎患者血液中分离

到 HPAI H7N7 病毒,这是首次关于 H7N7 亚型禽流感病毒感染人的报道。随后报道多例由 HPAI 或者 LPAI H7 亚型禽流感病毒感染病例,但主要表现为结膜炎和较轻的呼吸道症状。其中最大的一起疫情发生在 2003 年的荷兰,当时 HPAI H7N7 流感病毒在荷兰家禽中暴发流行,造成千万只禽类死亡,其间共有 89 名禽类工作者感染,其中一名兽医死于重症肺炎。但是 2013 年出现的 H7N9 禽流感病毒完全不同,主要表现为肺炎、多器官衰竭和 ARDS 等严重临床症状,同人感染 HPAI H5 亚型病毒临床症状类似。截止到 2017 年 9 月,我国 27 个省共报告 1 532 例感染病例,其中 607 例死亡。人感染 H7 亚型禽流感病毒病例情况见表 22-2-6。

人感染 H9N2 低致病性禽流感病毒后症状较轻,主要表现为发热等呼吸道症状。1998 年我国首次报告 H9N2 禽流感感染病例,病例包括 1 岁的儿童和 75 岁的成年人。随后在我国广东省和香港地区又报告了 6 例散发病例。2013 年后,截至 2017 年 9 月中国 9 个省共报道 H9N2 感染病例 26 例,其中有 3 例表现为重症肺炎,1 例有严重基础性疾病的病例死亡,具体见表 22-2-7。除我国报道过 H9N2 禽流感感染病例外,埃及、柬埔寨、老挝等国家也曾报道感染病例。H9N2 禽流感病毒会导致人的无症状感染,部分血清学调查结果表明禽业从业人群抗体阳性率达到 2.6%~4.3%。

表 22-2-6　人感染 H7 亚型禽流感病毒病例 *

年份	国家	亚型	鸡静脉接种致病指数	病例数	症状	死亡人数
1959	美国	H7N7	HPAI	1	不详	0
1977	澳大利亚	H7N7	HPAI	1	结膜炎	0
1979—1980	美国	H7N7	HPAI	4	结膜炎	0
1996	英国	H7N7	LPAI	1	结膜炎	0
2002	美国	H7N2	LPAI	1	流感样疾病	0
2003	美国	H7N2	LPAI	1	呼吸道症状	0
2002—2003	意大利	H7N3	LPAI	7	结膜炎,流感样疾病	0
2003	荷兰	H7N7	HPAI	89	结膜炎,流感样疾病	1
2004	加拿大	H7N3	LPAI/HPAI	2	结膜炎,流感样疾病	0
2006	英国	H7N3	LPAI	1	结膜炎	0
2007	英国	H7N2	LPAI	4	结膜炎,流感样疾病	0
2013	中国	H7N9	LPAI	1 562	急性肺炎,急性呼吸窘迫综合征	609
2017	中国	H7N9	HPAI	28	急性肺炎,急性呼吸窘迫综合征	16

* 截至 2017 年 9 月 26 日

表 22-2-7 我国人感染 H9N2 禽流感病毒病例信息*

编号	年份	地区	性别	年龄	是否有活禽暴露史	转归
1	1998	广东	男	14 岁	家中养鸡	康复
2			男	75 岁	家附近有养殖场	康复
3			男	4 岁	不详	康复
4			女	1 岁	不详	康复
5			女	36 岁	是	康复
6	1999	广东	女	22 岁	否	康复
7	1999	香港	女	13 岁	其中一个病例发病前可能接触过鸡	康复
8			女	4 岁		康复
9	2003	香港	男	5 岁	否	康复
10	2007	香港	女	9 个月	不详	康复
11	2008	广东	女	不详	不详	康复
12	2013	广东	男	86 岁	否	康复
13	2013	湖南	男	7 岁	是	康复
14	2014	广西	男	35 岁	不详	康复
15	2014	四川	男	2 岁	不详	康复
16	2014	广东	男	3 岁	是	康复
17	2015	广东	男	84 岁	是	康复
18	2015	安徽	女	4 岁	不详	康复
19	2015	安徽	男	6 岁	不详	康复
20	2015	湖南	男	2 岁	不详	康复
21	2015	湖南	女	15 岁	是	康复
22	2015	湖南	女	1 岁	不详	康复
23	2016	河南	女	5 岁	否	康复
24	2016	四川	女	57 岁	不详	死亡
25	2016	广东	女	4 岁	是	康复
26	2016	广东	男	2 岁 11 个月	是	康复
27	2016	江西	女	4 岁	否	康复
28	2016	云南	男	9 个月	是	康复
29	2016	广东	女	29 岁	是	康复
30	2016	甘肃	男	4 岁	否	康复
31	2016	北京	男	3 岁	是	康复
32	2016	广东	女	7 个月	是	康复
33	2016	广西	男	1 岁 9 个月	否	康复
34	2017	甘肃	男	11 个月	是	康复
35	2017	北京	男	32 岁	否	康复
36	2017	广东	女	2 个月	否	康复
37	2017	湖南	男	9 个月	否	康复

* 截至 2017 年 9 月 26 日

1. 传染源　携带病毒的禽类或其污染的环境是人感染禽流感病毒主要的传染源。

2. 传播途径　人与禽的接触,或者访问病毒污染的环境如活禽市场是主要的传播途径,偶然会通过密切接触病例而感染。通过对一例死亡孕妇病例的研究发现,病毒可以通过胎盘感染胎儿,存在垂直传播的可能性。

3. 易感人群　由于宿主特异性,禽流感病毒通常很难突破种属屏障感染人,因此总体来说人群并不易感。但是在某些情况下,禽流感病毒可以感染人,其具体的机制并不很清楚。

(五) 检查

1. 一般检查

(1) 血常规检查:常见外周血白细胞、淋巴细胞和血小板不同程度减少。

(2) 血生化检查:常可见多种酶学异常,如丙氨酸氨基转移酶、天冬氨酸氨基转移酶、磷酸肌酸激酶、乳酸脱氢酶等。我国人禽流感患者中,近40%患者出现蛋白尿。

(3) 胸部影像学检查:人禽流感患者发生肺部感染后,胸部X线检查和肺CT检查可见肺内片状高密度影。影像学检查用以发现病变、确定病变的范围、观察病变的动态变化和提示并发症。

2. 病原学相关检查　主要包括病毒分离、病毒抗原检测、核酸检测和血清学检测。病毒分离为实验室检测的"金标准";病毒的抗原和核酸检测可以用于早期诊断;抗体检测可以用于回顾性调查,但对病例的早期诊断意义不大。

(1) 病毒核酸检测:指检测呼吸道标本(咽拭子、鼻拭子、鼻咽或气管抽取物、痰)中的流感病毒核酸,包括RT-PCR(逆转录聚合酶链反应)和实时RT-PCR方法等,病毒核酸检测的特异性和敏感性好,且能快速区分病毒型别和亚型。

(2) 病毒分离培养:目前多采用狗肾上皮细胞和鸡胚从禽流感病毒感染病例的呼吸道标本中分离禽流感病毒。高致病性禽流感病毒的分离操作需要在生物安全3级实验室开展。

(3) 病毒抗原检测(快速诊断试剂检测):快速抗原检测方法可采用免疫荧光的方法,检测呼吸道标本(咽拭子、鼻拭子、鼻咽或气管抽取物中的黏膜上皮细胞),使用单克隆抗体来区分甲、乙型流感,一般可在数小时以内获得结果。其他还有胶体金试验,一般能在10~30分钟获得结果。但是目前的抗原快速检测试剂敏感性较低,而且不能检测亚型特

异性抗原,因此不建议使用。

(4) 血清学诊断:检测禽流感病毒特异性IgG抗体水平。动态检测的IgG抗体水平恢复期比急性期有4倍或以上升高有回顾性诊断意义。

(六) 临床诊断

临床上早发现、早诊断是治疗的关键,但是禽流感病毒感染病例在临床上的诊断,需要结合病例的流行病学史、临床特征以及实验室检测结果才能进行诊断。

1. 流行病学史定义

(1) 发病前7天内,接触过病、死禽(包括家禽、野生禽鸟),或其排泄物、分泌物,或暴露于其排泄物、分泌物污染的环境。

(2) 发病前14天内,曾经到过有活禽交易、宰杀的市场。

(3) 发病前14天内,与人禽流感疑似、临床诊断或实验室确诊病例有过密切接触,包括与其共同生活、居住,或护理过病例等。

(4) 发病前14天内,在出现异常病、死禽的地区居住、生活、工作过。

(5) 高危职业史:从事饲养、贩卖、屠宰、加工、诊治家禽工作的职业人员;可能暴露于动物和人禽流感病毒或潜在感染性材料的实验室职业人员;未采取严格的个人防护措施,处置动物高致病性禽流感疫情的人员;未采取严格的个人防护措施,诊治、护理人禽流感疑似、临床诊断或实验室确诊病例的医护人员。

2. 人禽流感的诊断标准

(1) 医学观察病例:有流行病学接触史,1周内出现流感样临床表现者。对于被诊断为医学观察病例者,医疗机构应当及时报告当地疾病预防控制机构,并对其进行7天医学观察。

(2) 疑似病例:具备流行病学史中任何一项,且无其他明确诊断的肺炎病例。

(3) 临床诊断病例有两种情形

1) 诊断为人禽流感疑似病例,但无法进一步取得临床检验标本或实验室检查证据,而与其有共同接触史的人被诊断为确诊病例,并且没有其他疾病确定诊断依据者。

2) 具备流行病学史中任何一项,伴相关临床表现,实验室病原检测患者恢复期血清红细胞凝集抑制(hemagglutination inhibition, HI)试验或微量中和试验(microneutralization, MN)H5N1抗体阳性。

(4) 确诊病例:有流行病学接触史和临床表现,

从患者呼吸道分泌物标本或相关组织标本中分离出特定病毒,或采用其他方法,禽流感病毒亚型特异抗原或核酸检测阳性,或发病初期和恢复期双份血清禽流感病毒亚型毒株抗体滴度升高4倍或以上者。

另外,在流行病学史不详的情况下,根据临床表现、辅助检查和实验室检查结果,特别是从患者呼吸道分泌物或相关组织标本中分离出特定病毒,或采用其他方法,禽流感病毒亚型特异抗原或核酸检测阳性,或发病初期和恢复期双份血清禽流感病毒亚型毒株抗体滴度升高4倍或以上者,也可以确定诊断。

3. 鉴别诊断

需鉴别诊断的主要疾病如下:

(1)感染性疾病

1)SARS:与发病者有密切接触史,或属受传染群体发病者之一或有明确传染他人的证据;发病前2周内曾到过或居住于报告SARS疫情的地区;实验室从事有关SARS研究或接触。临床表现同禽流感病毒感染相似,但实验室检查双份血清SARS冠状病毒抗体(SARS-Cov-Ab)滴度4倍或以上升高;RT-PCR检测连续3次以上发现SARS-Cov特异性基因片段;电镜下在肺泡、肺泡灌洗液或尸检标本中发现SARS-Cov颗粒。

2)巨细胞病毒肺炎(CMV肺炎):见于器官移植后长期使用免疫抑制剂,患者常在接受移植60天后,易发生CMV肺炎。临床进展迅速,表现同禽流感病毒感染相似,确诊靠检测CMV抗原,CMV IgM抗体增高或IgG4倍升高等或病理检查见胞质内嗜酸性包涵体。

3)嗜军团杆菌肺炎:机体免疫功能正常也能感染,潜伏期为2~10天,病情进展迅速,使用有效的抗生素治疗有反应。确诊需病原学,即痰培养、胸腔积液培养有军团菌生长;双份血清抗体效价4倍或以上升高;病原荧光染色阳性。

4)肺孢子虫病:又称卡氏肺孢菌肺炎,见于免疫功能低下、器官移植后或HIV感染后患者,临床症状为发热、干咳、呼吸困难和胸痛,可在短期内进展为ARDS。肺部影像学表现为弥漫性实质病变,确诊靠病原学证据。

(2)非感染性疾病

1)特发性急性间质性肺炎:常发生在平素体健者。表现为发热、咳嗽和呼吸困难,影像学表现同ARDS。实验室检查无特异性。确诊难度大,需靠肺病理学检查,并除外其他各种原因所致的ARDS。

2)外源性过敏性肺泡炎:常因反复吸入有机粉尘或化学活性物质引起的免疫介导的肺部疾病,分为急性、亚急性和慢性3种类型。急性病例临床、影像学表现同ARDS,但有抗原接触史、血清中检测到特异性抗体,肺泡灌洗液中活性CD8$^+$细胞明显增加。

(七)治疗

1. 对症治疗 患者宜卧床休息,进食易消化的食物,补充能量并摄入适量的维生素和水分,保持液体出入量平衡,注意口腔卫生。高热时以物理降温为主,慎用退热药。

2. 药物治疗

(1)抗病毒治疗:针对甲型流感病毒的特异性药物主要包括两类,一类是烷胺类药物,即M2离子通道抑制剂,包括金刚烷胺和金刚乙胺;另一类是神经氨酸酶抑制剂,包括奥司他韦、扎那米韦、帕拉米韦、拉尼那米韦。目前在我国被批准使用的有奥司他韦、扎那米韦、帕拉米韦。

在临床无论使用何种抗病毒药物,需要根据病毒耐药性的监测结果使用合适的药物。

(2)免疫调节治疗

1)血浆治疗:我国曾在H5N1禽流感感染病例治疗过程中采用H5N1患者恢复期血浆或者疫苗免疫接种血浆进行治疗,有治疗成功的病例,也有治疗失败的病例,由于病例数太少而无法进行统计学分析。但动物实验证明被动抗体治疗能降低病毒载量和提高存活率。因此可在紧急情况下利用恢复期血浆或疫苗接种者血浆进行被动治疗,但需要考虑血浆抗体与病毒的中和抗体滴度等因素。

2)糖皮质激素:应用糖皮质激素的目的在于抑制肺组织局部的炎性损伤,减轻全身的炎症反应状态,防止肺纤维化等,目前其疗效在临床探索过程中。由于治疗的病例数有限,目前尚未证实应用糖皮质激素对人禽流感患者预后有任何有益的效果,尤其是大剂量激素还可诱发感染,故一般不推荐使用。但根据我国对SARS治疗的经验,禽流感患者如出现下列指征之一时,可考虑短期内给予适量糖皮质激素治疗,如氢化可的松200mg/d或甲泼尼龙0.5~1mg/(kg·d),在临床状况控制好转后,及时减量停用。糖皮质激素应用指征包括:短期内肺病变进展迅速,出现氧合指数<300mmHg,并有迅速下降趋势,以及合并脓毒血症伴肾上腺皮质功能不全。

3)其他免疫调节治疗:不推荐常规使用,如胸腺素、干扰素、静脉用丙种球蛋白(IVIG)等。

4）抗菌药物:对于社区获得性肺炎而言,在未明确病因时,可根据当地社区获得性肺炎常见的感染病原及其耐药状况给予经验抗菌治疗,给予β-内酰胺类联合大环内酯类或呼吸氟喹诺酮类抗菌药物治疗,随后根据血培养和/或痰培养结果及临床表现调整方案;已知感染病原及其药物敏感谱,则可选择特异抗菌药物进行治疗。如果已高度怀疑或已确诊为禽流感病毒感染,一般不提倡抗菌治疗,但如果合并细菌感染,可根据当地和所在医院的情况选择抗菌药物治疗。

3. 并发症的对症处理 高致病性禽流感病毒感染常并发多种疾病,低氧血症、ARDS、全血细胞减少,心力衰竭、肝衰竭等多器官功能衰竭综合征、噬血细胞综合征、休克及 Reye 综合征等多种并发症。因而结合临床,选择适当的氧疗措施、维持电解质和酸碱平衡、抑制炎症反应等治疗措施。

（八）预后

人感染 HPAI H5N1 和 H5N6 的病死率高达60%以上,如出现低氧血症、ARDS、全血细胞减少,心力衰竭、肝衰竭等多脏器功能衰竭,噬血细胞综合征、休克及 Reye 综合征等多种并发症,易导致死亡。

（九）预防

1. 隔离和防护措施 接触禽类、访问活禽市场、罹患慢性疾病均是禽流感病毒感染和致病的危险因素。建议推进现代化养殖和经营模式,逐步改变老百姓的活禽消费习惯;逐步在全国大中城市取消活禽的市场销售和宰杀,对无法取消活禽交易的市场,实施休市制度和严格的卫生管理措施。与禽类接触频繁,尤其是与病禽或高度怀疑感染了禽流感病毒的禽类接触的人群要做好防护措施,使用合适的个人防护用品,眼、鼻、口及手等部位通常是流感病毒进入人体的途径,因此应重点防护。保持个人卫生,勤洗手,勤锻炼,已经患有季节性流感的人应该更加注意避免接触禽类。

2. 疫苗 目前并不推荐对人群使用疫苗进行预防,但很多国家包括我国有应急储备疫苗,可紧急情况下用于人群的免疫接种,但病毒变异导致抗原性的不同,如何选择同流行病毒抗原性类似的疫苗株生产储备疫苗是个非常大的挑战。同样对于高致病性 H5 或者 H7 禽流感疫苗的生产,需要对病毒进行改造,得到低致病性疫苗株才能进行生产,这无疑延长了如果发生流感大流行时能够提供疫苗的时间。目前在临床上研究的疫苗有灭活疫苗、亚单位疫苗、佐剂疫苗等。

3. 药物 禽流感病毒属于甲型流感病毒,目前大部分甲型流感病毒对烷胺类药物耐药,不建议使用,神经氨酸酶抑制剂药物仍是临床上治疗禽流感病毒感染的有效药物。

4. 监测 由于病毒的变异进化很难预测,因此要加强对病毒的实时监测,通过对病毒变异、药物敏感性、临床特征以及宿主范围等各个方面的实时监测,为风险评估、应对措施的制定以及临床治疗提供科学依据。

（舒跃龙）

四、人感染 H7N9 禽流感

人感染 H7N9 禽流感是由 H7N9 亚型禽流感病毒感染引起的急性呼吸道传染病,2013 年 3 月于我国上海和安徽两地率先发现,随后在我国各地陆续出现感染病例。该病毒主要通过密切接触禽类的分泌物传播。早期病情无特异性,常为流感样症状,大部分病例有肺炎表现,重症患者常由重症肺炎迅速进展为 ARDS、感染性休克和多器官功能障碍综合征,甚至死亡。病程后期治疗效果差,死亡率高。人感染 H7N9 禽流感对人类健康构成严重威胁,我国已经将人感染 H7N9 禽流感按照乙类传染病管理。

（一）病原学

H7N9 禽流感病毒属于甲型流感病毒,具有典型的甲型流感病毒的结构特点,同时又是一个全新的重组流感病毒,是由 H7 血凝素基因（*HA*）和 N9 神经氨酸酶基因（*NA*）及 6 个来自 H9N2 的内部蛋白基因（*PB2*、*PB1*、*PA*、*NP*、*MP*、*NS*）等禽流感病毒基因片段三重重配形成的一个新型病毒,不含任何人流感的基因片段（图 22-2-2）。

不同的流感病毒识别不同的细胞受体,这是造成种属屏障的重要原因。但是现有研究发现 H7N9禽流感病毒 HA 与受体结合有关的某些关键氨基酸发生突变,如 Q226L/I、G186V,增加了 HA 结合人流感病毒受体（SAα2,6Gal 受体）的能力,使病毒能直接从禽类传播到人类,并造成较大范围的传播。神经氨酸酶的酶活性位点氨基酸发生突变,特别是 E120G、R153K、H276Y、R294K（N9 numbering）的变异,可能会导致流感病毒对神经氨酸酶抑制剂耐药性的改变。另外有研究显示人感染 H7N9 禽流感病毒分离株的 PB2 蛋白中出现 E627K、K526R 等突变能增强病毒在哺乳动物体内的复制能力和病毒传播的速度。

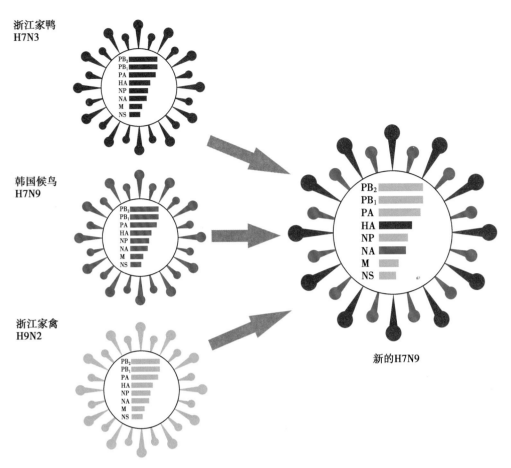

浙江家鸭
H7N3

韩国候鸟
H7N9

浙江家禽
H9N2

新的H7N9

图 22-2-2 H7N9 禽流感病毒重组模式

人感染 H7N9 禽流感病毒对热比较敏感,56℃加热 30 分钟、60℃加热 10 分钟、煮沸(100℃)2 分钟以上可被灭活,在 22℃或在水中可存活较长时间,对碱敏感,但是耐酸。用紫外线直接照射,可迅速破坏人感染 H7N9 禽流感病毒的感染性。此外,人感染 H7N9 禽流感病毒对乙醚、甲醛、氯仿、过氧乙酸、丙酮等有机溶剂均敏感,常用消毒剂如氧化剂、十二烷基硫酸钠、稀酸、卤素化合物(如漂白粉和碘剂)等容易将其灭活。

(二) 流行病学

1. 传染源 携带 H7N9 禽流感病毒的禽类或者被该病毒污染的环境是传染源,人可通过密切接触感染的禽类分泌物或排泄物等被感染。研究提示活禽市场中的鸡是人类病例的感染来源,活禽市场是导致病例感染的重要暴露场所。大多数病例(>80%)在发病前 2 周内均有禽类暴露史。其暴露行为和方式包括对禽类的喂养、运输、销售、宰杀及加工处理等。

2. 传播途径 直接或间接暴露于感染的家禽或被病毒污染的环境均为人感染 H7N9 禽流感可能的传播方式。绝大多数病例以散发为主。Gao 等报

道存在个别家庭聚集的病例,因此尚不能排除病毒存在有限的人传人的可能。

3. 易感人群 人群对禽流感病毒并不易感,但人群普遍缺乏免疫力。宰杀、饲养、加工、贩卖禽类的职业暴露人群,老年男性及基础病患的人群是本病的高危人群,特别是发病 1 周内接触过禽类或者到过活禽市场者。

4. 流行特征 我国疫情的分布最初主要聚集在上海、江苏和浙江等长三角地区,后逐步扩展至北京、香港、广东、福建等省市。表现为高度散发。疫情有较明显的季节分布特点,以冬春季节为主,即每年的 12 月至次年 3 月,7~9 月一般是发病的低谷。截至 2017 年 8 月,人感染 H7N9 禽流感已经经历了 5 个流行季。人感染 H7N9 禽流感患者以老年人为主,Gao 等对 111 例人感染 H7N9 禽流感病例分析结果显示患者平均年龄为 61 岁,42.3%的患者年龄≥65 岁。男性比例高于女性,而且老年人一旦感染,其临床症状要比青少年更为严重,病死率可高达 40%。

(三) 发病机制和病理

在 H7N9 禽流感病毒的受体结合区 150 环的位置一个糖基化位点的缺失导致病毒对禽流感病毒受

体结合能力降低。H7N9 禽流感病毒在发生上述变异后,具有典型的"双受体结合"特点,即 H7N9 禽流感病毒可以同时结合唾液酸 α-2,3 型受体(禽流感病毒受体)和唾液酸 α-2,6 型受体(人流感病毒受体),这表明 H7N9 禽流感病毒获得了感染人上呼吸道的能力,因此 H7N9 比 H5N1 禽流感病毒更容易感染人。

另外,H7N9 禽流感病毒能感染 Ⅱ 型肺泡上皮细胞并有效复制,该感染可能直接损坏肺功能。通过人群血清检测,未能检测到 H7 抗体存在,表明人群对此病毒缺乏免疫力。同样发现 H7N9 患者血清中 IP-10、MIG、MCP-1、IL-6、IL-8 和 IFN-α 显著高于健康人,表明天然免疫应答紊乱在患者中引发了"细胞

因子风暴",导致全身炎症反应,可出现 ARDS、休克及多器官功能障碍综合征,是导致临床重症和死亡的重要原因。随后研究进一步发现感染病例肺组织中细胞因子的浓度比血液中的浓度高 100 ~ 1 000 倍,而且干扰素诱导的跨膜蛋白 3(IFITM3)不同的基因型对临床症状有不同的影响,其中 C/C 基因型比 C/T 和 T/T 基因型 H7N9 禽流感病毒感染所导致的临床症状要严重,提示宿主因素也会影响病毒的致病性。人感染 H7N9 禽流感患者肺的病理改变为典型的病毒性肺炎,肺泡腔内渗出较明显,渗出物浓缩凝结成一层红染的膜样物贴附于肺泡内表面,即透明膜形成(图 22-2-3)。支气管上皮的肺泡上皮也可增生,甚至形成多核巨细胞。

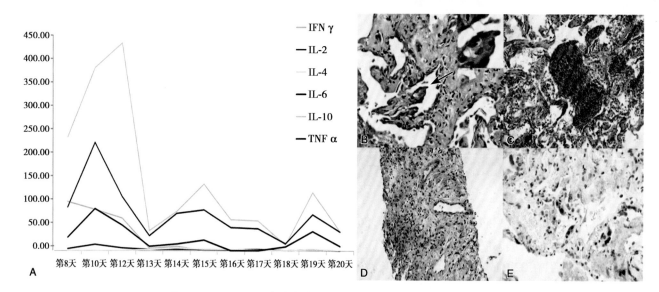

图 22-2-3　H7N9 患者中存在细胞因子风暴以及患者典型病理改变

A. H7N9 患者中存在细胞因子风暴;B. 急性弥漫性肺泡损伤和巨大化肺泡细胞;C. 肺泡间隙出血;D. 弥漫性肺泡损伤后期纤维化增生;E. 免疫组化显示甲型流感核蛋白在 Ⅱ 型肺泡上皮细胞质及细胞核沉积

(四)临床表现

潜伏期一般为 3 ~ 4 天,也可长达 7 ~ 10 天。人感染 H7N9 禽流感病例中绝大部分为重症,病死率可高达 40%。症状主要集中在下呼吸道,基本无鼻塞、流涕、咽痛等上呼吸道症状。人感染 H7N9 禽流感的初期表现可为发热、咳嗽、少痰等流感样症状,可伴有头痛、肌肉酸痛、缺乏食欲等全身不适症状,继而出现下呼吸道感染症状,几乎所有确诊病例均来自"不明原因肺炎"。重症患者病情发展迅速,多在发病 5 ~ 7 天出现重症肺炎,体温大多持续在 39℃以上,有气急和痰中混血。绝大部分气急的患者短时间内发展成 ARDS,提示对于气急的患者,需要警惕重症化,并及早采取有效的方法来阻断。重症患者可同时表现为休克、脓毒症、急性肾损伤等。部分患者有病毒性腹泻的典型表现,但为自限性。个别

患者有横纹肌溶解表现。H7N9 流感病毒感染对下呼吸道的偏好性显示病毒在下呼吸道的复制效率可能更高,对病患痰液及下呼吸道分泌物的检测较咽拭子检测有更高的阳性率。

(五)实验室检查

1. 血常规检查　患者白细胞总数一般不高或降低,重症患者多有白细胞总数及淋巴细胞减少,并出现血小板降低。对 H7N9 禽流感患者进行骨髓穿刺活检发现骨髓中存在嗜血现象。

2. 血生化检查　研究发现 H7N9 感染患者存在与 H5N1 感染患者相似的天冬氨酸氨基转移酶(AST)、丙氨酸氨基转移酶(ALT)、肌酸激酶(CK)和乳酸脱氢酶(LDH)的升高,这些明显不同于 2009 年暴发的甲型 H1N1 流感患者。

大多数人感染 H7N9 禽流感患者 C 反应蛋白

（CRP）升高,可高达 200mg/L。早期需注意与细菌性感染的鉴别,结合降钙素原（PCT）结果对于鉴别是否合并细菌感染有价值,但是 PCT 的敏感性不高。

3. 病原学检查

（1）核酸检测:在人感染 H7N9 禽流感病毒病例早期识别中宜首选核酸检测。标本采用实时 PCR（或普通 RT-PCR）检测 H7N9 禽流感病毒核酸,对重症病例应定期行呼吸道分泌物核酸检测,直至阴转。有人工气道者优先采集气道内吸取物（ETA）。

（2）甲型流感病毒抗原检测:呼吸道标本甲型流感病毒抗原快速检测阳性,仅适用于没有核酸检测条件的医疗机构作为初筛试验。

（3）病毒分离:从患者呼吸道标本中分离 H7N9 禽流感病毒。

（4）动态检测急性期和恢复期双份血清 H7N9 禽流感病毒特异性抗体水平呈 4 倍或以上升高。

（六）影像学检查

人感染 H7N9 禽流感病毒的患者发生肺炎时肺部出现不同范围的片状影像,与临床表现基本一致。本病进展迅速,多数患者在初次影像检查时即表现为重症肺炎,常呈双肺多发磨玻璃影及肺实变影像,可合并少量胸腔积液。肺 CT 可见病变为多肺段,范围较广泛,进展快,两肺下叶最易受累,以肺实质病变为主,主要表现为磨玻璃样改变和实变,可见充气支气管征,可有肺间质改变以及胸腔积液,纵隔淋巴结肿大少见（图 22-2-4）。对有流行病学史,临床上怀疑有肺炎的患者,应及时行胸部 X 线或者 CT 检查。但是影像学检查没有特异性。

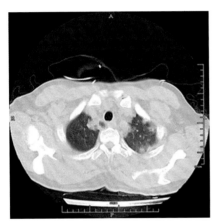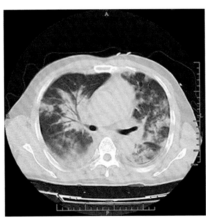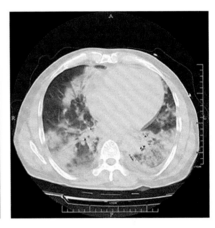

图 22-2-4 人感染 H7N9 禽流感重症病例典型胸部 X 线检查

（七）诊断

根据流行病学接触史、临床表现及实验室检查结果,可作出人感染 H7N9 禽流感的诊断。

1. 流行病学史 发病前 1 周内接触禽类及其分泌物、排泄物或者到过活禽市场,或者与人感染 H7N9 禽流感病例有流行病学联系。

2. 诊断标准

（1）疑似病例:符合上述临床表现,甲型流感病毒抗原阳性或有流行病学史。研究表明,甲型流感病毒抗原阳性中,最多见的还是季节性流感 H3N2,大约占 88%,其次是 H1N1,大约占 11%,H7N9 的比例在 1% 左右。因此甲型流感病毒抗原阳性,仍为疑似 H7N9 病例。

（2）确诊病例:符合上述临床表现,或有流行病学接触史,并且呼吸道分泌物标本中分离出 H7N9 禽流感病毒或 H7N9 禽流感病毒核酸检测阳性或动态检测双份血清 H7N9 禽流感病毒特异性抗体水平呈 4 倍或以上升高。

（3）重症病例诊断:符合下列 1 项主要标准或 ≥3 项次要标准者可诊断为重症病例。

主要标准:①需要气管插管行机械通气治疗;②脓毒性休克经积极液体复苏后仍需要血管活性药物治疗。

次要标准:①呼吸频率 ≥30 次/min;②氧合指数 ≤250mmHg（1mmHg＝0.133kPa）;③多肺叶浸润;④意识障碍和/或定向障碍;⑤血尿素氮 ≥7.14mmol/L;⑥收缩压 <90mmHg 需要积极的液体复苏。

对于年龄大于 60 岁或有严重基础疾病（如心脏病、糖尿病等）或合并妊娠、肿瘤、免疫抑制状态、肥胖等情况,出现连续 3 天或以上持续高热（体温 >39℃）,淋巴细胞计数持续降低,CRP、LDH 及 CK 持续升高,影像学提示肺炎的患者极易发展为重症甚至死亡,临床上应当高度重视。

（八）鉴别诊断

应注意与人感染高致病性 H5N1 禽流感等其他

禽流感、季节性流感(含甲型 H1N1 流感)、细菌性肺炎、SARS、中东呼吸综合征(MERS)、腺病毒肺炎、衣原体肺炎、支原体肺炎等疾病进行鉴别诊断。鉴别诊断主要依靠病原学检查。

(九)预后

人感染 H7N9 禽流感预后较差,病死率可高达40%。本病预后还与患者年龄、是否有基础疾病、治疗是否及时、是否有并发症有关。患者的脏器功能包括肝肾功能、心功能、凝血功能、生化学检查均能恢复至发病前水平,肺部影像学有部分的改善,表现为磨玻璃样改变及局部慢性炎症表现及间质纤维化表现。肺功能也有所改善,从最初的合并轻至中度通气功能障碍,到半年后患者均无明显限制性通气功能障碍,但仍存在轻至中度弥散功能不全,患者呼吸功能可能仍受肺纤维化影响。

(十)治疗

1. 隔离 对疑似病例和确诊病例均应进行隔离治疗。

2. 对症治疗 可吸氧,根据缺氧程度可采用鼻导管、开放面罩及储氧面罩进行氧疗。可应用解热药、止咳祛痰药物等。

3. 抗病毒治疗 抗病毒治疗能改善症状并有效减少体内病毒的含量。治疗的早晚与预后相关,最好在发病 48 小时内用药,但是对于临床上认为需要抗病毒治疗的患者,即使发病超过 48 小时也应使

用。抗病毒治疗药物主要是神经氨酸酶抑制剂,研究显示 H7N9 病毒对神经氨酸酶抑制剂如奥司他韦、扎那米韦敏感,而对离子通道抑制剂耐药。但是两种神经氨酸酶抑制剂联合使用并不优于单药治疗。

对于人感染 H7N9 禽流感确诊病例、疑诊病例、聚集性流感样病例,有慢性心肺疾病、高龄、妊娠等情况的流感样病例,病情快速进展及临床上认为需要使用抗病毒药物的流感样病例,其他不明原因肺炎病例,应当及时进行抗病毒治疗。

4. 抗菌治疗 抗菌药物应在明确继发细菌感染时或有充分证据提示继发细菌感染时使用。

5. 重症患者的治疗 除了抗病毒治疗外,对MODS 患者应建立起相应的支持治疗。处理要点:抗休克治疗;抗低氧血症治疗;防止 MODS;维持水电解质平衡;维持微生态平衡。慎用糖皮质激素。已经有相关报道表示恢复期血浆可用于 H7N9 禽流感危重症患者的治疗。体外膜肺氧合(ECMO)应用指征为:①严重通气/换气功能障碍;②在吸纯氧条件下,氧合指数(PaO_2/FiO_2) < 100mmHg;③肺泡-动脉氧分压差[$P_{A-a}O_2$] > 600mmHg;④Murray 肺损伤评分 ≥ 3.0;⑤pH < 7.2;⑥年龄 < 65 岁;⑦传统机械通气时间 < 7 天。发现患者病情进展迅速,并且检测到细胞因子风暴时,可应用"李氏人工肝"治疗(图 22-2-5)。

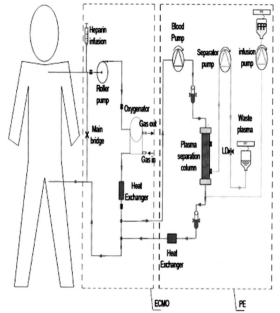
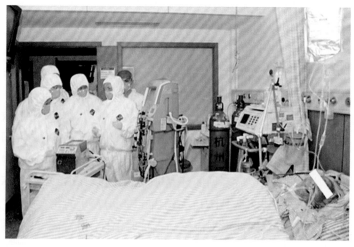

图 22-2-5 "李氏人工肝"联合体外膜肺氧合治疗危重症 H7N9 禽流感患者

(十一)预防

1. 监测外环境及控制传染源 人感染 H7N9

禽流感病毒与其他禽流感不同的一个显著特点是其并不引发禽类流感疫情。因此,我们不能对其进

行有效的追踪控制。但是,我们可以从禽类及活禽生存环境(如活禽交易市场)中分离出病毒。各部门应当加强合作,构建完整的外环境监测体系,从而开展有针对性的防控措施。另外还需密切监测患者陪护及其家庭成员的健康状况,一旦发现流感样症状,应当及时向当地疾病预防控制部门报告。

2. 关闭活禽市场,切断传播途径 关闭活禽市场是一项非常有效的措施。关闭活禽市场1周,大约1个潜伏期以后,新发病例明显下降。但是从长远来看,这种方法是不可行的,所以应当将关闭活禽市场作为短期手段,对活禽市场进行定期休市消毒以及集中定点宰杀活禽作为长期手段。并且一旦发现禽流感疫情,则必须对病鸡群进行严格隔离、封锁、扑杀、销毁,对鸡场进行全面清扫、清洗、彻底消毒。

3. 保护易感人群 对于与家禽或人禽流感患者有密切接触史者一旦出现流感样症状,应及时采集患者的鼻咽部分泌物、漱口液、痰或气管吸出物和血清送至指定实验室,进行核酸快速检测,尽快明确诊断,同时应采取相应的防治措施。有条件者可在48小时内口服抗病毒药物。

在人群中普及H7N9禽流感病毒知识,做到早发现、早报告、早诊断、早治疗。虽然目前人感染H7N9禽流感病例呈散发状态,并无人传人的实质证据,但是一旦病毒发生变异,人际间传播并非不可能。因此,政府及卫生部门应高度重视流感大流行的应对工作,加强公共卫生应急体系和能力建设,加大流感疫情监测以及疫苗、抗病毒药物技术和生产能力储备投入。

4. 疫苗的研发 H7N9禽流感病毒为一种新型病毒,原有的季节性流感疫苗和禽流感疫苗对其缺乏免疫保护作用。而疫苗接种是流感预防的最有效措施,虽然目前已经有针对H7N9禽流感病毒的特异性疫苗的相关研制工作,候选的疫苗株来自两个毒株:A/Shanghai/2/2013和A/Anhui/1/2013类似株,但是疫苗的安全以及有效性尚需临床验证。H7N9疫苗研制流程见图22-2-6。

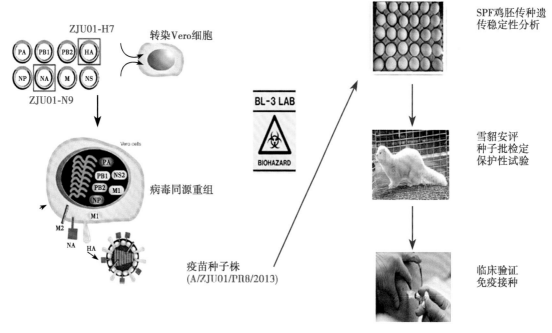

图 22-2-6 H7N9 疫苗研制流程

(十二) 研究进展

新发突发传染病始终是全球安全的重大威胁和人类面临的严峻挑战。2013年春,恰逢SARS过去十年,长三角地区突发不明原因呼吸道传染病,来势凶猛,病死率极高,造成社会恐慌,我国政府和国际社会高度关注。我国传染病领域的科学家快速行动,在发现新病原、确认感染源、明确发病机制、开展临床救治、研发新型疫苗和诊断技术等方面取得了六项重大创新和技术突破,创建了新发突发传染病防治中国模式和中国技术,成功控制MERS、寨卡病毒病等传染病的输入传播,成功援助非洲控制埃博拉疫情,为全球提供了中国经验,展现了中国力量,WHO评价中国传染病防控体系堪称"国际典范"。

创立以深度测序和高通量数据分析技术为核心的我国新发突发传染病病原早期快速识别技术体系。应用该体系5天内迅速发现并确认了此次突发疫情病原是一种全新的 H7N9 禽流感病毒,第一时间向全世界公布了该病毒全基因组序列,阐明其分子特征、起源和进化机制,使我国新发突发传染病病原发现能力达到世界领先水平。

创立新发突发传染病预测预警技术体系和防控模式。首次阐明该疫情的流行病学特征和规律,发现活禽市场是 H7N9 禽流感病毒的源头,关闭活禽市场,迅速控制疫情,实现了精准防控,避免了向全国播散的灾难,大幅度减少了经济损失。

创立了从蛋白结构到哺乳动物模型精确解析新发突发传染病感染和发病机制研究新体系。发现了 H7N9 病毒禽传人的关键突变位点,揭示了"细胞因子风暴"等免疫病理反应是导致重症和死亡的关键因素,为临床救治提供了科学依据,创新了新发突发传染病发病机制理论。

创建引领世界的新发突发传染病危重症患者救治的中国技术。首次系统揭示人感染 H7N9 禽流感患者临床特征,创建"四抗二平衡"治疗新策略,创造性运用"李氏人工肝"技术消除"细胞因子风暴",显著降低病死率,为全球提供了重症传染病救治新技术。

创建我国流感疫苗快速研发新技术体系。成功研制我国首个 H7N9 病毒疫苗种子株,打破了我国流感疫苗株必须依赖国际提供的历史,提升了我国流感疫苗研发能力和水平,为应对重大新发突发传染病提供了快速研发疫苗新技术平台。

创建我国新发突发传染病诊断试剂高效快速研发平台。病原发现后两天内成功研发 H7N9 禽流感病毒快速检测试剂,并被 WHO 推荐,向全球推广,标志着我国在该领域技术已达国际水平。

(李兰娟　杨仕贵)

第三节　副流感病毒感染

人副流感病毒(human parainfluenza virus,HPIV)首先于 1956 至 1960 年期间分离得到,原名为仙台病毒,因其感染后的症状与人感染流感病毒类似,但诸多特征又与流感病毒不同,且陆续分离到其他病毒株,故命名为副流感病毒。根据遗传学和血清学特征,HPIV 可分为 HPIV1 ~ HPIV4 共 4 型。其中,HPIV1 ~ HPIV3 型最初是从患有下呼吸道感染的婴幼儿中分离到的,HPIV4 型最初从患有轻度上呼吸道感染疾病的儿童中分离到。HPIV1、HPIV2 和 HPIV3 是仅次于人呼吸道合胞病毒(human respiratory syncytial virus)引起儿童呼吸道感染的常见病毒。

除了感染人的副流感病毒(parainfluenza virus,PIV)以外,还有其他很多感染动物的 PIV。实际上,第一株鉴定的 PIV 是禽病原,即 1926 年分离到的新城疫病毒(Newcastle disease virus,NDV),分离前该病原在印度尼西亚爪哇岛、英格兰纽卡斯尔等地家禽中暴发,造成了大量家禽死亡。禽副流感病毒,现在称为禽副黏病毒(avian paramyxovirus,APMV),共有 9 个不同的血清型,NDV 属于 I 型血清型。另外一个 PIV 是在 1952 年日本,用一例死于肺炎的患儿肺液接种到小鼠中,分离获得,当时称为仙台病毒。然而,该病毒更类似于与 HPIV1 非常相近的鼠病毒,而并不是人病毒。牛 3 型副流感病毒(bovine parainfluenza type 3,BPIV3),与 HPIV3 非常接近,是 1959 年从牛中分离到的。PIV5,之前称为猿猴病毒 5(simian virus 5,SV5),首次是 1954 年作为猿猴肾脏组织培养的污染物而分离得到,与 HPIV2 同源性很高。SV41 是在 1961 年,同样也是作为猿猴肾脏细胞培养的污染物分离到的,SV41 与 HPIV2 的同源性比 PIV5 高。

因此,目前已知的人 PIVs 有 4 种,即 HPIV1 ~ HPIV4;已知的动物 PIVs 有 14 种,包括 SeV、BPIV3、PIV5、SV41、NDV/APMV1,以及 APMV2 ~ APMV9。

一、病原学

1. 病毒结构　副流感病毒属于副黏病毒科,在电镜下呈多种形态,是具有包膜的病毒,直径 125 ~ 250nm。可通过其非分段的厚核衣壳从形态上与流感病毒加以区分。HPIV 基因组由不分节段的单负链 RNA 组成,全长为 14.9 ~ 17.3kb(图 22-3-1),编码合成至少 6 种普通结构蛋白质(3′-N-P-C-M-HN-L-5′)。

HPIV 最大的蛋白质是 RNA 依赖的 RNA 多聚酶 L,其次是磷酸蛋白 P,L、P、N 蛋白与病毒 RNA(vRNA)一起形成 HPIV 核衣壳的核心。N 蛋白绑定在 vRNA 上,一个 N 蛋白对应 6 个核苷酸,形成一个模板,允许 L、P 蛋白转录,最终复制 HPIV 基因组。

包膜表面有两种糖蛋白:血凝素-神经氨酸酶(hemagglutinin-neuraminidase,HN,分子量 69 ~ 82kDa)和融合蛋白(F,分子量为 60 ~ 66kDa)。HN 蛋白具有血凝素和神经氨酸酶活性。HN 蛋白可能以四聚体形式存在于 HPIV 包膜和宿主细胞膜上,通过唾液酸受体使病毒吸附于宿主细胞表面,发挥神经氨酸酶活性。

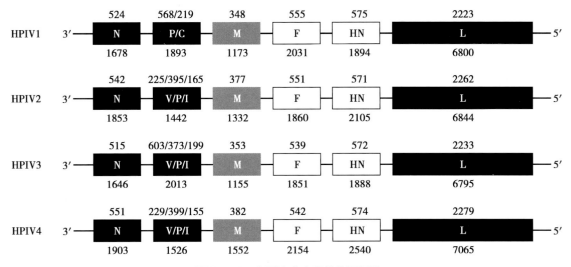

图 22-3-1　人副流感病毒的基因图谱

图中的长方形表示的是基因,黑色长方形表示的是编码核衣壳相关蛋白的基因,白色长方形表示的是编码膜表面糖蛋白的基因,编码基质蛋白的基因用灰色长方形表示。每个长方形上面的数字代表氨基酸长度,长方形下面的数字代表核苷酸长度

在各型或同型不同株 HPIV 中 HN 糖基化位点的数量存在明显差异,这可能是造成 HPIV 免疫逃避的其中一个原因。正是 HN 蛋白对细胞受体的绑定使副黏病毒有好的血凝素凝集或吸附作用。F 蛋白在病毒-宿主细胞膜融合中是不可或缺的,膜融合使病毒核衣壳进入并感染宿主细胞。同时,F 蛋白在宿主细胞之间的融合(合包体形成)中也是必需的,可致溶血。包膜内层由维持结构完整性的非糖基化蛋白组成,即基质蛋白(M),它在吸引完整的核衣壳到宿主细胞膜区域起作用,在病毒出芽上也可能起作用。HN、F 与 M 蛋白起交互作用以引导病毒在特定细胞表面定位时的插入与聚集。

此外,HPIV 基因也编码一些非结构蛋白,如 HPIV1、HHV2 和 HPIV3 编码一种非结构蛋白——C 蛋白,在 HPIV3 中 C 蛋白能抑制病毒转录。HPIV2 编码、HPIV3 可能编码而 HPIV1 并不编码的非结构蛋白——V 蛋白。V 蛋白表现出的功能:它绑定 N 蛋白,可能在调控病毒复制上起作用,研究提示减慢细胞周期可能是 V 蛋白支持病毒复制的一条通路,而且它可能通过诱导信号转导及转录激活蛋白 1(STAT1)和/或 STAT2 通路凋亡而参与抑制腮腺炎病毒属对干扰素的反应;同时 V、C 蛋白与干扰素的交互作用在决定一些 HPIV 宿主感染范围上有重要地位。

2. 病毒的复制　HPIV 复制是按经典病毒复制途径进行的。首先病毒通过表面血凝素蛋白与易感宿主细胞受体结合,F 蛋白则介导病毒与宿主细胞膜融合并使病毒核衣壳进入并感染宿主细胞。最初,一个未激活的前体(FO)必须被一个宿主细胞的水解酶剪开而产生有活性的 F 蛋白,F 蛋白由两个硫化物连接的分子(F1 和 F2)组成。F1 的新末端是高度疏水的,被认为在病毒与细胞融合中与脂质体膜首次接触。如果宿主细胞缺乏相应的水解酶,就会导致产生非感染型病毒而不能维持复制增殖周期。一旦病毒吸附并穿入细胞,则通过特异性依赖RNA 的聚合酶系统开始转录,然后细胞核糖体把病毒 mRNA 翻译为病毒蛋白质。这些指导病毒基因组全长复制,首先形成一个正性 RNA 链,然后形成合适的负链,继而 RNA 单链与 NP 蛋白结合,可在下一轮转录和翻译中用于循环复制,或被包装作为新病毒体转运出胞。

二、致病机制

HPIV 在呼吸道上皮细胞进行复制,引起鼻炎、咽炎、喉炎、支气管炎、细支气管炎以及肺炎。HPIV 感染后疾病严重程度与病毒引起的细胞病变及其炎症反应有关。在感染早期,病毒能感染鼻咽部的黏膜。病毒感染还有可能会导致鼻旁窦和咽鼓管堵塞,从而引起鼻窦炎和中耳炎。

HPIV 存在于呼吸道分泌物内,吸入带病毒的飞沫或污染物接触眼睛、口腔、鼻黏膜均可被感染。在5 岁以下婴幼儿,病毒常侵犯气管、支气管黏膜上皮细胞,引起细胞变性、坏死、增生和黏膜糜烂,故常致急性阻塞性喉气管支气管炎、细支气管炎和肺炎等下呼吸道感染。在成人,HPIV 主要侵犯呼吸道黏膜表层组织,在上皮细胞内增殖,引起的病变轻,故一般表现为上呼吸道感染。

HPIV 感染可产生局部抗体和血清抗体。抗血凝素-神经氨酸酶抗体和抗 P 蛋白抗体对预防该病有重要作用。婴幼儿免疫系统发育不完善,免疫反应和应答能力相对较弱,抗体持续时间较短,易发生反复感染。

三、流行病学

HPIV 感染呈全球性分布,其流行病学特征和发病季节等与亚型有密切关系。总体说来,HPIV 感染以春夏季多见,其中 HPIV1、HPIV2 隔年流行 1 次,二者或交替流行;HPIV3 几乎常年均可检出,但春夏季为发病高峰期,其流行持续时间较 HPIV1、HPIV2 长;HPIV1、HPIV3 是引起呼吸道感染暴发流行的主要原因之一;HPIV4 散发存在,引起的呼吸道疾病症状轻微。HPIV 感染潜伏期短,病毒可在幼儿园迅速传播,说明病毒具有高度的传染性,隐性感染或呼吸道轻型感染相当普遍,这可能是较少出现大流行的原因。

1. 传染源　副流感病毒患者和再感染者是传染源。

2. 易感人群　人群对 HPIV 普遍易感,特别是婴幼儿,HPIV 感染率随年龄的增长而逐渐下降。营养不良、维生素 A 缺乏、非母乳喂养、吸烟和有毒环境等是易感因素。我国男女发病率无显著差异,国外有报道称 HPIV1 的感染男女比例为 1.8∶1。HPIV 感染以侵犯婴幼儿特别是 6 个月以下婴儿为主,HPIV1 和 HPIV2 感染从 4~6 个月婴儿才开始出现,一直持续到学龄儿童。HPIV3 在婴儿的早期即可发生感染,引起婴儿细支气管炎和肺炎,且死亡率高。出生后 5 岁,大多数儿童感染过 PIV1~PIV3 型,其中 HPIV3 感染通常发生在 6 个月以内。HPIV4 很少被检测到。

3. 传播途径　HPIV 通过直接接触或飞沫进行传播,潜伏期一般 2~6 天,首次感染后不能产生终身免疫,可发生反复感染,反复感染病情较轻,有自限性。

四、临床症状

HPIV 感染可引起呼吸道疾病。1/2 的喉炎和 1/3 以上的急性上呼吸道感染为 HPIV 引起。儿童感染后,最常见的症状有鼻炎、咽炎、咳嗽以及声嘶,通常伴随发热,不会出现呼吸困难。约 3/4 感染 HPIV 的儿童体温超过 37.8℃,发热时间持续 2~3天。HPIV 是急性中耳炎的首要病原,30%~60% 的中耳炎与病毒性呼吸道感染有关,其中 HPIV 的检出率为 10%~34%,并以 HPIV3 最为常见。在急性中耳炎患儿中,有 1% 的中耳渗液和 2% 的鼻咽分泌物可检测到 HPIV。当出现急性喉气管支气管炎时,发热、犬吠样咳嗽、喉鸣和声嘶等为主要症状,通常在晚上症状最为严重,大多数患儿在 48~72 小时后恢复。

不同的 HPIV 亚型,感染后引发疾病的特点也有不同。急性喉气管支气管炎中 HPIV1 为主要亚型,而 HPIV3 也可引起成人严重的喉气管支气管炎。4 个型的 HPIV 均可引起细支气管炎,但以 HPIV1 和 HPIV3 最常见,其中 HPIV3 尤为多见,仅次于呼吸道合胞病毒(RSV)。HPIV3 与肺炎的关系比其他亚型更加密切,住院率高于 HPIV1 和 HPIV2。HPIV 感染还可诱发哮喘急性发作,通常为 HPIV1 和 HPIV2 型病毒。HPIV 引起的婴幼儿死亡主要与 HPIV3 有关。

五、实验室诊断

HPIV 的实验室确诊需进行特异性的病毒学检查,主要包括病毒分离、直接免疫荧光、PCR 等方法。

1. 病毒分离　该方法准确可靠,但对标本的种类、采集、运输和保存的条件要求较高,耗时较长,且对 HPIV 进行细胞分离培养也较为困难,不利于该类疾病的早期诊断和疫情的应急处理。

HPIV 临床标本可通过各种原代动物及人的二倍体成纤维细胞来分离病毒,还可通过一些稳定细胞系来分离病毒,包括 LLC-MK2、Vero、MDCK 以及 NCI-H 292 细胞等,分离 HPIV 最适宜的是原代猴肾细胞,即 Vero 细胞。在用细胞进行病毒分离和增殖时,HPIV1 和 HPIV4 病毒都需要加入 1~5μg/ml 的胰蛋白酶(trypsin),但 HPIV2 或 HPIV3 不需要加,胰蛋白酶的作用是帮助 F0 蛋白的切割。除 HPIV4 外,其他 HPIV 在鸡胚中也能很好地生长。

2. 直接免疫荧光法　直接免疫荧光法检测呼吸道分泌物 HPIV 抗原的方法特异性高,检测时间短,该方法在临床上广泛使用,但通常仅能检测 HPIV1~HPIV3 型,且敏感性有待提高。

3. 多重 PCR 检测病毒核酸　该方法敏感性和特异性均较高,且可同时检测多种病原,但也存在假阳性。除此以外,还可通过特异性抗体抑制红细胞吸附鉴定 HPIV 的血清型。

六、治疗与预后

目前,尚无特效的抗病毒化学药物,已经证实金刚烷胺及其衍生物对治疗 HPIV 感染无效。利巴韦林、干扰素和蛋白酶抑制剂可能有一定疗效,宜在感染早期使用。可用利巴韦林吸入治疗免疫缺陷患儿的 HPIV 肺炎。利巴韦林喷雾治疗,大剂量、短时间的利巴韦林冲击疗法结合免疫球蛋白在感染早期就有较好的疗效。此外,基于 HPIV3 N 基因的干扰小RNA(siRNA)可在细胞水平和小鼠中抑制病毒的复制。近期体外试验表明,一种含有黏性放线菌催化区域的重组唾液酸酶 DAS 181,可抑制所有 HPIV,且与病毒的清除和临床症状好转有关,对于 DAS181 的临床评估还在进行中。HPIV 感染预后良好,没有遗留的后遗症。

七、疫苗

在 HPIV 中,HPIV3 是最重要的病原体,因此,大多数的疫苗研究都是针对 HPIV3,其次为 HPIV1和 HPIV2。目前,针对 HPIV 安全有效的疫苗研究还在进行中,三价灭活疫苗安全,血清抗体上升结果也理想,但抗感染作用不理想。一种 HPIV3 病毒感染小牛制备的减毒活疫苗,自鼻内给予更为有效,在小牛中疫苗诱导的抗体是与保护作用有关的,不引起严重的疾病。HPIV 可引起婴幼儿急性呼吸道感染,由于婴幼儿(尤其是 6 个月以下的婴幼儿)抗体应答能力相对较弱,持续时间较短,不利于评估疫苗的保护效果。因此需全面了解 HPIV 的发病机制,确保研发安全有效的 HPIV 疫苗。

(舒跃龙)

第四节　流行性腮腺炎

流行性腮腺炎(epidemic parotitis)是由流行性腮腺炎病毒(mumps virus,MuV)引起的急性呼吸道传染病,《中华人民共和国传染病防治法》将其列为丙类传染病。本病多发于儿童及青少年,以非化脓性腮腺炎为典型临床特征。腮腺炎病毒具有嗜神经性和嗜腺体性,故本病可并发脑膜炎、脑膜脑炎、睾丸炎和胰腺炎等。

一、病原学

腮腺炎病毒属于副黏病毒科(Paramyxoviridae)副黏病毒亚科(Paramyxovirinae)正风疹病毒属(Drthorubulavirus)。该病毒为有包膜的单股不分段负链 RNA 病毒,仅有一个血清型,可分为 A ~ N 14个基因型,不同基因型间核苷酸同源性小于 94%。

腮腺炎病毒颗粒呈多形性,直径为 100 ~ 600nm。病毒基因组 RNA 全长 15 384 个核苷酸,包含 7 个转录单位,从 3′端开始分别编码核衣壳蛋白(nucleocapsid protein,N)、V 蛋白/磷蛋白/I 蛋白(V/P/I)、基质蛋白(matrix protein,M)、融合蛋白(fusion protein,F)、小疏水蛋白(small hydrophobic protein,SH)、血凝素-神经氨酸酶(haemagglutinin-neuraminidase,HN)和大蛋白(large protein,L)(图 22-4-1)。基因组 3′端和 5′端均有额外的非编码序列,为病毒基因组转录和复制所必需。核衣壳直径 17 ~ 20nm,呈螺旋形的中空管状,位于病毒颗粒内部,主要由病毒基因组 RNA 与 N 蛋白构成。L 蛋白和 P 蛋白也与核衣壳相关。M 蛋白位于病毒包膜内层,为非糖基化的膜蛋白,其主要功能是促进病毒核衣壳与宿主细胞膜的结合,并促使子代病毒的核衣壳在出芽前能正确定位于宿主细胞膜内表面。外层包膜为宿主细胞来源的脂质膜,两种 N 端糖基化的跨膜蛋白——F 蛋白与 HN 蛋白通过疏水的 C 端锚定于膜上,其中 F 蛋白介导病毒与细胞的融合作用,HN 介导病毒的吸附与进入。针对 F 蛋白与 HN 产生的抗体为保护性抗体。另一种膜蛋白 SH 蛋白的功能尚不明确。

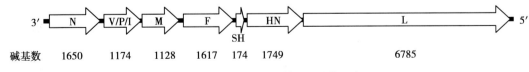

碱基数	N	V/P/I	M	F	SH	HN	L
	1650	1174	1128	1617	174	1749	6785

图 22-4-1　腮腺炎病毒基因组结构示意图

人是腮腺炎病毒唯一的天然宿主,目前尚未发现其动物宿主。然而由于腮腺炎病毒的受体唾液酸广泛表达于哺乳动物细胞表面,故可感染很多常用细胞系,如非洲绿猴肾上皮细胞(Vero、BSC-1)、人宫颈癌细胞(HeLa)、恒河猴肾上皮细胞(LLC-MK2)、

人胚胎肾上皮细胞(293)等,体外分离培养时以 Vero 细胞最为常用。病毒包膜上的 HN 蛋白可与宿主细胞受体结合而介导病毒的吸附,随后在 F 蛋白与 HN 蛋白的共同作用下,病毒与细胞发生膜融合,病毒的核衣壳释放至细胞质并开始转录和复制。病毒

基因组的转录需要 P 蛋白与 L 蛋白组成的 RNA 依赖的 RNA 多聚酶（RdRp）参与。病毒颗粒在细胞质中完成装配，成熟的病毒核衣壳在 M 蛋白的帮助下在质膜内侧与已合成的病毒糖蛋白并列排布，子代病毒通过出芽方式释放，同时获得包含病毒糖蛋白的细胞质膜作为包膜。

腮腺炎病毒在环境中抵抗力较弱，紫外线照射，甲醛、乙醇、乙醚等有机溶剂处理，或 56℃加热 20 分钟均可灭活。在 4℃下视保存条件不同，可维持感染性数小时至数天，加入保护剂后可长期保存于−70℃。

二、流行病学

1. 流行特征　本病呈全球性分布。全年均可发病，但温带地区有一定的季节性，以冬春季节为主。在未开展疫苗接种的情况下，腮腺炎发病率为（100～1 000）/10 万，部分地区每 2～5 年出现一次流行高峰。在我国，由于流行性腮腺炎疫苗已纳入国家免疫规划，2010—2014 年全国腮腺炎年均报告发病率为 26/10 万。本病患者多为儿童及青少年，其中以学龄儿童为主，在集体儿童机构中可形成暴发性流行。自然感染后获得长期免疫力，一般可终身维持。腮腺炎病毒分为 12 个基因型，A、C、D、G、H 型在西方国家呈优势流行，B、F、I、J、K、L 型主要流行于亚太地区。我国流行的腮腺炎病毒主要为 F 型。

2. 传染源　传染源为患者和隐性感染者。患者在发病初期具有高度传染性，腮腺肿大之前的 7 天至肿大发生后的 9 天之间均可自唾液中检出病毒，此时患者具有高度传染性。具有并发症的患者视感染器官不同，还可在脑脊液或尿液中检出病毒。

3. 传播途径　主要通过飞沫经呼吸道传播，也可经直接接触传播。孕妇感染可经胎盘累及胎儿。

4. 易感人群　人群普遍易感。5～9 岁儿童为主要易感人群，50% 以上的病例集中在该年龄组。10～19 岁青少年感染率在近 20 年逐渐上升。虽然在不同地区比例有所不同，但大部分成人有显性或隐性感染史，由于体内有保护性抗体存留，故感染率极低。1 岁以下婴幼儿体内有获得自母体的保护性抗体，其感染病例亦极为罕见。

三、临床表现

本病潜伏期 12～25 天，平均 16～18 天，约 30% 的感染者为无症状的亚临床感染。病毒在潜伏期内

主要感染上呼吸道黏膜，复制增殖后扩散至淋巴结，继而入血引发暂时性的病毒血症，最后经血液侵入腮腺及其他器官并引发炎症。典型临床症状为一侧或双侧腮腺肿大并伴有明显疼痛，但并非所有患者都发生腮腺炎。其他症状可在腮腺炎前后或同时发生，也可发生在无腮腺炎时。

1. 腮腺炎　腮腺炎发生于 95% 的有症状感染者。部分患者有发热、乏力、头痛、厌食等非特异性前驱症状。发病 1～2 天后或出现耳部疼痛，咀嚼时加剧，随后出现唾液腺肿大、体温升高。腮腺肿大多由一侧开始，2～3 天后累及对侧，75% 的患者最终出现双侧腮腺肿大。腮腺管口早期常有红肿，此特征有助于进行临床诊断。腮腺以耳垂为中心，呈马鞍形肿大，发病后 2～3 天达到高峰，导致下颌骨边缘不清，触之有轻度压痛。继而肿痛明显，在腮腺急骤肿胀期尤为严重，肿大后皮肤表面不发红但有灼热感。因唾液腺管阻塞，进食酸性食物等促进唾液分泌的行为可使疼痛加剧。腮腺肿大在持续 4～5 天后逐渐消退。颌下腺或舌下腺可同时或单独受累，发生率约 10%。颌下腺受累可致颈前下颌处肿胀，触诊可及椭圆形腺体。舌下腺受累可致舌下及下颌肿大，并伴有吞咽困难。由于肿大的唾液腺可能压迫淋巴管引起淋巴回流障碍，导致 5% 的患者出现胸前区凹陷性水肿。

2. 脑膜炎与脑炎　中枢神经系统受累是本病最常见的唾液腺外表现，事实上应视为腮腺炎病毒感染过程的组成部分，而非流行性腮腺炎的并发症。50% 的流行性腮腺炎患者伴有脑脊液细胞增多，此为流行性腮腺炎性脑膜炎的典型特征，但仅有约 15% 的患者发生有明显临床症状的脑膜炎。脑炎发病率极低，仅占感染者的 0.1%，男童发病率是女童的 2～3 倍。脑膜炎发病率与腮腺炎严重程度无相关性。一般发生于腮腺炎发病后 4～5 天，最长可达 6 周，也可先于腮腺炎发生或发生于无腮腺炎临床症状的感染者。脑膜炎或脑炎患者可出现持续 2～3 天的头痛，以及高热、呕吐、嗜睡、颈项强直等，重症者可致抽搐、昏迷甚至死亡。患者脑脊液呈无菌性脑膜炎改变，淋巴细胞增高，少数伴有脑脊液糖降低。症状一般在 7～10 天内消失。通常预后良好，致死率极低；极少数患者遗留听力或视力障碍等后遗症。

3. 睾丸炎　青春期后的男性患者有 15%～30% 发生附睾睾丸炎，其他年龄组发病极少。多为单侧，约 20% 的病例为双侧受累。一般发生于腮腺炎发病

后 7 天,也可先于腮腺炎发生或发生于无腮腺炎临床症状的感染者。主要症状为明显的睾丸疼痛、肿大和变硬,伴有高热,大部分患者并发附睾炎,还可并发鞘膜积液和阴囊水肿。疼痛和肿胀一般在 5~7 天内消退,但睾丸变硬和压痛或可持续数周。由于腮腺炎病毒感染导致睾丸细胞坏死,35%~50% 的睾丸炎患者发生不同程度的睾丸萎缩,但多为单侧。尽管有 25% 的患者最终出现不同程度的生精功能异常,但即便是双侧睾丸炎患者也很少发生阳痿或不育。

4. 胰腺炎 胰腺炎发生率相对较低,约为 4%,亚临床或轻症感染远多于有症状的确诊病例。常发生于腮腺肿大后数天,患者中上腹有疼痛和压痛,可伴有恶心、呕吐、发热及血脂肪酶升高。

5. 其他 约 5% 的成年女性感染者可发生卵巢炎,典型症状为附件疼痛并伴发热、恶心、呕吐等,少数患者中可出现生育力受损或过早绝经等后遗症。肾功能异常在感染者中常见,但严重肾炎极少见。心肌炎为较罕见的并发症,但曾报道有致死病例。感染中患者关节亦可受累,尤见于成人,一般无后遗症。腮腺炎病毒累及耳蜗可引发暂时性或长期性听力损害。其他如甲状腺炎、乳腺炎、肝炎、血小板减少症等较罕见并发症亦可见于腮腺炎病毒感染患者。孕妇感染病毒可累及胎盘及胎儿组织,孕早期感染是否增加自发性流产的风险尚有争议。

四、实验室检查

1. 血、尿常规检查 大部分腮腺炎患者的常规实验室检查无明显特异性。白细胞计数一般正常,发生脑膜炎、睾丸炎、胰腺炎的部分患者可见白细胞增高。尿常规一般正常,少数情况下因肾损害出现蛋白尿。

2. 血、尿淀粉酶检测 部分患者血清和尿液中淀粉酶升高,升高程度常与腮腺肿大程度成正比。发生胰腺炎的患者和不发生腮腺肿大的脑膜炎患者也可见血、尿淀粉酶升高。

3. 脑脊液检查 发生脑膜炎的患者脑脊液呈无菌性脑膜炎改变,淋巴细胞增高,白细胞计数可达 $(10~2\,000)\times10^6/L$,少数伴有脑脊液糖降低。脑膜炎或脑炎患者脑脊液中还可检出病毒特异性 IgM 和 IgG。

4. 血脂肪酶检测 血脂肪酶升高有助于胰腺炎的确诊。

5. 血清学检查 最常用的方法为酶联免疫吸附试验(ELISA),该法简便快速、敏感性高,腮腺炎病毒特异性 IgM 检测阳性结果可作出近期感染的诊断。理论上 IgM 在发病后 5 天即可检测到,7 天时达到峰值并持续 6 周,但实践中 IgM 检测的最佳采样时间窗口一般为出现临床症状后 7~10 天,采样过早易出现假阴性结果,过晚不利于及时建立诊断。有既往感染史或免疫接种史的感染者难以检出特异性 IgM。对于此类病例,特异性 IgG 在恢复期较急性期增高 4 倍以上亦可建立诊断,但使用此法需注意腮腺炎病毒与副流感病毒间可能存在交叉抗体反应。病毒中和试验为另一常用方法,血清样本中抗体浓度较低时,其敏感性优于 ELISA 法。但由于对具有保护性的抗体滴度缺乏公认的标准,其检测结果的判定往往比较模糊。其他方法如补体结合试验、血凝抑制试验等由于敏感性或特异性有限,已基本不再使用。

6. 病原学检查 唾液、尿液或脑脊液均可作为检测样本。传统的检测方法为病毒分离,也可采用免疫组化或免疫荧光法检测病毒抗原,或通过 RT-PCR 法检测病毒核酸。采用病毒分离法,可将样本接种于 Vero、HeLa 等敏感细胞,通过观察是否出现嗜酸性包涵体、多核巨细胞等细胞病变来确定样本中是否含有腮腺炎病毒,一般 3~6 天内即可出现细胞病变。但由于毒株和培养环境不同,细胞病变效应可能有很大差别,甚至也有病毒在体外不造成细胞病变的情况,故其结果常需使用其他方法进行确证。RT-PCR 法是一种简便快速的检测方法,可通过特异性扩增病毒 NP 基因中的保守序列直接检测临床样本,敏感性高、特异性强,可在相当比例的病毒分离检测为阴性的样本中检出腮腺炎病毒,现已普遍用于实验室检测。唾液或咽拭子是该方法最理想的样本,脑膜炎患者的脑脊液样本也有很好的检出率,但尿液样本检出率低于病毒分离法。

五、诊断

主要根据典型非化脓性腮腺炎症状,即以耳垂为中心的腮腺肿大和发热,结合流行病学资料与接触史,一般易于诊断。但须注意与其他具有相似症状的疾病相区别,如化脓性腮腺炎、急性淋巴结炎、其他病毒性腮腺炎等。

化脓性腮腺炎一般为单侧腮腺肿大,挤压时腮腺管口有脓液流出,外周血白细胞及中性粒细胞计数增高。耳前、颈浅上和下颌角淋巴结炎伴有肿大及组织水肿时易与腮腺炎混淆,但患者同时常有口咽部或头面部感染病灶,伴外周血白细胞及中性粒细胞计数增高。柯萨奇病毒、甲型流感病毒和副流感病毒感染也可导致腮腺炎,需借助血清学或病原学检查进行鉴别。

大多数病例根据其症状即可作出准确、可靠的临床诊断。但为避免漏诊或误诊,对缺乏典型腮腺炎症状、接种过疫苗或怀疑为其他病毒性腮腺炎的疑似患者,应根据血清学检查和病原学检查结果确诊。

六、并发症

流行性腮腺炎是一种全身性感染,腮腺炎是其最常见的症状,并可累及其他器官、腺体,包括中枢神经系统、生殖腺、胰腺、肾脏、心脏和骨骼肌等,并引发相应的症状和体征。常见并发症有脑膜炎、睾丸炎、胰腺炎、卵巢炎、肾炎等。某些并发症可发生于无腮腺炎临床症状的感染者,需要借助血清学检查和病原学检查以避免误诊。

七、治疗

流行性腮腺炎为自限性疾病,尚无特异性疗法,临床以一般治疗和对症治疗为主。

1. 一般治疗　卧床休息,补充水分,给予流食和软食,避免酸性饮食。注意口腔卫生,餐后漱口,有条件者可用生理盐水漱口。

2. 对症治疗　发热温度较高时应实施物理降温或给予退热剂。部分患者的腮腺肿痛可经局部温敷缓解,肿痛严重者可给予镇痛剂。需要注意的是,应避免对儿童患者使用阿司匹林作为解热镇痛剂,否则有引起 Reye 综合征的风险。睾丸胀痛者可用棉花垫和丁字带托起阴囊,并可局部冷敷。高热或食欲差时应注意补充水、电解质和糖类。

3. 抗病毒治疗　对于流行性腮腺炎尚无公认的特效抗病毒治疗。有报道称应用 α 干扰素-2b 治疗并发睾丸炎的腮腺炎患者能加快症状消退,并降低睾丸萎缩的发生率。也有建议可于发病早期给予利巴韦林 1g/d(儿童 15mg/kg,静脉滴注),疗程 5~7 天,但其疗效尚不明确。

4. 激素治疗　对重症或并发脑炎、心肌炎患者可给予地塞米松 5~10mg/d,静脉滴注,疗程 5~7 天。并发睾丸炎的患者应避免应用类固醇类药物,因其可导致睾酮水平降低,可能加重睾丸萎缩。

5. 颅内高压处理　对于出现剧烈头痛、呕吐等症状,疑似颅内压升高的患者,可静脉推注给予 20%

甘露醇 1~2g/kg,每 4~6 小时一次直至症状缓解。

6. 预防睾丸炎　为预防睾丸炎,男性成人患者可在感染早期口服烯雌酚,每次 1mg,每天 3 次。

7. 中医治疗　可应用清热解毒、软坚消痛的中药制剂,如普济消毒饮。可口服或注射给予板蓝根制剂。对于腮腺肿大,可局部外用消肿止痛类药物,如以青黛散调醋涂敷。

八、预防

流行性腮腺炎是呼吸道传染病,患者应予以隔离直至腮腺肿胀完全消退、其他相关症状消失为止。接触者一般不需检疫,如有可疑患者应及时隔离。孕早期易感孕妇应避免接触患者,以免造成感染累及胎儿。

采用疫苗对易感人群进行主动免疫是最重要、最有效的预防手段。自 20 世纪 60 年代起,安全有效的流行性腮腺炎减毒活疫苗即已上市。截止到 2005 年 12 月,包括大多数发达国家和许多发展中国家在内的共 110 个国家已将腮腺炎疫苗纳入国家免疫规划,我国也是其中之一。在已开展大规模免疫接种的国家,腮腺炎发病率明显下降。

已批准上市的流行性腮腺炎疫苗有单价、双价(麻疹-腮腺炎联合疫苗)和三价(麻疹-腮腺炎-风疹联合疫苗,简称麻腮风疫苗)三种形式。目前常用的流行性腮腺炎疫苗均为冻干疫苗,于使用前稀释,采用皮下接种方式,免疫程序为一剂次(针)或两剂次(针)。世界各国所用的疫苗株不尽相同,但所有流行性腮腺炎疫苗在接种 1 针后血清阳转率和/或短期保护率均可达 90% 左右或更高。但是也有关于暴发流行的调查研究显示,相比于两剂次的接种程序,仅接种一针腮腺炎疫苗的长期保护效力要低一些(60%~90%)。

世界卫生组织(WHO)根据死亡率和疾病负担资料,推荐使用麻腮风疫苗预防腮腺炎。WHO 推荐采用两剂次的免疫程序。第一针一般在 12~18 月龄接种,第二针至少间隔 1 个月接种,建议所有接种对象在入学前(约 6 岁)完成第二针的接种。在我国,流行性腮腺炎单价、双价和三价疫苗均有生产,在国家计划免疫中原则上使用麻腮风联合疫苗,在 18~24 月龄接种一剂次。

流行性腮腺炎疫苗的不良反应轻微且少见。最常见的不良反应包括接种部位轻度肿痛,其次为腮腺炎和低热,偶见睾丸炎和神经性耳聋。极少情况下可出现中度发热。曾有引发无菌性脑膜炎的报道,但不同报道发病率差异很大。

免疫状态不明者可安全地使用流行性腮腺炎疫苗,但疫苗对既有流行性腮腺炎暴露者可能并无保护作用。流行性腮腺炎疫苗不得用于严重免疫缺陷或免疫功能低下者。孕期禁忌接种,但接种腮腺炎疫苗的孕妇中亦未见导致胎儿损伤的报道。对疫苗成分,如明胶或新霉素过敏者不能接种腮腺炎疫苗。流行性腮腺炎疫苗通过鸡胚培养获得,故对卵清蛋白或其他鸡蛋成分过敏者应禁用,或采用脱敏方法进行免疫接种。

(王健伟)

第五节 麻 疹

麻疹(measles)是由麻疹病毒(measles virus, MeV)感染导致的高度传染性疾病,一般以发热、鼻炎、咳嗽和结膜炎为前驱症状,随后出现全身性斑丘疹,可导致严重并发症。尽管麻疹减毒活疫苗已广泛应用,但是麻疹仍然是发展中国家儿童致死的重要病因。

一、病原学

(一) 病毒的发现

麻疹病毒的来源目前仍不明确,推测可能是动物麻疹病毒跨物种屏障进化而来,但是麻疹病毒最早如何从动物进入人类仍存在争议。牛瘟病毒(rinderpest virus)与麻疹病毒在系统发生上非常相似,推测可能为麻疹病毒的祖先。近年来在南美的吸血蝙蝠中发现了多种麻疹病毒属的序列,提示麻疹病毒可能存在其他的来源。

麻疹是古老的疾病。麻疹的流行曾经导致中国、印度和地中海地区人口锐减,而欧洲的探险家们对美洲新大陆的探险将麻疹带到美洲大陆,累计导致了大约5 600万印第安人的死亡。在1846年的一次麻疹大流行期间,丹麦的内科医生Peter Panum描述了麻疹的一些基本特征,推断麻疹经呼吸道传播,具有高度传染性,潜伏期为14天,感染后具有终身免疫力。

1905年,Hektoen将麻疹患者急性期"无菌性"血液接种给志愿者,经过13天的潜伏期后,志愿者开始出现麻疹症状。1911年,Goldberger和Anderson将经过过滤的麻疹患者呼吸道分泌物接种给恒河猴,发现恒河猴可产生麻疹,并可以在恒河猴身上进行传代。1954年,Enders和Peebles从血液中分离出麻疹病毒并成功进行组织培养。1963年,第一

株麻疹病毒活疫苗在美国投入使用。

(二) 病毒的分类

麻疹病毒属于副黏病毒科(Paramyxoviridae)麻疹病毒属(Morbillivirus),该属成员共包括7个种(species):犬瘟热病毒(canine morbillivirus)、猫麻疹病毒(feline morbillivirus)、鲸鱼麻疹病毒(cetacean morbillivirus)、麻疹病毒(measles morbilliviru)、小反刍动物兽疫病毒(small ruminant morbillivirus)、海豹瘟热病毒(phocine morbillivirus)和牛瘟病毒(rinderpest morbillivirus)。麻疹病毒仅有一种血清型,可分为24种基因型,包括A、B1~B3、C1、C2、D1~D11、E、F、G1~G3和H1、H2。

(三) 基因组及编码产物

麻疹病毒形态呈多形性,直径120~250nm。病毒表面有跨膜的血凝素(hemagglutinin,H)和融合蛋白(fusion protein,F)组成的突起。包膜内部为基质蛋白(matrix protein,M)。F、H和M蛋白共同构成病毒的包膜。核衣壳呈螺旋形,由核衣壳蛋白N(nucleocapsid)、磷酸蛋白P(phosphoprotein)、一个大的聚合酶蛋白L(large polymerase protein)与病毒基因组RNA共同构成。麻疹病毒基因组为单股线性不分节段的负链RNA,长度约16kb。基因组3'端为55个核苷酸组成的先导序列,其后是6个转录单位,由不转录的基因间序列隔开,基因间隔序列均由3个核苷酸GAA构成。6个转录单位编码8个蛋白,包括6个结构蛋白N、P、M、F、H和L蛋白,此外P基因还编码两个非结构蛋白C和V。在麻疹病毒编码的蛋白中,两个包膜蛋白H和F对病毒的致病性起到至关重要的作用,其中H蛋白介导病毒吸附宿主细胞,而F蛋白负责病毒与宿主细胞进行融合并穿入宿主细胞内。

N蛋白是病毒基因组中最早转录的蛋白,也是病毒颗粒中含量最为丰富的蛋白。N蛋白大小约60kDa,常常被病毒基因组RNA或反基因组RNA包绕,形成螺旋状的核衣壳结构。N蛋白由两个不同的功能区域组成:N端部分(N_{CORE},第1~400位氨基酸)比较保守,形成核衣壳的核心,为组装成核衣壳及与RNA分子结合所必需。N_{CORE}形成球形结构,通过FcγRⅡ与细胞表面相互作用;C端部分(N_{TAIL},第401~525位氨基酸)为可变区,是位于核心外部的无序结构域,这一结构域为保持核衣壳的灵活性所需。N_{TAIL}具有结构上的可塑性,使得不同的株和型特异性N蛋白可以与多种不同的宿主蛋白,如热休克蛋白72(HSP72)、干扰素调节因子3(IRF3)、真

核起始因子 3 及 P40 亚单位等相互作用。

P 蛋白大小约 72kDa,在感染细胞内大量表达。P 蛋白通过磷酸化激活形成四聚体,连接 L 和 N 蛋白形成聚合酶复合体。P 蛋白为多功能蛋白,其 N 端(N-terminal moiety of the phosphoprotein, PNT)区域序列不保守,为病毒复制所必需,其功能包括结合 N_{CORE} 诱导 PNT 折叠、起始病毒基因组 RNA 衣壳化、与细胞蛋白相互作用和调节干扰素反应。P 蛋白 C 端(C-terminal moiety of the phosphoprotein, PCT)为保守区,含有病毒转录所需要的所有结构域。其中 204~321 位氨基酸含有 α 螺旋结构域,与 N_{TAIL} 结合构成核衣壳结构的一部分。344~411 位氨基酸为卷曲螺旋结构域,促使 P 蛋白寡聚化。459~507 位氨基酸为独特的 XD 部分,含有 3 个 α 螺旋,以反向平行的三股螺旋进行排列,结合 N_{TAIL} 进一步诱导其进行折叠。P 蛋白还可以与 N 蛋白相互作用并调节其细胞定位。除 P 蛋白外,P 基因还编码 C 和 V 蛋白,C 蛋白是病毒有效复制必需的。C 蛋白通过抑制干扰素信号,调节多聚酶活性从而干扰天然免疫反应。

M 蛋白是碱性蛋白,含有疏水性结构域,其 mRNA 在 3' 末端含有约 400 个核苷酸的非编码序列,可增加 M 蛋白的产量。在感染细胞内,M 蛋白与衣壳化有关,并可以通过与 H 和 F 蛋白相互作用,调节麻疹病毒 RNA 的合成和组装;M 蛋白结合 N 蛋白,可以负性调节基因转录;M 蛋白还可以与跨膜蛋白的胞质内区域相互作用,调节包膜蛋白的靶向性和膜融合能力,并指导病毒从上皮细胞的释放。去除 M 蛋白可以增强细胞之间的融合,降低感染性病毒的产量。

F 蛋白是高度保守的 I 型跨膜糖蛋白。病毒在细胞内首先合成大小约 60kDa、没有活性的蛋白前体(F0)。F 蛋白含有 28 个氨基酸的信号肽,蛋白翻译后在内质网进行糖基化和三聚化。在转运高尔基体内,在弗林蛋白酶(furin)的作用下,F0 在一个富含碱性氨基酸的位置(108~112:Arg-Arg-His-Lys-Arg)被切割成 F1(41kDa)和 F2(18kDa)两个成熟的蛋白,二者通过二硫键相连。112 位 Arg 的突变会导致 F 蛋白转运至细胞表面的效率降低、异常切割以及膜融合活性的破坏。在 F1 蛋白的第 113~145 位氨基酸为高度保守的疏水性氨基酸,构成融合肽,与宿主细胞融合时插入宿主细胞膜,模拟这段序列的寡肽可以抑制 F1 蛋白的融合功能。F2 蛋白含有 N-糖基化位点(第 29、61 和 67 位氨基酸)。对这些位置任一天冬酰胺的突变将会降低向细胞表面的转运能力、破坏蛋白酶的切割、稳定性以及 F 蛋白的融合能力。麻疹病毒与细胞的融合需要 H 和 F 蛋白的表达,F 蛋白的头部与 H 的茎干部相互作用,然后通过 H 蛋白与细胞表面受体进行结合。因此 H 和 F 蛋白的表达对于合胞体的形成以及病毒在细胞间的传播是至关重要的。F 蛋白的尾部与 M 蛋白相互作用,指导病毒在极化上皮细胞向细胞表面的转运及病毒颗粒的释放,F 蛋白尾部的氨基酸突变可以导致持续性感染。

H 蛋白为 II 型跨膜蛋白,是具有受体结合和血凝活性的蛋白,决定麻疹病毒的细胞嗜性。成熟的 H 蛋白包括由 34 个氨基酸组成的细胞质尾部、一个疏水性区域、一个大的 C 末端外功能区和 13 个高度保守的半胱氨酸。其中 7 个半胱氨酸残基的位置分别为 287、300、381、394、494、579 和 583,这些氨基酸对于维持 H 蛋白的结构发挥关键作用。细胞质尾部对于将病毒有效地转运到细胞表面是必需的。H 蛋白与 F 蛋白协同,在病毒的出芽释放、细胞间的融合以及病毒的进入方面发挥重要作用。H 蛋白与细胞受体结合启动 H 和 F 蛋白构象的改变,进而与细胞进行融合。病毒感染后,H 蛋白可以刺激机体产生中和抗体,使宿主对麻疹病毒具有终身免疫力。

L 蛋白是一个具有多种结构域的蛋白,含有几个高度保守的区域。L 蛋白在感染细胞内含量较低,通过与 P 蛋白相互作用发挥其功能,在感染细胞及病毒体内均作为核衣壳的一部分,在病毒的转录和复制过程中发挥重要的作用。

(四)理化性质和培养特性

麻疹病毒抵抗力不强,脂溶剂和去污剂均可灭活。麻疹病毒对酸敏感,pH<4.5 时丧失传染性。病毒在空气中和物品的表面可以存活 2 小时,蛋白水解酶、阳光照射、干燥表面均可以使病毒失活。麻疹病毒不耐热,56℃ 30 分钟可以将其灭活,37℃时病毒半衰期为 2 小时,传染性在 0℃可保持 1 周,而在 -70℃ 条件下可以长期存活。

1954 年,Enders 和 Peebles 利用原代人肾细胞从麻疹患者的血液中成功分离出麻疹病毒。利用原代猴肾细胞及非洲绿猴传代肾细胞系 Vero 和 CV-1,也可以分离和培养麻疹病毒。野生型麻疹病毒对人类疱疹病毒 4 型〔也称 epstein-barr virus(EB)〕病毒转化的狨猴 B 淋巴细胞系 B95-8、来源于脐带血的人 T 细胞系 COBL-a 以及表达麻疹病毒受体信号淋巴细胞活化分子(signaling lymphocyte activation molecule,SLAM,CD150)的 Vero 细胞系更为敏感,因此使用这些细胞系更易于分离病毒。麻疹病毒感染细胞后可引起细胞病变,典型病变主要包括细胞间融合形成多核巨细胞(合胞体)、细胞外形改变以及形成包涵体等。

（五）病毒受体

麻疹病毒可以利用几种不同的受体感染敏感细胞。目前已发现三种不同的受体:膜辅因子蛋白(CD46)、SLAM 和脊髓灰质炎病毒受体相关蛋白 4 [PVRL4,也称连接蛋白 4(nectin 4)]。这些受体的结合位点均位于 H 蛋白头部结构的外侧面。

1. CD46　CD46 是一种补体调节蛋白,又称为膜辅因子蛋白(membrane cofactor protein),广泛分布于所有有核细胞表面,特别是优先分布于极化上皮细胞的表面。CD46 也是人类疱疹病毒 6 型(human herpes virus 6,HHV-6)和Ⅳ型致病性奈瑟菌属(Neisseria)的受体。CD46 属于Ⅰ型跨膜蛋白,作为辅助因子通过血清因子 Ⅰ 水解灭活补体 C3b/C4b,以保护宿主细胞免于补体的损伤。人 CD46 基因位于第 1 号染色体长臂 32 区,含有 14 个外显子和 13 个内含子,其转录子通过不同的剪接方式产生多种 mRNA,所有的编码蛋白都含有 1 个 N 端信号肽、4 个短的保守均一重复序列(SCR)、1 个跨膜区和 1 个锚定区。SCR1 和 SCR2 与麻疹病毒 H 蛋白相互作用,而 SCR2、SCR3 和 SCR4 结合 C3b/C4b。大多数麻疹病毒疫苗株可以有效地识别 CD46,但 CD46 并不是野生型麻疹病毒的天然受体。H 蛋白的 481 位酪氨酸及 546 位甘氨酸是决定 H 蛋白与 CD46 结合的关键性位点。

2. SLAM　SLAM 是一种糖蛋白,大小约 70kDa,主要表达于不成熟的胸腺细胞、活化的单核细胞、活化的 T 细胞和 B 细胞以及成熟的 DC 细胞表面。SLAM 在细胞表面的表达和分布,与麻疹病毒的淋巴细胞嗜性有关。SLAM 属于Ⅰ型跨膜蛋白,是麻疹病毒感染淋巴组织时最重要的受体。麻疹病毒 H 蛋白中 Ile194、Asp505、Asp507、Asp530、Arg533、Phe552 和 Pro554 等氨基酸残基是 SLAM 的重要结合位点。不同株的麻疹病毒,包括疫苗株和不同的野生型毒株,均可以利用 SLAM 作为受体,大多 H 蛋白能够结合 CD46 和 SLAM。与 CD46 相比,麻疹病毒与 SLAM 的结合通常具有更高的亲和力。麻疹病毒的感染起始于呼吸道,并具有高度的淋巴细胞嗜性,病毒的 H 蛋白与肺泡巨噬细胞和 DC 细胞的 SLAM 结合,随后 F 蛋白与宿主细胞进行膜融合作用,启动病毒感染。病毒在感染细胞内转运至支气管相关淋巴结和/或引流淋巴结,开始在 B 细胞和 T 细胞(表达有 SLAM)内增殖,进一步引起病毒血症。

3. nectin 4　麻疹病毒在上皮细胞中的复制与 SLAM 和 CD46 在组织中的分布无关,近来发现 nectin 4 是麻疹病毒侵染上皮细胞的受体并与复制相关。nectin 4 是免疫球蛋白超家族中的一种粘连蛋白,也是一种跨膜蛋白,表达于极化细胞的基底外表面,并与紧密连接的形成有关。nectin 4 在呼吸道上皮的表达是麻疹病毒感染分化良好的呼吸道上皮细胞和小气道上皮细胞的先决条件,经 nectin 4 由免疫细胞进入呼吸道上皮细胞,之后经 nectin 4 进一步感染邻近的细胞,复制的子代病毒则由纤毛细胞顶端表面释放到气道腔。

二、流行病学

1. 流行特征　麻疹是传染性最强的疾病之一。在使用疫苗之前,90%的儿童在 15 岁之前都会感染麻疹,每年有 700 万~800 万儿童死于麻疹病毒的感染。麻疹疫苗的接种通过减少易感人群而改变了麻疹的流行病学特性,其发病率和死亡率均明显降低。据世界卫生组织(WHO)报告,2013 年全球麻疹死亡人数约为 14.5 万人,大多为 5 岁以下的儿童。由于疫苗的覆盖率增加,2013 年的麻疹死亡人数比 2000 年降低了 75%。

为加强麻疹的防控,WHO 在 183 个国家和地区建立了麻疹和风疹实验室网络对麻疹开展病毒学监测。监测数据表明,疫苗的免疫可以切断麻疹的传播。但是,麻疹病毒可以从某一地区的外部不断传入,如果易感人群的数量不断增加,将有可能产生新的基因型。一般说来,麻疹病毒基因型的分布有三种模式:第一种模式是一种或几种基因型麻疹病毒在某些地区可能同时流行;第二种模式是在一些已经消除麻疹的国家,病例数量很少,可由几种不同的基因型感染,这些麻疹病毒来源可能不同,但未能持续传播;第三种模式发生在麻疹已经很好控制的国家或地区,但是由于没有坚持较高的疫苗覆盖率致使易感人群增加,从而导致麻疹感染人数的上升。在这种情况下,麻疹病毒的输入导致麻疹的暴发,麻疹病毒常为一种基因型而且具有几乎一致的基因序列。

在不同国家和地区中流行的麻疹病毒基因型存在差异。B3 基因型是在除南非以外的非洲国家中流行最广的基因型,也是从非洲国家输入到其他国家最常见的基因型。B3 基因型有两个分支,分支 1 分布于非洲的大部分国家,分支 2 主要分布于西非。在南非和非洲大陆的东部主要为 D2、D4 和 D10 基因型。2004 年以来,非洲的某些国家的麻疹基因型由 B3 型向 B2 型转换。2000 年,美国宣布消灭了麻疹,此后没有发现麻疹病毒的持续流行,但近年来发生 B3、D4、D5、D8 和 H1 等基因型的输入性病例。在东地中海地区的 22 个国家中报道的麻疹病毒基因型主要为 B3、D4、D5、D8 和 H1,其中最常检出的基因型是 D4,占总发病序列的 53%。D4 基因型与该地区麻疹的持续流行有关,并在叙利亚、埃及、伊拉克和伊朗造成麻疹的暴发。在 2007—2009 年期间,欧洲麻疹病毒基因型的报告主要来源于 26 个国家,其中报告的基因型包括 B3、D4、D5、D6、D8、D9、H1 和 A 型。D4 和 D5 基因型为流行的主要基因型。在东南亚地区的国家中,麻疹病毒的基因型主要为 D4、D8、D5、D9、D11、G2 和 G3。

虽然有两株麻疹疫苗(Shanghai191, S191; Changchun47, C47)在我国得到广泛应用,麻疹仍然是我国重要的公共卫生威胁。对 1991—2007 年的 16 年期间持续的监测发现,每 3~5 年麻疹会出现一个流行高峰,每年检出麻疹病例 56 850~140 048 人。H1 型麻疹病毒是导致我国麻疹流行的主要基因型,并且在全国范围内持续流行。根据 N 基因序列分析,H1 基因型可以分为 H1a 和 H1b 共 2 个分支。1993—2005 年期间,H1a 和 H1b 在许多省份同时流行,无明显地理区域的差异。但从 2005 年以来,H1b 未再有检出。2009 年,我国发现来源于缅甸的输入性 D11 基因型。对 1993 年至 2009 年期间我国麻疹病例的调查显示,由于易感儿童数量的持续积累,每 3~4 年会出现全国范围的麻疹暴发,特别是在计划免疫覆盖率较低的地区。2013 年在北京地区出现麻疹的暴发,感染者主要为成人,感染的基因型为 H1 及输入性 D8,因此应加强对成人的免疫接种以防止类似的麻疹暴发。

麻疹不存在动物传染源,麻疹病毒在人群中的传播需要易感人群的持续存在,如果易感人群的总人数较少,麻疹病毒则无法在人群中持续流行。社区的年长者因为之前曾暴露于麻疹病毒而获得免疫力,因此麻疹的流行常常发生于儿童。根据数学模型测算,麻疹病毒需要人群达到 25 万~50 万规模时才可以持续性流行。

暴露于野生型麻疹的个体有时会表现为亚临床感染,感染者虽不表现出临床症状,但血清中麻疹病毒特异性 IgG 抗体可有 4 倍升高。亚临床感染对于产生高水平保护性抗体具有重要意义。

2. 季节性 在温带地区,麻疹通常在冬末早春达到流行高峰,而在夏秋季其发病率明显降低。我国未使用麻疹疫苗前,麻疹发病季节为 10 月至次年 2 月;普遍接种麻疹疫苗后,发病季节延后至每年 3~5 月份。

3. 传染源 人是麻疹病毒的唯一自然宿主,急性期患者是传染源,患者在出疹前 4 天至出疹后 4 天均具有传染性,其中从临床症状出现至出疹后 3~4 天传染性最强。亚临床感染者是否具有传染性尚不清楚。

4. 传播途径 麻疹病毒通过咳嗽和喷嚏产生的呼吸道分泌物进行传播。麻疹病毒可以在空气中存活 2 小时,如果接触了污染的空气或物品,可经由眼、鼻和口腔而感染。

5. 易感人群 人群对麻疹病毒普遍易感。麻疹病毒传染性极强,未接种麻疹疫苗者感染病毒后 95% 以上会发病,感染后可获得终身免疫力。

6. 发病和死亡的影响因素 麻疹仍然是世界范围内儿童高发病和致死的最重要因素之一。经济的发展、营养状况的改善、支持治疗以及继发细菌感染后抗生素的应用将有助于降低麻疹的疾病负担。麻疹的死亡率在不同的国家和地区差别很大,医疗条件较好的发达地区其病死率约为 0.1%,在发展中国家麻疹病死率约为 6%。低收入国家的人群一般具有严重的淋巴细胞减少症和较弱的抗体反应。这种地域性差异一般是环境和营养状况造成的,而与遗传学差异关系不大。营养状况也会影响麻疹病毒的免疫反应,营养不良使机体对病毒的清除能力降低,疾病会更加严重,其中维生素 A 是影响麻疹病毒感染预后非常重要的因素,由于从食物中摄入不足或肝储存的动员能力受损,导致在严重麻疹病例中常常出现低血清视黄醇症状、严重的角膜炎和角膜瘢痕,甚至致盲。

三、临床表现

(一)典型麻疹

患者感染麻疹病毒一般经过 7~14 天的潜伏期后会出现典型的临床表现,而接受过被动免疫者潜伏期可以延长至 3~4 周。临床进程可分为三期。

1. 前驱期 从发热至出疹一般 3~4 天。患儿急性起病,一般以高热、咳嗽、流涕(鼻炎)和眼睛发红、流泪(结膜炎)开始,伴有全身不适等全身中毒症状。症状出现 2~3 天后,口腔黏膜会出现小的鲜红色斑点,斑点的中心为灰白色小点(Koplik 斑,又称麻疹黏膜斑),首先是一些直径 0.5~1mm 的点状疹出现在第一磨牙面的颊黏膜上,继而扩散至整个口腔黏膜,黏膜斑可以作为麻疹早期诊断的依据。一般 3 天后黏膜损伤脱落,红斑消退,口腔黏膜恢复正常外观,其间可伴有食欲减退、恶心、呕吐、腹泻等症状。

2. 出疹期　在症状出现 3~5 天后,出现扁平斑丘疹。斑丘疹首先出现于耳后颈部发际,逐渐波及头面部、颈项部,自上而下依次蔓延至胸、腹、背、臂和四肢,最后扩展至手掌和足底。斑丘疹呈浅红色,直径 2~5mm,大小不等,压之褪色,疹间皮肤正常,斑丘疹从头部向躯体扩散时可以互相融合导致皮损界限不清,呈鲜红色。随出疹达到高峰患者全身中毒症状加重,体温可以升高到 40℃ 以上,精神萎靡、嗜睡,肺部可闻及干、湿性啰音,可出现全身淋巴结、肝、脾的轻度肿大。出疹期可出现各种并发症。

3. 恢复期　出疹 3~4 天后皮疹开始消退,皮疹消退顺序与出疹时相同,体温逐渐下降,呼吸道症状消失,全身症状好转。皮疹消退后,皮肤留有糠麸状脱屑及棕色色素沉着,7~10 天后痊愈。

(二)非典型麻疹

1. 轻型麻疹　对麻疹病毒有一定的免疫力,如体内残存有母体抗体的 6 月龄以下的婴幼儿、近期注射过免疫球蛋白或接种过麻疹疫苗者,受到麻疹病毒感染后有时会发生轻型麻疹。轻型麻疹具有较长的潜伏期,可达 3~4 周,前驱期较短,仅 1~2 天,症状较温和,发热不高,眼及卡他症状不明显,常无口腔黏膜斑,皮疹稀疏不连续,颜色较淡,出疹维持时间短,无脱屑,很少出现并发症,整个病程较短。

2. 重型麻疹　常见于免疫力低下、有营养不良或基础疾病者,起病较急,表现为高热,体温持续维持在 40~41℃,伴有严重全身中毒症状,病程较长,可出现癫痫、谵语、呼吸窘迫,皮疹密集,融合成片。皮疹亦可呈出血性,形成大片紫癜,甚至伴内脏及皮肤黏膜出血,形成出血性麻疹。亦有出疹未齐而突然隐退者,体温下降低于常温,面色苍白。重型麻疹预后较差,病死率高。

3. 成人麻疹　由于麻疹疫苗的广泛应用,麻疹的发病年龄有上升的趋势,成人麻疹患者逐渐增多。与儿童麻疹相比,成人麻疹发病过程仍较典型,但症状较重。患者表现为起病急,很快高热,热型呈稽留热或不规则热,眼部、鼻部、卡他症状及全身症状较

轻,而咳嗽较重,斑丘疹粗大、融合、消退较晚,口腔黏膜斑常见,但不典型。孕妇罹患麻疹可导致死胎、流产和早产,也可能导致新生儿出生时即患先天性麻疹。

4. 异型麻疹　既往接种过灭活麻疹疫苗后,又再次暴露于野生型麻疹病毒的病例,有时会导致异型麻疹,发病机制不清。异型麻疹前驱期较短,发热、咳嗽、全身症状重,常常表现为发热、严重肺炎、胸腔积液和水肿,患者发热时体温更高,发热维持的时间更长,常无口腔黏膜斑,除了有典型的斑丘疹外,还会出现不典型皮损,包括瘀点、瘀斑、荨麻疹、紫癜,甚至水疱,出疹顺序从四肢末端开始逐渐向四肢近端蔓延发展至躯干,面部较少。

四、并发症

各年龄组人群感染麻疹病毒后均可导致严重疾病,约有 30% 的麻疹报告病例具有一种或多种并发症。但是 5 岁以下的儿童和 20 岁以上的成人更容易罹患麻疹并发症。严重的并发症包括肺炎和脑炎,经常需要住院治疗,有时会导致死亡,死亡的主要病因为儿童肺炎和成人脑炎。

1. 呼吸道并发症　麻疹病毒可导致下呼吸道感染。大约 5% 的麻疹患儿会发展成肺炎。肺炎是麻疹中对生命威胁最大的并发症,也是导致麻疹患儿死亡最常见的病因。麻疹肺炎患儿可合并多种严重并发症,其中急性呼吸窘迫综合征和继发各种感染尤为严重。儿童麻疹继发肺炎多为细菌、病毒继发感染或细菌和病毒合并继发感染所致,常见细菌性病原体包括肺炎链球菌、金黄色葡萄球菌和流感嗜血杆菌等,继发病毒感染则以腺病毒和呼吸道合胞病毒感染为主。3 岁以下的儿童喉腔狭小,如继发细菌或病毒感染,可以引起喉、气管、支气管炎,造成呼吸道阻塞。麻疹患儿出现渐进性声音嘶哑、犬吠样咳嗽、吸气性呼吸困难及三凹征,严重者可窒息死亡。继发感染还可导致中耳炎,多发生于婴幼儿,严重者可出现自发性鼓膜穿孔和脓性排泄物。孕妇罹患麻疹性肺炎后其临床表现可能会更为严重,可能会引起早产、流产和低体重儿。肺炎也是成人麻疹患者最常见的并发症,主要与麻疹病毒本身有关,而继发性感染少见。

2. 神经系统并发症　大约 0.1% 麻疹报告病例会出现急性脑炎。脑炎是麻疹的严重并发症,一般在斑丘疹出现后 6 天(平均 1~15 天)发生,伴有发热、头痛、呕吐、癫痫、颈项强直、脑激惹、抽搐和昏迷

等症状,脑脊液检查常伴随脑脊液细胞增多和蛋白增加。免疫缺陷者感染麻疹病毒后有时会出现进行性神经系统疾病,如麻疹包涵体脑炎(measles inclusionbody encephalitis,MIBE);而免疫力正常的儿童和青少年感染麻疹病毒后有时会出现神经系统疾病,如亚急性硬化性全脑炎(subacute sclerosingpanencephalitis,SSPE)。SSPE 是一种罕见的退行性中枢系统疾病,一般认为是由于麻疹病毒在中枢神经系统的持续感染所致。该病起病隐匿,疾病呈亚急性或慢性进展,自感染麻疹病毒至 SSPE 发病一般为 7 年(从 1 个月至 27 年不等)其发病率为(5~10)/100 万。发病初期,患者表现为行为与精神障碍,其间患者行为和智力进行性恶化,逐渐出现共济失调、肌阵挛发作、肌张力障碍、癫痫发作及进行性脉络膜视网膜炎导致的视力障碍,后期出现昏迷和角弓反张,大部分患者在发病后几个月至几年死亡。个别患者能够存活 10 年以上。在患者血液和脑脊液中可以检测到麻疹病毒抗体,在神经元和胶质细胞中可以检测到麻疹病毒包涵体,这些都表明麻疹病毒可以进入大脑并在神经元和胶质细胞内进行复制。但是自从 20 世纪 80 年代以后 SSPE 的发病极为罕见。急性播散性脑脊髓炎(acute disseminated encephalomyelitis,ADEM)在麻疹病例中的发病率约为 1/1 000,在 5 岁以上的儿童中罹患率最高,常常在出疹后的 2 周内发病。ADEM 患者表现为突然发热,伴有癫痫和多灶点的神经系统症状,大部分的幸存者留有神经系统后遗症。

3. 消化系统并发症　腹泻是麻疹的常见并发症,婴幼儿常常需要住院治疗。麻疹病毒常常可在肝脏,特别是胆道上皮细胞进行复制,但是在临床上麻疹型肝炎最常发生于成人。

4. 心肌损伤　麻疹病毒感染后可以在 20%~30% 的患儿中发现心电图的异常,包括 P-R 间期延长、ST 段和 T 波变化等,这可能与瞬间传导异常有关。在麻疹死亡患者尸检中可以发现心肌和心包损伤,与全身细菌感染有关。

5. 眼部并发症　麻疹病毒的感染是儿童致盲的重要病因,特别是在非洲国家和地区。患者伴有角膜损伤。在维生素 A 缺乏的地区,维生素 A 缺乏症与角膜损伤相互协同,出现角膜溃疡、软化,而且发展极迅速,最后导致失明。

五、诊断

根据卫生行业标准《麻疹诊断标准》(WS 296—2008),对麻疹进行诊断。

(一) 诊断依据

1. 流行病学史　在出疹前 6~21 天与麻疹患者有接触史。

2. 临床症状

(1) 发热,通常体温≥38℃。

(2) 全身皮肤出现斑丘疹。

(3) 具有咳嗽、流涕、喷嚏等呼吸道卡他症状,并有畏光、流泪、结膜炎等症状。

(4) 皮疹自耳后、面部开始,自上而下向全身扩散,3~5 天内波及全身。

(5) 起病早期(一般于病程的 2~3 天)在口腔颊黏膜见麻疹黏膜斑(Koplik 斑)。

3. 实验室诊断

(1) 从鼻咽或尿液标本中分离到麻疹病毒,或检测到麻疹病毒核酸。

(2) 在 8 天至 6 周内未接种过麻疹减毒疫苗,但在血清中检测到特异性 IgM 抗体。

(3) 恢复期血清中病毒 IgG 抗体滴度与急性期相比有≥4 倍升高,或在恢复期发生抗体阳转。

4. 诊断原则　典型麻疹病例可根据临床表现和流行病学作出诊断,轻型麻疹病例需根据血清麻疹抗体的检测结果,或者麻疹病毒分离阳性或者麻疹病毒特异性基因检测结果作出诊断。

(二) 诊断

1. 疑似病例　具有临床症状(1)(2),同时伴有(3)者。

2. 临床诊断病例　符合以下任何一项者。

(1) 疑似病例与实验室确诊病例没有流行病联系者。

(2) 疑似病例未进行流行病学调查者。

(3) 疑似病例在完成调查前失访/死亡者。

(4) 疑似病例无实验室诊断结果且不能明确诊断为其他疾病者。

3. 流行病学诊断病例　疑似病例无标本或标本检测阴性者,并同时具有流行病学史(在出疹前 6~21 天与麻疹患者有接触史)。

4. 实验室确诊病例　疑似病例具备临床症状同时符合实验室诊断中的任意一项。

(三) 鉴别诊断

麻疹的有些症状在其他疾病也会出现,因此需要与猩红热、风疹、细小病毒 B19 感染、人类疱疹病毒 6 型和 7 型感染、川崎病、毒性休克综合征及登革热进行鉴别诊断。其中风疹和麻疹的临床鉴别诊断较为困难,需要通过实验室血清学方法和流行病学来证实。某些人群,如小婴儿、免疫缺陷患者、营养不良儿童和曾经接种疫苗者,可能会缺乏发热和/或皮疹症状。

(四) 实验室诊断方法

麻疹的实验室诊断方法包括:病毒分离;直接检测病毒、病毒 RNA 或病毒抗原;利用免疫酶方法检测麻疹病毒 IgM 或低亲和力 IgG 抗体;收集急性期和恢复期血清,利用血凝抑制试验、补体结合试验或 IgG 特异性免疫酶方法检测血清抗体的转化情况等。对于免疫缺陷者来说,麻疹的诊断较为困难,往往需要进行活组织检查以检测组织内的麻疹病毒。

1. 病毒的分离培养 利用外周血单个核细胞、呼吸道分泌物、结膜拭子或尿液等样本可以对麻疹病毒进行分离培养,但是该方法耗时较长,不适于急性病毒感染的诊断。野生型麻疹病毒对不同细胞系的敏感性不同,其中 EB 病毒转化的狨猴 B 淋巴细胞系 B95-8、人脐带血 T 细胞系 COBL-a 以及表达麻疹病毒受体信号淋巴细胞活化分子 SLAM 的 Vero 细胞系是最为敏感的细胞系。

2. 细胞学和抗原的检测 对来源于患者鼻咽部、颊黏膜、结膜或尿液的上皮细胞可以直接进行巨细胞和包涵体的细胞学检查,也可以进行抗原的检测。对于免疫缺陷的患者,因为缺乏抗体反应,直接检测到病毒是至关重要的。

3. RT-PCR 检测 利用针对 N、M 或 F 基因高度保守区的引物,采用 RT-PCR 方法检测麻疹病毒 RNA 也已经广泛应用于临床样本的检测。

4. 抗体的检测 血清学方法是临床诊断麻疹最常用的方法。由于 N 蛋白在感染细胞内含量丰富,而且利用不同的方法检测抗 N 蛋白抗体均较为稳定,因此最常用作抗体的检测靶标。理想的样本应该包括急性期和恢复期双份血清,但是如果只检测血清或唾液中的麻疹病毒特异性 IgM 或只检测血清中的低亲和力 IgG,则可以只利用单份血清。一般皮疹出现时即有 IgM 抗体的产生,大部分患者在皮疹出现的第 3 天至 4 周均可以检测到 IgM 抗体,而麻疹特异性 IgG 抗体一般在皮疹出现 2 周后达到峰值。利用免疫酶方法检测 IgM 或 IgG 由于其方便性而广泛应用,检测时用麻疹病毒感染的细胞或重组麻疹病毒蛋白包被酶标板。

六、治疗

目前对麻疹尚无特异性治疗方法。在体外试验中,利巴韦林显示出抑制麻疹病毒复制的作用,但是对患有肺炎的免疫功能不全患者雾化治疗后,其临床表现并未得到明显改善。非核苷类聚合酶抑制剂和融合抑制剂等新的药物在体外试验中显示有效。

1. 一般治疗 患者需卧床休息,房间内应保持适当的温度和湿度,常通风保持空气新鲜。给予容易消化的富有营养的食物,补充足量水分,保持皮肤、黏膜清洁,口腔应保持湿润清洁,可用盐水漱口,每天重复几次。

2. 对症治疗 高热时可给小剂量退热剂或头部冷敷,剧咳和烦躁不安者可试用少量镇静剂。剧咳时用镇咳剂。继发细菌感染可给抗生素。为减轻中毒症状,特别对体弱多病者可在早期给予人血丙种球蛋白制剂 0.2~0.6ml/kg 体重,肌内注射,每天 1 次,共给药 2 次或 3 次。在麻疹急性期,即使没有维生素缺乏的临床证据,补充大剂量的维生素 A 也可以明显降低麻疹的发病率和死亡率。由于麻疹可以致角膜破坏,在维生素 A 缺乏和干眼症流行的地区,补充维生素 A 可以预防失明的发生。WHO 要求对于所有患有麻疹的儿童均补充维生素 A。由于麻疹传染性很强,对患者应注意及时隔离治疗。

七、预防

预防麻疹最好的方法是接种麻疹疫苗,目前使用的均为减毒活疫苗。第一代麻疹减毒活疫苗是由麻疹病毒 Edmonston 株在鸡胚成纤维细胞中适应、传代而来,被命名为 Edmonston B 病毒,于 1963 年被批准使用。但是该疫苗在大多数免疫的儿童中引起发热和皮疹,因此于 1975 年被停止使用。Edmonston B 病毒在鸡胚成纤维细胞中进一步传代得到了毒性较低的 Schwarz 疫苗,于 1965 年投入使用,但不久停止使用。美国于 1968 年投入使用毒性更低的 Edmonston-Enders 株(以前称为 Moraten 株),与 Edmonston B 株相比其副反应更弱。其他的由 Edmonston B 病毒衍生而来的疫苗株(如 Zagreb 和 AIK-C)和其他独立发展起来的减毒疫苗株(如 CAM,Leningard-16,Shanghai-191)均获得了成功的应用。麻疹疫苗一般做成冻干制剂,其稳定性较好,但重溶后在室温下会迅速失活。

麻疹疫苗一般与流行性腮腺炎(mumps)及风疹(rubella)疫苗做成三联疫苗(measles,mumps and rubella vaccine,MMR)。接种麻疹疫苗后产生不明显或温和的、无传染性的感染。麻疹病毒疫苗免疫接种推荐年龄为 6~15 月龄。接种者抗体阳转的百分率和抗体水平受特异性母体抗体持续时间和婴儿年龄的影响。在麻疹流行区域,常规免疫接种年龄为 9 月龄;而在麻疹非流行区域,接种年龄为 12~15 月龄。如果初次免疫在 1 岁以前进行,推荐进行两次 MMR 三联疫苗的加强免疫,第一次加强免疫至少在 1 岁以后,第二次加强免疫一般在儿童 4~6 岁时进行。如果初次免疫在 1 岁以后进行,则第一次免疫后 4 周可以进行再次免疫,但两次免疫间隔时间不能小于 4 周。一般采取皮下或肌内注射方式。总体来说,对 9~11 月龄儿童进行单次接种,大约 85% 的接种者体内可产生保护性抗体,而在 12 月龄进行接种时,95% 的接种者体内会产生保护性抗体。麻疹疫苗病毒在严重免疫抑制和免疫缺陷者体内的复制时间延长,因此这类患者不应接种麻疹疫苗。对于连续 2 周以上每天接受大剂量糖皮质激素治疗者,不建议接种麻疹疫苗,需要接种者至少需要停止使用糖皮质激素 4 周。对于白血病患者,如果至少 3 个月没有接受化疗而处于缓解期,可以进行麻疹疫苗接种。尽管 HIV 患者接种麻疹疫苗后抗体反应不一,但是麻疹疫苗对 HIV 患者不会导致严重的副反应及免疫抑制作用,而 HIV 患者感染麻疹病毒可导致严重疾病,因此除非 HIV 患者处于严重的免疫抑制状态,建议 HIV 患儿仍常规接种麻疹疫苗。患有中至重度急性感染疾病者在康复之前不应接种麻疹疫苗,其目的主要是防止疫苗副反应的发生(例如发热)。而一些较小的疾病(如中耳炎,轻度上呼吸道感染)、正在使用抗生素以及其他疾病的恢复期一般不作为麻疹疫苗的禁忌证。

接种麻疹疫苗后由于其在体内的复制,某些易感者会产生副反应。发热是麻疹疫苗最常见的副反应,发生率为 5%~15%,一般发生于接种疫苗后 7~12 天,体温可达 39.4℃ 或更高,通常可持续 1~2 天,除发热外大多无其他症状。麻疹疫苗的另一个副反应为皮疹,一般发生于接种后 7~10 天,发生率约为 5%。

麻疹减毒活疫苗诱导的免疫反应与自然感染诱导的免疫反应相似,但是接种疫苗后获得的免疫力持续的时间不一。一般来说,接种疫苗后机体获得的抗体水平要低于自然感染,但是对于大部分个体来说接种疫苗后可以获得长期的甚至终身的免疫力。大多数的抗体消失者再次进行疫苗接种时仍具有记忆性免疫反应。虽然存在二次接种失败的情况,但是总体来说比较少见,而且这种情况对麻疹的传播和暴发影响不大。在许多国家,两次免疫策略对消灭本土的麻疹起到非常重要的作用。

(王健伟)

第六节　肺病毒感染

一、呼吸道合胞病毒感染

呼吸道合胞病毒(respiratory syncytial virus, RSV)是引起世界范围内婴幼儿、儿童及成人呼吸道感染的主要病原体,据 WHO 数据显示,每年全球约有 6 400 万人感染 RSV,造成 16 万儿童及成人死亡。RSV 感染是引起婴幼儿细支气管炎和肺炎最常见的病原,约 70% 的儿童在出生一年内感染 RSV,几乎所有儿童在 2 岁前都至少有过一次感染。该病传播能力很强,主要通过空气飞沫和密切接触传播,主要临床表现为发热、咳嗽、喘憋、呼吸困难,严重者可发生心力衰竭。

(一)病原学

1956 年,Morris 从 14 只有感冒症状的实验动物黑猩猩的鼻咽分泌物中分离出一株新病毒,称为"黑猩猩感冒因子"(chimpanzee coryza agent, CCA)次年,Chanock 等人先后从 2 例分别患肺炎和有喘息症状患儿的咽拭子中分离到与 CCA 抗原一致的病毒。1961 年从患儿血清中检测出 CCA 的特异性抗体,因其在组织培养中能形成特殊的细胞融合病变特征而命名为呼吸道合胞病毒(respiratory syncytial virus, RSV)。

RSV 在分类上属副黏病毒科肺炎病毒属,电镜下观察病毒呈多形性,有球状和丝状 2 种形态,直径范围 100~1 000nm。RSV 为包膜的非节段性单股负链 RNA 病毒,其基因组是由 15 225 个核苷酸组成,包含 10 个开放阅读框(3'-NS1-NS2-N-P-M-SH-G-F-M2-L-5'),编码 11 个蛋白,分别为 3 种跨膜包膜糖蛋白(G、F、SH),基质蛋白 M,转录延伸因子 M2-1,RNA 调节因子 M2-2,3 种核衣壳蛋白(核壳体 N 蛋白、磷蛋白 P 和大聚合酶亚基 L)和 2 种非结构蛋白(NS1、NS2)。G 蛋白是一种相对分子量为 9 000 的 Ⅱ 型糖蛋白,主要作用是介导病毒附于宿主细胞膜上。F 蛋白是一种融合蛋白(fusion protein),相对分子量为 1 000,必须经蛋白水解酶裂解后才具有活性,主要作用是介导病毒和宿主细胞膜之间相互融合以及细胞与细胞融合从而形成合胞体,有利于病毒细胞侵入宿主细胞内进行增殖和病毒在细胞间扩散及向未感染细胞蔓延,它可能在 RSV 感染的免疫病理中起主要作用。跨膜糖蛋白 G 和 F 是 RSV 的两个主要保护性抗原,根据 F、G 抗原性的不同,可将其分为 A、B 两种亚型。G 蛋白的抗原变异性较 F 蛋白大,即使在同一亚型内的不同毒株间也有差异。SH 蛋白为小分子疏水性蛋白,有助于维持病毒外壳的稳定性,可能参与编码毒力因子。M 蛋白是 RSV 非糖基化内膜结构蛋白,相对分子量为 28 700,可以抑制病毒的转录,其核转运及调节的功能在感染细胞的病毒组装方面起重要作用。

RSV 病毒对理化因素抵抗力较差,对温度和酸碱改变的耐受力差。55℃ 5 分钟存活率 10%,37℃可存活 1 小时,4℃ 7 天存活率仅 1%。对低温不耐受,−30℃缓慢冰冻后解冻,可完全丧失感染力。对酸性环境敏感,最佳生存 pH 为 7.5。RSV 对脂溶性溶剂敏感,在乙醚、氯仿和 1%脱氧胆酸钠等去垢剂中很快被灭活。

（二）流行病学

1. 流行特征　RSV 感染呈全球性分布,有明显的气候分布特征。在温带地区和大部分亚热带地区,RSV 的流行出现在每年的晚秋、整个冬季和春季;在热带地区,RSV 通常在雨季流行。在北美和欧洲地区,冬春季节是流行的高峰时期。欧洲地区的流行高峰在 12 月份、1 月份和 3 月份,而美国的流行季节主要集中在 11 月份至次年 3 月份,在中国大部分地区,RSV 相关疾病流行高峰在 1、2 月份。好发人群主要是年龄<6 个月的婴儿,男多于女,比例为 1.5:1~2:1,据估计,每年住院婴幼儿 40%~50%的细支气管炎和 25%的肺炎由 RSV 感染所致。每年全世界住院患儿中约 66 000 人死于 RSV 相关感染,尤其以发展中国家的年龄<2 岁的婴幼儿中多见。RSV 亚型的流行存在地域差异性。RSV 的 A、B 两亚型可同时流行,并以其中一亚型为主。世界各地可能在同一时间流行不同的 A、B 亚型,同一地区也可以出现 A、B 亚型流行的变迁。A 亚型的变异性相对较高,因此在世界范围内的流行更为广泛,因此多数情况下 A 亚型是流行优势群。

2. 传染源　RSV 感染患者和病毒携带者为主要传染源。

3. 传播途径　主要通过飞沫传播,也可通过手直接接触污染物而传播。

4. 易感人群　婴幼儿好发,年龄<1 岁的婴幼儿发生严重 RSV 感染导致住院和死亡的风险最高。RSV 感染也可见于成人,尤其是老年人和免疫缺陷

患者。RSV 感染是骨髓抑制的白血病患者发生严重致死性肺炎的重要原因。

5. RSV 感染的高危因素　慢性基础疾病如早产或肺功能发育不全、先天性心脏病、免疫缺陷病等被认为是重症 RSV 感染的高危因素,感染率高达 50%~70%。吸烟和经济环境差也可增加 RSV 感染风险。

（三）发病机制和病理

RSV 感染的发病机制尚未充分阐明,已经证明血清中特异抗体和细胞免疫没有防止再感染的作用;相反,抗体和细胞免疫可能还参与了 RSV 的致病过程,用 RSV 灭活疫苗接种婴儿的研究结果发现,接受免疫接种的婴儿比未接受免疫接种者感染 RSV 时症状更重。RSV 主要通过介导融合的 F 蛋白和介导吸附的 G 蛋白对机体加以诱导,促使细胞免疫和保护性抗体产生,引发辅助性 T 细胞 1/2 失去平衡,并可释放系列细胞因子如 IL-4、IL-13 等,促使下呼吸道出现免疫性病理损伤。IL-4 能诱导 IgE 的生成,IgE 则介导 I 型超敏反应。一般认为,RSV 引起的严重婴幼儿呼吸道感染可能与变态反应有关。RSV 感染,能够刺激机体诱导产生哮喘因子,增强变应原的致敏作用,诱导 Th1、Th2 反应,促使哮喘发作。多项研究还指出,神经免疫参与了 RSV 的感染发病机制,即 RSV 感染可促进上皮细胞、炎症细胞释放神经生长因子,并增加其受体表达,进而促进 P 物质的产生。P 物质通过 T 细胞和 NK1 受体,不断激发炎症反应。RSV 感染引发神经系统和免疫系统相互作用,引发气道高反应性和炎症,可能与在婴幼儿发生 RSV 感染后,易进展为儿童期哮喘相关。

RSV 感染的病理改变主要在下呼吸道,病变累及毛细支气管,出现毛细支气管上皮细胞特征性坏死、周围组织水肿和淋巴细胞浸润,小气道上皮细胞脱落和积聚,黏膜充血、水肿及腺体增生,分泌物增多,引起气道狭窄和梗阻,可导致肺气肿或肺不张。病毒性肺炎表现为肺泡实质变性坏死、肺泡壁,间质水肿和炎症细胞浸润,可伴有肺不张和肺气肿,局部病变肺组织胞质或胞核内可见包涵体。

（四）临床表现

本病的临床表现与发病年龄相关,年龄越小病情越重,主要表现为严重的下呼吸道感染,如细支气管炎和肺炎;轻症者仅表现为上呼吸道感染。

1. 细支气管炎（bronchiolitis）　起病前常出现鼻塞、流鼻涕等"上呼吸道感染"症状。2~3 天后症状加重出现持续性干咳。婴幼儿可有类似百日咳样

咳嗽,可出现阵发性呼吸困难和喘憋。喘憋是本病典型临床症状,发作时呼吸浅快,呼吸频率60~80次/min,甚至100次/min以上,心率常达160~200次/min。呼气时相时间延长伴有间歇性呼气性喘鸣。严重发作者可出现烦躁、鼻翼扇动、口唇发绀和三凹征。患者全身中毒症状较轻,多为低至中度发热。肺部叩诊呈鼓音,听诊呼吸音减低,布满呼气相哮鸣音,无明显湿啰音。喘憋缓解时两肺可闻及少许湿啰音。

2. 肺炎(pneumonia) 急性起病,病初有头痛、乏力、鼻塞、干咳等症状。全身毒血症状明显,约2/3患者有高热,体温最高可达41℃,持续4~5天或更久。轻症患者无明显呼吸困难及精神症状,中度及重度患者可出现较明显呼吸困难,阵发连续性剧烈咳嗽、突发性喘憋,呼气时烦躁不安、鼻翼扇动、口唇发绀,可出现三凹征。肺部叩诊可有浊音,两肺听诊可闻及弥散性湿啰音和哮鸣音。

3. 上呼吸道感染(upper respiratory tract infection) 多见于健康成人和年长儿童。起始症状常包括鼻塞、咳嗽、流涕、声嘶、咽痛及轻咳,重者可伴有发热、乏力、头痛及胃纳减退。查体可见咽部充血。婴幼儿可发生高热、惊厥、呕吐、腹泻等症状。

此外,疾病的转归除与发病年龄相关外,还与患者的基础疾病相关。早产儿或肺部发育不全、先天性心脏病、慢性肺部疾病、免疫缺陷或免疫抑制,如近期器官移植或化疗后患者预后不良。RSV 感染大流行期间,3月龄以下婴儿死亡率最高。

(五)检查

1. 血常规检查 外周血白细胞计数和分类多正常或轻度增高。

2. 病原学检查 检测方法包括病毒分离、免疫电镜技术、免疫荧光技术、放射免疫技术、酶免疫技术等。其中病毒分离是检测RSV感染的"金标准",但技术复杂,临床很少应用。免疫电镜技术检测呼吸道脱落细胞的 RSV 抗原敏感性和特异性均高,方法也较为简单,而酶免疫技术常采用碱性磷酸酶-抗碱性磷酸酶技术检测标本中的特异抗原,方法简单、快速、实用性好。

3. 血清学检查 血清特异性 IgM 型抗体阳性,有助于早期诊断,但易受某些影响因素干扰。

4. 胸部影像学检查 RSV 细支气管炎时胸部 X 线检查可见全肺有不同程度的阻塞性肺气肿或肺不张征象,并有肺纹理增粗和支气管周围炎改变,也可出现小片点状阴影。RSV 肺炎患者可见双肺点片状阴影,约 1/3 患者有不同程度的肺气肿征象。

(六)诊断和鉴别诊断

1. 诊断 根据患者的患病年龄、发病时间、基础疾病、肺炎和细支气管炎等临床表现,结合患者鼻咽部分泌物病原学检查及血清学检查可得出 RSV 感染。

2. 鉴别诊断 RSV 感染临床表现与副流感病毒 3 型、腺病毒呼吸道感染相似,须通过病原学或血清学检查加以鉴别。另外,RSV 感染有时还需和支气管哮喘、异物吸入气管、百日咳、血行播散性肺结核呈发作性喘憋相鉴别。

(七)并发症

重症的 RSV 感染者可发生呼吸道阻塞、肺不张、缺氧、发绀、心力衰竭、呼吸衰竭甚至窒息死亡。少数患者可出现脑膜炎、脊髓炎、心肌炎、肝损害及中耳炎等并发症。

(八)治疗

目前 RSV 感染的临床治疗大多采用对症治疗、支持治疗联合抗病毒治疗等综合治疗方案。采取这些治疗方法,一般可获得满意疗效。

1. 一般支持治疗 如采用室内定时洒水、湿布拖地等方法保湿室内适当湿度和温度,高渗盐水雾化吸入,适当补液等。RSV 下呼吸道感染患儿由于呼吸加快、体温升高、进食减少易发生脱水。对严重呼吸困难或厌食的患儿可能需要静脉补液。高渗盐水雾化吸入能增强哮喘和囊性纤维化患者呼吸道的黏液纤毛清除功能,对改善细支气管炎的病理生理异常有一定的意义。

2. 抗病毒治疗

(1) 利巴韦林(ribavirin):作用于病毒 RNA,抑制病毒复制。雾化吸入利巴韦林是目前唯一经美国食品药品管理局(FDA)批准用于 RSV 感染抗病毒治疗的药物。目前不推荐常规使用抗病毒药物治疗 RSV 感染,可考虑选择性应用于严重 RSV 细支气管炎或有发展为严重感染危险的人群,如免疫缺陷病、血流动力学显著异常的心肺疾病患者。

(2) 干扰素(INF):诱导抗病毒蛋白的产生,抑制蛋白质合成和 mRNA 传递,进而抑制细胞内病毒合成。可采用干扰素滴鼻,每次 160IU,每天 5 次,共 3 天,能显著减轻临床症状。重症患者可用干扰素 50 万~100 万 IU 肌内注射,每天 1 次,疗程 3~5 天,也可用干扰素雾化吸入,提高呼吸道药物浓度,使细胞产生抗病毒状态,从而控制病毒复制和扩散。

(3) RSV 免疫球蛋白(RSV-IVIG):RSV-IVIG

是从具有高滴度中和抗体的 RSV 患者捐献的血液中纯化得到的多克隆人免疫球蛋白。有研究表明，在 RSV 流行季每月静脉输注 RSV-IVIG，可使 RSV 感染相关住院率下降41%，并能缩短感染者的住院时间。但也有大规模、多中心临床研究显示 RSV-IVIG 并不能显著改善 RSV 感染高危患儿的临床症状和缩短患儿住院时间。RSV-IVIG 在高危患儿中的应用有待进一步研究。

3. 对症治疗

（1）氧疗：婴幼儿细支气管炎引起缺氧主要是由于通气/灌注异常，吸入低浓度氧有效，30%~40%的氧浓度，以面罩吸氧兼有湿化功能者最佳。部分患者需要机械通气治疗。

（2）支气管扩张剂：RSV 感染者可出现呼吸道痉挛和阻塞，临床常用支气管扩张剂治疗细支气管炎，但对其疗效尚有争议。患儿的呼吸道阻塞症状主要是由于病毒感染引起的炎症，而支气管平滑肌痉挛并非主要原因，多项研究认为 β 肾上腺素药物对肺功能的改善无益。少数患儿雾化吸入支气管扩张剂可改善喘憋。使用支气管扩张剂有效的患儿，应每4~6小时重复给药，直到呼吸窘迫缓解。

（3）镇静剂：对喘憋严重和烦躁不安的患儿，可酌情应用氯丙嗪、异丙嗪或水合氯醛，以达到镇静目的。

4. 糖皮质激素　糖皮质激素可减轻呼吸道炎症水肿和阻塞，但治疗 RSV 细支气管炎疗效尚不确切。已有研究表明雾化吸入肾上腺素和口服地塞米松组联合治疗可显著降低患儿的住院率。这两种药物的联合应用已成为目前临床治疗细支气管炎的有效方法。

（九）预防

注意呼吸道隔离和手卫生。流行期间不去公共场所。提倡母乳喂养，可增强婴幼儿对下呼吸道感染的防护力。

帕利珠单抗（Palivizumab）是目前疗效确切的婴幼儿严重 RSV 感染预防药物，RSV 感染高危儿童单用帕利珠单抗或联合利巴韦林，可能有一定的治疗作用，其有效性、安全性已被广泛认同，但医疗费用较高。目前尚没有获得临床许可的疫苗如减毒活疫苗、DNA 疫苗等的研究还处在动物实验阶段。RSV 疫苗的主要障碍有：RSV 自然感染后的不全免疫导致频繁的再感染；新生儿以母源抗体为主，自身免疫系统不成熟；某些候选疫苗的免疫反应加剧肺部疾病。鉴于20世纪60年代甲醛灭活疫苗（FI-RSV）免

疫后加重 RSV 感染的事故，RSV 疫苗的研制更需谨慎。期待不久的将来，会有安全有效的抗 RSV 疫苗问世，造福于广大婴幼儿。

（汤灵玲　郑晓琴）

二、人类偏肺病毒感染

人类偏肺病毒（human metapneumovirus，hMPV）感染是由人类偏肺病毒所引起的急性呼吸道传染病，以儿童发病多见，成人也可发生。主要通过呼吸道飞沫、直接或间接接触传播，临床主要表现为发热、咳嗽、流涕等流感样症状，轻症患者为上呼吸道感染；重者表现为支气管肺炎、哮喘，部分患儿有喘息、声音嘶哑；少数病例病情重，表现为下呼吸道感染，甚至发生呼吸衰竭，甚至可以导致死亡。

（一）病原学

人类偏肺病毒属于副黏病毒科（Paramyxoviridae）肺病毒亚科（Pneumovirinae），2001年首次从荷兰的一个婴儿患者鼻咽部抽吸物中被分离到，是首个被发现的可引起人致病的偏肺病毒。

hMPV 为直径150~600nm 的多形性颗粒，球状形或丝状形，病毒表面有长13~17nm 的包膜突起，核壳体平均直径17nm，核壳体长度约为200~1 000nm。核酸序列分析显示 hMPV 与禽偏肺病毒相似，为13kb 的单负链 RNA 病毒，包含9个蛋白基因，3′端至5′端的 hMPV 基因序列为 N-P-M-F-M2-SH-G-L。hMPV 编码蛋白包括：核衣壳 RNA 结合蛋白 N、核衣壳磷蛋白 P、非糖基化基质蛋白 M、融合糖蛋白 F、转运延长子 M2-1 和 RNA 合成调节因子 M2-2、小的疏水表面蛋白 SH、主要黏附蛋白 G 以及主要聚合亚单位 L。偏肺病毒有编码核衣壳蛋白 N、L 的基因，但缺乏非结构蛋白1和2，这与呼吸道合胞病毒（RSV）相似。N 蛋白可诱导机体细胞免疫应答，发挥病毒清除作用，N 蛋白诱导产生的抗体无中和抗体活性。hMPV 通过融合蛋白 F 调节的膜融合方式感染细胞。融合蛋白 F 拥有抗原决定簇，可诱导机体产生中和抗体。F 蛋白在低 pH 的状态下可促进细胞与细胞的融合；外功能区组氨酸残基对 F 蛋白的功能影响很大，组氨酸残基突变可减弱其促细胞融合作用；有研究显示 MPRSS2（一种跨膜丝氨酸蛋白酶）在人肺上皮细胞中的表达可以有效地促进感染细胞对 F 蛋白的分解。G 蛋白可以调节宿主的先天免疫反应，体外研究提示 G 蛋白可通过影响 hMPV 感染宿主细胞核因子 κB（NF-κB）和干扰素调节因子（interferon regulatory factor，IRF）活性，进而调

节机体干扰素（IFN）的产生。hMVP 与 RSV 相似，拥有编码核衣壳蛋白 N、L 的基因，但缺乏非结构蛋白 1 和 2。根据 F、G 基因型，hMPV 可分为 A 和 B 两个基因型，A、B 两个基因型又可分为 A1、A2 和 B1、B2 两个亚型，四种亚型均可以导致呼吸道感染。F 蛋白基因高度保守，A、B 两组间其氨基酸同源性＞94%，组内同源性＞98%。G 蛋白基因变化很大，A、B 亚型之间氨基酸同源性仅为 30%～35%。hMPV 两种基因型之间无交叉免疫保护。

hMPV 不凝集红细胞，与 RSV 和麻疹病毒等的基因同源性很低，而与禽肺病毒 C 型有较高的同源性。hMPV 主要通过胞吞作用进入并感染细胞；抑制细胞的胞吞作用，hMPV 的感染率可下降 90%。hMPV 诱导炎症因子释放的作用很弱。动物实验发现 hMPV 在上或下呼吸道上皮细胞中复制，发病机制与人类合胞病毒感染相似，可引起支气管上皮细胞的炎症、脱落和坏死。

hMPV 对乙醇、碘伏、碘酊等常用的消毒剂敏感，含氯消毒剂、漂白粉等也容易将其灭活。该病毒对热敏感，56℃条件下 30 分钟可灭活，阳光直射 40～48 小时或紫外线照射，可迅速破坏其传染性。

人类偏肺病毒示意图见图 22-6-1。

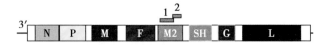

图 22-6-1　人类偏肺病毒示意图

N：RNA 结合蛋白；P：核衣壳磷蛋白；M：非糖基化基质蛋白；F：融合蛋白；M2-1：转运延长子；M2-2：RNA 合成调节因子；SH：小的疏水表面蛋白；G：主要黏附蛋白；L：主要聚合亚单位

（二）流行病学

1. **流行特征**　hMPV 在全世界流行，是婴幼儿呼吸道感染的重要病原体。在 20 世纪 50 年代患者的血清中可检出 hMPV 特异性抗体，通过 RT-PCR 在 1976 年的呼吸道标本中可检出 hMPV。通过溯源研究推测 hMPV 在 200～300 年前由禽偏肺病毒（aMPV）分化而来。hMPV 是常见的引发上、下呼吸道感染的病毒，仅次于 RSV。hMPV 感染的季节流行性与 RSV 相似，一般紧随冬季 RSV 和流行性感冒病毒的发生，在晚冬和初夏副流感病毒流行之前结束。

2. **传染源**　患者和无症状的隐性感染者均是传染源。目前无由动物传染人的证据。

3. **传播途径**　主要通过飞沫经呼吸道传播，也可通过与口腔、鼻腔、眼睛等处黏膜的直接或间接接触传播。接触被患者的呼吸道分泌物、体液等污染的物品可引起感染。

4. **易感人群**　人群普遍易感，但以儿童和免疫力低下者常见。初次感染一般发生在 2 岁以下的幼儿，且以 6～12 个月为主。5 岁时多数儿童体内可检出 hMPV 抗体。大龄儿童和健康成人多为无症状隐性感染者，在恶性肿瘤、器官移植以及患有慢性心肺等基础疾病的患者中易发生重症感染。hMPV 也可是长期住院患者的常见医院感染病原体。

（三）临床表现

hMPV 的感染症状与 RSV 感染症状极相似，主要表现为发热、肌痛、头痛、乏力、流涕、咳嗽、咳痰等非特异性流感样症状。hMPV 感染引起的喘息率要比流感病毒或者 RSV 感染后表现高，可能是引起儿童喘息性疾病的诱因之一。临床中以细支气管炎最多，其次是肺炎和上呼吸道感染。轻症患者表现为咳嗽、发热和流涕等上感症状，重症患者表现为下呼吸道感染。有心肺基础性疾病者、老年患者以及免疫状态低下者易于感染重症化，可出现呼吸衰竭，甚至死亡。重症监护病房研究发现，hMPV 也是长期呼吸支持患者继发病毒性肺炎的常见病原体。

不同基因型 hMPV 感染的临床症状有所不同。B1 和 B2 型感染喘憋症状较 A2 型多，B1 感染中喉炎较普遍。基因型 A2 感染的儿童年龄组较大。相对而言，70% 的 B1 型感染发生在较大幼儿，因而 1～2 岁幼儿中 B2 血清阳性率较 B1 型高。在流行季节以哪种基因型和年龄组发病占主导，主要取决于人群中针对不同基因型的免疫状态。

（四）检查

1. **血常规检查**　白细胞总数一般不高或降低。

2. **病原学检查**

（1）病毒核酸检测：以 RT-PCR（最好采用实时 RT-PCR）法检测呼吸道标本（咽拭子、鼻拭子、鼻咽或气管抽取物、痰）中的 hMPV 核酸。

（2）在呼吸道标本中进行 ELISA 法检测 hMPV 的特异性可达 100%；单克隆抗体直接免疫荧光法进行 hMPV 检测，也可有较好的特异性。

（3）hMPV 可通过 LLC-MK2 细胞培养获得，但因操作复杂，不适合临床检测。

3. **影像学检查**　肺部影像学改变常见，一般表现为两肺渗出、浸润和过度充气表现。继发细菌感染时可见片状阴影。

（五）诊断

从临床表现难以鉴别 hMPV 感染和 RSV 感染，诊断主要结合流行病学史和病原学检查。FilmArray 检测可用于严重呼吸道感染患者 hMPV 感染的早期诊断和鉴别诊断。早发现、早诊断是防控与有效治疗的关键。

（六）并发症

hMPV 主要引起呼吸道感染，但是在某些情况下也可以引起其他系统感染，在某些易感人群如老年人、儿童、免疫力低下者中要考虑 hMPV 感染的可能性。

多数患者为轻中度感染，继发肺部细菌感染是常见并发症。中耳炎也是常见并发症，并发脑炎罕有报道。部分患者尤其是有心肺基础疾病或免疫功能低下患者可出现急性呼吸窘迫综合征、胸腔积液、多脏器功能损伤、休克等并发症，甚至导致死亡。患者原有的基础疾病亦可加重。

（七）治疗

1. 隔离　感染者应采取飞沫隔离措施，避免感染的播散。轻症患者不需住院，可居家隔离，注意通风。

2. 对症支持　注意休息，多饮水，注意营养。提倡早发现、早治疗，防止病情恶化和疾病扩散。患儿宜给予容易消化饮食。密切观察病情变化，对高热病例可给予退热治疗，呕吐、腹泻时给予补液，痰液黏稠不易咳出或憋喘患者可行雾化吸入治疗。出现低氧血症或呼吸衰竭时，应及时给予相应的治疗措施，包括氧疗或机械通气等。避免抗菌药物的滥用，当合并细菌感染时，给予相应抗菌药物治疗。

3. 抗病毒治疗　现在仍然缺乏针对 hMPV 感染的特效治疗手段，利巴韦林有一定的治疗效果。静脉用免疫球蛋白（intravenous immunoglobulin，IVIG）可用，体外试验证明 IVIG 具有抗 hMPV 作用，但由于 IVIG 的液体量较大，先天性心脏病患儿给药时需注意。体外试验提示硫酸唾液酸酯（NMSO$_3$）有抗 hMPV 作用，可阻断病毒与宿主细胞的黏附和融合，抑制病毒在细胞间的传播。

4. 单克隆抗体　G 和 SH 蛋白的免疫原性、保护作用较小，F 蛋白具有很高的免疫原性和免疫保护作用，所以 F 蛋白是很好的 hMPV 疫苗选择蛋白。有研究显示应用 F 蛋白免疫动物产生抗体以后，可以使动物对同源或异源性的 hMPV 产生有效的免疫保护作用。体外研究证实 MAb 234 和 MAb 338 有免疫

保护和治疗作用。近来动物研究还发现，人单克隆抗体 MPE8 对 hMPV、RSV 有保护性免疫作用，对 hMPV 具有保护性免疫和治疗作用。人 MAb54G10 对四种血清型的 hMPV 均有保护性免疫作用，并对 RSV 同时有保护性免疫和治疗作用。冷温度传代后的 hMPV 感染动物可以检测到高滴度的抗体，上调免疫，具有更好的免疫保护作用。

（八）预防

1. 监测与控制传染源　轻症患者不需住院，可居家隔离，隔离期间注意保持室内清洁和良好通风，家庭同住者如有老年人及免疫功能低下者，需注意观察其健康状况，并避免与患者密切接触。住院患者应在通风条件良好的房间按飞沫隔离的标准做好隔离，避免医院内感染的播散；因 hMPV 感染者多为混合感染，尽可能避免多人同室。

2. 切断传播途径　患者使用过的毛巾、手绢和纸巾等要妥善处理。患者居家休息和隔离治疗期间，可使用普通消毒液擦拭家具、日用品和玩具等物体表面。家庭成员可共用清洗后的餐具。

3. 注意个人卫生习惯和提倡健康的生活方式

（1）出现流感样症状者需注意减少外出，避免与其他人近距离接触和与他人握手，主动做好防护措施（如戴口罩），勤洗手，尤其在咳嗽或打喷嚏后要洗手，尽量避免用手触摸眼睛、鼻或口。

（2）注意呼吸、咳嗽礼节，咳嗽或打喷嚏时用纸巾、毛巾等遮住口鼻，而避免用手直接掩住口鼻。

（3）发病期间保证充足的睡眠，保持良好的精神心理状态，饮用足够的液体和食用有营养的食物等。

（4）在流感高发季节，免疫功能低下或老年人尽量避免前往人群密集的场所，外出时尽可能戴口罩，并缩短在人群聚集场所停留的时间。

（5）保持家庭和工作场所的良好通风状态。

4. 疫苗接种　hMPV 疫苗正在研制中，目前在研的疫苗主要包括甲醛灭活疫苗、病毒蛋白疫苗和减毒活疫苗。

（汤灵玲）

第七节　风　疹

风疹（rubella）是由风疹病毒（rubella virus）引起的急性发热出疹性传染病。经呼吸道传染，感染后大多临床症状轻微，对人体影响大多轻微，主要表现

为轻度上呼吸道炎症、发热、红色斑丘疹和耳后、枕后淋巴结肿大。孕妇妊娠早期感染风疹病毒，可导致胎儿的先天性感染而致胎儿自然流产、畸形或死胎，从而引起严重的出生缺陷，包括白内障、耳聋、心脏病或智力低下，即为先天性风疹综合征（congenital rubella syndrome，CRS）。

风疹是在18世纪末被发现的，最初认为是麻疹或猩红热的一种变异病种。直到1814年一位德国医生首次把该病与其他出疹性疾病区分开来，称为德国麻疹（German measles）。1841年，英国内科医生报道了印度一起学校风疹暴发疫情，首次使用了"风疹"这一名词。1866年正式定名为风疹。而到1938年才证明风疹是由病毒感染所引起。1962年Parkma、Weller和Neva分别用猴肾细胞分离风疹病毒并获得成功，为临床、流行病学研究和风疹疫苗的研制提供了病原体。由于风疹感染孕妇会影响优生优育，因而备受大家关注。截至1999年，已有100多个国家将风疹疫苗列入国家疫苗接种规划，1981年我国开始接种国产的风疹-腮腺炎联合减毒活疫苗，对风疹的预防起到了非常重要的作用。

一、病原学

风疹病毒属披膜病毒科（*Togaviridae*）、风疹病毒属（*Rubivirus*）的唯一成员，为一单股、正链、40S的RNA病毒，呈不规则球形，直径60nm，表面有包膜。病毒的内核为二十面体对称的核壳体，直径为（33±1）nm，壳体中有一内核，直径为10~20nm，风疹病毒有3~8种结构蛋白，以衣壳蛋白C、外膜蛋白E1和E2为主要成分，C蛋白的分子量为3.3~3.8kDa，由299个氨基酸组成，与风疹病毒的40S RNA结合构成核衣壳。由于蛋白位于病毒的核心部位，其抗体对病毒无中和作用。E1在风疹病毒结构蛋白中分子量最大，为一种糖基化蛋白，分子量约为60kDa，具有凝集动物和人O型红细胞的作用，并能刺激机体产生中和抗体和HI抗体。E2也是一种糖基化蛋白，Mr为42~54kDa。E2上只有一个抗原表位位点，能刺激机体产生中和抗体，但E2的免疫原性远不如E1强。在风疹病毒感染的细胞中，基因组40S的RNA作为非结构蛋白的信使，并作为一个亚基因组24S RNA合成的模板，首先由含有基因组3′端1/3的亚基因组24S mRNA翻译成一个110kDa的多聚蛋白前体（p110），翻译的顺序为5′→NH2→C-E2→E1→COOH→3′，然后经宿主信号肽酶（蛋白酶）水

解加工，形成结构蛋白E1、E2和C，它们是风疹病毒的主要蛋白抗原。5′端2/3的基因编码病毒的非结构蛋白。40S和24S RNA存在于感染细胞的胞质中，但只有40S的基因组RNA决定风疹病毒壳蛋白的衣壳化（encapsidation）。

风疹病毒只有一种血清型。人是风疹病毒的主要宿主，许多野生动物和实验动物亦能感染风疹病毒。病毒接种猴肾细胞后能在细胞中繁殖，但不会出现病变，此外亦能在兔肾、乳田鼠肾及兔角膜细胞中生长，病毒体能凝集鸡、鸽、鹅和人O型血红细胞，病毒不耐热，56℃ 30分钟即可灭活大部分病毒。对有机溶剂敏感，紫外线可灭活病毒，而不破坏其抗原性，1:4 000甲醛37℃ 1小时可以使病毒灭活。

二、流行病学

1. 传染源 人是唯一宿主，包括患者、亚临床感染或隐性感染者。因此，风疹患者、无症状带毒者和先天性风疹患者均为本病的传染源。从出疹前7天到出疹后5天的患者均可从其鼻咽部分离到病毒，故在此期都具有传染性。约有2/3的患者为隐性感染，这部分患者是特别重要的传染源。先天性风疹患儿出生后即能从鼻咽部和大小便排出病毒，且排毒时间可长达数周至数月之久，亦易造成人群的感染。

2. 传播途径 通过空气飞沫传播是主要的传播途径，病毒存在于患者和隐性感染者的呼吸道分泌物中，通过咳嗽、喷嚏、活动等方式，飞沫被易感者吸入而感染，亦可通过污染了患者粪便及尿的食具、衣物及生活用品等发生接触感染，人与人密切接触也可传染。通过母乳和胎盘也可传播本病。

3. 易感人群 人群普遍易感，胎儿期或半岁以上人群的易感性高，但由于免疫力随着年龄增长而提高，故易感年龄在1~9岁，发病年龄以1~5岁为多，成人亦可发病，感染后可获得持久免疫力。随着疫苗的应用，风疹的发病年龄逐渐后移至年长者或成人。由于没有接种疫苗者仍易感，因而风疹也可在中学或大学中暴发流行。

4. 流行特征 风疹全世界都有流行，一年四季均可发病。温带地区以冬春季发病率最高。在风疹疫苗使用以前，大多数国家风疹呈周期性流行，一般间隔6~9年。然而风疹流行的周期性在发达国家和发展中国家各不相同，在1962—1965年全球风疹流行中，美国约有1 250万风疹病例，导致2 000例

脑炎,11 250 例治疗性的或自然性的流产,2 100 例新生儿死亡,以及 2 万例 CRS 患儿的出生,从美国 1966—2003 年报告的风疹与 CRS 流行趋势可以看出,每次风疹流行之后都会出现一次 CRS 的流行。我国自 2004 年将风疹纳入疾病监测信息报告管理系统以来,风疹报告发病率呈现逐年上升趋势,2004—2008 年分别为 1.85/10 万、1.95/10 万、2.84/10 万、5.70/10 万、9.11/10 万。每年的 4~5 月为风疹发病高峰期;西部省份发病率明显高于中、东部省份,一些西南省份和流动人口较多的东部省份发病率也较高。<15 岁儿童病例比例最高,常见学校暴发疫情的病例。2004—2006 年东部地区风疹发病<15 岁儿童构成比下降明显,而 15~35 岁人群发病构成比呈快速上升趋势,CRS 发生的危险性大大增加。据估算,中国 CRS 的发生率为 2‰~3‰,每年约发生 4 万例 CRS。学校风疹的暴发会严重影响教学秩序,因而风疹也是我国亟待解决的公共卫生问题。风疹病毒的传染性不如麻疹强,感染后约 1/3 的人群发病。风疹抗体的阳性率在各地区间有一定差别。在我国小于 5 岁的各年龄组风疹抗体阳性率调查中发现农村儿童高于城市儿童,各地差异波动在 87%~100%。

三、发病机制与病理改变

风疹病毒侵入上呼吸道后,先在局部黏膜,继之在颈部、颏下淋巴结和耳后淋巴结增殖,此时可表现为淋巴结肿大,然后进入血流引起第一次病毒血症,病毒通过白细胞到达单核系统复制后再次进入血流引起第二次病毒血症。病毒可经血流到达皮肤,引起皮疹;到达眼结膜,引起轻度结膜炎;到达关节部位,引起关节炎;偶可到达脑组织引起脑膜炎。目前认为病毒的直接作用是致病的主要原因,而机体对风疹病毒的免疫应答反应造成的损害也起一定的作用。后天风疹病毒感染所造成的器官损害较轻。皮疹部位真皮上层的毛细血管充血及轻度炎性渗出,真皮内单核细胞浸润,淋巴结呈急性、慢性非特异性炎症。风疹病毒脑炎有脑组织水肿、血管周围浸润、细胞变性及轻度脑膜反应。

CRS 的病理改变视病毒侵犯个体的不同脏器而有所不同。孕妇感染风疹病毒后,风疹病毒可于病毒血症阶段经血流感染胎盘,最后感染胎儿,感染后的胎儿由于缺乏细胞免疫功能及不能产生干扰素等,使风疹病毒在体内长期广泛存在,形成持续性的

多器官的全身感染,并由此产生多样的先天性缺陷症状。神经系统受损可表现为小头畸形、脑膜炎等;眼部病理改变有白内障、小眼球、视网膜炎等;病理改变可表现为心肌坏死、室中隔缺损、肺动脉瓣狭窄及动脉导管未闭等;其他可表现为肝炎、胰腺炎、甲状腺炎、骨骼畸形及耳聋等。在 CRS 死亡患儿的病变脏器及后天性风疹患者的皮疹中均可分离出风疹病毒。

孕妇在不同孕期感染风疹病毒,对胎儿产生的后果不同,妊娠 12 周内的危险度最高,可导致严重的眼部疾病或心脏病;12 周以上感染风疹病毒胎儿畸形的发生率有所下降,在第 16~20 周感染风疹病毒,只有耳聋的报道。母亲妊娠前感染风疹病毒很少发生胎儿畸形。

四、临床表现

1. 获得性风疹(后天获得性风疹) 潜伏期为 14~21 日,平均 18 日,主要表现为发热、出疹、淋巴结肿大。

(1) 前驱期:儿童前驱期症状多不明显,最早发现的是皮疹。在青少年和成人有 1~5 日的前驱期症状,表现为持续 1~2 日的低热、头痛、咽痛、咳嗽、喷嚏、流涕、倦怠、厌食和结膜炎等。偶尔有呕吐、腹泻、鼻出血及齿龈肿胀等。

(2) 出疹期:通常于发热第 1 日或第 2 日即出现皮疹。皮疹为本病的特征性表现,为小的淡红色斑丘疹,为充血性。先出现于面部、耳后颈部,再由躯干到达四肢。皮疹 1 日内布满全身,但手心和足心大都无疹,皮疹似麻疹,融合后似猩红热,皮疹可持续 1~5 日,典型皮疹持续 3 日消退。个别患者皮疹呈出血性,同时可伴有全身出血倾向,主要是由于血小板减少和毛细血管通透性增高所致。皮疹消退后不留色素沉着,亦不脱屑。但出疹严重者,疹退后有细小的脱屑。无皮疹风疹,在较大儿童及成人中较常见,可只有轻度发热、咽充血、淋巴结肿大而不出现皮疹。在感染风疹病毒后可无任何症状、体征,而血清中可测出风疹抗体,即所谓的隐性感染或亚临床型患者。故流行期间没有皮疹者也不能排除风疹感染。

(3) 淋巴结肿大:风疹患者均有淋巴结肿大,在出疹前 7 日部分患者已有淋巴结肿胀和触痛,在出疹后的第 1 日最为严重,主要分布于耳后、枕部、颏下和颈部,为一般性淋巴结肿大。病后迅速消肿,也

有持续肿大达数周以上者。

2. 先天性风疹综合征(congenital rubella syndrome,CRS) CRS 是孕妇在妊娠早期感染风疹病毒所致的先天性疾病。孕妇感染形成病毒血症后,病毒可穿过胎盘感染胎儿,胎儿细胞受感染后并不被破坏,但细胞生长速度降低,致使婴儿出生后器官可有缺损或畸形,临床表现复杂。

(1) 出生时低体重:患儿出生时体重低于 2 500g,呈小体格和营养不良。

(2) 耳聋:常有双侧感觉神经性耳聋或伴有传导性障碍,导致继发性语言障碍。听觉功能于出生第一年后呈进行性衰退,也可听力突然丧失,耳聋为耳蜗和 Corti 器变性引起发育不良所致。

(3) 眼损害:白内障发生率高达 54.5%~66%,多为双侧性,常与小眼球并发。晶状体呈球形,中心可见核样坏死。视网膜有灶性病变或新血管形成而影响视力。先天性青光眼发生率较白内障少,表现为角膜增大和混浊、前房增深、眼压增高,可并发白内障,晚期可出现圆锥形角膜、角膜水肿和自然晶体吸收。

(4) 心血管畸形:最常见为动脉导管未闭,还有房室间隔缺损、肺动脉狭窄和法洛四联症等也较多见,偶有高血压引起肾动脉和主动脉狭窄的晚期表现。

(5) 中枢神经系统病变:表现为神经发育迟缓或孤僻症,也可出现严重的运动损害和典型的痉挛性双侧瘫痪。进行性风疹全脑炎(progressive rubella panencephalitis,PRP)是中枢神经系统的慢性进行性疾病,常于 11~30 岁发病,潜伏期约 12 年。患者原有一段稳定的先天性风疹,继而发展为进行性脑病,出现智力衰退、共济失调、癫痫发作、强直性痉挛、构音障碍和眼球震颤,最后恶化死亡为最严重的表现。

(6) 代谢和内分泌疾病:糖尿病是最常见的先天性风疹晚期表现,发病多在 11~30 岁,所有病例均有耳聋和其他缺损。甲状腺功能减退或亢进和甲状腺炎也是晚期表现之一。偶见生长激素缺乏症,可能由于慢性和进行性下丘脑功能紊乱所致。

(7) 其他:血小板减少性紫癜、肝炎、溶血性贫血等亦可见到。

五、实验室检查

1. 血常规检查 白细胞总数减少,淋巴细胞分类增多,可出现异型淋巴细胞和浆细胞。

2. 血清学检查 除了病毒分离和核酸检测外,血清学技术一直是诊断后天及先天感染的主要手段,在孕期原发感染和继发感染的鉴别诊断非常重要。风疹的血清学试验主要有:①酶联免疫吸附试验(ELISA),敏感、简单易行;②血凝抑制试验(HIT),敏感性较低,易出现假阳性结果;③乳胶凝集试验(LAT),快速、简单,客观解释结果困难,不推荐用于血清学调查;④被动血凝试验(PHAT),敏感性较 HIT 的更低,但快速、易行,可用于筛选试验,不推荐用于诊断;⑤间接免疫荧光抗体试验(IFAT),快速、敏感,但应注意排除假阳性;⑥补体结合试验(CFT),可用于急性原发感染,不适于筛选。HIT、CFT 和中和试验等检测特异性抗体,需采双份血清,抗体效价升高 4 倍以上即有诊断意义。目前多采用 ELISA 和间接免疫荧光检测特异性 IgM 抗体,该方法快速、敏感,一般风疹患者在出现风疹时就可检测到抗风疹病毒 IgM 抗体,具有早期诊断价值。新生儿检出特异性 IgM 抗体,IgG 抗体在出生 6 个月后持续存在且效价升高者可诊断为先天性风疹。

3. 风疹病毒抗原及核酸检测 采用免疫组化方法和间接免疫荧光法检查组织中的风疹病毒抗原敏感性较差。新开展的单克隆抗体技术结合流式细胞计数技术检测风疹病毒抗原,一般 3~4 小时可诊断风疹病毒血症,应用荧光标记的抗鼠免疫球蛋白及风疹病毒特异单克隆抗体可以检测发病后 1~13 日白细胞表达的风疹病毒抗原。以风疹病毒包膜蛋白 E1 基因保守区合成引物,采用 PT-PCR 检测风疹患者咽拭子标本中的风疹病毒 RNA,与风疹病毒分离结果完全相符,敏感性和特异性均较好。

4. 病毒分离 从风疹患者的咽拭子、皮疹、尿液、血液及脑脊液、关节滑液或脏器活检标本,被养育 RK13、Vero、BHK21、乳地鼠肾、人胚二倍体、原代人胚肾等传代细胞,可分离出病毒,再用免疫荧光法或酶标法进行鉴定,单克隆抗体的研制为风疹病毒分离结果的鉴定提供了方便。亦可将感染细胞制成薄片,以饱和醋酸铀和柠檬铅染色后在电镜下可观察到细胞质内病毒感染后特征性空泡区域和直径 50~70nm 的含双层外膜的风疹病毒颗粒。

六、诊断

1. 先天性风疹

(1) 典型先天性缺陷:先天性白内障/先天性青光眼、先天性心脏病、听力缺损、色素性视网膜病、唇裂腭裂、小头畸形、X 型骨质异常等。

（2）患儿母亲在妊娠早期有风疹病毒感染史。

（3）病原学证据：婴儿血清风疹 IgM 抗体阳性；出生后数月内特异性 IgG 抗体阳性，在出生后数月内特异性 IgG 抗体持续高滴度或滴度成倍升高；婴儿咽拭子、血、尿、脑脊液或脏器活检标本分离到风疹病毒。对于 1 岁以上的儿童，血清学方法诊断价值有限，因此婴儿期后诊断先天性风疹是非常困难的。

2. 获得性风疹

（1）流行病学史：有与风疹患儿接触史或风疹流行史。

（2）临床表现：既往无风疹史，亦无接种过风疹疫苗者，出现发热，1~2 天出现红色斑丘疹和耳后、枕部淋巴结肿大，皮疹在 24 小时内遍及全身可临床诊断本病。

（3）确诊有赖于病毒分离、血清学检查，或病毒核酸检测。

七、鉴别诊断

后天获得性风疹应与麻疹、幼儿急疹、猩红热、药物疹（表 22-7-1），以及传染性单核细胞增多症等疾病进行鉴别。CRS 需与先天性巨细胞病毒感染、先天性弓形虫病及梅毒等疾病相鉴别。如具有风疹的临床特征如先天性心脏畸形、先天性白内障或青光眼，经病毒分离和血清学证实，则不难确诊。

表 22-7-1　后天获得性风疹与其他出疹性疾病的鉴别

疾病名称	结膜炎	咽痛	麻疹黏膜斑	出疹时间	皮疹特征
后天获得性风疹	±	±	-	发热 1~2 日	淡红色斑丘疹，由面部开始
麻疹	+	+	+	发热 3~4 日	淡红色斑丘疹，由面部开始
幼儿急疹	-	-	-	热骤降出疹	散在，玫瑰色，多位于躯干
猩红热	±	+	-	发热 1~2 日	全身出现针尖大小红色丘疹，疹间皮肤充血
药物疹	-	-	-	用药时出疹	多形性，停药后疹退

+：有明显症状；±：无症状或轻微症状；-：通常无此症状

八、治疗

风疹感染无特殊治疗方法，主要是对症及支持治疗，急性期应卧床休息，给予维生素及富营养、易消化的食物，发热、头痛者可用解热止痛剂。若并发脑炎则按流行性乙型脑炎治疗。干扰素及利巴韦林、金刚烷胺等可能有一定疗效，在出现并发症时可采用。而先天性风疹患儿的治疗目前主要依赖合理的护理，密切观察患儿的生长发育情况，矫治畸形，对青光眼、白内障、先天性心脏病可采用相应于术治疗。

九、预后

风疹预后良好，并发脑膜炎、血小板减少所致颅内出血者可引起死亡，近年报道较少。妊娠 3 个月内感染风疹，其胎儿易发生先天性风疹，引起流产、死产、早产及各种先天畸形等，故需重视对孕妇的预防措施。

十、预防

1. 控制传染源　主要是隔离患者，本病传染期短，皮疹出现后隔离 5 日即可；确诊或可疑的先天性风疹患儿应予接触隔离至 1 岁，或接触隔离至 3 月龄后连续 2 次鼻咽部及尿液病毒分离均阴性。

2. 切断传播途径　由于本病主要是通过空气飞沫传播，故在流行期间，应减少到公共场所的次数和时长，特别是孕妇在妊娠早期。

3. 保护易感人群

（1）主动免疫：风疹免疫的目的在于通过对易感染的育龄妇女以及儿童进行免疫，消除先天性风疹。风疹疫苗有两种：一种是单价风疹减毒活疫苗，目前国际上使用的大多是 RA27/3 株 RubV 疫苗，国产的 BRDⅡ株与国际公认的 RA27/3 株疫苗具有同样的免疫效果。我国已将风疹归入计划免疫，2007 年中国将麻疹、风疹、腮腺炎纳入扩大免疫规划，对适龄儿童进行常规免疫接种，以预防麻疹、风疹、腮腺炎三种传染病的传播。麻疹-风疹-流行性腮腺炎疫苗、麻疹-风疹疫苗与风疹-流行性腮腺炎疫苗，对风疹的预防效果相似，接种后 95% 人群可产生抗体，抗体可维持 7 年以上。接种对象为 15 月龄至 12 岁儿童及易感育龄妇女。

（2）被动免疫：在流行期间，接触患者后用丙种球蛋白被动免疫可使症状减轻，但不能制止感染。

（3）孕妇的保护：由于孕妇感染风疹病毒可传染给胎儿造成严重后果，故对孕妇的保护非常重要。育龄妇女、没有患过风疹的孕妇都应接受风疹疫苗注射，在流行期间，孕妇应少到公共场所，如确诊已感染风疹，应考虑人工流产。

（裘云庆）

第八节　幼儿急疹

幼儿急疹（exanthem subitum）又称婴儿玫瑰疹（roseola infantum），是人类疱疹病毒 6 型、7 型引起的儿科常见急性出疹性传染病，春秋季多发。临床特征为突然发热起病，持续高热 3～4 天后热退出现皮疹，大多精神良好，可伴有食欲减退、少许咳嗽、咽痛、咽部充血等临床表现，极易与其他发热及出疹性疾病相混淆。

一、病原学

人类疱疹病毒（human herpes virus，HHV）6 型和 7 型（HHV-6 和 HHV-7）是幼儿急疹的病原体，属于疱疹病毒 β 亚科，HHV-6 更为多见。基因组均为线状双股 DNA，与巨细胞病毒（cytomegalovirus，CMV）有较高同源性。HHV-6 与 CMV 之间存在抗原交叉反应。其他一些病毒诸如埃可病毒 16 型、腺病毒和副流感病毒等也可引起本病。

二、流行病学

1. 传染源　成人可从唾液中排出病毒，带病毒的成人可能是主要传染源。幼儿发病前大多无患儿接触史，故患儿可能并不是主要传染源。

2. 传播途径　成人病毒携带者经唾液将病毒传给易感儿童是主要传播途径。母乳不是传播 HHV-6 的重要途径，HHV-6 可经胎盘传给胎儿，但罕见先天性感染。尚无先天性 HHV-7 感染的报道。

3. 人群易感性　95% 以上幼儿急疹发生于 3 岁以内，3～12 月龄婴儿为发病高峰年龄段。病后获同型免疫力，HHV-6 与 HHV-7 之间无交叉免疫保护作用，故也有再次发病的报道。

4. 流行特征　全年均可发生，春季和秋季发病占 80% 以上，大多为散在发病。近年发病率似有逐年增高趋势。

三、发病机制

病毒经口、鼻腔黏膜等部位侵入患儿，在局部增殖后入血流，感染外周血单个核细胞（主要是 CD4$^+$ 细胞），HHV-6 还能感染 CD8$^+$ T 细胞、自然杀伤细胞（NK 细胞）、γ/δT 细胞、神经胶质细胞、上皮和内皮细胞、单核巨噬细胞，使感染细胞发生病变，并能改变受感染细胞表面与 T 细胞信号传递相关蛋白表达，有关细胞因子表达异常，影响免疫功能。病毒大量复制形成严重病毒血症，出现高热及毒血症症状，当病毒血症消退时发生皮疹。如病毒侵入神经系统，出现脑炎等表现。HHV-6 特异性 IgM 抗体在病后第 5～7 天出现，2 个月内消失；特异性 IgG 出现稍晚，但可较长期存在。

四、临床表现

HHV-6 相关性幼儿急疹潜伏期一般为 5～15 天，平均 10 天。临床经过如下：

1. 前驱期　通常无症状，不少患儿在发热时伴有轻度的恶心、腹泻、纳差症状，发热后第 2 天开始出现稀便，而很少伴有咳嗽、流涕、呕吐、喷嚏等症状，少数患儿会有少量流涕、轻微咽部和眼结膜充血。大部分病例可有枕后及耳后淋巴结轻度肿大和轻度眼睑水肿。

2. 发热期　常突起高热，体温可达 40℃（平均 39℃），持续 3～5 天。伴随症状（食欲减退、轻咳、不安或激惹）和体征（咽部、扁桃体轻度充血和头颈部浅表淋巴结轻度肿大）轻微，与高热不相称。高热初期可伴惊厥，发生率为 5%～10%。

3. 出疹期　典型病例在发热第 3～5 天体温骤退，少数在 24～36 小时内缓退，在热退同时或稍后出现皮疹，为玫瑰色斑疹或斑丘疹（直径 2～5mm），压之褪色，很少融合，皮疹分布于面、颈、躯干，皮疹先见于躯干，迅速波及近端肢体，四肢少见。皮疹持续 1～2 天内很快消退，无色素沉着和脱屑。

部分原发性 HHV-6 感染患儿（约占 1/3）无典型皮疹发生，仅表现为非特异性发热性疾病；极少数婴儿仅有皮疹而无发热。HHV-7 相关性幼儿急疹与 HHV-6 感染相比稍有差别，发病年龄要大一些，平均热度稍低，热程更短，也可发生热性惊厥。

五、实验室检查

1. 常规检查　幼儿急疹出疹前白细胞正常或偏低，中性粒细胞大多下降，出疹后白细胞偏低，中性粒细胞大多下降更明显，恢复期血中性粒细胞和白细胞基本恢复正常，但中性粒细胞恢复时间比白细胞慢。伴热性惊厥患儿脑脊液检查基本正常。并发脑膜脑炎和脑炎时,脑脊液细胞数和蛋白可轻度增加。

2. 病原学检查

(1) 病毒分离:在发热期取患者外周血单个核细胞或唾液,接种于新鲜人脐血单个核细胞,可发现细胞病变。

(2) 病毒抗原和基因检测:采用免疫酶法检测患者外周血单个核细胞、唾液或病变组织中病毒早期抗原;或用 PCR 技术检测血浆中病毒核酸。

(3) 特异性抗体测定:取双份血清(间隔 2~3 周),检测特异性 IgG 抗体,如抗体由阴性转为阳性,有助于诊断本病;若抗体效价≥4 倍增高,提示活动性感染(包括原发感染和再发感染)。由于约 5% 成人抗 HHV-6 IgM 持续阳性,故不能单纯依靠抗 HHV-6 IgM 诊断原发性 HHV-6 感染。

六、并发症

本病大多临床经过良好,有时会产生以下并发症:

1. 神经系统并发症　偶见并发脑炎或脑膜脑炎。HHV-6 具有嗜神经性,2 岁以内的热性惊厥中,约 1/3 与其感染本病有关。少数患儿可不发生皮疹。

2. 血小板减少性紫癜　有少数幼儿急疹并发血小板减少性紫癜,但预后仍然良好。

七、诊断

1. 诊断　临床上,本病在发热期诊断比较困难,一旦高热骤退同时出疹,可诊断为本病。非典型病例可借助病原学诊断,但实际操作困难。

2. 鉴别诊断　最常需要鉴别的疾病是风疹,其次为麻疹。风疹常有前驱症状、低热同时出皮疹、皮疹更广泛、常见耳后淋巴结肿大;麻疹除有明显前驱期症状外,麻疹黏膜斑、热高疹出、明显卡他症状和结膜炎等特点有助于鉴别。

八、预防和治疗

尚无特异性预防措施。由于本病临床经过和预后大多良好,一般情况下若未合并其他病症患儿在门诊治疗即可,不需住院治疗,也不需使用激素及抗生素治疗,主要是对症处理,尤其对有高热惊厥史者应及时予以退热镇静剂;注意加强水分和营养供给,继续母乳喂养或给予牛奶、米汤等易消化食物;并发脑炎或脑膜脑炎时,应给予相应降低颅内压、止惊等

对症处理,病情严重者,可考虑抗病毒治疗。更昔洛韦(ganciclovir,GCV)和膦甲酸(foscarnet,PFA)对 HHV-6 感染有抗病毒作用。膦甲酸可抑制 HHV-7 病毒,但临床疗效尚不完全明确。治疗上可结合中医中药治疗。

(裴云庆)

第九节　天花与猴痘

一、天花

天花(smallpox,variola)是由天花病毒(variola virus)引起的一种烈性传染病。本病流行数千年,曾给人类造成巨大灾难,使亿万人致残或致死。人类在长期与天花斗争过程中逐步掌握了预防和控制天花的方法,其中包括中国古代发明的人痘接种技术,以及 1796 年英国医师 Janner 发明的牛痘苗,为彻底根除天花作出了不可磨灭的贡献。经 WHO 与各国共同努力,于 1980 年宣布全世界消灭了天花并建议停止种痘。由于停止种痘,人群抗天花的免疫力逐渐消失。

从人类医学研究的战略需要考虑,WHO 决定对天花病毒株进行有控制的保存。目前全世界仅有少数实验室获准合法保存和研究天花病毒株。2001 年生物恐怖相关性炭疽(bioterrorism-related anthrax)事件发生后,引起了对生物恐怖的警惕;2002 年 5 月第 55 届世界卫生大会通过 WHA55.15 号决议,决定再推迟销毁天花病毒株,以便进一步找出防治天花的有效方法,并由 WHO 天花病毒研究咨询顾问委员会定期向大会报告研究结果。2011 年第 64 届世界卫生大会决议,根据进一步研究结果,讨论和确定销毁剩余天花病毒的日期。目前对天花病毒的研究包括病毒的基因组学、诊断技术、抗病毒药物、疫苗、动物模型及发病机制等。从防范生物恐怖活动威胁人类安全的现实困难考虑,结合国际政治的复杂性,是否应立即销毁这些天花病毒保存株,以杜绝天花流行再燃的风险问题,已引起国际社会的广泛关注。

天花临床表现为成批出现的广泛的皮疹,依次发展成斑疹、丘疹、疱疹、脓疱疹,伴以严重的病毒血症;脓疱疹结痂、脱痂后,终身留下凹陷性瘢痕。本病是一种致死性疾病,病死率达 30%。

(一)病原学

天花病毒属于痘病毒科(Poxviridae)脊椎动物

病毒亚科（Chordopoxvirinae）正痘病毒属（Orthopoxvirus），是脊椎动物病毒中体积最大、结构较为复杂的 DNA 病毒。其大小为（200~390）nm×（100~260）nm，在光镜下能勉强可见，呈椭圆形或砖形。痘病毒在细胞的胞质内复制，形成嗜酸性包涵体，即顾氏小体（Guarnieri body）。病毒多数能在鸡胚绒毛尿囊膜上生长，产生肉眼可见的痘疱样病损。根据抗原性及病毒生物学特征，痘病毒科可分为 5 组。寄生于人类的有 3 组：第 1 组，天花组病毒，包括天花、类天花、牛痘及猴痘；第 2 组，副牛痘组病毒，包括羊痘及副牛痘；第 3 组，传染性软疣病毒。

正痘病毒属各病毒在形态学上几乎一致。病毒颗粒常呈砖形，核心致密，由双链 DNA 分子和 2 个侧体组成。外层为双层的脂蛋白包膜。正痘病毒属内的病毒大小、结构、对外界抵抗力、免疫学特性等方面均十分相似。天花病毒致病力较强，但所致细胞病变较痘苗病毒稍慢。天花、类天花、痘苗病毒能在多种细胞组织培养中增殖。已建立天花病毒感染的动物模型，如大剂量天花病毒经静脉内注射于猴子体内模拟出类似出血性天花的模型，这将有助于天花的发病机制、抗病毒药物及预防疫苗的研究。

天花病毒在体外的生存能力较强，耐干燥及低温，不耐湿热。在 4℃对 1% 石炭酸及 20% 乙醚可耐受数周；在 37℃仅能存活 24 小时。0.2% 甲醛于室温须经 24 小时才能使其丧失传染性。在痂皮、尘土及衣被物品上可长期存活；在室温存活数月或更久，在−10~15℃可存活 4~5 年。对 1∶10 000 高锰酸钾、75% 乙醇及酸性环境均甚为敏感。在 pH 为 3 的环境中 1 小时即被灭活。也易于被紫外线照射或蒸汽消毒法杀死。

（二）流行病学

1. 传染源　唯一的传染源是患者。从前驱期至结痂期均有传染性，第 1 周传染性最强。出疹期的皮疹、渗出液、黏膜疹与痂皮内均含病毒；病毒易从溃疡处大量排出，尤其呼吸道黏膜疹小溃疡所释放的病毒随飞沫传播更易引起流行。重症患者胃肠道及泌尿系统也可有病变，其大小便可带病毒。感染性可于 3 周内逐渐消失。

2. 传播途径　主要经空气传播，尤其是患者咳嗽、打喷嚏产生的飞沫形成气溶胶吸入传播。气溶胶中的病毒可存活 24 小时，在床单及环境中可存在 7 天。也可经污染的尘埃，破裂后的皮疹渗出液，被污染的衣物、食品、用具等传播。天花病毒可由孕妇患者经胎盘垂直传播使胎儿受染。天花还可能由性

接触传播。

3. 人群易感性　人群普遍易感。未接种过疫苗者中接触者发病率高达 58%。种痘成功者可获得免疫力，保持 6 年左右。患天花后痊愈者具有终身免疫力，再患者罕见。从事天花疫苗研究的实验室工作者，须警惕病毒播散在环境中引起的传播。

4. 流行情况　天花流行多见于春冬季。1966 年 WHO 推动广泛进行卫生防疫宣传和强制性预防接种，使发病率大幅度下降。至 1960 年我国已经消灭了天花。自 1977 年索马里发生最后一例患者后，全球即无新的病例发生。1980 年 5 月 8 日，第 33 届世界卫生大会正式宣布天花从世界上消灭，并建议各国停止牛痘普种。

（三）发病机制和病理

天花病毒首先吸附于上呼吸道的上皮细胞表面并入侵，迅速到达局部淋巴结及扁桃体等淋巴组织，大量复制后入血并形成第一次短暂的病毒血症。经血流进入肝、脾及全身单核巨噬细胞，并在其内继续复制以及释放入血导致第二次病毒血症。其后病毒更广泛地播散到全身皮肤、黏膜及内脏器官组织内增殖。此时出现高热、全身不适。经过 2~3 天前驱症状后，出现痘疹。发热后病毒血症仅维持短暂时期。发热次日血液中一般难以再检出病毒，可能与病毒主要在皮肤等温度较低的组织中增殖有关。

病毒入侵皮肤组织细胞后，先在真皮层增殖，使真皮层毛细血管扩张，胞质发生空泡，核浓缩、消失，出现斑疹；随后病毒侵入表皮层细胞中大量增殖，使局部肿胀，皮层增厚，出现丘疹；此后细胞变性、坏死。细胞间有液体渗出，形成疱疹。破坏不全的细胞在疱疹中成为分隔，形成许多小房；因深层细胞壁的牵引，使疱疹中央部凹下呈脐状。显微镜下可见疱疹周围上皮细胞胞质内的包涵体（inclusion body），周界清晰，呈圆形，直径 1~4μm。

如有大量炎症细胞渗入水疱内，即成脓疱疹。脓疱疹内的液体吸收后形成硬痂。因破溃及搔抓，脓疱疹易继发细菌感染，使局部皮肤深层病损恶化，也使全身中毒性症状加重。脓疱疹期，肝脾可有肿大。如口腔、鼻咽部继发感染可导致颈淋巴结肿大。若脓疱只侵及表皮层，脱痂后的瘢痕不甚明显；如累及真皮层则可形成遗留终身的凹陷性瘢痕。

因缺乏角质层，黏膜病损很快破裂形成深浅不同的溃疡。呼吸道、消化道、泌尿系统、阴道等处黏膜均可受累。溃疡周围显著的炎症反应，可导致相应器官的严重症状。若波及角膜可引起角膜混浊、

溃疡,或继发细菌感染,使患者失明。

(四)临床表现

潜伏期5~15天,一般为8~12天。临床表现为发热、乏力、头痛、肌痛等全身症状,以及皮肤、黏膜疹。典型病程可分为前驱期、发疹期及结痂期3个阶段。

1. 前驱期 起病急,出现寒战、高热、乏力、畏光、头痛、腰背部及四肢酸痛、腹痛等;可有轻度上呼吸道炎症状。儿童患者可有呕吐。高热可持续2~5天。患者呈重病容,表情痛苦,结膜充血,有时流泪,肝、脾轻度肿大等。可在下腹部、腹股沟、大腿内侧、腰腹部两侧及腋窝出现一过性"前驱疹",呈麻疹样、猩红热疹样、荨麻疹样或出血疹,常被忽视。此期常持续3~4天。

2. 出疹期 出疹的时间、部位及顺序均有一定规律。在病程第3~4天,体温稍降时出现皮疹。典型者自颜面开始,迅速蔓延至颈部、前臂、上臂、手、胸、腹,最后为下肢及脚底,于1~2天内遍及全身。皮疹常呈离心性分布,以头部、四肢等暴露部位为多,身体上部较下部为多,腋下及腰部皮疹少或无。

病初皮疹为红色斑疹,迅速变为直径2~4mm、质地较坚实的丘疹,深藏于皮内。在角质层较厚的手掌及足底可形成坚硬的淡红斑。病程第6~7天,丘疹变为疱疹,绕以发硬的红晕。疱疹周围隆起,中心凹陷,称为"痘脐"。疱疹呈多房性,硬如豌豆,大小均匀,疱液混浊,此时体温又逐渐上升,病情再度加重。

口咽、上呼吸道黏膜、结膜及各种腔道处也可出现黏膜疹。因黏膜为无角化的鳞状上皮,在向疱疹转化过程中很快破裂,常看不到疱疹形成。黏膜病损破裂形成炎症小溃疡,并因溃疡周围显著炎症反应,可导致严重症状,出现流涎、声音嘶哑、畏光、鼻塞、流泪、咽痛、吞咽困难及大小便激惹等。

在病程第8~9天,疱疹继续充盈,疱液混浊;约于1天内疱液转为黄色,成为脓疱疹(图22-9-1),疱疹周围红晕更显著,皮肤发红微肿。皮下组织疏松部如眼睑等处水肿。在头额、手掌等皮肤与皮下组织紧密部位水肿,可引起局部明显疼痛。此时体温进一步上升,中毒症状继续加重。如合并细菌感染则症状更重,可并发肺炎或休克。

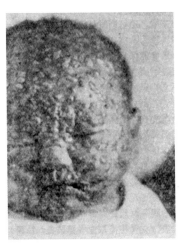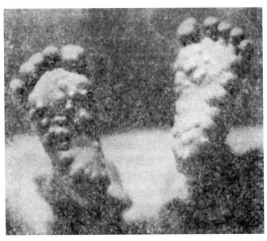

图22-9-1 天花脓疱疹

女婴,3个月,未接种牛痘。发热第4天出现皮疹,迅速变为丘疹,至第10天渐变为脓疱。此二图摄于第11天,皮疹分布偏重于头部、手足、前臂,左图显示面部皮疹相互融合,且呈脐形,右图显示足底皮疹又大又厚(引自:北京儿童医院.实用儿科学[M].北京:人民卫生出版社,1973:231.)

3. 结痂期 病程10~12天,脓疱开始皱缩干枯,周围红晕消失,逐渐干燥,结成黄绿色厚痂,局部出现难忍受的瘙痒。此时体温逐渐降至正常,开始脱痂,全身情况好转。病期第2~4周后痂壳脱落,如皮肤损害较深,可留下终身凹陷性瘢痕。但皮疹有时不一定转为脓疱及结痂,可在某一阶段停止进展。

4. 临床类型

(1)普通型:上述典型表现即为普通型天花(ordinary smallpox)。在未种过痘的患者中约90%表现为此型。

(2)轻型:有早期天花免疫史者常表现为轻型,包括3种类型。

1)无疹天花:咽型天花或一过性天花因无皮疹称为无疹天花(variola sine eruption)。多见于已对天花有部分免疫力的患者,如曾种过牛痘,但未按计划复种者。表现为短暂发热、头痛、肌痛、腰痛及前驱疹。此型临床诊断较难,主要依据血清学检查确诊。

2) 变型天花:变型天花(modified smallpox)病情轻,体温不高,且皮疹少;常不形成脓疱,也无瘢痕形成。病程较短,约 10 天即可结痂。

3) 类天花:类天花病毒(alastrim virus)所致的类天花(alastrim),因毒力较弱,潜伏期可长达约 20 天。病情轻,病程短,病死率不到 1%。皮疹少,不留瘢痕,此型疱疹质软易破,有时呈单房,极易误诊为水痘。

(3) 重型:重型天花病死率可高达 20%~50%。

1) 融合性天花:融合性天花(confluent small-pox)皮疹多、分布广、发展迅速,脓疱互相融合,脓疱周围炎症反应使皮肤显著肿胀,以面部、手背及足背为重。黏膜溃疡,红肿明显,患者痛苦异常。常伴严重毒血症症状,高热、衰竭等。

2) 出血性天花:部分天花因凝血功能障碍引起广泛出血称为出血性天花(hemorrhagic smallpox),又称黑天花。皮肤黏膜可有瘀点、瘀斑,严重者内脏出血,易误诊为出血性疾病。高热、烦躁及虚脱等严重感染症状,多数因器官功能衰竭而死亡,但皮疹尚未发展至疱疹。

(五)实验室检查

1. 血常规检查 在前驱期白细胞总数略低,淋巴细胞相对增多。脓疱期白细胞总数及中性粒细胞增多。

2. 病原学检查

(1) 涂片查病毒包涵体:取疱疹液,或疱疹溃疡底部拭子涂于玻片,干燥后用苏木精-伊红(HE)染色,光镜观察在上皮细胞的胞质中可见嗜酸性包涵体。但涂片阴性不能排除天花的可能性。

(2) 电镜检查:病变部位取材,电镜观察可见天花病毒呈砖形,为确诊的依据。此检查在数小时内可获得结果。

(3) 鸡胚接种或细胞培养:取疱疹液、痂皮悬液等标本,接种于鸡胚绒毛尿囊膜分离病毒;或接种猴肾细胞或羊膜细胞培养,12 小时即可见到多数微小包涵体,48 小时后包涵体显著增大,有时可见核内包涵体。

(4) 核酸检测:目前至少已获得 49 个天花病毒株的全基因序列,实时 PCR 技术已能在样本中检测到只有 50 拷贝(copy)的病毒含量,并能从其他相似病毒感染中区分出来,具有足够的敏感性与特异性。

可作为诊断的重要参考。

3. 血清学检查 用补体结合试验、红细胞凝集抑制试验、中和试验检测患者血清是否存在特异抗体,有助于诊断。在病程第 4 天,血清中即可出现病毒特异抗体;病后第 7 天,绝大部分患者补体结合试验呈阳性反应。第 10~11 天效价可达 1:640。有种痘史的非天花患者,效价很少超过 1:40;如有种痘史的可疑患者在病程后期血清抗体效价比早期增长 4 倍,则有诊断意义。

4. 种痘试验 患者无种痘史,可于出疹期种痘。如不出痘,则可诊断天花;如仍出痘,则可排除天花。

(六)诊断与鉴别诊断

1. 诊断依据 根据各病期特征,皮肤成批出现离心性皮疹,依次为斑疹→丘疹→疱疹→脓疱疹→结痂→痂皮脱落形成瘢痕,以及同期性的规律,体温呈双峰曲线,脓毒血症等,结合流行病学、牛痘接种等情况进行诊断。对天花轻型或变异型的诊断易发生困难。鉴于天花已从世界上消失多年,而本病又是一种烈性传染病,因此首发病例的确诊必须积极、慎重,有赖于病毒学及血清免疫学的检查。

2. 鉴别诊断

(1) 水痘:水痘患者发热后 1~2 天内分批出现全身性皮疹,呈向心性分布。皮疹在 1~2 天由斑疹、丘疹、疱疹,继以枯干结痂。不同形态皮疹可同时并存于同一部位。典型疱疹呈卵圆形,壁薄易破,疱疹中央部无脐凹;疱疹一般不化脓,愈后不留瘢痕。水痘多见于婴幼儿,全身症状一般不重。

(2) 猴痘:详见本节后述。

(3) 牛痘:由牛痘病毒引起的牛痘(cowpox)在牛群中流行,也可传给人,常发生于与牛相关的饲养场、屠宰场工人。潜伏期 5~7 天,皮疹多发生于手指、面部、前臂等处,初起为丘疹,很快变成水疱和脓疱,脓疱有脐凹,周围绕有红晕及水肿。病损表皮坏死较慢,有较多的出血;在表皮下细胞可见胞质内包涵体,但较天花病损的类似包涵体大。疱疹可为多发性,但数量并不多;可有发热、局部淋巴结炎及淋巴管炎,但病情轻,常经 3~4 周即愈。结合与牛的接触史可作出临床诊断。确诊有赖于病毒培养。

(4) 副牛痘:由副牛痘病毒(又称假牛痘病毒,pseudo-cowpox virus)所致的副牛痘(paravaccinia),又称挤奶人结节。在牛群中传播流行,常因挤奶者用手接触病牛而受染;屠宰工人也可因此而感染。潜伏期 5~14 天,在手及前臂等部位(接触患病奶牛身体的部位)发生单个或数个皮损。出现暗红色丘疹,后变成结节,无脓疱期,不痛,皮疹,局部淋巴结可肿大,但全身症状轻。皮损可经过 6 期(每期约持续 2 周):①红色斑丘疹期;②靶标期,皮疹中心呈红色,外有一白色环,再外围绕以红晕,其外观如环形靶标;③急性渗出期,皮疹明显充血水肿,周围有炎性红晕;④结节期,皮疹转为质硬无压痛呈半球状结节,有的皮肤出现结节后,在手、前臂上肢、下腿及颈部等处出现多形性红疹,为一种变态反应表现,可在 1~2 周内消退;⑤乳头状期,结节表面不平,成为乳头瘤状淡红色赘生物,类似化脓性肉芽肿;⑥消退期,损害自然消退,不留瘢痕。根据上述特点不难与牛痘鉴别。

(七) 并发症和后遗症

重型天花可继发细菌感染,如蜂窝织炎、软组织脓肿、结膜炎、中耳炎、喉炎、支气管肺炎、胸膜炎、关节炎等。个别可并发脑脊髓炎、脑炎、肾炎、睾丸炎、流产、压疮等。可并发脑、肾、肺等器官功能衰竭。孕妇患天花 60% 致流产。胎儿宫内感染,新生儿出生时即可有典型皮疹。可留下终身凹陷性瘢痕,尤以面部较明显。角膜溃疡、全眼球炎可能导致患眼失明。

(八) 预后

预后取决于患者年龄、体质和免疫状况、病毒株的毒力、临床类型及治疗措施是否及时得当等。婴儿及老年患者病死率高。重型天花病死率可达 20%~50%,类天花病死率低于 1%。

(九) 治疗

治疗原则主要是严密隔离、加强对症与支持治疗。

1. 严密隔离 一旦发现天花或疑似病例,应立即送传染病院严密隔离,同时紧急电话报告当地疾病控制中心。患者的分泌物、排泄物、衣被、用具等均应进行消毒。隔离期应延续至病后 40 天,患者痂壳脱落痊愈为止。

2. 对症与支持 卧床休息,发热期间进流质饮食,保证充分的营养。维持水、电解质平衡。高热、头痛可采取物理降温或给予解热镇痛药;烦躁用小剂量镇静剂。加强护理,注意维护口腔、鼻咽部、眼睛等部位的清洁卫生,预防及治疗各种继发感染。皮疹可用 1:4 000 高锰酸钾液、2% 硼酸溶液或 2% 碳酸氢钠溶液清洗或湿敷,以止痒消毒。重症患者可输入血浆等。

3. 被动免疫疗法 重型可肌内注射抗天花丙种球蛋白 6~12ml,也可考虑肌内注射丙种球蛋白或胎盘球蛋白。

4. 抗病毒治疗研究 病原治疗药物尚在研究之中。新药西多福韦(cidofovir)及考特福韦(ST-246)等化合物,可抑制病毒在培养细胞及多种动物模型(替代正病毒感染模型)中复制,并已获得美国 FDA 用于治疗正病毒感染的新药临床研究许可,初步人体试验正在进行中。有研究发现 brincidofovir(BCV,CMX001)可减轻疫苗相关不良反应的严重程度及控制其发展。抗天花免疫球蛋白(VIG)已被美国疾病预防控制中心推荐唯一作为治疗接种天花疫苗并发症的有效药物。

(十) 预防

1980 年天花已被消灭,为防止天花病毒实验室意外逸出,对此仍应保持高度警惕。预防和控制疫情的首要措施是,一旦出现早期或非典型天花,应能及时诊断与正确处理。

1. 控制传染源 只要发现患者或可疑病例,须立即严密隔离治疗,严格消毒患者接触过的一切衣物、用具等,低值物品可焚烧处理。同时电话向当地疾病控制中心紧急报告疫情,进行快速诊断和疫源地调查等。

2. 接触者的处理 迅速搜索全部接触者,并进行登记,一律单独隔离检疫 16 天,并立即种牛痘。不能种痘者给予肌内注射高价抗天花免疫球蛋白。如接触者离开疫区到他处,也应立即通知该地区对其接种牛痘。

3. 实行交通检疫 发现患者的区域及邻近地区实行普通种痘,患者到过的地方检疫 16 天。在交通要道实行交通检疫,设立临时检查站、留验所,以防沿交通线传播。

4. 疫苗预防 新型亚单位疫苗、减毒活疫苗、DNA 疫苗均在研制中,其中经过细胞培养获得的活疫苗 ACAM2000 已获美国 FDA 批准,可正式用于人体免疫接种,其安全性与有效性均已超过现有的天花疫苗。目前 WHO 在瑞士安全可靠存放了 3 050 万剂天花疫苗,其中 3 000 万剂 ACAM200TM 天花疫苗为第二代疫苗,其余 50 万剂牛痘疫苗为第一代疫苗。并通过虚拟储存机制,法国、德国、新西兰及美国等会员国承诺在有额外需求情况下,向 WHO 提供 2 700 万剂疫苗,以保证预防需要。

二、猴痘

猴痘(monkeypox)是由猴病毒(monkeypox virus,MPXV)所致的一种自然疫源性疾病,发生于非洲中西部森林中的猴类。猴病毒也可感染其他动物,偶可使人类受染。猴痘在人类是一种散发性偶见疾病,临床表现类似天花,但病情较轻。

(一)病原学

猴痘病毒于1958年从丹麦哥本哈根一个实验室的猴体内被分离出,当时被称为哥本哈根猴痘病毒;其后发现非洲的松鼠、大鼠、小鼠、兔类、豪猪和穿山甲等动物也可能是这种病毒的宿主。

猴痘病毒属于正痘病毒属,与天花病毒有共同抗原,二者之间有很强的血清交叉反应和交叉免疫,故猴痘流行时可接种牛痘预防。可在非洲绿猴肾细胞中培养生长,导致细胞病变。在鸡胚成纤维细胞单层培养中能产生空斑。在鸡胚绒毛尿囊膜上产生类似天花病毒引起的细小痘疱病变。兔接种猴痘病毒仅产生皮肤病变及角膜炎,而小鼠脑内接种猴痘病毒可产生脑炎。这些病变在病理上很难与天花病毒所致相区别。

已建立猴痘病毒感染的动物模型,如缺陷的C57BL/6小鼠经鼻内途径对低剂量的敏感性,大剂量猴痘病毒经静脉注射在猴子模拟出类似出血性天花的模型,致死剂量可低至$5×10^2$PFU(噬斑形成单位)牛痘病毒经鼻内途径感染绒猴。有报道,猴痘病毒的基因组某些区域缺失,其毒性可降低。但某些基因组的某些区域丢失,可增加疾病传播性与严重程度。

(二)流行病学

1. 传染源 感染猴痘的动物,如猴、鼠(冈比亚大鼠)等带病毒的宿主,是传染源或起传染源的作用。患者作为传染源的作用较小。

2. 传播途径 人主要经被已感染的动物咬伤,或直接接触被感染动物的血液、体液、猴痘病损而受染;常由动物传给人,偶也可发生人到人的传播。在直接、长时间面对面的接触中,通过含病毒的呼吸飞沫而传播。还可经直接接触感染者的体液或病毒污染的衣服及被褥等物品传播。但猴痘的传染性远小于天花,人间传播较少见。

3. 易感人群 对猴痘普遍易感。宠物商店、宠物爱好者、动物饲养设施的工作人员等直接接触者可能成为高危人群。

4. 流行情况 1970年,在非洲中西部首次报道了人感染猴痘的病例。其后发现猴痘在当地是一种散发的地方病。2003年美国中西部的几个州暴发流行,发现猴痘疑似或确诊患者近百名,其起源被认

为是从非洲运到美国得克萨斯州的冈比亚大鼠,宠物商将冈比亚大鼠与草原土拨鼠放在一起饲养时,冈比亚大鼠将猴痘传给了草原土拨鼠,然后经宠物销售链在人群中传播。

(三)临床表现

潜伏期为7~14天,前驱期2~5天,表现为发热、全身不适、疲乏、头痛、肌痛、背痛,可有咽喉疼痛等。发热1~3天后出现皮疹,皮疹历时2~4周。初为斑丘疹,以卵圆形至环状的红色肿块为特征;很快发展为疱疹,形成小脓疱,可伴局部淋巴结肿大;部分皮损有出血倾向;最后结痂、脱落。皮疹多从面部开始,其后向肢体部位扩散,口腔、生殖器等处也可有皮疹;皮疹也可从身体其他部位首先出现。

(四)实验室检查

以PCR技术从猴痘患者皮损标本中检测出病毒基因组DNA片段,有利于为临床快速诊断;也可经电镜或培养,从皮损标本中分离出猴天花病毒。荧光抗体法和放射免疫法可从感染者血清中检出特异抗体,但一般仅用于流行病学调查。

(五)诊断与鉴别诊断

猴痘与天花在临床上很难区别。但猴痘病情通常较轻,皮疹多少不等。多数医务人员对猴痘及天花均感陌生。猴痘感染者有动物接触史,最初表现类似"流感"的症状,随后皮肤经过斑疹、丘疹、疱疹、脓疱、结痂后留有瘢痕。皮损标本检出病毒基因组DNA有助于二者的鉴别诊断。

(六)预后

猴痘为自限性疾病,大多数在2~6周内自行痊愈。患者病情严重者,可发生虚脱衰竭而死亡。死亡率为1%~10%。

(七)治疗

猴痘尚无特效疗法。处理原则是隔离患者,防治皮肤病损继发感染等。

(八)预防

对进口动物应实施检疫,对宠物加强卫生防疫管理;发现患病动物立即捕杀并焚烧。采用天花疫苗预防人类猴痘,有效率约85%。接触或有可能接触患猴痘的人或动物均应接种天花疫苗。

附 种痘

种痘(vaccination)通常是经接种牛痘苗(smallpox vaccine)或天花疫苗预防天花的有效方法。牛痘苗即痘苗病毒(vaccinia virus),是经长期和复杂的传代选育所获得的一种人工变异减毒株,接种后只

引起局部痘疹而不导致天花发病。种痘是获得对天花免疫力的根本措施。世界各国曾实行牛痘普种制度，婴儿于6~8月龄时给予初种，以后每隔5~6年复种一次。对出入境机场、海港，以及边关工作人员、跨境交通工具的司乘人员、出国人员、传染病及防疫工作人员，也应每2~3年复种一次。全球普种牛痘制度使人类终于能在1980年宣布消灭天花。其后按WHO建议各国陆续停止了牛痘普种。

目前，对天花的再度出现与流行须保持高度警惕。加强疫情监测，发现天花感染或疑似感染者时，应在一定范围内对高危人群种痘。近年来有零星的猴痘病例报道，种痘也能在一定程度上预防猴痘。因此，有必要了解种痘的相关问题。

1. 种痘的技术常规

（1）种痘的部位：初种或复种，均以左上臂外侧中部为宜。上臂种痘发生严重反应者少于其他部位接种。多数人为右利者，左臂接种后即使局部出现明显反应，也不致对生活造成明显不便。某些情况下，也可在大腿外侧中部或小腿内侧中部皮肤接种。

（2）种痘局部皮肤准备：局部皮肤应洁净，接种前用75%乙醇（不可用碘酒）消毒，待乙醇自然风干后开始种痘操作。

（3）种痘操作：一般采用压种法。即痘苗滴于预定部位皮肤上，用消毒针与滴有痘苗的皮肤形成30°角，以一针或多针的针尖在直径0.3cm范围内反复压刺20次，至皮肤变红但不出血为止。本法痛苦少，接种成功率高，局部形成的瘢痕也较小。

（4）种痘后的局部处理：于接种后5~10分钟，皮肤表面痘苗自然干燥，多余痘苗可用消毒棉球轻轻拭去，不能晒太阳或用火烤干。保持局部清洁干燥，不能洗擦，以防抓伤发生继发感染，或在接种部位周围形成卫星种植痘，也不宜包扎。

2. 种痘后的反应

（1）一般反应：在种痘局部皮肤依序发生出痘、结痂、脱痂愈合等过程，常历时2~3周，并遗留种痘瘢痕，即为接种成功。有极少数，尤其婴幼儿初种牛痘后，可在第2~3天出现发热等全身反应，症状轻，常自行消失。近来有报道接种痘苗后出现多形性红斑。如多年前曾有种痘史，则可有出痘反应加快、整个过程缩短，称"加速反应"，表明被接种者尚有部分免疫力。

（2）严重反应：虽仅见于极少数人，但有可能致死，故一旦出现应及时救治。可发生湿疹痘、坏疽痘、种痘后脑炎、全身播散痘等，据美国猴痘流行区

报道，种痘后尚可发生心肌炎或心内膜炎等。

1）湿疹痘：多见于湿疹患者种痘后，或虽未种痘但与种痘者密切接触。在湿疹部位或邻近正常皮肤出现多数痘疱，可融合成片，易发生继发感染；可同时伴高热、全身中毒症状，普遍性淋巴结及肝脾大等，病情类似天花，有致死可能。故有活动性皮损的湿疹患者常推迟或禁忌种痘。湿疹痘的治疗措施与全身痘相同。

2）坏疽痘：即进行性痘疹。接种者的细胞免疫功能因某些原因已受损时，如患恶性肿瘤等，种痘后痘苗病毒可大量增殖，使接种部位发生坏疽，痘疱病变也可蔓延至黏膜，甚至内脏器官，伴严重的全身毒血症状。坏疽痘病死率很高，治疗同全身痘。

3）种痘后脑炎：因个体特异质，接种后对痘苗病毒发生强烈的变态反应，引起中枢神经系统损伤。轻者表现为肌力减弱、麻痹、运动失调；重者出现嗜睡、昏迷、惊厥等。种痘后脑炎的发生率约1/50 000，但病死率高达25%~50%，幸存者也常伴永久性的神经系统后遗症。

4）全身痘：仅偶见于某些年幼体弱者。种痘后痘苗病毒从接种部位经血行播散导致全身痘。表现为种痘后4~6天，全身出痘疹，并经丘疹、疱疹、脓疱、结痂等4个时期，病程发展较快，可伴全身症状。痘疹数量稀疏，皮损瘢痕不深，这是与天花皮损的重要区别。婴儿发生全身痘则反应较重，病情与天花相似。全身痘的治疗原则为对症与支持疗法，局部创面清洁消毒。也可肌内注射高效价牛痘免疫球蛋白每天1次，至病情好转。肌内注射丙种球蛋白也有效果，但用血制品须注意避免因此而感染其他输血传播性疾病的病原体。

（唐　红）

第十节　单纯疱疹病毒感染

一、单纯疱疹

单纯疱疹（herpes simplex）是由单纯疱疹病毒（herpes simplex virus，HSV）感染引起的一种传染性皮肤病。人类HSV感染的记载早见于古希腊。18世纪时期，法国医师Astruc注意到疱疹与生殖器感染的关系。19世纪人类认识到HSV感染可在人与人之间传播。因工业革命促使人口居住密集和人口大规模流动，经一般接触及性接触传播疱疹的机会增加，使疱疹类疾病的发病率上升；并逐渐认识到它

的传染性和性传播途径,以及 HSV 具有潜伏性感染的特点。单纯疱疹的临床特征为皮肤黏膜成簇出现单房性的小水疱,多发生于面部或生殖器等部位,易于复发;全身症状常较轻微;发生疱疹性脑炎或全身播散性疱疹,则病情可相当严重,甚至危及患者生命。HSV 可导致胎儿宫内感染,新生儿出生时可呈各种形式的先天性畸形或发育障碍,是被称为

"TORCH"综合征的常见病因之一。

（一）病原学

HSV 归属于人类疱疹病毒科(*Herpesviridae*)、疱疹病毒科β亚科(beta-*Herpesvirinae*)。目前已发现疱疹病毒有 114 种,分为 α、β、γ 三个亚科,具有一定的宿主特异性,分别感染人或其他多种动物。目前已知人类疱疹病毒有 8 种(表 22-10-1)。

表 22-10-1　人类疱疹病毒的分类

常用名	正式命名	所属亚科	生物学特征
单纯疱疹病毒 1 型(HSV-1)	人类疱疹病毒 1 型(HHV-1)	α	繁殖快,溶解细胞,在感觉神经节中潜伏
单纯疱疹病毒 2 型(HSV-2)	人类疱疹病毒 2 型(HHV-2)	α	同单纯疱疹病毒 1 型
水痘-带状疱疹病毒(VZV)	人类疱疹病毒 3 型(HHV-3)	α	同单纯疱疹病毒 1 型
EB 病毒(EBV)	人类疱疹病毒 4 型(HHV-4)	γ	在淋巴细胞中繁殖与潜伏
巨细胞病毒(CMV)	人类疱疹病毒 5 型(HHV-5)	β	繁殖慢,出现巨细胞,在淋巴细胞及分泌腺体中潜伏
人类疱疹病毒 6 型(HHV-6)	人类疱疹病毒 6 型(HHV-6)	β	同巨细胞病毒
人类疱疹病毒 7 型(HHV-7)	人类疱疹病毒 7 型(HHV-7)	β	同巨细胞病毒
人类疱疹病毒 8 型(HHV-8)	人类疱疹病毒 8 型(HHV-8)	γ	同 EB 病毒

HSV 呈球形,直径 150~220nm,由包膜、核壳体及含病毒 DNA 的核心等组成。包膜为典型的类脂双层膜,表面有许多长 8~10nm 的突起,含有病毒糖蛋白;糖蛋白成分复杂,至少包括 6 种,其中糖蛋白 G(glycoproteing G,gG)的抗原特异性是鉴别 HSV-1 型或 HSV-2 型的血清学依据。核壳体呈二十面体,由 162 个壳微粒构成。成熟的病毒核壳体至少含有 7 种蛋白;核壳体表面有一层物理结构尚不完全明确的内膜,含有 4 种蛋白成分,与病毒基因的转录复制有关。核心内含有病毒基因组,为线性双链 DNA 分子,长度为 152.26kb,HSV-1、HSV-2 两个亚型基因组之间的同源性仅为 47%~50%;它们基因组的限制性内切酶(restriction endonuclease)谱和编码的蛋白质存在差异,可用于病毒的分型。HSV 基因组至少编码 70 种不同的蛋白。在 HSV 的成分中 60%~80% 为蛋白质,20%~25% 为磷脂化合物,6%~7% 为 DNA。

HSV 侵入宿主细胞后,病毒 DNA 进入细胞核内复制,与此同时病毒 DNA 转录物质进入细胞质,指导病毒结构蛋白在细胞质内合成;随后,子代病毒 DNA 回到细胞质内装配为具有感染性的成熟病毒颗粒。在 HSV 的复制过程中,成熟的病毒颗粒只占少数,其余因未能被及时加工、包装,而被迅速降解,或成为非感染性的不成熟病毒颗粒。

HSV 的包膜含有相当多的脂类,对乙醚、氯仿、脱氧胆酸钠等脂溶剂敏感。胰蛋白酶、碱性磷酸酶、磷脂酶 C 等某些酶类,以及 X 线、紫外线等,能使病毒的包膜变性而被灭活。因此,HSV 对外界抵抗力不强,56℃加热 30 分钟、紫外线照射 5 分钟、乙醚等均可使之灭活;但可在-70℃环境长期保存其生物学活性数月。

动物对 HSV 具有广泛的敏感性,能感染小鼠、家兔、豚鼠、棉鼠、地鼠及鸡等多种动物,人是其自然宿主。HSV 能在多种细胞系中增殖。在体外培养环境中,HSV 几乎可以感染各种胚胎和新生动物来源的成纤维细胞及上皮细胞,并很快产生肉眼可见的病变;故在某些疑难病例,体外培养分离病毒可作为帮助临床确诊的重要方法之一。

（二）流行病学

1. 传染源　急性期患者及慢性带病毒者均为传染源。在一般人群中,5%的成年人为无症状携带者;HSV 存在于感染者的疱疹液,病损部位分泌物以及唾液与粪便中;也可从外生殖器并无明显病损的患者精液中检出 HSV。

2. 传播途径　主要经患者病损部位直接接触健康人黏膜或皮肤微小破损处而传播;通过空气飞沫传播则是 HSV-1 型感染的另一重要途径。性交、接吻是传播本病的重要方式之一。因此,生殖器疱

疹被列入性传播疾病范畴。患病孕妇也可导致胎儿宫内感染。此外,HSV 感染还可经消化道途径传播。

3. 易感人群　人群普遍易感,成年人群中有很高的 HSV 抗体检出率,有 80%~90% 的欧洲居民曾遭受 HSV-1 亚型感染。据估计,全球人口中约 1/3 患过单纯疱疹,大多获自隐性感染;但 HSV 抗体的存在尚不能完全保护机体免受疱疹病毒的重复感染,患者也可先后遭受两个亚型的 HSV 感染;曾遭受 HSV-1 亚型感染者,如再感染 HSV-2 亚型时,病情可相对较轻。

4. 流行情况　单纯疱疹多为散发,或原有潜伏 HSV 感染的反复发作。研究表明,HSV 感染率在经济水平低下、居住条件拥挤地区的人群较高;儿童营养不良或其他原因所致的免疫功能低下者,较易感染 HSV;有时可在儿童集中的区域内,如幼托机构发生暴发流行。多性伴侣性行为者是生殖器疱疹的高危人群之一。近年来,我国生殖器疱疹的发病率明显增高。

(三) 发病机制和病理

HSV-1 与 HSV-2 两个亚型致病部位有差异。HSV-1 亚型主要侵犯腰以上部位,尤其是面部、脑组织等;而 HSV-2 亚型主要侵犯腰以下部位,尤其是生殖器等,因而有生殖器疱疹之称;但这种区分并非严格。HSV 入侵后可在入侵局部造成感染,但通常病毒沿该局部的神经末梢上行,传至神经节内,经 2~3 天短暂时间的复制后,进入潜伏感染状态。上述短暂复制期间并不产生完整的感染性病毒颗粒。在适当条件下,HSV 可被激活而大量复制,再沿该神经节的神经分支下行播散到外周支配区域组织的细胞内,导致疱疹发作。局部感染较重时,病毒可以沿淋巴管上行扩散导致淋巴结炎;在机体免疫功能低下时,可形成病毒血症,发生全身播散性感染。

HSV 感染的重要特点是,病毒可以长期潜伏于体内,其间可因受激惹而反复发作。其机制系因病毒入侵后可长期潜伏在病损部位神经支配区域的神经节内,如三叉神经节、迷走神经节、骶神经节等。潜伏的病毒基因组游离于神经细胞内,甚至可整合于宿主细胞的染色体上;当其受某种因素刺激后即可活化,病毒沿神经干下行扩散到所支配区域,表现为疱疹复发。

HSV 在皮肤黏膜上皮细胞的基底层及中层增殖,受染细胞发生退行性变,疱内含透明浆液、炎症细胞和气球样多核巨细胞。核染色质固缩,产生特征性的细胞核内嗜酸性包涵体;相邻受染细胞的胞膜融合,形成多核巨细胞;细胞坏死崩解后形成单房性薄壁水疱,四周可绕以红晕,局部呈炎症反应。在初发性疱疹患者,围绕水疱周围出现的深层炎症反应较重,复发性疱疹则较轻。水疱破溃后表层脱皮,在数小时内产生浅表性溃疡。皮肤黏膜部位的疱疹损害多局限,但新生儿及免疫力低下者,可导致全身感染,累及重要脏器。对疱疹性脑炎或新生儿播散性疱疹患者,其实质器官病灶处的充血反应乃至出血性坏死现象比皮肤损害处更为显著,故病情常较严重。

(四) 临床表现

HSV 感染分为原发感染(primary infection)和复发感染(recurrent infection)。原发性疱疹潜伏期为 2~12 天,平均 6 天。原发性疱疹经治疗或自行缓解后,病毒仍可长期潜伏于体内,可因发热、紫外线照晒、风吹、月经、创伤、情绪激动、紧张、胃肠功能失调等因素而活化,表现为反复发作的复发性疱疹病毒感染。许多复发性疱疹(recurrent herpes)在发病前可有前驱症状,如局部感觉异常等。除少数全身播散性感染或疱疹性脑炎病情较为严重外,单纯疱疹大多呈局部皮肤黏膜的疱疹糜烂性损害,全身症状一般较轻。原发性疱疹患者的全身症状常比复发性疱疹明显。原发性疱疹皮肤黏膜损害常需 2~3 周愈合,而复发性疱疹病损大多于 1 周内即可消失。根据单纯疱疹病损部位分布的解剖特点,可有不同的临床分类命名。

1. 皮肤疱疹　多见于复发性疱疹或成人初发性疱疹。皮肤疱疹(cutaneous herpes)可发生于身体的任何部位,尤其好发于皮肤黏膜交界处,以唇缘、口角、鼻孔周围,故也称为"唇疱疹"。起病时,局部发痒,继而灼热或刺痛、充血发红、出现米粒大的水疱,数个或十数个成簇;水疱彼此并不融合,但可同叫出现多簇水疱群。水疱壁薄、疱液清亮,短期内自行溃破、糜烂。初发性疱疹患者,尤其病毒在皮肤明显外伤处侵入而发生的外伤性皮肤疱疹,发病期间常伴发局部淋巴结炎及发热,体温可达 39~40℃,但大多病情不重;2~10 天后病损皮肤干燥结痂,整个病程 2~3 周。皮损部位一般不会遗留瘢痕,可存在局部色素沉着,但短期内即可逐渐消退。

2. 口腔疱疹　多见于 5 岁以下幼儿,但成人也可患口腔疱疹(oral herpes),尤其好发于从事口-生殖器性交行为者。近年来,因性观念的变化,此类口腔疱疹患者临床上常能见到。疱疹和溃疡出现在口腔黏膜、舌部、齿龈、咽部,甚至可延伸至食管。患者局部疼痛、拒食、流涎,可伴有发热及颌下淋巴结或颈淋巴结肿大。

3. 生殖器疱疹 主要为 HSV-2 亚型感染所致,生殖器、会阴及外阴部周围的大腿与臀部皮肤均可受累,出现疱疹、溃疡及点状或片状糜烂。生殖器疱疹(genital herpes)男性多发生在龟头、包皮、阴茎等处,也可累及阴囊。患者可有局部疼痛不适。HSV 感染所致的前列腺炎、膀胱炎少见;但患者精液内仍可能检出病毒,HSV-2 隐性感染可能导致男性不育。女性患者则多见于大小阴唇、阴蒂、阴道、宫颈,也可波及尿道。如损害仅局限于宫颈,患者症状可不明显,疱疹性宫颈炎可仅表现为白带增多,甚至无症状;但外阴部疱疹损害常导致局部以及全身症状,如局部疼痛、感觉异常、尿路刺激症状、腹股沟淋巴结肿大、发热等。

生殖器疱疹患者的肛门直肠也可受累,尤其见于有肛交史者,又可称为疱疹性直肠炎(herpetic proctitis)。由于部位特殊,容易夹杂化脓细菌感染,故疱疹性直肠炎的症状多较重,患者有肛门直肠痛,排便时尤为加重,常伴有里急后重、发热、腹股沟淋巴结炎、反射性尿潴留、便秘等;或患者因疼痛而畏惧排便,导致便秘及排尿困难。查体可见肛周溃疡,部分患者虽肛门外观未见异常,但直肠镜检可发现直肠近端黏膜疱疹、脓疱疹或弥漫性糜烂损害。严重的生殖器疱疹患者可并发无菌性脑膜炎或骶神经根脊髓炎,后者可导致神经痛。

由于外阴部的解剖特点,生殖器疱疹的病程较长,初发患者可达 3~6 周且生殖器疱疹的复发更为常见。部分患者溃疡面愈合后可能导致阴唇粘连、尿道狭窄等后遗症。孕妇患生殖器疱疹时还可能导致流产、早产或新生儿疱疹。研究认为,在宫颈癌等癌症的发生机制中,虽人乳头状瘤病毒(human papillomavirus,HPV)的感染更为重要,但仍可能与 HSV 感染存在某种相关性。

多数生殖器疱疹患者病情很轻,甚至可能无明显症状,成为未能及时就医的原因之一,从而进一步传播给其性伴侣。

4. 眼疱疹 眼疱疹(ocular herpes)表现为疱疹性角膜炎(herpetic keratitis)或伴发结膜炎;大多为单侧性,常伴患侧眼睑疱疹或水肿及耳前淋巴结肿大。受损角膜有树枝状溃疡,可导致角膜穿孔、虹膜睫状体炎或前房积脓,严重者可致盲。眼疱疹还可在紫外线照射下复发。

5. 湿疹样疱疹 多为原有慢性湿疹、皮炎等慢性皮肤病患者,合并 HSV 感染并发病后所致,易误诊为原有湿疹的加重。湿疹样疱疹(eczema herpeticum)是一种水痘样疹(varicelliform eruption),初期表现为皮肤小水疱,但以后可融合、出血或转为脓疱,有的疱中央可呈脐凹样;伴局部淋巴结肿大及发热,可因继发细菌感染,或因发生病毒血行播散,累及脑组织或其他重要脏器而致病情进一步恶化,病死率可达 10%~50%。

6. 疱疹性甲沟炎 疱疹病变发生于末端指节,并深入至甲床形成蜂房样坏死;故疱疹性甲沟炎(herpetic paronychia)局部疼痛剧烈,呈跳痛样,可伴腋下淋巴结肿大,病程 7~10 天。常裸手接触疱疹患者的医务工作者易患有本病。

7. 疱疹性脑炎 详见本节后述。

8. 新生儿疱疹 一般源于患生殖器疱疹的母亲,故新生儿疱疹主要为 HSV-2 亚型感染所致。新生儿单纯疱疹病毒感染(neonatal herpes simplex virus infection)主要发生于围生期,大多是在患母阴道娩出过程中受染;或在母亲妊娠期患疱疹后,病毒经宫颈进入宫腔,导致胎儿宫内感染。宫内感染 HSV 的胎儿可早产,或出生时呈各种形式的先天畸形,或出生后身体、智力发育障碍,即"TORCH"综合征的病因之一。弓形虫病(toxoplasmosis,TO)、风疹病毒(rubella virus,R)、巨细胞病毒(cytomegalovirus,C)、单纯疱疹病毒(herpes simplex virus,H),均可经宫内感染导致类似的危害,将其英文名称的首字母缩写在一起,即为"TORCH"。该综合征是生殖保健医学目前所面临的重要课题之一。

新生儿感染 HSV 的初期可无症状,也可引起不同形式或不同程度的临床表现。轻者仅为口腔、皮肤、眼部疱疹,重者呈中枢神经系统感染甚至全身播散性感染。

新生儿全身性疱疹的临床表现可为发热、黄疸、呼吸困难、肝脾大、出血倾向、抽搐、昏迷。在此类患儿中,有 1/3 并无皮肤疱疹损害,故可能因而被误诊为新生儿败血症或其他疾病,病死率可高达 95%,幸存者也常留有不同程度的后遗症。

9. 全身播散性疱疹 患者多为新生儿,已如上述;但播散性单纯疱疹病毒感染(disseminated herpes simplex virus infections)也可发生于原发性或继发性免疫功能抑制者(如艾滋病或器官移植患者),临床表现严重,病情常常进展快,病死率可达 70%,也可呈慢性化过程。

10. HSV 感染和 HIV 感染 在生殖器单纯疱疹

患者人群中的流行病学调查表明,此类患者合并其他性传播疾病(包括 HIV 感染等)的概率较高;其部分原因在于 HSV 感染造成的生殖器皮肤黏膜糜烂损害,增加了其他性传播疾病病原体的入侵机会。基于明显的原因,艾滋病患者中的 HSV 感染率也高于一般人群。由于艾滋病患者免疫功能低下,不仅导致疱疹复发率高,而且疱疹病情也较重,常表现为面部与外阴部皮肤黏膜的持久性、破坏性损害,甚至毁形。

11. 其他　有系统性红斑狼疮(SLE)患者发生急性 HSV-1 型引起肺炎的报道。还有 HSV 导致膀胱潴留表现,膀胱壁红肿,血清及脑脊液均以 PCR 法查见 HSV 核酸,经抗 HSV 治疗病情好转的病例。

(五)实验室检查

利用 PCR 技术进行 HSV 基因检测,可提供 HSV 在患者体内存在的直接证据;其敏感性高,可在数小时内做出检测报告,已成为临床诊断 HSV 感染或带病毒状态的重要手段;但须在经过技术认证合格的医学实验室内进行,并且在操作过程中注意避免污染。鉴于 HSV-2 隐性感染可能是男性不育的一个原因,对于不育不孕门诊的就诊者,应将 PCR 技术检测 HSV 作为精液、宫颈液等标本的常规筛查。

怀疑新生儿患有宫内 HSV 感染者,其血清(可采脐血或足跟血标本)IgM 型 HSV 抗体检测阳性即可确诊。因成年人群中有很高的 HSV 抗体检出率,大多获自隐性感染,且抗体的存在尚不能完全保护机体免受疱疹病毒的重复感染,故对于成人疑难病例,HSV 抗体检测阳性对临床诊断帮助不大,而血清 HSV 特异性抗体检测阴性有助于排除单纯疱疹,但当受检者存在免疫应答功能缺陷时,不在此列。

HSV 易于进行体外细胞培养,并能产生可见的细胞病变,故可用棉拭子在病损处采样,或采集脑脊液等体液标本接种细胞,培养分离病毒作出诊断;并可采用细胞免疫组化、免疫荧光技术检测 HSV 抗原蛋白,或原位杂交技术检测其基因成分,进一步进行 HSV-1、HSV-2 的分型。病毒细胞培养鉴定是 HSV 诊断的"金标准",但其技术条件要求较高,临床较难普遍推广。

(六)诊断和鉴别诊断

1. 诊断依据　单纯疱疹的临床诊断依据包括:①体表部位具有典型疱疹糜烂性损害,尤其好发于皮肤黏膜交界处;②患者的全身症状一般较轻;③可有紫外线照晒、风吹、情绪激动、胃肠功能失调等激惹因素存在;④HSV 基因检测阳性有助于诊断,并可确定病毒类型。

2. 鉴别诊断

(1)带状疱疹:对于单纯疱疹早期,尤其尚未出现皮肤黏膜交界处损害时,需要与带状疱疹相鉴别。后者临床特点是以成簇的水疱疹沿着周围神经走向分布排列成带状,并常伴有剧烈的神经痛。

(2)水痘:多为婴幼儿患病,发热后 1~2 天内分批出现全身性皮疹,呈向心性分布;1~2 天内经由斑疹、丘疹、疱疹,继以干枯结痂的阶段;疱疹呈卵圆形,壁薄易破;疱疹一般不化脓,愈后不留瘢痕;全身症状一般较轻;可询及所接触的人群中有类似患者。

(3)其他:对损害仅存在于生殖道、呼吸道、直肠等腔道深处,误诊的可能性大;对仅为内脏疱疹损害,身体浅表等易暴露部位未出现疱疹的患者,如疱疹性脑炎,临床确诊常较难。因此,注意搜集流行病学资料。如疱疹患者接触史、高危人群(如多性伴性行为者)以及既往疱疹病史,对于提示诊断线索有重要帮助。但在部分新生儿 HSV 感染者的生母中,可以无单纯疱疹发病史或明确的接触史,这给临床诊断造成很大的困难。此类疑难病例的确诊有赖于采集临床标本进行实验室检测,以搜寻 HSV 感染存在的病原学证据。

(七)并发症和后遗症

疱疹病损继发细菌性感染后,可加重临床症状。疱疹性角膜炎是导致患者失明的常见病因之一;生殖器疱疹可能导致患者产生心理性及器质性的性功能障碍。胎儿宫内感染则可致早产或先天畸形等。

(八)预后

单纯疱疹病损有自限性,患者的全身症状大多轻微,一般预后良好;但发生于特殊部位的疱疹损害则有可能导致严重后果。如新生儿以及艾滋病或免疫抑制等各种原因造成的免疫力低下者感染 HSV 后,可能播散累及重要脏器,预后很差。

(九)治疗

1. 一般治疗　对于小范围浅表处皮肤、黏膜的单纯疱疹病损可仅采用局部用药抗感染治疗。对症状较重,尤其是重要脏器受累的患者应给予全身性抗感染用药及相应的对症支持治疗。肠溶阿司匹林口服可用于皮肤黏膜疱疹部位疼痛显著者。生殖器疱疹患病期间应禁止性生活。对某些患者而言,应与易感人群实行必要的隔离。

2. 抗病毒治疗　浅表处的疱疹病损可以局部用药。如用 3% 阿昔洛韦软膏或 0.5% 疱疹净即碘苷(idoxuridine,IDU)软膏涂搽患部。疑有细菌感染者可外用金霉素或新霉素软膏。中药藤黄为藤黄科植物分泌的一种干燥胶质树脂,具有抗 HSV、抗菌消炎、止痛收敛等作用。有报道,以 30% 藤黄酊剂每天1~2 次外搽患部,对于生殖器疱疹的浅表病损有较好疗效。由于眼部疱疹可能造成严重后果,应采用0.1% 碘苷滴眼液滴眼,每小时 1 次,病情缓解后可延长给药间歇。病损面积较大者也可外用 3% 硼酸溶液湿敷局部。

对病情较重或局部用药难以奏效者,应经口服或注射途径给予抗病毒药物治疗。反复发作的生殖器疱疹患者可口服阿昔洛韦(aciclovir,无环鸟苷)200mg,每天 5 次,疗程 7 天;应注意其不良反应,有报道口服阿昔洛韦后出现脱发的副作用。也可口服盐酸伐昔洛韦(valacyclovir,万乃洛韦)300mg,每天 2次,疗程 7 天。个别病例可能对阿昔洛韦过敏,应予注意。伐昔洛韦口服后能迅速被吸收,在体内转变为阿昔洛韦。其生物利用度是阿昔洛韦的 3~4 倍,因此,同等疗效下可降低药物用量,减少其不良反应。重症患者应静脉滴注阿昔洛韦 5mg/kg,每 8 小时 1 次,疗程5~7 天。用药期间应多饮水,或在必要时予以静脉补液,以避免阿昔洛韦在肾小管内析出结晶,导致肾功能损害。

关于更昔洛韦(ganciclovir)、膦甲酸(foscarnet)的疗效尚有争议。有用更昔洛韦软膏或膦甲酸软膏用于局部治疗疱疹获得一定效果。也有认为可用更昔洛韦 5mg/kg,静脉缓慢滴注,每天 2 次,共 1~2周。更昔洛韦的不良反应相对较大,可能导致白细胞、血小板数量减少,故用药期间应监测血常规变化。由于伐昔洛韦是阿昔洛韦的 L-缬氨酸酯,更昔洛韦是阿昔洛韦的衍生物,故对阿昔洛韦过敏者,禁用此两种药物。还可试用膦甲酸钠,该药在体外试验中可抑制包括 HSV-1 和 HSV-2 等疱疹病毒的复制,在病毒特异性 DNA 聚合酶的焦磷酸盐结合位点产生选择性抑制作用。该药不需要被胸腺嘧啶激酶或其他激酶激活(磷酸化),因此在体外对 HSV 缺失突变株有活性。故耐阿昔洛韦的 HSV 株可能会对膦甲酸钠敏感。对于较重的患者可联合使用 α 干扰素。

上述药物的作用靶点是病毒的 DNA 多聚酶,由于临床已发现一些病毒株表现出不同程度的耐药性,因而目前正在开发针对不同靶点的新型抗病毒药物。

单纯疱疹反复发作时,可使用增强免疫功能的药物,如左旋咪唑 50mg,每天 3 次,每 2 周内连服 3天,常需连服数月;也可使用转移因子、胸腺素等。对于固定在阴茎包皮处反复发作疱疹的患者,可试行包皮环切术控制或减少其复发。

(十) 预防

在托幼机构出现单纯疱疹患儿后,应嘱其在家隔离,治疗痊愈后才能返回。患生殖器疱疹的孕妇应采用剖宫产分娩。近期曾有生殖器疱疹病史的孕妇应抽取羊水标本检测 IgM 型 HSV 抗体,阳性者即提示胎儿已存在宫内 HSV 感染,可与患者夫妇讨论是否考虑选择人工终止妊娠;检测结果阴性者也以采用剖宫产分娩为宜,此类胎儿娩出后,须立即用0.1% 碘苷滴眼液滴眼,并应采取隔离措施,包括与患母隔离,避免由患母哺育,直至患母痊愈;待产期及产后在院观察期间,患母及其新生儿均应与其他产妇及新生儿隔离。

坚持婚前体检制度;避免多性伴侣性行为;提倡安全的性生活,必要时性交使用避孕套,有助于控制或减少生殖器疱疹的感染流行。器官移植(包括骨髓移植)术后立即使用阿昔洛韦。对疱疹频繁复发的患者,应尽量去除或避免诱发因素。以上措施均有助于预防单纯疱疹的发生或原有隐性 HSV 感染的发作。预防单纯疱疹的疫苗(包括亚单位疫苗)尚在试验研究阶段。动物实验提示,疫苗可增加调节细胞的反应而增强保护作用。有采用 HSV-2 的糖蛋白 D(glycoprotein D,gD)疫苗,以及 HSV-1 亚单位疫苗,对预防实验小鼠疱疹均有一定效果。

二、单纯疱疹病毒性脑炎

单纯疱疹病毒性脑炎(herpes simplex virus encephalitis,HSVE)又称单纯疱疹脑炎,可见于原发性 HSV 感染,也可见于复发性患者。本病呈散发性,在非流行性病毒脑炎中是最为常见的一种,据统计本病占病毒性脑炎的 10%~20%,病情常较严重,预后较差。疱疹性脑炎患者约 2/3 死于起病后 2 周内,幸存者常留不同程度的后遗症。

(一) 发病机制与病理

1. 发病机制　在儿童和青年,原发性 HSV 感染可导致脑炎,可以是病毒血症的后果,但也可能是HSV 经鼻咽部沿嗅神经直接侵入脑部所致。动物实验研究表明,HSV-2 比 HSV-1 对神经系统更具毒力。鉴于 HSV-1 主要与口唇感染有关,而 HSV-2 主要是引起生殖器感染,显然 HSV-1 更容易接近和侵入脑部,故单纯疱疹病毒性脑炎 95% 以上为 HSV-1 感染所致;而在新生儿患者以 HSV-2 常见。有报道 62 岁的脑炎患者脑脊液同时检测出 HSV-1 和 HSV-2,提示 HSV 两种亚型均可引起中枢神经系统感染。

成人 HSV 所致脑炎的特征是以颞叶损害最为严重,患者多数曾有单纯疱疹病史,或血清 HSV-1 抗体阳性。脑炎的发生主要来自体内 HSV-1 潜伏性感染的再激活。在机体免疫功能低下时,潜伏于三叉神经节(半月节)或脊神经节的 HSV 沿神经轴突侵入中枢神经系统,导致脑组织损害;或病毒长期潜伏于中枢神经系统内,在某些条件下激活而发生脑炎,此类患者可并无病毒血症过程。

HSV 脑炎的发病机制比较复杂,近年研究证明,在病毒感染所致脑组织损害的机制中,部分是免疫病理反应损害的结果。

2. 病理改变 HSV 所致的脑炎为急性坏死脑炎,表现为非对称的弥漫性全脑损害,形成大小不一的出血性坏死灶。损害以颞叶、额叶及边缘叶受累最重,也可波及脑膜。病变可先损及一侧大脑半球,随后延及对侧。半数病例坏死仅限于一侧,大约1/3的病例仅限于颞叶;即使患者双侧大脑半球受损,也常以一侧为重。出血性坏死灶周围弥漫性肿胀、软化。病灶中心神经细胞变性、坏死、缺失,外周神经元和胶质细胞的核内出现 A 型嗜酸性包涵体,伴有淋巴细胞、浆细胞浸润。电镜下可观察到,脑组织标本的神经细胞核内存在病毒颗粒。

(二) 临床表现

HSV 脑炎可发生于任何年龄。常急性起病,但也有亚急性、慢性和复发病例。

在前驱期,多表现为急起头晕、头痛、全身痛等,随后可有上呼吸道感染症状,畏寒、发热,体温可达 38~40℃,仅部分病例出现皮肤疱疹。此期一般不超过 2 周。

HSV 脑炎神经精神症状期,表现常为多种多样。早期常以精神症状为突出表现,包括人格改变、行为异常、答非所问、定向力障碍、幻觉、妄想、失忆、失语等,可能是病毒经三叉神经及嗅球早期侵犯颞叶、额叶、边缘系统所致。

随 HSV 脑炎的病情进展,脑组织坏死灶出现,患者表现为意识障碍,如嗜睡、昏睡、谵妄、昏迷等;产生惊厥、抽搐、偏瘫及脑神经功能障碍,如感觉缺失、眼球偏斜、瞳孔不等大、偏盲、视盘水肿等,伴颅内高压表现。患者颈项强直、肌张力增高,锥体束征阳性等病理反射。部分病例在早期即呈去大脑强直状态。病情严重者可发生脑疝等。

急性脑脊髓炎主要见于 1 岁以下婴儿,常因出生时由 HSV 感染的产道而受染。宫内感染者可造成弥漫性大脑损害或畸形。

HSV 脑炎的早期即可出现脑电图异常。典型改变为,弥漫性高波幅慢波背景上的局灶性周期性尖波,颞叶、额叶常呈周期性棘波和慢波。CT 及 MRI 检查可显示颞叶、额叶低密度病灶,伴点状出血灶及脑水肿,可见脑室受压、移位。放射性核素脑扫描显示颞叶、额叶摄取增加。

HSV 脑炎的病程长短不一,一般从起病到出现昏迷平均为 1 周,从昏迷到死亡也为 1 周,但也有长达 3~4 个月者。未经治疗的病例,病死率高达 70% 以上,幸存者半数以上有后遗症。

(三) 实验室检查

1. 脑脊液常规检查 脑脊液检查压力升高、外观清亮,白细胞数轻度增高,多在 $400×10^6/L$ 以下,以淋巴细胞为主,但早期也可多为中性粒细胞,因脑组织病变的出血坏死,部分病例脑脊液含有较多的红细胞,可达 $(50~500)×10^6/L$ 甚至更多;蛋白质轻至中度增高,糖含量正常或偏低。

2. 免疫学检查 可见血清中和抗体或补体结合抗体滴度逐渐增加到 4 倍以上;脑脊液的 HSV 抗体滴度>1:80,早晚期双份标本抗体滴度增加 4 倍以上。

3. 病毒学检测 是诊断本病的依据。脑炎发病时,多数患者体表并不出现疱疹病损,脑脊液中也常难检出 HSV。虽然电镜下可在脑活检组织标本中查见神经细胞核内包涵体及病毒颗粒,还可应用免疫组织化学技术检测出病毒抗原;但临床推行脑活检的难度较大;可应用 PCR 技术对脑脊液标本进行 HSV DNA 的检测,有助于早期诊断,但应注意其特异性问题。有报道 106 例成人患者 HSV PCR 检测阳性率为 69%。

4. 其他检查 脑电图及脑扫描提示颞叶等脑局限性损害或呈脑组织弥漫性病变。有报道 MRI 检查显示广泛性脑受累占 95%。

(四) 诊断与鉴别诊断

1. 诊断依据 主要依据流行病学资料、临床表现及实验室检查进行综合分析。以下各点提示疱疹性脑炎的可能:①急性或亚急性起病,先有全身不适或上呼吸道感染的前驱表现,常于起病数日之后才有发热;②继而出现意识障碍、精神异常及脑实质受损征象;③脑电图异常,两侧可不对称,以一侧大脑半球明显;④影像学异常,CT 及 MRI 显示颞叶、额叶出血性坏死灶,或呈脑组织弥漫性病变;⑤脑脊液压力增高,蛋白质及白细胞轻至中度增加,以淋巴细胞为主,多量红细胞具有诊断价值(但须排除穿刺损伤或蛛网膜下腔出血等疾病);⑥脑脊液检测 HSV 抗体滴度明显升高,PCR 技术检出 HSV DNA;⑦部分患者有疱疹病史,尤其是面部疱疹。

疱疹性脑炎的临床表现无特异性,仅约 25% 患者同时伴有皮肤疱疹(唇疱疹);如脑炎出现于初发性 HSV 感染患者,则更无既往病史踪迹可循;尽管新生儿患者以 HSV-2 常见,但不一定能查见其生母存在生殖器疱疹的体征,故疱疹病毒性脑炎的临床诊断有时较为困难。脑活检发现细胞核内嗜酸性包涵体,电镜见到病毒颗粒,培养出 HSV 病毒有确诊意义。

2. 鉴别诊断

(1) 其他病毒性脑炎:病毒性脑炎的病原体种类较多,包括疱疹病毒、虫媒病毒和肠道病毒等。除流行性乙型脑炎(乙脑)等少数几种流行性脑炎之外,其他散发性病毒性脑炎的临床表现相对较轻,少有以颞叶及额叶显著损害为主的征象;血清及脑脊液检查出相应病毒的特异性抗体有助于鉴别。乙脑病情重,进展快,常以突发高热而起病,迅速出现意识障碍、惊厥、抽搐等脑实质损害表现,且发病集中在夏秋季多蚊季节,患者未接种乙脑疫苗,均有助于诊断。

(2) 化脓性脑膜脑炎:化脓性脑膜脑炎常伴有严重的全身感染中毒症状,周围血白细胞明显增高,脑脊液呈化脓性改变,细菌涂片或培养阳性。

(3) 急性播散性脑脊髓炎:见于急性发疹性病毒传染病(如麻疹、风疹、天花、水痘等)的病程中,也可见于其他急性病毒感染(如传染性单核细胞增多症、流行性感冒等)的恢复期,称为病毒感染后脑炎;还有发生于百日咳、狂犬病等疫苗接种后 2~3 周内者,而被称为疫苗接种后脑炎;甚至可因驱虫治疗而发生,如左旋咪唑性脑炎,可能与免疫反应有关。这些脑脊髓炎的病理特点为播散性分布的脑和脊髓的脱髓鞘性改变,以及分布于小静脉周围的炎症细胞浸润。临床表现随病变部位和严重程度而异,可出现高热、头痛、呕吐、抽搐、精神错乱、昏迷、脑膜刺激征以及局灶性损害体征等;脑脊液检测蛋白及细胞数量增多。如能查明患者神经症状发生的时间,常有提示临床诊断的意义。

(4) 感染中毒性脑病:常在急性细菌感染的早期或极期,多见于败血症、肺炎、细菌性痢疾、伤寒、白喉、百日咳等。患者以 2~10 岁儿童为主,常因机

体对感染毒素产生过敏反应,导致脑充血水肿所致;临床表现为高热、头痛、呕吐、谵妄、惊厥、昏迷、脑膜刺激征等;脑脊液压力增高,蛋白质可轻度增高,细胞一般不增多,糖和氯化物正常。原发疾病好转后,脑症状则随之逐步消失,一般无后遗症。

（五）治疗

1. 一般治疗　应加强护理,预防压疮及肺部感染等并发症;同时应根据病情采取降温、抗痉、脱水等处理。颅内高压危象经药物治疗无效者,必要时可做脑室引流、去骨瓣术等以紧急减压。

2. 抗病毒治疗　目前认为,抗病毒治疗越早越好,但因病毒仅在细胞内复制的末期才导致典型症状的出现,故抗病毒治疗的时机常偏晚,影响疗效及预后。理想的抗病毒药物能选择性地抑制病毒核酸和蛋白质的代谢,而完全不影响宿主细胞;但目前的抗病毒药物大多存在一定的毒副作用。临床上较多选用下列几种:

(1) 阿昔洛韦(无环鸟苷):仅对感染病毒的细胞起作用,而不影响未感染细胞,已成为首选药物。剂量每次 5~10mg/kg,每 8 小时静脉滴注 1 次,2~3 周为一疗程;少于 10 天常有复发。不良反应有震颤、皮疹、血尿、短暂肾功能不全、转氨酶升高等。近来发现抗阿昔洛韦毒株已有所增多,尤其见于 HSV-1 型。

(2) 阿糖腺苷(vidarabine,Ara-A):剂量为每天 15mg/kg,共 10 天。用时须经稀释,缓慢静脉滴注,使其浓度不超过 700mg/L,滴注时间不少于 12 小时。不良反应有恶心呕吐、造血功能障碍等。

(3) 利巴韦林(ribavirin,病毒唑):静脉滴注,剂量为每天 0.5~1g,儿童 20~30mg/kg,连用 7~10 天。

(4) 其他药物:更昔洛韦和膦甲酸,成人全身用药的效果尚待评价,用于出生 1 个月以内的新生儿 HSVE 和弥漫性 HSV 感染病原治疗的安全性,需进一步获得药物不良反应的相关结论。

3. 肾上腺皮质激素　由于免疫损害参与疱疹性脑炎的发病过程,多数学者主张可经验性应用激素治疗。皮质激素可减轻炎症反应,解毒和稳定溶酶体系统,降低毛细血管通透性,保护血脑屏障,消除脑水肿,克服脱水剂所致的反跳作用等。一旦确诊可早期、大量、短程使用肾上腺糖皮质激素。以地塞米松为首选,一般用 15~20mg 稀释后静脉滴注,每天 1 次,10~14 天后渐减量。

4. 干扰素及其诱生剂的应用　干扰素(interfer-

on,IFN)对多种病毒具有抑制作用。临床上常用普通干扰素300万~500万U,每天肌内注射1次,约4周为一疗程。干扰素诱生剂如聚肌胞等,促使人体产生内源性干扰素,但是用于治疗本病的疗效尚不肯定。

5. 中医中药　中医治疗病毒性脑炎以清热解毒为主,采用芳香化浊、活血通络原则。方剂有犀角地黄汤、白虎汤、清瘟败毒饮、银翘散等;成药有紫雪丹、安宫牛黄丸等。

（六）预后

HSV脑炎病死率高达70%,大多死于起病后2周内。凡出现深昏迷、颅内高压严重、抗病毒治疗过晚者,预后较差。幸存者半数留有不同程度的神经系统后遗症,如记忆力减退或失忆、语言障碍、精神异常、劳动力丧失,甚至变成植物人。

（唐　红）

第十一节　水痘与带状疱疹

水痘与带状疱疹是同一种病毒即水痘-带状疱疹病毒(varicella-zoster virus,VZV)感染引起的临床表现不同的两种疾病。水痘(varicella,chickenpox)多见于儿童,疱疹常呈全身性分布;带状疱疹多见于成人,皮疹仅限于局部,沿周围神经排列成带状,常有显著疼痛。水痘及带状疱疹这两种疾病在流行病学与临床上均有很大的差别。1888年,von Bokay最先描述两者之间的关系,当时注意到某家庭内有一成员发生带状疱疹后其他成员患水痘,推测水痘和带状疱疹可能是由同一种传染因子所致。1954年,Weller和Coons在美国哈佛大学医学院第一次采用人胚皮肤和包皮来源的细胞成功分离出水痘病毒和带状疱疹病毒,并证明了两者的血清学完全相同。1986年,英国学者Davison和Scott经过近6年努力,完成了VZV基因组的全核酸序列分析。水痘与带状疱疹具有共同的病原体,流行病学关系密切,本节将阐述两者临床表现的共同之处、各自特点及两者的联系。

VZV与单纯疱疹病毒(HSV)同属于人类疱疹病毒(human herpes virus,HHV)α亚科。病毒在宿主体内长期潜伏,发病时表现为全身或局部皮肤黏膜的疱疹性损害,易于复发为其共同的特征。VZV为直径150~200nm的球形病毒颗粒。病毒衣壳是由162个壳粒排成的对称二十面体,核心为双链DNA,外有双层类脂蛋白包膜。病毒含有DNA聚合酶

(DNA polymerase)和胸腺嘧啶激酶(thymidine kinase),前者是合成DNA所必需的酶,为疱疹病毒属所共有,而后者只存在于VZV和单纯疱疹病毒。通常认为,不能产生胸腺嘧啶激酶的病毒不能导致潜伏性感染引起带状疱疹。

VZV为人类疱疹病毒3(HHV-3),只有一种血清型,人类是唯一的自然宿主。生物学性状大多相似于单纯疱疹病毒。VZV核衣壳呈三维对称,内含线形双链DNA分子,全长124 884bp,基因组含69个可读框(ORF),编码6种糖蛋白GPⅠ~Ⅵ(也称gpB、gpC、gpE、gpH、gpI、gpL)。VZV宿主范围窄。VZV在体外培养的人或猴二倍体纤维细胞,或人上皮细胞内增殖,鸡胚及一般实验动物组织对此病毒不敏感。VZV的复制周期长、繁殖缓慢,常在接种后3~14天才出现细胞病变。在感染细胞中的病灶开始很局限,且发展十分缓慢。病灶内的病变细胞肿胀变圆,出现核内嗜酸性包涵体,形成多核巨细胞。病毒通过细胞与细胞间扩散。

VZV在体外环境极不稳定,抵抗力较弱,对温度相当敏感,60℃能迅速被灭活。在干燥的疱疹痂壳内很快就失去活性;病毒可低温保存,但效价很快下降,在疱疹液中可贮于-65℃长期存活。VZV对乙醇、乙醚、氯仿等有机溶剂敏感,对胰酶处理也非常敏感。

一、水痘

（一）流行病学

1. 传染源　患者是唯一的传染源。水痘是一种高度传染性疾病,发病前1~2天至皮疹完全结痂为止都有传染性。一般出疹5天后传染性逐渐消失。但因在水痘疱疹液内的病毒数较多,且可由水痘患者呼吸道排出,在未出现疱疹或被他人发现以前,水痘患者已通过鼻咽分泌物排出病毒,故水痘患者构成了VZV感染流行的主要传染源。在带状疱疹的疱疹液内病毒数较少,且只经过直接接触病损处形成传播,因此成人带状疱疹作为传染源的意义并不重要。

2. 传播途径　VZV主要存在于病变黏膜皮肤组织、疱疹液及血液中。主要经直接接触患者疱疹液而传播,也可由水痘患者的口鼻飞沫及气溶胶引起空气传播,还可能经接触被患者污染的用具传播。处于潜伏期的供血者也可经输血传播。

3. 易感人群　任何年龄对VZV普遍易感,但水痘主要是儿童期多发的传染病。0~6月龄以内的婴

儿具有母体带来的抗体,发病率较低;6月龄以后发病的危险因素明显增高;2~6岁为发病高峰,20岁以后发病者低于2%。因此,未感染过VZV的儿童是主要的易感人群。易感者在室内环境持续暴露于水痘后,几乎均可受染。VZV尤其在儿童聚集的公共场所广泛传播,易导致流行。因此,水痘常在托幼机构、小学或儿童的其他集中场所内形成流行,也是儿科诊室医院内感染发生的重要疾病之一。

水痘患者病愈后,病毒仍有可能在宿主神经节内长期潜伏,使有的患者在10年后出现复发,复发时多表现为带状疱疹。

4. 流行情况　世界各地均有水痘发生。任何季节均可发病,但多在冬末和春初,流行高峰在每年的3月份。散发病例也可发生在初夏和深秋等。近年来,波兰等国的水痘发病率有增加趋势。

（二）发病机制和病理

皮肤是VZV的靶组织。病毒常先侵入鼻咽部的上皮细胞内复制,2~3天后进入血流,到达白细胞内复制后大量进入血流形成病毒血症,并在单核巨噬细胞系统内增殖再次入血,形成第二次毒血症,散布于各器官组织,引起全身病变。皮肤病变最为突出,主要为棘状细胞层的细胞水肿变性,胞核分裂成多核巨细胞、核内有嗜酸性包涵体形成,随后细胞液化,单房性薄壁水疱形成。早期疱疹液标本于电镜下观察可见内含大量病毒。由于炎症细胞增多及混入脱落的组织细胞残屑,疱疹液可逐渐变混浊,也可呈脓疱样外观。疱疹周围及其下部真皮组织充血,形成环绕疱疹基底部的线状红晕。晚期疱疹液中的病毒含量减少。由于病变表浅,愈合后一般不遗留瘢痕。眼、鼻、口、咽等部位的黏膜也可有疱疹形成,且易破溃形成溃疡,但易于愈合。

水痘患者的多种组织中均可发生变态反应性炎症,包括肺、肝、脾、肾上腺、胃肠道、心肌、胰腺、血管内皮及大脑组织等。水痘性肺炎患者的肺组织呈广泛的间质性炎症,有散在灶性坏死炎变区;肺泡可出血,肺泡与细支气管内含纤维蛋白性渗出物、红细胞及有包涵体的多核巨细胞。肺间质与细支气管周围有单核细胞浸润。在水痘脑炎患者,可见脑组织有变性坏死、点状出血、间质血管周围脱髓鞘性改变及脑血管周围淋巴细胞浸润现象。

（三）临床表现

1. 典型水痘

（1）潜伏期:水痘潜伏期为12~21天,平均14天。

（2）临床经过:发病较急,前驱期有低热或中度发热、头痛、肌痛、关节痛、全身不适、食欲、咳嗽等;起病后数小时,或1~2天内出现皮疹,即进入发疹期。整个病程短则周余。成人及婴儿患者出疹常较多,病情也较重,病程可迁延数周。

（3）皮疹特点:水痘皮疹数量较多,数百至数千个不等。一般首先出现于面部、头皮和躯干,其分布呈向心性,以发际、胸背较多（图22-11-1）,四肢、面部较少,手掌、足底偶见。鼻、咽、口腔、外阴等部位的黏膜也可出疹。皮疹出现时仍伴有不同程度的全身症状,但常较出疹前减轻。发热多随出疹的停止逐渐下降至正常。皮疹有痒感,有时因剧痒使患者烦躁不安。黏膜处皮疹易破溃成溃疡,常伴疼痛。皮疹数量多者全身症状较重。

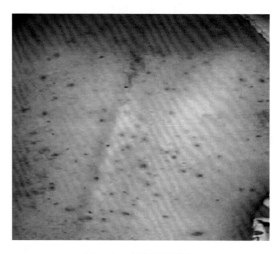

图 22-11-1　水痘患儿背部皮疹
（引自:贾文祥. 医学微生物学［M］. 2版. 北京:人民卫生出版社,2010.）

水痘发疹经历斑疹、丘疹、疱疹及结痂4个阶段。初为红斑疹,数小时后变为深红色丘疹,再经数小时后变为疱疹。典型疱疹呈卵圆形,壁薄易破,周围绕以红晕,疱疹之间皮肤正常。疱液初透明后渐转混浊,甚至呈脓疱样外观;也可因患者搔抓致继发化脓性感染而形成典型的脓疱,并因此导致全身症状加重。

如未发生继发性感染,自疱疹形成后1~2天,即开始从疱疹中心部位枯干结痂;再经数天,痂壳即行脱落,约2周脱尽。因疱疹损害表浅,故愈后大都不留瘢痕。

水痘皮疹分批发生,在前一批皮疹逐步演变愈合的过程中,新一批疱疹又次第出现,导致红斑、丘疹、疱疹和结痂等各阶段损害可在同一时间内并存于同一患者。尤其在发疹第2~3天,同一部位常可见各阶段皮疹,此为水痘皮疹的另一重要特征。随患者体内免疫力逐渐增强,皮疹逐渐减少。最后一批出现的皮疹,可在斑丘疹期即停止发展,并就此消退,患者痊愈。

2. 不典型水痘

(1) 进行性出血性和播散性水痘:主要见于各种原因导致的抵抗力削弱者,如白血病、淋巴瘤等恶性肿瘤,或长期应用免疫抑制剂、肾上腺皮质激素的患者。此类患者容易发展为播散性水痘(disseminated varicella),全身遍布皮疹,多而密集,病情严重;病毒血症持续时间较长,有高热及全身中毒症状,且新的皮疹不断出现。出血性水痘(hemorrhagic varicella)疱疹内有血性渗出,或在正常皮肤有瘀点、瘀斑,疱疹不易结痂,甚至皮疹局部皮肤及皮下组织发生大片坏死。在正常皮肤上有时也可见到瘀点和瘀斑。进行性水痘病程长,可达2周以上。进行性播散性水痘病死率约为7%。

(2) 大疱性水痘:疱疹融合形成大疱性水痘(bullous varicella),皮疹处皮肤及皮下组织可形成坏疽性皮疹,患者病情较重,高热,全身中毒症状重。

(3) 先天性水痘综合征:指母亲于产前4天内患水痘,新生儿出生后5~10天时发病者,容易形成播散性水痘,甚至因此而死亡。也称为新生儿水痘,表现为出生时体重低、瘢痕性皮肤病变、肢体萎缩、视神经萎缩、白内障、智力低下等,容易继发细菌性感染。

(四) 实验室检查

水痘患者的白细胞总数正常或稍增高,淋巴细胞可以增多。对非典型水痘疑似患者,可考虑在皮损部位取材,以下述方法检查确诊。

1. 疱疹刮片检查 新形成的水痘,刮取基底组织碎屑涂片,以吉姆萨染色或瑞特染色后,镜下可见多核巨细胞;以苏木精-伊红染色可见核内包涵体。

2. 血清学检查 用ELISA或补体结合试验检测患者血清特异性抗体。ELISA、间接免疫荧光和微量中和试验检测VZV特异性IgM抗体,对早期诊断有重要意义。补体结合抗体于出疹后1~4天出现,2~6周达高峰,6~12个月后逐渐下降。检测患者血清中的带状疱疹抗体,如病程中抗体效价升高4倍以上有诊断意义。但血清抗体检查可能与单纯疱疹病毒抗体有交叉反应。

3. 病毒学检查

(1) 病毒分离或电镜检查:对缺乏皮疹而疑为水痘脑炎、水痘肺炎或其他严重的非典型病例,可采集脑脊液、痰液或其他标本,接种于人胚肺成纤维细胞等进行培养,以分离病毒;也可用电子显微镜直接检查患者疱疹液中的病毒颗粒。但这些检测技术比较复杂,耗时较长,临床较少采用。

(2) 抗原检查:可对病变皮肤疱疹基底刮取物或疱疹液,用免疫荧光法检查病毒抗原。近年有采用单克隆抗体免疫荧光染色法检测VZV抗原的报道。此方法敏感、快速,并易与单纯疱疹病毒感染相区别。

(3) 核酸检测:采用PCR技术,检测患者呼吸道上皮细胞和外周血白细胞中病毒的DNA,敏感、快速,有助于早期诊断。

(五) 诊断和鉴别诊断

1. 诊断依据 典型水痘特点:①患者多为婴幼儿,发热后1~2天内分批出现全身性皮疹,呈向心性分布;②皮疹在1~2天内经由斑疹、丘疹、疱疹,继以枯干结痂的阶段,各阶段不同形态皮疹可同时并存于身体的同一部位;③典型疱疹呈卵圆形,壁薄易破,疱疹中央部无脐凹;无继发性感染,疱疹不化脓,愈后不留瘢痕;④全身症状一般较轻;⑤流行病学史可询及所接触的人群中有类似患者。

2. 鉴别诊断

(1) 天花:典型天花表现为广泛皮疹成批出现,依次发展为斑疹→丘疹→疱疹→脓疱疹→脓疱疹结痂→脱痂,终身留下凹陷性瘢痕,有助于临床诊断,但注意轻型天花与水痘的鉴别。

(2) 其他病毒性脑炎:如水痘脑炎的临床表现先于出疹之前,因其临床特征和脑脊液特点与其他病毒性脑炎相似,故诊断较为困难;临床常在见到典型疱疹后,才能作出水痘脑炎的临床诊断。检测VZV特异性IgM抗体阳性有助鉴别诊断。

(3) 带状疱疹:成人多见,疱疹常沿一定的神经走行呈带状分布,不对称,局部灼痛明显,或伴剧烈的神经痛等,有助于与水痘的鉴别。

(4) 单纯疱疹:单纯疱疹也可引起水痘样皮损,这类播散性单纯疱疹病毒感染常继发于异位皮炎或湿疹等皮肤病,病毒分离是确诊的依据。

(5) 脓疱疹:为儿童常见的细菌感染性疾病。多见于唇周或四肢暴露部位,最初为疱疹,继之呈脓疱,最后结痂。皮疹无分批出现的特征,一般也无全身症状。

(6) 其他:还应与丘疹样荨麻疹、手足口病等疾病相鉴别。

(六) 并发症

1. 皮疹继发细菌感染 主要为皮损继发细菌

感染,常表现为局部化脓性疱疹、蜂窝组炎、急性淋巴结炎等。如感染性病灶破溃,细菌可以扩散引起败血症,可表现为寒战、高热,严重的毒血症状,白细胞及中性粒细胞常明显增高。

2. 原发性水痘肺炎　成人或免疫抑制患者感染 VZV 可发生原发性水痘肺炎(primary varicella pneumonia,PVP)。成人水痘患者中有 16% 并发原发性水痘肺炎,但仅 4% 出现肺炎症状。水痘肺炎常出现于第 1~6 天,病情轻重不一。轻者无明显症状或只有干咳;重症可有咳嗽、胸痛、咯血、呼吸困难、发绀及高热等。胸部体征不明显,或有少量干、湿啰音及哮鸣音;胸部影像学检查可见双肺弥漫性结节状阴影,肺门及肺底处较显著。水痘肺炎的病理过程大体上与皮疹同步,常随皮疹消退而好转;但少数重症水痘肺炎临床症状消失后,肺部阴影仍可持续存在 2~3 个月才消散。

3. 水痘脑炎　水痘脑炎(varicella encephalitis)发生率低于 1%,患者多在出疹后 3~8 天发生脑炎的临床表现,也有少数见于出疹前 2 周至出疹后 3 周。一般为 5~7 岁幼儿,男多于女。临床特征和脑脊液特点与其他病毒性脑炎相似。起病缓急不一,早期可无发热及脑膜刺激征,常见头痛、呕吐及感觉异常,或伴有共济失调、眼球震颤、眩晕及语言障碍等小脑功能失调症状;严重者可有惊厥、瘫痪、昏睡或昏迷。病后可有精神异常、智力迟钝及癫痫发作等后遗症。水痘脑炎病程 1~3 周,病死率 5%~25%。凡以昏迷、惊厥起病者预后严重。可遗留神经系统后遗症。

4. 肺部感染　患水痘后肺部容易继发细菌感染。常表现为咳嗽,咳黄色或脓性痰。肺部可闻及湿鸣音。胸部影像学检查可见肺炎症性阴影。痰培养有病原菌生长,血白细胞总数及中性粒细胞分类比例显著增高。

5. 其他　重症水痘患者可导致肝组织灶性坏死,肝细胞及胆管上皮细胞内有典型的核内包涵体,临床表现为水痘性肝炎,患者出现肝大,丙氨酸氨基转移酶(ALT)升高等肝功能异常表现,可伴有黄疸。也可发生脑病合并内脏脂肪变性综合征,即 Reye 综合征。有报道水痘继发肺炎球菌脑膜炎,水痘并发肾炎、间质性心肌炎等,严重的心律失常可致患者猝死。有成人水痘后出现急性静脉窦血栓的报道。此外,妊娠早期患水痘可引起胎儿畸形等。

(七) 预后

普通型水痘预后良好,愈后局部不会遗留瘢痕。

但免疫功能低下,继发严重细菌感染的患者,新生儿水痘或播散性水痘肺炎、水痘脑炎等严重病例,病死率可高达 5%~25%。水痘脑炎的幸存者还可能留下精神异常、智力迟钝、癫痫发作等后遗症。

(八) 治疗

治疗原则主要是防止继发性细菌感染,重症患者则采取抗病毒治疗及对症支持治疗。

1. 避免继发感染　避免皮损或呼吸道继发细菌或真菌感染很重要。应保持患者皮肤、双手及口腔清洁。指甲应注意修剪,睡前可将患儿两手用布分别包扎以免睡梦中无意抓破疱疹。采取止痒措施以避免或减少对皮疹的搔抓,可局部应用含 0.25% 的碳酸氢钠液湿敷或涂洗以止痒。口服阿司咪唑类抗过敏药物也可有止痒效果。疱疹破溃后,可在局部涂以抗生素软膏。如疱疹局部感染严重,尤其有全身症状时可用抗生素治疗,一般可选用针对革兰阳性球菌的抗菌药物,有条件时最好做细菌培养,根据药物敏感试验结果选用合适抗菌药物。

2. 抗病毒治疗　对免疫功能低下的水痘患者、新生儿水痘、播散性水痘、水痘肺炎、水痘脑炎等病情严重患者,可适当进行抗病毒治疗。如选用阿昔洛韦每次 5~10mg/kg 缓慢静脉滴注,每天 3 次,7~10 天;也可用单磷酸阿糖腺苷,每天 5~10mg/kg 静脉滴注或肌内注射;还可加用 α 干扰素每天 100 万~300 万单位肌内注射,有助于尽快控制皮疹发展,加速病情恢复。

3. 皮质激素应用问题　因皮质激素对水痘病程有不利影响,故常禁用肾上腺皮质激素。如在应用激素治疗其他疾病的过程中患者发生水痘,应谨慎处理;如激素应用时间不长应立即停用,若用药时间已较长而不能骤然停药时,则应逐渐减量(一般为治疗剂量的 1/10~1/5);并对其中水痘病情严重的患者加用抗病毒药物。但对水痘所引起的重症喉炎、水痘肺炎、水痘脑炎、出血性水痘等危重型患者,仍可酌情考虑在用抗病毒药物的同时,短程加用皮质激素治疗。

(九) 预防

1. 管理传染源　水痘或带状疱疹的主要传染源均为水痘患者,因此隔离水痘患者是预防 VZV 感染的关键。水痘患者的隔离应包括呼吸道隔离和接触隔离。患者的隔离期应自出疹开始到出疹后 6 天,或隔离至全部水痘疱疹干燥结痂为止。无并发症的患者可在家隔离,此前不得入托、入学或出门,也不应与其他儿童玩耍接触,并防止其与易感孕妇接触。对于患者的呼吸道分泌物及被污染的用品应认真消毒。易感者接触后应检疫3周。

2. 切断传播途径 对于患者呼吸道分泌物或皮疹内容物污染的空气、被服、用具,应采取加强室内通风换气,或紫外线照射或煮沸等方法进行消毒。接触患者后彻底洗手,是预防VZV在医院内感染流行的有效措施。

3. 保护易感者 对未感染过VZV的孕妇、儿童及免疫功能低下者,应根据不同情况采取适当的免疫保护措施,避免发生胎儿畸形或重症水痘感染。

(1)被动免疫:应用范围仅限于暴露于水痘患者的下列情况,即细胞免疫缺陷者,免疫抑制剂长期治疗者,患有严重疾病如白血病、淋巴瘤及其他恶性肿瘤者等。其理由是,这类患者一旦感染VZV后可能表现为重症水痘,其病情的严重性将超过输用血制品可能带来的某些风险问题。被动免疫方法为:接触后72小时内用高效价水痘-带状疱疹免疫球蛋白5ml(或0.1ml/kg)肌内注射,对水痘有预防效果。注意用血制品的安全性问题及不良反应,并给予相应处理。

(2)自动免疫:自20世纪70年代以来,试用VZV灭活疫苗或减毒活疫苗(VZV Oka株),能安全用于小儿及成人水痘高危易感者,有一定的预防效果,初步认为其保护力可持续10年以上。

二、带状疱疹

带状疱疹(herpes zoster)是由水痘-带状疱疹病毒(VZV)长期潜伏感染后,在一定条件下被激活而引起发病的。临床以成簇的水疱疹沿着周围神经走向分布排列成带状为特征,因而称为带状疱疹。带状疱疹的另一特点是伴有剧烈的神经痛。

(一)流行病学

带状疱疹可见于任何年龄,但多见于成人,90%的患者大于50岁,早年有水痘接触史,但不一定有水痘发病史。恶性肿瘤、免疫缺陷(如艾滋病)患者,或接受免疫治疗的患者均易患带状疱疹。有报道在免疫系统受影响下,龟头炎也是带状疱疹的危险因素。65岁以上的癌症患者患带状疱疹的危险性较非癌症患者高1.2~2.4倍。易感者接触带状疱疹患者后,一般只能引起水痘,而不会发生带状疱疹。

(二)发病机制和病理

VZV感染2~5天后,体内开始产生IgM、IgG和IgA抗体,2~3周达高峰。可能由于抗体的存在,以及VZV的病毒生物学特性,受染宿主细胞的细胞表

面抗原标志消失,从而逃逸了致敏T淋巴细胞的免疫识别,表现为无临床症状的潜隐性感染状态。有的受染者可表现为水痘发病,但即使临床痊愈后,病毒感染仍可持续存在于患者体内。上述两种情况之一,VZV或其基因组均可潜伏于脊髓后根神经节或脑神经的感觉神经节之中。当机体免疫功能下降,或机体受到某些刺激,如受寒、发热、疲劳、精神紧张、创伤、X线照射、使用免疫抑制剂、器官移植、患恶性肿瘤、病后虚弱或机体免疫力下降等,潜伏的VZV就会被激活,并沿神经轴突下行到达所支配的皮肤细胞内增殖而发疹(图22-11-2)。有报道,免疫功能抑制和吸烟也可诱发青年人眼部带状疱疹。VZV经由该神经干下行过程中,沿途不断增殖,使所产生的疱疹形成沿神经走向呈条索状分布。带状疱疹的出现之处多在过去水痘发疹较多的部位。

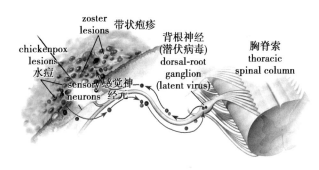

图22-11-2 VZV在体内的潜伏再扩散途径示意图
(引自贾文祥. 医学微生物学[M]. 2版. 北京:人民卫生出版社,2010.)

VZV可侵入脊髓后角,少数也延及前角,在带状疱疹患者皮肤病变相应的脊髓后根神经节及星状细胞中,能查见核内包涵体。并可在脑脊液中查见病毒。病变部位皮下的神经纤维可有部分变性,传入纤维的功能也可能受损。

(三)临床表现

带状疱疹的潜伏期可长达数年至数十年,水痘病史可有可无。

带状疱疹发病初期,常先有局部皮肤感觉异常、痛觉过敏、针刺感、烧灼感、蚁走感等,局部淋巴结也可有肿痛。部分患者同时伴有轻微发热、乏力、头痛等全身症状。2~4天内开始发疹,发疹部位常为局部皮肤感觉异常处。最初表现为红斑,数小时内转为丘疹,继而成为水疱。水疱约绿豆大小,表面光滑、疱壁透明、厚而紧张,周围绕以红晕。数个或更多的水疱组成簇状,数簇可汇聚成小片,簇间皮肤正常。水疱成批发生,沿周围神经分布成带状,可彼此相连类似绞股珍珠串(图22-11-3)。

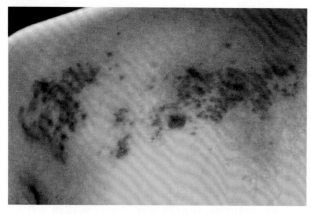

图 22-11-3 带状疱疹患者背部皮疹

（引自贾文祥. 医学微生物学[M]. 2 版. 北京：人民卫生出版社，2010.）

带状疱疹的发疹多见于胸、腰部位。皮疹多数局限于身体一侧，以躯干中线为界，常不超越身体正中线；偶有双侧分布者。5~8 天后水疱内容物稍显混浊，或部分破溃，局部糜烂渗液，最后干燥结痂。第 2 周痂皮脱落，一般不留瘢痕，或暂时留存淡红的色斑或色素沉着，日久也可消退。以皮肤损害出现计算，病程为 2~4 周。黏膜带状疱疹可累及眼、口腔、阴道及膀胱黏膜，出现相应的症状。

神经痛为带状疱疹的一大特点，疼痛性质呈持续性烧灼痛或针刺样，通常年龄越大疼痛越重，多数患者诉疼痛达到难以忍受的程度。出血坏死性疼痛常更为严重。但儿童患者疼痛常较轻微。

因受累神经的不同，带状疱疹有不同的临床表现。肋间神经受累的频率较高，约占 60%，胸部皮肤带状疱疹临床上最为多见。皮肤损害从胸背部后上方向前下方延伸，多位于第一胸椎下方，前接胸骨，后邻脊椎，最低者可近腰椎，止于正中线；一般占 2~3 个肋间神经的分布区，偶可为对称性或同时侵犯多个神经分布区。带状疱疹也可见于臂部及腹部皮肤等处。

面神经及三叉神经受 VZV 侵犯表现为面部带状疱疹、眼部带状疱疹、头部带状疱疹。面部带状疱疹多发生于一侧，包括面颊、鼻唇及颏部。如膝状神经节被侵犯，面神经的运动和感觉纤维受累，则可出现面瘫、耳痛和疱疹三联征，称为 Ramsay-Hunt 综合征。眼部带状疱疹是由三叉神经第一支受累所致，常并发于面部带状疱疹。眼部带状疱疹表现为结膜炎、角膜炎、巩膜炎及虹膜睫状体炎。角膜疱疹溃破形成溃疡可引起失明，或导致第 Ⅲ、Ⅳ、Ⅵ 对脑神经麻痹，引起眼外肌瘫痪及虹膜麻痹；继发细菌感染可致全眼球炎、脑膜炎甚至死亡。有报道，HIV 感染者患带状疱疹因严重的免疫抑制可出现非典型的皮疹。带状疱疹可累及阴茎和阴囊。

（四）实验室检查

与水痘患者的血常规表现相似，带状疱疹患者白细胞总数及中性粒细胞分类比例正常。

（五）诊断和鉴别诊断

1. 诊断依据 根据成簇的水疱疹沿周围神经排列成带状，发疹前后发疹部位有明显的神经痛，临床诊断多无困难。但如局部尚未出疹，患者仅一侧神经痛症状，而疼痛症状仅始于数天前，此时应考虑到带状疱疹的可能性。

2. 鉴别诊断

（1）在患者局部尚未出疹之前，仅有一侧神经痛症状时，须与胸膜炎、胆囊炎、肋软骨炎、流行性肌痛病等疾病相鉴别。血清 VZV 抗体 IgM 阳性，或双份血清 IgG 抗体效价升高 4 倍以上，有助于诊断带状疱疹。

（2）黏膜带状疱疹累及眼、口腔、阴道及膀胱黏膜时，应与其他出疹性疾病鉴别。如发生于阴道黏膜的带状疱疹须与单纯疱疹病毒 2 型（HSV-2）所致的生殖器疱疹慎重鉴别，PCR 技术检测宫颈液中 HSV 基因，以及血清检测 VZV 抗体 IgM，有助于两种疾病的鉴别诊断。

（六）并发症和后遗症

疱疹局部破损后可并发细菌感染。带状疱疹病损发生于特殊部位，如眼部则可导致严重后果，如可引起全眼球炎甚至脑膜炎，病后可出现视力下降、失明、面瘫等后遗症。头部带状疱疹多位于头前部，即三叉神经第一支分布区，可造成脱发及永久性瘢痕。带状疱疹皮肤损害愈合后，疼痛可持续存在一段时间。部分老年患者神经痛可持续数月或年余，可严重影响睡眠和情绪；疼痛程度较重，持续时间较长者可引起精神焦虑与抑郁等表现。

（七）预后

皮肤带状疱疹呈自限性，一般预后良好。愈后常可获得终身免疫，仅偶有复发。如疱疹病损发生于某些特殊部位（如角膜等），则有可能导致严重后果。

（八）治疗

治疗原则包括镇痛，避免摩擦病损部位，预防继发感染，重症患者应卧床休息。带状疱疹不必隔离，但易感儿童或孕妇接触患者病损部位后，可受染而发生水痘，故应避免与带状疱疹患者直接接触。

1. 止痛治疗 神经痛剧烈时可给予镇痛，如罗通定、阿米替林（amitriptyline）、奋乃静等。阿米替林/氯胺酮（ketamine）可治疗神经性瘙痒与疼痛。有报道采用物理疗法，如音频电疗法或采用氦-氖激光照射与皮肤损害相关的脊髓后根、神经支配区或疼痛区，对消炎止痛、缓解症状效果较好。有报道，在急性期采用电针术（electroacupuncture）联合紫外线治疗可减轻疼痛，缩短病程，提高机体免疫力，减轻神经损害。

2. 局部处理 局部可用 5% 碘苷溶于 50% 二甲基亚砜制成溶液外涂，或阿昔洛韦溶液外敷，每天数次。重症患者，特别是发生于眼部的带状疱疹，局部可用碘苷或阿昔洛韦滴眼液每天数次，同时进行眼科相应治疗，如发生虹膜睫状体炎时应防止虹膜粘连，出现角膜炎时应防止视力障碍或失明等。带状疱疹性角膜炎和虹膜睫状体炎时可局部用皮质激素，如用 0.1% 地塞米松滴眼液滴眼，开始每次间隔 2 小时，有效后逐渐减少滴眼次数。

3. 抗病毒治疗 需采用全身抗病毒治疗的适应证为：①年龄超过 50 岁；②病变部位在头颈部，发生于眼部的带状疱疹；③躯干或四肢严重疱疹；④有免疫缺陷的患者；⑤出现严重的特异性皮炎或严重的湿疹等。可用阿昔洛韦 400~800mg 口服，每次间隔 4 小时，或每次 5~10mg/kg 静脉滴注，每天 3 次，疗程 7~10 天；或伐昔洛韦 500~750mg 口服，每天 3 次，疗程 7 天；或更昔洛韦 5mg/kg 静脉滴注，每天 2 次，共 2 周；或缬昔洛韦 1.0g 口服，每天 3 次，疗程 1~2 周；也可用单磷酸阿糖腺苷，每天 5~10mg/kg，静脉滴注或肌内注射，可减少患者排毒量，缩短神经性疼痛的时间等。病情极严重者，可加用 α 干扰素每天 100 万~300 万单位肌内注射。

4. 免疫制剂 有报道用麻疹减毒活疫苗每次 2ml，肌内注射有效。也可肌内注射胎盘免疫蛋白质、丙种球蛋白，或皮下注射转移因子等，有助于提高细胞免疫功能，缩短病程。

5. 肾上腺皮质激素 有人认为，合理应用肾上腺皮质激素可抑制炎症过程，减轻神经节炎症后纤维化。急性期用药可减少后遗神经痛的发病率，但有使疾病播散的可能性，因此免疫功能降低患者避免用激素。免疫功能健康的患者为预防后遗神经痛，以及出血性、坏死性、进行性播散性水痘，尽可能早（起病 7 天内）用激素，口服泼尼松 40~60mg/d，疗程 10 天。

（九）预防

带状疱疹的发病源于多年前的 VZV 感染，因此，儿童期及时试用 VZV 疫苗有望降低带状疱疹的发病率，但高效价 VZV 免疫球蛋白对预防带状疱疹常无效。

（唐 红）

第十二节 巨细胞病毒感染

巨细胞病毒感染（cytomegalovirus infection）是由感染人巨细胞病毒（human cytomegalovirus，HCMV）引起的全身传染性疾病。由于感染 HCMV 的细胞体积增大，胞质内及核内均出现包涵体，因此又称巨细胞包涵体病（cytomegalic inclusion disease，CID）。1960 年 Weller 将其命名为人类巨细胞病毒。1973 年国际病毒命名委员会正式命名 HCMV 为人类疱疹病毒 5 型（HHV-5）。HCMV 感染普遍，呈世界性流行。HCMV 急性感染恢复后，病毒可长期潜伏在体内，当机体免疫功能降低时，即可激活致病。血清特异性抗体阴性的首次 HCMV 感染称为原发性感染，而血清特异性抗体阳性、体内有病毒潜伏或再感染者称为 HCMV 继发性感染。HCMV 可引起多种不同的感染综合征。经胎盘传染胎儿，发生先天性感染，可造成流产、早产、死胎和胎儿畸形。也可以经产道、母乳、生活密切接触、输血等传播途径，发生后天获得性感染。感染大多呈亚临床型，显性感染有多样化的临床表现。少数可发生视网膜炎、肝炎、肺炎、脑炎、结肠炎、单核细胞增多症、血小板减少性紫癜等多器官病变。近年发现，在艾滋病、放射性损伤、器官移植及恶性肿瘤等免疫抑制患者并发 HCMV 感染时病情较为严重，可致患者死亡。

一、病原学

1. 形态与结构 马、羊、牛、小鼠、大鼠、猪及猫等许多动物，均有各自的巨细胞病毒，它们对宿主细胞或组织培养细胞均具有明显宿主种属特异性。HCMV 只能感染人类，归属于人类疱疹病毒科（Herpesviridae）、疱疹病毒科 β 亚科（beta-Herpesvirinae），有典型疱疹病毒的形态结构，是人类疱疹病毒科中最大、结构最复杂的病毒。HCMV 呈球形，直径为 180~250nm；病毒的最外层是含有多糖蛋白（如 gB，即糖蛋白 B）双层含脂包膜；衣壳呈 20 面对称体，表面有 162 个空心管状的壳微生体；核衣壳体直径为 100nm，内有线状的双链 DNA（dsDNA）；衣壳与包膜之间有被膜。电镜观察，从 HCMV 感染的细胞中可释放出 3 种类型病毒颗粒：①典型病毒颗粒（如上述）；②致密颗粒，属非感染性致密颗粒，大量存在于感染细胞之中，完全无衣壳，由丰富的被膜蛋白pp65构成，其外有HCMV包膜所包绕；③非感染性包膜颗粒，数量极少，虽有衣壳，但无电子致密的病毒DNA核心。HCMV有3种类型细胞内核衣壳，分别称为A、B、C衣壳，代表HCMV形态发生的不同阶段。A型衣壳无DNA；B型衣壳有病毒、有DNA，位于核内，但无包膜；C型衣壳是完全成熟的核衣壳。

2. 基因结构与复制　HCMV基因组在疱疹病毒为最大，达230kb的线性双链DNA分子，含有约200种蛋白的编码基因。1990年已经完成对HCMV基因的测序工作。与HSV相同，HCMV DNA也由长独特片段（UL）与短独特片段（US）组成，两片段在相连接处直接按不同方向排列、倒置，使DNA形成4种同分异构体。病毒在宿主细胞内复制，且有明显的时相性，可表达即刻早期抗原（immediate early antigen，IEA）、早期抗原（early antigen，EA）及晚期抗原（late antigen，LA）。IEA是HCMV编码的调节蛋白，激活HCMV的早期基因及宿主细胞的某些基因的表达。EA的主要作用是关闭宿主细胞DNA的复制与合成病毒DNA多聚酶，以诱导HCMV的增殖。IEA与EA均在HCMV感染时迅速出现，可以相应的抗体检测IEA与EA而利于快速诊断。LA是HCMV的结构蛋白，其表达受IEA与EA的调控。LA可以引起中和抗体的应答，HCMV感染后出现在细胞膜上的病毒蛋白抗原可以被宿主细胞免疫系统识别并最终导致细胞被破坏，这是清除HCMV的关键。

3. 宿主范围与培养特征　HCMV对宿主或组织培养细胞有种属特异性，只有在同种动物的成纤维细胞中才能增殖，但有报道2株猴巨细胞病毒能在人的成纤维细胞中生长。HCMV可在人体内感染各种不同的上皮细胞和肠系膜血管内皮细胞、白细胞、人精子细胞、成纤维细胞和神经细胞等，但在体外仅能在人成纤维细胞中增殖。在培养细胞中HCMV复制较慢，短者数日，长者达数周，常需经7~12日，才能出现具有特征的致细胞病变（cytopathic effect，CPE），其特征是细胞变圆、肿胀、核变大与形成巨大细胞，病毒因此而得名。如此时采用苏木精-伊红（HE）染色后，可见细胞核内出现周围绕有一轮"晕"的大型嗜酸性包涵体（图22-12-1）。在感染早期，HCMV与细胞紧密结合，病毒感染在细胞间传播，逐渐扩展至邻近细胞，病毒细胞相互连接可形成感染灶。尽管已有研究证明，HCMV不同株之间存在相当高的相似性，但近年对病毒不同毒株分子生物学提示，HCMV不同株之间即刻早期基因表达的产物可以不同，在不同毒株中也发现存在HCMV株特异性抗原决定簇。

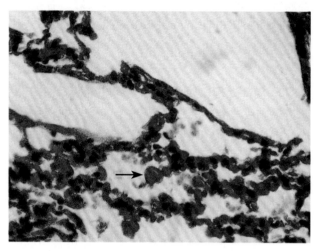

图22-12-1　HCMV感染肺病理组织切片
箭头示典型核内嗜酸性粒细胞包涵体（HE染色×200）（引自贾文祥. 医学微生物学［M］. 2版. 北京：人民卫生出版社，2010.）

4. 理化性状　HCMV对外界抵抗力差，56℃加热30分钟或37℃加热60分钟、紫外线照射5分钟、乙醚等均可使之灭活，反复冻融也可使其灭活，不耐酸。将感染HCMV的细胞悬液冷冻在无重碳酸盐的稀释液中能较好地保存病毒的传染性。在4℃条件下能保存数日，在-70℃能保存数月，在-190℃及真空可长期保存。

二、流行病学

1. 传染源　本病患者及无症状携带者是主要的传染源。HCMV存在于无症状带毒者或患者的血液、唾液、尿液、宫颈分泌物、乳汁、精液、泪液及粪便等排泄物中，可间歇性或长期排毒达数月或数年之久。

2. 传播途径　母婴垂直传播是重要的途径。HCMV经带毒孕妇产道、哺乳、飞沫或密切接触的方式在围生期传播给新生儿（围生期感染），也可直接经胎盘导致宫内传播（先天性感染），感染率约10%。HCMV感染水平传播主要经与患者的密切接触而发生，也可能经性交传播，因此被WHO列入性传播疾病范畴。接受肝肾等器官移植、输入污染血制品、体外循环、血液透析、心脏直视手术等也是感染的途径之一。新生儿室或婴儿室、幼儿园或家庭内可发生交叉感染。

3. 易感人群　人群对HCMV的易感性取决于

年龄、免疫功能状态、社会经济状况等多种因素。年龄越小，易感性越高。宫内未成熟胎儿易感染，并可致多种畸形，如脑裂性孔洞畸形等。年长儿及成人则大多数为隐性感染。免疫功能降低的患者，如肿瘤、化疗、器官移植等患者，体内潜伏的 HCMV 活化，隐性感染可转变为显性感染。此外，阿尔茨海默病（Alzheimer disease）也是活动性 HCMV 感染的危险因素，男性同性恋者 HCMV 感染也多见。HCMV 感染后多数可产生抗体，并持续存在，但其仅有不完全的免疫保护作用。因此，血清抗体阳性者仍可能存在潜伏感染，呈长期带毒状态，并可在一定情况下被激活，甚或遭受二次感染。

4. 流行情况　HCMV 感染遍及全球。免疫学检查提示，我国成人 HCMV 抗体阳性率达 90%。多数人在幼年或青春期获得感染。随年龄增长，人群中血清 HCMV 抗体的阳性率也增加。在人的生命过程中至少有 1 个或 2 个时期感染率较高，第 1 个为围生期，感染率（由尿排毒测得）可达 35%～56%，其后感染率缓慢增长；第 2 个增长高峰为生育期，可能与性活动有关。育龄妇女中 20%～50% 为阳性，60 岁以上成人大多为阳性。生活在低收入水平，居住拥挤的儿童，HCMV 抗体阳性率几乎可达 100%，男女无明显差异。

三、发病机制和病理

1. 发病机制　经不同途径感染 HCMV 后，病毒与细胞膜融合或经吞饮作用而进入细胞。可广泛存在于受染患者各器官组织内，感染可直接导致受染宿主细胞损伤，还可能经免疫病理机制产生致病效应。HCMV 活动性感染后无论是免疫正常或免疫缺陷的机体，均可发生体液免疫和细胞免疫反应。细胞免疫可能要比体液免疫起更主导的作用，但两者的相互作用可能比单独作用更为重要。人体感染活动期 HCMV 后，可产生特异性的 IgG、IgM、IgA 抗体；免疫抑制患者也可产生抗 HCMV 抗体。体液免疫可能具有某些保护作用，如从母亲获得 HCMV 被动免疫的婴儿比未获得被动免疫的婴儿 HCMV 感染的发病率与死亡率均明显降低，尽管两组婴儿的 HCMV 感染率相同。细胞免疫在抗 HCMV 感染方面有关键性作用。细胞免疫在限制 HCMV 感染的播散上有重要作用，在免疫抑制机体中防止潜伏性 HCMV 激活所致的疾病上具有主导作用。细胞免疫抗 HCMV 感染作用，多与主要组织相容性复合体-Ⅰ（major histocompatibility complex-Ⅰ，MHC-Ⅰ）类分子限制性 CD8+ 淋巴细胞毒作用［细胞毒性 T 淋巴细胞（cytotoxic T lymphocyte，CTL）］相关。在病毒特异性免疫建立之前，NK 细胞也有重要的作用，但此作用不足以清除 HCMV。同源性 HCMV 特异性 CTL 可治疗移植后 HCMV 感染性疾病。移植患者应用特异性 CTL 过继免疫后，只要能检测到输入 HCMV 特异性 CTL 者均未引起 HCMV 相关性疾病。这也说明细胞免疫在控制 HCMV 感染方面起重要作用。HCMV 也可引起 B 细胞的多克隆活化，产生类风湿因子及其他自身抗体，并可引起免疫复合物的形成，如在 HCMV 感染的婴儿中曾经检测到免疫复合物。

2. 病理改变　HCMV 主要侵犯上皮细胞，全身各主要脏器（肺、肝、脾等），腺体（唾液腺、甲状腺等），以及神经系统等均可受累。各种 HCMV 受染的细胞变性，发生巨细胞样变后特点如下：体积增大呈巨细胞化，体积增大 3～4 倍，直径达 25～40μm，胞细胞质则显得相对较少，胞质内首先出现嗜碱性包涵体，直径为 2～4μm，多位于边缘，染深蓝色；其后在胞核内出现直径 10～15μm 的嗜酸性包涵体，位于核的中央，染红色，周边有一透亮晕与核膜分开，使其整个外观极似猫头鹰眼。巨细胞可能通过淋巴细胞或单核细胞播散。巨细胞崩解后，导致局部坏死和炎症。脑组织坏死后可发生肉芽肿和钙化。HCMV 感染可引起包括淋巴细胞、浆细胞、单核巨噬细胞等在内的细胞炎症反应，在肝脏内这种反应最为典型。免疫病理损害可引起 HCMV 病，如曾在肾移植术后的 HCMV 感染患者中，观察到免疫复合型肾小球肾病。

四、临床表现

1. 先天性感染　经胎盘使胎儿在宫内获得 HCMV 感染即为先天性人巨细胞病毒感染（congenital human cytomegalovirus infection）。受染胎儿 90% 为隐性感染，仅 10% 有临床表现。HCMV 感染发生在妊娠前 4 个月内时，容易造成胎儿损害，如受染胎儿呈现发育迟缓，出生时体重不足，或呈小头畸形、肢体畸形、先天性心脏病、斜眼、失明等多种形式的先天畸形，或在出生后短期内出现腹泻、黄疸、肝脾大、肺炎、心肌炎、溶血性贫血、出血倾向、嗜睡、昏迷及抽搐等多系统器官损害，可于数周内死亡。宫内感染也可造成死胎、流产、早产等。在一组 3 810 例的新生儿流行病学调查中，脐血标本抗 HCMV IgM 的阳性检出率为 1.5%；而在该组 40 例死产、死胎的脐血标本中，抗 HCMV IgM 的阳性检出率高达 32.5%。

2. 围生期感染 HCMV 经带毒孕妇产道、哺乳、飞沫或密切接触等方式在围生期传播给新生儿,即为围生期感染。其中部分可能为宫内受染。遭受 HCMV 感染后常无明显的临床症状,但从尿液、咽部分泌物可不断排出病毒。发病主要集中在出生后 16 周以内,新生儿及早产儿多见。据患儿死亡尸检资料显示,局限性唾液腺感染占 8% ~ 32%,平均为 10%,全身性 HCMV 包涵体病仅为 1% ~ 3%。少数患儿也可表现为短期的间质性肺炎,肝脏、脾脏轻度增大及黄疸。多数预防良好,少数新生儿患者可呈迁延性肺炎等表现。

3. HCMV 感染相关合并症 HCMV 感染可引起多种器官组织损害,常见的有:①间质性肺炎,常是器官移植后的并发症,即使给予积极的抗病毒治疗,效果也不佳,病死率较高;②肝功能损害,HCMV 感染性单核细胞增多症常出现肝功能异常,但在免疫功能正常者肝损害常不严重,肝组织活检镜下可见散在的肉芽肿,在排除其他肉芽肿性疾病的情况下,应考虑 HCMV 肝炎的可能性;③心肌炎,通常认为心脏损害与其他器官损害伴随,但先天性 HCMV 感染的儿童很少出现心肌损害;④脑膜脑炎,表现为剧烈头痛、嗜睡、畏光、锥体束征阳性等;⑤血小板减少与溶血性贫血,常见于先天性 HCMV 感染者,偶见于成人 HCMV 感染性单核细胞增多症;⑥皮疹,发疹情况轻重不一,多表现为斑丘疹及风疹;⑦吉兰-巴雷综合征,HCMV 感染可合并多发性神经炎,既可表现为肢体末梢感觉异常及运动无力,又可表现为脑神经受累,病情好转后一般感觉功能首先恢复,而运动神经可能需 12 周左右才能好转。此外,眼部 HCMV 感染可引起葡萄膜炎等。

4. 艾滋病(AIDS)合并 HCMV 感染 HCMV 是 AIDS 患者最常见的机会性感染病毒,在未广泛采用高效抗逆转录病毒治疗(highly active anti-retroviral therapy,HAART)之前,近 25% 的 AIDS 患者伴 HCMV 感染相关疾病。尸检显示约 80% 感染 HIV 而死亡者有 HCMV 相关疾病的临床或病理表现。进入 HAART 治疗 AIDS 时代后,HCMV 相关性疾病的发病率减少了 80%。但 AIDS 患者容易发生全身播散性 HCMV 感染,也是 AIDS 患者的重要死因之一。在各种 HCMV 相关疾病中,以脉络膜视网膜炎最多见。典型的病变特点为慢性进展性的全视网膜炎改变,而眼前节及玻璃体的炎症病变很轻微,早期不易被发现。病变一般为小片、孤立、分散性的视网膜坏死病灶,可伴有明显的血管炎,出现棉絮状渗出点、

出血等,进行性加重,5% 可累及视神经,病变十分凶险,视力一旦受损将不能恢复。神经系统病变,如神经根炎及 HCMV 性脑炎最为常见,表现与其他病毒性神经病变相似。胃肠道病变表现为胃肠炎、食管炎,患者自觉吞咽困难,可有食管远端溃疡等;肠道病变严重者,可出现血便、不全肠梗阻,甚至肠穿孔、肠坏疽等。诊断需在内镜检查下取组织病理检查,同时需除外白念珠菌及 HSV 等常引起胃肠炎症的其他病因。HCMV 全身感染常见症状有发热,以中低热为主,少见高热,体征有肝脾及淋巴结肿大,辅助检查示外周血白细胞下降或正常等。

5. 免疫抑制后 HCMV 感染 肿瘤、血液病,以及肝肾移植后等患者,常因长期接受免疫抑制剂治疗,使细胞免疫功能降低,可引起体内潜伏的 HCMV 活化而导致严重的继发性 HCMV 感染。如肝移植或肾移植后常使用环孢素 A(cyclosporin A,CsA)、他克莫司(tacrolimus,Tac,FK506)、抗胸腺细胞球蛋白(antithymocyte globulin,ATG)等免疫抑制剂,在发挥抗排斥反应的同时,患者的免疫功能降低,利于体内 HCMV 被激活及对组织的侵袭和扩散,有 31% ~ 84% 受者术前 HCMV 抗体阳性,其中 85% 受者可被激活感染。器官移植患者也可能感染来自供体器官和移植手术所需的大量输入血制品中可能潜伏的病毒,发生原发性 HCMV 感染。机体处于免疫抑制状态时,HCMV 感染可导致严重的临床表现。多出现病毒血症伴发热、肺炎、肝炎、结肠炎、胃与小肠炎症、脉络膜视网膜炎等。在免疫抑制剂使用的患者中,HCMV 的感染发病率及病死率明显增高,HCMV 感染也是导致器官移植术后死亡及排斥的重要因素,有的被迫摘除已移植的器官。器官移植后 HCMV 感染的临床表现,常因移植器官种类而异,但 HCMV 感染的严重程度与免疫抑制剂的用量关系密切,如骨髓移植术后因免疫抑制剂用量最大,HCMV 感染相关性疾病的发病率及严重程度,明显高于肝、肾、肺、心移植。

五、实验室检查

1. 血常规检查 较重的 HCMV 活跃性感染患者可有白细胞数增高,血中出现变异淋巴细胞;婴幼儿患者常伴贫血、血小板数减少等。

2. 细胞学检查 活检病理组织学标本或尿液(离心后取沉渣)涂片或细胞涂片标本,以吉姆萨染色或 HE 染色后显微镜下检查,可观察到巨大细胞和细胞核内嗜酸性包涵体。此方法简便、快速,可作

为辅助诊断的参考,但检测的阳性率不高。

3. 病毒分离　目前主要采用常规细胞培养方法进行病毒分离、鉴定。常采集患者的中段晨尿、血液、咽部、宫颈分泌物或活组织等临床标本,接种于人胚肺成纤维细胞。由于病毒生长缓慢,1~2 周才出现巨细胞病变,不能用于早期诊断。进行 2~4 天短期培养后,再采用抗 HCMV 早期抗原的单克隆抗体,经过免疫荧光技术及免疫酶法检测接种临床标本组织培养中 HCMV 早期抗原(EA)。这种方法的优点是快速,可在接种标本后 24 小时或更短时间内获得结果。也可用于活动性 HCMV 感染病毒血症的定量检测。还可采用核酸分子杂交技术缩短从培养细胞中检出病毒的时间,但因细胞培养需要复杂的设备条件,故临床仍难以普遍推行应用。

4. 病毒抗原检测　可应用 HCMV 编码蛋白的特异性单克隆及多克隆抗体直接检测白细胞、活检组织(包括细针抽取)、组织切片及支气管肺泡灌洗液等临床标本中的 HCMV 抗原,包括即刻早期抗原(IEA)、早期抗原(EA)、晚期抗原(LA)及被膜蛋白pp65 等,其中 pp65 最常用。采用免疫组化法检测组织中特异性抗原,是分析 HCMV 感染者各器官中病毒播散的重要工具。pp65 定量检测具有高敏感性及特异性等,并且较定量病毒血症检测更敏感,认为可作为临床辅助诊断 HCMV 感染的标准,尤其是首次阳性结果后 2 周内进行每周 2 次检测,有助于明确疾病进展及对抗病毒治疗效果的评价。如采用细胞免疫组织化学技术进行 HCMV 抗原的检测,可提高阳性检出率,且能有助于确诊。有报道,对于肾移植手术的阳性供者和受者,以高敏感性的试剂盒定量检测其血清 HCVM 抗原滴度,有助于决定是否进行抗病毒治疗。

5. 病毒抗体检测　HCMV 只有一个血清型,常采用 ELISA 法检测 HCMV 特异性 IgM、IgG 抗体。外周血抗 HCMV IgM 阳性表明新近感染,对婴幼儿患者可作为诊断依据。孕妇外周血 IgM 型抗体不能通过胎盘屏障,如新生儿脐血抗 HCMV IgM 阳性则可诊断 HCMV 宫内感染,但采集脐血标本时应避免母血的污染。婴幼儿外周血仅单次抗 HCMV IgG 阳性者,需连续随访 6~12 个月,观察其滴度是否有显著意义的升高。成人 HCMV 抗体检出率很高,故检测 HCMV 抗体对成人诊断意义有限,即使 HCMV IgM 型抗体阳性,仍需注意类风湿因子也可造成检测假阳性。在免疫功能正常者,同时检测到抗 HC-MV IgG 和抗 HCMV IgM 具有诊断价值。还可采用

补体结合试验,不同株别的 HCMV 补体结合试验,以及中和试验等检测血清中特异性抗体。

6. 病毒核酸检测　利用 PCR 技术检测 HCMV 基因,可提供病毒存在的直接证据;检测 HCMV DNA 已成为临床诊断 HCMV 感染或带毒状态的重要手段。但 PCR 定性阳性包含了潜伏性感染,为减少其对临床 HCMV 病诊断的误导,目前临床广泛采用的定量核酸检测技术,使明确 HCMV 显性感染、HCMV 病进展及抗病毒治疗效果判断更为简便、快速。比较成熟的核酸定量检测方法主要有双抗夹心法、分支链 DNA 信号放大技术(bDNA)、PCR-ELISA 法、实时 PCR、定量检测 mRNA 技术基于核酸序列扩增法(nucleic acid sequence-based amplification, NASBA)等。如实时定量 PCR 根据可检测到的扩增产物最低循环数(Ct)进行定量,可避免模板含量高的样品过早进入平台区而不能精确处理,并较好地解决了常规 PCR 所具有的操作复杂、不能准确定量、扩增产物污染等多种难题。该方法具有快速、准确、特异性高、可重复性强等优点,正受到广泛关注。

7. 其他检查　累及肝脏导致 HCMV 肝炎的患者出现肝功能异常。

六、诊断与鉴别诊断

1. 诊断依据

(1) 临床依据:凡新生儿、婴幼儿患间质性肺炎或患肝炎伴单核细胞增多,出现变异淋巴细胞,尤其伴有先天畸形的新生儿,应考虑本病。成人接受输血、器官移植或免疫抑制治疗后出现单核细胞增多、变异淋巴细胞,发热、皮疹、肝脾大者,也应考虑本病的可能性。

(2) 实验室诊断:在血液或组织中分离出病毒,或病毒组分或找到包涵体是确诊的依据。血清检查特异性 IgM 型抗体,采用定量 PCR 技术检测标本中的 HCMV 基因有助于确诊;可早在出生后头 3 周,就能从新生儿的尿液或唾液标本中检测出 HCMV 的存在,为 HCMV 的宫内感染提供依据。

2. 鉴别诊断　巨细胞病毒(cytomegalovirus, C)感染是 TORCH 综合征 4 种疾病之一,先天性 HCMV 感染应与 TORCH 综合征中的弓形虫病(toxoplasmosis, TO)、风疹(rubella virus, R)、单纯疱疹(herpes simplex, H)相鉴别。后天性感染应与 EBV 所致的传染性单核细胞增多症等相区别。

(1) 弓形虫病:先天性弓形虫病是弓形虫经胎盘感染胎儿,可引起流产、死胎及先天畸形。出生后

表现为隐性感染,或眼、脑损害,如脉络膜视网膜炎、精神运动障碍、脑积水、小头畸形、脑钙化灶等。取患儿的脑脊液、痰液等涂片,淋巴结印片及组织切片,用瑞特染色或吉姆萨染色,镜检可发现弓形虫滋养体或包囊为确诊依据。新生儿血清中 IgM 抗体阳性提示先天性感染。弓形虫特异性核酸阳性也有参考诊断价值。

(2)风疹:是风疹病毒引起的急性发疹性呼吸道传染病。先天性风疹综合征(CRS)是指孕妇感染风疹后引起新生儿某些先天性缺损或畸形。包括全身各个器官,其中以白内障等眼部疾病最常见,其次是耳聋及心血管系统缺损。神经运动性障碍及紫癜等也较常见,其余如智力障碍、骨发育障碍等。诊断依据:①母亲于妊娠初期有感染风疹的可能性;②新生儿有某些先天性缺损或畸形表现;③病毒分离,在出生 4 周内阳性率可达 84%;④新生儿血清抗风疹病毒 IgM 抗体阳性或出生后 5~6 个月时抗风疹病毒 IgM 抗体还很高均有助于诊断。

(3)单纯疱疹:孕妇 HSV 感染后可导致新生儿感染。新生儿感染 HSV 后可为无症状隐性感染,也可引起不同形式或不同程度的临床表现。轻者仅表现为口腔、皮肤、眼部疱疹,诊断较易。重者呈中枢神经系统感染甚至全身播散性感染,临床表现为发热、黄疸、呼吸困难、肝脾大、出血倾向、抽搐、昏迷等。尽快行病原学检查,如用 PCR 法查 HSV DNA,或用 ELISA 法查抗原可早期诊断。取水疱、溃疡等病损处及脑脊液做组织培养,病毒分离为本病确诊手段。

(4)传染性单核细胞增多症:在急性感染性单核细胞增多症中,80%~90%为 EBV 感染所致,其余 8%~20%由 HCMV 引起。青年成人原发性感染 HCMV 后可表现为畏寒、发热、咽痛、头痛、身痛,血中出现变异淋巴细胞,发病率可高达 10%~20%,其临床表现类似于 EBV 感染所致的传染性单核细胞增多症。但 HCMV 感染与 EBV 单核细胞增多症不同的是:①嗜异性凝集试验阴性,咽喉肿痛,扁桃体肿大、化脓均较少见;②全身症状较重,呈伤寒样表现,多有发热,但淋巴结肿大和脾大不明显;③多有肝功能异常,但常无黄疸,一般不引起严重肝衰竭。

(5)其他:还应注意与新生儿败血症、病毒性肝炎、病毒性肺炎等疾病相鉴别。

七、并发症和后遗症

正常健康人感染 HCMV 后,常无并发症。HCMV 宫内感染,可出现流产及先天性残障儿;出生时外观状似正常,有 5%~10%于生后数年内将不同程度地出现聋哑、智力愚钝、行为异常、运动失调等躯体或精神发育障碍。HCMV 能促进细胞转化,可能具有一定的潜在性致癌作用;HCMV 还可编码一种蛋白激酶,可激活癌基因,导致细胞转化为肿瘤。HCMV 感染还可能是发生冠状动脉狭窄症的病因之一。

八、预后

预后取决于患者的年龄与免疫功能状态。在健康人患 HCMV 病后,病情多为自限性。一般成人或儿童患者发生 HCMV 临床感染后大多预后良好。无症状的先天性 HCMV 感染患者,至学龄期时近 20%可出现明显的感觉神经功能障碍。重症先天性及免疫缺陷患者的 HCMV 感染,容易发生严重或全身播散性病变。机体处于免疫抑制状态感染 HCMV 后,病情加重或加速其死亡。HCMV 宫内感染可导致流产或死产等。

九、治疗

1. 对症与支持治疗 患者高热以物理降温为主,可酌情使用非甾体抗炎药物。为避免导致免疫功能下降,慎用糖皮质激素类药物。HCMV 感染出现呼吸衰竭者,应及时给予人工通气治疗。脑炎患者出现颅内高压,应及时给予脱水剂治疗等。

2. 抗病毒治疗 尚无满意的抗病毒治疗药物。主要问题是药物毒性较大,药物的疗效评价较为困难,免疫抑制患者更存在许多特殊情况。阿昔洛韦对 HCMV 病无效。更昔洛韦和膦甲酸可用于 AIDS 患者、器官移植术后合并 HCMV 感染的治疗,或器官移植术后的预防性用药。

(1)更昔洛韦:对更昔洛韦实验室观察发现,可抑制 HCMV DNA 的合成。临床试用于 HCMV 感染患者的剂量为:静脉缓慢滴注 2.5mg/kg,3 次/d;或 5mg/kg,2 次/d,共 2~3 周。经初步观察,近期有一定疗效,但停药后病毒可重新复制活跃,故需用药维持数月或数年;药物有一定毒性,如使白细胞、血小板数减少等,故常难以坚持长期使用。对阿昔洛韦过敏者也禁用此药。临床已发现一些 HCMV 毒株对更昔洛韦具有不同程度的耐药性;此药对 HCMV 性肺炎无效。缬氨酸化学修饰过的更昔洛韦即缬更昔洛韦(valganciclovir)已获准临床应用,该制剂口服后的血清有效浓度可与静脉给予更昔洛韦相似,但疗效与不良反应均类似,可用于长程治疗与预防用药。

(2)膦甲酸钠:膦甲酸为焦磷酸化合物,膦甲酸钠(foscarnet sodium)对人巨细胞病毒 DNA 聚合酶和 HIV 病毒逆转录酶均具有非竞争性抑制作用,干扰病毒的合成,临床试用于治疗 HCMV 和 HIV 合并感染的患者。也可用于更昔洛韦产生耐药性的患者。膦甲酸钠用于 AIDS 合并 HCMV 肺炎、视网膜感染等,用法为 60mg/kg,3 次/d,或 90mg/kg,2 次/d,静脉滴注,3 周后以每天 90mg/kg 维持。膦甲酸钠较更昔洛韦安全,虽然不良反应小,但仍有肾毒性、电解质失衡、恶心、抽搐等副作用。该药的作用可逆,即可从被感染细胞移去后病毒核酸的合成又重新开始,此为膦甲酸钠治疗中常有反跳现象的原因,故常需维持用药。

(3)其他药物:有报道用莱莫维韦(letermovir,AIC246)40mg,2 次/d,或 80mg,1 次/d,先发治疗 27 例肾移植受体患者,获得较好效果,安全性好,药物动力学观察初步提示,是一种抗 HCMV 有希望的新药物。

3. 免疫治疗　采用 HCMV 特异性转移因子、HCMV 特异性球蛋白、静脉注射高价免疫球蛋白对降低感染严重程度,病毒检出率影响不大;治疗孕妇活动性 HCMV 感染,对抗体的转阴效果,以及胎儿宫内感染,均有待临床进一步评价。

十、预防

由于 HCMV 疾病的传染源广泛、隐性感染者多、传播途径复杂且不易控制、易感者普遍,预防的原则是采取综合措施,重点是开发研制疫苗。

1. 患者分泌物与排泄物的处理　HCMV 抗体阳性的孕妇须加强围生期医学保健,必要时抽取羊水进行 HCMV 抗体的检测,抗 HCMV IgM 阳性提示已发生 HCMV 宫内感染。据调查,此类妇女再度妊娠后发生胎儿 HCMV 宫内感染的概率可能减少,首次妊娠的孕妇具有较高的 HCMV 宫内感染的风险。宫内感染发生的时间可能在妊娠前 4 个月内。人工流产有利于优生优育,但如患者夫妇因某种缘故不易受孕,则不能贸然作出决断,可辅助 B 超检查胎儿协助决策。此外,据调查此类妇女再次妊娠发生胎儿 HCMV 宫内感染的概率可能减少,因此可与患者夫妇讨论本次妊娠是否考虑人工流产。

2. 供血者及器官供者筛选　加强对器官移植(包括骨髓移植)供者的 HCMV 感染筛选措施,包括

对用于器官移植手术过程中所需血源的 HCMV 感染筛选,均有助于预防 HCMV 感染或潜伏性感染的发作,提高器官移植术的成功率。

3. 预防移植后 HCMV 感染　多认为抗病毒药物是移植后患者预防 HCMV 感染的有效方法。无论是骨髓移植还是器官移植患者,使用更昔洛韦或膦甲酸钠都可有效降低移植后的 HCMV 感染发病率,特别是 HCMV 高载量患者,给予抗病毒治疗是有针对性地预防 HCMV 疾病发生的重要手段。

4. 预防性疫苗使用问题　预防 HCMV 感染的疫苗已研制成功。对 HCMV 活疫苗的应用尚有争议,其主要原因在于 HCMV 活疫苗因病毒持久存在可致长期毒性、潜伏性及可能的传染性。HCMV 与其他疱疹病毒一样,也可能有致肿瘤潜能。各种疫苗的效果均未能肯定,基因重组所获得的较强 HCMV 免疫原性的糖蛋白,联合 Towne 疫苗免疫人体后可获得较高的中和效价。这些新型 HCMV 疫苗均尚在临床观察试用中。

(唐　红)

第十三节　EB 病毒感染

一、传染性单核细胞增多症

(一)概述

传染性单核细胞增多症(infectious mononucleosis)是一类以单核巨噬细胞系统增生为表现的疾病,多为急性、自限性病程,预后良好。临床表现为不规则发热、淋巴结肿大、咽痛,外周血单核细胞增多,出现异形淋巴细胞等。传染性单核细胞增多症最常见病因为原发性 EB 病毒感染,在儿童和青少年中,比例为 80%~90%。其他可引起类似症状的病原体包括人类疱疹病毒 6 型(HHV-6)(9%),巨细胞病毒(CMV)(5%~7%),单纯疱疹病毒 1 型(HSV-1)(6%)等。因此现在"传染性单核细胞增多症"特指 EB 病毒感染,而其他非 EB 病毒引起的类似综合征称为"单核细胞增多综合征"(mononucleosis syndrome)。这个综合征有时亦可由非感染因素,例如结缔组织病、恶性肿瘤、药物反应引起。传染性单核细胞增多症在少数病例可能发展为噬血细胞综合征。急性感染后超过 90% 患者终身潜伏感染。

(二)病原学

EB 病毒(Epstein-Barr virus,EBV)为本病的病

原体,为 γ 疱疹病毒,1964 年由 Epstein 和 Barr 在电镜下观察体外培养的非洲儿童淋巴瘤（Burkitt 淋巴瘤）细胞株发现,并因此命名。其有双链 DNA,长度约为 172kb。完整的病毒颗粒由类核、膜壳、壳微粒、包膜组成。类核含有病毒 DNA,膜壳呈现为由管状蛋白亚单位组成的二十面体立体对称外形,包膜从宿主细胞膜衍生而来。EB 病毒仅在非洲淋巴瘤细胞、传染性单核细胞增多症患者血液、白血病细胞和健康人脑细胞等培养中繁殖,因此病毒分离困难。

EB 病毒基因组可编码近 100 种病毒蛋白,EB 病毒常见抗原包括病毒衣壳抗原（viral capsid antigen,VCA）、膜抗原、早期抗原（early antigen,EA,可再分为弥散成分 D 和局限成分 R）、补体结合抗原（即可溶性抗原 S）、EB 病毒核抗原（Epstein-Barr virus nuclear antigen,EBNA）,能产生相对应的抗体。

（三）流行病学

流行病学调查显示,全球超过 95% 成人曾感染 EB 病毒,年发病率为（50~100）例/10 万人群。各地区之间,EBV 感染情况有明显差异,与生活条件和经济水平有关。在英国的一项大型流行病学调查显示,5~14 岁组 EB 病毒感染率为 39%,35~40 岁则上升为 90%。而在发展中国家,感染时间有所提前,大多数 4 岁以上儿童已感染过 EB 病毒。

有 25%~75% 的原发性 EB 病毒感染患者临床表现为传染性单核细胞增多症,且多发生于青少年或成年患者,儿童多为隐性感染。随着儿童时期感染 EB 病毒者减少,感染时间后移,使得近年有症状的传染性单核细胞增多症者增多。

本病分布广泛,多呈散发性,无季节和性别差异。病毒携带者和患者是本病的传染源。EB 病毒的传播主要通过唾液暴露,因此又称为"接吻病",EB 病毒感染后 6 个月至 1 年内,唾液中持续分泌的病毒逐渐减少。通过性传播亦有报道,但是,由于阴道分泌的 EB 病毒的数量远远低于唾液,因此被认为是次要的传播途径。血制品、器官移植和宫内传播概率很低。

（四）发病机制与病理

本病的发病机制尚未完全阐明。病毒进入口腔后先在咽部、唾液腺的上皮细胞内进行复制,继而侵入血液循环而致病毒血症,并累及淋巴系统的各组织和脏器。因 B 细胞表面具有 EB 病毒受体（CD21）,故首先受累。病毒大量复制,细胞裂解后释放,外周血可测得 EBV-DNA。病毒侵入 B 细胞后导致其抗原性改变,继而引发免疫反应。在疾病早期,NK 细胞、非特异的细胞毒性 T 淋巴细胞（CTL）对控制 EB 病毒感染的 B 淋巴细胞的增生扩散十分重要;因此流式细胞分析可以发现病毒抗原特异性 CD8$^+$ T 细胞大量增生。其反应虽然能迅速控制病毒,但也引发了一系列症状。随着大部分 EB 病毒被消除,极少量 EB 病毒可存活于 B 淋巴细胞中,研究提示,在 EB 病毒血清学阳性的健康人中,约 0.005% 的循环 B 细胞带有 EB 病毒。此时病毒基因不再自主复制,VCA 和 EA 抗原也不再表达,以逃避机体免疫系统的识别和清除,导致潜伏感染。EB 病毒可使感染 B 细胞获得永生化,与肿瘤的发生有关。

（五）临床表现

传染性单核细胞增多症患者潜伏期 5~15 天,多数为 10 天。临床表现多种多样,咽痛和乏力是最常见的症状,发热、咽峡炎和淋巴结肿大为典型的三联征。通常整个病程为 1 个月,大多数患者的症状会在 2~3 个月内完全消失,而淋巴结肿大和乏力会持续 6 个月甚至更久。

1. 发热　除极轻型病例外,均有发热,体温自 37.8℃ 至 41.1℃ 不等,大多数病例<38.9℃,可呈弛张热、不规则热或稽留热,通常持续 1~2 周,甚少超过 5 周,发生率 76%。

2. 淋巴结肿大　发生率 94%,多于起病 2 周后达高峰。全身淋巴结皆可被累及,以颈部淋巴结最为常见,腋下、腹股沟次之,纵隔、肠系膜淋巴结偶亦可累及。淋巴结直径 1~4cm,呈中等硬度,一般不融合,无明显压痛,无化脓表现,两侧不对称。肿大淋巴结消退较缓慢,通常为 3 周,偶可持续较长时间。

3. 咽峡炎　类似于链球菌感染,可发生于 84% 患者中,多数患者有咽、腭垂、扁桃体等充血、水肿或肿大,少数有溃疡或假膜形成,患者多有咽痛,软腭上可及瘀点,牙龈亦可有肿胀,并有溃疡。喉及气管阻塞罕见。一般于起病 2 周内消退。

4. 肝脾大　约 10% 的患者有肝大,儿童患者中较为常见。可同时伴有肝功能异常,约 9% 患者出现黄疸。病理表现为轻度肝炎和肝内胆汁淤积。52% 患者可出现脾大,大多数患者为超声发现,通常发生于第 1 周,持续 3~4 周,大多仅在肋缘下 2~3cm,国人偶可发生脾破裂。

5. 皮疹 约10%的成人病例出现皮疹,儿童的发生率可达1/3,呈多形性,可表现为红斑、丘疹或麻疹样皮疹,偶呈出血性。多见于躯干部,常在起病后1~2周内出现,3~7天后消退,不留痕迹,未见脱屑。比较典型者为黏膜疹,表现为多发性针尖样瘀点,见于软、硬腭的交界处。传染性单核细胞增多症患者在使用阿莫西林或氨苄西林后常会出现麻疹样皮疹(暴露药物后发生率可高达95%),使用其他β-内酰胺类药物亦会出现(40%~60%)。这提示在怀疑传染性单核细胞增多症患者中应用此类药物要特别小心。

6. 神经系统症状 神经系统极少被累及,表现为急性无菌性脑膜炎、脑膜脑炎、脑干脑炎、周围神经炎等。预后大多良好,病情危重者痊愈后也多不留后遗症。

(六)并发症

1. 脾破裂 罕见,发生于0.1%~0.5%患者。由于淋巴细胞浸润,传染性单核细胞增多症患者异常增大的脾脏可由于很小的刺激例如咳嗽、呕吐、解便等发生自发破裂,脾脏大小与脾破裂无相关性。致死率高达30%。部分脾破裂发生于3周内,报道最长可有7周。

2. 神经系统并发症 发病率为1%,通常发生于病程前2周,包括无菌性脑膜炎、病毒性脑炎、吉兰-巴雷综合征、脑神经损害、横贯性脊髓炎、亚急性硬化性和全脑炎精神障碍。预后大多良好,病情危重者痊愈后也多不留后遗症。另一项关于儿童病毒性脑炎病因的研究显示,超过6%的患者有证据支持为EB病毒感染。

3. 气道堵塞 严重气道堵塞可发生于1%~5%患者中,由肿大扁桃体和口咽部淋巴结肿大引发。糖皮质激素可改善梗阻症状,但仍有部分患者需要气管插管、气管切开和扁桃体切除术。

4. 血液系统累及 25%~50%病例有血液系统累及,大多数较为轻微,也可表现为溶血性贫血、血栓性血小板减少性紫癜,溶血性尿毒症综合征和弥散性血管内凝血(DIC)。严重的血小板减少可发生于1%患者中,机制为脾脏增大或血小板抗体形成。无证据支持血小板数量与传染性单核细胞增多症的严重程度有关。大多数患者于4~6周可恢复,激素及丙种球蛋白可用于治疗免疫性血小板减少。溶血性贫血发生于1%~3%患者中,通常由自身抗体引起,发生于第2~3周,2周左右缓解。激素可加速恢

复。EB病毒是导致噬血细胞综合征最常见的感染性病原因素。一项研究指出,在日本,噬血细胞综合征的发病率约为1/80万人,其中有一半病例与EB病毒相关。EB病毒相关的噬血细胞综合征大多发生于儿童,发病机制与过强的细胞免疫及炎症风暴有关。

(七)实验室检查

1. 血常规检查 病初时,白细胞计数可以正常,发病后10~12天白细胞总数逐渐升高,甚至可达(30~60)×10⁹/L,第3周恢复正常。可出现外周血淋巴细胞增高,70%患者比例可超过50%,并可见非典型淋巴细胞(又称异形淋巴细胞)。若外周血涂片中发现10%以上的非典型淋巴细胞,其诊断传染性单核细胞增多症的敏感性为75%,特异性为92%。但要注意的是,非典型淋巴细胞亦可出现于其他疾病中。

2. 嗜异性凝集抗体 现在大部分医院已不使用该检测方法,敏感性在81%~95%,与年龄有关,儿童阳性率较低。其原理是患者血清中常含有属于IgM的嗜异性抗体,可和绵羊、山羊、马、牛红细胞凝集。抗体在体内持续时间平均为2~5个月。约10%患者的嗜异性试验始终阴性。正常人、血清病患者以及少数患淋巴网状细胞瘤、单核细胞白血病、结核病、自身免疫疾病、巨细胞病毒感染、弓形虫病及风疹等患者,其嗜异性凝集试验也可呈阳性结果,可用豚鼠肾和牛红细胞吸收试验加以鉴别。嗜异性凝集素效价1:50~1:224有临床价值,1:80以上具有诊断价值。若逐周测定效价上升4倍以上则意义更大。

3. EB病毒抗体检测 EB病毒血清学抗体商业试剂盒包括VCA-IgM、VCA-IgG抗体,EA-IgM、EA-IgG抗体,EBNA-IgG抗体等。特异抗体可用于鉴别活动性感染和既往感染。VCA-IgM在传染性单核细胞增多症症状出现时即被检测到,峰值为2~3周,可持续阳性4~8周。在慢性EB病毒感染时,VCA-IgM应为阴性,故VCA-IgM阳性可诊断原发EB病毒感染。VCA-IgG在传染性单核细胞增多症状出现不久后即被检测到,2~3个月达峰值,并可在低滴度情况下持续终身。EA-IgG通常可持续阳性3~6个月,可在EB病毒再次活动时阳性,但是有20%健康人终身为阳性。EBNA-IgG通常要至恢复期,6~8周后才能检测出阳性,可持续终身。EB病毒抗体的临床意义见表22-13-1。

表 22-13-1　EB 病毒感染与抗体

抗体	急性期	恢复期	既往感染	免疫下降时再发	Burkitt淋巴瘤	鼻咽癌
VCA-IgM	+	−	−	−	−	−
VCA-IgG	++	+	+	++	+++	+++
EA-D	+	−	−	+	+/−	++
EA-R	−	−	−	+	++	+/−
EBNA	−	+	+	+/−	+	+
嗜异性抗体	+	+/−	−	−	−	−

+:阳性；−:阴性

4. 实时 PCR　已经用于临床诊断,敏感性为 95%,特异性为 97%。可检测全血或血浆中的 EBV-DNA。

(八) 诊断与鉴别诊断

1. 诊断依据　以临床症状、典型血常规表现以及血清学抗体为主要依据。B 超可发现临床未探及的脾脏增大,并可监测其大小和脾脏破裂,并可用于恢复期随访。

前驱症状维持数天后出现乏力不适、发热等临床表现,免疫抑制人群表现类似。症状通常维持数天至 3~4 周,有时在第一个缓解期后会再次恶化。患者需监测并发症,例如气道堵塞、溶血性贫血及血小板减少等。

2. 鉴别诊断

(1) 巨细胞病毒感染:临床表现酷似传染性单核细胞增多症。巨细胞病毒感染时肝脾大是由于病毒对靶器官细胞的作用所致,而传染性单核细胞增多症则与淋巴细胞增生有关。巨细胞病毒感染中咽痛和颈淋巴结肿大较少见,血清中无嗜异性凝集素及无 EB 病毒特异性抗体测定阳性。

(2) 血液系统肿瘤:传染性单核细胞增多症可出现发热、淋巴结肿大、肝脾大甚至累及血液系统,需与血液系统肿瘤相鉴别,骨髓细胞学检查有确诊价值。

(3) 获得性免疫缺陷综合征:患者有 HIV 感染风险,同样可表现为发热、咽峡炎、淋巴结肿大,建议筛查 HIV 抗体。同时检测人类单纯疱疹病毒 6 (HHV-6)、巨细胞病毒和弓形虫。

(九) 治疗

1. 对症支持治疗　本病大多可以自愈,主要为对症支持治疗。对乙酰氨基酚和消炎止痛药物推荐应用于发热、咽部不适等症状。足够的液体和营养摄入也十分重要。急性期特别是并发肝炎时应卧床休息。抗生素对本病无效,仅在咽部、扁桃体继发细菌感染时可加以选用,一般以采用青霉素为妥,疗程 7~10 天。氨苄西林等抗生素易致皮疹。

2. 抗病毒药物　虽然阿昔洛韦及其衍生物在体外试验中有拮抗 EB 病毒的作用,抗病毒药物对于传染性单核细胞增多症是否有效一直存在争议。临床随机对照试验提示:阿昔洛韦及伐昔洛韦只能一过性地降低口腔内病毒载量,并不能减少外周血中 EB 病毒,并在停止治疗后病毒量迅速恢复。因此,此类药物不必常规地应用于一般的传染性单核细胞增多症患者。

3. 糖皮质激素　目前尚无有力证据支持应用糖皮质激素控制传染性单核细胞增多症的临床症状。Cochrane 评估了 7 个临床随机对照研究,并未得到有益结果,且有潜在副作用。因此,建议糖皮质激素可应用于传染性单核细胞增多症的严重并发症,例如上呼吸道梗阻、溶血性贫血和血小板减少、神经系统累及等。

4. 脾破裂的治疗　应随时警惕脾破裂发生的可能,及时确诊,迅速补充血容量、输血和进行脾切除。

(十) 预后

典型病例预后大多良好,病程一般为 1~2 周,但可有复发。病死率为 1%~2%,死因是脾破裂、脑膜炎、心肌炎、气道梗阻、出血、继发感染等并发症。有先天性免疫缺陷者感染本病后,病情迅速恶化而死亡。

(十一) 预防

目前没有有效预防手段,且本病常见,大多数为非致死性,故不需特别预防。在传染性单核细胞增多症发生 1 年后,患者通过唾液仍可分泌高水平载量的 EB 病毒,但因为大多数成人既往已感染该病毒,故不需特别防护。EB 病毒可通过血液传播,故如为献血员,其献血期限必须延至发病后数个月。疫苗仍在制备过程中,目前一种糖蛋白350亚单位疫苗已在4个临床试验中进行了研究,试验结果提示:疫苗无法避免感染,但可减轻临床表现。

二、其他EB病毒感染相关疾病

(一)噬血细胞性淋巴组织细胞增多症

噬血细胞性淋巴组织细胞增多症(hemophagocytic lymphohistiocytosis, HLH)分为家族性和继发性,继发性HLH可由恶性肿瘤、自身免疫病及一些感染因素诱发,严重的传染性单核细胞增多症可导致HLH,EB病毒是最常见的感染相关HLH的诱因。HLH诊断需至少满足以下8条中的5条。①发热;②脾大;③血细胞减少(影响2或3系外周血细胞):血红蛋白<90g/L(新生儿血红蛋白<100g/L),血小板<$100×10^9$/L,中性粒细胞<$1.0×10^9$/L;④高甘油三酯血症和/或低纤维蛋白原血症:空腹甘油三酯≥3.0mmol/L(≥2.65g/L),纤维蛋白原≤1.5g/L;⑤骨髓、脾或淋巴结中发现噬血细胞现象而非恶变证据;⑥NK细胞活性减低或缺乏(根据当地实验室指标);⑦铁蛋白≥500μg/L;⑧可溶性CD25(sIL-2R)≥2 400U/ml。其他经常可见的异常实验室检查有:低钠血症、异常升高的乳酸脱氢酶(LDH)和脑脊液细胞数增多。在HLH患者中,可观察到一系列炎症因子的升高,与活化的巨噬/单核细胞有关。这些炎症因子可促使Th0细胞向Th1细胞转化,从而使T细胞获得细胞毒特性,刺激NK细胞和NK/T细胞活化。另外,这些活化的淋巴细胞产生大量γ干扰素(IFN-γ)和巨噬细胞集落刺激因子,活化更多巨噬/单核细胞,导致炎症风暴的产生。治疗HLH的目的需抑制炎症,可应用一些免疫抑制剂和化疗药物以对抗活化的T细胞和巨噬细胞。一项回顾性分析显示,使用依托泊苷(VP-16)治疗EB病毒引起的HLH可以减少死亡率。前瞻性临床研究正在进行中。备选治疗药物包括了依托泊苷、环磷酰胺、环孢素、糖皮质激素等。对于一些反复发作的难治性患者需要进行干细胞移植。

(二)造血及淋巴系统肿瘤

1. 霍奇金淋巴瘤(Hodgkin's lymphoma, HL) 多项研究提示HL与EB病毒有关,有传染性单核细胞增多症病史和血清学EB病毒抗体滴度高的患者发生HL的风险比普通人高4~6倍且EB病毒阳性患者通常预后较差。应用EB病毒受体(EBER)原位杂交及PCR技术,可在H/R-S细胞中检测到EB病毒。2016年版WHO分类中HL分为结节性淋巴细胞为主型HL(NLPHL)和经典型(cHL)两大类,后者又分为4个亚型:混合细胞型(MC)、结节硬化型(NS)、富于淋巴细胞型(LR)及淋巴细胞消减型(LD)。不同组织学亚型的EB病毒检出率存在差异。MC型感染率较高,约为95%,NS型和LR型仅少数病例为阳性。关于EB病毒感染在HL发病中的作用仍存争议,有人认为其仅为伴随感染,亦有人认为与发病有关。EB病毒阴性与阳性HL患者预后无差异,治疗方案相同,大多数患者可长期缓解。

2. B细胞淋巴瘤

(1)Burkitt淋巴瘤:Burkitt淋巴瘤分为地方性和散发性两种。地方性主要见于非洲中部的儿童,患者血清中有高价EB病毒抗体,行淋巴组织培养,可见EB病毒颗粒,体内仅表达EBNA1和EBER,表现为EB病毒I型潜伏感染。散发性Burkitt淋巴瘤与EB病毒相关性较少,仅为20%,远低于非洲地区。

(2)弥漫大B细胞淋巴瘤(DLBCL):DLBCL是最常见的B细胞淋巴瘤,占所有非霍奇金淋巴瘤(NHL)的30%~40%。2016年版WHO分类中DLBCL包括具有特殊临床和病理特点的4个亚组和8个亚型,其中多种类型与EB病毒相关。EB病毒阳性DLBCL好发于亚洲,发病率占DLBCL的9%~20%。西方国家少见,发病率小于5%。超过半数病例发生于结外,常见部位为皮肤、肺、扁桃体和胃等部位,约30%患者病变局限于淋巴结。绝大多数病例发生于50岁以上中老年患者。

3. NK/T细胞淋巴瘤 NK/T细胞淋巴瘤发病具有明显地域差异,亚洲国家较西方国家发病率明显增高,可达25%~30%,与B细胞淋巴瘤相比预后更差。结外NK/T细胞淋巴瘤(鼻型)和血管免疫母T细胞淋巴瘤EB病毒感染率较高,但它们的EBER表达模式不同。前者为肿瘤细胞表达,后者多为部分反应性B细胞表达,提示EB病毒在它们发生中的作用不同。

(1)结外NK/T细胞淋巴瘤(鼻型)(extra-nasal NK/T cell lymphoma of nasal type):结外NK/T细胞淋巴瘤(鼻型)是一种致中线面部进行性破坏的淋巴增殖性疾病,多见于亚洲,发生率有明显的地域差异。EB病毒在结外NK/T细胞淋巴瘤(鼻型)进展中的作用于1990年首次被报道。研究证实,鼻部NK/T细胞淋巴瘤患者EB病毒感染率高达90%以上。故检测EB病毒对于NK/T细胞淋巴瘤的诊断有重要意义。EBER原位杂交法敏感性要高于外周血 EBV-DNA。放疗或联合化疗是其主要治疗方法，5 年生存率为 40%～78%。患者血清中 EBV-DNA 可作为判断 NK/T 细胞淋巴瘤预后的重要指标。

（2）血管免疫母 T 细胞淋巴瘤（angioimmunoblastic T-cell lymphoma，AITL）：AITL 是一种滤泡辅助性 T 细胞（TFH）来源的肿瘤，占非霍奇金淋巴瘤的 1%～2%。其在亚洲发病率较高。主要见于老年人，平均年龄为 65 岁。EBER 阳性细胞主要是 B 免疫母细胞，而肿瘤性 T 细胞多为 EBER 阴性。目前对于 EB 病毒在 AITL 中的具体致病机制仍不清楚，比较认同的是关于 AITL 肿瘤微环境的假说。该假说认为机体免疫功能失调引起 EB 病毒感染 B 淋巴细胞，促使 B 细胞克隆性增生并表达 EB 病毒编码蛋白（如 EBNA1 和 LMP1），然后通过主要组织相容性复合体-Ⅱ持续性刺激 TFH 细胞肿瘤性增生。经典 T 细胞淋巴瘤化疗方案治疗 AITL 通常效果不佳，复发频繁。由于 B 细胞在 AITL 免疫失调机制中所起的重要作用，联合采用针对 EB 病毒阳性 B 细胞的靶向治疗［如利妥昔单抗、抗钙粘连蛋白（CDH）单抗］可能会有好的疗效。

（三）鼻咽癌

鼻咽癌是我国人特别是我国南方地区的一种常见癌症，多见于男性，男女发病率之比约为 3∶1，且好发于中年人。已有大量文献报道提示，EB 病毒感染在鼻咽癌的发病过程中起到重要作用，在人群中进行 EB 病毒血清学筛查（VCA-IgA），能够提高鼻咽癌的早期诊断，提高治疗疗效。研究证实，在鼻咽癌患者中监测血浆 EBV-DNA 水平可有效评估患者疗效，预测复发、转移的风险。

（四）EB 病毒淋巴增殖性疾病

2008 年 EB 病毒淋巴增殖性疾病国际分类会议在美国召开。会议重新制定了 EB 病毒淋巴增殖性疾病国际分类，确认该分类不包括免疫缺陷患者和 2001 分类中已明确定义过的一些 EB 病毒相关淋巴瘤，如霍奇金淋巴瘤（HL）、鼻型 NK/T 细胞淋巴瘤、Burkitt 淋巴瘤等。具体分类见表 22-13-2。

1. 慢性活动性 EB 病毒感染　EB 病毒淋巴增殖性疾病中有些患者传染性单核细胞增多症症状持续或退而复现超过 6 个月，并伴严重的血液系统疾病或间质性肺炎、视网膜炎等严重并发症，称为慢性活动性 EB 病毒感染（chronic active Epstein-Barr virus infection，CAEBV）。CAEBV 在日本等亚洲国家多见，西方国家较少。Kimura 等对日本 82 例 CAEBV 患者进行了调查，其中男女比例相当，起病年

表 22-13-2　EB 病毒阳性（EBV+）淋巴增殖性疾病（LPD）分类

EBV+ B 细胞 LPD
EBV+淋巴组织反应性增生（淋巴结）
慢性活动性 EB 病毒感染-B 细胞型（CAEBV-B，也称慢性/持续性传染性单核细胞增生症）
多形性 B 细胞 LPD（淋巴结）
多形性 B 细胞 LPD（结外）
单形性 B 细胞 LPD（EBV+大 B 细胞淋巴瘤-浆母细胞型）
老年性 EBV+大 B 细胞淋巴瘤

EBV+ T/NK 细胞 LPD
儿童 EBV+ T/NK 细胞 LPD（慢性活动性 EB 病毒感染-T/NK 细胞型，CAEBV-T/NK）
系统性 EBV+ T 细胞 LPD（多、寡、单克隆）
皮肤 T 细胞和 NK 细胞变异型
种痘水疱病样 T 或 NK 细胞 LPD（增生→肿瘤）
蚊叮超敏反应（增生→肿瘤）

龄在 9 个月到 53 岁之间（平均年龄 11.3 岁）。其主要临床表现为：发热（92.7%）、肝大（79.3%）、脾大（73.2%）、肝功能损害（67.1%）、血小板减少（45.1%）、贫血（43.9%）、淋巴结肿大（40.2%）、蚊虫过敏（32.9%）、皮疹（25.6%）、皮肤种痘样水疱（9.8%）、腹泻（6.1%）、视网膜炎（4.9%）。其中 42% 在病程早期曾有传染性单核细胞增多症样症状。CAEBV 诊断标准见表 22-13-3。日本的诊断标准降低了 EB 病毒相关抗体的滴度，以增加敏感性。CAEBV 根据 EB 病毒感染细胞不同，分为 B 细胞型和 T/NK 细胞型。亚洲地区 T/NK 细胞型多见，西方国家 B 细胞型多见。皮肤 T 细胞和 NK 细胞变异型可出现特征性的蚊咬过敏，表现为蚊虫叮咬后局部皮肤红斑、水疱及溃烂同时伴有高热。CAEBV 患者预后不佳，发病年龄在 8 岁以上且合并严重并发症者预后更差，半数以上在 5 年内因严重并发症死亡。患者在病程中可合并出现 HLH，部分可发展为恶性淋巴瘤或白血病。

CAEBV 目前尚无有效的治疗方案，阿昔洛韦、干扰素等抗病毒治疗疗效并不确切，合并 HLH 者可按 HLH-2004 方案化疗，合并恶性淋巴瘤或白血病者可按常规方案化疗；近来有报道造血干细胞移植可有效抑制病毒载量，被认为是治疗 CAEBV 的有效措施。

表 22-13-3　CAEBV 诊断标准（NIH，2002）

诊断/排除标准	具体表现
持续 6 个月以上的相关临床及血清学表现	1. 从 EB 病毒原发感染开始症状一直持续 2. EB 病毒抗体滴度异常（VCA-IgG≥1：5 120，EA 抗体≥1：640 或 EBNA<1：2）
主要脏器受损的组织学标志	①淋巴结炎；②噬血现象；③脑膜脑炎；④持续性肝炎；⑤脾大；⑥间质性肺炎；⑦骨髓增生不良；⑧视网膜炎
EB 病毒检测阳性	受损组织中 EBV-DNA、RNA、蛋白增多或外周血中 EBV-DNA 升高（>102.5 拷贝数/μg DNA）
排除标准	需排除已知的免疫抑制状态，包括 HIV 感染等

2. 多发性硬化　EB 病毒与多种自身免疫性疾病相关，Pender 提出 EB 病毒引起自身免疫疾病的假说认为：感染激活的 B 细胞和 CD4$^+$ T 细胞迁徙到同一器官，同时和自身抗原发生交叉反应，CD4$^+$ T 细胞刺激 B 细胞产生自身抗体，形成器官损伤。在多发性硬化（MS）形成机制中，EB 病毒可能是触发疾病的原因。研究发现，在儿童时期感染 EB 病毒的患者发生 MS 的概率要比未感染者的高出 8 倍。前瞻性试验亦提示确诊或疑似 MS 病例组 EB 病毒患者血清抗体滴度较对照组升高，以 EBNA1 和 EBNA2 最为显著，且抗体滴度升高发生在 MS 发病前，说明 EB 病毒患者感染在前，MS 发病在后。

3. 慢性疲劳综合征（chronic fatigue syndrome，CFS）　大多数发生于中年女性或曾有情绪障碍者，表现为长时期疲劳、低热和慢性淋巴结肿大、咽峡炎和神经心理疾患。全球 CFS 发病率为 0.4%～1%。CFS 的病因尚未明确，EB 病毒感染可能与 CFS 有关。EB 病毒感染后 6 个月内发生 CFS 的发病率为 9%～22%，而上呼吸道感染后 CFS 发病率仅为 0～6%。

（张文宏）

第十四节　人乳头状瘤病毒感染

人乳头状瘤病毒（human papilloma virus，HPV）可侵犯皮肤及黏膜组织中上皮细胞导致良性或恶性病变，其中尤以皮肤及黏膜表面疣状赘生物最为常见。普通人群中 HPV 感染率极高，早在 19 世纪末人们就观察到疣状赘生物可在人际间进行传播，但由于 HPV 感染具有高度种属特异性，无法使用常规实验室培养及动物模型等方法进行研究，因此其后数十年相关研究近乎空白。20 世纪下半叶随着分子生物学等技术日渐成熟应用于医学科学研究，人们对 HPV 认识逐渐加深。20 世纪 80 年代流行病学研究发现 HPV 感染与宫颈癌发生密切相关，其后众多研究聚焦于 HPV 感染在人类肿瘤发生中的作用及机制。

一、病原学

HPV 属于乳头状瘤病毒科（Papillomaviridae），外观呈球形直径约 55nm，为双链环状 DNA 病毒，遗传物质外包裹二十面体核衣壳。HPV 基因组长度约为 7 900bp，包括 3 个功能区：早基因区（arly genes，E）、晚基因区（late genes，L）以及非编码上游调控区域（noncoding upstream regulatory region，URR）。早基因编码 E1、E2、E5、E6 及 E7 蛋白表达于病毒复制早期，对于病毒复制及被感染细胞分化起重要作用，其中 E6 和 E7 蛋白分别通过影响细胞周期调控蛋白 P53 及视网膜母细胞瘤蛋白（retinoblastoma protein）表达而导致细胞恶变。晚基因编码 L1、L2 蛋白表达较迟，L1 基因编码 54kDa 核衣壳蛋白，该蛋白为核衣壳主要组成蛋白。L2 蛋白分子量为 77kDa，其在核衣壳中含量较 L1 少。

目前已知的 HPV 亚型超过 150 种，具体分型基于 L1 蛋白编码基因序列差异，不同亚型之间 L1 序列相似度<90%。其中约 40 种 HPV 亚型常见于肛门生殖器部位感染，可根据不同亚型感染导致肿瘤发生风险进一步分类。例如，HPV-6 及 HPV-11 感染后多表现为生殖器疣及轻度宫颈上皮内瘤变（cervical intraepithelial neoplasia，CIN）归于低致癌风险亚型；HPV-16 及 HPV-18 感染后可导致宫颈上皮萎缩性病变及浸润性癌发生则归于高致癌风险亚型。

二、传播途径

1. 水平传播　人际间直接接触所导致水平播散是大多非生殖器部位 HPV 感染的重要传播途径，多见于家庭及学校等内部成员之间传播。被感染者皮肤出现局部损伤是 HPV 感染的必要条件，如屠夫等从事体力劳动者常由于手部皮肤破损而感染 HPV 出现乳头状瘤样病变。HPV 是否可通过被污染的介质进行间接传播目前存在争议。

生殖器部位 HPV 感染多通过性接触传播，包括性交、口交及触摸性伴侣生殖器部位。女性生殖器部位 HPV 感染率极高,根据国外大规模流行病学研究数据显示女性生殖器 HPV 感染高发年龄段为20~30 岁,与初次性交年龄相近,30 岁后女性感染率出现下降。

2. 垂直传播　HPV 可在生产过程中通过母亲产道感染新生儿口腔及上呼吸道。目前认为儿童复发性呼吸道乳头状瘤病(iuvenile-onset respiratory papillomatosis,JORRP)与 HPV 母婴垂直传播相关,上述推论基于有研究表明该疾病患者所感染 HPV 亚型与女性生殖系统感染常见亚型一致,且患者母亲既往大多患有 HPV 感染相关生殖系统疾病。

三、流行病学

尽管临床中常见 HPV 感染引起相关疾病,但大多 HPV 感染仅表现为亚临床感染或者无症状潜伏感染,既往感染 HPV 人群数量更是庞大。HPV 感染可根据感染部位分为生殖器及黏膜感染与皮肤等非生殖器部位感染,两者在流行病学特征方面有明显区别。

皮肤 HPV 感染最常见临床表现为寻常疣,多发于学龄儿童,国外流行病学报道寻常疣在普通人群中发病率为 4%~20%;其次为跖疣,多见于青少年;扁平疣相对少见,多发于儿童。从事特殊职业人群如屠夫等肉类加工者,皮肤 HPV 感染多发。

生殖器 HPV 感染是目前最为常见的性传播疾病(sexually transmitted disease,STD)。21 世纪初在美国进行的流行病学调查结果显示,15~44 岁性活跃人群中年新发生殖器 HPV 感染发生超过 600 万例,其中大多经性接触传播。此外在美国进行的另一项针对年龄为 14~59 岁妇女的流行病学研究中,纳入调查的 4 150 例女性生殖器 HPV DNA 检出率为 42.7%,其中 2/3 为高致癌风险 HPV 亚型感染,HPV 感染高发年龄段为 20~24 岁。

目前有大量流行病学及基础研究表明持续 HPV 感染与肿瘤发生密不可分,有统计表明全球约 4.8%恶性肿瘤发生与 HPV 感染相关。目前国际癌症研究机构(International Agency for Research on Cancer,IARC)将 12 种 HPV 亚型(HPV-16、HPV-18、HPV-31、HPV-33、HPV-35、HPV-39、HPV-45、HPV-51、HPV-52、HPV-56、HPV-58、HPV-59)感染列为人类致癌因素,其中尤以 HPV-16、HPV-18 与宫颈癌发生联系最为紧密。

HIV 感染患者由于机体免疫缺陷,生殖器感染 HPV 后发病率高且更难以治愈。HIV/HPV 重叠感染可加速女性宫颈上皮内瘤变等宫颈癌前病变发生,HIV/HPV 重叠感染者宫颈癌、会阴以及口咽部肿瘤发生较 HPV 单独感染女性高。此外进一步研究表明,在 HIV/HPV 重叠感染者中 CD4$^+$ T 细胞计数降低与宫颈癌发生有直接关系,且进行抗逆转录病毒治疗(anti-retroviral therapy,ART)后 HPV 感染以及宫颈癌前病变发生率降低,但 ART 并未显著影响宫颈癌发生。与宫颈癌发生类似,HIV/HPV 重叠感染的男男性行为人群中直肠癌发病率(130/10 万人)较 HPV 单独感染人群(5/10 万人)高,ART 治疗并未影响 HIV/HPV 重叠感染者直肠癌以及相关癌前病变发生。

四、发病机制和病理

1. 发病机制　人感染 HPV 潜伏期长短不一(1个月至 2 年),平均为 3~4 个月。HPV 感染最初发生于皮肤黏膜组织基底细胞,且伴随基底细胞分化 HPV 病毒进行 DNA 复制及蛋白转录,最终病毒颗粒在细胞核内组装成熟伴随角质细胞脱落而释放。HPV 复制贯穿于皮肤细胞分化过程,被 HPV 感染后即使组织学表现正常的皮肤细胞也可检出病毒 DNA,治疗后皮肤黏膜组织细胞内残留 HPV DNA 是疾病反复发作的重要因素。与大多其他病毒感染不同,HPV 感染后机体免疫反应较弱,仅有约 60%的 HPV 感染者在感染后 6~12 个月出现血清抗体。这主要是由于 HPV 感染部位多位于上皮组织等表浅部位而罕见病毒血症,例如 L1 核衣壳蛋白仅在高分化表皮细胞中表达并不能充分暴露于抗原呈递细胞从而激发进一步免疫反应。但目前利用 L1 蛋白制备的 HPV 疫苗研究证明,该疫苗可促发体液免疫产生抗体有效保护个体免于 HPV 感染。

2. 病理表现　HPV 感染特征性病理表现为细胞异常增生,具体表现根据感染部位以及所感染 HPV 亚型不同而有所不同。表面皮肤以及生殖器的低致癌风险 HPV 亚型感染,主要表现为细胞良性增生如疣状赘生物形成;而生殖器部位高致癌风险 HPV 亚型感染病理表现多为不典型细胞增生及癌前病变。有研究发现,在 HPV 感染相关不典型增生以及肿瘤病灶中,可出现病毒基因整合于宿主细胞基因组中,并出现 E1/E2 可读框被破坏,导致 E2 基因表达下调。E2 蛋白是 HPV 复制转录的重要调节蛋白,该基因表达下调导致 *E6/E7* 基因表达上调。

E6/E7 目前被认为是 HPV 重要的致癌基因,对于宫颈癌等肿瘤发生起到重要作用。

五、临床表现

HPV 不同亚型感染常有特征性感染部位及临床表现(表 22-14-1),例如 HPV-1 感染多表现为跖疣;HPV-6 感染可导致肛门生殖器区域出现疣状赘生物;HPV-16 感染多与宫颈上皮萎缩性病变以及宫颈癌病变相关。现将 HPV 感染典型临床症状综述如下。

表 22-14-1 HPV 感染相关疾病与病毒亚型

HPV 感染相关疾病	HPV 亚型	
	常见亚型	其他相关亚型
跖疣	1,2	4,26,27,29,41,57,63,65,77,117,125,128,129,130,131,132,133,148,149
寻常疣	2,7	1,3,4,10,28
扁平疣	3,10	26,27,28,38,41,49,75,76,126
疣状表皮发育不良	5,8,9,12,14,15,17	19,20,21,22,23,24,25,36,37,38,47,49,50,93
尖锐湿疣	6,11	16,18,31,33,35,40,42,43,44,45,51,52,53,54,55,56,58,59,66,68,70,153
轻度宫颈上皮内瘤变	6,11	16,18,31,33,35,42,43,44,45,51,52,54,61,70,72,74
重度宫颈上皮内瘤变	16,18	6,11,31,33,34,35,39,42,44,45,51,52,56,58,66,67
宫颈癌	16,18	6,11,31,33,34,35,39,42,44,45,51
复发性呼吸道乳头状瘤病	6,11	16,18,31,33,35,39
结膜乳头状瘤	6,11,16	

1. 皮肤疣　常见皮肤疣包括跖疣(plantar wart)、寻常疣(common wart)及扁平疣(flat wart)。跖疣多发于青壮年,常表现为足底出现由角质纤维组成的皮肤表面隆起,直径 2mm 至 1cm 不等,使用工具刮除隆起部分后可见底部呈点状血管出血。跖疣常伴有疼痛症状,部分患者手掌也可出现类似病灶。寻常疣病灶与正常皮肤界限分明,临床表现为高度角质化外生型丘疹,表面较为粗糙,形态表现多样,多个寻常疣可出现融合,直径可达数厘米。寻常疣多发于手背、指缝、指甲周围、手掌及足底,少见于黏膜表面。扁平疣多发于儿童,可见于面部、头颈以及手部皮肤表面,外观表现为表面光滑、轻度隆起的丘疹,轮廓多不规整。其他特殊皮肤疣包括镶嵌疣(mosaic wart),表现为鹅卵石样斑块状病灶,为多个疣融合形成;丝状疣(filiform wart),多发于头部浅表皮肤,表现为聚集或分散的褐色带蒂丝状突起。丝状赘生物细长柔软,数量可从少数几个发展到数百个。皮肤疣大多预后较好,可在数月内自行痊愈,罕有恶变发生。

疣状表皮发育不良(epidermodysplasia verruciformis)是罕见常染色体隐性遗传疾病,临床表现为难以控制的 HPV 感染。目前认为该疾病是由于患者选择性细胞免疫缺陷所导致,患者可感染某些 HPV 特殊亚型(如 HPV-5、HPV-8、HPV-9、HPV-12、HPV-14、HPV-15、HPV-17、HPV-19 及 HPV-25),患者除 HPV 外其他机会性病原体感染罕见。该疾病临床表现为扁平疣及鳞片状花斑癣,病情严重者可进展为皮肤鳞状细胞癌(多见于日晒充足地区)。

2. 肛门生殖器疣　肛门生殖器疣典型表现为肉色或褐色高度角化的外生型丘疹,根部常有蒂相连、也可直接附着于皮肤表面。具体病灶形态多样,具体表现为表面光滑的珍珠样丘疹病变或者边缘呈锯齿状的尖锐湿疣。肛门生殖器疣病灶范围变异较大,单个病灶直径多<1cm,多个病灶融合后形成片状病灶,面积可达数平方厘米。男性生殖器疣易发于未接受包皮环切术患者,多见于阴茎干。女性生殖器疣大多分布于阴道口、大小阴唇、阴蒂周围,其他较为少见部位包括会阴、阴道、肛门、子宫及尿道。肛门周围病灶多发于男男性行为者,常累及阴囊、会阴部、腹股沟及耻骨表面皮肤区域。大多肛门生殖器疣患者无明显症状,部分患者可出现病灶部位触痛、瘙痒、烧灼感等不适,此外部分患者可因心理压力而出现神经精神症状。目前对肛门生殖器疣疾病进展过程尚缺乏足够了解,但有研究观察到少部分

患者不需治疗可自愈,病程持续为 3~4 个月。

3. 复发性呼吸道乳头状瘤病 复发性呼吸道乳头状瘤病(recurrent respiratory papillomatosis)临床表现为患者出现声音嘶哑或者婴儿啼哭声音异常,常伴有呼吸窘迫及喘鸣症状。该疾病可波及气管及肺部,引起气道阻塞、感染甚至呼吸衰竭。幼儿患者常因病灶快速增长累及上呼吸道,需要手术切除避免窒息发生。成人患者症状较为缓和,若肺部病灶存在恶变风险需接受放疗。

4. HPV 感染其他表现 口腔黏膜 HPV 感染最常见临床表现为鳞状细胞乳头状瘤及尖锐湿疣,两者均由黏膜相关 HPV 亚型感染所致(HPV-6、HPV-11、HPV-16),组织学表现稍有差异。口腔内出现寻常疣较为罕见,多由上皮相关 HPV 感染引起(HPV-2、HPV-4、HPV-57)。人眼结膜感染 HPV 后也可发生乳头状瘤状病灶。此外有研究报道在其他皮肤黏膜病变如表皮样囊肿、脂溢性角化病、皮肤鳞状细胞及基底细胞癌以及上消化道肿瘤病灶中均可检出 HPV DNA,然而上述疾病与 HPV 感染之间是否存在相关性尚有争议。

5. HPV 感染与肿瘤 目前研究已证实,10%~30% 的宫颈 HPV 感染为慢性持续感染,感染者可出现宫颈上皮内瘤变,该病变被认为是重要的宫颈癌前病变。目前认为轻度宫颈病变与低致癌或高致癌风险 HPV 亚型感染相关,而严重宫颈上皮病变仅与高致癌风险 HPV 亚型感染相关(表 22-14-1)。几乎所有宫颈癌患者都可检出高致癌风险 HPV 感染证据,其中最常见感染病毒亚型为 HPV-16、HPV-18 感染。流行病学研究表明,女性 HPV-16 及 HPV-18 感染者,相较于其他 HPV 亚型感染,宫颈癌风险可上升数百倍,该两种病毒亚型所致宫颈癌前病变持续时间长且进展更为迅速。大约 90% 宫颈癌病理类型为鳞状细胞癌,其余大多为腺癌,HPV-16 感染可导致鳞状细胞癌及腺癌发生,而 HPV-18 感染多与腺癌发生相关。HPV 感染相关会阴及阴道部位肿瘤大多为鳞状细胞癌,约 49% 会阴部及 70% 阴道鳞状细胞癌与 HPV 感染相关,常见感染亚型为 HPV-16、HPV-18。约 47% 阴茎鳞癌发生与 HPV 感染相关,大多为 HPV-16、HPV-18 感染相关。低致癌风险亚型 HPV-6、HPV-11 感染也可导致阴茎癌发生,约占所有 HPV 感染所致阴茎癌比重为 8%。与子宫上皮组织类似,直肠上皮移行区易于感染 HPV,97% 直肠癌与 HPV 感染相关,多为高致癌风险亚型 HPV-16、HPV-18 感染。近年来有证据表明 HPV 感染与口咽部肿瘤发生包括舌癌、扁桃体癌及咽喉癌等之间关系密切,上述肿瘤多发于男性。其中约 47% 咽喉癌及 11% 口腔癌发生与 HPV 感染相关,最常见 HPV 亚型为 HPV-16。较其他因素所致口咽部肿瘤,HPV 感染相关口咽部肿瘤特征明显:多有口交史,患者相对年轻(<60 岁),临床预后相对较好。HPV 相关皮肤癌多见于疣状表皮发育不良患者,普通人群中罕见,多与 HPV-5、HPV-8 感染相关。

六、诊断及鉴别诊断

皮肤及生殖器疣状赘生物肉眼较易识别,结合患者病史及体格检查即可作出临床诊断。醋酸白试验是临床中常用于诊断 HPV 感染的实验方法,使用 3%~5% 冰醋酸溶液涂抹于可疑 HPV 感染的皮肤黏膜后等待 5 分钟(肛周 10 分钟),HPV 感染病灶呈白色,放大镜下观察更为明显。醋酸白试验敏感性较高,但可发现无法肉眼发现的潜在 HPV 感染病灶,而且其特异性尚不明确,目前并不推荐作为常规检查方法应用。诊断宫颈上皮细胞瘤变首选巴氏涂片等细胞学筛查,筛查结果异常患者可进一步使用内镜进行组织活检。目前采用 PCR 及杂交捕获技术检测 HPV 核酸片段以及基因亚型,是最具诊断价值的分子病毒学检测方法,可作为传统细胞学及组织学检查方法的补充。

皮肤疣需与棘皮瘤、痣、脂溢性角化病、软垂疣、扁平苔藓、汗腺腺瘤及皮肤纤维瘤等皮肤病变鉴别,应结合患者临床表现及病史等进行判断,必要时借助实验室检查进行鉴别。跖疣易与皮肤胼胝混淆,但切除表面隆起后底部特征性点状毛细血管出血可鉴别。生殖器疣应当注意与其他性传播疾病进行鉴别,如二期梅毒所致皮肤黏膜损害、传染性软疣等。组织活检推荐用于临床症状不典型、常规治疗无效、病灶处出现溃疡、出血等恶变征象等患者。

七、治疗

HPV 感染治疗目标为减轻患者症状、根治癌前病变以及预防病毒传播,治疗成功判断标准在于去除可见 HPV 感染病灶以及病变组织。HPV 感染治疗方法较多,但目前治疗手段无法根除病灶及周围组织中潜伏感染病毒,治疗后感染复发常见。具体治疗方法选择应从疗效、成本、安全及低复发优势等多方面进行评估(表 22-14-2)。就常见 HPV 感染相关疾病来说,男性阴茎以及女性外阴疣状赘生物推荐冷冻治疗,相较于其他治疗,该方法兼具安全、经济、疗效优势。女性生殖道 HPV 感染疾病治疗建议由专业妇科医师采用阴道镜检查并进行治疗。HPV 感染相关宫颈病变需要进行详细检查以及组织活检依据相关标准进行组织病理变化分级再决定下一步治疗。对于直肠或肛周 HPV 相关病变，最为安全有效的治疗方法为冷冻治疗以及手术切除，直肠镜及结肠镜检常用于可疑组织活检排除恶性疾病可能。

表 22-14-2　HPV 感染治疗方法比较

治疗方法	疗效	复发	副作用	可及性	治疗费用
鬼臼毒素	好	易复发	多见，严重	好	低
赛儿茶素	好	易复发	多见，轻度	尚可	低
咪喹莫特	好	易复发	多见，轻到中度	尚可	高
干扰素	好	易复发	多见，严重	尚可	非常高
冷冻治疗	好	易复发	轻度，可耐受	好	低
激光治疗	最佳	易复发	轻到中度，可耐受	尚可	非常高
手术切除	最佳	易复发	轻度，可耐受	好	较高

1. 物理治疗

（1）冷冻治疗：液氮冷冻治疗外生殖器 HPV 感染相关病变疗效好，连续治疗 2～3 周后病灶消失，但复发率较高，宫颈病变也可使用该疗法进行治疗。该治疗为物理疗法，安全无毒，常见不良反应为接受治疗局部区域疼痛，其他严重不良反应罕见。

（2）激光治疗：激光治疗可摧毁 HPV 感染相关外生型病灶并保留正常组织，治疗时仅需局部麻醉即可。激光治疗 HPV 感染病灶优势在于复发率相对较低（5%～10%）。常见并发症包括局部疼痛、阴道分泌物增多、尿道口周围水肿、阴茎及会阴部位水肿等。激光治疗同样可以用于 HPV 相关宫颈及直肠病变。

2. 手术治疗　HPV 感染相关外生型病灶可在利多卡因局部麻醉后进行手术切除。手术治疗耐受性较好，但术中有出血风险且术后留有瘢痕。生殖器疣可采用电切术，术中可减少出血不需额外止血处理。

3. 局部药物治疗

（1）鬼臼毒素：鬼臼毒素（podophyllotoxin）可引起 HPV 感染病灶组织坏死，数天内坏死部位可痊愈。该药物疗效相对较好且使用方便，患者可自行给药。鬼臼毒素推荐用法为每天 2 次，每周连续 3 天且疗程不超过 4 周。常见副作用包括疼痛、炎症反应、皮肤溃烂、烧灼感及瘙痒。鬼臼毒素并不能用于阴道、宫颈以及直肠等黏膜组织病灶，且该药物在孕妇中使用的安全性尚未得到证实。

（2）赛儿茶素：赛儿茶素（sinecatechins）软膏可用于外生殖器疣治疗，但不能用于治疗阴道、宫颈以及直肠 HPV 感染病灶。赛儿茶素具体用法为局部外敷于病灶每天 3 次，使用 4 个月后治疗部位出现炎症反应。相关研究表明该药物治疗病灶清除率约为 60%，治疗后复发率为 6%～9%。常见副作用包括治疗部位出现红肿、烧灼感、瘙痒以及疼痛，但多不严重。妊娠女性使用赛儿茶素治疗安全性未知。

（3）咪喹莫特：咪喹莫特（imiquimod）软膏为局部使用的免疫调节剂，其作用机制为药物结合轮状受体激活免疫细胞后导致局部炎症反应。5% 咪喹莫特软膏治疗生殖器疣疗程为 16 周，每周 3 次睡前涂抹于患处。研究显示 56% 患者治疗后病灶消失，女性疗效优于男性，复发率约为 13%。3.75% 咪喹莫特软膏治疗生殖器疣可每天使用，疗程缩短为 8 周，局部及全身副作用发生较少，但有效率较 5% 咪喹莫特软膏低。妊娠女性使用咪喹莫特软膏安全性未知。

（4）干扰素：α 干扰素（interferon-α，IFN-α）可用于生殖器疣以及肛周 HPV 感染病灶局部治疗。推荐治疗方法为单个病灶内注射 $1.0×10^6$ IU，每周 3 次用药，疗程 3 周。干扰素可加速 HPV 感染的细胞免疫清除。干扰素常见副作用有头痛、恶心、呕吐、疲劳以及肌痛等。干扰素治疗较为昂贵，可作为二线药物在其他较为经济的药物治疗无效情况下选用。干扰素治疗不可用于 HPV 感染相关阴道、宫颈以及直肠病变的局部治疗。

4. 全身药物治疗　抗病毒药物及免疫调节药物如阿昔洛韦、α 干扰素可用于 HPV 感染全身药物治疗，但其治疗效果尚未得到肯定，并不推荐常规应用。

八、预防

1. 一般预防措施　预防 HPV 感染尤其是皮肤感染最有效的措施应当是避免直接或间接接触 HPV 感染病灶,例如建议跖疣患者穿着防护袜预防 HPV 传播给他人。有研究证据表明女性感染 HPV 风险与性生活中男性伴侣安全套使用频率相关,该措施可有效保护男女双方降低 HPV 初次及重复感染可能。此外,性生活中使用安全套可加速女性感染者宫颈 HPV DNA 清除并缓解宫颈上皮细胞瘤变程度。

2. 疫苗接种　近年来 HPV 疫苗研发及上市应用于预防 HPV 感染相关疾病是该领域重大进展。目前美国食品药品管理局(FDA)已批准四价(Gardasil,Merck)以及二价(Cervarix,GlaxoSmithKline)HPV 疫苗用于预防肛门生殖器 HPV 感染及相关疾病发生。上述两种疫苗均为由 HPV L1 核衣壳蛋白构建的类病毒颗粒(virus-like particles,VLPs),VLPs 无遗传物质但免疫表位与 HPV 病毒颗粒相同。HPV 疫苗通过刺激免疫系统产生中和抗体保护个体免受 HPV 感染。目前多项大型临床试验研究已证明 HPV 疫苗具有良好的安全性,能够有效预防 HPV 特定亚型感染及相关疾病,但目前尚未发现两种疫苗有治疗 HPV 感染作用。

(1) 二价 HPV 疫苗:二价 HPV 疫苗(Cervarix)主要用于预防 HPV-16 及 HPV-18 感染相关疾病,使用方法为肌内注射,首次注射后 1 个月及半年再次接种。在国际多中心(包括美国、南美洲、欧洲及亚洲)临床研究中,18 644 名 18～25 岁年轻妇女参与研究,接受该疫苗注射观察其预防效果及安全性。研究结果显示根据不同研究终点,该疫苗保护作用分别达到 91.7%(HPV-16 或 HPV-18 感染相关 CIN≥2)、94.9%(HPV-16 或 HPV-18 感染相关 CIN≥3)以及 100%(HPV-16 或 HPV-18 感染相关原位腺癌)。研究中 HPV 疫苗使用后注射部位不良事件(红肿、疼痛)以及全身不良事件(疲劳、头痛以及肌痛)与对照组(接受甲肝疫苗注射)相比较高,其余安全性表现两组相当。二价 HPV 疫苗目前已在美国等国家批准上市,用于 9～25 岁女性预防 HPV-16 及 HPV-18 感染所致宫颈癌、原位腺癌、宫颈上皮内瘤变。

(2) 四价 HPV 疫苗:四价 HPV 疫苗(Gardasil)主要用于预防 HPV-6、HPV-11、HPV-16 及 HPV-18 感染相关疾病,使用方法为肌内注射 3 次,首次注射后 2 个月及半年再次接种。综合分析 4 项随机双盲临床研究(超过 20 000 名受试者),结果显示该疫苗能有效预防特定 HPV 亚型相关外生殖器疣(98.9%)、CIN(95.2%)、HPV-16 或 HPV-18 相关 CIN 2/3、2/3 级外阴上皮内瘤变(vulvar intraepithelial neoplasia,VIN)、2/3 级阴道上皮内瘤变(vaginal intraepithelial neoplasia,VaIN)及原位腺癌(100%)。安全性分析显示相较于安慰剂对照组,该疫苗注射部位不良事件发生较多,其余安全性数据两组无明显差异。目前四价 HPV 疫苗已被国外批准用于 9～26 岁女性预防 HPV-6、HPV-11、HPV-16 及 HPV-18 感染相关生殖器疣、上皮萎缩性及癌前病变(包括宫颈原位癌、CIN 2/3、VIN 2/3、VaIN 2/3 及 CIN 1);9～26 岁男性预防 HPV-6 或 HPV-11 感染所致生殖器疣;9～26 岁人群预防 HPV-6、HPV-11、HPV-16 及 HPV-18 感染相关直肠癌以及癌前病变。

(3) 多价 HPV 疫苗:临床及流行病学研究表明 HPV-31、HPV-33、HPV-45、HPV-52、HPV-58 感染仅次于 HPV-16、HPV-18 是宫颈癌发生的重要致癌因素。多价 HPV 疫苗具备针对其他致癌高风险 HPV 亚型(包括 HPV-31、HPV-33、HPV-45、HPV-52、HPV-58)免疫作用,目前相关疗效评估研究正在进行中。近期九价 HPV 疫苗已在部分国家批准上市,若该新型疫苗成功在全世界推广使用,根据数学模型推算将避免世界范围内 90% 宫颈鳞状细胞癌发生。

3. 预防 HPV 相关疾病　患者一旦被 HPV 感染,最有效的预防 HPV 相关疾病的方法即为定期筛查。在近 5 年中发达国家中约 75% 妇女定期接受宫颈细胞筛查,而发展中国家仅有约 5% 妇女接受该项检查。大多发展中国家妇女由于经济原因等无法获得定期宫颈筛查,宫颈癌发病率高且相关生存率低下。

目前首选巴氏涂片进行宫颈癌细胞筛查。美国建议女性 21 岁(不考虑开始性生活年龄)开始接受宫颈细胞筛查,21～29 岁妇女首次巴氏涂片检查正常应当每 3 年接受一次筛查。青少年女性接受 HPV DNA 检查阳性率高,但该人群实际宫颈癌风险低且 HPV DNA 检出与高度鳞状上皮瘤变并无相关性,因此目前并不推荐 HPV DNA 检测单独或联合巴氏涂片作为青少年女性宫颈癌筛查方法。30～65 岁女性可以将 HPV DNA 作为宫颈癌辅助筛查项目。目前建议在该人群中若无 HPV DNA 检查结果,间隔 3 年进行巴氏涂片筛查;若 HPV DNA 检查结果为阴性,则巴氏涂片筛查间隔时间可延长至 5 年。目前 HPV 相关检测并不推荐用于 HPV 感染妇女的伴侣以及非宫颈癌筛查中。

当前尚无明确关于直肠癌及癌前病变筛查指导意见，原因在于针对细胞学筛查所发现的直肠病变后续处理措施尚缺乏足够认识。目前相关指南建议对于 HIV 感染者应当进行直肠脱落细胞筛查，但仍缺乏证据证实该项筛查所带来的获益。

（卢洪洲）

第十五节　心病毒感染

心病毒感染（cardiovirus infection）是心病毒属病毒感染引起的一类机会感染性疾病，主要引起消化道、神经系统和心脏病变。心病毒属于小 RNA 病毒科，人和脊椎动物是其天然宿主。目前心病毒主要有 3 个亚型，即心病毒 A 型、B 型和 C 型。其中 A 型只有 1 个血清型，主要引起啮齿动物的脑炎和心肌炎；而 B 型有 4 个血清型，包括 Theiler 脑脊髓炎病毒（Theiler's murine encephalomyelitis virus，TMEV）、人 Vilyuisk 脑脊髓炎病毒（Vilyuisk human encephalomyelitis virus，VHEV）、Theiler 样鼠病毒（Theiler-like rat virus，TRV）和 Saffold 病毒（Saffold virus，SAF-V）。引起人体感染的主要是人 Vilyuisk 脑脊髓炎病毒和 Saffold 病毒。

一、Vilyuisk 脑脊膜炎

Vilyuisk 脑脊膜炎系由 B 型心病毒 Vilyuisk 脑脊髓炎病毒引起的中枢神经系统疾病。人 Vilyuisk 脑脊髓炎病毒是通过接种到老鼠后分离获得，同时该病毒与鼠 Vilyuisk 脑脊髓炎病毒具有大部分同源性，目前已经证实，人 Vilyuisk 脑脊髓炎病毒是由鼠 Vilyuisk 脑脊髓炎病毒在人体重组演变而来。本病轻症者无明显临床表现，亚急性或急性患者典型表现是进行性四肢僵硬、痉挛性瘫痪等，部分患者预后不佳。

（一）病原学

Vilyuisk 脑脊膜炎病毒属于小 RNA 病毒科，心病毒属 B 型。病毒颗粒无包膜，呈二十面体，病毒直径约 30nm，基因组呈非节段性和线性，长约 7.8kb。RNA 结构与其他小 RNA 病毒结构相似，为单链 RNA，在 5' 端和 3' 端分别有一个含不同长度聚合酶 A 的非编码区域。其编码基因包括结构基因和非结构基因，其结构示意图见图 22-15-1。

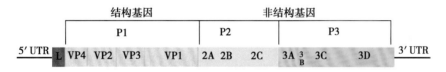

图 22-15-1　Vilyuisk 脑脊膜炎病毒示意图

（二）流行病学

本病散发于全世界，我国有零星报告。1954 年 R. A. Maack 在萨哈共和国 Vilyui 河地区第一次发现人 Vilyuisk 脑炎，当时当地 1% 的人群感染该病毒。1960 年 Sarmanova 从当地患者体内分离出 Vilyuisk 病毒及随后命名为人 Vilyuisk 脑脊髓炎病毒。20 世纪 70 年代该病随着当地人群的迁徙而逐渐扩散，目前包括 Yakutsk 附近的大的村镇都有流行。本病的传染源主要为患者和病毒携带者；传播途径包括消化道粪-口途径传播、接触传播和呼吸道传播；医疗器械消毒不严也可能引起本病感染。曾有报道俄罗斯雅库茨克地区一名白种人实验室技术人员处理患者脑脊液和其他标本时感染该病毒，病情逐渐进展，3 年后出现抑郁症，随后死于多发性硬化。人群普遍易感，尤其儿童和其他免疫低下人群感染率较高。

（三）发病机制和病理

病毒通过呼吸道或消化道等黏膜、皮肤进入体内，通过局部淋巴结入血引起第一次病毒血症，此时部分患者可表现为流感综合征，免疫力正常的患者大部分入侵病毒被机体免疫清除；部分免疫低下人群，尤其是 T 细胞免疫功能受损的患者病毒经过第一次病毒血症后病毒进入单核巨噬细胞系统，复制再次入血引起第二次病毒血症。病毒除了引起外周靶器官受损外，还可以进入中枢神经系统，继而引起脑、脊髓灰质广泛炎症、坏死和免疫损害。

该病毒与脊髓灰质炎病毒相似，也可累及脊髓前角细胞引起下运动神经元性瘫痪。对急性期死亡患者解剖发现颅内多发坏死，主要集中在大脑、小脑皮层的灰质中，而白质受累较轻；同时病变区域可见弥漫性 T 淋巴细胞浸润，尤其是血管周围较为明显。

（四）临床表现

病毒感染人体后轻症者可无明显临床症状，部分患者缓慢进展，呈亚急性起病；部分患者急性起病。急性起病患者典型临床表现为畏寒、寒战、发热、头痛、恶心、呕吐等颅内高压表现，并快速出现神志改变、痉挛性瘫痪，部分患者在数月内死亡，其死亡率可达 15%。而亚急性患者 80% 病例开始表现为急性,但症状较轻,可表现为头痛、视物不清、复视、发音障碍、缓慢进展的痉挛性麻痹和痴呆;部分患者头痛等症状好转后可恢复正常工作。其平均病程3.5年(报道病例病程1~6年不等)。慢性患者早期可无明显临床表现,病情进展缓慢,可伴有焦虑、抑郁,逐渐出现四肢麻痹、痴呆等。

(五) 实验室检查

临床常规检查可无明显异常,腰椎穿刺脑脊液常规提示细胞计数升高,脑脊液单核细胞计数可达$(30\sim90)\times10^6/L$;脑脊液生化检测可见蛋白中度升高,与其他病毒性脑炎脑脊液改变相似;脑脊液中可见 IgG 升高。脑脊液 ELISA、PCR 等方面检测病毒有诊断价值。同时也可以行相应部位的病毒分离以明确诊断。对于急性和亚急性脑脊膜炎患者,MRI 可见脑积水,部分慢性患者可见脑萎缩。

(六) 诊断和鉴别诊断

急性或亚急性起病,以畏寒发热、头痛伴四肢乏力、痉挛性瘫痪等为主要表现,腰椎穿刺脑脊液检测提示蛋白中度升高,IgG 升高,细胞数升高,以单核细胞增多为主,确诊有待于特异性抗体 IgM 或 PCR 检测明确。

急性期要注意与脊髓灰质炎、其他病毒性脑炎、多发性硬化等鉴别,而慢性患者要注意与麻疹病毒引起的迟发型硬化症、硬化性全脑炎、阿尔茨海默病等鉴别。

(七) 治疗

Vilyuisk 脑脊膜炎患者在急性期和亚急性期可考虑抗病毒治疗,利巴韦林、帕拉米韦、普拉康纳利(pleconari)等可能有效。对于高热、病情快速进展的重症患者,可考虑加用免疫球蛋白加强支持治疗,部分危急重症者,在抗病毒、免疫球蛋白支持治疗的前提下可考虑短期使用糖皮质激素减轻症状,但要注意糖皮质激素治疗的副作用。

在瘫痪期以支持治疗为主,要防止窒息、休克等,必要时气管插管、呼吸机辅助通气治疗,加强肠内营养或静脉营养等支持治疗。对于慢性或亚急性患者,体温正常后要注意功能锻炼,促进萎缩肌肉的恢复。

(八) 预防

患者和携带者是本病主要传染源,主要通过消化道、皮肤黏膜接触等传播,因此对于患者或携带者要注意隔离,对其消化道分泌物、排泄物做好消毒处理,对于儿童及其他免疫低下人群注意清洁卫生,防止病从口入;对于医务卫生人员,接触患者及其分泌物、组织等要注意个人防护,减少接触感染机会。目前缺乏有效针对 Vilyuisk 脑脊膜炎病毒的疫苗。

二、Saffold 心病毒感染

Saffold 心病毒感染是由 B 型 Saffold 脑脊髓炎病毒引起的一组病毒性疾病。Saffold 心病毒又称为 Saffold 病毒。

(一) 病原学

Saffold 脑脊髓炎病毒是由 Morrius S Jones 等于 2007 年从 1 名不明原因性发热的婴儿粪便中分离出来的,属于小 RNA 病毒科,心病毒属 B 型,目前有 2 个血清型和 11 个基因型。病毒颗粒无包膜,呈二十面体,病毒直径约 30nm,单链 RNA 呈线性,包含约 8 050 个核苷酸。在 5′端和 3′端分别有一个含不同长度聚合酶 A 的非编码区域。其编码基因包括结构基因和非结构基因,在其结构基因包括前导序列蛋白(L 蛋白),编码衣壳蛋白 VP1、VP2、VP3 和 VP4 的前体 P1 区,编码非结构蛋白的前体 P2 和 P3 区(图 22-15-2)。

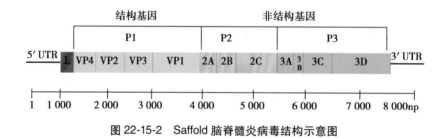

图 22-15-2 Saffold 脑脊髓炎病毒结构示意图

(二) 流行病学

本病分布与基因型有关,基因 1~3 型呈世界性分布,基因 4~11 型主要见于阿富汗和巴基斯坦地区。整体而言,其大便标本分离率为 0.2%~3%,有呼吸道症状的儿童鼻咽部分离物中阳性率为 0.2%~24%。既往认为心病毒主要感染啮齿动物,

2007 年从一名 8 个月大的不明原因发热患儿粪便标本中分离出心病毒的亚型,分析鉴定为心病毒 B 型的一个亚型。本病的传染源主要为患者和病毒携带者;传播途径包括呼吸道传播和消化道粪-口途径;人群普遍易感,尤其儿童和其他免疫低下人群感染率较高。

（三）发病机制和病理

病毒通过呼吸道或消化道等进入体内，经黏膜屏障通过局部淋巴结入血引起第一次病毒血症，此时部分患者可表现为流感综合征，免疫力正常的患者大部分入侵病毒被机体免疫清除或在扁桃体长期潜伏，当机体免疫力降低时可再次激活；部分免疫低下人群，尤其是 T 细胞免疫功能受损的患者病毒经过第一次病毒血症后进入单核巨噬细胞系统复制再次入血引起第二次病毒血症，继而引起相应靶器官的炎症、坏死和免疫损害。

（四）临床表现

Saffold 心病毒可累及所有系统，其中以呼吸系统、消化系统、神经系统和内分泌系统多见。临床表现可能与结构基因 VP1 和 VP2 最外层构象变化相关。轻者可无明显临床表现，重症患者可引起严重肺炎、神经系统感染和心肌炎等危及生命。

1. 呼吸系统感染　疾病早期表现为非特异性上呼吸道症状，如咽炎、扁桃体炎、疱疹性咽峡炎、肺炎等，目前发现，可在慢性扁桃体肿大、咽炎患者腺体活检组织中检测出该类病毒，但痰标本检测阴性。该病毒长期存在于腺体组织中，可能与这类疾病迁延难愈相关。本病毒容易与支原体、流感病毒等其他病原体合并感染。合并感染时，可能加重其疾病进展，但是否加重不良预后目前尚不清楚。部分重症患者可表现为病毒性肺炎，病情重，病程较长；严重者可出现急性全身炎症反应综合征（SIRS）、呼吸衰竭等危及生命。

2. 消化系统感染　是该病毒感染的最常见临床症状之一，表现为腹胀、腹痛、腹泻等不适，部分患者症状可能与合并肠病毒感染有关。

3. 神经系统感染　是该病毒感染最严重的类型，临床表现为发热、共济失调、进行性肢体无力、弛缓性麻痹等，表现为无菌性脑脊髓膜炎、非脊髓灰质炎病毒性脑炎、多发性硬化等表现，其脑脊液常规、生化检查可正常。

Saffold 心病毒除了上述系统外，还可累及其他系统与脏器，累及皮肤黏膜可出现手足口病样表现，累及胰腺可引起胰腺炎、1 型糖尿病，累及循环系统可出现心肌炎等。

（五）实验室检查

本病主要检测方法是分离病毒，但技术要求高，难以临床开展，另外可采用 ELISA 方法和 PCR 方法检测病毒对应抗体或 RNA 明确。对于高度怀疑者可取粪便、咽拭子、黏膜分泌物、脑脊液、痰等标本采用 PCR 方法检测病毒。目前，由于二代宏基因测序的推广，该类病原体临床标本中检测率明显增加。

（六）诊断和鉴别诊断

本病的诊断主要包括临床表现、特异性病毒学检测进一步明确。由于病毒可累及多系统、多脏器，因此临床易误诊漏诊。本病要注意与其他病毒性疾病、免疫性疾病和血液系统疾病鉴别，同时要注意合并感染可能。

（七）治疗

Saffold 心病毒感染轻症者可自行恢复，一般上呼吸道感染、消化道感染等通过补液、休息等对症支持治疗可完全康复。但对于重症呼吸道感染或中枢神经系统感染患者，在疾病早期可予以抗病毒治疗，帕拉米韦、普拉康纳利（pleconari）等可能有效。目前 Staring J 等报道通过抑制微小病毒 PLA2G16 酶可能有助于清除小 RNA 病毒感染，对 Saffold 心病毒感染的治疗可能有效，但其针对性药物还需长时间研究。对于重症患者，可考虑加用免疫球蛋白加强支持治疗，部分重症症状明显者，在抗病毒、免疫球蛋白支持治疗的前提下可考虑短期内予以糖皮质激素治疗减轻症状，但要注意糖皮质激素治疗的副作用。

（八）预防

本病毒主要通过呼吸道、消化道传播，因此对于患者或携带者要注意隔离，对其呼吸道、消化道分泌物、排泄物做好消毒处理，对于儿童及其他免疫低下人群注意清洁卫生，防止病从口入。目前临床缺乏有效针对 Saffold 心病毒感染的疫苗。

（盛吉芳　沈晓敏）

第十六节　肠道病毒感染

一、脊髓灰质炎

脊髓灰质炎（poliomyelitis）是由脊髓灰质炎病毒（poliomyelitis virus）引起的严重危害儿童健康的消化道急性传染病。脊髓灰质炎病毒为嗜神经病毒，主要累及中枢神经系统，侵犯中枢神经系统的运动神经细胞，以脊髓前角运动神经元损害为主。人体感染后绝大多数为隐性感染；脊髓灰质炎临床表现多种多样，包括程度很轻的非特异性病变，无菌性脑膜炎（非瘫痪性脊髓灰质炎）和各种肌群的弛缓性无力（瘫痪性脊髓灰质炎）。主要临床表现为发热、咽痛、全身不适，严重时肢体疼痛，其中少数病例发生肢体弛缓性麻痹，严重者因呼吸麻痹而死亡。患者多为 1~6 岁儿童，发生分布不规则和轻重不等的弛缓性瘫痪，俗称"小儿麻痹症"。

（一）病原学

1. 抗原性质　脊髓灰质炎病毒属于微小 RNA

病毒科（Picornaviridae）的肠道病毒属（Enterovirus），病毒颗粒呈直径 20～30nm 的对称二十面体，无包膜。蛋白衣壳由 60 个结构相同的亚单位组成，利用血清中和试验按其抗原性不同将病毒分为Ⅰ、Ⅱ、Ⅲ 3 个血清型，型间很少有交叉免疫。病毒内核直径为 16nm，含单股 RNA。三型病毒 RNA 间的同源性为 36%～52%。世界各地以Ⅰ型流行居多，在接种疫苗地区也见Ⅱ、Ⅲ型感染。通过沉淀反应和补体结合试验可检出天然的 D 抗原与加热后的 C 抗原。含有 D 抗原的病毒颗粒具有充分的传染性和抗原性。后者由 4 个多肽链 VPⅠ、Ⅱ、Ⅲ、Ⅳ所组成。加热灭活后病毒即失去 VPⅣ和 RNA 而成为含有 C 抗原的病毒颗粒。

2. 宿主范围和毒力　脊髓灰质炎病毒对人、猩猩及猴均可致病，人类是脊髓灰质炎病毒的天然宿主和储存宿主，虽然在实验室中可感染猴子和猩猩，并可通过脑内、脊髓腔内或经口接种而发病。可用人胚肾、肺细胞、猴肾细胞、HeLa 细胞、Hep-2 细胞及人横纹肌肉瘤细胞（RD 细胞）等组织培养来分离病毒及制备疫苗。接种于人和猴的各种组织细胞培养中容易生长并引起细胞病变。病毒与细胞表面特异受体相结合并被摄入细胞内，在细胞质内复制。同时释出抑制物抑制宿主细胞 RNA 和蛋白的合成。

天然的脊髓灰质炎病毒称为野毒株，在实验室内经过减毒处理的病毒株称为疫苗株。疫苗株仅当直接注射到猴中枢神经系统时才能引起瘫痪，而对人神经细胞无毒性。疫苗株病毒，特别是Ⅲ型病毒，在人群中传播时可突变为具有毒性的中间株。对野毒株和疫苗株的最可靠鉴别方法是进行核酸序列分析。

原先存在于肠道内的其他肠道病毒（柯萨奇和埃可病毒等），可对口服疫苗株病毒产生干扰现象，使之不能定居于肠黏膜上及进入血液循环，从而降低其刺激免疫系统产生抗体的能力。

3. 抵抗力　脊髓灰质炎病毒对各种理化因素的抵抗力强，对一切已知抗生素和化学治疗药物不敏感，能耐受一般浓度化学消毒剂如 70% 乙醇及 5% 甲酚皂溶液。因不含脂质包膜，能抵抗乙醚和胆盐，在 pH 3.0～10.0 的环境中活力稳定，故在人胃肠道内可抵抗胃酸、肠液而生长繁殖。耐寒冷，对热、干燥及氧化消毒剂敏感。在污水、粪便和牛奶中可存活数月，在 4℃ 冰箱中可保存数周，在室温中可生存数日，在冰冻环境下可保存数年。煮沸和紫外线照射均可迅速使之灭活。50℃ 30 分钟或煮沸即被灭活，紫外线（$2\,030\mu W/cm^2$,0.5～1 小时）以及常规浓度的 2% 碘酊、高锰酸钾（1:1 000）、含氯消毒液（含氯 0.05mg/L 的水溶液）、（3%～5%）甲醛、3% 过氧化氢等均可迅速灭活脊髓灰质炎病毒。由于对干燥很敏感，故不能用冷冻干燥法保存。氯化镁可增强该病毒对温度的抵抗力，故广泛用于保存减毒活疫苗。

（二）流行病学

1. 流行情况　本病古老，曾肆虐全球，严重危害人类的健康。根据埃及木乃伊的尸骨推断，本病在公元 1400 年以前即已存在。我国在明、清两代的医学记载中，可以看到类似本病的记载，称为“小儿惊瘫”。1908 年 Landsteiner 与 Popper 首次将患者脊髓接种给猴子成功获得感染。1949 年 Enders 等成功地用人胚细胞培养脊髓灰质炎病毒并加以传代。1953 年 Salk 发现接种甲醛（福尔马林）灭活疫苗可预防本病，并在 1955 年获得推广，使本病发病率显著下降，被誉为 20 世纪医学科学一大成就。1960 年开始使用 Sabin 等发明的减毒活疫苗后，本病在世界许多地区受到控制。

我国许多省区发生过流行，且发病率较高。1995—1996 年及 1999 年，我国（云南和青海省）发生了分别由缅甸和印度输入的脊髓灰质炎野毒株病例，经当地疾病预防控制部门采取紧急措施后，未发生二代病例。自 20 世纪 60 年代口服脊髓灰质炎减毒活疫苗推广后，全球消灭脊髓灰质炎行动取得了令人瞩目的成绩，发病率大幅度下降。1988 年第 41 届世界卫生大会上发起“到 2000 年在全球消灭脊髓灰质炎”运动，此目标已基本得以实现。我国于 2000 年向全世界宣布在全国范围内消灭了脊髓灰质炎。

但是实现全球消灭脊髓灰质炎的目标尚存在许多障碍和挑战。2008 年在尼日利亚脊髓灰质炎死灰复燃后，蔓延到邻近的 8 个国家。因与巴基斯坦、阿富汗接壤，2011 年我国新疆地区发现输入脊髓灰质炎野病毒引起的病例 21 例，疫情源自巴基斯坦。2013 年全球 3 个本土流行国家包括巴基斯坦、阿富汗、尼日利亚；2014 年 9 个国家报告病例，3 个地区出现传播，其中巴基斯坦 306 例、阿富汗 28 例，印度宣告无病例发生。2015 年巴基斯坦和阿富汗报告野病毒病例。2016 年全球报告 37 例脊髓灰质炎病例。

因 6 个月以下婴儿可从母体获得被动免疫，5 岁以上人群因隐性感染而获得免疫，故以 6 个月至 5 岁儿童发病为主。随着我国疫苗接种的推广，高发年龄后移至较大儿童，流行时以无症状隐性感染及无瘫痪型轻症为多，瘫痪型病例仅占 1/1 000～1/60。与相应人群相比，年长儿和成人、男孩、孕妇发生瘫痪比例较高；Ⅰ型病毒所致瘫痪比Ⅱ和Ⅲ型发生瘫痪为多。

2. 传染源　人是脊髓灰质炎病毒的唯一的天然宿主,患者、隐性感染者和无症状病毒携带者都是传染源。患者因得到及时隔离,作为传染源的意义不大,但其他感染类型(包括轻型无麻痹患者)由于数量多且不易被发现,因而无症状的带病毒者是最重要的传染源。感染者通过粪便排毒,在流行季节,从2%~3%儿童的粪便中可分离出脊髓灰质炎病毒,数量多且持续时间长,可长达数周至数月。人感染后,从咽部检出病毒的时间为10~14天,从粪便中检出病毒时间平均为2~4周,最长84~123天。患者的传染性以发病后7~10天为最高。

3. 传播途径　本病主要通过粪-口途径传播,日常生活接触是主要传播方式,通过被感染者粪便污染的水、食物、手、生活用具及玩具传播,在家庭内、托儿所、学校内很容易传播本病。感染之初咽部也排出病毒,故亦可以飞沫方式通过呼吸道传播,但为时短暂。虽然在苍蝇和污水中都曾分离出病毒,但消灭苍蝇并不影响本病发病率。水型和食物型暴发流行亦罕见。

4. 人群易感性和免疫力　人群对脊髓灰质炎病毒普遍易感,感染后获得对同型病毒株的持久免疫力。体液免疫在本病中起重要作用。机体感染脊髓灰质炎病毒后在肠内可产生局部 IgA 抗体,在血清中出现有保护性的中和抗体,并可维持终身。当患者出现神经系统症状时,由于病毒已在单核巨噬细胞系统中复制,刺激免疫器官,产生免疫反应,故在血中即可检出中和抗体,在病程2~3周达高峰,1~2年后下降4倍,然后保持终身。无症状感染者亦可获得同等水平的中和抗体。本病隐性感染率高达90%以上,在流行地区,大多数5岁以上儿童及成人通过隐性感染获得免疫而免罹本病。

在发展中国家本病地方性流行区,大多数婴儿自母体获得中和抗体,至1周岁时下降至最低点。以后,由于显性或不显性感染,5岁左右的儿童绝大多数都在血液中有中和抗体存在。因此,在本病流行最严重的国家或地区中,发病年龄最低。在卫生条件好,预防接种推行彻底的国家和地区,则发病年龄往往推迟。如在美国1920年本病发病年龄90%在5岁以下;到50年代早期,1/3病例发病年龄在15岁以上。在亚非国家中,90%以上病例是5岁以下儿童。

随着预防接种的推广,人群免疫力迅速增长,发病率显著下降,本病现见于未接种过疫苗者和与口服减毒活疫苗(OPV)接种者所接触的人当中,即所谓"疫苗相关病例"。疫苗相关病例见于两种人:①接种疫苗者;②他们的接触者。接种疫苗病例绝大多数发生于4岁以下儿童,其中约15%存在某种免疫缺陷。大多于口服疫苗后7~21天发病。接触者病例则多见于青年,大多数于口服疫苗后20~29天。疫苗相关病例发生率约为1/260万剂,病死率约为10%。

5. 季节分布　本病在全球各国都有流行,以温带地区发病较多,且夏秋季发病率明显高于冬春季节;在热带和亚热带地区,本病的发病率在各季节无显著差别。

（三）临床表现

潜伏期一般为5~14天(3~35天)。临床表现轻重悬殊,有无症状型(隐性感染)、顿挫型、无瘫痪型及瘫痪型4型。其中无症状型最多见,占90%以上;顿挫型占4%~8%;瘫痪型仅占0.1%。

1. 隐性感染或无症状型　占全部感染者的90%~95%。感染后不出现症状或症状不明显,在鼻咽分泌物和粪便中可分离出病毒,并有血清特异性抗体升高,相隔2~4周的双份血清中可检出特异性中和抗体的4倍增长。

2. 顿挫型　占全部感染者的4%~8%。患者临床上表现为发热、疲乏、头痛、嗜睡、咽痛、恶心、呕吐、便秘等症状,伴有呼吸道炎、胃肠道功能紊乱或流感样症状,而无中枢神经系统受累的症状。此型临床表现缺乏特异性,曾观察到下列3种综合征:①上呼吸道炎,有不同程度发热、咽部不适,可有感冒症状,咽部淋巴组织充血、水肿;②胃肠功能紊乱,有恶心、呕吐、腹泻或便秘,腹部不适;③流感样症状,有低至中等度发热及类似流感的症状。大多数患者上述症状持续1~3天后即行恢复,热退,其他症状随之消失而愈。在早期可从咽部、粪便和血液中分离出脊髓灰质炎病毒,在恢复期可从血清中检出特异性的中和抗体和补体结合抗体。

3. 无瘫痪型　本型特征为具有前驱期症状,脑膜刺激征和脑脊液改变。患者除有顿挫型症状外,还出现明显的神经系统症状,但不发生瘫痪。前驱期症状与顿挫型相似,几天后出现脑膜刺激征。患者热度较高,有剧烈头痛、颈痛,背部和四肢疼痛、强直,呕吐,婴幼儿表现为拒抱。可出现脑膜刺激症状和锥体外系症状,克尼格征(Kernig sign)和布鲁津斯基征(Brudzinski sign)阳性,三脚架征(患者在床上起坐时两臂向后伸直支撑身体）和霍伊内征（Hoyne sign，患者在仰卧位时，将其肩部提高可见头向后倾）亦可为阳性。腹壁反射等浅反射初期可亢进，后渐减弱而消失。可有短暂的意识障碍或嗜睡、多汗、尿潴留等。脑脊液检查呈无菌性脑膜炎改变（白细胞数及蛋白含量轻度升高，糖和氯化物正常，培养无菌生长）。在整个病程中无神经和肌肉功能的改变。患者通常在 3~5 天内热退，其他症状随之消失而愈，也有病程长达 10 余天者。脑膜刺激征可持续 2 周之久。本型临床表现和脑脊液改变与其他病毒引起的无菌性脑膜炎难以区别，确诊有赖于血清学或病毒学检查。

4. 瘫痪型　本型只占全部感染者的 1%~2%。其特征是在无瘫痪型临床表现的基础上累及脊髓前角灰质、脑或脑神经的病变，出现脊髓、脑干、大脑等受损表现。本型分为以下 5 期（图 22-16-1）。

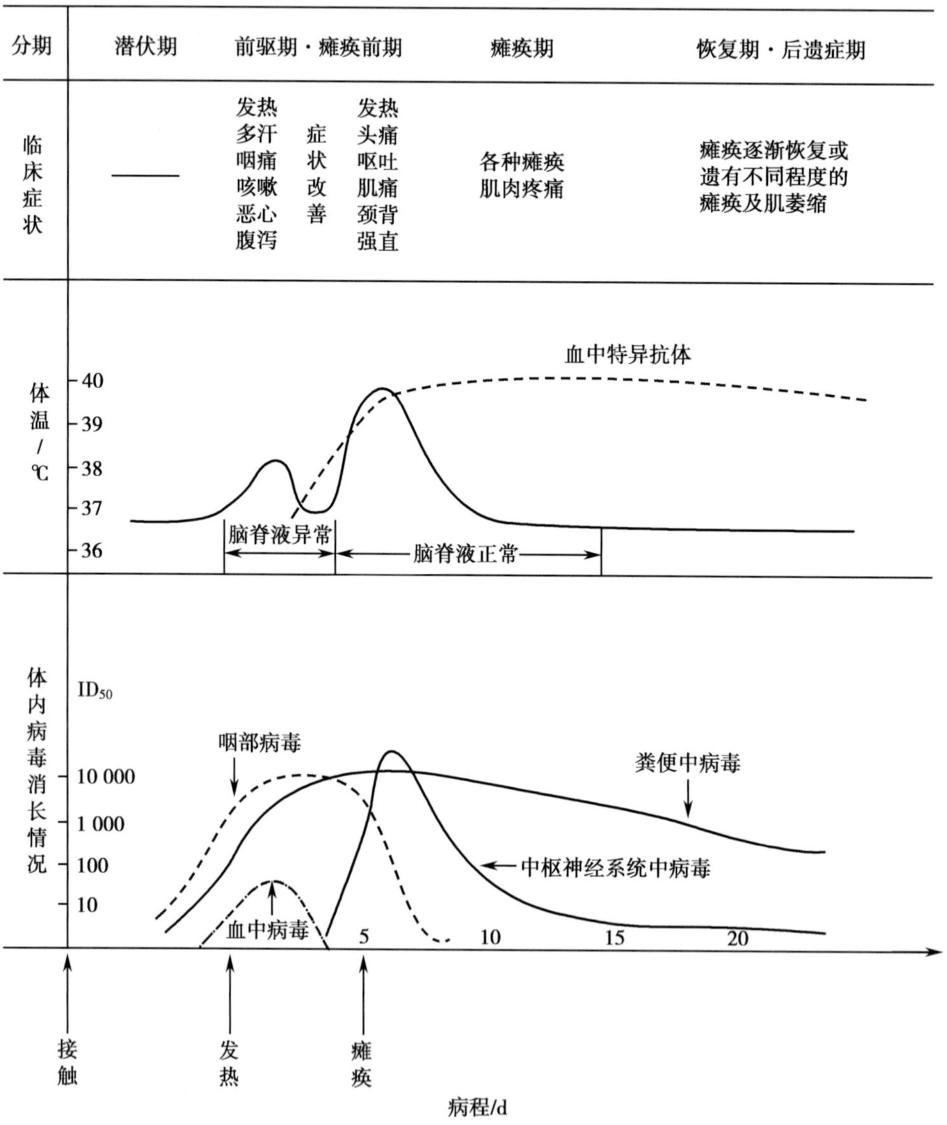

图 22-16-1　脊髓型分期

（1）前驱期：本期症状与顿挫型表现相似，儿童以发热伴上呼吸道感染症状为主，约 1/3 患儿有双峰热，经 1~2 天发热，再经 4~7 天的无热期，然后再度发热，进入瘫痪前期；成人以发热、全身肌肉骨骼酸痛及皮肤感觉过敏为主，少见双峰热，持续时间往往较儿童延长。本期多于 1~4 天退热。双相热型主要见于儿童中的 10%~30% 病例。本期相当于主要病毒血症阶段，脑脊髓液仍为正常。大多数病例，包括成年病例皆缺乏前驱期而进入瘫痪前期。

（2）瘫痪前期：多数患者由前驱期进入本期，少数于前驱期热退 4~7 天出现，亦可无前驱期而以本期发病。本期特征为发热、头痛、呕吐和肌肉疼痛、痉挛。发热贯穿于整个阶段，但体温并不很高。头痛波及颈部和背部，并可放射到两大腿。由于肌肉疼痛以致运动受限制和肌肉痉挛，往往造成瘫痪的错觉。偶有皮肤感觉异常、过敏或肌肉不自主痉挛。

此时除出现上述的三架征和 Hoyne 征外,Lasegue 征(膝关节伸直时,屈曲髋关节引起的疼痛)亦常阳性。约半数患者有颈部强直和 Kernig 征阳性,并出现脑脊液改变,表明病毒已进入中枢神经系统,并引起脑膜炎。患者可有短暂的意识丧失或嗜睡。可有腹痛、便秘、鼓肠和尿潴留。本期通常持续 3~4 天(36 小时至 14 天不等)。罕见病例可缺乏此阶段而直接进入瘫痪期。

（3）瘫痪期:多于发病 2~7 天后,在发热和肌痛处于高峰时,突然发生瘫痪,或体温开始下降时出现瘫痪,从轻瘫开始,以后逐渐加重。脑膜刺激征逐渐消退。瘫痪属下运动神经元性质,腱反射消失,肌张力减退,出现血管舒缩功能紊乱,肌肉萎缩,肌电图有符合脊髓前角病变的证据。瘫痪通常在 48 小时内达高峰,轻者不再发展,重者在 5~10 天内继续加重。疼痛呈不对称性,可累及任何一组肌群,可表现为单瘫、双瘫、截瘫或四肢瘫。在儿童中单侧下肢瘫最为常见,其次为双侧下肢瘫痪。在成人则四肢瘫痪、截瘫、膀胱功能失常及呼吸肌瘫痪较常见,而且男性比女性严重。此期持续 2~3 天。通常在体温恢复正常后瘫痪停止进展。根据病变部位,有以下 4 型:

1）脊髓型:最常见,为弛缓性瘫痪,肌张力减退,腱反射减弱或消失,多不伴感觉障碍。瘫痪多不对称,最常见于下肢,其次为上肢;可表现为单瘫、双瘫、截瘫,甚至四肢瘫痪。儿童患者以单侧下肢瘫痪最为常见,其次为双下肢瘫痪;成人患者以截瘫、四肢瘫痪及呼吸肌瘫痪较多见。躯干肌肉瘫痪见于 18% 的瘫痪型病例,但很少单发。颈背肌瘫痪导致不能抬头、起坐及翻身;影响呼吸肌时引起呼吸运动受限,严重者缺氧甚至呼吸衰竭;偶有腹肌、肠肌和膀胱肌瘫痪,引起肠麻痹、尿潴留或失禁。

当脊髓的颈膨大受损时,可出现颈肌、肩部肌肉、上肢及膈肌瘫痪。当脊髓的胸段受累时,可出现颈部肌肉、肋间肌、上腹部肌肉及脊椎肌肉瘫痪。两种情况下皆可出现呼吸困难。当脊髓的腰膨大受累时,可出现下肢、下腹部及下背部肌肉瘫痪。在瘫痪发生后头 2 周,局部常有疼痛感,进入恢复期逐渐消失。在瘫痪的早期,腹壁和提睾反射可有短时间(或在整个病程中)消失,通常不出现锥体系受累的病理反射。早期常有皮肤感觉过敏,但感觉并不消失。重症者有自主神经功能失调现象,如心动过速、高血压、出汗及受累肢体发绀变冷等。躯干肌群瘫痪时出现头不能竖直,不能坐起及翻身等。膈肌和肋间

肌瘫痪表现为呼吸困难、呼吸浅表、咳嗽无力、讲话断续等。体检可发现胸廓扩张受限(肋间肌瘫痪)和吸气时腹部不外凸而反内凹。X 线透视可见吸气时横膈上抬的反常现象(膈肌瘫痪)。膀胱肌瘫痪时发生尿潴留或尿失禁,肠肌和腹肌瘫痪时由于患者不能自动排便可出现顽固性便秘,腹肌瘫痪时并可见腹壁局部突出和腹壁反射消失。

在瘫痪的第 5~6 天,随着体温的逐渐消退,瘫痪即停止发展,但在大约 10% 的病例,退热后瘫痪仍可继续进行至 1 周之久。

2）脑干型(延髓麻痹型):该型占瘫痪型病例的 5%~35%,常与脊髓型同时发生。85% 的病例在起病前 1 个月有扁桃体摘除史。单纯延髓型的发生率不超过瘫痪病例的 10%,而且多见于儿童,在成人则延髓型常伴有脊髓症状。由于病变在脑干所处的部位不同,可产生不同症状,主要表现如下:

脑神经瘫痪:常见者为第 X 和第 VII 对脑神经的损害,但其他脑神经如第 IX、XI、XII、III、IV、VI 对等也可波及。脑神经瘫痪多为单侧性。第 X 对脑神经发生瘫痪时出现鼻音、流质饮食时有鼻反流、口咽分泌物和饮食积聚咽头、呼吸困难、发声障碍等。第 VII 对脑神经受累时出现口角歪斜、睑下垂等面肌瘫痪。第 IX 对脑神经麻痹表现为软腭、声带和咽部肌肉瘫痪,出现吞咽困难、进食呛咳、声音嘶哑及咽反射消失等。第 XI 对脑神经瘫痪时除吞咽困难外,尚有颈无力、肩下垂、头向前后倾倒等症状。第 XII 对脑神经被侵时也可出现吞咽困难、饮水呛咳,此外尚有舌外伸偏向患侧,以及咀嚼、发声等障碍。其次亦可波及第 III、IV、V、VI 及 XI 对脑神经而引起相应症状,第 III 和 VI 对脑神经受累时可引起眼肌瘫痪、眼睑下垂等。

呼吸中枢瘫痪:当延髓腹面外侧的网状组织受损时可出现中枢性呼吸障碍,表现为呼吸浅表而不规则、双吸气、叹气样呼吸、潮式呼吸、呼吸间歇加长、呼吸变慢及呼吸暂停等,严重者有缺氧及呼吸衰竭。缺氧现象最显著时脉搏细速(儿童病例的脉率可达每分钟 200 次左右)、心律不齐、血压升高继以渐降;患者初躁动不安,继以神志模糊而进入昏迷。偶可发生惊厥。

血管运动中枢瘫痪:当延髓内侧的网状组织受损时可出现循环衰竭现象。病变在延髓网状结构内侧,患者起初面呈潮红,心动过速或过缓,继而血压下降,脉搏细弱不规则,并出现心律失常、四肢厥冷、皮肤发绀等,心脏搏动比呼吸先停止。患者常因缺氧而有烦躁不安、谵妄、昏迷等症状,甚至出现惊厥。

3）脑型:较少见,可呈弥漫性或局灶性脑炎,临床表现与其他病毒性脑炎无异。发热、剧烈头痛、烦躁不安、嗜睡、震颤、昏迷及惊厥。可有痉挛性瘫痪。

4）混合型:混合型瘫痪同时存在上述两种或两种以上类型,兼有脊髓瘫痪和延髓瘫痪的临床表现,可出现肢体瘫痪、脑神经瘫痪、呼吸中枢损害、血管运动中枢损害等各种不同组合,其中以脊髓型和脑干型同时存在最常见。

（4）恢复期:急性期过后1~2周瘫痪肢体逐渐恢复,肌力也逐步增强。一般自肢体远端小肌群开始恢复,如下肢常以足趾为起点,继之近端大肌群和躯干肌群达胫部和股部,肌力逐渐增加,腱反射随自主运动的恢复渐趋正常。脑神经受损所致的肌肉瘫痪多能恢复正常。最初1~2个月恢复较快,6个月后恢复较慢。轻者经1~3个月即已恢复得很好,重症者常需12~18个月,甚至更长时间才能恢复。

（5）后遗症期:由于运动神经元严重受损而发生的瘫痪和肌肉萎缩,1~2年内功能仍不恢复则为后遗症,出现持久性瘫痪和肌肉挛缩,导致肢体或躯干畸形（由于肌群失去平衡）,如足内翻、足外翻、足下垂、脊柱前凸、侧凸等,导致跛行或不能站立行走。骨骼发育也受到阻碍,严重影响小儿的生长发育。脊髓灰质炎患者,由于脊髓前角运动神经元受损,与之有关的肌肉失去了神经的调节作用而发生萎缩,同时皮下脂肪,肌腱及骨骼也萎缩,使整个机体变细。

（四）实验室检查

1. 血常规检查　外周血白细胞总数及中性粒细胞百分比大多正常,少数患者的白细胞数轻度增多,(10~15)×10^9/L,中性粒细胞百分比也略见增高。1/3~1/2患者急性期血沉可增快。

2. 脑脊液检查　顿挫型患者与瘫痪型前驱期脑脊液一般正常,无瘫痪型或瘫痪型瘫痪前期患者脑脊液呈病毒性脑膜炎改变。至瘫痪前期细胞数常增多,白细胞轻度增多,一般为(50~500)×10^6/L,早期以中性粒细胞为主,后期以淋巴细胞为主。蛋白在早期可以正常,以后逐渐增多,糖与氯化物均正常。热退后白细胞迅速降低,瘫痪后第3周时多已恢复正常;但蛋白量常继续增高,可达1~4g/L,4~10周后才恢复正常。这种蛋白-细胞分离现象对诊断本病可能有一定帮助。极少数瘫痪患者的脑脊液可始终正常。

3. 病毒分离　采用患者发病后1周内的鼻咽部分泌物、血液、脑脊液和粪便滤液进行组织培养法分离病毒。虽粪便中病毒存在时间长,但粪便和鼻咽部分泌物分离阴性不能排除病毒携带者,而血液和脑脊液分离阳性诊断价值大。

从粪便分离病毒,于起病后数周内仍可取得阳性结果。可用肛门拭子采集标本并保存于含有抗生素之Hanks液内,多次送检可增加阳性率。在病程1周内可采咽拭子,用同法保存。血液标本可用无菌法分离血清,或用肝素抗凝。在瘫痪发生前2~5天可从血中分离出病毒。分离病毒常用组织培养法接种于猴肾、人胚肾或HeLa细胞株中,先观察细胞病变,再用特异性抗血清进行中和试验鉴定,整个过程需2~4天。脑膜炎病例可采脑脊液分离病毒,但阳性率较低。国内所分离的病毒以Ⅰ型居多,在个别流行中Ⅱ型也可占较高比例。在发达国家或本病发病率很低的地区,应注意分离疫苗相关病毒,但野毒株和疫苗相关病毒的鉴别需在较高水平实验室中才能作出。

4. 免疫学检查　尽可能采集双份血清,第一份在起病后尽早采集,第二份相隔2~3周之后。脑脊液或血清抗脊髓灰质炎病毒IgM抗体阳性或IgG抗体效价有4倍或以上升高者,有诊断价值,阳性率和特异性均较高。中和抗体最有诊断意义,而且可以分型,它在起病时开始出现,病程2~3周达高峰,并可终身保持。故单份血清IgG抗体阳性不能鉴别过去与近期感染。恢复期抗体阴性者可排除本病。

（1）补体结合试验和中和试验:补体结合试验特异性较低,但操作较中和试验简单。补体结合抗体出现早,消失也快;中和抗体出现稍晚,但持续时间长,因而前者阳性提示近期(2~3个月)感染。若中和抗体阳性而补体结合抗体阴性则为既往感染。

（2）酶联免疫吸附法(ELISA):可检测血液和脑脊液中特异性IgM抗体。该抗体在感染后10~15天即可阳性,持续存在约1个月,故可作为早期诊断手段。此外,本法还可用作分型诊断,但无法区分野毒株和疫苗株感染。

近年来有采用已知抗原的免疫荧光法检测抗体,有快速诊断的作用。

5. 核酸检测　逆转录PCR具有快速、敏感、特异和简便的特点。既可作为临床检测手段,也可作为病毒培养后病毒鉴定的方法。

（五）诊断及分类

根据当地的流行病学资料,对未曾服用过脊髓灰质炎疫苗的低龄儿童,出现发热、多汗、烦躁不安、嗜睡、头痛、呕吐、颈背肢体疼痛、感觉过敏或异常、咽痛而无明显炎症时,应疑及本病;在夏秋季节尤应提高警惕。如患儿出现颈背强直和腓肠肌明显疼痛,腱反射由正常或亢进而转为减弱或消失,肌力减弱,患儿不能起坐、翻身等,则脊髓灰质炎的诊断更属可疑。如出现不对称的肢体弛缓性瘫痪或延髓性瘫痪时,则临床诊断可基本成立。

确诊则需做病毒分离或血清特异性抗体检测。对于非瘫痪型患者,流行病学资料对诊断尤为重要,确诊也依靠病毒分离或血清特异性抗体的检测。脑脊液的阳性发现如淋巴细胞增多而糖及氯化物正常、蛋白-细胞分离现象等,均有助于诊断。但顿挫型和无瘫痪型不能单纯依靠临床表现来诊断,只能依靠实验室检查加以确诊。

(六) 并发症

1. 水、电解质紊乱 呼吸肌瘫痪患者长期使用人工呼吸机时易导致水和电解质紊乱。高热、出汗、呕吐、腹泻、不能进食及血气改变皆可引起严重生化紊乱。补液过多可引起水肿和低钠血症。

2. 心肌炎 病毒可直接侵犯心肌,引起心电图 T 波、S-T 段和 P-R 间期改变,见于 10%～20% 病例。

3. 高血压 可由下列因素引起:①缺氧;②由于下视丘受累导致持续性高血压,进而引起视网膜病、惊厥和神志改变。

4. 肺水肿 多见于脑干型患者,常因呼吸肌和/或呼吸中枢麻痹以及吞咽肌麻痹而出现呼吸道并发症,如吸入性肺炎、肺不张、肺气肿及急性肺水肿等。

5. 消化道出血与穿孔 胃肠麻痹可出现消化道出血、穿孔。曾观察到胃和十二指肠的急性扩张、盲肠穿孔、十二指肠、胃和食管的急性溃疡、整个胃肠道的多发性糜烂伴有大出血和肠麻痹等。

6. 肺不张与肺炎 常见于严重延髓麻痹(第 Ⅸ、Ⅹ 对脑神经受累)或脊髓麻痹导致呼吸肌瘫痪或吞咽肌瘫痪,可因气管切开而加重。常见致病菌为金黄色葡萄球菌或革兰阴性菌,对常用抗生素往往耐药。

7. 尿路感染 尿潴留患者容易并发泌尿系感染,常与留置导尿管有关。由于长期卧床与钙的动员常导致肾结石并发感染。多饮水,限制含钙食物,酸化小便,使用水杨酸制剂及早期活动可减低结石发生率。

8. 关节病 在瘫痪病例的恢复期,可发生类似于风湿性关节炎的综合征,表现为大关节的红、肿、疼痛和压痛。

9. 血管栓塞 瘫痪肢体静脉血流淤滞可引起血管栓塞。

此外,严重瘫痪患者因长期卧床,致骨骼脱钙,偶可发生高钙血症和泌尿系结石。

(七) 治疗

目前尚无抗脊髓灰质炎病毒的特效药物,本病的治疗因不同病期而异,治疗的重点在于对症处理和支持治疗。合理和细致的护理在早期治疗中起着重要的作用。在前驱期和瘫痪期患者应卧床休息,并保持安静、避免疲劳,给予充分营养及水分。

1. 急性期

(1) 前驱期及瘫痪前期:可适量应用镇静剂,以解除肢体疼痛;或在局部给予温湿敷,以促进血液循环,减轻疼痛和减少肌痉挛。静脉注射 50% 葡萄糖及维生素 C 1～2g,每日 1 次,连续数日,对减少神经系统水肿可能有一定作用。补液要适量,避免发生肺水肿。

1) 卧床休息隔离,至少至病后 40 日。第 1 周实施呼吸道和肠道隔离,以后以肠道隔离为主。

2) 避免劳累、肌内注射及手术等刺激和损伤,可减少瘫痪的发生。

3) 饮食应营养丰富、清淡可口,可口服大量维生素 C 和维生素 B。注意体液和电解质平衡。

4) 烦躁不安者予以镇静剂;高热者给予物理降温和解热剂;肌痛强直处以局部热敷为主,必要时予以止痛剂。发热高、中毒症状重、病情进展迅速的早期患者,可采用丙种球蛋白制剂肌内注射,以中和血液内可能存在的病毒,初次量为 9～12ml 或更大,以后 2～3 日每日 1 次,每次 3～6ml。重症患者可短期应用肾上腺皮质激素如泼尼松、地塞米松等治疗,有退热、减轻炎症和水肿等作用,疗程一般为 3～5 日。有报道用 α 干扰素有一定效果。

5) 继发感染时加用抗生素治疗。

(2) 瘫痪期:患者应躺在有床垫的硬板床上,瘫痪肢体应保持在功能位置上,以避免产生垂腕垂足等现象。有便秘和尿潴留时,要适当给予灌肠和导尿。

下列药物有促进神经传导的作用,可考虑选用:①地巴唑,每日口服 1 次,成人为 10mg,儿童为 0.1～0.2mg/kg,疗程 10 日;②溴新斯的明,每日皮下或肌内注射 1 次,每次成人为 0.5～1mg,儿童为 0.02～0.04mg/kg,疗程 7～10 日;③加兰他敏,每日肌内注射 1 次,成人为 2.5～5mg,儿童为 0.05～0.1mg/kg,从小剂量开始,逐渐增大,20～30 日为一疗程。维生素 B_1、B_12 等可促进神经细胞的代谢，可适当使用。

1）肢体瘫痪：护理好瘫痪的肢体，避免刺激和受压，保持功能体位，用支架以防止肢体受压及发生手、足下垂。瘫痪停止进展后，应用加兰他敏及地巴唑，以促进神经肌肉的兴奋传导。

2）呼吸障碍：首先根据引起呼吸障碍的不同原因予以针对性处理。咽肌瘫痪致分泌物积聚咽部时，应予体位引流，并用吸引器吸出咽部积液，必要时施行气管切开术。利用气管外套的气囊以堵塞气管导管四周空隙，以防止口咽部分泌物向下流入气管内，并有利于吸引痰液。因呼吸肌瘫痪而不能进行有效呼吸时，可采用箱式人工呼吸器治疗，也可采用气囊加压呼吸或加压面罩呼吸。箱式人工呼吸器影响护理工作，患儿易发生恐惧心理，现已较少采用。呼吸肌瘫痪和吞咽困难同时存在时，须及早进行气管切开，并采用气管内加压。人工呼吸宜采用带套囊的气管导管，以堵塞周围空隙，使肺部能获得充分通气，并防止咽部积液进入气管内。

此外，必须保持呼吸道通畅，并应吸氧；慎用镇静剂以免加重呼吸和吞咽困难；选用适宜的抗菌药物以防治肺部继发感染。视具体情况于静脉内输入液体，或于鼻饲管内注入流质饮食。密切注意血气变化和电解质紊乱，随时予以纠正。患儿能完全自主呼吸后即可停用人工呼吸，但必须等到患者的咳嗽及吞咽反射完全恢复正常、肺部感染已获得控制，才能拔除气管导管。

延髓麻痹引起吞咽困难时应取头低脚高、右侧卧位，加强吸痰，必要时及早做气管切开。饮食由胃管供应。单纯吞咽困难引起的呼吸障碍忌用人工呼吸器。呼吸肌麻痹或呼吸中枢麻痹应采用人工呼吸器，对后者同时应用呼吸兴奋剂。

循环衰竭的治疗：在休克未发生前，要注意维持水、电解质平衡和治疗并发细菌感染以防患于未然。休克发生后应按感染性休克处理。发生肺水肿时，应限制补液，使用强心和利尿药物。急性期和恢复早期发生轻度高血压时，可不必处理，若反复发生阵发性高血压时，应使用降压药物。

2. 恢复期和后遗症期　当体温恢复正常、肌痛消失、瘫痪停止进展后，即可采用体育疗法、针刺疗法、推拿按摩及理疗、穴位刺激结扎疗法、拔罐疗法等以促进瘫痪肢体的恢复。遗留严重畸形者可行矫正手术。

（1）体育疗法：当体温降至正常后 3~4 日起，就应积极进行体育治疗。这包括患者的主动和被动运动，在不引起疲劳和疼痛的前提下，有步骤地对受累的肌群进行锻炼，以恢复其功能。

（2）针刺疗法：适用于年龄小、病程短和肢体萎缩畸形不显著的病例。早期（瘫痪停止发展后）开始和长期坚持治疗为获得成功的主要关键。瘫痪 1 年以上开始治疗者，则效果较差。这一疗法对瘫痪肌群的恢复，确有相当的促进作用，可根据瘫痪部位取穴。

（3）推拿疗法：每日或隔日 1 次，可教会家属在家进行。

（4）穴位刺激结扎疗法：对提高瘫痪肢体肌力和纠正畸形有一定疗效。按瘫痪部位及畸形情况选择有效穴位。

（5）拔罐疗法：火罐、水罐、气罐等均可使用，以促进患肢加快恢复。

（6）其他疗法：在恢复期也可选用上述促进神经传导功能的药物及中药熏洗、外敷等。必要时用木板或石膏固定，以及用手术治疗畸形。

（八）预防

本病的减少乃至消灭主要归功于疫苗的广泛应用。

1. 传染源的管理　早期发现患者，加强疫情报告，并进行详细的流行病学调查。

（1）隔离患者：自发病日起隔离 40 日，最初 1 周应同时强调呼吸道和胃肠道隔离，1 周后单独采用消化道隔离即可。

（2）接触者的检疫：患者的接触者和患儿所在的托幼机构，应接受医学观察 20 日；每日测体温，并注意其健康状况，如有发热、呼吸道或消化道症状发生，即予卧床休息，隔离观察至症状消失后 7 日。同时采咽部分泌物和粪便分离病毒。如一旦确诊则应作为患者按规定的要求进行隔离。接触者的手需用 2% 甲酚皂溶液浸泡 2 分钟，或用 0.1% 苯扎溴铵（新洁尔灭）浸泡洗涤 5 分钟，然后用清水肥皂洗干净。

（3）带病毒者的检出：脊髓灰质炎流行期间，健康儿童的带病毒率可达 1.5%，1 岁儿童中约为 1%。这些带病毒者被检出之后，应按患者的要求加以隔离。

2. 切断传播途径　环境卫生的改善，对脊髓灰质炎发病率的影响不大。接触传播是最主要的传播途径，环境卫生的改善对这种传播途径影响不大，但不能因此而贬低一般卫生措施的作用。因为在发展中国家，随着卫生条件的改善，感染脊髓灰质炎的机会显然是减少了,但由于发病年龄的推迟,有症状的显性感染者在人群中所占的比重却增加了,因此造成发病率不减少或反而增加的现象。在未广泛推行预防接种的国家中尤其如此。

3. 预防接种 自从 1955 年采用疫苗预防脊髓灰质炎之后,发病率即非常显著地下降。

(1) 主动免疫

1) 口服减毒活疫苗(OPV):我国现行的口服疫苗为 3 个血清型混合疫苗,第 1 次接种在出生后第 2 个月,服三价混合疫苗连续 3 次,间隔 1 个月,第 2 次在 4 岁时加强口服 1 剂。其他时期根据流行情况决定是否加强。服疫苗应注意:①冬春季服用,每年冬季 12 月至次年 1 月常规施行适龄对象接种,以保证在秋季时已获免疫及免受其他肠道病毒干扰;达到在流行季节前所有新出生的婴儿皆接受 1 次免疫。②避免开水服用,以免灭活病毒而降低免疫效果。③原发性免疫功能缺陷患者,由严重营养不良、佝偻病、活动性肺结核等引起继发性免疫功能缺陷患者,以及急慢性心、肝、肾患儿忌服。

服疫苗后 2 周,体内即有特异性中和抗体产生,1~2 个月内可达有效水平,服完 2 剂后抗体产生率为 90%。服完 3 剂后所产生的免疫力可维持 5 年,加强免疫 1 次后免疫力可维持终身。

减毒活疫苗多无不良反应,偶有低热或腹泻。但在极少见情况下,疫苗株可突变而恢复其致病性,引起瘫痪型脊髓灰质炎。

口服减毒活疫苗具有下列优点:①可以口服;②可在细胞培养中繁殖制备,成本较低;③不需冰冻保存,易于推广;④可同时诱生血清内和肠道中的保护性抗体;⑤抗体产生较迅速;⑥疫苗株病毒可在肠道内繁殖而抑制野生病毒的生长;⑦疫苗株病毒排出体外可使接触者受感染而产生免疫,降低人群易感性。其缺点为:①在极少数情况下,疫苗株病毒可突变而恢复其对神经系统的毒性,引起受接种者或接触者发生脊髓灰质炎。其发生率在受接种者中约为 1/1 000 万,在接触者中约为 1/2 000 万。②在先天性免疫缺损或接受免疫抑制治疗的患者中亦可引起脊髓灰质炎。③在其他肠道病毒广泛存在的发展中国家人群中,疫苗株病毒在肠道内受干扰,不能定居繁殖产生抗体。但总的来说,口服疫苗的优点还是远远超过它的缺点。所以在我国的实践过程中,尽管健康儿童中其他肠道病毒的感染率可高达 20%,口服疫苗的效果仍然是满意的。

目前,我国已无新发病例,但因流动人口增加,加强对流动儿童疫苗接种的监测及补充接种是预防脊髓灰质炎的重要工作之一。

2) 灭活疫苗(IPV):用甲醛处理脊髓灰质炎病毒,可使它失去传染性而保持免疫原性。此疫苗含有全部 3 个血清型,用于肌内注射,于 3~6 个月内注射 3 次。首次注射后 1 个月,血清中和抗体达到高峰,2 年后下降 20%,因此应于 2~3 年后加强注射 1 次。灭活疫苗的优点为:①可与白喉、百日咳、破伤风等疫苗混合注射;②排除活病毒突变恢复毒力的可能性;③先天性免疫缺损者和免疫受抑制者及其家属皆可使用;④不受肠道内其他病毒的干扰;⑤接种后保护率可达 70%~90%,发病率亦显著下降。灭活疫苗的缺点为:①价格昂贵;②抗体产生缓慢,免疫期较短,需反复加强注射;③肠道内无抗体产生,接种后不能防止感染及携带病毒,只能防止发病;④灭活不完全时,可引起受接种者发病。

(2) 被动免疫:丙种球蛋白适用于未接受疫苗接种或先天性免疫缺损儿童及接触者。对密切接触者肌内注射丙种球蛋白,每次 0.3~0.5ml/kg,每月 1 次,共 2 次。注射后 1 周内发病者可减轻症状,2~5 周后仍不发病者可认为已获得保护,免疫效果可维持 2 个月左右。

(高志良 林潮双)

二、柯萨奇病毒感染

柯萨奇病毒(Coxsackie virus)感染在世界各地广泛发生,可引起散发或流行性发病,不同年龄人群均可感染,儿童尤为多见。临床表现多样化,可波及全身各个系统,表现为无菌性脑膜(脑)炎、类脊髓灰质炎、心肌炎、疱疹性咽峡炎、流行性急性眼结膜炎、流行性胸痛、手足口病、呼吸道感染、出疹性疾病、婴儿腹泻等。大多属轻症,少数严重者也可危及生命。

(一) 病原学

柯萨奇病毒属于微小 RNA 病毒科肠道病毒属,最初于 1948 年在美国纽约柯萨奇镇的两名脊髓灰质炎肢体瘫痪儿粪便中分离出来。该病毒理化特性及化学组成与脊髓灰质炎病毒相似,但 RNA 碱基组成明显不同,为二十二面体颗粒,直径 22~30nm,包含单链 RNA。对脂肪溶剂如乙醚、乙醇、氯仿等抵抗,在室温下相对稳定,在 1% 甲醛中煮沸或 60℃ 30 分钟可迅速灭活,在 -70~-20℃ 可存活数年。

根据病毒对人和乳鼠的感染致病性,将其按免疫血清特性分为 A 和 B 两组。A 组至今发现 23 个型(1~24 型,其中 23 型已归入埃可病毒 9 型),主要产生弥漫性肌炎伴肌纤维急性炎症及坏死,引起弛缓性瘫痪,大多不易在组织培养中分离;B 组已发现 6 个型(1~6 型),可使大脑局部退行性变、骨骼肌局部坏死、胰腺炎症变化及心肌炎等,引起肢体震颤和强直性瘫痪,可在组织培养中分离。

(二)流行病学

柯萨奇病毒感染分布极广,范围可大可小,小者在家庭或小团体中暴发发病,大者在局部地区流行,并蔓延至邻近地区。每隔若干年发生一次大小不等流行,每次流行的型别各异。

患者及病毒携带者为传染源。人类为柯萨奇病毒的宿主,经粪-口、呼吸道或虫媒传播,苍蝇可为虫媒,起到机械性传播作用。病毒主要从粪便排出,持续数周至 1~2 年,也可从咽部排出,持续数日。患者血液、脑脊液、胸腹水、皮疹疱浆、唾液、尿及骨髓中均可分离出病毒。健康人群粪便中也可携带病毒,随年龄、季节及环境不同,在一定条件下可成为传染源。3 岁以下小儿正常粪便分离率高于其他年龄。该病传播广泛,发病高峰在夏秋季,小儿受感染较成人多,但也有主要引起成人流行者。

人体感染柯萨奇病毒后,可产生 3 种特异性免疫抗体。唾液及肠道局部可产生分泌型 IgA。感染后 1~3 日血清中即可出现 IgM,病程 1 个月时达高峰,2~3 个月后消失。随着病程发展,约 1 个月后 IgG 出现并持续较长时间,代表持久的型特异性免疫力。IgM 中和抗体滴度上升表示新近感染,IgG 中和抗体增高表示既往感染。IgG 能通过胎盘传给胎儿,使之获得被动免疫,IgM 则不能通过胎盘。

(三)发病机制及病理

病毒自咽部或肠道侵入,在咽部、呼吸道及小肠黏膜下、淋巴组织中繁殖,当机体免疫力下降时进入血流引起病毒血症,然后随血液循环侵入全身单核巨噬细胞系统、深层淋巴结、肝、脾、骨髓等处大量繁殖,再次进入血液循环后,随血流播散至中枢神经系统、皮肤黏膜、心脏、肺、肝、胰、肌肉等处,体内任何脏器均可受侵,依病毒型别不同,引起不同病变。组织学检查轻症仅有组织水肿、充血,间质内单核细胞浸润;重型则有弥漫性坏死和炎症。

(四)临床表现

1. 无菌性脑膜炎、脑炎 柯萨奇病毒感染中约 80%能引起无菌性脑膜炎、脑炎,其中以 A 组 1~11、14、16~18、22、24 型及 B 组 1~6 型最为常见。潜伏期一般为 2~7 日,有发热、头痛、全身不适、恶心等,常伴皮疹,可引出脑膜刺激征及巴宾斯基征(Babins-ki sign),大多表现不严重。多表现为脑膜炎,少数为脑炎,后者主要发生在婴幼儿,病死率高。脑脊液细胞轻至中度增加,一般为 $(0.1~0.5)\times10^6/L$,偶有高达 $1\times10^6/L$ 以上者,蛋白略增多,糖正常。脑脊液中易分离出病毒,脑脊液及血清中特异性抗体效价升高。柯萨奇病毒性脑膜(脑)炎发病以儿童多见,在医院新生儿室常有暴发,世界各地曾发生数次大流行,其中也包括成人流行。该疾病流行时,地区分布广,传染性强,以夏秋季高发。近年来少见流行。

2. 瘫痪性疾病 普种脊髓灰质炎疫苗后,由脊髓灰质炎病毒引起的瘫痪发病率明显下降,但其他肠道病毒引起的瘫痪却时有发生,可由柯萨奇病毒 A 组 4、6、7、9、11、14、21 型及 B 组 1~5 型引起。A 组 7 型曾在苏格兰及苏联引起肢体瘫痪小流行;9 型曾在印度新德里引起类脊髓灰质炎流行。已证实部分吉兰-巴雷综合征与 A 组 2、5、9 型有关,横断性截瘫与 B 组 4 型有关,在上述患者脑脊液及粪便中分离出病毒。早期及恢复期双份血清特异性抗体效价升高。临床上以肢体弛缓性瘫痪为主,一般症状轻,恢复快,极少留下后遗症。

3. 疱疹性咽峡炎 是一种急性传染性咽峡炎,主要由柯萨奇病毒 A 组 2、4、5、6、9、10 型引起,B 组也可致病,但较少见。潜伏期一般为 3~4 日,急起发病,表现为发热,体温可高达 40℃,伴头痛、咽痛、肌肉痛等。婴儿可有呕吐及腹泻,可出现惊厥。咽部充血,可见散在灰白色疱疹,直径 1~2mm,周围有红晕,疱疹溃破形成溃疡,少则 1~2 个,多可达 10 余个,多发生于软腭、扁桃体,一般 4~6 日后自愈。血常规示白细胞和分类大多正常。该病遍及世界各地,呈散发流行,传染性强。多见于夏秋季,主要发生于 2~10 岁小儿,成人较少见。

4. 急性心肌炎、心包炎、心律失常等 1952 年,非洲发生一起新生儿心肌炎暴发,自患儿咽部及粪便中分离出柯萨奇病毒 B 组 3 型,并在心肌组织及肠道分离出 B 组 4 型。1975 年,首次报道一起成人心肌炎暴发,在患者心肌细胞内发现有柯萨奇病毒 B 组 4 型定植。目前已证实,柯萨奇病毒 B 组 1~5 型与 A 组 4、6、23 型密切相关。流行性及散发性心包炎中 1/3~1/2 由柯萨奇病毒 B 组 2~5 型所致。

柯萨奇病毒引起心肌炎的临床表现不一,轻者无自觉症状,重者可突发心力衰竭迅速死亡。半数以上先有短暂发热,表现为上呼吸道感染症状,1~7 日后出现心脏病变,伴乏力、胸痛、气促等,严重者出现呼吸困难。依不同临床表现可分为以下 4 种类型。

（1）急性心肌炎伴心力衰竭：多见于新生儿，成人也可发生，起病急，有阵咳、面色苍白、发绀及呼吸困难，常迅速出现心力衰竭，肝脏急剧增大，可伴肺水肿。急性心包炎与心肌炎同时发生。心电图呈低电压、心动过速、T波倒置和ST段压低等，血清心肌酶常有增高。

（2）心律失常：此型最多见。以期前收缩、心动过速或各种传导阻滞为主，心电图检查有助于确诊。病情轻者恢复快，数周后心律失常即消失，但也可持续数月不愈，反复发作达数年之久。

（3）猝死：多见于青壮年，常于夜间发生，表现为心肌缺血、广泛心肌坏死或梗死，可在心肌细胞内分离出病毒。

（4）慢性心肌病：病变涉及心脏传导系统、心内膜、心瓣膜或心包膜，可造成弹性纤维增生、慢性心肌病、缩窄性心包炎等。胎儿期感染可导致先天性心脏病，如先天性钙化型全心炎等。

5. 流行性肌痛或称流行性胸痛　主要由柯萨奇病毒B组1~6型引起，A组4、6、9、10型也可引发。常在局部地区暴发流行，多见于青壮年，家庭成员可同时或相继发病。潜伏期2~5日，急骤起病，体温可达40℃，阵发性肌痛，可累及全身肌肉，以胸及上腹部为主，表现为刺痛、烧灼痛或胀痛，活动时肌痛加剧。肌痛轻重程度不一，重者甚至可引起休克。病程一般4~5日，短至12小时，长至3周。儿童症状较轻，胸部X线检查无异常。该病可间歇发作，病程后期有3%~6%的患者可并发无菌性脑膜炎，成年男性中尚可并发睾丸炎。

6. 发热及急性呼吸道感染　柯萨奇病毒可引起单独发热，如"夏季热"，也可引起上呼吸道感染。A组12型、B组1和4型可引起支气管炎，A组9、16型和B组4、5型可引起婴儿肺炎和细支气管炎等下呼吸道感染。B组病毒在儿童中还可引起间质性肺炎及小片状肺炎，肺组织中可分离出病毒。症状大多较轻，预后良好，偶见重症。

7. 急性出血性眼结膜炎　该病最早于1969年发现由肠道病毒70型引起。1970年在新加坡发生流行，均由柯萨奇病毒A组24型引起。1974—1975年此两种病毒同时引起急性出血性结膜炎。此后，在印度、日本、欧美等地区均有流行发生，1981—1986年在南美洲流行，我国也曾有数次大流行。该病主要经手及虫媒直接传播至眼部，或经毛巾、淋浴、泳池水传染，眼分泌物中可分离出较多病毒，咽部或粪便中也可分离出少量病毒。

潜伏期1日左右，起病急骤，症状常在发病第1日即达高峰。临床表现主要为急性眼结膜炎，突起眼睑红肿，眼结膜充血，眼刺痛、烧灼感、畏光、流泪、眼睑肿胀，伴脓性分泌物，结膜下出血，角膜炎，但极少累及巩膜及虹膜，双眼常同时受累。约20%患者有发热、头痛、全身不适等，病程3~10日后症状消退，但结膜出血持续时间较长。

8. 皮疹　经证实，柯萨奇病毒A组2、4、9、16型及B组1、3、5型与皮疹关系密切。婴儿及儿童受染时常出现皮疹，成人少见。潜伏期多为3~6日，起病前常有发热和上呼吸道感染症状，而后出现皮疹，皮疹有时单独出现，或在其他脏器感染过程中出现，皮疹类型多样，有斑丘疹、风疹或麻疹样皮疹、玫瑰疹、小疱疹或荨麻疹等。一般数量不多，常发生于躯干或四肢。有时皮疹在家庭内传播。

9. 手足口病　自1960年发现后欧洲、美洲、亚洲均相继报道，主要由柯萨奇病毒A组5、9、10、16型以及B组2、5型引起，尤以A组16型为多见。该病传染性强，常引起局部流行，可出现家庭成员相继发病，好发于4岁以下小儿，幼儿园可发生局部暴发，成人也有发病，多为轻症。四季均可发病，以5、6月多见。

潜伏期2~5日，初起低热、流涕、厌食、口腔及咽喉痛，持续1~2日。随后，口腔内出现小疱疹，常分布于舌、颊黏膜、硬腭等处，也可在牙龈、扁桃体及咽部见到，不久疱疹溃破形成溃疡。同时在手及足部背面及掌面出现数个至数十个斑丘疹，偶见于上臂、大腿、臀部和躯干，呈离心分布，常迅速转为小疱疹，较水痘疱疹小，直径3~7mm，2~3日内自行逐渐吸收消退，不留痂。预后一般良好，多能治愈，但可复发。偶见伴发无菌性脑膜炎、肺炎或急性心肌炎等致死。

10. 婴儿腹泻　柯萨奇病毒A组9、17、18、20~24型曾引起婴儿腹泻。临床表现与一般婴儿腹泻类似，大多为轻症，每日排稀便2~4次，少见大量水样便，不伴脓血，数日至1周自愈。

11. 其他　柯萨奇病毒A组1、4、9型可引起肝炎，临床表现如甲型肝炎，预后良好。B组3型可引起腮腺肿大，肿胀程度较轻，常呈单侧性。有研究表明，B组4、5型与1型糖尿病相关，该病毒可通过促进B细胞的自身免疫反应或阻碍B细胞再生而激发1型糖尿病的发生。

在免疫功能低下、低丙种球蛋白血症或骨髓移植机体中,已证实柯萨奇病毒A组9、11、15型及B组2、3型可引起慢性脑膜脑炎、皮肌炎样综合征及慢性肝炎等。慢性脑膜脑炎表现为乏力、头痛、颈项强直、惊厥、震颤、共济失调或视盘水肿等。神经系统症状进展和缓解交替出现。脑脊液细胞改变同病毒性脑膜炎,但蛋白较高。数月或数年后,在患者脑脊液中仍可分离出病毒,肝、脾、肌肉等组织中也可分离,但粪便中不易分离出病毒。

(五)实验室检查

1. 血常规检查　白细胞数大多正常,少数可升高。

2. 病毒分离　一般采取咽拭子及粪便检查进行病毒分离和鉴定,但由于健康人群中也可携带肠道病毒,因此单纯自粪便分离出病毒难以确诊。但新生儿或婴幼儿粪便分离出病毒即可作为病原学确诊。若能自患者体液包括脑脊液、血液、胸腔积液、疱浆液等或死亡病例脏器中如心、肺、脑、肝、脾等分离出病毒,则有病原确诊意义。标本采集后,应立即送检,可接种于WHO推荐的敏感细胞进行组织培养,观察细胞病变。

3. 血清学检查　采取病初及恢复期双份血清,测定病毒型特异性抗体水平,一般用中和试验、补体结合试验、酶联免疫吸附试验等方法,其中以中和试验最为可靠,其阳性消失最慢,型特异性也最强,恢复期抗体水平比病初大于4倍增高,诊断意义极大。柯萨奇病毒型别尤其多,血清学中和试验工作量大,仅在某地出现已知型别病毒流行时,才用此法进行诊断。PCR方法在病毒型别间有高度交叉反应,目前只能用来诊断肠道病毒,不能分型。

(六)诊断与鉴别诊断

1. 诊断　柯萨奇病毒感染临床表现复杂,诊断需结合流行病学资料、临床表现、实验室检查综合进行。

(1)临床上若出现流行性无菌性脑膜炎、流行性肌痛、急性心肌炎、疱疹性咽峡炎、急性流行性眼结膜炎、手足口病等特殊综合征,并自患者咽拭子或粪便中重复分离到同一型柯萨奇病毒,且病毒分离率远高于无接触史的人群,则有诊断参考意义。

(2)自患者体液(血液、胸腹腔积液、心包积液、脑脊液、尿液、疱浆液等)或活检组织、尸检组织中分离出病毒才有诊断价值。

(3)疾病恢复期(起病后3~4周)血液中抗体较病初有≥4倍增高,则有新近感染的可能,以中和抗体测定最为可靠。

2. 鉴别诊断

(1)复发性无菌性脑膜炎:反复出现发热、头痛、脑膜刺激征等,脑脊液检查淋巴细胞增多及蛋白轻度增高,一般历时数天自然缓解,在发作间歇期无症状,而且脑脊液检查正常。

(2)应与其他病毒引起的脑膜炎鉴别。

1)乙型脑炎:多发生于夏秋季,起病急,常伴有高热、神志改变,周围血及脑脊液中白细胞增多明显,中性粒细胞也高。血清中乙型脑炎病毒IgM增高有利于鉴别,脑脊液分离出乙型脑炎病毒明确诊断。

2)经部分治疗的流行性脑脊髓膜炎及其他化脓性脑膜炎:轻症及重症经部分治疗者需加以鉴别。起病急,脑膜刺激征明显,脑脊液中以中性粒细胞增多为主,糖及氯化物降低,蛋白增高,脑脊液中如能找到致病菌可确诊。血白细胞总数及中性粒细胞均升高。

3)结核性脑膜炎:起病缓慢,低热,有肺结核等原发结核病灶或结核患者接触史,PPD试验阳性,脑脊液中糖和氯化物降低,蛋白增高,静置后可有薄膜形成,可培养出结核分枝杆菌。

4)隐球菌性脑膜炎:起病呈亚急性,脑脊液中糖和氯化物降低,蛋白或有轻度增高,脑脊液离心后墨汁图片可找到隐球菌,乳胶凝集试验隐球菌抗原有利于鉴别。

5)无腮腺肿大的腮腺炎病毒性脑膜炎:多发生于冬春季,有时有血清淀粉酶升高,或伴有男性睾丸炎。确诊需依赖血清学诊断腮腺炎病毒抗体增高或脑脊液柯萨奇病毒分离。

(3)急性心肌炎、心包炎:新生儿如迅速出现心力衰竭症状或心律失常,应疑为肠道病毒感染,若伴有皮疹、血清转氨酶升高及脑脊液有改变者,更有助于诊断。

(4)疱疹性咽峡炎、手足口病:需与单纯疱疹病毒引起的口腔炎鉴别。柯萨奇病毒引起的疱疹性咽峡炎常发生流行,其口腔疱疹常限于口腔后部。手足口病常在小范围内传播,形成局部流行,出现口腔前部疱疹易形成溃疡,同时伴发手足臀部位的疱疹,小而硬。单纯疱疹病毒引发的口腔炎多为散发病例,疱疹可发生于口腔的任何部位,以皮肤黏膜交界处最为多见。

(5)出疹性疾病:柯萨奇病毒感染常伴不同类型皮疹,应分别与麻疹、风疹及幼儿急疹鉴别。麻疹于病程早期口腔黏膜可出现科氏斑(Koplik spot),卡他症状明显。风疹引起的皮疹数量多,于 24 小时波及全身,伴耳后及枕部淋巴结肿大。幼儿急疹限于婴儿,先有高热 1~3 日,随后出现全身皮疹。

(6) 流行性肌痛:胸痛显著时注意与心绞痛、心肌梗死、胸膜炎等鉴别。腹痛剧烈时注意与急腹症鉴别。本病肌痛一般局限于浅表部位,无深部压痛或反跳痛。

(七) 预后

柯萨奇病毒感染属自限性疾病,一般预后良好,但成人急性心肌炎可发生猝死,个别患者病程迁延或反复发作,可导致慢性心肌炎。婴儿暴发性感染表现为重度心肌炎、脑炎或肝衰竭者,病死率高。中枢神经系统感染很少发生瘫痪,轻瘫恢复快,一般不留后遗症;大流行中个别患者病毒侵犯延髓、脑桥者也可危及生命。

(八) 治疗

目前尚无特效治疗方法。主要为一般治疗和对症治疗。急性期卧床休息隔离,有呕吐、腹泻者注意水、电解质平衡,中枢神经系统感染伴惊厥者适当予以镇静剂,伴颅内压升高者及时使用脱水剂。急性肌痛难以忍受时可予热敷及止痛剂。发生急性心肌炎伴心力衰竭时,及时使用强心剂。疾病早期和轻症患者一般不主张应用肾上腺皮质激素,重型可适当应用,并可考虑早期应用免疫球蛋白等。

(九) 预防

目前尚无特异性疫苗制剂。柯萨奇病毒型别众多,单一型别病毒引起流行少,因此免疫接种难以进行,且意义及预防作用不大。有报道采用普种脊髓灰质炎减毒活疫苗,使发生肠道干扰作用以控制其他肠道病毒感染的流行,为一种非特异性预防措施。

重视环境卫生和个人卫生,加强体格锻炼。流行期间注意空气流通,对有接触史的婴幼儿、体弱者和免疫低下者,可考虑注射丙种球蛋白预防。孕妇切忌与患者接触,婴儿尽量母乳喂养,有报道母乳中含有抗柯萨奇病毒的抗体。

(高志良 刘 静)

三、埃可病毒感染

埃可病毒感染(Echo virus infection)与柯萨奇病毒感染十分相似,难以区分,均可呈散发性或流行性,临床上能引起多种疾病。近几十年来,埃可病毒感染发病率高于柯萨奇病毒感染。

(一) 病原学

埃可病毒为二十面体,直径 24~30nm,含单链RNA,与柯萨奇病毒相同属小 RNA 病毒科肠道病毒属,不同点是埃可病毒接种乳鼠后不产生病变。以前认为埃可病毒与疾病无关,目前已证实与多种疾病相关。

埃可病毒分为 28 型(原命名 1~34 型,其中 8、10、22、23、28、34 型已先后并入其他病毒型),其中 3、6、7、11~13、19~21、24、29、30 型产生血凝集,能凝集人类 O 型红细胞。该病毒能抵抗乙醚、乙醇及氯仿等脂溶剂,1%甲醛及煮沸能使灭活。在水中可生存数周,-70~-20℃下可存活数年。

(二) 流行病学

埃可病毒感染在世界范围内广泛存在,与柯萨奇病毒感染类似,可引起散发及流行病例。1956 年埃可病毒 9 型流行时几乎席卷整个欧洲大陆,涉及数十万人。其后又有多次在某地区或某集体机构中发生较小规模的传播,甚至仅在家庭内发病。我国 1987 年在山东发生一起埃可病毒 29 型引起的无菌性脑膜炎,2 000 多人感染。1991 年该病毒 30 型在上海也引起无菌性脑膜炎及脑炎流行,4 000 多名儿童累及,成人极少发病。

埃可病毒感染多发生于夏秋季,以 5~9 月为多,也有在冬春季发病者。隐性感染率明显高于有临床症状者,健康人群也可携带病毒。儿童发病较成人多。经常引起流行的型别为 4、6、9、16、18、30型,每次引起的型别可以不同。埃可病毒经粪-口途径及呼吸道传播,在粪便中排病毒时间长于呼吸道。除人体外,动物体内也可由埃可病毒致病,其粪便可携带病毒。

(三) 发病机制及病理

埃可病毒经口腔或呼吸道进入体内,主要在咽部、扁桃体等局部淋巴结繁殖,少量在肠道繁殖,自呼吸道分泌物及粪便中排出。部分病毒自上述部位经血流或淋巴进入肝、脾及其他单核巨噬细胞系统,再随血流到达其他器官,主要的靶器官是肝脏及中枢神经系统。

当咽部及肠道表面本身存在 IgA 抗体时,可阻止病毒进入体内。血液内有足量特异性抗体可中和血流中病毒。仅在病毒数量多或血液内抗体不足时,病毒才得以进入脏器致病。组织病变主要表现为细胞水肿、局部充血,伴单核细胞浸润,严重者出现局灶性坏死。

起病 1 周后出现补体结合抗体、中和抗体及血凝抑制抗体,于病程 2~3 周时达高峰。补体结合抗体在 1 年左右消失,后两者可维持很久,对同型病毒有免疫力。病程早期出现的是 IgM 抗体，1 个月后出现 IgG 抗体，后者维持时间较长。

（四）临床表现

埃可病毒感染的临床表现与柯萨奇病毒感染大致相同，可见于下列疾病。

1. 无菌性脑膜炎、脑炎　除 24、26、32 型外，其余型别埃可病毒均可引起此病。脑膜炎多于脑炎。

该病潜伏期为 3~5 日，长者可达 2 周。急性或亚急性起病，起病初期有发热、头痛、咽痛或肌痛，其后出现颈项强直或脑膜刺激征。重型患者有惊厥及昏迷。脑脊液透明，细胞数轻至中度增加，蛋白轻度增高，糖及氯化物正常。埃可病毒引起的脑膜炎流行近年来较柯萨奇病毒引起者为多，散发病例也不少见，预后大多良好。

2. 瘫痪性疾病　可由埃可病毒 4、6、9、11、14、30 型引起，所致瘫痪发病率较柯萨奇病毒少，可单独发生或与脑膜（脑）炎同时发生，有时仅表现为轻度肌无力，预后良好。5 型与横断性截瘫有关，6 和 22 型可引起多发性神经根炎。

3. 腹泻　埃可病毒与腹泻关系甚为密切，患儿粪便中常可分离出 6、7、11、14、18 型，成人也有发病。埃可病毒 11、14、18 型曾引起新生儿室腹泻流行。我国福建、上海、广西等地曾从腹泻患儿粪便中分离出埃可病毒 1~3、7、18、24 型。该病多发于夏季，临床表现与一般儿童腹泻类似，大多为轻症，每日排稀便 2~4 次，少见大量水样便，不伴脓血，数日至 1 周自愈。

4. 呼吸系统感染　埃可病毒 4、8、9、11、20、22、25 型可引起单纯发热，称"夏季热"，4、7、11、20、25、30 型可引起流行性呼吸道疾病或咽炎，9、19 型能引起婴儿肺炎和细支气管炎等下呼吸道感染。各型别病毒感染引起的呼吸系统疾病临床表现与其他病毒感染引起者相似，症状大多较轻，预后良好，偶见重症，出现高热、持续性呼吸困难、发绀、缺氧，甚至死亡。

5. 出疹性疾病　埃可病毒 4、9、16 型引起皮疹较多见，可单独出现，也可在其他脏器感染如无菌性脑膜炎过程中出现。婴儿和儿童受感染时常见，成人少见。潜伏期为 3~6 日，病初常有发热和上呼吸道感染症状，如轻咳、咽痛等，随后出现皮疹，皮疹类型依病毒型别不同而呈现多样化，16 型引起的皮疹呈细小斑丘疹，直径 1~3mm，始于面部，逐渐累及躯干，均伴有发热，多发于夏季，传染性强；2、4、11、19 型也可引起皮疹小暴发，大多呈风疹状，但与风疹不

同点是无耳后及枕部淋巴结肿大，无瘙痒；6 型可引起带状疱疹；9 型可引起皮肤瘀点及紫癜样皮疹，易被误诊为流行性脑脊髓膜炎；11 型可引起小疱疹，播散全身，主要发生在免疫功能低下的成人。

6. 新生儿播散性感染　埃可病毒引发的新生儿播散性感染可从母婴传播得来，也可自院内感染发生。

11 型为新生儿暴发性全身性感染的主要病毒，表现为出血性肝炎综合征，黄疸进行性加深，全身多处出血，低血压，可并发肾衰竭，常误诊为败血症，肝脏或组织检查可见肝细胞广泛坏死，病死率极高。4、6、7、9、12、14、19、21、31 型引起新生儿散发性感染，其中 6、9 型可引起新生儿致死性肺炎，发生于出生后数日。还可见发生重型无菌性脑膜（脑）炎者，常迅速转为昏迷及中枢性呼吸衰竭。

7. 其他　埃可病毒 9、22 型可引起心肌炎及心包炎，但远较柯萨奇病毒 B 组引起者少，其中 22 型还可引起溶血性尿毒症综合征，6、11、22、30 型可引起急性胰腺炎，11、25 型引起急性关节炎或肌炎，25 型可引起传染性淋巴细胞增多症。在无丙种球蛋白血症中，由于体液免疫缺陷，不能产生相应抗体，因此埃可病毒感染可引起持续性中枢神经系统感染，呈现为慢性脑膜脑炎，主要表现为长期乏力、持续头痛，或伴有轻度颈项强直、视盘水肿，也可呈癫痫发作。部分患者出现慢性肌炎及软组织炎，活检能分离出埃可病毒。

（五）实验室检查

1. 血常规检查　白细胞数大多正常，少数可升高。

2. 病毒分离　病初采集咽拭子、粪便或体液如血液、胸腹腔积液、水疱液、脑脊液等进行病毒分离，最好取自多部位以增加检出阳性率。所有埃可病毒均可在恒河猴肾细胞及人羊膜和肾细胞中生长。

3. 血清学检查　病程早期及恢复期双份血清测定中和抗体、特异性抗体 IgM、血凝抑制抗体等，恢复期抗体水平比病初有 ≥4 倍增高，诊断意义极大。病程 1 个月后血清特异性 IgG 抗体升高且持续存在。

（六）诊断及鉴别诊断

与柯萨奇病毒一样，埃可病毒感染临床表现复杂，诊断需结合流行病学资料、临床表现、实验室检查综合进行。确诊需依赖病毒分离试验阳性或双份血清抗体滴度 ≥4 倍增高。若当地已有流行，对续发病例可迅速作出诊断。如出现一些典型症状如病

毒性脑膜(脑)炎流行应考虑该病毒感染。与柯萨奇病毒感染不同的是,埃可病毒性中枢神经系统感染患者脑脊液中易分离出病毒,但粪便中不易分离出来。

鉴别诊断大致同柯萨奇病毒感染。值得注意的是,埃可病毒9型引起皮肤瘀点者易被误诊为流行性脑脊髓膜炎,但后者临床中毒症状严重,脑脊液呈化脓性改变,血培养及脑脊液培养有脑膜炎双球菌生长,尿或脑脊液可测得脑膜炎双球菌抗原阳性。

(七)预后

埃可病毒感染大多呈自限性,预后一般良好。仅在新生儿或婴儿暴发性感染时预后凶险,病死率极高。

(八)治疗

目前尚无特效治疗方法。主要为一般治疗和对症治疗,大致同柯萨奇病毒感染。急性期卧床休息隔离,有呕吐、腹泻者注意水、电解质平衡,中枢神经系统感染伴惊厥者适当予以镇静剂,伴颅内压升高者及时使用脱水剂,肝功能损害者予护肝治疗。重型患者及时给予支持治疗,必要时早期给予丙种球蛋白等。

(九)预防

目前无特殊预防措施。与柯萨奇病毒一样,埃可病毒型别众多,单一型别病毒引起流行少,因此免疫接种难以进行,且意义及预防作用不大。预防措施同柯萨奇病毒。

(高志良 刘 静)

四、手足口病

手足口病(hand foot mouth disease,HFMD)又名发疹性水疱口腔炎,是由肠道病毒引起的急性传染病,是一种普通的典型的自限性病毒综合征。手足口病主要通过消化道、呼吸道和密切接触等途径传播,多见于学龄前儿童,尤以5岁以下儿童发病率最高,临床症状主要表现为手、足、口腔等部位的斑丘疹、疱疹,故得此病名。本病在全世界已有较长的流行史,并多次出现大暴发,自2007年以来我国的发病率显著上升,并呈季节性流行和全年散发趋势。2008年WHO在中国流行病学调查发现每50万手足口病人群中就有200个死亡案例,目前手足口病已成为中国面临的第二大类病毒感染疾病,手足口病已被列入《中华人民共和国传染病防治法》规定的丙类传染病进行管理。

(一)病原学

能引起手足口病的肠道病毒有许多种,主要有柯萨奇病毒(Coxsackie virus,Cox)、埃可病毒(ECHO virus)及新型肠道病毒(human entero virus,EV68~72型),均属于微小RNA病毒科、肠道病毒属。我国以柯萨奇病毒A组16型(CoxA16)和肠道病毒71型(EV71)最为多见,其他肠道病毒有CoxA 4、5、6、7、9、10型或柯萨奇病毒B组(CoxB)2、3、5、13型和埃可病毒的某些血清型也可引起手足口病。

这些肠道病毒呈球形,二十面体立体颗粒,无包膜,直径27~30nm,由蛋白衣壳和核酸构成。其衣壳由VP1、VP2、VP3和VP4四种蛋白组成。其基因组为单股正链RNA,长7.4~7.5kb,两端为保守的非翻译区,中间为连续的可读框,编码一条多聚蛋白,被病毒蛋白酶(2A,3C)经过若干次水解成为11个功能蛋白。5′端与病毒蛋白VPg结合,参与病毒RNA的合成、蛋白翻译和装配;3′端带有poly(A)尾,与病毒的感染性有关。编码多聚蛋白的基因组结构顺序为:结构蛋白由P4—P3—P2—P1基因编码,非结构蛋白由2A—2B—2C—3A—3B—3C基因编码。P1~P4构成核衣壳颗粒,其中P1、P2和P3蛋白位于衣壳颗粒的表面,而P4位于衣壳内面,这4种衣壳蛋白均含有抗原决定簇,可诱导机体产生中和抗体。P1蛋白的抗原性可区分血清型,是病毒与受体结合的主要蛋白。但EV71易发生变异和重组,致世界各地流行的病毒株有型的差别,给疫苗研制带来挑战。

EV71是其中一类研究较为透彻的病毒,基因组长度约为7.4kb,仅有一个可读框,在其两侧为5′和3′非翻译区。可读框首先编码一个约2 190个氨基酸的多聚蛋白,多聚蛋白进一步被水解成P1、P2和P3三个前体蛋白。目前EV71的分型依据有VP1、VP2、VP4、3′UTR或全基因,VP1位于病毒胞膜蛋白外,且病毒的主要抗原决定簇位于VP1上,所以是目前普遍采用的分型依据。Brown等分析VP1核酸序列的同源性将EV71分为11个亚型,分别为A、B1~B5、C1~C5。其中2005年后世界范围流行的基因型主要为C2、C4、C5、B4和B5,但在我国从1998年至今,手足口病中EV71的基因型主要是C4,基因型变化较小。

肠道病毒侵入宿主细胞首先与特异性受体结合,在受体的参与下完成脱壳、内吞过程。目前研究已证实,EV71的受体主要是清道夫受体B类成员2(scavenger receptor class B member 2,SCARB2)和P选择素糖蛋白配体1(P-selectin glycoprotein ligand-1,PSGL-1)。SCARB2属CD36家族成员,在中枢神经系统的神经元细胞、心肌细胞、呼吸道上皮细胞、肠道黏膜细胞等多种细胞中表达,是溶酶体膜上最丰富的蛋白之一,参与膜转运和溶酶体的重组,在 EV71 的吸附、内吞和脱壳等感染和致病机制中起关键作用。此外,引起手足口病的其他肠道病毒如 CVA16、CVA14、CVA7 感染宿主也利用 SCARB2 受体感染宿主细胞。PSGL-1 即 CD162,主要在淋巴细胞上表达,介导 EV71 附着、进入及复制过程,特别是参与免疫细胞的早期炎性应答,与选择素相互作用,在炎症反应中起关键作用。

EV71 感染诱导机体的免疫应答,其中细胞免疫应答是清除病毒的主要途径。EV71 侵入中枢神经系统,可能是透过血脑屏障或经轴突转运同时必须逃避宿主的免疫系统的监视和清除作用。研究表明 EV71 可抑制宿主的抗病毒 I 型干扰素的表达,尤其是病毒蛋白酶(C3)可降解干扰素调节因子 7(interferon regulatory factor 7,IRF7),从而抑制宿主细胞抗病毒 I 型干扰素应答,促进病毒在神经细胞中复制。

肠道病毒适合在湿、热的环境下生存与传播,对乙醚、去氯胆酸盐等不敏感,75%乙醇和 5%甲酚皂溶液(来苏儿)不能将其灭活;对紫外线和干燥敏感,各种氧化剂(高锰酸钾、漂白粉等)、甲醛、碘酒可灭活病毒。病毒在 50℃ 可迅速灭活,4℃ 可存活 1 年,−20℃ 可长期保存,在外环境中可长期存活。

(二) 流行病学

1. 传染源　人是肠道病毒的唯一自然宿主,患者和隐性感染者是手足口病的主要传染源。患者在发病前数天即有传染性,通常以发病后 1 周内传染性最强。患者疱疹液中的病毒含量大,破溃时病毒即溢出。咽部分泌物的排毒时间可持续 1~2 周,粪便 3~5 周。

2. 传播途径　该病传播方式多样,以粪-口传播途径为主。主要是由于人接触了被患者或隐性感染者的粪便、咽部分泌物、疱疹液污染的毛巾、手绢、牙杯、玩具、食具、奶具以及床上用品、内衣等,经口感染发病。也可通过呼吸道(飞沫,咳嗽或打喷嚏)传染,亦可经由接触患者皮肤水疱的液体而受到感染。

3. 人群易感性　人对引起手足口病的肠道病毒普遍易感,各年龄组均可感染发病,但以隐性感染为主,隐性感染与显性感染之比约为 100∶1。由于机体受病毒感染后,产生的中和抗体可在体内存留较长时间,对同型病毒感染产生牢固的免疫力,因此,手足口病的患者主要为学龄前儿童,尤其是 5 岁以下儿童,占发病人数 90%以上,部分患者可出现脑

干脑炎、神经源性肺水肿等严重并发症,病情进展快,可导致部分重症患者死亡,对我国儿童健康产生了不利的影响,对临床诊疗及公共卫生领域带来巨大挑战。大多数成人可携带病毒但不发病。

4. 流行特征　手足口病是一种全球性常见传染病,世界大部分国家和地区均有此病流行的报道。分布极广泛,无严格地区性。手足口病全年均可发病,有明显的季节特点,以夏秋季多见。常从 3、4 月份增多,5~9 月为发病高峰,9 月以后减少。可出现间隔 2~3 年的周期性流行。本病常呈暴发流行后散在发生,该病流行期间,幼儿园和托儿所易发生集体感染。家庭也有此类发病集聚现象。医院门诊的交叉感染和口腔器械消毒不严格,也可造成传播。此病传染性强,传播途径复杂,流行强度大,传播快,在短时间内即可造成大流行。

(三) 发病机制

肠道病毒通过肠道或呼吸道侵入人体后,在小肠、咽部的上皮细胞及附近淋巴细胞内复制,然后进入血液循环形成第 1 次病毒血症,此时患者可出现轻度症状。病毒随血液进入各种靶细胞,并继续复制导致组织细胞损害。同时另一些肠道病毒再次进入血液循环,使各种靶细胞再一次受到侵害,出现明显临床症状,之后随着机体抗病毒免疫力的增强,机体逐渐恢复。当患者体内产生具有抑制病毒复制的干扰素及特异性中和抗体时,病毒在血液循环中消失。组织损伤主要通过病毒在细胞内复制产生抑制因子、抑制细胞核糖核酸和蛋白质合成而导致细胞破坏。

EV71 通过外壳蛋白与宿主细胞受体结合后,随即进入内吞体,在内吞体中,伴随着 pH 降低,病毒外壳构型发生改变,病毒脱衣壳并将 RNA 基因组释放到细胞中。病毒利用宿主细胞的翻译机制来产生蛋白多聚体,再通过病毒编码的蛋白酶 2Apro 和 3Cpro 切割成 P1、P2-P3 两个前体蛋白。P1 经过加工形成 VP1、VP2、VP3 和 VP4 病毒外壳蛋白。P2-P3 被进一步切割形成蛋白中间体,进而形成成熟的非结构蛋白。在翻译后期病毒开始启动基因组 RNA 的复制,加工成熟的外壳蛋白与基因组 RNA 包装成为成熟的病毒颗粒,子代病毒从宿主细胞释放。

EV71 具有高度的嗜神经性,侵入中枢神经系统后常导致大脑、中脑、小脑及脑干损伤,引起无菌性脑膜炎(aseptic meningitis)、脑脊髓膜炎、急性弛缓性瘫痪(acute flaccid paralysis,AFP)以及感染后神经系统综合征。其中脑干脑炎(brainstem encephalitis)引起的临床症状较重,以肌阵挛、共济失调、眼球震颤、动眼神经麻痹和延髓麻痹,伴有或无影像学改变为特征。根据病程进展可分为三个阶段:无并发症期、自主神经系统紊乱期和肺水肿期。自主神经紊乱以冷汗、皮肤发花、心悸、呼吸急促、高血压为特征。肺水肿期以呼吸窘迫伴心动过速、呼吸急促、湿啰音、泡沫样痰,胸部影像显示双侧肺部渗出无心脏扩大等表现为特征。研究证实 EV71 感染导致的自主神经紊乱和肺水肿主要是脑干的血管舒缩功能及呼吸中枢受损所致,而肺组织中无 EV71 感染的证据。中枢神经系统感染引起交感神经亢进,大量儿茶酚胺释放和自主神经功能障碍。肺水肿是由脑干损伤或由细胞因子释放致全身炎症反应综合征而引起肺部血管通透性增强所致。研究显示前炎性因子(IL-6、TNF-α、IL-β)与肺水肿有关,血浆 IL-10、IL-13 和 IFN-γ 水平明显升高。PSGL-1 即 CD162,是 EV71 的受体,在淋巴细胞表达。EV71 与淋巴细胞的 PS-GL-l 受体结合可激活多个炎性因子或免疫应答信号途径,诱导树突状细胞、淋巴细胞等释放炎性因子以及神经毒性介质的表达,促进 EV71 病毒复制,导致神经细胞损伤。EV71 亦可诱导受染神经细胞凋亡,而病毒蛋白 C3 蛋白酶可水解宿主蛋白,损伤宿主 mRNA,参与神经细胞凋亡机制。

(四)临床表现

手足口病潜伏期为 2~10 天,平均 3~5 天,病程一般为 7~10 天。急性起病,发热,口腔黏膜出现散在疱疹,手、足和臀部出现斑丘疹、疱疹,疱疹周围可有炎性红晕,疱内液体较少。可伴有咳嗽、流涕、食欲等症状。部分患者无发热,仅表现为皮疹或疱疹。一般预后良好;少数病例,特别是 EV71 感染患儿,可出现脑膜炎、脑炎、脑脊髓炎、神经源性肺水肿、循环障碍等,病情凶险,可致死亡或留有后遗症。手足口病皮疹的"三个四":

"四部曲"——主要侵犯手、足、口、臀四个部位。

"四不像"——不像蚊虫咬、不像药物疹、不像口唇牙龈疱疹、不像水痘。

"四不"特征——不痛、不痒、不结痂、不结疤。

1. 普通病例表现　急性起病,发热,口腔黏膜出现散在疱疹,手、足和臀部出现斑丘疹、疱疹,疱疹周围可有炎性红晕,疱内液体较少。可伴有咳嗽、流涕、食欲等症状。部分病例仅表现为皮疹或疱疹性咽峡炎。多在 1 周内痊愈,预后良好。部分病例皮疹表现不典型,如单一部位或仅表现为斑丘疹。

2. 重症病例表现　重症病例多由 EV71 感染引起,多发生于学龄前儿童,尤其以 3 岁以下年龄段发病率最高。部分病例可出现无菌性脑膜炎、脑炎、脑干脑炎、脑脊髓炎、脊髓灰质炎样综合征等神经系统病变。少数中枢神经系统受累严重的患者,病情可于短时间内迅速进展,发生肺水肿、肺出血以及循环衰竭等严重并发症,死亡率和致残率高。

3. 神经系统表现　精神差、嗜睡、易惊、头痛、呕吐、谵妄甚至昏迷;肢体抖动、肌阵挛、眼球震颤、共济失调、眼球运动障碍;无力或急性弛缓性瘫痪;惊厥。查体可见脑膜刺激征,腱反射减弱或消失,巴宾斯基征等病理征阳性。

4. 呼吸系统表现　呼吸浅促、呼吸困难或节律改变,口唇发绀,咳嗽,咳白色、粉红色或血性泡沫样痰液;肺部可闻及湿啰音或痰鸣音。

5. 循环系统表现　面色苍灰、皮肤花纹、四肢发凉,指(趾)发绀;出冷汗;毛细血管再充盈时间延长。心率增快或减慢,脉搏浅速或减弱甚至消失;血压升高或下降。

(五)实验室检查

1. 血常规检查　轻症病例一般无明显改变,或白细胞计数轻度增高,以淋巴细胞增多为主。重症病例白细胞计数可明显升高($>15×10^9$/L),恢复期逐渐降至正常。

2. 血生化检查　部分病例可有轻度丙氨酸氨基转移酶(ALT)、天冬氨酸氨基转移酶(AST)、肌酸激酶同工酶(CK-MB)升高,升高程度与疾病严重程度和预后密切相关,病情危重者可有心肌肌钙蛋白 I(cTnI)升高。恢复期逐渐降至正常,若此时仍升高可能与免疫损伤有关。并多发器官功能损害者还可以出现血氨、血肌酐、尿素氮等升高;发生脑炎等并发症时还可以有血糖升高,严重时血糖>9mmol/L。C 反应蛋白(CRP)一般不升高。

3. 血气分析　轻症患儿血气分析在正常范围。重症患儿并发肺炎、肺水肿,在呼吸频率增快时可表现为呼吸性碱中毒,随病情加重会出现低氧血症、代谢性酸中毒;并发脑炎、脑水肿引起中枢性呼吸功能不全时还可出现呼吸性酸中毒、代谢性酸中毒。血气分析可作为呼吸系统受损的参考指标,但不能作为机械通气治疗手足口病的客观指标。

4. 脑脊液检查　神经系统受累时可表现为:外观清亮,压力增高,白细胞计数增多,多以单核细胞为主(危重病例多核细胞可多于单核细胞),蛋白正常或轻度增多,糖和氯化物正常。脑脊液病毒中和抗体滴度增高有助于明确诊断。

5. 病原学检查　CoxA16、EV71 等肠道病毒特异性核酸阳性或分离到肠道病毒。咽、气道分泌物、疱疹液、粪便阳性率较高。

6. 血清学检查　肠病毒感染后 10～20 天才产生 IgM，目前检测血清 EV71-IgM 主要是酶联免疫吸附法，当 EV71-IgM 滴度≥1∶256 或急性期与恢复期血清 CoxA16、EV71 等肠道病毒中和抗体有 4 倍以上升高时，可诊断为手足口病病例。鉴于手足口病的临床治疗期短，血清学对早期手足口病诊断实用价值有限，通常作为回顾性诊断和流行病学调查，为制定防治措施提供依据。

(六) 物理学检查

1. 胸部 X 线检查　可表现为双肺纹理增多，网格状、斑片状阴影，部分病例以单侧为著。

2. MRI 检查　神经系统受累者可有异常改变，以脑干、脊髓灰质损害为主。

3. 脑电图　可表现为弥漫性慢波，少数可出现棘(尖)慢波。

4. 心电图　无特异性改变。少数病例可见窦性心动过速或过缓，Q-T 间期延长，ST-T 改变。

(七) 诊断和处置流程

1. 临床诊断标准

(1) 普通病例：发热伴手、足、口、臀部皮疹，部分病例可以不发热。

(2) 重症病例：出现神经系统受累、呼吸及循环系统功能障碍等表现，实验室检查可有外周血白细胞计数增高、脑脊液异常、血糖升高。胸部 X 线检查、MRI、脑电图、心电图可有异常。极少数重症病例皮疹不典型，临床诊断困难，需结合病原学或血清学检测进行诊断。若无皮疹，临床不宜诊断为手足口病。

(3) EV71 感染重症病例

1) 第 1 期 (出疹期)：发热，为不规则发热，或一过性发热，部分病例可不发热。手、足、口、臀等部位皮肤或黏膜出疹 (斑丘疹、丘疹、小疱疹)，可伴有咳嗽、流涕、食欲等症状。此期病例属于手足口病普通病例，病程多在 1 周内，绝大多数病例在此期痊愈，预后良好。部分病例仅表现为皮疹或疱疹性咽峡炎 (参照《手足口病诊疗指南 (2018 年版)》，无皮疹病例，临床不宜诊断手足口病)。需要注意的是多数重症病例皮疹少或不典型，需结合病原学或血清学检查作出诊断。

2) 第 2 期 (神经系统受累期)：多发生在病程 1～5 天内。可持续高热或反复高热。出现中枢神经系统损害，表现为精神差、嗜睡、易惊、头痛、呕吐、烦躁、肢体抖动、急性肢体无力、颈项强直等脑膜炎、脑炎、脊髓灰质炎样综合征、脑脊髓炎症状体征；也可出现眼球震颤、全身抖动、站立不稳等小脑受损共济失调的症状体征。脑脊液检查为无菌性脑膜炎改变。脑脊髓 CT 扫描可无阳性发现，MRI 检查可见异常。此期病例属于手足口病重症病例重型，大多数病例可痊愈。

3) 第 3 期 (心肺衰竭前期)：此期病例属于手足口病重症病例危重型，主要为交感神经功能亢奋表现。多发生在病程 5 天内，年龄越小或有基础疾病者可能进展更快，短至 2～3 天内。发病年龄以 6 个月至 3 岁为主。表现为呼吸异常，呼吸增快，安静状态下呼吸频率超过 30～40 次/min (按年龄)；循环功能障碍，安静状态下心率增快 (>160 次/min，按年龄，排除体温升高)，出冷汗、四肢发凉、皮肤花纹、血压升高、毛细血管再充盈时间延长 (>2 秒)；血糖升高，外周血白细胞升高，心脏射血分数可异常。脑神经受累表现为表情呆滞、眼球活动不灵活、咽反射减弱、吞咽困难、压舌后咽部分泌物增多、饮水呛咳等。此期病情凶险，可在极短时间内进展至心肺衰竭。及时诊断并正确治疗是缓解病情进展、降低病死率的关键。

4) 第 4 期 (心肺衰竭期)：多发生在病程 5 天内。表现为呼吸异常，呼吸急促或窘迫、呼吸减慢或节律异常，口唇发绀，咳粉红色泡沫痰或血性液体；心动过速 (个别患儿心动过缓)，持续血压降低或休克。亦有个别病例以严重脑衰竭为主要表现，肺水肿不明显，出现频繁抽搐、严重意识障碍、脑疝及中枢性呼吸循环衰竭等。此期病例属于手足口病重症病例危重型，病死率较高。

5) 第 5 期 (恢复期)：体温逐渐恢复正常，对血管活性药物的依赖逐渐减少，神经系统受累症状和心肺功能逐渐恢复，少数可遗留神经系统后遗症。

2. 重症病例早期识别　具有以下特征，尤其 3 岁以下的患者，有可能在短期内发展为危重病例，应密切观察病情变化，进行必要的辅助检查，有针对性地做好救治工作。①持续高热不退；②精神差、呕吐、易惊、肢体抖动、无力；③呼吸、心率增快；④出冷汗、末梢循环不良；⑤高血压；⑥外周血白细胞计数明显增高；⑦高血糖。

3. 实验室确诊　临床诊断病例符合下列条件之一者，即可诊断为实验室确诊病例。

(1) 肠道病毒 (CoxA16、EV71 等) 特异性核酸检测阳性。近年来分子生物学技术的发展迅速，分子生物学检测已发展成为当代医学的前沿领域,核酸检测由于其敏感性及效率与细胞培养法相比存在明显优势,因此,核酸检测结果阳性已经成为肠道病毒病原学检测新的"金标准",发挥出无可比拟的优势。目前常用的分子生物学检测主要有逆转录聚合酶链反应(RT-PCR)、实时荧光定量 PCR(real time RCR)、内标多重荧光 RT-PCR、基因芯片技术、环介导等温扩增、纳米金粒子免疫 PCR 等技术方法。

(2) 分离出肠道病毒,并鉴定为 CoxA16、EV71 或其他可引起手足口病的肠道病毒。

(3) 血清标本人肠道病毒型特异性中和抗体滴度≥1∶256,或急性期与恢复期血清 CoxA16、EV716 或其他可引起手足口病的肠道病毒中和抗体有 4 倍或以上的升高。

4. 处置流程　门诊医师在接诊中要仔细询问病史,着重询问周边有无类似病例以及接触史、治疗经过;体检时注意皮疹、生命体征、神经系统及肺部体征。

(1) 临床诊断病例和确诊病例按照《中华人民共和国传染病防治法》中丙类传染病要求进行报告。

(2) 普通病例可门诊治疗,并告知患者及家属在病情变化时随诊。3 岁以下患儿,持续发热、精神差、呕吐,病程在 5 天以内应密切观察病情变化,尤其是心、肺、脑等重要脏器功能,根据病情给予针对性的治疗。

(3) 重症病例应住院治疗。危重病例及时收入重症监护病房(ICU)救治。

(八) 鉴别诊断

1. 其他儿童发疹性疾病　手足口病普通病例需要与丘疹性荨麻疹、水痘、不典型麻疹、幼儿急疹、带状疱疹以及风疹等鉴别。可根据流行病学特点、皮疹形态、部位、出疹时间、有无淋巴结肿大以及伴随症状等进行鉴别,以皮疹形态及部位最为重要。最终可依据病原学和血清学检测进行鉴别。

2. 其他病毒所致脑炎或脑膜炎　由其他病毒引起的脑炎或脑膜炎如单纯疱疹病毒、巨细胞病毒(CMV)、EB 病毒、呼吸道病毒等,临床表现与手足口病合并中枢神经系统损害的重症病例表现相似。对皮疹不典型者,应根据流行病学史尽快留取标本进行肠道病毒,尤其是 EV71 的病毒学检查,结合病原学或血清学检查作出诊断。

3. 脊髓灰质炎　重症手足口病合并急性弛缓性瘫痪时需与脊髓灰质炎鉴别。后者主要表现为双峰热,病程第 2 周退热前或退热过程中出现弛缓性瘫痪,病情多在热退后到达顶点,无皮疹。

4. 肺炎　重症手足口病可发生神经源性肺水肿,应与肺炎鉴别。肺炎主要表现为发热、咳嗽、呼吸急促等呼吸道症状,一般无皮疹,无粉红色或血性泡沫痰;胸部 X 线检查表现为病情加重或减轻均呈逐渐演变,可见肺实变病灶、肺不张及胸腔积液等。

5. 暴发性心肌炎　以循环障碍为主要表现的重症手足口病病例需与暴发性心肌炎鉴别。暴发性心肌炎无皮疹,有严重心律失常、心源性休克、阿斯综合征发作表现;心肌酶谱多有明显升高;胸部 X 线检查或心脏彩超提示心脏扩大,心功能异常恢复较慢。最终可依据病原学和血清学检测进行鉴别。

6. 与口蹄疫相鉴别　口蹄疫需先有当地牲畜口蹄疫发生或流行,并有与病畜接触机会,或饮用病畜污染而未加热的奶等感染关系,是极为散在发生的,潜伏期 2~18 天,一般 3~8 天常见,发病具有全身中毒症状及局部疱疹、溃疡损害两大特征。

7. 需与疱疹性咽峡炎,单纯疱疹等相鉴别

(1) 单纯疱疹性口炎:四季均可发病,由单纯疱疹病毒引起,以散发病例为主。口腔黏膜出现疱疹及溃疡,但没有手、足部疱疹。

(2) 疱疹性咽峡炎:主要由柯萨奇病毒引起,患儿发热、咽痛,口腔黏膜出现散在灰白色疱疹,周围有红晕,疱疹破溃形成溃疡。病变在口腔后部,如扁桃体前部、软腭、腭垂,很少累及颊黏膜、舌、龈。不典型的患儿须做病原学及血清学检查。

(九) 治疗

1. 一般治疗

(1) 消毒隔离,避免交叉感染:患儿应在家中隔离,直到体温恢复正常、皮疹消退及水疱结痂,一般需要 2 周。患儿所用物品应彻底消毒,一般用含氯消毒液浸泡及煮沸消毒。不宜蒸煮或浸泡的物品可置于日光下暴晒。患儿粪便需经含氯的消毒剂消毒 2 小时后倾倒。

(2) 休息及饮食:发病 1 周内卧床休息,多饮温开水。饮食宜清淡、易消化、含维生素丰富。口腔有糜烂时进流质食物,禁食刺激性食物。

(3) 口咽部疱疹治疗:每次餐后应用温水漱口,口腔有糜烂时可涂金霉素、鱼肝油。选西瓜霜、冰硼散、珠黄散等任一种吹敷口腔患处,每天 2~3 次。

(4) 手足皮肤疱疹治疗:患儿衣服、被褥保持清洁干燥。剪短患儿指甲,必要时包裹双手,防止抓破皮疹,引起破溃感染。选冰硼散、金黄散、青黛散等任一种用蒸馏水稀释溶化后用消毒棉签蘸涂患处,

每天 3~4 次。疱疹破裂者,局部涂擦 1% 甲紫或抗生素软膏。

2. 对症治疗

(1)低热或中度发热,可让患儿多饮水,如体温超过 38.5℃,可使用解热镇痛药,高热者给予头部冷敷和温水擦浴等物理降温。

(2)有咳嗽、咳痰者给予镇咳、祛痰药。

(3)呕吐、腹泻者给予补液,纠正水、电解质、酸碱平衡的紊乱。

(4)注意保护心、肝、肺、脑等重要脏器的功能。

3. 抗病毒药物治疗　目前尚没有公认的手足口病特效治疗药物,临床常使用阿昔洛韦、伐昔洛韦、更昔洛韦、利巴韦林等常规抗病毒药物,并结合板蓝根注射用双黄连、清开灵冲剂等具有清热、解毒、退热疗效的中药制剂,用于手足口病治疗,研发特异性治疗药物已迫在眉睫。

EV71 病毒粒子的衣壳是由四种衣壳蛋白(VP1~4)拼装成的五聚体样结构。广谱抗微小 RNA 病毒药物普拉康纳利(Pleconaril)主要通过与病毒的蛋白衣壳结合而干扰病毒对宿主细胞的吸附和脱壳,虽然它能对 90% 以上的肠道病毒血清型起抗病毒作用,但是体外试验表明它不能抑制由 EV71 引起的细胞病变效应。随后通过药物设计软件,以普拉康纳利为模板研制出一系列咪唑啉酮衍生物,体外试验表明,这些衍生物能抑制由 EV71 引起的细胞病变效应[半数有效浓度(EC_{50})为 2.13~4.67μmol/L],并且细胞毒性很低[半数细胞毒性浓度(CC_{50})>25μmol/L]。有代表性的咪唑啉酮衍生物为 BPROZ-194(EC_{50} 为 1.55μmol/L),它通过与 EV71 的 VP1 蛋白结合发挥抗病毒作用,当 VP1 蛋白 192 位氨基酸由缬氨酸突变为甲硫氨酸时,EV71 对 BPROZ-194 产生抗药性。

4. 重症病例的治疗　除上述治疗外,应根据重要病例脏器受累情况采取相应的对症治疗,应注意隔离,进入 ICU 救治,严密监测血压、脉搏、心率、体温等生命指征,积极完善 B 超等检查。对于危重症患儿强调"三早三基"。早期强化三大措施:早期降颅内压,早期气管插管,早期抗休克处理;把握三项基本处理:及时使用肾上腺糖皮质激素,掌握静脉注射免疫球蛋白指征,合理应用血管活性药物。

5. 神经系统受累治疗

(1)控制颅内高压。限制入量,积极给予甘露醇降颅内压治疗,每次 0.5~1.0g/kg,每 4~8 小时 1 次,20~30 分钟快速静脉注射。根据病情调整给药间隔时间及剂量。必要时加用呋塞米。

(2)酌情应用糖皮质激素治疗,参考剂量:甲泼尼龙 1~2mg/(kg·d);氢化可的松 3~5mg/(kg·d);地塞米松 0.2~0.5mg/(kg·d),病情稳定后,尽早减量或停用。个别病例进展快、病情凶险,可考虑加大剂量,如在 2~3 天内给予甲泼尼龙 10~20mg/(kg·d)(单次最大剂量不超过 1g)或地塞米松 0.5~1.0mg/(kg·d)。

(3)酌情应用静脉注射免疫球蛋白,总量 2g/kg,分 2~5 天给予。

(4)其他对症治疗,如降温、镇静、止惊。

(5)严密观察病情变化,密切监护。

6. 呼吸、循环衰竭治疗

(1)保持呼吸道通畅,吸氧。

(2)确保两条静脉通道通畅,监测呼吸、心率、血压和血氧饱和度。

(3)呼吸功能障碍时,及时气管插管使用正压机械通气,建议呼吸机初调参数:吸入氧浓度(FiO_2)80%~100%,吸气峰压(PIP)20~30cmH$_2$O,呼气末正压通气(PEEP)4~8cmH$_2$O,呼吸频率(f)20~40 次/min,潮气量 6~8ml/kg。根据血气分析、胸部 X 线检查结果随时调整呼吸机参数。适当给予镇静、镇痛。如有肺水肿、肺出血表现,应增加 PEEP,不宜进行频繁吸痰等降低呼吸道压力的护理操作。

(4)在维持血压稳定的情况下,限制液体入量(有条件者根据中心静脉压、心功能、有创动脉压监测调整入液量)。

(5)头肩抬高 15°~30°,保持中立位;留置胃管、导尿管。

(6)药物应用:根据血压、循环的变化可选用米力农、多巴胺、多巴酚丁胺等药物;酌情应用利尿药物治疗。

(7)保护重要脏器功能,维持内环境的稳定。

(8)监测血糖变化,严重高血糖时可应用胰岛素。

(9)抑制胃酸分泌,可应用胃黏膜保护剂及抑酸剂等。

(10)继发感染时给予抗生素治疗。

7. 恢复期治疗

(1)促进各脏器功能恢复。

(2)功能康复治疗。

(3)中西医结合治疗。

8. 中医治疗方法　清开灵冲剂具有清热解毒、镇静安神的功效,有良好的退热、抑菌和抑制病毒的作用。清开灵冲剂对手足口病引起的发热及口腔皮疹愈合方面治疗效果明显,口服效果好于利巴韦林。临床可以联合阿昔洛韦或利巴韦林使用,治疗 EV71 感染效果好,副作用少。注射用双黄连、银翘解毒汤都有清热解毒的功效,临床上也都有用来治疗小儿手足口病的报道,对治疗 EV71 感染引起的病症有明显效果。虽然以上中药已经用于治疗 EV71 感染,但是属于广谱的清热解毒药物,针对性不强,且其直接作用机制尚不明确,因此利用中药抗 EV71 感染,还需深入地研究开发。

9. 疫苗研发和推广应用　由于手足口病重症或死亡病例以 EV71 为主要病原,EV71 在流行过程中基因变异不大,只有 EV71C4a 亚型流行,符合疫苗研制要求,且该病尚无特效的治疗药物,因此 EV71 疫苗有望成为预防和治疗手足口病的有效措施。目前中国和新加坡等许多国家和地区都在研发 EV71 疫苗。我国 EV71 疫苗研发工作已走在世界前列,已经完成了 EV71 灭活疫苗的Ⅲ期临床试验,能有效地预防 EV71 感染。针对 EV71 相关轻症病例的疫苗有效率最高达 94.8%,而针对 EV71 重症病例的疫苗有效率为 100%。Ⅳ期临床试验仍在进行,还需要从卫生经济学、社会效益、疫苗生产供应等方面进行科学测算,制定不同地区、年龄组的使用策略,确定是否纳入我国免疫规划,或仅作为Ⅱ类疫苗进行自愿接种等。因此,EV71 疫苗真正应用于手足口病防控还有相当长的路要走。

(十) 预后

绝大多数手足口病患者预后良好,病死率低于 1%。有中枢神经系统、心脏和肺脏并发症的重型患者是手足口病致死的高危人群,重型患者病死率约 20%。少部分神经系统严重受累患者会留下后遗症。

(十一) 预防

手足口病传播途径多,婴幼儿和儿童普遍易感。搞好儿童个人、家庭和托幼机构的卫生是预防本病感染的关键。在本病流行期间,尽量不带婴幼儿和儿童到人群聚集、空气流通差的公共场所。同时,根据儿童生活环境中是否有手足口病发生,以及与手足口病发病患儿接触的密切程度,采取不同的预防措施。

(李兰娟　范　骏)

五、新型肠道病毒其他感染

(一) 急性出血性结膜炎

急性出血性结膜炎(acute hemorrhagic conjuncti-vitis,AHC)又称流行性出血性结膜炎(俗称"红眼病"),是由新型肠道病毒 70 型(enterovirus 70,EV70)或柯萨奇病毒 A24 型变种(Coxsackie virus A24 variant,CA24v)所引起的急性病毒性眼病,主要通过接触传播。临床主要表现为潜伏期很短、起病急骤、眼刺激症状重,结膜高度充血,常见结膜下出血及角膜上皮点状剥脱,病程一般较短,尚无特殊有效疗法,预后良好。

1. 病原学　本病病原为微小 RNA 病毒科中的新型肠道病毒 70 型或柯萨奇病毒 A24 型变种。两种病毒形态相同,皆为球形,直径 20~30nm。蛋白质衣壳呈立体对称二十面体,有 32 个子粒,无外膜。基因组为单股正链 RNA,在宿主细胞胞质内繁殖复制。病毒耐酸、耐乙醚,对一般常用消毒剂、脂溶剂抵抗,对紫外线、氧化剂、高温干燥敏感,临床诊疗中用 75% 乙醇消毒是最可靠的消毒方法。

2. 流行病学

(1) 流行特征:本病夏秋季节流行,多见于成人。世界范围 AHC 流行地区分离出的病毒常为 EV70,亚洲 AHC 流行地区分离的病毒以 CA24v 为多。中国历次 AHC 流行中各地区也都分离出 EV70 或 CA24v,或两种病毒同时流行。EV70 和 CA24v 两种病毒引起的 AHC 临床表现基本相同,两者不能区别。自 1971 年以来,我国 AHC 流行的病原体以 CA24v 为主,间有 EV70、腺病毒及其他病毒。2005—2012 年,AHC 分别在 2007、2010 年出现 2 次发病高峰,每年 8~10 月为 AHC 高发季节,各年龄组均有发病,男女性别比为 1.43:1,发病率居前 5 位的是广西壮族自治区、广东省、重庆市、四川省、湖北省。2005—2012 年我国共报告 AHC 突发疫情 428 起,主要发生在学校、工厂车间等人口较密集的场所,发生原因与疾病特点、人群聚集、学校办学条件较差、学生卫生习惯差、首发病例缺乏严格的隔离治疗等有关。

(2) 传染源:AHC 患者是本病的传染源。

(3) 传播途径:本病主要的传染途径是接触传染,常在家庭、同学、同事之间传播,如接触患者或接触患者使用过的生活用品,与患者共用洗脸毛巾、脸盆等,或者接触患者摸过的东西,如门把、生产工具、娱乐玩具等。

(4) 易感人群:人群普遍易感,目前尚无可用于临床的疫苗。

3. 临床表现

(1) 潜伏期:本病潜伏期很短,一般为 24 小时左右。最短 2 小时,最长不超过 3 天。

(2)临床表现:眼不适感,1～2 小时即开始眼红,很快加重。患者具有明显的眼刺激症状,表现为刺痛、砂砾样异物感、烧灼感、畏光、流泪。眼睑水肿,睑结膜、球结膜高度充血。本病屡见结膜下出血,初为睑结膜、球结膜针尖大小的点状出血,继而斑、片状结膜下出血,多位于颞上、颞下近穹窿部球结膜、上方球结膜。重者出血融合弥漫,可遍及全部球结膜,呈鲜红色。角膜上皮细胞点状剥脱是本病早期另一特征,裸眼检查不易发现异常。滴荧光素染色后裂隙灯显微镜钴蓝光源下可见多数散在细小的绿色着染点。眼分泌物初为水样、浆液性,重者带淡红血色,继而为黏液性。睑结膜、穹窿部有时见滤泡,偶有假膜形成。耳前淋巴结肿大,有压痛。偶见轻度虹膜炎。

本病患者一般无全身症状,少数人有发热、咽痛等上呼吸道感染症状。本病为自限性,自然病程 1～2 周,视力无损害,角膜无基质浸润,一般无后遗症。

4. 实验室检查

(1)血常规检查:外周血常规检查一般无明显异常,白细胞计数正常或轻度降低。

(2)病原学检查

1)病毒分离:结膜拭子涂擦或结膜刮取物培养分离出 EV70 或 CA24v。

2)病毒抗原检查:结膜刮片间接免疫荧光技术、酶联免疫吸附试验检测出病毒抗原。

3)双相血清学检查:患者恢复期血清抗 EV70 或抗 CA24v 抗体比急性期血清抗体滴度升高 4 倍或 4 倍以上。

4)核酸检测:逆转录聚合酶链反应法测出结膜标本 EV70 RNA。

5. 诊断　本病临床诊断要依据流行病学史结合临床症状、体征作出。本病确诊须待实验室病原学证实,临床诊断加以下实验室病原学检查任何一项阳性者为确诊病例:①结膜拭子涂擦或结膜刮取物培养分离出 EV70 或 CA24v;②结膜刮片间接免疫荧光技术、酶联免疫吸附试验检测出病毒抗原;③双相血清学检查患者恢复期血清抗 EV70 或抗 CA24v 抗体比急性期血清抗体滴度升高 4 倍或 4 倍以上;④逆转录聚合酶链反应法测出结膜标本 EV70 RNA。

6. 并发症

(1)神经系统并发症:AHC 大流行期偶有少数结膜炎患者在结膜炎后 1～8 周内出现神经系统症状,表现为腰骶脊髓神经根炎、下肢肌肉酸痛、肌张力减低、膝腱反射消失、下肢运动麻痹或面瘫,部分患者恢复,部分患者致残。该并发症具有如下特点:①多发生于成年男性;②常在结膜炎后 2～3 周发生;③前驱症状有发热、倦怠、头痛及感冒样症状;④初起表现为神经根刺激症状和急剧的肌力低下,数天后表现为运动麻痹;⑤瘫痪为弛缓性,主要累及下肢;⑥重度者可造成肌肉萎缩,轻度或中度者可恢复正常。虽然上述神经系统合并症发生率很低,但较为严重,并可遗留永久性瘫痪,因此需要警惕。

(2)虹膜炎:造成虹膜炎的原因不明。可能累及单眼或双眼。虹膜炎的初期症状是眼睛发红、不适或疼痛,伴随而来的症状是视力略微减退。

7. 治疗　对于肠道病毒目前尚无有效药物,抗生素、磺胺药对本病无疗效。抗生素滴眼剂仅用于预防细菌感染。基因工程干扰素滴眼剂有广谱抗病毒作用,可用于重症治疗及密切接触者预防感染。中药金银花、野菊花、板蓝根、桑叶、薄荷等热熏敷或提取液滴眼可缓解症状。有报道羟苄唑在组织培养系统中,能有效地抑制 EV70 型和 CA24v,为今后开展本病防治,提供了实验依据。国内报道有采用冷盐水洗眼或汞剂滴眼治疗取得一定疗效者。

8. 预防

(1)控制传染源:本病患者是主要的传染源,早期发现患者,对患者采取隔离,防止家庭成员间、群体间接触传播是极其重要的。隔离期至少 7～10 天。

(2)切断传播途径:患眼结膜泪液、眼分泌物含有大量病毒,患者洗脸用具严格隔离使用,每天煮沸消毒或开水浇烫。患者接触使用的物品,用 75% 乙醇擦拭消毒。污染物煮沸消毒。家庭成员、密切接触者,接触患者后用 75% 乙醇消毒双手。医务工作者检查、治疗患者后必须认真用 75% 乙醇消毒双手及用物以后再接触其他患者。使用的仪器、物品用 75% 乙醇或 84 消毒液等清拭消毒,严防医源性传播。重视公共卫生,加强对游泳池、浴池、理发室、旅馆的卫生管理与监督。

(3)保护易感人群:目前尚无有效的疫苗接种,加强卫生教育,宣传个人爱眼卫生,养成勤洗手,不揉眼,分巾、分盆的卫生习惯。

(二)肠道病毒 71 型感染

肠道病毒 71 型(enterovirus 71,EV71)是 1969 年在美国加州的一次中枢神经系统感染的暴发流行中分离出来的,1970 年以后向世界各地传播;曾于

20 世纪 70 年代在澳大利亚、日本、瑞典、保加利亚等地引起严重流行,临床上主要表现为脑脊髓膜炎及脑膜炎,也有少数为脑炎。21 世纪以来,EV71 已经在东亚和东南亚地区引发了多次暴发流行,成为全球的重大公共卫生问题。2008 年 3 至 4 月我国安徽省阜阳市就出现了 EV71 引起的手足口病严重疫情,国家卫生部于当年 5 月 2 日决定将手足口病列入传染病防治法规定的丙类传染病进行管理。近年来,在我国由 EV71 感染造成的儿童中枢神经系统病变为主的重症手足口病每年都呈现季节性流行,是严重威胁儿童健康的重要疾病。

1. 病原学　EV71 的生物学性状与其他肠道病毒相似。病毒颗粒直径大约 30nm,为二十面体立体对称的小球形结构,无包膜和突起。病毒由外层的衣壳和 RNA 核心构成。衣壳首先由 VP1、VP2、VP3 和 VP4 4 种衣壳蛋白构成原聚体,再由 5 个原聚体拼装成具有五聚体样结构的亚单位,60 个亚单位通过各自的结构域相互连接,形成病毒的衣壳。其中 VP1、VP2 和 VP3 裸露于病毒颗粒的表面,而 VP4 则包埋在病毒颗粒衣壳内侧与 RNA 核心紧密连接。因而病毒的抗原决定簇基本上位于 VP1~VP3 上。

EV71 基因组长大约 7.4kb,是单股正链 RNA,分子量约为 2.6×10^6Da,含有丰富的腺嘌呤核苷酸和尿嘌呤核苷酸(A+U = 52.4%)。从基因组 3′ 端有一个长度可变的多腺苷酸尾,5′ 端共价结合有一个小分子量的蛋白质,编码区仅有一个可读框,编码约 2 194 个氨基酸的多聚蛋白(polyprotein)。根据病毒衣壳蛋白 VP1 和甘笋序列的差异,可将 EV71 分为 A、B、C 3 个基因型,其中 B、C 又可分为 B1~B5、C1~C5 几种亚型。A 型多流行于美国,B 型和 C 型呈全球分布。

EV71 耐热、耐酸,对乳鼠有致病力,引起类似柯萨奇病毒 A 组所引起的肌炎。在恒河猴中经口或注射感染能产生类似脊髓灰质炎的疾病。目前已经鉴定出该病毒的两种受体,即人类清道夫受体 B 类成员 2(scavenger receptor class B member 2,SCARB2)和 P 选择素糖蛋白配体 1(P-selectin glycoprotein ligand-1,PSGL-1,即 CD162)。病毒受体广泛分布于白细胞、内皮细胞和神经细胞表面。

2. 流行病学　EV71 的流行与季节转换、环境变异有着极大的关联性,EV71 多数在夏季及初秋流行,每年 5~9 月为高峰期,气温过低的地区并不利于 EV71 生存。自 EV71 发现以来,世界不同国家和地区先后报道了 EV71 的流行情况。EV71 感染已成为亚洲一种主要新发传染病,常在局部地区出现暴发流行。

(1) 传染源:人是 EV71 病毒唯一的自然宿主。

(2) 传播途径:主要为粪-口途径传播,EV71 由粪便排出。含有高浓度 EV71 的粪便会污染环境甚至地下水源,在公共卫生条件不佳的地区,极易经由污染的水源而散播该病毒。EV71 除了在肠道外亦可在扁桃体繁殖,患者的唾液或口鼻分泌物也会带有高浓度的病毒,所以也可经由飞沫或密切接触等途径传播,飞沫传播可能是引起流行的重要传播方式之一。

(3) 易感人群:主要侵犯 5 岁以下儿童。其中 6 月龄至 2 岁儿童发病率最高。托幼机构是 EV71 流行、暴发的主要场所。

(4) 免疫力与血清流行病学:人群对 EV71 普遍易感,感染后可获得免疫力。由于不同病原型感染后抗体缺乏交叉保护力,因此,人群可反复感染发病。成人大多已通过隐性感染获得相应抗体,因此,EV71 感染疾病的患者主要为学龄前儿童。

3. 发病机制和病理　除所侵袭的主要靶器官不同外,EV71 感染与其他肠道病毒感染的发病机制基本相似。EV71 不仅可引起手足口病、疱疹性咽峡炎等轻症,也可引起中枢神经系统疾病,不同临床表现可能和病毒的生物学特性有关。病毒通过粪-口途径侵入人体后,主要在咽部或小肠黏膜等上皮组织和局部淋巴组织繁殖。大部分为隐性感染,并产生特异性抗体;少数因机体免疫力低下,病毒可进入血流产生病毒血症,进而播散至不同靶器官造成感染。EV71 可能通过两条途径侵入中枢神经系统:①通过周围神经的轴突由逆轴浆运输的形式进入;②通过血脑屏障进入。最近的研究表明,通过周围运动神经元的逆向轴浆运输可能是 EV71 侵入中枢神经系统的主要途径。

4. 临床表现　EV71 可引起多种临床表现。

(1) 手足口病:患儿感染 EV71 后,多数突起发热,体温一般为 38℃ 左右。发热同时或 1~2 天后出现皮疹及口腔疱疹,皮疹通常出现在手掌和足底,也可在臀部。少数患儿不出现发热,只表现为手、足、臀部皮疹或疱疹性咽峡炎,病情较轻。大多数患儿 1 周内即可恢复。然而少数低龄患儿可能只表现出中枢神经系统感染症状,增加了早期诊断的难度,导致治疗延误,造成预后不良。具体见本节"手足口病"。

(2) 中枢神经系统感染:主要表现为无菌性脑膜炎、脑干脑炎、脊髓灰质炎样麻痹等,多发生于 3

岁以下幼儿,病变可累及中枢系统的所有区域,但脑干和脊髓是主要损伤部位。其中脑干脑炎是引起患儿死亡的主要原因。病情发展迅速,起病后 10～30 小时即出现瘫痪。约半数病例表现为脑炎或脑神经损害(延髓麻痹)。临床表现变化多样,病情轻重不一,一般表现为阵挛、呕吐、共济失调、意向性震颤、眼球震颤及情感淡漠等。

(3)神经源性肺水肿:EV71 感染可以引起神经源性肺水肿。这也是我国安徽阜阳地区 EV71 疫情中部分重症患儿的主要死因。患儿起病第 1～3 天内突然发生心动过速、呼吸困难、发绀和休克,胸部 X 线检查显示双侧对称性非心源性肺水肿,90% 的病例于发病后 12 小时内死亡。

其他较少见的临床表现包括全身性斑丘疹、心肌炎、传染性多神经炎和上呼吸道炎。

5. 实验室检查　目前 EV71 感染的诊断方法主要包括病毒分离培养、血清免疫学方法和逆转录聚合酶链反应(RT-PCR)。

(1)病毒分离培养:EV71 可从多种临床标本中分离出来,包括疱疹液、粪便、口咽分泌物、尿和脑脊液。其中以疱疹液的分离率最高,脑脊液的分离率最低。常用猴肾细胞系、人胚肺细胞系、人横纹肌肉瘤细胞(RD 细胞)、非洲绿猴肾细胞(Vero 细胞)等分离培养 EV71。单从咽拭子或粪便中分离到该病毒尚不能确诊。从有上述临床症状群患者的咽拭子或粪便中重复分离到同一型病毒,且从周围患同样疾病者中也检出相同病毒,且病毒分离率远高于正常人群,则有诊断的参考价值。

(2)中和抗体滴度检测:是最常用的血清学诊断方法,精确且具有型特异性。通常用急性期血清与恢复期血清滴度进行比较,抗体滴度呈 4 倍或 4 倍以上增高证明为病毒感染。

(3)RT-PCR 技术:现已成为 EV71 快速诊断的重要手段。不管是采用杂交探针还是 TaqMan 探针,实时 RT-PCR 技术都可以快速、敏感地定量检测 EV71。

(4)其他检查:一般病例白细胞计数正常,重症病例白细胞计数可明显升高。部分病例可有轻度 ALT、AST、CK-MB 升高,重症病例血糖可升高。脑脊液外观清亮,压力增高,白细胞增多(危重病例多核细胞可多于单核细胞),蛋白质正常或轻度增多,糖和氯化物正常。胸部 X 线检查可表现为双肺纹理增多,网格状、点片状、大片状阴影,部分病例以单侧为著,快速进展为双侧大片阴影。磁共振以脑干、脊

髓灰质损害为主。部分病例可表现为脑电图弥漫性慢波,少数可出现棘(尖)慢波。心电图无特异性改变,可见窦性心动过速或过缓,ST-T 改变。

6. 诊断　在暴发流行时,可根据流行病学和临床表现作出诊断,确诊有赖于病毒的分离或特异性核酸阳性。

7. 鉴别诊断　手足口病的皮疹主要需与其他病毒性皮疹鉴别。中枢神经系统感染需要与乙型脑炎、流行性脑膜炎、虚性脑膜炎、脊髓灰质炎等鉴别。神经源性肺水肿主要需与心源性肺水肿、病毒性肺炎(尤其是非典型病原体肺炎)鉴别。鉴别方式分别参考相关疾病章节。

8. 预后　大多数手足口病患儿 1 周内即可恢复。然而少数低龄患儿可能出现中枢神经系统感染,是引起患儿死亡的主要原因。少数流行情况下病例容易出现脑炎或脑神经损害(延髓麻痹),病死率高。神经源性肺水肿预后不良。

9. 治疗　目前无对 EV71 非常有效的抗病毒药物,临床上主要是采用对症支持治疗。包括注意隔离,避免交叉感染;适当休息,清淡饮食;做好口腔和皮肤护理。早期识别重症病例,密切监测生命体征,酌情使用肾上腺糖皮质激素。

10. 预防　曾有灭活 EV71 疫苗的报道,但未进行临床试验。目前除了继续尝试研究灭活 EV71 疫苗外,分子生物技术也应用到其中,一种希望通过表达 VP1 抗原的基因疫苗也在探索中。

保护易感人群:2015 年 12 月,我国国家食品药品监督管理总局批准了世界首个 EV71 灭活疫苗上市。临床试验结果显示,该疫苗安全性较好,对 EV71 引起的手足口病的保护率可达 97.3%。

控制和切断传播途径:首先应建立高度敏感的监测系统;其次,加强健康教育宣传,养成良好的卫生习惯;再次,疫情发生后或出现疫情流行苗头时,加强对托幼机构、重点人群的监控,避免与患者及可疑人群的接触。

(高志良　张晓红)

第十七节　淋巴细胞脉络丛脑膜炎

淋巴细胞脉络丛脑膜炎(lymphocytic choriomeningitis,LCM)系淋巴细胞脉络丛脑膜炎病毒(lymphocytic choriomeningitis virus,LCMV)感染中枢神经系统及其他组织所致的急性传染病。表现为无菌性脑膜炎,脑脊液中细胞数增高,以淋巴细胞为主,病

变部位主要为脉络膜。

本病临床经过有流行性感冒样症状至脑膜炎、脑炎等表现,重症者出现脑膜脑炎。具有自限性,预后良好。本病为动物疫源性传染病,病毒天然宿主为褐家鼠。

一、病因

LCMV 属于沙粒病毒属,为 RNA 病毒,病毒直径为 50nm 左右,呈圆形、卵圆形或多形性,包膜上有刺突。病毒内部空虚,含有数量不等的直径 20～25nm 的电子密度很高的颗粒,形似病毒内部嵌入沙粒,故名沙粒病毒。LCMV 核酸为单股负链 RNA。基因组由 12 个片段组成,大片段(L)为 6.35kb,分子量 $2.85×10^6$Da,沉降系数 31S;小片段(S)为 3.9kb,分子量 $1.35×10^6$Da,沉降系数 23S。能在鸡胚绒毛尿囊膜上生长;小鼠脑对该病毒敏感,可用来做病毒分离。LCMV 可感染田鼠、小鼠、豚鼠、猴、兔等。该病毒抵抗力弱,病毒在 56℃下 1 小时可被灭活,对乙醚、甲醛和紫外线均敏感,在 pH<7 的环境中易被破坏;在 50%甘油-70℃可长期保存本病毒,在鸡胚或鼠胚成纤维细胞组织培养中能够生长,对小鼠、白鼠、豚鼠、田鼠、兔、猴等均具致病力。室温存活时间 1～2 天,放置 3 小时即失去感染能力。目前多使用 LCMV 进行病毒学、免疫学等方面的科学研究。

二、流行病学

鼠类,尤其是家鼠、田鼠,是主要传染源;野生啮齿动物也可作为传染源。

感染鼠的分泌物,包括尿、粪、唾液、鼻腔分泌物等含有病毒,可污染土壤、食物和尘埃,经呼吸道、消化道或接触传播感染人,空气-呼吸道传播是人感染的主要途径。其他途径如虫媒和飞沫传播还没有被证实,少见人-人传播的报道,但也有经胎盘垂直感染;器官移植感染的个案报道,甚至有垂直感染 LCMV 导致婴儿畸形或出生后死亡的案例。

人群普遍缺乏特异性免疫力,均易感。感染人群包括各年龄组,多为青壮年;也有实验室安全相关的感染报道,动物饲养员感染机会多、发病较集中;近年动物感染筛查工作进步,动物-人传播发生率明显降低。感染后可产生补体结合抗体和中和抗体。中和抗体出现稍迟,多在发病后 5～10 周;但高滴度抗体维持时间长,至少 3 年;病后免疫力巩固和持久。

LCMV 散发世界各地,流行或暴发事件少。该病流行无明显季节性,以散发病例为主,一年四季均可发病,冬春季较常见。约占无菌性脑膜炎病例的 10%。我国报道的病例较少,见于文献的不超过 30 例。

三、发病机制

本病发病机制尚未完全阐明。体液免疫对控制病毒繁殖和病毒血症作用突出,大部分感染的动物或人不发病,为无症状感染者,也可由长期携带病毒转化为慢性感染者。

病毒首先侵入呼吸道时,可在上皮细胞内大量繁殖,故患者可表现为上呼吸道感染或"流感样"症状。病毒入血后致病毒血症,可通过血脑屏障而感染脑膜细胞。也可经消化道、眼结膜或皮肤破损处侵入人体。近来有通过实体器官移植传播 LCMV 的报道。

本病死亡者极少,故很少有关于中枢神经系统病理学改变的报道。其主要改变是脑膜及脉络丛出现淋巴细胞浸润,发病机制与细胞免疫有关。脑膜脑炎者脑实质有充血坏死和脑水肿。病毒感染后也损伤其他组织器官,例如肺、肝、肾、心脏甚至肾上腺,也表现为大量淋巴细胞浸润和局灶性坏死,是多器官损伤的基础。

四、临床表现

本病潜伏期长短不一,3～23 天,多为 1～2 周,临床表现多样。

成年人感染后,1/3 的感染者没有临床症状。早期多以"流行性感冒"类似症状和体征为常见。中等程度发热,偶有高热病例。典型病例有"双峰热",两个热峰均持续 1 周,中间间隔 2～5 天体温正常期。多伴全身肌肉酸痛,主要以背、颈、肩、大腿等肌群为主;少数有斑疹或疱疹。部分患者有关节炎、睾丸炎及精神紊乱、谵妄、运动失调等,常误诊为其他病毒性疾病。病程长短不等,多在 1 个月以上,长至数月。临床主要分为以下几种类型:

1. 流感样型 起病大多急骤,发热可达 39℃以上,伴有头痛、全身肌肉酸痛、背痛,似重型流感。部分患者有恶心、呕吐,或者畏光、淋巴结肿痛、腹泻,以及皮疹或咽痛、鼻塞流涕、咳嗽等症状。病程 2 周左右。病后乏力,持续 2～4 周。部分出现肝脾大。可以逐渐恢复,也可进展为其他类型。此型常误诊为急性上呼吸道感染、流行性感冒等。

2. 脑膜炎型 发热表现为双峰热。出现于"流感样"症状后 2 周,或直接以脑膜炎症开始。可为流感症状逐渐缓解后,出现剧烈头痛、恶心、呕吐、嗜睡等,进展为脑膜炎,临床体征出现脑膜刺激征,如颈项强直、克尼格征、布鲁津斯基征等阳性,一般无神志的改变。脑膜脑炎多在 1 周后缓解,病程约 2 周。极少留有后遗症。

也可直接发病,表现为起病急,有发热、头痛、呕吐、脑膜刺激征等,惊厥或神志改变少见(幼儿除外)。

3. 其他类型 脑膜脑炎型、脑脊髓炎型等罕见。表现为剧烈头痛、谵妄、昏迷、惊厥、瘫痪、精神失常等。极少数发展为重型脑膜脑炎,有死亡病例。也可并发蛛网膜下腔出血。有慢性感染性病例的报道,不规律长时间发热,兼有头痛、呕吐、脑膜刺激征等脑膜炎表现。

较少呈慢性感染型。多表现为类似结核性脑膜炎表现,有不规律长期发热、头痛、恶心、呕吐、脑膜刺激征阳性等,病程可长达 1~2 年,可痊愈。

其他组织损伤的临床表现包括睾丸炎、腮腺炎、肺炎、关节炎和妊娠流产等。

部分病例有神经系统后遗症,如失语、失聪、蛛网膜炎、不同程度的瘫痪、共济失调、复视、斜视等。

五、检验和检查

1. 血常规检查 白细胞总数正常或减少,大部分白细胞计数在 4×10^9/L 以下;淋巴细胞相对增多,常有异型淋巴细胞出现。脑膜炎严重者,外周血白细胞计数可正常或升高,中性粒细胞早期也可升高。偶见血小板计数下降。

2. 脑脊液检查 患者脑脊液外观透明或微浊,压力正常或稍高。脑膜炎型患者的脑脊液细胞数可增至 $(100 \sim 3\,000) \times 10^6$/L,其中 90% 以上为淋巴细胞;蛋白质增多,但一般不超过 100mg/dl;糖正常或稍减低,氯化物正常。常规筛查其他病原体,细菌、真菌、结核菌图片及培养均阴性。

急性期患者血液或脑脊液接种于小鼠脑或腹腔中,可分离病原体,血清免疫荧光试验在病程第 1 周即可阳性,有利于早期诊断。中和抗体出现后维持时间长,可用于流行病学调查。

六、诊断

本病难以临床特点与其他疾病鉴别,临床误诊较多。诊断依据主要包括:有与田鼠、小鼠接触史,

或住处有鼠和附近有类似患者,"流感样"症状(可有短暂缓解)后,继而出现脑膜刺激征者,这部分患者要考虑该病诊断。脑脊液中增多的细胞几乎全为淋巴细胞,氯化物正常而糖相对减少者等,均有重要参考价值。确诊有赖于血清学试验或病毒分离。

七、鉴别诊断

本病易与流感等其他病毒性呼吸道感染性疾病相混淆,应依流行病学资料、血清学检查及病毒分离作出鉴别,因周围血液中可出现少量的异型淋巴细胞,故易与传染性单核细胞增多症合并脑膜炎的患者相混淆,但后者的异型淋巴细胞总数可达 10% 以上,且嗜异性凝集试验呈强阳性,EB 病毒抗体亦多为阳性。总之,该病的临床误诊率高。

1. 中毒性痢疾 发病更急,一开始即有高热,抽搐发生较早,有些患者有脓血大便,如无大便,可用生理盐水灌肠后,留粪便标本镜检,可发现脓细胞。

2. 结核性脑膜炎 患者起病前身体健康欠佳,可能发现肺部结核病灶,结核菌素试验阳性,脑脊液含糖量及氯化物降低,蛋白含量高,放置后可有薄膜形成,有时涂片抗酸染色,可检出结核菌。

3. 化脓性脑膜炎 患者身体其他部分可同时存在化脓病灶或出血点。脑脊液混浊或脓性,白细胞数多在 $2\,000 \times 10^6$/L 以上,有大量脓细胞,涂片或细菌培养检查可发现致病菌。

4. 流行性腮腺炎合并脑膜脑炎 多有接触腮腺炎患者的病史,多发生在冬春季节,注意检查腮腺是否肿胀。临床上有先发生脑膜脑炎后出现腮腺肿大的病例,如腮腺肿胀不明显,可作血和尿淀粉酶测定。

5. 脑型疟疾 除中枢神经系统症状和体征外,多有不规则畏寒、发热和出汗,脑脊液无显著变化,肝脾多增大,血涂片可查见疟原虫。

八、治疗和预后

本病无特殊治疗。急性期卧床休息,予以支持治疗。头痛较剧时给予对症处理,颅内压增高者可采用甘露醇等脱水剂。重症者除针对高热、昏迷等症状的退热、脱水、降低体温、减轻脑水肿处理外,也应注意防止呼吸衰竭等。对于进展为脑膜脑炎者,可参考流行性乙型脑炎的一般管理环节。

本病为自限性。脑膜炎持续时间长短不一,为 1~4 周,平均 3 周。大部分患者自发痊愈,并发症

少,病死率极低。脑炎患者则因脑和脊髓有病灶损伤,恢复慢,可有神经系统后遗症,如头痛、记忆力下降甚至瘫痪。

九、预防

目前尚无疫苗接种。重点预防措施是防鼠、灭鼠,实验室工作人员应加强个人防鼠,防止和减少实验室感染。患者不需隔离。

(侯金林)

第十八节　病毒性胃肠炎

病毒性胃肠炎(viral gastroenteritis)又称病毒感染性腹泻,是由多种病毒感染所引起的,以呕吐、腹泻和水样便为主要临床特征的一组急性肠道传染病。本病在秋、冬季节多见,可发生在各年龄组,临床上可伴有发热、恶心、厌食等中毒症状,病程自限。有多种病毒可引起胃肠炎,其中最常见的是轮状病毒(rotavirus)和诺如病毒(norovirus),其次为肠腺病毒(enteric adenovirus)和星状病毒(astrovirus)。本节重点介绍由轮状病毒、诺如病毒和肠腺病毒所致的病毒性胃肠炎。

一、病原学

轮状病毒、诺如病毒和肠腺病毒是病毒性胃肠炎最常见的病原体,其他引起病毒性腹泻的病毒还有星状病毒、杯状病毒、柯萨奇病毒和冠状病毒等。

(一)轮状病毒

1943 年,雅各·莱特(Jacob Light)与荷瑞西·赫德斯(Horace Hodes)证明了在感染传染性腹泻的患儿临床标本中有一种滤过性的病媒,这个病媒也会造成家畜腹泻。30 年后,被保存下来的病媒样本被证明是轮状病毒。1974 年,汤玛斯·亨利·费留特(Thomas Henry Flewett)在通过电子显微镜观察过这类病毒后,因病毒颗粒看起来很像轮子,建议将其命名为"轮状病毒",这个名称 4 年后经由国际病毒分类委员会正式认可。

人类轮状病毒为双股 RNA 病毒,属于呼肠病毒科,球形,直径 70~75nm,有双层衣壳,内壳为 22~24 个从内向外壳呈放射状排列结构,犹如车轮状辐条(长 10nm,宽 6nm),电镜下完整病毒颗粒如车轮状,故称为轮状病毒。具有双层衣壳结构的完整病毒颗粒(光滑型)有传染性。单壳颗粒是只有内壳的不完整颗粒(粗糙型),直径约 5nm,为不完整病毒,无

传染性。

轮状病毒基因组由 11 个双链 RNA 片段组成,每个片段的分子量在(0.2~2.2)×10^6kDa,其总分子量为(10~12)×10^6kDa。11 个 RNA 基因片段的分子量不一,在聚丙烯酰胺凝胶上呈现独特的 11 条区带电泳图谱,称电泳型。根据第 10 和第 11 条区带泳动距离的长短,可分为长型(L-type)和短型(S-type)。另外,还有少见的超短型(super short type)和宽型(wide type)。在长型和短型内不同毒株之间,又可有数种乃至数十种变异电泳图形,显示轮状病毒基因的变异性和多型性。

轮状病毒的基因组 11 个片段的核苷酸序列已确定,每个基因片段至少编码 1 个多肽,分别是 3 个核心蛋白、1 个内衣壳蛋白、2 个外衣壳蛋白和 5 个非结构蛋白。轮状病毒的第 1、2、3 及第 6 基因片段分别编码核蛋白 VP1、VP2、VP3 和内壳蛋白 VR,第 4 和第 9 基因片段编码主要外壳蛋白的 VP4 和 VP7,第 5、7、8、10 和 11 基因片段分别编码非结构蛋白 NS53、NS34、NS35、NS28、NS26。VP4 和 VP7 决定人轮状病毒的血清型。VP4 决定的血清型为 P 型,至少有 20 个血清型(P1~P20),各型之间无交叉免疫。VP7 决定的血清型为 G 型,现已证实 G 型至少有 14 个血清型(G1~G14)。

根据基因结构和特异性,可以将人和动物轮状病毒分为 A~H 8 个组和 2 个亚群(Ⅰ和Ⅱ)。其中,A 组是最为常见的一种,主要引起婴幼儿腹泻,人类轮状病毒感染超过 90% 的案例都是由 A 组造成的。B 组为成人腹泻轮状病毒,还包括猪、牛、羊、大鼠的轮状病毒,该型迄今仅限于中国内地流行。C 组主要流行于猪中,仅在个别人中发现,目前还不能确定其重要性。D~G 组仅与动物疾病有关。亚群Ⅱ比亚群Ⅰ多见。

1. A 组轮状病毒　1973 年由澳大利亚学者 Bishop 首先从腹泻患儿十二指肠上皮细胞中发现。1978 年中国学者也从腹泻患者中分离出该病毒。电镜可见明显双层衣壳和 22 个从内向外壳呈放射状排列结构。11 个 RNA 基因片段电泳图谱呈 4:2:3:2 电泳型。血清型 G 型中以 G1~G4 型最多见。内壳蛋白 VR 能刺激机体产生相应抗体,这种抗体可用于诊断但无中和病毒的作用。VP4 和 VP7 是轮状病毒主要中和抗原,能刺激机体产生相应抗体。抗 VP4 抗体为中和抗体,但作用很弱,而抗 VP7 抗体则为较强的保护性抗体。

2. B 组轮状病毒　1984 年由我国学者洪涛首

先从成人腹泻患者粪便中发现，形态与 A 组轮状病毒完全一样，称为成人腹泻轮状病毒。RNA 的电泳图谱呈 4∶2∶2∶3 电泳型。VP4 结构蛋白与 A 组和 C 组同源性分别为 18% 和 19%，VP7 与 A 组同源性为 28%，与 C 组无同源性。VP6 与 A 组和 C 组同源性分别为 16.2% 和 17.2%。A、B 两组之间血清学无交叉反应。

3. C 组轮状病毒 　 1980 年由 Saif 等首先发现。11 个 RNA 基因片段电泳图谱呈 4∶3∶2∶2 电泳型。VP4、VP6 和 VP7 与 A 组相比同源性分别为 34.5%、42% 和 <30%。A、C 两组在 VP6 蛋白上存在一个共同的抗原位点。

婴幼儿轮状病毒在外界环境中比较稳定，在粪便中可存活数日或数周，耐酸、耐碱、耐乙醚，56℃ 1 小时可使其灭活。用胰酶处理可增强其感染性。因此，在分离病毒时常预先用胰酶处理。可引起人类腹泻的三组轮状病毒仅 A 组和 C 组的某些病毒株可在特定细胞内复制。成人腹泻轮状病毒很不稳定，极易降解。组织培养尚不成功。

（二）诺如病毒

1968 年，美国俄亥俄州诺沃克地区的学校发生了急性胃肠炎暴发流行。1972 年美国学者 Kapikian 用免疫电镜从这些患者粪便标本中找到了病毒颗粒，命名为诺沃克病毒，是诺如病毒的原型代表株。分类上归于杯状病毒科（Caliciviridae）。而在 1995 年，中国报道了首例诺如病毒感染，之后全国各地先后发生多起诺如病毒感染性腹泻暴发疫情。2002 年 8 月第八届国际病毒命名委员会批准该病毒名称为诺如病毒，并成为杯状病毒科的一个独立属——诺如病毒属。诺如病毒是一组被证实能引起人类胃肠炎的病毒，其形态相似但抗原性略异，已报道的有诺沃克（Norwalk）、夏威夷（Hawaii）、蒙哥马利郡（Montgomery county）、墨西哥（Mexico Virus，MxV）、雪山（Snow mountain）、Ditchling 和陶顿（Taunton）等病毒。相关的病毒还有南安普顿（Southampton）、荒暴（Desert storm）、多伦多（Toronto）等病毒，均以发现地名命名。

诺如病毒为单链 RNA 病毒，呈球形，直径 25～35nm，无包膜，在宿主细胞核中复制。其原型株的基因长度 7 642nt，G+C 占 48%。有 3 个可读框（ORF）：ORFl（146～5 359nt）编码 1 738 个氨基酸的具有 RNA 聚合酶性质的非结构蛋白前体，其分子量为 193.5kDa；ORF2（53 466 935nt）编码与病毒衣壳蛋白相关的 530 个氨基酸多肽，分子量约为 57kDa，

有抗原性，能刺激机体产生抗体；ORF3（6 938～7 573nt）可编码 212 个氨基酸的多肽，分子量为 22.5kDa。

诺如病毒目前还不能体外培养，无法进行血清型分型鉴定。根据 RNA 聚合酶区核苷酸序列分析，诺如病毒可分为 6 个基因组（G I～G Ⅵ），基因组 I 以诺如病毒的原株 NV68 为代表，基因组 Ⅱ 以雪山病毒为代表，其中只有 G I、G Ⅱ 和 G Ⅳ 可以感染人，但很少被检出。而 G Ⅲ、G Ⅴ 和 G Ⅵ 分别感染牛、鼠和狗。目前我国最常见的诺如病毒为 G Ⅱ、G I 型。G Ⅱ 型含有至少 21 个基因亚型，毒株变异较快，其中 G Ⅱ.4 基因亚型近 10 年已引起 3 次全球性流行。

这些病毒有其共同特点：①从胃肠炎患者的粪便中分离出病毒颗粒；②电子显微镜观察形态学上无明显区别，没有典型杯状病毒的表面杯状凹陷；③细胞培养不能生长；④具有 RNA 基因组；⑤在氯化铯溶液中浮力密度为 1.33～1.41g/cm³；⑥病毒蛋白分子重量为 57～60kDa；⑦病毒基因变异快。

诺如病毒对各种理化因子有较强的抵抗力，耐乙醚、耐酸、耐热。在 pH 2.7 的环境中可存活 3 小时。冷冻数年仍具有活性。煮沸后病毒失活。4℃ 时能耐受 20% 乙醚 24 小时。10mg/L 的含氯消毒液，30 分钟才能灭活。酒精和免冲洗洗手液没有灭活效果。诺如病毒与蒙哥马利郡病毒有一定交叉保护作用。

（三）肠腺病毒

自 20 世纪 50 年代发现并成功分离腺病毒以来，已陆续发现了 100 余个血清型，其中人腺病毒有 52 种，根据红细胞凝集特性将腺病毒分为 A～F 6 个亚群，F 组的 40 型、41 型和 30 型可侵袭小肠而引起腹泻，故称肠腺病毒。肠腺病毒是继轮状病毒后无论是发达国家还是发展中国家引起婴幼儿病毒性胃肠炎的第二个重要病原体。

肠腺病毒是双链线状 DNA 病毒，长约 34kb，核心有衣壳，无脂性包膜。其形态与普通腺病毒相同，呈二十面体对称，直径 70～80nm，核心 40～45nm。与普通腺病毒不同的是肠腺病毒很难进行组织培养。

肠腺病毒对酸、碱及温度的耐受能力较强，在室温、pH 6.0～9.5 的条件下，可保持其最强感染力，4℃ 70 天、36℃ 7 天病毒可保持感染力不变，但在 56℃ 环境下经 2～5 分钟即灭活。腺病毒由于不含脂质对脂溶剂如胆盐等也有较强的抵抗力，可在肠

道中存活。对紫外线敏感,30 分钟照射后,丧失感染性。对甲醛敏感。

(四) 其他导致腹泻的病毒

与腹泻有关的其他病原体有柯萨奇病毒(Cox-sackie virus)、埃可病毒(Echo virus)、星状病毒(28~30nm)、呼肠病毒(70~75nm)、原型杯状病毒(33~35nm)、冠状样病毒颗粒(100~150nm)以及一些与动物有关的病毒,如凸隆病毒(torovirus,100~140nm)、微小 RNA 病毒(picornavirus,35nm)和瘟病毒(pestivirus)等。虽然在腹泻患者的粪便中可检出这些病毒株或抗原,但比例很小,其致病性尚需进一步确定。

二、流行病学

病毒性腹泻的传染源有人和动物,传播途径以粪-口传播和人-人的接触感染为主。人普遍易感,是引起旅行者腹泻和各年龄段病毒性胃肠炎的主要病原体,但由于病原体不同,有些差异。本章节仅对我国常见的病原体引起的腹泻的流行病学加以论述。

(一) 轮状病毒

1. 传染源　为被感染的人和动物,包括患者及隐性感染者。患者急性期粪便中有大量病毒颗粒,腹泻第 3~4 天粪便中仍排出大量病毒,病后持续排病毒 4~8 天,极少数可长达 18~42 天。患病婴儿的母亲带病毒率高达 70%。

2. 传播途径　主要为粪-口途径传播。易感者只需 10 个病毒即可感染。也有通过水源污染或呼吸道传播的可能性。成人轮状病毒胃肠炎常呈水型暴发流行。家庭密切接触也是传播的一种方式。轮状病毒是造成医院内感染的重要病原体。

3. 人群易感性　A 组轮状病毒主要感染婴幼儿,最高发病年龄为 24 月龄,6 月龄以下婴儿由于有来自母体的抗体而较少发病。新生儿和成人也可感染,但成人感染后多无明显症状或仅有轻症表现。B 组轮状病毒主要感染青壮年,以 20~40 岁人群最多,但成人对其普遍易感。健康人群抗体阳性率为 20%~30%,其他人群也可感染。C 组轮状病毒主要感染儿童,成人偶有发病。感染后均可产生抗体,特异性 IgG 持续时间较长,有无保护性尚未肯定。有再次感染而发病的报道。不同血清型的病毒之间缺乏交叉免疫反应。

4. 流行特征　轮状病毒感染是婴幼儿腹泻的单一主因,几乎世界上每个大约 5 岁的小孩都曾感染过轮状病毒至少 1 次。每次感染后人体免疫力会逐渐增强,后续感染就会减轻,因而成人很少受到其影响。全世界每年因轮状病毒感染导致的婴幼儿死亡的人数大约为 90 万人,其中大多数发生在发展中国家。每年大约有 1 000 万婴幼儿患轮状病毒感染性胃肠炎,占婴幼儿人数的 1/4,是引起婴幼儿严重腹泻的最主要病原。

A 组轮状病毒感染呈世界性分布,全年均可发病。在温带和亚热带地区以秋冬季为多见,在热带地区无明显季节性。是发达国家住院婴幼儿急性感染性腹泻的主要原因,是发展中国家婴幼儿秋冬季腹泻的主要原因。B 组轮状病毒感染主要发生在中国,以暴发性流行为主,有明显季节性,多发生于 4~7 月份。C 组轮状病毒感染多为散发,偶有小规模流行。

(二) 诺如病毒

1. 传染源　主要为隐性感染者和患者,尤其是患者。感染后粪便排毒时间短暂,病后 3~4 天内从粪便排出病毒,其传染性持续到症状消失后 2 天。

2. 传播途径　主要为粪-口途径传播。可散发,也可暴发。散发病例为人-人的接触感染。暴发流行常由于食物和水的污染造成。当易感者接触污染物被感染后很快发病。如供水系统、食物和游泳池污染均可引起暴发流行。每次暴发流行的时间为 1~2 周。贝壳类生物通过过滤聚集病毒成为特殊的危险因素。

3. 人群易感性　人群普遍易感,但发病者以成人和大龄儿童多见。感染后患者血清中抗体水平很快上升,通常感染后第 3 周达高峰,但仅维持到第 6 周左右即下降。儿童期诺如病毒的特异性抗体水平不高,而成人血清特异性抗体的阳性率可达 50%~90%。诺如病毒抗体无明显保护性作用,故可反复感染。

一项志愿者人体试验研究表明,诺如病毒的免疫保护力可持续 6~24 个月,即使先前感染过诺如病毒,同一个体仍可重复感染同一毒株或不同毒株的诺如病毒。部分人群即使暴露于大剂量诺如病毒仍不会感染,这可能与先天宿主因素和后天获得性免疫有关。组织血型抗原(HBGAs)包括 H 型、ABO 血型和 Lewis 抗原被认为是诺如病毒的可能受体。α-1,2-岩藻糖转移酶基因突变导致组织血型抗原缺乏表达者(非分泌型),可能不容易感染诺如病毒。

4. 流行特征　流行地区广泛,全年发病,具有明显的季节性,人们常把它称为"冬季呕吐病"。根据 2013 年统计,全球 52.7% 的病例和 41.2% 的暴发发生在冬季(北半球是 12 月至次年 2 月,南半球是 6~8 月),78.9%的病例和 71.0%的暴发出现在凉爽的季节(北半球是 10 月至次年 3 月,南半球是 4~9 月)。诺如病毒引起的腹泻占急性非细菌性腹泻的 1/3 以上。

我国 2000—2003 年诺如病毒感染暴发流行病学调查显示,疫情数居前 3 位的省份依次是广东省(占 38.89%)、浙江省(占 25.00%)和广西壮族自治区(占 8.33%)。暴发场所以学校及托幼机构为主,占 73.61%;其次是养老/医疗机构,占 13.89%。传播途径以经水传播为主,占 37.50%,人-人接触传播占 33.33%,食源性传播占 23.61%。在经水传播的疫情中,由桶装水污染引起的暴发最多,占 48.15%。基因组别分布,GⅡ占 72.73%,GⅠ占 18.18%。

诺如病毒变异速度快,每隔 2~3 年即可出现引起全球流行的新变异株。1995 年至今,已有 6 个 GⅡ.4 基因型变异株与全球急性胃肠炎流行相关,包括 95/96 US 株(1996 年)、Farmington Hills 株(2002 年)、Hunter 株(2004 年)、Den Haag 株(2006 年)、New Orleans 株(2009 年)以及 Sydney 2012 株(2012 年)。我国自 2014 年冬季以来,GⅡ.17 变异株所致的暴发疫情大幅增加。

(三)肠腺病毒

1. 传染源 患者和隐性感染者是主要传染源,粪便中可持续排毒 10~14 天,通常是在腹泻停止前 2 天至停止后 5 天。无症状的病毒携带者也可传染本病,传染性与有症状者相同。

2. 传播途径 以粪-口传播和人-人的接触传播为主,部分患者也可能由呼吸道传播而感染。水及食物传播未见报道。

3. 人群易感性 绝大多数患儿在 2 岁以下,患病高峰年龄为 6~12 月龄。成人很少发病。感染后可获得一定的免疫力。持续时间尚不清楚。儿童期感染后可获得长久免疫力。

4. 流行特征 呈世界性分布,全年均可发病,夏秋季发病率较高。以散发和地方性流行为主,暴发流行少见,暴发流行时 38%儿童被感染,但感染者中约 50%无症状。流行可持续 7~44 天。我国肠腺病毒腹泻患病率仅次于轮状病毒感染,居第二位,是院内病毒性腹泻的第二大致病原。

(四)其他病毒引起的腹泻

与腹泻相关的星状病毒、原型杯状病毒、冠状病毒和小圆形病毒等引起的病例数少,临床报道不多,其致病性也未得到充分肯定。柯萨奇病毒和埃可病毒曾经在我国许多地区小儿腹泻患者粪便中分离到,但占病毒性腹泻患者比例很小。

三、发病机制与病理改变

病毒性腹泻的发病机制与细菌引起腹泻的发病机制有所不同。有些病毒具有肠毒素样作用,使肠黏膜细胞内腺苷酸环化酶(adenylate cyclase)被激活,提高环腺苷酸(cAMP)水平,导致肠黏膜对水电解质的过度分泌。但大多数与腹泻有关的病毒是通过其他途径引起腹泻的。因此,在诊断急性胃肠炎时,首先必须明确是侵袭性腹泻还是水样泻。

(一)轮状病毒

病毒侵入人体后主要侵犯小肠,通过轮状病毒外壳蛋白 VP4(吸附蛋白)与肠黏膜绒毛上皮细胞上的轮状病毒受体结合而进入上皮细胞。然后在上皮细胞胞质内增殖,使小肠绒毛上皮细胞受到破坏、脱落。由于绒毛上皮细胞的破坏,使正常肠黏膜上存在的绒毛酶如乳糖酶、麦芽糖酶、蔗糖酶减少,导致吸收功能障碍。同时,抑制双糖向其他单糖转化,不被吸收消化的双糖在肠腔内积聚造成肠腔内高渗透压,使水分移入肠腔,导致渗透性腹泻和呕吐。此外,A 组轮状病毒第 10 基因编码的非结构蛋白 NSP4 还具有细菌内毒素样作用,可引起细胞内 Ca^{2+} 水平升高,促使小肠黏膜 cAMP 水平上升导致腹泻发生。当小肠绒毛上皮细胞受到破坏、脱落后,隐窝底部的立方上皮细胞上移,替代已脱落的绒毛上皮细胞。由于来自隐窝底部的细胞功能不成熟,仍处于高分泌、低吸收状态,结果导致肠液潴留,使腹泻时间延长。此外,乳糖移到结肠被细菌分解后,进一步提高肠腔内渗透压,使症状加重。大量的吐泻,丢失水和电解质,导致脱水、酸中毒和电解质紊乱。

感染轮状病毒后,能否致病不但取决于感染病毒的数量,同时还取决于患者机体免疫状态,也取决于患者的生理特征。当机体免疫功能低下时,将造成病毒侵入。目前认为肠上皮刷状缘带有乳糖酶,是轮状病毒受体,可使病毒脱外衣壳进入上皮细胞。婴儿肠黏膜上皮细胞含大量乳糖酶,易感染轮状病毒。随年龄增长,此酶量减少,易感性下降。因此,A 组轮状病毒主要感染婴幼儿。但某些人种乳糖酶量不随年龄增长而发生变化,在这些人群中,成人也易发生轮状病毒感染。

本病为可逆性病理改变,黏膜常保持完整性。绒毛缩短,微绒毛不规整,严重者出现空泡甚至坏死。上皮细胞变为方形或不整齐形,病变的上皮细胞内质网池膨胀,含有病毒颗粒,线粒体肿胀和变稀疏。固有层有单核细胞浸润。

(二) 诺如病毒

该病毒主要侵袭空肠上段,为可逆性病变。空肠黏膜保持完整,肠黏膜上皮细胞绒毛变宽、变短,尖端变钝,细胞质内线粒体肿胀,形成空泡,未见细胞坏死。肠固有层有单核细胞浸润。病变可在 1~2 周完全恢复。肠黏膜上皮细胞被病毒感染后,小肠刷状缘碱性磷酸酶水平明显下降,出现空肠对脂肪、D-木糖和乳糖等双糖的一过性吸收障碍,引起肠腔内渗透压上升,液体进入肠道,引起腹泻和呕吐症状。未发现空肠腺苷酸环化酶活性改变。肠黏膜上皮细胞内酶活性异常致使胃的排空时间延长,加重恶心和呕吐等临床症状。

(三) 肠腺病毒

主要感染空肠和回肠。病毒感染肠黏膜上皮细胞后,肠黏膜绒毛变短变小,病毒在感染的细胞核内形成包涵体,导致细胞变性、溶解,小肠吸收功能障碍而引起渗透性腹泻。小肠固有层内可见单核细胞浸润,隐窝肥大。

四、临床表现

不同病毒引起腹泻其临床表现十分相似,无明显特征性,故临床上难以区分。本章节仅对轮状病毒、诺如病毒和肠腺病毒引起的腹泻的临床表现加以介绍。

(一) 轮状病毒性腹泻

婴幼儿轮状病毒胃肠炎潜伏期 1~3 天,成人腹泻轮状病毒胃肠炎潜伏期 2~3 天。临床类型呈多样性,从亚临床感染和轻型腹泻至严重的脱水,甚至死亡。6~24 月龄小儿症状重,而较大儿童或成人多为轻型或亚临床感染。临床特征为起病急,有恶心、呕吐、腹泻、厌食或腹部不适等症状,多数先吐后泻。大便多为水样或黄绿色稀便,无黏液,无脓血,成人腹泻轮状病毒胃肠炎可出现米汤样大便,无里急后重。可伴肌痛、头痛、低热和发冷。半数患儿在腹泻出现前有咳嗽、流涕等上呼吸道感染症状,严重者有支气管炎或肺炎表现。腹泻每天 10 余次,重者可达数十次,严重病例可发生脱水、酸中毒和电解质紊乱。脱水为轮状病毒感染最常见的死因。一般呕吐与发热持续 2 天左右消失,普通患者症状轻微。多数患者腹泻持续 3~5 天,病程 1 周左右,少数患者持续 1~2 周,个别长达数月。免疫缺陷患者可发生慢性症状性腹泻,粪便排出病毒的时间延长。接受免

疫抑制药治疗患者一旦感染,往往症状较重。体弱及老年人的症状也较重。少数患者可出现肠套叠、直肠出血、溶血性尿毒症综合征,儿童患者可出现 Reye 综合征。严重脱水患者未能及时治疗导致循环衰竭和多器官功能衰竭是本病主要死因。

(二) 诺如病毒性腹泻

潜伏期通常为 12~48 小时。起病急,以腹泻、腹痛、恶心、呕吐为主要症状,轻重不等。腹泻为黄色稀水便或水样便,每天 10 多次。有时腹痛呈绞痛。可伴有低热、头痛、发冷、食欲减退、乏力、肌痛等。一般持续 1~3 天自愈。死亡病例罕见。成人以腹泻为主。儿童患者先出现呕吐,然后出现腹泻。体弱及老年人病情较重。

1. 轻症病例临床表现 诺如病毒感染发病以轻症为主,最常见的症状是腹泻和呕吐,其次为恶心、腹痛、头痛、发热、畏寒和肌肉酸痛等。病程通常较短,症状持续时间平均为 2~3 天,但高龄人群和伴有基础性疾病患者恢复较慢。40%的 85 岁以上老年人在发病 4 天后仍有症状,免疫抑制患者平均病程为 7 天。

2. 重症病例临床表现 尽管诺如病毒感染主要表现以轻症为主,且为自限性疾病,但仍有少数病例会发展成重症,甚至死亡。重症或死亡病例通常发生于高龄老年人和低龄儿童。健康人感染诺如病毒后偶尔也会发展为重症。

3. 隐性感染 诺如病毒在人体可出现隐性感染,且流行季节隐性感染的比例明显高于非流行季节。隐性感染比例各地差异较大。

(三) 肠腺病毒性腹泻

潜伏期为 3~10 天,平均 7 天。发病者多为 5 岁以下儿童。临床表现与轮状病毒胃肠炎相似,但病情较轻,病程较长。腹泻每天 3~30 次,多为 10 多次,大便稀水样伴呕吐,偶有低热。部分患者同时可有鼻炎、咽炎或气管炎等呼吸道感染症状。部分患者因腹泻、呕吐导致脱水,严重者可因严重失水和电解质紊乱而死亡。腺病毒 41 型感染腹泻持续时间较长(约 12 天),腺病毒 40 型感染腹泻持续时间较短(约 9 天),但初期症状重。发热通常持续 2~3 天而恢复正常。少数患者腹泻延至 3~4 周。极少数患儿成为慢性腹泻。

五、实验室检查

(一) 血常规检查

外周血白细胞总数多为正常,少数可稍升高。

（二）粪便常规检查

外观多为黄色水样。无脓细胞及红细胞，有时可有少量白细胞。

（三）病原学检查

1. 电镜或免疫电镜 根据病毒的生物学特征以及排毒时间可从粪便提取液中检出致病的病毒颗粒。但诺如病毒常因病毒量少而难以发现。

2. 免疫学检测 补体结合试验（CFT）、免疫荧光试验（IFT）、放射免疫测定（RIA）、酶联免疫吸附试验（ELISA）法检测粪便中特异性病毒抗原，如轮状病毒、肠腺病毒、诺如病毒、杯状病毒和星状病毒。

由于诺如病毒抗原高度变异（基因型超过29个）且某些基因型存在抗原漂移（如 GⅡ.4 型），开发敏感性更高的 ELISA 方法目前仍存在较多困难。虽然目前已有商品化的试剂盒如 IDEIA、SRSV（Ⅱ）-AD 以及 RIDASCREEN，但其敏感性（36%~80%）和特异性（47%~100%）均不太理想。即使已通过美国 FDA 认证的 RIDASCREEN 诺如病毒第三代 ELISA 试剂盒，也没有在美国广泛应用。ELISA 检测可适用于暴发疫情中大样本的筛查，但不适合散发病例的检测。ELISA 检测结果阴性的样本还需要通过实时 RT-PCR 进行第二次检验确认。鉴于 ELISA 试剂盒成本高、敏感性低，ELISA 方法仅可作为辅助检测手段。

3. 分子生物学检测 PCR 或 RT-PCR 可以特异性地检测出粪便病毒 DNA 或 RNA，具有很高的敏感性。

诺如病毒基因组中 ORF1/ORF2 区是最保守的区域，在同一基因型不同毒株间有相同的保守序列，根据这段保守区域可设计 TaqMan 为基础的实时 RT-PCR 的引物和探针。除可检测临床标本外，引物和探针经优化提高敏感性后，还可用于环境样本（如食物和水）的检测。实时 RT-PCR 的敏感性高于传统 RT-PCR，可检测诺如病毒 GⅠ群和 GⅡ群。

采用传统 RT-PCR 对实时 RT-PCR 阳性标本的扩增产物进行测序，可以确定诺如病毒的基因型。测定 ORF2 完整衣壳蛋白基因序列，是诺如病毒基因分型的"金标准"。

4. 凝胶电泳分析 从粪便提取液中提取的病毒 RNA 进行聚丙烯酰胺凝胶电泳（PAGE）检测，可根据 A、B、C 三组轮状病毒 11 个基因片段特殊分布图进行分析和判断，来进行轮状病毒感染诊断。将从粪便提取液中提取的病毒 DNA 进行限制性内切酶消化、凝胶电泳，以独特的酶切图谱进行肠腺病毒型鉴定。

（四）血清抗体检测

应用病毒特异性抗原检测患者发病初期和恢复期双份血清的特异性抗体，若抗体效价呈 4 倍以上增高则有诊断意义。血清特异性抗体通常在感染后第 3 周达峰值，延续至第 6 周，随后抗体水平下降。通常用 ELISA 进行检测。轮状病毒感染以 IgA 抗体检测价值大。

六、并发症

严重病毒感染性腹泻可引起脱水、酸中毒、电解质平衡紊乱，少数患者可出现肠套叠、直肠出血、溶血性尿毒症综合征，儿童患者可出现 Reye 综合征。严重脱水患者未能及时治疗可能导致循环衰竭和多器官功能衰竭。

七、诊断

根据流行病学资料、临床症状和体征以及实验室检查结果的综合分析进行诊断。

（一）流行病学

在流行季节，特别是在我国于秋冬季节发病。

（二）临床特点

患者突然出现呕吐、腹泻、腹痛等临床症状或住院患者中突然发生原因不明的腹泻，病程短暂，往往有集体发病的特征。

（三）实验室检查

末梢血白细胞无明显变化，粪便常规检查仅发现少量白细胞时应怀疑本病。但确诊需经电镜找到病毒颗粒，或检出粪便中特异性抗原，或血清检出特异性抗体，抗体效价呈 4 倍以上增高有诊断意义。

八、鉴别诊断

本病必须与大肠杆菌、沙门菌引起的细菌感染性腹泻以及隐孢子虫等寄生虫性腹泻相鉴别。和其他病毒性腹泻的鉴别依赖于特异性检查。实验室的特异性病原学检测对鉴别不同病因及确定诊断有重要意义。

九、治疗

本病无特异性治疗，主要是针对腹泻和脱水的对症和支持治疗。重症患者需纠正酸中毒和电解质紊乱。

由于本病患者多数病情轻，病程较短且自限，因此，绝大多数患者可在门诊接受治疗。3%~10%的婴幼儿腹泻患者因脱水严重而需住院治疗。

轻度脱水及电解质平衡失调可以口服等渗液或WHO推荐的口服补液盐（ORS），补液治疗是WHO推荐的首选治疗。米汤加ORS治疗婴儿脱水很有益，但高渗性脱水应稀释1倍后再用，脱水纠正后应立即停服。对有意识障碍的婴幼儿不宜口服液体，以防止液体吸入气道，应尽快静脉补液。慢性病毒性腹泻，尤其轮状病毒引起的婴儿腹泻时，可喂以含轮状病毒抗体的牛奶或母奶。

严重脱水及电解质紊乱应静脉补液，特别要注意当缺钾时应补给钾离子，酸中毒时加碳酸氢钠予以纠正，情况改善后改为口服。

吐泻较重者，可予以止吐剂及镇静剂。有明显的痉挛性腹痛者，可口服山莨菪碱（654-2）或次水杨酸铋制剂以减轻症状。

由于小肠受损害，其吸收功能下降，故饮食以清淡及富含水分为宜。吐泻频繁者禁食8~12小时，然后逐步恢复正常饮食。可应用肠黏膜保护剂。

十、预后

轮状病毒是导致全世界婴幼儿严重腹泻的主要原因，每年大约60万儿童死于轮状病毒感染。全世界5岁以下死亡儿童的5%与轮状病毒相关。健康成人患诺如病毒性腹泻症状轻。住院及死亡常见于年幼儿童、免疫抑制人群及居住在福利院的老年人，病死率在0.06%左右。

十一、预防

（一）控制传染源

对病毒性腹泻患者应消毒隔离，积极治疗。对密切接触者及疑诊患者实行严密的观察。

对诺如病毒感染患者，在其急性期至症状完全消失后72小时应进行隔离。从事食品操作岗位的病例及隐性感染者，诺如病毒排毒时间较长，尽管症状消失72小时后，或隐性感染者自核酸检测阳性72小时后的病毒排出载量明显下降，但仍可能存在传播的风险。为慎重起见，建议对食品从业人员采取更为严格的病例管理策略，需连续2天粪便或肛拭子诺如病毒核酸检测阴性后方可上岗。

（二）切断传播途径

切断传播途径是预防本病的最重要而有效的措施。重视食品、饮水及个人卫生，加强粪便管理和水源保护，注意手的卫生，加强对海产品的卫生监督及海关检疫。保持良好的个人卫生习惯，不吃生冷变质食物，保证海鲜食品的加工、食用符合卫生要求。

轮状病毒在自然环境中是稳定的，消灭细菌与寄生虫的卫生设备似乎对轮状病毒的控制无效。

（三）保护易感人群

迄今为止，仅轮状病毒疫苗获准临床应用，新一代的4价基因重组轮状病毒减毒活疫苗含有目前流行的4种主要血清型。主要用于6~12月龄的婴幼儿，最佳接种方式是在2、4、6月龄时口服3次，切勿用热水送服，最迟在1岁内接种完成，其有效率达80%以上。免疫功能低下以及急性胃肠炎者为接种禁忌证。轮状病毒疫苗目前在世界多个国家和地区都可以取得。

诺如病毒的重组疫苗已通过志愿者口服试验，可产生血清抗体阳转，无显著不良反应，但还未获得最终批准。肠腺病毒、杯状病毒、星状病毒等尚无疫苗可供推广应用。

人乳在一定程度上可以保护严重的轮状病毒性腹泻患儿。经牛轮状病毒免疫后的牦牛的牛奶中含有IgA及IgG抗体，用此种牛奶喂养婴儿也有一定的保护作用。

（侯金林）

第十九节　流行性乙型脑炎

流行性乙型脑炎（epidemic encephalitis B）简称乙脑，是由乙型脑炎病毒（encephalitis B virus）引起的以脑实质炎症为主要病变的中枢神经系统急性传染病。1871年日本首次流行本病，1934年日本学者从脑炎患者脑组织中分离出乙型脑炎病毒，故该病在国际上又称日本脑炎（Japanese encephalitis，JE）。本病经蚊虫叮咬传播，常流行于夏秋季，多发生于儿童，主要分布于亚洲和西太平洋地区。临床上常急起发病，以高热、意识障碍、抽搐或惊厥、呼吸衰竭、病理反射及脑膜刺激征为特征，部分病例可留有严重后遗症，重症患者病死率高。流行病学调查统计亚洲地区每年约50 000人发病，病死率约为30%，流行区的发病率约10/10万。在我国，由于疫苗的广泛接种及社会经济的发展，流行性乙型脑炎的发病率、后遗症发生率及病死率均逐年下降。

一、病原学

乙型脑炎病毒属虫媒病毒（arbovirus）乙组的黄病毒科（*Flaviviridae*）黄病毒属（*Flavivirus*），直径

40~50nm,核心 30nm,呈二十面体结构,球形,可分为核心和包膜两部分。其核心为单股正链 RNA,全长 10 976 个核苷酸,由核衣壳蛋白(C 蛋白)包绕。包膜中镶嵌有糖基化蛋白(E 蛋白)和非糖基化蛋白(M 蛋白)。其中 E 蛋白是病毒表面的主要抗原成分,由它形成的抗原决定簇,具有血凝活性和中和活性,同时还与多种重要的生物学活性有关。而 M 和 C 蛋白虽然也有抗原性,但是在致病方面不起重要作用,病毒分子量为 4.2×10^6 Da。用聚丙酰胺电泳分析乙型脑炎病毒颗粒,发现至少有三种结构蛋白 V1、V2、V3,其分子量分别是 9.6、10.6、58kDa。其中 V3 是主要的结构蛋白,至少含有 6 个抗原决定簇。另外,还发现至少有 7 种非结构蛋白即 NS1、NS2a、NS2b、NS3、NS4a、NS4b、NS5,其中 NS3 具有解旋酶和蛋白酶的功能,NS5 是聚合酶,能诱导特异性中和抗体产生。对不同乙脑病毒株的翻译蛋白 M 的前体区 240 个核苷酸分析表明,乙脑病毒至少有 4 个基因型。各个基因型地区分布不同,我国的乙脑流行株主要是基因 I 型和基因 III 型。

乙脑病毒易被常用消毒剂杀灭,不耐热,对氯仿、乙醚、蛋白酶、胆汁及酸类均敏感,100℃ 2 分钟或 56℃ 30 分钟即可将其灭活,但耐低温和干燥,用冰冻干燥法在 4℃ 冰箱中可保存数年。乙脑病毒为嗜神经病毒,在细胞质内繁殖,可在乳鼠脑组织内传代,亦在鸡胚、HeLa 细胞和猴肾细胞中生长繁殖。乙脑病毒在蚊体内繁殖的适宜温度为 25~30℃,已知自然界中存在着不同毒力乙脑病毒,且乙脑病毒的毒力受到外界多种因素影响时可发生变化。

乙脑病毒的抗原性稳定,较少变异,具有较好的免疫原性。人与动物感染乙脑病毒后,体内迅速产生免疫,可产生特异性的中和抗体、补体结合抗体及血凝抑制抗体。血凝抑制抗体一般出现在病后第 5 天,2 周达高峰,可以持续 1 年左右。补体结合抗体则在病后第 2 周出现,1~2 个月达高峰,以后开始逐渐下降,持续时间不超过 1 年。中和抗体出现得比较晚,但可长期存在,故对这些抗体的检测有助于临床诊断和流行病学调查。

二、流行病学

(一)传染源

本病是人兽共患的自然疫源性疾病,人与许多动物(如猪、牛、马、羊、鸡、鸭、鹅等)都易感染乙脑病毒,并成为本病的传染源。人感染乙脑病毒后,不论隐性感染或显性感染仅出现短暂的病毒血症(一般 5 天内),且血中病毒数量少,病毒血症很快消失,所以隐性感染者或患者虽可作为传染源,但不是本病的主要传染源,在流行病学上意义不大。动物中的牲畜、禽鸟类均可感染乙脑病毒,特别是猪的感染率高,幼猪经历一个流行季节几乎 100% 被感染,由于感染后血中病毒量多,病毒血症持续时间长,加上猪的更新率快,饲养面广,因此猪是乙脑的主要传染源。病毒常在蚊-猪-蚊等动物间循环传播。乙脑通常在人类流行前 1~2 个月先在家畜中流行,因此及时监测猪的乙脑病毒感染率可预测当年人群中的流行态势。

(二)传播途径

乙脑主要经蚊虫叮咬传播。库蚊、伊蚊和按蚊均可传播本病,其中三带喙库蚊(三斑家蚊)是同种蚊科中携带病毒率最高、传播乙脑病毒最强的蚊种,并且分布最广泛,因此是我国乙脑的主要传播媒介。该蚊在家畜的饲养圈里也是最多的蚊种,当它们叮咬感染乙脑病毒的动物(尤其是猪)后,病毒进入蚊体内迅速繁殖,随后移行入唾液腺,并在唾液中仍保持较高浓度和毒力,经叮咬将病毒传给动物和人。由于蚊可携带病毒越冬,并且可经卵传代,在蚊虫的整个生活周期均可携带乙脑病毒,所以蚊不仅为传播媒介,而且是最主要的长期储存宿主。另外,被感染的蠛蠓、蝙蝠、候鸟也可成为乙脑病毒重要的越冬储存宿主。

(三)人群易感性

未感染过乙脑病毒或未接种乙脑疫苗者对乙脑病毒普遍易感,感染后多为隐性感染(隐性感染/显性感染为 300∶1~2 000∶1),并可获得较持久的免疫力。显性感染病例主要集中在 10 岁以下儿童,以 2~6 岁组发病率最高,婴儿可从母体获得胎传抗体而具有被动免疫保护作用,大多数成人因经历隐性感染而获得免疫力。近年来由于儿童和青少年广泛接种疫苗,成年人的发病率相对增加。

(四)流行特征

1. 流行地区　乙脑的流行地区广泛,主要流行区遍及东南亚和西太平洋地区,我国除新疆、青海、西藏及东北北部外均有本病发生或不同程度的流行,绝大多数流行区属于湿润区或半湿润区,地势高、气候寒冷的半干旱区尚无本病发生。另外本病发病率农村高于城市,山区高于沿海地区。近年来,随着疫苗接种的普及,我国的乙脑发病率已逐年下降。

2. 流行季节　乙脑流行与蚊繁殖、气温和雨量等因素有关,其主要原因是蚊虫繁殖,病毒在蚊体内发育及蚊虫吸血活动受气温、雨量等这些自然因素影响。在热带地区乙脑可全年发生,在亚热带和温带地区有严格的季节性,80%~90%的病例发生在7至9月,而在冬春季节几无病例发生,但是不同的地区,流行季节开始的早晚有所差别。国内华南地区一般开始于6至7月,而华北地区则一般开始于7至8月。

3. 发病形式 因本病隐性感染多,临床发病较少,故呈集中流行少,高度散发性,很少有家庭成员中多人同时发病。

4. 发病年龄结构变化 以往约80%的发病人群为10岁以下的儿童,这主要是由于成年人大多属于隐性感染者已获得稳固免疫力,而近年来乙脑的发病年龄结构有从儿童转向成年到老年的趋势,成年人尤其是老年人的发病率相对增加,且病情重、病死率高。这可能与儿童普遍进行预防接种有关,但总体来讲,全国总的发病率下降幅度较大,改变了过去的流行发病模式。

5. 流行规律及预测 有人认为乙脑的流行有周期性,每隔若干年出现一次大流行,但迄今为止未能观察到类似的规律性。目前看来,引起大流行的因素有多个方面,其中有三方面因素比较重要:其一,气象因素、降雨量、气温等对传播媒介的繁殖和活动有直接影响,且对蚊体内病毒的感染力也有较大影响;其二,易感人群的增加;其三,猪自然感染时间的早晚及感染率的高低与乙脑的流行密切相关。

三、发病机制

携带乙脑病毒的蚊虫叮咬人后,病毒随蚊虫唾液进入人体,先在单核巨噬细胞系统中繁殖,然后释放入血,形成病毒血症。随后是否发病及疾病的严重程度除取决于病毒的数量与毒力外,更主要取决于机体的免疫力。免疫力强者迅速消除病毒血症,中枢神经系统不会受到病毒侵入,表现为隐性感染或轻型病例,并可获得持久免疫力。当被感染者免疫力弱,或者因高血压、脑外伤、脑血管疾病、癫痫、脑寄生虫病等原因削弱血脑屏障,感染的病毒量大且毒力强,则病毒容易侵入中枢神经系统,引起脑实质病变(图22-19-1)。

乙脑病毒对脑组织的损伤机制与病毒的直接侵袭有关,可致神经细胞坏死、炎性细胞浸润及胶质细胞增生。细胞凋亡是乙脑病毒导致神经细胞死亡的普遍机制,此外在脑炎发病时,由大量一氧化氮

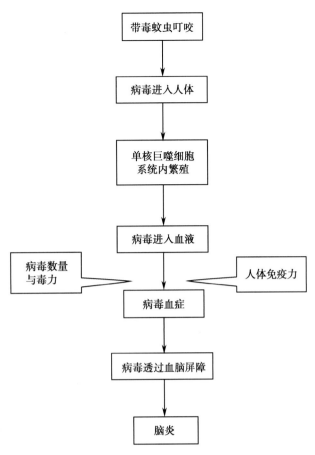

图 22-19-1 乙脑的发病机制

(NO)产生所诱发的脂质过氧化也是导致脑组织损伤的一个重要因素。脑损伤另一机制与免疫损伤有关,免疫病理被认为是本病主要的发病机制,病毒抗原与相应抗体结合以及其在神经组织和血管壁沉积,激活免疫反应和补体系统,导致脑组织免疫性损伤、坏死。血管壁的破坏及附壁血栓的形成导致脑组织供血障碍和坏死。大量炎性细胞浸润血管周围,形成"血管套",吞噬被感染的神经细胞,形成嗜神经现象。急性期脑脊液中 CD4+、CD8+ 淋巴细胞及 TNF-α 明显增加。尸解在脑组织中可检出 IgM 及补体 C3、C4,在"血管套"及脑实质病灶中发现 CD3+、CD4+ 及 CD8+ 淋巴细胞。免疫反应的强烈程度与病情的轻重及预后密切相关。

四、病理解剖

本病为全身性感染,但脑组织病变范围广,整个中枢神经系统灰质可受累,其中以大脑皮质、基底核、视丘病变最重,小脑、延髓、脑桥次之,脊髓的病变最轻。

肉眼可见软脑膜充血、水肿、出血,脑沟变浅、脑回变粗,切面见大脑(顶叶、额叶、海马回)皮质深层、基底核、视丘等部位粟粒大小半透明的软化灶,或单

个散在,或聚集成群,甚至可融合成较大的软化灶,其中以顶叶和丘脑最为显著。镜检可出现以下病变。

1. 神经细胞变性、坏死　乙脑病毒在神经元内增殖,形成病毒包涵体,可见细胞变形、肿胀、细胞质空泡形成、尼氏体消失、核偏位,神经元坏死(核固缩、溶解、消失),周围有大量的炎性细胞和少量胶质细胞环绕。

2. 软化灶形成　神经细胞的坏死、液化形成圆形或卵圆形的镂空筛网状软化灶,坏死软化灶可散在脑实质各个部位,少数融合呈块状,边界清楚,对本病的诊断具有一定的特征性。

3. 血管变化和炎症反应　血管高度扩张充血,管腔内血流明显淤滞,血管周围间隙增宽,脑组织水肿。呈灶性浸润的炎症细胞以淋巴细胞、浆细胞和单核细胞为主。在脑实质中,炎性细胞浸润多以变性坏死的神经元为中心;在脑间质中,浸润的炎性细胞围绕血管周围间隙形成血管套。

4. 胶质细胞增生　小胶质细胞(属于单核巨噬细胞系统)明显增生,形成小胶质细胞结节,该结节多位于小血管旁或坏死的神经细胞附近。在亚急性和病程较长的病例中,可见星形胶质细胞增生和胶质瘢痕形成。

五、临床表现

潜伏期为 4～21 天,一般为 10～14 天。乙脑病毒感染后,症状相差悬殊,大多数症状较轻或无症状,仅少数人会出现中枢神经系统症状,主要表现为惊厥、高热、意识变化等。

(一)临床分期

典型的临床表现,可分为四期。

1. 初期　病初的 1～3 天,相当于病毒血症期。起病急,一般无明显前驱症状,体温在 1～2 天内上升至 39～40℃,伴有头痛、倦怠、精神萎靡、嗜睡、食欲,体温升高持续不退,此时神经系统症状及体征常不明显而易被误诊为上呼吸道感染,少数患者出现神志淡漠、颈项强直。

2. 极期　病程的第 4～10 天,除初期的病毒血症加重外,突出表现为脑实质受损的症状。

(1)高热:体温升高常达 40℃ 或 40℃ 以上,并一直持续高热不退直至极期结束,一般 7～10 天,重型者可达 20 天以上。一般热程越长,发热越高,病情越重。

(2)意识障碍:意识障碍是本病主要症状,表现为嗜睡、定向力障碍、谵妄、昏迷等。嗜睡具有早期诊断意义,意识障碍最早可见于病程第 1～2 天,多出现于第 3～8 天,通常持续 7 天左右,重型者可持续 1 个月以上。昏迷是重症病例发展到极期的重要标志之一,昏迷深浅、持续时间长短与病情的严重程度和预后密切相关。

(3)惊厥或抽搐:抽搐是由高热、脑实质炎症、脑缺氧及脑水肿引起的。发生率在儿童高达 85%,成人约 10%,是病情严重的表现,早期出现抽搐者,多发展为重症,反复发作或持续发作者预后较差。抽搐发作时,程度可从面肌、眼肌和口唇的小抽搐,到单侧、双侧或四肢的肢体抽搐、强直性抽搐,严重者可为全身强直性抽搐。时程从数分钟到数十分钟不等,并反复发生。长时间或频繁抽搐可影响呼吸运动,甚至引起呼吸暂停,加重脑缺氧和脑水肿。

(4)呼吸衰竭:主要是中枢呼吸衰竭,多见于重型患者,是乙脑最严重的症状,也是乙脑的主要死亡原因。由脑实质炎症、脑组织缺氧、水肿、颅内高压、低血钠脑病和脑疝等所致,累及延髓呼吸中枢。主要为中枢性呼吸衰竭,表现为呼吸节律不整和幅度不均,如呼吸表浅、双吸气、叹息样呼吸、潮式呼吸、抽泣样呼吸等,最后呼吸停止。此外,也可因脊髓病变引起呼吸肌瘫痪,导致周围性呼吸衰竭,表现为呼吸困难、呼吸频率改变、呼吸幅度减弱、发绀,但呼吸节律始终整齐。脑疝患者除前述呼吸衰竭表现外,尚有其他症状。小脑幕切迹疝(颞叶疝)常表现为患侧瞳孔先缩小,后随病情发展渐散大,患侧上眼睑下垂、眼球外斜,病变对侧肢体肌张力先亢进后减弱或消失,病变对侧肌力减弱或麻痹,病理征早期阳性,后期消失;随病变发展脑干受压,可出现生命体征异常甚至紊乱。而枕骨大孔疝(小脑扁桃体疝)的生命体征异常或紊乱较早出现,而意识障碍出现较晚。因脑干受压缺氧,瞳孔忽大忽小,因位于延髓的呼吸中枢严重受损,患者早期可突发呼吸骤停而死亡。

高热、抽搐和呼吸衰竭是乙脑极期的严重表现,三者互相影响(图 22-19-2),呼吸衰竭为引起死亡的主要原因。

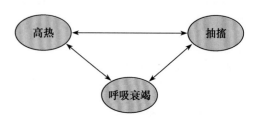

图 22-19-2　乙脑三大主症相互促进

（5）脑水肿：25%～63%的重症患者有不同程度的脑水肿，引起颅内压增高。脑水肿主要由脑缺氧、脑实质炎症、低血钠性脑病所致，轻度脑水肿者表现为惊厥、面色苍白、频繁呕吐、血压升高、剧烈头痛、脉搏先快后慢、早期神志清醒、表情淡漠，并迅速转为嗜睡、烦躁、谵妄。重度脑水肿者则表现为面色苍白、肌张力增高、体温升高、脉搏减慢、持续或反复惊厥、意识障碍至昏迷，进一步可发生脑疝，出现呼吸衰竭。

（6）神经系统症状和体征：乙脑的神经系统症状大多出现在病程的10天内，很少在2周后出现新的神经系统表现。深反射常先亢进后减弱或消失，病理征阳性，浅反射减弱或消失。可有脑膜刺激征，但婴幼儿因囟门未闭脑膜刺激征不明显，而有前囟隆起。因自主神经受累，深昏迷者可出现尿潴留或大小便失禁。昏迷时除腱反射消失外，还可能出现肢体强直性瘫痪，偏瘫或者全瘫，单瘫少见，伴肌张力增高，膝、跟腱反射呈现先亢进后消失。

（7）循环衰竭：少见，多因脑疝、消化道失血、心功能不全、有效循环血量减少等所致。表现为血压下降、脉搏细速，肢端冰冷甚至休克并伴有呕吐咖啡色液体。大多数患者经3～10天极期病程后，病情好转，进入恢复期。

3. 恢复期　体温逐渐下降，神经系统症状、体征日渐好转，提示患者进入恢复期，此期表现可有持续低热、痴呆、失语、流涎、多汗、面瘫、吞咽困难、肢体痉挛性瘫痪、肢体不自主运动、癫痫发作等。一般患者于2周左右完全恢复，重型患者可能需1～6个月时间逐渐恢复，如超过6个月仍无法完全恢复者，进入后遗症期。

4. 后遗症期　5%～20%的重型患者留有后遗症，儿童较成人有更高的发生率。主要为意识障碍、痴呆、失语、瘫痪、癫痫、精神障碍等，经治疗可有不同程度恢复，癫痫有时会持续终身。昏迷患者因长期卧床，可并发压疮、尿路感染、坠积性肺炎等后遗症。有学者长期观察随访发现，即使被认为是恢复良好的患者，近一半会有学习困难、行为反常及轻微神经精神症状等轻微后遗症。对乙脑患者脑脊液中病毒抗原、特异性IgM抗体检测及病毒分离等研究发现乙脑病毒在患者中枢神经系统可持续存在，这或许与后遗症的发生密切相关。

（二）临床分型

根据发热程度、神经系统症状和体征、病程及预后等，将乙脑分为轻型、普通型、重型和极重型。

1. 轻型　低、中度发热，体温39℃以下，可有轻度嗜睡，但患者神志一直清楚，一般也无惊厥，头痛、呕吐不严重，无抽搐，脑膜刺激征不明显。7天左右可恢复。几乎无后遗症发生，轻型患者因中枢神经系统症状不明显而容易被漏诊。

2. 普通型（中型）　高热，体温39～40℃，患者有意识障碍，常昏睡或浅昏迷，头痛、呕吐明显，偶有抽搐，脑膜刺激征明显，浅反射如腹壁反射及提睾反射消失，深反射消失或亢进，病理反射征阳性。病程7～14天，多无或有轻度恢复期精神神经症状，一般也无后遗症。

3. 重型　高热或超高热，体温持续40℃以上，患者昏迷，常反复或持续抽搐，瞳孔缩小，对光反射迟钝或消失，浅反射消失，深反射先亢进后消失，病理反射征阳性，多有神经系统定位体征，可有肢体瘫痪，多为强直性，常有呼吸衰竭。病程多在3周及以上，常有恢复期症状，部分患者留有不同程度后遗症。

4. 极重型（暴发型）　起病急骤，进展迅速，体温于1～2天内达40℃以上，出现反复或持续性强烈抽搐，深度昏迷，迅速出现脑疝及中枢性呼吸衰竭，多在极期死亡，病死率高，幸存者留有严重后遗症。

重型乙脑可根据其症状、体征，大致推测脑部受累部位。

（1）脑干上位：病变主要累及大脑半球、丘脑及下丘脑，而脑干未受影响。表现为浅昏迷，压眶出现假自主运动或去皮质强直，偶尔出现潮式呼吸，眼球尚能运动。枕叶受损可导致视力障碍、视物变形，颞叶损害可有听觉障碍，间脑病变时可出现严重感觉障碍、体温调节功能障碍及自主神经功能紊乱等表现。

（2）上脑干位：病变一旦累及中脑水平，会出现深昏迷、肌张力增加、中枢性过度通气、咳嗽及吞咽反射减弱。当中脑单侧受损时会引起对侧瘫痪，而当中脑双侧受损时，锥体束下行受阻，表现为去大脑强直，四肢痉挛性瘫痪。由于动眼神经核位于中脑内，中脑病变时眼球会出现活动不协调，瞳孔对光反应迟钝或消失。另外颅内高压可导致颞叶钩回疝的形成。

（3）下脑干位：病变主要累及脑桥及延髓。主要表现为深昏迷、眼球固定、角膜反射消失、压眶无反应、咳嗽吞咽反射消失、肢体弛缓性瘫痪以及中枢性呼吸衰竭，随后呼吸、心跳停止。颅内高压使小脑扁桃体受挤压而嵌入枕骨大孔形成枕骨大孔疝，压迫延髓生命中枢,导致患者突然进入深昏迷、呼吸及心搏骤停。乙脑患者多为假性延髓麻痹,即因大脑皮质支配神经核的路径病变而引起的延髓功能障碍,一般其症状相对较轻,恢复较快。

乙脑流行期间以轻型和普通型患者多见。

六、实验室检查

(一)血常规检查

常有白细胞总数增高,多在$(10\sim20)\times10^9$/L,少数可更高,达40×10^9/L;中性粒细胞常>80%并伴有核左移,部分患者血白细胞可一直正常。

(二)脑脊液检查

脑脊液常规检查示,压力增高,外观无色透明或微混,白细胞数多在$(50\sim500)\times10^6$/L,少数可>$1\,000\times10^6$/L。早期以中性粒细胞为主,随后则淋巴细胞增多。脑脊液中白细胞数不反映病情严重程度。免疫功能严重受损者(如 HIV/AIDS、应用皮质激素、应用免疫抑制剂、淋巴网状细胞恶性疾病、接受化疗等的患者),白细胞数可始终不升高。蛋白轻度增高,糖正常或偏高,氯化物基本正常。此外,在起病 7～14 天内脑脊液中天冬氨酸氨基转移酶活性增高,这对判断乙脑患者的脑组织损伤程度及其预后具有参考意义。脑脊液有变化者一般需 2 周左右恢复正常,个别也有需要 1 个月才恢复正常。部分病例在病初脑脊液检查正常,故如有疑诊,可在过后重复脑脊液检查。

(1)乙脑抗原测定:采用反向间接血凝法检测早期脑脊液中乙脑抗原,其阳性率可达 66.7%。

(2)特异性抗体测定:脑脊液中的 IgM 抗体先于血清中出现,并且在病程第 2 天就可测出,持续时间较血清中抗体持久,所以用捕获法 ELISA(MAC-ELISA)测定患者脑脊液中乙脑病毒 IgM、IgG 抗体,有助于早期诊断。

(三)血清学检查

1. 特异性 IgM 抗体测定　在病程的 3～4 天检测到,2 周达到高峰,可作为早期诊断指标。常用间接免疫荧光法、酶联免疫吸附试验(ELISA)、2-巯基乙醇(2-ME)耐性试验等方法检测。

(1)免疫荧光法:采用间接免疫荧光法检测乙脑特异性 IgM 抗体,阳性率高达 97%,且快速、敏感。

(2)MAC-ELISA:近年来应用 MAC-ELISA 测定乙脑特异性 IgM 抗体,阳性率 74.4%,且具有较强敏感性与特异性,其中在病程第 4 天用此法检测阳性率为 93%,故 MAC-ELISA 可用于早期诊断。

(3)ABC-ELISA:检测乙脑特异性 IgM 抗体敏感,阳性率 75.3%,也可用于早期诊断。

2. 补体结合试验　补体结合抗体为 IgG 抗体,特异性较高,多于病程的 2 周出现,5～6 周达峰值,可维持 1 年左右,不能作为早期诊断指标,主要用于流行病学调查或回顾性诊断。单份血清 1:2 为可疑,1:4 或以上为阳性;双份血清抗体效价增高 4 倍以上为阳性。

3. 血凝抑制试验　血凝抑制抗体出现较早,通常在病程的第 4 天开始出现,2 周达高峰,可维持 1 年以上。该试验因操作简便,且阳性率高于补体结合试验,故较常用于诊断及流行病学调查。单份血清效价大于 1:320 或双份血清抗体效价增高 4 倍有诊断价值。但乙脑病毒的血凝素抗原与同属病毒如登革热病毒、黄热病毒等有弱交叉反应,故可出现假阳性,应予注意。

4. 乙脑病毒抗原测定　采用单克隆抗体(McAb)反向被动血凝法检测急性期血清中乙脑病毒抗原阳性率为 71.5%,是目前比较好的快速诊断方法。

5. 中和试验　发病后第 14 天出现中和抗体,持续 2～10 年,特异性较高,但检测方法复杂,仅适用于人群免疫水平流行病学调查,一般不作临床诊断使用。

6. 其他血清学方法　如用蚀斑减少中和试验(PRNT)、特异性白细胞黏附抑制试验(LAI)检查急性患者血清,其阳性率均比较高。

(四)病原学检查

1. 病毒分离　病毒主要存在于脑组织,在血及脑脊液中浓度很低,在病程 1 周内死亡患者的脑组织中可分离到病毒。

2. 病毒抗原或核酸检测检测　可从血液、脑脊液、脑组织中取样行直接免疫荧光法检测乙脑病毒抗原或行 PCR 检测乙脑病毒核酸。

(五)影像学和脑电图检查

可用 CT 和磁共振进行检查,与组织病理学报告进行相应分析,约 50%患者 CT 检查可发现丘脑、基底节区、中脑及脑桥中有一个或多个部位出现双侧低密度影。磁共振较 CT 更为灵敏,可特异性显示多个部位广泛病变,大脑半球、丘脑及小脑加权成像时出现高强度信号,T_1、T_2 加权成像时显示丘脑病变为混乱信号时,提示该部位有出血。不过上述结果多属于晚期病变,影像学检查对疾病早期诊断价值不大。

乙脑患者可出现多种形式的脑电图异常,包括

δ波、θ波、偶可见α波、暴发抑制、弥漫性慢波化及癫痫样活动。

（六）血气分析

对重症患者可做血气分析，以便尽早发现酸碱平衡代谢紊乱及呼吸衰竭等病理生理变化。

七、并发症

约10%的乙脑患者发生不同并发症，其中以支气管肺炎最常见，多因患者昏迷呼吸道分泌物难以排出或因机械通气发生呼吸机相关肺炎。其次因支气管分泌物堵塞发生肺不张，金黄色葡萄球菌所致的败血症和肠炎、大肠埃希菌所致的尿路感染，另外较长时间卧床患者容易发生压疮等，重型患者可因应激性胃黏膜病变致上消化道大出血。

八、后遗症

后遗症发生率5%～20%，一般是重型、极重型患者在恢复期末发生，但值得一提的是重型婴儿患者在恢复期近期可不发生后遗症，而是在经过一段时间后发生远期后遗症，如视神经萎缩、癫痫等。

1. 精神方面后遗症　理解力、记忆力减退，性格改变，精神状态异常。

2. 自主神经系统后遗症　流涎、多汗、高血压、营养障碍、中枢性发热等。

3. 神经系统后遗症　不同程度意识障碍、语言迟钝甚至失语、挛缩畸形、肢体扭转、吞咽困难、听神经损害、视神经萎缩、瘫痪、癫痫等。部分乙脑患者损害部位主要位于黑质，恢复期以后可能出现典型帕金森症状，在数月至1年后可恢复正常。

上述后遗症，大多数可在数月至数年内恢复，也有少数难以恢复而终身遗留。

九、诊断

（一）疑似诊断

1. 流行病学史　居住于乙脑流行地区且在蚊虫滋生季节发病，或者发病前25天内在蚊虫滋生季节曾去过乙脑流行地区。

2. 临床症状　急性起病，头痛、喷射性呕吐、发热，发热2～3天后会出现不同程度意识障碍，重症患者可出现全身抽搐、瘫痪或强直性痉挛等中枢神经症状，严重病例则出现中枢性呼吸衰竭。

3. 体征　浅反射消失、深反射亢进。脑膜刺激征及病理反射阳性、痉挛性瘫痪或去大脑强直。并可伴有心率减慢、瞳孔大小改变、血压升高等颅内压升高体征。

4. 血常规检查　白细胞总数多在（10～20）×10^9/L，中性粒细胞>80%。

符合上述1、2、3和4者构成乙脑的疑似诊断。

（二）临床诊断

符合疑似诊断条件+脑脊液改变者便可进行临床诊断。

脑脊液改变：外观清亮，压力增高，白细胞计数增高，一般为（50～500）×10^6/L，早期以多核细胞增高为主，到后期则以单核细胞增高为主，糖与氯化钠一般正常，蛋白有轻度增高。

（三）确定诊断

符合临床诊断+血清学检查阳性，或符合临床诊断+病原学检查阳性者可确诊本病。

血清学检查阳性：①1个月内未接种乙脑疫苗，血液或脑脊液中抗乙脑病毒IgM抗体阳性者；②恢复期血清中抗乙脑病毒IgG抗体阳转或乙脑病毒中和抗体滴度比急性期有>4倍升高。

病原学检查阳性：①早期感染者血清或者脑脊液中分离出乙脑病毒；②检出乙脑病毒的特异性核酸。

十、鉴别诊断

（一）中毒性菌痢

亦多见于夏秋季，10岁以下儿童高发，且首发症状为高热、意识障碍、抽搐，故极易与乙脑混淆。中毒性菌痢较乙脑起病更急，发展迅速，于发病24小时内出现高热、惊厥、抽搐、昏迷、循环衰竭（因感染性休克）甚至呼吸衰竭，无脑膜刺激征，脑脊液多正常，可做肛拭子或生理盐水灌肠后查粪便常规，有大量白细胞、脓细胞，细菌培养得痢疾志贺菌，借此鉴别。

（二）化脓性脑膜炎

流行性脑膜炎为呼吸道传染病，多见于冬春季，以脑膜炎表现为主，脑实质病变表现不突出，大多伴发皮下与黏膜下瘀点。脑脊液呈化脓性改变，脑脊液涂片或培养可得病原菌。其他细菌所致者多有原发病灶。早期治疗的化脓性脑膜炎，其脑脊液改变可酷似流行性乙型脑炎，应予注意。

（三）结核性脑膜炎

无季节性，有结核病史或结核病接触史，婴幼儿多无卡介苗接种史。起病较慢，病程长，脑膜刺激征明显，脑实质病变如意识障碍等较轻，常合并脑神经损害，脑脊液外观呈毛玻璃样，蛋白显著升高、葡萄糖降低、氯化物显著降低,脑脊液薄膜涂片或培养常可得到结核分枝杆菌。胸部 X 线检查、眼底检查及结核菌素试验常以助鉴别。

(四)其他病毒性脑炎

常见病原有单纯疱疹病毒、腮腺炎病毒、肠道病毒等,因临床表现相似,仅凭临床症状、体征较难鉴别,确诊有赖于血清学和病原学检查。森林脑炎与乙脑表现很相似,应加以鉴别。

1. 单纯疱疹病毒性脑炎 病情重且发展迅速,常有颞叶、额叶受损定位症状,脑电图示局限性慢波,单纯疱疹病毒性脑炎病死率高,至今仍在 30% 以上,且存活者大多有后遗症,脑脊液检测抗体以助鉴别诊断。

2. 腮腺炎脑炎 常发生于冬春季节,多数有腮腺炎接触史,脑炎大多在腮腺肿大后 3~10 天发生,也有少数在腮腺肿大前发生,有的不发生腮腺肿大,

检测血清抗体及血清学淀粉酶有助于鉴别。

3. 肠道病毒所致脑膜炎 目前发病率有增多趋势,主要病原为埃可病毒及柯萨奇病毒,这两种肠道病毒引起的脑炎起病较乙脑缓,临床表现较轻,中枢神经系统症状不明显,不发生明显呼吸衰竭及脑水肿,预后良好,多无后遗症。

4. 脑型脊髓灰质炎 是脊髓灰质炎中罕见的临床类型,其临床表现酷似乙脑。起病急骤、进展迅速、高热、惊厥、抽搐、昏迷、反应迟钝、瞳孔缩小、四肢肌张力增高,病死率高,且易夏秋季节流行。需要做病毒学或血清学检查进行鉴别诊断。

5. 脑性疟疾 有肝脾大,不规则发热,血中可以找到疟原虫,而脑脊液检查基本正常。

乙脑与常见中枢神经系统感染性疾病的鉴别要点总结于表 22-19-1。

表 22-19-1 乙脑与常见中枢神经系统感染性疾病的鉴别

病种	流行病史	临床表现	脑脊液(CSF)检查						
			压力	外观	白细胞	蛋白质	糖	氯化物	病原体
流行性脑脊髓膜炎	冬春季	皮肤瘀点瘀斑	↑↑↑	脓样	超过数千或上万	↑↑	↓↓	↓	脑膜炎双球菌
其他化脓性脑膜炎	无季节原发病	原发病灶	↑↑↑	脓样	似流脑	↑↑	↓↓	↓	其他化脓细菌
结核性脑膜炎	无季节结核史	缓起,结核中毒症状	↑↑	微混,有薄膜	数十或数百	↑↑	↓	↓↓↓	结核分枝杆菌
流行性乙型脑炎	夏秋季	脑实质损害	↑	清亮或微混	似结脑	↑	正常	正常	特异性 IgM 阳性

十一、预后

轻型和普通型患者大多可顺利恢复,病后获得稳固免疫力,无明显后遗症。极重型和婴幼儿及老年重型患者病死率较高,可达 20% 以上,中枢性呼吸衰竭是主要死因,存活者留有不同程度后遗症。一般早期治疗病死率低,有并发症者病死率高;流行早期重症较多,病死率较高,晚期重症较少,病死率较低;此外儿童发病率高,病死率低,成年人尤其是老年人发病率低,病死率高。

十二、治疗

目前没有特效的抗乙脑病毒药物,主要采取积极的对症和支持治疗,维持体内水、电解质及酸碱平衡,密切观察病情变化,重点处理好高热、抽搐和呼吸衰竭等危重症状,控制脑水肿与颅内高压,降低病死率和减少后遗症的发生。

(一)急性期治疗

1. 一般治疗和护理 乙脑患者起病急骤,进展迅速,所以需要严密观察,及时护理。

病房隔离:患者需要隔离于有防蚊设备的病房内,病房环境宜阴凉、安静、通风。房间内要备好抢救设备及急救药品,例如吸痰器、呼吸机、氧气、气管切开包等。

(1)生命体征监测:注意测量体温、呼吸、脉搏、血压,并观察患者意识、精神、瞳孔、肌张力的变化。

(2)补液:高热、惊厥患者容易脱水,注意补充液体,应尽量以口服为主。重症患者,需静脉补液,补液不宜过多以防脑疝发生并加重脑水肿,同时要注意维持电解质和酸碱平衡。一般小儿 50~80ml/kg,成人 1 000~2 000ml/d,但具体需要根据出汗、呕吐及进食情况而定。

(3)饮食与营养:注意需要给患者补充足够的水量与营养,一般可给予清凉饮料及流质饮食,如牛

奶、西瓜汁、绿豆汤、菜汤等。

（4）皮肤护理：乙脑患者因高热会经常出汗，应注意经常给患者擦洗，保持皮肤干燥；对于长期卧床的患者，需注意经常助其翻身换体位，并对骶尾部及其他骨隆起部位用热毛巾擦洗按摩，以防止压疮形成，对重症患者应定时定向翻身、拍背以防发生肺炎。

2. 对症治疗　惊厥、高热和呼吸衰竭是危及患者生命的主要症状，高热增加耗氧量，加重神经细胞病变及脑水肿，加重抽搐；抽搐又加重缺氧，引起呼吸衰竭并进一步加重脑组织病变，致使体温升高，如此互为因果，形成恶性循环。所以必须及时对其进行处理。

（1）高热：乙脑患者高热呈稽留型，且不易被一般药物所降低，所以应采取综合降温措施，以物理降温为主，辅以药物降温，同时降低室温，使体温控制在38℃左右，以减轻抽搐、脑水肿和脑缺氧。

1）物理降温：冰敷额部、枕部和体表大血管处，或可用30%~50%乙醇擦浴，也可用冷盐水灌肠。注意降温不可过快、过猛，高热而四肢冰冷者，禁用冰水擦浴，以免引起寒战和虚脱，可用温水擦浴，然后用毛巾擦干。

2）药物降温：配合物理降温可使用小剂量阿司匹林或安乃近，幼儿、年老体弱者可用安乃近滴鼻。注意防止药物过量导致大量出汗而引起循环衰竭。

3）亚冬眠疗法：适用于持续高热反复抽搐者，冬眠药物具有镇静、降温、解痉作用。减少人体代谢消耗需要，特别是降低脑组织代谢和氧的需要量，从而提高神经细胞对缺氧的耐受性，减轻脑细胞损伤。但是较大量的冬眠药物能抑制咳嗽中枢及呼吸中枢，呼吸道分泌物排出障碍，使分泌物在支气管内积聚，导致气管阻塞，缺氧加重，所以临床应用时要权衡利弊，密切观察，建议短期应用。以氯丙嗪和异丙嗪每次各0.5~1mg/kg肌内注射，4~6小时1次，一般可连续使用3~5天。用药之前应注意先补充血容量，用药过程中要严密观察脉搏、血压、呼吸，保持呼吸道通畅，避免搬动。

（2）抽搐：应针对引起抽搐的病因如高热、脑水肿及脑实质病变等进行治疗，同时镇静解痉。

1）对于高热者，如前降温。

2）对于脑水肿，应加强脱水治疗，可予20%甘露醇静脉快速滴注或推注（20~30分钟内），每次1~2g/kg，每4~6小时重复使用，必要时可加用呋塞米、50%葡萄糖、肾上腺皮质激素静脉注射。

3）镇静治疗适用于脑实质病变引起的抽搐。常用地西泮，成人每次10~20mg，儿童每次0.1~0.3mg/kg（每次不超过10mg），肌内注射或缓慢静脉注射；亦可用水合氯醛鼻饲或灌肠，成人每次1~2g，儿童每次60~80mg/kg（每次不超过1g）；亦可用亚冬眠疗法。预防抽搐可用巴比妥钠，成人每次0.1~0.2g，儿童每次5~8mg/kg。

（3）呼吸衰竭：呼吸衰竭是本病主要的死亡原因，应根据病因及时进行相应处理。呼吸衰竭的处理原则是改善肺泡通气，促进气体交换，解除缺氧及二氧化碳潴留，去除脑疝、脑水肿等危机症状。

1）保证呼吸道通畅：吸痰；定时翻身、拍背、行体位引流；增加空气湿度，可采用超生雾化，痰液黏稠者可用乙酰半胱氨酸、氢化可的松、α糜蛋白酶等雾化吸入；伴支气管痉挛者，可用0.25%~0.5%的异丙肾上腺素雾化吸入，并可适当加入抗生素预防感染。由脑水肿所致的呼吸衰竭，应用甘露醇等脱水剂，治疗脑水肿。

2）预防缺氧：氧疗，吸氧可用鼻导管或面罩吸氧，并适当增加吸入氧浓度，雾化吸氧，高压氧舱治疗，纠正并预防缺氧。

3）气管切开术：出现下列情况时应考虑行气管切开术，保持呼吸道通畅。①各种原因所致的自主呼吸停止（假性延髓麻痹、窒息、高颈位脊髓炎、延髓麻痹等）；②脑炎极期，昏迷程度加深，咳嗽反射消失，喉分泌物增多，呼吸道梗阻不能解除；③严重肺不张或下呼吸道梗阻，经一般治疗不能缓解者；④脑干型脑炎伴有分泌物增多、呼吸异常，病情恶化者。

4）使用人工呼吸器：突发呼吸停止、呼吸道阻塞，可行气管切开，使用人工呼吸器。人工呼吸器是维持有效呼吸功能，保证呼吸衰竭抢救成功，减少后遗症的重要措施。人工呼吸器的使用指征：①中枢性呼吸衰竭；②无自主呼吸；③严重肺不张或下呼吸道梗阻，经一般处理不能缓解；④存在通气不足表现。

5）使用呼吸兴奋剂：中枢性呼吸衰竭时，除应用人工呼吸器外，可联合使用呼吸中枢兴奋剂，如洛贝林（山梗菜碱）通过刺激颈动脉体和主动脉体的化学感受体，反射性兴奋延髓呼吸中枢。成人每次3~9mg，小儿每次0.15~0.2mg/kg，肌内或静脉滴注；尼可刹米（可拉明）直接兴奋延髓呼吸中枢，也可以刺激颈动脉体和主动脉体化学感受器，反射性兴奋呼吸中枢，并能提高呼吸中枢对二氧化碳的敏感性，使呼吸幅度加深、频率加快、通气量增加，从而改善呼吸功能。成人每次 0.375 ~ 0.75g,小儿每次 5 ~ 10mg,肌内注射或静脉滴注;哌甲酯(利他林)成人每次 10 ~ 20mg,严重抑制时可增加至 30 ~ 50mg,静脉滴注、肌内注射或静脉注射。呼吸兴奋剂的选择范围一般不大,安全范围小,兴奋呼吸中枢剂量与致抽搐之间的距离小,因而需严格控制剂量,用于短时可纠正的呼吸衰竭者。临床上主要采用人工呼吸器维持呼吸,它比呼吸兴奋剂有效且安全可靠。

6)改善微循环:使用血管扩张剂改善微循环、减轻脑水肿、解痉及兴奋呼吸中枢,对抢救乙脑中枢性呼吸衰竭有效。可使用的药物有东莨菪碱,成人每次 0.3 ~ 0.5mg,小儿每次 0.02 ~ 0.03mg/kg;山莨菪碱(654-2)成人每次 20mg,小儿每次 0.5 ~ 1mg/kg 加入葡萄糖液静脉注射,每 15 ~ 30 分钟重复 1 次。另外,酚妥拉明、阿托品也可使用。

(4)循环衰竭:密切监测与评价血流动力学变化,维持有效循环血容量,必要时可适当应用强心剂如毛花苷丙(西地兰)或毒毛花苷 K,血管活性药以及血管升压药,利于维持有效灌注压,并注意维持水、电解质及酸碱平衡。

3. 抗病毒治疗 目前针对乙脑尚缺乏有效抗病毒药物,近年来有报道称利巴韦林、干扰素具有抗乙脑病毒的作用,但其确切疗效尚不确定。

4. 单克隆抗体 乙脑病毒单克隆抗体可迅速中和游离病毒,抑制病毒增殖,消除病毒血症,控制中枢神经系统病变发展,目前在动物实验中已取得显著疗效。

5. 肾上腺糖皮质激素的使用 对激素使用尚无统一意见。主张使用者认为,激素可通过抗炎、退热、降低毛细血管通透性和渗出等机制,发挥降低颅内压、防治脑水肿的作用。反对者认为,由于激素抑制机体的免疫功能,增加继发感染率,且疗效不显著,不主张常规使用。临床上可根据病情,在排除应用禁忌的情况下,在重型患者的抢救中早期、短程使用,可能有益。

6. 中医中药治疗 以清热解毒为主要目的,有报道用乙脑合剂(知母、生地、丹皮、生石膏、钩藤、赤芍、全蝎、僵蚕、大黄等)采用直肠点滴的给药方法,证明在控制高热、镇静、降温解痉方面疗效比单用西药好。

对呼吸衰竭患者可采用针刺辅助治疗,另外针刺止痉的疗效也不错。

(二)恢复期及后遗症治疗

恢复期要注意加强营养,精心护理,防止发生继发感染和压疮;进行肢体、语言、智力、吞咽、大小便等功能锻炼,还可进行针灸、推拿按摩、高压氧、理疗、中药等治疗。

十三、预防

乙脑的预防应采取以防蚊、灭蚊及预防接种为主的综合措施。

(一)控制传染源

家畜是主要传染源,特别是未经历流行季节的幼猪,极易感染乙脑病毒而成为主要传染源之一。近年来用疫苗免疫幼猪,可减少猪群的病毒血症,从而控制乙脑病毒向人群的传播。另外,应搞好家畜饲养场所的环境卫生,消除蚊滋生环境,人畜居地分开。及时隔离和治疗患者,患者隔离至体温正常。

(二)切断传播途径

防蚊、灭蚊是预防乙脑病毒传播的重要措施。应做好人、畜环境卫生工作,消灭蚊滋生地,重点做好牲畜棚圈(特别是猪圈)等场所的灭蚊工作,可以适当喷洒灭蚊剂,灭越冬蚊和早春蚊,可以减少蚊携带病毒率,从而减少人群感染机会。使用蚊帐、蚊香,涂擦驱蚊剂等有效防止被蚊叮咬。

(三)保护易感人群

保护易感人群的主要措施是预防接种。目前大规模生产和使用的疫苗有三种:细胞培养灭活疫苗、细胞培养减毒活疫苗及鼠脑灭活疫苗。我国大部分省、市已将乙脑疫苗纳入计划免疫。目前我国使用的乙脑疫苗包括地鼠肾细胞灭活和减毒活疫苗,保护率达到 60% ~ 90%。10 岁以下的儿童为主要接种对象,从非流行区进入流行区的人员,也应接受预防接种。一般接种 2 次,间隔 7 ~ 10 天,第二年加强注射 1 次,连续 3 次加强后,可获得较持久免疫力。免疫所用剂量因年龄不同而异,1 ~ 6 岁每次 0.5ml,7 ~ 12 岁每次 1ml,成人则每次 2ml,皮下注射后可有局部肿痛及淋巴结肿大,偶可见皮疹、发热等全身反应。一般预防接种后免疫力在最后一次注射的 14 ~ 21 天获得,通常可维持 4 ~ 6 个月,所以疫苗接种应在流行前 1 个月完成。但是当有发热、严重神经性疾病、严重慢性病以及过敏性疾病时禁忌乙脑疫苗接种。乙脑疫苗不能与伤寒三联菌苗同时注射,以免引起过敏反应;有慢性酒精中毒和中枢神经系统疾病者禁用。迄今为止灭活疫苗仍有其不足之处,如抗体持续时间短、抗体阳性率低以及灭活疫苗的安全性等问题,促使人们不断研究新型疫苗。

近年来,用原代地鼠肾细胞培养制备的 SA-14-

14-2减毒活疫苗进行免疫,若给予1:3和1:5稀释后皮下接种0.5ml,次年加强一次,血清中抗体阳性率达100%,若以1:50进行稀释中和抗体阳性率只为83.3%,对人体扩大观察结果进一步显示减毒活疫苗接种是安全的,中和抗体阳性率高,效果好。

我国目前生产的减毒活疫苗效价比高,不良反应少,适合大规模接种。一些新型疫苗如合成肽疫苗、基因工程亚单位疫苗以及核酸疫苗等尚在研究当中。

（孟庆华）

第二十节　甲型脑炎

甲型脑炎(encephalitis A)亦称昏睡性脑炎(encephalitis lethargica)。此病系1917年4月von Economo首次提出的一种中枢神经系统感染性疾病,故又称von Economo脑炎(von Economo encephalitis)。急性期以发热、嗜睡、眼肌瘫痪、运动过多为临床特征,慢性期以帕金森(Parkinson)综合征为主要表现。本病在历史上曾发生流行,目前已极为罕见。

一、病原学

本病病原体尚未明确,根据病理改变和临床特征符合病毒性脑炎,故推测其病原体为病毒,但迄今尚未能分离出病毒。

二、流行病学

在20世纪初曾有本病流行。1917年4月von Economo根据临床与病理研究结果,首次提出本病为独立的疾病,并命名为昏睡性脑炎。1917—1924年本病流行于法国、奥地利、英国、德国、加拿大、中美洲,继而传入印度、日本及我国,并波及非洲,成为全球性传染病。但自1927年以后,仅在少数国家有散发病例存在。1971年曾报道11例患者脑炎后发生帕金森综合征,其中4例死亡。近年仅见个别病例报道。

患者和带毒者可能是本病的传染源。发病季节为冬、春季,可能是通过空气、飞沫,经呼吸道传播。人群普遍易感,以10~40岁多见。

三、发病机制与病理解剖

病毒经呼吸道侵入后,入血导致病毒血症,并侵犯中枢神经系统。急性期可见脑膜与大脑充血、水肿及点状出血,血管周围有淋巴细胞和浆细胞浸润,神经元水肿,染色质溶解、萎缩,神经细胞变性、坏死,胶质细胞增生。病变以基底节、中脑和脑桥最显著。慢性期表现为退行性炎性脑病和纤维化。

四、临床表现

1. 潜伏期　潜伏期4~15天。

2. 急性期　急性期患者多为急性起病,发热伴头痛、肢体疼痛、全身不适、恶心、呕吐、兴奋躁动或谵妄等。继而出现脑膜刺激征及脑炎症状。患者常有睡眠紊乱、失眠、嗜睡、睡眠时间颠倒及昏迷等特征表现,此种表现可能与大脑基底节损害有关。部分患者有肢体或脑神经麻痹,尤以眼肌麻痹引起眼球运动障碍为多见。还可出现复视、斜视、眼睑下垂、瞳孔扩大或缩小等,以此类症状为主者称眼肌瘫痪型。少数患者表现为颜面部肌肉抽搐及肢体不自主运动,肢体肌阵挛或舞蹈运动、手足徐动、肌张力障碍,称为运动过多型。此期周围血白细胞总数轻度增高,分类以中性粒细胞增加为主。脑脊液细胞数轻度增多,分类以淋巴细胞为主,蛋白质轻度增多,氯化物和糖正常。病程2~5周,约30%患者可完全恢复,30%留有各种后遗症。危重病例多在起病2周内死亡,病死率约30%。

3. 慢性期　慢性患者可从急性期直接发展而来或经数月或数年的暂时缓解后发病,以帕金森综合征为主要表现,如步态异常、表情痴呆、智力减退、流涎和两手有节奏型震颤等。也可出现自主神经功能紊乱和内分泌紊乱等表现。

五、诊断

本病主要依据特征性临床表现,临床诊断需要包括以下7项中至少3项表现:①基底神经节损害表现;②动眼神经危象;③眼肌麻痹;④不自主运动舞动;⑤无动性缄默症;⑥中枢性呼吸紊乱;⑦嗜睡或睡眠倒错。

由于缺乏特异性诊断试验,因此急性期患者必须排除其他病毒所引起的病毒性脑炎、结核性脑膜炎和传染性脑炎后,诊断才能成立。慢性期应与动脉硬化性帕金森综合征和帕金森病等鉴别。

六、治疗与预防

本病尚无特效治疗方法。应以加强支持疗法与对症治疗为主。急性期患者宜精心护理,并针对高热、抽搐及颅内压升高等采取对症治疗措施。也可早期试用抗病毒药物及肾上腺皮质激素。慢性期患者可采用左旋多巴、苯海索等药物，以改善帕金森综合征的症状与体征。本病的预防同呼吸道传染病。

（于岩岩　牛丽洁）

第二十一节　森林脑炎

森林脑炎（forest encephalitis）又称蜱传脑炎（tick-borne encephalitis，TBE），是由蜱传脑炎病毒（tick-borne encephalitis virus，TBEV）经硬蜱媒介所致的自然疫源性疾病（natural-focal disease）。主要累及中枢神经系统，临床上以突起高热、头痛、意识障碍、脑膜刺激征、弛缓性瘫痪为主要特征，常有后遗症。目前已知三种亚型：欧洲或西方蜱传脑炎（European or western tick-borne encephalitis）、西伯利亚蜱传脑炎（Siberian tick-borne encephalitis virus）和远东蜱传脑炎（far eastern tick-borne encephalitis）。后者病情相对重，病死率相对高，可遗有不同程度的痴呆、癫痫、震颤、单侧肢体弛缓性瘫痪、精神障碍等。我国流行的主要是此型，多发生于春夏季。

一、病原学

蜱传脑炎病毒属黄病毒科（Flaviviridae）黄病毒属（Flavivirus），最早于1937年被分离。至今已经鉴定出三种亚型：欧洲或西方蜱传脑炎病毒（European or western tick-borne encephalitis virus，TBEV-Eur）、西伯利亚蜱传脑炎病毒（Siberian tick-borne encephalitis virus，TBEV-Sib）和远东蜱传脑炎病毒亚型（far eastern tick-borne encephalitis virus，TBEV-FE）。TBEV-Eur的代表株为Neudörfl株（1971年在奥地利首次分离），TBEV-Sib的代表株为Zausaev株（2002年从西伯利亚蜱传脑炎患者脑组织中分离）。我国于1953年从东北林区患者的脑组织中首次分离出TBEV，命名为森张株（Senzhang株），属于TBEV-FE，是我国东北地区蜱传脑炎的代表株，后被用于我国疫苗的研制。

TBEV外观呈正二十面体，直径40~60nm，有类网状脂蛋白包膜，其上有突起不明显的由包膜糖蛋白（envelope glycoprotein，E）组成的刺突，外观呈绒毛球状，包膜内侧为膜蛋白（membrane protein，M），内有核衣壳蛋白（capsid protein，C）和核酸组成的核衣壳。病毒核酸为单股正链RNA，长约11kb，相对分子量约4×10^6，其沉降系数为218S，可编码3种结构蛋白（E、M、C）和7种非结构蛋白（NS1、NS2A、NS2B、NS3、NS4A、NS4B和NS5）。E含有血凝抗原和中和抗原，它与病毒吸附于宿主细胞表面和进入细胞以及刺激机体产生中和抗体密切相关。E的改变能导致病毒的组织嗜性、病毒毒力、血凝活性和融合活性的改变。E、M及非结构蛋白NS1等均可用作诊断抗原。机体体液免疫反应针对E产生的E抗体可中和病毒且提供长期的保护作用。

TBEV耐低温，在-20℃时能存活数月，在50%的甘油2~4℃时存活数月至1年。对高温及消毒剂敏感，加热至60℃10分钟灭活，煮沸（100℃）时立即死亡。3%甲酚皂溶液20分钟，0.5%甲醛溶液48小时可杀死病毒。此外乙醚、氯仿、丙酮及胆盐均能破坏病毒颗粒而灭活病毒。在牛乳中加热至50~60℃20分钟可灭活，100℃2分钟即可灭活；在5%甲酚皂溶液中只需1分钟；对紫外线照射也很敏感。

TBEV为嗜神经性病毒，患者脑组织中分离病毒的阳性率高，而其他器官或组织（如肝、脾）分离的阳性率较低。TBEV可感染多种动物，接种于小鼠、恒河猴、绵羊、山羊等脑内可引起脑炎，以小鼠的易感性最高。最常用的实验动物是小鼠，脑内接种4~5天后即可发生脑炎。TBEV还能接种于鸡胚卵黄囊或绒毛尿囊膜繁殖，也能在多种细胞（如鸡胚成纤维细胞、人胚肾细胞、鼠胚细胞、猪肾细胞、羊胚细胞、HeLa细胞及BHK-21细胞）中繁殖。以上方法可用于病毒的分离和培养。

二、流行病学

（一）传染源

本病属自然疫源性疾病，自然情况下，TBEV由硬蜱叮咬并传播给动物和野鸟，主要在硬蜱、啮齿类动物和野鸟间循环。我国的主要自然疫源地包括东北疫源地（具体分为长白山、小兴安岭和大兴安岭地区三个疫源地）和新疆疫源地，疑似疫源地包括云南和西藏。主要传染源为带病毒的硬蜱和小型哺乳类，其中主要为啮齿动物，如缟纹鼠、松鼠、田鼠、中华姬鼠、克钦城鼠和社鼠、花鼠、大林姬鼠、缺齿鼹、普通鼩鼱、刺猬等。鸟类（如松鸡、蓝莺、交喙鸟、红雀、金雀和金翅雀等）、林区的幼畜（牛、羊、马等）及幼兽（鹿）也可成为传染源。大型动物虽可被硬蜱吸血，但不能作为TBEV的储存宿主。蜱在春夏季大量繁殖，当易感人群进入林区，可被蜱叮咬而感染。

（二）传播途径

TBE 的主要传播途径是硬蜱叮咬。TBEV-Eur 的传播媒介主要为蓖籽硬蜱（Ixodes ricinus），其次为网纹革蜱（Dermacentor reticulatus）、长棘血蜱（Haemaphysalis punctuta）等。TBEV-Sib 和 TBEV-FE 的传播媒介主要为全沟硬蜱（Ixodes persulcatus），其次为森林革蜱（Dermacentor sylvarum）、嗜群血蜱（haemaphysalis concinna）、日本血蜱（Haemaphysalis japonica）等。不同地区和时间硬蜱的 TBEV 感染率差别较大：中欧地区蓖籽硬蜱的 TBEV 感染率为<5%，而西伯利亚全沟硬蜱的感染率可高达 40%。当硬蜱叮咬吮吸受感染动物血液时，TBEV 进入硬蜱并在其体内增殖，病毒在蜱中不仅能越期传播（从蜱的一个发育阶段传至另一个发育阶段），还能经卵传代。受感染硬蜱唾液中含有大量 TBEV，再次叮咬时即可感染健康动物。因此，硬蜱既是 TBEV 的传播媒介，也是其储存宿主。

另一传播途径为摄入未经巴氏消毒的奶及奶制品（羊奶、牛奶）。羊或牛被感染后，TBEV 可在其体内增殖并于数天后从乳汁中排出。人如饮用此新鲜羊奶，也可能会受到感染。

人际传播罕见，但曾有报道母婴垂直传播、输血、哺乳传播案例。

在使用疫苗预防及开展实验室生物安全工作之前，实验室感染较为常见。

（三）人群易感性

人群普遍易感，但多数为隐性感染，仅约 1% 出现症状，病后免疫力持久。在疾病高流行区未经疫苗注射人群暴露后的患病概率为 1/10 000 人月。

（四）流行特征

1. 地区分布　森林脑炎分布有严格的地区性，主要与硬蜱的分布相关。近年来因诊断技术的进步、气候变化、人类活动范围增大等原因，森林脑炎发病地区有所增多。全球范围内，以俄罗斯的报道病例数最多，其他有病例报道的欧洲国家包括：阿尔巴尼亚、奥地利、白俄罗斯、克罗地亚、捷克共和国、丹麦、芬兰、法国、德国、匈牙利、意大利、挪威、波兰、罗马尼亚、塞尔维亚、斯洛伐克、斯洛文尼亚、瑞典、瑞士和乌克兰等。亚洲国家包括中国、日本、哈萨克斯坦、吉尔吉斯斯坦、蒙古国和韩国。我国 TBE 主要分布在与俄罗斯接壤的地区，包括东北部的长白山与大小兴安岭的林区以及新疆的天山北坡林区。其中吉林、黑龙江和内蒙古东北部的山林地带，病例数占全国 90% 以上，是我国最典型的 TBE 流行区。

多散发，家庭内同时发生两例病例者罕见。

2. 季节分布　森林脑炎的流行季节与硬蜱活动季节密切相关，流行于 4~11 月。我国病例多流行于 5~7 月份（春夏季），8 月后下降。

3. 年龄分布　患病率最高人群为 50 岁以上者，男性比例较高。儿童也可发病，平均而言，所有报道病例有 10%~20% 发生于儿童。

4. 职业分布　在流行区从事采伐、捕猎、旅游、露营等工作或活动者为高危人群。我国以林区采伐工人患病为主，长期以来被认为是东北林区职工的职业病，属于职业性传染病范畴。

三、发病机制和病理

TBEV 侵入人体后在硬蜱叮咬处复制，随后沿淋巴管进入局部淋巴结并在此进一步复制，随后入血形成病毒血症。病毒随血流进入单核巨噬细胞系统（肝、脾、骨髓）并大量复制后，再次入血，分布到全身。大部分感染者此时产生中和抗体消除病毒，成为隐性感染或轻症病例，不累及中枢神经系统。少数患者体内的 TBEV 突破血脑屏障，侵入中枢神经系统并产生炎症、细胞变性、坏死、功能障碍呈现相应表现。与其他多数感染类似，TBEV 侵入人体后是否发病，取决于侵入人体的病毒数量、毒力和人体的免疫状态，如果侵入的病毒量少、毒力低且人体抵抗力较强，即形成隐性感染或表现为轻症病例；如果侵入的病毒量多、毒力强或人体免疫功能低下，多引起中枢神经系统广泛病变。

病理变化为广泛炎症改变，灰质、白质和脑脊髓膜均被累及。呈弥漫性脑肿胀，血管扩张，出血和血管周围炎性细胞浸润，神经细胞变性、坏死和软化灶形成。病变涉及大脑、中脑、脑桥。脊髓以颈髓较显著，尤其是颈髓前角受累突出，因此临床上以上肢弛缓性瘫痪较为多见。脑神经受累可导致视力、面神经、吞咽功能受损，甚至前庭功能、听力受损。严重者可波及延髓，导致呼吸和循环衰竭。除脊髓炎外，TBEV 还可导致脊神经根炎。

四、临床表现

潜伏期多为 10~15 天，也有短至 2 天，长至 50 天。食用污染奶制品而患病者的潜伏期通常较短，为 3~4 天。潜伏期较短者病情较重。年龄较大者临床表现更重。

不同病毒亚型所致者临床表现有差别。欧洲亚型所致者病情较轻，病死率<2%，神经系统后遗症发

生率约30%。欧洲亚型的典型病例呈双相病程,第一相持续数天,常见表现为发热、乏力、全身不适、肌痛、头痛等非特异表现,随后为持续约1周的病情缓解期,只有20%~30%患者随之出现第二相表现,即神经系统受累的表现。远东亚型多为单相病程,其间无缓解期,病情较重,病死率20%~40%。西伯利亚亚型病死率2%~3%,更易出现慢性或进展性病变,如Kozhevnikov癫痫。本节重点描述远东亚型。

多数患者急性起病,突起高热,数小时或1~2天达高峰,出现不同程度意识障碍、肢体瘫痪等神经系统受累表现,呈现无菌性脑膜炎、脑炎或脊髓炎、脑膜脑炎等多种临床表现。2~4周后多数患者病情缓解,进入恢复期后,部分重症患者留有后遗症。少数患者病情迁延可达数月或1~2年之久,患者表现为弛缓性瘫痪、癫痫及精神障碍。

(一)临床分期

包括前驱期、极期和缓解恢复期。

1. 前驱期 一般持续数小时至3天,可有发热、头痛、全身酸痛、耳鸣、食欲、恶心等症状。部分患者和重型患者此期不明显。

2. 极期 病程一般为2~3周。

(1) 发热:一般起病2~3天发热达高峰(39.5~41℃),初可伴寒战,大多数患者持续5~10天,然后呈阶梯样下降,经2~3天下降至正常。热型多为稽留热,部分患者可出现弛张热或不规则热。

(2) 全身中毒症状:高热时伴头痛、全身肌肉痛、无力、食欲减退、恶心、呕吐等。由于血管运动中枢的损害,患者还可出现面部、颈部潮红,结膜充血,脉搏缓慢。

(3) 意识障碍和精神损害:半数以上患者有不同程度神志、意识变化,如昏睡、表情淡漠、意识模糊、昏迷,亦可出现谵妄和精神错乱。

(4) 脑膜受累的表现:为本病最常见的中枢神经系统受累表现,其最常见症状是剧烈头痛,以颞部及后枕部持续钝痛多见,有时为爆炸性和搏动性,呈撕裂样全头痛,伴恶心、呕吐、颈项强直,脑膜刺激征。一般持续5~10天,可和昏迷同时存在,当意识恢复后,还可持续存在1周左右。

(5) 肌肉瘫痪:以颈肌及肩胛肌与上肢联合瘫痪最多见,下肢肌肉和颜面肌瘫痪较少,瘫痪多呈弛缓性。一般出现在病程第2~5天,大多数患者经2~3周后逐渐恢复,少数留有后遗症而出现肌肉萎缩而致残。因颈肌和肩胛肌瘫痪而出现本病特有的头部下垂表现,肩胛肌瘫痪时手臂摇摆无依,呈"悬锤状"。

(6) 神经系统损害的其他表现:部分患者出现锥体外系受损征,如震颤、不自主运动等。偶尔可见语言障碍、吞咽困难、听力下降等症状,或中枢性面神经瘫痪。

(7) 眼部症状:眼部神经肌肉受累可出现相应表现。我国佟艳秋等报道,在709例血清学阳性的森林脑炎患者中44例出现眼部表现。眼部受累可出现在森林脑炎病程的任何时期,但多在脑部症状出现后的2~14天并发,以动眼神经、展神经、面神经和视神经受累为主,具体可表现为上睑下垂、睑裂闭合不全、麻痹性内斜视、虹膜睫状体炎、眼球震颤、眼底病变、视神经炎等。

(8) 其他系统受累的表现:部分重症患者有心肌炎表现,心音低钝,心率增快,心电图检查有T波改变。严重患者可以突然出现心功能不全,急性肺水肿等。还可合并肝损伤、呼吸肌麻痹、消化道出血等。

3. 缓解恢复期 此期持续1~2周,患者的体温逐渐下降、意识恢复、肢体瘫痪逐步恢复、脑膜刺激症状消失、脑脊液恢复正常。可有乏力、记忆力下降等表现。部分重症患者可出现后遗症,如痴呆、弛缓性瘫痪、癫痫、震颤、共济失调等。我国李华等报道,后遗症发生率为16.6%(90/542)。

(二)临床分型

根据病情轻重分4型。

1. 顿挫型 仅有轻度头痛,可有恶心、呕吐,体温38℃左右,维持1~3天即恢复正常。

2. 轻型 多有发热,体温高峰38~39℃,伴头痛、食欲减退和全身酸痛等全身症状,有脑膜刺激征,在第5~7天体温开始下降,2~3天降至正常,无后遗症。

3. 普通型(中型) 出现高热、头痛、呕吐及脑膜刺激征,伴有不同程度肌肉瘫痪,多在7~10天体温降至正常。

4. 重型 突发高热、头痛、昏迷、迅速出现脑膜刺激征及颈肌和肢体肌肉瘫痪,或在发病短期内出现上行性麻痹。危重患者可于1~2天内死亡,少数5~10天内或迁延数月因呼吸衰竭等而死亡。

(三)临床病理分型

1. 脑膜炎型 主要是头痛、恶心、呕吐及颈项强直等脑膜受累的临床表现,而无瘫痪或意识障碍。

2. 脑膜脑炎型 除脑膜炎型症状外,尚可出现不同程度意识障碍,可伴有惊厥、锥体束征或锥体外系统体征。

3. 脑干型　除脑膜脑炎症状,还有脑干运动神经核损害表现。如面神经和舌下神经瘫痪,语言障碍和吞咽困难等表现。

4. 脊髓灰质炎型　主要表现为肌肉弛缓性瘫痪。

5. 上升型(Landry 型)　开始症状轻,下肢出现瘫痪,此后病变随神经通路上升至颈部,可致周围性呼吸麻痹,最后为延髓麻痹。

6. 混合型　具有上述几型临床综合表现,病情最重,病死率极高。

我国卫生部制定的《职业性森林脑炎诊断标准》(GB Z88—2002)将病情分为轻、中、重度。轻度患者的主要表现为突起发热,伴头痛、恶心、呕吐等症状,体温多在 1 周内恢复正常。中度患者,可出现颈项强直、克尼格征阳性等脑膜刺激征。重度患者的上述表现加重,并具有下列情况之一:颈肩部或肢体肌肉弛缓性瘫痪、吞咽困难、语言障碍、意识障碍或惊厥、呼吸衰竭。

硬蜱在传播 TBEV 的同时,还可传播其他病原体,包括伯氏疏螺旋体(莱姆病的病原体)、嗜吞噬细胞无形体(人无形体病的病原体)和巴贝西虫(巴贝西虫病的病原体)等。因此本病临床表现可能更为复杂。

五、检查

(一) 血常规检查

欧洲亚型患者在疾病初期白细胞减少,神经系统受累后白细胞增多,以中性粒细胞为主。我国研究报道外周血白细胞升高。

(二) 脑脊液检查

压力增高,外观清亮、透明。白细胞数多轻度升高,以淋巴细胞为主,蛋白正常或轻度升高,糖和氯化物多在正常范围。

(三) 特异性抗体检测

可采用 ELISA 法、间接免疫荧光法检测血清和脑脊液中病毒特异性 IgM 和 IgG。gM 阳性有确诊意义,IgG 血清效价 1:20 以上有诊断意义。中枢神经系统受累后 0~6 天即可检出血清中 IgM,6 周后滴度下降。脑脊液中 IgM 高峰通常在病程的第 9 天到第 6 周,而血清和脑脊液中 IgG 高峰通常是在第 6 周后并可长期存在体内防止再感染。解读血清抗体检测结果时,需考虑病程、疫苗接种史、其他黄病毒属病毒感染等影响因素。例如,既往接种过疫苗者,

TBE 的诊断依赖于血清或脑脊液中 TBEV IgM 抗体阳性或双份血清抗体效价上升 4 倍以上。

(四) 分子生物学方法

逆转录聚合酶链反应(RT-PCR)技术检测血清、脑脊液或组织中的病毒 RNA。RT-PCR 方法有助于早期诊断,尤其在疾病早期或其他原因未产生特异性抗体时的诊断意义显著,另外在鉴别疫源地中经蜱传播的其他引起发热的疾病方面也有重要意义。国外研究可用逆转录-环介导等温扩增检测(reverse-transcriptase loop-mediated isothermal amplification,RT-LAMP)技术直接检测病毒 RNA,因敏感性高、特异性强,而且快速、方便等优点,有望用于临床诊断。需要考虑的是,在神经系统表现出现时,通常病毒 RNA 已经无法测出。因此,RT-PCR 阴性结果并不能排除疾病。

(五) 病毒分离

发病早期可从血液或脑脊液中分离病毒,病死者可取脑组织分离病毒,或接种于小鼠脑内、鸡胚卵黄囊或绒毛尿囊膜及多种细胞培养分离。

(六) 其他

18% 和 77% 患者可分别出现头颅磁共振及脑电图异常,但缺乏特异性。

六、诊断和鉴别诊断

(一) 诊断依据

1. 流行病学资料　要考虑流行季节(春夏季)、流行地区、潜伏期(发病前 4 周内)、传播途径(曾有蜱叮咬病史或饮生奶史)。需要注意的是,虽然蜱叮咬史可提供诊断线索,然而约 30% 患者并不能回忆出蜱叮咬史。

2. 临床表现　有非特异性发热、累及神经系统者应疑诊 TBE,尤其是出现脑膜刺激征阳性、意识障碍、颈部和上肢弛缓性瘫痪者。

3. 实验室检查　外周血白细胞多升高,以中性粒细胞为主;脑脊液压力增高,细胞数及蛋白质轻度增加;特异性抗体阳性,RT-PCR 检查阳性或分离到病毒。需要注意的是,疾病初期血清或脑脊液中特异性 IgM 常阴性,多在神经系统受累后才出现阳性。

(二) 鉴别诊断

1. 流行性乙型脑炎　蚊子叮咬传播,夏秋季节多发,我国的主要流行地区为南方省市。神经系统受累表现以脑炎为主,较少累及脊髓,急性期以肌张力升高、强直性痉挛多见,较少出现弛缓性瘫痪。特异性抗体可供鉴别诊断。

2. 脊髓灰质炎　疾病分布无明显地域性，多见于低龄儿童，多为未及时接种脊髓灰质炎疫苗患儿，可发生肢体不对称性弛缓性瘫痪，以下肢受累多见，而且少有意识障碍。

七、治疗

目前缺乏特异性抗病毒疗法，主要为对症支持治疗及防治并发症。

1. 对症支持治疗　加强护理，密切监测生命体征，补充足够的热量、液体量和营养，维持水、电解质平衡。高热者采用退热药物及物理降温等综合性措施。惊厥者可选用地西泮、苯巴比妥等镇静药。有脑水肿颅内压增高者予以 20% 甘露醇快速滴注脱水及短程肾上腺皮质激素。

2. 防治并发症　加强对昏迷患者护理，防止口咽分泌物堵塞呼吸道，及时吸痰，必要时气管插管或气管切开以保持呼吸道通畅。防治各种部位的继发感染。

3. 免疫治疗　目前我国及俄罗斯仍然应用免疫血清治疗 TBE。国内朱莹莹等报道，应用恢复期患者血清治疗重型患者在降低病死率、缩短体温恢复正常时间、头痛缓解时间、意识障碍恢复时间及呼吸肌麻痹发生率等方面均优于常规治疗。佟艳秋等报道对森林脑炎致眼部病变者早期给予 TBEV 特异抗体 IgG 阳性血清治疗，同时给予丙种球蛋白静脉滴注，可减轻毒血症状、降低体温、缩短病程，减少并发症和后遗症。但国外文献曾报道儿童应用抗 TBEV 特异性 IgG 治疗后出现严重神经系统损害。因此仍需大样本临床研究来进一步明确免疫治疗的疗效和安全性。

八、预防

预防工作主要包括控制传染源，切断传播途径和提高易感人群抵抗力三个环节。应监控自然疫源，但完全控制或消灭自然界的硬蜱及啮齿类动物是不切实际的，因此主要依靠后两个环节。

在自然疫源地活动时，加强个人防护措施，严格防止被蜱叮咬，避免食用未经巴氏消毒的奶及奶制品。个人防护措施包括穿戴长袖衣服、长裤，扎紧领口、袖口和裤脚，在暴露的皮肤或衣物上喷洒驱虫剂 [如二乙基甲苯酰胺（N,N-diethyl-m-toluamide, DEET）]，休息前及时检查并去除身体表面的蜱，尤其注意头发、耳内、耳后、肚脐、腘窝、会阴部等隐蔽部位。及时检查并去除随行宠物（如狗、猫）身上的蜱。

提高易感人群抵抗力主要依靠主动免疫：对即将进入自然疫源地的旅行者和疫区高危人群进行疫苗接种。包括我国在内的多个国家和地区已批准灭活 TBEV 疫苗，有效率>95%，免疫失败者多为 50 岁以上人群。各国研制的疫苗及其接种程序不同。国外疫苗接种共需 2~3 剂次，初次接种的标准程序长达 6 个月以上。以 Encepur-Adults 为例，适用于 17 岁以上人群，初次接种需要 3 剂次（0,1~3 个月,9~12 个月），每次肌内注射 0.5ml，50 岁以上人群需要每 3 年加强接种 1 次。由于国外疫苗接种需要周期较长（>6 个月），对于旅行者而言，加强个人防护措施是比较实用的预防措施。

我国目前采用的疫苗为地鼠肾单层细胞制备的纯化灭活疫苗（病毒株为森张株），其免疫程序为：初次接种 2 剂次，间隔 14 天，根据年龄不同每次肌内注射 0.5~1ml，需要时加强 1 剂。常见不良反应包括：注射部位可出现局部疼痛、发痒、轻微红肿、轻度发热反应、不适、疲倦等，一般不需处理可自行消退。罕见不良反应包括：短暂中度以上发热，应采用物理方法或药物对症处理，以防高热惊厥或继发其他疾病；局部中度以上红肿，一般 3 天内可自行消退，不需任何处理，适当休息即可恢复正常，但反应较重的局部红肿可用干净的毛巾热敷，每天数次，每次一般 10~15 分钟可助红肿消退。极罕见不良反应包括：过敏性皮疹，一般接种疫苗后 72 小时内出现荨麻疹，出现反应时，应及时就诊，给予抗过敏治疗；过敏性休克，一般接种疫苗后 1 小时内发生，应及时注射肾上腺素等抢救措施进行治疗；过敏性紫癜，应及时就诊，给予抗过敏治疗，治疗不当或不及时有可能并发紫癜性肾炎；周围神经炎。

（于岩岩　徐京杭）

第二十二节　亨德拉病毒感染与尼帕病毒脑炎

一、亨尼帕病毒

亨尼帕病毒（Henipavirus）属副黏病毒科，包括两种病毒，即亨德拉病毒（Hendra virus）与尼帕病毒（Nipah virus），是新兴的人畜共患病病毒，可导致人类严重急性呼吸窘迫和急性脑炎，病死率高。

1994 年澳大利亚布里斯班（Brisbane）首次从病马、驯马师和养马员体内分离，经研究证实为一种 RNA 病毒，即为亨德拉病毒（Hendra virus）。随后该地区共报道 7 例患者，均与马有直接接触，死亡率高达57%。之后,东南亚地区相继出现这种致死性疾病,多与马接触。

(一)病原学

亨德拉病毒电镜下呈球形,为单股负链具有包膜的 RNA 病毒,病毒中心为核糖核酸和呈螺旋形排列的衣壳体,有双层脂蛋白包膜,表面有 15~18nm 长度的刺突。该病毒已获得整个基因序列(含 18 234 个核苷酸),其连接蛋白(G 蛋白)缺乏血凝素和神经氨酸酶活性,据 cDNA 推测其 mRNA 含 2 565 个核苷酸,有 1 个可读框,编码 604 个氨基酸;P/V/C 基因有 4 个可读框,位于 C 蛋白和 V 蛋白之间,编码 1 个小型基本蛋白。核蛋白(N 蛋白)由 532 个氨基酸组成,分子量为 58.5kDa;L 基因有 1 个绝对保守的基因三核苷酸序列 3′-GAA-5′和高度保守的转录起始、终止序列。

亨德拉病毒具有亲血管性和亲神经性的特点,适应于多种哺乳动物的原代细胞和传代细胞系生长,其中以 Vero 细胞培养应用最广。它在细胞培养中能产生明显的致细胞病变(cytopathic effect,CPE)为特征的合胞体。该病毒对理化因素的抵抗力不强,离开动物体后不久即死亡,一般消毒剂和高温容易将其灭活。

(二)流行病学

目前认为,马是亨德拉病毒唯一能被自然感染的家畜。

1. 流行概况 1994 年澳大利亚布里斯班(Brisbane)郊区亨德拉(Hendra)镇的 23 匹赛马出现不明原因感染性疾病,其中 13 匹死亡,同时驯马师与养马员也遭感染甚至出现死亡。经研究证实,疾病为一种 RNA 病毒所致,即为亨德拉病毒(Hendra virus)。随后该地区共报道 7 例患者,均与马有直接接触,死亡率为 57%。

2. 传染源与传播途径 经调查当地存在的一种翼足果蝠(pteropid fruit bats)为亨德拉病毒的自然保存宿主,也是本病的主要传染源。当地 4 种果蝠,即黑果蝠(Preropus alecto)、灰头果蝠(P. poliocephalus)、圈眼果蝠(P. conspicillatus)及小红果蝠(P. scapulatus),其血清抗体阳性率分别为 53%、47%、41% 和 12%,因此,有人认为亨德拉病毒为一种"果蝠病毒",但是在澳大利亚东部的狐蝠也有 20% 血清学阳性。这些血清学阳性的果蝠或狐蝠均不显示有症状。经证实果蝠的尿液中有高滴度的病毒,马的感染可能是由于摄食了被这些尿液污染的饲料或采食了被带病毒的果蝠、狐蝠胎儿组织或胎水污染的牧草所致。人感染可能是通过与病马呼吸道分泌物和消化道排泄物接触。是否与直接接触或吸入带病毒的蝙蝠分泌物有关,目前无相关报道,但存在这种可能;目前尚未发现节肢动物为生物媒介的证据。

3. 人群易感性 凡是与患病的马等有密切接触的人均是高危人群。

(三)发病机制和病理

对亨德拉病毒感染的发病机制尚不十分明确。由于本病毒有亲血管性和亲神经性的特点,因此,感染后病变主要表现为间质性肺炎或病毒性脑炎。目前,据雪貂动物模型分析,其可能的发病机制是病毒经呼吸道黏膜上皮细胞产生炎症细胞风暴。前者可有肺组织充血、肺泡水肿、淤血等,可出现一系列呼吸系统症状和体征。若累及中枢神经系统小血管内皮细胞,导致广泛的血管内皮损伤而形成脑血管炎、血栓形成、缺血和微梗死等。

(四)临床表现

潜伏期为 7~14 天,临床上主要表现有两方面。

1. 呼吸系统症状 先出现流感样症状,如发热、头痛等,继而出现咳嗽、气急、呼吸困难等症状,严重者出现肺水肿或呼吸窘迫综合征等致死性呼吸系统表现。胸部 X 线检查可显示间质性肺炎阴影。常死于呼吸衰竭和肾衰竭。

2. 中枢神经系统症状 流感样症状后出现头痛加剧、嗜睡、步态不稳等脑水肿症状,最后昏迷而死亡。

(五)诊断

诊断本病应从以下三方面入手:

1. 流行病学史 在流行区,发病前曾有密切接触病马或果蝠史,应考虑本病可能。

2. 临床表现 主要表现有间质性肺炎及脑炎各种症状。

3. 实验室检查

(1)血常规及生化检查:白细胞总数及中性粒细胞多正常,但分类中淋巴细胞比例较低,血小板减少,低血钠,肝功能异常改变,丙氨酸氨基转移酶及天冬丙氨酸氨基转移酶增高。

(2)免疫学检查:应用 IFA、ELISA 等方法可在血清或脑脊液中查获亨德拉病毒的特异性 IgM、IgG 抗体,RT-PCR 法能检出脑脊液、血清、血浆和脑组织中的病毒 RNA。

(3)影像学检查:胸部 X 线检查可显示间质性阴影。脑部 MRI 检查可见不连续的微灶性损伤,病灶直径 2~7mm,散布于整个脑组织,主要以皮质下部和白质深部,脑室周围、胼胝体和丘脑也可见病灶,但未见大块脑组织损伤或脑积水。

(六)治疗

患者应及早卧床休息和住院治疗。目前尚未发现有特异的抗病毒药物,以对症治疗和防止并发症为主。试验提示,利巴韦林在体外对本病毒有一定作用,可以考虑试用。

(七)预防

1. 控制传染源。发现受亨德拉病毒感染的家畜,应立即封锁牧场,宰杀发病或疑似感染的家畜,并做深埋处理。烧毁家畜舍,并对其牧区场地进行彻底消毒处理,禁止家畜向外转运。尽可能捕杀感染果蝠,并做焚化处理。

2. 对马等易感动物及养马等从业人员或与发病家畜有密切接触人员进行隔离观察。

3. 处理病畜或可疑感染动物人员,要加强个人防护,如戴口罩、戴手套、穿防疫服等,接触后应彻底清洗或消毒等。

二、尼帕病毒脑炎

尼帕病毒是1997年在马来西亚森美兰州首次发现的一种严重危害家猪和人类的新病毒。1998年10月至1999年5月期间,尼帕病毒病(Nipah virus disease,NVD)在马来西亚猪群和人群中大规模暴发流行,致使265名养猪工人发病,105人死亡,116万头猪被捕杀,引起这种病毒性脑炎暴发的病原体是一种新的副黏病毒,被命名为尼帕病毒(Nipah virus),由尼帕病毒引起的病毒性脑炎称为尼帕病毒脑炎(Nipah virus encephalitis),又称为发热性病毒性脑炎(febrile viral encephalitis)。随后,新加坡、孟加拉国、印度等亚洲地区相继出现这种致死性疾病,整体病死率为38%~75%不等。

(一)病原学

现已了解尼帕病毒属副黏病毒科(*Paramyxoviridae*),病毒颗粒大小为12~500nm,由包膜及丝状的核衣壳组成,核衣壳直径(192±2)nm,螺距(5.0±0.4)nm,包膜膜突长度(17±1)nm。包膜含有两个转膜蛋白:细胞受体结合蛋白(G,糖蛋白;H,血凝素;HN,血凝素/神经氨酸酶)和一个分开的融合蛋白。该病毒体外相当不稳定,对热和消毒药物抵抗力不强,加热56℃30分钟即被破坏,用肥皂等清洁剂和一般消毒剂很容易灭活。

在病程早期,可自患者的上呼吸道分泌物、尿液、血液和脑脊液中分离出病毒。尼帕病毒和亨德拉病毒的抗原有交叉反应。Chua研究认为脑脊液病毒分离阳性率与标本采集的早晚、预后不良的临床表现和高死亡率密切相关,与年龄有明显线性相关,与性别、种族无关,血中特异性IgM抗体的出现可使病毒分离阳性率下降;脑脊液病毒分离阳性率与其性状异常无关,脑脊液中特异性抗体的出现不影响病毒的分离率。尼帕病毒抗体的出现与病毒血

症有关,后者引起病毒感染的播散,中枢神经是否感染病毒在影响发病率和死亡率方面有更重要的作用。在另一研究中发现从患者的尿液和咽部分泌物中分离病毒的阳性率与年龄和临床表现无关。

尼帕病毒基因组全长为18 246个核苷酸,基因组的3′和5′末端高度保守,各基因间序列(intergenic sequence,IGS)均为GAA,尼帕病毒的基因转录起始与终止信号也是高度保守,分别为3′UCCUUGGUUCU5′和3′AAUUCUUUUU5′。基因组含N、P、C、M、F和G基因,其中N基因高度保守并高效表达,因此其编码产物核蛋白(nucleoprotein,N蛋白)可广泛用于尼帕病毒感染的诊断和流行病学调查;P基因可通过调节不同转录起始位点和编辑RNA,分别编码磷蛋白(phosphoprotein,P蛋白)和两种非结构蛋白——V蛋白和C蛋白,后两种蛋白的功能尚不清楚,P蛋白可保护病毒基因组RNA免受破坏,参与病毒RNA的转录和复制;M基因编码基质蛋白(matrix protein,M蛋白),与G蛋白和F蛋白共同形成病毒的外膜,M蛋白本身形成病毒外膜的内层,以维持病毒颗粒的完整性;F基因编码融合蛋白(fusion protein,F蛋白),G基因编码糖蛋白(glycoprotein,G蛋白),G蛋白与细胞表面的受体结合,并与F蛋白共同作用,诱导病毒囊膜和细胞膜发生融合,与许多其他副黏病毒不同,尼帕病毒的G蛋白无血凝素和神经氨酸酶活性;L基因编码大蛋白(large protein,L蛋白),具有RNA聚合酶活性,在病毒的转录复制中发挥重要作用。

尼帕病毒的V和C基因与其他的副黏病毒核苷酸同源性不超过49%。尼帕病毒的基因间序列与亨德拉病毒相同,其起始基因和终止序列与亨德拉病毒几乎一致。尼帕病毒的N、P、C、M、F和G基因的可读框与亨德拉病毒相比,核苷酸同源性为70%~88%,推测出的氨基酸同源性为67%~92%。电镜、血清学和基因学研究表明尼帕病毒属于副黏病毒科,且与1994年发现的亨德拉病毒亲缘关系较近。

种系分析表明亨德拉病毒与尼帕病毒亲缘关系很近,但它们与副黏病毒科其他种病毒明显不同,应被认为是副黏病毒科的一个新的种类,现将其称为亨尼帕病毒(Henipavirus),但与副黏病毒科中其他病毒不一样,两者感染后均可引起许多物种包括人类的致死性疾病。

(二)流行病学

果蝠(fruit bats/flying foxes of Pteropid species)可能是尼帕病毒的自然保存宿主。多重的复杂的原因使得病毒从其自然保存宿主转移到猪并感染猪。在近20年的时间内,由于滥砍滥伐森林、工业征地、

森林火灾等原因,东南亚果蝠赖以生存的环境受到明显破坏,在 1997—1998 年本病首次暴发流行中,此种情况显得尤为突出,果蝠前所未有地侵入果园和人类居住地,同时由于猪圈的地理位置、结构设计等情况促成了尼帕病毒从果蝠转移并感染猪,进而感染人和其他动物如狗、猫、羊、牛等。因而猪是主要的传染源,人类感染主要是通过呼吸道和密切接触传播,发病者均有与猪的密切接触史,传播途径主要是猪-人传播。在孟加拉国流行期前已经发现人-人传播。目前的研究资料尚无证据显示此病由食用烹调过的猪肉引起传染。养猪场或屠宰场的工人是高危人群。

(三) 发病机制

尼帕病毒脑炎的发病机制尚不明确。此病毒嗜血管内皮细胞,开始由 NF-κB 信号通路激活介导炎症反应,并产生大量细胞因子,随后机体激活 I 型干扰素反应以清除病毒,但在尼帕病毒感染过程中,该反应不足以清除病毒,炎症反应进一步放大,导致中性粒细胞、巨噬细胞等炎症细胞进入组织导致水肿,引起间质性肺炎(肺水肿)、脑脊膜炎、肾小球萎缩及胎盘感染。随着疾病进展,尼帕病毒可导致淋巴细胞分泌失调,淋巴结及脾脏等局部淋巴细胞耗竭,从而增加细菌共感染风险。随着病程延长,内皮细胞发展为多核巨细胞,临床表现为急性呼吸道疾病、明显的神经系统疾病。病毒嗜膜间质和外膜向性,导致血管疾病,但没有明显的临床特征。嗜神经向性,病毒核衣壳集中在神经胶质细胞中、大脑皮质、脑干中,并延伸至实质组织,呈现弥散性血管炎,并伴有广大区域稀疏坏死,从而引起严重的神经系统疾病。广泛的血管炎表现,大部分内皮损伤贯穿于脑皮质和皮下,脑脊液中病毒复制活跃,这三者与死亡率增高有关。

(四) 临床表现

本病潜伏期 4 天至 2 个月,90% 以上的患者为 2 周,亚临床感染率为 8%~15%。尼帕病毒感染可引起严重的迅速进展的脑炎,死亡率很高,临床表现与脑干损伤有关,然而新加坡流行的患者中相当一部分有呼吸道症状。感染尼帕病毒后主要表现为发热、头痛、眩晕、呕吐,不同程度的意识模糊和明显的脑干功能失调。脑膜炎症状通常较轻微。神经症状表现多样,包括无菌性脑炎、弥散性脑炎和脑干症状。具有鉴别意义的临床症状包括:节段性肌阵挛,无反射和肌张力低下,低血压,心动过速,提示脑干和上段颈脊髓索受损;异常的头眼反射和心动过速与预后不良明显相关,另外,年龄大、节段性肌阵挛、无反射、入院时较高水平的血清转氨酶和低水平的

血小板计数亦与预后不良有关。死亡可能与严重的脑干损伤有关。Goh 等报道,在 94 例尼帕病毒性脑炎患者中,55% 的患者有不同程度的意识模糊;30 例(32%)患者逐渐恶化导致不可逆性低血压和死亡,其中 28 例患者死于病毒性脑炎,1 例在昏迷好转后又在病程的第 29 天出现颅内大出血而死亡,另 1 例死于严重的败血症,发病至死亡的间期为 5~29 天,平均为 10.3 天;50 例(53%)患者完全恢复,意识清楚的所有患者在经历 6~24 天,平均 14.1 天的病程后均完全恢复,而出现不同程度意识模糊的患者中仅 8 例(15%)完全恢复;14 例(15%)患者留有持续性神经后遗症,其中 5 例留有自主神经功能紊乱,5 例有不同程度的认知功能障碍,2 例有轻度小脑功能紊乱;另有 3 例患者发病起始症状轻微,但在恢复期再次出现神经方面的异常。

尼帕病毒感染存在复发和迟发病例,复发距第一次发病的平均间隔时间为 8.5 个月,具体机制不清楚,可能与淋巴细胞功能减退、病毒长期持续存在于中枢神经系统等因素有关。

(五) 实验室检查

1. 血常规及生化检查　50% 患者可有血淋巴细胞减少,血小板数目下降,低血钠,天冬氨酸氨基转移酶、丙氨酸氨基转移酶浓度轻度升高。

2. 免疫学检查　应用 IFA、ELISA 等方法可在血清或脑脊液中检出病毒的特异性 IgM、IgG 抗体,急性期血清和脑脊液阳性率分别为 70% 和 33%。RT-PCR 能检出脑脊液、血清、血浆和脑组织中的病毒 RNA。

3. 脑脊液检查　75% 患者发病初期即有脑脊液异常,表现为蛋白升高,大于 4.45g/L,白细胞总数增加,淋巴细胞大于 $6×10^6/L$,脑脊液压力轻度增加。部分重症患者脑脊液 IL-1β 和 TNF-γ 表达增加。脑脊液检查结果与疾病严重程度无相关性,然而若脑脊液中分离到病毒则与高死亡率有关。

4. 胸部 X 线检查　轻度间质性阴影。

5. 脑电图表现　脑电图示弥漫的慢波伴局部尖波和持续弥散的不规则的慢波。脑电图结果与疾病严重程度和预后有关。

6. 脑部 MRI 表现　MRI 表现与神经体征、昏迷深度和预后无关联性,病变广泛呈多灶性,损伤主要是脑部小血管炎和广泛的微梗死灶。急性期及急性后期病毒性脑炎的 MRI 表现相似,主要特点是广泛的不连续的高密度微灶性损伤,病灶直径 2~7mm,散布于整个脑组织,主要在皮质下和白质深部,脑室周围、胼胝体和丘脑也可见病灶,但未见大块脑组织损伤或脑积水;与急性不同,复发性和迟发性病毒性脑炎表现为连续的皮质受损。这些特征性 MRI 表

现有利于该疾病的鉴别诊断。

（六）诊断

尼帕病毒性脑炎的诊断主要根据患者来自疫区，在发病前2周与猪有密切接触史，临床表现有发热、头痛、眩晕、呕吐、不同程度的意识模糊和明显的脑干功能失调，免疫学检查发现尼帕病毒的特异性IgM、IgG抗体或RNA及脑部特征性MRI表现。

（七）防治

直接与可能感染尼帕病毒的活猪接触是人类感染尼帕病毒的最重要的危险因素，应采取措施防止这种致死性疾病从猪到人的传播。停止猪的进口，严格禁止流行疫区的猪流向屠宰场或其他的农场，宰杀和埋葬感染地区的猪，关闭屠宰场，疏散疫区居民，对受染区进行清洁消毒，对屠宰场的不正常死亡的猪进行持续性监测，及早发现并采取积极的措施防止该病的播散。从中国科学院武汉病毒研究所获悉，该所研究组首次发现中国内地蝙蝠体内存在尼帕病毒抗体或尼帕样病毒抗体。该所专家表示，深入研究，有利于积极应对。

患者应及早卧床休息和住院治疗，目前尚未发现特异的抗病毒药，故治疗重点在加强护理、对症处理和防治并发症。由于组织病理研究提示血管炎引起血栓形成，故据经验使用阿司匹林和己酮可可碱治疗，78%患者接受了利巴韦林治疗，但结果显示利巴韦林治疗没有显著疗效。Lee曾对9例尼帕病毒性脑炎患者经静脉使用阿昔洛韦的经验性治疗，其中8例治愈。目前尚无疫苗。

（盛吉芳　沈晓敏）

第二十三节　金迪普拉病毒性脑炎

金迪普拉病毒性脑炎（Chandipura virus encephalitis，CVE）是金迪普拉病毒（Chandipura virus，CHPV）感染引起的急性脑炎。1965年在印度马哈拉施特拉邦一个被称为金迪普拉的村庄出现发热病例，首次从2例发热患者血液中分离到病毒，并以该村庄名称命名为金迪普拉病毒。此后在印度中部，马哈拉施特拉邦附近地区CHPV感染患者的病情较轻，仅见发热性流感样症状。但2003年6~9月CHPV在印度马哈拉施特拉邦和安得拉邦（Andhra Pradesh）地区儿童感染出现高病死率脑炎暴发流行，认为该病毒的基因可能发生了部分突变，使其对中枢神经系统具有更强的致病性及毒力。目前认为金迪普拉病毒感

染（Chandipura virus infection）是一种新发传染病，临床表现轻者为不明显的上呼吸道症状，如轻度咽干、咽痛、轻度鼻塞、流涕等；重者有头痛、呕吐、惊厥或抽搐，四肢不对称性瘫痪或偏瘫，不同程度的意识障碍。发生中枢性呼吸衰竭、循环衰竭者，病死率较高。

一、病原学

CHPV是一种重要的新发传染病的病原体。归属于弹状病毒家族的弹状病毒科（Rhabdoviridae）、囊状（泡状）病毒属（Vesiculovirus）。病毒颗粒呈子弹状，长150~165nm，宽50~60nm。该病毒为负单链RNA（negative single stranded RNA，-ssRNA）病毒，其RNA基因主要编码5种（P、G、N、L及M）不同作用的蛋白质。P蛋白在病毒的生活周期中起重要作用。病毒的包膜含丰富的脂质，表面有由跨膜糖蛋白（glycoprotein，G蛋白）组成的刺状突起。病毒颗粒由核衣壳和包裹于核衣壳外面的双层包膜两部分组成。呈螺旋形对称结构的核衣壳位于病毒颗粒的中央，由基因组RNA及其包裹的核衣壳蛋白（nucleocapsid protein，N蛋白）组成，核衣壳表面有大蛋白（large protein，L蛋白）和磷蛋白（phosphoprotein，P蛋白）。核衣壳外面的双层包膜由基质蛋白（matrix protein，M蛋白）的脂质组成。M蛋白是病毒的多功能蛋白质，在病毒的装配、出芽、诱导抑制宿主基因表达，以及细胞病变效应等多方面均具有重要作用。病毒的全基因组已研究明确，基因组为不分节段的负单链RNA，长约11kb。CHPV具有逆转录的特点，病毒RNA是其复制与转录的模板。负单链RNA病毒的基因组RNA不具有mRNA的功能，因而不能直接指导病毒蛋白合成，病毒复制与转录均需要其自身携带的RNA依赖的RNA聚合酶（RNA dependent RNA polymerase，RdRp）。病毒进入细胞后，首先在RDRP的作用下转录出互补的正链RNA，形成双链RNA复制中间体；然后以正链RNA为模板，既合成子代负单链RNA，又作为mRNA翻译出病毒结构蛋白和非结构蛋白。

CHPV在感染细胞的胞质中复制与装配等，可形成包涵体（inclusion bodies），成熟的病毒以芽生方式释放。但病毒复制的具体步骤尚不清楚。

二、流行病学

1. 传染源　CHPV在自然界宿主非常广泛，包括人类、脊椎动物和昆虫。可从流行区的白蛉、人体

和脊椎动物体内分离到病毒，认为白蛉是比较肯定的传染源与传播媒介。许多动物体内因可能存在CHPV，具有传染源的特点，如在印度的马、羊、牛、恒河猴等多种动物体内检测到CHPV的中和抗体。在印度的一些非流行地区以及非洲人群中也检测到该病毒的特异性抗体。印度某些地区进行的动物血清学监测发现，在血清特异性抗体阳性中，猪占30.6%，水牛占17.9%，其他牛占14.3%，山羊占9.3%，绵羊占7.7%。但尚未见到在这些动物体内分离出CHPV的报道。小鸡胚胎可以感染CHPV，可能作为一种中间宿主。

2. 传播途径　CHPV的传播机制仍未完全明确。目前认为，可能是通过双翅目昆虫白蛉叮咬人体而将病毒传入体内。雌性吸血白蛉叮咬传播CHPV具有重要的流行病学意义。半数以上的银足白蛉（Phlebotomus argentipes）经口腔容易感染CHPV，并能在潜伏2小时后有效传播给小鼠。对小鼠和白蛉采用逆转录PCR（reverse transcription PCR，RT-PCR）法均能查到该病毒的核酸。研究发现，巴浦白蛉（Phlebotomus papatasii）的雄白蛉可经性交方式将病毒传给雌白蛉（female sandfly），其感染率可以达10%以上。通过性交传播病毒，在CHPV自然循环中具有重要意义。蚊子有传播CHPV的可能性。有实验研究提示，在感染病毒的雌性埃及伊蚊（Aedes aegypti）中，其子代的最低感染率为1.2%，其中子代雌蚊与雄蚊感染率分别为1.4%与0.9%。在进行人工授精的雌蚊中，CHPV性交感染率为32.7%。蚊子可以引起鼠间该病毒的传播。CHPV脑炎发病的地区主要是贫穷的农村，具有明显的季节性，主要发生于夏季。

3. 易感人群　CHPV脑炎发病年龄多为9月龄至14岁。这可能与幼年免疫力较低、营养状况较差等多种因素有关。男童发病率高于女童（1.15∶1）。关于未成熟神经元及其他生物性变数，包括未成熟的免疫系统均可能是某些疾病年龄相关的易患因素之一。

4. 流行特征　CHPV在印度、斯里兰卡、尼日利亚和塞内加尔等国普遍存在，能使许多哺乳动物感染，而人类感染并导致脑炎发病主要在印度。在热带地区，如印度的一些农村可以发生暴发流行。2003年马哈拉施特拉邦和安得拉邦发生CHPV脑炎疫情，329例儿童发病，死亡183例。2004年马哈拉施特拉邦和安得拉邦再次发生CHPV脑炎暴发，2005年古吉拉特邦也发生CHPV急性脑炎暴发，儿童发病死亡率达78.3%。目前认为CHPV感染已成为印度的一个公共卫生问题。我国尚未见相关文献报道。

三、发病机制和病理改变

1. 发病机制　CHPV感染的发病机制仍不明确，可能与水疱性口炎病毒（vesicular stomatitis virus，VSV）感染相似。病毒借其表面的病毒吸附蛋白（viral attachment protein，VAP）与宿主机体特异性病毒受体（viral receptor）相结合而进入细胞，导致细胞损伤、活性及毒性物质释放等，引起机体的全身性炎症反应，轻者引起病毒血症，也可为亚临床感染。由于免疫复合物等所致复杂反应，以及感染细胞溶解等，可引起组织器官严重的损害与炎症。有研究发现可见Toll样受体表达，TNF-α、IL-1、IL-2、IL-6信号表达增强，也提示在发病过程中与机体免疫应答密切相关。发生基因部分突变的病毒株感染，进入体内后可因具有明显的嗜神经细胞性，迅速侵袭脊髓和脑干（即中脑、脑桥和延髓）造成严重损害。延髓呼吸中枢损害引起中枢性呼吸衰竭，延髓舒缩血管中枢损害导致循环衰竭，可引起患者死亡。动物实验显示，在循环中的CHPV可有效地被病毒特异性IgM型抗体清除，但在中枢神经系统中的病毒则继续复制。感染后24小时之前炎症因子（如TNF-α、IL-1、IL-2等）增加，CD4$^+$ T、CD8$^+$ T及CD19$^+$ T淋巴细胞明显减少，使感染期间细胞免疫受抑制。有报道，经过小鼠实验发现CD4$^+$ T淋巴细胞在整过感染期间起重要的调节作用。血脑屏障（blood brain barrier，BBB）的通透性增加，病毒容易通过血脑屏障进入中枢神经系统；CHPV在大脑、间脑、小脑、脑干以及脊髓中复制，引起中枢神经系统相应的病变与脑炎症状等。

2. 病理改变　感染CHPV的细胞病变为细胞溶解。病变较为广泛，包括皮肤、黏膜、内脏器官的广泛炎症等。脑实质炎性细胞浸润。可有神经细胞坏死。中枢神经系统小血管病变也较明显，可出现内皮损害、血管炎、血栓形成，缺氧及出血等。

四、临床表现

潜伏期尚未明确。CHPV感染后根据其程度轻重与时间等关系，可表现为轻度病毒血症、亚临床感染、病毒性脑炎等类型。起初病毒进入体内的量少，无任何症状即为初发病毒血症（primary viremia），或出现轻微的非特异性轻度病毒血症表现。亚临床感染即隐性感染,病毒在体内未能大量繁殖,对细胞和组织造成的损害不明显,也无明显的临床症状。CHPV 脑炎常伴有病毒血症、神经系统及其他某些器官损害的表现。

1. 病毒血症　CHPV 感染进入血液循环可能到达靶器官生长繁殖后,再扩散到血流引起继发性病毒血症(secondary viremia)时,可出现明显的临床症状。感染者多为急起高热,体温可高达 40~41℃或以上,但持续时间较短。常伴有畏寒、寒战、头昏、乏力,并有 25%患者出现不同程度的头痛,四肢与腰背酸痛,以及全身不适等。

2. 消化道症状　本病患者出现的消化道症状,可能与 CHPV 感染引起的全身性炎症反应综合征(SIRS)有密切关系。半数以上的 CHPV 感染患者出现恶心,45%的患者有呕吐,25%左右出现腹泻等。一般腹泻较轻,无明显脱水与电解质紊乱等。严重病例腹泻发生的比例也较高,并常同时出现腹部疼痛等表现。

3. 皮肤损害　CHPV 感染引起的皮肤损害,常表现为皮肤水疱伴渗出液。恢复期可留较多的色素沉着,可能与皮肤损害较深有关。

4. 神经系统症状　由于脑细胞损害明显,出现嗜睡、感觉异常;约 75%患者有惊厥或抽搐,四肢不对称性瘫痪或偏瘫;可很快进入昏迷;脑膜刺激征(颈强直、Kernig 征、Brudzinski 征)可以不明显;部分可失语或面瘫。深反射减退或消失,跟腱反射消失等。可出现单侧瞳孔散大或对光反射消失,同侧上象限盲,眼底检查可见视盘水肿,眼底可无渗出物。患者可很快进入昏迷,甚至出现中枢性呼吸衰竭或循环衰竭。

5. 锥体外系症状　CHPV 感染炎症或病灶波及新纹状体或大脑皮质、黑质、小脑等,或神经变性,可迅速出现短暂的肌张力异常及舞蹈样动作等锥体外系损害的表现。多为面部和躯干或肢体的舞蹈样动作,常同时出现肌张力减退。可因大脑两侧皮质发生弥散性的严重损害而出现去皮质状态,表现为瞪眼凝视,眼球能自动向一侧或四处无目的地转动,对外界刺激无任何意识反应,不言不动,但对痛有反应。

6. 呼吸循环衰竭　严重患者因脑细胞炎症、缺氧、脑疝等,尤其是延髓呼吸中枢病变时出现中枢性呼吸衰竭,表现为呼吸节律不规则、双吸气,叹息样呼吸、呼吸暂停、潮氏呼吸等。可因延髓舒缩血管中枢损害而出现循环衰竭,表现为血压下降、脉搏细速、肢端冷、尿少等,如未能及时抢救,常迅速死亡。

此外,本病还可出现肺部受损表现,如双肺捻发音等。也可有肝脏胀大,肝功能异常等。

五、实验室检查

1. 常规检查

(1) 血常规检查:外周血白细胞及中性核细胞增高,中性粒细胞可高达 80%,淋巴细胞正常或增多。血红蛋白和血小板多在正常范围内。

(2) 脑脊液检查:压力增高,外观清亮、透明,细胞数及微量蛋白、糖与氯化物正常。

(3) 其他:血沉加快,C 反应蛋白增加。可有肝功能异常,如血清 ALT、AST 升高等。出现中枢性呼吸衰竭时血气分析异常等。

2. 查病毒抗原抗体　目前主要是采用免疫学检查(immunological tests)检测患者血清中的病毒特异性抗体或抗原,也可检测中和抗体等。常用 ELISA 检测患者血清中 CHPV 的特异性 IgM、IgG 抗体。血清 CHPV IgM 抗体阳性提示近期病毒感染,CHPV IgG 抗体效价呈 4 倍以上增高也具有临床意义。脑脊液中可以查出特异性 IgM 型抗体。中和试验(neutralization test,NT)检测中和抗体是较为可靠的诊断方法,但操作较困难,主要用于流行病学调查。

3. 病毒分离　可采用常规细胞培养方法进行病毒分离、鉴定。从疑似该病毒感染患者的血液、脑脊液等临床标本中分离到 CHPV 是确诊的依据。但需要一定的实验设备与技术力量,有条件的单位可对发病 1 周内患者的血液标本,以 Vero-E6 等细胞进行病毒分离。

4. 分子生物学检查　利用 PCR 技术进行 CHPV 基因检测,可提供病毒在患者体内存在的直接证据,其敏感性很高。采用 RT-PCR 等基因扩增技术,可对 CHPV 的基因进行定量检测。采用连接酶链反应(ligase chain reaction,LCR)及定量实时荧光 PCR(real-time PCR)可将 CHPV 基因扩增、分子杂交、光化学融为一体,实现对 PCR 扩增产物进行实时动态定量检测。采集 CHPV 感染者的血液,CHPV 脑炎患者的脑脊液和血液标本,检出 CHPV RNA 可作为诊断的依据。

六、诊断与鉴别诊断

1. 诊断依据　根据患者来自流行区,炎热季节被传播媒介白蛉或蚊子叮咬史;临床有发热、畏寒、寒战、乏力等病毒血症表现,尤其出现头痛、呕吐、惊厥或抽搐,四肢不对称性瘫痪或偏瘫,不同程度的意识障碍;免疫学检查 CHPV 特异性 IgM、IgG 抗体或 CHPV RNA 阳性。

2. 鉴别诊断　应注意与登革热、流行性乙型脑炎、森林脑炎等其他病毒性脑炎相鉴别。鉴别的关键在于检测病毒的特异性抗体 IgM、病毒核酸,病毒分离是鉴别诊断最重要的依据。

七、治疗

由于对 CHPV 感染尚无特异性抗病毒等病原治疗药物,因此采取综合治疗原则,主要包括支持与对症处理等。

1. 对症治疗　是现阶段最主要的治疗方法。对症处理有利于降低消耗、减轻损伤、减少痛苦、调节各系统功能及保护重要器官。高热时给予物理降温;抽搐时使用镇静剂;颅内压升高时使用脱水剂;循环障碍时酌情给予补液、扩容、纠正酸中毒;心力衰竭时适当强心治疗等。

2. 支持治疗　本病可有多种组织器官功能损害,可导致多器官功能障碍(MODS)。CHPV 主要侵犯脊髓和脑干,容易发生中枢性呼吸衰竭,因此防治呼吸衰竭极为重要。如有呼吸衰竭征象,应及时酌情采用相关措施,以有效控制病情,改善患者预后。此外,维持水、电解质平衡,酌情输注新鲜血浆、凝血因子等均十分重要。

3. 其他治疗　如继发细菌或真菌感染,应及时选用有效抗菌药物治疗。CHPV 性脑炎、脊髓灰质炎等可引起后遗症,需采取针灸、理疗、高压氧治疗及康复治疗等。

八、预后

CHPV 亚临床感染者预后较好。脑炎患者如病情较快好转恢复,很少出现神经系统后遗症。严重的脑炎患者病死率较高,主要死因为中枢性呼吸、循环衰竭。

九、预防

针对 CHPV 的预防用疫苗尚在研制中。CHPV 在自然界宿主广泛,控制传染源十分困难。因此,在流行区应大力开展健康教育,增强广大群众预防本病的意识,把切断传播途径作为预防的主要措施加以落实,包括:①预防白蛉与蚊子叮咬,如室内喷洒溴氰菊酯(decamethrin)杀虫剂,用网眼小的蚊帐、纱门、纱窗,外出作业于裸露部位涂擦驱避剂等;②保持环境清洁,有助于减少或消除白蛉与蚊子滋生场所;③炎热季节对动物生活环境喷洒溴菊酯等杀虫剂,可减少白蛉与蚊子数量。

(唐　红)

第二十四节　口　蹄　疫

口蹄疫(foot and mouth disease)是一种动物感染为主的人兽共患病,是由口蹄疫病毒引起的急性传染病,其在动物中具有快速、大规模传播的能力,可造成严重的经济损失,属于国际兽疫局(OLE)规定的 A 类疾病。口蹄疫的易感动物包括牛、猪、绵羊、山羊等偶蹄目家畜,以及野牛、大象、骆驼、刺猬、羚羊等 70 多种野生动物。受感染动物主要表现为口腔、舌、吻、足部的黏膜或皮肤水疱溃疡,以及继发细菌感染,丧失食欲,疼痛引起无法正常站立等症状,成年动物一般可恢复,但在幼小动物中致死率较高。人偶尔可感染口蹄疫,一般症状较轻,主要表现为皮肤、黏膜的水疱样损害和发热、头痛等流感样症状,短期可自愈。

一、病原学

口蹄疫病毒(foot and mouth disease virus, FM-DV)是人类发现的第一个动物病毒(1897 年),属于小 RNA 病毒科口疮病毒属(*Aphthovirus*),外形呈球形,正二十面体对称,直径 25～30nm,无脂质膜。病毒颗粒由单股正链 RNA 和蛋白衣壳构成。RNA 基因组长度约为 8.4kb,可分为 5′非翻译区、编码区和 3′非翻译区三个节段,其中 5′非翻译区长约 1 300nt,富含 RNA 二级结构包括 S 片段、聚胞苷酸束、RNA 假结体、顺式复制元件、内部核糖体进入位点(IRES)等,而 3′非翻译区长仅 90nt 左右,主要包括一个茎-环结构和聚腺苷酸尾巴,非翻译区对病毒的基因表达和复制起到关键的调控作用。编码区长约 7 000nt,包含一个长开放阅读框(ORF),转录生成的多肽链经病毒蛋白酶裂解可生成 4 个结构蛋白和 11 个非结构蛋白以及部分裂解的蛋白前体。另外,口蹄疫病毒 RNA 基因组的 5′末端与病毒编码的 VPg 蛋白呈共价连接,后者作为病毒 RNA 复制的模板发挥重要作用。病毒衣壳由 VP1、VP2、VP3 和 VP4 四种结构蛋白各 60 个分子构成,其中 VP1、VP2 和 VP3 构成病毒粒子表面,而 VP4 位于病毒粒子内部,VP1 包含的 G-H 环是介导病毒与细胞整合素受体结合的主要成分,也是重要的免疫原。

由于病毒编码的 RNA 复制酶（3Dpol）缺乏保真性，口蹄疫病毒极易变异。目前为止发现的七个血清型包括 O、A、C（称欧洲型）、SAT1、SAT2、SAT3（南非 1、2、3 型称非洲型）和 Asia1（亚洲 1 型，称亚洲型）。七个血清型病毒可用核酸杂交分成两群，O、A、C 和亚洲 1 型为一群，南非的三个型为第二群，群内各型核酸同源性达 60%～70%，群间仅为 25%～40%。血清型中，A 型又分为 32 个亚型，O 型 11 个亚型，C 型 5 个，南非 II 型 3 个，亚洲 1 型 3 个亚型。最近报道口蹄疫亚型已增加到 70 个以上。血清型间无血清学交叉反应和交叉免疫现象。

非包膜病毒对外界环境抵抗力较强。自然条件下，含病毒组织和受污染的废料可保持传染性达数月。低温和潮湿的气候有利于病毒存活，而高温和干燥对病毒有杀灭作用。酸、碱对病毒有较强的杀灭作用，酸性酒精、次氯酸盐、1%～2% 氢氧化钠、30% 草木灰水、1%～2% 甲醛等消毒有效，中性酒精、季铵盐消毒效果较差，氯己定、氯仿无效。该病毒较耐热，且不同亚型病毒耐热性有差异，部分亚型可抵御 70℃ 高温 1 天且又仍具有感染性，但更高温度下（90～100℃）病毒迅速灭活。

二、流行病学

1. 传染源　主要为病畜，发病初期的病畜排毒量多，毒力强，是最危险的传染源。病毒在病畜的水疱、皮内及淋巴液中含量最高。在发热期，血液内含病毒量最高。退热后，在奶、尿、口涎、泪、粪便等都含有一定量的病毒。

2. 传播途径　口蹄疫病毒可通过消化道、呼吸道、皮肤和黏膜等途径传播，其中经呼吸道感染是最主要的传播途径。传播方式可分为接触传播和气源传播。直接接触传播是病畜与健畜或饲养员、兽医、挤奶员等之间通过直接接触而感染。间接接触传播是通过病畜的分泌物、排泄物、畜产品等媒介物带毒所造成的感染。气源传播主要是通过病畜呼出的气体、圈舍粪尿溅洒、含毒污物尘屑等形成的含毒气溶胶感染，对远距离传播意义明显。

3. 易感性　人极少感染口蹄疫，但在职业暴露人群中，如牧区饲养员、兽医、乳制品加工者、屠宰场工作人员等有较高的感染风险，部分人群也可因食用病畜乳产品等引起感染。易感动物的免疫状态则对流行的情势起重要作用，曾经患病的动物被新成长的后裔替代后形成一个新的易感畜群，从而构成新的流行，流行周期为每隔 3～5 年流行一次。

4. 流行特征　主要在亚洲和非洲广泛流行，在南美洲的少部分地区也有流行，但频繁的农牧产品贸易促进了口蹄疫的传播，在一些非疫区也会出现大规模暴发事件。

三、发病机制和病理

病毒经损伤皮肤和上呼吸道、消化道黏膜感染人体繁殖并扩散至附近细胞，入侵处增殖十几小时后形成原发性水疱，病毒通过血液到达亲和组织大量增殖，于 1～2 天后出现病毒血症，引起皮肤、器官组织病变及相应症状。肌肉、骨髓和淋巴结也是病毒增殖的部位。除口腔、足部的水疱和烂斑处，在咽喉、气管、支气管和前胃黏膜可发生圆形烂斑和溃疡，上盖有黑棕色痂块。胃和大小肠黏膜可见出血性炎症。另外，具有诊断意义的是部分严重病例有心肌病变，心包膜有弥散性及点状出血，心室肌肉和室间隔切面有灰白色或淡黄色斑点或条纹，称为"虎斑心"。

四、临床表现

1. 潜伏期　各种动物感染本病的潜伏期都不完全一样。牛潜伏期平均 2～4 天，最长达 1 周；猪潜伏期平均 1～2 天；羊潜伏期平均 7 天。人的潜伏期一般为 2～6 天，人体发病过程和易感动物十分相似，表现为体温升高，口腔发热、口干、口腔黏膜潮红，出现水疱。手足部位的皮肤亦出现水疱。

2. 前驱期　病状不明显，常表现为全身不适、疲乏，伴有口腔、舌咽局部充血和颈淋巴结肿大。常伴轻微头痛、发热。

3. 发疹期　病毒侵入处出现原发疱疹，体温可达 39℃，伴头痛、恶心、呕吐、腹泻，少数可出现低血压、心肌炎等。指掌部发生水疱的先兆是在指端皮褶和指掌面有蜇刺感和烧灼感。足部、掌跖部，因皮肤较厚，发生的水疱平坦。有时口腔黏膜也可发生水疱，水疱凸出而饱满，周围有充血区。初发时水疱液澄清而呈微黄色，原发性水疱消退后 5 天内还会出现继发性水疱。口腔水疱易影响饮食吞咽。

4. 恢复期　高热数天后进入此期。多数患者如能及时对症治疗，常可在 2 周内完全康复，无后遗症。婴幼儿和体弱儿童和老年患者，可有严重的呕吐、腹泻、心肌炎、循环紊乱和继发感染。如不及时治疗可致严重的后果。

五、诊断和鉴别诊断

结合流行病史和接触史及患者发病特征，作出拟似诊断。确诊依据病毒分离、血清学证据和其他实验室检查。应注意与柯萨奇病毒、单纯疱疹病毒等引起的水疱进行鉴别诊断。

实验室检查具体如下：

1. 血常规　白细胞总数和中性粒细胞大多正常。

2. 血清学试验　酶联免疫吸附试验（ELISA）是目前检测口蹄疫病毒感染较为常用的诊断方法。与补体试验、中和试验及间接血凝抑制、免疫扩散沉淀试验相比较，具有灵敏、快速、价廉等优点。

3. 分子生物学技术　RT-PCR 是最常用的特异性核酸诊断方法。其他如核酸杂交、DNA 重组技术、核酸序列分析等，对本病有诊断和科研价值。

六、治疗

无特异性的治疗方法，以对症治疗为主。如降温、给予营养制剂，口腔局部可用清水、食醋或 0.1% 高锰酸钾冲洗，糜烂面可涂 1%～2% 明矾或碘酊甘油（碘 7g、碘化钾 5g、酒精 100ml 融合后加入甘油 10ml）或口腔局部用 3% 过氧化氢或 0.1% 高锰酸钾漱口。手、足患部涂以各种抗生素软膏如青霉素、氯霉素、链霉素等治疗水疱烂斑效果较好，可以防止继发性细菌感染。

七、预防

1. 加强管理和检疫。当有疑似口蹄疫发生时及时上报，同时严格实施局部封锁、隔离、消毒和治疗综合措施。凡与病畜有密切接触的工作人员注意个人防护、防止病毒的感染和散播。

2. 非疫区不要从疫区购进动物及相关产品包括肉、奶、毛皮等动物制品。

3. 对患者和疑似患者实行隔离直至局部和全身症状消失后方可出院。

4. 疫苗的使用主要针对家畜。紧急疫苗接种，应注意采用当地流行的同种病毒亚型减毒活疫苗或灭活疫苗。

（吴南屏　卢翔云）

第二十五节　黄　热　病

黄热病（yellow fever）是由黄热病毒引起的急性传染病，主要流行于非洲和南美洲的热带、亚热带地区，伊蚊是主要的传播媒介。历史上第一次关于黄热病流行事件的记载发生在 1648 年的墨西哥尤卡坦半岛，此后在全世界范围内发生了多次大流行。直到 1937 年，科学家成功研制出黄热病疫苗（17D 株），并在发达地区普及接种后，黄热病的流行得到有效控制，但在没有普及接种的疫区，黄热病仍呈周期性暴发。近年，随着全球化趋势中人口流动的日益频繁，黄热病在全球的播散病例有增多的趋势。2016 年，我国卫生部门首次报告了来自安哥拉的 11 例输入性病例。黄热病是继天花、霍乱和鼠疫之后第 4 个被《国际卫生条例》规定为需国际检疫的传染病。

人对黄热病毒普遍易感，但 80%～90% 为隐性感染，并可获得持久免疫力。10%～20% 感染者可有临床表现，如急起高热，明显头痛、恶心、呕吐、黄疸、蛋白尿等。严重者可有全身中毒症状，伴多脏器出血、肝肾功能损害等。

一、病原学

黄热病毒（yellow fever virus，YFV）是 20 世纪初（1901 年）发现的第一个人类病毒，并于 1927 年分离培养成功。YFV 属于黄病毒科，黄病毒属，电镜下病毒呈圆球形，直径 40～60nm，外有脂质包膜，表面有棘突。其基因组是单股正链的 RNA，长约 11kb，分 3 个结构区（C、M、E）和 7 个非结构区（NS1、NS2A、NS2B、NS3、NS4A、NS4B、NS5）。C 区编码的衣壳蛋白与病毒 RNA 结合形成核壳体，M 区编码的膜糖蛋白对病毒 E 蛋白的成熟和分泌起到辅助作用，E 区编码的包膜糖蛋白是构成病毒粒子表面的主要成分，起到与靶细胞受体结合及融合的作用。7 个非结构区编码的蛋白功能尚不完全清楚，但与病毒复制及促进病毒感染有关。黄热病毒只有 1 个血清型，根据 prM、E 和 3′非翻译区核苷酸序列的差异分为多个基因型。

黄热病毒抵抗力弱，不耐酸、不耐热。60℃ 30 分钟可灭活，70% 乙醇、0.5% 次氯酸钠、脂溶剂、过氧乙酸等消毒剂及紫外线照射均可灭活。

二、流行病学

1. 传染源　按照传播方式，黄热病主要分为城市型和丛林型。城市型的主要传染源为患者和隐性感染者，特别是发病 5 天以内的患者，以"人-埃及伊蚊-人"的方式循环。丛林型的主要传染源为猴及其他非人灵长类动物，以"猴-非洲伊蚊或趋血蚊属等-

猴"的方式循环,人因进入丛林被蚊叮咬而感染。蚊叮咬感染病毒的人或非人灵长动物后,经 8 ~ 12 天可具传染性。受感染的蚊可终生携带病毒,并可经卵传代。

2. 传播途径　主要经蚊叮咬传播。城市型黄热病传播媒介主要是埃及伊蚊。丛林型的媒介蚊种比较复杂,包括非洲伊蚊、辛普森伊蚊、趋血蚊属、煞蚊属等。

3. 人群易感性　人对黄热病毒普遍易感。感染或接种疫苗可获得持久免疫力。

4. 流行特征

(1) 地区分布:主要流行于非洲和中南美洲的热带地区。

(2) 季节分布:在流行地区全年均可发病,蚊媒活跃季节高发。

三、发病机制和病理

1. 发病机制　黄热病的发病机制尚不明确。病毒可在叮咬部位复制,通过淋巴和血液扩散至其他器官和组织,并在其中不断繁殖,然后释放入血,引起病毒血症,主要侵入肝脏、脾脏、心脏、骨髓和横纹肌等。靶器官损害可能为病毒直接作用所致。肝脏是主要靶器官,患者由于肝脏受损而出现血清转氨酶、胆红素升高和凝血酶原时间延长等,同时可见肾脏、心脏等受累。肝脏和脾脏的巨噬细胞产生的 TNF 等细胞因子、氧自由基堆积、内皮细胞损伤、微血栓形成和弥散性血管内凝血(DIC),是多脏器损害和休克的可能原因。出血可能是由于血小板减少、维生素 K 依赖的凝血因子在肝脏合成减少和 DIC 等原因引发。

2. 病理改变　本病可引起广泛组织病变,其中肝脏病理变化具有诊断特异性。肝脏可增大,肝小叶中央实质细胞坏死,肝细胞混浊肿胀,胞核变大,呈多发性微小性空泡性脂肪改变、凝固性坏死及嗜酸透明变性,严重时可发生整个肝小叶坏死,但无明显的炎症反应和纤维组织增生,网状结构塌陷少见。肾脏肿大,肾小管急性坏死(多见于近曲小管),肾小管上皮脂肪变性、脱落或坏死,管腔内充满颗粒样碎屑。肾小球也有破坏,特殊染色发现基底膜 PAS 染色阳性,在肾小球囊腔和近曲小管腔内有蛋白样物质沉积。心肌呈脂肪变性,浊样肿胀和退行性变。脾充血,脾脏及淋巴结中淋巴细胞明显减少,代之以大单核细胞和组织细胞。脑组织可有小的出血灶及

水肿,而无明显的炎症细胞浸润。此外,尚可见皮肤、胃肠黏膜出血,胸腹腔少量积液。

四、临床表现

潜伏期通常为 3 ~ 6 天,也可长达 10 天。人感染黄热病毒后大多数无症状或轻症感染。典型病例临床过程可分为以下 4 期。

1. 感染期　此期为病毒血症期,持续 3 ~ 5 天。急性起病,寒战、发热(可达 39 ~ 41℃),全身不适,头痛、畏光、腰骶部和下肢疼痛(特别是膝关节)、肌痛、厌食、恶心、呕吐、烦躁、易怒、头晕等,但症状无特异性。体格检查可有相对缓脉,皮肤、结膜和牙龈充血,特征性舌苔改变(舌边尖红伴白苔),肝大和上腹压痛。

2. 缓解期　发病 3 ~ 5 天后,患者进入缓解期,体温下降,症状减轻。大多数患者开始恢复,但约 15% 的患者在 48 小时之内病情再次加重,进入第三期(中毒期)。

3. 中毒期(肝肾损害期)　此期特点是病情再次加重,出现多器官功能损伤表现,常累及肝脏、肾脏和血液系统等。临床表现为体温再次升高,黄疸逐渐加重,频繁呕吐,上腹痛,可出现多部位出血,如皮肤瘀点、瘀斑、鼻出血、黏膜出血,甚至腔道大出血、休克。肾功能异常,蛋白尿、血尿,尿量减少,甚至无尿。心电图可见 ST-T 异常,少数可出现急性心脏增大。神经系统表现为躁动、谵妄、昏迷,脑脊液检查压力明显增高,蛋白升高但白细胞升高不明显。进入中毒期的患者约有 50% 死亡。

4. 恢复期　恢复期可持续 2 ~ 4 周。体温下降至正常,症状逐步消失,器官功能逐步恢复正常。但疲乏症状可持续数周。黄疸和转氨酶升高可持续数月。有报道患者可在恢复期死亡,多死于心律失常。

五、诊断和鉴别诊断

1. 诊断依据　根据流行病学史、临床表现和相关实验室检查综合判断。

(1) 疑似病例:符合流行病学史且有相应临床表现。①流行病学史:发病前 14 天内有在黄热病流行地区居住或旅行史;②临床表现:难以用其他原因解释的发热、黄疸、肝肾功能损害或出血等。

(2) 临床诊断病例:疑似病例且黄热病毒 IgM 抗体检测阳性。

(3) 确诊病例:疑似病例或临床诊断病例经实验室检测符合下列情形之一者,①黄热病毒核酸检

测阳性;②分离出黄热病毒;③恢复期血清黄热病毒抗体滴度较急性期呈 4 倍及以上升高,同时排除登革热、寨卡病毒等其他常见黄病毒感染。

2. 鉴别诊断 早期或轻型病例应与流行性感冒、伤寒、斑疹伤寒和拉沙热等鉴别;发热伴有黄疸者应与各种原因引起的肝损害、钩端螺旋体病等鉴别;发热伴出血应与肾综合征出血热及其他病毒性出血热、登革热、蜱传回归热、恶性疟疾等鉴别。本病可与疟疾、登革热同时发生。

3. 实验室检查

(1) 一般检查

1) 血常规检查:外周血白细胞减少,中性粒细胞比例降低,血小板下降。

2) 尿常规、粪便常规检查:蛋白尿,并有颗粒管型及红细胞。大便隐血试验可阳性。

3) 生化检查:血清转氨酶升高早于胆红素,AST 升高程度高于 ALT,可达 20 000U/L 以上。血清胆红素也可明显升高,可达 255 ~ 340μmol/L。还可见血氨升高、血糖降低等。

4) 凝血功能检查:凝血酶原时间延长、凝血酶原活动度下降、凝血因子(Ⅱ、Ⅴ、Ⅶ、Ⅸ和Ⅹ)下降。部分病例出现 DIC,相应凝血功能异常。

5) 肾功能检查:血肌酐水平升高。

6) 心肌损伤标志物检查:心肌损害时血肌钙蛋白明显升高。

7) 其他生化检查:肌红蛋白、血淀粉酶、脂肪酶、尿淀粉酶也可明显升高。

(2) 血清学检查

1) 血清特异性 IgM 抗体:采用 ELISA、免疫荧光等方法检测,捕获法检测 IgM 抗体的结果较为可靠。一般发病后第 5 ~ 7 天可检出 IgM 抗体,可持续数年。

2) 血清特异性 IgG 抗体:采用 ELISA、免疫荧光抗体测定(IFA)、免疫层析等方法检测。黄热病毒抗体与其他黄病毒属的登革病毒、寨卡病毒和西尼罗病毒抗体等有较强的交叉反应,易于产生假阳性,在诊断时应注意鉴别。

(3) 病原学检查

1) 核酸检测:应用 RT-PCR 等核酸扩增技术检测血液、尿液及其他体液标本黄热病毒 RNA,可用于疾病早期诊断。

2) 病毒分离:发病后 5 天内患者血液或死亡病例的组织标本可用于病毒分离。可用新生乳鼠脑内接种或 Vero 细胞和 C6/36 细胞等敏感细胞,在 BSL-3 实验室培养分离病毒。

3) 抗原检测:使用免疫组化方法检测组织标本中的病毒抗原;采用 ELISA 方法检测血液等标本中的病毒抗原。

六、治疗

本病无特效药物治疗,主要为对症支持治疗。

1. 一般治疗 急性期患者应卧床休息,采取有效防蚊隔离措施。密切观察病情变化,监测生命体征。有频繁呕吐、消化道出血时应禁食、静脉补液,维持水、电解质及酸碱平衡。

2. 对症支持治疗 高热时予物理降温,必要时予小剂量解热止痛剂,如对乙酰氨基酚,成人用法为每次 250 ~ 500mg,每天 3 ~ 4 次;儿童用法为每次 10 ~ 15mg/kg,可间隔 4 ~ 6 小时 1 次,24 小时内不超过 4 次。禁用阿司匹林。肝功能损害时,予保肝、降酶、退黄治疗,补充维生素 K 促进凝血因子合成,严重出血时补充凝血因子、血小板、新鲜血浆等,必要时输注红细胞。急性肾损伤时,必要时可予肾脏替代治疗。上消化道出血时可予质子泵抑制剂、凝血酶等治疗。出现脑水肿时,予渗透性利尿剂(3% 高渗盐水或者 20% 甘露醇)脱水治疗。

七、预防

1. 控制传染源 对疑似、临床诊断和确诊病例应采取有效防蚊隔离措施。对来自黄热病疫区人员实施卫生检疫。

2. 切断传播途径 防蚊灭蚊是本病的重要防控措施。

3. 保护易感人群 前往黄热病流行区人员应在出发前至少 10 天接种黄热病疫苗,同时采取个人防蚊措施。

(吴南屏　卢翔云)

第二十六节　西尼罗病毒感染

西尼罗病毒感染是由携带西尼罗病毒(west nile virus,WNV)的蚊虫叮咬所致的急性人兽共患传染病。绝大部分感染者无症状或症状轻微,呈自限性经过,少部分患者出现发热、头痛、皮疹、淋巴结肿大等症状,严重时表现为脑炎、脑膜炎,甚至死亡。20世纪 30 年代,该病在乌干达西尼罗地区暴发流行,此后曾在非洲、欧洲、亚洲、大洋洲等地区流行。1999 年 WNV 首次传入美国,逐渐蔓延至整个国家,此后每年都有疾病流行。2004 年我国新疆维吾尔自治区喀什地区"群体性病毒性脑炎（脑膜炎）流行"是我国首次报道 WNV 所致群体性神经系统感染;2011 年喀什地区采集的蚊虫标本中分离到 WNV,这是我国首次分离到 WNV。

一、病原学

WNV 属于黄病毒科、黄病毒属,与乙型脑炎、圣路易斯脑炎、黄热病、登革热等病毒同属。由多个壳蛋白构成二十面体,核内是由大约 12 000 个核苷酸构成的单股正链 RNA。电镜下 WNV 颗粒为直径 40~60nm 的球形结构,脂质双分子膜包裹着一个直径在 30nm 左右的二十面体核衣壳。WNV 基因组首先翻译成一个多聚蛋白,进而被宿主和病毒的蛋白酶切割成 3 个结构蛋白(衣壳蛋白、囊膜蛋白和前膜蛋白)和 7 个非结构蛋白(NS1、NS2A、NS2B、NS3、NS4A、NS4B 和 NS5)。结构蛋白主要参与病毒粒子的形成,NS 主要与病毒复制、病毒组装和诱导宿主的先天性免疫应答相关。

用于病毒分离的标本有脑脊液,处于病毒血症的血清、脑组织,马的脑和脊髓组织,鸟的肾、脑和心脏组织。分离病毒的方法一般为乳鼠脑内接种法和细胞培养法,细胞培养分离病毒时多用的是对 WNV 敏感的哺乳动物细胞系,如 Vero 细胞或蚊子细胞系。病毒分离后,应用间接免疫荧光试验、核酸检测或中和试验加以确证。

根据 20%~25% 的基因组差异和地理差异,将 WNV 分为 5 型。Lineage 1 包括 lineage 1a 和 lineage 1b,呈全球性分布,是引起区域性暴发的主要株型。Lineage 2 曾被认为只在非洲小范围流行,2004 年后传入欧洲多国。Lineage 3 只在奥地利的蚊体内被分离到。Lineage 4 在俄罗斯的蜱和蚊中被分离到。Lineage 5(4 型划分方法将其单独划为 lineage 1c)主要在印度传播流行。

WNV 对热、紫外线、化学试剂如乙醚等敏感,加热至 56℃ 30 分钟即可灭活。

二、人类流行简史

1937 年 12 月,人类首次从乌干达西尼罗省的 1 名发热女子的血液标本中分离出该病毒,所以称为"西尼罗病毒"。最初,人们认为它只是非洲的一种地方病,但 20 世纪 50 年代在以色列、60 年代在法国、70 年代在南非、1994 年在阿尔及利亚都有过 WNV 感染的暴发。1996 年在罗马尼亚曾感染 352

人,1997 年在捷克、1998 年在刚果、1999 年在俄罗斯也都有过 WNV 感染的暴发。

1999 年 WNV 首次传入美国,逐渐蔓延至整个国家,1999 年至 2015 年美国 WNV 感染病例达 43 937 例,其中有神经系统受累病例达 20 265 例,死亡病例 1 911 例,仅阿拉斯加州没有病例报告。病例大多发生在 7~9 月,流行季节高峰在 8 月。截至 2016 年 9 月 20 日,2016 年共报道 WNV 感染 868 例,其中神经系统受累者 448 例。

2004 年我国新疆维吾尔自治区喀什地区发生"群体性病毒性脑炎（脑膜炎）流行",其中 6 例病例检测到 WNV-IgM 抗体阳性,且标本中 WNV 中和抗体也呈现较高效价,这是我国首次报道 WNV 所致群体性神经系统感染。2011 年夏季,研究者在新疆维吾尔自治区喀什地区采集的尖音库蚊标本中首次分离到 WNV,同时在当地 1 例病毒性脑炎患者急性期与恢复期血清中检测到具有 4 倍以上差异的 WNV 中和抗体,提示 WNV 在当地仍有流行。

三、流行病学

1. 传染源　WNV 感染的传染源主要是鸟类,包括乌鸦、家雀、知更鸟、杜鹃、海鸥等。鸟类常因感染病毒死亡,人类可根据鸟类感染病毒死亡的情况预测疫情的变化,人间疫情一般迟于鸟类感染 33 天。WNV 还可以感染马、猫、鼠类、家兔等。

2. 传播途径　人类主要通过被感染病毒的蚊子叮咬传染。当蚊子以受感染的鸟类为食时就会感染,而病毒会在蚊子体内循环几天。最终病毒会到达蚊子的唾液腺。之后当它再吸血时(蚊子叮咬时),病毒就有可能被注入人体和动物体内,病毒随之可以繁殖并可能引起疾病。与其他受感染动物、其血液或其他组织接触也有可能感染病毒。

极少一部分人通过器官移植、输血和母乳获得感染。目前尚无通过一般接触出现人与人传播的报道。曾有西尼罗河病毒经胎盘传播的报告。

3. 易感人群　人群对 WNV 普遍易感,老年人和免疫力弱者易发病,病死率高。感染后可产生较持久免疫力。

4. 流行特征　发病季节主要在 6~10 月,高峰在 8 月下旬,与蚊虫滋生季节有关。干燥炎热的天气有助于病毒传播。

四、发病机制

WNV 病的发病过程主要包括 3 个阶段:感染和

传播、外周组织病毒扩散及入侵神经系统。动物宿主一旦被带病毒的蚊子叮咬，病毒首先在皮肤树突状细胞内复制，随后感染细胞转移至淋巴结，引起首次的病毒血症，进而感染脾脏和肾脏等器官。病毒血症扩散至内脏器官后，WNV 可通过血脑屏障进入中枢神经系统，感染脑和脊髓。

WNV 的遗传物质位于病毒核心，其外壳为蛋白质，外壳的蛋白质可能与病毒的入侵及炎症有密切关联。美国宾州大学医学中心的科学家表示，WNV 外鞘（简称 WNV-Cp）是一种剧毒蛋白，会引发细胞凋亡，使得被感染的细胞自行摧毁。

法国巴斯德研究所在实验鼠身体中发现一种决定对 WNV 敏感程度的基因。这个基因位于第 5 号染色体上，被称作"OAS-L1"。"OAS-L1"基因的作用是使机体产生抵抗黄热病毒属病毒的酶。如果这种基因出现变异，机体就无法产生抗病毒酶，而且还会使来自外界的抗病毒酶失去活性。"OAS-L1"基因的变异可增加实验鼠对 WNV 的敏感性。这一发现有助于解释不同个体在病毒感染后临床表现不同，轻者无任何临床表现，重者出现脑炎、脑疝甚至死亡。

老年人和免疫缺陷者更容易感染 WNV，并易发展为脑炎。利用小鼠为感染模型，有关固有免疫和获得性免疫方面的研究表明：在易感人群体内，针对疫苗和保护反应的固有免疫和获得性免疫功能均下降。

五、临床表现

WNV 感染的潜伏期一般为 3~14 天。WNV 感染可表现为三种类型：隐性感染、西尼罗热、神经系统受累性疾病。WNV 感染后绝大多数人（70%~80%）表现为隐性感染，不出现任何症状，也无法预知是否会继续发展为疾病状态，但血清中可查到抗体。少数人（约 20%的感染者）会发展为西尼罗热，患者出现发热、头痛、肌肉疼痛、恶心、呕吐、皮疹、淋巴结肿大等类似感冒的症状，持续 3~6 天。极少数人（约 1%）感染后累及神经系统，表现为 WNV 性脑炎、脑膜炎或脑膜脑炎，或西尼罗脊髓灰质炎，多发生在老年人及儿童。表现为起病急骤，高热持续不降，伴有头晕，头痛剧烈，恶心，可有喷射样呕吐，嗜睡，昏睡，昏迷，可有抽搐，脑膜刺激征阳性，Babinski 征及 Brudzinski 征阳性。这些症状可持续几个星期，对神经系统的影响可能是持久性的。病情严重者深昏迷，可因脑疝导致呼吸衰竭，甚至死亡。近年暴发流行的 WNV 感染，呈现重症病例明显增加的趋势。

个别患者表现为急性弛缓性麻痹，患者出现急性无痛、不对称性肌无力，脑脊液淋巴细胞增多，也可出现心肌炎、胰腺炎、肝炎等。

六、实验室检查

1. 血常规 白细胞正常或稍高，中性粒细胞及淋巴细胞多在正常范围。

2. 脑脊液 压力升高，外观无色透明或微混，蛋白升高，糖及氯化物正常，细胞数轻度增加，以单核细胞增加为主。

3. 免疫学检查

（1）血清特异性 IgM 抗体：WNV 感染 3~8 天后血清可检测到特异性 IgM 抗体，该抗体可持续30~90 天或更长，需排除黄病毒属其他病毒感染引起的交叉反应，或其他非特异反应。

（2）脑脊液 IgM 抗体：脑脊液中 WNV-IgM 抗体阳性提示中枢神经系统受到感染。

（3）血清特异性 IgG 抗体：血清特异性 IgG 抗体一般在 IgM 抗体产生后不久出现，仅有 IgG 抗体阳性提示既往感染，恢复期 IgG 滴度较急性期 4 倍或以上升高提示近期感染。

4. 病原学检查

（1）分子生物学检测：目前已建立了多种针对 WNV 核酸的检测方法主要有逆转录聚合酶链反应（RT-PCR），逆转录套式聚合酶链反应（RT-nPCR），逆转录实时荧光定量 PCR（real time RT-PCR），逆转录环介导等温扩增和依赖核酸序列的扩增技术等。

（2）病毒分离：病毒分离和鉴定是经典的病毒检测技术，是病毒检测的"金标准"。将脑脊髓液、血液或组织器官等样品的上清液接种到 Vero、RK-13或 AP61 等细胞单层，每天观察细胞病变，如果不明显可以结合间接免疫荧光方法进行鉴定，也可以使用分子生物学方法进行检测。

七、诊断

1. 诊断原则及依据 根据流行病学资料、临床表现、病原学检查综合分析，作出诊断。

（1）流行病学资料：WNV 感染流行季节、在流行地区被蚊虫叮咬，或者近期有输血史、移植史以及母亲孕期或者哺乳期感染 WNV 的婴儿。

（2）临床特征：急性发热和/或神经系统受累症状。

（3）WNV 免疫学或/和病原学检测阳性。

2. 诊断分类

（1）临床诊断：符合 WNV 感染的流行病学、临床特征（急性发热和/或神经系统感染表现），血清 WNV-IgM 阳性。

（2）确定诊断：临床诊断基础上，符合下列条件之一者。①脑脊液检测 WNV-IgM 阳性；②血清 WNV-IgG 急性期滴度较恢复期有 4 倍或以上的升高。③血清、脑脊液或组织标本 WNV-RNA（RT-PCR）检测阳性；④血清、脑脊液或组织标本 WNV 培养阳性。

八、鉴别诊断

1. 流行性乙型脑炎（乙脑）　乙脑病毒与 WNV 同属黄病毒属，发病季节相同，传播途径类似，临床表现甚至脑脊液检查亦难以鉴别。当地当时的流行病学报告有助于鉴别。乙脑抗体 IgM 或病毒 PCR 检查可以确定诊断。

2. 中毒性菌痢　本病亦多见于夏秋季，儿童多发，病后迅速出现高热及神经症状（昏迷、惊厥）。本病起病更急，早期即有休克，一般无脑膜刺激征，脑脊液无改变，大便或灌肠液可查见红细胞、脓细胞及吞噬细胞，培养有痢疾杆菌生长。在北美洲、欧洲本病少见。

3. 化脓性脑膜炎　此病（包括流行性脑脊髓膜炎）冬春季节多见，起病急，重者病后 1~2 天内即可进入昏迷。流行性脑脊髓膜炎可见瘀点。肺炎链球菌脑膜炎、链球菌脑膜炎以及其他化脓性脑膜炎可先有或同时伴有肺炎、中耳炎、乳突炎、鼻窦炎或皮肤化脓病灶。脑脊液外观混浊，蛋白升高，糖及氯化物降低，细胞数明显升高，常在 $1\,000 \times 10^6/L$ 以上，多核细胞增加为主。

4. 结核性脑膜炎　少数结核性脑膜炎患者发病急，在夏秋季节易误诊，但一般病程长，有结核病灶或结核病接触史，结核菌素试验大多阳性。结核性脑膜炎脑脊液外观呈毛玻璃样，白细胞分类以淋巴细胞为主，糖及氯化物含量减低，蛋白可增加；放置后脑脊液出现薄膜，涂片可找到结核分枝杆菌。

5. 脑型疟疾　发病季节、临床表现均与 WNV 脑炎相似，尤其在非洲两者易混淆。但脑型疟疾热型较不规则，病初先有发冷、发热及出汗，然后出现脑症状。还可有脾大及贫血。血涂片查找疟原虫可确诊。

九、治疗

1. 抗病毒治疗　法匹拉韦（favipiravir）是一种 RNA 依赖的 RNA 聚合酶抑制剂（RdRp）类广谱抗病毒药物，2014 年 3 月在日本批准上市。法匹拉韦是一种前药，本身没有抗病毒活性，其在体内可快速转化为法匹拉韦核苷三磷酸（M6）形式，M6 通过模拟鸟苷三磷酸竞争性抑制病毒 RNA 依赖的 RNA 聚合酶，抑制病毒基因组复制和转录而发挥抗病毒作用，M6 还可渗入病毒基因，通过诱发致命性的突变发挥抗病毒作用。

已有动物实验证明，法匹拉韦可针对多种 RNA 病毒具有抗病毒活性，包括埃博拉病毒、流感病毒、沙粒病毒、布尼亚病毒、WNV、黄热病毒等。2008 年一项动物体内实验，应用 WNV 病毒株感染老鼠和仓鼠，给予法匹拉韦治疗，该实验表明法匹拉韦可以降低 WNV 感染的死亡率，并可以减少动物体内脾脏和颅内的病毒载量。用法为：第 1 天每次 1 600mg，每天 2 次；第 2~5 天，每次 600mg，每天 2 次。

体外试验研究证明利巴韦林和干扰素 α-2b 对 WNV 感染的治疗可能有用，但这些药物的有效性在临床尚待证实。

2. 一般治疗　卧床休息，对患者要尽量避免不必要的刺激。保持呼吸道通畅，昏迷患者注意定时翻身、拍背、吸痰、吸氧，防止发生压疮。注意精神、意识、体温、呼吸、脉搏、血压以及瞳孔的变化。给足够的营养及维生素，保持水及电解质平衡。室温控制在 30℃ 以下，可采用电风扇、空调降温。

3. 对症治疗

（1）降温：高热者以物理降温为主，首选冰帽降温，同时酒精擦浴，大血管部位如腹股沟、腋下、颈部放置冰袋。药物降温为辅，阿尼利定、柴胡、吲哚美辛栓均可选用。如上述方法效果不佳，可采用亚冬眠疗法，肌内注射氯丙嗪及异丙嗪每次各 0.5~1mg/kg，每 4~6 小时 1 次。

（2）惊厥或抽搐：针对病因治疗，辅以镇静措施。脑水肿或脑疝所致者，应立即采用脱水剂治疗，可用 20% 甘露醇 1~2g/kg 快速静脉滴注，每 4~6 小时 1 次，有脑疝者可增量；多数抽搐者，降温后抽搐、惊厥即可停止；呼吸道分泌物阻塞后的缺氧所致，应及时吸痰，保持呼吸道通畅，必要时气管切开。

（3）镇静剂治疗：地西泮，成人每次 10~20mg，小儿每次 0.1~0.3mg/kg，肌内注射，必要时静脉缓慢注射，但不超过 10mg；水合氯醛，成人每次 1.5~2g，小儿每次 50mg/kg（每次不大于 1g），鼻饲或保留灌肠；苯巴比妥钠，成人每次 100mg，肌内注射。

（4）脑水肿而无抽搐的治疗：甘露醇用量同上

述。呋塞米、高渗葡萄糖可辅助脱水治疗。糖皮质激素可减轻脑水肿,可短期应用,常用地塞米松每次10mg,每天1次,也可用甲泼尼龙。

(5)呼吸衰竭:常规氧疗;静脉滴注呼吸兴奋剂洛贝林、尼可刹米、哌甲酯等;必要时气管插管、气管切开,及时机械通气治疗。

十、预后

轻者预后良好,严重者会有瘫痪、震颤麻痹,可留有乏力、记忆力减退、行走困难、肌无力等后遗症。病死率为3%~5%,老年人免疫力差者病死率较年轻人为高。

十一、预防

避免蚊虫叮咬,外出时应用驱虫剂,并在天气允许下穿长袖、长裤及袜子,在蚊子叮咬的高峰时期加强保护。安装或修理好门窗上的纱窗避免蚊子进入室内,屋内可应用空调。清除住所周围的积水。

(王贵强)

第二十七节　布尼亚病毒感染

一、肾综合征出血热

肾综合征出血热(hemorrhagic fever with renal syndrome,HFRS)是由汉坦病毒(Hantavirus,HV)引起的一种自然疫源性疾病。本病的主要传染源为鼠,主要病理变化是全身小血管和毛细血管广泛性损伤,临床上以发热、出血、休克和急性肾衰竭为主要表现,在我国又称为流行性出血热(epidemic hemorrhagic fever,EHF)。此病广泛流行于亚、欧等许多国家,我国在全球发病最严重,世界上90%以上的HFRS病例都发生在我国。

(一)病原学

汉坦病毒属于布尼亚病毒科(Bunyaviridae)的汉坦病毒属(Hanta virus)。引起人类HFRS的HV主要有汉滩病毒(Hantaan virus,HTNV)、汉城病毒(Seoul virus,SEOV)、普马拉病毒(Puumala virus,PUUV)、多布拉伐-贝尔格莱德病毒(Dobrava-Belgrade virus,DOBV)和Saare maa病毒(SAAV)等型。我国的HFRS主要病原为汉滩病毒和汉城病毒。普马拉病毒主要在欧洲引起流行性肾病(nephropathia epidemica,NE),近年来韩国也有报道普马拉病毒感染的患者。多布拉伐-贝尔格莱德病毒在东南欧引起较重型HFRS。Saare maa病毒在欧洲引起轻型HFRS。

汉坦病毒为分节段的单股负链RNA病毒,病毒颗粒为圆形或卵圆形,有双层包膜,外膜上有纤突。直径为120~160nm,病毒RNA可由大、中、小三个基因片段组成,即L、M和S,其长度依次为6.5~7.0kb、3.6~3.7kb、1.6~2.1kb。指纹图谱分析表明病毒的三个基因片段都是独特的,不同病毒株有差异,其中L基因含6533个核苷酸,编码RNA依赖的RNA多聚酶(RNA polymerase),M基因含3616个核苷酸,编码Gn和Gc包膜糖蛋白(glycoprotein,GP),S基因含1696个核苷酸,编码核衣壳蛋白和含核蛋白(nucleocapsid protein,NP)。NP是汉坦病毒的主要结构蛋白之一,有多种抗原决定簇,在感染的宿主体内表达量最高,核苷酸序列和抗原性较为保守,可作为血清流行病学研究。因其具有很强的抗原性及免疫原性,在感染早期诱导机体产生很强的体液免疫和细胞免疫,HFRS患者血清中抗NP抗体出现最早、滴度强,持续时间长,病程的2~3天即可检出,第7天即达100%,现作为主要抗原用于早期诊断。Gn和Gc包膜糖蛋白在HV感染中尤其是在病毒的增殖中发挥重要作用,包含了病毒的中和抗原位点、受体结合位点、融合肽和血凝位点。Gn和Gc都属于典型的糖蛋白,分别带有各自的信号肽序列。Gn和Gc首先由M基因片段编码产生一个糖蛋白前体(glycoprotein precursor,GPC),然后在翻译的同时被细胞内的信号肽酶切割成Gn、Gc两个蛋白,组成异二聚体表达在内膜系统,部分转运至细胞膜表面。汉坦病毒重要基因特征在于其RNA的3'末端有11个核苷酸独特保守序列(AUCAUCAUC),并与自身5'端保守序列互补形成手柄状结构,这种结构可保持RNA的稳定性,也是逆转录和扩增HV全基因片段时引物设计的重要参考指标,这种结构在病毒的复制与转录中起重要作用。

近年来,研究者发现当将两个不同汉坦病毒株同时感染同一宿主或细胞时,它们之间的基因片段可以重新组合,即发生基因重排。至今我国发现汉坦病毒至少有8个亚型,汉城病毒至少有6个亚型。甚至还不断发现新的基因型病毒,这可能与汉坦病毒各基因型病毒间基因重排有关。已证实汉坦病毒与汉城病毒间可以发生基因重排。我国已分离的汉坦病毒A9与代表株76-118株的M和S基因片段核苷酸序列同源性为84.57%,氨基酸同源性为96.83%。

汉城病毒 R22 株与代表株 Seoul 80-39 株的核苷酸同源性为 95.3%，氨基酸的同源性为 98.9%。汉城病毒 HB55 株与代表株 Seoul 80-39 株的核苷酸同源性为 95.6%，氨基酸的同源性分别为 99.4%。汉坦病毒对宿主动物有相对严格的特异性，每一型的汉坦病毒主要由一种啮齿动物携带，呈无症状持续性感染，如汉坦病毒主要宿主为黑线姬鼠，汉城病毒主要宿主为褐家鼠，普马拉病毒的主要宿主为欧洲棕背䶄，多不拉伐病毒的主要宿主为黄喉姬鼠等。不同宿主携带的病毒致病力相差极大，这与宿主动物的类别有关。根据宿主动物来划分，HV 主要分为 4 个类群：①鼠亚科（Murinae）相关病毒，主要分布于欧亚大陆，其中不少种类可引起 HFRS；②田鼠亚科（Arvicoline 或 Microtinae）相关病毒，主要分布于欧洲和亚洲，可引起 HFRS；③棉鼠亚科（Sigmodontinae）相关病毒，主要分布于美洲，可引起 HPS；④食虫目（Insectivora）相关病毒。近年越来越多的资料表明，每种已知的汉坦病毒都有一个"原始宿主"，即每种汉坦病毒与一种单一鼠种相联系。各种汉坦病毒与其特有的原始宿主间呈共进化共演变关系。Jeor 等曾反复接种同一株汉坦病毒到同一啮齿动物，然后观察其体内的自然带毒情况，结果发现同一株病毒在同一类啮齿类动物中，分离到的病毒基因 M 片段、S 片段和非翻译区片段均完全一致，但如果将同一株病毒接种于不同种的啮齿动物，以上基因片段的序列则有所改变。Kariwa 等也发现从不同年代捕获褐家鼠中分离的 Seoul 病毒株，其 Gn 和 Gc 氨基酸同源性大于 99.7%，证实汉坦病毒对其特殊的宿主动物具有依赖性。其次，汉坦病毒的毒力也与病毒本身的基因有关，主要是 M 基因片段编码的产物 Gn 和 Gc，这两种蛋白在病毒结合受体、介导膜融合和进入感染细胞、引导病毒在出芽部位的形态发育、作为抗原引发保护性免疫等方面发挥重要的作用。此外，人的基因也在病毒对机体致病作用中发挥重要作用。Mustonen 等研究了 NE 患者的 HLA 分型，发现重型患者 HLA B8 和 DRBI*0301 等位基因的检出率明显高于对照组。其中休克患者的检出率 100%（7/7），并发急性肾衰竭需进行血液透析患者 13 例中，HLA B8 阳性占 69%（9 例），DRBI*0301 阳性占 62%（8 例），而对照组却为 15%，推测这些汉坦病毒类等位基因可能与汉坦病毒致病性增强或引起异常的免疫应答有关。

汉坦病毒不耐热、不耐酸，高于 37℃ 及 pH 5.0 以下易灭活，56℃ 30 分钟或 100℃ 1 分钟即可灭活。对紫外线、碘伏、酒精等消毒剂敏感，对乙醚、氯仿、丙酮等脂溶剂和脱氧胆酸盐敏感。温度在 4~20℃ 时相对稳定。

（二）流行病学

本病流行于世界各地，目前世界上有 31 个国家和地区流行此病。全球每年报道的汉坦病毒感染 15 万~20 万例，其中大部分病例发生在亚洲，然而美洲和欧洲发病人数也在上升。我国 HFRS 病例占全球 90% 以上，有研究表明这与汉族人群中的基因易感性有关。中国疾控中心数据表明，在 2006—2011 年我国共有 64 250 例确诊感染 HFRS，其中死亡 762 人，病死率达 1.18%，发病率和病死率在 2010 年后持续上升。

1. 宿主动物与传染源　本病宿主动物和传染源是啮齿类动物。根据国内外不完全统计，有 170 多种脊椎动物存在汉坦病毒属病毒的自然感染。我国发现 53 种动物携带汉坦病毒，在布尼亚病毒科中，汉坦病毒是唯一的不经节肢动物传播的病原体。不同地区具有不同的宿主动物和传染源，我国主要以黑线姬鼠、褐家鼠为主要传染源。其次为大林姬鼠、小家鼠和实验用大白鼠。近年来研究者证实我国东北地区的棕背䶄存在普马拉病毒感染，是否存在人与人之间的感染尚需进一步证实。我国的河南、山西城市疫区以褐家鼠为主要传染源，农村以黑线姬鼠、林区以大林姬鼠为主要传染源。东欧以黄喉姬鼠，北欧以棕背䶄，日本以褐家鼠和大白鼠，朝鲜以黑线姬鼠和褐家鼠为主要传染源。

2. 传播途径

（1）虫媒传播：近年来研究者已从革螨体内分离到本病毒，证实病毒可在螨体内传代，成为重要的储存宿主之一。革螨通过叮咬吸血可在鼠-鼠之间、鼠-人之间传播。也有人提出恙螨是本病的传播媒介，并在小盾恙螨体内分离到本病毒。

（2）动物源传播：携带病毒的鼠排泄物可传播本病。①呼吸道传播：鼠类携带病毒的排泄物如尿、粪、唾液等污染尘埃后形成气溶胶，通过呼吸道传播而引起人体感染，这是人类感染汉坦病毒的主要途径。国内曾报道过多例实验人员经呼吸道传播而感染的病例，亦有报道从存放 HFRS 实验动物房间的空气中分离出汉坦病毒。②消化道传播：摄入被鼠类排泄物所污染的食物或水，也有进食同一食物而引起群体发病的事例，可经口腔或胃肠道黏膜感染病毒。

（3）接触传播：接触带病毒的鼠类排泄物或患者的血液标本后，经破损皮肤、黏膜而感染。

（4）垂直传播：有研究发现在患病孕妇的流产死婴的肝、肾、肺等脏器内和疫区黑线姬鼠、褐家鼠等的胎鼠中均分离到本病毒，说明病毒可经胎盘感染胎儿。

3. 人群易感性和免疫力　人类感染后是否发病与感染病毒的型别有关。本病多见于青壮年，儿童发病者极少见。近年研究，观察到野鼠型和家鼠型 HFRS 病毒感染后仅少数人发病，多数人呈隐性感染状态，家鼠型隐性感染率比野鼠型较高。病后获得稳固的免疫力。正常人群的隐性感染率因病毒的型别和生活条件的不同而异，变化范围为 1%～20%，其中以汉城病毒的隐性感染率最高。不同病毒感染宿主的血清存在交叉免疫，汉坦病毒感染后对汉城病毒有一定交叉免疫力，而汉城病毒感染者对汉坦病毒的免疫力不强。

4. 流行的季节性和周期性　本病虽然四季均可发病，但有明显的发病高峰季节，其中以姬鼠为传染源的发病以 11 月至次年 1 月为高峰，5～7 月为小高峰。以家鼠为传染源的发病以 3～5 月为高峰，以林区姬鼠为传染源的发病以夏季为流行高峰。我国流行季节有双峰和单峰两种类型。双峰型系指春夏季（5～6 月）有一小峰，秋冬季（10～12 月）有一流行高峰。野鼠型和家鼠型 HFRS 具有一定的周期性波动，经姬鼠和棕背䶄传播病毒的疫区，一般相隔数年就有一次较大规模的流行。国内外研究证明，每次流行高峰之前，主要传染源密度会增高，带病毒率也会增高。

我国近年来流行趋势：①疫区范围不断扩大，新疫区时有出现，城市发病人数增多；②单一的姬鼠型或家鼠型疫区减少，混合型疫区增加；③季节性高发和常年散发并存，长期以来我国的流行具有相对规律的季节性，但近年来除冬季外，其他季节的月份分布差异不明显。

（三）发病机制

目前本病的发病机制尚未完全清楚，多数学者认为，感染汉坦病毒是发病的始动因子。一方面病毒感染能导致被感染细胞结构和功能的损害；另一方面病毒感染诱发机体产生免疫应答和释放各种细胞因子，既有利于清除感染病毒保护机体，又能引起机体组织损伤。汉坦病毒进入人体后随血液散布全身，首先与血管内皮细胞、血小板和单核细胞等表面表达的受体 β3 整合素相结合，经协同受体介导，通过细胞内吞噬进入细胞，进而到达肝、脾、肺、肾等组织，在组织内进一步复制后再释放入血，引起病毒血症，出现发热及中毒症状。由于病毒感染后机体免疫反应，以及释出的多种细胞因子，导致组织细胞变性、坏死或凋亡，多器官功能受损。汉坦病毒对人体组织呈泛嗜性感染，故能引起多器官功能损害。细胞、组织和器官损害的机制包括：

1. 病毒对感染细胞的结构和功能损伤　近年研究可观察到 HV 感染细胞可出现细胞结构和功能变化，病毒在血管内皮细胞内繁殖，可引起细胞肿胀、基底膜裸露、疏松和中断、连续装置分离等变化，还观察到感染 HFRS 病毒的内皮细胞可出现细胞回缩、细胞间隙形成和通透性增加，受感染的内皮细胞合成和释放前列环素在疾病早期明显增加，前列环素可促进血管扩张，血管通透性增加和血浆外渗。有人观察到患者受病毒侵犯的骨髓巨核细胞有成熟障碍。肝、胃、肾活检显示，肝细胞、胃黏膜上皮细胞均有严重的变性、坏死、出血和超微结构的变化，肾小球、肾小管有不同程度的损害，并在这些活检标本中检出 HV。HV 可通过血脑屏障，引起中枢神经病变，并在神经细胞内检出 HV。

从病毒对机体的致病性及患者临床表现上也可以找到病毒直接损伤的依据：临床上患者有病毒血症表现及相应的中毒症状。不同病毒株引起的临床症状轻重也不同。体外试验表明不同血清型的病毒对乳鼠的致病力也不同。说明病毒抗原的差异和毒力强弱与 HFRS 患者发病后临床症状的轻重密切相关。重症患者较轻症患者有较高的病毒载量。不同汉坦病毒致病力不同，有些能引起人类致病，有些则不致病，如希望山病毒（Prospect Hill virus，PHS）。

2. 免疫反应在发病机制中作用

（1）Ⅲ型变态反应：即免疫复合物引起的损伤，本病患者早期可见血清补体下降，血液循环中存在有特异性免疫复合物。近年来电镜观察到患者肾小球基底膜、肾小管、肾间质血管和皮肤小血管壁发现有免疫复合物沉积，通过免疫组化方法证明存在汉坦病毒抗原和补体裂解片段，故认为免疫复合物引起损伤是本病血管和肾脏损害的重要原因。

（2）其他免疫反应机制：汉坦病毒侵入人体后，可引起机体复杂的免疫反应。研究发现：①本病可能存在Ⅰ型变态反应，发病早期特异性 IgG 抗体水平升高，其上升程度与肥大细胞脱颗粒的阳性率呈正相关；②本病患者血小板黏附有免疫复合物，电镜观察到肾组织中除颗粒状 IgG 沉着外，肾小管基底膜亦存在线状 IgG 沉积，提示患者血小板的减少和肾小管的损害可能与 II 型变态反应有关；③电镜观察到淋巴细胞攻击肾小管上皮细胞，认为汉坦病毒可以通过细胞毒性 T 淋巴细胞（CTL）的介导致机体细胞损伤，提示可能存在 IV 型变态反应。免疫反应中的 I 、II 、IV 型变态反应在本病发病机制中的作用，有待进一步研究。

（3）细胞免疫机制：机体感染 HV 后所产生的细胞免疫反应起主要作用的是 CD8[+] CTL，多数报道 HFRS 患者急性期外周血 CD8[+] CTL 明显升高，提示它们在清除病毒和导致小血管和毛细血管损伤两方面中起重要作用。研究表明 CD8[+] T 细胞反应是消除病毒感染细胞和清除病毒所必需的，但是 T 细胞反应过强或过弱均可能会导致严重的疾病。此外还有研究发现了 HV 特异性 CTL 记忆细胞的存在。HV 特异性 CTL 的含量与 HFRS 患者的病情成反比，在轻症患者体内显著升高，而在重症患者体内降低。

3. 各种细胞因子和介质在发病机制中的作用感染汉坦病毒能诱发机体巨噬细胞和淋巴细胞等释放出各种细胞因子和介质，主要有 IL-1、Th1 类细胞因子 IFN-γ、IL-2、TNF-α，Th2 类细胞因子 IL-10 等，引起患者临床症状和组织损害。例如 IL-1 和肿瘤坏死因子（TNF）能引起患者发热症状，一定量的 TNF 能引起患者休克和器官功能衰竭。此外血栓素 B$_2$、血管紧张素 II 和血管内皮素等的升高能显著降低肾小血管的血流量和肾小球滤过率，促使肾衰竭的发生。

（四）病理生理

1. 发热　发热是 HFRS 患者常见的临床表现，是 HV 感染后，HV 及其代谢产物刺激白细胞、单核细胞及组织巨噬细胞，释放内源性致热源所致。一般持续 5~7 天，短者 3 天，长者可达到 10 天，但很少超过 14 天，且常伴畏寒，少数患者伴有寒战。

2. 出血　HFRS 患者出血的原因较为复杂，可多种因素参与。一般认为发热期皮肤、黏膜小出血点是由毛细血管损伤，血小板数量减少和血小板功能异常所致。休克期至多尿前期出血，主要与 DIC 导致的微血栓形成、消耗性凝血障碍和继发性纤溶亢进相关，此外肝素类物质增加和尿毒症期毒性物质等亦能导致出血。

（1）小血管损伤：HFRS 小血管的主要病变表现为血管内皮细胞肿胀和退行性变，严重者发生纤维蛋白样坏死，甚至血管壁破裂崩解，可导致大量血浆渗出和出血。目前认为小血管受损有以下几方面原因：①汉坦病毒直接作用使血管内皮细胞受损；②CTL 的损伤作用；③TNF-α 的作用；④III 型变态反应作用，汉坦病毒抗原与抗体免疫复合物沉着于小血管壁，在补体参与下诱发中性粒细胞吞噬抗原抗体复合物，溶酶体释放出蛋白水解酶，从而损伤内皮细胞；⑤休克及其他原因导致的微循环障碍，使血管内皮细胞缺氧而发生变性坏死。

（2）血小板减少及功能障碍：正常生理状态下血小板沿着血管壁排列成行，具有维持毛细血管完整性，降低毛细血管通透性和脆性的作用。血小板的减少引起毛细血管通透性和脆性的增加，同时血小板的黏附、凝聚及释放的正常生理功能发生障碍影响血管内血液凝固。HFRS 患者血小板减少原因在于骨髓巨核细胞成熟障碍，血小板消耗增加和破坏增多。

（3）凝血机制的异常：由于 DIC 发生消耗了大量凝血因子，同时 DIC 可导致继发性纤溶亢进，引起纤维蛋白原降解产物增多，加上肝素类物质增加等造成凝血异常。①DIC 原因：HFRS 患者低血压休克期和少尿期多可发生 DIC，其发生率可达 35% ~ 70%，原因是毛细血管或小血管内皮细胞损伤，血管基底膜胶原的暴露，激活凝血因子 XII，导致级联放大的内源性凝血。另外 HFRS 患者血浆外渗，血液浓缩和血液黏滞度增加，加上休克和少尿期的酸中毒，均可促进 DIC 的发生。②肝素类物质增加：HFRS 患者有 80% 左右从发热期开始血中肝素类物质增多。肝素可由肥大细胞等释放产生，也可因肝脏受损后对肝素灭活减少、肾衰竭后对肝素排泄减少以及血管内与肝素结合的血浆蛋白减少造成。

3. 休克　病程第 3~7 天常出现低血压休克为原发性休克。原发性休克的原因主要是全身小血管和毛细血管广泛受损，血管扩张，血管通透性增加，血浆大量外渗于疏松结缔组织中，如腹膜后及脏器软组织中，使有效循环血容量下降，从而导致组织器官的缺氧而发生代谢障碍和组织细胞损伤的病理生理过程。由于血浆外渗使血液浓缩，血液黏滞度增加，微循环障碍进一步加重，能促进 DIC 的发生，加剧血液循环淤滞受阻，有效血容量进一步降低。少尿期后患者发生继发性休克的原因在于大出血、继发感染和多尿期水与电解质丢失后补充不足，导致有效血容量不足。

4. 急性肾衰竭

（1）肾血流障碍：由于全身小血管受损，血浆外渗，血液浓缩，有效循环血容量不足，以致肾小球滤过率急剧下降。

（2）肾脏的免疫损伤：肾小球基底膜和肾小管基底膜免疫复合物的沉积，激活补体产生血管活性物质，导致肾小球基底膜和肾小管上皮细胞受损。CTL 亦能引起肾小管受损。

（3）间质水肿和出血：血浆外渗导致肾间质水肿，肾髓质充血和出血，压迫肾小管，引起尿量减少。

（4）肾缺血性坏死：低血容量性休克和 DIC 导致肾血管内微血栓形成，引起肾实质细胞发生缺血性坏死。

（5）肾素-血管紧张素 II 活性增强：肾脏血流量不足，引起肾素-血管紧张素的活性增强，促使肾动脉收缩，造成肾皮质血流减少，肾小球滤过率会进一步下降。

（6）肾小管管腔阻塞：肾小管管腔可被尿蛋白、尿管型等阻塞，使尿液排出受阻。

（五）病理

本病主要的病理变化为全身小血管广泛性损害，血管壁内皮细胞肿胀、变性，重者管壁可发生纤维蛋白样坏死和破裂等，内脏毛细血管高度扩张，淤血，管腔内可见血栓形成，引起各组织器官的充血、出血、变性，以小血管和肾脏病变最为明显，其次为心、肝、脑等脏器。肾脏病变表现为肉眼可见肾脂肪囊水肿、出血，肾皮质因缺血而苍白，肾髓质严重充血并伴有出血和水肿。光镜下可见肾小球基底膜增厚，肾小球充血，肾近曲小管因受压而变窄或闭塞或发生变形，肾间质有炎症细胞浸润。电镜下可见肾小球毛细血管内皮细胞存在不同程度的肿胀、坏死，管腔内含有中性粒细胞及血小板等物质，内皮细胞与基底膜间充填有低电子密度的物质。心脏病变主要表现为右心房内膜下广泛出血，不同程度的心肌纤维有变性、坏死，部分可断裂。脑垂体前叶明显充血、出血及凝固性坏死，后叶无明显变化。

（六）临床表现

汉坦病毒属中以汉滩病毒和多布拉伐-贝尔格莱德病毒引起临床症状较重，汉城病毒引起症状次之，普马拉病毒和 Saare maa 病毒引起临床症状较轻。

本病潜伏期 4~46 天，一般以 2 周为多见。典型患者的病程可分为五期：发热期、低血压休克期、少尿期、多尿期和恢复期。轻型和非典型病例临床症状可不典型，而重症病例则出现发热期、休克和少尿

期之间的重叠。

1. **发热期** 除发热外，主要表现为全身中毒症状，毛细血管损伤征和肾损害征。

（1）发热：10%~20% 患者起病时以低热、胃肠不适和呼吸道卡他样前驱症状开始。多数患者起病急骤，畏冷、发热，体温升至 39~40℃，以弛张热多见，少数呈稽留热和不规则热，热程多为 3~7 天，少数达 10 天以上。一般发热时体温越高、发热时间越长，则病情越重。轻型患者热退后症状会缓解，而重症患者热退后病情会反而加重。

（2）全身中毒症状：大多数患者出现全身酸痛，以头痛和腰痛为明显。少数患者会出现眼眶疼痛并且在眼球转动时疼痛明显。头痛、腰痛、眼眶痛一般称为"三痛"。头痛系脑血管扩张充血所致；腰痛与肾周围组织充血、水肿及腹膜后水肿有关；眼眶痛为眼球周围组织水肿所致，重症患者可伴有眼压升高，造成视物模糊。多数患者可出现胃肠道中毒症状，如食欲减退、口渴、恶心、呕吐、呃逆，也可有腹痛、腹泻。腹痛剧烈者，腹部可有压痛及反跳痛，易被误诊为急腹症而进行手术。此症状是由系肠系膜局部极度充血和水肿所致。腹泻患者的大便可为黏液便和血便，易被误诊为肠炎或痢疾。部分患者可出现神经精神症状如嗜睡、烦躁、谵妄或抽搐等，此类患者多数发展为重型。

（3）毛细血管损伤征：主要表现为充血、出血和水肿。皮肤充血主要见于颜面、眼眶、颈、胸等部潮红，重者似酒醉貌。球结膜水肿、充血，有出血点或出血斑，软腭、腋下可见散在针头大小的出血点，有时呈条索状或抓痕样，肋椎角有叩痛，止血带试验阳性。少数患者可出现鼻出血、咯血、黑便或血尿。重症患者在病程第 4~6 天，腰部、臀部或注射部位出现大片瘀斑，可能发生 DIC。部分患者表现为渗出水肿征，主要表现为球结膜水肿，轻者在眼球转动时球结膜似漪涟波，重者球结膜可呈水疱样，甚至突出眼裂。部分患者可出现眼睑和颜面部水肿，亦可出现腹水。患者一般渗出水肿征越重，病情就越重。

（4）肾损害征：主要表现为蛋白尿、管型尿。

2. **低血压休克期** 一般于病程 4~6 天出现，迟者可于病程 8~9 天出现。多数患者在发热后期或热退时出现血压下降，轻者血压略有波动，持续时间短。重者血压骤然下降，甚至不能被测出。少数患者在热退后发生休克，这是与细菌性感染引起的休克的不同之处。

低血压或休克持续时间长短与病情轻重、治疗

措施是否及时正确有关。短者数小时,长者可达 6 天以上,一般为 1～3 天。多数患者休克的早期,能通过神经体液调节,使皮肤、胃肠道血管收缩,而维持正常血压,此时表现为面部潮红、温暖、出汗多、口渴、呕吐等症状。当血容量继续下降,则出现血压下降,大脑供血不足,此时表现为脸色苍白、四肢厥冷、脉搏细速或不能触及,尿量明显减少等。当大脑供血不足时,患者表现为烦躁不安、谵妄、神志恍惚。重症患者可出现奔马律或心力衰竭。轻型患者可不发生低血压或休克。少数患者出现顽固性休克,只通过正规的抗休克治疗,休克不能纠正,脉压持续小于 20mmHg,这样长期组织血流灌注不足,患者出现发绀,进一步会发生 DIC、脑水肿、呼吸窘迫综合征和急性肾衰竭,若抢救不及时则表现为不可逆性休克,患者血压持续检测不到,并出现呼吸急促、昏迷、抽搐和广泛出血等症状。

3. 少尿期 低血压休克期后会出现少尿期,部分患者临床表现可无明显低血压休克期,由发热期直接进入少尿期。重症患者少尿期与低血压休克期重叠,此时应和肾前性少尿相区别。24 小时尿量少于 500ml 为少尿,少于 100ml 为无尿。少数患者无明显少尿但有氮质血症,称为无少尿型肾功能不全,原因在于肾小球受损而肾小管受损不严重,肾小球对肌酐和尿素氮的排泄减少,而尿量变化不明显。

少尿期多发生在病程第 5～8 天,持续时间一般为 2～5 天,短者 1 天,长者 10 余天。重症患者尿中有膜状物,为大量尿蛋白与红细胞和脱落上皮相混合的凝聚物。少尿期的主要临床表现为尿毒症、酸中毒和水、电解质紊乱。重症患者可出现高血容量综合征、肺水肿和心力衰竭。

(1) 尿毒症:消化道症状明显,由于尿素氮和氨类刺激作用可出现恶心、呕吐、食欲,腹胀、腹泻和口腔溃疡等,还常有顽固性呃逆。神经症状可出现头痛、头晕、烦躁、嗜睡、谵妄甚至昏迷、抽搐等。血液系统表现为出血进一步加重,表现为皮肤瘀斑增加或范围扩大,鼻出血、呕血、便血、咯血、血尿和阴道出血。少数患者亦可出现颅内出血或其他内脏出血。

(2) 酸中毒:患者体内由于酸性代谢物质的不断蓄积而出现代谢性酸中毒,表现为呼吸加深加快或 Kussmaul 大呼吸。

(3) 水和电解质紊乱:由于水钠潴留,组织水肿加重,患者颜面部及四肢可出现水肿,甚至出现腹水。此期电解质紊乱主要表现为高血钾,稀释性低

血钠和低血钙。少数患者也可发生低血钾和高血镁。由于低血钾和高血钾都可引起心律失常,因此应定期监测血清钾和心电图加以区别。低血钠主要表现为倦怠、乏力、头晕,严重者可出现视物模糊和脑水肿症状等。低血钙可引起手足抽搐。

(4) 高血容量综合征:表现为体表静脉血管充盈,收缩压升高,脉压增大,脉搏洪大。颜面部胀满和心率增快。

少尿期患者病情轻重与少尿持续的时间和氮质血症的高低相平行。若每天血尿素氮上升 21mmol/L 以上,称为高分解型肾衰竭,预后较差。

4. 多尿期 多发生在病程第 9～14 天,持续时间一般数天至数周。此期由于循环血量增加,新生的肾小管重吸收功能在逐渐修复,加上尿素氮等潴留物质引起高渗性利尿作用,故出现多尿和夜尿症。多数患者在少尿期后进入此期,少数患者亦可由发热期或低血压休克期转入此期。根据尿量和氮质血症情况可分三期:①移行期,每天尿量由 500ml 上升至 2 000ml,此期虽尿量增加但尿素氮和肌酐反而升高,患者症状加重,不少患者在此期死于并发症,应特别注意观察病情。②多尿早期,每天尿量超过 2 000ml,氮质血症未能纠正,患者症状未见改善。③多尿后期,大量排出低比重尿液,尿量每天 3 000ml 以上,并逐日增加,氮质血症逐步下降,全身症状减轻,精神、食欲逐渐好转。患者每天尿量可达 4 000～8 000ml,少数可达 10 000～15 000ml。由于尿液大量排出,可出现水和电解质紊乱,特别是低血钾和低血钠。此期若水和电解质补充量不足或继发感染,可发生继发性休克。

5. 恢复期 一般在病程的第 4 周开始,尿量逐渐恢复为 2 000ml 左右,夜尿症消失,尿浓缩功能恢复。除身体虚弱外,精神、食欲基本正常,无明显的自觉症状。一般需 1～3 个月体力尚能完全恢复。少数患者可有后遗症,如高血压、肾功能障碍、心肌劳损和垂体功能减退等。

(七) 临床分型

根据发热程度、中毒症状轻重以及出血、休克、肾功损伤严重程度的不同,临床上可分为五型。

1. 轻型 体温 38℃ 左右,全身中毒症状轻,血压基本正常。除皮肤和黏膜有出血点外无其他出血现象。肾损害轻微、尿蛋白+～++、无休克和少尿。

2. 中型 体温 39～40℃,全身中毒症状较重,有明显球结膜水肿,血压变化表现为收缩压低于 12kPa(90mmHg)或脉压小于 3.46kPa(26mmHg)。

皮肤、黏膜及其他部位有明显出血。肾脏损害严重，有明显的少尿期，尿蛋白+++。

3. 重型　体温≥40℃，全身中毒症及渗出征严重，或出现中毒性精神症状。血压变化表现为收缩压低于 9.3kPa（70mmHg），或脉压低于 2.6kPa（20mmHg），具有明显的低血压休克期；出血症状严重，有皮肤瘀斑及腔道出血。肾脏损害严重，少尿持续 5 天以内或无尿 2 天以内。

4. 危重型　在重型基础上出现以下情况之一者：①难治性休克；②有重要脏器出血；③5 天以上的少尿或 2 天以上的无尿，尿素氮超过 42.84mmol/L（120mg/dl）；④出现心力衰竭及肺水肿；⑤出现中枢神经系统合并症，如脑水肿、脑出血或脑疝等；⑥严重继发感染；⑦其他严重合并症。

5. 非典型　体温 38℃ 以下，皮肤黏膜可有点状散在出血，尿蛋白±，实验室检查血、尿特异性抗原或抗体阳性者。

（八）检查

1. 血常规检查

（1）白细胞计数：白细胞计数在发病 1~2 天内多属正常，从第 3 天开始逐渐升高，可达（15~30）×10⁹/L，少数重症患者可达（50~100）×10⁹/L。

（2）白细胞分类：早期中性粒细胞增多，伴有核左移，有中毒颗粒。重症患者可见幼稚细胞，呈类白血病反应。病程第 4~5 天，淋巴细胞增多，同时出现较多的异型淋巴细胞。由于异型淋巴细胞在很多病毒性疾病时都可出现，因此不能作为疾病诊断的主要依据。

（3）血红蛋白和红细胞：由于血管通透性增加，血浆外渗，导致血液浓缩，故从发热后期开始至低血压休克期，血红蛋白量和红细胞数升高，可达 150g/L 和 5.0×10¹²/L 或以上。

（4）血小板：血小板从病程第 2 天起开始减少，一般在（50~80）×10⁹/L。并可见异型血小板。

2. 尿常规检查

（1）尿蛋白：可在病程第 2 天出现，第 4~6 天尿蛋白可达 +++~++++。突然出现大量尿蛋白，对诊断很有意义。部分病例尿中出现膜状物，这是肾小管损伤后大量尿蛋白与红细胞和脱落上皮细胞相混合的凝聚物。

（2）细胞学检查：尿液的细胞学检查可见红细胞、白细胞及管型。此外尿沉渣中可发现巨大的融合细胞，这是 HV 的包膜糖蛋白在酸性条件下与泌尿系脱落细胞融合而成。这些融合细胞中能检出汉坦病毒抗原。

3. 血生化检查

（1）尿素氮及肌酐：多数患者在低血压休克期开始升高，少数患者在发热后期就开始升高，在多尿移行期末达高峰，多尿后期开始下降。

（2）酸碱度：根据血气分析，发热期以呼吸性碱中毒多见，这与发热及过度换气有关。休克期和少尿期以代谢性酸中毒为主。

（3）电解质：发病各期中血钠、氯、钙多数降低，而磷、镁等则多数增高，血钾在发热期、休克期处于低水平，少尿期多高于正常，多尿期又低于正常。但也有少数患者少尿期出现低血钾。

（4）凝血功能：发热初期血小板数量减少，功能异常，黏附、凝聚和释放功能降低。若继发 DIC 血小板常减少至 50×10⁹/L 以下。DIC 的高凝期表现为凝血时间缩短。DIC 消耗性低凝血期则纤维蛋白原减少，凝血酶原时间延长和凝血酶时间延长。当 DIC 进入纤溶亢进期则出现纤维蛋白降解物（FDP）升高。

（5）肝功能：约 50% 患者血清 ALT 升高，少数患者血清胆红素升高。

4. 其他检查

（1）心电图检查：可出现窦性心动过缓、传导阻滞等心律失常和心肌缺血受损等表现。此外低血钾时出现 U 波，高血钾时出现 T 波高尖等。

（2）眼压和眼底检查：部分患者可有眼压增高，眼压明显增高者常预示预后不良。脑水肿患者可见视盘水肿和静脉扩张、充血。

（3）胸部 X 线检查：大约 30% 患者出现肺水肿、淤血表现，大约 20% 患者出现胸腔积液和胸膜反应。

（九）特殊检查

（1）病毒分离：采取发热期患者的血清、血细胞和尿液等标本，将这些标本接种到 Vero-E6 细胞或 A549 细胞中，可分离出汉坦病毒。

（2）抗原检测：利用制备好的汉坦病毒的多克隆或单克隆抗体，从早期患者的血清、周围血的中性粒细胞、淋巴细胞和单核细胞，以及尿和尿沉渣细胞中检测汉坦病毒抗原。常用方法为免疫荧光或 ELISA，胶体金法则更为敏感。

（3）特异性抗体检测：检测血清中特异性 IgM 或 IgG 抗体。IgM 抗体 1：20 为阳性，病程第 2 天即能检出。IgG 抗体 1：40 为阳性，1 周后滴度上升 4 倍及以上有诊断价值。目前认为核蛋白抗体的检测,帮助早期诊断,而包膜蛋白 G2 抗体的检测,有利于预后判断。新近国外研究者采用免疫色谱快速试验,利用重组核蛋白(NP)为抗原来检测患者的 IgM 抗体,5 分钟能出结果,此方法敏感性和特异性均为 100%。

(4)病毒核酸检测:应用 RT-PCR 方法检测汉坦病毒核酸 RNA,敏感性高,其检出的时间早于 IgM 抗体检测,可用于早期诊断。

(十)并发症

1. 腔道出血　呕血、便血等消化道出血最为常见,也常见腹腔出血、鼻腔和阴道出血,出血常引起继发性休克。

2. 中枢神经系统并发症　发病早期因 HV 侵犯中枢神经而引起脑炎和脑膜炎,低血压休克期和少尿期,因凝血功能障碍,水电解质紊乱以及高血容量综合征等引起的脑水肿,高血压脑病和颅内出血等,临床表现为头痛,呕吐,神志意识不清,抽搐、呼吸节律改变或偏瘫等。头颅 CT 检查有助于以上诊断。

3. 肺水肿　是很常见的并发症,临床上可见于两种情况。

(1)急性呼吸窘迫综合征(ARDS):主要由于肺毛细血管损伤,通透性增高导致大量液体渗出到肺间质,此外肺内微小血管的微血栓形成和肺泡表面活性物质生成减少都能促成 ARDS 发生。临床表现为呼吸急促,30~40 次/min。早期患者没有明显发绀和肺部啰音,中期可出现发绀,肺部听诊可闻及支气管呼吸音和干湿啰音。胸部 X 线检查可见双侧肺部斑点状或片状阴影,肺野外侧带阴影重,而边缘薄,呈毛玻璃样改变。血气分析动脉氧分压(PaO$_2$)降低到 60mmHg 以下,并呈进行性降低。肺泡动脉分压明显升高,达 30mmHg 以上。肺水肿常发生于休克期和少尿期。美国有报道发生在新墨西哥州等地的汉坦病毒肺综合征(HPS),以 ARDS 为主要表现。常于病程 2~6 天内因呼吸窘迫导致急性呼吸衰竭而死亡。

(2)心力衰竭引起肺水肿:主要表现为呼吸增快,咳粉红色泡沫样痰,发绀和满肺啰音。一方面由肺毛细血管受损,肺泡内大量渗液所致,另一方面由高容量或心肌受损所引起。

4. 胸腔积液和肺不张　普马拉病毒引起的 HFRS 多见,Kanerva 等研究者对 125 例普马拉病毒引起的 HFRS 患者进行检查,结果发现 28% 的患者并发胸膜积液或肺不张,而肺水肿并发症却罕见。这些患者均有较明显的低蛋白血症。故认为毛细血

管漏出及炎症可能是肺部并发症的原因。

5. 继发感染　以肺部和泌尿系感染以及败血症多见,多发生于少尿期和多尿早期。是免疫功能下降和导尿等操作所致,易引起继发性感染性休克而使病情加重。

6. 自发性肾破裂　多见于少尿期,系严重肾髓质出血所致。因为恶心、呕吐或咳嗽等,致使腹腔或胸腔压力突然升高,肾血管内压力随之升高而加重出血。另外突然起身或翻身,腰大肌急剧收缩,肾脏受挤压也易引起肾破裂。临床表现为患者突发腰部或腹部剧痛,腰肌紧张,局部肿胀明显,腹部能触及包块,活动明显受限。严重出血者血压快速下降,冷汗淋漓。若血液渗入腹腔,可表现腹膜刺激征,腹腔穿刺有鲜血。B 超检查可发现肾周围及腹腔包块中有液平段。需及时手术方能降低病死率。

7. 心脏损害和心力衰竭　HV 能侵犯心肌,引起心肌损害,临床上常见心动过缓和心律失常。Makela 等研究者发现 57% 的普马拉病毒感染者存在心电图异常。因为高血容量综合征、肺水肿等使心肌负担过重,因而可并发心力衰竭。

8. 肝损害　大约 4%~60% 患者 ALT 升高,少数患者出现明显肝功能损害及黄疸症状,肝损害以 SEOV 感染多见。主要由病毒直接损害肝脏所致。

9. 非酮症高渗性昏迷　在少尿期或多尿期极少数患者出现表情淡漠、反应迟钝、嗜睡甚至昏迷。实验室检查血浆渗透压>350mmol/L,血糖明显升高[达 22.6~33.3mmol/L(480~600mg/dl)],血钠>145mmol/L,尿酮阴性。这是由于 HV 侵犯 HFRS 患者胰岛 B 细胞使胰岛素分泌减少,或治疗不当引起,如静脉补糖、补钠过多,过度使用利尿剂导致脱水或过量使用糖皮质激素所致。

(十一)诊断

根据流行病学史,患者临床特征性症状和体征,结合实验室检查可进行诊断。

1. 流行病学资料　询问患者的年龄、职业、居住条件。患病前 2 个月内有无进入疫区并有与鼠类或其他宿主动物接触史,是否处于发病季节等。

2. 临床表现　患者典型的临床表现:发热及全身中毒症,充血、出血、外渗征和肾损害等。典型病例有五期经过:发热期、低血压休克期、少尿期、多尿期和恢复期。不典型病例可出现越期或前三期之间重叠。

3. 实验室检查　血红蛋白和红细胞计数增高,白细胞计数增高,血小板减少。出现大量尿蛋白和

尿中排出膜状物等有助于诊断。从患者血清、血细胞和尿液中检出汉坦病毒抗原，血清中检出特异性 IgM 抗体，可以确诊。发病后期及恢复期特异性 IgG 抗体较发病初期 IgG 抗体效价升高 4 倍及以上者有诊断意义。RT-PCR 检测汉坦病毒的核酸 RNA 以及血清中循环抗原的检测，有助于早期和非典型患者的诊断。

（十二）鉴别诊断

发热期应和上呼吸道感染、急性胃肠炎、败血症和细菌性痢疾（简称菌痢）等鉴别。休克期应和其他感染性休克相鉴别。少尿期则和急性肾炎及其他原因引起的急性肾衰竭相鉴别。出血明显者需和血小板减少性紫癜、消化性溃疡出血和其他原因所致 DIC 相鉴别。以 ARDS 为主要表现者应注意和其他病因引起呼吸窘迫综合征者相鉴别。腹痛为主要体征者应与外科急腹症鉴别。

（十三）预后

本病死亡率与病型轻重、治疗是否及时、治疗措施是否正确有关。近年来早期诊断和治疗措施不断改进，病死率由 10% 下降为 3%~5%。在我国汉坦病毒感染病死率高于汉城病毒感染的病死率。

（十四）治疗

本病治疗原则为"三早一就"即早期发现，早期休息，早期治疗和就近治疗。治疗以综合治疗为主，同时强调早期治疗和预防治疗，早期抗病毒治疗有可能阻断疾病发生发展始动环节，预防性治疗并发症是治疗成功的关键。合理的液体疗法是本病各期最重要的治疗措施，液体疗法中的用量和成分，必须根据不同病期及不同患者的病理生理变化特点，采取"缺多少、补多少，缺什么、补什么"和"不同病期，区别对待"的原则，以维持机体内环境平衡。密切监测病情变化，及时发现出血倾向，采取针对性治疗措施，重点包括防治休克、肾衰竭、出血和感染。可以减轻病情，缩短病程和改善预后。

1. 发热期 治疗原则：抗病毒，抗渗出，抗出血，改善全身中毒症状，预防低血压休克，预防肾损伤，预防 DIC。

（1）抗病毒：发病 4 天以内的患者，抗病毒首选利巴韦林 1g/d 加入 10% 葡萄糖液中静脉滴注，用药 3~5 天。关于干扰素治疗问题，国内外多数报道认为未能减少并发症和病死率，故应用较少。新近 Stortz 等研究表明，汉坦病毒能抑制所有干扰素的抗病毒效果，包括 α、β、γ 和 λ（Ⅲ型）干扰素，能干扰患者激活天然的抗病毒免疫应答。

（2）减轻外渗：患者应早期卧床休息，发热后期给予 20% 甘露醇 125~250ml，以提高血浆渗透压，减轻血浆外渗和组织水肿。为降低血管通透性可给予口服芦丁片、维生素 C 片等。每天输注平衡盐液 1 000ml 左右，若患者出现高热、大汗或呕吐、腹泻可适当增加。

（3）改善中毒症状：高热以物理降温为主。禁用强烈发汗退热药，以防止大汗而进一步丢失有效血容量。全身中毒症状重者可给予地塞米松 5~10mg 静脉滴注，每天 1~2 次，连用 3~5 天。呕吐频繁者给予甲氧氯普胺 10mg 肌内注射。

（4）预防 DIC：选择低分子右旋糖酐 500ml 或丹参注射液 40~60g/d 静脉滴注，以降低血液黏稠度。高热、全身中毒症状和渗出症状严重者，应定期监测患者凝血功能，活化部分凝血活酶时间（APTT）25 秒以内为高凝状态，可给予小剂量肝素抗凝（0.5~1mg/kg，6~12 小时一次，缓慢静脉注射）。再次用药前宜作凝血功能检查，若 APTT 较正常延长 10 秒以上（正常为 31.5~43.5 秒），应停止用药一次。疗程 1~3 天。

2. 低血压休克期 治疗原则为积极扩容，注意纠正酸中毒。

（1）补充血容量：宜早期、快速和适量。即患者出现低血压倾向时就应早期补充血容量。若出现休克时要快速扩容，争取 4 小时内使血压恢复正常。另外补充血容量要适量，避免补液过多引起肺水肿及心力衰竭。补液应晶体液和胶体液相结合，以平衡盐为主，切忌单纯输入葡萄糖液。因为葡萄糖进入体内氧化后变为低渗水溶液，很快透过受损的血管壁渗入周围组织，不能达到扩容目的。平衡盐液所含电解质、pH 和渗透压与人体细胞外液相似，有利于机体内电解质和酸碱平衡。常用的平衡盐液为复方醋酸钠液，含钠 145mmol/L、钾 4mmol/L、氯 108.5mmol/L、钙 2.25mmol/L。

对休克较重患者，晶体溶液应用双渗平衡盐液（即每升各种电解质含量加一倍），能达到快速扩容目的。这是因为输入高渗溶液后，使外渗于组织的体液回流血管内，达到快速扩容。胶体溶液常用甘露醇、低分子右旋糖酐、血浆和白蛋白。20% 甘露醇为高渗溶液，能起明显扩容作用。10% 低分子右旋糖酐渗透压为血浆的 1.5 倍，一方面可以扩容，另一方面防止红细胞和血小板在血管壁凝聚，降低血液黏滞性，起到改善微循环作用，防止休克后期的 DIC。每天输入量不宜超过 1 000ml，否则易引起出血。对于严重或顽固性休克,由于血浆大量外渗,宜补充血浆或白蛋白,不宜应用全血。

扩容方法:出现低血压时可输注等渗平衡盐液。若出现明显休克时,宜快速滴注双渗平衡盐液或推注20%甘露醇,血压逐渐恢复时应用低分子右旋糖酐或等渗平衡盐溶液维持。严重休克者适量补充血浆和白蛋白,扩容期间应密切观察血压变化,血压正常后输液仍需维持24小时以上。

(2) 纠正酸中毒:休克引起组织脏器血液灌注不足,组织细胞缺氧,乳酸堆积,导致代谢性酸中毒,若不及时纠正酸中毒,酸性物质能降低心肌收缩力和血管对血管活性物质的反应性,不利于纠正休克,且易诱发DIC。纠正酸中毒主要使用5%碳酸氢钠溶液,根据二氧化碳结合力结果可分次补充,或每次60~80ml,根据病情每天给予1~4次。由于5%碳酸氢钠溶液渗透压为血浆渗透压的4倍,不但能纠正酸中毒,还可以起到扩容作用。

(3) 血管活性药和肾皮质激素的应用:经扩容纠正酸中毒后血红蛋白已恢复正常,但血压仍不稳定者,可使用血管活性物质,如山莨菪碱(654-2)具有扩张微血管解除血管痉挛作用,可应用0.3~0.5mg/kg静脉滴注。可使用多巴胺100~200mg/L静脉滴注,具有扩张内脏血管和增强心肌收缩力的作用。肾上腺皮质激素具有保持血管完整性、减轻外渗、降低外周血管阻力、改善微循环作用,还能稳定细胞膜及溶酶体膜,减轻缺血对脏器实质细胞损害作用,常用地塞米松10~20mg静脉滴注。

3. 少尿期 治疗原则为严密观察病情变化,稳定机体内环境,促进利尿、导泻和透析治疗。

(1) 稳定机体内环境:①维持水和电解质平衡。由于部分患者少尿期与休克期重叠,因此难以区分肾实质损伤引起的少尿和休克所致的肾前性少尿。若尿比重>1.20,尿钠<40mmol/L,尿尿素氮与血尿素氮之比>10:1,考虑为肾前性少尿。可输注电解质溶液500~1 000ml,并观察尿量,如尿量增加,应考虑为肾前性少尿。亦可用20%甘露醇100~125ml静脉推注,观察3小时尿量,若3小时尿量不超出100ml,则为肾实质损害所致少尿,宜严格控制液体的输入量。每天补液量总和为前一天尿量和呕吐量再加500~700ml液体量。少尿期电解质紊乱主要是高血钾,因此禁用含钾溶液,但少数患者可出现低血钾,故应根据血钾和心电图的检查结果,适量补充。②减少蛋白分解,控制氮质血症。给予高维生素、高糖和低蛋白饮食。不能进食者静脉滴注葡萄

糖200~300g/d,可加入适量胰岛素。葡萄糖宜用20%~25%高渗溶液来控制入液量。③维持酸碱平衡。本期常伴代谢性酸中毒,因此需根据二氧化碳结合力结果,应用5%碳酸氢钠溶液纠正酸中毒。不能做二氧化碳结合力检测时,可给予5%碳酸氢钠50~80ml静脉滴注,观察病情后再决定是否继续纠正酸中毒。

(2) 促进利尿:少尿的原因之一是肾间质水肿压迫肾小管,因此在少尿初期可应用20%甘露醇125ml静脉推注,以减轻肾间质水肿达到利尿的效果。使用后若利尿效果明显者可重复应用一次,但不宜长期大量应用。常用利尿剂为呋塞米,可以从小剂量开始,逐步加大剂量至每次100~300mg,静脉注射,利尿效果不明显时尚可适当加大剂量,4~6小时重复一次或改用托拉塞米(torasemide)20~40mg静脉注射。亦可应用血管扩张剂如酚妥拉明10mg或山莨菪碱,10~20mg静脉点滴,每天2~3次。少尿早期可口服普萘洛尔。

(3) 导泻和放血疗法:为预防高血容量综合征和高血钾,在患者无消化道出血时,可以进行导泻,以通过肠道排出体内多余的水分和钾离子。常用甘露醇25g,口服2~3次/d,亦可用50%硫酸镁40ml或大黄10~30g煎水,口服2~3次/d。放血疗法目前已很少使用,对少尿伴高血容量综合征所致肺水肿及心力衰竭患者,可以放血300~400ml。

(4) 透析疗法:目前常用腹膜透析和血液透析。腹膜透析近年来由于透析管的改进,应用带环的硅胶透析管,可以防止因透析管固定不牢而引起腹膜感染,因简便易行适用于基层单位。血液透析需人工肾的专门设备。

透析疗法的适应证:患者少尿持续4天以上或无尿24小时以上,并存在以下情况之一者。①尿素氮>28.56mmol/L;②高分解状态,即每天尿素氮升高>7.14mmol/L;③血钾>6mmol/L或心电图有高耸T波提示高钾血症者;④极度烦躁不安或伴脑水肿者;⑤高血容量综合征或伴肺水肿者。

腹膜透析原理:利用腹膜是半透膜具有扩散、渗透、滤过等功能,可以有效清除体内氮质成分及其他人体废弃物。①切口:选择脐下3~5cm为切口并插管。②透析液成分调整:常用透析液成分为氯化钠5.6g/L、氯化钙0.26g/L、氯化镁0.15g/L、乳酸钠5g/L、葡萄糖15g/L,渗透压为364mmol/L。为预防切口感染每升透析液可加庆大霉素4万单位。高血容量综合征、肺水肿或脑水肿患者每升透析液可加

5%葡萄糖溶液 40~45ml 以减轻水肿。③透析液灌注:冬春季透析液要求加温至 37.5~38℃,每次灌注量为 1 000ml,停留 40 分钟后吸出,每天灌注 7~8 次。④观察:注意观察患者体温、腹部有无压痛,透析液颜色及尿素氮情况。若腹腔放出的透析液呈混浊状,含较高的蛋白量,为防止纤维蛋白阻塞透析导管,每升透析液可加入肝素 50mg。

血液透析:根据患者血尿素氮情况每 2~3 天透析一次,每次 5~6 小时。若尿量每天达 2 000ml 以上,尿素氮下降,高血容量综合征、肺水肿或脑水肿等好转后可以停止透析。

4. 多尿期 治疗原则:移行期及多尿早期的治疗同少尿期。多尿后期主要为维持水和电解质平衡,防治继发感染。

(1) 维持水与电解质平衡:给予患者半流质和含钾食物。补充水分以口服为主,若不能进食者可以静脉注射。

(2) 防治继发感染:由于患者免疫功能下降,多尿期易发生呼吸道和泌尿系继发感染,嘱患者注意口腔卫生,必要时进行室内空气消毒。发生感染后应及时诊治,禁用对肾脏有毒性作用的抗生素。

5. 恢复期 治疗原则为补充营养,逐步恢复体力。出院后嘱患者至少休息 1~2 个月,同时定期复查肾功能、血压和脑垂体功能。如有异常应及时治疗。

6. 合并症治疗

(1) 消化道出血:引起出血的原因不同其治疗亦不同,若是肝素类物质增高引起出血,使用鱼精蛋白每次 50~100mg 加入 5%葡萄糖液中缓慢注射 1~2 次/d,也可使用甲苯胺蓝 3~5mg/(kg·d),口服或静脉注射。若为 DIC 消耗性低凝期引起出血,宜补充新鲜的冷冻血浆补充凝血因子和血小板悬液补充血小板。若为 DIC 纤溶亢进期,可使用 6-氨基己酸 1.0g 或对羧基苄胺 400~600mg 静脉滴注,2~3 次/d。局部出血治疗可使用凝血酶 4 000U 用生理盐水 100ml 稀释后口服,2~3 次/d。

(2) 中枢神经系统并发症:患者出现抽搐时可用地西泮每次 10~20mg 静脉注射或异戊巴比妥钠 0.2~0.4g 用生理盐水 20ml 稀释后静脉注射。脑水肿或颅内出血所致颅内压增高,使用甘露醇 1~2g/kg 静脉缓慢推注,4~6 小时 1 次。少尿期不宜使用甘露醇,可用 10%甘油盐水 0.5~1.0g/kg,静脉缓注,降颅内压作用可维持 3~4 小时。切忌太大剂量使用或输入速度过快,以免发生溶血或肾功能损害。

必要时做透析治疗,使用高渗透析液脱水降压。

(3) 急性呼吸窘迫综合征(ARDS):使用泼尼松 100~250mg/d 口服或地塞米松 20~30mg,每 8 小时 1 次静脉注射。因肾皮质激素能抑制组织胺、5-羟色胺及慢反应物质的合成和释放,缓解支气管平滑肌痉挛,同时能减轻肺内小血管渗透性,减少肺部渗出,促进肺泡表面物质合成和分泌。此外应严格限制患者入水量,同时进行高频通气或应用呼气末正压通气(PEEP)辅助呼吸。呼吸机要与氧疗密切配合,可以减轻心脏负荷。呼吸机的作用仅能缓解呼吸衰竭,延长生命,为 ARDS 治疗赢得时间。另有报道应用体外膜肺氧合(extracorporeal membrane oxygenation,ECMO)来治疗 ARDS,并获得较好疗效。

(4) 心力衰竭及肺水肿:应停止输液或严格控制入液量,使用毛花苷丙强心剂,地西泮镇静剂,以及扩张血管剂和利尿剂。若为少尿或无尿,应进行导泻或透析治疗。

(5) 自发性肾破裂:及时进行手术缝合。若患者并发肾周围血肿,可进行肾动脉栓塞治疗。

(6) 非酮症高渗性昏迷:使用胰岛素降低血糖,待血浆渗透压下降至 330mmol/L,进行常规补充血容量。对于非酮症高渗性昏迷患者,低血压休克期补充血容量应补充 0.45%低渗盐水和补充白蛋白或血浆。多尿期除应用低渗溶液和胰岛素外,应注意补充血钾含量。

7. 后遗症 少数患者可有后遗症,在恢复期后可以出现高血压、心肌劳损、慢性肾功能损害或垂体前叶功能减退。Elisaf 等追踪 23 例健康出院的出血热患者,其中 12 例出院后 1~5 年做肾功能检查,有 33%出现慢性肾功能损害。

8. 预防

(1) 管理传染源:大力开展灭鼠、防鼠工作是预防本病的关键。应隔离临床患者至症状消失,同时对患者血液、尿液及分泌物及时消毒处理。

(2) 切断传播途径:搞好环境卫生、食品卫生和个人卫生,防止被鼠类排泄物污染,不用手接触鼠类及其排泄物,皮肤伤口及时包扎。研究者在做动物实验时要注意个人防护。

(3) 保护易感人群:我国目前研制的沙鼠肾细胞灭活疫苗(汉滩型)、地鼠肾细胞灭活疫苗(汉城型)和乳鼠脑纯化汉坦病毒灭活疫苗已应用于临床试用。疫苗注射方法是,经 0、7、28 天或 0、1、2 个月,分别 3 次注射疫苗 1ml 后,80%~100%能产生中和抗体。但抗体维持时间短,持续 3~6 个月后明显下降,1年后需加强注射疫苗。近年来发展基因重组疫苗,国外研究者应用重组普马拉病毒核衣壳蛋白(NP)疫苗在动物实验中能获得完全保护作用,应用汉坦病毒及汉城病毒 M 基因的包膜糖蛋白疫苗在动物中能产生高水平的中和抗体,起到免疫保护作用。Meclain 等研究者应用汉坦病毒 M 和 S 基因片段克隆重组疫苗进行 Ⅰ、Ⅱ 期临床试验,表明重组疫苗是安全有效的,健康志愿者经二次注射后能产生较高的中和抗体。在我国也在研究重组疫苗。

(4)做好疫情监测工作:由于新疫区不断扩大,应做好易感人群的监测,做好鼠密度、鼠带病毒率等监测工作。

二、汉坦病毒肺综合征

汉坦病毒肺综合征(Hantavirus pulmonary syndrome, HPS)是一种新型汉坦病毒感染引起的自然疫源性疾病,以肺毛细血管渗漏和心血管受累为特征,主要病理变化为肺水肿、呼吸衰竭、心力衰竭等,病死率 30%~50%,又称为汉坦病毒心肺综合征(hantavirus cardio-pulmonary syndrome, HCPS)。目前美国有 31 个州有病例报道,美洲和欧洲许多国家流行此病。全年均有发病,但春夏季最多。本病潜伏期数天至 6 周或更长。我国目前尚无 HPS 发现,但我国是肾综合征出血热高发区,随着 HPS 在美洲及欧洲大陆的出现,我国医务工作者应对本病提高警惕。曾出现的严重急性呼吸综合征(SARS)与HPS 的鉴别显得尤为重要。

(一)病原学

美国疾病控制与预防中心(CDC)科研人员及其他研究人员应用 IFA 和 ELISA 方法从本病的患者血清中检出 IgM 和 IgG 抗体,可以和汉坦病毒抗原起免疫反应。后又应用普马拉病毒和汉坦病毒的核苷酸序列设计引物,使用 RT-PCR,从患者的肺组织及其他器官组织中扩增出汉坦病毒的核苷酸序列,证实本病是由一种新的汉坦病毒感染引起的。后又应用 Vero-E6 细胞从患者尸检标本中分离出病毒。目前认为引起 HPS 的病原至少有六型汉坦病毒属相关病毒,即辛诺柏病毒(Sin Nombre virus, SNV)、纽约病毒(New York virus, NYV)、纽约 Ⅰ 型病毒(NYV-1)、长沼病毒(Bayou virus, BAYV)、黑港渠病毒(Black creek canal virus, BCCV)以及安第斯病毒(Andes virus)等。这六型 HPS 相关病毒的免疫源性与引起 HFRS 的普马拉病毒和希望山病毒有弱的免疫交叉反应,但与汉坦病毒和汉城病毒却很少有免疫交叉反应。

根据最早发现该病毒的地区而将病毒命名为四角病毒(Four corners virus),后来又重新命名为辛诺柏病毒(SNV),亦有称为无名病毒。电镜下观察 SNV 颗粒是一种粗糙的圆球形,平均直径 112nm,有致密的包膜及纤细的表面突起,7nm 长的丝状核衣壳存在于病毒颗粒内。病毒包涵体存在于感染细胞胞质中。对 SNV 的进一步研究发现基因重排在 SNV 中也常见,因此 SNV 存在着不同的亚型。应用定量 PCR 的方法测定 SNV 的 L、M、S 片段 mRNA 的转录,发现 3 个片段 mRNA 转录开始的时间不同,达到峰值和持续时间均不同。病毒的基因重排是新型汉坦病毒不断发现的根源,需要我们进一步研究。

(二)流行病学

本病宿主动物和传染源是啮齿类。美国科学家对引起 HPS 的 SNV 进行追溯,最后发现病毒的传染源头是一种啮齿动物鹿鼠。至今已证实鹿鼠的确是 SNV 的宿主动物,白足鼠是纽约病毒和纽约 Ⅰ 型病毒的主要宿主。稻田大鼠为长沼病毒的主要宿主,棉鼠(cotton rat)为黑港渠病毒(BCCV)的主要宿主。感染途径尚未完全明确,Hutchison 等从佛罗里达州南部捕获的棉鼠脾脏中分离出引起 HPS 的 BCCV,并在实验条件下使用 BCCV 感染健康的雄棉鼠获得成功,他们还发现这些感染 BCCV 的棉鼠其唾液腺、尿液和粪便中持续排出病毒,进一步的实验证实接种 BCCV 的棉鼠能够感染没有接种 BCCV 的关在另一笼子中的棉鼠。提示 BCCV 感染动物传播疾病的途径类似于汉坦病毒,患者主要通过接触带病毒鼠类的排泄物如尿液、粪便以及唾液等分泌物,以气溶胶形式通过呼吸道传播。此外,直接接触携带病毒的动物也可感染。阿根廷报道存在人与人之间的传播。目前尚未证实本病存在母婴垂直传播。近年来 Howard 等报道 5 例妊娠期妇女由 SNV 感染引起 HPS 患者。5 例患者年龄 20~34 岁,妊娠 13~29 周时发病,其中 1 例死亡,有 2 例流产。对流产的 2 例胎儿和 3 个胎盘做免疫组化检查,均没有发现汉坦病毒抗原,同时对另外 3 例存活的婴儿做血清学检查,没有发现存在相应的抗体。

自从 1993 年 5 月美国西南部新墨西哥州、科罗拉多州、犹他州和亚利桑那州 4 个州交界的四角地区暴发以急性呼吸衰竭为主要表现的 HPS 以来,目前已证实此病在美洲和欧洲许多国家流行,且病死率极高。在美国研究者对 1959 年一例符合 HPS 的临床表现患者,经治疗而痊愈后进行跟踪随访,于

1994 年在患者体内检出抗-SNV IgG 抗体。Zaki 等研究者对 1993 年以前死于非心源性肺水肿的 82 例患者的尸检组织进行免疫组化分析,发现 21 例尸检组织均存在汉坦病毒抗原,证明这些患者死于 HPS。最早一例发生在 1978 年,病理检查发现内皮细胞内广泛沉着汉坦病毒抗原与新近发生的 HPS 相同。说明 HPS 在 20 世纪 50 年代已经存在,但当时尚未形成流行,是人们对本病并不认识而已。因而流行地区除美洲和欧洲外,很可能也存在于其他洲,尤其是我国作为肾综合征出血热的高发区,存在的可能性更大,我国医务工作者应该认清形势严峻,提高警惕。

人群对 HPS 普遍易感,感染后抗体会持续较长时间。流行季节主要是春夏季,以 4~7 月为主,秋冬季也有病例报道。根据 1995 年美国报道的 122 例 HPS 病例,发病年龄为 11~69 岁,平均 35 岁,男女比例为 55∶45。大部分患者居住在农村,另外动物学家和现场生物工作者也易感本病。

(三) 发病机制

发病机制尚未完全清楚。免疫组化发现病毒抗原广泛分布于肺毛细血管内皮细胞及心、肾、胰、肾上腺和骨骼肌等细胞内,故一般认为本病的发病机制是病毒对细胞的直接损害作用或病毒介导的免疫反应导致细胞受损,同时多种细胞因子及化学因子对 HPS 发生发挥作用。目前认为肺脏是 HPS 相关病毒感染的主要靶器官,而肺毛细血管内皮细胞是主要靶细胞,这些内皮细胞被病毒严重感染,一方面对病毒有直接损伤作用,另一方面细胞毒性 T 淋巴细胞(CTL)和其他免疫细胞对靶细胞的杀伤作用,以及感染后释放的各种细胞因子的作用导致肺毛细血管通透性增加,引起大量血浆外渗,进入肺间质和肺泡内,引起非心源性肺水肿,出现肺泡内水肿和低氧血症,迅速发展为呼吸窘迫综合征,同时肺水肿以及心肌抑制可导致低血容量性休克,是威胁 HPS 患者生命的主要病理生理改变。

针对汉坦病毒如何感染人体相关细胞,Gavrilovskaya 等进行了实验,用汉坦病毒感染体外培养的人脐静脉上皮细胞和 Vero-E6 细胞。得出结论为若培养液中加入 β3 整合素的抗体则能阻止病毒感染和进入细胞内,他们应用免疫重组技术制备鼠-人杂交 β3 整合素特异 Fab 片段,既能抑制汉坦病毒、汉城病毒和普马拉病毒对细胞的感染,也能抑制 SNV 和 NYV-1 对细胞的感染。故认为汉坦病毒进入细胞内是借助表达于血小板、内皮细胞及巨噬细胞表面的 β3 整合

素,才能进入细胞内。Mackow 等也认为 β3 整合素存在于血小板和内皮细胞等组织表面,一方面起调节血小板功能和维持毛细血管完整性的作用,另一方面也是黏附受体。汉坦病毒通过与 β3 整合素受体的结合,然后才进入细胞内。新近的实验证明细胞表面的糖基磷脂酰肌醇(GPI)也是病毒进入宿主细胞的共同因子。

HPS 相关病毒在 HPS 发病机制中的作用:研究很少。新近 Terajima 等进行病毒载量与 HPS 发病的相关性研究,他们应用定量 RT-PCR 法检测 26 例 HPS 患者周围血中 SNV 的病毒载量。根据 S 基因片段设计引物,经 Southern 印迹法验证 RT-PCR 产物。研究结果 26 例中有 20 例病毒 RNA 阳性。其中 9 例死亡病例中有 7 例阳性。17 例存活病例中 13 例阳性。死亡患者的病毒定量为 $10^{6.7\pm1.4}$ 拷贝/ml,存活患者为 $10^{5.8\pm1.3}$ 拷贝/ml,很明显,死亡病例组病毒载量高于存活组。该研究者认为病毒血症的水平与肺细胞感染的病毒抗原水平相一致,这种高水平的病毒血症亦能触发免疫病理机制。研究结果提示死亡病例比存活病例有较高的病毒 RNA 拷贝量,而且他们还发现病毒 RNA 的拷贝量水平与患者血小板减少和血液浓缩的程度相关。

免疫发病机制研究:Koster 对不同病期患者外周血淋巴细胞分类,多数是 CD3、CD8 和 CD4 淋巴细胞,提示患者的病变是 T 细胞介导的细胞免疫反应,并非 B 细胞介导的体液免疫反应,而且从患者血液中能分离出特异性识别汉坦病毒的 CD8$^+$、CD4$^+$ 细胞毒 T 淋巴细胞。还注意到 HPS 患者发生肺水肿前,血液循环中已存在抗 SNV 的 IgM 和 IgG 抗体。但他们对 11 例患者进行血液循环免疫复合物的检查,结果全部阴性,仅 1 例检出抗血小板糖蛋白的 IgG 抗体,而且血浆中 C3a、C4a 和 C5a 等补体成分正常或稍高。Ennis 等从 HPS 患者外周血中分离单个核细胞,用 IL-2 或能表达 SNV 蛋白的重组疫苗病毒进行刺激单个核细胞后再培养。结果发现这些患者 CD8 和 CD4 CTL 克隆株,能识别不同汉坦病毒分离株的高保守区域的表达抗原,有些则能识别遗传距离较远的病毒株序列由靶细胞表达的抗原,故认为 T 细胞表位的交叉反应可能在 HPS 的发病机制中起到很重要的作用。Van Epps 等认为 HPS 的发病机制,类似于其他许多病毒感染性疾病,CTL 的反应既有清除病毒保护机体的作用,又能诱导免疫病理损伤机体的作用。HPS 患者外周血 T 细胞群分析表明 CD8$^+$ 细胞明显增高,肺血管内皮细胞附近也发

现 CD8+ CTL 淋巴细胞浸润。Ennis 等研究者从 HPS 患者血液中克隆 CD8+ 细胞,发现它能杀伤表达 SNV 的 N 蛋白的靶细胞。另外 Koster 等研究者对 HPS 患者的 HLA 进行分型,发现 HLA B35 的组织分型与 SNV 引起的重型 HPS 相关。这个研究结果支持细胞免疫反应在 HPS 发病中的作用,同时提示 T 淋巴细胞在加重疾病中的作用。

细胞因子在 HPS 发病机制中的作用:Mori 等应用免疫组化染色法从尸检组织中观察和计算被感染细胞产生的细胞因子,包括单核因子 IL-1α、IL-1β、IL-6 及 TNF-α 和淋巴因子 IFN-γ、IL-1、IL-4 及 TNF-β。结果发现 HPS 患者死亡后肺和脾脏组织中存在大量能产生细胞因子的细胞,而肝脏和肾脏组织中却是少量。死于非 HPS 的 ARDS 患者,肺组织产生细胞因子的细胞呈中度增加,而死于非 ARDS 患者的肺组织却很少或没有检出这些细胞。故认为 HPS 发病机制中局部细胞因子产物可能起重要作用。

体液免疫在发病机制中的作用:Bharadwa 等对 26 例 SNV 感染者的系列标本进行研究,对这些标本重组病毒核衣壳蛋白(NP)及糖蛋白 G 抗原的 IgG、IgA 和 IgM 抗体进行检测,同时测定患者体内 SNV 的中和抗体。结果发现入院时重型患者较轻型患者的 IgG 抗体和中和抗体均明显降低,故认为中和抗体可能是一种有效清除 SNV 的保护性抗体。同时提示可以应用 SNV 的中和抗体进行被动免疫治疗 HPS。

(四) 病理生理

本病主要病理生理变化为肺毛细血管通透性增加引起肺水肿,进而引起呼吸窘迫综合征,心肌血管内皮细胞受损引起心力衰竭。然而不同病毒引起的 HPS 病理变化有所不同。辛诺柏病毒引起的 HPS 存在严重的肺水肿和胸膜渗液,但无腹膜渗出。显微镜检可见肺泡内和肺间质均有水肿,肺泡内有少至中等量的透明膜。肺间质可见少到中等量的淋巴细胞浸润。多数患者在肺、骨髓、淋巴结、肝、脾能发现大量免疫母细胞型细胞,少数患者脾脏轻度增大,脾小动脉及红髓区可见异型淋巴细胞,少数患者有胃肠出血。肾脏、心脏和脑部外观正常,显微镜检无明显异常。而由长沼病毒引起 HPS 病理检查除肺水肿和肺不张外,还可见严重的胸膜渗液、腹膜渗液、心包渗液以及脑水肿。显微镜下可见间质性肺炎,肺泡内外有中性粒细胞和单核细胞浸润,肺泡内可见大量渗出液和纤维素,并可观察到 II 型肺泡细胞增生。肾脏病变程度与早期肾小管坏死相一致。

(五) 临床表现

Young 等对自然感染 HPS 的病例进行潜伏期的测定,同时对接触的啮齿类动物进行病毒分离。结果认为 HPS 的潜伏期是 9~33 天,平均 14~17 天。本病的少数患者无肺综合征表现,HPS 典型病程分为三期:前驱期、心肺期和恢复期。①前驱期:患者发病多急骤,发病初期有前驱症状,如畏冷、发热、肌痛、头痛、乏力等中毒症状。也可伴有恶心、呕吐、腹泻、腹痛等胃肠症状。发热一般为 38~40℃,前驱症状短者持续 12 小时,长者数天。②心肺期:多数患者病程 2~3 天后迅速出现咳嗽、气促和呼吸窘迫而进入心肺期,此期为非心源性肺水肿,一般持续 1 周。患者体征有呼吸增快达 20~28 次/min,心率增快达 120 次/min,肺部可闻及粗大或细小湿啰音,仅少数患者出现胸腔积液或心包积液。重症患者可出现低血压、休克、心力衰竭以及窦性心动过缓或窦性心动过速等心律失常等临床表现。仅少数患者出现睑结膜充血,球结膜水肿,皮肤黏膜出血点或出血斑。③恢复期:能度过呼吸衰竭期的患者逐渐进入恢复期,此时呼吸平稳,缺氧纠正,仅少数患者仍可见持续低热,体力尚有段时间恢复。由辛诺柏病毒、纽约病毒、纽约 I 型病毒所引起 HPS 患者一般没有肾损害。而由长沼病毒、黑港渠病毒所引起的患者则伴有肾损害,故可以出现少尿。部分患者无肺综合征表现,Kitsutani 等报道 5 例辛诺柏病毒感染的急性患者,有特征性前驱症状,但没有严重的肺综合征表现。

(六) 实验室及特殊检查

本病多数患者外周血常规检查提示白细胞计数升高,最高可达(30~65)×10⁹/L,中性粒细胞百分比明显升高,有核左移,血小板计数明显减少,部分患者出现血液浓缩,红细胞计数和血红蛋白含量升高,血细胞比容增大。外周血涂片可见免疫母细胞型淋巴细胞、晚幼粒细胞和/或髓细胞,异型淋巴细胞。血常规及生化检查提示 ALT 和 AST 升高和低蛋白血症,LDH 和肌酸激酶常明显升高。患者动脉血气分析血氧分压常低于 7.98kPa,肺泡-动脉血氧分压差大于 3.19kPa。动脉导管检查肺动脉楔压偏低,心脏指数明显减低,提示非心源性肺水肿发生。有肾损害的患者,可出现尿蛋白和镜下血尿,尿蛋白一般为++。X 线检查,可见双肺肺泡内以及肺间质出现浸润影,部分患者可出现胸腔积液和心包积液。支气管镜检查发现患者气道正常,没有发现支气管黏膜损害。气管内吸出物的总蛋白、清蛋白和 LDH

测定均明显增高,甚至达到或超过血清水平。凝血功能检查可出现全血部分凝血活酶时间(WBPTT)和凝血酶原时间延长,少数患者纤维蛋白降解物升高,但纤维蛋白原正常。

特异性抗体检测:急性期第一份血标本即能检出特异性 IgM、IgG 抗体,一般出现在发病后 1 周。病毒核酸检测,应用 RT-PCR 方法能从血清、血浆和单个核细胞中检出病毒 RNA。病原体检测包括电镜观察感染组织细胞中的 HPS 相关病毒及其包涵体、免疫组化检测组织中的特异性抗原、酶联免疫吸附试验检测特异性抗原等。

Bustamanta 等对 HPS 患者的胸腔积液进行检查发现早期可为漏出液,后期发展为渗出液,胸腔积液蛋白/血清蛋白比值大于 0.5,胸腔积液蛋白增高与毛细血管受损、蛋白漏出有关。显微镜检查,有核细胞总数少于 170×10^6/L,主要为单核细胞。微生物培养无细菌生长。

(七) 诊断

1. 临床诊断 诊断主要依据流行病学史、临床表现、实验室检查等。根据有与啮齿类动物接触史和流行病学史;根据发热、头痛、肌痛、乏力等中毒症状的临床表现;典型的心肺受累症状,迅速出现咳嗽、气促、呼吸加快、心率明显增快、缺氧等呼吸窘迫综合征,亦可存在血压偏低或休克;实验室检查(血常规、血涂片以及动脉血气分析)结果;胸部 X 线检查显示间质性肺水肿等可对本病作出诊断。

2. 特异性诊断 使用 HPS 相关病毒感染 Vero-E6 细胞的病毒抗原来检测患者体内特异性 IgM 和 IgG 抗体。Bostik 对 22 例急性期 HPS 患者的血清标本进行 SNV 抗体检测,SNV 特异性 IgM 抗体阳性率为 100%,而特异性 IgA 抗体阳性率为 67%,恢复期特异性 IgG 抗体含量最高的为 IgG3(97%),次之为 IgG1(70%),IgG2 为 30%,而 IgG4 含量最少为 3%。在急性 HPS 患者的唾液中检出特异性 IgA 抗体。RT-PCR 法能检出急性期患者血清、血浆和单个核细胞中的病毒 RNA 含量。一般恢复期患者血液中 RNA 不能再检出,但也有报道,病程第 23 天仍在患者血液中检出病毒 RNA。病原体的特殊检查结果都可对本病作出诊断。

(八) 鉴别诊断

本病早期需要与流行性感冒、败血症、钩端螺旋体病等相鉴别。当出现呼吸窘迫综合征时,需要与原发性 ARDS、心源性肺水肿、细菌和病毒性肺炎、SARS 以及钩端螺旋体出血性肺炎等相鉴别。

Moolenaart 等对 24 例 HPS 患者和 33 例流感患者进行比较,发现 HPS 患者白细胞计数升高,核左移可以鉴别于流感。而咽痛和咳嗽是流感患者最常见的症状,显著高于 HPS 患者。败血症和钩端螺旋体病虽都可以出现发热、头痛、肌痛和白细胞计数升高,但血常规检查 HPS 患者常出现血液浓缩、血细胞比容增高和血小板减少可以区别。

本病与心源性肺水肿的区别在于 HPS 是由血管渗透性增高所致的肺水肿,肺动脉楔压降低,早期胸部 X 线检查可见肺间质渗出明显。心源性肺水肿是肺静脉充血所致,肺动脉楔压增高,胸部 X 线检查可见肺上部肺纹理增加和肺门阴影增宽。本病实验室检查可见血液浓缩、血小板减少、白细胞增高伴核左移,可出现晚幼粒细胞和异型淋巴细胞,尤其是血小板减少在心源性肺水肿和原发性 ARDS 中很少见到。

HPS 与细菌性或病毒性肺炎的鉴别在于 HPS 肺部病变表现为肺部弥漫性病变,而后两种病均为肺小叶渗出性病变,故 X 线检查表现为肺叶段病变。

(九) 预后

本病进展迅速,预后较差,病死率高达 50% ~ 78%。快速发展的肺水肿和休克的病理生理变化是威胁生命的两大重要因素。经多因素统计分析认为白细胞计数越高,血细胞比容越高,全血部分凝血活酶时间越长,乳酸脱氢酶水平越高,预后越差;也有报道认为严重的低血压、低血氧和大量支气管渗液提示预后差。

Crowleg 等回顾以往 HPS 患者常规治疗结果,得出结论,出现以下情况者很难存活:①心脏指数小于 2.5L/(min·m²)[正常 2.6 ~ 4.0L/(min·m²)];②较小的脉搏电位或出现室性心动过速、心室颤动者;③血清乳酸盐浓度大于 4.0mmol/L(正常 0 ~ 2.2mmol/L);④难治性休克,即经积极地输液补充血容量和应用血管活性药物治疗,休克仍不能纠正者。

美国 Perqum 等报道对 30 例 HPS 临床治愈后的患者进行追踪,检测尿蛋白和肌酐清除率等,发现 53% 患者可确诊为慢性肾炎。作者还发现应用 EC-MO 治疗者,很少发现留有慢性肾炎的后遗症。

(十) 治疗

由于本病起病后病情进展迅速,病死率极高,故应对临床拟诊病例,立即隔离并严密监护,实时观测呼吸、心率和血压等生命体征。

1. 一般治疗 应早期卧床休息,适当补充液体,可静脉滴注平衡盐溶液和葡萄糖盐水,高热患者应以物理降温为主,也可给予糖皮质激素静脉滴注。

2. 病因治疗 早期应用利巴韦林抗感染治疗。Monica等人对感染安第斯病毒的肺综合征进行体外和动物模型研究表明:利巴韦林的剂量40μg/ml是抗病毒的最有效剂量,实验组在感染后的6、8、10、12天分别使用利巴韦林50mg/(kg·d)达到有效的抗病毒效果。对200mg/kg、100mg/kg、50mg/kg三种剂量分别进行动物实验,认为200mg/kg剂量对动物存在毒性,而100mg/kg、50mg/kg剂量在抗病毒方面无毒性。

3. 对症治疗 临床上患者出现呼吸困难或低氧血症时,应及时给氧,可使用鼻管或面罩吸氧。患者出现烦躁时应给予镇静药。若患者病情加重或吸氧无效,动脉血氧持续低于8kPa(60mmHg),应及时改为机械通气,使用人工呼吸机进行呼气末正压通气,直至临床症状好转。此外主张使用大剂量糖皮质激素,可用地塞米松30~60mg/d,静脉滴注,以达到降低肺毛细血管通透性、缓解支气管痉挛、刺激Ⅱ型肺泡细胞合成和分泌肺表面活性物质、减轻肺泡萎缩的目的。最近Seitsonen等使用甲泼尼龙20mg/d,静脉注射,患者症状好转后改为减量口服,同时适当限制入液量,达到液体负平衡,治疗2例普马拉病毒感染的HPS患者均获得成功。

出现低血压休克时,可应用平衡盐溶液、低分子右旋糖酐、甘露醇或人血白蛋白等扩充血容量。扩充血容量期间应密切观察血压变化,调整输液速度,若经扩容后血压仍不能维持者,应用5%碳酸氢钠注射液纠正酸中毒,必要时可使用血管活性药物如多巴胺等静脉滴注,血压恢复正常后仍需维持输液24小时以上。

出现少尿和肾衰竭者,应限制入液量,每天进水量为前一天的出量总和加700ml液体量。除应用5%碳酸氢钠纠正酸中毒外,输注高渗葡萄糖注射液以补充能量,降低体内分解代谢,控制氮质血症的升高。此外,可应用强效利尿剂呋塞米静脉注射以促进利尿,若少尿持续4天或无尿24小时以上者可以考虑进行血液透析疗法。

Crowleg等报道3例伴有严重心肺衰竭的患者,进行ECOM治疗。3例患者至少符合以上提到的很难存活标准中的两项,同时也是应用最佳常规治疗失败的患者。第1例是在心跳停止时应用ECMO治疗,结果死亡。另外2例接受ECMO治疗后存活,没有发生并发症。认为ECMO是对HPS极期患者的一种有效治疗手段。

(十一) 预防

1. 切断传染源 防鼠灭鼠是切断传染源的最有效措施之一。应用药物或机械等方法灭鼠,家庭内建立防鼠设施。防止与啮齿动物及其排泄物接触。对于患者应早发现,早隔离,早治疗。

2. 保护易感人群 加强健康教育,注意个人防护,动物学家和现场生物工作者禁止用手直接接触鼠类及其排泄物。医务人员接触患者时也应注意隔离。

3. 疫苗 目前疫苗正在研制中。使用汉坦病毒汉滩型和汉城型疫苗对HPS各型病毒的感染无保护力。近年来,国外研究者尝试应用DNA疫苗免疫动物,从而获得中和抗体后再进行动物免疫保护试验,获得了成功。

三、发热伴血小板减少综合征

发热伴血小板减少综合征(severe fever with thrombocytopenia syndrome,SFTS)是由一种新型的布尼亚病毒引起的急性自然疫源性疾病。2007年4月我国江苏省徐州溧水地区有聚集发病,2009年3月至2011年3月陆续在我国湖北、河南、山东、江苏、安徽、辽宁、浙江7个省份发现此病,2010年确定其病原为布尼亚病毒科白蛉热病毒属的新病毒,随后在韩国、日本也发现此病。临床表现主要以发热、白细胞、血小板减少和多脏器功能损害为特征。病死率为10%~16%。本病流行期为4至10月,高峰期为5至7月,是我国重大公共卫生问题之一。

(一) 病原学

发热伴血小板减少综合征布尼亚病毒(SFTSV)简称新型布尼亚病毒,具有布尼亚病毒的形态学特征,是一类有包膜的负链RNA病毒。透视电镜观察体外被感染细胞,病毒粒子的形态为球形,外有脂质包膜,表面有棘突,直径为80~100nm。病毒基因RNA可由大(L)、中(M)、小(S)3个基因片段组成:L片段全长为6 368个核苷酸,包括2 084个氨基酸可读框;M片段全长为3 378个核苷酸,包含1 073个氨基酸糖蛋白前体;S片段是一个双义RNA,基因组以双向的方式编码病毒核蛋白和非结构蛋白。病毒的3个基因组末端互补序列高度保守,与布尼亚病毒科白蛉病毒属吴孔尼米病毒(Uukuniemi virus)有很高的相似性。

SFTSV抵抗力弱,不耐酸,易被热、乙醚、脱氧胆酸钠和常用消毒剂及紫外线照射等迅速灭活。

（二）流行病学

1. 宿主动物、传播媒介　本病主要经长角血蜱（Haemaphysalis longicornis）传播。这种蜱在自然界中的固定宿主有山羊、牛、绵羊、牦牛、驴、猪、鹿、猫、鼠、刺猬、鼬及人类。我国研究者回顾性调查浙江舟山群岛的流行情况，发现该岛的 A 型和 B 型病毒均可引起严重的 SFTS，其中 B 型为该地区主要流行株，该基因型也在韩国和日本流行，而我国其他地区没有该病毒株的流行。分子系统地理进化显示，该地区的 A 基因型病毒株来自我国，B 基因型病毒株来自韩国且传播路径为跨海传播，并与候鸟的迁徙途径重合，从而提出了病毒可通过候鸟进行跨海传播。这对于本病的流行防控具有重要的意义。

2. 传播途径　经蜱叮咬，但是临床问诊大部分患者无明确的蜱叮咬史，这可能与蜱叮咬人的特性有关系。叮咬处多隐藏在浅表的皮肤褶皱等部位，对皮肤刺激性小且多数人无明显过敏反应。人与人之间传播尚未证实，但已有报道密切接触患者的体液及衣物而发病，因而急性期患者的血液、分泌物及尸体具有传染性。

3. 易感人群　人群普遍易感，但好发于 40 岁以上的中老年人。居住在林区、丘陵、山区或从事农业生产的劳动者以及去此类地区户外活动的旅游者感染风险较高。患者居住周围常有蚊虫及蜱的存在。

4. 流行特征　目前已在我国河南、湖北、山东、安徽、辽宁、江苏、浙江等省份发现本病例，主要分布在以上省份的山区和丘陵地带的农村，呈高度散发。多发于春、夏季，流行期为 4 至 10 月，高峰期为 5 至 7 月。

（三）发病机制

该病的发病机制尚未完全阐明。大部分患者血清样本中可检测到大量增高的炎症性趋化因子[干扰素诱导蛋白-10（IP-10）]和调节活化正常 T 细胞表达与分泌的趋化因子。故推测其发病机制为体内大量炎症趋化因子引起广泛内皮细胞损伤，使大量的血小板黏附、聚集而高度活化，导致血管内大量微栓子形成，血管内血小板因消耗而大量减少，最终发展为 DIC；同时血小板释放血小板活化因子与其他促炎细胞因子、炎性介质和血管活性物质形成恶性循环，进一步激活血小板，产生"瀑布样"效应，加剧对组织器官的损伤，导致全身炎症反应综合征，可进一步发展成为多器官功能障碍综合征（MODS）而死亡。在炎症刺激下血小板持续释放、黏附和聚集功能低下，容易发生出血现象，甚至因出血无法控制而死亡。国内也有少数病例报道出现中毒性心肌炎、ARDS、急性肾衰竭。有研究证实 SFTSV 感染患者血小板的膜糖蛋白 CD62p、CD41a、CD61、CD42a 都存在不同程度的表达，而且 MODS 组血小板膜糖蛋白相对表达程度更高，与非 MODS 组相比具有统计学意义。

（四）临床表现

该病的潜伏期为 1~2 周。发病初期缺乏特异性，病情复杂，起病急，进展快，临床表现多样。主要体征有发热，体温多在 38℃以上，重者持续高热，可达 40℃以上，部分病例热程可长达 10 天以上，伴有乏力、明显纳差、恶心、呕吐等；部分病例有头痛、肌肉酸痛、腹痛、腹泻等。查体常有颈部及腹股沟等浅表淋巴结肿大伴压痛、上腹部压痛及相对缓脉。少数病例病情危重，出现意识障碍、皮肤瘀斑、牙龈出血、消化道出血、肺出血等，可因休克、呼吸衰竭、DIC、多脏器功能衰竭而死亡。大多数患者预后良好，既往有基础性疾病、老年患者、出现神经精神症状、出血倾向明显、低钠血症等提示病情重，预后较差。

（五）实验室检查

1. 常规检查　血常规检查可见患者外周血白细胞计数减少，多为（1.0~3.0）×10⁹/L，重症可降至 1.0×10⁹/L 以下，中性粒细胞和淋巴细胞百分比多正常；95% 患者出现血小板降低，多为（30~60）×10⁹/L，重症者可低于 30×10⁹/L。死亡患者外周血白细胞、血小板下降的程度未重于其他患者。尿常规检查可见半数以上病例出现尿蛋白阳性（+~+++），少数病例出现尿隐血试验阳性或血尿。生化检查可出现酶谱的明显异常，不同程度 AST、ALT、LDH、CK 及羟丁酸脱氢酶（HBDH）等酶系升高，尤以 AST、CK-MB 升高为主，常有低钠血症，个别病例尿素氮升高。病毒感染可引起内源性凝血功能障碍，主要表现为活化部分凝血活酶时间（APTT）延长，凝血酶原活动度（PTA）下降，凝血酶时间（TT）延长。

2. 病原学检查　通过 RT-PCR 方法检测病毒核酸，根据病毒的 3 个基因片段的高度保守区设计特异的引物和探针，对患者的急性期（病程小于 2 周）血液样本做定量的核酸检测；将患者的白细胞接种于体外的细胞系中进行病毒分离。

3. 血清学检查　利用纯化的 SFTS 病毒核蛋白作为抗原，通过 ELISA 法检测患者血清中 IgM 和 IgG 抗体。

（六）诊断与鉴别诊断

1. 诊断　根据患者流行病学史、临床表现和实验室检查结果进行诊断。

（1）疑似病例：患者具有流行病学的特点，如发病于流行季节，居住地为丘陵、林区或山地，发病前2周有在这些地区居住史、旅游史或蜱叮咬史，有典型的临床表现，发热伴外周血白细胞和血小板减少者。

（2）确诊病例：疑似病例具备以下三者之一者可确诊：病例标本 SFTSV 核酸检测阳性；病例标本检测 SFTSV IgG 抗体阳转或恢复期滴度较急性期4倍及以上增高者；病例标本分离到 SFTSV。

2. 鉴别诊断　本病应当与人粒细胞无形体病等立克次体病、肾综合征出血热、登革热、败血症、伤寒、血小板减少性紫癜等疾病相鉴别。

（七）治疗

本病尚无特异性治疗手段，主要为对症支持治疗。患者应当卧床休息，流食或半流食，多饮水。密切监测生命体征及尿量等。不能进食或病情较重的患者，应当及时补充热量，保证水、电解质和酸碱平衡。高热者使用物理降温，必要时使用药物退热。有明显出血或血小板明显降低（如低于 $30×10^9/L$）者，可输血浆和血小板悬液，对凝血酶功能异常者输注新鲜血浆。中性粒细胞严重低下患者（低于 $1×10^9/L$），建议使用粒细胞集落刺激因子。体外试验结果提示利巴韦林对 SFTSV 有抑制作用，临床上可以试用。继发细菌、真菌感染者，应当选取敏感抗生素治疗。保肝降酶。应用左卡尼汀保护肾脏。用球蛋白支持治疗。用乌司他丁对抗多脏器功能障碍。对于有明显心肌酶谱升高者，给予乳果糖、水溶维生素等静脉滴注。有消化道出血者予止血。同时注意基础疾病的治疗。目前尚无证据证明糖皮质激素的治疗效果，应当慎重使用。

（八）预防

1. 做好自我防护　减少暴露于蜱的机会是降低 SFTS 感染风险的主要措施。进行公众健康教育，积极、广泛地宣传疾病防治和蜱等媒介昆虫的防治知识，使广大群众掌握最基本的预防常识，从而及时有效地采取预防手段，有意识地去保护自己。

2. 切断传染源　做好媒介控制工作，降低传播媒介密度。进行环境清理，必要时采取灭杀蜱等措施，降低生产、生活环境中蜱等传播媒介的密度。

3. 加强病例管理，降低传播风险　对患者的血液、分泌物、排泄物及被其污染的环境和物品，可采取高温、高压、含氯消毒剂等方式进行消毒处理。在抢救或护理危重患者时，尤其是患者有咯血、呕血等出血现象时，医务人员及陪护人员应加强个人防护，避免与患者血液直接接触。

（阮　冰）

第二十八节　登　革　热

登革热（dengue fever）是由伊蚊传播的因登革病毒（dengue virus, DENV）感染引起的急性传染病。临床特点为急性起病，以发热，疲乏，全身肌肉、骨、关节疼痛为主，常伴有皮疹、淋巴结肿大及外周血白细胞、血小板减少。登革热广泛流行于全球热带和亚热带地区，是世界上患病人数最多，流行最广的虫媒病毒传染病。在我国，广东、广西、海南、香港、澳门、台湾是登革热流行区，近年本病有向北扩展的趋势。登革病毒的4个血清型均已在我国出现。

一、病原学

登革病毒属于黄病毒科（Flaviviridae）黄病毒属（Flavivirus）。成熟的病毒颗粒呈球形，直径 45～55nm。基因组为 10.6kb 单股正链 RNA，编码三个结构蛋白（核衣壳、膜蛋白、外套膜）和7个非结构蛋白（NS1、NS2A、NS2B、NS3、NS4A、NS4B、NS5），核衣壳外有类脂质包膜，包膜含有型和群特异性抗原。根据抗原性的差异，登革病毒可分为 DENV-1、DENV-2、DENV-3、DENV-4 四个血清型，各型之间有部分交叉免疫反应，对同型病毒感染可产生终身免疫力。第二次感染 DENV-2、DENV-3 往往跟重型登革热的发生有关。

登革病毒在乳鼠脑、猴肾细胞、地鼠肾细胞中生长良好，病毒在细胞质中增殖，并产生细胞病变。目前分离登革病毒最常用、最敏感的是白蚊伊蚊 C6/36 细胞株。

登革病毒不耐热，50℃ 30分钟或 54℃ 10分钟即可灭活，保存在 4℃ 的患者血清的感染性可以维持数周。-70℃ 或冷冻干燥状态下登革病毒对各种化学因素敏感，酸、洗涤剂、乙醚、紫外线、0.65%甲醛可使其失去感染性。

二、流行病学

（一）传染源

患者和隐性感染者是主要传染源。患者在潜伏期末及发热期内有传染性。在本病流行期间,轻型患者和隐性感染者占大多数,隐性感染者的数量可达全体人群的1/3,由于没有症状或症状轻微不易被发现,可能是最重要的传染源。在丛林疫源地,猴子是主要传染源,此外,在蝙蝠、猪、鸡等动物体内也检测出登革病毒中和抗体和血凝抑制抗体,但作为传染源的作用还未确定。

(二) 传播途径

登革热通过蚊虫叮咬在人群中传播。人与人之间不会直接经过呼吸道、消化道或接触等传播。目前已发现有13种伊蚊可传播登革病毒,最主要传播媒介是埃及伊蚊(aedes aegypti)和白纹伊蚊(aedes albopictus)。在东南亚地区和我国海南省,以埃及伊蚊为主;在太平洋岛屿和我国广东、广西,则以白纹伊蚊为主。雌性伊蚊吸食带病毒血液后,病毒在唾腺和神经细胞内复制,经过8~10天的增殖,伊蚊即可终身携带和传播病毒。

(三) 易感人群

在新流行区,各年龄段的人群普遍易感,发病以成人为主。在地方性流行区,多数成年人在血清中都可检出抗登革病毒的中和抗体,已对其具有免疫力,故发病以儿童为主。

感染后对同型病毒有持久和巩固的免疫力,对其他3型登革病毒有2~9个月的短暂免疫力。对其他黄病毒属病毒,如乙型脑炎病毒有一定的交叉免疫力。

(四) 流行特征

1. 流行历史 对登革样疾病的记录最早可以追溯到200多年前,1944年首次分离到登革病毒,从而确认登革病毒是登革热的病原体。第二次世界大战后登革病毒感染的流行率在全世界不断增长,流行区域不断扩大。全球有25亿人生活在登革热流行区,每年大概有5 000万到1亿例感染者,50万重型患者,重型患者病死率可达2.5%。目前,登革热可能是在医疗和公共卫生领域最重要的虫媒传播疾病。

2. 地理分布 登革热是当今人类中流行最广的虫媒传染病之一。由于城市化进程的加速、现代交通工具的便利与人员的频繁流动,登革热的远距离(如城市间、国家间)传播受到重视。过去50年,全球登革热发病率增长了30倍,且波及范围不断扩大。本病广泛分布于热带、亚热带和非洲等国家和地区,在东南亚、西太平洋地区和加勒比海地区128个国家呈现地方性流行。

在我国,主要发生于广东、广西、海南、台湾、香港和澳门。2014年广东出现登革热大流行,全年报告病例超过4万例。同年,云南、广西、福建、台湾等出现了登革热的本地暴发,我国登革热的流行范围也在扩大。登革病毒通常先流行于城市,然后向郊区及农村传播。2006年曾出现一个流行小高峰,报告病例数超过1 000例,此后每年报告病例数均为几百例,直到2013年上升到4 000多例,2014年呈暴发流行,病例数多达40 000多例(图22-28-1)。

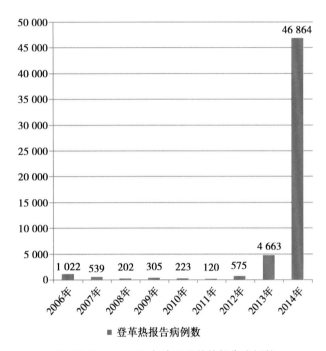

图 22-28-1 近10年我国登革热报告病例数

3. 季节分布 登革热流行与媒介伊蚊滋生有关,主要发生于炎热多雨的夏秋季节。埃及伊蚊主要滋生于居民的饮用蓄水容器,在高温下埃及伊蚊幼虫生长和蚊卵巢发育较快,在热带、亚热带地区登革热可以常年发生,我国海南省发病高峰为3至12月。白纹伊蚊在我国分布广泛,在长江以北地区成蚊密度最高时期为8至9月,在广东、广西、福建等主要为5至11月,登革热发病高峰与成蚊密度高峰一致。

4. 周期性 在地方性流行区有隔年发病率升高的趋势,在东南亚地区及我国广东省,一般每3~5年出现一次流行高峰。

三、发病机制与病理解剖

在携带登革病毒的伊蚊叮咬人体吸食血液时,登革病毒随伊蚊唾液进入人体,在毛细血管内皮细胞和单核巨噬细胞系统增殖后进入血液循环,形成第一次病毒血症。然后再定位于单核巨噬细胞系统和淋巴组织中复制,再次释放入血液循环形成第二次病毒血症,登革病毒与机体产生的特异性抗体结合形成免疫复合物,激活补体系统,并释放多种炎症介质,导致血管通透性增加,骨髓抑制,导致皮疹、白细胞、血小板减少和出血倾向;同时激活 T 细胞,引起免疫反应,导致发热、肌肉关节疼痛,以及肝脏和淋巴结肿大。

重型登革热的发病机制尚未完全明了。免疫促进性抗体假说认为机体第一次感染登革病毒后可产生特异性抗体,婴儿则可以从母体通过胎盘获得抗体,当再次感染其他型别的登革病毒时,这些抗体对新感染的登革病毒具有弱的中和作用和强的促进作用,故称为促进性抗体。它可促进登革病毒与单核细胞或巨噬细胞表面的 Fc 受体结合,促进病毒进入并且在这些细胞内的复制,导致大量细胞因子迅速释放,血管通透性增加,血浆蛋白从微血管中外渗,引起血液浓缩和休克。凝血系统被激活则可引起DIC,加重休克,并与血小板减少一起导致各系统的出血。

病理改变表现:肝、肾、心和脑的退行性变,心内膜、心包、胸膜、腹膜、胃肠黏膜、肌肉、皮肤及中枢神经系统不同程度的出血,皮疹活检见小血管内皮细胞肿胀、血管周围水肿及单核细胞浸润,瘀斑中有广泛血管外溢血。脑型患者可见蛛网膜下腔和脑实质灶性出血,脑水肿及脑软化。重症患者可有肝小叶中央灶性坏死及淤胆,小叶性肺炎,肺小脓肿形成等。重型登革热的病理变化可见全身毛细血管内皮损伤,导致出血和血浆蛋白渗出。微血管周围出血、水肿及淋巴细胞浸润,单核巨噬细胞系统增生。

四、临床表现

登革热的潜伏期一般为 3~15 天,多数 5~8 天。

登革病毒感染临床表现疾病谱十分广泛,从无症状隐性感染、非重症感染到重症感染等。登革热是一种全身性疾病,临床表现复杂多样。典型的登革热病程分为三期,即急性发热期、极期和恢复期。根据病情严重程度,既往临床上将登革热分为登革热、登革出血热和登革休克综合征。2009 年世界卫生组织制定登革热诊断、治疗、预防与控制指南,将登革热感染分为普通登革热和重型登革热两种临床类型。普通登革热又分为伴有预警指征的登革热和不伴有预警指征的登革热。

(一) 普通登革热

1. 急性发热期　患者通常急性起病,首发症状为发热,可伴畏寒,24 小时内体温可达 40℃。部分病例发热 3~5 天后体温降至正常,1~3 天后再度上升,称为双峰热型(biphasic fever)(图 22-28-2),也叫马鞍热(saddle-type fever)。发热时可伴头痛,眼球后痛,全身肌肉、骨骼和关节疼痛,明显乏力,并可出现恶心、呕吐、腹痛、腹泻或便秘等胃肠道症状。

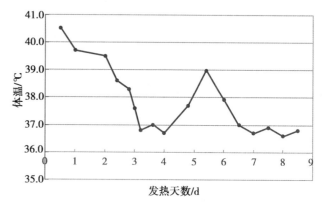

图 22-28-2　登革热的典型热型——双峰热

急性发热期一般持续 2~7 天。于病程第 3~6天在颜面、四肢出现充血性皮疹或点状出血疹,多为斑丘疹或麻疹样皮疹,也有猩红热样疹、红斑疹(图22-28-3~图 22-28-6)。可同时有两种以上皮疹。皮疹分布于全身、四肢、躯干或头面部,多有痒感,大部分不脱屑,持续 3~4 天消退。25%~50% 病例可出现不同程度的出血现象,如皮下出血、注射部位瘀点瘀斑、牙龈出血、鼻出血、呕血或黑便、咯血、血尿、阴道出血、腹腔或胸腔出血及止血带试验(tourniquet test)(图 22-28-7)阳性等。出血多发生在病程的第5~8 天。约 1/4 病例有轻度肝大,个别病例有黄疸,

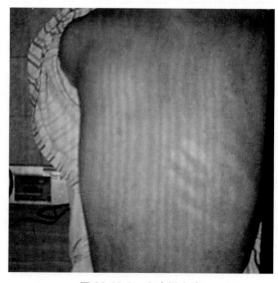

图 22-28-3　麻疹样皮疹

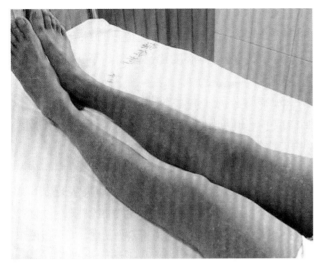

图 22-28-4 猩红热样疹

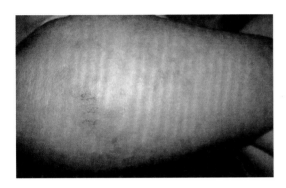

图 22-28-5 多形性斑丘疹

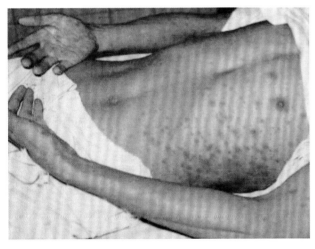

图 22-28-6 出血性皮疹——瘀斑

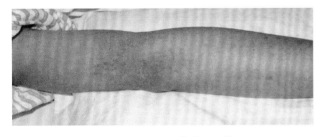

图 22-28-7 止血带试验阳性

脾大少见。

2. 极期 部分患者高热持续不缓解，或退热后病情加重，可因毛细血管通透性增加导致明显的血浆渗漏，严重者可发生休克及其他重要脏器损伤等。

极期通常出现在疾病的第 3~8 天。出现腹部剧痛、持续呕吐等重症预警指征往往提示极期的开始。在血浆渗漏发生前，患者常常表现为进行性白细胞减少以及血小板计数迅速降低。不同患者血浆渗漏的程度差别很大，如球结膜水肿、心包积液、胸腔积液和腹水等。血细胞比容升高的幅度常常反映血浆渗漏的严重程度。如果血浆渗漏造成血浆容量严重缺乏，患者可发生休克。长时间休克患者可发生代谢性酸中毒、多器官功能障碍和弥散性血管内凝血。

少数患者没有明显的血浆渗漏表现，但仍可出现严重出血如皮下血肿、消化道大出血、阴道大出血、颅内出血、咯血、肉眼血尿等；部分病例可出现胸闷、心悸、头晕、端坐呼吸，气促、呼吸困难，头痛、呕吐、嗜睡、烦躁、谵妄、抽搐、昏迷、行为异常、颈强直、腰痛、少尿或无尿，黄疸等严重脏器损害的表现。

3. 恢复期 极期后的 2~3 天进入恢复期，患者病情好转，漏出液开始被逐渐吸收，胃肠道症状减轻，食欲逐渐好转。部分患者可见针尖样出血点，下肢多见，可有皮肤瘙痒。皮疹逐渐消退，有的患者可观察到"皮岛"现象（图 22-28-8），即"在红色的海洋里出现白色的岛屿"，是本病恢复期特有的体征。外周血白细胞计数开始上升，血小板计数逐渐恢复。

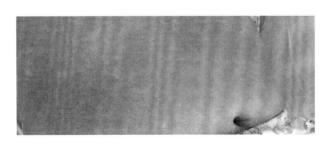

图 22-28-8 "皮岛"现象

（二）重症登革热，预警指征

1. 高危人群 ①二次感染患者；②伴有糖尿病、高血压、冠心病、肝硬化、消化性溃疡、哮喘、慢性阻塞性肺疾病、慢性肾功能不全等基础疾病者；③老年人或婴幼儿；④肥胖或严重营养不良者；⑤孕妇。

2. 临床指征 ①退热后病情恶化；②腹部剧痛；③持续呕吐；④血浆渗漏表现；⑤嗜睡，烦躁；⑥明显出血倾向；⑦肝大>2cm；⑧少尿。

3. 实验室指征 ①血小板快速下降，血小板计

数低于 $50×10^9/L$;②血细胞比容升高(较基础值升高20%以上)。

重型登革热早期临床表现类似典型登革热,发热3~5天后病情突然加重,出现严重出血、脑膜脑炎以及严重的多器官损害的临床表现。

(三) 轻型登革热

症状体征较典型登革热轻,表现为发热较低,全身疼痛较轻,皮疹稀少或不出疹,无出血倾向,浅表淋巴结常肿大,病程1~4天。流行期间此型病例甚多,由于其临床表现类似流行性感冒或不易鉴别的短期发热,常被忽视。

多数患者表现为普通登革热,少数患者发展为重症登革热,个别患者症状较轻,仅有发热期和恢复期。

五、并发症

可出现中毒性肝炎、心肌炎、输液过量、电解质及酸碱失衡、二重感染、急性血管内溶血,发生率约1%,多发生于葡萄糖-6-磷酸脱氢酶(G-6-PD)缺乏的患者。其他并发症包括精神异常、尿毒症、肝肾综合征、急性脊髓炎、吉兰-巴雷综合征及眼部病变等。

六、实验室检查

1. 血常规检查 白细胞总数减少,多数病例早期开始下降,第4~5天降至最低点,可低至 $2×10^9/L$,白细胞分类计数以中性粒细胞下降为主。多数病例有血小板减少,最低可降至 $10×10^9/L$ 以下。

2. 尿常规检查 可见少量蛋白、红细胞等,可有管型出现。

3. 血生化检查 超过半数的患者 ALT 和 AST 呈轻中度升高,乳酸脱氢酶升高,少数患者总胆红素升高,血清白蛋白降低。部分患者心肌酶、尿素氮和肌酐升高等。部分患者可出现低钾血症等电解质紊乱;出凝血功能检查可见纤维蛋白原减少,凝血酶原时间和活化部分凝血活酶时间延长,重症病例的凝血因子 Ⅱ、Ⅴ、Ⅶ、Ⅸ 和 Ⅹ 减少。出现脑膜脑炎的患者脑脊液压力升高,白细胞和蛋白质正常或稍增加,糖和氯化物正常。

4. 血清学检测 急性发热期可应用登革热抗原(NS1)检测及逆转录聚合酶链反应(RT-PCR)检测病毒核酸进行早期诊断。初次感染患者,发病后3~5天可检出 IgM 抗体,发病2周后达到高峰,可维持2~3个月;发病1周后可检出 IgG 抗体,IgG 抗体可维持数年至终身;发病1周内,在患者血清中检出高水平特异性 IgG 抗体提示二次感染,也可结合捕获法检测的 IgM/IgG 抗体比值进行综合判断。双份血清,恢复期抗体滴度比急性期升高4倍以上者,可以确诊。

5. 病毒分离 将急性期患者血清接种于乳鼠脑内或 C6/36 细胞系可分离病毒。以 C6/36 细胞系常用,其分离阳性率 20%~65%。

6. 影像学检查 CT 或 X 线检查可发现一侧或双侧胸腔积液,部分患者有间质性肺炎表现。B 超可见肝脾大,重症患者还可表现为胆囊壁一过性增厚,并出现心包、腹腔和盆腔积液表现。CT 和磁共振可发现脑水肿、颅内出血、皮下组织渗出等。

七、诊断

(一) 登革热的诊断

根据流行病学史(发病前15天内到过登革热流行区,或居住地有登革热病例发生)、临床表现(起病急、高热、全身疼痛、明显乏力、皮疹、出血、淋巴结肿大、止血带试验阳性)及实验室检查结果,可作出登革热的诊断。在流行病学史不详的情况下,根据临床表现、辅助检查和实验室检测结果作出诊断。

1. 疑似病例 符合登革热临床表现,有流行病学史,或有白细胞和血小板减少者。

2. 临床诊断病例 符合登革热临床表现,有流行病学史,并有白细胞、血小板同时减少,单份血清登革病毒特异性 IgM 抗体阳性。

3. 确诊病例 疑似或临床诊断病例,急性期血清检测出 NS1 抗原或病毒核酸,或分离出登革病毒或恢复期血清特异性 IgG 抗体阳转或滴度呈4倍以上升高。

(二) 重型登革热的诊断

符合登革热的流行病学史和临床表现,并有下列情况之一者。

1. 严重出血 皮下血肿、呕血、黑便、阴道流血、肉眼血尿、颅内出血等。

2. 休克 心动过速、肢端湿冷、毛细血管充盈时间延长>3秒、脉搏细弱或测不到、脉压减小或血压测不到等。

3. 重要脏器功能障碍或衰竭 肝脏损伤(ALT 和/或 AST>1 000IU/L)、ARDS、急性心力衰竭、急性肾衰竭、脑病(脑炎、脑膜脑炎)等。

八、鉴别诊断

登革热的临床表现多样,注意与下列疾病相

鉴别。

1. 与流行性感冒（流感）的鉴别诊断。流感多发生在冬、春季，有咳嗽、流涕等症状，无皮疹、出血、血小板减少等表现；早期咽喉洗漱液或咽拭子检测流感病毒核酸可以协助鉴别诊断。

2. 与发热伴出血疾病如基孔肯亚出血热、肾综合征出血热、发热伴血小板减少综合征等鉴别。基孔肯亚出血热多有关节活动受限，无血小板减少，病毒分离及 RT-PCR 检测均可协助鉴别；肾综合征出血热早期即出现肾损害，白细胞数增多，早期出现异型淋巴细胞，血清特异性 IgM 检测有助于鉴别；发热伴血小板减少综合征是由一种新型布尼亚病毒感染引起的急性传染病，临床表现与登革热极为相似，血清新型布尼亚病毒核酸检测协助鉴别。

3. 与发热伴皮疹疾病如麻疹、荨麻疹、猩红热、流脑、斑疹伤寒、恙虫病等鉴别。

4. 有脑病表现者，需与其他中枢神经系统感染相鉴别。

5. 白细胞及血小板减低明显者，需与血液系统疾病鉴别。

九、预后

登革热是一种自限性疾病，通常预后良好，多数患者在发病后 1 周左右退热，在恢复期常出现疲乏无力等症状，需要数周才能完全康复。本病病死率低，约为 3/10 000，影响预后的因素包括患者既往感染登革病毒史、年龄、基础疾病、并发症等。少数重症登革热病例可因重要脏器功能衰竭死亡。

十、治疗

目前尚无特效的抗病毒治疗药物，主要采取支持及对症治疗措施。治疗原则是早发现、早治疗、早防蚊隔离。重症病例的早期识别和及时救治是降低病死率的关键。重症登革热诊疗流程见图 22-28-9。

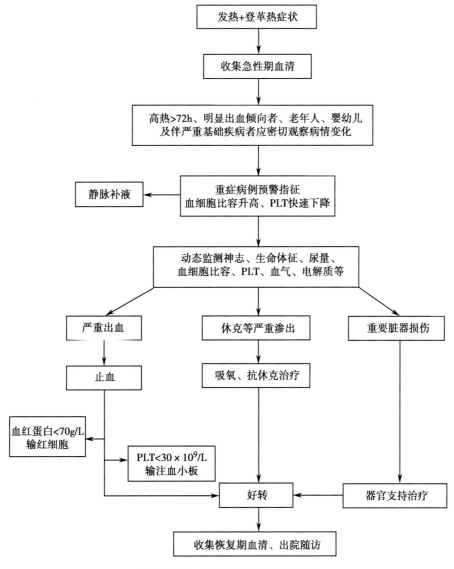

图 22-28-9　重症登革热诊疗流程图

抗休克参照感染性休克治疗原则,血浆渗漏严重者可早期给予血浆或白蛋白等。重症预警指征:热退后病情加重,出现腹痛、持续呕吐、明显渗出征、烦躁不安等表现。

(一) 一般治疗

急性期应卧床休息,给予流质或半流质饮食,监测神志、生命体征、尿量、血小板、血细胞比容等。注意防蚊隔离至完全退热及症状缓解。

(二) 对症治疗

1. 退热 发热时先用物理降温。高热时可给予对乙酰氨基酚缓解症状,该药可以重复使用,两次用药之间间隔不小于 6 小时。慎用阿司匹林、布洛芬或其他的非甾体抗炎药物(non-steroidal anti-inflammatory agents, NSAIDs),因为这些药可能加重胃炎或出血,阿司匹林可能诱发 Reye 综合征。持续高热及毒血症状严重者,可短期使用小剂量肾上腺皮质激素,如口服泼尼松 5mg,每天 3 次。

2. 补液 注意水、电解质平衡,适当补充水分。出汗多、呕吐或腹泻者,应及时口服补液,一般非重型患者鼓励口服补液盐溶液(oral rehydration solution, ORS),或口服果汁以及其他含电解质和糖的液体以补充因发热及呕吐损失的液体。非必要时不滥用静脉补液,以避免诱发脑水肿。

3. 镇静止痛 肌肉、关节疼痛严重的患者可给予地西泮、罗通定等对症处理。

4. 应用止血药物 有出血倾向者,可选用卡巴克络、酚磺乙胺、维生素 C 及 K 等一般止血药物。

(三) 重型登革热的治疗

除一般治疗中提及的监测指标外,重症登革热病例还应进行电解质的动态监测。对出现严重血浆渗漏、休克、ARDS、严重出血或其他重要脏器功能障碍者应积极采取相应治疗。

1. 补液原则 重症登革热补液原则是维持良好的组织器官灌注。应该即刻快速给予平衡盐等晶体液以补充因血浆外渗而引起的体液不足,渗出严重者应及时补充白蛋白等胶体液。尽量在液体复苏前后都维持稳定的血细胞比容。根据患者血细胞比容、血小板、电解质情况随时调整补液的种类和数量,在尿量达约 0.5ml/(kg·h)的前提下,应尽量减少静脉补液量以避免出现脑水肿。

2. 抗休克治疗 出现休克时应尽快进行液体复苏治疗,输液种类及输液量见补液原则,同时积极纠正酸碱失衡。液体复苏治疗无法维持血压时,应使用血管活性药物;严重出血引起的休克,应及时输注红细胞或全血等。有条件可进行血流动力学监测,指导治疗控制补液量和补液速度,以避免引起脑水肿。

3. 出血的治疗

(1) 出血部位明确者,如严重鼻出血给予局部止血。胃肠道出血者给予制酸药。尽量避免插胃管、尿管等侵入性诊断及治疗。

(2) 严重出血者根据病情及时输注红细胞或全血。输血是挽救严重出血患者生命的重要措施,一经诊断严重出血,应该立即开始输血治疗,血细胞比容<30%即是输血指征,不能等到血细胞比容太低的时候才考虑输血。

(3) 严重出血伴血小板计数低于 $30×10^9/L$ 时,应及时输注血小板。临床输血(包括红细胞、血小板等)时要注意输血相关急性肺损伤(TRALI)和血小板无效输注等。

4. 重要脏器损害的治疗

(1) 急性心肌炎和急性心力衰竭:应卧床休息,持续低中流量吸氧,保持大便通畅,限制静脉输液及输液速度。存在房性或室性期前收缩时,给予酒石酸美托洛尔或胺碘酮等抗心律失常药物治疗。发生心力衰竭时首先予利尿处理,保持每天液体负平衡在 500~800ml,其次给予口服单硝酸异山梨酯片 30mg 或 60mg。

(2) 脑病和脑炎:降温、吸氧,控制静脉输液量和输液速度。根据病情给予甘露醇或利尿剂静脉滴注以减轻脑水肿。脑炎患者可给予糖皮质激素减轻脑组织炎症和水肿。出现中枢性呼吸衰竭应及时给予辅助通气支持治疗。

(3) 急性肾衰竭:可参考急性肾损害标准进行分期,及时予以血液净化治疗。

(4) 肝衰竭:部分患者可发生严重肝损伤,如出现肝衰竭,按肝衰竭常规处理。

5. 其他治疗 预防并及时治疗各种并发症。治疗过程中要特别注意因为大量迅速静脉补液或者输注了低渗晶体溶液引起的液体过量导致的胸腔积液、腹水以及急性呼吸衰竭。尤其是救治有基础疾病如缺血性心脏病、慢性肺病或肾病的患者。一旦出现液体过量,要视病情给予吸氧,减少补液量,减慢补液速度或停止静脉补液。另外要注意纠正高血糖或低血糖状态,维持电解质和酸碱平衡。

(1) 解除防蚊隔离标准:病程超过 5 天,并且热退 24 小时以上可解除。

(2) 出院标准:登革热患者热退 24 小时以上同

时临床症状缓解可予出院。

十一、预防

登革热的预防是一个系统工程，涉及包括医学、环境、社会学等多个方面。为了遏制 21 世纪以来登革热在东南亚和西太平洋地区流行加剧的趋势，世界卫生组织关于东南亚和西太平洋地区登革热的预防和控制战略纲要于 2008 年推出，包括了 6 个方面的内容：登革热的监测、患者管理、疫情暴发的报告、传播媒介的综合管理、社会宣教和交流，以及登革热的研究。

（一）控制传染源

地方性流行区或有媒介伊蚊分布且受登革热输入病例影响的地区要做好登革热常规疫情监测预报工作，早发现，早诊断，及时隔离治疗。按照《中华人民共和国传染病防治法》各医疗机构执行职务的医务人员发现疑似、临床诊断或实验室确诊登革热病例应在诊断后 24 小时内填写报告卡进行网络直报。同时尽快进行特异性实验室检查，识别轻型患者。加强国境卫生检疫。

（二）切断传播途径

防蚊灭蚊是预防本病的根本措施。改善卫生环境，消灭伊蚊滋生地。家中养水生观赏植物，应做到常更换水；居民区将贮水容器、水井及贮水池加盖；对于花瓶等容器，每星期至少清洗、换水一次，不要让花盆底盘留有积水；把所有用过的罐子及瓶子放进有盖的垃圾桶内。减少伊蚊滋生；喷洒杀蚊剂消灭成蚊。

（三）保护易感人群

到登革热流行区旅游或生活，到户外活动时应穿着长袖衣服及长裤，并在外露的皮肤及衣服上涂蚊虫驱避药物；居住的房间应装有纱门、纱窗；睡觉时挂蚊帐；避免在早晨 8~9 时和傍晚 5~6 时伊蚊出没频繁时段在树荫、草丛、凉亭等户外阴暗处逗留。

理想的登革热疫苗应该是对四种血清型登革病毒感染均有保护作用的四价疫苗。经过 50 多年的研究，因为缺乏合适的动物模型等原因，多种疫苗正处于研究试验阶段。四价登革热减毒活疫苗 Dengvaxia 在Ⅱb 和Ⅲ期临床研究中普遍显示出良好的预防作用，但在亚洲 2~5 岁儿童中观察到接种疫苗后再感染登革热病情加重。该疫苗 2015 年 12 月在墨西哥、菲律宾和巴西三个国家通过审批。在中国，至今仍无登革热疫苗获得批准用于临床。

（高志良　张晓红）

第二十九节　埃博拉病毒病

埃博拉病毒病旧称埃博拉出血热（Ebola hemor-rhagic fever，EHF），是由丝状病毒科（Filoviridae）的埃博拉病毒（Ebola virus，EBOV）引起的一种急性动物疫源性出血性传染病，是目前人类已知的最为烈性的传染病之一。该病传染性很强，主要通过接触传播，人接触患者或感染动物的体液、排泄物、分泌物等都可能致病。临床表现为急性起病、发热、头痛、关节痛、肌痛、咽痛、皮疹、呕吐、腹泻、内外出血，随后可出现肝、肾功能等多器官障碍、迟发性眼病、低血压、休克等。人类一旦感染埃博拉病毒，病死率高达 50%~90%，致死因素主要为脑出血、心肌梗死、低血容量性休克或多器官功能衰竭。

人类关于埃博拉病毒病的最早记录是在 1976 年，然而该病实际上在数个世纪前就已在中部非洲和东南部非洲的热带雨林及大草原地区造成流行，但由于以往未引发大规模的流行及死亡，并且疫情主要分布在经济落后、通信不发达的非洲地区，所以一直不为人知。直到 2013 年 12 月该病造成局部大规模流行，于 2014 年 8 月 8 日被世界卫生组织（WHO）宣布为"国际关注的公共卫生突发事件"。埃博拉病毒在英国杂志所排出的世界 6 种最致命病毒中居首位，WHO 已将埃博拉病毒列为对人类危害最严重的病毒之一，为生物安全第 4 级病毒，并且也将其列为潜在的生物武器之一。

一、病原学

（一）形态及分类

埃博拉病毒为单股负链 RNA 病毒，长约 19kb，分子量约为 $4.6×10^6$ Da，其病毒长度差异很大，平均长度为 300~1 500nm，最长可达 14 000nm，病毒粒子有螺旋状核衣壳，外有包膜，形态多样，呈分支状、"U"形、"6"形或环形等，以分支状最为多见（图 22-29-1）。

目前认为，埃博拉病毒至少有 5 种已鉴定的亚型，即埃博拉-扎伊尔型（Zaire Ebola virus，EBO-Z）、埃博拉-苏丹型（Sudan Ebola virus，EBO-S）、埃博拉-科特迪瓦型（Côted'Ivoire Ebola virus，EBO-CI）、埃博拉-莱斯顿型（Reston Ebola virus，EBO-R）及埃博拉-塔伊森林型（Tai Forest Ebola virus，EBO-TF）。它们既具有部分共同的抗原，也各自具有其独特的抗原。不同亚型的病毒具有不同的特性，其中 EBO-Z、

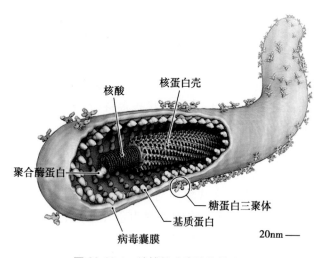

核酸 核蛋白壳
聚合酶蛋白
糖蛋白三聚体
基质蛋白
病毒囊膜
20nm —

图 22-29-1　埃博拉病毒结构模式图

EBO-S 感染对人类和非人灵长类动物的致死率很高,EBO-Z 型毒力最强,病死率高达 90%,而 EBO-S 型病死率约为 50%;EBO-CI 对黑猩猩的致死率很高,对人类虽也有明显的致病性,但一般不会引起死亡;EBO-R 型与其他类型的埃博拉病毒不同,其仅在猕猴中有发病及死亡,目前尚无人类受感染的报道。

（二）结构、致病性及抗性

埃博拉病毒基因组能编码 3 个非结构蛋白以及 7 个结构蛋白,即核蛋白（NP）,病毒粒子结构蛋白 VP35、VP40、VP30、VP24,糖蛋白（GP）,RNA 依赖的 RNA 聚合酶（L 蛋白）,其排列顺序为 NP-VP35-VP40-GP-VP30-VP24-L（图 22-29-2）。每一种蛋白由其单独的 mRNA 所编码,其 3′端和 5′端含有保守的互补序列,该序列在基因转录和复制的起始中发挥重要作用。病毒中心结构由一个螺旋形的核糖核蛋白（RNP）构成,含螺旋状负链线性 RNA 分子和 4 个毒力结构蛋白,包括 NP、VP35、VP30、L 蛋白。病毒体的最外层由源自宿主细胞的双层脂质膜结构组成,膜上有 10nm 长的呈刷状排列的突起,膜上镶嵌了病毒基因组及其外面包囊的衣壳蛋白（NP、VP35、VP30）。核衣壳通过一个主要基质蛋白 VP40 和一个次要基质蛋白 VP24 与病毒包膜的内层相连接。

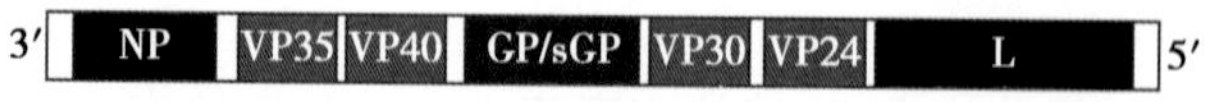

| 3′ | NP | VP35 | VP40 | GP/sGP | VP30 | VP24 | L | 5′ |

图 22-29-2　埃博拉病毒 RNA 基因组结构示意图

1. 核蛋白（NP）　NP 基因编码核蛋白,是主要的核衣壳蛋白质,为一种磷酸化蛋白,其氨基端与基因组 RNA 结合,在病毒的复制中起重要作用。核蛋白与小基质蛋白 VP24、VP35 形成核衣壳样的结构包裹病毒 RNA,其中核蛋白在核衣壳中起着骨架作用。

2. VP35 蛋白　VP35 蛋白是 L 蛋白的辅因子,与基因复制及表达相关,VP30 则主要负责病毒的转录,二者调控病毒基因的复制和转录。除此之外,VP35 蛋白有类似于 I 型干扰素（IFN）拮抗剂的作用,调控宿主细胞干扰素应答系统。有研究表明 VP35 蛋白还可能是埃博拉病毒毒力的一个重要因子。

3. VP40 蛋白　VP40 为基质蛋白,属于病毒包膜成分,是病毒颗粒中含量最为丰富的蛋白质。它是病毒主要的驱动蛋白,引发病毒的装配和病毒从感染细胞表面的释放,有助于病毒样颗粒在宿主细胞内的表达和细胞的出芽。

4. 糖蛋白（GP）　GP 基因对埃博拉病毒的复制具有独特的编码和转录功能,它是由两个可读框（ORF1 和 ORF2）构成的。ORF1 的编码产物为一种非结构的分泌型糖蛋白（sGP）,可能与干扰宿主细胞对病毒的免疫杀伤作用有关。糖蛋白在埃博拉病毒颗粒的表面,该蛋白与宿主细胞受体结合后介导病毒入胞,主要调节病毒对宿主细胞的黏附和入侵,同时也作为中和抗体的主要作用靶点,并可通过与内皮细胞结合破坏微血管的完整性,引起血管渗漏导致机体内、外出血,因此被认为是埃博拉病毒致病性的重要决定因子,在病毒粒子装配、出芽及致病过程中都起关键作用。也有报道表明糖蛋白还可能与疾病的严重性有关。不同亚型病毒糖蛋白的基因组核苷酸构成差异较大（同源性为 34%～43%）,但同一亚型的病毒基因组相对稳定,遗传特性很少发生变化。

5. VP30 蛋白　VP30 蛋白为一种锌结合蛋白,是病毒转录过程中非常重要的转录因子。VP30 与核衣壳紧密结合,在转录过程中作为抗转录终止因子发挥作用。此外,VP30 普遍磷酸化,这种磷酸化有助于调节 VP30 在转录过程中的活性。

6. VP24 蛋白　VP24 蛋白是病毒的一个次要基质蛋白,为一种疏水蛋白,与细胞膜结合,协助 VP40 和糖蛋白结合到核糖核蛋白核心,促进病毒的组装、出芽和释放,因此与病毒的成熟关系密切。

7. L 蛋白　为 RNA 依赖的 RNA 聚合酶,是病毒基因组转录成 mRNA 所必需的酶。它是病毒中最大的蛋白,具有 RNA 聚合酶、外切酶等活性,在病毒基因的复制和转录过程中起着关键作用。

埃博拉病毒在常温下较稳定,对热有中等抵抗力,生长在 37℃ 的培养基中其数量可保存数日基本不变,在室温中可达数周,4℃ 条件下存放 5 周而感染性保持不变，60℃加热1小时才能使之灭活，100℃5分钟即可灭活。埃博拉病毒还能耐受低温，在−70℃下可长期存活数日，但其对紫外线、γ射线及多种化学试剂（如乙醚、脱氧胆酸钠、过氧乙酸、次氯酸钠、甲基乙酸、甲醛等）敏感。

（三）病毒生活周期

虽然到目前为止埃博拉病毒感染人体细胞的详细过程还未完全被揭示，但其基本步骤主要包括吸附包膜、穿入、脱壳、生物合成、病毒装配，形成包涵体，继而成熟和释放等步骤。埃博拉病毒在体内能够感染多种不同的细胞，如上皮细胞、单核巨噬细胞、肝细胞和肾上腺皮质细胞、树突状细胞和成纤维细胞等。基因的转录由一个复制复合体来完成，该复合体由核蛋白、VP35、VP30和L蛋白组成。转录合成的互补拷贝作为病毒基因组复制的模板。新产生的基因组迅速被蛋白质包裹形成核衣壳。与此同时，从高尔基复合体新生出来的糖蛋白GP1、GP2分子与VP40和核衣壳结合，装配并释放出完整的病毒颗粒。病毒颗粒附着在细胞表面，通过糖蛋白与细胞受体结合或细胞融合介导进入细胞，病毒的RNA被释放到细胞质中，在聚合酶作用下合成病毒的正链，形成新的病毒颗粒，如此循环其生活周期。

（四）感染对象

人类及各种非人类灵长类动物普遍易感，高危人群主要包括埃博拉病毒病患者的家属，感染动物及与尸体密切接触的人员、医务人员、检验人员以及在埃博拉流行现场的工作人员等。病毒可实验感染多种哺乳动物培养细胞，如绿猴肾细胞（Vero细胞）、人脐带血内皮细胞和人原代巨噬细胞，且表现出致细胞病变作用，其中扎伊尔型埃博拉病毒还具有细胞毒性。迄今为止在所有试验过的非人类灵长类动物中，埃博拉病毒均可引起严重的病变，但是对其他实验动物却都不敏感。豚鼠、仓鼠、乳鼠较为敏感，腹腔、静脉、皮内或鼻内途径接种均可引起感染。

二、流行病学

2014年肆虐西非多国的埃博拉疫情是继1976年以来规模最大、持续时间最长、情况最为复杂的一次暴发流行，也是该病历史上感染和死亡人数最多的一次，并成为危害全球公共卫生新的巨大威胁。从2014年3月21日几内亚卫生部正式宣布埃博拉疫情开始，截至2015年3月11日，蔓延西非几内亚、利比里亚、塞拉利昂的埃博拉病例已达24 282起，其中9 976人死亡。本病主要流行于西非，但随着国际交流的增多，如不加以预防和控制，其有向全世界蔓延的趋势。

（一）传染源

患者为主要传染源，无症状的病毒携带者也可作为传染源，尚未发现潜伏期患者具有传染性。埃博拉病毒的天然宿主目前尚不完全确定，果蝠被认为是最有可能的天然宿主，可以携带埃博拉病毒，却不会出现症状。该病毒在自然界的自然循环方式目前也未完全阐明。

（二）传播途径

接触传播是其最主要的传播方式，通过接触患者体液包括血液、精液、分泌物、呕吐物、排泄物等经破损皮肤、呼吸道或结膜等而感染，也可通过未经消毒的针头、留置管等其他未消毒或消毒不彻底的医疗器械进行传播。家人及朋友在日常生活中的接触，包括同屋居住、照料患者、帮助患者分娩、尸体修容以及医护人员在治疗、护理患者的过程中，如果没有严格的防护措施都容易受到感染。因此，家庭内及医院内传播是导致埃博拉病毒病暴发流行的重要因素。患者的转诊还可造成医院之间的相互传播。另外，当地某些与死者近距离接触的特殊丧葬习俗也是导致本次感染人数剧增的原因之一。在埃博拉病毒病患者精液、乳汁中可以检测到埃博拉病毒，故存在性传播的可能。已证实在实验室条件下埃博拉病毒可通过气溶胶传播，但无明确证据证实人与人之间同样存在气溶胶传播。

（三）易感者

人群普遍易感，但发病主要集中在成年人，可能是因为成年人的社会流动性较大，接触机会多。医务人员、检验人员、现场监测人员等是主要的高危人群，尤其是医护人员感染率很高。

（四）流行特征

1. 地区性分布　该病具有明显的空间局限性，主要流行在非洲北纬5°线内的一些国家，局限在中非热带雨林和东南亚热带大草原地区。非洲以外地区虽偶有病例报道，但均属于输入性感染或实验室意外感染。

2. 季节性分布　埃博拉病毒病的流行无明显的季节性，全年均可发病。

3. 人群分布　从出生后3天到70岁及以上的人群均有可能发病，但以成年人多见。尚无资料表明不同性别间存在发病差异。

（五）流行过程

2014年埃博拉病毒病暴发，先后波及几内亚、利比里亚、塞拉利昂、尼日利亚、塞内加尔、美国、西班牙等，并首次超出边远的丛林村庄，蔓延至人口密集的大城市。2019 年在刚果民主共和国流行的埃博拉病毒病疫情。截至 2019 年 8 月 21 日，已累计报告埃博拉确诊和可能病例 2 934 例，其中死亡病例 1 965 例。

三、发病机制和病理改变

埃博拉病毒是一种泛嗜性的病毒，可侵犯全身各系统器官，尤以肝、脾损害为重。本病的发生主要与机体的免疫应答水平有关，其显著特征是抑制机体的免疫反应导致全身炎症反应。患者血清中各种细胞因子如白细胞介素 2（IL-2）、IL-10、肿瘤坏死因子-α（TNF-α）、γ 干扰素（IFN-γ）和 α 干扰素（IFN-α）等水平明显升高，这些炎症因子过高会造成人体严重的炎症反应，引起机体的损伤。其主要的病理学改变包括免疫系统抑制、血管通透性增强、凝血功能障碍、神经系统受累、皮肤损害及全身多器官功能衰竭及坏死，主要是单核巨噬细胞系统受累，其中吞噬细胞被认为是首先受病毒攻击的靶细胞，随后成纤维细胞和内皮细胞均被感染，血管通透性增加，纤维蛋白沉着，引起出血和血栓形成，继而全身器官广泛性坏死。内皮细胞通透性增加及毛细血管受损是埃博拉病毒病病理损害的关键。病情的轻重与病毒在体内的载量及机体免疫应答水平相关。有研究指出，感染存活者多为病毒载量低，有着良好的免疫应答者，表现为 IgM 和 IgG 特异性抗体的早期出现，对埃博拉病毒产生持久、稳定的免疫反应；而预后差者体内病毒载量滴度很高，对埃博拉病毒侵袭的免疫反应很微弱，不能有效控制病毒复制，继而引起明显的机体损伤甚至死亡。

四、临床表现

本病的潜伏期为 2~21 天，一般为 5~12 天。埃博拉病毒感染后可以不发病或呈轻型经过。患者多突然起病，发病初期主要表现为寒战、发热、乏力、剧烈头痛、肌肉关节痛、双眼结膜充血、明显厌食和极度衰竭等非特异性流感样症状。发病后 2~3 天，可出现消化道损伤，主要有恶心、腹痛、腹泻，大便可为黏液便或血便，半数患者有咽痛及咳嗽。病程 4~5 天进入极期，患者表现为中枢神经系统受累症状，出现神志的改变，如谵妄、嗜睡、意识障碍等，并可持续至恢复期。患者发病数天后即可出现轻重不一的出血倾向，如咯血、呕血，结膜、消化道、泌尿系统、生殖道及皮肤出血，注射部位渗血及血肿常见。发病 5~7 天可出现特征性皮疹，多为斑丘疹，可迅速蔓延至全身表现为严重而广泛的皮疹，恢复者可有脱屑，部分患者可较长期地留有皮肤的改变。发病 10~12 天，发热逐渐消退，病情改善进入恢复期。偶有病例可出现反复发热，可能与继发性细菌感染或局部病毒持续活动有关。埃博拉病毒病患者的死亡率很高，90% 的死亡患者在发病后约 12 天内死亡。出血是其主要的致死原因，但大多数患者死于多器官功能衰竭，如肝、肾衰竭和其他致死性并发症。非重症者，发病后 2 周内多可恢复。其病程大致可分为急性期和恢复期。

（一）急性期

急性期典型病程可分两期，两期之间可有 1~2 天的相对缓解期，病情有所改善。

1. 一期 一般不超过 1 周，常有发热、腹痛、头痛、关节痛、肌痛、结膜和口腔黏膜充血、恶心、呕吐、腹泻、咽喉炎、皮疹等临床表现。皮疹多为斑丘疹，不痒，多在起病数天后出现，最早出现在躯干的两侧、腹股沟、腋窝部位，迅速波及除颜面外的全身皮肤，恢复者可脱屑。

2. 二期 该期特征性表现为出血、精神异常和少尿。部分患者在一期之后可有 1~2 天的相对缓解期，病情有所改善，但随即出现口腔、鼻腔、胃肠道、呼吸道等多脏器的出血，并可出现皮肤穿刺处出血及血肿形成。该期患者可出现神志异常，如神志淡漠、意识不清、抽搐等，少数病例可表现为原因不明反复发作的意识障碍，个别患者有突发双眼失明，发声障碍，躯干、四肢皮肤呈强烈的烧灼痛性感觉异常。约 15% 的患者可出现呃逆。呃逆及除黑便外的肉眼可见的各脏器出血常为死前的先兆。妊娠妇女常有严重的生殖道出血，继之出现自身及胎儿的死亡。

（二）恢复期

埃博拉病毒病患者常在 2 周内死亡。如病程大于 2 周，或在病程 2 周左右，病情逐渐好转，食欲渐增，则进入恢复期。恢复期患者常有游走性关节痛，多为非对称性，以累及大关节最为常见。部分病例仍有发热、头痛、乏力、肌痛、闭经，以及轻度面瘫、单侧睾丸炎、听力及视力受损等迟发损害。

五、实验室检查

（一）一般检查

1. 血常规检查 早期可见淋巴细胞减少，随后中性粒细胞增多及核左移，并出现异型淋巴细胞，血小板显著减少。

2. 尿常规检查　早期可有蛋白尿。

3. 生化检查　发生 DIC 时,凝血酶原时间、活化部分凝血活酶时间延长,纤维蛋白降解产物增高。血清 ALT 及 AST 升高,且 AST 升高大于 ALT,形成特征性的 AST>ALT,但是目前文献中尚缺乏具体数值范围。血清淀粉酶也可升高。

（二）血清学检查

据文献报道,最早可从发病后 2 天的患者血清中检出特异性 IgM 抗体,7~10 天从血清中检出特异性 IgG 抗体,多数患者抗体出现于起病后 10~14 天,也有重症患者至死也未能检出抗体。血清特异性 IgM 抗体多采用 IgM 捕捉 ELISE 法检测;血清特异性 IgG 抗体多采用 ELISE、免疫荧光法检测。间隔 1 周及以上的两份血标本 IgM 抗体阳转或 IgG 抗体滴度 4 倍及以上升高具有诊断意义。IgM 抗体可维持 3 个月,IgG 抗体可维持很长时间。故 IgM 抗体可作为近期感染的血清流行病学调查指标,但不能满足早期诊断的需要;而 IgG 抗体检测主要用于血清流行病学调查。

（三）病原学检查

病原学检测对于本病诊断至关重要。由于埃博拉病毒病有高滴度病毒血症,急性期可直接取患者标本于电镜下找病原体,结果可靠。亦可通过 ELISA 法检测埃博拉病毒抗原或抗体,用 RT-PCR 等核酸扩增方法检测埃博拉病毒 RNA,一般发病后 1 周内的患者血清中可检测出病毒核酸。从各种标本中分离出埃博拉病毒可确定埃博拉病毒的感染。应用免疫组化染色检查出皮肤活组织标本中埃博拉病毒抗原或病毒颗粒具有确诊意义。

埃博拉病毒属于生物安全第 4 级病原体,一旦疑似本病,应引起高度重视,所有涉及该病原的研究工作均应在最高级生物安全 4 级实验室（biosafety level 4 laboratory,BSL-4）中进行。病毒主要存在于患者的血液、肝脏或精液中,采集发病 1 周内患者标本接种于 Vero 细胞,37℃培养 5~7 天后用免疫荧光技术检查,可以发现培养细胞中的病毒抗原。免疫学检测可采用间接免疫荧光试验和 ELISA 法,但用于埃博拉病毒病诊断较局限,急性期诊断效果不理想。多数患者血清抗体的产生在病后 10~14 天,病毒血症消失,血清学检测结果阳性说明近期感染而不能早期诊断。

六、诊断及鉴别诊断

临床上埃博拉病毒病难以早期诊断,诊断主要

依据流行病学资料、临床表现和实验室检查及免疫学检查。

（一）诊断标准

1. 疑似病例　病前 21 天内与患者、可疑患者有过直接接触史,突发高热、剧烈头痛、背痛、肌肉关节痛,厌食、乏力、眼结膜充血。

2. 临床诊断病例　在可疑病例的基础上,发病后 2~3 天发生恶心、呕吐、腹痛、腹泻等。起病第 5 天后出血加重,皮肤、口腔、鼻腔黏膜及各内脏器官均有出血,以呼吸道和胃肠道为重。

3. 确诊病例　符合临床诊断病例,并具备以下条件之一的:用电镜方法从血、尿、含汗腺皮下组织查见丝状病毒颗粒。用 Vero 细胞从患者血、尿、含汗腺皮下组织分离到埃博拉病毒。用免疫荧光抗体测定（IFA）或酶免疫测定（EIA）法从患者血、尿检查埃博拉病毒抗原阳性;用间接 IFA 或 EIA 法检查早期患者血清 IgM 抗体阳性,或患者双份血清 IgG 抗体滴度呈 4 倍以上升高;用 RT-PCR 法从患者血中检查到埃博拉病毒特异性 L 基因。

（二）鉴别诊断

该病由于症状缺乏特异性,应与其他疾病如伤寒、沙拉热、恶性疟疾、黄热病、马尔堡病毒病、克里米亚-刚果出血热、传染性单核细胞增多症等疾病鉴别,它们临床表现相似,根据相关流行病学及病原学检查相鉴别。

七、并发症

急性期可并发心肌炎、细菌性肺炎,继发感染,肾衰竭和 DIC 等并发症。迟发症可因病毒持续存在而引起化脓性腮腺炎、睾丸炎、睾丸萎缩,还可有复发性肝炎、横断性脊髓炎及眼葡萄膜炎等不同程度视力和听力的损害。

八、治疗

本病尚无特效性治疗,有研究表明,多种药物（腺苷类似物）可抑制埃博拉病毒复制,但也有研究认为干扰素和现有的抗病毒药物对埃博拉病毒无效。因此本病应以预防为主,遵循"早发现、早报告、早诊断、早隔离、早治疗"的原则。目前治疗以对症支持为主。适当补液、补充营养物质、保持内环境稳定、控制出血、纠正血容量不足、纠正肝肾功能不全,有助于降低病死率。有报道应用恢复期埃博拉病毒病患者血液治疗埃博拉患者,可使病死率明显降低,但也有不一致的报道,因此临床应用需谨慎。所以

普遍认为早期发现、积极隔离及对症治疗是降低病死率的更有实际意义的治疗措施。

（一）支持治疗

首先需要严格隔离患者。卧床休息，易消化、半流质饮食，保证充分营养及热量供应。补液，维持水、电解质和酸碱平衡，使用平衡盐液，维持有效血容量；加强胶体液补充，如白蛋白、右旋糖酐等，预防和治疗低血容量性休克。补液分为口服补液和静脉补液，对于轻症患者及能进食的患者均应以口服补液为主。已有危重患者依靠液体支持治疗联合广谱抗菌药物和机械通气最终痊愈的实例。报道认为通过强化支持治疗可以显著降低患者的死亡率。

（二）抗病毒治疗

目前尚无特效抗病毒治疗药物，部分抗病毒药物可能有效，但仍处于临床试验阶段，用于人体的安全性仍待进一步证实，现有的临床报道很少提到特异性抗病毒治疗，只在部分患者中使用了抗病毒药物，而且这些药物只是被临时批准用于埃博拉的试验性治疗，主要包括三类。

1. 核苷类似物　主要有法匹拉韦（favipiravir）和布罗福韦酯（brincidofovir）。前者是一种新型的病毒 RNA 聚合酶抑制剂，其对埃博拉病毒的杀伤作用在体外试验中已得到证实，但由于存在致畸性及胚胎毒性，临床试验受到限制。直到此次西非埃博拉疫情的蔓延，才在部分患者中使用了该药，并且有使患者血清学阴转的报道。后者以往被认为是一种针对 DNA 病毒的药物，有体外试验证明其在细胞培养环节能抑制埃博拉病毒，虽然此次疫情流行中曾使用了该药，但截至目前仍无有关其确切疗效的报道。

2. RNA 沉默及反义寡核苷酸制剂　TKM-Ebola是一种专门针对埃博拉病毒相关基因 *VP24* 和 *VP35* 的小干扰 RNA，有动物实验证实，感染早期使用该药能有效降低死亡率。

3. 免疫抑制剂　主要有抗埃博拉病毒高免疫球蛋白、Z-Mapp、MIL-77。埃博拉病毒高免疫球蛋白采用被动免疫的方式对机体产生保护作用，但有关其动物研究结果的观点并不一致；Z-Mapp 由三种单克隆抗体混合制成，可与病毒核心蛋白结合而产生抗病毒作用，目前有较多关于该药临床有效性的报道，并且它是首次被发现的针对埃博拉病毒可能有效的药物；MIL-77 是由我国研发的抗埃博拉病毒药物，其疗效明确、质量可控、安全性好，并已有成功治愈患者的实例。

以上药物在实验性抗病毒治疗中取得了一定疗效，但在疾病流行期间常常会联合用药，所以单一疗效还有待临床进一步研究。

（三）对症治疗

1. 发热、疼痛　发热、疼痛是埃博拉病毒病最为常见的症状，可使用具有解热镇痛疗效的对乙酰氨基酚，但应尽量避免使用会影响血小板的药物，如阿司匹林、布洛芬、双氯芬酸等。当对乙酰氨基酚镇痛效果不佳时可考虑使用盐酸曲马多缓释片，很少需要使用吗啡缓释片来止痛。

2. 消化道症状　呕吐严重者常用甲氧氯普胺片或昂丹司琼；腹泻可用蒙脱石散；针对反酸等可口服质子泵抑制剂如奥美拉唑。

3. 出血　出血是常见症状之一。口服云南白药，输注凝血酶、酚磺乙胺等止血药物，必要时补充凝血因子及输血治疗。

4. 感染　容易合并各种细菌感染，及时发现，根据培养和药敏结果应用抗生素。

（四）疫苗治疗

世界各地的疫苗开发正如火如荼地进行着。疫苗治疗被认为是当前最有前途的一个研究方向，近年来病理学研究的进展为疫苗设计提供了许多新的思路，如用失活埃博拉病毒全病毒抗原激发体液免疫，从康复患者的骨髓中抽提 mRNA 产生抗埃博拉病毒表面抗原的人类单克隆抗体，利用病毒或质粒载体携带埃博拉病毒的基因组分进行免疫。

九、预后

埃博拉病毒病预后极差，大多数患者在感染发病后 5~7 天内死亡，病死率高达 50%~90%。呃逆、无尿、呼吸急促、休克及肉眼可见的脏器出血常为死亡的征兆。年龄在 15~29 岁的患者生存率高于其他年龄组。若在发病 2 周后仍存活者，其生存率提高。

十、预防

埃博拉不仅威胁着非洲的公共卫生安全，也可以通过感染者和其他各种污染物品的输出而危及全世界人类的生命安全。因此埃博拉不仅是非洲局部地区的问题，也是一个严重威胁全球经济的生物安全问题。做好埃博拉病毒病的预防工作尤其重要。

目前针对埃博拉病毒是否能诱导感染个体产生保护性的中和抗体尚存在争议。快速、灵敏、准确地诊断出埃博拉病毒病是防治的关键。至今为止埃博拉病毒的疫苗尚在研究阶段,部分疫苗在灵长类动物已显示效力,但人体治疗尚在实验阶段。埃博拉病毒由于自然选择的原因可能会出现新的、毒力更强的变种,并可能通过气溶胶传播引起世界大流行,故尽早确定病毒的自然宿主、建立快速诊断方法及研制开发疫苗,这对预防和控制本病具有重要的意义。目前本病的预防主要集中于传染源、传播途径和易感人群等方面的干预。

(一) 控制传染源

及时发现和隔离控制输入性病例是有效控制传染源的关键。目前可以肯定埃博拉病毒病是一种动物源性传染病,故从埃博拉病毒病流行区入境的人员、动物、交通工具及货物邮件,要严格进行卫生检疫。对其排泄物及污染物均应进行严格消毒。尸体应用密闭防漏物品包裹,及时焚烧或就近掩埋。加强对国际旅行者健康教育,广泛宣传埃博拉病毒病以及预防常识。加强自我防护意识,避免进入流行区。如怀疑为埃博拉病毒病,要立即在隔离措施防护下送到医院隔离治疗。有条件的应收住负压病房,隔离至体温正常后 7 天或病后 21 天,以防止扩散流行。需要注意,由于体外试验证明埃博拉病毒在精液中仍可存活 3 个月以上,故恢复期患者性生活时仍需注意隔离。医院收治患者时,应开设专用通道和隔离病区,与其他病区完全隔离开,并做好随时消毒和终末消毒工作。所有治疗、检验、护理人员,以及处理患者排泄物、分泌物的人员都应进行医学观察,直到结束接触后 21 天。各级医疗机构一旦发现疑似埃博拉病毒病病例后要及时报告,使卫生行政和疾控部门尽早掌控疫情并采取必要的防控措施。

(二) 切断传播途径

埃博拉病毒具有高度的传染性,接触污染物是主要的传播途径,因此,对患者应严格隔离治疗,在诊疗中应尽量减少接触污染物的机会。标本采集时应注意隔离,置于密闭的塑料袋中,再置于标志清晰、耐用防腐容器中转送实验室。对任何可能接触埃博拉病毒的实验室和医院工作人员,都必须采取严格个人防护措施,包括用品、用具和必要的消毒措施。在工作中,人的皮肤、黏膜如直接暴露于埃博拉病毒病患者或可疑患者的血液、体液、分泌物或排泄物环境时,应立即用肥皂水清洗皮肤,用适当的消毒剂消毒。由于接触污染物是主要的传播方式,因此与患者接触时要戴口罩、手套、眼镜、帽子与防护服,防止直接接触患者的污染物。若环境中患者的血液、体液、分泌物、排泄物较多时,还应戴腿罩和鞋罩。出病房时,应脱去所有隔离衣物。鞋若被污染则应清洗并消毒。在处理针头等其他锐器时防止皮肤损伤。对患者的分泌物、排泄物要严格消毒,可采用化学方法处理;具有传染性的医疗污物(污染的针头、注射器等)可用焚烧或高压蒸汽消毒处理。搞好医院内消毒隔离,防止医院内感染是预防埃博拉病毒病流行的重要环节,应坚持"一人一针一管一消毒"或使用一次性注射器。患者死亡后,应尽量减少尸体的搬运和转运,应消毒后用密封防漏物品包裹,及时焚烧或就近掩埋。必须转移处理时,也应在密封容器中进行。需做尸体解剖时,应严格实施消毒隔离措施。患者使用过的衣物进行蒸汽消毒或焚化。

(三) 保护易感人群

接触患者时,应做好个人防护,如穿隔离衣和戴手套、口罩、护目镜、帽子及鞋套等。

疫苗已经研制成功,需要时应及时接针。2014 年 11 月 26 日,美国国家卫生研究院宣布,首个埃博拉疫苗已成功通过临床试验,接受疫苗的志愿者均产生了抗体,且未出现严重副作用。2016 年 12 月 23 日,世界卫生组织宣布,由加拿大公共卫生局研发的疫苗可实现高效防护埃博拉病毒。2017 年 10 月 19 日,我国独立研发的埃博拉疫苗获得国家食品药品监督管理总局新药证书和药品批准文号。

在 WHO 官网目前已有三种埃博拉病毒疫苗,分别为 rVSV-ZEBOV 疫苗(德国生产)、Ad26. ZEBOV/MVA-BN-Filo 疫苗(美国生产)和我国的新型重组埃博拉病毒疫苗(Ad5-EBOV)。目前,rVSV-ZEBOV 疫苗已获得欧洲药品管理局、美国食品药品管理局及 8 个非洲国家政府所颁发的使用许可证,并已通过 WHO 药品资格预审。此前,该疫苗已在几内亚和刚果民主共和国的埃博拉疫情期间得到紧急使用,接种人数超过 35 万。不同于美国、俄国需要-80℃保存的同类疫苗,我国研制的疫苗在 2℃ ~ 8℃的环境中即可完成保存、运输。我们的冻干剂型埃博拉病毒病疫苗在非洲等高温地区进行运输和使用时,优势更加突出。WHO、联合国儿童基金会、红十字会与红新月会国际联合会及无国界医生组织于 2021 年 1 月 11 日共同宣布,建立全球埃博拉疫苗储备库,未来一旦疫情再次暴发,即可迅速调集疫苗,为高风险人群实施免疫接种,从而遏止病毒传播。

(四) 密切关注埃博拉病毒病的流行动态

加强国际信息交流与合作,尤其要高度关注曾出现过埃博拉病毒病流行的地区,如非洲的乌干达、刚果民主共和国、加蓬、苏丹、科特迪瓦、利比里亚和南非等国家的疫情情况。我国虽然目前尚未发现埃博拉病毒病病例,但随着我国同国际交往的日益增多,不能完全排除该病通过进口动物或通过隐性感染及潜伏期患者进入我国的可能性,因此,应密切注视国外疫情的变化,搞好国境检疫,防止埃博拉病毒病传入我国。

(五)开展公众宣传教育,正确预防,减少恐慌

积极、广泛地宣传埃博拉病毒病的防治知识,避免疫情发生后引起不必要的社会恐慌,使公众正确对待事件的发生,及时、有效地采取预防手段。

(黄建荣 潘丽芳)

第三十节 其他病毒性出血热

一、克里米亚-刚果出血热

克里米亚-刚果出血热(Crimean-Congo hemorrhagic fever,CCHF)在我国又称为克里米亚-新疆出血热(Crimean-Xinjiang hemorrhagic fever,CXHF),是由 CCHF 病毒引起的经蜱传播的一种自然疫源性疾病,病死率为 30%~50%。在非洲、亚洲、欧洲许多国家流行,在我国新疆发生数次局部暴发流行。临床表现主要以发热、头痛、出血、低血压休克以及各脏器功能衰竭为特征。

我国于 1965 年在新疆南部首次发生该病流行,并从急性期患者的血液和尸检组织、亚洲璃眼蜱(Hyalomma asiaticum)中分离到病毒,经证实该病毒与 CCHF 病毒是一致的。

(一)病原学

CCHF 病毒属布尼亚病毒科(Bunyaviridae)内罗病毒属(Nairovirus),病毒颗粒呈圆形或长圆形,直径 90~120nm,外层有宿主细胞衍生的脂质双分子层,表面有 8~10nm 长的糖蛋白突起,中心呈空管样,为单股负链 RNA 病毒。病毒能在 Vero-E6 和 LLC-MK2 细胞中复制,并能从这两种细胞中分离得到病毒。此病毒在 LLC-MK2 细胞中复制较快,接种病毒 6 天后 80% 以上的细胞可感染该病毒。病毒可在乳鼠脑、鸡胚体、地鼠肾、小白鼠肾、乳兔肾中传代,而且未发现致细胞病变作用,但可观察到胞质中出现大小不等、形态不规则的嗜碱性包涵体。病毒对热敏感,加热 56℃,5~10 分钟可灭活,对紫外线敏感,照射 3 分钟能使其感染性完全丧失。病毒对乙醚、氯仿、脱氧胆酸钠及去垢剂均敏感,低浓度的甲醛、2% 甲酚皂溶液及 75% 乙醇也能将其快速灭活。

人或动物感染该病毒后,可产生特异性 IgM 和 IgG 抗体。IgM 抗体在发病后第 5 天达很高效价,IgG 抗体在病程第 2~5 个月达高峰,在第 6 个月开始下降,但 IgG 抗体在体内能维持较长时间,病后 10 多年仍能检测到。发病后第 6 天出现中和抗体,2 周达高峰,病后 1 个月开始下降,可维持 6 年以上。

有研究证实,无论从不同年份、不同地区以及不同临床类型的患者分离到的病毒株,还是从野生啮齿动物中分离到的病毒株,经抗原表位分析均未发现毒株间的抗原性差异。

(二)流行病学

1. **宿主动物与传染源** 该病毒在自然界中以"蜱-脊椎动物-蜱"方式循环。本病的宿主动物与传染源在自然界分布广泛,大致可分为两大类:一类为家畜,包括绵羊、山羊、家狗、马、牛和骆驼等;另一类为野生动物,包括鸟类、野鼠、野兔等。

2. **传播途径** 主要传播途径是蜱叮咬,病毒可经蜱卵传播,使蜱成为巨大传播媒介。在 CXHF 的疫源地中亚洲璃眼蜱是绝对优势种,自然界分布广泛,对人和牲畜的侵袭力强。此外,可通过接触急性期患者的血液、带病毒的家畜血液或脏器,经破损的皮肤而感染,牧区农民剪羊毛或骆驼毛时剪碎带病毒的蜱,污染伤口亦能引起感染。医院内常见暴发感染,症状严重,病死率高。

3. **易感人群** 人群普遍易感,中青年男性发病居多。发病人群主要为荒漠牧场的牧民、兽医、剪毛或屠宰工人、打柴者、采药者等。不同人群发病率的高低与接触传染源的机会多少有关。目前尚未证实有第二次感染的病例。

4. **流行特征**

(1)地区性:本病流行于非洲、亚洲、东欧和中东地区的 30 多个国家和地区。我国除新疆外,云南、青海、四川、内蒙古、安徽、海南均已证实绵羊等动物可感染本病毒。

(2)发病季节:本病的发生有明显的季节性,我国新疆发病季节为 3 月下旬至 6 月初,集中在 4 至 5 月。俄罗斯为 6 至 8 月,与蜱活动季节高峰基本一致。

(三)发病机制和病理

目前认为发病机制以病毒的直接损害作用为主。病毒感染人体后,会在机体内复制增殖产生病毒血症,损伤全身毛细血管内皮细胞,使血管通透性和脆性增加,临床表现以出血、水肿以及休克为主。病毒血症也可引起各个脏器实质细胞的变性与坏死,进而导致各脏器的功能障碍。主要病理变化为全身各重要脏器的毛细血管扩张、充血、出血、管腔内纤维蛋白血栓或血小板血栓形成。实质器官组织细胞可出现变性和坏死。肾脏体积变大,镜检可见肾小球血管壁及肾小囊基底膜增厚,近端肾小管上皮细胞发生自溶,亦可见浊肿和管内少量红细胞。肾髓质内可见血管扩张,间质水肿,故挤压周围肾小管,使肾小管的管腔变窄甚至闭塞。肾小管上皮细胞有节段性变性坏死。肝小叶中心坏死,也可见灶状或点状坏死。肺泡壁毛细血管扩张和充血,肺泡内可见蛋白渗出液,肺毛细血管可形成纤维蛋白血栓。另外心肌、肾上腺、胰腺等脏器细胞均有不同程度的变性、坏死。坏死区域炎性细胞浸润不明显。脑膜呈非化脓性炎症改变,脑实质细胞水肿,毛细血管扩张充血、周围出血及淋巴细胞浸润。脑皮质及脑干有程度不同的神经细胞变性、噬神经细胞现象和小胶质细胞增生等。

(四) 临床表现

此病潜伏期 2～10 天,典型病程分期为发热期、极期和恢复期。症状以发热中毒症状、充血和出血症状、低血压休克征、中枢神经系统征等临床表现为主。

1. 发热中毒症状　绝大多数患者突起发热、畏寒,体温一般在 38～41℃,常为稽留热,也有患者呈弛张热或双峰热,发热持续 7～12 天。约有 10% 的患者出现双峰热,低谷多在发病后的 3～5 天,维持 1～2 天后又进入第 2 个发热高峰。发热时伴随全身中毒症状,如极度乏力、恶心、呕吐、食欲,剧烈头痛、腰痛、肌肉酸痛、上腹疼痛、肾区叩击痛及表情淡漠等。

2. 充血和出血症状　颜面、颈部和胸部皮肤潮红,咽部和眼结膜充血。出血症状早期可表现为鼻出血、牙龈和口腔黏膜出血,两侧腋下、前胸、软腭和两颊出血点,随着病情进展可出现呕血、血尿、血便以及子宫出血,全身皮肤出血性紫斑或注射部位的血肿。重型患者常因大量出血而死亡。

3. 低血压休克征　低血压最早可出现于病程第 2 天,大多数发生于病程第 5 天,多数患者仅有低血压,重症患者可出现低血压休克。

4. 中枢神经系统征　重症患者可出现神经系统表现,如嗜睡或昏迷,多提示预后不良。部分患者可发生心力衰竭、肾衰竭、肝衰竭、肺水肿、脑水肿等。

根据患者临床病情轻重可分为暴发型、重型和轻型。暴发型起病急骤,病情危重,一般在病程 7～9 天死亡。重型患者的中毒症和出血较重,主要死于出血和休克。轻型患者中毒症状和出血较轻,病程 2 周左右逐渐恢复。

(五) 实验室检查

1. 白细胞和血小板计数减少,外周血中可出现幼稚细胞。

2. 部分患者出血、凝血时间稍有延长。

3. 患者早期即可出现程度不同的蛋白尿,常在 +～+++,个别患者可见管型,血尿素氮和肌酐均升高。

4. 病程早期患者即可出现轻度的肝功能异常,ALT 和 AST 升高,部分患者血清胆红素升高。

5. 特异性抗原抗体检测。血清中的循环抗原可应用 ELISA 双抗体夹心法,反向血凝试验检测。特异性 IgM 抗体可用抗体捕捉 ELISA 法检测,用于早期诊断。对疑为阳性患者或新疫区患者仍需进一步应用补体结合试验或中和试验来确诊。

(六) 并发症和后遗症

此病在病程进展中可并发肝、肾、脑垂体组织有不同程度的出血坏死,亦可出现休克、肾衰竭等并发症。愈后不留后遗症。

(七) 预后

重型患者多预后不良,主要死因是出血和休克。病死率达 30%～50%。

(八) 治疗

1. 一般治疗　早期应卧床休息,减少活动,给予足够热量及维生素。在病程早期,若患者中毒症状重可应用地塞米松 5～10mg,以减轻全身中毒症状,提高机体的应激能力,同时可补充肾上腺及脑垂体出血后造成的肾上腺皮质激素分泌减少,但不宜应用于晚期患者。高热患者宜采用物理降温,如温水擦浴、冰敷等可减轻患者症状,但忌用发汗退热剂。同时注意维持水电解质平衡,高热及呕吐不能进食者及时给予葡萄糖溶液及平衡盐注射液静脉滴注。

2. 抗病毒治疗　抗病毒药物首选利巴韦林,早期可静脉滴注利巴韦林 1g/d,使用 3～5 天。也可应用高价免疫血清(羊)1:3 200～1:6 400 补体结合单位(5～10ml)肌内注射,必要时 12～24 小时后再注射一次。注射前需做过敏试验(方法:吸取 0.1ml 免疫血清加 0.9ml 生理盐水,前臂掌侧皮下注射 0.05ml,观察 30 分钟,若无反应者为阴性)。鉴于皮肤过敏试验阴性者少数也可发生过敏性休克,可先小剂量皮下注射,观察30分钟无反应后再全剂量注射。也可用脱敏注射法:用生理盐水将抗毒血清稀释10倍,分多次做皮下注射,每次注射后观察30分钟。具体方法:第1次可注射10倍稀释的抗毒血清0.2ml,观察患者无发绀、气喘或显著呼吸急促、脉搏加速等症状,即可注射第2次0.4ml,若仍无反应则可注射第3次0.8ml,若仍无反应即可将剩余的未稀释的抗毒血清全剂量做皮下或肌内注射。有过敏史或过敏试验阳性者,可将第1次注射量和以后的递增量适当减少,分多次少量注射,以免发生严重的过敏反应。目前国外已使用人的特异性免疫球蛋白注射获得显著疗效,也有认为将人特异性免疫球蛋白与利巴韦林联合使用疗效更佳。

3. 合并症的治疗　补液和扩容是治疗休克的主要手段,可应用平衡盐注射液、低分子右旋糖酐、20%甘露醇以及5%碳酸氢钠注射液等扩充血容量以及纠正酸中毒。出血的患者早期可少量多次输血,有助于控制出血,恢复有效循环血量。要注意监测凝血功能,预防DIC的发生。

(九)预防

防蜱、灭蜱以及预防接种是预防的主要措施。定期灭鼠,定期对家畜进行体外灭蜱,降低蜱密度。进入荒漠、牧场或林区作业人员要做好防护措施,防止蜱叮咬,接触病畜或患者的血液、排泄物时应做好个人防护,不喝生奶。疫苗可使用国产灭活的乳鼠脑精制疫苗,人群中初步试验证实三针注射后抗体阳性转换率可达70%以上。

二、基孔肯亚出血热

基孔肯亚出血热(Chikungunya hemorrhagic fever,CHIK)是由基孔肯亚病毒(Chikungunya virus,CHIK-V)引起的一种急性出血性传染病,属于自然疫源性人兽共患疾病,病死率1%~3%。基孔肯亚病毒是披膜病毒科A组病毒属,根据血清学试验,A病毒属可分6个亚群,每个亚群含有1个或几个抗原性相近的病毒种,群间较少血清学交叉,但群内有一定交叉反应。CHIK-V颗粒呈球形或多角形,直径为60~70nm,有脂质包膜,含3个结构蛋白和4个非结构蛋白。结构蛋白包括衣壳蛋白C、包膜蛋白E1和E2,非结构蛋白包括NSP1、NSP2、NSP3和NSP4。CHIK-V基因组为不分阶段的单股正链RNA,长度11~12kb。病毒可在Vero细胞、C6/36细胞、BHK-21细胞、HeLa细胞等细胞中繁殖并产生致细胞病变效应,但不可在血液细胞如单核细胞和T细胞、B细胞中繁殖。病毒不耐热,58℃以上可灭活;对常用消毒剂如70%乙醇、1%次氯酸钠、脂溶剂、过氧乙酸、甲醛等敏感,对干燥敏感,对紫外线敏感。

近年来本病在世界范围内广泛流行,主要流行于非洲和亚洲的热带及亚热带地区。分布在非洲坦桑尼亚、莫桑比克等国家,亚洲的泰国、印度、马来西亚、缅甸、老挝、越南等国家。最近我国已从云南的蚊子和患者体内分离出该病毒。2013年美国出现第一个输入病例。2013年12月,美洲圣马丁岛报道2例CHIK病例,随后在美洲的44个国家报道有此病例发生。2014年底墨西哥、巴西、安第斯等国家报道此病例。2015年初在巴拉圭和玻利维亚东部发现CHIK病例。2015年8月在西班牙首次报道了1例CHIK病例。本病虽然很少引起严重感染,但造成大量人员感染和巨大经济损失。

本病的自然疫源地可分为丛林型和城市型。丛林型是蚊在野生动物宿主间传播,人偶尔受感染。城市型是蚊在人与人之间传播。宿主动物主要有非洲绿猴、红尾猴、猕猴、黑猩猩、狒狒等灵长类动物以及猪、牛、马、羊、兔、啮齿类(乳鼠)、蝙蝠、鸟类等非灵长类动物。传播媒介为埃及伊蚊、非洲伊蚊和白蚊伊蚊等。主要传播途径为蚊虫叮咬,亦存在呼吸道传播、母婴垂直传播及血液传播。受感染的患者和动物宿主为传染源。人群普遍易感,感染无性别差异。发病季节亚洲以7至11月为高峰。

本病潜伏期3~12天,临床症状表现多样,可有急性、非典型性、慢性病例。主要临床症状是持续的关节疼痛、发热、皮疹,可伴有寒战、头痛、恶心、呕吐、腹痛、腹泻等。关节疼痛为本病的主要特点,可累及多关节或呈游走性疼痛。受累的关节常为手部小关节、腕关节和踝关节,也可累及膝、肩等大关节。腕关节受压引起剧烈疼痛是本病的重要特征。患者持续发热3~4天后缓解,部分病例呈双峰热,发热1~6天后体温下降至正常,维持1~3天无热期后再度发热。患者发病3~10天后多转入恢复期,部分病例关节疼痛可持续数月才能治愈。本病诊断依靠流行病学史、典型临床症状以及实验室检查。实验室检查主要依靠血清学免疫检查,阳性患者血凝抑制试验1:20以上,可采用间接免疫荧光或酶联免疫吸附检测IgM或IgG抗体,也可采用RT-PCR检测病毒RNA。治疗主要是对症和支持疗法。预防为避蚊、驱蚊、灭蚊以及疫苗接种。

三、裂谷热

裂谷热（Rift valley fever, RVF）是由裂谷热病毒（Rift valley fever virus, RVFV）引起的急性人兽共患的发热性疾病。裂谷热病毒属于布尼亚病毒科（Bunyaviridae）白蛉病毒属（Phlebovirus），为单股负链RNA病毒，表面有长5~10nm的长纤突多肽包膜，病毒颗粒呈球形，直径90~100nm，对脂溶剂如乙醚、脱氧胆酸盐敏感，对热敏感，在4℃可保存数月，−20℃可长期存活。病毒RNA基因组全长为11 400~14 700个核苷酸，由L、M、S三个基因片段组成，L片段长度为6 404个核苷酸，M片段长度为3 885个核苷酸，S片段长度为1 690个核苷酸，分别编码病毒聚合酶、胞膜糖蛋白（G1和G2）和核衣壳蛋白、非结构蛋白。其中非结构蛋白是病毒的重要毒力因子。裂谷热病毒可从被感染动物的血液、肝脏、脾脏和脑组织中分离得到，裂谷热病毒易于在非洲绿猴肾细胞、幼年仓鼠肾细胞中生长繁殖，并引起细胞病变，形成吞噬斑。牛羊等家畜和鼠类为传染源，在自然界中通过被感染的蚊子叮咬进行传播，绵羊、山羊、黄牛、水牛等家畜类的暴发引起高死亡率，1950年在肯尼亚一场暴发中，估计1万多只绵羊死亡。历史上本病多流行于非洲的肯尼亚、乌干达和埃及等国，2000年9月在也门和沙特阿拉伯暴发的裂谷热是首次发生在非洲以外的病例。然而在随后的研究中发现，在沙特暴发的患者中分离到的裂谷热病毒株核苷酸序列与1998年中非暴发的病毒分离株相同，而且流行资料表明暴发前沙特地区就存在裂谷热流行。病毒首先在动物中流行而后波及人类，人类主要通过接触感染动物的血液、体液、流产动物的羊水和器官组织及形成的气溶胶而感染，人群普遍易感，在流行病地区露宿者、牧民、屠宰工作人员、兽医、实验室人员、与被感染动物组织有接触者及在流行区旅游的外国游客都是高危人群。目前未证实存在人与人之间的传播。夏秋季为流行高峰期。

裂谷热的发病机制尚不完全清楚。认为主要的发病机制为病毒首先在入侵部位大量繁殖随后侵入血液循环形成病毒血症，到达大多数内脏，引起各个脏器的感染和炎症，临床上最常引起肝炎、脑炎和视网膜炎，其中肝脏组织受感染最为严重。病理改变为皮肤及皮下组织和内脏器官广泛出血。

本病潜伏期3~4天，急起发病，表现为发热、头痛、肌肉痛、背痛和关节疼痛，可伴有皮肤和黏膜充血和出血点。人感染裂谷热病毒后病死率低，大多患者症状轻微，发热2~3天后体温恢复正常，症状消失。少部分重症患者可出现出血、肝炎、脑膜脑炎及视网膜病变等并发症。部分患者热退1~2天后，体温再次上升且伴有出血倾向，可出现呕血、黑便及颅内出血，甚至出血性休克。部分患者出现肝炎伴肝功能受损、黄疸及出血症状。有患者出现脑膜脑炎，表现为剧烈头痛、意识障碍、抽搐和颅内高压。亦有患者出现视网膜中区病变，引起视力丧失等。重症或出现严重并发症的患者死亡率可超过50%。

诊断主要根据流行病学史、典型的临床表现和实验室检查。病程早期可检测到特异性IgM和IgG抗体，可应用RT-PCR检测病毒RNA。

1. 治疗

（1）病原治疗：早期应用利巴韦林有一定的疗效。

（2）对症支持治疗：退热以物理降温为主，辅以药物降温；出血可输血小板和新鲜冰冻血浆等支持治疗，并发脑水肿及脑炎时，可使用20%的甘露醇脱水。

2. 预防　灭蚊防蚊，控制、降低蚊媒密度能有效预防感染，控制疫情传播蔓延。除此之外重点放在疫苗注射和个人防护上。其中最有希望的减毒活疫苗MP-12在牛和羊身上安全有效，在少数人身上试验显示出良好的效果。

四、鄂木斯克出血热

鄂木斯克出血热（Omsk hemorrhagic fever, OHF）是由鄂木斯克出血热病毒（Omsk hemorrhagic fever virus, OHFV）引起的急性自然疫源性疾病。人类主要通过蜱叮咬而感染，病死率低，为2%~5%。临床表现主要为发热，伴有毛细血管中毒及神经系统障碍引起的体征及明显的出血综合征。该病毒属于黄病毒科（Flaviviridae）黄病毒属（Flavivirus），为单链RNA病毒，病毒颗粒呈球状，内含致密的中心核及两层外周膜，其成分为RNA、蛋白及类脂外膜。病毒在体外可致培养的细胞产生病变，呈蜂房样结构、大空泡结构或空斑，病毒抗原与中欧蜱传性脑炎、春夏脑炎及亚洲脑炎等疾病密切相关。该病毒对70%乙醇、1%次氯酸钠、2%戊二醛均敏感，对紫外线敏感，对干燥敏感，高压灭菌30分钟可将其灭活。主要流行于西伯利亚森林、草原和湖泊地区。20世纪40年代曾报告600多个病例，近年来本病逐渐消失。流行季节以春夏为主，发病高峰集中在4至10月，季节性发病与传染媒介活动区域相一致。牛、羊等家畜和啮齿动物为主要传染源,革蜱叮咬为主要传播途径,病毒还可通过直接接触、溶胶形式、消化道饮水等方式传播。发病以农民、牧民为主。病毒进入机体后主要侵犯血管和神经系统,皮肤黏膜及内脏血管均有出血,内皮细胞受损及退行性病变,致使血管通透性增加,产生组织充血、水肿、红细胞外渗及小血管内血栓形成。实验室人员易感染,OHFV 培养要求在生物安全Ⅳ级水平进行。

潜伏期 2~9 天,起病突然,发热,伴头痛、背部及四肢肌肉疼痛,体温可高达 40℃ 以上。可有结膜充血、软腭出血及紫斑、齿龈出血、鼻出血、血尿、呕血、便血等出血症状,重症患者有鼻腔、胃肠道、肺及子宫等腔道出血,少数患者亦可无出血症状。由于全身小血管渗透性增加导致血浆外渗可引起低血容量性休克。患者无皮疹,但面部皮肤、躯干上部充血明显,常有全身淋巴结及脾大。部分患者发热有双期性,即第一次发热热退后再次发热,且症状加重,可出现脑膜脑炎,表现为发热、剧烈头痛、神志不清和震颤。

急性期患者白细胞及血小板减少,重症患者可出现血液浓缩,尿中查出白蛋白及颗粒管型。脑膜受累患者脑脊液的细胞数和蛋白均增高。在病程前 10 天可从患者血液中分离出病毒,特异性 IgM 抗体可作为确诊依据。

目前无特效的抗病毒药物,以对症和支持治疗为主,主要是维持水、电解质平衡,纠正休克。止痛药不宜选用阿司匹林,出血严重者可以进行输血支持治疗。患者恢复时间较长,愈后不留后遗症。

预防主要是灭鼠、灭蜱及个人防护。目前已有高效的减毒活疫苗,但其副作用突出,未能推广使用。

五、基萨那森林热

基萨那森林热(Kyasanur forest fever)是由黄病毒科(Flaviviridae)黄病毒属(Flavivirus)中的蜱媒病毒所引起的急性传染病,该病毒为单链 RNA 病毒,直径约 45nm,与鄂木斯克出血热病毒相似。本病广泛流行于印度。猴和啮齿类动物为储存宿主和传染源。传播媒介主要为蜱,大约有 15 种蜱能传播该病,尤其是巨刺血蜱。人主要通过蜱叮咬而感染,气溶胶是实验室获得性感染的主要途径。人群普遍易感,从事森林和农业的青壮年患病率较高,病后可获得免疫力。流行季节为 2 至 6 月,以 4 至 5 月为高峰。感染病毒后全身小血管和神经系统受累明显。病毒的直接作用和免疫反应可引起皮肤、黏膜和内脏血管充血、内皮细胞受损及退行性变、血管通透性增加、血浆外渗、产生组织水肿及充血。中枢神经系统可见水肿、神经细胞坏死、胶质细胞增生和血管周围淋巴细胞浸润等。

本病潜伏期为 3~8 天,临床表现与鄂木斯克出血热相似。多数患者起病急骤,有发热,体温可上升至 40℃,部分患者发热初期即可发生休克,伴有中枢神经系统症状的第二次发热。其他全身中毒症状有头痛、较严重的全身肌肉酸痛、关节痛及恶心、呕吐和腹泻等胃肠道症状。出血症状表现为咽部及软腭充血、出血点,眼结膜充血、出血,皮肤黏膜出现瘀点、瘀斑,部分患者出现角膜炎和虹膜炎。重症患者出现腔道和脏器出血,例如牙龈出血、鼻出血、呕血、血尿、血便及子宫出血等。可伴有肝肾功能损害。病程持续 1~2 周,轻型患者 1 周左右可恢复。少数患者退热后 1~2 周因脑炎或脑膜脑炎而再次出现发热,伴有剧烈头痛、烦躁、谵妄、神志不清及脑膜刺激征,病情较第一次发热严重。

病程早期患者外周血可见白细胞减少、血小板减少和淋巴细胞增多。尿液检查可见尿蛋白、红细胞和颗粒管型。脑脊液检查蛋白增高、细胞数轻度增加。部分患者出现肝功能异常、ALT 和 AST 增高。血凝抑制试验、补体结合试验及中和试验等有助于诊断。本病以对症支持治疗为主。预防主要为驱蜱、药物灭蜱,进入林区注意个人防护,甲醛灭活疫苗接种有一定保护作用。

六、埃博拉病毒病

埃博拉病毒病是由丝状病毒科(Filoviridae)的埃博拉病毒(Ebola virus,EBOV)所引起的一种急性出血性传染病,病死率很高,可达 50%~90%。主要通过接触患者的血液和排泄物传播,急性起病,临床上以发热、头痛、肌痛、出血、皮疹和肝肾功能损害为特征。

(一) 病原学

该病毒是丝状病毒属,有囊膜,不分节段,为单股负链 RNA 病毒,约长 19kb。病毒呈长短不一的线状体,直径为 70~90nm,长度为 300~1 500nm,内含直径 40nm 的内螺旋衣壳,大多呈分支状。病毒基因组含有 7 个基因,分别编码 7 个结构蛋白,从 3′端到 5′端分别为核蛋白(NP)、非毒力蛋白(VP35)、VP40、糖蛋白(GP)、VP30、VP24、RNA 依赖的 RNA

聚合酶（L 蛋白），其中 GP 基因对埃博拉病毒复制有独特的编码和转录功能，埃博拉病毒区别于其他单股负链 RNA 病毒的显著特征之一是，以 GP 基因为模板合成的可溶性糖蛋白能够在被感染细胞中进行大量的隐蔽性表达。病毒在感染细胞的胞质中复制并完成装配，以芽生方式释放。然而该病毒如何侵入宿主，如何在宿主体内复制，宿主如何产生免疫反应的机制尚不清楚。病毒外膜由脂蛋白组成，膜上长约 10nm 的呈刷状排列的突起为病毒的糖蛋白，糖蛋白是埃博拉病毒的唯一能够跨膜的表面蛋白。病毒可在人、猴、豚鼠等哺乳类动物培养细胞中增殖，其中 Vero-98、Vero-E6、HeLa-229 细胞最敏感，病毒接种后 6～7 小时出现致细胞病变作用，表现为细胞圆化、皱缩，细胞质内可见纤维状或颗粒状结构的包涵体。目前埃博拉病毒可分为 5 个亚型：埃博拉-扎伊尔型（EBO-Z）、埃博拉-苏丹型（EBO-S）、埃博拉-科特迪瓦型（EBO-CI）、埃博拉-莱斯顿型（EBO-R）及埃博拉-塔伊森林型（EBO-TF）。不同亚型的毒力不同，其中 EBO-Z 毒力最强，EBO-S 次之，二者对人类和非人灵长类动物的致死率均很高。科特迪瓦型和雷斯顿型对人的毒力较低，表现为亚临床感染，但对非人灵长类动物具有致命性。不同亚型病毒糖蛋白的基因组核苷酸构成差异较大，同源性为 34%～43%，但同一亚型的病毒基因组相对稳定，遗传特性很少发生变化。埃博拉病毒在室温下稳定，60℃ 1 小时大部分病毒被灭活，对紫外线、γ 射线、甲醛、次氯酸、酚类等消毒剂和脂溶剂均敏感。

（二）流行病学

据 2014 年 10 月 15 日 WHO 最新公布，全球已有 8 997 人确诊感染埃博拉病毒，其中 4 493 人已经死亡。本病主要流行于刚果民主共和国（旧称扎伊尔）和苏丹，宿主动物仍然不明确，大多数认为是蝙蝠。传播途径主要通过接触患者或感染动物的血液、体液、分泌物和排泄物及其污染物等而感染，使用未经消毒的注射器也是重要的传播途径。另外，有报道可通过气溶胶和性接触传播。人群普遍易感，发病无性别差异，无明显季节性。

（三）发病机制和病理

本病的发病机制尚未清楚，埃博拉病毒是一种泛嗜性的病毒，可侵犯全身各脏器，尤以肝脾损害为主，重症患者在发病第 6～11 天出现昏迷休克和多脏器功能衰竭。本病的发生发展主要与机体的免疫应答反应有关。患者血清中 IL-2、IL-10、TNF-α、IFN-γ 和 IFN-α 水平明显升高，特异性抗体 IgM 和

IgG 升高。病毒首先攻击的靶细胞为单核巨噬细胞系统尤其是巨噬细胞，随后纤维细胞和内皮细胞均被感染，导致血管通透性增加，纤维蛋白沉着。感染后第 2 天病毒首先在肺组织中检出，4 天后在肝、脾等组织中检出，6 天后全身组织均可检出。

本病主要病理变化为单核巨噬细胞系统受累，血栓形成和出血。全身器官广泛性坏死，尤其以肝、脾、肾、淋巴组织损伤为重。

（四）临床表现

本病是一种累及多器官损害性疾病，主要影响肝、脾和肾等重要脏器。潜伏期 2～21 天，临床主要表现为骤起发病，出现发热、剧烈头痛、肌肉关节酸痛，时而会腹痛。病程 2～3 天时患者可出现恶心、呕吐、腹痛、腹泻黏液便或血便等消化系统症状，腹泻可持续数天。病程 4～5 天进入极期，持续高热，可达 40℃，可并发心肌炎、肺炎，出现神志意识变化，如谵妄、嗜睡。此期常伴有出血，可有鼻出血、咯血、呕血、黑便、注射部位出血及内脏出血等，孕妇出现流产和产后大出血。病程 5～7 天，患者先在躯干出现麻疹样斑丘疹并扩散至全身各部位，数天后出现脱屑，以肩部、手心、脚掌常见。重症患者在病程第 8～9 天死于出血，肝肾衰竭或有严重并发症非重症患者，患病 2 周逐渐恢复，大多数患者出现游走性非对称性关节痛，以累及大关节为主。部分患者出现后遗症，如乏力、肌痛、化脓性腮腺炎、听力丧失或耳鸣、眼结膜炎、单眼失明、葡萄膜炎等。另外，因病毒持续存在于精液中而引起睾丸炎及睾丸萎缩等。

埃博拉病毒病暴发流行中，部分患者呈无症状感染，其血清中存在特有的 IgM 和 IgG 抗体以及 IL-β、IL-6、TNF-α 等细胞因子的早期炎症反应。无症状感染者因其病毒水平低，并在短期内被机体有效的免疫应答清除，炎症反应可于 2～3 天消失，故不会出现发热和组织脏器的病理损伤。

（五）实验室检查

早期可见白细胞减少，可降至 $1.0\times10^9/L$，血小板减少，凝血酶原时间延长和肝功能异常，血清转氨酶升高，淀粉酶升高，可出现蛋白尿。经证实一些病例存在 DIC。病原学检查依靠病毒分离，发病第 1 周取血接种于豚鼠或 Vero 细胞用于分离埃博拉病毒，用双抗夹心法检测病毒抗原，采用 PCR 技术检测病毒核酸，但这些检查必须在生物安全Ⅳ级实验室中进行以防止感染扩散。免疫学检查血清特异性 IgM 可持续存在 3 个月，IgM 抗体检测结果阳性可提示近期感染，IgG 抗体最早于病程 10 天左右出现，IgG 抗体可

持续存在很长时间,用于血清流行病学调查。

(六) 诊断

本病诊断主要依据流行病学史、典型临床表现以及实验室检查。

(七) 治疗

目前治疗埃博拉病毒病尚无特效疗法。美国两名埃博拉病毒感染者使用试验性血清进行治疗,病情得到改善。研究者为了获得高滴度抗病毒免疫血清,使用对埃博拉病毒不敏感的动物如绵羊、山羊用活病毒制备免疫血清,在动物实验中已证实有保护作用。一些抗病毒药如干扰素和利巴韦林对本病毒无效,主要还是支持和对症治疗,包括保持水电解质平衡、控制出血,对肾衰竭患者进行透析治疗等。

(八) 预防

目前正在尝试制备的"病毒样颗粒"含有埃博拉病毒的表面蛋白,可以诱导免疫应答,但颗粒内部缺乏病毒 RNA 物质,故不能使人致病;也有尝试将埃博拉病毒表面的分子插入到减毒病毒表面。在注射疫苗后,病毒将埃博拉分子运输到细胞内,并触发免疫反应,由于该疫苗使用了减毒病毒,故不会使人致病。这些疫苗只是在实验室阶段显示有效性,故预防措施主要是严密隔离患者,对患者的分泌物、排泄物以及使用过的物品要彻底消毒,医务工作者需严格执行防护措施。埃博拉病毒不断变异进化,不久将可能出现毒力更强的变种,也可能通过气溶胶传播引起全球大流行,故为了更好地预防和控制本病,应尽早确定病毒的自然宿主,研究发病机制,建立快速诊断方法及研制开发疫苗等。

七、马尔堡病毒病

马尔堡病毒病(Marburg virus disease)是由丝状病毒科(Filoviridae)的马尔堡病毒(Marburg virus)引起的急性出血性传染病。马尔堡病毒为单股 RNA 病毒,呈多形性并有许多奇异形状,多数呈杆状,直径 75~80nm。该病毒与埃博拉病毒同属,二者形态极为相似,仅存在抗原性质的不同,可以作鉴别。本病为欧洲新认识的出血病,自然宿主尚未明确,本病于 1967 年首先在马尔堡和南斯拉夫有报道,2 例原发感染者均通过接触由乌干达运入两国的非洲长尾绿猴而感染,继发患者都是接触过原发患者的工作人员。传播途径主要是密切接触猿类血液、体液及脏器。其发病机制及病理改变与埃博拉病毒病也十分相似。病理变化包括皮肤、黏膜、软组织、内脏器官和肠出血,肝脏呈散在性和局灶性坏死,多见小包

涵体和康斯尔曼体(Councilman body),肾小球可有纤维蛋白血栓,脑内可有弥漫性炎症和间质水肿。病变可累及淋巴系统、睾丸和卵巢等。

本病的临床表现与埃博拉病毒病十分相似,但马尔堡病毒病引起的症状相对轻一些。本病潜伏期为 3~9 天,患者常起病急,有畏冷、高热,伴有严重的头痛、背痛、全身肌肉关节痛。可有恶心、呕吐、腹痛、腹泻等症状,皮肤躯干部出现红色斑丘疹并迅速波及全身,最后融合成片。可有球结膜出血。重症患者出现腔道出血或心律失常,可并发休克、心力衰竭、肝肾衰竭或出现嗜睡、昏迷。病死率可达 90%。实验室检查外周血白细胞和血小板减少、肝功能异常、转氨酶升高。诊断在病程早期依靠病毒分离,发病 1 周后可应用免疫荧光法检测特异性抗体。目前尚无特效疗法,主要是对症支持治疗。患者早期使用恢复期血清有一定疗效。医务人员应严格隔离患者,并严格执行防护措施。

八、拉沙热

拉沙热(Lassa fever)是由沙粒病毒科(Arenaviridae)拉沙病毒(Lassa virus)引起的一种急性病毒性出血热,为人兽共患传染病。大约80%感染者呈无症状,其余的20%则会发生多系统疾病。拉沙病毒是单链 RNA 病毒,基因组由大(L)、小(S)两个负性单链 RNA 组成。病毒外层有双节段包膜,包膜上有刺状突起,直径为 70~150nm,病毒内有直径 20~25nm 浓密的核糖体颗粒,呈沙粒状。病毒可在 Vero 细胞中生长繁殖,组织培养 4~7 天后可分离到病毒。病毒有表面抗原和内部抗原 2 种,表面抗原能诱发机体产生中和抗体,内部抗原则产生补体结合抗体,它与其他沙粒病毒之间有交叉反应。拉沙病毒对理化因素的抵抗力较弱,对酸、热、紫外线、脂溶剂、去污剂等敏感。

拉沙热主要流行于几内亚、利比亚、塞拉利昂、尼日利亚等非洲国家,目前是西非地区的一种地方性传染病,西非地区每年估计有 30 万~50 万人感染,其中将近 5 000 例死亡。尼日利亚部分人群调查,拉沙热抗体阳性率为 21.3%(357/1 677)。该病有较高的致聋率和发病率。因其医源性传播较多见及高死亡率而引起医学界的关注。宿主动物和传染源是受感染的鼠类,主要为多乳鼠(Mastomys natalensis),多乳鼠感染拉沙病毒并不发病,但可长期携带病毒,从粪便、尿液、唾液、鼻咽部分泌物中排出病毒。这种鼠生活范围较广,可活动在西非的无草平

原及森林地带,也可在居民生活环境中、住宅周围、建筑物内,甚至于居室内。另外,患者和隐性感染者也是重要的传染源,可导致医院内感染和实验室感染。患者病毒血症可持续 20 多天,尿液排病毒可达 32 天,唾液及咽峡部分泌物中也可以分离到病毒。以气溶胶形式经呼吸道吸入或食入被鼠的排泄物污染的食品,或破损的皮肤黏膜接触带病毒的物质均可感染。人群普遍易感,青壮年发病居多,病后可获得持久的免疫力,但也有再次感染的报道,再次感染后其抗体滴度较原来明显升高,研究者证实从塞拉利昂、利比里亚和尼日利亚不同地区分离到的病毒株有所不同。本病多发生于 1 至 5 月的干燥季节,在西非流行地区,每年有 5%~20% 的人群被感染,尤其在居住拥挤脏乱的采矿地区发病率最高,医务人员也是高危人群。拉沙热可通过人员流动,特别是旅游区向其他地区传播。目前欧洲、加拿大、以色列、日本和美国已有病例报道。医院内感染可发生暴发流行。

病毒侵入人体后,首先在单核巨噬细胞系统及内皮细胞内大量繁殖,造成免疫功能异常,导致高滴度、长时间的病毒血症,病毒血症可持续 20 天左右。病毒呈泛嗜性,随血流侵犯全身各个脏器,引起多器官功能损害,常见肝细胞坏死、肾小管坏死以及间质性肺炎。局部组织炎症较轻。

本病潜伏期 6~21 天。起病缓慢,初期有畏冷、乏力、发热,可达 40℃ 左右,多为稽留热,随之出现全身肌肉疼痛、头痛、眼后疼痛等,伴恶心、呕吐、厌食、腹泻。若患者经呼吸道或进食感染,常有剧烈咽痛,往往出现唾液外流但不愿下咽,伴有干咳、胸骨后或腹部疼痛等。可出现颈部淋巴结肿大、间质性肺炎、皮肤瘀点、瘀斑。重症患者可出现低血压休克,急性肾衰竭和严重出血。部分重症患者于病程 6~12 天病情急剧恶化,咽部高度水肿而出现呼吸困难,可发生急性呼吸窘迫综合征(ARDS)、脑病、出血和休克。死亡多发生在病程 14 天内,病死率可达 30%~50%。死因多为低血容量性休克和急性肾衰竭。患者若出现稽留型高热、剧烈咽痛、呕吐及黏膜出血等症状多提示预后不良。孕妇感染拉沙病毒后症状会特别严重,易发生流产和阴道出血,80% 孕妇会死亡。轻型患者病程 2~4 周后进入恢复期,少数患者在疾病后期出现单侧或双侧第Ⅷ对脑神经损害,引起单侧或双侧的耳聋。实验室检查外周血白细胞分类中淋巴细胞增多、血小板减少,如有脱水则出现血液浓缩、尿蛋白阳性、血尿素氮升高、尿中可出现管型、ALT

和 AST 升高、凝血酶原时间延长、便潜血阳性。病程第 5 天可从血液中检出病毒抗原,第 8 天用 ELISA 法可检出特异性的 IgM 抗体,第 16 天可检出特异性的 IgG 抗体。RT-PCR 法检测病毒 RNA 可用于该病的早期诊断。确诊依据为特异性 IgM 的检测或 RT-PCR 的结果。由于患者的血液、尿液及分泌物均具有较强的传染性,因此应特别注意消毒和隔离。

患者常并发听力障碍,好发于恢复期且在抗体产生之前。在流行区,拉沙热已成为致聋的常见原因。

(一) 治疗

1. 抗病毒治疗 利巴韦林已被证实有抗拉沙热病毒的作用,在病程的前 6 天内使用效果较佳,可明显降低病死率,但无法降低耳聋发生率或严重度。在病程的任一时期应用都有一定的疗效。国外推荐用量为病程的前 4 天 1g/d,分 3 次,静脉滴注,病程 5~10 天,0.5g/d,对于血清 AST 值≥150U/L 的患者连续用药 6 天后死亡率可由 55% 降至 5%。目前使用免疫血浆治疗无效。

2. 支持对症治疗 嘱患者早期卧床休息,维持水、电解质、酸碱平衡。重症患者可输少量新鲜血或血浆、白蛋白等支持治疗。严密监测血压、肾功能和肺功能等,及时处理心、肺、肾等主要脏器的功能障碍。

(二) 预后不良的风险

高病毒血症、血清 AST 值超过 150U/L、出血、脑炎、水肿等。拉沙热的整体死亡率约 1%,住院患者的死亡率约 15%,而妊娠妇女及其胎儿的死亡率最高,可达 80% 以上。我国应加强国境检疫,预防疫情输入。本病的预防措施包括:患者的排泄物、分泌物、血,患者接触过的所有物品以及血液检查用的实验器械、可疑污染场所,都要选择敏感消毒剂进行喷洒、喷雾或熏蒸消毒处理。流行区还要注意防鼠、灭鼠,做好个人防护。目前正在研制基因工程疫苗,主要含有拉沙热病毒的糖蛋白,临床试验可抑制病毒复制,降低灵长类动物死亡率。最近,研究的重点为依靠 T 细胞免疫介导的 MHC 依赖性疫苗和针对不同毒株的交叉保护性疫苗。

九、阿根廷出血热

阿根廷出血热(Argentinian hemorrhagic fever, AHF)是由沙粒病毒属的鸠宁病毒(Junin virus)引起的一种自然疫源性疾病,临床上以发热、剧烈肌痛、出血、休克为特征。传播媒介为螨。病毒呈球形、扁球形或多样形,平均直径 110~130nm,包膜由糖蛋白组成,为单链 RNA 病毒,基因组由大(L)、小(S)两条负性单链 RNA 组成,长度分别为 7kb 和 3.5kb。病毒对紫外线和脂溶剂敏感。目前分离得到的几种病毒株致病力和临床表现不尽相同,可能存在不同的亚型。该病流行于阿根廷。传染源和宿主动物为壮暮鼠(Calomys musculinus)和草原暮鼠(Calomys laucha)。宿主动物的尿液、唾液中含有病毒,患者可经呼吸道、消化道和破损皮肤黏膜的接触而感染,病毒血症可持续 7~8 天,但未证实存在人与人之间传播。人群普遍易感,收割谷物的农业工人感染最为多见,秋季谷物收获期为主要流行季。感染后可获一定的免疫力。

目前认为病毒的直接损害作用是主要的,病毒侵入人体后首先在单核巨噬细胞系统大量繁殖,再释放入血引起病毒血症,引起全身毛细血管内皮细胞损伤,使血管通透性和脆性增加,导致体液外渗、出血、有效血容量下降、肾功能损害和神经系统功能障碍等。有学者认为病毒感染后可抑制机体免疫系统功能,病毒不能及时被清除,炎症反应虽不明显但可导致死亡。病理检查发现全身各脏器的血管均有改变,伴有出血、骨髓和淋巴组织坏死明显。脑组织也可见血管变化,但脑脊液无炎症改变。

本病潜伏期 7~14 天。起病缓慢,体温逐渐升高,可达 39℃,伴剧烈头痛、头晕、腰痛、全身肌肉疼痛、厌食、恶心、呕吐、腹痛、腹泻或便秘等症状,部分患者有眼眶痛。常见皮肤和黏膜充血、出血、瘀点、瘀斑和淋巴结肿大。普通型患者于病程第 2 周开始恢复。重症患者在病程第 7 天左右出现低血压休克、急性肾衰竭、腔道出血、烦躁不安、嗜睡或昏迷、癫痫样抽搐、反射减低等神经系统症状。重症患者预后较差。急性患者体内干扰素水平达 4 000~16 000U/ml,有学者认为患者发热、畏冷和肌肉酸痛等症状与干扰素水平升高有关。本病恢复期较长。患者外周血检查常有白细胞和血小板明显减少、血尿素氮升高,可有蛋白尿和血尿、凝血酶原时间延长。采用 ELISA 法检测病毒抗原和特异性的 IgM 抗体,应用 RT-PCR 方法检测病毒核酸有早期快速诊断价值。Vero-E6 细胞、地鼠肾细胞和幼仓鼠肾细胞对本病毒均敏感,可用来分离病毒。

目前尚无临床抗病毒药物治疗的报道,治疗仍以支持和对症治疗为主。患者在发病 8 天内应用免疫血浆治疗能迅速改善症状,病死率可降至 1% 左右,剂量不少于 3 000 单位/kg。接受这种治疗的部分患者在急性期后 3 周左右可发生神经系统症状和体征,但随后能痊愈。在无特殊治疗的情况下,病死率可达 15%~30%。预防主要是疫区灭鼠、防鼠,减毒活鸠宁病毒疫苗已证实对阿根廷出血热有较好的预防效果。

十、玻利维亚出血热

玻利维亚出血热(Bolivian hemorrhagic fever,BHF)是由沙粒病毒属的马秋博病毒(Machupo virus)所引起的一种自然疫源性疾病。病毒形态和特征与鸠宁病毒相似。1959 年首次在 Beni 地区马秋博小河附近的 2 个农林乡村发现。1962 年首次分离出致病病毒。本病流行于玻利维亚,主要宿主动物和传染源为野鼠,传播途径与阿根廷出血热相似,患者通过摄入被鼠尿污染的食物、水或通过破损皮肤黏膜进入人体而感染。流行地区捕捉到的野鼠的马秋博病毒感染率为 50%。1971 年曾报道存在人与人传播的医院内感染。流行季节多在收获谷物的 4 至 9 月。成年男性多发病。

本病潜伏期 10~14 天,缓慢起病,体温逐渐升高,发热 38~40℃,持续至少 5 天,伴头痛、关节痛、眼眶痛和全身肌肉疼痛,部分患者出现皮肤过敏,即使受光线照射也能使皮肤产生疼痛,可有恶心、呕吐和腹泻。皮肤黏膜有充血、出血点和瘀斑。恢复期可发生弥漫性脱发。病程 4~5 天可出现低血压休克,重症患者可有急性肾衰竭、胃肠道出血和子宫出血及神经系统症状,包括舌、手的意向性震颤,其中 25% 的患者可出现广泛而明显的神经损伤,表现为谵妄和惊厥,但嗜睡和昏迷少见。病程 2~3 周,恢复期较长,病死率 5%~30%。实验室检查外周血中白细胞和血小板减少,确诊主要依靠血清免疫学检查和病毒分离。治疗主要是对症支持治疗。预防重点是灭鼠,尚无疫苗。

十一、白蛉热

白蛉热(phlebotomus fever),又称三日热(three-day fever)、沙蚊热(sandfly fever)。白蛉热是由布尼亚病毒科白蛉热病毒属(Phlebovirus)的白蛉热病毒引起的一种急性病毒性疾病。该病为自限性疾病,预后良好,尚无死亡病例报道。白蛉热病毒为单股负链 RNA 病毒,病毒颗粒有包膜,呈球形,直径为 90~100nm,由 L、M 和 S 三个环形片段的负性单链 RNA 组成,长度分别为 6 500~8 500 个核苷酸、3 200~4 300 个核苷酸、1 700~1 900 个核苷酸,基因片段之间通过氢键连接,基因组全长为 11 400~14 700 个核苷酸,基因组中 5′端的重复序列与 3′端的序列出现碱基互补,形成锅柄状结构。

白蛉热病毒在血清学上包括 65 个血清型,引起白蛉热主要的病毒血清型有 8 种,常见 3 种:sandfly fever Sicilian(SFS)、sandfly fever Naples(SFN)和 Toscana(TOS)。白蛉热病毒能在 Vero 细胞中复制、繁殖并产生致细胞病变作用。

本病主要在潮湿的东半球流行,分布于地中海地区,东亚、南亚及热带美洲林区。患者和鼠类是本病的传染源,主要传播媒介为白蛉,病毒经过白蛉叮咬传播。白蛉叮咬进入人体,经淋巴管和毛细血管到达单核巨噬细胞系统进行繁殖,达到一定数量后进入血液循环,造成病毒血症,引起全身病变,也可侵及中枢神经系统。人群普遍易感,在流行区多见于儿童感染,成人普遍有较高的免疫力。流行有季节性,高峰期在 8 月,每年 6 至 10 月多见。

本病潜伏期 2~6 天,起病突然,首先出现头晕、乏力、腹痛,随之出现发热,体温上升达 38~40℃,伴有剧烈头痛、眼眶痛、前额痛、眼球运动时疼痛、肌肉关节痛,伴有怕光、呕吐、味觉异常或丧失,1/3 的患者出现眼结膜充血,重者出现轻度视盘水肿以及荨麻疹等。多数患者发热持续 2~4 天后体温逐渐恢复正常,有 15% 的患者在第一次发热后 2~12 周出现第二次发热。恢复期可持续数天至数周。Toscana 病毒有嗜神经性,感染后可引起脑膜炎和脑膜脑炎,在患者的血清和脑脊液中均可分离出 Toscana 病毒。

实验室检查外周血有白细胞减少、早期淋巴细胞减少,但随着白细胞数量减少,淋巴细胞分类相对增多至 40%~60%。脑脊液检查单核细胞和中性粒细胞轻度增加、蛋白量轻度增高、糖和氯化物含量正常。确诊依靠病毒分离和血清免疫学检测特异性的 IgM 和 IgG 抗体。治疗主要是对症治疗。实验中发现利巴韦林、6-氮尿苷和 α 干扰素对抑制白蛉热病毒可能有效。目前尚无白蛉热疫苗,预防重点在于防蚊灭蚊。

十二、科罗拉多蜱传热

科罗拉多蜱传热(Colorado tick fever,CTF)是由科罗拉多蜱传热病毒引起的经蜱传播的一种急性病毒性疾病,临床以发热、头痛、背痛、皮疹及白细胞减少为特征。1944 年科罗拉多蜱传热病毒首次从患者血中分离。科罗拉多蜱传热病毒为双股 RNA 病毒,有脂蛋白外层包膜,直径 80nm,基因组全长

29 174 个核苷酸,包含 12 个双链 RNA 片段,其基因序列已被测定出来,所有片段在 5′末端(SACUUUU-GY)和 3′末端(WUGCAGUS)高度保守。科罗拉多蜱传热病毒有多个基因型,序列测定证实 12 个基因片段中大部分是高度保守的,仅第 4 片段和第 6 片段常见突变,可能存在不同毒株间的基因重排。

本病发生于美国西部,50% 以上的病例发生于科罗拉多州和爱达荷州。本病的储存宿主和传染源为革蜱。流行季节为 2 至 10 月,高峰季节为 4 至 7 月,与革蜱的活动高峰期一致,90% 的病例在此期间发病。流行区的地理环境是在落基山海拔 1 219~3 048m(4 000~10 000 英尺)的高山森林。落基山林蜱(Rocky Mountain wood tick)又称安得逊革蜱(Dermacentor andersoni),是美国科罗拉多蜱传热主要的储存宿主和传染源,传播途径主要是经成虫蜱叮咬而感染。近期有流行区户外活动和蜱叮咬史是发病的高危因素。流行病学调查结果显示 15% 的露营者血清病毒特异性抗体阳性。高危人群包括露营者、护林员、打猎者、电话接线员等。部分病例因实验室中暴露于病毒而感染,曾报道 1 例患者是在输血后 4 个月内发病,而献血者被证实已感染了科罗拉多蜱传热。目前尚未发现无症状感染者。患者病后有持久免疫力,但也有试验报道两次感染的病例。在被蜱叮咬的部位可见肉芽肿样原发病灶,皮疹的主要病变为毛细血管及小动脉和小静脉的内皮细胞肿胀、增生和蜕变,发生血管栓塞,在血管栓塞周围有单核和浆细胞浸润,产生相应的临床症状。

本病潜伏期 1~19 天,平均 4 天。突然起病、畏寒,高热达 38~40℃,头痛、眼痛、眼眶后痛及畏光、肌痛及全身不适。可有腹痛、恶心、呕吐,病程 2~3 天患者面部、结膜及咽部潮红,5%~12% 的患者皮肤出现斑疹及斑丘疹。病程持续 5~10 天。半数患者呈双峰热,即在发热 2~3 天后体温恢复正常 1~3 天,随之又出现发热,且症状加重,持续 2~4 天。有的患者可病情加重,尤其是 10 岁以下的儿童和老年患者。

实验室检查外周血白细胞计数明显减少、血小板轻至中度减少、肝功能轻度异常、转氨酶轻度升高、血磷酸激酶水平轻度升高。RT-PCR 在症状出现的第 1 天即可检测出病毒核酸,可持续阳性至病程的第 8 天,是早期诊断本病的首选方法。病程第 1 周即可从血液、红细胞、网状细胞和骨髓中分离出病毒,病程第 2~3 周阳性率最高,可以确诊本病。应用补体结合试验或免疫荧光试验检测病毒特异性抗

体,但由于特异性抗体出现时间较晚,故血清免疫学检查难以提供早期诊断的依据。

本病极少数患者可能并发无菌性脑膜炎、脑炎和出血。本病预后良好,大多可自愈,死亡病例少见,有并发症及年老的患者恢复期会延长。

本病目前尚无特异性治疗,以对症治疗为主。首先应从皮肤上彻底清除蜱,必要时应用止痛退热药(儿童禁用阿司匹林,避免发生 Reye 综合征),若有并发症,应积极对症治疗并发症。防止暴露于蜱,及时检查并清除皮肤、头皮上黏附的蜱是预防本病的重要措施,目前尚无疫苗广泛应用。

（阮　冰）

第三十一节　艾　滋　病

人类免疫缺陷病毒(human immunodeficiency virus,HIV)是获得性免疫缺陷综合征(acquired immune deficiency syndrome,AIDS,简称艾滋病)的病原体。HIV 的主要靶细胞是 CD4$^+$T 淋巴细胞。HIV 感染后 CD4$^+$T 淋巴细胞数量下降,导致机体免疫功能缺陷,最终未经治疗的感染者常因机会性感染及肿瘤死亡。从 1981 年美国首次发现 HIV 感染者至今,HIV 已在全世界广泛传播。HIV 的传播途径包括性传播、血液传播及母婴垂直传播。HIV 感染后,外周血中可检测到病毒核酸、抗原及特异性抗体,多种免疫细胞数量及功能发生变化,为临床诊断、疾病转归和疗效评估提供了重要依据。

目前艾滋病很难治愈,也无理想疫苗。高效抗逆转录病毒治疗(highly active anti-retroviral therapy,HAART)可以有效控制病毒复制水平,延缓疾病进展,使感染者寿命接近于正常人水平。尽管 HAART 能够显著降低并发症及死亡风险,但却无法清除潜伏在人基因组中的整合病毒,且有明显的副作用及耐药问题,价格昂贵。目前世界上治愈的 HIV 感染者是通过移植抗性基因的骨髓实现的,难以普及推广。近年来,国内外研究者不断探索,以期获得艾滋病的功能性治愈及根治。本章将系统阐述 HIV 基础及临床相关理论及新进展。

一、病原学

（一）HIV 起源和传播

1983 年,科研人员发现人类免疫缺陷病毒 1 型(HIV-1)是艾滋病的病原体,怀疑人类艾滋病起源于猿猴,并从患有免疫缺陷和类似人艾滋病临床症状的恒河猴体内分离到了首个猴免疫缺陷病毒(simian immunodeficiency virus,SIV)毒株。1985 年,西非塞内加尔研究发现部分人可检出 SIV 抗体,提示体内存在另外一种人逆转录病毒。1986 年,从一位来自西非居住在法国的患者体内分离鉴定出了一种和 HIV-1 接近的新病毒:人类免疫缺陷病毒 2 型(HIV-2)。HIV 起源于来自非人灵长类动物的 SIV。目前,在西非的至少 45 个不同非人灵长类动物种属中发现了 SIV。通常,每个种属感染一种种属特异性的 SIV 家族谱系。HIV-1 与来自黑猩猩的 SIVcpz 和来自大猩猩的 SIVgor 最接近,而 HIV-2 与来自乌白眉猴的 SIVsmm 最接近。HIV-1 分为 4 组,分别代表来自黑猩猩的 3 个(M、N、O 组)和来自大猩猩的 1 个(P 组)独立传播事件。N、O、P 组仅在西非范围内流行。HIV 最初的遗传多样性与 SIV 向人类多次传播相关,独立的跨种属传播事件导致 HIV-1 和 HIV-2 存在不同组(M、N、O、P)。跨种属传播最可能的途径是发生血液或组织暴露,可能由捕获或屠宰非人灵长类动物时被咬伤或其他创伤导致,丛林猎人可能是最早感染 HIV 的群体。

全球流行的 HIV-1 主要是 M 组病毒,起源约在 100 年前,包括 9 个亚型:A~D,F~H,J 和 K。C 亚型主要在非洲和印度流行,B 亚型主要在欧洲西部、美洲和澳大利亚流行,流行重组型毒株流行越来越广泛。HIV-2 仅在西非流行,致病性与 HIV-1 相似,但感染者疾病进展较 HIV-1 感染慢,且传播性弱于 HIV-1。非洲撒哈拉沙漠以南地区,特别是南非,是全球 HIV 感染率最高的地区。截至 2019 年,全球已有 2 600 万 HIV 感染者接受抗逆转录病毒治疗,抗逆转录病毒治疗的广泛应用,使 HIV 在全球的流行情况有了显著变化。由于治疗后 HIV 感染者寿命延长,从 2009 年到 2019 年,全球 HIV 感染者已经由 2 990 万增长到 3 800 多万,而全球每年新增感染者数量由 220 万降低到 170 万,发病率降低主要由于异性性传播减少。在同性性传播为主要传播途径的地区,如欧洲中西部和美洲,尽管抗逆转录病毒治疗广泛应用,发病率仍然居高不下。从 2010 年到 2019 年,通过抗逆转录病毒治疗预防母婴传播,儿童新发感染率从 23.2% 降至 11.3%。然而,儿童所获得的抗病毒治疗远远少于成人。HIV-1 性传播最重要的因素是血浆 HIV-1 RNA 拷贝数(病毒载量),血浆病毒载量每上升 1 个单位 log10 拷贝/ml,性传播的风险增加 2.4 倍,血浆病毒载量每降低 0.7 个单位 log10 拷贝/ml,估计能减少 50% 的 HIV-1 传播风险。

急性 HIV 感染最初几个月内病毒载量非常高,是 HIV 传播的重要因素。校正血浆病毒载量后,精液和子宫颈内病毒载量能独立预测 HIV-1 性传播的风险。增加性传播 HIV-1 风险的因素还包括患有其他性传播疾病(如生殖器溃疡、2 型单纯疱疹病毒感染和细菌性阴道病)、妊娠及被动肛交等,而男性包皮环切可能减低经异性性途径传播 HIV 的风险。

(二) 基因分型和结构

1. HIV 基因分型 通过对来自不同地理区域 HIV 感染者大量毒株的进化分析,HIV 被分为不同型、组、亚型、亚亚型、流行重组型(circulating recombinant form,CRF)和独特重组型(unique recombinant forms,URF)。HIV 遗传多样性的主要原因包括逆转录酶复制错误率高,具有重组特性,以及病毒颗粒快速倍增。目前,根据进化分析,HIV-1 M 组分为 9 个亚型:A~D,F~H,J 和 K,其中,A 亚型进一步分为 A1~A4 和 A6 五个亚亚型,F 亚型分为 F1 和 F2 两个亚亚型。此外,最初通过 env 序列鉴定的 E 亚型和 I 亚型,经过全长序列分析,分别与目前分型中的 CRF01_AE 和 CRF04_cpx 一致。根据亚型和地理分布的不同,亚型内的遗传变异界定为 8%~17%,而亚型间为 17%~35%。重组毒株传播到至少三个没有直接流行病学联系的个体,并鉴定出新病毒全基因组时,称该病毒为流行重组型,目前国际上已报道超过 100 个 CRF(Los Alamos Laboratory National HIV Sequence Database)。其中 CRF55_01B 和 CRF59_01B 是我国学者近期从男男同性性行为者(men who have sex with men,MSM)中鉴定的新型 CRF,已有证据表明二者已经在我国 MSM 人群造成比较广泛的

影响。还有一些重组病毒株基因组已经明确,但尚无进一步传播的证据,称为独特重组型。2010—2015 年,C 亚型感染占全球流行的 46.6%,其次,B 亚型和 A 亚型分别占 12.1% 和 10.3%,还有 CRF02_AG(7.8%)、CRF01_AE(5.3%)、G 亚型(4.6%)和 D 亚型(2.7%),此外,F、H、J、K 亚型合计<1%,其他 CRF 占 3.7%。包括 CRF 和 URF 在内的重组 HIV 毒株,占全球流行的 22.8%。

2. 基因组成和结构 HIV-1 是单股正链 RNA 病毒,属于逆转录病毒科慢病毒属。HIV-1 基因组长约 9.8kb,带有编码一些病毒蛋白的可读框。HIV-1 基因组主要由结构基因和调节基因等组成,两端有长末端重复序列。结构基因包括编码核心蛋白 p24 的 gag 基因、编码核心多聚酶的 pol 基因,以及编码外膜蛋白的 env 基因。调节基因主要包括反式激活因子 tat、病毒蛋白表达调节因子 rev 及负调节因子 nef。除此以外,基因组还包括编码一些其他病毒蛋白(vif、vpr、vpu 和 vpx 等)的基因。

HIV-1 病毒颗粒是一个直径约为 120nm 的近球形结构。病毒颗粒外膜是双层脂质蛋白膜,嵌有位于表面的 gp120 和跨膜的 gp41,由 env 基因编码而成。基质蛋白 p17 在病毒包膜内侧形成球形基质。与衣壳蛋白 p24 和核衣壳蛋白 p7 一起,均由 gag 基因编码而成。电镜下可见,病毒 p24 gag 衣壳蛋白组成锥形核心。衣壳内包含有两条相同的 RNA 单链、病毒逆转录酶(p66/p51)、整合酶(p32)和核衣壳蛋白(p7)等。另外,HIV-1 在生命周期中所需的酶主要由 pol 基因编码,包含蛋白酶、逆转录酶和整合酶等(图 22-31-1)。

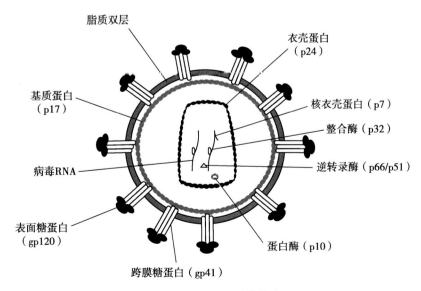

图 22-31-1 HIV-1 结构模式图

HIV-2 的结构与 HIV-1 类似,有一些蛋白组成不同,最明显的不同是 env 表面蛋白和跨膜的糖蛋白 gp125 和 gp36,以及核蛋白 p16 和 p26。

3. 病毒嗜性　HIV 病毒嗜性最早是由 HIV 分离株感染外周血单个核细胞(peripheral blood mononuclear cell,PBMC)引起的细胞病变效应定义的。根据细胞嗜性的不同,HIV 毒株主要分为三类:能够介导合胞体形成的 SI 毒株(syncytia inducing variant)、不能介导合胞体形成的 NSI 毒株(non syncytia inducing variant)以及同时具有 SI 和 NSI 毒株特征的双嗜性毒株(dual/mixed variant,DM)。SI 毒株,又称为 T 嗜性毒株,优先感染 T 淋巴细胞和 T 细胞系,主要出现于感染晚期,与艾滋病疾病发展相关;NSI 毒株,又称为 M 嗜性毒株,感染单核细胞、巨噬细胞和原代 T 淋巴细胞,在 HIV 感染的各个阶段都存在;双嗜性毒株既能感染单核/巨噬细胞,又能感染 T 淋巴细胞和 T 细胞系,因此双嗜性毒株具有 SI 和 NSI 混合表型。

1996 年,嗜性的研究有了里程碑式的进展,科学家发现 HIV 感染靶细胞依赖于 CD4 受体和两种可能的趋化因子协同受体(CCR5 和 CXCR4)中的至少一种。嗜性表现为病毒与趋化因子受体特异性结合的能力,通常 M 嗜性毒株能够与 CCR5 受体结合,又称为 R5 毒株,T 嗜性毒株能够与 CXCR4 受体结合,又称为 X4 毒株,双嗜性毒株既能与 CCR5 受体结合又能与 CXCR4 受体结合,又称为 X4R5 毒株,这是目前对 HIV 嗜性应用最广泛的分类方法。目前最常见的病毒嗜性表型检测方法是检测病毒对 MT2 细胞系的感染能力和产生合胞体的能力。同时也可以通过分析 HIV 包膜蛋白 gp120 基因 V3 区氨基酸组成及电荷数预测病毒嗜性。

嗜性对 HIV 感染者的疾病进展有重要影响。由于黏膜传播的瓶颈效应,R5 毒株在建立感染中发挥主要作用,而 X4 毒株的出现与 CD4$^+$T 淋巴细胞计数快速下降相关,疾病进展速度是 R5 毒株的 3~5 倍。在 HIV-1 B 亚型感染者中,感染早期主要是 R5 毒株,X4 毒株仅占约 20%。A、B、D、CRF01_AE 和 CRF02_AG 亚型 HIV-1 毒株感染的晚期患者中,60%~77% 都为 X4 毒株;但 C 亚型感染者中,即使进展到艾滋病期,也仅有 15% 的感染者为 X4 毒株。

CCR5 的自然突变会影响 HIV 感染的敏感性,研究发现 CCR5 受体一个 32 个核苷酸的缺失突变体(CCR5Δ32)杂合体在白种人中占 20%,纯合体占 1%。而 CCR5Δ32 纯合突变体会导致 CD4$^+$T 淋巴细胞和巨噬细胞不能表达功能性的 CCR5 受体,因此带有 CCR5Δ32 纯合突变体的人体不会被 NSI R5 嗜性毒株感染;同时 CCR5Δ32 杂合突变体也与缓慢疾病进展相关,在长期不进展患者中所占比例较高。2007 年,美国食品药品监督管理局(Food and Drug Administration,FDA)批准了第一个 CCR5 拮抗剂马拉韦罗(maraviroc)用于多药耐药的 HIV 感染临床治疗,在使用马拉韦罗治疗前必须确定感染者的病毒嗜性,以便达到更优的疗效。2008 年,一名 HIV 感染者进行异体 CCR5Δ32 纯合干细胞移植后,HIV 病毒持续抑制,甚至可能清除病毒,开启了 HIV 细胞治疗的先河。目前国际上开展了大量以 CCR5 为靶向的细胞/基因治疗的临床实验,探索通过细胞/基因手段改变 CCR5 受体从而实现清除 HIV 的可行性。

4. 病毒储存库　目前,虽然高效抗逆转录病毒治疗能够很好地控制 HIV 病毒复制,但 HIV 病毒能以逆转录后 cDNA 形式整合在人类基因组上,保持"休眠"状态,这使大部分感染者血浆中的 HIV 降至常规方法检测不出的水平,但是中断治疗几日至几周后这些隐藏的病毒就会被再度激活,进而出现病毒反弹,高效抗逆转录病毒治疗无法彻底清除感染者体内的病毒,而病毒储存库是彻底清除病毒的重要障碍。

1995 年,Chun 等首次提出 HIV 储存库的概念,他们发现 HIV 感染者的一小群静息记忆 CD4$^+$T 淋巴细胞携带整合的 HIV 基因,在静息状态下并无 HIV 复制,呈现潜伏状态,但是细胞活化后可以表达并释放具有复制能力的 HIV,这样的细胞在体内长期存在,成为病毒的储存库。HIV 储存库细胞主要为静息记忆型 CD4$^+$T 淋巴细胞,虽然 HIV 储存库细胞仅占静息 CD4$^+$T 淋巴细胞的 $1/10^6$,但这些储存库细胞的半衰期长达 44 个月,仅仅通过高效抗逆转录病毒治疗不可能达到病毒清除及艾滋病治愈的目的。另有研究表明中央记忆性 CD4$^+$T 淋巴细胞、干细胞样记忆性 CD4$^+$T 淋巴细胞、巨噬细胞、小神经胶质细胞和造血干细胞等多种细胞,以及中枢神经系统、肠道组织和淋巴结等特定解剖学区域都有可能成为病毒的潜在储存库。

HIV 潜伏状态的建立和维持是非常复杂的,包括 HIV 病毒基因整合到宿主细胞基因组以及转录等过程,涉及多种机制。有研究表明:转录干扰、转录激活因子的缺乏、转录抑制因子的表达、基因组表观遗传学的改变、核定位变化、tat 低活性、mRNA 拼接或核输出障碍、细胞微小 RNA(microRNA)以及潜伏感染细胞的稳态增殖均会影响 HIV 病毒储存库的建立和维持。另外,HIV 病毒整合位点的选择也会影响储存库建立和维持。HIV 储存库是目前研究的热点,深入研究病毒储存库建立和维持机制,可为制定清除储存库的策略提供重要依据。

治愈艾滋病的关键在于找到这些携带休眠 HIV 病毒的宿主细胞,进而清除这些储存库细胞中的潜伏病毒。研究者们提出一种名为"激活并杀死"("shock and kill")策略,即首先将 HIV 从休眠状态唤醒过来,然后病毒就会被免疫系统或靶向药物发现并消灭,从而期望彻底清除宿主体内潜伏的 HIV。

二、流行病学

(一)传染源

HIV 的传染源为 HIV 感染者及艾滋病患者。据世界卫生组织(World Health Organization,WHO)和联合国艾滋病预防规划署(Joint United Nations Programme on HIV/AIDS,UNAIDS)公开数据显示,全球约有 1 710 万 HIV 感染者不清楚自身的感染状态,长期处于 HIV 潜伏期的感染者可无任何自觉症状,但其血液中已存在 HIV 病毒,传染性强,是重要的 HIV 传染源。

(二)传播途径

1. 性传播途径 HIV 感染者的精液和阴道分泌物等体液中存在 HIV,无保护的阴道性交、肛交,甚至口交行为均可能造成皮肤黏膜或直肠黏膜损伤,导致 HIV 的传播。

2. 血液传播途径 输入含有 HIV 的血液或血制品,或使用含有 HIV 血液且未消毒的针头及注射器、移植 HIV/AIDS 患者的组织器官等均有可能传播 HIV。

3. 母婴传播 感染 HIV 的母亲可经胎盘、产道、母乳等途径将病毒传播给其下一代。

(三)易感人群

HIV 感染的易感人群包括 MSM、性工作者、吸毒人群等,由于自身特殊的行为特征易感染 HIV。

1. MSM 人群 MSM 人群的主要性交方式为肛交,而肛交时由于直肠黏膜脆弱容易破裂出血,与带有 HIV 的精液接触可致感染。另外,该人群还存在多性伴、无保护肛交等高危性行为,使其成为感染和传播 HIV 的高危群体。MSM 人群已成为过去几年我国新报告 HIV/AIDS 病例中增长速度最快的一个特殊群体。据报道,MSM 人群 HIV 新发感染率为

5.9/100 人年,显著高于女性性工作者(1.4/100 人年)和静脉吸毒人群(2.5/100 人年)。此外,该人群中双性性行为比例高(约 31.2%),是将 HIV 从高危人群向普通女性传播的重要"桥梁人群"。

2. 性工作者 由于职业性质,性工作者的性伴数多,且常被要求发生不安全性行为,使其成为 HIV 感染的重要人群。

3. 吸毒人群 静脉注射吸毒人群是 HIV 感染的高危人群。静脉注射时血液进入针头和注射器,吸毒者共享针头或注射器易导致 HIV 感染。

4. 其他特殊人群 由于职业的特殊性和流动性强,长途货车司机等也是感染 HIV 的高危人群;此外,研究显示感染其他性病者的 HIV 感染风险为未感染性病者的 2~5 倍。

(四)流行特征

1. 全球 HIV 疫情流行特征 根据 WHO 和 UNAIDS 于 2021 年 7 月公布的最新疫情报告显示,估计 2020 年全球尚存活的 HIV 感染人数约 3 770 万(3 020 万~4 510 万);当年新报告的 HIV 感染者约 150 万(100 万~200 万);当年死于 AIDS 的人数约 68 万(48 万~100 万)。全球范围每年存活的 HIV 感染者仍呈缓慢上升趋势,但这极大程度归因于更多的 HIV 感染者开始进行抗病毒治疗,其生存质量提高,存活时间延长。报告显示全球 73% 的 HIV 感染者已获得相关抗逆转录病毒治疗并且艾滋病相关死亡人数自 2010 年以来减少一半以上(53%)。

艾滋病疫情在全球存在区域差异性,变化趋势也不完全相同。东部和南部非洲地区是受艾滋病影响最大的地区,该地区的 HIV 感染者占全球总感染者的一半以上。2010 年以来该地区艾滋病相关死亡人数下降了 50%,新增 HIV 感染人数下降了 43%,其中同期儿童 HIV 新增感染人数下降了 64%。2020 年该地区现存活的 HIV 感染者和 AIDS 相关死亡人数分别约为 2 060 万和 31 万,这是艾滋病防治工作上取得的显著成就,使东部和南部非洲步入结束艾滋病流行的轨道。

亚洲和太平洋地区由于抗病毒治疗的广泛开展,艾滋病相关死亡人数由 2010 年的 30 万下降到 2020 年的 13 万,下降幅度约 60%。估计 2016 年该地区尚存活的 HIV 感染人数约 580 万(430 万~700万),当年新报告的 HIV 感染者约 24 万(17 万~31万),当年死于 AIDS 的人数 13 万(8.7 万~20万)。北美、西欧和中欧三个较发达地区估计 2020 年尚存活的 HIV 感染人数约 220 万(190 万~260

万),当年新报告的 HIV 感染者约 6.7 万(5.3 万~8.1 万),当年死于 AIDS 的人数约 1.3 万(0.92 万~1.7 万)。

2. 我国 HIV 流行特征　1985 年我国报告首例 HIV 感染病例。目前 HIV 疫情总体处于低流行水平,但 HIV 感染者绝对数量在亚洲排第 2 位,在世界排第 14 位。2018 年底,根据国家卫生健康委员会公布的数据,我国估计存活 HIV 感染者及艾滋病患者约 125 万例。近年艾滋病疫情呈现新的流行形式,存在多种可加速 HIV 疫情扩散的影响因素,亟待完善相关防控政策和法规,控制 HIV 的流行速度。

(1)HIV 疫情呈现"总体低流行,局部地区和特殊人群高流行"态势:截至 2018 年底,全人群 HIV 感染率约为 0.09%,全国总体 HIV 疫情处于低流行态势。艾滋病疫情流行势态在我国存在较大的地域差异性,有 15 个省(自治区、直辖市)报告疫情人数超过 1 万人。累计报告 HIV 感染者和 AIDS 患者人数排名在前 20 位的县(区、市)均分布在云南、广西、新疆、河南和四川,报告人数占全国报告总数的 75.8%。HIV 感染率在不同人群之间存在显著差异:孕产妇 HIV 感染率低于 0.1%,但 HIV 感染率在部分高危人群中处于较高水平,如注射吸毒者中为 5.9%,MSM 人群中为 8.0%。

(2)艾滋病患者数量显著增加,同时全因死亡人数亦随之增加:报告现存活的 HIV 感染者从 2009 年的 27.2 万人逐渐增加到 2019 年的 95.8 万例。报告 HIV 感染者数量增加的主要原因包括:接受 HIV 检测的人数逐年增加,诊断为 HIV/AIDS 的人数亦随之逐年增加;每年接受抗病毒治疗的 HIV 感染者人数大规模持续增长,感染者寿命延长;另外也与 HIV 疫情在部分高危人群(如 MSM 群体)中的快速扩散密切相关。

与此同时,报告的艾滋病相关全因死亡人数相应地从 2009 年的 0.66 万增加到 2019 年的 2.1 万。报告艾滋病相关死亡人数增加的主要原因包括:随着疾病进展,进入艾滋病临床症状期的感染者人数增多;随着感染者年龄改变和高年龄组新发现的艾滋病临床症状期感染人数增加,高年龄组报告的感染人数增加。

(3)性接触传播成为主要的传播方式,同性传播速度显著上升:历年新报告的 HIV 感染病例中,性接触传播者所占比例呈持续上升趋势,从 2007 年的 41.2% 增长至 2019 年的 73.7%,其中同性性接触传播比例从 3.3% 增长至 23.0%,增长了将近

7 倍。

三、发病机制

在性传播中,HIV 经由黏膜感染后,首先感染黏膜下层的树突状细胞(dendritic cell,DC)、巨噬细胞及 $CD4^+T$ 淋巴细胞。DC 可捕获 HIV,有利于病毒进一步传播。黏膜局部感染细胞产生的病毒颗粒可通过引流淋巴结播散,感染更多的靶细胞,释放大量病毒,造成全身系统感染。不同传播途径进入人体的 HIV 通过 CD4 及趋化因子受体(主要为 CCR5 或 CXCR4)分子感染靶细胞,最主要的靶细胞即为 $CD4^+T$ 淋巴细胞,导致 $CD4^+T$ 淋巴细胞的不断下降。$CD4^+T$ 淋巴细胞是机体重要的辅助细胞,通过分泌细胞因子等促进细胞免疫($CD8^+T$ 淋巴细胞应答)及体液免疫(B 细胞应答及抗体产生)应答。$CD4^+T$ 淋巴细胞数量的不断下降,最终导致机体免疫系统功能缺陷。

HIV 感染导致 $CD4^+T$ 淋巴细胞数量下降的原因尚未彻底阐明。研究显示,HIV 及相应蛋白导致的 $CD4^+T$ 淋巴细胞凋亡、合胞体形成、$CD8^+T$ 淋巴细胞的杀伤等均可导致感染的 $CD4^+T$ 淋巴细胞下降。近期研究显示,HIV 感染中的死亡细胞,仅少部分是有效感染的活化 $CD4^+T$ 淋巴细胞,95% 死亡细胞为旁观静息 $CD4^+T$ 淋巴细胞。尽管静息 $CD4^+T$ 淋巴细胞不能有效建立 HIV 感染,但胞质内聚集不完全的 HIV 逆转录产物可引起胱天蛋白酶 1(caspase-1)激活进而导致细胞因为"焦亡"(pyroptosis)而死亡,在细胞死亡之后又会释放炎性因子 IL-1β 等,从而招募更多的正常的 $CD4^+T$ 淋巴细胞发生流产感染(abortive infection),导致更多的 $CD4^+T$ 淋巴细胞死亡。

此外,免疫系统持续慢性活化是 HIV 感染的重要特征,也是 HIV 感染的重要致病机制。HIV 感染中,免疫持续活化的原因包括肠道微生物异位,持续的病毒复制,合并丙型肝炎病毒(HCV)、巨细胞病毒(CMV)感染,浆细胞样树突状细胞(pDC)细胞活化,调节性 T 细胞/Th17 细胞失衡等。免疫持续活化波及包括 T 细胞、B 细胞、单核细胞、自然杀伤细胞(natural killer cell,NK cell)等免疫系统重要细胞亚群,可进一步导致 T 细胞功能耗竭、淋巴结纤维化、局部炎症反应及免疫细胞凋亡等,加速疾病进展。动物实验表明,猴免疫缺陷病毒的天然宿主,非洲绿猴和乌白眉猴感染 SIV 后,尽管体内病毒持续复制,但疾病并不进展。而 SIV 的非自然宿主恒河猴,则与人

感染 HIV 类似,感染后疾病进展。非自然宿主与自然宿主的主要区别就是前者伴随着剧烈的免疫活化而后者并没有,已有研究证明免疫活化是 HIV/SIV 感染后疾病进展的重要影响因素。目前研究显示,有效的 HIV 抗病毒治疗能够降低免疫活化,但是也无法达到正常人活化水平。因此,采用有效的药物及生物学手段对持续免疫活化进行免疫干预,对于艾滋病治疗具有重要意义。

HIV 感染后,天然及获得性免疫系统均参与了抗 HIV 免疫。HIV 感染早期,天然免疫系统 NK 细胞等通过杀伤活性、抗体依赖的细胞毒性等功能抑制病毒复制,获得性免疫建立后,CD8$^+$T 淋巴细胞通过分泌穿孔素和颗粒酶、诱导凋亡等特异性识别并杀伤 HIV 感染的靶细胞,从而控制 HIV 复制。B 细胞可分泌具有中和活性的抗体,抑制 HIV 病毒。但是,由于 HIV 病毒的高度突变,使得其能有效逃逸机体相关免疫应答,不断感染 CD4$^+$T 淋巴细胞,最终导致免疫缺陷。

HIV 感染者病理变化并不特异。HIV 感染早期,病毒的大量复制可导致免疫学损害的病理表现,如淋巴组织反应性增生、滤泡增生、生发中心活跃等。随着疾病的不断进展,免疫学损伤加重,淋巴结结构被破坏甚至消失。HIV 感染后期,免疫功能耗竭,可出现机会性感染及肿瘤,累及相应器官,出现疾病相关的病理损伤。

四、临床表现

从初始感染 HIV 到终末期是一个较为漫长复杂的过程,在这一过程的不同阶段,与 HIV 相关的临床表现也多种多样。根据感染后临床表现及症状严重程度,HIV 感染的全过程分为急性期、无症状期和艾滋病期。

(一)急性期

HIV 感染急性期可出现一系列非特异的症状,包括机体对病毒产生的免疫应答以及 HIV 嗜神经性的一些表现。从感染到出现症状一般需要 2~4 周,而症状本身持续的时间是数天到数周。根据不同的临床研究,HIV 感染后,经过一定的潜伏期,几天到几周,有 50%~70% 的病例会出现临床症状。感染后出现的症状具有明显的个体差异。急性期症状越多,越严重,持续的时间越长,往往意味着病情进展更快,发展到艾滋期的时间更短。

急性 HIV 感染临床表现以发热最为常见,可伴有咽痛、盗汗、恶心、呕吐、腹泻、皮疹、关节疼痛、淋巴结肿大及神经系统症状。发热一般在 38~40℃。皮疹也较为常见,通常出现在发热后 48~72 小时,持续 5~8 天,上胸部、颈部、面部较常累及,皮疹多为局限的红色斑疹或斑丘疹,常无痒感。此外,疼痛性的皮肤黏膜、阴道、肛门溃疡是较为独特的皮疹表现之一。在所有的症状中,诊断急性 HIV 感染敏感性最强的症状是发热和身体不适感,特异性最强的指标是体重下降和口腔溃疡。有国外研究报道称,发热和皮疹,尤其是两者同时出现,伴随口腔溃疡和咽炎,是最有价值的判断指标。

急性 HIV 感染的神经系统症状,除可出现急性 HIV 脑膜炎临床表现外,个别患者还可表现为吉兰-巴雷综合征、脊髓病、末梢神经病等。其他罕见发生的可以有肺孢子虫病(pneumocystosis)、再生障碍性贫血等。严重的急性感染症状可以导致死亡。不过对于绝大多数感染者来说,急性感染期所出现的临床症状多为轻微和自限性的,经过对症处理甚至未经治疗,2~4 周后可以恢复正常,有些急性期感染者甚至可以无症状。

此期在血液中可检出 HIV RNA 和 p24 抗原,而 HIV 抗体则在感染后数周才出现。CD4$^+$T 淋巴细胞计数一过性减少,同时 CD4/CD8 比值亦可倒置。部分患者可有轻度白细胞和血小板减少或肝功能异常。

(二)无症状期

可从急性期进入此期,或无明显的急性期症状而直接进入此期。

此期持续时间一般为 6~8 年。其时间长短与感染病毒的数量、型别、感染途径、机体免疫状况的个体差异、营养条件及生活习惯等因素有关。在无症状期,患者除了淋巴结肿大可能没有其他明显症状。由于 HIV 在感染者体内不断复制,免疫系统持续受损,CD4$^+$T 淋巴细胞计数逐渐下降,最终进入艾滋病期。

(三)艾滋病期

此期为感染 HIV 后的最终阶段。患者 CD4$^+$T 淋巴细胞计数明显下降,多小于 $200×10^6$/L,血浆 HIV 病毒载量明显升高。此期主要临床表现为 HIV 相关症状、各种机会性感染及肿瘤。需要注意的是,艾滋病期的临床表现呈多样化,并发症也不尽相同,所发疾病与当地感染性疾病的流行情况密切相关。

HIV 相关症状主要表现为持续 1 个月以上的发热、盗汗、腹泻、体重减轻常超过 10%。部分患者表现为神经精神症状,如记忆力减退、精神淡漠、性格改变、头痛、癫痫及痴呆等。另外还可出现持续性全身性淋巴结肿大，其特点为：①除腹股沟以外有 2 个或 2 个以上部位的淋巴结肿大；②淋巴结无压痛，无粘连；③持续时间 3 个月以上。

1. 各系统常见的机会性感染及肿瘤

（1）呼吸系统：肺孢子虫病，肺结核，复发性细菌、真菌性肺炎。

（2）中枢神经系统：隐球菌脑膜炎，结核性脑膜炎，弓形虫脑病，各种病毒性脑膜脑炎。

（3）消化系统：白念珠菌性食管炎，巨细胞病毒性食管炎，沙门菌、痢疾杆菌、空肠弯曲菌及隐孢子虫性肠炎。

（4）口腔：鹅口疮，舌毛状白斑，复发性口腔溃疡，牙龈炎。

（5）皮肤：带状疱疹，传染性软疣，尖锐湿疣，真菌性皮炎，甲癣。

（6）眼部：巨细胞病毒性及弓形虫性视网膜炎。

（7）肿瘤：恶性淋巴瘤，卡波西肉瘤。

2. 机会性感染和肿瘤的临床表现

（1）肺孢子虫病：肺孢子虫病是艾滋病患者常见的呼吸道感染性疾病，起病隐匿或亚急性，干咳，气短和活动后加重，可有发热、发绀，严重者可发生呼吸窘迫；肺部阳性体征少，或可闻及少量散在的干湿啰音，体征与疾病症状的严重程度往往不成比例；胸部 X 线检查可见双肺从肺门开始的弥漫性网状结节样间质浸润，有时呈磨玻璃状阴影；血气分析显示低氧血症，严重病例动脉血氧分压（PaO_2）明显降低，常在 60mmHg 以下；血乳酸脱氢酶常升高；确诊依靠病原学检查，如痰液或支气管肺泡灌洗、肺组织活检等发现肺孢子菌的包囊或滋养体。

（2）肺结核：结核病是艾滋病常见的伴发疾病，有下列表现应考虑肺结核的可能，应进一步做痰和胸部 X 线检查。①咳嗽、咳痰大于等于 3 周，可伴有咯血、胸痛、呼吸困难等症状。②发热（常午后低热），可伴盗汗、乏力、食欲降低、体重减轻、月经失调。③结核变态反应引起的过敏表现，如结节性红斑、泡性结膜炎和结核性风湿症（Poncet 综合征）等。④结核菌素皮肤试验呈现强阳性时表示机体处于超敏状态，发病率高，可作为临床诊断结核病的参考指征。我国是结核病高流行国家，儿童普种卡介苗，阳性对诊断结核病意义不大。⑤患肺结核时，肺部体征常不明显。肺部病变较广泛时可有相应体征，有明显空洞或并发支气管扩张时可闻及中细湿啰音。康尼峡（Kronig 峡）缩小提示肺尖有病变。应注意约

有 20% 的活动性肺结核患者也可以无症状或仅有轻微症状。值得注意的是肺结核可发生于 HIV 感染各个时期，而不只在艾滋病期。结核分枝杆菌感染后的表现与免疫功能有关，$CD4^+T$ 淋巴细胞数量较高者，常呈现典型结核活动表现，如发热、咳嗽、盗汗、体重下降以及典型 X 线肺部表现；$CD4^+T$ 淋巴细胞明显降低者，肺结核的症状和体征常不典型，不易与其他艾滋病相关的肺部疾病鉴别。

（3）隐球菌脑膜炎：与 HIV 感染相关的最重要和最常见的真菌感染是隐球菌感染，多发生在 $CD4^+T$ 淋巴细胞计数低于 $200×10^6/L$ 的情况下。隐球菌脑膜炎临床表现为亚急性脑膜炎经过，其临床表现轻重不一，轻者可仅为头痛，重者发展至死亡。最多见的症状为头痛、发热（占 90%），意识改变（占 25%），脑膜刺激征（占 20%~40%），其他症状尚有恶心、呕吐、畏光、视力减退等，偶可有脑神经麻痹、癫痫、躁狂和局灶神经系统损害表现。脑脊液压力常增高，同时可伴淋巴细胞增多、蛋白增高、糖降低。脑脊液隐球菌培养阳性可明确诊断，但耗时较长，较快且较可靠的病原学检查是隐球菌抗原检测，即乳胶凝集试验。几乎所有艾滋病患者合并隐球菌性脑膜炎或脑膜脑炎患者的脑脊液中均可检测到较高滴度的隐球菌抗原。检测隐球菌荚膜抗原的乳胶凝集试验是隐球菌病最快速和最有诊断价值的诊断方法。影像学检查可正常或表现为一些非特异性的改变。MRI 可显示点状高信号，偶可见脑实质内占位病变。

（4）弓形虫脑病：弓形虫脑病是艾滋病患者最常见的原虫感染性疾病，常发生在 $CD4^+T$ 淋巴细胞计数 $<100×10^6/L$ 的患者。表现为局灶性或弥漫性中枢神经系统损害，有头痛、低热、嗜睡、躁动和昏睡，局灶症状包括癫痫和脑卒中。其他症状包括复视、偏盲、失明、步态不稳、肌阵挛、颤动、人格改变、幻觉和晕厥。脑脊液中蛋白增高，少数患者单核细胞增多或糖降低，但也可正常。头颅 CT 检查可见一个或多个低密度病灶，增强扫描呈环状或结节样增强，伴占位效应。最常受累的部位是基底节，其余依次为额叶、顶叶、枕叶、颞叶、小脑、半卵圆区和丘脑。头颅 MRI 较 CT 更敏感，典型的 MRI 表现为颅内多发长 T_1 和长 T_2 信号。

（5）鹅口疮和念珠菌性食管炎：口腔白念珠菌病简称鹅口疮，患者的舌表面由于渗出物覆盖呈弥漫白色斑块，甚至形成厚厚的黑棕色覆盖物。胃肠道的任何部位都可以受累。食管是胃肠道白念珠菌

病最常累及的部位。念珠菌性食管炎是由于白念珠菌侵入食管黏膜而引起的溃疡性假膜性食管炎,好发于有口腔念珠菌病的患者。患者的临床表现常与食管黏膜损害程度相关,表现为吞咽困难或疼痛、胸骨后烧灼感、恶心、呕吐,食管镜检可见食管黏膜有小的白色斑点,X线钡剂检查可见食管上下端运动不协调性蠕动异常,15%患者仅表现为食管黏膜损害。

(6)青霉菌感染:马尔尼菲青霉菌通常引起艾滋病患者以及使用类固醇皮质激素患者的机会感染,并且可作为诊断艾滋病的一个辅助指标。感染可累及多个脏器,多见于肺、肝和皮肤。临床表现包括发热、厌食、体重减轻、贫血、淋巴结炎、肝脾大和面部、躯干、四肢皮肤传染性软疣样损伤、肺炎等。马尔尼菲青霉菌常侵犯面部、躯干与四肢皮肤,损伤呈多样性,表现为丘疹、坏死性丘疹或结节,一些患者的丘疹中央坏死呈脐状或成为传染性软疣样丘疹,还可形成表皮脓疱或多发性皮下脓肿,所有马尔尼菲青霉菌感染病例中有皮肤损伤的约占68%。

(7)巨细胞病毒性视网膜炎:巨细胞病毒(CMV)感染和免疫功能有密切关系,免疫力正常者多数症状轻微或呈潜伏感染。艾滋病患者合并CMV感染时,病变严重,常表现为肝炎、CMV肺炎、CMV视网膜炎、血小板减少、白细胞减少等。其中CMV视网膜炎是最严重的致残性病变。艾滋病患者中约37%发生CMV视网膜炎,其发生与$CD4^+T$淋巴细胞数相关,此时$CD4^+T$淋巴细胞计数$<100\times10^6/L$。$CD4^+T$淋巴细胞计数$<50\times10^6/L$时,CMV视网膜炎发生率大大提高。临床常见的表现为患者自觉眼内有漂浮物感,侧视野丧失及视力下降。眼底表现为沿血管周围散在分布的混浊灶,其边缘呈黄白色颗粒状。视网膜有不同程度的水肿,混浊灶中心坏死,但坏死的视网膜与正常视网膜间的边界清晰,病灶边界常伴有视网膜出血。血清CMV抗体或白细胞pp65抗原检测可以协助诊断,确诊有赖于睑眼镜检查。

(8)原发性中枢神经系统淋巴瘤:原发性中枢神经系统淋巴瘤是HIV感染中最常见的中枢恶性病变。艾滋病相关淋巴瘤临床表现多种多样,大部分在发病时有B症状,B症状是指发热(高于38℃的病因不明的发热)、夜汗(出汗量大,需要更换床单)和体重减轻(病因不明的体重减轻超过确诊之前6个月正常体重的10%);至少80%发病时已为Ⅳ期。

这与无HIV感染的患同类型淋巴瘤患者的临床表现不同,后者多以无痛性浅表淋巴结肿大为特点,少部分在发病时有B症状。艾滋病的原发性中枢神经系统淋巴瘤多为非霍奇金淋巴瘤。临床分期较早。尽管淋巴瘤是局灶或多灶病变,临床多同时表现出非局灶性症状如淡漠、意识模糊、认知障碍等,局灶症状有偏瘫、语言障碍等。系统性非霍奇金淋巴瘤也可转移至中枢神经系统,但主要为脑膜病变。原发性中枢神经系统淋巴瘤的影像学检查可发现局灶或多灶性的增强病灶,典型者接近室管膜或脑膜,病灶有时与弓形虫感染的病灶不易鉴别。原发性中枢神经系统淋巴瘤的脑脊液检查一般正常,有些患者脑脊液中检测到EBV DNA。

(9)卡波西肉瘤:卡波西肉瘤是一种较少见的以梭形细胞增生和血管瘤样结构为特征的恶性肿瘤,但易发生于艾滋病患者中。艾滋病患者身体的任何部位可发生皮损,常见部位有头颈、躯干或四肢,皮损表现多样,大小不一,可为斑点状、斑片状及结节样紫色的皮肤病损,并可融合成大面积病变,严重者可发生溃疡;部分患者皮损伴毛细血管扩张和患处肿胀,常发展为肿瘤性水肿;患者也可出现口腔黏膜病变,表现为无症状性单个或多个红色棕色的斑块或者肿块,最常见于上腭,其次为牙龈;患者还可出现其他症状,取决于受累的部位。如肺部受累,可出现咳嗽、咳痰、呼吸困难、胸痛、咯血等症状;胃肠道受累,症状常为腹痛、腹泻、体重下降及便血,其临床表现无特异性。

五、实验室检查

(一)HIV血清学与病原学检测

1. HIV抗体检测　HIV抗体检测可用于诊断、血液筛查、监测等,用于确定个体HIV感染状况、防止输血传播HIV、了解不同人群HIV感染率及其变化趋势等。

(1)HIV抗体筛查试验:HIV抗体筛查方法主要包括酶免疫分析技术[可检测血液(包含血清、血浆和干血斑)和尿液样本]、化学发光或免疫荧光试验[可检测血液(包含血清和血浆)]以及免疫层析实验和免疫滤渗实验等快速检测方法(可检测血液、尿液、口腔黏膜渗出液等类型样本)。据不同设计原理将检测试剂分为四代。第三代检测采用合成肽或重组抗原来检测IgM和IgG类抗体,相比较前两代试剂明显缩短窗口期。第四代检测增加了HIV-1 p24抗原的检测,称为抗原抗体联合检测,相比于仅检测抗体的第三代试剂,进一步缩短了窗口期。快速检测操作简便快捷,适用于应急检测、门诊急诊检测、自愿咨询和检测(voluntary counseling and testing,VCT)及检测点等。

依据《全国艾滋病检测技术规范(2020年修订版)》规定,筛查试验无反应,报告为"HIV抗体阴性"。筛查试验有反应,必须进行复检(使用原有试剂双孔/双份检测或使用原有试剂加另一种试剂检测):两次均无反应,报告为"HIV抗体阴性";两次均有反应,或一个有反应一个无反应,需进一步进行"补充试验"。补充试验包括抗体确证试验(免疫印迹试验及重组/线性免疫试验)和HIV-1核酸试验(包括定性和定量试验)。复检试验根据检测方法,可报告为"HIV感染待确定""HIV抗体待确定"或"HIV抗原待确定",不能出具阳性报告。

(2)HIV抗体确证试验:包括免疫印迹试验及重组/线性免疫试验,采用间接法检测样品中的抗HIV-1/HIV-2特异性抗体。以免疫印迹试验为例,采用聚丙烯酰胺凝胶电泳分离分子量大小不等的HIV-1蛋白,然后再把这些分离的不同蛋白带转移到硝酸纤维素膜上(或PVDF膜)。将此膜切割成条状,每一膜条上均含有经电泳分离过的HIV抗原。待测样品经适当稀释后,加至硝酸纤维素膜上,充分接触反应,样品中若含有HIV抗体,就会与膜条上抗原带相结合。加入抗人-IgG酶结合物和底物后,根据出现条带情况,按照试剂盒说明书判定标准,判断待测样品为阳性、阴性或不确定。

依据《全国艾滋病检测技术规范(2020年修订版)》规定,HIV抗体确证试验,结果符合HIV-1抗体阳性判断标准,报告"HIV-1抗体阳性";符合HIV-2抗体阳性判断标准,报告"HIV-2抗体阳性";符合HIV-1抗体阴性判断标准,报告"HIV-1抗体阴性"。如疑似"窗口期"感染,建议进一步做HIV核酸检测或2~4周后复检,尽早明确诊断;符合HIV-1不确定判断标准,报告"HIV-1不确定",需进一步做核酸检测,或2~4周后复检,根据复检结果进行判断。

2. HIV-1 p24抗原检测 HIV-1 p24抗原检测可用于HIV-1感染窗口期、HIV-1抗体不确定或HIV-1阳性母亲所生婴儿的鉴别诊断,第四代HIV检测试剂(抗原抗体检测试剂)的阳性结果的辅助诊断,以及HIV-1分离培养、病毒复制状况的监测。可用抗体夹心法,包括酶联免疫吸附试验、电化学发光法等方法测定,包括定性、定量检测两种方法。对于定性检测,HIV-1 p24抗原筛查试验有反应的样品必

须经过中和试验确证以后才能判断阳性或阴性。HIV-1 p24抗原阳性仅作为HIV感染的辅助诊断依据。HIV-1 p24抗原阴性结果不能排除HIV感染。

3. HIV核酸检测 HIV核酸检测,可以直接检测病毒的RNA或DNA,检测血液中是否存在病毒核酸,包括HIV-1核酸定性检测及定量检测。

(1)HIV-1核酸定性检测:HIV-1核酸定性的检测方法分为商品化试剂盒和实验室自建方法。实验室自建方法是较为常用的方法,一般是基于巢式和实时PCR技术,使用分子生物学实验室通用的扩增试剂和自行设计或引用文献的复合引物,覆盖常见的HIV毒株。对扩增产物进行基因测序,确定所扩增基因是否为目的基因。

(2)HIV-1核酸的定量检测:HIV-1 RNA核酸定量检测主要基于靶核酸扩增和信号放大扩增两种方法。目前HIV-1核酸定量检测方法已很成熟,商品化试剂盒较多。虽然目前HIV-1 RNA病毒载量检测已有多种方法,但不同方法对相同样品检测结果不同,而且同一种方法随着试剂盒版本的更新测得的值也不同。目前试剂盒可覆盖检测HIV-1 M组和/或O组毒株,尚无试剂盒可检测HIV-2病毒。商品化试剂盒最低检测下限为20拷贝/ml,特异性可达到100%。最常用的方法是实时荧光探针PCR技术,其他检测方法还有核酸序列扩增法(nucleic acid sequence-based amplification,NASBA)和分支DNA技术(bDNA)。由于HIV-1高度变异性,同一样本由于不同试剂的方法学差异可能出现不同的检测结果,因此应选择能够检测出当地主要HIV-1流行毒株的试剂。为合理解读HIV-1核酸检测值的变化,对同一感染者最好始终使用同一种试剂。不同试剂的检测结果无固定的转换关系。

核酸检测可用于婴儿感染早期诊断,HIV-1感染母亲所生小于18月龄的婴儿,不同时间的两次HIV-1核酸检测均为阳性即可作出诊断。核酸检测作为补充试验还用于HIV-1感染诊断,对于抗体确证试验不确定或抗体阴性疑似艾滋病晚期或急性期感染的样品,可进行两次HIV-1核酸试验。定性检测结果有反应,报告本次"核酸阳性";无反应,报告本次"核酸阴性"。定量检测结果低于检测限,报告"低于检测限";检测结果>5 000拷贝/ml,报告检测值;检测结果≤5 000拷贝/ml,建议重新采样检测,再报告检测值,仍≤5 000拷贝/ml则需结合流行病学史、临床病史、CD4+T淋巴细胞计数和HIV-1抗体随访检测结果等进行综合判断。值得注意的是,核

酸检测结果阴性或低于最低检测限并不能排除HIV-1 感染，临床医生可结合临床病史、流行病学史和实验室相关指标进行综合判断。此外，对于未接受抗病毒治疗的感染者定期检测 HIV-1 病毒载量，有助于监测感染者和患者的病程变化；在抗病毒药物治疗前后定期检测病毒载量，有助于判断抗病毒药物治疗效果，为临床制定及调整抗病毒药物治疗方案提供依据；对于 HIV 抗体阴性的高危人群样品以及采供血机构的原料血浆进行集合核酸检测，可及时发现窗口期感染，降低"残余危险度"，减少二代传播。

4. 基因型耐药检测　在抗病毒治疗前进行耐药检测，可辅助临床医生制定抗病毒治疗方案，保证抗病毒治疗的效果。抗病毒治疗过程中病毒学失败或治疗效果不理想时，进行基因型耐药检测，可辅助临床医生分析治疗失败的原因，并制定补救治疗方案。主要是检测病毒基因组的特定区域是否存在特异突变，降低病毒对药物的敏感性。目前耐药性检测方法可分为两大类，即基因型检测及表型检测。基因型检测通过分子生物学方法检测与耐药性相关的病毒基因突变，利用耐药基因型解释系统判断是否耐药以及耐药的程度。表型检测是基于体外培养技术，通过检测抑制病毒生长所需的药物浓度（IC_{50} 或 IC_{90}），并与参考株进行比较，判断病毒对药物的敏感程度，揭示是否存在耐药及交叉耐药。检测结果提示耐药，需要密切结合临床、患者服药依从性、药物的代谢和药物水平等因素综合判定。由于基因型耐药检测周期短、重复性好、费用较低，技术相对容易，应用较为广泛。表型耐药检测可指导 HIV 感染者的有效用药，但必须在生物安全三级防护实验室进行，技术要求高，临床不作为常规诊断项目。

目前，对于基因型耐药检测方法，国内外均有批准上市的成品试剂盒可以检测，但是国内应用较为广泛的仍是经典的 HIV 实验室自建方法（in-house方法），无论成品试剂盒还是实验室自建方法都是基于 RT-PCR 扩增和 Sanger 测序法获得相关基因片段的序列，通常要求使用血浆样本、病毒载量大于1 000 拷贝/ml。目前我国临床上常用的抗 HIV 病毒药物有三大类，分别为蛋白酶抑制剂、核苷类逆转录酶抑制剂和非核苷类逆转录酶抑制剂。针对这三类药物，耐药基因型检测需扩增 HIV-1 的 pol 基因区，目的基因片段应至少覆盖蛋白酶区 4~99 位氨基酸和逆转录酶区 38~248 位氨基酸的基因区域。近年

来，随着整合酶抑制剂的应用推广，针对整合酶抑制剂的耐药检测片段则需至少覆盖 HIV-1 整合酶 50~288 位氨基酸片段。

实验室自建方法通常使用斯坦福大学 HIV 耐药解释系统（HIVDB）进行分析与报告，该系统将耐药程度分为敏感（S）、潜在耐药（P）、低度耐药（L）、中度耐药（I）和高度耐药（H）五个水平，将后 3 个水平判断为耐药。基于 Sanger 测序法的基因型耐药检测只能检测 20%~30% 以上的循环 HIV-1 病毒株，基因型耐药检测在判定系统中报告为"S"时，并不能完全排除耐药病毒的存在，只可报告本次实验结果为"未发现耐药"，不可报告为"敏感"。不排除比例较低的耐药毒株存在。因此要检测劣势耐药病毒株，需要更加敏感的检测方法，近年来二代测序技术（next-generation sequencing, NGS）因其高通量的特点被广泛用于 HIV-1 的耐药监测和检测研究中，大大提高了劣势毒株的检出率，并且降低了检测成本，有望成为替代传统基于 Sanger 测序的 HIV-1 耐药检测的新方法。

根据《中国艾滋病诊疗指南（2018 版）》推荐使用 HIV 耐药检测包括以下情况：①抗病毒治疗后病毒载量下降不理想或抗病毒治疗失败需要改变治疗方案时（对于抗病毒治疗失败者，耐药检测在病毒载量>400 拷贝/ml 且未停用抗病毒药物时进行，如已停药需在停药 4 周内进行基因型耐药检测）；②进行抗病毒治疗前（如条件允许）。

（二）HIV 感染的免疫学检测

1. T 细胞数量及功能检测

（1）CD4⁺T 淋巴细胞数量检测：T 细胞分为CD4⁺T 淋巴细胞及 CD8⁺T 淋巴细胞。CD4⁺T 淋巴细胞对于细胞免疫及体液免疫的发挥具有重要作用。同时，作为 HIV 感染的靶细胞，CD4⁺T 淋巴细胞在人体感染 HIV 后数量不断下降。因此，检测 CD4⁺T 淋巴细胞的数量，在监测疾病进展、评估预后及评价抗病毒药物治疗效果中发挥了重要作用。

目前，临床多采用流式细胞仪绝对计数技术进行 CD4⁺T 淋巴细胞的检测，即利用含已知数量标准荧光微球的绝对计数管，加入准确体积患者抗凝全血并使用荧光标记的单克隆抗体标记 T 细胞，采用流式细胞仪检测标准微球及待检样本，以微球作为内参计算 T 细胞各亚群的绝对数量。

根据 CD4⁺T 淋巴细胞数量可评价 HIV 感染者免疫状况，辅助临床进行疾病分期。HIV 感染者如果未经治疗，CD4⁺T 淋巴细胞不断下降。我国《艾滋病和

艾滋病病毒感染诊断标准》(WS293—2008)中,CD4+T淋巴细胞数量在区分HIV原发感染期(Ⅰ期)、感染中期(Ⅱ期)和HIV感染晚期(Ⅲ期)中具有重要作用。机会性感染是艾滋病患者死亡的主要原因,CD4+T淋巴细胞数量越低,机会性感染的概率越高。因此CD4+T淋巴细胞可评估HIV感染者机会性感染的风险,辅助判断是否进行预防性治疗(如当CD4+T淋巴细胞<200×10⁶/L时,应给予抗肺孢子虫病的预防性治疗)。CD4+T淋巴细胞也是疗效评价的重要指标。抗病毒治疗后定期检测CD4+T淋巴细胞数量,可判断免疫系统恢复情况,评估抗病毒治疗对于免疫功能的恢复情况。《国家免费艾滋病抗病毒药物治疗手册(第四版)》推荐对抗病毒治疗的HIV感染者每年至少进行一次CD4+T淋巴细胞计数检测,在无法得到HIV病毒载量检测结果时,以治疗后CD4+T淋巴细胞数量恢复情况作为更换二线治疗药物的标准。

(2) T细胞功能检测:HIV感染人体后,不仅会造成外周血T细胞数量变化,也会导致其功能紊乱及细胞因子分泌异常。CD8+T淋巴细胞发挥杀伤作用,是重要的抗病毒细胞之一。通过^{51}Cr释放试验、酶联免疫斑点试验、四聚体或五聚体染色技术及胞内细胞因子染色等技术,可以进行CD8+T淋巴细胞功能的检测。检测CD4+T淋巴细胞增殖、细胞因子分泌水平的变化,也可评估HIV感染中CD4+T淋巴细胞功能的变化。

2. B细胞检测　B细胞是介导体液免疫应答的细胞,HIV感染者B细胞数量和功能可出现异常,通过流式细胞仪绝对计数技术,可以进行B细胞数量的检测,通过酶联免疫斑点试验等方法,可以进行B细胞功能的评估。HIV感染者B细胞的数量及比例可以反映感染者体液免疫状况,结合CD4+T淋巴细胞数量对感染者全身免疫状况进行综合评估。

3. NK细胞检测　HIV感染过程中,NK细胞在发挥抗病毒感染的同时,也会受到病毒感染的损害,其细胞数量和功能会发生变化。通过对NK细胞数量和功能的检测,可以了解机体的固有免疫系统的状态,为HIV感染者的免疫重建及疫苗等提供科学依据。NK细胞数量可以通过流式细胞仪技术检测,通过对杀伤、分泌及抗体依赖性细胞毒性功能等的检测,评估NK细胞功能。

(三) 病毒储存库的检测

高效抗逆转录病毒治疗目前已证实是有效治疗艾滋病的疗法。尽管高效抗逆转录病毒治疗能很好

地控制感染者血浆中的病毒载量,但是仍无法清除体内的病毒,绝大多数患者停药后会出现病毒反弹。因此,对于病毒载量控制至检测限以下的HIV感染者来说,精准测量HIV储存库水平是当前面临的重要问题。监测病毒储存库水平反映抗病毒治疗效果,有助于HIV临床治疗策略的制定,为HIV功能性治愈提供技术支撑。

HIV主要感染人CD4+T淋巴细胞,绝大部分被感染后的CD4+T淋巴细胞死亡,只有一小部分成为静息记忆细胞留存在机体内,成为HIV病毒储存库。这些细胞静息状态下不释放HIV,在免疫活化等一定条件下可产生具有复制能力的病毒。HIV病毒储存库广泛分布于机体,包括血液系统、淋巴组织以及中枢神经系统等。由于标本获得受限,目前研究多关注于外周血液系统和淋巴组织。

目前,HIV储存库相关的检测方法包括:建立在体外培养技术基础上的病毒体外生长定量检测(quantitative viral outgrowth assays,QVOA);建立在PCR技术基础上的HIV DNA和HIV RNA的检测。基于体外培养技术基础上的QVOA:采用有限稀释法进行体外病毒培养实验,诱导产生具有复制能力的病毒。通过检测上清中的p24抗原或HIV RNA,计算具有复制能力的每百万细胞感染性单位(infectious unit per million cell,IUPM),是评价HIV储存库的"金标准"。其优点为可以反映HIV潜伏感染的细胞产生感染性病毒的能力;缺点主要为敏感性低、标本量需求大、花费大、耗时长、误差大。基于PCR技术基础上的HIV DNA和HIV RNA检测主要包括:①细胞相关总HIV DNA检测,采用实时定量PCR方法,检测目的标本内所有HIV DNA的含量,包括线性非整合和整合HIV DNA、2-LTR环等。在长期有效治疗后,总HIV DNA的水平与整合的HIV DNA水平具有很好的相关性,缺点是对总HIV DNA的检测包括大量缺陷性的病毒DNA。②2-LTR环,由于2-LTR环半衰期不稳定,可用来反映HIV的近期复制,但目前仍存在争议。主要采用实时定量PCR方法测定。③整合HIV DNA检测,常规PCR方法不能区分整合和非整合HIV DNA。目前研究常用Alu-PCR方法可以相对准确测量整合HIV DNA。Alu是在基因组中广泛分布、较为保守的间隔重复序列。通过两轮PCR方法,第一轮PCR以Alu序列和HIV LTR分别设计引物,以第一轮PCR产物为模板,根据优化的HIV特异性引物进行第二轮PCR,以获得整合HIV DNA的水平。其优点是排除了非

整合病毒 DNA 的影响;缺点为实验较为复杂,由于 *Alu* 与 HIV 整合位点之间距离不确定,检测效率和敏感性会受影响,另外,此检测结果也包含有一些缺陷性的 HIV DNA。④细胞相关 HIV RNA 检测,采用定量逆转录 PCR 的方法,评估细胞中 HIV 的转录情况,敏感性低于 HIV DNA 检测。⑤残余血浆病毒(residual viremia)检测,采用实时定量 PCR 方法,评估低于检测下限的低水平游离病毒含量。该方法检测血浆中的 HIV 低水平复制,需要使用大量血浆以提高检测敏感性。室间可重复性不清楚。

由于每种指标反映的意义不尽相同,有必要在检测前对样本、检测指标和方法进行优化选择。数字液滴 PCR 技术等创新性方法,对于低丰度核酸测定更加准确,如检测细胞相关总 HIV DNA、细胞相关 HIV RNA 和 2-LTR 等,可以更加精准地定量患者体内 HIV 储存库的水平。另外,新近研究报道了一些新型分子生物学和免疫学技术方法可以更加精确地进行储存库水平检测,如完整前病毒 DNA 检测(intact proviral DNA assay,IPDA)、四重 qPCR 检测(quadruplex qPCR,Q4PCR)、超敏感数字 p24 单分子检测(digital p24 single molecule assay technology,SIMOA)和原位杂交流式技术(FISH-flow cytometry)等。目前,由于这些实验尚未达到标准化,室间可重复性尚不清楚,仍需进一步优化,并研发更精准的实验方法。

六、诊断和鉴别诊断

(一)诊断标准

参照 2019 我国出版的《艾滋病和艾滋病病毒感染诊断(WS 293-2019)》,结合流行病学史、临床表现和实验室检查等进行综合分析,诊断标准如下:

1. HIV 感染

(1)成人、青少年及 18 个月龄以上儿童:符合下列一项者即可诊断。

1)HIV 抗体筛查试验有反应和 HIV 抗体确证试验阳性;

2)HIV 抗体筛查试验有反应和核酸定性试验阳性;

3)HIV 抗体筛查试验有反应和核酸定量试验>5 000 CPs/ml;

4)有流行病学史或艾滋病相关临床表现,两次 HIV 核酸检测均为阳性;

5)HIV 分离试验阳性。

(2)18 个月龄及以下儿童:符合下列一项者即可诊断。

1)为 HIV 感染母亲所生和两次 HIV 核酸检测均为阳性(第二次检测需在出生 4 周后采样进行);

2)有医源性暴露史,HIV 分离试验结果阳性或两次 HIV 核酸检测均为阳性;

3)为 HIV 感染母亲所生和 HIV 分离试验阳性。

2. AIDS

(1)成人及 15 岁(含 15 岁)以上青少年:符合下列一项者即可诊断。

1)HIV 感染和 CD4$^+$T 淋巴细胞计数<200/mm^3;

2)HIV 感染和伴有至少一种成人 AIDS 指征性疾病。成人 AIDS 指征性疾病,包括如下任一项:

——HIV 消耗综合征;

——肺孢子菌肺炎;

——食管念珠菌感染;

——播散性真菌病(球孢子菌病或组织胞浆菌病);

——反复发生的细菌性肺炎,近 6 个月内≥2 次;

——慢性单纯疱疹病毒感染(口唇、生殖器或肛门直肠)超过 1 个月;

——任何的内脏器官单纯疱疹病毒感染;

——巨细胞病毒感染性疾病(除肝、脾、淋巴结以外);

——肺外结核病;

——播散性非结核分枝杆菌病;

——反复发生的非伤寒沙门菌败血症;

——慢性隐孢子虫病(伴腹泻,持续>1 个月);

——慢性等孢球虫病;

——非典型性播散性利什曼病;

——卡波西肉瘤;

——脑或 B 细胞非霍奇金淋巴瘤;

——浸润性宫颈癌;

——弓形虫脑病;

——马尔尼菲青霉病;

——肺外隐球菌病,包括隐球菌脑膜炎;

——进行性多灶性白质脑病;

——HIV 相关神经认知障碍;

——有症状的 HIV 相关性心肌病或肾病。

(2)15 岁以下儿童:符合下列一项者即可诊断。

1)HIV 感染和 CD4$^+$T 淋巴细胞百分比<25%(<12 月龄),或<20%(12~36 月龄),或<15%(37~60 月龄),或 CD4$^+$T 淋巴细胞计数<200/mm^3(5~14 岁);

2)HIV 感染和伴有至少一种儿童 AIDS 指征性

疾病。儿童 AIDS 指征性疾病,包括如下任一项:

——不明原因的严重消瘦,发育或营养不良;

——肺孢子菌肺炎;

——食管、气管、支气管或肺念珠菌感染;

——播散性真菌病(组织胞浆菌病或球孢子菌病);

——反复发作的严重细菌性感染,如脑膜炎、骨或关节感染、体腔或内脏器官脓肿、脓性肌炎(肺炎除外);

——肺外结核病;

——播散性非结核分枝杆菌感染;

——慢性单纯疱疹病毒感染(口唇或皮肤),持续 1 个月以上;

——任何的内脏器官单纯疱疹病毒感染;

——巨细胞病毒感染,包括视网膜炎及其他器官的感染(新生儿期除外);

——慢性隐孢子虫病(伴腹泻);

——慢性等孢子虫病;

——有症状的 HIV 相关性心肌病或肾病;

——卡波西肉瘤;

——脑或 B 细胞非霍奇金淋巴瘤;

——弓形虫脑病(新生儿期除外);

——马尔尼菲青霉病;

——肺外隐球菌病,包括隐球菌脑膜炎;

——进行性多灶性白质脑病;

——HIV 相关神经认知障碍。

(二)鉴别诊断

1. 与持续发热的疾病鉴别　在临床上经多种检查未发现病因、持续 3 周体温超过 38.3℃,且 1 周的住院检查后仍未明确诊断的疾病称为"不明原因发热"。对这类患者最重要的是应认真排除各种感染,特别是隐藏较深的感染,如感染性心内膜炎等。其次应注重病理检查结果,如骨髓或病变组织标本的病理检查。有关艾滋病的血清学检测具有决定性的作用。

2. 与引起淋巴结肿大的疾病及肿瘤鉴别　其他引起淋巴结肿大的疾病包括传染性单核细胞增多症、淋巴瘤等,亦常发生于艾滋病患者。

3. 与其他免疫缺陷病鉴别　包括原发性免疫缺陷病,大量糖皮质激素使用后,化疗、放疗后及恶性肿瘤等引起的继发性免疫缺陷病。

4. 与 CD4$^+$T 淋巴细胞减少性疾病鉴别　特发性 CD4$^+$T 淋巴细胞减少症,其典型表现与 HIV 感染者类似,但只有 40% 患者有典型的感染样症状。实验室检查 CD4$^+$T 淋巴细胞明显减少,HIV 抗体阴性。

5. 假性艾滋病综合征　有同性性行为的人,由于恐惧艾滋病,出现某些与艾滋病早期症状类似的神经症状群,但没有任何依据能诊断艾滋病,此现象称"假性艾滋病综合征"。

6. 中枢神经系统疾病　中枢神经系统损害可以由艾滋病或者其他原因引起,需予以鉴别。

七、治疗

艾滋病治疗主要是 HAART 治疗,近年来研究发现在抗病毒治疗的基础上联合包括免疫治疗在内的一些新的治疗方法可能更有望治愈艾滋病。

(一)抗病毒治疗

1. 抗病毒治疗的目标　目前在全世界范围内仍缺乏根治 HIV 感染的有效药物,临床上多采用综合治疗,即抗 HIV 病毒治疗、预防和治疗机会性感染、增加机体免疫功能及支持疗法等,其中以抗病毒治疗最为关键。通过抗病毒治疗可减少艾滋病相关疾病及非艾滋病相关疾病的发病率和病死率,延长患者寿命,以期望患者获得正常的寿命,并提高其生活质量;通过抑制病毒复制使病毒载量降低至检测下限,减少 HIV 的传播,获得免疫重建或者维持免疫功能并减少机体异常的免疫激活。

2. 抗病毒治疗前的准备与评估　对于确诊的 HIV 感染者,在开始抗病毒治疗之前,应该充分评估其对抗病毒治疗的接受程度,从患者自身疾病状态和心理状态两个角度进行评估,以帮助患者做好治疗前的准备工作。抗病毒治疗应首先评估患者当前的疾病状态,包括合并疾病及用药史等,其次要通过全面的实验室检测明确患者所处疾病分期,最后需要明确患者对于抗病毒治疗收益的了解和接受程度,以保证良好的药物依从性。在开始抗病毒治疗之前应积极控制机会性感染,保证患者的一般状态稳定,有严重慢性疾病的患者或合并严重机会性感染的患者,需优先处理其并发症,待病情稳定后方可开始抗病毒治疗。因合并严重的精神疾病,无法保证依从性的患者,可暂时推迟抗病毒治疗。

3. 抗逆转录病毒药物介绍　目前国际上获得美国 FDA 批准的抗病毒治疗药物共有六大类 40 多种(包括复合制剂),分为核苷类逆转录酶抑制剂(nucleoside reverse transcriptase inhibitor, NRTI)、非核苷类逆转录酶抑制剂(non-nucleoside reverse transcriptase inhibitor, NNRTI)、蛋白酶抑制剂(protease inhibitor, PI)、整合酶抑制剂(integrase strand transfer inhibitor, INSTI)、融合酶抑制剂(fusion inhibitor)及 CCR5 抑制剂(CCR5 antagonists)(表 22-31-1)。

表 22-31-1　抗逆转录病毒药物分类

药物类别	药品名称(缩写)	剂型	剂量推荐
核苷类逆转录酶抑制剂	齐多夫定 zidovudine(AZT)	300mg 片剂	1 片,每日 2 次;无须与餐同服
	齐多拉米双夫定片 zidovudine and lamivudine(AZT+3TC)	AZT 300mg+3TC 150mg 片剂	1 片,每日 2 次;无须与餐同服
	阿巴卡韦双夫定片 abacavir,lamivudine, and zidovudine(AZT+3TC+ABC)	AZT 300mg + 3TC 150mg + ABC 300mg 片剂	1 片,每日 2 次;无须与餐同服
	阿巴卡韦 abacavir(ABC)	300mg 片剂,20mg/ml 口服液	1 片,每日 2 次或 600mg,每日 1 次;无须与餐同服
	阿巴卡韦拉米夫定片 abacavir and lamivudine(ABC+3TC)	ABC 600mg+3TC 300mg 片剂	1 片,每日 1 次
	拉米夫定 lamivudine(3TC)	150mg 和 300mg 片剂,10mg/ml 口服液	150mg,每日 2 次;300mg,每日 1 次;无须与餐同服
	替诺福韦 tenofovir disoproxil fumarate(TDF)	300mg 片剂、150mg 片剂、200mg 片剂、250mg 片剂,40mg/g 口服粉剂	300mg,每日 1 次;无须与餐同服
	依非韦仑/恩曲他滨/替诺福韦酯 efavirenz,emtricitabine, and tenofovir(TDF+FTC+EFV)	TDF 300mg + FTC 200mg + EFV 600mg 片剂	1 片,睡前口服,空腹服用可降低不良反应
	恩曲利替片 emtricitabine,rilpivirine, and tenofovir(TDF+FTC+RPV)	TDF 300mg + FTC 200mg + RPV 25mg 片剂	1 片,每日 1 次,与餐同服
	复方埃替拉韦/恩曲他滨/富马酸替诺福韦酯片 tenofovir,emtricitabine,cobicistat,and elvitegravir(TDF+FTC+EVG+cobi)	TDF 300mg + FTC 200mg + EVG 150mg+cobi 150mg 片剂	1 片,每日 1 次,与餐同服
	恩曲他滨替诺福韦片 emtricitabine and tenofovir disoproxil fumarate(TDF+FTC)	TDF 300mg+FTC 200mg 片剂	1 片,每日 1 次,无须与餐同服
	恩曲他滨 emtricitabine(FTC)	200mg 硬胶囊;10mg/ml 口服液	胶囊:200mg,每日 1 次;口服液:240mg(24ml),每日 1 次;无须与餐同服
非核苷类逆转录酶抑制剂	奈韦拉平 nevirapine(NVP)	200mg 片剂,10mg/ml 口服液,400mg XR 缓释片剂	200mg,每日 1 次,14 日(导入期);然后 200mg 每日 2 次或 400mg(Viramune XR 片剂)每日 1 次;无须与餐同服。如停药超过 7 日,应重复导入期轻度至中度皮疹,可延长导入期。至皮疹消失,但不要超过 28 日
	依非韦仑 efavirenz(EFV)	50、200mg 胶囊,600mg 片剂	600mg,每日 1 次,睡前服用;空腹服用可减少副反应
	依曲韦林 etravirine(ETR)	25、100、200mg 片剂	200mg,每日 2 次,餐后服用
	利匹韦林 rilpivirine(RPV)	25mg 片剂	1 片,每日 1 次,与餐同服
	恩曲利替 emtricitabine,rilpivirine, and tenofovir(TDF+FTC+RP)	RPV 25mg + TDF 300mg + FTC 200mg 片剂	1 片,每日 1 次,与餐同服

药物类别	药品名称(缩写)	剂型	剂量推荐
蛋白酶抑制剂	洛匹那韦/利托那韦 lopinavir/ritonavir (LPV/r)	片剂:LPV 200mg+RTV 50mg 或 LPV 100mg+RTV 25mg;口服液:每 5ml 含 LPV 400mg+RTV 100mg,含 42%乙醇	LPV/r 400mg/100mg 每日 2 次或 LPV/r 800mg/200mg 每日 1 次,不推荐用于超过 3 个 LPV 相关突变者,孕妇,或正在服用 EFV、NVP、FPV、NFV、卡马西平、苯妥英或苯巴比妥患者;与 EFV 或 NVP 合用:LPV 600mg+RTV 150mg,每日 2 次或 LPV 500mg+RTV 125mg 片剂,每日 2 次或 LPV/r 533mg/133mg 口服液每日 2 次;片剂无须与餐同服,口服液与餐同服
	利托那韦 ritonavir(RTV)	100mg 片剂,100mg 软凝胶胶囊,80mg/ml 口服液,口服液含 43%乙醇	其他蛋白酶抑制剂的激动剂:根据其他蛋白酶抑制剂的推荐使用。片剂:与食物同服;胶囊或口服液:与食物同服可增加耐受性
	阿扎那韦 atazanavir(ATV)	100、150、200、300mg 胶囊	初治患者:ATV 300mg+RTV 100mg,每日 1 次或 ATV 400mg,每日 1 次;使用 TDF 或者经治疗患者:ATV 300mg+RTV 100mg,每日 1 次;使用 EFV 的经治疗患者:ATV 400mg+RTV 100mg,每日 1 次,与餐同服
	达芦那韦 darunavir(DRV)	75、150、600、800mg 片剂,100mg/ml 口服液	无 DRV 突变的初始治疗患者:DRV 800mg+RTV 100mg,每日 1 次;至少有 1 个 DRV 突变的经治疗患者:DRV 600mg+RTV 100mg,每日 2 次;不推荐使用未加激动剂的 DRV;与餐同服
	奈非那韦 nelfinavir(NFV)	250mg 和 625mg 片剂,50mg/g 口服冲剂	1 250mg,每日 2 次或 750mg,每日 3 次,小剂量水溶解,混合均匀立即服用,与食物同服
	沙奎那韦 saquinavir(SQV)	500mg 片剂,200mg 胶囊	SQV 1 000mg+RTV 100mg,每日 2 次,不推荐单独使用,需要激动剂;与餐同服或餐后 2 小时内服用
	福沙那韦 fosamprenavir(FPV)	700mg 片剂,50mg/ml 口服液	初治患者:FPV 1 400mg,每日 2 次,或 FPV 1 400mg+RTV 100~200mg,每日 1 次,或 FPV 700mg+RTV 100mg,每日 2 次 用过蛋白酶抑制剂的患者:FPV 700mg+RTV 100mg,每日 2 次 使用 EFV 时:FPV 700mg+RTV 100mg,每日 2 次,或 FPV 1 400mg+RTV 300mg,每日 1 次;无 RTV 片剂:不与餐同服,有 RTV 片剂:与餐同服;口服液:不与餐同服
	替拉那韦 tipranavir(TPV)	250mg 胶囊,100mg/ml 口服液	TPV 500mg+RTV 200mg,每日 2 次,不推荐单独使用,需要激动剂;RTV 片剂:与餐同服;RTV 胶囊或口服液:无须与餐同服

续表

药物类别	药品名称（缩写）	剂型	剂量推荐
整合酶抑制剂	多替拉韦 dolutegravir（DTG）	50mg 片剂	初治或者 INSTI 初次使用患者：50mg，每日 1 次；初治或者 INSTI 初始使用，并与 EFV、FPV/r、TPV/r 或利福平合用时：50mg，每日 2 次；有可疑 INSTI 突变的患者：50mg，每日 2 次；无须与餐同服
	丙酚替诺福韦/恩曲他滨/艾维雷韦/考比司他 cobicistat, elvitegravir, emtricitabine, and tenofovir（EVG + cobi + TDF + FTC）	EVG 150mg + cobi 150mg + TDF 300mg+FTC 200mg 片剂	1 片，每日 1 次，与食物同服；基线肌酐清除率＜70ml/min 者不推荐使用；不推荐与其他抗病毒药物合用
	拉替拉韦 raltegravir（RAL）	400mg 片剂，25mg 和 100mg 咀嚼片，100mg 口服液，单剂包装	400mg，每日 2 次；与利福平合用：800mg，每日 2 次；无须与餐同服
融合酶抑制剂	恩福韦肽 enfuvirtide（T20）	注射液：干粉剂 90mg 混悬注射液	90mg（1ml）皮下，每日 2 次
CCR5 受体拮抗剂	马拉韦罗 maraviroc（MVC）	150、300mg 片剂	150mg，每日 2 次，与强 CYP3A 抑制剂合用时，包括蛋白酶抑制剂（除外 TPV/r）；300mg，每日 2 次，与 NRTI、T20、TPV/r、NVP、RAL 和其他非强 CYP3A 抑制剂合用时；600mg，每日 2 次，与 CYP3A 诱导剂合用时，包括 EFV、ETR 等；无须与餐同服

4. 成人及青少年抗病毒治疗

（1）成人及青少年抗逆转录病毒治疗入选标准：开始 HAART 前，一定要取得患者的同意和配合，以保证患者服药的依从性；如患者存在严重的机会性感染和/或既往慢性疾病急性发作，应控制病情稳定后开始治疗。

由于不同国家和地区的国情和经济条件的不同，各个国家和地区的抗病毒治疗标准略有差异。当前研究发现，从公共卫生角度早期抗病毒治疗可以有效降低 HIV 的传播。2011 年发表在《新英格兰医学杂志》的 HPTN052 研究显示单方阳性配偶治疗可以减少 96% 的 HIV 二代传播。从个体受益角度，早期治疗可获得更好的免疫恢复，降低 HIV 感染的

死亡。美国 NA-ACCORD 协作组对北美 HIV 感染者（17 517 例）进行协同分析，结果显示延迟治疗组的病死率远高于早期治疗组（风险比为 1.94），海地的 CIPRA HT 001 队列研究显示延迟治疗可导致长期免疫重建不良。基于上述结果，欧美国家指南推荐对所有 HIV 感染者立即开始治疗，而不需要考虑 CD4$^+$T 淋巴细胞计数水平。世界卫生组织的最新指南也推荐在各个国家对所有 HIV 感染者开始抗病毒治疗。

我国也逐步改变了 HIV 感染者抗病毒治疗的入选标准，由最初的 CD4$^+$T 淋巴细胞计数小于 200×10^6/L 治疗，到目前的发现后立即治疗，不再考虑 CD4$^+$T 淋巴细胞计数（表 22-31-2）。

表 22-31-2　我国成人/青少年艾滋病患者抗病毒治疗标准

实验室指标	临床分期	推荐意见
任何 CD4$^+$T 淋巴细胞水平	急性感染期	强烈建议治疗
任何 CD4$^+$T 淋巴细胞水平	WHO 分期Ⅲ、Ⅳ期	强烈建议治疗
任何 CD4$^+$T 淋巴细胞水平	WHO 分期Ⅰ、Ⅱ期	治疗

当患者符合以下任何一种情况时，强烈建议尽快启动治疗：
1. CD4$^+$T 淋巴细胞≤350×10^6/L 者
2. 合并以下情况：活动性结核；活动性乙型肝炎，需要抗乙肝病毒治疗时；HIV 相关肾脏疾病；妊娠；配偶或性伴中 HIV 阳性的一方

（2）成人及青少年初始抗逆转录病毒治疗方案：各国由于国情不同,治疗方案也存在明显差异,各个国家也制定了相应的治疗指南。美国健康与人类服务部（DHHS）定期发布的艾滋病治疗指南,代表了目前国际上最前沿的艾滋病治疗方案,即推荐整合酶作为首选治疗方案,同时根据研究数据的来源将治疗方案分为推荐方案、替代方案和其他方案（表22-31-3）。

考虑到我国的国情,本章节也对我国目前的治疗方案加以介绍。

表 22-31-3　2019 年美国 DHHS 初始治疗 HIV 感染者治疗方案

推荐的治疗方案	证据分级	备注
适于多数初治患者 **以下方案病毒抑制率高,耐受性好,副作用小且使用方便**		
整合酶+2 种核苷类逆转录酶抑制剂的方案		
BIC/TAF/FTC	A I	
DTG/ABC/3TC	A I	只适用于 HLA-B*5701 阴性患者
DTG+（TAF 或 TDF）+（FTC 或 3TC）	A I	TAF 较 TDF 肾毒性和骨毒性更小,而 TDF 较 TAF 血脂更低,可按需选择
RAL+（TAF 或 TDF）+（FTC 或 3TC）	B I（TDF/[FTC 或 3TC]）, B II（TAF/FTC）	TAF 较 TDF 肾毒性和骨毒性更小,而 TDF 较 TAF 血脂更低,可按需选择
整合酶+1 种核苷类逆转录酶抑制剂的方案		
DTG+3TC	A I	除外 HIV RNA>500 000 拷贝/ml、合并 HBV 感染、或初始治疗前无法进行 HIV 逆转录酶基因耐药检测或 HBV 检测的患者
替代方案 **以下方案是有效的、可耐受的,但与推荐方案相比,具有一些潜在的缺点,因此只适用于特定人群,或者这些方案缺少足够的随机临床试验数据支持。替代方案可能对一些患者更适合**		
整合酶+2 种核苷类逆转录酶抑制剂的方案		
EVG/c/（TAF 或 TDF）/FTC	B I	TAF 较 TDF 肾毒性和骨毒性更小,而 TDF 较 TAF 血脂更低,可按需选择
蛋白酶抑制剂+2 种核苷类逆转录酶抑制剂的方案		
（DRV/c 或 DRV/r）+（TAF 或 TDF）+（FTC 或 3TC）	A I	TAF 较 TDF 肾毒性和骨毒性更小,而 TDF 较 TAF 血脂更低,可按需选择
（ATV/c 或 ATV/r）+（TAF 或 TDF）+（FTC 或 3TC）	B I	TAF 较 TDF 肾毒性和骨毒性更小,而 TDF 较 TAF 血脂更低,可按需选择
（DRV/c 或 DRV/r）+ABC/3TC	B II	只适用于 HLA-B*5701 阴性患者
非核苷类逆转录酶抑制剂+2 种核苷类逆转录酶抑制剂的方案		
DOR/TDF/3TC 或 DOR+TAF/FTC	B I（DOR/TDF/3TC） B III（DOR+TAF/FTC）	TAF 较 TDF 肾毒性和骨毒性更小,而 TDF 较 TAF 血脂更低,可按需选择
EFV+（TAF 或 TDF）+（FTC 或 3TC）	B I（EFV 600mg+TDF+[FTC 或 3TC]） B I（EFV 400mg/TDF/3TC） B II（EFV 600mg+TAF/FTC）	TAF 较 TDF 肾毒性和骨毒性更小,而 TDF 较 TAF 血脂更低,可按需选择
RPV/（TAF 或 TDF）/FTC	B I	只适用于 HIV RNA<100 000 拷贝/ml 且 CD4>200×10⁶/L 的患者

续表

推荐的治疗方案	证据分级	备注
在 TDF、TAF 和 ABC 无法使用时的其他方案		
DTG+3TC	A Ⅰ	除外 HIV RNA>500 000 拷贝/ml、合并 HBV 感染、或初始治疗前无法进行 HIV 逆转录酶基因耐药检测或 HBV 检测的患者
DRV/r+RAL（每日 2 次）	C Ⅰ	只适用于 HIV RNA<100 000 拷贝/ml 且 CD4>200×10⁶/L 的患者
DRV/r（每日 1 次）+3TC	C Ⅰ	
证据级别	Ⅰ:数据来自随机对照试验;Ⅱ:数据来源于设计很好的非随机试验或长期的观察性队列研究;Ⅲ:专家意见	
推荐强度	A:强力;B:中等;C:可选	

BIC:比克替拉韦(bictegravir);3TC:拉米夫定(lamivudine);ABC:阿巴卡韦(abacavir);ATV/c:阿扎那韦/考比司他(atazanavir/cobicistat);ATV/r:阿扎那韦/利托那韦(atazanavir/ritonavir);DRV/c:达芦那韦/考比司他(darunavir/cobicistat);DRV/r:达芦那韦/利托那韦(darunavir/ritonavir);DTG:多替拉韦(dolutegravir);EFV:依非韦仑(efavirenz);EVG/c/TDF/FTC:丙酚替诺福韦/恩曲他滨/艾维雷韦/考比司他(elvitegravir/cobicistat/tenofovir/emtricitabine);FTC:恩曲他滨(emtricitabine);RAL:拉替拉韦(raltegravir);RPV:利匹韦林(rilpivirine);TDF:替诺福韦酯(tenofovirdisoproxilfumarate);TAF:替诺福韦艾拉酚胺(tenofoviralafenamide);DOR:多拉韦林(doravirine)

我国成人和青少年初治患者（特殊人群抗病毒治疗除外）推荐方案为 2 种 NRTI+1 种第三类药物治疗。第三类药物可以为 NNRTI 或增强型 PI（含利托那韦或考比司他）或 INSTI,有条件的患者可以选用复方单片制剂（表 22-31-4）。

表 22-31-4　我国推荐成人及青少年初治抗病毒治疗方案

2 种 NRTI	第三类药物
推荐方案	
TDF（ABCᵃ）+3TC（FTC）	+NNRTI:EFV、RPV
TAF+FTC	或+PI:LPV/r、DRV/c
	或+INSTI:DTG、RAL
单片制剂方案	
EVG/c/TAF/FTC	
DTG/ABC/3TC	
替代方案	
AZT+3TC	+EFV 或 NVPᵇ 或 RPVᶜ
	或+LPV/r

TDF:替诺福韦酯(tenofovirdisoproxilfumarate);ABC:阿巴卡韦(abacavir);3TC:拉米夫定(lamivudine);DRV/c:达芦那韦/考比司他(darunavir/cobicistat);EVG/c/TDF/FTC:丙酚替诺福韦/恩曲他滨/艾维雷韦/考比司他(elvitegravir/cobicistat/tenofovir/emtricitabine);FTC:恩曲他滨(emtricitabine);INSTI:整合酶抑制剂(integrase strand transfer inhibitor);NNRTI:非核苷类逆转录酶抑制剂(non-nucleoside reverse transcriptase inhibitor);NRTI:核苷类逆转录酶抑制剂(nucleoside reverse transcriptase inhibitor);PI:蛋白酶抑制剂(protease inhibitor);RPV:利匹韦林(rilpivirine);AZT:齐多夫定(zidovudine);NVP:奈韦拉平(nevrapine)

a. 用于 HLA-B*5701 阴性者;

b. 对于基线 CD4+T 淋巴细胞>250×10⁶/L 的患者要尽量避免使用含 NVP 的治疗方案,合并丙型肝炎病毒感染的避免使用含 NVP 的方案;

c.RPV 仅用于病毒载量<10⁵ 拷贝/ml 和 CD4>200×10⁶/L 的患者

5. 特殊人群抗病毒治疗

（1）急性期/早期治疗:鉴于急性期治疗相关的临床试验数据有限,很多接受急性期治疗患者是由于出现急性期症状和体征而加入临床研究并开始治疗的。目前的研究表明在急性期开始抗病毒治疗,可以降低病毒调定点,延缓疾病进展,降低 HIV 病毒储存库并最大程度保留免疫功能,同时也降低 HIV 的传播。但是急性期开始抗病毒治疗,在长期临床收益不明确的情况下,长期暴露于抗病毒治疗药物会有药物毒性、HIV 病毒耐药以及由于不良反应而降低 HIV 感染者生活质量的风险。目前急性期治疗的主要目标就是降低血浆中 HIV RNA 水平,由于研究数据不足,这一时期的治疗并不推荐特定的治疗方案,可选择一种成人及青少年初始抗逆转录病毒一线治疗方案。

（2）儿童、孕产妇、静脉吸毒人群、合并 HBV、HCV 及结核感染等艾滋病患者特殊人群的抗病毒治疗:在治疗时机、治疗方案选择方面不同于常规治疗,同时还要考虑药物相互作用。具体治疗方法可参考《中国艾滋病诊疗指南（2018 版）》。

6. 疗效评估　抗病毒治疗的有效性主要通过以下 3 个方面进行评估:病毒学指标、免疫学指标和临床症状,其中病毒学的改变是最重要的指标。

（1）病毒学指标:大多数患者抗病毒治疗后 4 周内血浆病毒载量应下降 1 个 log 以上,在治疗后的 3~6 个月病毒载量应达到检测不到的水平。

（2）免疫学指标:在抗病毒治疗后 3 个月,

CD4$^+$T 淋巴细胞数与治疗前相比增加 30%或在治疗后 1 年 CD4$^+$T 淋巴细胞数增加 100×10^6/L,提示治疗有效。

(3)临床症状:反映抗病毒治疗效果的最敏感指标之一是体重增加,对于儿童可观察身高、营养及发育改善情况。机会性感染的发病率和艾滋病的病死率可以大大降低。在开始抗病毒治疗后最初的 3 个月出现的机会性感染应与免疫重建炎症综合征(immune reconstitution inflammatory syndrome,IRIS)相鉴别。

7. 药物不良反应监测与处理 抗病毒药物的不良反应及耐受性直接影响患者服药的依从性,进而影响抗病毒治疗的成败,所以适时监测并及时处理药物的不良反应对于提高治疗效果至关重要。

轻微的药物不良反应可通过对症处理得到缓解。对于比较严重的不良反应则需调整治疗方案:使用齐多夫定(AZT)后出现严重骨髓抑制、高乳酸血症等可更换替诺福韦(TDF)/儿童阿巴卡韦(ABC),出现乳酸酸中毒则停用所有的核苷类逆转录酶抑制剂(NRTI),换用依非韦仑(EFV)+洛匹那韦/利托那韦(LPV/r),酸中毒纠正半年后可以使用含 TDF 的方案。使用奈韦拉平(NVP)出现严重皮疹(3 级以上皮疹)或肝损伤(3~4 级肝功能受损)更换为 LPV/r。使用 EFV 出现严重皮疹(3 级以上皮疹)或肝损伤(3~4 级肝功能受损)更换为 LPV/r。使用 EFV 出现持续而严重的中枢神经系统毒性,如果是非合并肝炎患者且非合并结核患者,可以更换为 NVP;但是如果合并肝炎者可以更换为 LPV/r,合并结核者要合理评估决定。

8. 一线治疗失败后采用的二线抗病毒治疗

(1)一线治疗失败的判断标准:治疗失败可以从 3 个方面确定。

1)病毒学失败:在治疗失败过程中最早出现的是病毒学失败,可以从以下 5 个方面定义。①病毒学失败:未能达到抑制病毒复制并维持 HIV RNA<400 拷贝/ml;②病毒抑制不完全:患者在接受抗病毒治疗 24 周后,连续 2 次血浆中 HIV RNA>400 拷贝/ml,患者病毒载量基线值的高低会影响到对药物反应的时间,某些治疗方案比其他方案需要更长的时间才能够完全抑制病毒;③病毒反弹:病毒曾经被完全抑制,但是再次检测到 HIV RNA>400 拷贝/ml;④持续低水平病毒血症:病毒载量可以检出,但 HIV RNA<1 000 拷贝/ml;⑤一过性病毒血症:病毒被完全抑制后,偶尔一次可以检测到 HIV RNA,但随后又回到检测线以下。

2)免疫学失败:无论病毒是否被完全抑制,CD4$^+$T 淋巴细胞计数下降到或低于治疗前的基线水平,或降低至峰值的 50%,或持续低于 100×10^6/L,均可考虑发生了免疫学失败。

3)临床失败:抗病毒治疗至少 3 个月后,重新出现了先前的机会性感染,或者出现预示临床疾病进展的新的机会性感染或恶性肿瘤,或者出现新发或者复发的 WHO 临床分期 IV 期疾病,可考虑发生了临床失败。

出现治疗失败时应首先评估患者的治疗依从性、药物与药物或药物与食物相互作用,其中依从性是治疗成败的决定因素。若上述问题解决而 HIV RNA 抑制仍无明显改善,则需进行耐药检测,并根据耐药测定的结果调整治疗方案。

(2)治疗失败患者方案的选择原则:更换至少 2 种,最好 3 种具有抗病毒活性的药物(可以使之前使用的药物种类中具有抗病毒活性的药物);任何治疗方案都应包括至少一个具有完全抗病毒活性的增强 PI 加用一种未曾使用过的药物(如 INSTI)(表 22-31-5)。

表 22-31-5　成人及青少年推荐的二线抗病毒治疗方案[a]

目标人群	一线方案	可能的二线方案
成人及青少年	AZT+3TC+NVP/EFV	TDF+3TC+LPV/r[b]
	TDF+3TC+NVP/EFV	AZT+3TC+LPV/r
HIV/TB 合并感染	使用含利福布汀的抗结核方案[c] 避免使用含有利福平的抗结核方案	二线方案选择同上
HIV/HBV 合并感染	TDF+3TC+NVP/EFV	AZT+TDF+3TC+LPV/r[d]
	AZT/+3TC+NVP/EFV	TDF+3TC+LPV/r

TDF:替诺福韦酯(tenofovirdisoproxilfumarate);3TC:拉米夫定(lamivudine);NVP:奈韦拉平(nevirapine);EFV:依非韦仑(efavirenz);AZT:齐多夫定(zidovudine);LPV/r:洛匹那韦/利托那韦(lopinavir/ritonavir)。

a. 此方案是在没有耐药检测的前提下,根据经验推荐的换药方案。在有条件做耐药检测的地区,应根据药敏的结果进行换药。

b. 阿巴卡韦(ABC)也可用于 TDF 替代药,组成 ABC+3TC+LPV/r 方案。ABC 使用前应筛查是否携带 HLA-B* 5701 等位基因,如携带 HLA-B* 5701 等位基因不应使用含有 ABC 成分的药品。

c. 使用包含 LPV/r 方案时,因结核药减低 LPV/r AUC 超过 75%,应与专家探讨,选择采用利福布丁代替利福平、停止治疗或不适用含有利福平的方案等措施。

d. TDF 和 3TC 都有抗乙肝病毒活性,因此二线治疗更换方案时应保留 TDF 和 3TC,同时使用其他有活性的抗病毒药物。

1）此二线治疗方案是在没有耐药检测的前提下，根据经验推荐的方案。在有条件进行耐药检测的地区，应根据耐药检测结果更换治疗方案。

2）ABC 也可以作为 TDF 的替代药物。

3）利福布汀与利福平的疗效相当，但利福布汀与 PI 药物的相互作用较少，因此仍然可以使用标准剂量的 PI 药物。

4）3TC 和 TDF 都有抗 HBV 活性。HIV 合并 HBV 患者治疗时，如果一线方案含有 TDF 和/或 3TC，而二线方案中却不含这两种药物时，可能会出现肝炎病情的再发或加重。对于目前接受 TDF 和/或 3TC 方案的患者在更换新方案时应该保留 3TC 和/或 TDF，同时使用其他有活性的抗病毒药物。

（二）其他艾滋病治疗方案

1. 细胞因子相关的艾滋病免疫治疗 HIV 感染严重影响了免疫细胞的功能，抗病毒治疗也无法完全恢复受损的免疫功能，且不能有效清除潜伏感染的病毒储存库，因此需要免疫治疗恢复和提升受损的免疫功能。γ 链细胞因子如 IL-2、IL-7、IL-15 和 IL-21 是主要的 T 细胞稳态的调控因子，在艾滋病的免疫治疗中有一定的效果。临床试验数据显示给 HIV 感染者进行 IL-2 治疗，能够增加初始和记忆 $CD4^+T$ 淋巴细胞，部分恢复 $CD4^+T$ 淋巴细胞功能，而对 $CD8^+T$ 淋巴细胞无效。IL-7 能够促进 $CD56^{bright}$ NK 细胞存活，维持 NKT 淋巴细胞功能，诱导 γ/δT 细胞产生 IL-17。Ⅰ/Ⅱ 期临床试验结果显示，在未经抗病毒治疗的 HIV 感染者中应用重组人 IL-7 能提升 $CD4^+T$ 淋巴细胞数量，随 IL-7 剂量增加而增加，且 T 细胞受体多样性变宽。猴免疫缺陷病毒（simian immunodeficiency virus，SIV）动物模型研究显示应用 IL-15 治疗能够提高 SIV 特异性 $CD8^+T$ 淋巴细胞应答以及 NK 细胞功能。而 IL-15 与 SIV gag 疫苗共同注射后，能够更快速地降低 SIV 病毒载量，提高疫苗诱导的免疫反应。此外，IL-21 能够调控 γ/δT 细胞的分化及 B 细胞抗体的产生，尽管未观察到血浆病毒载量的降低，但是应用 IL-21 后，病毒特异性 $CD8^+T$ 淋巴细胞、记忆性 B 细胞及 NK 细胞显著增加。因此，应用 γ 链细胞因子在一定程度上能够抗 HIV 病毒复制，恢复部分效应细胞的免疫重建，但其作用相对较弱，仍未观察到明显的临床疗效，细胞因子作为免疫佐剂与其他疫苗联合应用，可能会取得更好的治疗效果。

2. T 细胞相关的免疫治疗 HIV 病毒特异性 T 细胞在控制 HIV 病毒方面发挥着重要的作用，宿主体内的感染环境可能限制了潜在的 T 细胞的抗病毒能力。理论上，通过体外扩增 HIV 病毒特异性 T 细胞后，回输到体内能够克服体内的免疫抑制环境，且回输后的 T 细胞能够归巢至 HIV 感染部位，直接裂解病毒感染的细胞，并通过分泌细胞因子招募到其他的免疫细胞，形成长期存活的记忆性细胞，达到长期的保护作用。T 细胞免疫治疗主要包括两种，一种为回输通过遗传修饰以增加亲和力的 T 细胞，另一种为回输多克隆性的细胞毒性 T 细胞。对 T 细胞的遗传修饰包括：修饰 T 细胞以表达特异性 T 细胞受体（即人工 TCR）及向 T 细胞中转入嵌合抗原受体（chimeric antigen receptor T-cell，CAR-T），人工 TCR 受体能够增加 TCR 与抗原肽的亲和力，但是该方法受宿主 HLA 型别的限制。目前的 CAR-T 的临床试验主要是在 T 细胞表面表达融合 CD3zeta 信号功能区的 CD4 分子，通过增加 gp120 与 CD4 的亲和力促进 T 细胞与 HIV 感染的细胞的相互作用，使 T 细胞活化，杀伤 HIV 感染的细胞，降低 HIV RNA 水平，该方法不受宿主 HLA 型别的限制，应用更为广泛。最后，多克隆性的 T 细胞治疗能够识别多种抗原，限制抗原突变的出现，且治疗风险较低，回输 CTL 后病毒载量降低，但有效持续时间较短。此外，CAR-NK 技术由于 NK 细胞来源广泛、副反应较轻等优势，且体外功能研究显示可抑制 HIV 病毒复制，是十分有前景的治疗策略。

3. 树突状细胞相关的艾滋病免疫治疗 基于 DC 疫苗的免疫治疗旨在诱导机体产生病毒特异性 T 细胞应答。HIV-1 感染后 DC 细胞的成熟、细胞因子分泌及抗原递呈等功能受损，在体外通过单核细胞诱导分化 DC 细胞并与灭活的自体病毒共培养或者电转 HIV 抗原 mRNA，诱导成熟后通过皮内、皮下、淋巴结内或者静脉注射等方式回输至患者体内，以达到激发特异性抗病毒免疫反应的目的。DC 免疫治疗能够在一定程度上诱发多功能 HIV 特异性 T 细胞免疫反应，血浆病毒载量有一定程度的下降，延缓抗病毒治疗停药后病毒反弹。然而其疗效相对较弱，如何提高 DC 疫苗免疫治疗的疗效，诱导产生长期持续有效的疫苗策略仍需要进一步探索。除了 DC 细胞，脂质纳米颗粒已成为最成熟的 mRNA 递送系统。

4. 抗体相关的艾滋病免疫治疗 抗体疗法旨在增强免疫应答或者抑制负性调控通路。目前应用的抗体主要包括：HIV 广谱中和抗体、辅助受体 CCR5（C-C chemokine receptor type 5）拮抗剂、细胞程序性死亡蛋白 1(programmed cell death protein 1,PD-1)抗体和细胞毒性 T 淋巴细胞相关抗原 4(cyto-toxic T-lymphocyte-associated antigen 4,CTLA-4)抗体等。动物实验研究表明在体内被动注射广谱中和抗体,如 PGT121、3BNC117 和 10-1074 等,能够快速降低血浆病毒载量以及在外周血、淋巴结和感染致病性嵌合 S/HIV 的恒河猴肠黏膜中的前病毒 DNA。CCR5 拮抗剂与 HAART 联合应用后能够阻断 HIV 病毒入侵,并且能够降低 CD38 HLA-DR 表达的 $CD4^+T$ 淋巴细胞。在 HIV 感染者体内 PD-1 与免疫紊乱有关,在体外应用抗体阻断 PD-1 配体(PD-L1)和 IL10-Rα 后,细胞因子(如 IFN-γ 等)表达增加,能够增强抗病毒活性;且通过阻断 PD-1 能够活化记忆性 $CD4^+T$ 淋巴细胞中 HIV 复制,促进对这些病毒感染的细胞的清除。HIV 感染者体内 CTLA-4 上调,CT-LA-4 的表达与 $CD4^+$ 及抗 HIV 的 T 细胞应答呈负相关,而与活化的 $CD4^+T$ 淋巴细胞呈正相关。SIV 感染的恒河猴经抗病毒治疗后,应用 CTLA-4 抗体(MDX-010)能够降低病毒 RNA 表达,增加 SIV 特异性 T 细胞的效应功能。尽管 PD-1 和 CTLA-4 抗体能够提高潜伏储存库的逆转、增强抗原特异性细胞应答,甚至在部分病例报道中能够降低 HIV 水平,但由于其产生无法耐受的毒性,后续临床治疗需要调整剂量。

5. 干细胞移植与艾滋病治愈 "柏林患者"和"伦敦患者"是目前两例通过进行来自健康捐赠者细胞表面无 CCR5 表达($CCR5^{\Delta32/\Delta32}$)的骨髓干细胞移植实现成功治愈的患者,两例患者移植后在停止抗病毒治疗的情况下血浆检测不到病毒。其治愈的可能性主要来源于 3 个方面:①干细胞捐赠者为 CCR5Δ32 突变的个体,这种突变可使人 $CD4^+T$ 淋巴细胞缺乏病毒的辅助受体 CCR5,从而抵抗 HIV 病毒;②放疗有可能杀死了患者体内含有 HIV 的细胞;③患者在治疗期间罹患移植物抗宿主疾病,移植物产生的免疫细胞有可能杀死了在接受放疗后幸存的 HIV 潜伏感染的细胞。目前,一些研究者从"柏林患者"案例得到启发,开始进行相关研究和临床试验。原理上主要是采用基因治疗从患者体内取出细胞,然后将其改造成具有抗 HIV 感染的细胞,回输至病患体内。这些可抵抗 HIV 感染的细胞在病患体内存活并不断分化增殖。由于有可能发生肿瘤或者其他并发症,目前临床治疗效果尚不理想。结合干细胞移植与基因疗法对艾滋病患者进行治疗是现阶段艾滋病治愈领域的重要方向。

6. CCR5 靶向治疗 受到"柏林患者"成功治愈

艾滋病的鼓舞,国际上开展了大量靶向 CCR5 基因的研究。由于 $CCR5^{\Delta32/\Delta32}$ 纯合突变的个体能够抵抗 HIV 感染,学者们在体外对细胞基因组进行编辑,使 CCR5 基因发生突变,修饰后的细胞回输到 HIV 感染者体内,使这些细胞在体内抵抗 HIV 感染。进行 CCR5 基因编辑的主要方法有锌指核酸酶(zinc finger nucleases,ZFN)、转录激活样效应因子核酸酶(transcription activator-like effector nucleases,TALEN)和成簇规律间隔短回文重复技术(clustered regularly interspaced short palindromic repeats/Cas9,CRISPR/Cas9)。原理是基于非同源末端链接途径修复和同源重组修复,以及特异性 DNA 的靶向识别和核酸内切酶完成的 DNA 序列改变。应用基因编辑的靶细胞有成熟的 $CD4^+T$ 细胞、$CD34^+$ 造血干祖细胞和诱导性多功能干细胞。目前,美国已经开展了回输锌指核酸酶修饰 CCR5 自体 $CD4^+T$ 淋巴细胞的临床研究。

八、预防

(一)针对传染源的措施

WHO 和 UNAIDS 提出了 2030 年消灭艾滋病的愿景。为实现该目的,UNAIDS 提出了 2020 年要达到"三个 90%"的目标,即 90% 的 HIV 感染者知道自身的感染状态,90% 的 HIV 阳性感染者能获得治疗和 90% 接受治疗的感染者达到病毒控制。为达到"三个 90%"目标要求,提出以下针对传染源的防控措施。

1. 加强 HIV 筛查力度 扩大筛查范围,尽早且全面地发现感染者可有效地对传染源进行管理控制。目前免费 HIV 筛查主要集中在疾控部门提供的自愿咨询和检测(voluntary counseling and testing,VCT)。根据《中国遏制与防治艾滋病"十三五"行动计划》和《遏制艾滋病传播实施方案(2019—2022 年)》的要求,按照"五扩大、六加强"防治措施要求,我国进一步提高了 HIV 筛查力度和范围。

2. 尽早对 HIV 感染者开展抗病毒治疗 预防性治疗(treatment as prevention,TasP)是指 HIV 感染者通过服用抗逆转录病毒药物来降低自身血液、精液或阴道分泌物的病毒载量,以降低其将 HIV 传播给他人的风险。近年来,国内外对 TasP 的有效性开展了充分的研究,其中 2011 年 HPTN 052 的临床试验研究结果首次发现,单阳家庭中通过 TasP 可将 HIV 阴性者的感染风险降低 96%。因此,尽早对 HIV 感染者开展抗逆转录病毒治疗,既可有效地延缓 HIV 疾病进展,亦可降低其 HIV 的传播风险。

WHO 发布的 2015 年 AIDS 治疗指南中明确提出,不管患者的 CD4$^+$T 淋巴细胞数水平高低,只要 HIV 确诊即推荐患者开展抗逆转录病毒治疗。

(二)针对传播途径的措施

1. 减少不安全性行为 通过加强关于安全性行为知识的宣传教育,开展同伴教育及利用网页论坛和手机应用软件等媒介,以及采用简明易懂的宣传材料如海报、视频等,可促进各类易感人群安全套的使用及减少其性伴数量。

2. 降低输血途径的 HIV 传播风险 严格保证血液和血制品安全,对献血者进行严格的健康体检,对采输血液或血制品进行严格的实验室检测(如 HIV 核酸检测),采输血过程强制使用一次性注射和输液器具等,均可降低输血途径的 HIV 传播风险。

3. 降低吸毒途径 HIV 感染风险 严厉打击贩毒行为,加强禁毒教育宣传,强制戒毒以减少吸毒者数量;通过口服美沙酮减少静脉注射,清洁针具交换减少共用针筒,均可有效降低静脉吸毒途径 HIV 感染和传播风险。

4. 阻断 HIV 母婴传播 对感染 HIV 的妊娠妇女进行母婴阻断的成功率约为 98%,美国 PROMISE(促进母婴生存)研究证实 WHO 建议的干预措施可将母婴传播率降低至 0.5%。因此,亟须加强对高危人群、HIV 高流行地区孕妇的围生期检测;对感染的围生期妇女开展综合干预措施,包括预防性服用抗病毒药物、产科干预和安全喂养,阻断 HIV 母婴传播的发生。

(三)针对易感人群的措施

1. 暴露前预防(pre-exposure prophylaxis,PrEP)即高危人群每日服用药物(如恩曲他滨/替诺福韦复合制剂)来降低其自身感染 HIV 的风险。国内外研究数据显示,PrEP 可有效地降低高危人群(单阳家庭中阴性方、MSM 等)HIV 新发感染的发生率。能否遵照医嘱每日按时服药是降低 HIV 感染风险的关键环节。但每日服药的 PrEP 策略服药依从性难以保障,因此一种新型的 PrEP 服药方式(仅在发生性行为前后服药,又称为"事件驱动式服药 PrEP")逐渐引起高危人群和科研工作者的关注,新近研究发现事件驱动式服药 PrEP 可降低 86% 的 HIV 感染风险。

2. 暴露后预防(post-exposure prophylaxis,PEP)即高危人群在与 HIV 阳性人群或疑似阳性人群发生高危性行为后的 72 小时之内服用抗逆转录病毒药物,抑制病毒在体内的复制和传播。抗逆转录病毒药物必须坚持服用 28 日,但并不能 100% 避免机体感染病毒。

3. 性传播疾病干预 有研究显示,控制性传播疾病的发病和传播有助于降低人群中的 HIV 感染率。因此,可通过扩大性病知识的宣传教育,改善性病求医行为,提高性病诊治质量来减少性病和 HIV 的传播。

4. 男性包皮环切(male circumcision,MC) 男性包皮环切可显著降低异性性行为男性 HIV 感染的风险已得到国际上多项随机对照临床试验的证实,该 HIV 防控策略也得到了 WHO 的认同和推荐,并在非洲等 HIV 高流行地区得到较广泛的应用。但实施包皮环切术后部分个体会产生一定的副作用,该技术在我国预防 HIV 感染领域的推广应用存在较大难度。

5. HIV 疫苗 目前尚未研制出有效的 HIV 疫苗。自 1988 年以来针对 HIV 疫苗的临床试验研究已有 233 项,但进入 Ⅲ 期临床试验的仅有 4 项。其中泰国的 RV-144 试验首次表现出预防 HIV 感染的效果,但其有效率仅为 31.2%。

6. HIV 疫情监测 及时全面监测 HIV 的疫情分布和动态,了解其传染来源和传播去向,调查获取各方面影响因素,考核防治效果,可为及时制定 HIV 防治措施提供依据。

(尚 红)

第三十二节 病毒性肝炎

病毒性肝炎(viral hepatitis)是由多种以肝脏作为原发性感染靶器官的肝炎病毒引起的,以肝脏炎症损伤和肝功能异常为主要病理和临床表现的一组全身性传染病。目前按病原学明确分类的有甲、乙、丙、丁和戊五型肝炎病毒。各型病毒性肝炎临床表现相似,以疲乏、食欲减退、厌油、肝功能异常为主,部分病例出现黄疸。临床上,甲型和戊型主要表现为急性感染,经粪-口途径传播;而乙型、丙型和丁型多呈慢性感染,主要经血液和体液等胃肠外(血源)途径传播,部分病例可发展为肝硬化(liver cirrhosis)或肝细胞癌(hepatocellular carcinoma,HCC)。

一、病原学

病毒性肝炎的病原体是肝炎病毒,目前已证实的病毒性肝炎致病因子至少有甲、乙、丙、丁和戊五型肝炎病毒。其他经胃肠道外途径传播的病毒,如输血传播病毒(transfusion transmitted virus,TTV)、SEN 病毒(SEN virus)和肝炎 GB 病毒 C(GB virus C),也可引起肝脏感染,但致病性尚不明确。此外,巨细胞病毒、EB 病毒、单纯疱疹病毒、风疹病毒和黄热病毒等感染亦可引起肝脏炎症,但肝脏不是它们原发感染的靶器官,通常不归类于肝炎病毒的范畴。

(一) 甲型肝炎病毒(hepatitis A virus,HAV)

HAV 是 1973 年由 Feinstone 等应用免疫电镜方法在急性肝炎患者的粪便中发现的,1987 年获得 HAV 全长核苷酸序列。1993 年归类于微小RNA 病毒科(Picornaviridae)嗜肝 RNA 病毒属(Heparnavirus)。

HAV 呈球形,直径 27~32nm,无包膜,由 32 个亚单位结构(称为壳粒)组成二十面对称体颗粒。电镜下见实心和空心两种颗粒,实心颗粒为完整的HAV,有传染性;空心颗粒为未成熟的不含 RNA 的颗粒,具有抗原性,但无传染性。基因组为单股线状RNA,全长由 7 478 个核苷酸组成。根据核苷酸序列的同源性,HAV 可分为 7 个基因型(genotype),其中 Ⅰ、Ⅱ、Ⅲ 和 Ⅶ 型来自人类,Ⅳ、Ⅴ 和 Ⅵ 型来自猿猴。目前我国已分离的 HAV 均为 Ⅰ 型。在血清型方面,能感染人的血清型只有 1 个,因此只有 1 个抗原抗体系统,感染后早期产生 IgM 型抗体,是近期感染的标志,一般持续 8~12 周,少数可延续 6 个月,IgG 型抗体则是既往感染或接种疫苗后的标志,可长期存在。

许多灵长类动物,如黑猩猩、狨猴、狒狒、恒河猴、猕猴和短尾猴等均对 HAV 易感。目前体外培养主要用亚历山大(Alexander)肝癌细胞、二倍体成纤维细胞、猴肾细胞和 Vero 细胞等,细胞培养中 HAV生长复制缓慢,接种后约需 4 周才可检出抗原,一般不引起细胞病变。经多次传代后,HAV 的致病性大大减弱甚至消失,据此已制备出 HAV 减毒活疫苗并用于临床。

HAV 对外界抵抗力较强,耐酸碱,室温下可生存 1 周,干粪中 25℃ 能生存 30 天,在贝壳类动物、污水、淡水、海水和泥土中能生存数月。在 −70~−20℃数年后仍有感染力,在甘油内 −80℃ 可长期保存。能耐受 60℃ 1 小时,10~12 小时部分灭活;100℃ 1 分钟全部灭活;紫外线 1 分钟,3% 甲醛 5 分钟均可灭活。70% 乙醇 25℃ 3 分钟可部分灭活。

(二) 乙型肝炎病毒(hepatitis B virus,HBV)

1965 年 Blumberg 等报道在澳大利亚当地土著人血液中发现"澳大利亚"抗原(1976 年获诺贝尔生理医学奖),1967 年 Krugman 等发现澳大利亚抗原与肝炎有关,故称其为肝炎相关抗原,1972 年世界卫生组织将其命名为乙型肝炎表面抗原(hepatitis B

surface antigen,HBsAg)。1970 年 Dane 等在电镜下发现 HBV 完整颗粒,命名为"Dane"颗粒。1979 年Galibert 测定了 HBV 全基因组序列。HBV 是嗜肝DNA 病毒科(Hepadnavirus)正嗜肝 DNA 病毒属(Orthohepadnavirus)的一员,该属其他成员包括土拨鼠肝炎病毒(Woodchuck hepatitis virus,WHV)及地松鼠肝炎病毒(Ground squirrel hepatitis virus,GSHV)。鸭乙型肝炎病毒(Duck hepatitis B virus,DHBV)则是同科中禽嗜肝 DNA 病毒属(Avihepadnavirus)的一员。

在电镜下观察,慢性 HBV 感染者血清中存在 3种形式与病毒相关的颗粒:①大球型颗粒,为完整的 HBV 颗粒,即"Dane"颗粒,直径 42nm,由包膜与核心组成。包膜含表面抗原、糖蛋白与细胞脂质;核心直径 27nm,核心抗原(hepatitis B core antigen,HBcAg)形成的核衣壳内含环状双股 DNA、DNA 聚合酶(DNA polymerase,DNAP),是病毒复制的主体。②小球型颗粒,平均直径 22nm。③管型颗粒,由小球型颗粒连接而成,长短不一。后两种颗粒由 HBsAg 组成,为空心包膜,不含核酸,无感染性。一般情况下,血清中小球型颗粒最多,Dane 颗粒最少。

HBV 基因组结构特殊,呈环状不完全闭合的双链 DNA 形式,长链(负链)为全长基因,约含 3 200个碱基,短链(正链)的长度可变化,为长链的 50%~80%。在所有已知可感染人体而且具有独立复制能力的双链 DNA 病毒中,HBV 基因组是最小但又是最高效的。它利用重叠的可读框编码多个蛋白质,所有调控序列均位于蛋白质编码区内。4 个可读框 S区、C 区、P 区、X 区均位于长链,其中 S 区完全嵌合于 P 区内,C 区和 X 区分别有 23% 和 39% 与 P 区重叠,C 区和 X 区有 4%~5% 重叠(图 22-32-1)。

S 区又分为前 S1、前 S2 及 S 三个编码区,分别编码前 S1 蛋白(preS1)、前 S2 蛋白(preS2)及 HBsAg。HBsAg 为小分子蛋白或主蛋白,preS2 与 HBsAg 合称为中分子蛋白,三者合称为大分子蛋白。前 S 蛋白有很强的免疫原性,preS1 2~48 位肽段是HBV 感染受体结合区域。HBsAg 的抗原性较复杂,有一个属特异性的共同抗原决定簇"a"和至少两个亚型决定簇"d/y"和"w/r",并据此将 HBsAg 分为10 个亚型,其中主要亚型是 adw、adr、ayw 和 ayr。我国长江以北 adr 占优势,长江以南 adr 和 adw 混存。根据 HBsAg 抗原性进行的分型有一定流行病学意义,但与基因分型并不完全一致。

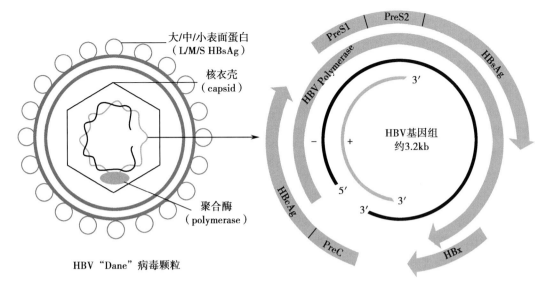

大/中/小表面蛋白
（L/M/S HBsAg）

核衣壳
（capsid）

聚合酶
（polymerase）

HBV "Dane" 病毒颗粒

图 22-32-1　HBV 基因组结构和编码蛋白

C 区由前 C 基因和 C 基因组成，编码 HBeAg（hepatitis B e antigen）和 HBcAg。前 C 基因编码（含前 C 基因和 C 基因）的蛋白质经加工后分泌到细胞外即为 HBeAg，C 基因编码（仅含 C 基因）的蛋白质为 HBcAg。P 区是最长的可读框，编码多种功能蛋白，包括具有逆转录酶活性的 DNA 聚合酶、RNA 酶 H 等，均与 HBV 复制有关。

X 基因编码 X 蛋白，即 HBxAg（hepatitis B x antigen），HBxAg 具有反式激活（transactivation）作用，可激活 HBV 本身的、其他病毒或细胞的多种调控基因。另外，HBxAg 在 HCC 的发生中可能起重要作用。

对 HBV 易感的动物很局限，灵长类动物如黑猩猩是较理想的动物模型。体外培养主要通过在肝癌细胞系内转染 HBV 全长重组质粒获得完整病毒的复制和病毒蛋白的表达。此外，稳定表达 HBV 相关受体钠离子-牛磺胆酸共转运蛋白（sodium taurocholate cotransporting polypeptide，NTCP）的肝癌细胞系可以支持 HBV 的感染。其他嗜肝 DNA 病毒感染的土拨鼠、麻鸭等和 HBV 转基因小鼠是 HBV 研究常用的动物模型。

HBV 进入细胞后，首先在病毒和/或细胞来源的 DNA 聚合酶作用下，病毒核衣壳内的松弛环状的双链 DNA（relaxed circular DNA，RC-DNA）被修复成共价闭合环状 DNA（covalently closed circular DNA，cccDNA）。随后以 cccDNA 为模板，通过肝细胞酶的作用转录成前基因组 RNA（pregenomic RNA，pgRNA）。再以此为模板，通过逆转录酶的作用，形成第一代和第二代 DNA，此双链 DNA 部分环化，即完成 HBV

DNA 的复制。HBV DNA 的合成过程是边包装边复制的过程，其间会产生各种不同形式的病毒 DNA，称为 HBV 复制中间体，包括 RC-DNA、双链线状 DNA（double stranded liner DNA，DL-DNA）和单链 DNA（single-stranded DNA，ssDNA）。cccDNA 在细胞核内与 HBcAg、组蛋白等宿主蛋白形成微染色体结构，高度稳定，对抑制逆转录的抗病毒药物治疗有抵抗作用。子代病毒核衣壳可被运送至细胞核内形成更多的子代 cccDNA，使得感染细胞内的 cccDNA 保持在一个相对较低的水平，为 25~50 拷贝/细胞。肝细胞核内持续而又稳定的 cccDNA 是造成慢性 HBV 感染中的关键因素之一。此外，在肝癌细胞染色体中可发现整合的 HBV DNA，认为可能和 HCC 的发生有关，但尚未发现特定的整合位点，也未能发现有力的实验室证据证明其因果关系。

HBV 有很高的复制率，因其聚合酶缺乏校对活性，故容易产生基因突变。S 基因突变可引起 HBsAg 亚型改变或隐匿性乙型肝炎（HBsAg 阴性）；前 C 基因 1 896 位核苷酸是最常发生变异的位点之一，变异后导致 HBeAg 蛋白表达终止，不能产生 HBeAg，形成 HBeAg 阴性乙型肝炎；P 区突变可导致复制缺陷或复制水平的降低，长期抗病毒治疗出现某些特定位点的变异与病毒耐药有关。

根据 HBV 全基因序列异质性 ≥8% 的界限，可将其分为不同的基因型。目前，已鉴定的 HBV 基因型有 A~H 8 种。众多研究表明：HBV 基因型呈一定的地理区域分布，A 型主要分布于欧洲北部、西部及非洲撒哈拉沙漠地带；B、C 型主要分布于远东东部，亚洲南部；D 型分布最广泛，是地中海地区和近东的优势基因型,也发现于亚洲少数地区;E 型主要分布于非洲撒哈拉沙漠地带;F 型主要分布于美国;G 型发现于法国和美国;H 型已在尼加拉瓜、墨西哥、美国的加利福尼亚等地发现。在我国北方以 C 型为主,南方以 B 型为主,D 型多见于少数民族地区,如西藏和新疆。A、F 型偶有发现,无 E 型。目前认为,不同地区优势基因型反映了 HBV 自然感染史发生的变异特点,是病毒进化的结果。

HBV 的血清学标记具体如下:

1. HBsAg 与抗 HBs 成人感染 HBV 后最早 1~2 周,最迟 11~12 周血中首先出现 HBsAg。急性自限性 HBV 感染时血中 HBsAg 大多持续 1~6 周,最长可达 20 周。无症状携带者和慢性患者 HBsAg 可持续存在数十年,甚至终身。HBsAg 本身只有抗原性,无传染性。抗 HBs 是一种保护性抗体,在急性感染后期,HBsAg 转阴后一段时间开始出现,在 6~12 个月内逐步上升至高峰,可持续多年,但滴度会逐步下降;约半数病例抗 HBs 在 HBsAg 转阴后数月才可检出;少部分病例 HBsAg 转阴后始终不产生抗 HBs。抗 HBs 阳性表示对 HBV 有免疫力,见于乙型肝炎恢复期、既往感染及乙型肝炎疫苗接种后。

2. HBeAg 与抗 HBe HBeAg 是一种可溶性蛋白,一般仅见于 HBsAg 阳性血清。急性 HBV 感染时 HBeAg 的出现时间略晚于 HBsAg,在病变极期后消失,如果 HBeAg 持续存在预示病程趋向慢性。在慢性 HBV 感染时 HBeAg 是重要的免疫耐受因子,大部分情况下其存在表示患者处于免疫耐受期。HBeAg 消失同时抗 HBe 产生称为 HBeAg 血清转换(HBeAg seroconversion)。每年有不到 10% 慢性病例可发生自发血清转换。抗 HBe 阳转后,病毒复制多处于低水平或静止状态,传染性降低;部分患者仍有病毒复制和肝炎活动。

3. HBcAg 与抗 HBc 血液中 HBcAg 主要存在于 Dane 颗粒的核心,游离的 HBcAg 极少,故不用于临床常规检测。HBcAg 有很强的免疫原性,HBV 感染者几乎均可检出抗 HBc,除非 HBV C 基因序列出现变异或感染者有免疫缺陷。抗 HBc-IgM 是 HBV 感染后较早出现的抗体,绝大多数出现在发病第 1 周,多数在 6 个月内消失,抗 HBc-IgM 阳性提示急性期或慢性肝炎急性发作。抗 HBc-IgG 出现较迟,但可保持多年甚至终身,无保护性。最新研究提示抗 HBc 定量(IgM 和 IgG)与 HBeAg 血清学转换密切相关,治疗前抗 HBc 定量越高的患者,其在后续治疗中获得 HBeAg 血清学转换的概率越高。

4. HBV DNA HBV DNA 阳性提示患者体内 HBV 复制比较活跃,有传染性,与肝脏病变程度没有直接关系。HBV DNA 阳性的病毒携带者未必需要治疗,还要结合肝脏炎症损伤指标,如丙氨酸氨基转移酶水平综合判断。

5. HBV RNA 近期,国内专家通过一系列体外和体内实验阐明了血清 HBV RNA 的来源及存在形式,证实 HBV 感染者血清中的 HBV RNA 为 pgRNA,其来源可能为核衣壳包裹的 pgRNA 在未启动逆转录步骤的情况下,直接获得包膜并从感染的肝细胞中释放出来,而 HBV pgRNA 是由感染肝细胞核内的 cccDNA 转录产生的。从而提出假设:慢性乙型肝炎患者血清 HBV RNA 水平可反映肝细胞核内 pgRNA 的水平,理论上可进一步反映 cccDNA 的转录活性。

HBV 的抵抗力很强,对热、低温、干燥和紫外线及一般浓度的消毒剂均能耐受。在 37℃ 可存活 7 天,在血清中室温可保存 6 个月,-20℃ 可保存 15 年。100℃ 10 分钟、65℃ 10 小时或高压蒸汽消毒可被灭活,对 0.2% 苯扎溴铵及 0.5% 过氧乙酸敏感。

(三)丙型肝炎病毒(hepatitis C virus,HCV)

HCV 是 Choo 和 Kuo 等人 1989 年经分子克隆技术发现的,1991 年国际病毒命名委员会将其归为黄病毒科(Flaviviridae)丙型肝炎病毒属(Hepacivirus)。

HCV 呈球形颗粒,直径 30~60nm,外有脂质外壳、囊膜和棘突结构,内有由核心蛋白和核酸组成的核衣壳。HCV 基因组为单股正链 RNA,全长约 9.6kb,包括 5′ 和 3′ 端的非翻译区(untranslated region,UTR)和一个大的可读框,编码 3 种结构蛋白(core,EI,E2)和 7 种非结构(NS)蛋白(NS1,NS2,NS3,NS4A,NS4B,NS5A,NS5B)。5′UTR 包含 HCV 基因组 5′端的 341 个核苷酸,它是 HCV 基因组中最保守的区域。HCV 5′UTR 包括 4 个茎环(stem loop,SL)结构,其中 SL II~IV 构成内部核糖体进入位点(internal ribosome entry site,IRES),可直接与 40S 核糖体亚单位结合,启动 HCV 前体蛋白的翻译。3′UTR 位于 HCV 3′末端,包括一个基因型特异的多变区、多聚 U 区域(poly U)及一段高度保守的 99 个碱基的区域,参与调节病毒复制和影响 HCV RNA 的稳定性和翻译效率。C 基因位于 HCV 基因组 342~914nt(核苷酸)位点,编码 191 个氨基酸,是病毒核衣壳的重要组成部分,与糖蛋白作用组装出完整的 HCV 病毒颗粒。包膜区基因包括 E1 和 E2,位于基因组的第 915~1 490nt 位点(E1)和 1 491~2 579nt 位点(E2),

分别编码 192 个和 363 个氨基酸,包膜糖蛋白构成了病毒的外膜。NS1 是从 E2 蛋白上切割下来的一段含有 63 个氨基酸的多肽,介于结构蛋白和非结构蛋白之间,位于基因组 2 580~2 768nt 位点,有 2 个跨膜结构区。NS2 基因位于 HCV 基因组 2 769~3 419nt 位点,编码 217 个氨基酸。NS3 基因位于 HCV 基因组 3 420~5 312nt 位点,编码 631 个氨基酸,分子量约 60kDa,具有 NS2-3 蛋白酶活性、丝氨酸蛋白酶活性、RNA 解旋酶活性和 NTP 酶活性,NS2-3 蛋白酶活性、丝氨酸蛋白酶活性可以裂解 HCV 多聚蛋白前体及拮抗 TLR3 和 RIG-I 介导的免疫反应,而解旋酶活性可以有助于病毒复制及组装。NS4A 蛋白的基因位于基因组 5 313~5 474nt 位点,

由 54 个氨基酸组成,通常和 NS3 组成 NS3/4A 复合体。NS4B 位于基因组 5 475~6 257nt 位点,编码 261 个氨基酸,是一种高度疏水的蛋白。NS5A 蛋白位于基因组 6 258~7 601nt 位点,编码 448 个氨基酸,是高度磷酸化的非结构蛋白,主要以 p56 及 p58 形式存在,NS5A 是 RNA 结合蛋白,可以和多个非结构蛋白作用,改变 NS5B RNA 聚合酶的活性,参与病毒的复制、组装以及调节细胞功能(可抑制细胞凋亡功能及促进肿瘤的形成)。NS5B 蛋白位于病毒基因组的 7 602~9 371nt 位点,编码 591 个氨基酸蛋白,具有 RNA 依赖的 RNA 聚合酶(RNA dependent RNA polymerase,RdRp)的活性,是 HCV RNA 复制的关键酶(图 22-32-2)。

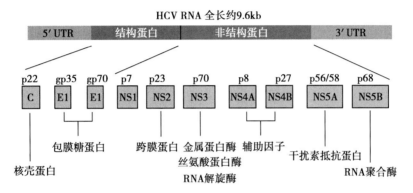

图 22-32-2　HCV 基因组结构和编码蛋白

黑猩猩对 HCV 易感,是目前较理想的动物模型。体外细胞培养比较困难,2005 年,多篇报道证实基于 JFH-1 病毒株的 HCV 可以在 Huh-7.5、Huh-7.5.1 细胞中有效复制,并能包装产生有感染性的病毒颗粒。研究发现,HCV 与肝细胞表面的受体 CD81 结合,吸附在肝细胞表面。在 SR-BI、CLDN1、OCLN 等共受体分子的帮助下,病毒与肝细胞膜融合,通过胞吞作用,正链 RNA 基因组被释放至细胞质,在粗糙内质网上作为模板进行翻译。得到的多聚病毒蛋白前体被剪切、加工,形成十多种成熟的病毒蛋白。NS5B 和复制系统中的其他病毒蛋白和宿主细胞成分共同负责正链 RNA 基因的扩增。互补的负链 RNA 中间体也在此阶段合成,该负链是更多正链基因复制的模板,正链 RNA 然后和核心蛋白相接触并被包裹为核心颗粒。此颗粒向内质网出芽形成病毒颗粒。病毒颗粒经高尔基体由分泌途径出胞。

HCV 基因组具有显著的异质性,同一基因组不同区段变异程度有显著差别。5′非翻译区最保守,在设计用于诊断 HCV 感染的聚合酶链反应(poly-

merase chain reaction,PCR)引物时,此区段是首选部位。E2/NS1 区变异程度最大,此区含有两个高变区(HVR₁/HVR₂)。同一病例存在准种(quasispecies),即 HCV 感染后,在感染者体内形成以一个优势株为主的相关突变株病毒群。根据基因序列的差异,以 Simmonds 的分型命名系统,目前可将 HCV 分为 7 个不同的基因型,同一基因型可再分为不同亚型。基因型以阿拉伯数字表示,亚型则在基因型后加英文字母。基因型分布有显著的地区性差异,不同国家或地区的 HCV 基因组序列有所差异,HCV 1b 和 2a 基因型在我国较为常见,其中以 1b 型为主;某些地区有 1a、2b 和 3b 型报道;6 型主要见于我国香港和澳门地区,在南方边境省份也可见此基因型。

HCV 的血清学标记具体如下:

1. HCV Ag(抗原)与抗 HCV　血清中 HCV Ag 含量很低,检出率不高。抗 HCV 不是保护性抗体,是 HCV 感染的标志。抗 HCV 又分为 IgM 型和 IgG 型。抗 HCV-IgM 在发病后即可检测到,一般持续 1~3 个月。如果抗 HCV-IgM 持续阳性,提示病毒持续复制,易转为慢性。

2. HCV RNA 感染 HCV 后第 1 周即可从血液或肝组织中用 RT-PCR 法检出 HCV RNA,但其含量少,并随病程波动。HCV RNA 阳性是病毒感染和复制的直接标志。HCV RNA 定量测定有助于了解病毒复制程度、抗病毒治疗的选择及疗效评估等。HCV 基因分型在流行病学和抗病毒治疗方面有重要意义。

HCV 对有机溶剂敏感,10% 氯仿可杀灭 HCV。煮沸、紫外线等亦可使 HCV 灭活。血清经 60℃ 10 小时或 10% 甲醛 37℃ 6 小时可使 HCV 传染性丧失。血制品中的 HCV 可用干热 80℃ 72 小时或加变性剂使之灭活。

(四)丁型肝炎病毒(hepatitis D virus,HDV)

1977 年在 HBsAg 阳性肝组织标本中发现 δ 因子,1983 年命名为 HDV,归类于类病毒科卫星病毒属。HDV 呈球形,直径 35~37nm。HDV 是一种缺陷病毒,在血液中由 HBsAg 包被,其复制、表达抗原及引起肝损害需要 HBV 的帮助。但细胞核内的 HDV RNA 不需要 HBV 的辅助就能自行复制。HDV 基因组为单股环状闭合负链 RNA,长 1 679bp,其二级结构具有核糖酶活性,能进行自身切割和连接。黑猩猩和美洲土拨鼠为易感动物。HDV 可与 HBV 同时感染人体,但大部分情况下是在 HBV 感染的基础上出现的重叠感染。当 HBV 感染结束时,HDV 感染亦随之结束。

HDV 的血清学标记:

1. HDAg(丁型肝炎抗原) 是 HDV 唯一的抗原成分,因此 HDV 仅有一个血清型。HDAg 最早出现,然后分别是抗 HD-IgM 和抗 HD-IgG,一般三者不会同时存在。抗 HDV 不是保护性抗体。

2. HDV RNA 血清或肝组织中 HDV RNA 是诊断 HDV 感染最直接的依据。

(五)戊型肝炎病毒(hepatitis E virus,HEV)

HEV 是属于肝炎病毒科(Hepeviridae)戊肝病毒属(Hepevirus)中一员。1983 年采用免疫电镜在患者粪便中观察到 HEV,1989 年通过分子克隆技术获得 HEV cDNA。HEV 呈二十面对称体圆球形颗粒,无包膜,直径 27~34nm。HEV 基因组为单股正链 RNA,全长 7.2~7.6kb,含 3 个可读框(ORF),ORF-1 编码非结构蛋白,ORF-2 编码核壳蛋白,ORF-3 与 ORF-2 部分重叠,可能编码部分核壳蛋白。

HEAg 主要定位于肝细胞胞质,血液中一般检测不到 HEAg。抗 HEV IgM 在发病初期产生,多数在 3 个月内阴转。因此,抗 HEV IgM 阳性是近期 HEV 感染的标志。抗 HEV IgG 持续时间在不同病例差异较大,多数于发病后 6~12 个月阴转,但亦有持续几年甚至十多年者。戊型肝炎患者发病早期,粪便和血液中存在 HEV RNA,但持续时间不长。

目前已发现黑猩猩、多种猴类、家养乳猪等对 HEV 易感,HEV 可在多种猴类中传代,连续传代后毒力无改变。HEV 在碱性环境下较稳定,对高热、氯仿、氯化铯敏感。

二、流行病学

病毒性肝炎在世界范围内均有流行,我国是病毒性肝炎的高发区。

(一)甲型肝炎

1. 传染源 甲型肝炎传染源是急性期患者和隐性感染者。粪便排毒期在起病前 2 周至血清丙氨酸氨基转移酶(alanine aminotransferase,ALT)高峰期后 1 周,少数患者可延长至其发病后 30 天。当血清抗 HAV 出现时,粪便排毒基本停止。人类感染 HAV 后大多表现为亚临床或隐性感染,仅少数人表现为急性甲型肝炎,且一般可完全恢复,不转为慢性肝炎,亦无慢性携带者。

2. 传播途径 患者潜伏期后期以及急性期的粪便有传染性,主要通过粪-口途径传播。HAV 通常由粪便排出体外,经污染食物、水源、海产品及食具等传播而引起暴发或散发性流行。1950 年瑞典及 1978 年我国均因食用泥蚶引起甲型肝炎流行,1988 年因食用甲肝病毒污染的毛蚶引起大暴发,均是粪-口途径传播的实例。

3. 易感人群 抗 HAV 阴性者。6 个月以下的婴儿有来自母亲的抗 HAV 而不易感,6 月龄后,血中抗 HAV 逐渐消失而成为易感者。在我国,大多在幼儿、儿童、青少年时期获得感染,以隐性感染为主,成人抗 HAV IgG 的检出率达 80%。甲型肝炎的流行率与居住条件、卫生习惯及教育程度有密切关系,农村高于城市,发展中国家高于发达国家。感染后可产生持久免疫。

(二)乙型肝炎

1. 传染源 乙型肝炎患者和携带者都可以成为传染源。急性乙型肝炎患者从起病前数周开始,持续于整个急性期。慢性无症状携带者人数多且难于发现,是我国 HBV 传播最重要的传染源。

2. 传播途径 HBV 主要经血和血制品、母婴、破损的皮肤和黏膜及性接触传播。以下为主要的几种传播途径。

（1）母婴传播：由带有 HBV 的母亲传给胎儿和婴幼儿，是我国 HBV 传播的最重要途径。可通过宫内、围生期垂直传播和出生后的水平传播。HBV 不能透过胎盘，HBsAg 阳性母亲所生新生儿宫内感染一般不到 5%，可能与妊娠期胎盘轻微剥离有关。经精子或卵子传播的可能性未被证实。围生期传播是母婴传播的主要方式，婴儿因破损的皮肤或黏膜接触母血、羊水或阴道分泌物而传染。分娩后传播主要由于母婴间密切接触。虽然母乳中可检测到 HBV，但母乳喂养与人工喂养相比并不增加婴儿 HBV 感染的机会。

（2）血液、体液传播：血液中 HBV 含量很高，微量的污染血进入人体即可造成感染，经皮肤黏膜传播主要发生于使用未经严格消毒的医疗器械、注射器、侵入性诊疗操作和手术，以及静脉内滥用毒品等。其他如修足、文身、扎耳环孔、医务人员工作中的意外暴露、共用剃须刀和牙刷等也可传播。随着一次性注射用品的普及，医源性传播有下降趋势。由于对献血员实施严格的 HBsAg 筛查，经输血或血液制品引起的 HBV 感染已较少发生，但不能筛除 HBsAg 阴性的 HBV 携带者。

（3）日常生活接触传播：HBV 可以通过日常生活密切接触传播给家庭成员。主要通过隐蔽的胃肠道外传播途径而患者不自知。如在日常生活中共用剃须刀、牙刷等引起 HBV 的传播；或易感者有渗液的皮肤病灶，接触带有 HBV 的体液等。这是家庭内水平传播的重要途径。需要指出的是日常工作或生活接触，如同一办公室工作（包括共用计算机等办公用品）、握手、拥抱、同住一宿舍、同一餐厅用餐和共用厕所等无血液暴露的接触，一般不会传染 HBV。

（4）性接触传播：HBV 可以经性接触传播。与 HBV 阳性者性接触，特别是有多个性伴侣者，其感染 HBV 的危险性增高。婚前应检查 HBsAg，如一方为 HBsAg 阳性，另一方为 HBV 易感者，在婚前应对易感者行乙型肝炎疫苗的预防接种。

（5）其他传播途径：虽然经破损的消化道、呼吸道黏膜或昆虫叮咬在理论上有可能传播，但经吸血昆虫（蚊、臭虫等）传播未被证实。实际意义并不重要。

3. 易感人群　抗 HBs 阴性者。婴幼儿是获得 HBV 感染的高危时期。高危人群包括 HBsAg 阳性母亲的新生儿、HBsAg 阳性者的家属、反复输血及血制品者（如血友病患者）、血液透析患者、多个性伴侣者、静脉药瘾者、接触血液的医务工作者等。

4. 流行特征　HBV 感染呈世界性流行，但不同

地区 HBV 感染的流行强度差异很大。据世界卫生组织报道，全球约 20 亿人曾感染 HBV，其中 2.4 亿人为慢性 HBV 感染者。乙型肝炎流行有一定地区性差异，按流行的严重程度分为低、中、高度三种流行地区。低度流行区 HBsAg 携带率 0.2%~0.5%，以北美、西欧、澳大利亚为代表。中度流行区 HBsAg 携带率 2%~7%，以东欧、地中海、日本为代表。高度流行区 HBsAg 携带率超过 7%，以热带非洲、东南亚和中国为代表。本病婴幼儿感染多见；发病男性高于女性，男女比例约为 1.4:1；以散发为主；有家庭聚集现象。2006 年我国乙型肝炎血清流行病学调查表明，我国 1~59 岁一般人群 HBsAg 携带率为 7.18%。据此推算，我国有慢性 HBV 感染者约 9 300 万人。2014 年中国疾病预防控制中心（CDC）对全国 1~29 岁人群乙型肝炎血清流行病学调查结果显示，1~4 岁，5~14 岁和 15~29 岁人群 HBsAg 检出率分别为 0.32%、0.94% 和 4.38%。

（三）丙型肝炎

1. 传染源　丙型肝炎的主要传染源是慢性 HCV 感染者，特别是无症状感染者具有重要的流行病学意义。急性患者在起病前 12 天即具传染性，并可长期持续或终身携带病毒。

2. 传播途径　类似乙型肝炎，由于体液中 HCV 含量较少，且为 RNA 病毒，对外界的抵抗力较低，其传播较乙型肝炎局限。

（1）输血及血制品及不洁注射：输血及血制品曾是最主要的传播途径，输血后肝炎 70% 以上是丙型肝炎。随着筛查方法的改善，此传播方式已得到明显控制，但个别抗 HCV 阴性的 HCV 携带供血员尚不能完全筛除，输血仍有传播丙型肝炎的可能，特别是反复接受输血或血制品者。

（2）经破损的皮肤和黏膜传播：是目前最主要的传播方式，包括注射、针刺、未经严格消毒的牙科器械、内镜、侵袭性操作。近年在我国河南、贵州、辽宁、安徽和广东有多起通过不洁注射导致的丙型肝炎流行事件。一些可能导致皮肤破损和血液暴露的传统医疗方法也与 HCV 传播有关，共用剃须刀、共用牙刷、文身和穿耳环孔等也是 HCV 潜在的经血传播方式。

（3）性接触传播：有研究报道无输血史的丙型肝炎患者中，有性接触或家庭内接触肝炎史者颇为多见，特别是感染人类免疫缺陷病毒（HIV）者，感染 HCV 的危险性更高。还发现丙型肝炎发病与接触新的性伙伴明显相关，说明 HCV 存在性传播，但不

是主要传播途径。

（4）母婴传播：国外的流行病学研究显示 HCV RNA 阳性母亲传播给新生儿的概率较低，抗 HCV 阳性母亲将 HCV 传播给新生儿的危险性约为 2%，若母亲在分娩时 HCV RNA 阳性，危险性可高达 4%~7%；合并 HIV 感染时，传播的危险性增至 20%。

（5）日常生活接触传播：接吻、拥抱、喷嚏、咳嗽、食物、饮水、共用餐具和水杯、无皮肤破损及其他无血液暴露的接触一般不传播 HCV，但仍有部分散发性丙型肝炎，无输血或肠道外暴露史。日常生活密切接触也可能是散发性丙型肝炎的原因。

3. 易感人群　人类对 HCV 普遍易感。抗 HCV 并非保护性抗体，感染后对不同株可能无保护性免疫。

4. 流行特征　HCV 感染是欧美及日本等国家终末期肝病的最主要原因。我国 1996 年血清流行病学调查资料显示，我国一般人群抗 HCV 阳性率为 3.2%。以长江为界，北方（3.6%）高于南方（2.9%）。2006 年我国血清流行病学调查资料显示，我国一般人群抗 HCV 阳性率为 0.43%，其中男性高于女性，据此推测我国一般人群 HCV 感染者约 560 万，如加上高危人群和高发地区的 HCV 感染者，约 1 000 万例。人群中抗 HCV 阳性率随年龄增长而逐渐上升。男女间无明显差异。

（四）丁型肝炎

1. 传染源　急、慢性丁型肝炎患者及 HDV/HBV 携带者是 HDV 感染的传染源。

2. 传播途径

（1）经血或血制品传播：这是 HDV 主要传播途径。HBsAg 阳性的献血员中，3%~12% 可检出抗 HDV。即使输入 HBsAg 阴性血，也不能完全排除发生 HBV/HDV 联合感染的可能性。在血液制品中，反复应用混合血浆制品如Ⅷ因子等，则发生 HDV 感染的危险性更大。

（2）破损皮肤黏膜传播：主要通过轻微损伤接触了患者的血液、唾液等体液而造成感染。丁型肝炎有时呈家庭聚集现象可能与此种传播有关。

（3）性传播：性乱者和男性同性恋者较易感染 HDV。

（4）围生期传播：只有发生 HBV 围生期传播时，才有可能发生 HDV 的围生期传播。

3. 易感人群　正常人和无 HBV 感染者为 HDV、HBV 同时感染的易感者；慢性乙型肝炎患者和慢性 HBsAg 携带者为 HDV/HBV 重叠感染的易感人群。我国 HDV 人群流行率（抗 HDV 阳性）约 1%。

（五）戊型肝炎

1. 传染源　基因Ⅰ型和Ⅱ型 HEV 株为人源性病原体，传染源为戊型肝炎患者和隐性感染者，而基因Ⅳ型和Ⅲ型 HEV 是动物源性病原体，不但感染动物，还可感染人。Ⅲ型和Ⅳ型戊型肝炎的主要传染源为猪和戊型肝炎患者，多引起急性散发性戊型肝炎。鹿、牛、鸡、羊及啮齿类动物也可能是 HEV 的自然宿主。黑猩猩、短尾猴、恒河猴等非人灵长类可感染 HEV，但作为传染源的意义不大。

2. 传播途径　戊型肝炎是一种肠道性传播疾病，HEV 感染者及猪等动物宿主均可从粪便中排出病毒，污染水源、食物和周围环境而发生传播。目前报道的传播方式主要包括水源性和食源性传播、动物性食品食源性传播和血源性传播等。

水源性和食源性传播：主要是通过粪-口途径迅速传播，水源性是引起大规模流行的主要形式，食源性是散发性戊型肝炎的主要形式。

动物性食品食源性传播：因食用患病动物肉食品而导致的感染。日本的一项感染患者的追踪调查结果显示，90% 的人发病前食用过烧烤或生猪肝，也有报道食用生的和未烤熟的动物性食品而感染的病例。

关于血源性传播的直接证据报道相对较少。一些研究结果表明，多次接受输血的人群 HEV RNA 检出率高于对照，血液透析患者 HEV 感染是献血志愿者的 1.5~2.5 倍等，这些结果提示 HEV 有血源性传播的可能。

3. 易感人群　人群普遍易感，儿童感染后多表现为亚临床型，成人多为临床型。一般亚临床感染随年龄增长而下降，临床型则随年龄增长而上升。我国 HEV 人群流行率（抗 HEV 阳性）约 17%。近年来的疫情资料表明，发病人群的年龄后移，临床上 40~60 岁是高发年龄。易发病年龄有中老年化趋势，这可能与目前基因Ⅳ型 HEV 感染占主导地位有关。孕妇也有较高的感染率和病死率，肝衰竭的发生率要高于正常人群。戊型肝炎病后仅产生一定的免疫力，抗 HEV 持续时间较短，多数患者于发病后 5~6 个月即消失，少数可持续阳性 4 年以上。

三、发病机制、病理生理与病理解剖

（一）发病机制

1. 甲型肝炎　既往认为甲型肝炎的发病机制

是 HAV 对肝细胞有直接杀伤作用。近年的研究表明,实验感染 HAV 的动物肝细胞及 HAV 体外细胞培养时均不发生细胞病变;患者肝组织内炎症反应明显,浸润较多的 CD8+ 细胞、CD4+ 细胞及 B 细胞;患者外周血淋巴细胞产生并释放 γ 干扰素(INF-γ);活化 T 淋巴细胞对 HAV 感染的靶细胞显示细胞毒性;患者外周血 CD8+ 细胞亚群升高;针对 I 类 MHC 抗原的特异性抗体能阻抑 CD8+ 细胞对 HAV 感染靶细胞的杀伤作用。由此,目前认为甲型肝炎的发病机制倾向于宿主免疫损伤为主。发病早期,可能是由于 HAV 在肝细胞内大量增殖及 CD8+ 细胞毒性 T 细胞杀伤作用共同导致肝细胞损害,同时,内源性 INF-γ 诱导受感染肝细胞膜表达 I 类 MHC 抗原,促进杀伤性 T 细胞的细胞毒性作用。病程后期,可能主要是免疫病理损害,即内源性 INF-γ 诱导 I 类 MHC 抗原表达,促使杀伤性 T 细胞特异性靶向受 HAV 感染的肝细胞,导致肝细胞坏死,同时 HAV 被清除。

2. 乙型肝炎 HBV 感染后导致乙型肝炎的致病机制迄今尚未完全阐明。目前学者们一致认为乙型肝炎患者肝脏损伤可能不是病毒在肝内复制的直接结果,而是机体对 HBV 表达产物的免疫应答所致。免疫应答既可清除病毒,亦可导致肝细胞损伤。人感染 HBV 后,可引起天然免疫、细胞免疫和体液免疫应答,并激发自身免疫反应及免疫调节功能紊乱,这些免疫系统的异常应答对乙型肝炎的临床表现及转归有重要意义。

(1)急性乙型肝炎:急性乙型肝炎常有明显肝损害,大多呈自限性。黑猩猩体内进行 HBV 急性感染试验,发现血清中及肝内 HBV 消失出现于 T 细胞浸润高峰前 2~4 周,而 T 细胞浸润,血清转氨酶上升与肝组织内肝细胞凋亡一致。目前认为细胞毒性 T 淋巴细胞(CTL)介导的非溶细胞性免疫机制对清除病毒有重要意义,主要通过 INF-γ 及肿瘤坏死因子,降解胞内病毒。此外,急性肝炎血清中出现的 HBsAb 抗体对清除循环中病毒也有重要作用。在转基因小鼠体内,注射 HBsAg 特异性 CTL,可以引起肝内细胞凋亡及坏死。肝损害程度和 CTL 输入途径、CTL 产生 INF-γ 及肝细胞表达 HBsAg 量等有关。这种由细胞毒性 T 细胞介导的肝损害,主要通过 Fas-FasL 结合,造成肝细胞凋亡。

(2)慢性乙型肝炎:人感染 HBV 后,病毒持续 6 个月仍未被清除者称为慢性 HBV 感染。乙型肝炎慢性化的发生机制是目前研究关注的热点和难点。

HBV 特异性 T 淋巴细胞缺乏或功能耗竭被认为是导致 HBV 感染慢性化的重要因素。慢性乙型肝炎的高病毒载量状态会引起 HBV 特异性 CD4+ 和 CD8+T 淋巴细胞应答反应显著减弱,呈窄谱、微弱、寡克隆应答,同时抑制分子表达增加,如程序性死亡蛋白-1(programed death-1,PD-1)、CD244、CTLA-4,导致 HBV 特异性 T 淋巴细胞发生凋亡和功能耗竭,无法有效清除病毒。此外,HBV 病毒 DNA 和蛋白对天然免疫系统如 Toll 样受体和干扰素通路的抑制,cccDNA 在肝细胞内持续稳定的存在也是造成慢性感染的重要原因。

(3)肝外损伤:可能主要由免疫复合物引起。急性乙型肝炎早期偶尔出现的血清病样表现很可能是循环免疫复合物沉积在血管壁和关节腔滑膜并激活补体所致,此时血清补体滴度通常显著下降;慢性乙型肝炎时循环免疫复合物可沉积在血管壁,导致膜性肾小球肾炎伴发肾病综合征,在肾小球基底膜上可检出 HBsAg、免疫球蛋白和补体 C3;免疫复合物也可导致结节性多动脉炎,这些免疫复合物多是抗原过剩的免疫复合物。

(4)肝衰竭:急性肝衰竭的发生,由于机体免疫反应过强,短期内 T 细胞毒反应迅速破坏大量感染 HBV 的肝细胞;或短期内形成大量抗原抗体复合物,激活补体,致局部发生超敏反应,造成大块肝细胞坏死;肠源性内毒素的吸收,使肝细胞发生缺血性坏死;加以肿瘤坏死因子 α(TNF-α)、IL-1 和 IL-6 等细胞因子由单核巨噬细胞释放,促进肝细胞损伤。亚急性肝衰竭发病机制与急性肝衰竭相似,但进展较缓慢。慢性肝衰竭的发病机制较复杂,有待进一步研究。

3. 丙型肝炎 HCV 进入体内后,首先引起病毒血症,病毒血症间断地出现于整个病程。第 1 周即可从血液或肝组织中用 PCR 法检出 HCV RNA。第 2 周开始,可检出抗 HCV。少部分病例感染 3 个月后才检测到抗 HCV。目前认为 HCV 致肝细胞损伤有下列因素的参与:①HCV 直接杀伤作用,HCV 在肝细胞内复制干扰细胞内大分子的合成,增加溶酶体膜的通透性引起细胞病变;另外,HCV 部分蛋白对肝细胞有毒性作用。②宿主免疫因素,肝组织内存在 HCV 特异性 CTL,可攻击 HCV 感染的肝细胞。另外,CD4+T 细胞被致敏后分泌的细胞因子,在协助清除 HCV 的同时,也导致了免疫损伤。③自身免疫,HCV 感染者特别是白种人常伴有自身免疫改变,如胆管病理损伤与自身免疫性肝炎相似;常合并自身免疫性疾病,血清中可检出多种自身抗体,如抗核抗体、抗平滑肌抗体、抗单链 DNA 抗体、抗线粒体抗体等,均提示自身免疫机制的参与。④细胞凋亡,正常人肝组织无 Fas 分子的表达,HCV 感染肝细胞内有较大量 Fas 表达,同时,HCV 可激活 CTL 表达 FasL,二者结合导致肝细胞凋亡。

HCV 感染后 60%～85% 转为慢性。慢性化的可能机制主要有:①HCV 的高度变异性,HCV 在复制过程中由于依赖 RNA 的 RNA 聚合酶缺乏校正功能;同时由于机体免疫压力,使 HCV 不断发生变异,同一个体内常出现准种毒株群,来逃避机体的免疫监视,导致慢性化。②HCV 对肝外细胞的泛嗜性,存在于外周血单核细胞中的 HCV,可能成为反复感染肝细胞的来源。③HCV 在血液中载量相对低,免疫原性弱,机体对其免疫应答水平低下,甚至产生免疫耐受,造成病毒持续感染。

HCV 与 HCC 的关系也很密切。HCV 与 HBV 不同,它不经过与宿主肝细胞基因组整合的过程。从 HCV 感染到 HCC 的发生通常要经过慢性肝炎和肝硬化的阶段。现在认为,慢性炎症导致肝细胞不断地破坏和再生是 HCC 发生的重要因素。

4. 丁型肝炎　同乙型肝炎一样,丁型肝炎的发病机制尚未完全阐明。研究认为 HDV 的复制对肝细胞有直接的致病作用,体外试验表明,高水平表达的 HDAg 对培养肝癌细胞有直接的细胞毒作用,且 HDV 与 HBV 重叠感染时,常见肝细胞损害加重,并向慢性化发展。最近研究提示,免疫应答可能是 HDV 导致肝细胞损害的主要原因。因此,从目前的研究结果来看,丁型肝炎的发病机制可能既有 HDV 的直接致病作用,又有宿主免疫反应的介导因素参与。

5. 戊型肝炎　关于戊型肝炎的发病机制目前尚不清楚,可能与甲型肝炎相似,细胞免疫是引起肝细胞损伤的主要原因。动物实验表明,主要为 HEV 诱发的细胞免疫反应介导的肝细胞溶解。

(二) 病理生理

1. 黄疸(jaundice)　以肝细胞性黄疸为主。主要由于肝细胞膜通透性增加及胆红素的摄取、结合、排泄等功能障碍引起;部分病例有不同程度的肝内胆汁淤积。

2. 肝性脑病(hepatic encephalopathy)　是由严重肝病引起的、以代谢紊乱为基础的中枢神经系统功能失调的综合病征,其主要临床表现是意识障碍、行为失常和昏迷。诱因包括大量利尿引起低钾和低

钠血症、消化道大出血、高蛋白饮食、合并感染、使用镇静剂、大量放腹水等。肝性脑病的发生机制尚未清楚阐明,以下是目前较为认同的几种机制。

(1) 血氨及其他毒性物质的潴积:目前认为是肝性脑病产生的主要原因。大量肝细胞坏死时,肝脏解毒功能降低;肝硬化时门-腔静脉短路,均可引起血氨及其他有毒物质,如短链脂肪酸、硫醇、某些有毒氨基酸(如色氨酸、蛋氨酸、苯丙氨酸等)的潴留,导致肝性脑病。

(2) 支链氨基酸/芳香氨基酸比例失调:肝衰竭时芳香氨基酸(苯丙氨酸、酪氨酸等)显著升高,而支链氨基酸(缬氨酸、亮氨酸、异亮氨酸等)正常或轻度减少;肝硬化时则芳香氨基酸升高和支链氨基酸减少。

(3) 假性神经递质假说:肝衰竭时,某些胺类物质(如羟苯乙醇胺)不能被清除,通过血脑屏障取代正常的神经递质,导致肝性脑病。

3. 出血　肝衰竭肝细胞坏死时凝血因子合成减少,肝硬化时脾功能亢进致血小板减少,DIC 导致凝血因子和血小板消耗,少数并发血小板减少性紫癜或再生障碍性贫血等因素等都可引起出血。

4. 急性肾功能不全　又称肝肾综合征(hepato-renal syndrome)或功能性肾衰竭。肝衰竭或肝硬化时,由于内毒素血症、肾血管收缩、肾缺血、前列腺素 E_2 减少、有效血容量下降等因素导致肾小球滤过率和肾血流量降低,引起急性肾功能不全。

5. 肝肺综合征　肝衰竭和肝硬化患者可出现肺功能损害,临床上表现胸闷、气促、呼吸困难、胸痛、发绀、头昏等症状,严重者可致晕厥与昏迷。肝肺综合征是基础肝病、肺血管扩张和动脉血液氧合障碍的三联综合征,产生的根本原因是肺内毛细血管扩张,出现动-静脉分流,严重影响气体交换功能所致。肝衰竭导致门脉循环受阻、门-腔静脉分流,使肠道细菌进入肺循环释放内毒素也可能是原因之一。

6. 腹水　肝衰竭和肝硬化时,由于醛固酮分泌过多和利钠激素的减少导致钠潴留。钠潴留是早期腹水产生的主要原因。门脉高压、低蛋白血症和肝淋巴液生成增多是后期腹水产生的主要原因。

(三) 病理解剖

1. 基本病变　病毒性肝炎以肝损害为主,肝外器官可有一定损害。各型肝炎的基本病理改变表现为肝细胞变性、坏死,同时伴有不同程度的炎症细胞浸润、间质增生和肝细胞再生。肝细胞变性通常表现为气球样变(ballooning degeneration)和嗜酸性变。

病变早期以气球样变为主,表现为肝细胞肿胀,胞核浓缩,胞质颜色变浅、透亮,状如气球。一些肝细胞体积缩小,胞核固缩甚至消失,由于核酸含量减少,胞质嗜酸性染色增强,呈伊红色圆形小体,称嗜酸性小体(eosinophilic body),也称凋亡小体。汇管区炎症细胞浸润是判断炎症活动度的一个重要指标,浸润细胞主要为淋巴细胞,以 CD8+ 或 CD4+ 的 T 细胞为主,其他尚有单核细胞、浆细胞和组织细胞。炎症细胞聚集常引起汇管区扩大,并可破坏界板引起界面性肝炎(interface hepatitis),又称碎屑样坏死(piecemeal necrosis,PN)。汇管区炎症及其界面性肝炎是慢性乙型肝炎病变活动及进展的特征性病变。小叶内肝细胞变性、坏死,包括融合性坏死和桥接坏死(bridging necrosis,BN)等,随病变加重而日趋显著。肝细胞炎症坏死、汇管区及界面性肝炎可导致肝内胶原过度沉积,肝纤维化及纤维间隔形成。如进一步加重,可引起肝小叶结构紊乱,形成假小叶

并进展为肝硬化。

2. 各临床型肝炎的病理特点

(1) 急性肝炎(acute hepatitis):肝脏多增大,表面光滑。肝细胞气球样变和嗜酸性变,形成点、灶状坏死,汇管区炎症细胞浸润,坏死区肝细胞增生,网状支架和胆小管结构正常。黄疸型病变较非黄疸型重,有明显的肝细胞内胆汁淤积。甲型和戊型肝炎,在汇管区可见较多的浆细胞;急性乙型肝炎汇管区炎症不明显;丙型肝炎有滤泡样淋巴细胞聚集和较明显的脂肪变性。

(2) 慢性肝炎(chronic hepatitis):慢性肝炎的肝组织基本病理学特点是肝纤维化的形成和积累,同时急性肝炎的各种基本病变仍然存在。病理诊断主要按炎症活动度和纤维化程度进行分级(G)和分期(S)。慢性肝炎病理诊断与临床分型的关系:轻度慢性肝炎时,G1~G2,S0~S2 期;中度慢性肝炎时,G3,S1~S3;重度慢性肝炎时,G4,S2~S4(表 22-32-1)。

表 22-32-1　几种肝纤维化分期半定量评估系统比较

评分	Knodell	Ishak	Scheuer	METAVIR
0	无纤维化	无纤维化	无纤维化	无纤维化
1	汇管区扩大	有些 PF±短纤维隔	汇管区扩大	PF,无纤维隔
2		多数 PF±短纤维隔	PF,纤维隔形成	PF,少量间隔
3	桥接纤维化 P-P/P-C	多数 PF,偶有 P-P	纤维隔伴小叶结构紊乱	间隔纤维化
4	肝硬化	PF 伴明显 P-P 和 P-C	可能或肯定肝硬化	肝硬化
5		明显 P-P/P-C,偶有结节		
6		可能或肯定肝硬化		

PF 为汇管区纤维化;P-P 汇管-汇管桥接纤维化;P-C 为汇管-中央桥接纤维化。以 F0-1 表示无明显纤维化;而以纤维隔或桥接纤维化的出现,即 Scheuer 和 METAVIR≥F2 或 Ishak≥F3 定为临床明显纤维化(CSF),因此,评估 F2 与 F3 之间的纤维化进展较 F1 与 F2 之间的进展显得更为重要

(3) 肝衰竭(liver failure),又称重型肝炎。①急性肝衰竭(acute liver failure,ALF),发病初肝脏无明显缩小,约 1 周后肝细胞大块坏死或亚大块坏死或桥接坏死,坏死肝细胞占 2/3 以上,周围有中性粒细胞浸润,无纤维组织增生,亦无明显的肝细胞再生。肉眼观肝体积明显缩小,由于坏死区充满大量红细胞而呈红色,残余肝组织淤胆而呈黄绿色,故称之为红色或黄色肝萎缩。②亚急性肝衰竭(subacute liver failure,SALF),肝细胞呈亚大块坏死,坏死面积小于 1/2。肝小叶周边可见肝细胞再生,形成再生结节,周围被增生胶原纤维包绕,伴小胆管增生,淤胆明显。肉眼见肝脏表面大小不等的小结节。③慢性肝衰竭(chronic liver failure,CLF),在慢性肝炎或肝硬化病变基础上出现亚大块或大块坏死,大部分病

例可见桥接及碎屑状坏死。

(4) 肝炎肝硬化:①活动性肝硬化,肝硬化伴明显炎症、坏死,假小叶边界不清;②静止性肝硬化,肝硬化结节内炎症轻,假小叶边界清楚。

(5) 淤胆型肝炎(cholestatic hepatitis):除有轻度急性肝炎变化外,还有毛细胆管内胆栓形成,肝细胞内胆色素淤积,出现小点状色素颗粒。严重者肝细胞呈腺管状排列,吞噬细胞肿胀并吞噬胆色素。汇管区扩大和小胆管扩张,中性粒细胞浸润。

(6) 慢性无症状携带者(chronic asymptomatic carrier,AsC):大部分病变轻微,少部分可有慢性肝炎甚至肝硬化的病理改变。一些病例由于病变分布不均匀,取材部位对无症状携带者的病理诊断有一定影响。

四、临床表现

不同类型病毒性肝炎潜伏期不同，甲型肝炎 2～6 周，平均 4 周；乙型肝炎 1～6 个月，平均 3 个月；丙型肝炎 2 周至 6 个月，平均 40 天；丁型肝炎 4～20 周；戊型肝炎 2～9 周，平均 6 周。临床上，甲型、戊型肝炎表现为急性肝炎，乙型、丙型及丁型肝炎可转为慢性肝炎；各型肝炎均可能发生肝衰竭。

（一）急性肝炎

1. 急性黄疸型肝炎　临床经过的阶段性较为明显，可分为三期。①黄疸前期：甲、戊型肝炎起病较急，乙、丙、丁型肝炎起病相对较缓，仅少数有发热。此期主要症状有全身乏力、食欲减退、恶心、呕吐、厌油、腹胀、肝区痛、尿色加深等，肝功能改变主要为丙氨酸氨基转移酶（ALT）升高，本期持续 5～7 天。②黄疸期：可总结为"热退黄疸现，自觉症状减"。症状明显好转，发热消退；但尿色加深，巩膜和皮肤出现黄疸，1～3 周内黄疸达高峰。部分患者可有皮肤瘙痒等胆汁淤积表现。肝大，质软、边缘锐利，有压痛及叩痛。部分病例有轻度脾大。肝功能检查 ALT 和胆红素升高，尿胆红素阳性，本期持续 2～6 周。③恢复期：症状逐渐消失，黄疸消退，肝、脾回缩，肝功能逐渐恢复正常，本期持续 1～2 个月。总病程 2～4 个月。

2. 急性无黄疸型肝炎　除无黄疸外，其他临床表现与黄疸型相似。临床上无黄疸型发病率远高于黄疸型。无黄疸型通常起病较缓慢，症状较轻或没有任何临床症状，易被忽视，病程多在 3 个月内。

急性丙型肝炎的临床表现一般较轻，可有全身乏力、食欲减退、恶心和右季肋部疼痛等，少数病例有低热，轻度肝大，部分患者可出现脾大，血清 ALT 轻中度升高。无黄疸型占 2/3 以上，即使是急性黄疸型病例，黄疸亦属轻度，部分患者无明显症状，表现为隐匿性感染。

急性丁型肝炎可与 HBV 感染同时发生（同时感染，coinfection）或继发于慢性 HBV 感染者（重叠感染，superinfection），其临床表现部分取决于与 HBV 感染的模式。同时感染者临床表现与急性乙型肝炎相似，大多数表现为黄疸型，有时可见双峰型 ALT 升高，分别表示 HBV 和 HDV 感染，预后良好，极少数可发展为肝衰竭。重叠感染者病情常较重，ALT 升高可达数月之久，部分可进展为急性肝衰竭，此种类型大多会向慢性化发展。

戊型肝炎与甲型肝炎相似，但黄疸前期较长，平均 10 天，症状较重，自觉症状至黄疸出现后 4～5 天才开始缓解，病程较长。HBV 慢性感染者重叠戊型肝炎时病情较重，病死率增高。一般认为戊型肝炎无慢性化过程也无慢性携带状态，但临床观察、流行病学调查和肝组织检查均发现，3%～10% 的急性戊型肝炎患者可有病程超过 6 个月的迁延现象。

（二）慢性肝炎

甲、戊型不转为慢性，在青少年和成年急性乙型肝炎约 10% 转为慢性，丙型超过 60%，丁型约 70% 转为慢性。急性肝炎病程超过半年，或原有慢性病原携带史因免疫应答而出现肝炎症状、体征及肝功能异常者；或者发病日期不明确或虽无肝炎病史，但根据肝组织病理学或根据症状、体征、实验室检查及 B 超检查综合分析符合慢性肝炎表现者，均可以诊断为慢性肝炎。慢性肝炎患者具有一些典型的体征，如①肝脾大：慢性肝炎患者因反复肝脏炎症导致肝纤维化，出现肝大，质硬，还可能出现结节。脾大是另一重要体征，随着病程迁延，脾大的发生率上升。②肝病面容：患者面色晦暗，皮肤缺乏光泽。由于肝脏对性激素灭活能力减退，血液中雌激素增多，对血液中酪氨酸酶的抑制作用减低，使酪氨酸变成黑色素增多，所以慢性活动性肝炎患者常有颜面部的色素沉着。③蜘蛛痣：主要分布于前胸、手臂、面颈部、背部等，是肝病的特征性表现，主要因为雌激素增多引起毛细血管扩张。④肝掌：毛细血管扩张可引起部分慢性肝炎患者大小鱼际呈红色，为肝掌体征。此外，还可出现男性乳房肥大、性功能减退，女性出现月经不规则及不育等。

慢性肝炎可以依据病情轻重可分为轻、中、重三度。①轻度：病情较轻，可反复出现乏力、头晕、食欲有所减退、厌油、尿黄、肝区不适、睡眠欠佳、肝稍大有轻触痛，可有轻度脾大。大部分病例无症状、体征缺如。肝功能指标仅 1 或 2 项轻度异常。②中度：症状、体征、实验室检查居于轻度和重度之间。③重度：有明显或持续的肝炎症状，如乏力、纳差、腹胀、尿黄、便溏等，伴肝病面容、肝掌、蜘蛛痣、脾大，丙氨酸氨基转移酶（ALT）和/或天冬氨酸氨基转移酶（AST）反复或持续升高，白蛋白降低、丙种球蛋白明显升高。

1. 慢性乙型肝炎（chronic hepatitis B，CHB）慢性 HBV 感染后的自然病程复杂和多变，同时受到很多因素的影响，包括感染的年龄、病毒因素（HBV 基因型、病毒变异和病毒复制的水平）、宿主因素(性别、年龄和免疫状态)和其他外源性因素，如同时感染其他嗜肝病毒和嗜酒等。因此，HBV感染的临床谱包括从症状不明显的肝炎到急性有症状的肝炎，甚至急性重型肝炎，从非活动性HBsAg携带状态到慢性肝炎、肝硬化等各种状况，15%~40%的慢性HBV感染者会发展为肝硬化和晚期肝病。

感染时的年龄是影响慢性化的最主要因素。在围生期和婴幼儿时期感染HBV者中，分别有90%和25%~30%将发展成慢性感染。根据宿主免疫状态，慢性HBV感染自然史可分为4个阶段：免疫耐受期、免疫清除期、非活动期或低(非)复制期、再活动期(图22-32-3)。各个时期的临床特点如下：①免疫耐受期(immune tolerant phase)：血清HBsAg和HBeAg阳性、HBV DNA复制活跃、血清ALT正常、肝组织学无或轻微炎症、无肝纤维化或进展缓慢。围生期和婴幼儿时期感染者的免疫耐受期会持续多年，病情无明显进展，自发HBsAg清除率低。②免疫清除期(immune clearance phase)：HBeAg阳性、HBV DNA水平降低、ALT水平反复波动、肝组织学有炎症坏死、纤维化进展程度较快。大部分HBV感染者都会由免疫耐受期进展为免疫清除期，这一时期自发HBsAg清除率增加，不能清除的患者表现为HBeAg阳性慢性乙型肝炎。③非活动期(inactive phase)或低(非)复制期：HBeAg消失、出现抗HBe、HBV DNA水平很低或检测不到、ALT正常、肝脏炎症减轻。此期患者发展为肝硬化和肝癌的风险较

低。非活动期HBV感染者中，HBsAg清除者临床预后一般较HBsAg持续阳性者好，肝脏炎症和纤维化不断改善，发展为HCC的概率也很低。④再活动期(immune reactive phase)：部分处于非活动期的患者可能出现一次或数次的肝炎发作，多数表现为HBeAg阴性、抗HBe阳性(由于前C区与/或C基因启动子变异导致HBeAg表达水平低下或不表达)，但仍有HBV DNA活动性复制、ALT持续或反复异常，成为HBeAg阴性慢性乙型肝炎，这些患者可进展为肝纤维化、肝硬化、失代偿肝硬化和HCC；也有部分患者可出现自发性HBsAg消失(伴或不伴抗HBs)和HBV DNA降低或检测不到，因而预后常良好。

2. 慢性丙型肝炎(chronic hepatitis C) HCV感染后自然清除率低，大多数急性丙型肝炎患者在发病6个月后，HCV RNA持续阳性伴ALT异常者，称为慢性丙型肝炎。慢性丙型肝炎患者常表现为ALT反复波动，ALT多高于2倍正常值上限，也有部分患者ALT持续性轻度升高。同时还存在少数患者肝功能一直正常但组织学改变明显，甚至可发现肝硬化。

慢性丙型肝炎急性发作期临床症状与慢性乙型肝炎相似，以乏力、食欲减退、上腹部不适、尿色加深等为主要表现，伴右季肋部疼痛等，少数伴有发热。一般慢性丙型肝炎总体症状较轻，也可以无任何自觉症状。后期也可出现肝脾大以及色素沉着、肝掌、

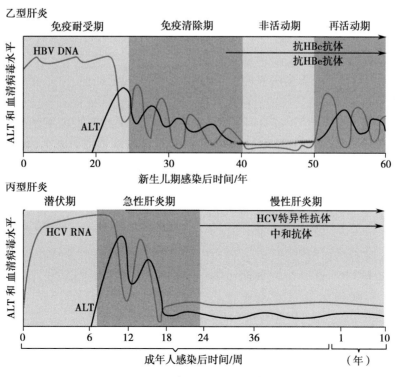

图22-32-3 慢性HBV/HCV感染自然史

蜘蛛痣等内分泌功能紊乱的症状。此外,HCV 还可以引起肝外器官损伤。其中迟发性皮肤卟啉病、冷球蛋白血症、糖尿病、非霍奇金淋巴瘤与 HCV 感染关系密切。

(三) 肝衰竭

肝衰竭是指由于大范围的肝细胞坏死,导致严重的肝功能破坏所致的凶险的临床综合征。可由多种病因引起,诱因复杂,是一切肝脏疾病重症化的共同表现。临床表现为从肝病开始的多脏器损害综合征:极度乏力,严重消化道症状;神经、精神症状(嗜睡、性格改变、烦躁不安、昏迷等);有明显出血现象,凝血酶原时间(PT)显著延长及凝血酶原活动度(PTA)<40%;黄疸进行性加深,胆红素每天上升≥17.1μmol/L 或大于正常值 10 倍;可出现中毒性鼓肠和肝肾综合征等。可见扑翼样震颤及病理反射,肝浊音界进行性缩小。胆酶分离,血氨升高等。

根据病理组织学特征和病情发展速度,可将肝衰竭分为四种亚型。

1. 急性肝衰竭　又称暴发型肝炎(fulminant hepatitis),特征是起病急骤,常以发病 2 周内出现以 Ⅱ 度以上肝性脑病为特征的肝衰竭综合征。发病多有诱因。本型病死率高,病程不超过 3 周。

2. 亚急性肝衰竭　又称亚急性肝坏死。起病较急,发病 15 天至 26 周内出现肝衰竭综合征。首先出现 Ⅱ 度以上肝性脑病者,称脑病型;首先出现腹水及其相关症候(包括胸腔积液等)者,为腹水型。晚期可有难治性并发症,如脑水肿、消化道大出血、严重感染、电解质紊乱及酸碱平衡失调。白细胞升高,血红蛋白下降,低血糖,低胆固醇,低胆碱酯酶。一旦出现肝肾综合征,预后极差。本型病程较长,常超过 3 周至数月。容易转化为慢性肝炎或肝硬化。

3. 慢加急性(亚急性)肝衰竭(acute on chronic liver failure,ACLF)　在慢性肝病的基础上,出现急性肝功能失代偿。

4. 慢性肝衰竭　是在肝硬化基础上,肝功能进行性减退导致的以腹水、门脉高压、凝血功能障碍和肝性脑病等为主要表现的慢性肝功能失代偿。

为便于临床病情判断和预后估计,肝衰竭可根据其临床表现分为早、中、晚三期。早期符合肝衰竭的基本条件:①严重的全身及消化道症状;②黄疸进行性加深,血清总胆红素大于正常上限 10 倍;③PTA≤40% 或经病理证实为肝衰竭,但无明显肝性脑病,亦无腹水。中期除了具备肝衰竭的 3 个基本条件外,出现 Ⅱ 度以上肝性

脑病,或明显腹水。晚期有难治性并发症如肝肾综合征、消化道大出血、严重感染、脑水肿,此期已趋向多器官功能衰竭。

(四) 淤胆型肝炎

淤胆型肝炎是一种特定类型的病毒性肝炎,同时有病毒性肝炎及肝内淤胆的表现。急性淤胆型肝炎起病类似急性黄疸型肝炎,大多数患者可恢复。在慢性肝炎或肝硬化基础上发生上述表现者,为慢性淤胆型肝炎。肝内淤胆表现为梗阻性黄疸,可有皮肤瘙痒和脂肪性腹泻。肝功能检查血清总胆红素明显升高,以结合胆红素为主,γ-谷氨酰转肽酶(gamma glutamyltranspeptidase,γ-GT 或 GGT)、碱性磷酸酶(alkaline phosphatase,ALP 或 AKP)、总胆汁酸(total bile acid,TBA)、胆固醇(cholesterol,Ch)等升高。有黄疸深,消化道症状较轻,ALT、AST 升高不明显,PT 无明显延长等特点。

(五) 肝炎肝硬化

由于病毒持续复制、肝炎反复活动而发展为肝硬化。根据实验室检查及临床表现分为代偿性肝硬化和失代偿性肝硬化。①代偿性肝硬化:一般指早期肝硬化,属 Child-Pugh A 级。可有轻度乏力、腹胀、肝脾轻度增大、轻度黄疸,肝掌、蜘蛛痣等肝炎临床表现,亦可隐匿起病。影像学、生化学或血液检查有肝细胞合成功能障碍或门静脉高压症(如脾功能亢进及食管胃底静脉曲张)证据,或组织学符合肝硬化诊断可有门脉高压征,但无腹水、肝性脑病或食管胃底静脉曲张破裂出血等严重并发症。②失代偿性肝硬化:通常指中晚期肝硬化,属 Child-Pugh B、C 级。有明显肝功能异常及门脉高压征象,表现为乏力、消瘦、面色晦暗,纳差、腹胀、胃肠功能紊乱,出血倾向及贫血,蜘蛛痣、肝掌、皮肤色素沉着、男性乳房发育等内分泌异常,双下肢水肿、尿少、腹水、脾功能亢进、门脉侧支循环建立、食管胃底或腹壁静脉曲张等。容易出现感染、上消化道出血、肝性脑病、肝肾综合征等并发症。

(六) 并发症

甲型与戊型肝炎仅引起急性肝炎,少数可发展为肝衰竭。慢性肝炎时可出现多个器官损害。肝内并发症多发生于 HBV 和/或 HCV 感染,主要有肝硬化、肝细胞癌、脂肪肝。肝外并发症或合并症包括胆道炎症、胰腺炎、糖尿病、甲状腺功能亢进、再生障碍性贫血、溶血性贫血、心肌炎、肾小球肾炎、肾小管性酸中毒等。

各型病毒型肝炎所致肝衰竭时则可发生严重并

发症,主要有:

1. 感染　肝衰竭时易发生难以控制的感染,以胆道、腹膜、肺多见,革兰阴性杆菌为主,细菌主要来源于肠道,且肠道中微生态失衡与内源性感染的出现密切相关,应用广谱抗生素后,也可出现真菌感染。

2. 上消化道出血　病因主要有:①凝血因子和血小板减少;②胃黏膜广泛糜烂和溃疡;③门静脉高压。上消化道出血可诱发肝性脑病、腹水、感染、肝肾综合征等。

3. 肝性脑病　肝功能不全所引起的神经精神综合征,可发生于肝衰竭和肝硬化。常见诱因有上消化道出血、高蛋白饮食、感染、大量排钾利尿、大量放腹水、使用镇静剂等,其发生可能是多因素综合作用的结果。

4. 肝肾综合征　往往是严重肝病的终末期表现。约半数病例有出血、放腹水、大量利尿、严重感染等诱因。主要表现为少尿或无尿、氮质血症、电解质平衡失调。

（七）特殊人群的肝炎

1. 小儿病毒性肝炎　小儿急性肝炎多为黄疸型,以甲型肝炎为主。一般起病较急,黄疸前期较短,消化道症状和呼吸道症状较明显,早期易误诊为上呼吸道感染或消化道疾病。肝脾大较显著。黄疸消退较快,病程较短。婴儿肝炎病情常较重,可发展为急性肝衰竭。小儿慢性肝炎以乙型和丙型多见,病情大多较轻。因小儿免疫系统发育不成熟,感染HBV后易形成免疫耐受状态,多无症状而成为无症状HBV携带者。

2. 老年病毒性肝炎　老年急性病毒性肝炎以戊型肝炎较多见,黄疸型为主。老年慢性肝炎较急性者为多,特点是黄疸发生率高,程度较深,持续时间较长,易发生淤胆;合并症较多;肝衰竭发生率高,预后较差。

3. 妊娠期合并肝炎　病情常较重,尤其以妊娠后期为严重,产后大出血多见,较易发展为肝衰竭,病死率较高。妊娠合并戊型肝炎时病死率可高达30%以上。

五、实验室检查

（一）血常规检查

急性肝炎初期白细胞总数正常或略高,黄疸期白细胞总数正常或稍低,淋巴细胞相对增多,偶可见异型淋巴细胞。肝衰竭时白细胞可升高,红细胞及血红蛋白可下降。肝炎肝硬化伴脾功能亢进者可有血小板、红细胞、白细胞减少的现象。

（二）尿常规检查

尿胆红素和尿胆原的检测有助于黄疸的鉴别诊断。肝细胞性黄疸时两者均阳性,溶血性黄疸以尿胆原为主,梗阻性黄疸以尿胆红素为主。深度黄疸或发热患者,尿中除胆红素阳性外,还可出现少量蛋白质、红细胞、白细胞或管型。

（三）肝功能检查

1. 血清酶测定

(1) 丙氨酸氨基转移酶(ALT):又称为谷丙转氨酶(GPT)。ALT在肝细胞损伤时释放入血,是目前临床上反映肝细胞功能的最常用指标。ALT对肝病诊断的特异性比天冬氨酸氨基转移酶(AST)高。急性肝炎时ALT明显升高,AST/ALT常小于1,黄疸出现后ALT开始下降。慢性肝炎和肝硬化时ALT轻、中度升高或反复异常,AST/ALT常大于1。肝衰竭患者可出现ALT快速下降,胆红素不断升高的"胆酶分离"现象,提示肝细胞大量坏死。

(2) 天冬氨酸氨基转移酶(AST):又称为谷草转氨酶(GOT)。此酶在心肌含量最高,依次为心、肝、骨骼肌、肾和胰腺。在肝脏,AST 80%存在于肝细胞线粒体中,仅20%在胞质。肝病时血清AST升高,提示线粒体损伤,病情易持久且较严重,通常与肝病严重程度呈正相关。急性肝炎时如果AST持续高水平,有转为慢性肝炎的可能。

(3) γ-谷氨酰转肽酶(γ-GT):肝炎和肝癌患者可显著升高,在胆管炎症、阻塞的情况下更明显。

(4) 碱性磷酸酶(ALP或AKP):正常人血清中ALP主要来源于肝和骨组织,ALP测定主要用于肝病和骨病的临床诊断。当肝内或肝外胆汁排泄受阻时,ALP生成增加而排泄减少,导致血清ALP活性升高。儿童生长发育期可明显增加。

2. 血清蛋白　主要由白蛋白(A)和α_1、α_2、β及γ球蛋白组成。前4种主要由肝细胞合成,γ球蛋白主要由浆细胞合成。白蛋白半衰期较长,约21天。急性肝炎时,血清蛋白的质和量可在正常范围内。慢性肝炎中度以上、肝硬化、(亚急性及慢性)肝衰竭时白蛋白下降,γ球蛋白升高,白/球(A/G)比例下降甚至倒置。

3. 胆红素　急性或慢性黄疸型肝炎时血清胆红素升高,活动性肝硬化时亦可升高且消退缓慢,肝衰竭常超过171μmol/L。胆红素含量是反映肝细胞损伤严重程度的重要指标。结合胆红素在总胆红素中的比例尚可反映淤胆的程度。

4. 凝血酶原活动度（PTA） PTA 高低与肝损程度成反比。PTA<40% 是诊断肝衰竭的重要依据，亦是判断肝衰竭预后的最敏感的实验室指标。

5. 血氨 肝衰竭时清除氨的能力减退或丧失，导致血氨升高，常见于肝衰竭、肝性脑病患者。

6. 血糖 超过 40% 的肝衰竭患者有血糖降低。临床上应注意低血糖昏迷与肝性脑病的鉴别。

7. 血浆胆固醇 60%~80% 的血浆胆固醇来自肝脏。肝细胞严重损伤时，胆固醇在肝内合成减少，故血浆胆固醇明显下降，胆固醇愈低，预后愈险恶。

8. 补体 当肝细胞严重损害时，补体合成减少。临床检测 CH50 和 C3 补体对预后有评估作用。

9. 胆汁酸 血清中胆汁酸含量很低，当肝炎活动时胆汁酸升高。由于肝脏对胆红素和胆汁酸的运转系统不同，检测胆汁酸有助于鉴别胆汁淤积和高胆红素血症。

（四）病原学检查

1. 甲型肝炎

（1）抗 HAV IgM：是早期诊断甲型肝炎最简便而可靠的血清学标志。在发病后数天即可阳性，3~6 个月转阴。临床上多采用酶联免疫吸附试验（ELISA）检测。

（2）抗 HAV IgG：出现稍晚，于 2~3 个月达到高峰，持续多年或终身。属于保护性抗体，是具有免疫力的标志。单份抗 HAV IgG 阳性表示曾受 HAV 感染。如果急性期及恢复期双份血清抗 HAV IgG 滴度有 4 倍以上增长，是诊断甲型肝炎的重要依据。

其他检测方法如免疫电镜观察和鉴定 HAV 颗粒，体外细胞培养分离病毒，核酸杂交法或逆转录聚合酶链反应（RT-PCR）检测 HAV RNA 等，仅用于实验研究。

2. 乙型肝炎

（1）HBV 血清学标志：包括 HBsAg、抗-HBs、HBeAg、抗-HBe、抗-HBc 和抗-HBc IgM，目前常采用酶免疫法（EIA）、放射免疫法（RIA）、微粒子酶免分析法（MEIA）或化学发光法等检测。HBsAg 阳性表示 HBV 感染；抗-HBs 为保护性抗体，其阳性表示对 HBV 有免疫力，见于乙型肝炎康复及接种乙型肝炎疫苗者；HBsAg 转阴而抗-HBs 转阳，称为 HBsAg 血清学转换；HBeAg 阳性可作为 HBV 复制和传染性高的指标；抗-HBe 阳性表示 HBV 复制水平低（但有前 C 区突变者例外）；HBeAg 转阴而抗-HBe 转阳，称为 HBeAg 血清学转换；抗-HBc IgM 阳性提示 HBV 复制，多见于乙型肝炎急性期；抗-HBc 总抗体主要是抗-HBc IgG，只要感染过 HBV，无论病毒是否被清除，此抗体均为阳性。

（2）HBV DNA：是病毒复制和传染性的直接标志。血液中 HBV DNA 主要存在于 Dane 颗粒内，检测前须裂解病毒颗粒。目前常用 PCR 和分子杂交检测。分子杂交敏感性较低，目前临床已不用于常规检测。PCR 技术灵敏，定性方法对临床诊断有帮助。实时荧光定量 PCR 技术对于准确判断病毒复制程度、传染性强弱、抗病毒药物疗效等有重要意义。HBV DNA 检测还包括前 C 区变异、基因分型及基因耐药变异位点等检测。基因耐药变异位点检测对核苷类似物抗病毒治疗有重要意义。

（3）组织中 HBV 标志物的检测：可用免疫组织化学方法检测肝组织中 HBsAg、HBcAg 的存在及分布，原位杂交或原位 PCR 方法可检测组织中 HBV DNA 的存在及分布。对血清中 HBV 标志物阴性患者的诊断有较大意义。

3. 丙型肝炎

（1）抗 HCV IgM 和抗 HCV IgG：HCV 抗体不是保护性抗体，是 HCV 感染的标志。抗 HCV IgM 在发病后即可检测到，一般持续 1~3 个月，因此抗 HCV IgM 阳性提示现症 HCV 感染。抗 HCV IgM 的检测受较多因素的影响，如球蛋白、类风湿因子（RF）等，稳定性不如抗 HCV IgG。抗 HCV IgG 阳性提示现症感染或既往感染。

（2）HCV RNA：对于抗体阳性者，应进一步进行 HCV RNA 检测，以确定是否为丙型肝炎患者。血清抗-HCV 滴度越高，HCV RNA 检出的可能性越大。HCV RNA 在血液中含量很少，HCV RNA 定量检测应当采用基于 PCR 扩增、敏感性和精确度高并且检测范围广的方法，其检测结果采用 IU/ml 表示。HCV RNA 定量检测适用于 HCV 现症感染的确认、抗病毒治疗前基线病毒载量分析，以及抗病毒治疗过程中及治疗结束后的应答评估。在应用聚乙二醇干扰素联合利巴韦林（RBV）治疗方案时，高敏感性的 HCV RNA 检测试剂有助于更准确鉴定快速病毒学应答（rapid virological response，RVR），从而为确定抗病毒治疗疗程提供更可靠的依据。在应用口服直接抗病毒药（DAA）的治疗方案中，绝大多数患者在短期治疗后，HCV RNA 迅速降低甚至低于检测水平。在这种情况下，高敏感性的 HCV RNA 检测试剂的临床预测价值（如预测治疗失败）的重要性还需要进一步研究。

（3）HCV 基因分型：HCV 基因分型应当在抗病毒治疗前进行，其结果有助于判定治疗的难易程度及制订抗病毒治疗的个体化方案。

4. 丁型肝炎

（1）HDAg、抗 HD IgM 及抗 HD IgG：HDAg 是 HDV 颗粒内部成分，阳性是诊断急性 HDV 感染的直接证据。在慢性 HDV 感染中，由于有高滴度的抗 HD，HDAg 多为阴性。抗 HD IgM 阳性是现症感染的标志，当感染处于 HDAg 和抗 HD IgG 之间的窗口期时，可仅有抗 HD IgM 阳性。抗 HD IgG 不是保护性抗体，高滴度抗 HD IgG 提示感染的持续存在，低滴度提示感染静止或终止。

（2）HDV RNA：血清或肝组织中 HDV RNA 是诊断 HDV 感染最直接的依据。可采用分子杂交和 RT-PCR 方法检测。

5. 戊型肝炎

（1）抗 HEV IgM 和抗 HEV IgG：抗 HEV IgM 在发病初期产生，是近期 HEV 感染的标志，大多数在 3 个月内阴转。抗 HEV IgG 在急性期滴度较高，恢复期则明显下降。如果抗 HEV IgG 滴度较高，或由阴性转为阳性，或由低滴度升为高滴度，或由高滴度降至低滴度甚至阴转，均可诊断为 HEV 感染。抗 HEV IgG 持续时间报道不一，较多认为于发病后 6~12 个月阴转，亦有报道持续几年甚至十多年。少数戊型肝炎患者始终不产生抗 HEV IgM 和抗 HEV IgG，两者均阴性时不能完全排除戊型肝炎。

（2）HEV RNA：采用 RT-PCR 法在粪便和血液标本中检测到 HEV RNA，可明确诊断。

（五）甲胎蛋白

甲胎蛋白（alpha-fetoprotein，AFP）含量的检测是筛选和早期诊断 HCC 的常规方法。肝炎活动和肝细胞修复时 AFP 有不同程度的升高，应动态观察。急性肝衰竭 AFP 升高时，提示有肝细胞再生，对判断预后有帮助。

（六）肝组织病理检查

采用肝穿方法取组织活检，对明确诊断、衡量炎症活动度、纤维化程度及评估疗效具有重要价值。还可在肝组织中原位检测病毒抗原或核酸，以助确定诊断。

（七）影像学检查

可对肝脏、胆囊、脾脏进行超声显像、电子计算机断层扫描（CT）和磁共振成像（MRI）等检查。影像学检查的主要目的是监测慢性病毒性肝炎的临床进展、了解有无肝硬化、发现和鉴别占位性病变性

质，尤其是筛查和诊断 HCC。肝脏弹性测定（liver stiffness measurement）的优势在于无创伤性、操作简便、可重复性好，能够比较准确地识别出轻度肝纤维化和重度肝纤维化/早期肝硬化。但其测定成功率受肥胖、肋间隙大小等因素影响，其测定值受肝脏脂肪变、炎症坏死及胆汁淤积的影响，且不易准确区分相邻的两级肝纤维化。

六、诊断

病毒性肝炎的诊断主要依靠临床表现和实验室检查，流行病学资料具有参考意义。

（一）流行病学资料

食物或水引起的流行或暴发，病前是否在肝炎流行区停留，有无进食未煮熟海产如毛蚶、蛤蜊及饮用污染水等，儿童发病多见，以及秋、冬季节为高发，有助于甲型肝炎的诊断。持续水源型暴发流行或中年以上的急性肝炎患者，则应考虑戊型肝炎的可能。输血、不洁注射史，与 HBV 感染者接触史，家庭成员有无 HBV 感染者，特别是婴儿母亲是否 HBsAg 阳性等有助于乙型肝炎的诊断。有输血及血制品、静脉吸毒、血液透析、多个性伴侣、母亲为 HCV 感染等病史的肝炎患者应怀疑丙型肝炎。丁型肝炎，缺少流行病学数据，我国总体感染率低，但在四川和内蒙古地区感染率相对较高。

（二）临床诊断

1. 急性肝炎　起病较急，常有畏寒、发热、乏力、纳差、恶心、呕吐等急性感染症状。肝大、质偏软，ALT 显著升高，既往无肝炎病史或病毒携带史。黄疸型肝炎血清胆红素 > 17.1μmol/L，尿胆红素阳性。

2. 慢性肝炎　病程超过半年或发病日期不明确而有慢性肝炎症状、体征、实验室检查改变。常有乏力、厌油、肝区不适等症状，可有肝病面容、肝掌、蜘蛛痣、胸前毛细血管扩张，肝大、质偏硬，脾大等体征。根据病情轻重，实验室指标改变等综合评定轻、中、重三度。

3. 肝衰竭　主要有肝衰竭综合征表现。急性黄疸型肝炎病情迅速恶化，2 周内出现Ⅱ度以上肝性脑病或其他肝衰竭表现者，为急性肝衰竭；15 天至 26 周出现上述表现者为亚急性肝衰竭；在慢性肝病基础上出现的急性肝功能失代偿为慢加急性（亚急性）肝衰竭。在慢性肝炎或肝硬化基础上出现的渐进性肝衰竭为慢性肝衰竭。

4. 淤胆型肝炎　起病类似急性黄疸型肝炎，黄

疸持续时间长,症状轻,有肝内淤胆的表现。

5. 肝炎肝硬化　肝炎肝硬化是慢性肝炎发展的结果,肝组织学表现为弥漫性纤维化及假小叶形成,两者必须同时具备,才能作出肝炎肝硬化的病理诊断。根据临床表现和实验室检查通常分为代偿期和失代偿期肝硬化两类。

(1) 代偿期肝硬化:属 Child-Pugh A 级。可有轻度乏力、食欲减退或腹胀症状,ALT 和 AST 可异常,但尚无明显肝衰竭表现。可有门静脉高压综合征,如脾功能亢进及轻度食管胃底静脉曲张,但无食管胃底静脉曲张破裂出血、无腹水和肝性脑病等。

(2) 失代偿期肝硬化:一般属 Child-Pugh B、C 级。患者已发生食管胃底静脉曲张破裂出血、肝性脑病、腹水等严重并发症。多有明显的肝功能失代偿,如血清白蛋白<35g/L,胆红素>35μmol/L,ALT 和 AST 不同程度升高,PTA<60%。

(三) 病原学诊断

1. 甲型肝炎　有急性肝炎临床表现,并具备下列任何一项均可确诊为甲型肝炎:抗 HAV IgM 阳性;抗 HAV IgG 急性期阴性,恢复期阳性;粪便中检出 HAV 颗粒或抗原或 HAV RNA。

2. 乙型肝炎　急性乙型肝炎应有高滴度的抗 HBc IgM 阳性,同时可伴有 HBsAg 阳性或伴有病毒复制指标阳性,而且必须除外其他类型肝炎病毒的急性感染。慢性 HBV 感染可分为:

(1) 慢性乙型肝炎:①HBeAg 阳性慢性乙型肝炎,血清 HBsAg、HBV DNA 和 HBeAg 阳性,抗 HBe 阴性,血清 ALT 持续或反复升高,或肝组织学检查有肝炎病变;②HBeAg 阴性慢性乙型肝炎,血清 HBsAg 和 HBV DNA 阳性,HBeAg 持续阴性,抗-HBe 阳性或阴性,血清 ALT 持续或反复异常,或肝组织学检查有肝炎病变。

(2) HBV 携带者:①慢性 HBV 携带者(免疫耐受状态),血清 HBsAg 和 HBV DNA 阳性,HBeAg 阳性,但 1 年内连续随访 3 次以上,血清 ALT 和 AST 均在正常范围,肝组织学检查一般无明显异常;②非活动性 HBsAg 携带者,血清 HBsAg 阳性、HBeAg 阴性、抗-HBe 阳性或阴性,HBV DNA 检测不到(PCR 法)或低于最低检测限,1 年内连续随访 3 次以上,ALT 均在正常范围。肝组织学检查显示,Knodell 肝炎活动指数(HAI)<4 或其他的半定量计分系统病变轻微。

(3) 隐匿性慢性乙型肝炎(occult hepatitis B):血清 HBsAg 阴性,但血清和/或肝组织中 HBV DNA 阳性,并有慢性肝炎的临床表现。患者可伴有血清抗-HBs、抗-HBe 和/或抗-HBc 阳性。另约 20% 隐匿性慢性乙型肝炎患者除 HBV DNA 阳性外,其余 HBV 血清学标志均为阴性。

3. 丙型肝炎　具备急性肝炎临床表现,抗 HCV IgM 阳性,同时 HCV RNA 阳性,可诊断为急性丙型肝炎。如果 HCV 感染超过 6 个月,或有 6 个月以前的流行病学史,或发病日期不明,抗 HCV IgG 和 HCV RNA 阳性,伴慢性肝炎临床表现,可诊断为慢性丙型肝炎。无任何症状和体征,肝功能和肝组织学正常者为无症状 HCV 携带者。

4. 丁型肝炎　有现症 HBV 感染,同时血清 HDAg 或抗 HD IgM 或高滴度抗 HD IgG 或 HDV RNA 阳性,或肝内 HDAg 或 HDV RNA 阳性。可诊断为丁型肝炎。低滴度抗 HD IgG 有可能为过去感染。不具备临床表现,仅血清 HBsAg 和 HDV 血清标记物阳性时,可诊断为无症状 HDV 携带者。

5. 戊型肝炎　急性肝炎患者抗 HEV IgG 高滴度,或由阴性转为阳性,或由低滴度到高滴度,或由高滴度到低滴度甚至阴转,或血 HEV RNA 阳性,或粪便 HEV RNA 阳性或检出 HEV 颗粒,均可诊断为戊型肝炎。抗 HEV IgM 阳性可作为诊断参考,但须排除假阳性。

七、鉴别诊断

(一) 其他原因引起的黄疸

1. 溶血性黄疸　常有药物或感染等诱因,表现为贫血、腰痛、发热、血红蛋白尿、网织红细胞升高,黄疸大多较轻,主要为非结合胆红素升高。治疗后(如应用肾上腺皮质激素)黄疸消退快。

2. 肝外梗阻性黄疸　常见病因有胆囊炎、胆石症、胰头癌、壶腹周围癌、肝癌、胆管癌和阿米巴脓肿等。有原发病症状、体征,肝功能损害轻,以结合胆红素为主。肝内外胆管扩张。

(二) 其他原因引起的肝炎

1. 其他病毒所致的肝炎　巨细胞病毒、EB 病毒等感染均可引起肝脏炎症损害。可根据原发病的临床特点和病原学、血清学检查结果进行鉴别。

2. 感染中毒性肝炎　如流行性出血热、恙虫病、伤寒、钩端螺旋体病、阿米巴肝病、急性血吸虫病、华支睾吸虫病等。主要根据原发病的临床特点和实验室检查加以鉴别。

3. 药物性肝损害　有使用导致肝损害药物的历史,停药后肝功能可逐渐恢复。如为中毒性药物,肝损害与药物剂量及使用时间相关;如为变态反应性药物,可伴有发热、皮疹、关节疼痛等表现。

4. 酒精性肝病 有长期大量饮酒的历史,可根据个人史和血清学检查综合判断。

5. 自身免疫性肝病 主要有原发性胆汁性胆管炎和自身免疫性肝炎。鉴别诊断主要依靠自身抗体的检测和组织病理学检查。

6. 脂肪肝及妊娠急性脂肪肝 脂肪肝大多继发于肝炎后或身体肥胖者。血中甘油三酯多增高,B超有较特异的表现。妊娠急性脂肪肝多发生于妊娠期末3个月,是产科急症,以急性腹痛起病,恶心、呕吐,伴有黄疸,肝正常或缩小,约半数伴高血压、蛋白尿等先兆子痫的症状,肝功能检查异常,肝脏B超可表现为回声增强。通常根据临床和常规检查可鉴别。

7. 肝豆状核变性(Wilson病) 先天性铜代谢障碍性疾病。血清铜及铜蓝蛋白降低,眼角膜边沿可发现 K-F 环(Kayser-Fleischer ring)。

八、治疗

病毒性肝炎的治疗须根据不同病原、不同临床类型及组织学损害区别对待。各型肝炎的治疗原则均以足够的休息、营养为主,辅以适当药物,避免饮酒、过劳和服用损害肝脏药物。

(一)急性肝炎

各类肝炎病毒感染引起的急性肝炎一般为自限性,多可完全康复。以一般治疗及对症支持治疗为主,急性期应进行隔离,症状明显及有黄疸者应卧床休息,恢复期可逐渐增加活动量,但要避免过劳。饮食宜清淡易消化,适当补充维生素,热量不足者应静脉补充葡萄糖。避免饮酒和应用损害肝脏药物,辅以药物对症及恢复肝功能,药物不宜过多,以免加重肝脏负担。

急性肝炎一般不采用抗病毒治疗,但丙型肝炎例外,急性丙型肝炎易转为慢性,早期应用抗病毒治疗可降低慢性化率。可选用口服直接抗病毒药物进行治疗,疗程8周。

(二)慢性肝炎

根据患者具体情况采用综合性治疗方案,包括一般治疗、抗病毒、抗炎护肝、免疫调节、抗纤维化和对症治疗,其中抗病毒治疗是关键,只要有适应证,且条件允许,就应进行规范的抗病毒治疗。

1. 一般治疗

(1)适当休息:症状明显或病情严重者应强调休息,卧床可增加肝脏血流量,有助恢复。病情轻者

以活动后不觉疲乏为度。

(2)合理饮食:适当的高蛋白、高热量、高维生素的易消化食物有利肝脏修复,不必过分强调高营养,以防发生脂肪肝,避免饮酒。

(3)心理疏导:使患者有正确的疾病观,对肝炎治疗应有耐心和信心。切勿乱投医,以免延误治疗。

2. 抗病毒治疗 慢性病毒性肝炎引起肝细胞功能异常主要是由于病毒的直接或间接损伤,引起肝细胞代谢异常或者凋亡、免疫活化或者失能、肝组织结构破坏。当前,慢性病毒性肝炎最重要的是抗病毒治疗,抗炎保肝药物只能用于辅助治疗。

(1)慢性乙型肝炎(CHB)抗病毒治疗

1)治疗前评估:通过询问病史以及实验室检查,建立慢性 HBV 感染和肝病之间的因果关系,评估肝病的严重程度。并非所有的慢性 HBV 感染患者都需要接受抗病毒治疗,处于免疫耐受期的患者和非活动性携带者通常不需要接受抗病毒治疗,只需要维持适当的纵向长期随访。对于 ALT 等转氨酶持续异常的免疫活化期患者(CHB 患者)或者一部分肝炎复发活动的 HBeAg 阴性 CHB 患者,则需要根据患者情况,选择合适的抗病毒药物进行治疗。

另外,应建议慢性 HBV 感染患者所有的一级亲属和性伴侣检测 HBV 血清标志物(HBsAg,抗 HBc,抗 HBs),如这些标志物阴性,应接种疫苗。

2)治疗目标、治疗应答与治疗终点:CHB 抗病毒治疗的总体目标是最大限度地长期抑制或消除 HBV,减轻肝细胞炎症、坏死及肝纤维化,延缓和阻止疾病进展,减少和防止肝脏失代偿、肝硬化、HCC 及其并发症的发生,从而改善生活质量并延长生存时间。

根据病毒学和生化学指标,治疗应答可分为:①病毒学应答(virological response),指血清 HBV DNA 检测不到或低于检测下限,或较基线下降≥2log10;②血清学应答(serological response),指血清 HBeAg 转阴或 HBeAg 血清学转换或 HBsAg 转阴或 HBsAg 血清学转换;③生化学应答(biochemical response),指血清 ALT 和 AST 恢复正常。组织学应答(histological response),指肝脏组织学炎症坏死或纤维化程度改善达到某一规定值。

考虑到当前的治疗手段不能完全清除体内 HBV,结合临床实际,治疗终点可以分为:①理想的治疗终点,HBeAg 阳性与 HBeAg 阴性患者,停药后获得持久的 HBsAg 消失,可伴或不伴 HBsAg 血清学转换。②满意的治疗终点,HBeAg 阳性患者,停药后获得持

续的病毒学应答,ALT复常,并伴有HBeAg血清学转换;HBeAg阴性患者,停药后获得持续的病毒学应答和ALT复常。③基本的治疗终点,长期抗病毒治疗维持病毒学缓解(通过敏感的PCR方法检测不到HBV DNA),患者仍然可以获益,使疾病进展缓慢。

3)药物选择:当前,用于CHB的治疗药物主要包括α干扰素(interferon-α,IFN-α)及核苷(酸)类似物(nucleoside/nucleotide analogues)两大类:IFN-α又可分为普通干扰素(IFN)及聚乙二醇干扰素(PEG-IFN,又称长效干扰素);核苷(酸)类似物包括L-核苷类(拉米夫定、替比夫定)、脱氧鸟苷类似物(恩替卡韦)以及无环核苷磷酸盐化合物(阿德福韦酯和替诺福韦酯)。国际和国内主要指南将口服恩替卡韦和替诺福韦酯及注射长效干扰素三种药物列为抗HBV一线药物。两类药物的特点、疗程及疗效比较见表22-32-2。

表 22-32-2 干扰素与核苷(酸)类似物治疗慢性乙型肝炎优缺点比较

药物	干扰素	核苷(酸)类似物
作用机制	兼具抗病毒与免疫调节作用	直接抗病毒作用
给药途径	皮下注射	口服给药
疗程	有限疗程,通常为48周	疗程不固定,需要长期服药
抗病毒疗效	对HBsAg抑制较为明显	对DNA抑制较为明显
血清学转换率	HBeAg约为30%,HBsAg约为5%,相对较高	HBeAg<30%,HBsAg<5%,相对较低
耐药	无耐药发生	耐药发生率较高
耐受性	耐受性差,副反应较常见	耐受性好,副反应较少

Ⅰ.IFN-α治疗:研究认为,IFN-α可通过两种机制对HBV产生抗病毒效应。首先,IFN-α通过诱导多种抗病毒蛋白的表达介导直接的抗病毒作用,抑制肝细胞病毒复制及转录。其次,IFN-α通过增强T淋巴细胞和自然杀伤淋巴细胞的活性,对感染HBV肝细胞产生细胞免疫应答。其主要优点是通过有限的治疗疗程获得持久应答及不耐药,治疗结束时部分患者有机会得到持久病毒学应答以及HBsAg消失。考虑到CHB抗病毒治疗的长期性和为避免长期治疗中耐药的发生风险,推荐PEG-IFN作为优先选择的药物之一。

适应证:对于HBeAg阳性或HBeAg阴性的CHB患者,治疗的适应证主要考虑三个方面:血清HBV DNA水平、血清转氨酶水平和组织学分级与分期。患者的HBV DNA水平超过10^4拷贝/ml血清和/或血清ALT水平超过正常上限(ULN),肝活检显示中度至重度活动性炎症、坏死和/或纤维化时,应考虑治疗。治疗适应证还应考虑患者年龄、健康状况以及抗病毒药物的可获得性。乙型肝炎相关的失代偿期肝硬化患者,自身免疫性疾病以及未控制的严重抑郁或精神病患者是应用IFN的禁忌证。

应答预测:由于患者感染途径、性别、年龄、遗传背景、病程长短、肝脏病变程度、治疗药物敏感性、药物不良反应及耐受力、病毒基因型等诸多因素不同,患者的免疫清除功能也不相同,按同样方案治疗后是否出现应答和出现应答的时间也不尽一致。预测发生HBeAg血清学转换的治疗前因素是低病毒载量(HBV DNA<10^5拷贝/ml)、高血清ALT水平(>3×ULN)、肝活检示炎症活动较明显等。HBsAg定量在治疗中的下降程度对于预测获得持续病毒学应答和HBsAg消失也有一定的价值。

药物及剂量和疗程选择:①普通IFN,HBeAg阳性和阴性的CHB患者,普通IFN的成人推荐剂量为5MIU(可根据患者耐受情况适当调整剂量),儿童6MIU/m^2体表面积(每周3次,最大5MIU),隔日1次,皮下注射,一般疗程为48周。②PEG-IFN,目前的PEG-IFN-α-2a成人推荐治疗剂量为180mg,每周1次,皮下注射,疗程48周;PEG-IFN-α-2b成人推荐治疗剂量为1.5μg/kg,每周1次,皮下注射,疗程48周。剂量应根据患者耐受性等因素决定。

治疗监测:接受IFN-α治疗的患者,应每月监测全血细胞计数和血清ALT水平。12周和24周时,评估血清HBV DNA水平以验证初始应答。

不良反应及处理:IFN-α导致的不良反应,包括流感样症状、骨髓抑制、抑郁等精神神经症状、自身免疫疾病、甲状腺功能减退等,其中大部分为轻度或自限性,极少数为严重不良反应,应引起重视,给予对症处理或者停药。

Ⅱ.核苷(酸)类似物治疗

适应证与应答预测:核苷(酸)类似物直接靶向

HBV 的 DNA 聚合酶,可以直接抑制病毒复制,长期服用有较好的耐受性。HBeAg 阳性/HBeAg 阴性的 CHB 患者及肝硬化(包括代偿期及失代偿期)患者均可应用核苷(酸)类似物进行初始治疗。与 IFN-α 类似,对于 HBeAg 阳性的 CHB 患者,HBeAg 血清学转换是最常用的疗效评价指标。较高的基线 ALT 水平(>2×ULN)和较低的基线 HBV DNA(<10^9 拷贝/ml)是应用核苷(酸)类似物治疗时 HBeAg 血清学转换的预测因素。

药物选择及疗程:目前中国有六种核苷(酸)类似物被批准用于治疗 CHB(表 22-32-3、表 22-32-4),包括拉米夫定(lamivudine,LAM)、阿德福韦酯(adefovir dipiovxil,ADV)、恩替卡韦(entecavir,ETV)、替比夫定(telbivudine,L-dT)、富马酸替诺福韦二吡呋酯(tenofovir disoproxil fumarate,TDF)和富马酸丙酚替诺福韦(tenofovir alafenamide fumarate,TAF)。其中 ETV、TDF 和 TAF 为三种口服抗 HBV 一线治疗药物。其他三种已经逐步淘汰。

表 22-32-3　HBeAg 阳性 CHB 患者各种抗病毒药物的疗效汇总

抗病毒药物	HBeAg 血清学转换率	HBV DNA 转阴率	ALT 复常率	HBsAg 转阴率
短期治疗(48~52 周)				
PEG-IFN-α-2a	32%	14%	41%	3%
PEG-IFN-α-2b	29%	7%	32%	7%
ETV	21%	67%	68%	2%
TDF	21%	76%	68%	3%
TAF	10%	64%	72%	1%
L-dT	22%	60%	77%	0.5%
ADV	12%~18%	13%~21%	48%~54%	0%
LAM	16%~18%	36%~44%	41%~72%	0%~1%
长期治疗(2~8 年)				
PEG-IFN(停药后 3 年)	35%	19%	NA	11%
ETV(5 年)	NA	94%	80%	5%(2 年)
TDF(8 年)	31%	98%	NA	13%
TAF(5 年)	27%	96%	76%	1%
L-dT(2 年)	30%	56%	70%	1.3%
ADV(5 年)	29%	55%	77%	NA
LAM(5 年)	22%	NA	58%	NA

NA:无相关数据;PEG-IFN:聚乙二醇干扰素;LAM:拉米夫定;L-dT:替比夫定;ETV:恩替卡韦;ADV:阿德福韦酯;TDF:富马酸替诺福韦二吡呋酯;TAF:富马酸丙酚替诺福韦;ALT:丙氨酸氨基转移酶

表 22-32-4　HBeAg 阴性 CHB 患者各种抗病毒药物的疗效汇总

抗病毒药物	HBV DNA 转阴率*	ALT 复常率	HBsAg 转阴率
短期治疗(48~52 周)			
PEG-IFN-α-2a	19%	59%	3%
ETV	90%	78%	0%
TDF	93%	76%	0%
TAF	94%	83%	0%
L-dT	88%	74%	0%
ADV	51%~63%	72%~77%	0%
LAM	72%~73%	71%~79%	0%
长期治疗(2~8 年)			
PEG-IFN(停药后 3 年)	18%	31%	8%
TDF(8 年)	99%	NA	1.1%
TAF(5 年)	92%~96%	74%~76%	1%~3%
ADV(5 年)	67%	69%	5%

NA:无相关数据;PEG-IFN:聚乙二醇干扰素;LAM:拉米夫定;L-dT:替比夫定;ETV:恩替卡韦;ADV:阿德福韦酯;TDF:富马酸替诺福韦二吡呋酯;TAF:富马酸丙酚替诺福韦;ALT:丙氨酸氨基转移酶;* 不同研究中的 HBV DNA 检测/定量下限不同(TAF 研究<29 IU/ml)

恩替卡韦(ETV):目前作为一线抗病毒治疗药物之一。恩替卡韦(0.5mg/d)能有效抑制HBV DNA复制,疗效优于拉米夫定;对发生络氨酸-蛋氨酸-天冬氨酸-天冬氨酸(YMDD)变异者将剂量提高至1mg/d能有效抑制HBV DNA复制。对初治患者治疗1年时的耐药发生率为0%,5年耐药率1.2%。但对已发生YMDD变异患者治疗1年时的耐药发生率为5.8%。

富马酸替诺福韦二吡呋酯(TDF):目前作为一线抗病毒治疗药物之一。临床试验结果显示,替诺福韦酯(300mg/d)治疗HBeAg阳性和阴性患者抑制病毒的能力均优于阿德福韦酯;且替诺福韦酯单药或与其他核苷(酸)类似物联合用药对明确的拉米夫定和阿德福韦酯耐药者有效。近期研究显示,替诺福韦酯治疗失代偿性肝硬化患者亦安全、有效。单纯HBV感染者进行替诺福韦酯治疗4年耐受性较好,无耐药发生,无明显的肾毒性报道。

富马酸丙酚替诺福韦(TAF):目前作为一线抗病毒治疗药物之一。在临床试验中,TAF 25mg/d与TDF 300mg/d抗病毒疗效相当,同时具有更好的安全性,可改善肾功能和骨骼安全参数。

拉米夫定(LAM):目前已经不作为一线治疗药物。国内外随机对照临床试验表明,每天口服100mg可明显抑制HBV DNA水平,HBeAg血清学转换率随治疗时间延长而提高,治疗1、2、3、4和5年后HBeAg血清转换率分别为16%、17%、23%、28%和35%;治疗前ALT水平较高者,一般HBeAg血清学转换率也较高。长期治疗可以减轻炎症,降低肝纤维化和肝硬化的发生率。随机对照临床试验表明,本药可降低肝功能失代偿和HCC发生率。随用药时间的延长患者发生病毒耐药变异的比例增高(第1、2、3、4年分别为14%、38%、49%和66%),从而限制其长期应用。部分病例在发生病毒耐药变异后会出现病情加重,少数甚至发生肝功能失代偿。另外,部分患者在停用本药后,会出现HBV DNA和ALT水平升高,个别患者甚至可发生肝功能失代偿。

替比夫定(L-dT):目前已经不作为一线治疗药物。替比夫定(600mg/d)治疗与拉米夫定相比,具有更显著的HBV DNA抑制效率,以及更高的血清ALT复常率。对于B/C基因型CHB患者,替比夫定HBeAg血清学转换率显著高于拉米夫定。

阿德福韦酯(ADV):目前已经不作为一线治疗药物。随机双盲安慰剂对照的临床试验表明,在HBeAg阳性CHB患者,口服阿德福韦酯每天10mg可明显抑制HBV DNA复制,本药对拉米夫定耐药变异的患者有效。在较大剂量时有一定肾毒性,主要表现为血清肌酐的升高和血磷的下降。因此,对应用阿德福韦酯治疗者,应定期监测血清肌酐和血磷。对于拉米夫定耐药患者推荐拉米夫定和阿德福韦酯联合使用。

治疗疗程:HBeAg阳性CHB患者可进行核苷(酸)类似物的有限疗程治疗,但不能预测治疗的具体疗程,取决于HBeAg血清学转换的时间。一旦获得HBeAg血清学转换,核苷(酸)类似物治疗应继续进行巩固治疗6~36个月,可使50%以上患者获得持久应答(治疗结束后抗HBe持续阳性)。停止治疗后不能获得持久病毒学和血清学应答的患者,以及肝硬化或肝功能失代偿患者,均应长期甚至终身治疗。

治疗中的监测:治疗期间应至少每3~6个月检测1次ALT、HBeAg和/或HBV DNA;如用阿德福韦酯,还应监测患者肾功能(血肌酐、尿素氮);核苷(酸)类似物长期治疗过程中出现的病毒学突破常表现为HBV DNA从最低水平升高>1log₁₀拷贝/ml,可伴有ALT水平升高,主要原因是患者依从性差或针对核苷(酸)类似物的HBV耐药变异。如果出现病毒学突破,或者治疗1年时仍可检测到HBV DNA或HBV DNA下降<2log₁₀者,应加用或改用其他抗病毒药治疗。

Ⅲ. 以CHB临床治愈为目标的新药:主要介绍2020年度在专业杂志发表或在国际学术会议上公布、且包含抗病毒疗效结果的新药试验进展。

HBV核心蛋白抑制剂:①ABI-H0731是核心蛋白抑制剂。在一项Ⅰb期临床试验中,HBeAg阳性和阴性CHB受试者服用本品100mg、200mg和300mg,治疗28天时各组HBV DNA分别下降1.7、2.1和2.8log10IU/ml,其血清HBV RNA也相应下降,但HBeAg和HBsAg无明显下降。在另一项Ⅰb研究中,HBeAg阳性CHB患者服用第二代核心蛋白抑制剂ABI-H2158(Assembly Biosciences)300mg治疗14天,HBV DNA和HBV RNA分别下降2.5log10IU/ml和2.3log10IU/ml,但未报道HBsAg变化情况。②RO7049389是A类核心蛋白抑制剂,在Ⅰb期临床试验中,单药治疗28天可以使HBV DNA和HBV RNA分别下降5.3log10IU/ml和4.0 log10IU/ml,停药后HBV DNA回升。HBV基因测序结果显示,34例患者中有1例在基线时就存在有可能降低对RO7049389敏感性的多态性,但因该患者是安慰剂组,故无法知晓这一多态性是否真正降低RO7049389的疗效;在接受RO7049389治疗28天的患者中,未发现HBV新出现或富集能够降低本品体外抗病毒活性的突变。③甲磺酸莫非赛定(GLS4)是中国首个开展临床研究的A类核心蛋白抑制剂,Ⅱb临床试验结果显示,在治疗24周时,GLS4/RTV(利托那韦)联合恩替卡韦治疗组经治患者HBV pgRNA下降均值为1.55log10IU/ml,HBsAg下降的均值经治患者为0.10log10IU/ml、初治患者为0.69log10IU/ml,明显优于恩替卡韦单药组。④在Ⅱ期临床试验(JADE)中,JNJ6379与核苷(酸)类药物合用24周,能持续有效抑制HBV DNA和pgRNA,但对HBsAg水平无明显影响;因单用NJ6379有病毒学突破,故将来不再尝试单独应用。以上研究结果表明,核心蛋白抑制剂类药物口服方便,安全性和耐受性良好,能抑制HBV DNA和pgRNA。但停药后有反弹;短期应用不能有效降低HBsAg水平,需联合核苷(酸)类药物以预防耐药性。研发新一代核心蛋白抑制剂、延长疗程或与其他类别新型抗乙肝药物联合,是今后研发的重点。

HBV基因表达抑制剂:①RO7062931是与N-乙酰化半乳糖胺(GalNAc)结合的含有锁核酸(LNA)的单链寡脱氧核苷酸(SSO),在Ⅰb期临床试验中,对于经核苷(酸)类药物治疗6个月以上、HbsAg>1 000IU/ml、HBV DNA小于90IU/ml且ALT<1.5ULN的患者,2~3次注射给药可以显示出剂量和时间依赖性HBsAg下降,其可持续到停药后12周。②GSK836是针对所有HBV RNA的反义寡核苷酸,其作用机制为通过诱导RNA酶H1在细胞核及胞质中降解HBV RNA。在第1、4、8、11、15、22天接受300mg GSK836皮下注射,结果显示在试验第29天,3/4例核苷(酸)稳定治疗组和3/12例初治患者HBsAg下降3log10IU/mL,共4例低于检测限;两组各有1例长期保持HBsAg阴性(120天左右),HBsAg下降伴有一过性ALT升高。③JNJ3898是针对HBV所有RNA的siRNA。在Ⅰb临床试验中,给HBeAg阳性或阴性、核苷(酸)经治或初治患者,在第0、28、56天注射本品,同时口服TDF或ETV直到治疗结束。结果显示,该品可以产生大于1log10的HBsAg下降,而且能够持续至末次给药后48周,同时伴有HBV RNA、HBcrAg及HBeAg水平下降。④VIR 2218是与GalNAc结合的siRNA,针对HBV基因重叠区,能阻断所有HBV mRNA的表达。在HBeAg阳性和阴性患者中,间隔4周皮下注射两针

200mg,可以使HBsAg水平降低1log10IU/ml以上;观察到24周时,HBsAg平均下降1.43log10IU/ml。⑤RG6346是人工合成的与GalNA结合的dsRNAi,能诱导各种HBsAg mRNA降解。在Ⅰa/Ⅱb期临床试验中,HBeAg阳性和阴性CHB患者均有显著、持续的HBsAg降低,停药后疗效可持续300余天;安全性和耐受性良好,几名初治患者出现自限性ALT升高,但肝功能储备良好。目前研究结果表明,GalNAc结合的siRNA类药物可导致HBsAg较大幅度下降,且作用可持续长达1年;治疗过程中ALT升高发生率较低,通过GalNAc结合及新技术平台优化,有望进一步减轻潜在的脱靶向效应和肝脏毒性。裸反义寡核苷酸(非GalNAc结合)治疗后HBsAg下降幅度差异较大、持续时间相对较短,需要更高剂量和更频繁给药,常见ALT升高可能与免疫介导的HBsAg下降有关,迄今未发现寡核苷酸相关的经典不良事件。尚需进一步探索延长疗程或与其他新药联合是否能有效清除HBsAg。

免疫调节剂:①RO7020531是TLR7激动剂,Ⅰb期临床试验显示,在HBV DNA抑制的CHB患者中,口服6周仅有小幅度HBsAg下降,且可持续到停药后6周(AASLD 2019年会资料),现正进行联合治疗的Ⅱ期临床试验。②GS9688是TLR8激动剂,在Ⅱa期临床试验中,48例HBeAg阳性或阴性、口服抗病毒药治疗的CHB患者,随机分为3组(1.5mg、3.0mg或服安慰剂组),并继续口服抗病毒药物,治疗24周时,HBsAg水平轻度下降,并持续到停药后24周,但HBsAg转阴率仅为5%(EASL 2020年会资料)。健康人和CHB外周血单个核细胞(PBMC)体外试验表明,该药的作用机制可能是通过诱导PBMC产生多种细胞因子,从而活化多种抗病毒效应细胞(包括HBV特异性CD8[+]T细胞、滤泡型辅助T细胞、自然杀伤细胞及黏膜相关固有T细胞);对不同的免疫调节细胞亚群有不同的调控作用。③GS-4774是融合了HBx、HBc及HBs抗原的治疗性疫苗,Ⅱ期临床试验中未显示出抗HBV活性。一项Ⅰb期研究观察了程序性死亡蛋白1(PD1)阻断剂纳武单抗单用或联合治疗性疫苗GS-4774对CHB的治疗作用。在HBV DNA抑制的患者,纳武单抗单药组和联合治疗性疫苗组患者HBsAg水平分别下降0.30(95% CI:0.46~0.14)和0.16(95% CI:0.33~0.01)log10IU/ml;共3个患者下降大于0.5log10IU/ml,其中1例在研究第4周时ALT明显升高(8周时恢复),伴外周血中HBsAg特异性T细胞明显升高,20周时其HBsAg由治疗前的

1 173IU/ml 降至未检测。到目前为止，免疫调节药物研发尚未取得突破性进展，多数药物对 HBsAg 只有微弱的降低作用，且临床上需要管理相关不良事件，如 TLR7 相关的流感样症状、TLR8 相关的胃肠道副作用，以及检查点抑制剂相关的免疫相关不良事件（irAE）等。此外，还应关注不同机制所致 ALT 升高，包括"好的升高"（与疗效作用机制相关）、"坏的升高"（如药物性肝损伤、irAE），以及"很坏的升高"（如过度靶位结合所导致的炎症因子风暴）。单用新的免疫调节剂或与其他新药联合治疗是否能够实现 HBsAg 转阴，有待进一步研究。

4）特殊人群乙型肝炎的治疗

Ⅰ．应用化疗和免疫抑制剂治疗的患者：慢性 HBV 感染患者在接受肿瘤化疗或免疫抑制治疗过程中，有 20%～50% 的患者可以出现不同程度的乙型肝炎再活动，重者出现急性肝衰竭甚至死亡。高病毒载量是发生乙型肝炎再活动最重要的危险因素。预防性抗病毒治疗可以明显降低乙型肝炎再活动。并建议选用强效低耐药的 ETV 或 TDF 治疗。

对于所有因其他疾病而接受化疗或免疫抑制剂治疗的患者，在起始治疗前都应常规筛查 HBsAg、抗 HBc 和 HBV DNA，并评估接受免疫抑制剂的风险程度。在开始免疫抑制剂及化疗药物前 1 周开始应用抗病毒治疗。对 HBsAg 阴性、抗 HBc 阳性者，若使用 B 细胞单克隆抗体等，可以考虑预防使用抗病毒药物。在化疗和免疫抑制剂治疗停止后，应当继续 NAs 治疗至少 6 个月；若应用 B 细胞单克隆抗体者，停止化疗后继续 NAs 治疗至少 12 个月。NAs 停用后可出现复发，甚至病情恶化，应注意随访和监测。

Ⅱ．HBV 和 HCV 合并感染患者的治疗：对于 HCV 合并 HBV 感染者应该遵循与 HCV 单纯感染者同样的原则，使用同样的治疗方案；如果检出 CHB 或隐匿性 HBV 感染，且有指征患者应该同时使用 HBV 核苷酸类药物治疗。

Ⅲ．乙型肝炎导致的肝衰竭：对 HBsAg 阳性或 HBV DNA 阳性的急性、亚急性、慢加急性及慢性肝衰竭患者应尽早应用 NAs 抗病毒治疗，建议选择 ETV 或 TDF。抗病毒治疗应持续至发生 HBsAg 血清学转换。肝衰竭患者抗病毒治疗中应注意监测血浆乳酸水平。

Ⅳ．乙型肝炎导致的 HCC：对于 HBV 相关的 HCC 患者，外科手术切除、肝动脉化疗栓塞、放射治疗或消融等治疗可导致 HBV 复制活跃。较多的研究显示，HCC 肝切除术时 HBV DNA 水平是预测术后复发的独立危险因素之一，且抗病毒治疗可显著延长 HCC 患者的无复发生存期及提高总体生存率。因此，对 HBV DNA 阳性的 HCC 患者建议应用 NAs 抗病毒治疗，并优先选择 ETV 或 TDF 治疗。

Ⅴ．妊娠相关情况处理：有生育要求的 CHB 患者，若有治疗适应证，应尽量在孕前应用 IFN 或 NAs 治疗，以期在孕前 6 个月完成治疗。在治疗期间应采取可靠的避孕措施。

对于妊娠期间 CHB 患者，ALT 轻度升高可密切观察，肝脏病变较重者，在与患者充分沟通并权衡利弊后，可以使用 TDF 或 L-dT 抗病毒治疗。

对于抗病毒治疗期间意外妊娠的患者，如应用 IFN-α 治疗，建议终止妊娠。如应用口服 NAs 药物：若应用的是妊娠 B 级药物（L-dT 或 TDF）或 LAM，在充分沟通、权衡利弊的情况下，可继续治疗；若应用的是 ETV 和 ADV，在充分沟通、权衡利弊的情况下，需换用 TDF 或 L-dT 继续治疗，可以继续妊娠。

免疫耐受期妊娠患者血清 HBV DNA 高载量是母婴传播的高危因素之一，新生儿标准乙肝免疫预防及母亲有效的抗病毒治疗可显著降低 HBV 母婴传播的发生率。妊娠中后期如果 HBV DNA 载量 $>2 \times 10^6$IU/ml，在与患者充分沟通、知情同意基础上，可于妊娠第 24～28 周开始给予 TDF、L-dT 或 LAM 治疗。可于产后停药，并加强随访和监测。产后可以母乳喂养。

男性抗病毒治疗患者的生育问题：应用 IFN-α 治疗的男性患者，应在停药后 6 个月方可考虑生育；应用 NAs 抗病毒治疗的男性患者，目前尚无证据表明 NAs 治疗对精子的不良影响，可在与患者充分沟通的前提下考虑生育。

Ⅵ．儿童患者：儿童 HBV 感染者常处于免疫耐受期，通常不考虑抗病毒治疗。对于进展期肝病或肝硬化患儿，应及时抗病毒治疗，但需考虑长期治疗安全性及耐药性问题。目前美国食品药品管理局（FDA）批准用于儿童患者治疗的药物包括普通 IFN-α（2～17 岁）、LAM（2～17 岁）、ADV（12～17 岁）、ETV（2～17 岁）、TDF（12～17 岁）和 TAF（12～17 岁）。临床试验表明普通 IFN-α 治疗儿童患者的疗效与成人患者相当。IFN-α 用于儿童患者的推荐剂量为每周 3 次，每次 3～6MU/m² 体表面积，最大剂量不超过 10MU/m²。但 IFN-α 不能用于 1 岁以下儿童治疗。在充分知情同意的基础上,2~11岁也可选用 ETV 治疗,12~17 岁可选用 ETV 或 TDF 治疗。剂量参照美国 FDA 和世界卫生组织(WHO)推荐意见(表 22-32-5)。

表 22-32-5　儿童使用核苷(酸)类似物的推荐剂量

药物	体重/kg	剂量/(mg·d⁻¹)
ETV(年龄≥2岁)	10~11	0.15
	>11~14	0.20
	>14~17	0.25
	>17~20	0.30
	>20~23	0.35
	>23~26	0.40
	>26~30	0.45
	>30	0.5
TDF(年龄≥12岁)	≥35	300
TAF(年龄≥12岁)	≥35	25

Ⅶ. 肾功能损害患者:NAs 抗病毒治疗是 HBV 相关肾小球肾炎治疗的关键,推荐使用强效、低耐药的药物。NAs 多数以药物原型通过肾脏清除,因此,用药时需根据患者的肾功能受损程度进行给药间隔和/或剂量调整,具体剂量调整方案可参考相关药品说明书。对于已经存在肾脏疾患及其高危风险的 CHB 患者,应尽可能避免应用 ADV 或 TDF。有研究提示 L-dT 可能具有改善 eGFR 的作用,但其机制不明。对于存在肾损害风险的 CHB 患者,推荐使用 L-dT 或 ETV 治疗。

(2)慢性丙型肝炎抗病毒治疗:抗病毒治疗是慢性丙型肝炎最根本的治疗手段。与 HBV 不同,由于 HCV 在体内不存在逆转录整合宿主遗传物质的过程,因此,将抗病毒治疗结束 12 周后复测高精度 HCV 载量低于监测下限(<15IU/ml),定义为持续病毒学应答 12 周(sustain virological rspond 12 weeks,SVR12),并视为临床治愈。由于丙型肝炎抗体没有保护作用,可出现再次感染的情况,因此对感染人群实现临床治愈,不仅能极大地延缓感染者的病情进展,同时也是阻断丙型肝炎传播最为重要的手段之一。

既往的治疗策略主要为联合干扰素及广谱抗病毒药物利巴韦林。采用普通干扰素联合利巴韦林,SVR12 率仅为 10%;使用长效干扰素联合利巴韦林治疗,SVR12 率为 42%~46%。同时,干扰素治疗存在严格的适应证及不耐受的情况。因此以干扰素为基础的治疗方案无法让人满意,已经逐步不再用于治疗丙型肝炎。

从 2011 年开始,第一代直接抗 HCV 小分子药物的研制成功开启了丙型肝炎领域的直接抗病毒药物(DAA)时代。第一代 DAA 药物通过联合干扰素、利巴韦林,使得丙型肝炎治疗的 SVR12 率提高至约 70%。2013 年,第二代 DAA 药物的上市,使得全口服 DAA 治疗方案成为可能,同时治愈率提高至 90%。这一结果提示着丙型肝炎治疗取得了突破性进展,使得丙型肝炎成为第一种能完全治愈的慢性病毒感染性疾病。随后第三代丙型肝炎治疗方案则向着疗程缩短、副作用减少、疗效更高(99%)作出了优化,同时也向更低耐药的方向进一步发展。目前相关的药物皆已在我国上市。2017 年,第四代 DAA 药物亦在美国上市,主要作为 DAA 治疗失败的挽救治疗方案。

与原先的干扰素和利巴韦林不同,DAA 主要靶向 HCV 复制过程中的 NS3/4A 蛋白酶、NS5B 聚合酶和 NS5A 复制复合物。

第一代的 DAA 药物是靶向抑制 NS3/4A 蛋白酶的药物,但是该类药物在早期单用时往往很快诱导出 HCV 对其的耐药性,同时不良反应较多。抑制 NS5B 聚合酶位点的药物具有强效低耐药的特点,是多个治疗方案的基础部分。其中索磷布韦(sofosbu-vir,SOF)作为 NS5B 聚合酶抑制剂中唯一的核苷酸类似物,更是具有泛基因型覆盖的特点。对于 NS5A 抑制剂类药物来说,既往研究报道人群中存在不低概率的天然耐药情况(即在未经药物暴露的情况下,基线已存在 NS5A 耐药相关突变),往往使其疗效下降明显。Morio 等于 2016 年发表一项使用含有 NS3/4A 及 NS5A 抑制剂双联药物治疗 309 例患者的真实世界研究提示,基线 RASs<1% 的患者 SVR12 率达到 97%,而基线 RASs>25% 的患者疗效则下降至 83%。由于目前 DAA 耐药相关检测并没有标准化,因此 2017 欧洲肝病学会慢性丙型肝炎治疗指南暂未推荐在 DAA 治疗前进行常规的 HCV 测序,但是已不推荐疗效受基线 NS5A RASs 影响较大的药物作为一线治疗方案。

1)治疗目标及治疗终点:治疗目标是根除体内 HCV 以预防肝硬化、肝硬化失代偿、肝细胞癌(HCC)和死亡。治疗终点是临床治愈,定义为 SVR12,同前述。有研究提示 DAA 治疗成功后,门脉高压的情况未能在短期内完全恢复,因此对于肝硬化人群应予以持续的随访检测。治愈丙型肝炎能有效降低 HCC 风险,但仍应根据肝脏纤维化程度及是否存在肝硬化,继续监测肝脏影像学情况以筛查早期 HCC 发生的可能。

2)抗 HCV 治疗适应证:基于目前治疗手段的有效性及丙型肝炎感染预防的要求,所有丙型肝炎的慢性感染者都应该接受治疗。其中部分患者应该优先接受治疗,包括而不限于 HCV 感染导致代偿期或失代偿期慢性肝病患者;显著性肝纤维化或者肝硬化(METAVIR 评分为 F2～F4 的患者),包括失代偿期(Child-Pugh B 或 C 级)肝硬化患者;具有临床显著性肝外表现患者(冷球蛋白血症相关的症状性血管炎,HCV 相关肾病,非霍奇金 B 细胞淋巴瘤);肝移植后 HCV 复发患者;具有传播 HCV 风险个体(活跃的注射吸毒者,高危性习惯的男男性行为者,备孕的育龄期女性,血液透析患者等);等待肝移植的患者(等待时间超过 6 个月)。

3)治疗前评估及选择:充分完善的评估有助于减少不良反应,增加患者依从性,避免治疗终止,最终使药物疗效在临床实践中得以全面体现,这对于 DAA 治疗时代尤为重要。评估应包括但不限于所感染丙型肝炎的基因分型、肝病严重程度、既往治疗经历、患者的合并疾病情况及合并治疗。

对于 DAA 治疗,应尽可能寻求一次性根治,避免二次治疗。治疗前应评估 HCV 基因分型以及其亚型,部分治疗方案并不具有泛基因型的特点,这是制订 DAA 治疗方案的主要考虑因素,另外某些亚型的疗效在同样的治疗方案中有明显的差异。

同时,是否存在代偿或失代偿肝硬化,也是选择相关治疗方案的重要参考因素。目前大多数 DAA 治疗方案需要根据是否存在肝硬化,延长疗程或联合利巴韦林。对于肝硬化临床特征不明显的患者,应推荐患者进行肝脏硬度值弹性扫描(liver stiffness measurements,LSM),并根据患者当时的 ALT 水平,使用不同的阈值以排除患者是否存在早期肝硬化。另外,值得注意的是,由于 NS3/4A 蛋白酶抑制剂药物对于肝脏功能有明显的影响,因此禁用于肝硬化失代偿(或 Child-Pugh 评分 B、C 级)的患者。

在接受 DAA 治疗期间,需要长期服用的合并药物应该是受到重视的另一问题。DAA 作为一大类新型的药物,单独使用的安全性已经得到验证,但是与许多药物的相互作用仍不明朗。患者在启动治疗前存在的合并疾病,在治疗过程中有可能使用的合并用药等都需要根据药物相互作用(drug drug interaction,DDI)进行调整:有些合并治疗的血药浓度可能会大幅提高(例如抗排斥药物他克莫司);有些合并药物则会导致风险极高的不良反应(例如胺碘酮等抗心律失常的药物有导致猝死的风险),而另一些药物则有可能导致 DAA 药物的疗效下降(例如质子泵抑制剂使 DAA 药物的胃内溶解度下降)。但值得庆幸的是,目前已有大量的循证医学数据在不断积累。

此外,既往抗 HCV 治疗经历也影响疗效,早期的 DAA 方案中,存在干扰素应答不佳的患者,大多数都出现了 SVR12 率不同程度的下降。而对于 DAA 经治失败的患者,虽然我国目前还不常见,但是随着非处方药的流通及不规范治疗等情况的存在,这一因素也将日益影响各种治疗方案的疗效。

在既往应用干扰素联合利巴韦林的治疗方案时,需检测白细胞介素 28B(interleukin-28B,IL-28B)基因分型,IL-28B C/C 基因型患者治疗获得的持续病毒学应答率远远高于 C/T 和 T/T 基因型患者。在应用 DAA 药物治疗丙型肝炎时,IL-28B 基因分型已不具有疗效预测作用。

4)治疗方案及疗程:目前国内已经上市多个丙型肝炎 DAA 治疗的方案,考虑到经济成本、治愈率、不良反应、治疗周期方面的优势,应考虑优先采用不含干扰素及利巴韦林的全口服 DAA 治疗方案。

干扰素为基础的治疗方案已经逐步被淘汰。对于以干扰素为基础的治疗方案,应遵循应答治疗疗法(respond guide therapy,RGT),尽可能减少不良反应,同时对于无应答患者,及早停药。针对 HCV RNA 基因 1 型或/和 HCV RNA 定量 ≥2×10^6 拷贝/ml 者,应采用 PFC-IFN-α-2a 180mg,每周 1 次,皮下注射,联合利巴韦林 1 000mg/d,至 12 周时检测 HCV RNA。如 HCV RNA 下降幅度 <2log_{10},则考虑停药;如 HCV RNA 定性检测为阴转,或低于定量法的最低检测下限,继续治疗至 48 周;如 HCV RNA 未转阴,但下降 ≥2 个对数级,则继续治疗到 24 周。如 24 周

时 HCV RNA 转阴,可继续治疗到 72 周;如果 24 周时仍未转阴,则停药观察。对于 HCV RNA 基因为非 1 型或/和 HCV RNA 定量 <2×10^6 拷贝/ml 者。PEG-IFN-α-2a 180mg,每周 1 次,皮下注射,联合应用利巴韦林 800mg/d,治疗 24 周。

表 22-32-6 则列出大部分已经批准上市的药物。

索磷布韦(sofosbuvir):NS5B 聚合酶抑制剂,是首个无须联合干扰素就能安全有效治疗丙型肝炎的药物。用法为每日 1 次,每次 400mg。临床试验证实针对基因 1 和 4 型丙型肝炎,该药物联合聚乙二醇干扰素和利巴韦林的总体持续病毒学应答率高达 90%;针对 2 型丙型肝炎,该药物联合利巴韦林的持续病毒学应答率为 89%~95%;针对 3 型丙型肝炎,该药物联合利巴韦林的持续病毒学应答率为 61%~63%。值得一提的是,索磷布韦的临床试验还包含了一些丙型肝炎合并肝硬化的患者,疗效也较显著。

达拉他韦(daclatasvir):NS5A 抑制剂,用于联合治疗慢性丙型肝炎。目前多数指南已不再推荐用于患者的抗病毒治疗。用法为每日 1 次,每次 60mg。患者具有良好的耐受性。Child-Pugh B/C 级患者无须调整使用剂量。乏力、头痛和恶心是达拉他韦最常见的副作用。

雷迪帕韦(ledipasvir):NS5A 抑制剂。2014 年 10 月美国食品药品管理局批准了用于治疗慢性基因 1 型丙肝病毒感染的首个复方制剂即来迪派韦+索磷布韦。该复方制剂全口服,一日一片。对于基因 1 型丙肝病毒的患者,治愈率可达 90%~99%。

奥比帕利(ombitasvir/paritaprevir/ritonavir)联合达塞布韦(dasabuvir):奥比帕利片为奥比他韦(NS5A 蛋白抑制剂)/帕利瑞韦(NS3/4A 蛋白酶抑制剂)/利托那韦(CYP3A 强效抑制剂)的全口服复合片剂,每日 1 次,每次 2 片(每片剂量 12.5mg/75mg/50mg),达塞布韦(NS5B 聚合酶抑制剂,非核苷类),每日 2 次,每次 1 片,奥比帕利联合达塞布韦对于基因 1 型患者(无肝硬化或肝硬化代偿期患者)治疗后 12 周 SVR 为 95%~100%。轻度、中度、重度肾功能损害患者或者进行透析的终末期肾病患者无须调整给药剂量,轻度肝功能损害(Child-Pugh A 级)患者无须调整给药剂量。禁用于合并中度肝功能损害(Child-Pugh B 级)或重度肝功能损害(Child-Pugh C 级)或有上述相关既往史的患者。最常报告的不良反应(20% 以上受试者)为乏力和恶心。0.2%(5/2 044)的受试者因为不良反应而永久终止治疗。4.8%(99/2 044)受试者因为不良反应而降低利巴韦林剂量。

治疗方案:初治及既往 PR 治疗失败的无肝硬化患者或肝硬化(Child-Pugh A 级)患者的治疗方案汇总分别见表 22-32-7 和表 22-32-8。

表 22-32-6 目前已经批准上市的治疗丙型肝炎药物

类别	药品名	规格	使用剂量
NS3/4A 蛋白酶抑制剂	simeprevir(西咪匹韦)	150mg,胶囊	1 粒,1 次/d(早上服用)
NS3/4A 蛋白酶抑制剂	asunaprevir(阿舒瑞韦)	100mg,软胶囊	1 粒,2 次/d(早晚服用)
NS3/4A 蛋白酶抑制剂	grazoprevir(格拉瑞韦)	50mg,片剂	1 片,1 次/d(早上服用)
NS5A 抑制剂	daclatasvir(达拉他韦)	30 或 60mg,片剂	1 片,1 次/d(早上服用)
NS5A 抑制剂	elbasvir(艾尔巴韦)	100mg,片剂	1 片,1 次/d(早上服用)
NS5A 抑制剂	velpatasvir(维帕他韦)	100mg,片剂	1 片,1 次/d(早上服用)
NS5B 聚合酶抑制剂(核苷类)	sofosbuvir(索磷布韦)	400mg,片剂	1 片,1 次/d(早上服用)
NS5A 抑制剂	ledipasvir(雷迪帕韦)	90mg,片剂	1 片,1 次/d(早上服用)
NS3/4A 蛋白酶抑制剂/NS5A 抑制剂/CYP3A4 强力抑制剂	paritaprevir(帕立瑞韦)/ombitasvir(奥比他韦)/ritonavir(利托那韦)	75mg 帕立瑞韦,12.5mg 奥比他韦,50mg 利托那韦	2 片,1 次/d(早上服用)
NS5B 聚合酶抑制剂(非核苷类)	dasabuvir(达塞布韦)	250mg,片剂	1 片,2 次/d(早晚服用)
NS5B 聚合酶抑制剂(核苷类)/NS5A 抑制剂	sofosbuvir(索磷布韦)/velpatasvir(维帕他韦)	400mg 索磷布韦,100mg 维帕他韦	1 片,1 次/d(早上服用)

表 22-32-7 初治及既往 PR 治疗失败的无肝硬化患者的治疗方案

患者基因型	初治或经治	索磷布韦/维帕他韦	格卡瑞韦/哌仑他韦	索磷布韦/维帕他韦/伏西瑞韦	索磷布韦/雷迪帕韦	艾尔巴韦/格拉瑞韦	奥比帕利和达塞布韦
基因型 1a	初治	12 周	8 周	不适用	8~12 周	12 周(HCV RNA≤800 000IU/ml)	不适用
	经治	12 周	8 周	不适用	不适用	12 周(HCV RNA≤800 000IU/ml)	不适用
基因型 1b	初治	12 周	8 周	不适用	8~12 周	8 周(F0~F2)12 周(F3)	8 周(F0~F2)12 周(F3)
	经治	12 周	8 周	不适用	12 周	12 周	12 周
基因型 2	初治	12 周	8 周	不适用	不适用	不适用	不适用
	经治	12 周	8 周	不适用	不适用	不适用	不适用
基因型 3	初治	12 周	8 周	不适用	不适用	不适用	不适用
	经治	12 周	12 周	不适用	不适用	不适用	不适用
基因型 4	初治	12 周	8 周	不适用	12 周	12 周(HCV RNA≤800 000IU/ml)	不适用
	经治	12 周	8 周	不适用	不适用	不适用	不适用
基因型 5	初治	12 周	8 周	不适用	12 周	不适用	不适用
	经治	12 周	8 周	不适用	不适用	不适用	不适用
基因型 6	初治	12 周	8 周	不适用	12 周	不适用	不适用
	经治	12 周	8 周	不适用	不适用	不适用	不适用

表 22-32-8 初治及既往 PR 治疗失败的肝硬化患者(Child-Pugh A 级)的治疗方案

患者基因型	初治或经治	索磷布韦/维帕他韦	格卡瑞韦/哌仑他韦	索磷布韦/维帕他韦/伏西瑞韦	索磷布韦/雷迪帕韦	艾尔巴韦/格拉瑞韦	奥比帕利和达塞布韦
基因型 1a	初治	12 周	12 周	不适用	12 周	12 周(HCV RNA≤800 000IU/ml)	不适用
	经治	12 周	12 周	不适用	不适用	12 周(HCV RNA≤800 000IU/ml)	不适用
基因型 1b	初治	12 周	12 周	不适用	12 周	12 周	12 周
	经治	12 周	12 周	不适用	12 周	12 周	12 周
基因型 2	初治	12 周	12 周	不适用	不适用	不适用	不适用
	经治	12 周	12 周	不适用	不适用	不适用	不适用
基因型 3	初治	不适用	12 周	12 周	不适用	不适用	不适用
	经治	不适用	16 周	12 周	不适用	不适用	不适用
基因型 4	初治	12 周	12 周	不适用	12 周	12 周(HCV RNA≤800 000IU/ml)	不适用
	经治	12 周	12 周	不适用	不适用	不适用	不适用
基因型 5	初治	12 周	12 周	不适用	12 周	不适用	不适用
	经治	12 周	12 周	不适用	不适用	不适用	不适用
基因型 6	初治	12 周	12 周	不适用	12 周	不适用	不适用
	经治	12 周	12 周	不适用	不适用		不适用

患者治疗过程中应进行疗效监测和安全性监测。

疗效：①应用基于实时 PCR 检测下限 ≤15IU/ml 的检测方法，对治疗期间和治疗后的 HCV RNA 水平进行监测；②当 HCV RNA 检测不可及时，可以通过检测 HCV 核心抗原替代 HCV RNA 水平，以监测治疗期间和治疗后的疗效；③对于应用无干扰素方案治疗的患者，应该在基线时、2~4 周之间，检测 HCV RNA 或 HCV 核心抗原水平，以评估依从性（可选），治疗结束时（治疗 8、12、16 或 24 周的患者分别为 8、12、16 或 24 周时）以及治疗结束后 12 或 24 周时，对 HCV RNA 或 HCV 核心抗原水平进行检测（分别为 SVR12 或 SVR24）；④对目前疗效的监测进一步简单化，只是在基线和治疗结束后 12 或 24 周时，检测 HCV RNA 或 HCV 核心抗原水平（分别为 SVR12 或 SVR24）。

治疗安全性：①每次就诊时，应该对接受无干扰素方案的患者进行临床副作用的评估；②应该在治疗 2 和 4 周后，每隔 4~8 周对接受利巴韦林的患者进行血液学副作用的评估；③应该对接受 24 周治疗的患者在治疗 4、8 和 12 周时以及 24 周时进行 ALT 水平的评估，并且在治疗结束后 12 或 24 周时，进行 ALT 水平的评估；④对于接受索磷布韦的患者，特别是 eGFR 降低的患者，应该定期检查肾功能；⑤对于接受西咪匹韦的患者，应该监测皮疹和 ALT 水平未升而结合胆红素水平上升情况；⑥对于接受利托那韦增效的帕立瑞韦、奥比他韦和达塞布韦联合治疗的患者，应该监测结合胆红素水平上升情况；⑦对于轻度、中度或重度肾损伤患者，不需要对索磷布韦和雷迪帕韦、维帕他韦、达卡他韦或西咪匹韦进行剂量调整；⑧不推荐索磷布韦用于 eGFR<30ml/（min·1.73m^2）的患者，除非没有其他选择，并且迫切需要治疗的情况下，但是尚不确定索磷布韦的合适剂量，因此，需要对肾功能进行密切监测，如果肾功能恶化，则应该中断治疗；⑨对于轻度（Child-Push A 级）、中度（Child-Push B 级）或重度（Child-Push C 级）肝损伤患者，不需要对索磷布韦和雷迪帕韦、维帕他韦或达卡他韦进行剂量调整；⑩已经有观察表明重度肝损伤患者应用蛋白酶抑制剂时的暴露量较高，不推荐蛋白酶抑制剂用于 Child-Push B 级患者，并且禁忌用于 Child-Push C 级失代偿期肝硬化患者；⑪在应用含利巴韦林的治疗方案期间以及治疗结束后 6 个月，对于育龄期妇女和/或她们的男性伴侣必须采用有效的避孕方式；⑫如果治疗期间 ALT 水平升高，应该进行 HBsAg 和/或 HBV DNA 检测。

药物相互作用：①在治疗期间，应该对同时治疗合并症的用药效果和毒性以及可能的药物相互作用进行监测；②在 HCV 治疗期间，且合理情况下，应该停用相互作用的合并用药，或者应该将相互作用的合并用药换为相互作用可能性较小的其他药物。

减少治疗剂量：①如果血红蛋白水平下降至<100g/L，应该将利巴韦林的剂量向下递减 200mg，如果血红蛋白水平下降至<85g/L，应该停止服用利巴韦林；②如果发生 ALT 水平升高>10 倍正常值上限，应该立即停止治疗；③如果在任何部位发生严重的细菌感染，无论白细胞计数多少，特别是失代偿期肝硬化患者，应该立即停止治疗；④如果发生不明起源的严重不良事件，应该停止治疗。

3. 护肝抗炎治疗 肝脏炎症坏死及其所致的肝纤维化是疾病进展的主要病理学基础，因而如能有效抑制肝组织炎症，有可能减少肝细胞破坏和延缓肝纤维化的发展。对于 ALT 明显升高者或肝组织学明显炎症坏死者，在抗病毒治疗的基础上可适当选用抗炎和保肝药物。不宜同时应用多种抗炎保肝药物，以免加重肝脏负担及因药物间相互作用而引起不良效应。甘草酸制剂、水飞蓟素类等制剂活性成分比较明确，有不同程度的抗炎、抗氧化、保护肝细胞膜及细胞器等作用，临床应用这些制剂可改善肝脏生化学指标。联苯双酯和双环醇等也可降低血清氨基转移酶特别是 ALT 水平。

（三）肝衰竭

主要是以支持和对症疗法为主的综合性治疗，为肝细胞再生创造条件，预防和治疗各种并发症。有条件时可采用人工肝支持系统，争取行肝移植治疗。早期防治各种可能的加重因素优于危重时的救治。

1. 一般措施 患者应卧床休息，实施重症监护，密切观察病情，防止院内感染。饮食方面要避免油腻，清淡易消化为宜。热量摄入不足时，应给予以碳水化合物为主的营养支持治疗，以减少蛋白质的分解。补液量 1 500~2 000ml/d，注意出入量、电解质及酸碱平衡。尽可能减少饮食中的蛋白质，以控制肠内氨的来源，维持正氮平衡、血容量和胶体渗透压，减少脑水肿和腹水的发生。补充足量维生素 B、C 及 K。输注新鲜血浆、白蛋白或免疫球蛋白以加强支持治疗。禁用对肝、肾有损害的药物。

2. 促进肝细胞再生

（1）胰高血糖素-胰岛素（G-I）疗法：胰高血糖

素 1mg 和胰岛素 10U 加入 10% 葡萄糖 500ml（胰岛素/葡萄糖为 1/5），缓慢静脉滴注，1 次/d，疗程 14 天。其疗效尚有争议。

（2）前列腺素 E_1（PGE_1）：可保护肝细胞，减少肝细胞坏死、改善肝脏的血液循环。静脉滴注 10~20μg/d。

3. 并发症的防治

（1）防治肝性脑病：①减少肠道来源的氨和其他有毒因子，包括低蛋白饮食；保持大便通畅，可口服乳果糖；口服诺氟沙星等抑制肠道细菌等措施减少氨的产生和吸收；也可采用乳果糖或弱酸溶液保留灌肠，及时清除肠内含氨物质，使肠内 pH 值保持在 5~6 的偏酸环境，减少氨的形成和吸收，达到降低血氨的目的；在合理应用抗生素的基础上，及时应用微生态制剂，调节肠道微环境，改善肠道菌群失调，减轻内毒素血症。②降低血氨，静脉用乙酰谷酰胺、谷氨酸钠、精氨酸、门冬氨酸钾镁有一定的降血氨作用。③纠正假性神经递质，可用左旋多巴，左旋多巴在大脑转变为多巴胺后可取代羟苯乙醇胺等假性神经递质，静脉滴注 0.2~0.6g/d；维持支链/芳香氨基酸平衡可用氨基酸制剂。④防治脑水肿，出现脑水肿表现者可用 20% 甘露醇和呋塞米快速滴注，并注意水电解质平衡。治疗肝性脑病的同时，应积极消除其诱因。

（2）防治消化道大出血：预防出血可使用组胺 H_2 受体拮抗剂，如雷尼替丁（ranitidine）、法莫替丁（famotidine）等，或使用质子泵阻滞剂如奥美拉唑等；补充维生素 K、C；输注凝血酶原复合物、新鲜血浆或血液、浓缩血小板、纤维蛋白原等；降低门静脉压力，可用普萘洛尔等。出血时可口服凝血酶或去甲肾上腺素或云南白药；也可应用垂体后叶素、生长抑素、卡巴克络等。必要时在内镜下直接止血（血管套扎，电凝止血，注射硬化剂等）。

（3）防治继发感染：肝衰竭患者极易合并感染，加重病情，须加强护理，严格消毒隔离。感染多发生于胆道、腹腔、呼吸道、泌尿系统等。一旦出现，应及早应用得力抗菌药物，根据细菌培养结果选择敏感抗生素。有真菌感染时，可选用抗真菌药物。

（4）防治肝肾综合征：主要在于防止诱发因素，避免强烈利尿，谨慎处理腹水，避免损肾药物，避免引起血容量降低的各种因素。肝肾综合征的治疗须针对引发因素，早期可试行扩容治疗，纠正低血容量；使用肾血管活性药物或提高周围血管舒张压的药物如加压素等可能有效；人工肝系统或透析可延

长生存时间，条件允许时尽早行肝脏移植，对于既往无肾脏基础疾病者，肝移植后肾功能多能恢复正常。

4. 抗病毒治疗 肝衰竭患者 HBV 水平急剧降低，如 HBV DNA ≥ 10^4 拷贝/ml，则应尽早抗病毒治疗；抗病毒治疗药物选择强效核苷类药物，不得使用干扰素类；抗病毒治疗对患者近期病情改善不明显，但对长期治疗及预后有重要意义。

5. 人工肝支持系统 非生物型人工肝支持系统已广泛应用于临床，主要作用是清除患者血中毒性物质及补充生物活性物质，治疗后可使血胆红素明显下降，凝血酶原活动度升高，但部分病例几天后又恢复到原水平，须反复使用。非生物型人工肝支持系统对早期肝衰竭有较好疗效，对于晚期肝衰竭亦有助于争取时间让肝细胞再生或为肝移植做准备。临床应用证明，非生物型人工肝支持系统的暂时疗效十分明显，但尚难达到明显降低病死率的目的。生物型人工肝的应用尚有待进一步研究。

6. 肝脏移植 随着近年来医学科学技术的发展，肝脏移植技术日益成熟，移植后的近期及远期存活率显著提高。目前已被认为是治疗各种原因所致终末期肝病的唯一有效途径。由于抗病毒药物的进展，乙型及丙型肝炎病毒感染不再是移植的禁忌证。实践表明，围术期及术后使用核苷（酸）类似物联合人乙型肝炎免疫球蛋白可有效预防移植肝 HBV 再感染；而对于移植后丙型肝炎的复发，长效干扰素联合利巴韦林的治疗方案仍可较长时间延长移植肝的功能。肝移植适应证：①各种原因所致的肝衰竭，经积极内科治疗疗效欠佳者；②失代偿肝硬化。由于肝移植价格昂贵，供肝来源困难，术后并发症复杂，在一定程度上限制了其广泛应用。

7. 肝细胞及肝干细胞移植 肝细胞移植是将正常成年肝细胞、不同发育阶段肝细胞、肝干细胞、修饰型肝细胞以及相关生长刺激因子，通过不同途径移植到受体适当的部位，使之定居、增殖、重建肝组织结构，以发挥正常肝功能的肝组织工程。移植细胞的种类包括成体肝细胞、胎肝细胞、异种肝细胞、永生化肝细胞、脐带干细胞、肝干细胞。成体肝细胞是肝细胞移植的一种较好选择，尤其适用于急性肝衰竭的细胞移植，美国 FDA 已批准用于临床。其特点是：分化良好、功能完善、肝脏受损时，一个供体肝脏可给多个受体提供肝细胞。但冷冻复苏后细胞活力下降、供体有限和免疫排斥等问题限制其临床应用。胎肝细胞是肝细胞移植的重要细胞来源，胎肝细胞免疫源性相对较弱，分裂、增殖能力较强，

移植后细胞数量增加相对较多、迅速,能抵抗冻存导致的损伤,来源较成人肝细胞容易,但涉及伦理问题,难以推广应用。肝干细胞移植仍需进一步的临床实践和深入的基础研究。

(四)淤胆型肝炎

早期治疗同急性黄疸型肝炎,黄疸持续不退时,在有效抗病毒治疗前提下,可加用泼尼松 40~60mg/d 口服或静脉滴注地塞米松 10~20mg/d,2 周后如血清胆红素显著下降,则逐步减量。

(五)肝炎肝硬化

参照慢性肝炎和肝衰竭的治疗,有脾功能亢进或门脉高压明显时可选用手术或介入治疗。有肝炎病毒活动时,应积极进行抗病毒治疗。

(六)慢性乙型和丙型肝炎病毒携带者

对于慢性乙型肝炎病毒携带者,可照常工作,但应定期检查,随访观察,并动员患者做肝穿刺活检评估肝脏炎症和纤维化,有助于进一步诊断和早期治疗。对于丙型肝炎病毒携带者,即使肝功能正常,也应积极寻求抗病毒治疗。

九、预后

(一)急性肝炎

多数患者在 3 个月内临床康复。甲型肝炎预后良好,病死率约为 0.01%;急性乙型肝炎 60%~90% 可完全康复,10%~40% 转为慢性或病毒携带;急性丙型肝炎易转为慢性或病毒携带;急性丁型肝炎重叠 HBV 感染时约 70% 转为慢性;戊型肝炎病死率为 1%~5%,妊娠晚期合并戊型肝炎病死率较高。

(二)慢性肝炎

轻度慢性肝炎患者一般预后良好;重度慢性肝炎预后较差,约 80% 五年内发展成肝硬化,少部分可转为 HCC。中度慢性肝炎预后居于轻度和重度之间。

在慢性乙型肝炎患者中,肝硬化失代偿的年发生率约 3%,5 年累计发生率约 16%。慢性乙型肝炎、代偿期和失代偿期肝硬化的 5 年病死率分别为 0~2%、14%~20% 和 70%~86%。其影响因素包括年龄、血清白蛋白和胆红素水平、血小板计数和脾大等。自发性或经抗病毒治疗后 HBeAg 血清学转换,且 HBV DNA 持续转阴和 ALT 持续正常者的生存率较高。HBV 感染是 HCC 的重要相关因素,HBsAg 和 HBeAg 均阳性者的 HCC 发生率显著高于单纯 HBsAg 阳性者。肝硬化患者发生 HCC 的高危因素包括男性、年龄、嗜酒、黄曲霉素污染的食物、合并 HCV

或 HDV 感染、持续的肝脏炎症、持续 HBeAg 阳性及 HBV DNA 持续高水平($\geq 10^5$ 拷贝/ml)等。在 6 岁以前受感染的人群中,约 25% 在成年时将发展成肝硬化和 HCC。但有少部分与 HBV 感染相关的 HCC 患者无肝硬化证据。HCC 家族史也是相关因素,但在同样的遗传背景下,HBV 病毒载量更为重要。

慢性丙型肝炎预后较慢性乙型肝炎稍好。由于绝大多数 HCV 感染者在急性期及慢性感染早期症状隐匿,所以,确切的 HCV 感染自然史很难评估。急性 HCV 感染一般临床表现较轻,很少出现较重的临床表现,罕见出现肝衰竭,且往往几周后随着 ALT 的降低症状更加隐匿。慢性丙型肝炎发生后,HCV RNA 滴度开始稳定,自发痊愈的病例较少见。和乙型肝炎相反,年轻的丙型肝炎患者的慢性化率较低,20 岁以下的丙型肝炎患者慢性化率为 30%,而 40 岁的患者高达 76%。在感染 20 年后,感染时小于 20 岁、21~30 岁、31~40 岁、41~50 岁和大于 50 岁的感染者分别有 2%、6%、10%、37% 和 63% 发生肝硬化。女性 HCV 感染者病情较轻,特别是年轻女性。在感染 17~20 年后,只有 2%~4% 发展为肝硬化。HCV 相关肝细胞癌发生率在感染 30 年后平均为 1%~3%,主要见于肝硬化和进展性肝纤维化患者,一旦发展成为肝硬化,肝癌的年发生率为 1%~7%。

肝组织炎症坏死的程度和 ALT 水平是提示慢性丙型肝炎预后的重要标志;肝脏病理学检查是评价丙型肝炎病情及发展的"金标准"。

(三)肝衰竭

预后不良,病死率 50%~70%。年龄较小、治疗及时、无并发症者病死率较低。急性肝衰竭存活者,远期预后较好,多不发展为慢性肝炎和肝硬化;亚急性肝衰竭存活者多数转为慢性肝炎或肝炎肝硬化;慢性肝衰竭病死率最高,可达 80% 以上,存活者病情可多次反复。

(四)淤胆型肝炎

急性者预后较好,一般都能康复。慢性者预后较差,容易发展成胆汁性肝硬化。

(五)肝炎肝硬化

代偿性肝硬化可较长时间维持生命。失代偿性肝硬化 5 年生存率低于 20%。

十、预防

(一)对患者和携带者的管理

对急性甲型和戊型肝炎患者应适当隔离治疗。对急性或慢性乙型、丙型和丁型肝炎患者,可根据其病情,确定是否住院或在家治疗。

（二）切断传播途径

1. 甲型和戊型肝炎 搞好环境卫生和个人卫生,加强粪便、水源管理,做好食品卫生、食具消毒等工作,防止"病从口入"。

2. 乙、丙、丁型肝炎 患者用过的医疗器械及用具(如采血针、针灸针、手术器械、划痕针、探针、各种内镜及口腔科钻头等)应严格消毒,尤其应加强对带血污染物的消毒处理。对慢性病毒携带者,除不能献血及从事直接接触食品和保育员工作外,可照常工作和学习,但要加强随访。提倡使用一次性注射用具;各种医疗器械及用具实行一用一消毒的措施。对带血及体液的污染物应严格消毒处理。加强血制品管理,每一名献血员和每一种血液成分都要经过最敏感方法检测 HBsAg 和抗-HCV,有条件时应同时检测 HBV DNA 和 HCV RNA。采取主动和被动免疫阻断母婴传播。

（三）保护易感人群

1. 甲型肝炎 甲型肝炎疫苗用于预防易感人群感染 HAV。目前,在国内使用的甲型肝炎疫苗有甲型肝炎纯化灭活疫苗和减毒活疫苗两种类型。灭活疫苗的成分是灭活后纯化的全病毒颗粒,而减毒活疫苗的成分以减毒的活病毒为主。减毒活疫苗水针剂具有价格低廉的特点,保护期限可达 5 年以上,但其存在疫苗稳定性差的弱点。冻干减毒活疫苗近年已经问世。灭活疫苗抗体滴度高,保护期可持续20 年以上,由于病毒被充分灭活,不存在毒力恢复的危险,安全性有充分保障,国外均使用灭活疫苗。接种对象为抗 HAV IgG 阴性者。在接种程序上,减毒活疫苗接种一针,灭活疫苗接种两针(0、6 个月)。于上臂三角肌处皮下注射,一次 1.0ml。甲型肝炎减毒活疫苗应在冷藏条件下运输,2~8℃保存有效期为 5 个月。对近期有与甲型肝炎患者密切接触的易感者,可用人丙种球蛋白进行被动免疫预防注射,时间越早越好,免疫期 2~3 个月。

2. 乙型肝炎 接种乙型肝炎疫苗是预防 HBV感染的最有效方法。易感者均可接种。我国卫生部于 1992 年将乙型肝炎疫苗纳入计划免疫管理,对所有新生儿接种乙型肝炎疫苗,但疫苗及其接种费用需由家长支付;自 2002 年起正式纳入计划免疫,对所有新生儿免费接种乙型肝炎疫苗,但需支付接种费;自 2005 年 6 月 1 日起改为全部免费。因此新生儿应进行普种,与 HBV 感染者密切接触者、医务工作者、同性恋者、静脉药瘾者等高危人群,以及从事托幼保育、食品加工、饮食服务等职业的人群亦是主要的接种对象。

乙型肝炎疫苗全程接种共 3 针,按照 0、1、6 个月程序,即接种第 1 针疫苗后,间隔 1 及 6 个月注射第 2 及第 3 针疫苗。新生儿接种乙型肝炎疫苗越早越好,要求在出生后 24 小时内接种。接种部位新生儿为大腿前部外侧肌肉内,儿童和成人为上臂三角肌中部肌肉内注射。单用乙型肝炎疫苗阻断母婴传播的保护率约为 87%。

对 HBsAg 阳性母亲的新生儿,应在出生后 24 小时内尽早注射乙型肝炎免疫球蛋白(HBIG),最好在出生后 12 小时内,剂量应≥100IU,同时在不同部位接种 10μg 重组酵母或 20μg 中国仓鼠卵巢细胞(CHO 细胞)乙型肝炎疫苗,可显著提高阻断母婴传播的效果。也可在出生后 12 小时内先注射 1 针HBIG,1 个月后再注射第 2 针 HBIG,并同时在不同部位接种一针 10μg 重组酵母或 20μg CHO 细胞乙型肝炎疫苗,间隔 1 和 6 个月分别接种第 2 和第 3针乙型肝炎疫苗。新生儿在出生 12 小时内注射HBIG 和乙型肝炎疫苗后,可接受 HBsAg 阳性母亲的哺乳。此外,HBV DNA 水平是影响 HBV 母婴传播的最关键因素。HBV DNA 水平较高($>10^6$IU/ml)母亲的新生儿更易发生母婴传播。近年有研究显示,对这部分母亲在妊娠中后期(第 24~28 周)应用口服抗病毒药物(TDF、L-dT 或 LAM),可使孕妇产前血清中 HBV DNA 水平降低,进一步提高母婴阻断成功率。

3. 戊型肝炎 由我国厦门大学研制,为世界上首个重组戊型肝炎蛋白疫苗。适用于 16 岁及以上易感人群。推荐用于戊型肝炎病毒感染的重点高风险人群,如畜牧养殖者、餐饮业人员、学生或部队官兵、育龄期妇女、疫区旅行者等。接种 30μg 病毒抗原,可刺激机体产生抗戊型肝炎病毒的免疫力。

目前对丙型肝炎尚缺乏特异性免疫预防措施。丁型肝炎可以通过乙型肝炎疫苗预防。

十一、小结

1. 病毒性肝炎是以肝脏作为原发性感染靶器官的甲、乙、丙、丁和戊五型肝炎病毒引起的,以肝脏炎症损伤和肝功能异常为主要病理和临床表现的一组全身性传染病。

2. 病毒性肝炎在世界范围内均有流行,我国是病毒性肝炎的高发区。甲型和戊型主要表现为急性感染,经粪-口途径传播;而乙型、丙型和丁型多呈慢性感染,主要经血液和体液等胃肠外(血源)途径传播。

3. 肝炎病毒引起肝脏损伤的致病机制以免疫损伤为主,病毒特异性细胞毒性 T 细胞识别感染的肝细胞,诱导肝细胞凋亡。急性感染时,特异性 $CD8^+T$ 细胞所介导的非溶细胞清除病毒机制在控制病毒中起到重要作用。慢性感染时,病毒特异性细胞毒性 T 细胞功能低下,呈耗竭表型,导致病毒不能被清除。各型肝炎的基本病理改变表现为肝细胞变性、坏死,同时伴有不同程度的炎症细胞浸润、间质增生和肝细胞再生。

4. 丙型超过 60%,丁型约 70% 转为慢性。围生期和婴幼儿时期 HBV 感染者中,分别有 90% 和 25%~30% 将发展成慢性感染。在青少年和成年急性乙型肝炎约 10% 转为慢性。慢性 HBV 感染自然史通常分为 4 个阶段:免疫耐受期、免疫清除期、非活动期或低(非)复制期、再活化期。

5. 病毒性肝炎的诊断主要依靠临床表现和实验室检查,流行病学资料具有参考意义。病毒特异性抗体一般用来筛选,病毒核酸检测可确诊。

6. 病毒性肝炎的治疗须根据不同病原、不同临床类型及组织学损害区别对待。各型肝炎的治疗原则均以足够的休息、营养为主,辅以适当药物,避免饮酒、过劳和服用损害肝脏药物。其中,慢性乙型和丙型肝炎最重要的是抗病毒治疗,在治疗中以及治疗后应该加强随访监测,预防肝硬化及肝癌的发生。

7. 慢性乙型肝炎的治疗药物主要包括 α 干扰素及核苷(酸)类似物两大类,现有药物不能完全清除体内的 HBV,但可以最大限度地长期抑制 HBV,减轻肝细胞炎症、坏死及肝纤维化,延缓和阻止疾病进展,减少和防止疾病进展,从而改善生活质量并延长生存时间。

8. 慢性丙型肝炎抗病毒治疗的方案以全口服新型直接抗病毒药物为主,经过 3 个月治疗 90% 以上的患者可以完全清除体内病毒。

(侯金林　周福元)

第三十三节　狂　犬　病

狂犬病(rabies)也称恐水症(hydrophobia),是由弹状病毒科的狂犬病毒(rabies virus)引起的以中枢神经系统损伤为主要表现的人兽共患(zoonosis)急性传染病。狂犬病通常由狗、狼、猫等病兽咬伤,病毒随唾液进入人体而引发。本病以其特有的恐水、恐声、怕风、恐惧不安、咽肌痉挛、进行性瘫痪等为临床特征。该疾病在全世界范围内广泛分布,主要流行地区为亚洲,其次是非洲,由于缺乏有效治疗手段,因此感染者一旦发病,预后极差,病死率几乎可达 100%。

一、病原学

狂犬病的病原体为狂犬病毒,于 1962 年在电镜下首次被发现。此病毒属弹状病毒科(*Rhabdoviridae*)狂犬病病毒属(*Lyssavirus*)。完整的狂犬病病毒外形酷似子弹,一端钝圆,另一端平凹,直径 75~80nm,长 175~200nm。病毒中心为负载大量遗传信息的单股负链 RNA,外绕以核衣壳和包膜。病毒分子量 $4.6×10^6$Da,基因组长 11 932 个核苷酸。目前已经明确狂犬病毒含有 5 种主要蛋白和 2 种微小蛋白:5 种结构蛋白为糖蛋白(glycoprotein,GP)、核蛋白(nuclear protein,NP)、转录酶大蛋白(large protein,LP)、磷蛋白(NS)和包膜蛋白(matrix protein,MP)。其中糖蛋白是构成病毒表面棘突的成分,与乙酰胆碱受体结合,决定了病毒具有嗜神经毒性,并刺激机体产生中和抗体及血凝抑制抗体,中和抗体具有保护作用;核蛋白构成了核酸的衣壳,不仅可以保护病毒 RNA 免受核酸酶的降解,还是荧光免疫法检测的靶抗原,有助于临床诊断,但不能刺激机体产生中和抗体,故无保护作用;转录酶大蛋白具有合成病毒 RNA 所必需的 RNA 转录酶的全部活性;磷蛋白也称衣壳基质蛋白或 NS 蛋白,位于病毒核心壳和包膜之间,与核酸衣壳一起成为狂犬病毒属群特异性抗原;包膜蛋白是构成病毒包膜的重要成分。另 2 种微小蛋白是非结构蛋白。

根据狂犬病毒糖蛋白及糖蛋白抗体系列的分析和鉴定,将全球各地的狂犬病病毒属分成 4 个血清型及其他几个尚待定的病毒株,血清 1 型是人们认识最早、分布之广、流行强度最大的经典狂犬病毒(rabies virus,RABV),包括野毒株和固定实验毒株;血清 2 型为拉各斯蝙蝠病病毒(Lagos bat virus);血清 3 型为莫科拉病病毒(Mokela virus);血清 4 型为 Duvenhage 病毒(Duvenhage virus);另外有欧洲蝙蝠狂犬病病毒属病毒 1 和 2(European bat lyssavirus 1,EBL-1;European bat lyssavirus 2,EBL-2)。

狂犬病根据狂犬病病毒核蛋白(NP)-基因 N 端 500 个核苷酸相似率,将狂犬病病毒分成了 7 种基因型,基因 1 型对应于血清 1 型,为经典狂犬病毒(RABV),包括全球各地主要的野毒株(原型株)和固定株(实验株),以及啮齿动物分离株;基因型 2 对应于血清 2 型即 Lagos 蝙蝠毒株,此型还包括了 6 个亚型;基因型 3 对应于血清 3 型 Mokola 病毒原型株,包括 5 个亚型;基因型 4 即血清 4 型 Duvenhage 原型株,含有 8 个亚型;基因型 5 对应于欧洲蝙蝠狂犬病病毒属病毒 1(EBL-1);而基因型 6 则对应于欧洲蝙蝠狂犬病病毒属病毒 2(EBL-2);基因型 7 是澳大利亚蝙蝠狂犬病病毒(ABLV)。

病毒可在鸡胚、鼠脑、地鼠肾细胞中培养生长。狂犬病毒的毒力可发生变异。从人或动物分离的病毒存在于自然界中的野毒株,也是人或动物发病的病原体,称之为街毒。街毒具有毒力强、潜伏期长、各种途径感染后均可致病、能在唾液腺中繁殖等特点。街毒在动物脑内连续传代(>50 代)后,毒力减低、潜伏期变短并固定在 3 至 6 天,且对人和狗失去致病力,不能侵入脑组织及唾液腺繁殖,但仍保持免疫原性,可制作狂犬病毒减毒活疫苗。

狂犬病毒对热敏感,56℃ 30~60 分钟或 100℃ 2 分钟即可失活,一般的消毒剂、紫外线均可将其灭活。狂犬病毒对氯仿、丙酮等脂溶剂,甲醛,45%~75%的乙醇,酸碱,碘剂以及季胺类化合物敏感,但对干燥、反复冻融有一定抵抗力,且不易被苯酚或甲酚皂溶液灭活,在冰冻干燥的环境下可保存数年。被感染组织可保存在 50%甘油中送检,10%的甲醛液可保存用于病理检查或抗原检查的标本。

二、流行病学

流行季节:狂犬病从季节分布来看,无明显季节性,全年均可发病,但以温暖季节发病较多。

人群分布:狂犬病毒对任何年龄组的人群均引起发病,不同年龄、性别、职业的差异以接触疫源动物机会多少而异,本病有着明显的年龄、性别特征,男性多于女性,儿童、青少年发病较多,农民、兽医、野生动物饲养员为高发人群。

地域分布:狂犬病是自然疫源性疾病,呈全球性分布,除南极洲外,世界各大洲均有发生或流行。据 WHO 估计,全球范围内每年约有 75 000 人不幸死于狂犬病,其中 95%发生在亚洲和非洲的发展中国家。亚洲又以印度为发病率最高的国家,居世界第一位。我国狂犬病流行已久,自 20 世纪 50 年代以来,先后出现 3 次流行高峰,最近一次出现在 21 世纪初期。近年报道狂犬病死亡人数均在 2 400 人/年以上,仅次于印度,居全球第二位。

(一) 传染源

携带狂犬病毒的动物为最重要的传染源。在我国,病犬是主要传染源,超过 90%的病例由狗传播,其次是猫、猪、牛等家畜,以及狼等野生动物。在北美洲最重要的狂犬病疫源动物是浣熊、貂等野生动物。另外,目前有臭鼬、狐狸和食血蝙蝠咬伤致人患狂犬病的报道。通常而言,狂犬病患者直接把病毒传给另一个人的可能性极小,所以狂犬病患者一般不作为传染源。近年来隐性感染的犬、猫等动物因唾液中含有大量的病毒,亦有传染性,因此应引起重视。

(二) 传播途径

人类多通过被患病动物咬伤而感染,其次,损伤的皮肤、黏膜与病毒接触可引起感染。狗、猫或其他被感染动物在出现狂躁症状前数天,唾液中即已含有大量病毒。如果被狂犬动物抓伤或咬伤了皮肤、黏膜,病毒就随唾液侵入伤口,病毒先在伤口周围繁殖,当繁殖到一定数量时,就会沿着周围神经进一步入侵大脑。病毒播散到脊髓背侧神经根时,便开始大量繁殖,并很快侵入脊髓的有关节段,迅速布满整个中枢神经系统。此外,狂犬病毒侵入中枢神经系统后,还会沿着传出神经传播,最终到达心、肺、肝、肾、肌肉等多个脏器中,引起这些脏器病变。

(三) 易感人群

人群普遍易感,尤以兽医、动物屠宰者以及野生动物饲养员更易遭受感染。该病全年均可发病,人群分布以男性居多,年龄组成上青少年发病较多。据报道,被病犬咬伤者中 15%~30%发病,发病与否与下列因素相关:

1. 咬伤部位　头、面、颈及上肢发病机会多。
2. 咬伤严重性　伤口深而大、多处被咬伤发病率高。
3. 咬伤先后　被同一病犬先咬伤比后咬伤发病概率大。
4. 咬伤后局部处理情况　迅速彻底清洗伤口者发病率低。
5. 疫苗接种情况　及时、全程、足量接种疫苗者发病率低。
6. 免疫功能　免疫低下或缺陷者发病率高。

三、发病机制与病理变化

(一) 发病机制

狂犬病毒对神经组织有强大的亲和力,当自皮肤或黏膜破损处入侵人体后,主要通过神经逆行性向中枢传播,最终造成严重中枢神经系统感染,狂犬病毒一般不入血。致病过程分为三个阶段。

1. 局部病毒小量繁殖期　被带有狂犬病毒动

物咬伤后,狂犬病毒由其唾液侵入伤口,病毒在伤口局部可短暂停留或于附近横纹肌细胞内小量、缓慢繁殖,病毒进入神经的门户涉及腱梭、肌梭、运动终板。感染早期在神经腱梭(深埋于肌腱内的神经感受器)中可发现狂犬病毒的存在。狂犬病毒聚集在神经肌梭(周围神经暴露在肌肉深处的神经固有感受器)内,病毒体存在于神经-肌肉交界处,病毒基因组可能在神经-肌肉交界处进入神经末梢。运动终板(存在于神经末梢肌肉内)是狂犬病毒入侵的重要部位,病毒常存在于运动终板及其相邻区域的细胞间隙中。3~6天内病毒通过与神经肌肉接头的乙酰胆碱受体结合,侵入周围神经。狂犬病毒一般不入侵血液,所以不形成病毒血症。感染初期,即从病毒进入人体至病毒入侵中枢神经系统前这段时间,机体内病毒或病毒抗原含量低,不足以有效刺激机体产生免疫应答,故在此期间患者无任何临床症状。

2. 从周围神经侵入中枢神经期 病毒沿周围神经轴索浆向中枢神经以3mm/h的移动速度做向心性扩散,病毒在运行期间并不增殖,到达脊髓背根神经节后大量繁殖,侵入脊髓和中枢神经系统,主要侵犯脑干及小脑等。但也可在扩散过程中终止在某个部位,形成特殊临床表现。

3. 从中枢神经向周围器官扩散期 狂犬病毒在中枢神经细胞中大量增殖后,通过传出性运动神经、感觉神经及自主神经系统离心性向周围神经扩散,侵入神经支配的各器官组织,尤以唾液、舌部味蕾、嗅神经上皮等处较多。由于迷走、舌下、舌咽脑神经核受损,导致吞咽肌和呼吸肌痉挛,出现恐水、吞咽、呼吸困难等症状。交感神经受损时可出现唾液、汗液分泌增多。迷走神经节、交感神经节、心脏神经节受累时,可致患者心血管功能紊乱甚至猝死。

(二) 病理变化

1. 大体病理 大体病理改变主要为急性弥漫性脑脊髓膜炎,以大脑基底面海马回和脑干部位(中脑、脑桥和延髓)和小脑为重。表现为脑实质和脊髓充血、水肿及微小出血。

2. 镜下病理 电子显微镜下在肿胀或变性的神经细胞质中,可见到一至数个圆形或卵圆形、直径3~10μm的嗜酸性包涵体,染色后呈樱桃红色,即内基小体(Negri body)。常见于海马及小脑浦肯野组织的神经细胞中,偶亦见于大脑皮质的锥体细胞层、脊髓神经细胞、后角神经节、交感神经节等。内基小体为病毒的集落,电镜下可见小体内含有杆状病毒颗粒,是本病特异且具有诊断价值的病变,但约20%

的患者为阴性。

唾液腺肿胀、质柔软,腺泡细胞明显变形,腺泡细胞周围单核细胞浸润。胃黏膜壁细胞、胰腺腺泡及上皮、肾小管上皮等可呈急性病变。

四、临床症状与体征

狂犬病潜伏期长短不一,短者10天,长者达10余年,多数1~3个月,潜伏期的长短与年龄、伤口部位和深度、病毒入侵数量及毒力、宿主免疫状况以及受伤后的伤口处理及接种疫苗预防等有关。受寒、劳累过度、惊吓等诱因可促使提前发病。

根据狂犬病的临床特点分为狂躁型(典型或脑炎型)和麻痹型(抑郁型、哑型、静型),前者多见,约占80%。

(一) 狂躁型狂犬病

此型病程一般在6天以内,超过10天者极少见,以急性、暴发性、致死性脑炎为主要特征,依据临床表现分为三期。

1. 前驱期 大部分患者最初出现类似于感冒的非特异表现,如乏力、食欲、发热、头痛、腹痛腹泻、恶心呕吐等,还可出现淡漠、烦躁、幻觉、失眠、精力不集中及行为改变等,继而对声、风、光等刺激敏感,恐惧不安并出现咽喉紧缩感。最具特异的症状是40%~80%的患者在伤口及其神经支配区有刺痛、烧灼感、麻木或蚁走等异样感觉,该感觉可从肢体远端呈向心性而波及躯体各个部位。已愈合的伤口瘢痕处的痒感可波及全身。前驱期一般持续1~4天。

除以上典型前驱期症状外,也有部分病例以其他临床表现为首发症状,如胃肠道症状、上呼吸道感染症状、中枢神经系统感染症状、心肌炎、败血症及尿路感染症状。狂犬病发病早期症状复杂、多样,缺乏特殊临床症状,故在诊断中应予以高度重视。

2. 兴奋期 前驱期过后患者逐渐进入高度兴奋状态,表现为兴奋、极度恐怖、恐水、怕风、咽肌痉挛、呼吸困难、排尿排便困难等。恐水是本病典型症状,乃咽肌痉挛所致,但并非每例均有,也不一定均在早期出现。典型患者见水、闻水、饮水,或仅在提及水时,都可引起严重反射性咽喉肌痉挛。因此患者虽极渴而不敢饮水,或即使饮水也无法下咽,常致声音嘶哑甚至失声、脱水。怕风也是本病特殊症状之一,即使是微风、穿堂风也能引起咽喉肌痉挛。另外对光线、声音、触摸等轻微刺激也异常敏感,稍有刺激就可引起呼吸肌和咽喉肌痉挛致呼吸困难、缺氧发绀等症状。严重发作时,尚可出现全身抽搐。

可伴高热及交感神经亢进表现,如大量流涎、大汗淋漓、心率快、血压上升、瞳孔散大等。此期患者多神志清醒,虽极度恐惧不安,但绝少有攻击他人行为。随着兴奋状态延长,部分可出现精神失常,如谵妄、幻觉、咆哮等。病程在本期进展较快,很多患者在发作中死于呼吸衰竭或循环衰竭。此期一般1~3天。

3. 麻痹期(昏迷期或死亡期) 持续兴奋过后,痉挛抽搐逐渐停止,患者暂趋安静,有的尚可以勉强饮水进食,反应减弱或消失,稍后便出现弛缓性瘫痪,尤以肢体软瘫多见。眼肌、咀嚼肌以及颜面部肌肉也可受累瘫痪,表现为斜视、眼球运动失调、下颌下坠、不能闭口、面部缺少表情。此外,尚有失声,感觉减退,腹壁、肌腱反射消失等。但短时间内患者进入昏迷状态,呼吸减弱、不规则,可出现潮式呼吸、脉搏细弱、心音低钝、反射消失、血压下降、瞳孔散大,最终因呼吸、循环和全身衰竭死亡。该期病情进展迅速,持续仅6~18小时。

(二) 麻痹型狂犬病

又称早瘫型狂犬病,在泰国及印度较为常见,在国内报道较少。

与狂躁型比较,此型可持续10天,病变局限于脊髓和延髓,不累及脑干或更高的中枢神经系统,故以麻痹症状为主。临床上无兴奋期、无恐水、怕风、吞咽困难等狂犬病特有的症状,常以头痛、发热、呕吐、咬伤部位疼痛开始,继而出现皮肤肢体软弱、共济失调、肌肉瘫痪、腱反射消失、尿潴留或大小便失禁等。麻痹型患者存活期多长于狂躁型,病程可达10天,有患者可存活30天,但最终死于呼吸肌麻痹和延髓麻痹。

该型在亚洲多由猫、犬传播,南美洲则因吸血蝙蝠咬伤或吸入含病毒气溶胶而感染,也可见于眼角膜移植者。国外比较常见,国内比较罕见,仅有零星报道。

五、并发症

狂犬病患者有的并发症是由病毒直接侵犯相关脏器引起,有的却和医源性因素有关,如各种创伤性操作如深静脉穿刺、气管插管等,多见于存活期较长的患者。发病后易合并各个系统的病变,导致病情不断恶化。

(一) 呼吸系统

可表现为过度换气以及本能被过度换气所纠正的缺氧,狂犬病患者还可合并不同程度的支气管炎、肺炎、气胸、纵隔气肿、呼吸性碱中毒等并发症,呼吸

肌痉挛时可并发肺不张、纵隔积气,或累及延髓的呼吸中枢,出现中枢性呼吸衰竭等。

(二) 心血管系统

各种致命性的心律失常均有报道,如室上性心动过速、多源性房前收缩、房室传导阻滞、窦性停搏等,与病毒直接损害心肌有关。患者最终可合并心力衰竭而死亡。

(三) 消化系统

患者可出现呕血、便血等消化道出血的表现,其可能原因为应激性溃疡、Malory-Weiss综合征。

(四) 泌尿系统

患者因大量失水,无法饮水,可突发急性肾衰竭,出现无尿、酸碱平衡失调、电解质紊乱等,部分患者下丘脑受累,导致抗利尿激素分泌异常。

(五) 神经系统

脑水肿或内部脑积水引起的颅内压升高症状;自主神经功能紊乱导致的高血压或低血压,心律失常或心脏停搏等;视丘下部功能障碍可引起抗利尿激素过多或尿崩症。

此外,还可并发弥散性血管内凝血(DIC)、应激性溃疡、上消化道出血、动静脉栓塞、上腔静脉阻塞、急性肾衰竭等。

六、实验室检查

(一) 常规检查

1. 血常规检查 外周血白细胞总数轻至中度升高,$(20 \sim 30) \times 10^9/L$,中性粒细胞可达80%以上,大单核细胞百分比亦可增加。

2. 尿常规检查 尿常规可发现轻度蛋白尿,偶有透明管型。

3. 脑脊液检查 脑脊液压力正常或稍微增高,细胞数稍有增多,一般不超过$200 \times 10^6/L$,主要是淋巴细胞,蛋白轻度增高,葡萄糖和氯化物均正常。

(二) 病毒学检查

1. 免疫学试验

(1) 抗原检测:取患者唾液、脑脊液、脑组织、皮肤切片等组织标本,应用免疫荧光法、酶联免疫吸附试验等技术检查病毒的存在,发病前即可获得阳性结果,抗原检测具有简便快捷、敏感和特异性高等特点。目前首选免疫荧光法诊断狂犬病,其可靠性高达95%以上。最近采用快速狂犬病毒酶联免疫吸附诊断法检测脑组织中狂犬病毒抗原,只需肉眼观察或酶标仪检测结果,阳性反应显示橘黄色,阴性则无显色,快速简便,更适用于基层医疗单位和大规模流

行病学调查。

（2）抗体检测：对未注射过疫苗、免疫球蛋白、抗狂犬病血清者有诊断价值。病程8天之前测不出抗体，需要在8天后血清中方可检测出病毒特异性抗体。进行抗体检测的方法有中和试验、血凝抑制试验、酶联免疫吸附试验、补体结合试验、放射免疫法等。其中中和试验在用于评价疫苗免疫效力时，具有稳定、可靠、特异等特点，是检测狂犬病毒中和抗体的经典方法。对于未接种过疫苗患者，检出中和抗体更有诊断价值。对于接种过疫苗的患者，如中和抗体的效价>1∶5 000，对诊断狂犬病仍有价值。放射免疫法是检测狂犬病毒抗体最为敏感的方法，早期抗体滴度较低，中和试验等无法检测时可采用放射免疫法，但其操作太过复杂，而不能被广泛应用。

2. 病毒分离　从患者脊髓、脑组织、唾液腺、肺、肾、肌肉等脏器和组织中可以分离出病毒，但分离成功机会不多，尤其是从脑脊液和唾液中更不容易分离得到病毒，另外患者存活时间越长，病毒的分离也越困难。采用组织培养或动物接种方法进行病毒分离，一旦分离成功，便可进行中和试验加以测定，即可确诊，但是由于分离病毒需要时间较长且分离成功率低，限制了此法的应用。

3. 病毒基因组检测　为了能检测大多数狂犬病毒，可通过设计特异性引物，对脑组织或皮肤组织切片进行逆转录聚合酶链反应（reverse transcription polymerase chain reaction，RT-PCR）检测病毒核酸。

4. 脑组织动物接种与检查　在死后进行，将死者脑组织制成10%悬液接种在动物脑内，一般选用小鼠进行接种，阳性者小鼠在接种后6~8天内出现震颤、麻痹、竖毛、尾强直等现象，10~15天内死于衰竭。在死亡小鼠脑组织中可以发现内基小体。

（三）病理检查

取死亡患者脑组织做病理切片或印压涂片，检测内基小体。约有75%的患者在脑组织中尤其是在下丘脑和海马回可以检出内基小体；也可以进行脑组织动物接种或检查。尸体中检出内基小体是确诊本病的依据。

七、诊断

WHO认为感染狂犬病后，在出现典型临床症状前，没有试验方法可以进行早期诊断。除非出现狂犬病特异的恐水、怕风等症状，否则临床诊断很困难。确诊有赖于通过荧光抗体试验检测尸体脑组织

中的狂犬病毒抗原。

我国于2008年《中华人民共和国卫生行业标准》中确定了狂犬病诊断标准，简述如下：

1. 流行病学史　有被犬、猫、野生食肉动物以及食虫和吸血蝙蝠等宿主动物咬伤、抓伤、舔舐黏膜或未愈合伤口的感染史。

2. 临床表现　患者出现典型的临床症状：兴奋、狂躁、"三怕"（怕水、怕光、怕风）、瘫痪、咽喉肌痉挛等。

3. 实验室检查

（1）直接荧光抗体法或酶联免疫吸附测定法（enzyme linked immuno sorbent assay，ELISA）：检测患者唾液、脑脊液或颈后带毛囊的皮肤组织标本中狂犬病毒抗原阳性，或用RT-PCR检测狂犬病毒核酸阳性。

（2）细胞培养方法：从患者唾液、脑脊液等标本中分离到狂犬病毒。

（3）脑组织检测：尸检脑组织标本，用直接荧光抗体法或ELLSA检测狂犬病毒抗原阳性、RT-PCR检测狂犬病毒核酸阳性、细胞培养方法分离到狂犬病毒。

临床诊断病例，符合下列任一项即可诊断：

（1）符合典型狂躁型临床症状者。

（2）符合狂躁型临床症状加麻痹型临床症状者。

确诊病例：临床诊断病例加实验室检查中的任一项者。

八、鉴别诊断

狂犬病需要与破伤风、病毒性脑膜炎、脊髓灰质炎、假性狂犬病以及狂犬病疫苗引起的神经系统并发症等相鉴别诊断。

（一）破伤风

破伤风存在明显的外伤史，特别是有被带锈铁钉或锈铁器刺伤、砸伤或切伤史。本病潜伏期较短，一般3~14天，以4~7天发病居多。破伤风患者先有头痛、乏力，以牙关紧闭、苦笑面容为特点，光或轻微触摸等刺激可诱发强烈的阵发性全身高度强制性痉挛，并可引发角弓反张及呼吸困难，而无高度兴奋、恐水等症状。一般也不发热或仅轻度低热。新生儿破伤风起病初期会有烦躁不安、哭闹不止、吮乳困难，逐渐发展至牙关紧闭。发病1~2天内出现抽搐、肢体阵发性强直痉挛，腹直肌坚硬如板状，严重时可出现角弓反张，面部肌肉抽动，呈苦笑面容。

破伤风患者潜伏期短,有特殊的苦笑面容,板状腹等可与狂犬病相鉴别,而且破伤风预后良好。

(二) 病毒性脑膜炎

此病患者多表现为明显的颅内高压和脑膜刺激征,早期可出现意识障碍,常见的病原体有麻疹病毒、乙脑病毒、肠道病毒、腮腺炎病毒以及单纯疱疹病毒。一般由上述病毒引起的病毒性脑膜炎有严格的季节性,流行性乙型脑炎在夏秋季节流行,麻疹病毒和腮腺炎病毒则在冬春季节流行。且病毒性脑膜炎早期多有意识障碍的脑膜刺激征,且无恐水表现,脑脊液检查可见相关病原学的特异性表现。

(三) 脊髓灰质炎

此病以脊髓前角运动细胞受累表现最显著。临床出现发热、咽痛、肢体疼痛,部分有肢体麻痹,重者可因呼吸肌麻痹死亡,脑脊液呈细胞-蛋白分离现象,脑脊液、咽部和大便中分离出病毒或补体结合抗体阳性,特异性 IgM 抗体阳性均可确诊。

(四) 假性狂犬病

此病也称狂犬病癔症,是癔病患者在暴露后对此病的极度恐惧而想象自己患病。通过暗示常表现为恐水、狂躁,假性恐水是一种夸张的表现,明显缺乏咽肌痉挛的特点,也常无发热等特殊的前驱症状和特异性的实验室检查。患者的病情不再发展,甚至恢复。在这些病例中,被动物咬伤至出现临床症状仅仅几小时或 1~2 天。

(五) 狂犬病疫苗引起的神经系统并发症

此症多发生在注射狂犬病疫苗后 2 周,表现为发热、关节酸痛、肢体麻木及各种瘫痪,并且在应用疫苗的过程中逐渐加重。停止疫苗接种用肾上腺皮质激素治疗,多能恢复。

(六) 吉兰-巴雷综合征

该病又称为急性感染性多发性神经根炎,与以肢体麻痹症状为主的麻痹型狂犬病容易混淆。吉兰-巴雷综合征常以感觉异常及四肢对称性无力为首发症状,体检时可见手套、袜套样感觉减退,鲜有感觉过敏患者,肌电图检查可见失神经电位,运动神经传导速度减慢,运动单位电位减少。起病前 1~4 周有消化道或呼吸道感染症状,继而出现周围神经炎症状,表现为进行性对称性瘫痪,并伴有上行感觉障碍,但无恐水、惧声音光亮、怕风、躁狂、抽搐、肌痉挛等症状。脑脊液检查,吉兰-巴雷综合征患者的脑脊液呈现细胞-蛋白分离现象。肾上腺皮质类固醇治疗吉兰-巴雷综合征效果良好,而且此病多为自限性疾病,多数患者经数周或数月便可完全恢复。而

麻痹型狂犬病患者,早期被咬伤的部位可出现疼痛及异常感觉,随后出现四肢无力,发展为弛缓性瘫痪,早期无意识障碍、兴奋、狂躁及"三怕"症状,与吉兰-巴雷综合征极为相似,临床上应注意鉴别诊断。

九、治疗

狂犬病是传染病中最为凶险的一种病毒性疾病,由于缺乏有效的治疗手段,因此一旦发病,预后极差,病死率几乎为 100%。所以目前强调咬伤后的预防性治疗。临床上狂犬病发病后的治疗以对症综合治疗、积极防治并发症为主,基本手段是将患者置于重症监护病房内,密切监护生命体征,避免声音、强光、风等的刺激,尽一切可能减轻患者病痛,延缓生存时间。

(一) 严格隔离患者

狂犬病患者必须严密隔离,派专人护理,尽量保持病房安静,避免各种外界刺激,防止唾液污染,患者的分泌物、排泄物进行严格消毒。医护人员须经过免疫接种,接触过患者的医用物品一律严格消毒处理,避免造成院内感染。

(二) 加强监护治疗,对症处理,预防并发症

狂犬病患者多死于并发症,其中最常见的并发症有低氧血症、脑水肿、电解质紊乱、心律失常、心力衰竭、呼吸衰竭等。针对可能的并发症,加强监护生命体征,有效防治各种并发症,延缓患者生存时间。

1. 镇静 尽量保持患者安静,有恐水现象的患者禁食禁饮,尽量避免各种刺激,防止痉挛发生,对躁狂痉挛患者可用地西泮、苯巴比妥钠、水合氯醛、盐酸氯丙嗪等镇静剂,必要时可采取盐酸氯胺酮静脉注射,使患者保持安静。

2. 支持治疗 及时给氧,预防由咽喉肌痉挛引起呼吸困难而造成的缺氧,必要时可进行气管切开,注意补液纠正酸中毒,维持水电解质平衡,可采用鼻饲给予营养及水分支持。

3. 脑水肿治疗 出现脑水肿征象时,应用 20% 甘露醇快速静脉滴注,必要时可以联合呋塞米,严重者还可联合使用地塞米松等激素药来降低颅内压,改善脑水肿。

4. 呼吸系统 呼吸困难是本病的主要死亡原因,应密切监测血氧饱和度及动脉氧分压,当呼吸肌痉挛出现呼吸困难时,可以考虑行气管切开术,采用呼吸机辅助通气。并发肺炎者及时应用抗菌药物治疗。

5. 心血管系统 针对由低氧血症及病毒直接

损害心肌引发的心肌炎,需加强心电和血氧饱和度的监护,及时纠正低氧血症,并同时给予抗心律失常药治疗心律失常。心力衰竭的患者,需要限制其水分摄入,同时可以应用强心、扩管、利尿剂改善心力衰竭症状。低血压者可以给予扩张溶液、应用血管收缩药。动静脉血栓形成时,需要换静脉插管,上腔静脉阻塞时,则应及时拔出静脉插管。患者心脏骤停时,立即进行心肺复苏抢救治疗。

十、预后

狂犬病病死率极高,目前尚无有效的治疗方法,一旦发病,病死率近乎100%。全世界仅有数例存活的报道,其中2例患者在接受了神经组织疫苗治疗后获得了痊愈。

十一、预防

狂犬病一旦发病,进展迅速,病死率高,且一旦症状出现,狂犬病疫苗及免疫球蛋白均不能改变预后。所以,重在预防,包括传染源和感染狂犬病毒的人,以传染源的管理最关键。

(一)管理传染源

狂犬病的发生大多是由于受到病犬咬伤所致,所以加强对犬的管理是预防狂犬病的重要措施。有关部门要严格执行狂犬病防治法有关规定,做好疫情监测及报告工作,落实以犬只预防接种为主的"检疫管理、免疫接种、消灭流浪犬"的综合措施。控制犬只数目,对饲养的犬进行登记、免疫接种,对野犬、狂犬立即捕杀,对疑似狂犬设法捕获、隔离观察。

(二)保护易感人群

1. 伤口处理 预防狂犬病最有效的手段是及时(2小时内)、正确处理被咬伤后的局部伤口。

(1)立即针刺伤口周围皮肤,尽力挤出污血。

(2)冲洗伤口,先用20%的肥皂水或0.1%的苯扎溴铵反复、彻底冲洗后,再用大量清水冲洗,穿通伤口或深部伤口,可将插管插入伤口内,用注射器反复灌洗。

(3)消毒伤口,局部用70%乙醇或5%的碘酊进行消毒。除伤及大血管紧急止血外,伤口一般不予以包扎、缝合。

(4)对于严重咬伤者,可用抗狂犬病免疫血清在伤口周围或近心端进行封闭浸润注射。按需要给予适宜抗菌药物及破伤风毒素。

2. 预防接种

(1)暴露前免疫预防:这种预防方式主要推荐用于接触狂犬病毒的高危人群,如兽医工作者、屠宰人员、动物饲养员、传染病医务人员、检疫人员、有关管理人员及有关科研人员,均应做好暴露前接种狂犬病疫苗工作。

暴露前皮内注射:人二倍体细胞疫苗(HDCV)是唯一一种可供皮内注射的疫苗,0.1ml,分别于0、7、21或28天,上臂或前臂皮内注射。

暴露前肌内注射:吸附型狂犬病疫苗(RVA)、HDCV、纯化鸡胚细胞疫苗(PCEC),1ml,分别在0、7、21或28天,三角肌内注射。

暴露前加强免疫皮内注射:HDCV,0.1ml,仅在0天注射1次,上臂或前臂皮内注射。

暴露前加强免疫肌内注射:RVA、HDCV、PCEC,1ml,仅在0天注射1次,三角肌内注射。

暴露前加强免疫,一般每1~2年注射1次,若临时暴露狂犬病则需要加强注射2次。如果遭遇到严重损伤则按暴露后进行预防处理。

(2)暴露后免疫预防

1)狂犬病疫苗分类

神经组织疫苗:属于早期狂犬病疫苗,由成熟动物或乳鼠脑组织制备而成。但是它存在产生抗体低、副作用发生率高、注射次数多等问题,目前除了一些发展中国家还在使用乳鼠脑疫苗外,大部分国家已宣布不再使用乳鼠脑疫苗。

细胞培养疫苗:现在多数国家都在使用的疫苗是细胞培养疫苗。现有HDCV、RVA、PCEC、原代胎牛肾细胞疫苗(PBKCV)、原代地鼠肾细胞疫苗(PHKCV)、纯化鸭胚胎细胞疫苗(PDEV)、纯化Vero细胞疫苗(PVRV)等,均有较高保护力。WHO批准使用的疫苗有HDCV、RVA、PCEC,其中HDCV被认定为"金标准"疫苗,但是价格昂贵。

正处于研究阶段的疫苗:亚单位疫苗、抗独特型疫苗、核酸疫苗、狂犬基因工程重组疫苗。

2)狂犬免疫球蛋白:可以直接中和狂犬病毒,所以越早应用效果越好。一般主张被狂犬咬伤后即可使用,若超过1周便已无效。应用剂量动物源免疫血清40IU/kg,人源免疫血清20IU/kg。

(3)暴露后预防接种适应证、接种程序

1)适应证:接触到含狂犬病毒的唾液或其他物质;被咬伤后有明显伤口或擦伤;本地区有动物患有狂犬病或疑为狂犬;是在犬未被激惹的情况下被咬伤;动物组织检测确诊为狂犬病。

2)预防接种程序:目前至少有21种疫苗接种程序被使用过或正在使用中,其中WHO推荐3种疫苗的 4 种暴露后免疫程序。我国现在使用的疫苗是地鼠肾细胞疫苗,全程 5 针,按程序分别在 0、3、7、14、30 天各肌内注射 1 次(2ml),在 30 天内完成接种。对于严重咬伤者,疫苗可以加用全程 10 针,从当天至第 6 天,每天 1 针,以后分别在 10、14、30、90 天再各注射 1 针。WHO 规定可用肌内注射与皮内注射两种注射方法注射狂犬病疫苗。

(4)预防接种需注意的问题

1)不能在同一部位或使用同一注射器给予狂犬免疫球蛋白与狂犬病疫苗。

2)通常疫苗肌内注射在三角肌部位,儿童注射在大腿前内侧,不宜在脂肪组织、臀部肌肉处注射,以免影响中和抗体效价。

3)含有氢氧化铝或磷酸氢氯佐剂的疫苗不得皮下注射,仅 HDCV 可以皮下注射。对于暴露时间超过 48 小时或者免疫反应低下患者,WHO 建议首针免疫剂量加倍。

4)一个剂量的疫苗是 2.5IU/ml,成功免疫的血清滴度 > 0.5IU/ml。疫苗接种后 1~2 周产生抗体,免疫球蛋白半衰期为 21 天。

5)不认为妊娠是暴露后预防禁忌。

(三)加强宣传教育

控制狂犬病的当务之急在于教育。教育广大民众加强自我防病意识,不滥捕野生动物,不随便食用野生动物尸体,患病家畜应焚烧或深埋其尸体。加强猫、狗的免疫接种工作,正确对待、及时处理暴露伤口,减少狂犬病的发病率,维护人类生命安全。

(孟庆华)

第三十四节　细小病毒感染

一、人类细小病毒 B19 感染

细小病毒是目前已知 DNA 最小的动物病毒,其中首先发现能够感染人类并导致疾病的是人类细小病毒(human parvovirus,HPV)B19。1975 年,英国科学家 Cossart 在用对流免疫电泳筛查献血者乙型肝炎病毒时,于 B 行第 19 份标本中发现一种单链 DNA 病毒,经电镜观察,根据其大小和形态确定为细小病毒科细小病毒属,故称为细小病毒 B19。HPV-B19 感染与人类许多疾病发病有关,如遗传性红斑、一过性再生障碍危象、慢性贫血、血小板和血管性紫癜、急性多关节病、肝炎等。围生期 HPV-B19 感染还与习惯性流产、胎儿水肿、早产、死胎等有关。

(一)病原学

细小病毒无包膜,呈二十面体对称,直径为 18~26nm。免疫电镜观察其呈实心或空心颗粒状态,是目前已知的 DNA 最小的动物病毒。其基因组为线性单链 DNA 分子,约 5.6kb。基因组有两个大可读框(ORF),位于基因组左端的 ORF 编码非结构蛋白 NS1(77kDa),NS1 是细小病毒 B19 病毒复制时最早出现的蛋白,参与病毒的复制过程,对宿主细胞有细胞毒性;位于基因组右端的 ORF 编码病毒的结构蛋白 VP1(83kDa)和 VP2(58kDa),VP1 在其氨基末端比 VP2 多 226 个氨基酸,称为 VP1 独特区域(即 VP1u 区)。VP1 和 VP2 组成了病毒衣壳,其中 VP2 是主要蛋白,占 95%,对于细小病毒 B19 病毒样颗粒(VLPs)的形成是必需的;VP1 为次要蛋白,只占其中的 5%,单独 VP1 蛋白不能组装成 VLPs。VP1u 区在病毒衣壳的外部,其线性表位能够被中和抗体所识别。除 3 种主要蛋白,位于细小病毒 B19 病毒基因组中间和右端的小 ORF 还编码非结构蛋白,即 7.5kDa 蛋白、9kDa 蛋白和 11kDa 蛋白,11kDa 蛋白对于维持细小病毒 B19 的感染性有重要作用,而 7.5kDa 和 9kDa 蛋白的功能目前仍不明确。细小病毒 B19 可以被分为 1、2、3 三种基因型,其中基因 1 型,包含绝大部分发现的 B19 病毒株,如 Au、J35;基因 2 型的代表株为 LaLi、A6 等;基因 3 型主要代表株为 D91.1 和 V9。后来又进一步将 1 型分为 1a 型和 1b 型;3 型分为 3a(V9)和 3b 型(D91.1)。不同基因型毒株的地理分布不同。病毒 1 型在全球范围占主导地位,2 型仅在丹麦、芬兰和欧洲西北部等国家被发现,3 型在美国、巴西、加纳、欧洲等地均有报道。对于细小病毒 B19 各基因型在我国的流行情况,现有的少量报道检测到病毒 1a、1b 亚型和 3 型毒株的存在。此病毒尚无组织培养,病毒感染的靶细胞是人骨髓祖代红细胞,目前已知的细小病毒 B19 的感染只有红细胞前体细胞集落及红系爆式集落形成单位。红细胞上的病毒受体为红细胞 P 抗原,但也有研究发现在缺乏 P 抗原的细胞仍有感染细小病毒 B19 的可能,Ku80 是目前发现的 B19 感染的第二受体。病毒感染红细胞后,病毒在细胞核内进行 DNA 复制,RNA 转录,翻译形成蛋白质,组装核衣壳。病毒一旦成熟就会对宿主细胞进行溶解,从而在患者骨髓中形成巨大的原红细胞。

由于缺乏包膜,细小病毒 B19 具有热稳定性,80℃可存活 72 小时,对其他理化因素也不敏感,输注经热处理、S/D 处理等灭活病毒方法的血制品后,仍可发生 B19 感染,故至今尚无有效的去除和/或灭活该病毒的办法。

(二)流行病学

细小病毒 B19 感染终年可见,但以冬末和春夏更为多见,呈世界范围分布,每隔 3~4 年暴发流行。传染源多为患者和病毒携带者,主要通过呼吸道和输入感染的血液或血制品传播,孕妇感染可经宫内传染给胎儿,尿液中也发现细小病毒 B19 的存在,但无尿液接触传播证据。儿童和孕妇是易感人群,其中 5~10 岁为感染高峰期,其患病率随年龄增长而增加。细小病毒 B19 感染有很明显的职业趋向性,幼儿园、小学教师及医务人员中的感染率明显高于其他职业者。在 15 岁以前,约有 50% 的儿童血清内可检出特异抗体 IgG,成年人 70% 可以检测出该种抗体,并具有一定免疫力。

(三)发病机制

Brown 等用克隆重组技术,明确了细小病毒 B19 的细胞受体为红细胞 P 抗原。P 抗原即红细胞糖苷脂(globoside,GB4),是红细胞膜上的一种中性糖鞘脂类(glycosphingolipids,GSLs)。P 抗原不仅分布在红系祖细胞,还广泛分布在巨核细胞、内皮细胞、心肌细胞、滑膜液、肾及胎盘内皮等多种细胞和组织中,P 抗原分布的广泛性以及细小病毒 B19 感染后引起的机体免疫反应,如循环免疫复合物的形成、单核细胞、T 细胞的激活所致细胞因子变化,如 DNA 抗体、抗淋巴细胞抗体的产生等,增加了临床表现的多样性,导致全身多系统、多脏器受累。

细小病毒 B19 进入人体细胞,在其核内复制,形成核内包涵体(嗜碱性或嗜酸性)的大细胞。由于病毒的直接感染和所介导的细胞毒作用,导致感染细胞溶解,功能障碍。细小病毒 B19 与人类骨髓红系的祖细胞结合,直接造成对红细胞系统的破坏,发生贫血及造血功能障碍,形态学表现为骨髓象中出现巨原红细胞。结节性红斑患者皮肤组织中发现了细小病毒 B19 DNA 及其抗原,这表示病毒直接杀伤作用在皮疹形成过程中起到一定作用。但在关节液中并未发现病毒直接杀伤作用的证据,但在急性感染期,病毒进入机体产生病毒抗体与病毒抗原结合,形成免疫复合物,沉积到血管、肾小球基底膜和其他组织,可能是引起关节炎、血管炎、肾炎的原因之一。除体液免疫外,细胞免疫也参与了细小病毒 B19 的致病机制,包括产生 TNF-α、TNF-γ、IL-2 及 IL-6。已有相关研究证实,在细小病毒 B19 感染缓解后的几个月内会有较强的 CD8 细胞免疫应答。另外细小

病毒 B19 非结构蛋白 NS1 参与持续性、活动性细小病毒 B19 感染及非红系细胞破坏过程。NS1 蛋白可能与肿瘤坏死因子和凋亡因子的产生有关,并可通过激活促凋亡蛋白(Bax)的过度表达和/或抑制凋亡蛋白(Bcl-2)的表达,从而加速感染的组织细胞凋亡。本病毒引起的指(趾)端麻木刺痛症,可能与侵犯末梢神经有关。细小病毒 B19 宫内感染引起的非免疫性胎儿水肿,使自然流产的危险性增加,特别是在妊娠的 1~3 个月。由于感染了胎儿前红细胞,造成严重贫血,而导致 9% 的胎儿死亡。同时,胎儿尚不能针对细小病毒 B19 感染产生有效反应,加之胎儿发育过程中红细胞生命周期短,需要大量细胞补充,则进一步加重了上述病理损害。孕妇的免疫状况对胎儿的细小病毒 B19 感染有一定的影响。孕妇产生的中和抗体可中和病毒,减轻病毒对机体的感染,故对胎儿有保护作用。然而有研究表明,大约 50% 的孕妇感染细小病毒 B19 后不产生中和性抗体。

细小病毒 B19 感染病毒血症期后不久,迅速产生特异性 Ig 抗体,使其感染自限,疾病恢复。一般人群多表现为急性感染过程,当机体免疫缺陷如患艾滋病、接受器官移植、肿瘤患者接受化疗者,或细小病毒 B19 DNA 整合到宿主染色体等情况下,则可能导致细小病毒 B19 的慢性持续性感染。

(四)临床表现

细小病毒 B19 可引发许多临床表现,因感染个体的年龄、血液系统状态和免疫状态而不同,从无症状感染到严重者可危及生命。目前证实以下五种疾病与细小病毒 B19 感染相关,包括传染性红斑(erythema infectiosum,EI)、关节病(arthropathy)、一过性再生障碍危象(transient aplastic crisis,TAC)、免疫缺陷人群中出现纯红细胞再生障碍性贫血、宫内感染还可引起非免疫性胎儿水肿(hydrops fetalis)、先天性贫血(congenital anemia)及流产。

病毒血症期:患者感染细小病毒 B19 后在病毒复制期会有较强传染性,在接触病毒后的 5~10 天,患者可出现短期病毒血症,持续 5 天左右,在这个阶段病毒滴度最高可超过 10^{12} 个/ml。在病毒血症期间,患者可表现为咽痛、轻咳、鼻炎等非特异的上呼吸道感染症状,伴有全身不适、肌肉疼痛、低热、畏寒等全身症状。而有基础血液疾病的患者可在这个阶段出现再生障碍危象等。此后,免疫正常的人群中逐渐出现针对细小病毒 B19 的特异性抗体及抗原抗体复合物,这时,患者可出现关节炎及皮疹等表现,

患者出现特异性抗体后便不再有传染性。免疫缺陷的人群因感染后不能出现特异性抗体，故会出现感染进一步加重及蔓延。如果一个人血液检测不到细小病毒 B19 中和性抗体，那么就可以认为是细小病毒 B19 易感人群。

免疫功能正常的人群中，约有 25% 的无症状感染者，大约 50% 的患者在感染过程中仅有发热、咳嗽、咽痛等非特异性症状。其余的 25% 的患者可有关节炎、皮疹等与细小病毒 B19 感染相关的症状。儿童中常出现皮疹，而关节炎在成人中出现较多。免疫功能正常人群感染细小病毒 B19 后，其典型临床疾病包括如下：

1. 传染性红斑（erythema infectiosum，EI） 也称为第五病，是细小病毒 B19 感染引起的最常见的轻型疾病，常在学龄期儿童中暴发，成人亦有发病。

（1）小儿的临床表现：首先有低热、咽痛、流涕、恶心及全身不适等症状，部分患者有淋巴结肿大和关节肿痛。2～3 天后出现皮疹，皮疹始于面部，表现为突发性面颊部鲜明的红斑并伴有轻度水肿，边缘清晰，形成特殊的"掌拍颊"（slapped cheek）。皮疹很快向躯干、四肢扩散，呈散在的红色斑丘疹相互融合，当中心消退时则呈网状或花边状，伴有瘙痒感。出疹期间多不伴其他明显症状，但数周内可因日晒、运动、淋浴或情绪紧张等情况使皮疹再现或加重，这是 EI 的一个典型特征。皮疹大多持续 2～4 天后消退，留有的色素沉着也于数天后消退。全病程多为 5～9 天。除典型皮疹外，细小病毒 B19 感染还表现为斑丘疹而难以与风疹相鉴别，亦有疱疹、紫癜样疹或瘙痒性皮疹。

（2）成人临床表现：成人感染细小病毒 B19 后少数也可表现为传染性红斑，但很少出现"掌拍颊"，皮疹较少不典型。但病后数天或数周，80% 可出现关节痛。

2. 一过性再生障碍危象（transient aplastic crisis，TAC） 95% 以上的 TAC 是因细小病毒 B19 感染所致，儿童多发。TAC 发生前 1～7 天，可能有全身不适等轻微前驱症状。正常人感染细小病毒 B19 后血红蛋白虽暂时下降至 100g/L 左右，但一般不表现症状；但在镰状细胞贫血、珠蛋白生成障碍性贫血（地中海贫血）、自身免疫性溶血性贫血、丙酮酸激酶缺乏症，以及遗传性球形多核幼红细胞症等患者中，由于血红蛋白生成减少、红细胞生存期缩短、破坏过多，细小病毒 B19 感染可能诱发致命性的 TAC，使患者贫血症状更为明显——面色苍白、心悸、虚弱无力

和嗜睡，甚至精神错乱、充血性心力衰竭等，亦偶见皮疹，病情严重危及生命者，常需输血治疗。随着特异性抗体的产生，患者血象多在 7～10 天内恢复到原来水平，在免疫功能正常人群中，由于保护性抗体的产生，TAC 一般终身只发生一次。TAC 发作时，红细胞浓度可下降超过 30%，网织红细胞缺乏，白细胞和血小板计数正常或者降低，骨髓象显示细胞系的再生不良或再生障碍性贫血，出现巨原红细胞，并可找见病毒包涵体。

3. 关节病（arthropathy） 急性关节炎（关节痛）是细小病毒 B19 感染常见的临床表现，尤其在成年女性，发生率高达 60%～80%，且 10% 病程持久。儿童细小病毒 B19 感染关节受累 5%～10%，而一般成人约占 40%。常以对称性多关节肿胀、疼痛和活动受限为特征，全身各关节均可受累，但主要累及指（趾）小关节，其次为膝、腕和踝关节，还可累及肘、肩、颈椎、腰椎等多处。发病前可有发热或皮疹，亦可表现为关节痛。多在 3 周内自行恢复。少数女性患者病情迁延不愈达数月甚至数年，认为与 HLA-DR1 缺乏有关。急性期患者血中可测得 IgM 特异性抗体，但多数查不到抗原或 DNA，而慢性者可从骨髓中检出 DNA。

4. 宫内感染 孕期妇女细小病毒 B19 感染，在病毒血症期可经胎盘传给胎儿。细小病毒 B19 可扩散至胎儿全身器官，引起广泛感染，尤其对胎儿快速分裂的细胞（如骨髓红细胞生成系统）有很强的侵蚀力，使胎儿贫血、缺氧、心力衰竭，引起非免疫性胎儿水肿和先天性贫血。胎儿水肿表现为明显贫血、高度水肿，可有心包炎、腹腔和胸腔积液，易导致流产、胎儿死亡。细小病毒 B19 感染关键时期在妊娠前 16 周内，特别是妊娠的 1～3 个月。与胎儿水肿相关的流产或死亡多发生在妊娠中期（11～23 周）。

5. 肢端麻木刺痛症 细小病毒 B19 感染可引起指端或趾端麻木、刺痛。麻木刺痛区可有轻度感觉减退。重症者可出现肌力减弱，神经传导减慢，提示有末梢神经受损。病程可持续数月至数年，可呈间歇性发作，PCR 法可检出 HPV-B19 DNA。

慢性细小病毒 B19 感染容易发生在免疫功能缺陷患者中，因其不能产生特异性抗体，故容易发生慢性感染。由于骨髓中长期存活着病毒而抑制、破坏造血功能，临床表现为慢性贫血或可表现为反复发作的再生障碍危象。目前在白血病、肿瘤、器官移植、先天性免疫功能缺陷及 HIV 感染者中均有细小病毒 B19 慢性感染的报道，不同疾病中慢性细小病

毒 B19 感染率亦有差异。慢性细小病毒 B19 感染常出现纯红细胞再生障碍性贫血,但其皮疹及关节炎发生率相对于急性感染者少见。

此外有报道细小病毒 B19 与多种疾病发病相关,包括心肌炎、慢性关节炎、肾小球肾炎、特发性血小板减少性紫癜、脑膜炎、嗜血细胞综合征、急性重型肝炎等。然而由于检测方法缺陷且病理机制不清,目前尚无法证实细小病毒 B19 感染确实会引起上述疾病的发生。有研究证实在心肌炎患者的心肌组织及慢性关节炎患者的关节液中检测到细小病毒 B19 DNA 的存在,但其发病机制仍需进一步研究。

(五)实验室检查

实验室检查对于鉴别传染性红斑与其他病毒皮疹、确定是否存在保护性抗体、妊娠中有无近期感染,特别是区分细小病毒感染或其他原因引起的红细胞生成障碍,均是有意义的。

1. 抗体检测(IgG、IgM) 近期细小病毒 B19 感染可查 IgM 抗体,常用酶联免疫法测定。IgG 抗体存在表明曾经感染过,多用于血清流行病学调查。但以 VP1 蛋白抗原为主的低亲和力 IgG 抗体测定试验高度敏感特异性,比 IgM 检测更敏感,可更方便地用于近期感染诊断。此外 NS1 特异性 IgG 抗体检测可用于急性期感染诊断。

2. 抗原检测 不同人群感染细小病毒 B19 后产生不同强度的免疫应答,免疫功能低下者在感染细小病毒 B19 后不一定能产生特异性抗体,故直接检测细小病毒 B19 核衣壳抗原 VP1 和 VP2 是诊断细小病毒 B19 感染的重要手段。目前常用的方法是 Corcoran 等建立的酶免疫分析技术及日本红十字会血液中心应用的化学发光酶免疫分析技术,这两种方法的抗原检测敏感性较高,特别适用于样品的大规模筛选,并可替代常规实验室评价细小病毒 B19 感染时的 DNA 检测方法。

3. 核酸测定 检测细小病毒 B19 的敏感方法是 PCR 法,PCR 法结合原位杂交在细胞或组织切片中可检测到少量的病毒 DNA,但要注意假阳性结果。最易进行的方法是在血清或组织匀浆的斑点杂交和固定组织的原位杂交。DNA 杂交是再生障碍危象时测定有无病毒血症的最好方法,其不仅在急性期、间歇期,甚至感染后几个月仍能测出,且可用于检测排泄物、滑液、唾液和细小病毒 B19 感染所致流产或宫内死亡的胎儿组织。

4. 血凝试验 基于细小病毒 B19 受体是红细胞 P 抗原的特性,以细小病毒 B19 受体介导的血凝试验(RHA)可检测出能与受体分子结合(功能性)的病毒颗粒。该法与 PCR 法相比,简便、快速且经济实惠,其最高敏感性为 $10^5 \sim 10^6$ 拷贝/ml 病毒基因组,可用于检测有病毒血症的献血人员。

5. 电镜检查 可直接在电镜下观察各种标本受染细胞核内病毒包涵体和病毒颗粒。

(六)诊断

1. 临床表现 凡是出现发热、皮疹、关节痛的患者,特别是儿童,应考虑到本病毒感染的可能。已患有溶血性贫血的患者,如出现发热并贫血急剧加重时,应想到本病毒感染引起的再生障碍危象的可能。

2. 流行病学资料 若当地有传染性红斑、关节炎的流行,与患者有接触史,均有助于本病的诊断。

3. 实验室诊断 为本病确诊的必要手段。病毒特异性 IgM、VP1 低亲和力 IgG 抗体、高滴度 IgG 抗体(通常是在急性期和恢复期 4 倍以上升高)均有助于本病毒感染的诊断。但需注意在免疫缺陷患者或接受免疫抑制剂治疗患者的慢性细小病毒 B19 感染,可能检测不到细小病毒 B19 抗体,则需进行血液或组织中病毒核酸或抗原的检测。

(七)治疗

尚无特效抗病毒治疗报道。本病多呈良性经过,一般对症处理即可。再生障碍危象患者应予输血治疗。关节痛及肢端麻木、刺痛者可应用止痛及营养末梢神经药物。慢性感染者,特别是免疫功能低下者,可用静脉注射免疫球蛋白治疗:成人 20mg/kg,小儿剂量 400mg/(kg·d),连用 3~5 天,每半个月或 1 个月可重复用药 1 次,这不仅有助于使慢性感染者症状消失,而且有助于清除病毒。故对病情较重的病毒血症期患者,即使在急性期也可以静脉注射免疫球蛋白。对于胎儿宫内感染,如明确为近期感染细小病毒 B19 的孕妇,需对胎儿进行超声检查,若有胎儿水肿现象则进行胎血检测,贫血者进行宫内输血,胎儿输血应在妊娠 18~35 周进行,过小则不能进行输血治疗,超过 35 周者会增加胎儿死亡风险;若胎儿无水肿现象,则应连续监测超声 6~8 周;如果≥32 周的胎儿出现严重水肿、心律不齐、胎心基线变异等,则应考虑终止妊娠。对于宫腔内感染者,目前使用免疫球蛋白观察研究有限,其治疗价值仍需进一步评估。新生儿严重贫血时,应考虑输浓缩红细胞。对细小病毒 B19 感染所致的结缔组织疾病要对症处理,可用非类固醇类抗炎药物、抗代谢药物及烷化剂治疗,忌用免疫抑制剂,因为免疫抑制剂会延长病毒感染时间,导致持续性细小病毒 B19 感染。

（八）预防

正确处理感染源可以有效降低其危险性,良好的卫生习惯,如经常洗手、实行分餐制均可预防或部分预防其传染性。在人群密集及疾病高发区,如医院、幼儿园,应进行定期消毒。对于发生 TAC 的患者应短期内进行呼吸道隔离,对于免疫功能缺陷人群的慢性感染者在住院期间应进行单独隔离。而免疫力正常的人群,在出现传染性红斑、关节炎等症状时则预示着出现保护性抗体,不再具有传染性,所以无须进行单独隔离。对于孕妇和儿童由于目前没有特异的防护措施,流行期间应该避免到高发地区,以减少感染机会。重组表达的细小病毒 B19 结构蛋白亚单位疫苗尚在动物实验阶段,还未进行临床试用。

二、人类博卡病毒感染

人类博卡病毒(human bocavirus, HBoV)是 2005 年瑞典科学家 Allander 在儿童呼吸道分泌物中发现的一种新病毒,因其氨基酸序列与犬细小病毒、牛博卡病毒存在 40% 左右同源性,命名为人类博卡病毒。2006 年 8 月,中国疾控中心病毒病预防控制所和湖南省郴州市第一人民医院合作利用体外 DNA 检验技术,首次在中国检测出人类博卡病毒(HBoV)。目前已知该病毒的感染与部分呼吸道和肠道疾病有关。

（一）病原学

HBoV 是被发现的与人类疾病相关的细小病毒之一,其属于细小病毒科,细小病毒亚科,博卡病毒属。HBoV 呈球形,直径 21~28nm,二十面体立体对称结构,无包膜。病毒基因组为线性单链 DNA(ssDNA),约 5.2kb,含 3 个可读框,分别编码蛋白 NS1、NP1、VP1 和 VP2,NS1 最早被转录、翻译,能够启动病毒 DNA 的复制,NP1 的功能尚不明确;VP1 和 VP2 含有一个共同的重叠区,是病毒衣壳的重要结构蛋白。其衣壳蛋白 VP1 包含 5′端的独有区(unique region of VP1,VP1-U)具有磷脂酶 A2 活性,与病毒的感染有关。人博卡病毒基因组不编码聚合酶,依赖宿主细胞的 DNA 聚合酶进行复制。目前从呼吸道、肠道、血清及尿液中均检出 HBoVs,已知基因型为 HBoV1、HBoV2、HBoV3、HBoV4。

（二）流行病学

HBoV 呈世界范围内流行。在儿童及成人均可感染该病毒,但易感人群和发病率的文献报道多为儿童呼吸道和消化道感染的流行病学研究。在不同地区和国家的发病率为 1.5%~22.5%。一年四季均可发病,无明显季节感染分布特征。

（三）临床表现

患儿感染 HBoV 后引起的临床症状与其他呼吸道病毒临床症状相似,可有发热、流涕、咽痛、咳嗽、气喘等症状,部分患儿胸部 X 线检查有异常,少数病情重者可出现呼吸窘迫,临床诊断包括支气管炎、细支气管炎、肺炎。有研究发现,哮喘的发病可能与 HBoV 感染相关。研究中还发现,感染 HBoV 的患儿中腹泻发生率较高,且在粪便中也可找出 HBoV,故考虑 HBoV 的感染与急性胃肠炎等的发病相关。

（四）检测及防治

目前尚无统一的病毒检测手段,研究报道中多用 PCR 定量检测技术进行病毒学检测。无特效治疗报道,其相关防治措施仍在进一步研究中。

（于岩岩 朱明娇）

第三十五节 慢病毒感染

慢病毒感染(lentivirus infection):病毒显性或隐性感染机体后,经过数年或数十年的潜伏期后发病,病情多为亚急性进行性加重,最终导致死亡。慢病毒感染可分为慢性病毒复制性感染和潜伏性感染,前者是感染性病毒并可用常规方法分离,后者有病毒基因组的持续存在,感染性病毒仅在周期性重新被激活时致病。这类病毒和亚细胞致病因子攻击的主要器官是中枢神经系统,临床上以缓慢进行性表现为主。已知可引起这类慢性进行性神经系统退化性疾病的病毒近 20 种,引起中枢神经系统慢病毒感染主要病原与疾病见表 22-35-1。

表 22-35-1　引起中枢神经系统慢病毒感染主要病原与疾病

病原体	疾病名称
副黏病毒科(*Paramyxoviridae*):麻疹缺损病毒	亚急性硬化性全脑炎/亚急性麻疹后白质脑病
披膜病毒科(*Togaviridae*):风疹缺损病毒	进行性风疹全脑炎
多瘤病毒科(*Polymaviridae*)*:JC 病毒、BK 病毒等	进行性多灶性白质脑病
逆转录病毒科(*Retroviridae*):人类免疫缺陷病毒	艾滋病相关痴呆综合征

*原称为乳多空病毒科(*Papovaviridae*),1999 年国际病毒分类委员会已取消此科,同时设立乳头瘤病毒科(*Papillomaviridae*)及多瘤病毒科（包括 JCV、BKV 及 SV40）

慢病毒感染的特征为：①潜伏期长，可达数月至数年；②亚急性或慢性起病，进行性加重，预后不良；③病毒或其他可能的致病因子在体内广泛存在，但病理变化主要在中枢神经系统内，病变较弥散，常为多灶性；④常伴有细胞免疫缺陷，无发热。

一、亚急性硬化性全脑炎

1933年，Dawson报道了世界上首例亚急性硬化性全脑炎（subacute sclerosing panencephalitis，SSPE），患者男性，16岁，临床特征性表现为中枢神经系统进行性损伤、记忆力减退伴有肌阵挛。次年该作者又报道一例确诊为亚急性包涵体脑炎的5岁女孩。在该2例患者脑组织中发现神经元细胞的胞质和核内具有嗜酸性包涵体。之后研究发现该病可同时累及脑白质和脑灰质。1966年，电镜观察发现患者标本中含有副黏病毒样颗粒，提示可能为麻疹病毒（measles virus，MV）。此后又在这类患者的血清和脑脊液中测到高滴度的MV抗体。用MV抗体可成功地检测到包涵体内的MV抗原，并可在SSPE患者脑组织中培养出MV。1972年Connally等确定本病由麻疹病毒引起。

SSPE由MV持续感染所致，平均发病时间为麻疹后7年。85%以上SSPE发生于5~15岁，平均发病年龄为10~14岁，男性发病率高于女性，比例为2:1~4:1。其发病率在发达国家约1/100万；在麻疹流行的发展中国家为（20~100）/100万，尤其农村多子女低收入家庭的儿童发病危险性相对较高。其确切病因尚不十分明确，部分病因可以归因于儿童早期麻疹病毒感染。本病以散发为主，患者幼年常有麻疹病史。麻疹疫苗接种广泛应用后本病发病率显著下降。

（一）病原学

麻疹病毒属副黏病毒科、麻疹病毒属，病毒的分子量约为$5×10^6$Da，有包膜，表面有突起，长9~15nm，麻疹病毒的基因组由不分节段的负链RNA组成，长度为16.5kb。病毒基因组首先转录核衣壳（N）蛋白，其分子量为60kDa，由细胞的蛋白水解酶水解成45kDa和41kDa两部分。N蛋白可自身装配成核衣壳，包绕病毒基因组和有前导序列的RNA。P蛋白是磷酸化蛋白，分子量为72kDa，和N蛋白及RNA结合成为复合物，包膜蛋白由M、F和H组成。M蛋白可与跨膜的F和H蛋白的细胞质内部分相互作用，有利于病毒出芽释放。当M蛋白与病毒的RNA蛋白复合体结合后，可抑制病毒核酸转录。在

持续感染的麻疹病毒，M蛋白常失去这一抑制转录的功能。F蛋白分子量约为60kDa，位于病毒的表面，有利于病毒吸附及穿透靶细胞，起感染细胞的作用。H蛋白是与细胞受体结合并有血凝功能的蛋白，在持续感染的麻疹病毒株中，H蛋白可发生变异而影响其糖基化、聚合及在细胞内的转运。L蛋白与其他负链RNA病毒的聚合酶同源性较高，分子量为248kDa，与核衣壳有关，参与完成病毒RNA的转录。

麻疹病毒感染机体细胞后，在其表面表达H和F蛋白，使细胞相互融合产生多核细胞或巨细胞。神经系统内通常不形成巨细胞。麻疹病毒感染及感染后的特征是细胞核内有A型Cowdry嗜酸性包涵体。细胞核内包涵体有两种类型，大多是从核仁衍变而来的核体复合物，少数N蛋白的核聚集物形成。若N蛋白从细胞质移到细胞核内，可被组装成异常的细胞核衣壳，因缺少病毒RNA、P蛋白和M蛋白，故电镜下仅可见到呈"光滑结构"的物质。

麻疹病毒基因分型为H1基因型、H2基因型、A基因型、疫苗相关A基因型。2009年国内研究人员张燕等通过对1993—2006年中国29个省、自治区、直辖市流行的麻疹病毒分子流行病学的系统研究，调查了中国流行的麻疹野病毒的基因变异规律，以及病毒基因型分别在地域和年代上的分布。14年间从29个省、自治区、直辖市分离到748株麻疹病毒，其中743株为H1基因型，1株为H2基因型，1株为A基因型，3株为疫苗相关A基因型。在H1基因型中，684株为H1a基因亚型，50株为H1b基因亚型，9株为H1c基因亚型。H1a基因亚型从29个省市均有分离，H1b基因亚型只从10个省分离到，H1c基因亚型只在1993—1994年从4个省分离到。研究发现自2000年以来，H1a基因亚型逐年成为优势流行亚型，并呈上升趋势；H1b基因亚型逐年转为弱势，其传播于2006年被阻断；而H1c基因亚型的流行自1995年已未见报道。证实H1基因型是中国近14年麻疹病毒流行的绝对优势本土基因型，其中H1a逐渐成为中国近几年流行的绝对优势基因亚型。

（二）发病机制和病理

1. 发病机制　目前认为可能有两方面机制。

（1）分子生物学机制：引起SSPE的麻疹毒株有明显的基因特征，以M蛋白和F蛋白较为明显。SSPE毒株的M基因发生超突变（hypermutation），并有起始密码（ATG）和中止密码（TGA）位置的改变，

从而使 M 蛋白的氨基酸数目发生变化。与 Edmoston 株相比，Yamagata 株的 M 蛋白 N 末端缺少 50 个氨基酸，而 C 末端多出 15 个氨基酸。SSPE 毒株的 F 蛋白由于 C 末端碱基发生变异，翻译过程提前终止，使 C 末端缺少 15 个氨基酸。1993 年 Hirano 报道三种急性感染麻疹病毒株（Nagahata，Edmoston，Yn）与四种引起 SSPE 的麻疹病毒株（Biken，Ip-3，Niigate 和 Yamagata）的 M 蛋白（matrix 蛋白，也称基质蛋白）有所不同，前者均与病毒核衣壳紧密结合而后者无此结合。进一步研究发现，Biken 株产生变异的 M 蛋白序列，编码两种抗原性差别较大的 M 蛋白，其中一种是由丝氨酸变为亮氨酸而引起的抗原变异。Ip-3 株也存在产生变异的 M 蛋白序列，部分可编码一种能产生感染回复体（infectious revertant）的 M 蛋白，对这些 M 蛋白的核苷酸进行序列分析，发现在氨基和羧基末端区域存在突变，从而导致 M 蛋白与核衣壳结合的能力丧失。Baczko 等采用分子生物学技术对 1 例 SSPE 脑部 5 个区域（双额、双枕、小脑）的脑组织进行分析，认为变异型毒株至少经历 5 次偏倚性超突变（biased hypermutation），即病毒核酸的正股发生由 U 到 C、A 到 G 的突变，并测出变异型 M 蛋白基因的可读框。Schmid 等则采用 PCR 扩增、体外表达及测序等技术进行研究，发现部分病毒克隆突变从而导致了病毒的 F 蛋白发生截短、加长、非保守性氨基酸替代等变异，提出 F 蛋白功能区的改变可能在 SSPE 中起重要作用。

引起 SSPE 的麻疹病毒与细胞有较强的结合能力，较少产生游离的病毒，因此也被称为非产生性（nonproductive）或缺陷型（defective）麻疹病毒。Billeter 等的研究结果表明，引起 SSPE 的麻疹病毒特征是病毒无芽生，病毒膜蛋白表达减弱，尽管机体感染该病毒后可产生较强的免疫反应，但仍不能阻止其在中枢神经系统扩散。经过对 5 种引起 SSPE 的麻疹病毒进行测序，并对 H 蛋白和 F 蛋白的功能进行分析后，提出麻疹病毒基因突变的发生不仅是麻疹病毒聚合酶错误所导致的个别情况，而且是群体的突变，推测是由于 RNA 复制或修饰过程中的偶然改变形成了双股 RNA 区域，使两个编码跨膜蛋白的基因区发生功能改变。F 和 H 蛋白相互配合发挥细胞融合功能，因此上述改变可导致局部细胞融合以及使麻疹病毒的核糖核蛋白扩散。Norrby 等的研究结果也表明 SSPE 的分子发病机制是由于 M 蛋白、F 蛋白或血凝素蛋白均存在缺陷表达，使机体免疫系统无法正确识别，导致病毒在脑细胞内持续存在。

有研究证实，SSPE 患者脑内含有基因变异的麻疹病毒，Sidhu 等在 5 例 SSPE 患者剖检脑中采用分子生物学技术对含有变异麻疹病毒的基因组 copy-back（回抄）序列进行特异性扩增，获得大量分泌性 cDNA，代表了各种缺陷性 RNA 种类。随后克隆出其中两种缺陷基因，对最常见的一种做了序列分析，确定其来源并证实具有的 copy-back 性质。

（2）免疫发病机制：Mehta 等采用 ELISA 配对检测 25 例 SSPE 患者、30 例多发性硬化症患者及 26 例其他神经疾病患者的脑脊液和血清中的前炎性细胞因子（proinflammatory cytokines），包括白介素 1β（IL-1β）、肿瘤坏死因子 α（TNF-α）、IL-6、可溶性细胞内黏附分子-1（sICAM-1）等，结果发现 SSPE 患者脑脊液中 IL-1β 的水平明显高于其他两组；脑脊液/血清的 IL-1β 比例及脑脊液中 sICAM-1 的水平也高于其他两组。由于目前尚未证实 IL-1β 能够透过血脑屏障，故上述结果提示 IL-1β 和 sICAM-1 可能是在中枢神经系统内合成并在 SSPE 发病机制中起重要作用。Visudtibhan 等用 ELISA 法对 23 例 SSPE、15 例多发性硬化症、15 例其他中枢神经系统感染性疾病的脑脊液和血清进行配对检测麻疹特异性 IgA，结果与其他两组相比，SSPE 组脑脊液中麻疹特异性 IgA 抗体与血清中的相同抗体的比例增加，认为 SSPE 患者的中枢神经系统可产生麻疹特异性 IgA 抗体。

2. 病理 SSPE 的早期组织病理学改变主要来自脑组织活检，以炎症性病变为主，可见脑膜炎和脑炎，累及皮质和皮质下灰、白质，伴胶质细胞增生，血管周围可见浆细胞和淋巴细胞浸润。晚期病例死亡后尸检：大体解剖见脑回变宽变扁，脑沟变窄、皮层变薄，白质间隙扩大，伴脑萎缩。镜下病理改变主要为神经元坏死和胶质增生，难以见到典型的炎症性改变特征。核内包涵体是本病的特征性改变之一，可分两型：①Cowdry A 型，包涵体较大且几乎充满细胞核，包涵体周晕清晰可见；②Cowdry B 型，与核仁大小相近，无晕，一个细胞核内可见一个至数个包涵体。电镜检查可见包涵体中含有麻疹病毒核壳的典型管状结构。

Nagano 等在 3 例 SSPE 患者的冰冻脑标本中发现广泛的细胞浸润、脱髓鞘、胶质增生，他们采用双标记免疫细胞化学技术以及细胞特异性标记分析了 IL-1β、IL-2、IL-3、TNF、LT（淋巴毒素）和 γ 干扰素，结果显示这些阳性免疫反应的促炎性细胞因子存在于浸润细胞和剩余细胞中，而在正常脑组织中则未见到任何促炎性细胞因子的反应。

最近，McQuaid 等从 3 例 SSPE 患者脑组织切片中用 DNA 原位终末标记法检测细胞凋亡，发现这 3 例的脑部各区域的神经元、少突胶质细胞、淋巴细胞和大胶质细胞都有不同程度的凋亡，病毒阴性细胞也有凋亡。而在 1 例非中枢神经系统疾病的脑标本中却未发现明显的细胞凋亡。用免疫组化检测到 Bcl-2 在 SSPE 脑中表达，其免疫反应活性限于炎性浸润的细胞。提示细胞凋亡和促炎性细胞因子介导的反应可能都是 SSPE 的重要发病机制。

（三）临床表现

SSPE 起病隐袭，呈亚急性或慢性进行，病情从智力减退开始，缓慢发展为精神错乱，痉挛性麻痹，昏迷直至死亡。患者往往在 2 岁前第一次感染麻疹病毒，在 2~20 岁出现典型的神经系统症状，也有报道 32 岁以后才发病者。病程可分 4 期。

1. 第一期（精神及行为障碍期） 病初患儿学习成绩下降，行为轻度异常，以后情感不稳及智力低下，有健忘、淡漠、注意力不集中、言语障碍，逐渐发展为痴呆。早期可出现眼部症状，有时产生视盘水肿，易误诊为脑瘤；还可存在视力障碍，约 30% 的患者单眼或双眼黄斑炎性水肿，继而产生脉络膜视网膜瘢痕，部分病例视网膜黄斑区有色素改变。

2. 第二期（运动障碍期） 可在发病后 2 个月内出现。以锥体外系症状为主要表现，呈多种形式的手足运动，舞蹈样动作，典型的肌阵挛性抽搐，每分钟 4~12 次，如癫痫样发作。肌阵挛先发生于头部，后为躯干及四肢。典型的形式是突然坠落以致跌倒，较轻者是伸出的上肢突然下落，也有些患儿的肌阵挛具有明显发作性特征，每隔 5~10 秒重复出现。其他的包括动作性震颤等运动失调，可出现发音及吞咽困难、步行困难，历时 1~3 个月。

3. 第三期（昏迷、角弓反张期） 去人脑皮质状态或去大脑强直，昏迷，伴自主神经功能紊乱，如体温失调、呼吸不规则、面色苍白、潮红、出汗等。持续 1~3 个月。

4. 第四期（大脑皮质功能丧失期） 大脑皮质功能几乎完全丧失。眼球浮动、病理性哭笑、肌张力减低、四肢屈曲、头转向一侧、尖叫等，肌阵挛频度有所减少。

早期多不发热或有低热，晚期可有高热。本病预后不良，多数患儿于发病后 3~24 个月内死亡。常因继发感染、循环衰竭、恶病质等死于疾病第三、四期。也有经积极治疗患者生存时间得以延长或出现缓解的报道，缓解期可长达数年，总的临床病程可达 10~16 年。

（四）诊断

本病诊断较为困难，大多数患者并无明显的麻疹感染病史，一般被认为是由于患者之前发生过麻疹亚临床感染。患者最早可以出现"皮质盲"症。进而发展为进行性脑病，肌肉阵挛性抽搐，黄斑病变加重。1972 年 Jabbour 提出的 SSPE 诊断标准是：①典型的临床病程，行为异常，认知能力下降，视觉异常可作为 SSPE 早期临床症状的诊断依据；②特殊的脑电图改变；③脑脊液中 γ 球蛋白升高；④脑脊液中出现高水平的麻疹抗体；⑤脑组织活检或尸检发现全脑炎的病理改变；⑥脑组织中分离培养出麻疹病毒。具备上述 6 项诊断标准中的 4 项即可确诊。病理检查结果是确诊最重要的依据。SSPE 时特征性神经系统表现、脑脊液中 MV 抗体升高、脑脊液常规（压力、蛋白、糖、氯化物和细胞数）正常，但免疫球蛋白增加，电泳中出现寡克隆带，PCR 测得脑组织中麻疹病毒核酸，头颅磁共振显示脑实质、脑干和小脑萎缩、脑皮质增厚和脑室扩大等，均有助于诊断。

SSPE 时脑电图的改变为：多数患者初期并未观察到明显的脑电图变化，对早期患者可给予视觉诱发电位（VEP）测试，进行辅助诊断。患者临床症状加重后可出现脑电图背景低平，间隔 4~8 秒出现 2~3Hz 高波幅慢波，持续 0.5~2 秒，双侧大致对称，顶枕部最明显。此种特征性脑电图又称 SSPE 波、R 波。病程第二期时脑电图改变最为显著，第四期基本消失。

SSPE 的影像学：早期 CT 和 MRI 可无阳性发现。有人提出疾病初期 MRI 检查可发现双侧皮质和皮质下白质不对称，以大脑半球后部损害较为明显，其后可见深部白质有高信号改变以及重度脑萎缩，脑实质损害与病期明显相关。有学者报道，患者 MRI 显示 T_1 加权增强的低信号改变，T_2 加权时出现高信号改变，提示病变累及脑干、大脑皮质、脑室周围或皮质下白质，后期由枕叶、顶叶和额叶白质扩展到大脑皮质灰质，严重者可发生脑水肿、脑疝，最终呈进行性广泛性脑萎缩，见于大脑半球、小脑、脑干。疾病早、中期可见基底节改变，以豆状核损害为多见。

脑活检可作为重度 SSPE 的确认依据，患者脑组织表现为脑膜和脑实质炎症变化，坏死性脑白质炎，神经髓鞘脱失，神经元数量减少，病毒包涵体出现于星形胶质细胞和神经元内，脑血管周围可出现炎性淋巴细胞浸润。此外患者可出现脑脊液神经微丝蛋白与可溶性 TNF-α 受体水平增高表现。

（五）治疗

目前缺乏肯定有效的治疗药物，临床上主要以对症治疗和支持疗法为主。曾经试用金刚烷胺、利巴韦林、免疫球蛋白、免疫调节药物（异丙肌苷，干扰素）、肾上腺皮质激素、5-溴-2-脱氧嘧啶治疗，最佳应用方案尚未确定，未取得满意效果。临床上卡马西平、左乙拉西坦、氯巴占等药物最常用于控制肌阵挛。Anlar 等报道应用 α 干扰素脑室注射合并口服异丙肌苷（inosiplex）治疗 22 例 SSPE，随访 56 ~ 108 个月，有 50% 的病例症状缓解，22% 的病例病情稳定，与未注射干扰素的患者比较，生存率较高。Tomoda 等采用大剂量利巴韦林加上 α 干扰素治疗取得较好效果。Michael 等采用血浆置换、静脉注射免疫球蛋白治疗患者，辅以利妥昔单抗和抗癫痫药物，能有效稳定患者病情。孕妇出现急性肾小管坏死者应及早开始血液透析。血清学脑脊液和血液麻疹抗体滴度结果明确之前，应及早开始抗病毒和抗菌治疗。患者出现肌肉阵挛性抽搐可给予适当剂量异丙肌苷治疗。

此外，目前用于治疗病毒感染的各种免疫增强剂如胸腺素、白细胞介素 2 等，从理论推测也可能有一定的疗效，但无大样本研究证实。孕妇感染麻疹病毒可发病，如出现高血压和先兆子痫，宜在稳定血压后实施紧急剖宫产。

（六）预防

麻疹疫苗注射是预防本病的最有效的方法，自从减毒活疫苗应用后，SSPE 的发病率呈明显降低趋势。目前尚无麻疹疫苗引起 SSPE 的报道。

二、进行性风疹全脑炎

进行性风疹全脑炎（progressive rubella panencephalitis，PRP）是由风疹病毒引起的中枢神经系统疾病。此病较为罕见，自 1974 年首个病例报道后，迄今仅有 20 余例报道。

（一）病原学

风疹病毒为 RNA 病毒，属披膜病毒科（Togaviridae），不规则球形，直径约 60nm，呈二十面体，有一层包膜，表面有一直径 5~6nm 的突起，含有血凝素。病毒颗粒的分子量为 $(26 ~ 40) \times 10^6$ Da，其基因组为正链 RNA，长度为 9 757 个核苷酸。风疹病毒在复制过程中首先转录一条 24S 的次级 RNA，编码一条 111kDa 的多聚蛋白前体，经蛋白酶切割后裂解为风疹病毒的 3 种结构蛋白，即衣壳蛋白 C、外膜蛋白 E1 和 E2。C 蛋白的分子量为 3.3 ~ 3.8kDa，由 299 个氨基酸组成，与风疹病毒 40S RNA 结合构成核衣壳。由于蛋白位于病毒的核心部位，其抗体对病毒无中和作用。E1 的分子量在风疹病毒结构蛋白中最大，为 51.5kDa，该蛋白从前体蛋白上切割后经过复杂的糖基化过程，分子量增加到 60kDa，位于病毒包膜表面，具有凝集动物和人"O"型红细胞的作用，能刺激机体产生中和抗体和 H1 抗体。不同风疹病毒株的 E1 区的氨基酸序列存在差异，但是在抗原表位区，其氨基酸序列均相同。E1 共有 6 个抗原决定簇表位，分别有血凝作用或与产生中和抗体有关。E2 也是糖蛋白，具有两种分子量不同的形式，E2a 的分子量为 47kDa，E2b 为 42kDa。这两种蛋白的氨基酸组成都一样，但后期加工有所区别，不同毒株的糖基化程度有一定差异，从而使其抗原性有所区别。E2 只有一个抗原决定簇，可刺激机体产生中和抗体，但其抗原性不如 E1 强。

（二）发病机制和病理

本病的发病机制目前尚不十分明确，由于在部分患者脑组织中未能检出病毒，而在血清及脑脊液中则可检出 IgA 和 IgG 型风疹病毒抗体，并可在脑脊液中检出抗原抗体复合物，因此多数学者认为免疫损伤可能是本病的主要原因。

病理改变与 SSPE 相似，脑膜和血管周围间隙有炎症表现。小脑严重萎缩，脑室扩大，但无包涵体形成。在大脑、小脑的实质内和小血管的壁上有广泛的无定形的嗜碱性沉积物，部分病例见有脑内钙化灶。

（三）临床表现

本病起病隐袭，发病年龄为 8 ~ 21 岁，均为男性。起病表现为行为异常，学习成绩下降，智力进行性减退，动作笨拙。主要表现有步态、躯体和四肢共济失调，早期常伴有癫痫发作，肌痉挛在用抗癫痫药物治疗后数年常出现，面肌无力和/或眼球运动障碍、视神经萎缩等。病情呈进行性加重，持续数月至数年后可发展为完全性痴呆和痉挛性四肢瘫痪，最后死亡。

（四）实验室检查与辅助检查

患者血清中常有高水平的免疫复合物被发现，这些复合物含有免疫球蛋白 IgG，脑脊液检查可见单核细胞增多及蛋白增多，IgG 明显升高，可出现寡克隆 IgG 带。血清及脑脊液中抗风疹病毒抗体效价明显增高，血清免疫复合物也显示包含风疹抗体（或抗原）。脑电图示背景活动常为慢波节律,无局灶性表现。CT 和 MRI 检查可发现脑室扩大,特别是第四脑室,并有小脑皮质萎缩。

（五）诊断和鉴别诊断

病史中患者母亲孕期有风疹接触或感染史,或患者有明确的风疹感染史,结合临床表现和实验室检查,可作出诊断。该病主要与 SSPE 相鉴别,但 PRP 起病年龄较 SSPE 为大,临床过程相对更为温和,常出现小脑性共济失调。血清和脑脊液中可测到 IgG 和血清 IgM 风疹抗体,头颅 MRI 检查可发现脑室扩大及小脑皮质萎缩。

（六）治疗

目前尚无具有特效的治疗方法。临床上以支持疗法和对症治疗为主,并应加强护理,防止并发症。有肌阵挛和癫痫发作的患者,可试用氯硝地西泮等药物治疗。目前临床上使用的抗病毒药物和免疫增强剂,如干扰素、胸腺素及转移因子等均可试用,但疗效尚不肯定。Wolinsky 曾报道使用异丙肌苷治疗取得一定疗效,但由于应用病例较少,未能得到进一步研究证实。

（七）预防

孕妇及婴儿接种风疹疫苗是预防本病的有效方法。

三、进行性多灶性白质脑病

20 世纪 50 年代末 Astrom 首次报道进行性多灶性白质脑病(progressive multifocal leukoencephalopathy,PML),该病是一种少见的由多瘤病毒科(Polyomaviridae)中的 JC 病毒(JC 为 1 例患霍奇金病的男性患者的姓名缩写,曾从该患者体内分离出 papova-like virus)、BK 病毒等持续感染引起免疫低下患者的中枢神经系统感染。致病病毒于 1971 年由 Padgett 首次分离得到。本病常见于慢性淋巴细胞性白血病、淋巴网状细胞肉瘤、恶性组织细胞病、霍奇金病,亦可见于肺癌、乳腺癌或器官移植后使用激素或其他免疫抑制剂的患者,但亦有无原发病的患者。近年有较多报道 JC 病毒与人类免疫缺陷病毒(HIV)相互作用,使 PML 的发病率增高。

（一）病原学

本病病原体为多瘤病毒科中 JC 病毒、BK 病毒和 SV40 等。JC 病毒为 DNA 病毒,病毒颗粒呈球形,平均直径为 42.5nm,呈二十面体立体对称,衣壳有 72 个壳微粒,无包膜。由 5~13kb 双链组成的环状 DNA 包含在一个没有脂蛋白的衣壳中。病毒在

细胞核内复制,有潜在致癌性。JC 病毒可表达 3 种结构蛋白(VP1、VP2、VP3 抗原)位于病毒颗粒表面。其非结构抗原有 T 抗原和 t 抗原,并已证明与多瘤病毒属其他成员 BK 病毒和 SV40 存在特异性和共同抗原成分。从 PML 患者的脑、肾组织和尿液中分离到的 JC 病毒,其抗原变异位点主要位于调节区域,编码区域相对较稳定。目前只发现其一个血清型。JC 病毒原型可以感染各种细胞类型,包括大脑细胞。在正常人的肾脏上皮细胞与尿液经常被发现,但它不会引起疾病,导致 PML 的是 JC 变异的病毒株。

（二）流行病学

JC 病毒感染是世界范围分布,在人群中传播相当广泛,原发感染常发生在儿童。传播的途径不是很明确,粪-口途径最有可能。据统计,成人的 JC 病毒感染率是 50%~90%。原发感染后病毒可在肾组织潜伏下来(即隐匿性感染),待机体免疫力下降或妊娠期间,病毒可重新激活并复制,通过尿排出体外,污染周围环境,以气溶胶方式通过呼吸道传播。

PML 在世界少见,发病年龄多在 40 岁以上,个别报道发生于 5~15 岁儿童。近年来随着艾滋病的流行,PML 的发病率逐渐增多。据估计有 2%~5% 的艾滋病患者合并有本病。艾滋病患者 PML 发生率在某些地区明显高于其他原因导致的免疫抑制患者的发生率(可达 80~100 倍)。据统计并发 PML 的艾滋病患者平均生存期为 4 个月(0.3~18 个月),仅 8% 的患者病程可超过 1 年。JC 病毒通常在社区中传播,风险人群有几种,最大的是 HIV 阳性的人群。

（三）发病机制和病理

1. 发病机制　可分为三个阶段。

（1）原发感染:原发感染多数在儿童和少年,JC 病毒抗体从阴性转为阳性的最高发生率年龄组是 11~17 岁。主要通过呼吸道感染,通常无明显临床症状。

（2）潜伏感染和再激活:JC 病毒原发感染后,经病毒血症到达肾脏,当免疫功能正常时,可不出现临床症状,但病毒未被完全消灭,可潜伏在肾组织中或经尿排出体外。当 T 细胞功能不全时,就失去对病毒的控制,形成持续感染,在肾脏内复制。此时尿中可检出 JC 病毒,血清效价也升高,见于脏器移植患者、妊娠妇女、老年人、癌症和艾滋病等免疫功能不全者。

（3）进行性多灶性白质脑病（PML）:当机体免

疫功能受损时,机体对病毒感染的敏感性增加,首次感染的病毒或原潜伏在体内(持续感染)被激活复制的 JC 病毒可通过血脑屏障,选择性地破坏脑组织,造成进行性中枢神经系统多发性脱髓鞘病变。

2. 病理　基本病理表现为 JC 病毒(或 BK 病毒)选择性破坏神经细胞,引起脱髓鞘改变。PML 的病理损害由感染的纤维中心逐渐向外扩散,中心区域寡突神经胶质细胞丢失,核肿大,核旁可有包涵体。由于寡突神经胶质细胞所产生的髓磷质是组成髓鞘的主要成分,当寡突神经胶质细胞受感染时可发生增殖溶解作用,导致特征性的脱髓鞘现象。轻度病理损害主要表现为轴索相对减少,较重的病理损害处可见由多个病灶融合形成的小空洞。所以大体观察便可见到多个灶性肿大的脱髓鞘斑块。星形细胞也发生显著的改变,核呈奇异状,类似转化细胞。神经元普遍减少,炎症反应一般较轻微。

(四)临床表现

本病以成年男性为多见,起病隐匿,临床表现具有多样性。常以四肢无力为首发症状,早期可出现进行性精神衰退、性格改变、智力下降、认知障碍、视力丧失、步态不稳、肢体运动不协调、言语障碍和头疼等表现。其特征性临床表现为局灶性神经功能障碍,根据其病变部位可出现同侧视野障碍、偏瘫、半侧感觉障碍、失语等。约 10% 患者有头痛或癫痫的表现。疾病晚期可出现意识障碍,多数病例于起病后 6~12 个月内死亡。

(五)诊断

患者在原有基础疾病(如艾滋病等)的基础上出现灶性神经系统异常的临床表现,应考虑 PML 的可能。脑脊液检查细胞计数可正常,蛋白浓度正常或轻度增加。血清学试验常可测出抗 JC 病毒抗体,但由于 JC 病毒感染较为普遍,故其诊断价值不高,从脑脊液或血液中分离培养病毒较困难。PCR 可测到 PML 患者脑脊液中的 JC 病毒,敏感性和特异性都很高,有助于诊断。大脑活组织检查,常规切片染色后镜检具有确诊价值。组织病理诊断有三个主要特征:脱髓鞘、多形性大星形胶质细胞和细胞核高色素。其他尚可发现神经胶质细胞内含有巨大的细胞核并有结构不清楚的包涵体,细胞核苏木素染色呈高密度。结合免疫组化和核酸杂交检测 JC 病毒抗原或核酸,具有较高的诊断价值。CT 扫描和磁共振在探测多发性病损以及区别病变性质、定位方面均有诊断价值,本病白质病变常见于大脑皮质的浅在区域。磁共振检查在艾滋病性痴呆患者时常可以显示白质区有多灶性异常信号,容易与 PML 患者混淆,但前者常无局灶性神经系统症状及体征。

(六)治疗

本病尚无肯定有效的治疗手段。治疗的关键是早期诊断,支持宿主的免疫功能和应用抗病毒药物可能有一定作用。有报道采用阿糖胞苷(cytarabine),每天 1~2mg/kg 静脉滴注或推注,连用 5 天,每 4 周重复 1 次,见效常在数月之后,该药副作用为胃肠道反应及骨髓造血机制被抑制。其他尚有鞘内注射 β 干扰素能稳定症状、延长存活期,但因治疗病例过少而难以确定其疗效。临床也有学者采用糖皮质激素与其他免疫抑制或免疫调节药物治疗,抑制免疫重建炎性综合征,以减轻患者的中枢神经系统脱髓鞘症状。目前没有一个特定的 PML 的预防措施,预防和治疗重点是免疫重建和恢复机体对 JC 病毒感染的免疫反应,最终抑制免疫重建炎性综合征。对于 HIV 阳性人群,联合抗逆转录病毒疗法(cART)显著降低 PML 的发病率,治疗 PML 的最有效的方法是有效地防止获得性免疫缺陷综合征(艾滋病,AIDS)的发病。

四、艾滋病相关痴呆综合征

艾滋病相关痴呆综合征(AIDS-associated dementia complex)曾有许多名称,包括亚急性脑炎、AIDS 痴呆综合征、AIDS 性脑病、HIV 脑病、HIV 脑炎和多核巨细胞脑炎,近来称为 HIV-相关性主要感知/运动异常。本病的确切发病率尚不清楚,美国疾病预防控制中心(CDC)报告有 HIV 脑病者占 7.3%。2.8% 的成人和 5.3% 的儿童以 HIV 脑病的表现起病,成人以 HIV 脑病为首发症状者的发生率各家报道不一,为 0.8%~2.2%,确诊为 AIDS 时有 4.0% 的患者表现有 HIV 脑病。HIV 脑病在 AIDS 患者中每年的发生率为 7%~14%,AIDS 患者死亡时有 1/3 伴有痴呆症状。有研究表明由于应用了齐多夫定,HIV 脑病的发生率已明显下降,而另一些研究却认为 HIV 脑病的发生率仍保持不变。尸检病理改变与 HIV 脑病的临床一致性各家的报道差别较大,但一致认为有脑病病理改变者的比例明显高于临床表现。

围绕 HIV 感染者是否早期就有较轻程度的认知障碍问题,目前仍有不同观点。行为障碍可能是由于患者先前存在的心理问题,或者是抗逆转录病毒药物的使用或者感染 HIV 本身,或因机会性感染,或药物治疗 AIDS 本身引起。运用神经生理和电生理的方法对部分早期患者进行研究发现认知障碍的发生率高于对照组,但大样本前瞻性纵向研究显示其发生率并不高于对照组。有轻微认知障碍者是否就预示着会发展为 AIDS 痴呆仍然有待于进一步研究。

(一)发病机制和病理

1. 发病机制　艾滋病相关痴呆综合征是艾滋病最严重的神经系统并发症,导致认知和行为障碍。其病因可能主要是 HIV 潜在的神经毒性作用。发病机制复杂,常伴随有严重的感染和大脑巨噬细胞的激活。患者认知能力的下降是由于神经元突触的消失和神经元数量的减少。艾滋病痴呆的神经毒性由于 HIV 蛋白激活 N-甲基-D-天冬氨酸(NMDA)受体引起,但是神经突触丢失的确切原因仍然未清楚。近年来研究发现 HIV 蛋白可以增强 NMDA 介导细胞内钙的增加,增加的钙进而激活一氧化氮合酶(NOS)和一氧化氮(NO)的合成。NO 通过 MAPK 信号通路,调控微管蛋白 2(MAP2)特殊位点的磷酸化,促进了微管及微管相关蛋白的泛素化降解。在生理条件下,钙离子可以促进胆固醇向线粒体内运输,通过胆固醇侧链裂解酶(CYP11A1)生成类固醇。生成的神经类固醇和孕烯醇酮再与 MAP2 连接,从而抑制 MAP2 磷酸化,提高微管的组装和减少 MAP2 降解。艾滋病痴呆患者脑部感染了 HIV 的小胶质细胞和星形胶质细胞包裹神经膜鞘,促使神经细胞内部产生较多的 NO,NO 可抑制胆固醇侧链裂解酶 CYP11A1 的生成显著抑制了脑部神经类固醇的生成,增加了 MAP2 的降解,增加了神经突触的丢失。此外在 HIV 感染者脑部谷氨酸的过量堆积,导致了细胞的中毒死亡;受感染的星形胶质细胞可通过细胞间紧密连接向周围细胞释放细胞内细胞毒性信号,造成神经元数量减少,通过促进内皮细胞凋亡破坏血脑屏障;患者脑部细胞自噬功能受损,缺陷神经元蛋白和错误折叠蛋白的堆积,也在一定程度上造成了神经元数量的减少,造成了患者的认知功能障碍。

2. 病理　HIV 脑病者的病理改变是以脑沟增宽、脑室扩大为特征的脑萎缩,也可出现脑膜纤维化。组织病理标志是病毒导致的细胞融合为多核巨细胞,此种特征性细胞仅在 50% 的患者中出现。组织学上最常见而且具有鉴别诊断意义的是白质变灰白,伴有星状细胞增生性反应,主要见于周围血管分布区域。在脑室周围和白质中央也可见髓磷脂改变。白质苍白现象常见于脱髓鞘病变,但也可由血脑屏障受损后血浆蛋白外渗所致。其他显微镜下改

变有小神经角质细胞结节、弥漫性星状角质细胞增生和血管周围炎性单核细胞浸润等。大脑部分区域新皮质变薄和神经细胞数量减少也有报道。

(二)临床表现

典型的 HIV 脑病发生于 AIDS 晚期与全身系统性疾病同时出现。但极少数情况下是 AIDS 的早期表现,甚至是唯一的表现。脑病的临床特征为隐袭性智力减退,此外还有乏力、懒惰、头痛、孤独和性功能减退。有时这些异常突然发生并可快速进展,并且有遗忘、注意力不集中、工作能力下降。阅读能力下降常是最早的主诉,患者也常被诊断为抑郁症。患者无典型的烦躁不安,睡眠障碍也不多见,但常有局灶性或全身性抽搐。

这些临床症状和早期艾滋病相关痴呆综合征与情绪压抑很难区别,需要神经心理学检测以排除那些潜在的可治疗的情感上疾病。一般而言,人格和行为的异常是常见的,也是可变的。当艾滋病相关痴呆综合征发展至一定程度时,可表现间断性或一时性的精神病,通常症状在几个月内不断演变。

HIV 脑病和恶病质、脱发、脂溢性皮炎、全身淋巴结病等都是 AIDS 的晚期表现。智力检查所见与皮质下痴呆相一致。两眼迅速扫视运动和随物运动等眼球运动异常也常见。面部表情丧失、声音变低呈单音调。精细运动缓慢、不准确。患者智力减退、姿态不稳、缓慢而笨拙的步态、发声改变等都证明 HIV 脑病是皮质下痴呆。

HIV DC 临床分为三期。

1. 早期

认知觉:短期记忆丧失,注意力分散、综合理解力低、反应迟缓、大脑额叶功能轻度受损。

行为:感情淡漠、易激动、社会行为退缩。

运动:步态不稳、行动迟缓、书写困难、语言障碍、反射亢进、虚弱表现。

感情:压抑、精神病症状、轻度躁狂。

2. 后期

认知觉:严重记忆受损、严重注意力分散、大脑额叶重度损伤。

行为:行为失控、社会活动严重退缩。

运动:迟缓、痉挛状态、大小便失禁、共济失调。

感情:压抑、精神病症状、躁狂。

3. 末期　失语症、缄默症、大小便失禁、肌肉痉挛、癫痫。

(三)诊断

脑脊液检查对本病无确诊价值,1/5 的患者有

单核细胞数增加，一般在 $50\times10^6/L$ 以下。2/3 的患者脑脊液蛋白增加，一般在 2.0g/L（200mg/dl）以下。HIV 特异性抗体在鞘内合成及寡克隆带的出现并不预示着疾病在中枢神经的发展，HIV 脑病的其他特征性脑脊液检查有：HIV 的 p24 抗原、β_2 微球蛋白、neoptrin 和肿瘤坏死因子等。但脑脊液分离出 HIV 并非中枢神经系统有病变的标志。

运用影像学最重要的意义是与其他神经系统疾病相鉴别。HIV 脑病常见的 CT 表现为脑萎缩，MRI 上可表现为白质异常，主要是额叶白质区、基底节白质区弥散性、相对对称性 T_2 加权密度增高。近年来新的诊断技术弥散张量成像（DTI）与功能性 fMRI 在诊断艾滋病相关的神经认知障碍中应用较为成熟，常应用于早期无症状患者的认知功能早期干预的预后评估。DTI 表明艾滋病相关的神经认知障碍的患者，病变多出现在胼胝体、额叶脑白质、内囊、基底神经节部位，患者表现为平均弥散率增加，特别是径向弥散系数增加较为突出，各向异性分数下降。fMRI 技术在血清反应阳性与轻度艾滋病相关的神经认知障碍患者病情诊断方面应用较多，通过对比分析艾滋病相关的神经认知障碍患者在静息和发病状态下血氧水平，发现艾滋病相关的神经认知障碍患者脑部血流动力学与血流量，随着患者病情的加重逐步下降，并且此种现象在进行联合抗逆转录病毒治疗的患者脑部也有发现。当脑白质损害呈斑片状或融合成片时易与 PML 相混淆。脑电图或其他电生理检查对 HIV 脑病无诊断意义。详细的神经精神检查对确定患者是否有精神抑制状态、病变的范围及治疗的效果都具有一定的参考价值。

HIV 脑脊液逃逸（脑脊液中可检测到 HIV，但血液中检测不到）人群大约占 10%。磁共振显示大约 44% 的患者在病毒感染早期即已出现脑脊液神经丝轻链水平的升高，提示在早期患者已经出现无心理障碍表现的脑神经病变。此外研究发现在艾滋病相关的神经认知障碍的患者体内出现了不同程度的神经脂质类物质代谢紊乱。

早期研究发现 CD4 细胞计数和病毒载量，对预示艾滋病相关痴呆综合征病情的发展都是重要的参考价值，但近年来的研究表明 CD4 最低值计数，对预示艾滋病相关的神经认知障碍具有更重要的意义。

另外最近的研究发现患者体内维生素 E、甘油三酯水平、鞘磷脂以及神经酰胺水平的升高也常常预示着艾滋病相关的神经认知障碍病情的加重。

（四）治疗

目前，对于艾滋病相关痴呆综合征尚无特效治疗手段。既往研究发现经大系列的对照试验所证实，无论成人或儿童艾滋病患者，应用齐多夫定后会造成 HIV 脑病加重。剂量越大（>100mg/d），损害越严重。若出现血液系统毒性则有必要应用促红素或粒细胞集落刺激因子。若患者不能耐受齐多夫定或应用本药无效，常换用二脱氧肌苷、扎西他滨（zalcitabine）、司他夫定（stavudine）。若蛋白酶抑制剂能很好地通过血脑屏障则对本病治疗效果良好。有学者提出多种抗逆转录病毒制剂，如钙通道阻滞剂、NMDA 受体拮抗剂等，但都无对照组试验。近年来研究表明，联合高效抗逆转录病毒疗法（HAART）抗 HIV 治疗能大大减少中枢神经系统机会性感染和严重脑痴呆发生的风险。在过去的 20 年艾滋病抗病毒治疗的研究发现，经过联合抗病毒治疗，严重的艾滋病毒相关神经认知障碍已经从 20% 下降到了 5%，但是无症状神经认知障碍和轻度神经认知障碍的发病率仍然相当大，占艾滋病患者的 20%~50%。

（陈　智）

第三十六节　人类嗜 T 淋巴细胞病毒感染

人类嗜 T 淋巴细胞病毒（human T-cell lymphotropic virus，HTLV）为逆转录病毒，在分类学上属于第六组（Group Ⅵ），即单链 RNA 逆转录病毒（ssRNA-RT）、逆转录病毒科/正逆转录病毒亚科（Retroviridae/Orthoretrovirinae）、δ 逆转录病毒属（Deltaretrovirus）、猿猴嗜 T 淋巴细胞病毒种（Simian T-lymphotropic virus）及人类嗜 T 淋巴细胞病毒血清型，目前包括 2 个亚型：HTLV-1 型和 HTLV-2 型。但是近年有报道在非洲喀麦隆居民中发现 HTLV-4 型及 HTLV-5 型，尚待病毒学证据进一步证实。本节仅阐述 HTLV-1 型及 HTLV-2 型感染。HTLV 感染人体可导致多种疾病，其中 HTLV-1 型可引起成人 T 细胞白血病/淋巴瘤（adult T-cell leukemia/lymphoma，ATL）、热带痉挛性下肢轻瘫/HTLV 相关性脊髓病（tropical spastic paraparesis/HTLV-associated myelopathy）等，HTLV-2 型也可导致 HTLV 相关性脊髓病，也有报道认为 T-毛细胞/巨粒细胞白血病（T-hairy cell/large granulocytic leukemia）与 HTLV-2 型感染有关。

一、病原学

HTLV 基因组含有 RNA 和逆转录酶,具有致瘤性。电镜下病毒呈球形,颗粒状,直径约为 100nm,其核心结构外层为病毒包膜糖蛋白(表面和跨膜糖蛋白,分别称为 gp46 和 gp21)镶嵌在双层脂质膜中,内部含有由核壳体、衣壳与基质(即 p15、p24 和 p19 gag 蛋白)围绕着的病毒 RNA 及多聚酶。病毒基因组是 30S~35S 的正股单链 RNA,长度为 10kb,可发挥逆转录酶活性。基因组 RNA 结构从 5′→3′ 端排列包含 3 个结构基因(gag-pol-env)和 2 个调节基因(tax、rex),两端为长末端重复序列(LTR:R、U5、U3)。Ⅰ型和Ⅱ型 HTLV 全基因组序列有 65% 核苷酸同源性,但在 LTR 序列中两者同源性较低,为 30%,在 3′端调节基因(tax/rex)中同源性最高,达 75%~80%。

HTLV 基因编码:①gag 基因表达产生 p19、p24、p15 抗原;②pol 基因表达产生 p95(逆转录酶)、RnaseH 和整合酶;③env 基因表达产物为 gp61、gp69,可结合 CD4 分子,并裂解为 gp46 和 gp21 蛋白,其中 gp46 分布在细胞表面,gp21 为跨膜蛋白;④该病毒在基因 3′末端有特异性序列,称为 pX,包含 4 个小的可读框(small ORFs),分别为 X-Ⅰ、X-Ⅱ、X-Ⅲ和 X-Ⅳ。其中 X-Ⅲ 在 HTLV-1 中编码调节基因 rex(p27rex、p26rex),X-Ⅳ 在 HTLV-2 中编码调节基因 tax(p40tax、p37tax)。

HTLV 在外环境中抵抗力弱,对热、干燥、阳光、脂溶剂等敏感,但在低温下存活时间长,在 20% 的胎牛血清中放于 -70℃ 冰箱可以长期保存感染活性。

二、流行病学

HTLV 感染相关的疾病在世界各地均有报道,其中以日本西南部、美洲的加勒比海地区、非洲的尼日利亚北部、美国南部及南美部分地区发病率高,呈地方性流行。在我国,HTLV 感染发病率很低,少数血清 HTLV 抗体检测阳性者均与日本人接触有关。我国东南沿海地区的地理特征和气候变化与日本西南部相似,并且人口往来频繁,在人群中有本病毒感染发生。吕联煌等报道在福建沿海地区有小流行区。

HTLV-1/2 为血源性传播疾病,目前,一些发达国家已将 HTLV 检测列入血液筛查的常规检测项目,HTLV-1/2 筛查又对血液进行滤白处理。虽然中国血站没有开展常规血液筛查 HTLV-1/2 项目,但经血传播 HTLV-1/2 已引起了中国学者越来越广泛的关注。其传播途径有 4 条:①输血感染,如接受 HTLV 阳性血液者,其感染的发生率达 50%;②静脉吸毒者;③性传播,在男性的精液和女性的阴道分泌物中均发现含有 HTLV 病毒颗粒;④垂直传播,HTLV-1 阳性的母亲,乳汁中单核细胞 HTLV-1 感染率高达 30%。HTLV 病毒能否穿越胎盘屏障尚待确认。

2008 年 Matsumoto 等报道,HTLV-1 型感染者胃癌的发病率降低,作者选取了 5 686 例 40 岁以上受试对象,其中 HTLV-1 抗体阳性者中胃癌发生率为 2.8%,阴性者发病率为 7.0%(比值比:0.38,p 值:0.002 8),说明 HTLV 感染降低了胃癌发病的危险性。Blaster 等认为 HTLV-1 感染后胃癌发病率下降与其可抑制幽门螺杆菌感染有关。

三、发病机制

HTLV 侵入人体后,病毒包膜糖蛋白通过与血液及组织来源的 CD4$^+$T 淋巴细胞表面的 CD4 分子结合而侵入细胞,病毒基因组在逆转录酶的作用下形成前病毒 DNA,并多位点整合到宿主 T 细胞基因组,使受染 T 细胞发生恶性转化,最终进展为 T 细胞白血病。

HTLV-1 能够感染多种类型的细胞,如 T 淋巴细胞、B 淋巴细胞、成纤维细胞和巨噬细胞等。其原因在于 HTLV-1 病毒的受体为细胞表面普遍表达的生物大分子。HTLV-1 病毒感染导致成人 T 细胞白血病/淋巴瘤的发病机制仍需进一步研究。近年有报道称 tax 基因编码的 p40^{Ⅺ} 和 p37^{Ⅻ} 蛋白具有反式激活作用。其中 p40^{Ⅺ} 作为一种反式激活转录因子(trans-acting factor)可以通过活化长末端重复序列(LTR)中的启动子和增强子区域及其他的某些基因等,诱导细胞表达 IL-2 和 IL-2R 等,进而刺激病毒感染的细胞 CD4$^+$T 淋巴细胞发生增生和分裂,部分发生恶性转化,导致白血病的发生。

HTLV-1/2 型病毒感染会诱导人体的免疫反应,感染者血清中可检测到针对不同病毒多肽的特异性抗体,其中大部分抗体无保护功能。对 env 抗原的抗体具有较弱的中和作用。体外试验证明细胞免疫对肿瘤抑制和 HTLV-1 灭活可能发挥重要作用。

四、临床表现

本病潜伏期长短不定,长者可达数年至数十年后才出现临床症状。近来越来越多的疾病发现与 HTLV 感染有关,具体见表 22-36-1。

表 22-36-1　HTLV 相关性疾病

诊断	综合征状态	相关性强度
HTLV-1 相关性疾病:		
成人 T 细胞白血病/淋巴瘤	成熟 T 淋巴细胞侵袭性淋巴组织增生性恶变	强
热带痉挛性下肢轻瘫(TSP)/ HTLV 相关性脊髓病(HAM)	脊髓长运动轴慢性进行性脱髓鞘综合征	强
多发性肌炎	骨骼肌变性炎症综合征	很可能
散发性包涵体性体部肌炎	近来发现 HTLV 相关炎症性肌病	可能
感染性皮炎	儿童慢性普遍性皮肤湿疹,潜在的脊髓发育不良综合征和免疫缺陷	强
干燥性角结膜炎/葡萄膜炎	眼部恶性浸润及眼色素层炎症浸润	强
HTLV 相关关节炎	大关节多关节病:类风湿因子阳性伴有与 HTLV-1 阳性细胞浸润滑液者	可能
免疫缺损	亚临床(如 PPD 反应低下者和在西非的临床结核病)或临床(如症状性类圆线虫病治疗反应差者)	可能
其他临床杂症	Sjögren 综合征、间质性肺炎、伴有单克隆 HTLV-1 整合的小细胞肺癌和侵袭性颈部癌等病例报道	未确定
HTLV-2 相关疾病		
HTLV 相关脊髓病	与 HTLV-2 相关的 TSP/HAM 病例报道增加,神经系统累及的若干共济失调型病例报道等	确定(甚少)
T-毛细胞/巨粒细胞白血病	伴单克隆或多克隆整合的 T 细胞/NK 细胞恶性变病例报道	可能

1. 健康携带病毒状态　在成人 T 细胞白血病/淋巴瘤(ATL)高发区,通过人群筛查可发现 HTLV-1 抗体者,95%~98% 的 HTLV-1 抗体阳性者淋巴细胞培养液中可分离出 HTLV 病毒,因而认为 HTLV-1 抗体阳性者均属于 HTLV 病毒携带者。这些携带者每年约 1.5‰(男)和 0.5‰(女)可发展为 ATL。

2. 成人 T 细胞白血病/淋巴瘤(ATL,过去称 ATLL)　主要由 HTLV-1 型感染引起。基于其临床表现分为 4 个亚型。

(1) 隐袭型(smoldering)ATL:主要表现为异常 T 细胞增多,占外周血中正常淋巴细胞总数的 3%~5%,可伴随皮肤损害,严重者出现肺部病变。但血钙水平正常,无淋巴结病或内脏损害。偶有血清 LDH 水平升高。该型进展缓慢,可延续数年。

(2) 慢性型 ATL:主要表现为外周血淋巴细胞绝对数增多,一般在 $4×10^9$/L 以上,同时伴有 T 淋巴细胞数增多,超过 $3.5×10^9$/L,血清 LDH 水平升高,一般为正常值的 1~2 倍。多有淋巴结及肝脾大,皮肤及肺部受累等表现。血钙水平正常,无胸、腹腔积液。无明显中枢神经系统、骨或消化系统受损。本型患者平均存活期为 24 个月。

(3) 淋巴瘤型 ATL:无淋巴细胞增多,组织病理学显示为淋巴瘤。此型平均存活期为 10 个月。

(4) 急性型 ATL:发生于有白血病或伴血液中有白血病细胞的非霍奇金淋巴瘤表现的患者中(55%~75% 发生于上述各类 ATL 病例)。多伴有高钙血症、溶骨性损害及内脏损害。可从隐袭性或慢性期病程中的各个阶段转变而来。预后差,平均存活期为 6.2 个月。

3. 中枢神经系统损害　多发生于 40~50 岁的 HTLV-1 型感染者,一般表现为软脑膜病变症状,如脑膜刺激征、神志改变等;脊髓病变表现为下肢无力、趾端麻木或感觉缺失及下肢痉挛性瘫痪(TSP)。由 HTLV-2 型感染诱发的脊髓病(HAM)在献血者筛查阳性的病例中有所增加。

4. T-毛细胞/巨粒细胞白血病　过去一直认为本病与 HTLV-2 型感染相关,近来报道该相关可能性不大。其特征为发热、贫血及脾大,同时伴随脾功能亢进、门静脉高压及腹水形成等。外周血及骨髓涂片可发现多毛细胞,并有高水平的 TNF-α 等。

五、实验室检查

实验室检查是 HTLV 感染诊断的重要依据,主要包括以下几个方面:

1. 细胞学检查　结合外周血涂片,行骨髓穿刺检查骨髓细胞学形态。异常的白血病细胞是成人 T 细胞白血病/淋巴瘤的诊断依据,其表现为中等大小的异常淋巴细胞,胞质较少,不含颗粒,部分含有空泡。急性型 ATL 可出现不规则形细胞核,呈多形性改变,一般为畸形或分叶状,称之为花瓣型细胞(flower cell);慢性型 ATL 可见小的、有切迹的核裂细胞(cleaved cell);隐袭型也可具有特异性的细胞形态改变。细胞染色可见糖原染色呈阳性,酸性磷酸酶为弱阳性或阴性。

2. 血清 HTLV-1/2 抗体检测　一般采用 ELISA、间接免疫荧光法(IFA)、明胶颗粒凝集反应法(GPA)、放射免疫测定法(RIA)及免疫印迹(western blot,WB)等。检测样本为 HTLV 感染细胞的裂解产物、纯化病毒体或多肽、合成多肽或重组多肽等。目前应用最多的方法为 ELISA 检测。

3. HTLV 病毒颗粒检测　分离 ATL 患者或 HTLV 携带者的外周血淋巴细胞,置 37℃ 5% CO_2 培养箱中孵育 3~6 周,电镜下观察细胞内病毒颗粒或免疫荧光法标记细胞表面的病毒抗原。

4. PCR 法检测　通过 PCR 扩增 HTLV 的保守基因序列,如 gag、pol、env 基因等。

5. 脑脊液检查　对 HILV 感染合并中枢神经系统病变的患者,可行脑脊液检查。表现为蛋白含量增高,可达 210g/L,γ 球蛋白水平较高。可检测到高滴度 HTLV 抗体,淋巴细胞计数增高,可见 ATL 样细胞。

六、预后

缺乏有效治疗手段,预后不佳。日本有研究报道成人 T 细胞白血病/淋巴瘤各亚型,经多药联合化疗后,隐袭型、慢性型、淋巴瘤型其 5 年存活率分别为 70%、20%、5%。

七、治疗和预防

无有效治疗方法及抗病毒药物,ATL 预后很差,较少自行缓解,慢性型诊断明确后存活期仅为几年。急性型 ATL 患者可给予环磷酰胺、阿霉素、长春新碱和泼尼松联合化疗(CHOP 方案),治疗效果欠佳。Taguchi 等报道粒细胞集落刺激因子(granulocyte colony-stimulating factor,G-CSF)联合 CHOP 治疗方案可使 35.8% 感染者获得缓解。增大化疗剂量、骨髓移植及干细胞移植治疗效果尚缺乏临床数据验证。核苷类似物对部分病例治疗有效。体外证明干扰素对 HTLV-1 有抑制作用,但在体内应答率较低,仅 10% 有应答,加用抗病毒药物齐多夫定(AZT)可提高应答率至 26%。有报道称应用针对 ATL 细胞的 IL-2 受体 α 链靶位的单克隆抗体治疗,使得 16 例

感染者中的 2 例完全缓解,7 例部分缓解,表现为血清钙水平恢复正常化及肝功能改善等。

尚无有效的 HTLV 疫苗,针对 HTLV 的传染性较低,其预防原则为:严格筛查供血员;HTLV 阳性母亲避免哺乳喂养;使用安全套避免性传播。

(郑　敏)

第三十七节　新型冠状病毒肺炎

新型冠状病毒肺炎是由新型冠状病毒引起的急性呼吸道传染病,主要通过呼吸道传播,人群普遍易感,引起全球流行。国际病毒分类委员会将此病毒命名为严重急性呼吸综合征冠状病毒 2,简称 SARS-CoV-2;世界卫生组织将此病毒引起的疾病命名为 2019 冠状病毒病,简称 COVID-19。该病临床表现以发热、干咳、乏力为主,多数患者预后良好,少数患者病情危重,进展迅速,甚至死亡。

一、病原学

新型冠状病毒是单股正链 RNA 病毒,系 β 属冠状病毒,有包膜,颗粒呈圆形或椭圆形,常为多形性,直径 60~140nm。其病毒结构与其他冠状病毒相似,研究显示其基因序列与蝙蝠 SARS 样冠状病毒(bat-SL-CoVZC45)同源性达 85% 以上,但与 SARS-CoV 和 MERS-CoV 有明显差异。

新型冠状病毒对紫外线和热敏感,56℃ 30 分钟、乙醚、75% 乙醇、含氯消毒剂、过氧乙酸和氯仿等脂溶剂均可有效灭活病毒,氯己定不能有效灭活病毒。

二、流行病学

1. 流行特征　2019 年 12 月以来,全球许多国家和地区相继出现了新型冠状病毒肺炎疫情的报道,并形成全球人流行。该病作为急性呼吸道传染病已被纳入《中华人民共和国传染病防治法》规定的乙类传染病,按甲类传染病管理。

2. 传染源　新型冠状病毒感染的患者为主要传染源,无症状感染者也可能成为传染源。

3. 传播途径　主要经呼吸道飞沫和密切接触传播。在相对封闭的环境中长时间暴露于高浓度气溶胶情况下存在经气溶胶传播的可能。

4. 易感人群　人群普遍易感。

三、病理

新型冠状病毒肺部病理特征为肺脏呈不同程度

的实变,肺组织灶性出血、坏死。肺泡腔内见浆液、纤维蛋白性渗出物及透明膜形成,部分渗出物机化,肺间质纤维化。Ⅱ型肺泡上皮细胞显著增生,部分细胞脱落。肺泡隔血管充血、水肿,可见单核和淋巴细胞浸润及血管内透明血栓形成。肺内支气管黏膜部分上皮脱落,腔内可见黏液及黏液栓形成。此外,还可出现心肌细胞、肝细胞变性、坏死,肾小管上皮变性、脱落等其他组织器官损伤。

四、临床表现

新型冠状病毒潜伏期一般为 1~14 天,多为 3~7 天。以发热、干咳、乏力为主要表现。少数患者伴有鼻塞、流涕、咽痛、肌痛和腹泻等症状。轻型患者仅表现为低热、轻微乏力等,无肺炎表现。重型、危重型患者在病程中可表现为中低热,甚至无明显发热。重症患者多在发病 1 周后出现呼吸困难和/或低氧血症,严重者可快速进展为急性呼吸窘迫综合征、脓毒症休克、难以纠正的代谢性酸中毒和出、凝血功能障碍及多器官功能衰竭等。儿童病例症状相对较轻,部分儿童及新生儿病例症状可不典型,表现为呕吐、腹泻等消化道症状或仅表现为精神弱、呼吸急促。患有新型冠状病毒肺炎的孕产妇临床过程与同龄患者相近。

五、实验室检查

1. 血常规检查 发病早期外周血白细胞总数正常或减少,可见淋巴细胞计数减少。

2. 血生化检查 多数患者 C 反应蛋白(CRP)和血沉升高,降钙素原正常。部分患者可出现肝酶、乳酸脱氢酶(LDH)、肌酶和肌红蛋白增高。部分危重者可见肌钙蛋白、D-二聚体、炎症因子升高。

3. 病原学检查 ①病毒核酸检测:采用 RT-PCR 或/和 NGS 方法检测鼻咽拭子、痰和其他下呼吸道分泌物、血液、粪便等标本,结果可呈阳性。检测下呼吸道标本(痰或气道抽取物)更加准确。标本采集后应尽快送检。②血清学检查:新型冠状病毒特异性 IgM 抗体多在发病 3~5 天后开始出现阳性,IgG 抗体滴度恢复期较急性期有 4 倍及以上增高。

4. 胸部影像学检查 早期表现为以肺外带为主的多发小斑片影及间质改变。进而发展为双肺多发磨玻璃影、浸润影,严重者可出现肺实变,胸腔积液少见。

六、并发症

部分患者病情进展迅速,出现严重肺炎、急性呼吸窘迫综合征、急性心脏损伤、脓毒性休克及多器官功能衰竭等,导致死亡。

七、诊断与鉴别诊断

诊断主要结合流行病学史、临床表现和病原学检查。

1. 疑似病例 符合以下流行病学史中的任何 1 条,且符合临床表现中任意 2 条,或无明确流行病学史,符合临床表现中的 3 条可诊断为疑似病例。

流行病学史:①发病前 14 天内曾到过新型冠状病毒流行的地区;②发病前 14 天内与新型冠状病毒感染者(核酸检测阳性者)有接触史;③发病前 14 天内曾接触过来自新型冠状病毒流行的地区,或来自有病例报告社区的发热或有呼吸道症状的患者;④聚集性发病,2 周内在小范围如家庭、办公室、学校班级等场所,出现 2 例及以上发热和/或呼吸道症状的病例。

临床表现:①发热和/或呼吸道症状;②具有上述新型冠状病毒肺炎影像学特征;③发病早期白细胞总数正常或降低,淋巴细胞计数正常或减少。

2. 确诊病例 疑似病例同时具备以下病原学或血清学证据之一者可确诊本病:①实时荧光 RT-PCR 检测新型冠状病毒核酸阳性。②病毒基因测序,与已知的新型冠状病毒高度同源。③血清新型冠状病毒特异性 IgM 抗体和 IgG 抗体阳性;血清新型冠状病毒特异性 IgG 抗体由阴性转为阳性或恢复期较急性期 4 倍及以上升高。

新型冠状病毒肺炎主要与流感病毒、副流感病毒、腺病毒、呼吸道合胞病毒等其他已知病毒性肺炎及支原体、衣原体、细菌性肺炎鉴别,鉴别诊断主要依靠病原学检查。此外,还要与非感染性疾病,如血管炎、皮肌炎和机化性肺炎等鉴别。

八、临床分型

1. 轻型 临床症状轻微,影像学未见肺炎表现。

2. 普通型 具有发热、呼吸道等症状,影像学可见肺炎表现。

3. 重型

成人出现以下情况之一者:呼吸频率(RR)≥30 次/min;或静息状态下指氧饱和度≤93%;或动脉血氧分压(PaO_2)/吸氧浓度(FiO_2)≤300mmHg;肺部影像学显示 24~48 小时内病灶明显进展>50%者按重型管理。

儿童出现以下情况之一者:出现气促(<2 月龄,

RR≥60 次/min;2~12 月龄,RR≥50 次/min;1~5 岁,RR≥40 次/min;>5 岁,RR≥30 次/min),除外发热和哭闹的影响;静息状态下,指氧饱和度≤92%;辅助呼吸(呻吟、鼻翼扇动、三凹征),发绀,间歇性呼吸暂停;出现嗜睡、惊厥;拒食或喂养困难,有脱水征。

4. 危重型　符合以下情况之一者:出现呼吸衰竭且需要机械通气;或出现休克;或合并其他器官功能衰竭需监护治疗。

九、预后

多数患者预后良好,少数患者病情危重。老年人和有慢性基础疾病者预后较差。

十、治疗

治疗应遵循抗病毒、抗休克、抗低氧血症、抗继发感染、维持水电解质酸碱平衡、维持微生态平衡为核心的"四抗二平衡"策略进行。

1. 隔离　对疑似和确诊患者应进行隔离治疗。

2. 对症支持治疗　卧床休息,注意营养,注意水电解质平衡,维持内环境稳定;密切监测病情变化。及时采用鼻导管、面罩给氧和经鼻高流量氧疗等氧疗措施。对高热病例可给予退热治疗。

3. 抗病毒治疗　可试用 α 干扰素、洛匹那韦/利托那韦、利巴韦林、磷酸氯喹、阿比多尔等抗病毒。α 干扰素用法:成人每次 500 万 U 或相当剂量,加入灭菌注射用水 2ml,每天 2 次雾化吸入,为避免雾化导致气溶胶传播风险,建议在负压病房开展。洛匹那韦/利托那韦用法:成人 200mg/50mg/粒,每次 2 粒,每天 2 次。利巴韦林用法:建议与干扰素或洛匹那韦/利托那韦联合应用,成人 500mg/次,每天 2~3 次静脉输注,疗程不超过 10 天。磷酸氯喹用法:18~65 岁成人,患有心脏疾病者禁用,体重>50kg 者,每次 500mg,每天 2 次,疗程 5~7 天;体重<50kg者,第一、二天每次 500mg,每天 2 次,第 3~7 天每次 500mg,每天 1 次;也可使用羟氯喹替代,剂量为 400mg/d。阿比多尔用法:成人 200mg,每天 3 次。不建议同时应用 3 种及以上抗病毒药物,同时应注意药物的不良反应、禁忌证以及与其他药物的相互作用等问题,出现不可耐受的毒副作用时应停止使用相关药物。对孕产妇患者的治疗应考虑妊娠周数,尽可能选择对胎儿影响较小的药物,以及是否终止妊娠后再进行治疗等问题。

4. 抗菌药物治疗　避免盲目或不恰当使用抗菌药物,出现继发性感染时,应加强病原学监测并及时给予适当的抗菌药物。

5. 重型、危重型病例的治疗　在对症治疗的基础上,积极防治并发症,治疗基础疾病,预防继发感染,及时进行器官功能支持。

(1) 抗低氧血症:重型患者应当接受鼻导管或面罩吸氧,当患者接受标准氧疗后呼吸窘迫和/或低氧血症无法缓解时,可考虑使用高流量鼻导管氧疗或无创通气。若短时间(1~2 小时)内病情无改善甚至恶化,应当及时进行气管插管和有创机械通气,策略为小潮气量(6~8ml/kg)和低水平气道平台压力(平台压≤30cmH$_2$O),保证气道平台压≤35cmH$_2$O时,可适当采用高 PEEP。对于严重 ARDS 患者,建议进行肺复张。每天应当进行 12 小时以上的俯卧位通气。俯卧位机械通气效果不佳者,应当尽快考虑体外膜肺氧合(ECMO),其应用指征为:①在 FiO$_2$>90% 时,氧指数小于 80mmHg,持续 3 小时以上;②气道平台压≥35cmH$_2$O。单纯呼吸衰竭患者,首选 VV-ECMO 模式;若需要循环支持,则选用 VA-ECMO 模式。

(2) 循环支持:密切监测患者血压、心率、尿量、血乳酸和碱剩余等指标的变化,必要时进行无创或有创血流动力学监测。寻找并纠正诱发因素,在充分液体复苏的基础上,改善微循环,使用血管活性药物。

(3) 肾衰竭和肾替代治疗:对于危重症患者的肾功能损伤,应积极寻找导致肾功能损伤的原因,治疗上应注重体液平衡、酸碱平衡和电解质平衡,在营养支持治疗方面应注意氮平衡、热量和微量元素等补充。重症患者可选择连续性肾替代治疗(continuous renal replacement therapy,CRRT)。其指征包括:①高钾血症;②酸中毒;③肺水肿或水负荷过重;④多器官功能不全时的液体管理。

(4) 康复者血浆治疗:适用于病情进展较快、重型和危重型患者。输注剂量根据临床状况、患者体重等决定,通常输注剂量为 200~500ml(4~5ml/kg)。

(5) 人工肝治疗:人工肝系统集成血浆置换、吸附、灌流,血液/血浆滤过等技术,用于清除炎症介质、内毒素及中小分子有害物质,阻断"细胞因子风暴",从而减轻炎症反应对机体的损伤,可用于重型、危重型患者细胞因子风暴早中期的救治。

(6) 免疫治疗:对于双肺广泛病变者及重型患者,且实验室检测 IL-6 水平升高者,可试用托珠单抗治疗。首次剂量为 4~8mg/kg,推荐剂量为 400mg、0.9%生理盐水稀释至 100ml,输注时间大于 1 小时;首次用药疗效不佳者,可在 12 小时后追加应用一次(剂量同前),累计给药次数最多为 2 次,单次最大剂量不超过 800mg。注意过敏反应,有结核等活动性感染者禁用。

(7)其他治疗措施:对于重型、危重型的患者,可早期、适量、短程使用糖皮质激素,建议剂量相当于甲泼尼龙 0.75~1.5mg/(kg·d),较大剂量糖皮质激素由于免疫抑制作用,会延缓对冠状病毒的清除;可使用肠道微生态调节剂,维持肠道微生态平衡,预防继发细菌感染。儿童重型、危重型病例可酌情考虑给予静脉滴注丙种球蛋白。患有重型或危重型新型冠状病毒肺炎的孕妇应积极终止妊娠,剖宫产为首选。同时应加强对患者的心理疏导。

6. 中医辨证治疗 新型冠状病毒治疗可分为医学观察期和临床治疗期。临床治疗期分为轻型、普通型、重型、危重型和恢复期。轻型以寒湿郁肺证和湿热蕴肺证为主,普通型以湿毒郁肺证和寒湿阻肺证多见,重型以疫毒闭肺证和气营两燔证为主,危重型以内闭外脱证为先,恢复期以肺脾气虚证和气阴两虚证为主。医学观察期推荐使用藿香正气胶囊、连花清瘟胶囊等中成药。临床治疗期推荐通用方剂"清肺排毒汤",还可根据病情、当地气候特点、患者不同体质,使用中医进行辨证论治。

寒湿郁肺证:药选生麻黄 6g、生石膏 15g、杏仁 9g、羌活 15g、葶苈子 15g、贯众 9g、地龙 15g、徐长卿 15g、藿香 15g、佩兰 9g、苍术 15g、云苓 45g、生白术 30g、焦三仙各 9g、厚朴 15g、焦槟榔 9g、煨草果 9g、生姜 15g。

湿热蕴肺证:药用槟榔 10g、草果 10g、厚朴 10g、知母 10g、黄芩 10g、柴胡 10g、赤芍 10g、连翘 15g、青蒿 10g(后下)、苍术 10g、大青叶 10g、生甘草 5g。

湿毒郁肺证:药用生麻黄 6g、苦杏仁 15g、生石膏 30g、生薏苡仁 30g、炒苍术 10g、广藿香 15g、青蒿 12g、虎杖 20g、马鞭草 30g、干芦根 30g、葶苈子 15g、化橘红 15g、生甘草 10g。

寒湿阻肺证:药用苍术 15g、陈皮 10g、厚朴 10g、藿香 10g、草果 6g、生麻黄 6g、羌活 10g、生姜 10g、槟榔 10g。

疫毒闭肺证:药用生麻黄 6g、杏仁 9g、生石膏 15g、甘草 3g、藿香 10g(后下)、厚朴 10g、苍术 15g、草果 10g、法半夏 9g、茯苓 15g、生大黄 5g(后下)、生

黄芪 10g、葶苈子 10g、赤芍 10g。

气营两燔证:药用生石膏 30~60g(先煎)、知母 30g、生地 30~60g、水牛角 30g(先煎)、赤芍 30g、玄参 30g、连翘 15g、丹皮 15g、黄连 6g、竹叶 12g、葶苈子 15g、生甘草 6g。

内闭外脱证:药用人参 15g、黑顺片 10g(先煎)、山茱萸 15g,送服苏合香丸或安宫牛黄丸。

肺脾气虚证:药用法半夏 9g、陈皮 10g、党参 15g、炙黄芪 30g、炒白术 10g、茯苓 15g、藿香 10g、砂仁 6g(后下)、甘草 6g。

气阴两虚证:药用南北沙参各 10g、麦冬 15g、西洋参 6g、五味子 6g、生石膏 15g、淡竹叶 10g、桑叶 10g、芦根 15g、丹参 15g、生甘草 6g。

7. 出院标准 体温恢复正常 3 天以上;呼吸道症状明显好转;肺部影像学显示急性渗出性病变明显改善;连续两次痰、鼻咽拭子等呼吸道标本核酸检测阴性(采样时间至少间隔 24 小时)。

十一、预防

1. 监测与控制传染源 疑似及确诊病例应在具备有效隔离条件和防护条件的定点医院隔离治疗,疑似病例应单人单间隔离治疗,确诊病例可多人收治在同一病室。密切监控患者家庭成员的健康状况,一旦出现发热或急性呼吸道感染等症状,应当及时向当地疾病预防控制部门报告。

2. 切断传播途径 流行期加强公共场所与室内的通风消毒工作,对患者可能使用或污染的物品及时消毒处理,接触病例污染物品后必须洗手。

3. 保护易感人群 注意养成良好的个人卫生习惯,勤洗手,尤其在咳嗽或打喷嚏后要洗手。尽量避免触摸眼睛、鼻或口。流行期尽量避免外出尤其是人群密集的场所,必须外出时尽可能戴口罩并尽快返回。目前针对新型冠状病毒的疫苗正在研制中。为控制本次新型冠状病毒肺炎流行,中国率先研制成功新型冠状病毒肺炎灭活疫苗并投入使用。

(李兰娟 徐凯进)

第三十八节 其他冠状病毒感染

一、严重急性呼吸综合征

严重急性呼吸综合征(SARS),曾称传染性非典型肺炎,是指由 SARS 冠状病毒(SARS-CoV)感染引起的一种具有明显传染性、其病理效应可涉及多个

脏器系统的特殊肺炎,2003 年世界卫生组织(WHO)将其命名为严重急性呼吸综合征(severe acute respiratory syndrome,SARS)。

1. SARS 暴发的发生、发展过程　2003 年初,广东省部分地区发生不明原因的传染性肺炎流行,第一例病例于 2002 年 11 月 16 日发生在广东佛山市。患者多为年轻人,病征表现为非典型肺炎,对抗生素治疗无反应,并出现了密切接触的家庭成员和医护人员感染的情况。2003 年 2 月中旬以前,疫情主要集中在广州市。随后,疫情扩散蔓延到中国大多数省份。2003 年 2 月下旬,广州某医生到香港并入住京华国际酒店,可能是导致疾病在香港暴发的源头病例。

世界卫生组织在 2003 年 3 月 12 日发出了新型不明原因传染病的全球预警,并成立由世界卫生组织协调的全球实验室协作。2003 年受 SARS 疫情影响的国家和地区近 20 个,疫情一直到 2003 年 6 月才得到完全控制。据统计,全球共有 8 096 个确诊病例,其中 774 例死亡,死亡率约 10%,但在年纪较大的感染者中,死亡率达 50%。中国内地共确诊 5 327 个 SARS 病例,其中 349 例死亡,中国香港确诊 1 755 例,其中 299 例死亡,SARS 造成严重经济损失,据统计仅中国内地就有 100 亿美元的经济损失。

2. 引起 2003 年 SARS 冠状病毒(SARS-CoV)暴发的病毒源头　SARS 是由什么病源引起的? 为了迅速鉴定病源,世界卫生组织在 2003 年 3 月 17 日启动了 SARS 网络实验室合作,通过该网络的紧密协调工作,通过此网络实验室的工作,迅速排除了原先怀疑的禽流感和衣原体为引起 SARS 的病原,在 2003 年 3 月初,我国香港大学微生物学系实验室率先迅速鉴定了一种新型的冠状病毒是引起 SARS 的病原,随后美国和加拿大实验分析和公布了 SARS 病毒基因组的全序列,证明这是一个新型冠状病毒。

SARS 冠状病毒从哪里来的? 根据广东调查发现,最初的病例都跟接触或食用野生动物有关,因此推断 SARS 冠状病毒可能来源于野生动物。香港大学微生物学系的研究人员在 2003 年 5 月开始对广东省野生动物市场的动物进行 SARS 病毒调查,在深圳东门野生动物市场发现,果子狸(Palm civet cat)带有类似 SARS 冠状病毒,进一步调查发现其他野生动物市场的动物包括貉(Raccoon dog)和鼬獾(Chinese ferret-badger)也带有类似 SARS 冠状病毒,直接序列分析这些动物带有的类似 SARS 冠状病毒

发现同 SARS 患者分离的病毒高度同源,因此推断,感染人的 SARS 冠状病毒可能来源于野生动物市场的动物。2003 年 5 月 23 日,香港大学和深圳市疾病预防控制中心联合宣布这一发现,深圳野生动物市场也因此关闭。SARS 病例也停止出现。至 7 月 5 日,世界卫生组织正式宣布 2003 年春天的 SARS 暴发得到了控制。

除了广东省野生动物市场的动物外,我国其他地区的野生动物,包括果子狸,并没有检测到 SARS 冠状病毒,普遍不认为果子狸是病毒的宿主。2003 年 6 月 19 日,中国农业大学公布"动物源冠状病毒专项研究"部分成果,研究人员在广东、北京等全国 7 个省市采集的 76 份果子狸样本及其他野生动物和家养动物样本中,均未检测到 SARS 病毒。在北京地区养殖果子狸的另一个调查发现,抽样检测三个果子狸养殖场的果子狸也同样未发现 SARS 冠状病毒和抗血清。香港大学从 2003 年 10 月开始的市场病毒调查发现,几乎跟野生动物市场重开的同时,病毒又在一些野生动物中出现,其中带病毒比率最高的还是果子狸。

3. SARS 冠状病毒　SARS 冠状病毒属于冠状病毒属(Coronaviruses),冠状病毒属是冠状病毒科(Coronaviridae)中一属。冠状病毒是有包膜的正链 RNA 病毒,是所有 RNA 病毒中基因组最大的一类病毒,因其表面蛋白形成冠状病毒形状而得名。冠状病毒是人类和许多动物常见的呼吸道和消化道的一类病毒,在发现 SARS 之前,冠状病毒被认为是主要引起上呼吸道感染症状的一类感冒病毒。除 SARS 冠状病毒外,已经发现的人类冠状病毒还包括 OC43、NL63、229E、HKU1 和 2012 年之后出现在沙特阿拉伯的 MERS 冠状病毒。根据其表面蛋白的抗原性,通常把已鉴定的冠状病毒分成 3 个组(group),SARS 冠状病毒属于 2b 组(group 2b)。

SARS 冠状病毒基因组为 29 740bp 大小单链 RNA 结构,基因组的头包含一段 1~72 个核苷酸的引导序列紧接着一段 192 个核苷酸的非翻译区(untranslated region,UTR)。在 UTR 下游是两个互相重叠的 ORF1a 和 ORF1b 编码区,这两个编码区大概为整个 SARS 冠状病毒基因组的 2/3 大小,通过蛋白翻译过程中核糖体的移码效应,ORF1a 和 ORF1b 能翻译成一个单一的多肽,然后利用病毒自身编码合成的 PLpro(papain-like cysteine-protease)和 3CLpro(3C-like cysteine protease)蛋白酶把这个多态剪接成不同的病毒蛋白,这些非结构蛋白都跟病毒复制相

关。尽管已知的 group 2 的冠状病毒表达两种 PLpro 蛋白酶,SARS 冠状病毒只表达其中一种,在 ORF1a 区。在病毒基因组的 3′端编码 4 个结构蛋白,这些蛋白的基因在不同冠状病毒中以相同的顺序存在,为突状蛋白 S(spike)、壳蛋白 E(envelope)、膜糖蛋白 M(membrane glycoprotein)和病毒核糖体蛋白 N(nucleocapsid)。SARS 冠状病毒还表达一些非结构的辅助蛋白(accessory proteins),这些蛋白的功能还没完全确定。除了上述病毒蛋白外,在冠状病毒基因组的 3′端还含有一段 340 个核苷酸的 UTR。虽然 SARS 冠状病毒的基因组结构大体同其他已知冠状病毒相似,基因序列和编码蛋白的同源性却很低。

4. SARS 冠状病毒的自然溯源　中国科技部在 2004 年成立一个专项小组追踪 SARS 病毒的自然溯源。对全国饲养果子狸的地方进行全面筛查,课题组同时在广西 4 个果子狸养殖场设立全年(2004—2005)12 个月病毒检测,并结合当地疾控中心对一些捕获的果子狸等野生动物进行检测,结果发现在全国各地的果子狸场均未检测到 SARS 病毒,同时在广西的全年检测也未发现果子狸带有 SARS 冠状病毒,这些结果表明果子狸并非 SARS 冠状病毒的天然宿主,曾在广东野生动物市场发现的果子狸 SARS 病毒应该来源于其他动物,野生动物市场里的果子狸和其他带病毒动物只是一个病毒跨种传播的中间媒介。

如果果子狸不是 SARS 冠状病毒的天然宿主,那其天然宿主是什么?只有找到病毒的天然宿主,才能有效地预防将来的病毒跨种感染人的再次发生。2005 年香港大学研究人员首先在中华菊头蝠(Chinese Horseshoe bats)里发现同 SARS 冠状病毒"相似"的病毒。紧跟着另一中国的研究小组和澳大利亚研究人员也对蝙蝠进行检测,发现同 SARS 冠状病毒"相似"的冠状病毒。随后,更多的此类病毒在不同地区的蝙蝠中发现,在 2013 年发现的另一类蝙蝠冠状病毒,这类病毒同 SARS 冠状病毒一样可通过 ACE2 受体感染细胞,这是目前唯一从蝙蝠中培养出来的接近 SARS 冠状病毒的蝙蝠冠状病毒。由于绝大部分的蝙蝠病毒难以在实验室培养,这也限制了目前很多对这些病毒的更进一步的研究。2003 年 SARS 的暴发在很大成程度上促进了对冠状病毒的研究,许多新型冠状病毒也因此被发现。虽然在蝙蝠中发现很多冠状病毒,有些病毒在某些方面类似 SARS 冠状病毒,但是这些所谓的"类似"SARS 病毒的蝙蝠冠状病毒同 2003 年发生感染人或在野生动物市场发现的病毒在基因序列上都还相差甚远,虽然从某些研究报告推论蝙蝠是 SARS 病毒的天然宿主,但这种结论显然还缺乏直接的科学证据。这些蝙蝠病毒同 SARS 冠状病毒的其中一个最明显的差异是病毒基因组的 ORF8 位点,目前发现的蝙蝠病毒同 SARS 冠状病毒在这个位点的相似性都很低。香港大学 2015 年的一项研究中发现,蝙蝠冠状病毒带有同 SARS 冠状病毒比较接近的 ORF8。根据这一发现推断,在 2003 年的广东野生动物市场中,有一种可能性是不同的冠状病毒在感染野生动物过程中发生重组,比如 ORF8 可能是其中的一个重组位点,如果这种推测正确的话,那么 2003 年的 SARS 冠状病毒可能是在野生动物市场的动物中通过重组产生而非一种完整的天然病毒,在 2004 年初全面清除野生动物市场的动物后,可以认为除了那些在实验室里从人类分离的 SARS 冠状病毒外,这个"重组动物病毒"也就随着野生动物市场的动物一起从自然界消失了。虽然自然界的蝙蝠中有很多类似甚至接近 SARS 冠状病毒,但 2003 年的 SARS 冠状病毒可能并不是天然存在而是通过 2003 年广东野生动物市场的特殊条件重组产生的,除非病毒从实验室泄漏出去,其重新通过天然病毒再重组出现的机会几乎是不可能的。

5. SARS 冠状病毒致病机制　SARS 冠状病毒感染所有年龄的人群,一般症状呈现为发热,肌肉疼痛,困乏无力和畏寒感觉,同时大部分患者伴随有咳嗽症状,在感染后期经常出现呼吸急促、困难及胸腔积液现象,20%~30% 患者出现急性呼吸窘迫综合征(ARDS)。同其他非典型肺炎如支原体或衣原体肺炎不同的是,SARS 患者比较少出现常见的呼吸道感染的症状如流鼻涕和喉咙肿痛等。部分患者出现水状腹泻症状,虽然肺部啰音只有在部分患者观察到,但其胸部 X 线检查呈现的结果要严重得多。部分年纪大的患者并无发热症状,但会出现困乏无力和无食欲,这种患者可能是以摔倒或骨折出现在门诊。虽然大部分患者出现血白细胞降低,有的甚至出现血小板下降,但这些现象并不能区分 SARS 和其他肺炎患者,胸透和 CT 能够提供比较清楚的分别。一般来说,约 1/3 的 SARS 患者入院后病情有改善,但其他患者则出现持续的发热,呼吸更加急促,胸腔积液和缺氧等症状加剧并出现腹泻。有 20%~30% 的患者会进入重症监护病房并且需要呼吸支持。严重的患者可能出现呼吸和多器官衰竭、脓毒症等最后的症状。

根据记录,2003 年的 SARS 暴发总体死亡率为10%。尽管对 SARS 冠状病毒的致病机制目前还不是很清楚,一般认为,宿主对 SARS 病毒感染的过度免疫反应是 SARS 冠状病毒高致病性的关键,这也在大部分患者的临床病征上反映出来。在 SARS 冠状病毒感染的患者,一般在呼吸道症状出现后 1~2 周里,与体内开始清除病毒同时发生或出现的是其肺部病变恶化,虽然病毒清除过程中在人体内引发的病理变化不能在动物实验中重复,一般认为亚优化(suboptimal)的 T 细胞反应延缓了病毒清除过程,而宿主在病毒感染过程中为清除病毒所诱导的免疫反应引发了组织损伤。

虽然细胞的抗病毒 T 细胞和中和抗体对清除病毒起着关键的作用,宿主清除病毒的效率决定于病毒繁殖的程度和需要清除的病毒载量。与其他病毒一样,冠状病毒同样有拮抗宿主免疫反应的能力,干扰素是细胞抗病毒的主要策略,但体外试验证明感染 SARS 冠状病毒的细胞并不能有效诱导释放干扰素,似乎细胞的病毒传感器(sensor)对 SARS 病毒感染视而不见。另外,冠状病毒的非结构蛋白 NSP1、NSP3 及 SARS 冠状病毒的辅助蛋白 ORF6 和 ORF3b 也起到抑制细胞诱导干扰素生成。SARS 冠状病毒的 NSP1 能够降解宿主细胞的 mRNA,从而影响细胞表达抗病毒蛋白合成。在抗病毒细胞因子合成受到干扰和抑制的同时,细胞还诱导表达多种细胞趋化因子(chemokine)和细胞活素(cytokine),这些细胞趋化因子,如 IL-8、CCL2 及 CXCL10 和细胞活素,如 IL-1、IL-6 及 IL-12 在 SARS 患者中都呈高水平表达。在对 SARS 患者的体内早期免疫反应的研究发现,α 或 β 以及 γ 干扰素还有细胞趋化因子 CXCL10 和 CCL2 在感染的早期所有患者都呈高水平,但在康复较好的患者中,这些细胞因子随着中和抗体的产生而消失,但在那些诱发严重疾病的患者中,CXCL10、CCL2 和其他炎症媒介因子一直维持高水平同时抗病毒抗体水平却一直比较低。下呼吸道上皮细胞是这些细胞因子的来源的组织,一种广泛接受的理论是 2002—2003 年的 SARS 冠状病毒的高死亡率归因于被感染人体的细胞过度诱导细胞因子,导致细胞风暴(cytokine storm)。但是,细胞风暴理论也一直是关于 SARS 冠状病毒和其他病毒,如禽流感病毒、高致病性机制的争论焦点,其诱发的机制也还不清楚。

6. SARS 的临床表现与治疗 SARS 冠状病毒

感染的潜伏期一般是 2~14 天,个别可到 3 周。大部分患者是在病发 3~5 天后到医院就诊。这些患者典型的症状包括发热、怕冷、关节僵硬、咳嗽、头疼、肌肉疼痛、身体疲倦乏力等,但喉咙痛、流鼻涕、头晕和胸痛等一般感冒常见的症状并不常见。上述症状在小孩会轻一些,除一些年纪比较大的患者外,发热是普遍的症状。大概 10%~20% 的患者还会出现腹泻症状。临床病症一般是在病发 1 周后发生呼吸衰竭,大约 20% 的患者出现 ARDS。SARS 患者的胸部 X 线检查特征与一般病毒性肺炎相似,约 12% 患者出现自发性纵隔积气,约 26% 患者出现耳气压伤。除了上下呼吸道感染外,肝和肾等肺外器官损伤也在部分 SARS 患者出现。因为无以证明有效的治疗方法,所以辅助性治疗是主要的方案。利用广谱抗生素控制细菌感染是其中一个环节,另外,广谱抗病毒药物如利巴韦林和嘌呤类似物药物在亚洲和美洲治疗 SARS 患者也普遍使用。近年针对 SARS 冠状病毒治疗性抗体的进展为今后治疗类似的急性病毒性疾病提供了新的治疗方法。

(陈鸿霖 俞 亮)

二、中东呼吸综合征冠状病毒感染

中东呼吸综合征冠状病毒(Middle East respiratory syndrome coronavirus, MERS-CoV)是 2012 年 6 月由 Zaki 等首次在沙特阿拉伯发现的感染人类的新型冠状病毒,其感染引起呼吸综合征,病情严重者可出现呼吸衰竭、肾衰竭和感染性休克,可合并多脏器功能衰竭。在卡塔尔、约旦和阿拉伯联合酋长国等中东地区国家相继出现该病毒的感染,WHO 在 2013 年 5 月 23 日宣布,将这一新型冠状病毒按照国际病毒分类委员会冠状病毒研究小组的命名,称为"中东呼吸综合征冠状病毒"。

(一)病原学

MERS-CoV 属于巢病毒目(Nidovirales)冠状病毒科(Coronaviridae)正冠状病毒亚科(Orthocoronavirinae)β 冠状病毒属(Betacoronavirus)Merbecovirus 亚属,是该亚属中唯一已知感染人类的冠状病毒,与从扁颅蝠中分离的 HKU4 和东亚家蝠中分离的 HKU5 的进化关系较近。MERS-CoV 有包膜,病毒颗粒呈椭圆形,具有多形性,表面有棒状突起,直径 80~120nm。基因组为单股正链 RNA,长度约 30kb,GC 含量 41%。基因组 5′端有甲基化帽,3′端有多聚腺苷酸结构,从 5′端开始编码蛋白的基因排序为 5′—

复制酶—结构蛋白—多聚腺苷酸—3′(图 22-38-1)。基因组 RNA 的复制和转录在胞质内由内质网形成的双层膜结构中进行。病毒基因组含有 11 个 ORF,来自 7 个套式的亚基因组 RNA。病毒基因组前 2/3 区域编码的复制酶复合物,在蛋白酶水解作用下产生 16 个非结构蛋白(nonstructural protein,NSP);基因组后 1/3 编码结构蛋白,包括刺突(spike,S)蛋白、包膜(envelope,E)蛋白、膜(membrane,M)蛋白和核衣壳(nucleocapsid,N)蛋白,以及小 ORF 编码辅助蛋白 ORF3、ORF4a 和 ORF4b(表 22-38-1)。

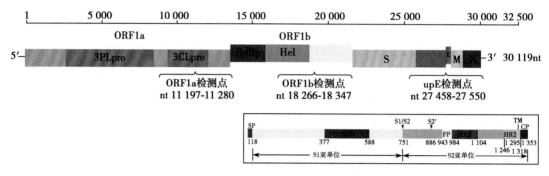

图 22-38-1 MERS-CoV 基因组结构模式图

表 22-38-1 MERS-CoV 基因组编码蛋白及其主要功能

基因名称	表达蛋白或功能结构域	主要功能
NSP1	未知	特异性诱导细胞核内正在转录的 mRNA 的降解进而抑制其翻译
NSP2	未知	可能与抗增殖蛋白结合干扰细胞内的信号传导
NSP3	木瓜样蛋白酶	水解复制酶多聚蛋白产生 NSP1、NSP2、NSP3 和 NSP4;去泛素化和去干扰素诱导基因(ISGs)化活性;拮抗干扰素活性
	ADP 核糖-1″-磷酸酶	去磷酸化
	穿膜结构域	功能不确定,可能参与病毒复制复合物在胞质内质网囊破的膜内锚定
NSP4	穿膜结构域	可能通过引起内质网增生形成病毒复制的双层膜囊泡
NSP5	3C 样蛋白酶	水解复制酶多聚蛋白产生 NSP4-16 蛋白
NSP6	穿膜结构域	参与构成细胞内囊泡结构中病毒复制复合物
NSP7	未知	可能参与组成 RNA 聚合酶复制复合物
NSP8	引发酶	与 NSP12 相互作用形成聚合酶复制复合物
NSP9	未知	SARS-CoV 的 NSP9 是与 RNA 和 DNA 结合的关键蛋白
NSP10	未知	SARS-CoV 的 NSP10 是辅助蛋白,参与 NSP14 和 NSP16 的加帽作用中的辅助因子功能
NSP11	未知	未知
NSP12	RNA 依赖的 RNA 聚合酶	参与病毒基因组复制和转录,形成病毒基因组和亚基因组
NSP13	解旋酶	dNTP 酶和 RNA 5′-三磷酸酶活性
	锌指结构域	
NSP14	3′—5′核酸外切酶	外切酶活性,对病毒 RNA 的复制和转录进行校对
	N7-甲基转移酶	RNA 加帽
NSP15	鸟苷酸内切酶	病毒复制所必需的酶
NSP16	S-腺苷蛋氨酸依赖的核糖 2′-O-转甲基酶	在 SARS-CoV,NSP16 是病毒 mRNA 加帽的关键蛋白,与 NSP10 结合发挥作用避免其被宿主识别

基因名称	表达蛋白或功能结构域	主要功能
ORF2	刺突蛋白	Ⅰ型跨膜糖蛋白,位于病毒颗粒表面;受体结合和膜融合关键蛋白
ORF3	辅助蛋白 3	缺失 ORF3、4 和 5 导致病毒滴度下降,促进编码 S 蛋白的亚基因组的表达并增加融合表型;病毒复制非必需蛋白
ORF4a	辅助蛋白 4a	抑制干扰素产生和下游信号通路;双链 RNA 结合蛋白;Vero 和 Huh7 细胞中为病毒复制非必需蛋白
ORF4b	辅助蛋白 4b	抑制干扰素产生和下游信号通路;Vero 和 Huh7 细胞中为病毒复制非必需蛋白
ORF5	辅助蛋白 5	抑制干扰素产生;Vero 和 Huh7 细胞中为病毒复制非必需蛋白
ORF6	小包膜蛋白	可能有离子通道活性参与病毒出芽和释放;在 Vero-A66 和 Huh-7 细胞系中是保证病毒增殖的关键蛋白
ORF7	膜蛋白	位于病毒颗粒表面,参与形成病毒颗粒,感染细胞中与 N 蛋白相互作用;拮抗干扰素
ORF8a	核蛋白	与 M 蛋白结合,结合病毒 RNA 结合形成核衣壳
ORF8b	未知	未知

MERS-CoV 的受体为二肽基肽酶-4(dipeptidyl peptidase 4,DPP4)。DPP4 分布于人体肺脏、肾脏、小肠、肝脏、前列腺等多个脏器的内皮和上皮细胞以及免疫细胞表面,并以可溶性复合体方式存在于循环系统中。DPP4 在人体组织广泛分布的特性,也部分解释了 MERS-CoV 导致肺外器官损伤的临床表现。

MERS-CoV 可在多种动物和人来源的细胞中繁殖,包括绿猴肾细胞(Vero 和 LLC-MK2)、人肺腺癌细胞(Calu-3)、人肺成纤维细胞(HFL)、人结肠腺癌细胞(CaCo-2)、人肝癌细胞(Huh-7)、人胚肾细胞(HEK)、人支气管和肺组织,以及蝙蝠肾细胞、猪肾细胞、骆驼和山羊来源的原代肺和肾细胞等。

在细胞培养体系中,MERS-CoV 的有效灭活条件包括:56℃加热 30 分钟,至少 3Mrad ^{60}Co 照射,10%甲醛或 4%多聚甲醛固定 30 分钟,甲醇/丙酮混合物(体积比 1:1)固定至少 60 分钟。此外,用于核酸提取的 Trizol 和核酸提取试剂中 AVL 裂解液等剧烈变性剂按试剂说明进行的操作也可有效灭活病毒。感染患者呼吸道样本和血清中病毒的灭活可用 56℃加热 30 分钟。

(二)流行病学

1. 流行特征　自 2012 年被发现至今,MERS-CoV 感染病例主要集中在中东地区的沙特阿拉伯(占 80%),其次为阿拉伯联合酋长国、约旦和卡塔尔。其他 20 多个国家地区报道的病例多为散发,包括阿曼、埃及、法国、德国、突尼斯、意大利、阿尔及利亚、伊朗、荷兰、希腊、科威特、奥地利、黎巴嫩、马来西亚、菲律宾、也门、土耳其、英国、美国、韩国和中国(为韩国输入病例)。截至 2020 年 12 月,全球 27 个国家和地区共报告 2 564 例实验室确诊病例,其中死亡 881 例,病死率 34.4%。2015 年韩国的 MERS 疫情是迄今中东地区以外规模最大的暴发疫情,截至 2015 年 8 月 18 日,共报道 186 例实验室确诊病例。我国在 2015 年 5 月出现的 1 例 MERS 患者是来自韩国的输入性病例,无二代病例出现。虽然全年都有 MERS 病例出现的报道,但大多集中在每年的 3 月到 5 月,在 9 月到 11 月也有检出高峰,提示病毒的流行具有季节性。流行病学分析表明,中东地区以外国家报道的第一代感染病例均有中东地区旅行史,为输入病例,二代病例均与一代病例有接触史。WHO 认为,MERS-CoV 目前仍表现为有限人传人,尚不具备全球大流行的能力。

MERS-CoV 的起源尚不清楚。进化分析表明,其基因组特点与蝙蝠来源的冠状病毒基因组更接近,相似度达 94%。血清学分析发现,在阿拉伯半岛地区的阿曼、卡塔尔、沙特阿拉伯以及埃及等地饲养的单峰骆驼体内存在抗 MERS-CoV 的中和抗体,但在牛、山羊和绵羊体内却未检测到中和抗体,推测人类感染可能与单峰骆驼有关。因此,目前认为 MERS-CoV 可能来自野生动物,但其来源及跨种传播机制尚待确证。

2. 传染源　目前认为 MERS 患者和带病毒的骆驼为传染源。无症状但病毒核酸检测阳性人群可能为潜在传染源。蝙蝠是否能够通过直接或间接方式将病毒传染给人类尚不清楚。是否有其他的中间宿主能够传染人类也尚需深入的研究。

3. 传播途径　通过人与人之间以及人与动物之间的密切接触和飞沫传播。经骆驼传播是目前能够明确的唯一的动物传染人类的途径。

4. 易感人群　人群普遍易感。45岁以上男性，患有基础疾病者以及患者密切接触者(如家庭成员)感染风险较大。基于数学模型的研究发现，MERS-CoV的院内感染较社区感染的风险高4倍，因此医务和护理人员的感染风险较大。

5. MERS-CoV感染后进展为重症的危险因素　流行病学调查发现下列人员感染MERS-CoV后发展成重症的风险较大：①年龄≥65岁的老年人群；②伴有基础性疾病者，如慢性心脏病、慢性肝病、慢性肾脏疾病、慢性呼吸系统疾病、高血压、糖尿病及免疫功能抑制状态；③肥胖、男性、老年人群、伴有多种基础疾病和发生呼吸窘迫综合征等合并症需要重症监护的患者死亡风险较高。合并感染和低白蛋白血症可作为预测病情进展为重症的参考因素。

(三) 潜伏期和临床表现

1. 潜伏期　基于人间传播的报道数据，估计MERS-CoV的潜伏期为2~15天，平均5.2天。从第一代病例出现症状到第二代密切接触者出现症状的时间间隔为2.5~23.1天，平均约7.6天。在家庭聚集病例中，家庭成员间发生二代传播的感染风险(续发率)为4%。

2. 临床表现　MERS-CoV感染者通常表现为流感样症状，包括发热(体温一般≥38℃)、咳嗽(一般为干咳)、发冷、咽痛、肌痛、头痛和关节痛等，常出现呼吸困难。除了呼吸系统症状，至少1/3患者还会出现腹泻和呕吐等胃肠道症状。部分病例病情进展迅速，常在发病第1周内迅速进展到重症肺炎，出现感染性休克，可合并心血管系统衰竭、肝功能损伤和血液系统功能紊乱等多脏器衰竭。部分感染病例在发病1个月后仍能检出病毒核酸成分。根据WHO的报道，约20%的实验室确证病例无临床症状或仅有轻微的呼吸道症状。

(四) 检查

1. 血常规检查　外周血白细胞总数一般不高或降低，淋巴细胞减少，可有血红蛋白减少。

2. 血生化检查　感染病例可出现消耗性凝血，乳酸脱氢酶升高，肌酐升高，γ-谷氨酰转肽酶、天冬氨酸氨基转移酶和丙氨酸氨基转移酶等肝脏代谢相关酶增高。

3. 病原学检查

(1) 病毒核酸检测：该方法是实验室应用最广泛的病毒病原学确证方法，通常检测患者呼吸道标本(咽拭子、鼻拭子、鼻咽或气管抽取物、痰液)中的MERS-CoV核酸。WHO提供了明确的病毒核酸检测的实时定量RT-PCR体系和方法：针对E基因上游(upE)区域进行筛选，阳性者进一步采用针对ORF1a或ORF1b区的方法进行结果确证，若结果为阴性，则需要进一步检测RdRp和N基因并测序验证。

(2) 病毒分离：感染病例呼吸道标本或血、尿液和粪便中可分离出MERS-CoV。该方法是确证病毒感染的"金标准"，但耗时长，技术难度较大，并需要高级别生物安全实验室条件。

(3) 血清抗体检查：多用于群体的回顾性血清流行病学分析，也可用于上呼吸道样本核酸检测阳性病例感染情况的确证。采集急性期(发病1周内)和间隔14~21天的恢复期血清，测定双份血清MERS-CoV特异性IgG抗体水平呈4倍或4倍以上升高，阳性者需进一步使用病毒中和试验方法进行血清中和抗体的确证。

(4) 抗原检查：主要用于动物感染和组织培养中对病毒抗原的检测。已经建立的基于病毒N蛋白单克隆抗体快速抗原检测方法，与基于upE基因核酸检测方法比较，其敏感性93.9%，特异性99.6%。

MERS患者样本和病毒分离培养物的实验室操作，需在生物安全3级实验室中进行。MERS患者常合并其他常见呼吸道病毒和细菌的感染。

4. 胸部影像学检查　根据疾病进展情况表现为单侧或双侧肺炎，主要特点为胸膜下或基底部的毛玻璃样、斑片状阴影，可出现实变影。多见于肺下叶。部分病例有不同程度的胸腔积液。

(五) 诊断及分类

根据国家卫生健康委员会《中东呼吸综合征病例诊疗方案》，中东呼吸综合征的诊断和病例分类标准如下：

1. 诊断标准　早发现、早诊断和早治疗是有效降低病死率和实现疫情快速防控的关键。MERS-CoV感染的临床表现无特异性，因此其诊断主要结合流行病学和实验室病原学检查。

2. 病例分类

(1) 疑似病例：患者符合流行病学史和临床表现，但尚无实验室确认依据。①流行病学史：发病前

14 天内有中东地区或新近有人感染病例疫情或骆驼感染报道国家的旅游或居住史;或与疑似/临床诊断/确诊病例有密切接触史。②临床表现:难以用其他病原感染解释的发热(体温 ≥ 38℃)伴呼吸道症状。

(2) 临床诊断病例:满足疑似病例标准,仅有实验室阳性筛查结果(如仅呈单靶标 PCR 或单份血清抗体阳性)的患者;或者满足疑似病例标准,因仅有单份采集或处理不当的标本而导致实验室检测结果阴性或无法判断结果的患者。

(3) 确诊病例:疑似和临床诊断病例具备下述 4 项条件之一者,为确诊病例。①至少双靶标 PCR 检测阳性;②单靶标 PCR 产物阳性,经基因测序确认;③从呼吸道标本、血液、尿液或粪便等其他临床样本中分离出中东呼吸综合征冠状病毒;④恢复期血清 MERS-CoV 抗体较急性期血清抗体水平阳转或呈 4 倍以上升高。

(4) 无症状感染者:无临床症状,但具备实验室确诊依据四项之一者。

临床上需主要与流感病毒、SARS 冠状病毒等呼吸道病原等所致的肺炎进行鉴别。

(六) 并发症

患者可并发重症肺炎、急性呼吸窘迫综合征、肾衰竭、感染性休克、呼吸衰竭、心血管系统衰竭、肝功能损伤、血液系统功能紊乱和死亡。

(七) 治疗

根据目前对病毒感染致病特性的了解和《中东呼吸综合征病例诊疗方案》,中东呼吸综合征的治疗应遵循如下原则:

1. 基本原则　根据病情严重程度评估确定治疗场所:疑似、临床诊断和确诊病例应在具备有效隔离和防护条件的医院隔离治疗(最好在负压病房);危重病例应尽早入重症监护病房治疗。转运过程中严格采取隔离防护措施。

2. 一般治疗与密切监测

(1) 卧床休息,维持水电解质平衡,密切监测病情变化。

(2) 定期复查血常规、尿常规、血气分析、血生化及胸部影像。

(3) 根据氧饱和度的变化,及时给予有效氧疗措施,包括鼻导管、面罩给氧,必要时应进行无创或有创通气等措施。

3. 抗病毒治疗　目前尚无明确有效的抗 MERS-CoV 药物。体外试验表明,α 或 β 干扰素具有一定的抗病毒作用。MERS 病例联合应用干扰素 α-2a 和利巴韦林治疗,其 14 天存活率显著高于对照组,联合治疗组的 28 天存活率较对照组略高但无统计学差异。

4. 抗菌药物治疗　避免盲目或不恰当使用抗菌药物,加强细菌学监测,出现继发细菌感染时应用抗菌药物。

5. 中医中药治疗　依据中医学"温病、外感热病、风温肺热病"等病证辨证论治,对缓解临床症状有帮助。

(1) 邪犯肺卫

主症:发热,咽痛,头身疼痛,咳嗽少痰,乏力倦怠,纳食呆滞等。

治法:解毒宣肺,扶正透邪。

推荐方剂:银翘散合参苏饮。

常用药物:银花、连翘、荆芥、薄荷、苏叶、前胡、牛蒡子、桔梗、西洋参、甘草等。

推荐中成药:连花清瘟颗粒(胶囊),清肺消炎丸,疏风解毒胶囊,双黄连口服液等。

(2) 邪毒壅肺

主症:高热,咽痛,咳嗽痰少,胸闷气短,神疲乏力,甚者气喘,腹胀便秘等。

治法:清热泻肺,解毒平喘。

推荐方剂:麻杏石甘汤、宣白承气汤合人参白虎汤。

常用药物:麻黄、杏仁、生石膏、知母、浙贝母、桑白皮、西洋参等。

加减:腑实便秘者合桃仁承气汤。

可根据病情选用中药注射液:热毒宁注射液、痰热清注射液、血必净注射液、清开灵注射液等。

(3) 正虚邪陷

主症:高热喘促,大汗出,四末不温,或伴见神昏,少尿或尿闭。

治法:回元固脱,解毒开窍。

推荐方剂:生脉散合参附汤加服安宫牛黄丸。

常用药物:红参、麦冬、五味子、制附片、山萸肉等。

可根据病情选用中药注射液:生脉注射液,参附注射液,参麦注射液。

(4) 正虚邪恋

主症:乏力倦怠,纳食不香,午后低热,口干咽干,或咳嗽。

治法:益气健脾,养阴透邪。

推荐方剂:沙参麦门冬汤合竹叶石膏汤。

常用药物:沙参、麦冬、白术、茯苓、淡竹叶、生石膏、山药、陈皮等。

6. 重症病例的治疗建议

(1) 治疗原则:在对症治疗的基础上,防治并发症,并进行有效的器官功能支持。

(2) 实施有效的呼吸支持(包括氧疗、无创/有创机械通气)、循环支持、肝脏和肾脏支持等。有创机械通气治疗效果差的危重症病例,有条件的医院可实施体外膜肺氧合(extracorporeal membrane oxygenation,ECMO)支持技术。

(3) 维持重症和危重症病例的胃肠道功能,适时使用微生态调节制剂。

7. 出院标准　体温基本正常、临床症状好转,间隔 24 小时连续两次采集的样本病原学检测均阴性,可出院或转至其他相应科室治疗其他疾病。

(八) 预防

1. 控制传染源　对于疑似病例和临床诊断病例,应在通风条件良好的房间单独隔离;对于确诊病例,应在通风条件良好的房间进行隔离,有条件的医疗机构应将患者安置在负压隔离病房。实验室确证的住院病例可多人同室。家庭成员为确诊病例者,其家庭成员及密切接触者需要监测个人健康状况,一旦出现发热和急性呼吸道感染等异常症状,应及时向当地疾病预防控制机构报告。

2. 切断传播途径　近距离密切接触是 MERS-CoV 传播的主要方式。医务人员和护理人员在诊疗、护理和处理患者的医疗废物时要按照接触预防和飞沫预防要求加强个人面部、眼睛、手套和身体防护。病毒感染的骆驼通过呼吸道、粪便和产的鲜骆驼奶传播病毒,人员到相关国家和地区旅行或居住时应避免与患病骆驼等动物接触,不喝生骆驼奶。

3. 易感人群的保护

(1) 提倡健康的生活方式,合理作息、充足睡眠,健康饮食和保持良好的精神心理状态等。

(2) 尽量避免接触疑似、临床诊断和确诊病例,必要时做好戴口罩等个人防护措施。

(3) 养成良好的个人卫生习惯,避免用手触摸眼睛、鼻或口,经常使用肥皂和清水洗手。

(4) 保持家庭和工作场所的良好通风状态。

(5) 如家庭成员出现流感样症状,尤其近期有疫区旅行史,要自行采取隔离措施,告知家人与其接触时戴口罩,并尽快电话咨询当地疾病预防控制机构和医生,包括是否需要就诊、在何处就诊、如何就诊等。

(王健伟)

三、其他常见人冠状病毒的感染

感染人类的冠状病毒(human coronavirus,HCoV)目前已知共有 7 种,MERS-CoV、SARS-CoV 和 SARS-CoV-2 在其他章节单独阐述,本节阐述其他常见感染人的冠状病毒。这些冠状病毒呈全球分布,并在人间持续流行,其感染多无临床症状或表现为普通感冒,少数病例可发展为肺炎。

(一) 病原学

人冠状病毒在分类学上属于巢病毒目(*Nidovirales*)冠状病毒科(*Coronaviridae*)正冠状病毒亚科(*Orthocoronavirinae*)。根据血清型和基因组特点分为 α、β、γ 和 δ 四个属,每个属包括不同的亚属。HCoV 分别为 α 属 *Duvinacovirus* 亚属的 229E 和 *Setravirus* 亚属的 NL63;β 属 *Embecovirus* 亚属的 Betacoronavirus 1(原命名为 OC43)和 HKU1。229E 和 Betacoronavirus 1 是最早发现的 HCoV,分别在 1966 年和 1967 利用组织培养的方法被分离获得。2004 年荷兰学者从一患急性支气管炎的 7 个月的婴儿呼吸道样本中发现 NL63;同年我国香港大学科学家从 71 岁老年慢性阻塞性肺疾病合并肺炎患者的呼吸道样本中发现 HKU1。

HCoV 有包膜,颗粒呈圆形或椭圆形,可呈现多形性,直径为 50～200nm。颗粒表面有棒状突起,形如花冠。核衣壳为螺旋对称。病毒基因组为不分节段的单股正链 RNA,大小为 27～30.7kb(图 22-38-2)。基因组 5′端有甲基化帽,3′端有多聚腺苷酸结构,可作为翻译模板。基因组组成为 5′端起始,编码复制酶复合物的 ORF1ab,编码产生 16 个非结构蛋白,占基因组全长约 2/3;后 1/3 区域按顺序编码 ORF2a、血凝素-酯酶(hemagglutinin esterase,HE)蛋白(OC43 和 HKU1 编码)、S 蛋白、ORF5a、E 蛋白、M 蛋白和 N 蛋白。S 蛋白位于病毒表面形成棒状结构,是病毒的主要抗原蛋白之一,含有重要的病毒中和抗原表位,是用于分型的主要基因,其氨基酸残基的变异能显著影响病毒的毒力和病毒对宿主细胞的嗜性。N 蛋白是病毒的核衣壳蛋白,包裹病毒基因组。M 蛋白对病毒颗粒结构的形成起关键作用。E 蛋白被认为是病毒包膜的次要结构蛋白,具有离子通道活性,在病毒装配中调节细胞内参与蛋白分泌的细胞器的重排,促进病毒的有效装配。OC43 和 HKU1 编码 HE 蛋白,HE 蛋白在病毒包膜表面形成 5～10nm 小的突起,辅助 S 蛋白吸附受体。病毒在胞质内繁殖。

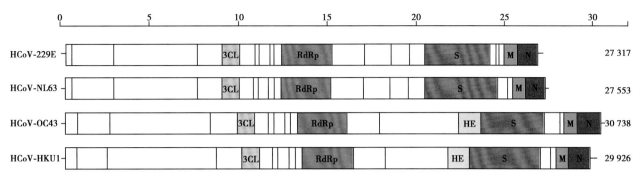

图 22-38-2　人冠状病毒基因组组成示意图

这四种 HCoV 的细胞受体不同,229E 受体为氨基肽酶(aminopeptidase N,APN),NL63 受体为血管紧张素转换酶Ⅱ(angiotensin-converting enzyme 2,ACE2),细胞表面的唾液酸(N-axetyl-9-O-acetyl-neuraminic acid)是目前已知的与 OC43 进入宿主相关的关键细胞吸附分子。HKU1 的受体不清楚,人主要组织相容性复合体 C(major histocompatibility complex classⅠC,HLA-C)可能是其吸附细胞的重要分子。

229E 可用人二倍体细胞进行分离培养,NL63 能够在 LLC-MK2 和 Vero 等猴肾细胞来源的细胞系中复制,OC43 可在 Vero 细胞中复制,HKU1 较难分离培养,可用人原代气道上皮细胞进行分离培养。

对冠状病毒的理化特性的认识多来自对 SARS-CoV 和 MERS-CoV 的研究,病毒对热敏感,56℃ 30 分钟可有效灭活病毒。对于细胞培养的病毒,可用 10% 甲醛或 4% 多聚甲醛固定 30 分钟灭活。此外,乙醚、75% 乙醇、含氯消毒剂、过氧乙酸和氯仿等脂溶剂均可有效灭活病毒。

(二)流行病学

1. 流行特征　HCoV-229E、NL63、OC43 和 HKU1 在世界范围内广泛流行。病毒的检出率因研究人群、时间跨度和地域差异较大,其中 OC43 在急性呼吸道感染人群中的检出率最高,为 0.6%~12.2%,229E 为 0.2%~6.1%,NL63 为 0.6%~9.3%,HKU1 为 0.1%~4%。HCoV-OC43 和 HCoV-229E 被认为是引起普通感冒的最常见的冠状病毒,占普通感冒的 10%~30%。229E 在无呼吸道感染症状人群中的检出率及与其他常见呼吸道病毒的共同检出率高于 OC43。NL63 在儿童人群中的检出率要高于成人。血清流行病学研究提示,HCoV-229E、NL63、OC43 和 HKU1 的首次感染多发生在婴幼儿时期,由于中和抗体水平的下降和病毒变异等原因,人的一生中可反复发生感染。

这 4 种 HCoV 流行具有季节性,229E 和 OC43 多在冬春季节流行,每 2~4 年出现一次流行高峰;NL63 主要在夏秋季流行,HKU1 主要在冬季流行。在我国北方地区,OC43 以春夏秋季多见,主要在夏季和初秋高发,冬季以散发为主。冠状病毒基因组易发生重组和突变,在 OC43、HKU1、NL63 中均发现可通过基因重组产生不同的基因型,因此,基因型的确定需要同时构建 S、N 和 RdRp 基因的进化树分析其进化关系。目前,已经发现 OC43 有 A、B、C、D 和 E 五种基因型,HKU1 有 A、B 和 C 三种基因型,NL63 有 A、B 和 C 三种基因型。229E 通过基因突变演化为 4 个基因型。

冠状病毒具有种间传播特性。基于序列信息的积累和种系进化研究方法的进展,推测 α 和 β 属的病毒约在公元前 2400 年和 3300 年出现,认为 HCoV 可能起源于蝙蝠。OC43 可能与牛冠状病毒共同起源于 19 世纪 90 年代,229E 可能与一种蝙蝠冠状病毒 GhanaBt-CoVGrp1 共同起源于 1686—1800 年,并且可能与同为 α 属的 HCoV-NL63 共同起源于 11 世纪;HCoV-NL63 与 α 属蝙蝠冠状病毒 Appalachian Ridge CoV 有共同祖先,可能起源于公元 563—822 年。

2. 传染源　HCoV 感染病例为传染源。无临床症状的病毒携带者是否具有传染性尚不明确。

3. 传播途径　病毒可通过密切接触和飞沫经呼吸道传播。

4. 易感人群　人群普遍易感,尤其是 5 岁以下儿童、老年人群、患有基础疾病者及免疫耐受人群。

(三)临床表现

病毒感染后潜伏期为 2~5 天。通常表现为发热(体温一般 ≥37.5℃)、流鼻涕、咳嗽等上呼吸道感染症状,可伴有头痛、肌痛、咽痛和关节痛,以及呕吐、腹泻等消化道症状。少数病例病情进展迅速,可发展为支气管炎和肺炎,尤其在婴儿、老年人和免疫缺陷的人群。此外,NL63 感染可导致儿童哮喘的发生。OC43 的感染可能与多发性硬化症发生有一定的相关性。229E 可能参与儿童川崎病的发生。229E、NL63、OC43 和 HKU1 可表现为无症状感染。

（四）检查

1. 血常规检查　外周血白细胞总数一般不高或降低。

2. 血生化检查　仅病毒感染一般不引起特定生化指标的改变，但病毒感染可加重原有基础疾病，导致相应生化指标的变化。

3. 病原学检查

（1）病毒核酸检测：用 RT-PCR 法检测呼吸道标本（咽拭子、鼻拭子、鼻咽或气管抽取物、痰）中的病毒核酸，是实验室常用的检测和筛选方法。采用针对不同种冠状病毒设计的引物和探针的实时定量 RT-PCR 方法，或者针对 *RdRp* 区域设计的通用引物检测和测序能够鉴定 229E、NL63、OC43 和 HKU1。

（2）病毒分离：选择合适的细胞系，用呼吸道标本可进行病毒分离，但难度较大，一般不用于临床检测。

（3）血清抗体检查：一般用于人群感染状态的回顾性分析。用酶联免疫方法分析患者急性期和间隔 14 天以上的恢复期血清 IgG 抗体水平，呈 4 倍或以上增高，急性期血清 IgM 抗体阳性可辅助确证病毒感染，抗体检测多使用抗 N 蛋白作为抗原；可用细胞培养病毒固定后，用免疫荧光方法分析患者血清 IgM 和 IgG 抗体情况。但应注意同一个种属内的 HCoV 包括 α 属 NL63 与 229E，β 属 HKU1 和 OC43 之间 N 蛋白存在交叉反应，在作特异性诊断时应谨慎判断，避免产生假阳性结果。

4. 胸部影像学检查　合并肺炎时可在单侧或双侧肺内见片状、毛玻璃样阴影。

（五）诊断及分类

1. 诊断标准　诊断主要结合临床表现和病原学检查。

2. 疑似病例　有发热及咳嗽、咳痰等呼吸道感染症状。无明确呼吸道病原学检测结果，未经过人冠状病毒筛查检测。

3. 确诊病例　符合疑似病例，符合下列检测条件之一：①从呼吸道标本中检测到冠状病毒核酸成分，未检测到其他已知呼吸道病原；②恢复期血清人冠状病毒抗体较急性期血清抗体水平阳转或呈 4 倍以上升高；③从呼吸道样本中分离出人冠状病毒。

（六）并发症

少数患者病情可迅速进展，发展为肺炎，个别严重者可出现急性呼吸窘迫综合征、肺出血和胸腔积液。儿童患者合并呼吸道合胞病毒、腺病毒和流行性感冒病毒感染或继发细菌感染者，常进展为重症肺炎，需要重症监护。

（七）治疗

HCoV 感染无特效治疗药物，无疫苗。感染通常为自限性，无须特殊治疗。对症状较严重者以支持治疗为主。有限的报道表明，感染早期鼻内使用 α 干扰素可控制病毒增殖，缓解感染症状和体征。

1. 一般治疗

（1）卧床休息，维持水、电解质平衡，监测病情变化。

（2）重症患者可定期复查血常规、尿常规、血气分析、血生化及胸部影像。

（3）根据氧饱和度的变化，及时给予有效氧疗措施，包括鼻导管、面罩给氧，必要时应进行无创或有创通气等措施。

2. 对症治疗　根据出现的症状给予相应的治疗。

3. 抗菌药物治疗　避免盲目或不恰当使用抗菌药物，加强细菌学监测，出现继发细菌感染时应用抗菌药物。

（八）预防

目前临床上对 SARS-CoV、SARS-CoV-2 和 MERS-CoV 以外的四种 HCoV 不进行常规病原检测，因此对其传播特点和方式尚不十分明确，但作为呼吸道传播的病毒，对其他呼吸道病毒的预防措施同样适用于 HCoV。此外，HCoV 是儿童院内感染的重要病原，因此对于住院人群应注意加强院内感染的防控。

（王健伟）

第三十九节　博 尔 纳 病

博尔纳病（Borna disease）是由博尔纳病毒（Bornavirus）感染引起的神经精神性疾病。于 1766 年首次被报道，因为表现为散发性马脑病，所以称为"悲马病（sad horse disease）"。18 世纪末，因该病暴发，使德国 Saxony 州博尔纳镇骑兵团的马匹大量死亡而命名为博尔纳病。1926 年将其确定为一种新型病毒——博尔纳病病毒，该病毒宿主非常广泛，包括几乎所有温血脊椎动物，人类感染后主要表现为神经精神病变。

一、病原学

博尔纳病病毒（Borna disease virus，BDV）又称为

博尔纳病毒（Boravirus），球形，有包膜，直径为100～130nm，为单股负链RNA病毒，基因组为8.9kb。包含6个ORF，分别编码产生N蛋白（p14）、P蛋白（p24）、M蛋白（gp18）、G蛋白（gp94）、L-RNA依赖的RNA聚合酶（p190）及功能未明的X蛋白（p10）。博尔纳病毒为专性嗜神经病毒，不引起感染细胞溶解，低拷贝复制，细胞病变也不明显。博尔纳病毒抵抗力较弱，醚、氯仿等脂溶剂及紫外线照射均可将其灭活；56℃ 30分钟可使其失去感染活性。

二、流行病学

（一）流行现状

BDV动物感染主要见于欧洲各国，在美国、伊朗、土耳其、日本也有报道。近年有研究表明BDV可以感染人类，Kinnunen等报道应用间接免疫荧光试验（IFA）法检测499份人标本的BDV抗体，结果发现有3份阳性（0.6%）。

在我国，台湾地区曾有报道。从2003年开始重庆、哈尔滨及宁夏等地已初步开展对动物进行流行病学调查，并检测脑炎或精神病患者的外周血、脑脊液及外周血单个核细胞（PBMCs）中BDV p24的存在情况，已证实我国存在BDV感染。徐平等报道（2003），通过套式RT-PCR结合荧光定量技术检测发现重庆地区31例精神分裂症患者中的3例PBMCs中BDV p24基因阳性（9.7%）；赵立波等（2007）应用此技术检测60例抑郁症患者的PBMCs发现3例阳性（5%）。目前国内研究仍需进一步拓宽、深入。

（二）传染源

BDV宿主相当广泛，可感染如马、羊、牛、兔、猴及鸡等几乎所有温血脊椎动物。动物感染后可表现为急性致死性脑炎或慢性轻型神经精神异常，也可为无症状长期携带病毒，均可成为传染源。

（三）传播途径

1. 接触传播　直接接触病畜唾液及鼻腔分泌物或被这些分泌物污染的饮水、食物等而感染。接触传播是动物间的主要传播途径，病畜直接传给人类尚缺乏验证。

2. 血源性传播　母马与胎马之间的垂直传播、小马通过吮吸乳汁感染以及PBMCs中存在有病毒核酸及蛋白，提示存在血源性途径传播的可能。但人类通过此途径感染尚未见报道。

3. 虫媒传播　本病多发生于春季和早夏，节肢动物可作为其传播的潜在途径，但尚缺乏证据支持。

4. 动物实验检测　动物实验检测到BDV感染的大鼠尿液中有大量的BDV，可引起与其密切接触的其他大鼠感染。

除尿液之外，实验感染的田鼠可从其粪便中检测到BDV也表明BDV可通过排泄物进行传播。

（四）易感性

动物普遍易感。人类能够被BDV感染，并且表现为程度不同的神经精神症状。有报道称，美国285例情感障碍患者中，BDV血清反应阳性者12例（4.2%）；德国694例精神异常患者中BDV血清反应阳性者有4例（<1%），高于健康对照组。

三、发病机制和病理

（一）发病机制

BDV属于严格嗜神经性病毒，一般先感染分布于咽部或嗅觉上皮或肠黏膜上的神经末梢，然后经过轴突运输至中枢神经系统。病毒也可经轴突运输至外周神经，感染不同器官中存在的神经组织。

博尔纳病属于免疫性疾病，宿主状态不同，动物感染后表现不同的症状，可以出现严重免疫介导疾病，如博尔纳脑炎，也可以仅有轻微症状而成为健康病毒携带状态，造成持续感染。前者的发病机制为$CD8^+$ T细胞表达针对病毒核蛋白P40的强烈细胞免疫反应，引起神经元的溶解，出现脑细胞损伤而诱发脑炎。体液免疫反应在该过程中发挥次要作用，病毒可溶性抗原P40和P24活化体液免疫反应诱导特异性抗体的产生，该抗体无保护作用，但具有诊断价值。后者的发病机制，可能是由于BDV诱发了机体细胞免疫耐受状态，导致病毒在宿主细胞内以低复制形式持续感染。

（二）病理

目前对博尔纳病的病理研究主要取材于动物。BDV主要引起大脑皮质、脊髓、视网膜的损害，表现为非化脓性脑脊髓炎。光镜下，脑组织有不同程度的炎性改变，淋巴细胞浸润，在海马锥细胞的胞核中可见到一个或多个大小不等的嗜酸性包涵体（Joest-Degen bodies）。电镜下，可见神经细胞出现神经丝断裂、线粒体肿胀与破裂、细胞表面脂膜叶片增多等，脑血管周围可见大量淋巴细胞、单核细胞和浆细胞浸润、星状细胞增生等。

四、临床表现

动物如马、羊博尔纳病潜伏期至少为4周，人类尚缺乏感染资料。

人类感染BDV后主要表现为神经精神性疾病，

如精神分裂症、迟发性运动障碍及慢性疲劳综合征等。根据动物和人感染后出现不同的病理变化和临床表现，本病归为两型。

1. 脑炎型博尔纳病（EBD）　主要表现为脑膜非特异性炎症浸润，不同程度的脑功能损害。本型见于动物博尔纳病，尚未见有人类感染报道。

2. 行为型博尔纳病（BBD）　为慢性持续性感染型博尔纳病，表现为长期的精神行为改变。目前许多报道支持部分精神病患者血清中可以检测到特异性BDV 抗体，或从患者 PBMCs、脑组织样本中检测到病毒核酸或分离出病毒。人类感染可能主要表现为此型。

五、实验室检查

（一）病毒特异性抗体检测

目前常用 IFA、免疫印迹（IB）、ELISA 法检测患者或动物血清中抗-BDV 抗体。由于患者血清中抗-BDV 滴度较低（1∶10~1∶80），所以应用 IFA 法的敏感性较低。与 IFA 法相比，IB 试验更可靠，但耗时长、价格高，不适于大规模的血清学筛查。ELISA 法在动物实验中显示了较高敏感性与特异性，但检测患者体内抗体敏感性较差。

（二）RT-PCR 检测病毒基因序列

逆转录聚合酶链反应（RT-PCR）可检出 PBMCs 或脑组织中的病毒核酸，一般选择针对 P40 和/或 P24 序列的引物，其中 P24 应用较多，是目前最常用的 BDV 检测手段。免疫组织化学技术检测尸解脑组织标本抗原也有助于诊断。

（三）病毒分离

分离到 BDV 是疾病确诊的依据。BDV 为细胞内感染病毒，一般采用人的少突胶质细胞系或鼠的神经细胞进行培养。

六、诊断和鉴别诊断

诊断较为困难，有马、羊等动物频繁接触史的神经精神病患者应考虑本病可能。实验室检查获得 BDV 特异性抗体或 BDV 核酸，是重要的诊断依据。诊断"金标准"是分离出 BDV。1998 年在德国举行的 BDV 学术会议上，鉴于 BDV 检测的困难，专家们提议死后诊断应包含一种以上的实验室检测方法，如血清学检测、免疫组化及 RT-PCR 等，以降低假阳性率。

一些中枢神经系统感染性疾病或神经精神疾病与该病的临床表现相似，需鉴别之。

七、治疗

金刚烷胺及利巴韦林具有抑制 BDV 的活性。需要注意的是金刚烷胺作为谷氨酸受体拮抗剂，有导致精神紊乱的副反应。有报道称金刚烷胺对狂躁合并抑郁发作的患者有抗抑郁的作用，但并未显示抗 BDV 复制的迹象。核苷类似物阿糖胞苷 C（Ara-C）具有抑制病毒复制及扩散作用，但毒性较大，不适合长期应用。近年发现的 2′-氟-2′-脱氧胞苷（2′-Fluoro-2′-deoxycytidine，2′-FdC）有较高的抗病毒活性，无细胞毒副作用，有一定的应用前景。

八、预防

不接触病畜。处理病畜时做好个人防护，定期对疫区进行消毒处理。

（郑　敏）

第四十节　朊　粒　病

20 世纪末，在人们已经熟知的包括细菌、病毒、真菌和寄生虫在内的人类病原谱中，又增添了一种全新的病原体——朊粒（prion）。朊粒是一个超出经典病毒学和生物学的全新病原学概念，是一种不含核酸的蛋白质感染性粒子。由其引起的疾病称朊粒病，主要引起人和动物中枢神经系统退化性疾病，即传染性海绵状脑病（transmissible spongiform encephalopathy，TSE）。朊粒病在世界多国发生，对人类健康构成很大威胁。朊粒病的研究是医学与生物学的一个新兴领域，朊粒的发现具有重要的现实意义。

一、病原学

朊粒是一种只含蛋白质而不含核酸的传染性强、抵抗力强的蛋白质感染性颗粒。分子量为 33~35kDa，称为 PrP[27-30]。它引起人和动物的 TSE。朊粒具有很强的抗蛋白酶水解的能力，高度的热稳定性。在 134~138℃维持 1 小时后仍有感染力；高压蒸汽消毒 134~138℃ 18 分钟不完全灭活；能耐受 2mol/L 的 NaOH 2 小时；在 10%~20%甲醛中数月仍有传染性。对戊二醛、β-丙内酯、核酸酶、紫外线、离子辐射、超声等具有很强的抵抗力。朊粒是正常细胞朊粒蛋白基因（prion protein gene，PrnP）编码的未知功能的糖蛋白。PrnP 位于人的 20 号染色体的短臂。已知有两种形式的朊粒蛋白，即正常细胞型（PrP^c）和致病型（PrP^sc）。PrP^c 和 PrP^sc 的主要区别见表 22-40-1。

表 22-40-1 PrP^c 和 PrP^{sc} 的主要区别

	PrP^c	PrP^{sc}
特点	正常细胞内的一种未知功能	致病性传染因子，即朊粒蛋白 PrP 且高度保守的糖蛋白部位主要分布于神经元表面存在于细胞内二级溶酶体内和淋巴细胞质内
来源	20 号染色体的短臂 *PrnP* 表达	外来传染或 *PrnP* 基因突变
立体结构	α-螺旋占 42%，β-折叠占 3%	α-螺旋占 3%，β-折叠 43%
分子量	33~35kDa	27~30kDa
对蛋白酶 K	易被溶解	有一定抵抗力
溶解性	易溶于去垢剂	不易溶于去垢剂
半衰期	3~6 小时，短	长
经磷酸肌醇酯酶 C 酶解	可从膜上释放出来	不能释放
致病性	无	具致病性与传染性
存在形式	以单体或二聚体存在	易形成聚合体
生物学功能	尚不清楚。在健康人和动物体内分布广泛，主要集中神经元内	积聚于神经元细胞形成淀粉样沉淀，可导致大脑皮质疏松。具有免疫调节、信号转导、铜离子结合、突触传递及诱导或阻止细胞凋亡的作用；有超氧化物歧化酶（SOD）的活性，对细胞抗氧化逆境有直接作用；在造血干细胞中也可以表达，具有促进哺乳动物的神经细胞生长发育和成熟过程中神经前体细胞增殖的作用等

引自：陈吐芬，江晓静.人类朊粒病研究进展及对人类医学的影响[J].华南国防医学杂志，2012，26(6)：614-618.

二、流行病学

1. 库鲁病是第一个被人们认真关注的人类朊粒病。主要在巴布亚新几内亚东部高原的部落中呈地方流行性。当地习惯分食男性死亡者的大脑及人肉以表示对死者的尊敬。这可能是本病的传播方式，患者多为成年妇女及儿童。

2. 克-雅病（Creutzfeldt-Jacob disease，CJD），又称牛海绵状脑病（曾称疯牛病），其在世界范围内的发病率大约是每年百万分之一，虽然罕见，但本病是人类朊粒病中最常见者，85%~95%的病例为散发性，家族性病例仅少数。CJD 的发病无性别差异，发病时平均年龄为 57~62 岁，但也有报道典型的 CJD 发生于 17~20 岁或 80 岁以上。本病不是接触性传播，人与人之间的播散罕见，但医源性传播如应用尸体制备的人类生长促性腺激素，利用已感染的组织、器官进行硬脑膜移植、角膜移植、肝移植、放射线下栓塞技术以及污染的神经外科器材等，可使本病传播。这种传播可能是某些变异克雅氏病（Variant-creutzfeldt-jakobdisease，vCJD）的特征。当前的认识可能是 CJD 向人传播的结果。从流行病学观点来看，新变异型克-雅病（new variant Creutzfeldt-Jakob disease，nvCJD）病例是牛海绵状脑病（Bovinc Spongiform，Enccphalopathy，BSE）在英国大流行之后的滞后期后发生的，这个滞后期与朊粒病的潜伏期是相符的。BSE 在英国流行起于 1985 年，此期间估计有 5 万头感染 BSE 的牛可能已进入人类食物链。BSE 流行高峰在 1992—1993 年，以后稳定下降，这种下降归功于英国政府禁止应用反刍动物蛋白作反刍动物饲料（1988 年 7 月），以及应用牛脑、脊髓及其他废物作为对非反刍动物及家禽的饲料（1990 年 9 月）。第三道禁令是禁止将牛某些组织应用于人类消费（1989 年 11 月）。此期间有人提出，BSE 的大流行是改变了牛饲料的加工过程所致，特别是放任应用有机溶剂之故。

持反对意见者认为 BSE 不大可能向人类传播，其理由有：①人类经常消费的牛肉中的 PrP^{sc} 浓度相对较低；②口服途径传播大多是无效的；③种属屏障作用；④借由 BSE 的 PrP^{sc} 来激发人类 PrP 向 PrP^{sc} 转变也可能是无效的。

3. 格-施综合征（Gerstmann-Sträussler syndrome，GSS）是一个极为罕见的人类朊粒病，其发病率为每年(1~10)人/亿。已报道的病例大多为家族性,常染色体显性遗传,而且是完全的外显率。至今在世界范围内已证明有 20 多家亲属中发病。

4. 致死性家族型失眠症(fatal familial insomnia, FFI)是 1986 年认识的人类朊粒病,本病与过去描述的丘脑性痴呆颇类似,发病年龄为 35~61 岁,平均病期为 13(7~25)个月。FFI 虽然少见,但在意大利、美国、法国、英国、澳大利亚及日本均有报道,可能是世界性分布。FFI 也是常染色体显性遗传。

三、发病机制

目前对 PrP^{sc} 导致朊粒病的详细机制不完全清楚。普遍接受的是 Prusiner 提出的唯蛋白假说,认为朊粒是一种不含核酸的蛋白质,而 PrP^{sc} 是朊粒病的主要致病部分。朊粒致病的始动环节是 PrP^c 发生错误折叠等构象变化时转变成致病型 PrP^{sc},后者富含 β 折叠结构,不可被蛋白酶或去污剂降解。随后 PrP^{sc} 不断增殖并积聚于神经元细胞形成淀粉样沉积,大脑皮质疏松呈海绵状,最终导致 BSE。PrP^{c}PrP^{sc} 转化实质是 α 螺旋向 β 折叠的构象迁移。目前关于 PrP 构象转变的机制尚有争论,其转化模型主要有两种。

1. "种子"模型(核依赖多聚合模式) 由 PrP^{sc} 低聚物充当"种子"通过与 PrP^{sc} 单体的结合稳定 PrP^{sc} 构象,加速 PrP^c 向 PrP^{sc} 转化。

2. 重折叠模式(模板介导转化模式) PrP^{sc} 依靠催化 PrP^c 或一个不稳定的中间体的重排来提高转换,以形成比 PrP^c 更稳定的 PrP^{sc} 构象。

这两种模式在朊粒增殖过程中可能共同作用。Prusiner 等发现除 PrP 外,可能还有别的蛋白分子参与 PrP^{sc} 的形成,此蛋白分子被命名为蛋白质 X,如核酸、硫酸黏多糖、葡萄糖聚合体、胆固醇等。将这种 X 蛋白称为"分子伴侣"。关于朊粒的增殖方式仍存在争议。Prusiner 等认为朊粒的增殖呈指数增长:PrP^{sc} 首先与 PrP^c 结合形成一个 PrP^{sc}-PrP^c 复合物,随后变成两个分子的 PrP^{sc}。在下一周期两分子 PrP^{sc} 与 PrP^c 结合,随后形成 4 分子 PrP^{sc}。这是一个周而复始的循环过程,如此循环下去,当 PrP^{sc} 累积到一定浓度后就会损害神经元。但 PrP^{sc} 沉积物形成是否为其发病的关键因素尚不明确。有些学者认为,PrP^c 转变成 PrP^{sc} 后造成 PrP^c 缺乏,可使得神经细胞超氧化物歧化酶(SOD)样活性下降,从而对超氧化物等所造成的氧化损伤的敏感性增加,也使神经细胞对高谷氨酸和高铜毒性的敏感性增加,导致神经细胞死亡变性。PrP^{sc} 亦具有潜在的神经毒性,可引起神经细胞凋亡。

四、临床表现

朊粒病其共同的特征是:①主要的病理学都局限在中枢神经系统;②潜伏期长,可达数月至数年甚至数十年,例如库鲁病的潜伏期可能超过 30 年;③这些疾患似乎均会向恶化进展,最终死亡;④神经病理学所见,有惊人的相似性,基本上都有反应性星状细胞增多而缺乏炎症应答,在神经纤维网中有小空泡形成海绵状,大脑皮质疏松呈海绵状,主要累及大脑皮质、基底节、丘脑和小脑皮质;⑤此类疾患均有代谢的错乱,导致朊毒体的聚集;⑥遗传性、传染性双重特点,既可在同一种属间传播,也可跨越种属屏障传播。人类主要的朊粒病及其特征见表 22-40-2。

表 22-40-2 人类主要的朊粒病及其特征

名称	典型表现	患病途径	分布	潜伏期
库鲁病	共济失调之后出现痴呆	可能通过进食人肉或大脑受染	在巴布亚新几内亚高原曾发病 2 万多例,仅 1957 年后发病 2 600 例	3 个月至 1 年,长者达 30 年
CJD	痴呆之后共济失调(有时此顺序可颠倒)	病例传播途径不明;0~15% 为遗传编码 PrP 的基因突变所致;极少部分为医源性	散发性:为世界性,病率 1/100 万 遗传性:已有 100 个家族中发病	典型者 1 年左右,从 1 个月至 10 年以上
GSS	共济失调后发生痴呆	PrP 基因突变,有遗传性	已证明在 50 个家族中发病	典型者为 2~6 年发病
FFI	难以入睡,自主神经系统障碍,以后发生失眠及痴呆	PrP 基因突变有遗传性	已证明有 9 个家族中发病	典型者约 1 年

引自:李梦东,王宇明.实用传染病学.北京:人民卫生出版社,2005

1. CJD 潜伏期一般为3~22年。病程早期痴呆很轻微或缺如，以后表现为迅速进展的痴呆，伴有肌阵挛、行为动作紊乱及高级皮质功能障碍，突出的体征是大脑不对称性损害。约有1/3的患者发病时是视觉或小脑症状而掩盖了痴呆。意识障碍迅速恶化，从症状开始到死亡平均是7~9个月。另一个恒定的表现为肌阵挛，这种阵挛可因受惊而诱发。锥体外征包括运动功能减退及强直。小脑症状及体征为眼球震颤、手细震颤及共济失调，这些症状最终可在2/3的患者出现。有40%~80%的患者出现皮质脊髓束功能障碍，包括反射亢进、痉挛、跖底伸肌应答阳性等。50%的患者会出现视觉障碍，包括视野缩小、皮质盲及视觉性认知不能。一般情况下，患者脑神经受累均不突出，外周神经也很少受累。

2. vCJD 患者常常表现有感觉障碍及精神症状，这两点在CJD患者中均较少见。在感觉症状方面，大多为面部、双足、双手及双腿或仅半侧有疼痛、触觉迟钝或感觉异常。vCJD患者的早期，经常会出现精神症状，如精神分裂症、抑郁症及焦虑症。当病情进展时，最常见的神经病体征包括锥体征（93%阳性）、肌阵挛（86%）、强直（86%）、小脑体征（79%）、运动不能性哑症（79%），半数患者表现为舞蹈症及向上凝视性轻瘫，21%的患者有皮质盲症。

3. GSS 主要是中年进行性小脑脊髓退行性变，伴有痴呆。平均病期为5年，平均发病年龄为43~48岁，典型病例小脑症状突出，表现为痴呆，多在晚期，痴呆表现为球性，伴智力低下，记忆、注意力及认知行为障碍，小脑功能障碍表现为笨拙及步行困难。相关的表现是：共济失调、辨距障碍及构音困难等一些家族表现为痴呆、痉挛、锥体外征等更突出，与CJD不同的是肌阵挛仅是GSS中罕见的表现，而且常常缺如。本病临床表现的杂乱性，很可能是基因突变不同，所伴联的表型也有不同所致。

4. FFI 是一种少见的人类朊粒病。患者表现为进行性失眠，自主神经功能异常，包括多汗症、高温、心动过速及高血压，运动紊乱包括共济失调、肌阵挛、痉挛、反射亢进及构音困难。患者常有静止-活动的生理规律错乱或消失。精神状态异常包括幻觉、谵妄、错乱、记忆丧失及注意力减退，但多无明显的痴呆。大多数患者可有轻微记忆损害或注意力不集中，而心理状态正常。疾病呈快速进行性发展，从发病至死亡通常为1~2年。

5. 库鲁病 潜伏期一般为3个月至1年，前驱期可有头痛及关节痛。继而发生顽固性进展的神经系统症状，大多在发病后2年之内死亡。临床表现有步态不稳、小脑共济失调、运动性震颤及不自主的运动（舞蹈徐动症、肌阵挛性跳动、粗大的自发性收缩）。病情进一步发展，表现为痴呆加重，脑神经异常，构音不良，吞咽困难及运动性软弱无力。临床经过可分为三期。

（1）能走动期：起初为躯体颤抖，随之发展为共济失调、姿势不稳、构音障碍和间歇性意向性震颤。

（2）静坐期：患者表现为震颤和共济失调的加重、肌痉挛、舞蹈动作、痴呆和情感不稳。

（3）终末期：患者由于严重的构音障碍、共济失调和痴呆而卧床不起，出现严重的营养不良。最终出现大小便失禁、吞咽困难、聋哑、对刺激无反应、压疮或坠积性肺炎而死亡。

6. 牛海绵状脑病 牛海绵状脑病俗称"疯牛病"，潜伏期4~5年，病牛表现为步态不稳、体重下降、神经质甚至狂乱。患牛海绵状脑病的牛脑组织提取物通过颅内接种，可传染给小鼠、牛、绵羊、猪和灵长类动物。

五、检查

1. 常规实验室检查及脑脊液（CSF）检查 常无异常发现。

2. 影像学检查 可以除外其他疾病，但不能用于肯定CJD的诊断。

3. 脑电图 是有价值的诊断技术。67%~95%的患者可最终出现典型的脑电图变化，即在缓慢波的背景基础上，普遍出现间断的周期性两侧同步的二相或三相尖锐综合波（PSWCs），这些特征性的波在0.5~1.5秒间隔后发生，并有100~600秒的时限，这种PSWCs在病程早期可能不出现，在病程末期又可能消失。

4. 免疫学检查 免疫组化技术可直接显示脑、淋巴网状组织等处PrP的存在。已有报道在阑尾和扁桃体活检标本中检测到PrP，也适于甲醛固定、蜡包埋的组织标本，应用面较广。免疫印迹法简便、快速，能在病理学结果阴性或含糊的情况下检出，还能显示其电泳分离图谱，具有早期诊断价值。ELISA法具有灵敏、特异、简便、快速、可定、自动化等特点，非常适合大批量标本的普查筛选。

5. PrP^{sc}蛋白错误折叠的循环扩增法 为新建立的一种检测。微量PrP^{sc}的技术，在概念上类似PCR扩增。即在体外将组织匀浆或生物体液与过量的PrP^{c}孵育，如有PrP^{sc}存在，则会以之为模板，诱导 PrP^c 变构为 PrP^{sc},并形成不溶性凝聚物。凝聚物经超声作用后可产生多个小的结构单位,这些小单位可继续作为形成新 PrP^{sc} 的模板,最终形成大量的 PrP^{sc}。对组织和体液中用其他方法无法检测到的 PrP^{sc},可用这种循环扩增的方法检测,诊断家族性的朊粒病。

6. 活组织检查　大脑组织活检是各型 CJD 诊断的"金标准"。神经病理学发现主要是神经元丢失,反应性胶质细胞增多,神经元的小空泡形成(海绵状改变),但无炎症反应。

7. 新技术　将直接构象免疫分析技术、ELISA 及时间相关免疫分析 3 项技术结合。该技术通过检测构象的不同来区别致病和非致病的朊粒。检测时,朊粒被两种抗体夹在中间,当第 1 个抗体俘获朊粒后,让第 2 个抗体(检测蛋白)能有效地标记出朊粒,这种方法可提高敏感性。Craighead 等发明了一种纳米观共振器,这种小的设备功能犹如音叉,它们的共振频率随着其上附着质量的增加而发生变化。研究人员将共振器涂上一层可黏附牛朊粒的抗体,之后放进含有朊粒的盐溶液。这一新方法一旦得到完善,就能提供即时的检测结果,且敏感性有望达到 2ng/ml。

六、诊断

人类相关的主要的两种朊粒病是 CJD 与 vCJD。临床上 CJD 与 vCJD 的诊断分为拟诊、可疑及确诊病例。

1. CJD 的诊断标准

拟诊 CJD:患者需有两年内进行性发展的痴呆以及脑电图检查特征性的周期性同步二或三相尖锐复合波或脑蛋白 14-3-3 检测阳性,并至少具有以下 4 项中的 2 项,即肌阵挛、视觉或小脑功能障碍、锥体系或锥体外系功能障碍、无动性缄默。

可疑 CJD:即没有或者有不典型脑电图改变,其他标准与拟诊 CJD 相同。

确诊 CJD,必须依赖脑组织活检的海绵样病理学检查及 PrP^{sc} 阳性的免疫学检测。新近研究表明免疫组化或者 ELISA 等可以在脑、淋巴网状组织、阑尾和扁桃体活组织标本中检测到 PrP^{sc},具有较好的确诊价值。

2. vCJD 的诊断标准

ⅠA:进展性神经精神症状(包括抑郁、焦虑、感情淡漠、戒断症状和妄想);ⅠB:病程>6 个月;ⅠC:常规检查不提示其他诊断;ⅠD:没有潜在医源性暴露的历史。

ⅡA:早期精神症状;ⅡB:顽固性痛觉症状;ⅡC:共济失调;ⅡD:肌阵挛、舞蹈病、肌张力障碍;ⅡE:痴呆。

ⅢA:脑电图没有散发性 CJD 的典型表现(即周期性三相复合波,每秒 1 次)或未行脑电图检查;ⅢB:双侧丘脑后结节磁共振呈高信号成像。具备 ⅠA 及神经病理发现海绵状改变和 PrP^{sc} 过量沉积,同时伴全脑红色空斑变性者为确诊的 vCJD;具备 Ⅰ 和 Ⅱ 中的任意 4 条,以及同时具备 ⅢA、ⅢB 为高度可疑 vCJD,但不能确诊;具备 Ⅰ 和 Ⅱ 中的任意 4 条,以及具备 ⅢA 为可疑 vCJD。

七、治疗

目前朊粒病尚无有效疗法,主要措施为对症治疗。现正试图研制使 PrP^c 结构稳定的药物、改变蛋白质 X 与 PrP^c 复合物形成的药物和破坏 PrP^{sc} 的 β 折叠结构的药物,但目前只是设想。试用抗病毒的药物也收效甚微。研究发现海藻糖、二甲基亚砜、刚果红、多烯复合物、吩噻嗪、磷脂酶 C、寡肽等,在体内外均可抑制 PrP^c 转化为 PrP^{sc} 的活性,但这些物质大多难以透过血脑屏障。试验发现,抗疟疾药阿的平及抗精神病药氯丙嗪,亦可阻止 PrP^c 向 PrP^{sc} 转化。

最新抗疟药奎纳克林的临床试验显示,虽然没有证据证明其可以直接延长患者的生存时间,但是干预组生存时间较对照组长。

八、预防

朊粒病目前只能预防。

1. 管理传染源　朊粒病患者和有朊粒病家族史者的器官、组织和液体不能用于移植或制造生物制品,不能成为献血者,应严格器官捐献的标准。对有遗传性朊粒病家族进行随访,给予遗传咨询和产前筛查。朊粒病患者不需要隔离。

2. 切断传播途径　如欧美等国相继成立国家的朊粒病监控机构,严密监视朊粒病的发病流行情况;禁止用肉骨粉饲喂牲畜;禁止食用污染的食物;目前已经明确感染因子在人类组织中主要集中在中枢神经系统,特别是大脑、脊髓及眼,这些组织是高度传染性组织;传染性稍低的组织是脑脊液和几个中枢神经系统以外的器官,这些组织为低传染性组织。心脏、骨骼肌、周围神经、脂肪组织、牙龈组织、小肠、肾上腺、甲状腺、前列腺、睾丸,或在身体上的分泌物或排泄物,它们将被视为非传染性。但是随着近几年的发现,血液为可传染组织,因此要防止经献血或捐献器官而传播,如销毁危险的血制品,加强对供血者筛查,血浆制品分离工艺包括有效的朊粒去除过程等,并对可能污染朊粒的医用器械消毒严格规范化等。

3. 易感人群免疫力　目前朊粒病的疫苗正在研究中,如朊粒病的重组蛋白亚单位疫苗、DNA 疫苗、合成肽疫苗、病毒样颗粒疫苗、树突状细胞疫苗、黏膜免疫疫苗等已取得一定进展,疫苗研制将成为近几年朊粒研究的热点之一。

(梁伟峰)

第四十一节　腺病毒感染

人腺病毒(human adenovirus,HAdV)是 1953 年 Rowe 等人从健康人及上呼吸道感染患者扁桃体等腺样组织及分泌物培养中发现的病毒,迄今全球多个国家和地区都有不同血清型腺病毒暴发或流行的报道。腺病毒主要引起呼吸道疾病,但也可感染消化道、泌尿系统、眼部、心肌等部位而引起疾病。腺病毒引发的呼吸道疾病暴发流行多在儿童、成人或人流密集封闭的人群如新兵中发生。我国曾于 20 世纪发生严重的腺病毒感染暴发流行。近年更受关注的是在器官移植、先天或后天免疫缺陷人群中发病,病情往往较为严重。另外,近来引起人们广泛关注的是腺病毒在动物体内可诱生恶性肿瘤和有转化细胞功能,因此,HAdV 可以用来研究肿瘤的发生机制,也被极其广泛地应用于体外基因转导、体内接种疫苗和基因治疗等各个领域。

一、病原学

根据宿主范围不同,腺病毒分为哺乳动物腺病毒属(Mastadenovirus)、禽类腺病毒属(Aviadenovirus)、富 AT 腺病毒属(Atadenovirus)和唾液酸酶腺病毒属(Siadenovirus)。HAdV 属于哺乳动物腺病毒属、腺病毒科(Adenoviridae),是无包膜的呈二十面体对称的线性双链 DNA(dsDNA)病毒,基因组全长约34.7kb,病毒颗粒呈无包膜的球形结构,直径 65 ~ 80nm,由蛋白衣壳、核心蛋白和 DNA 组成。其内为病毒核心,外有病毒蛋白衣壳(viral capsid)。蛋白衣壳(capsid)由六邻体(hexon)、五邻体(penton)和纤突(fiber)三种主要的蛋白构成。病毒对物理和化学因素的抵抗力较强,对酸、碱和温度的耐受范围较

宽,HAdV 无脂质包膜,对乙醚、氯仿和脱氧胆酸盐不敏感。紫外线能破坏病毒的感染性,紫外线照射30 分钟或 56℃ 30 分钟可被灭活,不同血清型的腺病毒对紫外线的敏感性有明显差异。碱性对腺病毒的影响比酸性大。

腺病毒在自然界分布广泛,至少已发现有 100 多种不同的血清型。根据 HAdV 基因组的核苷酸序列特点、hexon 蛋白和 fiber 蛋白特点及免疫原性,可将 HAdV 分为 A ~ G 共 7 个组。

一般情况下,病毒感染时,人体免疫系统能够激发体液免疫和细胞免疫反应并逐渐控制感染、清除病毒。感染早期(病初 1 ~ 3 天)出现病毒血症时,从患者血清和鼻、咽分泌物中可以检测到病毒核酸。HAdV 感染后可诱发较强的免疫反应,产生特异性抗体。一般发病后 1 周,患者体内的 IgM 抗体开始产生,7 ~ 10 天 IgG 抗体开始产生,随时间延长逐渐升高。机体对同型腺病毒再感染可产生有效免疫力。

二、流行病学

1. 传染源　患者和带病毒者是人 HAdV 唯一的传染源,没有动物腺病毒感染人的证据。HAdV 感染的主要流行株 HAdV 1 ~ 7 型,HAdV-3 和 HAdV-7 检出最多。

2. 传播途径　主要通过空气飞沫传播,也可通过人、水、媒介物和器械传播。

多数型别的腺病毒可通过消化道途径传播。密切接触也是很重要的传播方式,包括与患者共同生活或探视患者。直接接触患者或感染者的排泄物、分泌物及其他被污染的物品,病毒由手经口、鼻、眼黏膜侵入机体实现传播。在医院治疗、护理、抢救危重患者,以及进行气管插管、吸痰、咽拭子取标本等操作,都是医护人员感染的重要途径。医院病房通风不良,医护人员或探视者个人防护不当等,可增加感染传播的危险性。电梯等相对密闭、通风不畅的环境都是可能发生传播的场所。

3. 人群易感性　各年龄段人群均可感染腺病毒。但婴幼儿、老年人以及免疫功能低下者较易感染。幼儿园、大学或新兵营容易发生群体性感染。腺病毒在自然界广泛分布,大多数人对常见型别具有一定免疫力。80% 以上的 HAdV 感染 5 岁以下的儿童和免疫功能低下的人如艾滋病患者、免疫遗传缺陷的患者、骨髓接受者、实体器官移植和造血干细胞移植者。免疫功能低下的人感染腺病毒常引起高发病率和死亡率,一些致命的感染患者体内常会出

789

现细菌、真菌等微生物共感染的情况。艾滋病患者感染腺病毒会出现肺炎、肝炎、脑膜软化、肾炎、胃肠炎等并发症。病后可获得一定的免疫力,同型HAdV引起第二次疾病的情况罕见。

4. 流行特征　HAdV 感染无明显的季节性,发病主要集中在冬春季节。环境改变、对疫情地自然条件不适应等因素可促进群体性疫情的发生和发展。人口密度高,新兵入营后训练强度大,心理压力大等情况均有利于疾病的发生。

三、发病机制与病理改变

HAdV 主要侵犯呼吸道、眼结膜和淋巴组织。最初在咽、眼结膜或小肠内增殖,很少播散到颈部、耳前或肠系膜淋巴结。疾病发展相对局限,偶尔发生全身感染,多见于免疫抑制的患者。HAdV 致病或致死的机制还不清楚。机体对 HAdV 感染的反应取决于病毒侵入的途径、最先侵犯的部位、血清型和病毒数量。病毒侵入机体后进入血流,发生伴有斑丘疹的病毒血症,很多器官都可受感染。感染后结果:①在细胞内增殖,引起细胞发生溶解性坏死,并从细胞中释放大量病毒再侵犯其他细胞,导致急性感染。②病毒侵入某些腺样组织或上皮细胞,可持续数年,感染细胞不发生坏死,也无临床症状,病毒释放也呈波动性,提示 HAdV 存在潜在性或慢性感染。现了解病毒编码的 3 种基因产物通过拮抗病毒机制(如拮抗 INF-α 和 INF-β 的抗病毒作用;拮抗 CTL 的清除病毒作用;拮抗 INF-α 的溶细胞,阻碍病毒释放的作用)以保持病毒持续存在。③HAdV 在细胞内增殖时,其 DNA 与其细胞内 DNA 整合,促进细胞增殖而不形成感染性病毒颗粒。这 3 种情况都可用免疫荧光方法检查感染细胞内存在的特异性腺病毒抗原,从而证实有 HAdV 感染。

HAdV 感染后发病和临床症状的严重程度与抗体活性或/和 T 细胞介导免疫反应的强弱有密切关系。在严重感染时,血清 IL-6、IL-8、TNF 及 IgM 水平升高,提示上述细胞因子及免疫因素在 HAdV 感染的发生发展中起着重要作用。

大多数由 HAdV 引起的死亡病例,在尸检中发生肺、脑、肾及其他器官均可见典型的嗜酸性核内包涵体。HAdV 感染后,机体可产生中和抗体、补体结合抗体及血凝抑制抗体。中和抗体能中和病毒,使其失去传染性,因此有保护作用。

四、临床表现

1. 潜伏期　潜伏期 3~8 天。潜伏期末至发病急性期传染性最强。

2. 临床表现　腺病毒感染后主要表现为隐性感染、腺病毒急性上呼吸道感染、腺病毒肺炎,少数可发展为重症肺炎(伴发 I 型呼吸衰竭)。

(1) 隐性感染:无任何临床症状,但具有传染性,仅流行病学调查时被发现。

(2) 腺病毒急性上呼吸道感染:是腺病毒感染的主要表现形式。主要症状有发热、咽喉痛、扁桃体炎、咳嗽,还会伴随胃肠道症状。多数以急性发热起病,轻者微热(体温<37.5℃),高者可达 41℃。同时伴咳嗽、咳痰(主要为白痰,少数为黄痰);不同程度咽部不适、咽痛,乏力、恶心、食欲减退;少数有头痛、头晕;个别患者出现腹泻;大部分患者可见咽部充血,咽后壁淋巴滤泡增生;部分患者不同程度扁桃体肿大,表面可见点片状灰白色分泌物;双侧颈部淋巴结绿豆至黄豆大;病程 1~14 天(平均 5~7 天),呈自限性。

(3) 腺病毒肺炎:腺病毒急性上呼吸道感染有 20%~40% 的患者可发展为腺病毒肺炎。多数患者持续高热,且在 38.5℃ 以上;咳嗽加重,咽部症状明显;同时可伴呼吸急促、胸闷,胸部 X 线或 CT 检查发现肺部病变,肺部听诊基本无干湿啰音。少数患者中等程度发热、咳嗽,无明显胸闷、憋气等症状,但影像学检查肺部有病变。另有极少部分患者无发热,仅有咳嗽、咽痛、咽部充血、咽后壁淋巴滤泡增生,而影像学检查发现肺部病变。

少数发展为重症肺炎的患者,除肺炎症状以外,还出现持续高热、呼吸困难、胸闷、心率增加等,危重患者出现休克、呼吸衰竭、弥散性血管内凝血等。重型肺炎是腺病毒感染致死的主要原因。

(4) 腺病毒感染所致的角膜结膜炎:眼部HAdV 感染的临床表现包括咽结膜热、流行性角结膜炎和非特异性结膜炎。咽结膜热好发于夏季,可在托儿所、幼儿园或小学内暴发流行。临床可有发热、乏力、头痛、纳差等症状。眼部以双侧眼结膜炎并伴有无分泌物的咽炎为特征,眼痒但不痛,结膜湿润、充血,有水样分泌物。检查可见球结膜呈颗粒状改变,咽部充血,咽后淋巴滤泡和扁桃体红肿,头颈部和颌下淋巴结肿大。本病传染性极强,暴发流行多由游泳池水被污染所致。病程可数天至 2 周之久,呈自限经过,没有特效治疗,长期的后遗症罕见。腺病毒感染所致的角膜结膜炎是引起眼部其他疾病和导致视力丧失的主要原因。在大多数病例中为单侧眼部疾病,病初为滤泡性结膜炎,眼部有轻微异物感、畏光伴有流泪等，检查有眼睑水肿、结膜充血、水肿。病情进展累及角膜后，出现眼痛及眼睑痉挛，可持续1个月或更长，严重时可暂时视物模糊。

（5）腺病毒感染所致的胃肠道表现：腺病毒胃肠炎多发生于0~2岁儿童。全年散发，夏季及冬末略多。潜伏期为10天左右。主要症状为水样腹泻或稀便，大多患者有呕吐，持续1~2天，少数有发热，病程为4~8天。少部分患者有呼吸道症状。粪便排病毒时间为1周左右。

（6）感染的泌尿系统临床特征：腺病毒感染也可引起急性出血性膀胱炎，表现为尿频、血尿、排尿困难等，尤其是接受造血干细胞移植和实质器官移植的患者。肉眼血尿平均约持续3天，镜下血尿可持续1~2周。肾活检显示为病毒性肾病或移植排斥反应（肾移植患者）。大多数腺病毒尿路感染病程为自限性，也可进展为坏死性肾小管间质肾炎、肾衰竭、尿路梗阻。

（7）腺病毒感染罕见的临床表现：包括心肌炎和心肌病、脑炎、肝炎、单核细胞增多症样综合征、小儿先天性畸形等。

五、实验室检查与辅助检查

1. 常规实验室检查

（1）血常规：多数患者白细胞计数降低或正常，也有部分患者病初白细胞总数轻度升高，合并细菌感染时则明显升高。淋巴细胞比例及绝对值减少，减少的程度与病情有一定相关性。多数患者单核细胞比例升高，多为10%~12%，个别高者可达20%。血小板计数和血红蛋白一般正常，病情危重者血小板常降低。这些证据表明55型腺病毒感染者淋巴细胞降低更为明显，而感染之初7型腺病毒感染者白细胞总数相对升高。血沉可轻度增快，一般小于30mm/h，极少数可达60mm/h左右。

（2）尿常规：少数患者可出现一过性镜下血尿。

（3）血生化：肾功能一般正常，少数患者肝功能轻度异常，表现为ALT和AST升高，危重患者白蛋白可降低，随病情好转可恢复正常；个别患者肌酸激酶、肌酸激酶同工酶、乳酸脱氢酶、α-羟丁酸脱氢酶轻度升高，而55型腺病毒感染有半数以上患者升高。

少数合并心肌损伤者肌磷酸激酶同工酶、肌钙蛋白或肌红蛋白升高，危重患者明显升高。凝血功能大多数正常，危重患者D-二聚体、纤维蛋白原降解产物升高，纤维蛋白原降低。部分患者血沉轻度

增快，随病情好转可恢复正常。多数患者C反应蛋白（CRP）中等程度升高。多数55型患者血清抗O升高，升高幅度似与病情轻重无明显相关性。

（4）淋巴细胞亚群：外周血淋巴细胞亚群反映机体的特异性免疫状况。55型腺病毒感染的患者T淋巴细胞介导的特异性细胞免疫功能和NK细胞介导的天然免疫功能均受到损伤，主要表现为$CD3^+CD4^+$、$CD3^+CD8^+$以及NK细胞的绝对数下降，恢复期病例可逐渐接近或达到正常水平。

2. 病原学检查

（1）腺病毒核酸检测：急性期患者咽拭子标本应用巢式实时定量PCR法检测腺病毒特异性核酸阳性。

（2）血清特异性抗体检测：采用ELISA法、免疫荧光试验（IFA）和抗体中和试验检测血清腺病毒特异性抗体。急性期血清腺病毒特异性IgM抗体阳性；急性期与恢复期双份血清腺病毒特异性IgG抗体4倍以上升高。

（3）抗原检测：常用来直接检测腺病毒在呼吸道和胃肠道的感染，较快速且敏感性较高。免疫荧光（尤其对呼吸道标本、咽拭子和活组织标本）和酶免疫分析（尤其对于粪便标本）是常用的方法，与细胞培养相比，免疫荧光所测腺病毒的敏感性能提高40%~60%，其他直接测定抗原的方法包括免疫层析法和乳胶凝集法。研究证实，与细胞培养检测方法相比，使用免疫层析试剂盒所测定的敏感性可达90%。

3. 肺部影像学检查　腺病毒肺炎主要表现为肺实变和渗出影。一侧肺或双肺结节状、斑片状、小片状或大片状的实变影，病变中心密度较高，单发或多发，边界清楚。部分患者在实变影周围出现斑片状、小片状、大片状或云絮状渗出影。个别可出现少量胸腔积液，多为单侧。

重症肺炎表现为一个大叶或两个大叶以上的实变影，其内无支气管征，或表现为一个肺段的实变，病变形态和范围变化较快。个别危重患者病变进展迅速，1~2天内从结节状、小片状或斑片状实变影发展为大片实变影。

部分患者影像学表现需结合临床与肺结核、真菌感染、细菌性肺炎鉴别。

六、诊断

根据流行病学史、临床症状和体征、一般实验室检查、肺部影像学检查作出临床诊断。结合病原学

检测阳性,排除其他表现类似的疾病,可确定诊断。腺病毒暴发流行期间应根据以下标准尽快对有关人员进行甄别分类,并及时进行相应处置。

1. 医学隔离观察标准 无腺病毒感染临床表现,但近8天内曾与确诊或疑似病例有密切接触者(同住一室),应接受医学隔离观察。隔离观察期8天,期满后无症状者解除隔离。

2. 腺病毒感染病例临床诊断标准

(1)疑似病例:①发病前8天内与腺病毒感染确诊病例有密切接触,并出现发热、干咳等临床表现;②发病前8天内曾到过腺病毒感染流行区域,并出现发热、干咳等临床表现。

(2)临床诊断病例:①发病前8天内与腺病毒感染病例密切接触;②发热伴咽干或咽痛,干咳;③双侧或单侧颈部淋巴结肿大,绿豆或黄豆大小;④咽部充血,咽后壁淋巴滤泡增生,扁桃体表面覆有点片状灰白色分泌物;⑤双肺听诊基本无干湿啰音,与影像学表现不一致;⑥外周血白细胞正常、升高或降低,分类淋巴细胞比例降低,单核细胞比例升高;⑦胸部影像学表现为结节状、斑片状、小片或大片状实变影,部分出现胸腔积液。符合以上①②③④⑥条者,临床诊断为腺病毒急性上呼吸道感染;全部符合者诊断腺病毒肺炎。

(3)确诊病例:临床诊断病例同时具备以下一种或几种实验室检查结果者。①咽拭子实时定量PCR法检测腺病毒特异性核酸阳性;②血清腺病毒特异性IgM抗体阳性;③急性期与恢复期双份血清标本腺病毒特异性IgG抗体4倍以上升高。

(4)重症腺病毒肺炎诊断标准:符合肺炎诊断标准并符合以下任何一项即可诊断。①持续高热(体温>39℃)超过5天,且伴有频繁而剧烈刺激性咳嗽;②心率>100次/min和/或呼吸频率>30次/min;③肺部阴影进展迅速,阴影范围超过1个肺叶;④动脉血氧分压(PaO_2)<70mmHg和/或血氧饱和度(SpO_2)<90%,吸氧或面罩吸氧不能改善PaO_2。

七、鉴别诊断

腺病毒感染的临床表现与其他多种病原体引起的呼吸道感染性疾病类似,需要排除能够引起类似临床表现的其他疾病。

腺病毒感染需要与普通上呼吸道感染、流行性感冒、细菌性肺炎、肺炎支原体或衣原体肺炎、严重急性呼吸综合征(SARS)、军团菌性肺炎、其他病毒性肺炎、肺结核进行鉴别。

1. 普通上呼吸道感染 患者可出现发热、咳嗽,血常规检查提示血白细胞计数正常或降低等表现,但多伴有明显的上呼吸道卡他症状如鼻塞、流涕、喷嚏等,胸部X线检查无异常表现。

2. 流行性感冒 可有明显的发热、头痛、肌痛、乏力等全身症状,血常规可见白细胞总数正常或降低,重症流行性感冒可发生肺炎和呼吸困难。可引起局部暴发流行,抗生素治疗无效。主要鉴别点:外周血淋巴细胞比例多增高,可从鼻咽部分泌物中检出流感病毒抗原或流感病毒特异性核酸。

3. 细菌性肺炎 多以发热、咳嗽起病,常为高热,可伴头痛、肌肉酸痛、乏力等全身症状,部分重症病例可出现气促、发绀,甚至出现中毒性休克。胸部影像学检查可为大片实变影或小斑片影。但普通细菌性肺炎一般为散发病例,不会出现群体性发病,常有脓痰,部分出现铁锈色痰。常有明显肺部体征,如闻及湿啰音,部分病例有肺实变体征;多数病例同时有外周血白细胞计数和中性粒细胞比例升高;合理的抗菌药物治疗可迅速控制体温和症状,并使肺部阴影吸收。

4. 肺炎支原体肺炎和肺炎衣原体肺炎 也可引起学校、部队或社区发生小规模流行。常见临床表现包括发热、咽痛、干咳等局部症状以及头痛、肌痛、乏力等全身症状,血常规可见白细胞计数和中性粒细胞比例多正常,肺部影像学常为斑片状浸润,仅依据临床症状、血常规及胸部影像学检查较难与腺病毒肺炎鉴别。鉴别诊断要点是支原体和衣原体特异性血清抗体检测和抗感染治疗的效果。血清肺炎支原体或衣原体特异性IgM阳性,或双份血清肺炎支原体或衣原体特异性IgG抗体滴度4倍或以上升高;大环内酯类药物或新氟喹诺酮类药物能有效控制病情。

5. SARS 多以发热为首发和主要症状,体温一般高于38℃,常呈持续性高热,伴有畏寒、头痛、乏力、关节肌肉酸痛等全身症状。咳嗽不多见,主要为干咳、少痰,部分患者出现咽痛。可有胸闷,严重者逐渐出现呼吸困难、气促,甚至呼吸窘迫。上呼吸道卡他症状少见。一般于发病6~12天后出现呼吸困难和低氧血症。肺部体征不明显,部分患者可闻及少许湿啰音,偶有肺实变体征或局部叩浊、呼吸音减低等少量胸腔积液体征。鼻咽分泌物核酸(SARS-CoV RNA)检测阳性,或血清(或血浆)SARS-CoV特异性抗原N蛋白检测阳性,或血清SARS-CoV抗体阳转,或抗体滴度4倍及以上升高可确诊。

6. 其他病毒性肺炎 其他常见可引起肺炎的病毒包括呼吸道合胞病毒、鼻病毒等,多发生于婴幼儿。主要为散发病例,但也可在婴幼儿或老年人聚居区发生小规模暴发流行。多以发热起病,发生肺炎前往往有鼻塞、流涕、咽干、咽痛等上呼吸道感染症状,咳嗽多为干咳,部分有气促、胸痛和咯血痰等症状,重症病例可出现明显呼吸困难。影像学主要表现为间质性肺炎,严重者出现双肺弥漫分布的网结节状浸润影。血常规见白细胞计数正常或减少,淋巴细胞计数相对增多。确诊需检测血清特异性病毒抗体。

7. 肺结核 多为散发病例,一般隐匿起病。病程相对长,而病情进展相对较慢,发热多有一定规律,一般为午后低热,持续高热较少见,常可出现体重减轻、乏力、盗汗、纳差等结核中毒症状。外周血白细胞计数一般正常。胸部影像学有其特征性表现,病灶多位于双上肺,形态可不规则,密度不均匀,可出现空洞和钙化。皮肤结核分枝杆菌纯蛋白衍生物(PPD)试验、血清结核抗体检测、痰集菌找抗酸杆菌有助于鉴别诊断,临床高度怀疑而确诊有困难时可进行诊断性抗结核治疗。

8. 军团菌肺炎 多见于夏秋季,中老年人为好发人群。可在养老院等中老年人聚居区发生暴发流行。多以高热起病,乏力、头痛、肌肉酸痛等全身中毒症状较重,呼吸道症状相对较轻。重症病例可有呼吸困难,部分病例伴有相对缓脉、神经精神症状、水样腹泻等症状。少数病例出现肾功能损害。胸部影像学检查早期表现为斑片状浸润影,随病程进展可累及双肺。大环内酯类、新氟喹诺酮类、利福平、多西环素等抗菌药物治疗有效。血清军团菌特异性抗体检测阳性可确诊。

八、治疗

目前尚无明确针对 HAdV 感染的特效治疗。临床上应以对症支持、提高机体免疫力和针对并发症的治疗为主。

1. 一般治疗与病情监测 卧床休息,注意维持水、电解质平衡,密切观察病情变化。定期复查血常规、尿常规、血电解质、肝肾功能、心肌酶谱、T 淋巴细胞亚群(有条件时)和胸部影像学检查等。必要时查血气。

2. 对症治疗

(1) 体温高于 38.5℃,给予冰敷、酒精擦浴、降温毯等物理降温措施。效果不佳者可予化学药物降温。

(2) 咳嗽剧烈者可给予镇咳药。

(3) 大量出汗者注意补液及纠正水、电解质失衡。

3. 抗病毒治疗 目前尚无循证医学证据的有效抗病毒药物。可考虑使用以下药物,早期应用可能有缩短病程、减轻症状的作用。

(1) 利巴韦林静脉滴注,$0.4 \sim 0.6$g/次,1 次/12h。

(2) 干扰素喷鼻剂喷鼻腔,4 次/d。

个别患者使用利巴韦林可能出现恶心、呕吐等消化道症状,敏感体质者可致轻度溶血性贫血。

4. 糖皮质激素治疗

目的:抑制过强的免疫病理反应,减轻严重的炎症病理损伤。

指征:符合下列之一者考虑应用糖皮质激素。①持续高热≥39℃,同时肺部影像学出现多发或大片实变和/或阴影,短期内进展迅速;②有明显呼吸窘迫,达到急性肺损伤或 ARDS 诊断标准。

用法:成人推荐剂量甲泼尼龙 $80 \sim 320$mg/d,具体剂量可根据病情及个体差异调整。应同时给予制酸剂和胃黏膜保护剂,并注意骨缺血性改变和继发感染,如细菌和/或真菌感染,结核患者须警惕原已稳定病灶的复发和扩散。

5. 免疫调节治疗 胸腺素、丙种球蛋白等非特异性免疫增强剂可酌情使用。

6. 抗菌药物的使用 合并细菌感染者,根据病原可使用阿奇霉素或三代头孢菌素等抗菌药物。

7. 中医中药治疗 早期可使用连花清瘟胶囊、银黄类制剂等口服中药制剂,也可使用痰热清、热毒宁、清开灵等静脉用制剂。

8. 危重型肺炎治疗 少数腺病毒肺炎病例病情急剧进展,出现 I 型呼吸衰竭,进展至急性肺损伤或 ARDS,甚至死亡。因此对重症患者必须严密动态观察,加强监护,及时给予呼吸支持,合理使用糖皮质激素,加强营养支持和器官功能保护,注意水、电解质和酸碱平衡,预防和治疗继发感染,及时处理合并症。

(1) 病情监测:加强对生命体征、出入液量、心肌酶谱、动脉血气、凝血功能、血糖及重要脏器功能的监测。肺部影像学 2~3 天复查。

(2) 对症支持治疗:鼓励患者进食易消化食物。当病情恶化不能正常进食时,应及时给予临床营养支持,采用肠内营养与肠外营养相结合的方法,非蛋白热量 105~126kJ(25~30kcal)/(kg·d),适当增加脂肪比例以减轻肺的负荷。中/长链混合脂肪乳剂对肝功能及免疫功能的影响小。蛋白质入量为 1.0~1.5g/(kg·d)。注意补充水溶性和脂溶性维生素。尽量保持血浆白蛋白在正常水平。酌情使用丙种球蛋白、胸腺素 α 等免疫增强剂。

(3)呼吸支持治疗:对危重症患者密切监测动脉血气,腺病毒肺炎患者通气功能一般尚可,换气功能明显障碍。若动脉 PaO_2 和 SpO_2 下降,应及时处理。

氧疗:重症腺病毒肺炎病例,即使在安静状态下无缺氧表现,也应予持续鼻导管吸氧。有低氧血症者,常需较高氧流量,应使 SpO_2 维持在93%或以上,如鼻导管吸氧不能改善时可选用面罩。应尽量避免脱离(如上洗手间)或缩短(如医疗检查等)氧疗时间的活动。

无创正压人工通气(NIPPV):可改善呼吸困难,改善肺氧合功能,帮助患者度过危险期,有可能减少有创通气的应用。应用指征为:①呼吸频率>30 次/min;②吸氧 5L/min 条件下,$SpO_2<93\%$。禁忌证为:①有危及生命的情况,需要紧急气管插管;②意识障碍;③呕吐、上消化道出血;④气道分泌物多,排痰能力障碍;⑤不能配合 NIPPV 治疗;⑥血流动力学不稳定和有多器官功能损害。

有创正压人工通气:对危重症腺病毒肺炎患者实施有创正压人工通气的指征有两种情况。①不能耐受 NIPPV 治疗,或 NIPPV 治疗情况下呼吸困难无改善,氧合功能改善不满意,$PaO_2<70mmHg$,并有病情恶化趋势;②出现危及生命的临床表现或多器官功能衰竭,需要紧急进行气管插管抢救。

(4)糖皮质激素的应用:对于重症且达到急性肺损伤标准的腺病毒肺炎病例,应及时使用糖皮质激素,以减轻肺渗出、损伤,并改善肺的氧合功能。成人剂量相当于甲泼尼龙 80~320mg/d,具体可根据病情及个体差异调整。症状缓解、体温控制且肺部病变稳定后逐渐减量停用。

(5)东莨菪碱的应用:可减少肺渗出,改善末梢循环,对肺部渗出明显或末梢循环不佳者可酌情使用。

(6)抑酸药物的应用:危重症且使用糖皮质激素者易发生应激性溃疡,须应用质子泵抑制剂奥美拉唑等,一般为 40mg,静脉滴注或莫菲管滴入,1 次/d。

(7)其他治疗:发生休克时应予以抗休克治疗,

出现其他脏器功能损害时予以相应支持治疗。

(8)继发感染的预防和治疗:危重症患者尤其是使用糖皮质激素者,应密切监测并及时处理继发感染。

九、预防

因有众多健康带毒者,传播途径又复杂多样,预防 HAdV 感染比较困难,目前也没有通过注射疫苗预防 HAdV 的方案实施。注意个人卫生,可减少家庭中 HAdV 的粪-口传播。对饮用水、游泳池进行严格消毒,则可大大降低暴发流行的危险性。眼科医生应注意对流行性角膜炎患者进行隔离,勤洗手,不要共用毛巾擦手,对眼科应用的仪器应予以消毒处理,以预防医院交叉感染或眼部接触传播。注意减少 HAdV 感染病房内医源性暴发流行的可能性。托幼集体机构有 HAdV 感染时,需要采取隔离措施,隔离时间应为 2 周以上。

此外,某些血清型 HAdV 口服活疫苗经研究有预防作用,而且重组的 HAdV 疫苗将更是一种颇为理想的疫苗。因减毒活疫苗有致癌的可能性,应用受到很大限制。国外仅限定特定人群用口服疫苗,以保特定人群免受感染。基于小儿、大学生及一般居民的 HAdV 感染率不高,重点放在保护新兵上。目前用来制作疫苗的腺病毒是在人细胞培养的,即将腺病毒某些型别的减毒活疫苗包在胶囊内,以肠衣胶囊口服。通过在易引起发病的咽部、小肠中生长、增殖,不引起病变但可产生高效的免疫力,以中和野毒株的攻击,较肠道外接种灭活疫苗有更高的保护价值。

由于 HAdV 基因组织中相对较大一部分可以替换而不影响病毒生存,HAdV 在构造重组疫苗用来治疗其他感染性疾病如肝炎,以及作为给予基因治疗的载体等方面受到极大重视。

(裘云庆)

第四十二节　鼻病毒感染

鼻病毒感染由鼻病毒(rhinovirus,RV)引起,是非常多见的一种急性呼吸道感染。长期以来,普遍认为鼻病毒主要引起上呼吸道感染,但近年来的研究表明,鼻病毒感染也是下呼吸道感染的主要病原之一。

一、病原学

鼻病毒是引起呼吸道感染的重要病原。1956

年,两个研究小组各自从感冒患者中分离出鼻病毒,这种病毒也因感染部位而得名。1967 年,由美国国立卫生研究院过敏与感染性疾病研究所和世界卫生组织组成的一个联合小组将已发现的鼻病毒分为 55 个不同的血清型。1971 年该小组追加了 34 个型(56~89 型),1987 年又补充了 90~100 型。2006 年以后,随着分子生物学技术在病毒鉴定中的应用,又发现了一批与以往鼻病毒不同的新的鼻病毒,它们不能在常规用于分离鼻病毒的传代细胞上分离培养,在 VP1 蛋白的 BC 和 DE 区有两段缺失。2009 年,国际病毒分类委员会(International Committee on Taxonomy of Viruses,ICTV)将这些新发现的鼻病毒确定为一个新的种(species):C 种鼻病毒(RV-C)。

我国于 2008 年在患下呼吸道感染的住院儿童中首次检测到了 RV-C,发现 RV-C 在儿童下呼吸道感染中扮演重要角色。

鼻病毒的分类学近年来发生过较大变化。2005 年,ICTV 将鼻病毒划分至小 RNA 病毒科鼻病毒属,包括 A、B 两个种。2008 年,ICTV 去掉鼻病毒属,将鼻病毒的两个种归属于小 RNA 病毒科肠道病毒属。2009 年,在肠道病毒属下增列 C 种鼻病毒。按照 2015 年的最新分类方案,鼻病毒属于小 RNA 病毒科(Picornaviridae)肠道病毒属(Enterovirus),分为 A、B、C 三个种。A 种鼻病毒(RV-A)包括 80 个血清型,B 种鼻病毒(RV-B)包括 32 个型,C 种鼻病毒(RV-C)包括 57 个型(表 22-42-1)。

表 22-42-1 鼻病毒的分型

种	血清/基因型
A 种鼻病毒	A1,A2,A7,A8,A9,A10,A11,A12,A13,A15,A16,A18,A19,A20,A21,A22,A23,A24,A25,A28,A29,A30,A31,A32,A33,A34,A36,A38,A39,A40,A41,A43,A45,A46,A47,A49,A50,A51,A53,A54,A55,A56,A57,A58,A59,A60,A61,A62,A63,A64,A65,A66,A67,A68,A71,A73,A74,A75,A76,A77,A78,A80,A81,A82,A85,A88,A89,A90,A94,A96,A100,A101,A102,A103,A104,A105,A106,A107,A108,A109
B 种鼻病毒	B3,B4,B5,B6,B14,B17,B26,B27,B35,B37,B42,B48,B52,B69,B70,B72,B79,B83,B84,B86,B91,B92,B93,B97,B99,B100,B101,B102,B103,B104,B105,B106
C 种鼻病毒	C1,C2,C3,C4,C5,C6,C7,C8,C9,C10,C11,C12,C13,C14,C15,C16,C17,C18,C19,C20,C21,C22,C23,C24,C25,C26,C27,C28,C29,C30,C31,C32,C33,C34,C35,C36,C37,C38,C39,C40,C41,C42,C43,C45,C46,C47,C48,C49,C50,C51,C52,C53,C54,C55,C56,C57

鼻病毒的形态与小 RNA 病毒科其他成员相似。病毒颗粒直径为 30nm 左右,呈二十面体对称结构。病毒衣壳蛋白包括 VP1、VP2、VP3 和 VP4,四种蛋白组成一个亚单位,60 个亚单位组成病毒衣壳,包裹着裸露的病毒 RNA 基因。鼻病毒基因是一条单股正链 RNA 分子,全长为 7 079~7 233 个核苷酸(图 22-42-1)。病毒基因组 RNA 可以翻译出所有的病毒蛋白。基因组 5′端链接一蛋白 Vpg,由 3B 基因编码,由 22 个氨基酸残基组成。鼻病毒的 5′非翻译区(untranslated region,UTR)具有复杂的二级结构以控制基因组的复制和翻译。其中的内部核糖体进入位点(internal ribozyme entry site,IRES)通过结合内部核糖体指导 mRNA 的翻译。在基因组 3′端为短的 UTR,其后为 polyA 尾。病毒基因组首先翻译成一个大的多聚蛋白,可被病毒编码的 2A 和 3C 蛋白酶切割形成 11 个蛋白,包括 4 个病毒衣壳蛋白(viral protein,VP)(VP4、VP2、VP3 和 VP1)及 7 个非结构蛋白(2A、2B、2C、3A、3B、3C 和 3D)。VP4 位于病毒衣壳的内部,VP1、VP2 和 VP3 位于衣壳的外部并形成一个对称的被称"峡谷"的凹陷,此峡谷是与受体结合的部位。目前大部分 RV-A 的血清型和 RV-B 的全部血清型病毒(88 个主要型)的受体为细胞间黏附分子-1(intercellular adhesion molecule-1,ICAM-1),小部分 RV-A 的血清型(11 个次要型)受体为低密度脂蛋白受体(low-density lipoprotein receptor,LDL-R)。由于目前没有解析出 RV-C 的病毒颗粒结构,而 RV-C 的 VP1 区在此部位有两段缺失,因此推测,RV-C 的拓扑结构可能和 RV-A 及 RV-B 不同。RV-C 的受体目前尚不清楚。非结构蛋白是加工多聚蛋白和病毒复制所必需的。3D 蛋白是 RNA 依赖的 RNA 聚合酶(RNA-dependent RNA polymerase,RdRp),负责病毒基因组的复制,但由于该酶缺乏校对功能,导致病毒基因组经常发生变异。RV-A 和 RV-C 经常在 5′UTR 发生重组,而同一种内的病毒在非结构蛋白区经常发生重组,从而产生新的基因型/血清型。2A 蛋白除了蛋白酶活性外,也对病毒的复制起重要作用。2B、2C 和 3A 蛋白参与病毒的复制,但具体机制还不清楚。

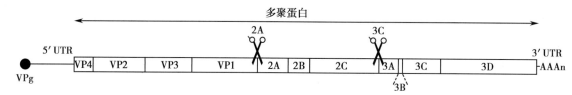

图 22-42-1　鼻病毒的基因组结构及蛋白加工示意图

RV-A 和 RV-B 感染敏感细胞可导致典型的细胞病变,包括细胞变圆、萎缩、折光性增强以及细胞脱落等。人胚肺成纤维细胞(WI-38,MRC-5)和人宫颈癌(H1-HeLa)常用来分离鼻病毒,但是 RV-C 目前还不能在这些常用细胞系中培养,只能在含鼻腔上皮细胞的器官培养中生长。一直以来,认为 33～35℃是鼻病毒最适生长温度,这也是认为鼻病毒主要在上呼吸道感染的原因。但实际上,下呼吸道中大气道的温度也是 33~35℃,也适于鼻病毒生长,这为鼻病毒可引起下呼吸道感染提供了有利的生产条件。

鼻病毒可以在纤维板、不锈钢、油漆、尼龙、腈纶、涤纶、皮毛、丝绸表面存活 3 小时,在棉花、人造纤维、面巾纸和纸巾表面存活 1 小时,在鼻涕中存活 24 小时。干燥对鼻病毒的活力影响很小。

鼻病毒不耐酸,在 pH<6.0 条件下可被灭活。鼻病毒在 56℃条件下 16 分钟可被灭活。对常用消毒剂敏感,甲酚皂、含 0.08%有效氯的次氯酸钠、苯扎溴铵、14.7%苯酚、2%戊二醛、1%含碘消毒剂均可灭活鼻病毒。

二、流行病学

1. 流行特征　鼻病毒的流行呈全球性分布,其感染全年均可发生,在温带地区秋季和春季为流行高峰。全年中大约一半的普通感冒由鼻病毒引起。在秋季和春季的流行高峰,超过 80%的普通感冒由鼻病毒引起。鼻病毒由于血清型众多,在同一地区,常常有多种血清型同时在人群中循环,但流行的血清型可随季节而变化。鼻病毒感染后可产生针对所感染血清型的特异抗体,但是由于鼻病毒型别众多,体内的抗体无法降低整体鼻病毒感染的风险。

2. 传染源　鼻病毒感染者为主要传染源。在家庭中由感染鼻病毒的儿童传染给其他儿童或成人最为常见,人是鼻病毒的唯一宿主。

3. 传播途径　主要通过气溶胶和飞沫传播,感染者通过喷嚏或咳嗽产生的含病毒粒子的气溶胶通过口腔和鼻腔进入呼吸道黏膜而接种。也可通过直接或间接接触传播。接触患者的呼吸道分泌物和被病毒污染的物品是最有效的感染途径。由于鼻病毒可在皮肤上存活数小时之久,鼻病毒可以通过手接触分泌物而自体接种到嘴、鼻子或眼睛。最常见的是手-鼻-手途径传播。

4. 易感人群　人群对鼻病毒普遍易感,其感染在婴幼儿最为常见。

5. 致病性　鼻病毒是引起上呼吸道感染最常见的病毒。总体而言,在我国北方发热门诊就诊的患上呼吸道感染的成人中,鼻病毒的感染居第二位,仅次于流感病毒。在患下呼吸道感染而住院的儿童中,鼻病毒的检出率也居第二位,位于呼吸道合胞病毒之后。鼻病毒感染引起的疾病范围较广:从亚临床感染、普通感冒、其他上呼吸道感染症状,到下呼吸道感染包括肺炎等。在婴儿中,鼻病毒感染还可造成细支气管炎,表现为严重咳嗽、喘息和呼吸急促,可由上呼吸道感染进展而来。在慢性哮喘患者中,鼻病毒的感染可导致哮喘急性发作。在患慢性阻塞性肺疾病的老年人中,鼻病毒感染可加重该病的严重程度。我国儿童中,主要检测到 A 种和 C 种鼻病毒,C 种鼻病毒在儿童下呼吸道感染中的作用与 A 种鼻病毒相当,较少检测到 B 种鼻病毒;而在成年人中,主要检测到 A 种和 B 种鼻病毒,C 种鼻病毒较少。婴幼儿、老年人、免疫缺陷人群和患有慢性呼吸道疾病如哮喘、慢性阻塞性肺疾病和囊泡性纤维症的人群是鼻病毒感染的高危人群。促进鼻病毒感染的环境因素包括吸烟和环境污染。

鼻病毒感染和哮喘的发作与加重紧密相关。婴幼儿时期感染鼻病毒导致的喘息发作是儿童期哮喘的最强危险因素。

三、临床表现

1. 潜伏期　鼻病毒感染的潜伏期一般为 1～2 天,感染后 2~4 天出现明显症状。

2. 临床表现　人感染鼻病毒的症状与其他呼吸道病毒相似。通常表现为流感样症状,包括咽部充血、喉咙痛、流涕、喷嚏、寒战等。与流感病毒感染相比,肌痛、发热、头痛较少。鼻炎的症状比较明显。鼻病毒的感染通常被描述为"普通感冒"。志愿者接种鼻病毒后最先表现为嗓子干痒和喉咙痛,随后是感觉全身不舒服和鼻炎的症状。在感冒的高峰期,由流水样鼻涕变为黏性或脓性鼻涕,并伴有鼻塞、咳嗽和头痛。大多数病例表现为上呼吸道感染症状,1周内症状减轻,仅需门诊治疗。部分病例发展为下呼吸道感染甚至严重下呼吸道感染,需住院治疗。

鼻病毒感染还可引起中耳炎和鼻窦炎。大约有一半的鼻病毒接种志愿者或自然感染者出现咽鼓管功能低下。大约1/3的鼻病毒感染者伴随有急性中耳炎,另有20%的患者有无症状型中耳渗液。影像学检查显示,鼻窦改变为鼻病毒感染的一种临床特征。对31名成人志愿者接种鼻病毒后进行CT扫描发现,27人(87%)急性期有单侧或双侧上颌窦黏膜增厚和/或肿胀,并有积液。这些异常即使不治疗也会逐渐消失。

四、实验室检查

1. 血常规检查 白细胞总数一般不高或降低。超过50%的鼻病毒感染者有淋巴细胞减少和/或中性粒细胞升高。

2. 病毒分离 可用于病毒监测和鉴定,但一般不用于临床诊断。

3. 分子生物学检测 常用逆转录聚合酶链反应(reverse transcription polymerase chain reaction,RT-PCR)检测鼻病毒的基因。由于5′UTR有一段保守区,而鼻病毒和肠道病毒(EV)在此区域的序列相似性较高,往往用一套引物检测EV/RV,依据此区域设计的通用引物可以检测几乎所有型别的鼻病毒感染。如果没有荧光定量PCR仪,可以用普通的巢式RT-PCR方法,引物1-EV/RV和2-EV/RV用于第一轮RT-PCR,引物3-EV/RV和4-EV/RV用于第二轮PCR。

鼻病毒血清型的确定还需要病毒结构蛋白VP2-VP4或VP1的序列测定。鼻咽灌洗液或拭子是进行鼻病毒检测较理想的标本。

五、诊断及分类

由于鼻病毒感染引起的呼吸道症状与其他呼吸道病毒引起的相似,很难根据临床表现来诊断鼻病毒感染。大部分鼻病毒感染为自限性,仅引起轻微症状,一般不需要进行病原特异性诊断。但是鼻病毒感染有时也可以引起严重下呼吸道感染,遇到原因不明的严重下呼吸道感染时,可进行分子生物学检查明确病原。

六、并发症

鼻病毒感染引起的鼻窦黏膜及咽鼓管功能受影响使得细菌很容易乘虚而入,造成急性细菌性鼻窦炎和急性细菌性中耳炎。鼻病毒感染可引起哮喘的发作和加剧。在老年人中,鼻病毒还可诱发慢性阻塞性肺疾病的急性发作。

七、治疗

1. 对症支持 由于没有特异的抗鼻病毒的药物,临床上主要采取对症处理。鼻病毒感染后要注意休息,多饮水,注意营养,观察病情变化。对高热病例可给予退热治疗。如出现低氧血症或呼吸衰竭,应及时给予相应的治疗措施,包括氧疗或机械通气等。合并细菌和/或真菌感染时,给予相应抗菌和/或抗真菌药物治疗。

2. 抗病毒治疗 研究显示,α干扰素在体外具有抗病毒作用,但是局部给药会导致鼻黏膜刺激和出血。一些药物如普来可那立(pleconaril)、pocapavir和vapendavir可以结合在病毒衣壳蛋白VP1的疏水性口袋,从而抑制病毒与细胞受体的结合和脱衣壳,但这些药物因为副作用而止步于Ⅱ期临床试验。Ⅱ期临床试验结束于2007年。在Ⅱ期临床试验中采用鼻内给药的方式,但无论是治疗由鼻病毒引起的普通感冒还是哮喘发作均未得到满意效果。普来可那立最常见的副作用为轻到中度头痛、腹泻和恶心。3C蛋白酶的抑制剂(rupintrivir,芦平曲韦)也具有广谱的体外抗鼻病毒活性,但是也止步于Ⅱ期临床试验。

八、预防

鼻病毒感染产生的抗体确实能保护患者再次感染同型鼻病毒,但这些抗体对其他血清型缺乏交叉保护能力。由于鼻病毒血清型众多且变异频繁,疫苗研发较困难,目前还没有疫苗可以预防鼻病毒的感染。近年来,有研究小组在试图研发可保护多种鼻病毒型别感染的通用疫苗,如利用VP0(VP4+VP2前体)衣壳蛋白和病毒聚合酶的保守区作为免疫原激活T细胞免疫应答,从而产生对其他基因型/血清型的保护作用,但目前仍处于实验室研究阶段。

药物预防如α干扰素虽然能使感冒的发生率降低,但由于长期使用的副作用而未成为预防鼻病毒感染的药物。

养成良好的个人卫生习惯和提倡健康的生活方

式是预防鼻病毒感染的最佳方式。主要包括：建立健康行为，保证充足的睡眠，保持好的精神心理状态，饮用足够的水和食用有营养的食物等以提高自身对鼻病毒感染的抵抗能力。鼻病毒流行的高峰期尽量避免前往人群密集的场所，注意避免接触呼吸道感染者，家庭餐具注意定期消毒。注意个人卫生，经常使用肥皂洗手，尤其在咳嗽或打喷嚏后要注意洗手。咳嗽或打喷嚏时用纸巾、毛巾等遮住口鼻。尽量避免用手触摸眼睛、鼻或口。家庭和工作场所做好通风。

（王健伟）

参 考 文 献

［1］刘克洲,陈智.人类病毒性疾病［M］.2 版.北京:人民卫生出版社,2010.

［2］张忠信.ICTV 第九次报告对病毒分类系统的一些修改［J］.病毒学报,2012,28(05):595-599.

［3］Yu H,Wu JT,Cowling BJ,et al. Effect of closure of live poultry markets on poultry-to-person transmission of avian influenza A H7N9 virus:an ecological study［J］. Lancet, 2014,383(9916):541-548.

［4］Webster RG,Monto AS,Braciale TJ,et al. Textbook of influenza［M］. London:John Wiley & Sons,2014.

［5］中华人民共和国卫生部.流行性感冒诊断与治疗指南(2011 年版)［J］.国际流行病学传染病学杂志,2012(01):1-9.

［6］李立明,曹务春.流行病学［M］.3 版.北京:人民卫生出版社,2015.

［7］中华人民共和国卫生部.全国流感监测方案(2010 年版)［J］.国际呼吸杂志,2011(02):85-88.

［8］杨帅,朱闻斐,舒跃龙.猪流感病毒概述［J］.病毒学报,2013(03):330-336.

［9］Webster RGWJ,Bean WJ,Gorman OT,et al. Evolution and Ecology of Influenza A Viruses［J］. Microbiological Reviews,1992,56(1):152-179.

［10］An Overlapping Protein-Coding Region in Influenza A Virus Segment 3 Modulates the Host Response［J］. Science, 2012,337(6091):199-204.

［11］Crosby,AW. America's Forgotten Pandemic. The Influenza of 1918［M］. Cambridge:Cambridge University Press, 1989.

［12］Wang C,Cao B,Liu QQ,et al. Oseltamivir compared with the Chinese traditional therapy maxingshigan-yinqiaosan in the treatment of H1N1 influenza:a randomized trial［J］. Annals of Internal Medicine,2011,155(4):217.

［13］杜宁,杨霄星,蓝雨,等.1968 年香港流感(H3N2)病原学概述［J］.病毒学报,2009,025(0z1):17-20.

［14］杜宁,杨霄星,杨磊,等.1957 亚洲流感(H2N2)病原学概述［J］.病毒学报,2009,025(0z1):12-16.

［15］杜宁,王大燕,舒跃龙.2009 新甲型 H1N1 流感病毒病原学概述［J］.病毒学报,2009(06):77-82.

［16］Fouchier RAM,Munster V,Wallensten A,et al. Characterization of a Novel Influenza A Virus Hemagglutinin Subtype(H16)Obtained from Black-Headed Gulls［J］. Journal of Virology,2005,79(5):2814.

［17］Cheung TKW,Poon LLM. Biology of Influenza A Virus ［J］. Annals of the New York Academy of Sciences,2010, 1102(Apr):1-25.

［18］Smith TF,Burgert Jr EO,Dowdle WR,et al. Isolation of Swine Influenza Virus from Autopsy Lung Tissue of Man ［J］. New England Journal of Medicine,1976,294(13): 708-710.

［19］Olsen CW BI,Easterday BC,Van Reeth K. Swine Influenza ［M］. Iowa:Iowa State University Press,2005.

［20］Alexander DJ. Ecological aspects of influenza A viruses in animals and their relationship to human influenza:A review ［J］. J R Soc Med,1982,75(10):799-811.

［21］Castrucci MR,Donatelli I,Sidoli L,et al. Genetic Reassortment between Avian and Human Influenza A Viruses in Italian Pigs［J］. Virology,1993,193(1):503-506.

［22］Ma W,Kahn RE,Richt JA. The pig as a mixing vessel for influenza viruses:Human and veterinary implications［J］. Journal of Molecular & Genetic Medicine An International Journal of Biomedical Research,2009,3(1):158-166.

［23］Lindstrom SE,Cox NJ,Klimov A. Genetic analysis of human H2N2 and early H3N2 influenza viruses,1957-1972: evidence for genetic divergence and multiple reassortment events［J］. Virology,2004,328(1):101-119.

［24］Scholtissek C,Rohde W,Hoyningen VV,et al. On the origin of the human influenza virus subtypes H2N2 and H3N2 ［J］. Virology,1978,87(1):13-20.

［25］Dhanasekaran Vijaykrishna,Gavin JD Smith,Oliver G Pybus,et al. Long-term evolution and transmission dynamics of swine influenza A virus［J］. Nature,2011,473(7348): 519-522.

［26］Zhu Wenfei,Yang Shuai,Guo Yuanji,et al. Imported pigs may have introduced the first classical swine influenza viruses into Mainland China［J］. Infection, Genetics and Evolution,2013,17:142-146.

［27］Huang IC,Benita Y,John SP,et al. The IFITM Proteins Mediate Cellular Resistance to Influenza A H1N1 Virus, West Nile Virus, and Dengue Virus-ScienceDirect［J］. Cell,2009,139(7):1243-1254.

［28］Zhang YH,Zhao Y,Li N,et al. Interferon-induced transmembrane protein-3 genetic variant rs12252-C is associated with severe influenza in Chinese individuals［J］. Nature Communications,4(1):1418.

［29］ Colin A Russell，Terry C Jones，Ian G Barr，et al. The global circulation of seasonal influenza A（H3N2）viruses［J］. Science，2008，320（5874）：340-346.

［30］ Dawood FS，Iuliano AD，Reed C. Estimated global mortality associated with the first 12 months of 2009 pandemic influenza A H1N1 virus circulation：a modelling study（vol 12，pg 687，2012）［J］. The Lancet Infectious Diseases，2012，12（9）：655-655.

［31］ 杨帅，朱闻斐，舒跃龙. 猪流感病毒概述［J］. 病毒学报，2013（03）：330-336.

［32］ De Palma AM，Vliegen I，De Clercq E，et al. Selective inhibitors of picornavirus replication［J］. Med Res Rev，2008（11），28（6）：823-884.

［33］ 中华人民共和国卫生部. 全国流感监测方案（2010 年版）［J］. 国际呼吸杂志，2011，31（2）：85-88.

［34］ 郭元吉，程小蠊. 流行性感冒病毒及其实验技术［M］. 中国三峡出版社，1997.

［35］ Brown H. The epidemiology and evolution of influenza viruses in pigs［J］. Veterinary Microbiology，2000，74（1）：29-46.

［36］ Brockwell-Staats C，Webster RG，Webby RJ. Diversity of Influenza Viruses in Swine and the Emergence of a Novel Human Pandemic Influenza A（H1N1）［J］. Influenza and Other Respiratory Viruses，2009，3（5）：207-213.

［37］ Gavin JD Smith，Dhanasekaran Vijaykrishna，Justin Bahl，et al. Origins and evolutionary genomics of the 2009 swine-origin H1N1 influenza A epidemic［J］. Nature，2009，459（7250）：1122-1125.

［38］ Garten RJ，Davis CT，Russell CA，et al. Antigenic and genetic characteristics of swine-origin 2009 A（H1N1）influenza viruses circulating in humans［J］. Science（New York，N. Y.），2009，325（5937）：197-201.

［39］ Howard WA. Reassortant Pandemic（H1N1）2009 Virus in Pigs，United Kingdom［J］. Emerging Infectious Diseases，2011，17（6）：1049-1052.

［40］ 郭元吉，Webster RG，诸葛亚辉，等. 我国猪群中猪型（H1N1）流感病毒的发现及其来源的调查［J］. 中华实验和临床病毒学杂志，1992，06（4）：347-353.

［41］ Castrucci MR，Donatelli I，Sidoli L，et al. Genetic Reassortment between Avian and Human Influenza A Viruses in Italian Pigs［J］. Virology，1993，193（1）：503-506.

［42］ Glanville N，Johnston SL. Challenges in developing a cross-serotype rhinovirus vaccine［J］. Curr Opin Virol，2015（4），11：83-88.

［43］ Nelson MI，Gramer MR，Vincent AL，et al. Global transmission of influenza viruses from humans to swine［J］. Journal of General Virology，2012，93（Pt_10）：2195-203.

［44］ Howden KJ，Brockhoff EJ，Caya FD，et al. An investigation into human pandemic influenza virus（H1N1）2009 on an Alberta swine farm［J］. Canadian Veterinary Journal La Revue Veterinaire Canadienne，2009，50（11）：1153-1161.

［45］ Olsen CW，Karasin A，Erickson G. Characterization of a swine-like reassortant H1N2 influenza virus isolated from a wild duck in the United States［J］. Virus Research，2003，93（1）：115-121.

［46］ Ramakrishnan MA，Wang P，Abin M，et al. Triple Reassortant Swine Influenza A（H3N2）Virus in Waterfowl［J］. Emerging Infectious Diseases，2010，16（4）：728-730.

［47］ Ducatez M. Multiple Reassortment between Pandemic（H1N1）2009 and Endemic Influenza Viruses in Pigs，United States［J］. Emerging Infectious Diseases，2011，17（9）：1624-1629.

［48］ Starick E，Lange E，Fereidouni S，et al. Reassorted pandemic（H1N1）2009 influenza A virus discovered from pigs in Germany［J］. Journal of General Virology，2011，92（5）：1184-1188.

［49］ Coiras MT，Aguilar JC，García ML，et al. Simultaneous detection of fourteen respiratory viruses in clinical specimens by two multiplex reverse transcription nested-PCR assays［J］. J Med Virol，2004（3），72（3）：484-495.

［50］ Nagarajan K，Saikumar G，Arya RS，et al. Influenza A H1N1 virus in Indian pigs & its genetic relatedness with pandemic human influenza A 2009 H1N1［J］. Indian Journal of Medical Research，2010，132（8）：160.

［51］ Ma W，Kahn RE，Richt JA. The pig as a mixing vessel for influenza viruses：Human and veterinary implications［J］. Journal of Molecular & Genetic Medicine An International Journal of Biomedical Research，2009，3（1）：158-166.

［52］ Hongjie Y，Zijian F，Uyeki TM，et al. Risk Factors for Severe Illness with 2009 Pandemic Influenza A（H1N1）Virus Infection in China［J］. Clinical Infectious Diseases An Official Publication of the Infectious Diseases Society of America（4）：457.

［53］ Fouchier RAM，Schneeberger PM，Rozendaal FW，et al. Avian influenza A virus（H7N7）associated with human conjunctivitis and a fatal case of acute respiratory distress syndrome［J］. Proceedings of the National Academy of Sciences，2004，101（5）：1356-1361.

［54］ 中华人民共和国国家卫生健康委员会办公厅，国家中医药管理局办公室. 新型冠状病毒肺炎诊疗方案（试行第七版）［J］. 中国医药，2020，15（06）：801-805.

［55］ 朱闻斐，高荣保，王大燕，等. H7 亚型禽流感病毒概述［J］. 病毒学报，2013，029（003）：245-249.

［56］ Yang Lei，Zhu Wenfei，Li Xiaodan，et al. Genesis and Dissemination of Highly Pathogenic H5N6 Avian Influenza Viruses［J］. Journal of virology，2017，91（5）：e02199-16.

［57］ Zhu，Wenfei，Shu，Yuelong. Genetic tuning of avian influenza A（H7N9）virus promotes viral fitness within different species［J］. Microbes and infection，2015，17（2）：118-

122.

［58］ Wu A，Su C，Wang D，et al. Sequential reassortments underlie diverse influenza H7N9 genotypes in China［J］. Cell host & microbe，2013，14（4）：446-452.

［59］ Wang D，Yang L，Zhu W，et al. Two outbreak sources of influenza A（H7N9）viruses have been established in China［J］. Journal of virology，2016，90（12）：5561-5573.

［60］ Li X，Tian B，Jianfang Z，et al. A comprehensive retrospective study of the seroprevalence of H9N2 avian influenza viruses in occupationally exposed populations in China［J］. Plos One，2017，12（6）：e0178328.

［61］ Yipeng Sun，Jinhua Liu. H9N2 influenza virus in China：a cause of concern［J］. Protein Cell，2015，6（1）：18-25.

［62］ Peiris M，Yuen KY，Leung CW，et al. Human infection with influenza H9N2［J］. Lancet，1999，354（9182）：916.

［63］ Pollack CV，Kam CW，Mak YK. Update：isolation of avian influenza A（H5N1）viruses from human beings—Hong Kong，1997-1998［J］. Annals of Emergency Medicine，1998，31（5）：647-649.

［64］ Gao R，Cao B，Hu Y，et al. Human infection with a novel avian-origin influenza A（H7N9）virus［J］. New England Journal of Medicine，2013，368（20）：1888-1897.

［65］ Xiong X，Stephen RM，Haire LF，et al. Receptor binding by an H7N9 influenza virus from humans［J］. Nature，2013，499（7459）：496-499.

［66］ Maartens G，Celum C，Lewin SR. HIV infection：epidemiology，pathogenesis，treatment，and prevention［J］. Lancet，2014，384（9939）：258-271.

［67］ 朱闻斐，舒跃龙. 新型 H7N9 禽流感病毒的病原学研究进展［J］. 生命科学，2015（05）：518-524.

［68］ Yamada S，Suzuki Y，Suzuki T，et al. Haemagglutinin mutations responsible for the binding of H5N1 influenza A viruses to human-type receptors［J］. Nature，2006，444（7117）：378-382.

［69］ Hatta M，Gao P，Halfmann P，et al. Molecular Basis for High Virulence of Hong Kong H5N1 Influenza A Viruses［J］. Science，293（5536）：1840-1842.

［70］ Han J，Jin M，Zhang P，et al. Epidemiological link between exposure to poultry and all influenza A（H7N9）confirmed cases in Huzhou city，China，March to May 2013［J］. Euro surveillance，2013，18（20）：20481.

［71］ Zhu H，Wang D，Kelvin DJ，et al. Infectivity，Transmission，and Pathology of Human-Isolated H7N9 Influenza Virus in Ferrets and Pigs［J］. Science，2013，341（6142）：183-186.

［72］ Richard Mathilde，Schrauwen Eefje JA，de Graaf Miranda，et al. Limited airborne transmission of H7N9 influenza A virus between ferrets［J］. Nature，2013，501（7468）：560-563.

［73］ Jie Zhijun，Xie Juan，He Zebao，et al. Family outbreak of severe pneumonia induced by H7N9 infection［J］. American journal of respiratory and critical care medicine，2013，188（1）：114-115.

［74］ Yi Shi，Wei Zhang，Fei Wang，et al. Structures and Receptor Binding of Hemagglutinins from Human-Infecting H7N9 Influenza Viruses［J］. Science，2013，342（6155）：243-247.

［75］ Xiong Xiaoli，Martin Stephen R，Haire Lesley F，et al. Receptor binding by an H7N9 influenza virus from humans［J］. Nature，2013，499（7459）：496-499.

［76］ Vincent J Munster，Emmie de Wit，Debby van Riel，et al. The Molecular Basis of the Pathogenicity of the Dutch Highly Pathogenic Human Influenza a H7N7 Viruses［J］. The Journal of Infectious Diseases，2007，196（2）：258-265.

［77］ Wan Xiu-Feng，Dong Libo，Lan Yu，et al. Indications that live poultry markets are a major source of human H5N1 influenza virus infection in China［J］. Journal of virology，2011，85（24）：13432-13438.

［78］ 中华人民共和国国家卫生和计划生育委员会. 人感染 H7N9 禽流感诊疗方案（2014 年版）［J］. 中华临床感染病杂志，2014，7（01）：1-3.

［79］ Hai-Nv Gao，Hong-Zhou Lu，Bin Cao，et al. Clinical Findings in 111 Cases of Influenza A（H7N9）Virus Infection［J］. New England Journal of Medicine，2013，368（24）：2277-2285.

［80］ Centers for Disease Control and Prevention. Interim risk assessment and biosafety level recommendations for working with influenza A（H7N9）viruses［EB/OL］.［2015-01-07］. http：//www. cdc. gov/flu/avianflu/h7n9/risk-assessment. Htm.

［81］ Xiling Wang，Hui Jiang，Peng Wu，et al. Epidemiology of avian influenza A H7N9 virus in human beings across five epidemics in mainland China，2013-17：an epidemiological study of laboratory-confirmed case series［J］. The Lancet Infectious Diseases，2017，17（8）：822-832.

［82］ Chen W，Hongjie Y，Horby PW，et al. Comparison of Patients Hospitalized With Influenza A Subtypes H7N9，H5N1，and 2009 Pandemic H1N1［J］. Clinical Infectious Diseases，2014，58（8）：1095-1103.

［83］ Cox NJ，Trock SC，Burke SA. Pandemic Preparedness and the Influenza Risk Assessment Tool（IRAT）［J］. Current topics in microbiology and immunology，2014，385（3）：1077.

［84］ Husain M. Avian influenza A（H7N9）virus infection in humans：Epidemiology，evolution，and pathogenesis［J］. Infection，Genetics and Evolution，2014，28：304-312.

［85］ World Health Organization WHO risk assessment as of 2 October 2014［EB/OL］.［2015-01-07］. http：//www. who.

int/influenza/human_animal_interface/influenza_h7n9/riskassessment_h7n9_2Oct14. pdf.

[86] Gao HN, Yao HP, Liang WF, et al. Viral genome and antiviral drug sensitivity analysis of two patients from a family cluster caused by the influenza A（H7N9）virus in Zhejiang, China, 2013［J］. International Journal of Infectious Diseases, 2014, 29:254-258.

[87] Chen Y, Liang W, Yang S, et al. Human infections with the emerging avian influenza A H7N9 virus from wet market poultry: clinical analysis and characterisation of viral genome.［J］. Lancet, 2013, 381（9881）:1916-1925.

[88] Centers for Disease Control and Prevention. Interim risk assessment and biosafety level recommendations for working with influenza A（H7N9）viruses［EB/OL］.［2015-01-07］. http://www.cdc.gov/flu/avianflu/h7n9/risk-assessment. Htm.

[89] Centers for Disease Control and Prevention Interim guidance on the use of antiviral agents for treatment of human infections with avian influenza A（H7N9）virus［EB/OL］.［2015-01-07］. http://www.cdc.gov/flu/avianflu/h7n9-antiviral-treatment. Htm.

[90] Benjamin J Cowling, Lianmei Jin, Eric HY Lau, et al. Comparative epidemiology of human infections with avian influenza A H7N9 and H5N1 viruses in China: a population-based study of laboratory-confirmed cases［J］. The Lancet, 2013, 382（9887）:129-137.

[91] World Health Organization. Summary of status of development and availability of avian influenza A（H7N9）candidate vaccine viruses and potency testing reagents［EB/OL］.［2015-01-07］. http://www.who.int/influenza/vaccines/virus/candidates_reagents/summary_a_h7n9_cvv_20150317. pdf? ua=1.

[92] Lamb RA, Parks GD. Paramyxoviridae［M］//Fields Virology. 6th Edition. Lippincott, Williams & Wilkins, 2013:1732-1767.

[93] Karron RA, Collins PL. Parainfluenza Viruses［M］//Fields Virology. 6th Edition. Lippincott, Williams & Wilkins, 2013:1732-1767.

[94] 雷小英,彭东红. 人副流感病毒的研究进展［J］. 儿科药学杂志, 2012, 18（011）:54-59.

[95] Skiadopoulos MH, Durbin AP, Tatem JM, et al. Three Amino Acid Substitutions in the L Protein of the Human Parainfluenza Virus Type 3 cp45 Live Attenuated Vaccine Candidate Contribute to Its Temperature-Sensitive and Attenuation Phenotypes［J］. Journal of Virology, 1998, 72（3）:1762-1768.

[96] Zhang L, Bukreyev A, Thompson CI, et al. Infection of Ciliated Cells by Human Parainfluenza Virus Type 3 in an In Vitro Model of Human Airway Epithelium［J］. Journal of Virology, 2005, 79（2）:1113-1124.

[97] Zhan X, Slobod KS, Krishnamurthy S, et al. Sendai virus recombinant vaccine expressing hPIV-3 HN or F elicits protective immunity and combines with a second recombinant to prevent hPIV-1, hPIV-3 and RSV infections［J］. Vaccine, 2008, 26（27-28）:3480-3488.

[98] Wolf MC, Freiberg AN, Zhang T, et al. A broad-spectrum antiviral targeting entry of enveloped viruses［J］. Proceedings of the National Academy of Sciences, 2010, 107（7）:3157-3162.

[99] Weinberg GA, Hall CB, Iwane MK, et al. Parainfluenza Virus Infection of Young Children: Estimates of the Population-Based Burden of Hospitalization［J］. Journal of Pediatrics, 2009, 154（5）:694-699.

[100] Tyrrell DAJ, Bynoe ML, Petersen KB, et al. Inoculation of human volunteers with parainfluenza viruses types 1 and 3（HA 2 and HA 1）［J］. British Medical Journal, 1959, 2（5157）:909.

[101] Takimoto T, Portner A. Molecular mechanism of paramyxovirus budding［J］. Virus research, 2004, 106（2）:133-145.

[102] Reed G, Jewett PH, Thompson J, et al. Epidemiology and Clinical Impact of Parainfluenza Virus Infections in Otherwise Healthy Infants and Young Children［J］. Journal of Infectious Diseases, 1997, 175（4）:807-813.

[103] Schaap-Nutt A, D'Angelo C, Amaro-Carambot E, et al. Recombinant human parainfluenza virus type 2 with mutations in V that permit cellular interferon signaling are not attenuated in non-human primates［J］. Virology, 2010, 406（1）:65-79.

[104] Bartlett Emmalene J, Cruz Ann-Marie, Boonyaratanakornkit Jim, et al. A novel human parainfluenza virus type 1（HPIV1）with separated P and C genes is useful for generating C gene mutants for evaluation as live-attenuated virus vaccine candidates［J］. Vaccine, 2010, 28（3）767-779.

[105] Skiadopoulos Mario H, Schmidt Alexander C, Riggs Jeffrey M, et al. Determinants of the host range restriction of replication of bovine parainfluenza virus type 3 in rhesus monkeys are polygenic［J］. Journal of virology, 2003, 77（2）:1141-1148.

[106] Schmidt AC, McAuliffe JM, Huang A, et al. Bovine parainfluenza virus type 3（BPIV3）fusion and hemagglutinin-neuraminidase glycoproteins make an important contribution to the restricted replication of BPIV3 in primates［J］. Journal of virology, 2000, 74（19）:8922-8929.

[107] Durbin AP, Skiadopoulos MH, McAuliffe JM, et al. Human parainfluenza virus type 3（PIV3）expressing the hemagglutinin protein of measles virus provides a potential

method for immunization against measles virus and PIV3 in early infancy[J]. Journal of virology, 2000, 74(15): 6821-6831.

[108] 中华人民共和国卫生行业标准. 流行性腮腺炎诊断标准: WS 270—2007[S]. 2007.

[109] 李兰娟, 任红. 传染病学[M]. 8 版. 北京: 人民卫生出版社, 2013.

[110] 沈晓明, 桂永浩. 临床儿科学[M]. 2 版. 北京: 人民卫生出版社, 2013.

[111] Lee Goldman, AndrewI Schafer. Goldman's cecil medicine[M]. 24th ed. 北京: 北京大学医学出版社, 2012.

[112] 里奇曼 DD. 临床病毒学手册[M]. 3 版. 北京: 科学出版社, 2012.

[113] Rubin SA, Sauder CJ, Carbone KM. Mumps Virus[M]// Fields Virology[M]. 6th Edition. Philadelphia: Lippincott, Williams & Wilkins, 2013: 1732-1767.

[114] World Health Organization. Mumps virus vaccines[J]. Weekly Epidemiological Record, 2007, 82(07): 51-60.

[115] Hviid A, Rubin S, Mühlemann K. Mumps[J]. The Lancet, 2008, 371(9616): 932-944.

[116] Albert E Barskey, Cynthia Schulte, Jennifer B Rosen, et al. Mumps Outbreak in Orthodox Jewish Communities in the United States[J]. New England Journal of Medicine, 2012, 367(18): 1704-1713.

[117] Cui Aili, Zhu Zhen, Chen Meng, et al. Epidemiologic and genetic characteristics of mumps viruses isolated in China from 1995 to 2010[J]. Infect Genet Evol, 2014, 21: 384-390.

[118] Griffin DE. Measles Virus[M]//Fields Virology. 6th Edition. Philadelphia: Lippincott, Williams & Wilkins, 2013: 1732-1767.

[119] Drexler JF, Corman VM, Müller MA, et al. Bats host major mammalian paramyxoviruses[J]. Nature Communications, 2012, 3: 796.

[120] Takeuchi K, Takeda M, Miyajima N, et al. Stringent Requirement for the C Protein of Wild-Type Measles Virus for Growth both In Vitro and in Macaques[J]. Journal of Virology, 2005, 79(12): 7838-7844.

[121] Djebbi A, Bahri O, Mokhtariazad T, et al. Identification of measles virus genotypes from recent outbreaks in countries from the Eastern Mediterranean Region[J]. Journal of Clinical Virology, 2005, 34(1): 1-6.

[122] Yan Zhang, Songtao Xu, Huiling Wang, et al. Single Endemic Genotype of Measles Virus Continuously Circulating in China for at Least 16 Years[J]. Plos One, 2012, 7(4): e34401.

[123] Zhang Y, Ding Z, Wang H, et al. New Measles Virus Genotype Associated with Outbreak, China[J]. Emerging Infectious Diseases, 2010, 16(6): 943-947.

[124] Xu S, Zhang Y, Zhu Z, et al. Genetic Characterization of the Hemagglutinin Genes of Wild-Type Measles Virus Circulating in China, 1993-2009[J]. Plos One, 2013, 8(9): e73374.

[125] Meng Chen, Yan Zhang, Fang Huang, et al. Endemic and imported measles virus-associated outbreaks among adults, Beijing, China, 2013[J]. Emerging infectious diseases, 2015.

[126] Black FL. Measles endemicity in insular populations: critical community size and its evolutionary implication[J]. Journal of Theoretical Biology, 1966, 11(2): 207-211.

[127] Uzicanin A. Field Effectiveness of Live Attenuated Measles-Containing Vaccines: A Review of Published Literature[J]. Journal of Infectious Diseases, 2011, 204(suppl 1): 133-149.

[128] Hall CB. The Burgeoning Burden of Respiratory Syncytial Virus Among Children[J]. Infectious isorders-Drug Targets(Formerly Current Drug Targets-Infectious), 2012, 12(2): 92-97.

[129] Lassi Liljeroos, Magdalena Anna Krzyzaniak, Ari Helenius, et al. Architecture of respiratory syncytial virus revealed by electron cryotomography[J]. Proceedings of the National Academy of Sciences of the United States of America, 2013, 110(27): 11133-11138.

[130] Resch B, Kurath S, Manzoni P. Epidemiology of Respiratory Syncytial Virus Infection in Preterm Infants[J]. The Open Microbiology Journal, 2011, 5: 135-143.

[131] Cdc CP. Respiratory syncytial virus activity—United States, July 2011-January 2013[J]. MMWR. Morbidity and mortality weekly report, 2013, 62(8): 141.

[132] 张晓波, 王传凯. 呼吸道合胞病毒临床流行病学研究进展[J]. 中华实用儿科临床杂志, 2013, 28(022): 1743-1746.

[133] Turner TL, Kopp BT, Paul G, et al. Respiratory syncytial virus: Current and emerging treatment options[J]. Clinico Economics and Outcomes Research, 2014, 6(1): 217-225.

[134] Willson Douglas F, Kirby Aileen, Kicker Jennifer S. Respiratory secretion analyses in the evaluation of ventilator-associated pneumonia: a survey of current practice in pediatric critical care[J]. Pediatr Crit Care Med, 2014, 15(8): 715-719.

[135] 何晓峰, 刘金禄, 王蕾, 等. 小儿呼吸道 EB 病毒感染实验诊断与发病机制研究进展[J]. 河北北方学院学报(自然科学版), 2013, 29(05): 102-104.

[136] 刘恩梅, 彭才静. 呼吸道合胞病毒感染防治进展[J]. 临床儿科杂志, 2011, 29(08): 705-707.

[137] Fitzgerald DA, Kilham HA. Bronchiolitis: assessment and evidence-based management[J]. Medical journal of Aus-

tralia,2004,180(8):399.

[138] Avigdor Mandelberg MD, Israel Amirav MD. Hypertonic saline or high volume normal saline for viral bronchiolitis: Mechanisms and rationale[J]. Pediatric Pulmonology, 2010,45(1):36-40.

[139] Ventre K, Randolph A. WITHDRAWN: Ribavirin for respiratory syncytial virus infection of the lower respiratory tract in infants and young children[J]. Cochrane database of systematic reviews (Online), 2010, 5 (5): CD000181.

[140] Hurwitz JL. Respiratory syncytial virus vaccine development[J]. Expert review of vaccines,2011,10(10):1415-1433.

[141] Amy C Plint, David W Johnson, Hema Patel, et al. Pediatric Emergency Research Canada(PERC). Epinephrine and Dexamethasone in Children with Bronchiolitis[J]. New England Journal of Medicine,2009,360(20):2079-2089.

[142] Chang Jun. Current progress on development of respiratory syncytial virus vaccine[J]. BMB reports,2011,44(4):232-237.

[143] Kapikian AZ, Mitchell RH, Chanock RM, et al. An epidemiologic study of altered clinical reactivity to respiratory syncytial(RS) virus infection in children previously vaccinated with an inactivated RS virus vaccine[J]. American journal of epidemiology,1969,89(4):405-421.

[144] Ren J, Phan T, Bao X. Recent vaccine development for human metapneumovirus[J]. The Journal of general virology,2015,96(Pt 7):1515-1520.

[145] Nagarjuna Cheemarla, Antonieta Guerrero-Plata. Immune Response to Human Metapneumovirus Infection: What We Have Learned from the Mouse Model[J]. Pathogens, 2015,4(3):682.

[146] Berry Michael, Gamieldien Junaid, Fielding Burtram C. Identification of new respiratory viruses in the new millennium[J]. Viruses,2015,7(3):996-1019.

[147] Williams JV. The Clinical Presentation and Outcomes of Children Infected with Newly Identified Respiratory Tract Viruses[J]. Infect Dis Clin North Am,2005,19(3):569-584.

[148] Wen SC, Williams JV. New Approaches for Immunization and Therapy against Human Metapneumovirus[J]. Clin Vaccine Immunol,2015,22(8):858-866.

[149] Lévy Camille, Aerts L, Hamelin Marie-ève, et al. Virus-like particle vaccine induces cross-protection against human metapneumovirus infections in mice[J]. Vaccine, 2013,31(25):2778-2785.

[150] Herfst S, Graaf MD, Schrauwen EJA, et al. Generation of temperature-sensitive human metapneumovirus strains that provide protective immunity in hamsters[J]. Journal of General Virology,2008,89(7):1553-1562.

[151] 朱启镕. 小儿传染病[M]. 3 版. 北京:人民卫生出版社,2009.

[152] 马亦林,李兰娟. 传染病学[M]. 5 版. 上海:上海科学技术出版社,2011.

[153] Ward KN. The natural history and laboratory diagnosis of human herpesvirus-6 and -7 infections in the immunocompetent[J]. Journal of Clinical Virology,2005,32(3):183-193.

[154] Zhou P, Yang XL, Wang XG, et al. A pneumonia outbreak associated with a new coronavirus of probable bat origin[J]. Nature,2020,579(7798):270-273.

[155] 陈灏珠,林果为,王吉耀. 实用内科学[M]. 14 版. 人民卫生出版社,2013.

[156] Simon WL, Salk HM, Ovsyannikova IG, et al. Cytokine production associated with smallpox vaccine responses[J]. Immunotherapy,2014,6(10):1097-1112.

[157] Parker S, Crump R, Foster S, et al. Co-administration of the broad-spectrum antiviral, brincidofovir (CMX001), with smallpox vaccine does not compromise vaccine protection in mice challenged with ectromelia virus[J]. Antiviral Research,2014,111:42-52.

[158] Randall F, Brittany L. Cutaneous Reactions Associated With ACAM2000 Smallpox Vaccination in a Deploying U. S. Army Unit[J]. Military Medicine, 2015,180(1):152-156.

[159] Johnston SC, Johnson JC, Stonier SW, et al. Cytokine modulation correlates with severity of monkeypox disease in humans[J]. Journal of Clinical Virology,2015,63:42-45.

[160] Lopera JG, Falendysz EA, Rocke TE, et al. Attenuation of Monkeypox Virus by Deletion of Genomic Regions[J]. Virology,2015,475:129-138.

[161] Jeffrey R Kugelman, Sara C Johnston, Prime M Mulembakani, et al. Genomic Variability of Monkeypox Virus among Humans, Democratic Republic of the Congo[J]. Emerging Infectious Diseases,2014,20(2):232-239.

[162] Mccollum AM, Damon IK. Human Monkeypox[J]. Clinical Infectious Diseases,2014,58(2):260-267.

[163] Storie EB, Perry A. Erythema Multiforme Following Smallpox Vaccination[J]. Military Medicine, 2014, 179(1): e113-e115.

[164] 李梦东,王宇明. 实用传染病学[M]. 3 版. 人民卫生出版社,2004.

[165] Christina Ludema, Stephen R Cole, Charles Poole, et al. Association Between Unprotected Ultraviolet Radiation Exposure and Recurrence of Ocular Herpes Simplex Virus[J]. American Journal of Epidemiology,2014,179(2):

208-215.

[166] Edwards MS, Popek EJ, Wise B, et al. Ascending in utero herpes simplex virus infection in an initially healthy-appearing premature infant[J]. Pediatric & Developmental Pathology, 1900, 18(2):155-158.

[167] Sabugo F, Espinoza-Araya R, Meneses MF, et al. Acute herpes simplex virus 1 pneumonitis in a patient with systemic lupus erythematosus[J]. Journal of Clinical Rheumatology Practical Reports on Rheumatic & Musculoskeletal Diseases, 2014, 20(1):42.

[168] Sharma A, Mohan K, Sharma R, et al. Alopecia following oral acyclovir for the treatment of herpes simplex keratitis[J]. Middle East Afr J Ophthalmol, 2014, 21(1):95-97.

[169] Anderson NW, Sistrunk W, Binnicker MJ. Simultaneous Detection of Herpes Simplex Virus 1 and 2 in the Cerebrospinal Fluid of a Patient with Seizures and Encephalitis[J]. Journal of Clinical Microbiology, 2015, 53(1):343-345.

[170] Dodd Katherine C, Michael Benedict D, Ziso Besa, et al. Herpes simplex virus encephalitis in pregnancy-a case report and review of reported patients in the literature[J]. BMC research notes, 2015, 8(1):118.

[171] Uluhan Sili, Abdurrahman Kaya, Ali Mert, et al. Herpes simplex virus encephalitis: Clinical manifestations, diagnosis and outcome in 106 adult patients[J]. Journal of Clinical Virology, 2014, 60(2):112-118.

[172] Smith KP, Wang Y. Safety of Alternative Antiviral Agents for Neonatal Herpes Simplex Virus Encephalitis and Disseminated Infection[J]. The Journal of Pediatric Pharmacology and Therapeutics, 2014, 19(2):72-82.

[173] Ramos-Estebanez C, Lizarraga KJ, Merenda A. A systematic review on the role of adjunctive corticosteroids in herpes simplex virus encephalitis: is timing critical for safety and efficacy?[J]. Antiviral Therapy, 2013, 19(2):133-139.

[174] M Molanouri Shamsi, Sh Najedi, Z M Hassan, et al. Short term exercise training enhances cell-mediated responses to HSV-1 vaccine in mice[J]. Microbial Pathogenesis, 2017, 110:457-463.

[175] Judlin Philippe, Jacquard Anne-Carole, Carcopino Xavier, et al. Potential impact of the human papillomavirus vaccine on the incidence proportion of genital warts in French women(EFFICAE study): a multicentric prospective observational study[J]. Sexual health, 2016, 13(1):49-54.

[176] Sara L, Thomas, Caroline Minassian, Vijeya Ganesan, Siné, ad M. Langan, Liam Smeeth. Chickenpox and Risk of Stroke: A Self-controlled Case Series Analysis[J]. Clinical Infectious Diseases, 2014, 58(1):61-68.

[177] Rogalska Justyna, Paradowska-Stankiewicz Iwona. Chickenpox in Poland in 2012[J]. Przeglad epidemiologiczny, 2014, 68(2):201-204, 323-324.

[178] Rebahi H, Mouaffak Y, Soraa N, et al. Chickenpox complicated by pneumococcal meningitis: A rare coinfection[J]. Archives De Pédiatrie Organe Officiel De La Sociéte Franaise De Pédiatrie, 2014, 21(11):1226-1228.

[179] Sardana V, Mittal LC, Meena SR, et al. Acute venous sinus thrombosis after 8 chickenpox infection[J]. The Journal of the Association of Physicians of India, 2014, 62(8):741-743.

[180] Yenikomshian MA, Guignard AP, Haguinet F, et al. The epidemiology of herpes zoster and its complications in Medicare cancer patients[J]. Bmc Infectious Diseases, 2015, 15(1):106.

[181] Hsu CY, Lin CL, Kao CH. Balanitis is a risk factor for herpes zoster[J]. European Journal of Clinical Microbiology & Infectious Diseases, 2015, 34(5):985-990.

[182] Chan AY, Conrady CD, Ding K, et al. Factors associated with age of onset of herpes zoster ophthalmicus[J]. Cornea, 2015, 34(5):535-40.

[183] Katibi OS, Dlova NC, Mosam A. Cutaneous cytomegalovirus infection on multidermatomal herpes zoster scars: an isotopic immune response[J]. Clinical & Experimental Dermatology, 2015, 40(1):42-44.

[184] Arshad AR, Alvi KY, Chaudhary AA. Herpes zoster involving penis and scrotum: an unusual occurrence[J]. Journal of the College of Physicians and Surgeons—Pakistan: JCPSP, 2015, 25(3):218-219.

[185] Griffin JR, Davis MDP. Amitriptyline/Ketamine as therapy for neuropathic pruritus and pain secondary to herpes zoster[J]. Journal of Drugs in Dermatology Jdd, 2015, 14(2):115-118.

[186] White AL, Hedlund GL, Bale JF. Congenital Cytomegalovirus Infection and Brain Clefting[J]. Pediatric Neurology, 2014, 50(3):218-223.

[187] Barnes LL, Capuano AW, Aiello AE, et al. Cytomegalovirus infection and risk of Alzheimer disease in older black and white individuals[J]. Journal of Infectious Diseases, 2015, 211(2):230-237.

[188] Wong MHY, Cheung GCM, Chee SP. Posterior segment findings of ocular cytomegalovirus infection in immunocompetent patients[J]. Graefes Archive for Clinical & Experimental Ophthalmology, 2014, 252(11):1811-1816.

[189] Tay MRJ, Lim ST, Tao M, et al. Cytomegalovirus infection and end-organ disease in Asian patients with lymphoma receiving chemotherapy[J]. Leukemia & Lymphoma, 2014, 55(1):182-187.

［190］ Steinebrunner N,Sandig C,Sommerer C,et al. Reduced residual gene expression of nuclear factor of activated T cells-regulated genes correlates with the risk of cytomegalovirus infection after liver transplantation［J］. Transplant Infectious Disease,2014,16(3):379-386.

［191］ Waters A,Jennings K,Fitzpatrick E,et al. Incidence of congenital cytomegalovirus infection in Ireland:Implications for screening and diagnosis［J］. Journal of Clinical Virology,2014,59(3):156-160.

［192］ Xu H,Dong P,He X,et al. B-cell-activating factor code and human cytomegalovirus infection in renal transplant recipients［J］. Microbiology and Immunology,2014,58(8):439-448.

［193］ Susanne Stoelben,Wolfgang Arns,Lutz Renders,et al. Preemptive treatment of Cytomegalovirus infection in kidney transplant recipients with letermovir:results of a Phase 2a study［J］. Transplant International,2013,27(1):77-86.

［194］ Wagner N,Kagan K O,Haen S,et al. Effective management and intrauterine treatment of congenital cytomegalovirus infection:review article and case series［J］. Journal of Maternal-Fetal Medicine,2014,27(2):209-214.

［195］ Ishii E,Ohga S,Imashuku S,et al. Nationwide Survey of Hemophagocytic Lymphohistiocytosis in Japan［J］. 2007,86(1):58-65.

［196］ Ebell MH. Epstein-Barr virus infectious mononucleosis［J］. American Family Physician,2004,26(7):1279-1287.

［197］ Jenson HB. Virologic diagnosis,viral monitoring,and treatment of epstein-barr virus infectious mononucleosis［J］. Current Infectious Disease Reports,2004,6(3):200-207.

［198］ Balfour HH,Hokanson KM,Schacherer RM,et al. A virologic pilot study of valacyclovir in infectious mononucleosis［J］. Journal of Clinical Virology,2007,39(1):16-21.

［199］ Oyama T,Yamamoto K,Asano N,et al. Age-related EBV-associated B-cell lymphoproliferative disorders constitute a distinct clinicopathologic group:a study of 96 patient［J］. Clin Cancer Res,2007,13(17):5124-5132.

［200］ Gibson SE,Hsi ED. Epstein-Barr virus-positive B-cell lymphoma of the elderly at a United States tertiary medical center:an uncommon aggressive lymphoma with a nongerminal center B-cell phenotype［J］. Human Pathology,2009,40(5):653-661.

［201］ Hoeller S,Tzankov A,Pileri SA,et al. Epstein-Barr virus-positive diffuse large B-cell lymphoma in elderly patients is rare in Western populations［J］. Human Pathology,2010,41(3):352-357.

［202］ Henry H Balfour Jr,Oludare A Odumade,David O Schmeling,et al. Behavioral,virologic,and immunologic factors associated with acquisition and severity of primary Epstein-Barr virus infection in university students［J］. Journal of Infectious Diseases,2013,207(1):80-88.

［203］ Kimura H,Ito Y,Kawabe S,et al. EBV-associated T/NK-cell lymphoproliferative diseases in nonimmunocompromised hosts:prospective analysis of 108 cases［J］. Blood,2012,119(3):673-686.

［204］ Elena Agliari,Adriano Barra,Kristian Gervasi Vidal,et al. Can persistent Epstein-Barr virus infection induce chronic fatigue syndrome as a Pavlov reflex of the immune response［J］. Journal of Biological Dynamics,2012,6(2):740-762.

［205］ Wang C,Horby PW,Hayden FG,et al. A novel coronavirus outbreak of global health concern［J］. The lancet,2020,395(10223):470-473.

［206］ Doorbar J,Egawa N,Griffin H,et al. Human papillomavirus molecular biology and disease association［J］. Reviews in Medical Virology,2015,25(Suppl. 1):2-23.

［207］ Ghittoni Raffaella,Accardi Rosita,Chiocca Susanna,et al. Role of human papillomaviruses in carcinogenesis［J］. Ecancermedicalscience,2015,9:526.

［208］ Joseph Niyibizi,Caroline Rodier,Maggy Wassef,et al. Risk factors for the development and severity of juvenile-onset recurrent respiratory papillomatosis:A systematic review［J］. International Journal of Pediatric Otorhinolaryngology,2014,78(2):186-197.

［209］ Chen J,Wu Y. Local Treatments for Cutaneous Warts［M］// Evidence-Based Dermatology. John Wiley & Sons,Ltd,2014,320-328.

［210］ Cristina Brickman,Joel M Palefsky. Human Papillomavirus in the HIV-Infected Host:Epidemiology and Pathogenesis in the Antiretroviral Era［J］. Current HIV/AIDS Reports,2015,12(1):6-15.

［211］ 马亦林. Saffold 心病毒对人类感染的研究进展［J］. 中华临床感染病杂志,2014,7(05):476-480.

［212］ Howard L. Lipton. Human Vilyuisk encephalitis［J］. Reviews in Medical Virology,2008,18(5):347-352.

［213］ Drappier Melissa,Opperdoes Fred R,Michiels Thomas. Nonstructural Protein L* Species Specificity Supports a Mouse Origin for Vilyuisk Human Encephalitis Virus［J］. Journal of virology,2017,91(14):e 00573-17.

［214］ Himeda Toshiki,Ohara Yoshiro. Saffold virus,a novel human Cardiovirus with unknown pathogenicity［J］. Journal of virology,2012,86(3):1292-1296.

［215］ Toshiki Himeda,Takushi Hosomi,Takako Okuwa,et al. Saffold Virus Type 3 (SAFV-3) Persists in HeLa Cells［J］. PLOS ONE,2013,8(1):e53194.

［216］ Shawn Zheng Kai Tan,Mark Zheng Yi Tan,Mookkan Prabakaran. Saffold virus,an emerging human cardiovirus［J］. Reviews in Medical Virology,2017,27(1):e1908.

［217］ 王季午. 传染病学［M］. 3 版. 上海:上海科学技术出版

社.1998,118-131.

[218] 翁心华.现代感染病学[M].上海:上海医科大学出版社,1998,649-655.

[219] 朱冬梅,张玲,朱保权.637例儿童血清柯萨奇病毒埃可病毒抗体检测分析[J].甘肃医药,2010(01):75-77.

[220] 于晓东,姜秀俐,柳长锁,等.柯萨基B病毒性脑膜炎125例临床分析[J].临床儿科杂志,2002,20(2):77-78.

[221] 张素兰,张霞平.柯萨奇病毒感染临床表现的多样性[J].中国中西医结合儿科学,2007,26(2):87-89.

[222] 张立波,杨中贵,何大力.柯萨奇病毒与病毒性心肌炎临床研究新进展[J].中国西部科技,2010,22(14):1863-1864.

[223] 何曙春,熊传龙,吴家兵,等.安徽省六安市一起埃可病毒6型脑膜炎暴发的调查[J].中华流行病学杂志,2007,28(07):663-666.

[224] 蔡建刚,曹炎武,席惠芳.1起埃可病毒30型引起的病毒性脑炎调查[J].预防医学论坛,2015,21(03):218-219.

[225] Zhenglun Liang,Junzhi Wang. EV71 vaccine,an invaluable gift for children[J]. Clinical & Translational Immunology,2014,3(10):e28.

[226] Mao Qun-ying, Wang Yiping, Bian Lianlian, et al. EV71 vaccine,a new tool to control outbreaks of hand,foot and mouth disease(HFMD)[J]. Expert review of vaccines,2016,15(5):599-609.

[227] Lu Shan. EV71 vaccines:a milestone in the history of global vaccine development[J]. Emerging microbes & infections,2014,3(4):e27.

[228] 党双锁,贾晓黎.陕西省肠道病毒71型(EV71)感染重症手足口病病例临床诊断与治疗专家共识(2014年修订版)[J].中国儿童保健杂志,2015,23(04):442-445.

[229] J Gong. Risk Factors for Fatal Cases with Hand-Foot-Mouth Disease(HFMD)in Guangxi,China[J]. Pediatric Research,2011,70:445-445.

[230] Zhang Ying, Cui Wei, Liu Longding, et al. Pathogenesis study of enterovirus 71 infection in rhesus monkeys[J]. Laboratory investigation,2011,91(9):1337.

[231] 张迎秋,杨怀义,杨倬,等.EV71感染抗病毒药物及疫苗研究进展[J].微生物学通报,2012,39(04):544-552.

[232] Tang Jingjing, Yoshida Hiromu, Ding Zhengrong, et al. Molecular epidemiology and recombination of human enteroviruses from AFP surveillance in Yunnan,China from 2006 to 2010[J]. Scientific reports,2014,4:6058.

[233] 郑锦绣,程险峰.肠道病毒71型的研究概况[J].中国卫生检验杂志,2009,19(03):702-704.

[234] Lina Yi,Jing Lu,Hsiang-Fu Kung,et al. The virology and developments toward control of human enterovirus 71[J]. Critical Reviews in Microbiology,2011,37(4):313-327.

[235] 王晓芳,赵俊伟,张顺先,等.我国急性出血性结膜炎流行特征及暴发原因分析[J].疾病监测.2014,29(02):92-97.

[236] 卫生部手足口病临床专家组,李兴旺.肠道病毒71型(EV71)感染重症病例临床救治专家共识[J].中华儿科杂志,2011,49(09):675-678.

[237] Zhu F,Xu W,Xia J,et,al. Efficacy,Safety,and Immunogenicity of an Enterovirus 71 Vaccine in China[J]. New England Journal of Medicine.2014,370(9):818-828.

[238] Wang SM,Liu CC. Update of enterovirus 71 infection:epidemiology,athogenesis and vaccine[J]. Expert review of anti-Infective therapy,2014,12(4):447-456.

[239] 吕占军,侯洁,王秀芳,等.不同动物接种淋巴细胞性脉络丛脑膜炎病毒后抗体产生[J].实验动物科学(3期),1995,12(3):23-26.

[240] 王长军,唐家琪.淋巴细胞脉络丛脑膜炎[M]//唐家琪.自然疫源性疾病.北京:科学出版社,2005,469-479.

[241] 黄素芳,孟祥春,曲亚芬.淋巴细胞性脉络丛脑膜炎2例[J].哈尔滨医科大学学报,2001,35(3):208.

[242] 周渝阳,李秉首,李芝蓉,等.淋巴细胞脉络丛脑膜炎病毒GP2单克隆抗体的制备和鉴定[J].免疫学杂志,2017,33(4):343-348.

[243] Sharia M Ahmed, Aron J Hall, Anne E Robinson, et al. Global prevalence of norovirus in cases of gastroenteritis:a systematic review and meta-analysis[J]. The Lancet Infectious Diseases,2014,14(8):725-730.

[244] John T Patton,Rodrigo Vasquez-Del Carpio,Eugenio Spencer. Replication and Transcription of the Rotavirus Genome[J]. Current Pharmaceutical Design,2004,10(30):3769-3777.

[245] Mesquita João Rodrigo, Barclay Leslie, Nascimento Maria São José,et al. Novel norovirus in dogs with diarrhea[J]. Emerging infectious diseases,2010,16(6):980-982.

[246] Lu Jing, Sun Limei, Fang Lin, et al. Gastroenteritis Outbreaks Caused by Norovirus GII. 17, Guangdong Province,China, 2014-2015[J]. Emerging infectious diseases,2015,21(7):1240-1242.

[247] Jiankang Han,Lei Ji,Yuehua Shen,et al. Emergence and predominance of norovirus GII. 17 in Huzhou, China, 2014-2015[J]. Virology Journal,2015,12(1):139.

[248] 宋晓佳,张静,施国庆.2000-2013年我国诺如病毒感染性胃肠炎暴发流行病学特征分析[J].疾病监测,2017,32(02):127-131.

[249] Salini Krishnan Unni,Daniel Růžek,Chintan Chhatbar,et al. Japanese encephalitis virus:from genome to infectome

[J]. Microbes and Infection,2011,13(4):312-321.

[250] Usha Kant Misra,Jayantee Kalita. Overview:Japanese encephalitis[J]. Progress in Neurobiology,2010,91(2):108-120.

[251] Yang Lu,Jia Guijuan,Li Baomin,et al. Encephalitis Lethargica With Isolated Substantia Nigra Lesions Followed by a Second Encephalitis in a Child with Humoral Immunodeficiency[J]. Pediatric neurology,2015,53(6):519-522.

[252] Blunt SB,Lane RJ,Turjanski N,et al. Clinical features and management of two cases of encephalitis lethargica[J]. Movement Disorders,1997,12(3):354-359.

[253] 佟艳秋,孙刚,马慧蕾,等. 森林脑炎病毒感染致视神经炎的远期疗效观察[J]. 国际眼科杂志,2009,9(12):2432-2433.

[254] 何淑云,付博,范学斌,等. 森林脑炎灭活疫苗的安全性和免疫原性研究[J]. 中国实验诊断学,2014,(05):810-811.

[255] 朱莹莹,韩淑祯,田兰清. 免疫血清治疗重型森林脑炎疗效观察[J]. 中华传染病杂志,2012,30(03):181-182.

[256] 佟艳秋,赵全良,娜仁,等. 森林脑炎病毒致眼部病变44例免疫疗法观察[J]. 中国人兽共患病学报,2007,23(02):207-208.

[257] 李华,张晓光,朱迪华,等. 森林脑炎230例临床分析[J]. 中华传染病杂志,1991,15(04):239-240.

[258] 李华. 森林脑炎后伤残状况90例分析[J]. 中国临床康复,2002,6(03):374.

[259] 吕志,梁国栋. 中国蜱传脑炎研究进展[J]. 中华流行病学杂志,2009,30(06):641-643.

[260] 于建武,孙丽杰,赵勇华,等. 森林脑炎79例流行病学和临床特征回顾性分析[J]. 中华传染病杂志,2009,27(05):297-300.

[261] Lu Zhi,Bröker Michael,Liang Guodong. Tick-borne encephalitis in mainland China[J]. Vector borne and zoonotic diseases(Larchmont,N.Y.),2008,8(5):713-720.

[262] Süss Jochen. Tick-borne encephalitis 2010:epidemiology,risk areas,and virus strains in Europe and Asian overview[J]. Ticks and tick-borne diseases,2011,2(1):2-15.

[263] Who Publication. Vaccines against tick-borne encephalitis:WHO position paper[J]. Releve epidemiologique hebdomadaire,2011,86(24):241-256.

[264] Lars Lindquist,Olli Vapalahti. Tick-borne encephalitis[J]. The Lancet,2008,371(9627):1781-1794.

[265] Mansfield KL,Johnson N,Phipps LP,et al. Tick-borne encephalitis virus-a review of an emerging zoonosis[J]. Journal of General Virology,2009,90(8):1781-1789.

[266] Gritsun TS,Frolova TV,Zhankov AI,et al. Characterization of a Siberian Virus Isolated from a Patient with Progressive Chronic Tick-Borne Encephalitis[J]. Journal of Virology,2003,77(1):25-36.

[267] 马亦林. 若干与动物相关的病毒性传染病研究近况[J]. 中华传染病杂志,2008,26(08):505-508.

[268] Murray K,Selleck P,Hooper P,et al. Amorbillivirus that caused fatal disease in horses and humans[J]. Science,1995,268:94-97.

[269] Looi LM,Chua KB. Lessons from the Nipah virus outbreak in Malaysia[J]. Malays J Pathol,2008,29(2):63-67.

[270] Lo MK,Rota A. The emergence of Nipah virus,a highly pathogenic paramyxovirus[J]. Journal of Clinical Virology,2008,43(4):396-400.

[271] Lee B. Envelope-receptor interactions in Nipah virus pathobiology[J]. Ann N Y Acad Sci,2010,1102(4):51-65.

[272] Eaton BT,Broder CC,Wang LF. Hendra and Nipah viruses:pathogenesis and therapeutics[J]. Current Molecular Medicine,2005,5(8):805-816.

[273] Bellini WJ,Harcourt BH,Bowden N,et al. Nipah virus:An emergent paramyxovirus causing severe encephalitis in humans[J]. Journal of Neurovirology,2005,11(5):481-487.

[274] 杨文斌,吕茂民,章金钢. 尼帕病毒基因结构及其产物[J]. 国外医学病毒学分册,2003,10(01):31-33.

[275] Chew MH,Arguin PM,Shay DK,et al. Risk factors for Nipah virus infection Camong abattoir workers in Singapore[J]. J Infec Dis,2000,181(5):1760-1763.

[276] Chua KB. Nipah virus outbreak in Malaysia[J]. Journal of Clinical Virology,2003,26(3):265-275.

[277] Lu R,Zhao X,Li J,et al. Genomic characterisation and epidemiology of 2019 novel coronavirus:implications for virus origins and receptor binding[J]. The Lancet,2020,395(10224):565-574.

[278] Sreejith Rajasekharan,Kapila Kumar,Jyoti Rana,et al. Host interactions of Chandipura virus matrix protein[J]. Acta Tropica,2015,149:27-31.

[279] Menghani S,Chikhale R,Raval A,et al. Chandipura Virus:an emerging tropical pathogen[J]. Acta Tropica,2012,124(1):1-14.

[280] Rajasekharan S,Rana J,Gulati S,et al. Neuroinvasion by Chandipura virus[J]. Acta Tropica,2014,135:122-126.

[281] Marriott AC,Hornsey CA. Reverse genetics system for Chandipura virus:Tagging the viral matrix protein with green fluorescent protein[J]. Virus Research,2011,160(1-2):166-172.

[282] Sudeep AB,Bondre VP,Gurav YK,et al. Isolation of Chandipura virus(Vesiculovirus:Rhabdoviridae)from Sergentomyia species of sandflies from Nagpur,Maharash-

tra,India[J]. Indian Journal of Medical Research,2014, 139(5):769-772.

[283] Sunil Menghani,Rupesh Chikhale,Ami Raval,et al Chandipura Virus: An emerging tropical pathogen [J]. Acta Tropica,2012,124(1):1-14.

[284] Balakrishnan Anukumar,Prajakta Shahir. Immune regulation in Chandipura virus infection: characterization of CD4+T regulatory cells from infected mice[J]. Virology Journal, 2011,8(1):259.

[285] Jadi RS,Sudeep AB,Barde PV,et al. Development of an inactivated candidate vaccine against Chandipura virus (Rhabdoviridae: Vesiculovirus)[J]. Vaccine, 2011, 29 (28):4613-4617.

[286] Jamal Syed M,Belsham Graham J. Foot-and-mouth disease: past, present and future[J]. Veterinary research, 2013,44:116.

[287] Marvin J,Grubman,Barry Baxt. Foot-and-mouth disease [J]. Clin Microbiol Rev,2004,17(2):465-493.

[288] Alexandersen S,Zhang Z,Donaldson AI,et al. The Pathogenesis and Diagnosis of Foot-and-Mouth Disease[J]. Journal of Comparative Pathology,2003,129(1):1-36.

[289] 卢曾军,刘在新. 口蹄疫病毒研究概况[J]. 中国兽医科技,2003,33(02):69-74.

[290] 刘克洲,陈智. 人类病毒性疾病[M]. 北京:人民卫生出版社,2002,840-844.

[291] 中华人民共和国国家卫生和计划生育委员会. 黄热病诊疗方案(2016年版)[J]. 传染病信息,2016,29 (03):125-128.

[292] David W C Beasley,Alexander J McAuley,Dennis A Bente. Yellow fever virus:Genetic and phenotypic diversity and implications for detection,prevention and therapy[J]. Antiviral Research,2015,115:48-70.

[293] Monatha TP,Vasconcelos PFC. Yellow fever[J]. Journal of Clinical Virology 2015,160-173.

[294] Guan WJ,Ni ZY,Hu Y,et al. Clinical Characteristics of Coronavirus Disease 2019 in China [J]. New England Journal of Medicine,2020,382(18).

[295] 斯崇文,贾辅忠,李家泰. 感染病学[M]. 北京:人民卫生出版社,2004:245-248.

[296] Hughes JM,Wilson ME,Sejvar JJ. The Long-Term Outcomes of Human West Nile Virus Infection[J]. Clinical Infectious Diseases,2007,44(12):1617-1624.

[297] Li X L,Fu S H,Liu W B,et al. West Nile Virus Infection in Xinjiang,China[J]. Vector-Borne and Zoonotic Diseases,2013,13(2):131.

[298] 梁国栋. 我国西尼罗病毒和Tahyna病毒的发现与流行[J]. 微生物与感染,2016,11(02):66-71.

[299] Yousuke Furuta,Kazumi Takahashi,Kimiyasu Shiraki,et al. T-705(favipiravir)and related compounds: Novel

broad-spectrum inhibitors of RNA viral infections[J]. Antiviral Research,2009,82(3):95-102.

[300] Masanori Terajima,Francis A. Ennis. T Cells and Pathogenesis of Hantavirus Cardiopulmonary Syndrome and Hemorrhagic Fever with Renal Syndrome[J]. Viruses, 2011,3(7):377-379.

[301] 赵旭,周辛波,钟武,等. 抗病毒药物——法匹拉韦[J]. 临床药物治疗杂志,2015,13(4):16-20.

[302] Manigold Tobias,Vial Pablo. Human hantavirus infections: epidemiology, clinical features, pathogenesis and immunology [J]. Swiss medical weekly, 2014, 144: w13937.

[303] Krautkrämer Ellen,Nusshag Christian,Baumann Alexandra,et al. Clinical characterization of two severe cases of hemorrhagic fever with renal syndrome(HFRS)caused by hantaviruses Puumala and Dobrava-Belgrade genotype Sochi[J]. BMC infectious diseases,2016,16(1):675.

[304] Terajima M,Ennis FA. T Cells and Pathogenesis of Hantavirus Cardiopulmonary Syndrome and Hemorrhagic Fever with Renal Syndrome[J]. Viruses,2011,3(7):1059-1073.

[305] European Centre for Disease Prevention and Control(ECDC). EU case definition[EB/OL]. [2021-09-15] http:// ecdc. europa. eu/en/healthtopics/west_nile_fever/EU-case-definition/Pages/EU-case-definition. aspx.

[306] Tony Schountz,Joseph Prescott. Hantavirus Immunology of Rodent Reservoirs: Current Status and Future Directions[J]. Viruses,2014,6(3):1317-1335.

[307] Yoshimatsu Kumiko,Arikawa Jiro. Antigenic properties of N protein of hantavirus[J]. Viruses,2014,6(8):3097-3109.

[308] Cifuentes-Muñoz Nicolás,Salazar-Quiroz Natalia,Tischler Nicole D. Hantavirus Gn and Gc envelope glycoproteins: key structural units for virus cell entry and virus assembly [J]. Viruses,2014,6(4):1801-1822.

[309] Yusi Zhang,Chunmei Zhang,Ran Zhuang,et al. IL-33/ST2 Correlates with Severity of Haemorrhagic Fever with Renal Syndrome and Regulates the Inflammatory Response in Hantaan Virus-Infected Endothelial Cells[J]. PLOS Neglected Tropical Diseases,2015,9(2):e0003514.

[310] Ying Ma,Bin Yuan,Ran Zhuang,et al. Hantaan Virus Infection Induces Both Th1 and ThGranzyme B+Cell Immune Responses That Associated with Viral Control and Clinical Outcome in Humans[J]. PLOS Pathogens,2015, 11(4):e1004788.

[311] Sun-Whan Park,Myung-Guk Han,Chan Park,et al. Hantaan virus nucleocapsid protein stimulates MDM2-dependent p53 degradation [J]. Journal of General Virology, 2013,94(Pt_11):2424-2428.

［312］ Monica Ogg，Colleen Jonsson，Jeremy Camp，Jay Hooper. Ribavirin Protects Syrian Hamsters against Lethal Hanta-virus Pulmonary Syndrome—After Intranasal Exposure to Andes Virus［J］. Viruses，2013，5（11）：2704-2720.

［313］ 马亦林. 人类感染新型布尼亚病毒近况［J］. 中华临床感染病杂志，2011，4（5）：259-261.

［314］ 陈国胜，胡立芬，许夕海，等. 新型布尼亚病毒感染致发热伴血小板减少综合征临床特点及预后影响指标［J］. 中国医学装备，2017，5（14）：94-97.

［315］ Ding F，Zhang W，Wang L，et al. Epidemiologic features of severe fever with thrombocytopenia syndrome in China，2011-2012［J］. Clin Infect Dis，2013，56：1682-1683.

［316］ Centers for Disease Control and Prevention（CDC）. West Nile Virus in the United States：Guidelines for Surveil-lance，Prevention，and Control［EB/OL］. ［2021-09-15］. http：//www. cdc. gov/westnile/resources/pdfs/wnvguide-lines.

［317］ Yong-Zhen Zhang，Jianguo Xu. The emergence and cross species transmission of newly discovered tick-borne Bun-yavirus in China［J］. Current Opinion in Virology，2016，16：126-130.

［318］ 魏艳艳，邹桂，舟叶珺，等. 新型布尼亚病毒感染病原学检测与预后研究［J］. 中华医院感染学杂志，2016，26（23）：5339-5341.

［319］ 杨海波，李世波，杨序春，等. 新型布尼亚病毒感染患者血小板膜糖蛋白的表达及临床意义［J］. 中华临床感染病杂志，2013，6：339-342.

［320］ 李德新. 发热伴血小板减少综合征布尼亚病毒概述［J］. 中华实验和临床病毒学杂志，2011，25：81-84.

［321］ 佚名. 发热伴血小板减少综合征防治指南（2010版）［J］. 中华临床感染病杂志，2011，4（04）：193-194.

［322］ 张复春. 登革热［M］. 北京：科学出版社，2008.

［323］ Bhatt Samir，Gething Peter W，Brady Oliver J，et al. The global distribution and burden of dengue［J］. Nature，2013，496（7446）：504.

［324］ Gessner Bradford D，Halsey Neal. Dengue vaccine safety signal：Immune enhancement，waning immunity，or chance occurrence［J］. Vaccine，2017，35（27）：3452-3456.

［325］ 吉英杰，段学章，段慧娟. 埃博拉病毒病治疗经验综述［J］. 中华临床感染病杂志，2015，8（03）：223-226.

［326］ Gire SK，Goba A，Andersen KG，et al. Genomic surveil-lance elucidates Ebola virus origin and transmission dur-ing the 2014 outbreak［J］. Science，2014，345（6202）：1369-1372.

［327］ Gray Clive M，Addo Marylyn，Schmidt Reinhold E. A dead-end host：is there a way out？ A position piece on the ebola virus outbreak by the international union of immu-nology societies［J］. Frontiers in immunology，2014，5：562.

［328］ Kühl A，Pöhlmann S. How Ebola Virus Counters the In-terferon System［J］. Zoonoses and Public Health，2012，59：116-131.

［329］ Saeidnia Soodabeh，Abdollahi Mohammad. Ebola hemor-rhagic fever：current outbreak and progress in finding a cure［J］. Daru，2014，22（1）：70.

［330］ McElroy Anita K，Spiropoulou Christina F. Biomarkers for understanding Ebola virus disease［J］. Biomarkers in medicine，2014，8（9）：1053-1056.

［331］ Tosh PK，Sampathkumar P. What Clinicians Should Know About the 2014 Ebola Outbreak［J］. Mayo Clinic Pro-ceedings，2014，89（12）：1710-1717.

［332］ 潘丽芳，黄建荣. 埃博拉病毒病患者及接触者的心理疏导及干预［J］. 中华临床感染病杂志，2015（8）：202-205.

［333］ 张毅，曲英龙，郭振东，等. 埃博拉病毒生物学特性研究进展［J］. 军事医学，2015，39（5）：386.

［334］ Xu Xiaowei，Huang Jianrong，Yang Haiwei，et al. The Chinese Ebola Diagnostic and Treatment Center in Liberia as a model center［J］. Emerging microbes & infections，2015，4（11）：e74.

［335］ 李兰娟. 埃博拉病毒病［M］. 杭州：浙江大学出版社，2015.

［336］ Grard Gilda，Moureau Grégory，Charrel Rémi N，et al. Ge-netic characterization of tick-borne flaviviruses：new in-sights into evolution，pathogenetic determinants and tax-onomy［J］. Virology，2007，361（1）：80-92.

［337］ Fabrice Simon，Hélène Savini，Philippe Parola. Chikungu-nya：A Paradigm of Emergence and Globalization of Vec-tor-Borne Diseases［J］. Medical Clinics of North Ameri-ca，2008，92（6）：1323-1343.

［338］ Frank M Snowden. Emerging and reemerging diseases：a historical perspective ［J］. Immunological Reviews，2008，225（1）：9-26.

［339］ Enria Delia A，Briggiler Ana M，Sánchez Zaida. Treatment of Argentine hemorrhagic fever［J］. Antiviral research，2008，78（1）：132-139.

［340］ Romero JR，Simonsen KA. Powassan Encephalitis and Col-orado Tick Fever［J］. Infectious Disease Clinics of North America，2008，22（3）：545-559.

［341］ Chevalier V. Relevance of Rift Valley fever to public health in the European Union［J］. Clinical Microbiology and Infection，2013，19（8）：705-708.

［342］ Ramon-Pardo P，Cibrelus L，Yactayo S. Chikungunya：case definitions for acute，atypical and chronic cases/Chikungu-nya：définitions des cas aigus，atypiques et chroniques［J］. Weekly Epidemiological Record，2015，90（33）：409-420.

［343］ Belaganahalli Manjunatha N，Maan Sushila，Maan Naren-der S，et al. Genetic characterization of the tick-borne orbiviruses[J]. Viruses,2015,7(5):2185-2209.

[344] Grard Gilda,Moureau Grégory,Charrel Rémi N,et al. Genetic characterization of tick-borne flaviviruses:new insights into evolution,pathogenetic determinants and taxonomy[J]. Virology,2007,361(1):80-92.

[345] Fabrice Simon,Hélène Savini,Philippe Parola. Chikungunya:A Paradigm of Emergence and Globalization of Vector-Borne Diseases[J]. Medical Clinics of North America,2008,92(6):1323-1343.

[346] Huang C,Wang Y,Li X,et al. Clinical features of patients infected with 2019 novel coronavirus in Wuhan,China [J]. The Lancet,2020,395(10223):497-506.

[347] Enria DA,Briggiler AM,Sánchez Z. Treatment of Argentine hemorrhagic fever[J]. Antiviral Res,2008,78(1):132-139.

[348] Romero JR,Simonsen KA. Powassan encephalitis and Colorado tick fever[J]. Infect Dis Clin North Am,2008,22(3):545-559.

[349] Chevalier V. Relevance of rift valley fever to public health in the European union[J]. Clin Microbiol Infect,2013,19(8):705-708.

[350] Ramon-Pardo P,Cibrelus L,Yactayo S. Chikungunya:case definitions for acute,atypical and chronic cases[J]. Weekly epidemiological record,2015,90(33):410-415.

[351] Belaganahalli MN,Maan S,Maan NS,et al. Genetic characterization of the tick-borne orbiviruses[J]. Viruses,2015,7(5):2185-2209.

[352] NCAIDS,NCSTD,China CDC. 2016 年 12 月全国艾滋病性病疫情[J]. 中国艾滋病性病,2017,23(02):93.

[353] Zhang W,Xu J J,Zou H,et al. HIV incidence and associated risk factors in men who have sex with men in Mainland China:an updated systematic review and meta-analysis[J]. Sexual Health,2016,13(4):373-382.

[354] Hütter G,Nowak D,Mossner M,et al. Long-term control of HIV by CCR5 Delta32/Delta32 stem-cell transplantation[J]. N Engl J Med,2009,360(7):692-698.

[355] Deeks SG. HIV:Shock and kill[J]. Nature,2012,487(7408):439-440.

[356] Peeters M,Jung M,Ayouba A. The origin and molecular epidemiology of HIV[J]. Expert review of anti-infective therapy,2013,11(9),885-896.

[357] Tebas P,Stein D,Tang WW,et al. Gene editing of CCR5 in autologous CD4 T cells of persons infected with HIV [J]. N Engl J Med,2014,370(10):901-910.

[358] Arif MS,Hunter J,Léda AR,et al. Pace of Coreceptor Tropism Switch in HIV-1-Infected Individuals after Recent Infection[J]. Journal of Virology,2017,91(19):e00793-17.

[359] Elna Van Der Ryst. Maraviroc-A CCR5 Antagonist for the Treatment of HIV-1 Infection[J]. Front Immunol,2015,6:277.

[360] Hütter G,Bodor J,Ledger S,et al. CCR5 Targeted Cell Therapy for HIV and Prevention of Viral Escape[J]. Viruses,2015(7),7(8):4186-4203.

[361] Romani B,Allahbakhshi E. Underlying mechanisms of HIV-1 latency[J]. Virus Genes,2017(6),53(3):329-339.

[362] Ciuffi A,Mohammadi P,Golumbeanu M et al. Bioinformatics and HIV Latency[J]. Current HIV/AIDS Rep,2015(3),12(1):97-106.

[363] Donahue DA,Wainberg MA. Cellular and molecular mechanisms involved in the establishment of HIV-1 latency [J]. Retrovirology,2013(2),10(1):1-11.

[364] Ruelas DS,Greene WC. An Integrated Overview of HIV-1 Latency[J]. Cell,2013(10),155(3):519-529.

[365] Rasmussen TA,Lewin SR. Shocking HIV out of hiding:where are we with clinical trials of latency reversing agents?[J]. Current Opinion in HIV&AIDS,2016(7),11(4):394-401.

[366] 吴焱,徐克沂,王玉光,等. 急性期/早期 HIV-1 感染的临床研究进展[J]. 中国艾滋病性病,2011(6),17(3):372-375.

[367] 中华医学会感染病学分会艾滋病学组. 艾滋病诊疗指南第三版(2015 版)[J]. 中华临床感染病杂志,2015,8(05):385-401.

[368] 中华医学会结核病学分会. 肺结核诊断和治疗指南[J]. 中国实用乡村医生杂志,2013(02):237-241.

[369] 周宝桐,刘正印. 艾滋病常见机会性感染诊断和治疗[J]. 传染病信息,2006,19(5):237-241.

[370] 沈银忠,潘孝彰. 艾滋病的神经系统病变[J]. 实用全科医学,2007,5(3):248-250.

[371] 俞云松. 消化道念珠菌病[J]. 中国感染与化疗杂志,2011,11(2):121-123.

[372] 郜桂菊,杨涤,林可可,等. 10 例艾滋病相关恶性淋巴瘤临床分析[J]. 中国肿瘤临床,2011,38(18):1114-1117.

[373] 朱晋峰. 艾滋病相关卡波西肉瘤 104 例临床表现,治疗及疗效分析[J]. 现代肿瘤医学,2014,22(9):2199-2203.

[374] 蒋岩,汪宁,李敬云,等. 全国艾滋病检测技术规范(2015 年修订版)[J]. 中国病毒学杂志,2016(11),6(6):401-427.

[375] 邵一鸣. HIV 耐药检测策略和检测技术[M]. 北京:人民卫生出版社,2010.

[376] Parikh UM,McCormick K,van Zyl G,et al. Future technologies for monitoring HIV drug resistance and cure[J]. Current Opin HIV AIDS,2017(3),12(2):182-189.

[377] 中国疾病预防控制中心,性病艾滋病预防控制中心.

国家免费艾滋病抗病毒药物治疗手册.4版［M］.北
京：人民卫生出版社，2016.

［378］ Doitsh G,Galloway NL,Geng X,et al. Cell death by py-
roptosis drives CD4 T-cell depletion in HIV-1 infection
［J］. Nature,2014,505(7484):509-514.

［379］ Massanella M,Richman DD. Measuring the latent reser-
voir in vivo［J］. J Clin Invest,2016,126(2):464-72.

［380］ 尚红.艾滋病抗病毒治疗实践［M］.北京：人民卫生出
版社，2015.

［381］ Cohen MS,Chen YQ,McCauley M. Prevention of HIV-1
infection with early antiretroviral therapy［J］. N Engl J
Med,2011,365(6):493-505.

［382］ Kitahata MM. When to start antiretroviral therapy［J］.
Top HIV Med,2012,18(3):121-126.

［383］ Collins SE,Jean Juste MA,Koenig SP. CD4 deficit and
tuberculosis risk persist with delayed antiretroviral thera-
py:5-year data from CIPRA HT-001［J］. Int J Tuberc
Lung Dis,2015(1),19(1):50-57.

［384］ Poonia B. Immunotherapy in HIV infection［J］. J Infect
Dis Ther,2013,1(1),1-5.

［385］ Lam S,Bollard C. T-cell therapies for HIV［J］. Immuno-
therapy,2013,5(4):407-414.

［386］ Patel S,Jones RB,Nixon DF. T-cell therapies for HIV:
Preclinical successes and current clinical strategies［J］.
Cytotherapy,2016,18(8):931-942.

［387］ Julg B,Barouch DH. Novel immunological strategies for
HIV-1 eradication［J］. J Virus Erad,2015,1(4):232-
236.

［388］ Leibman RS,Riley JL. Engineering T Cells to Functional-
ly Cure HIV-1 Infection. Molecular therapy［J］. The jour-
nal of the American Society of Gene Therapy,2015,23
(7):1149-1159.

［389］ Hinrichs CS,Rosenberg SA. Exploiting the curative po-
tential of adoptive T-cell therapy for cancer［J］. Immuno-
logical reviews,2014,257(1):56-71.

［390］ Saglio F,Hanley PJ,Bollard CM. The time is now:moving
toward virus-specific T cells after allogeneic hematopoiet-
ic stem cell transplantation as the standard of care［J］.
Cytotherapy,2014,16(2):149-159.

［391］ Chapuis AG,Casper C,Kuntz S. HIV-specific CD8+T cells
from HIV+individuals receiving HAART can be expanded
ex vivo to augment systemic and mucosal immunity in vivo
［J］. Blood,2011,117(20):5391-5402.

［392］ Coelho AV,de Moura RR,Kamada AJ. Dendritic Cell-
Based Immunotherapies to Fight HIV:How Far from
a Success Story? A Systematic Review and Meta-Analysis
［J］. Int J Mol Sci,2016,17(12):1985.

［393］ Garcia F,Routy JP. Challenges in dendritic cells-based
therapeutic vaccination in HIV-1 infection Workshop in

dendritic cell-based vaccine clinical trials in HIV-1［J］.
Vaccine,2011,29(38):6454-6463.

［394］ Mylvaganam GH,Silvestri G,Amara RR. HIV therapeutic
vaccines:moving towards a functional cure［J］. Current
opinion in immunology,2015,35:1-8.

［395］ Meditz AL,Haas MK,Folkvord JM. HLA-DR+CD38+CD4+T
lymphocytes have elevated CCR5 expression and produce the
majority of R5-tropic HIV-1 RNA in vivo［J］. Journal of vi-
rology,2011,85(19):10189-10200.

［396］ Catakovic K,Klieser E,Neureiter D. T cell exhaustion:
from pathophysiological basics to tumor immunotherapy
［J］. Cell Commun Signal,2017,15(1):1.

［397］ Martinov T,Spanier JA,Pauken KE. PD-1 pathway-medi-
ated regulation of islet-specific CD4+T cell subsets in au-
toimmune diabetes［J］. Immunoendocrinology(Houst),
2016,3:1164.

［398］ Cunningham CR,Champhekar A,Tullius MV. Type I and
Type II Interferon Coordinately Regulate Suppressive
Dendritic Cell Fate and Function during Viral Persistence
［J］. PLoS pathogens,2016,12(1):e1005356.

［399］ Sperling AI,Bluestone JA. The complexities of T-cell co-
stimulation:CD28 and beyond［J］. Immunological re-
views,1996,153:155-182.

［400］ Cecchinato V,Tryniszewska E,Ma ZM. Immune activation
driven by CTLA-4 blockade augments viral replication at
mucosal sites in simian immunodeficiency virus infection
［J］. Journal of immunology,2008,180(8):5439-5447.

［401］ WHO. Guideline on when to start antiretroviral therapy
and on pre-exposure prophylaxis for HIV［M］. World
Health Organization,2015.

［402］ Fowler MG,Qin M,Fiscus SA,et al. Benefits and Risks of
Antiretroviral Therapy for Perinatal HIV Prevention［J］.
N Engl J Med,2016(11),375(18):1726-1737.

［403］ Weiss HA,Quigley MA,Hayes RJ. Male circumcision and
risk of HIV infection in sub-Saharan Africa:a systematic
review and meta-analysis［J］. AIDS,2000,14(15):
2361-2370.

［404］ Rerks-Ngarm S,Pitisuttithum P,Nitayaphan S,et al. Vac-
cination with ALVAC and AIDSVAX to Prevent HIV-1
Infection in Thailand［J］. N Engl J Med,2009,361(23):
2209-2220.

［405］ Schweitzer A,Horn J,Mikolajczyk RT,et al. Estimations
of worldwide prevalence of chronic hepatitis B virus infec-
tion:a systematic review of data published between 1965
and 2013［J］. Lancet,2015,386(10003):1546-1555.

［406］ Liang X,Bi S,Yang W,et al. Epidemiological serosurvey
of hepatitis B in China—declining HBV prevalence due to
hepatitis B vaccination［J］. Vaccine,2009,27(47):
6550-6557.

［407］ Brahm J, Castera L, Hou J, et al. Joint Society Statement for elimination of viral hepatitis［J］. Annals of hepatology, 2017, 16(1):6-7.

［408］ WHO. Global health sector strategy on viral hepatitis 2016-2021［J］. Geneva: World Health Organization, 2016.

［409］ Marcellin P, Bonino F, Yurdaydin C, et al. Hepatitis B surface antigen levels: association with 5-year response to peginterferon alfa-2a in hepatitis B e-antigen-negative patients［J］. Hepatol Int, 2013, 7(1):88-97.

［410］ Fan R, Sun J, Yuan Q. Chronic Hepatitis B Study Consortium. Baseline Quantitative Hepatitis B Core Antibody Titer Alone Strongly Predicts HBeAg Seroconversion across Chronic Hepatitis B Patients Treated with Peg-Interferon or Nucleos(t)ide Analogues［J］. Gut, 2015, 65(2):313-320.

［411］ Chang TT, Lai CL, Kew YS, et al. Entecavir treatment for up to 5 years in patients with hepatitis B e antigen-positive chronic hepatitis B［J］. Hepatology, 2010, 51(2):422-430.

［412］ Marcellin P, Gane E, Flisiak R, et al. Long term treatment with tenofovir disoproxil fumarate for chronic hepatitis B infection is safe and well tolerated and associated with durable virologic response with no detectable resistance: 8 year results from two phase 3 trials［J］. Hepatology, 2014(60):313A-314A.

［413］ Xie Q, Zhou H, Bai X, et al. A randomized, open-label clinical study of combined pegylated interferon Alfa-2a (40KD) and entecavir treatment for hepatitis B "e" antigen-positive chronic hepatitis B［J］. Clin Infect Dis, 2014, 59(12):1714-1723.

［414］ Ning Q, Han M, Sun Y, et al. Switching from entecavir to PegIFN alfa-2a in patients with HBeAg-positive chronic hepatitis B: a randomised open-label trial (OSST trial)［J］. J Hepatol, 2014, 61(4):777-784.

［415］ Hu P, Dou X, Jiang J, et al. Increased and sustained HBsAg loss in HBeAg positive CHB patients switched from NUC to Peg-IFN alfa-2a: A randomised open label trial (NEW SWITCH study)［C］//Hepatology. 111 RIVER ST, HOBOKEN 07030-5774, NJ USA: WILEY-BLACKWELL, 2016, 63(1 SUPP):36A-37A.

［416］ Sun J, Ma H, Xie Q, et al. Response-guided peginterferon therapy in patients with HBeAg-positive chronic hepatitis B: A randomized controlled study［J］. J Hepatol, 2016, 65(4):674-682.

［417］ Marcellin P, Ahn SH, Ma X, et al. Combination of Tenofovir Disoproxil Fumarate and Peginterferon alpha-2a Increases Loss of Hepatitis B Surface Antigen in Patients With Chronic Hepatitis B［J］. Gastroenterology, 2016, 150(1):134-144.

［418］ Fan R, Sun J, Hou J. Combination Therapy With Tenofovir and Peginterferon May Not Be Translated Into Current Clinical Practice［J］. Gastroenterology, 2016, 150(5):1253-1254.

［419］ Lampertico P, Agarwal K, Berg T, et al. EASL 2017 Clinical Practice Guidelines on the management of hepatitis B virus infection［J］. J Hepatol, 2017, 67(2):370-398.

［420］ Sarin SK, Kumar M, Lau GK, et al. Asian-Pacific clinical practice guidelines on the management of hepatitis B: a 2015 update［J］. Hepatol Int, 2016, 10(1):1-98.

［421］ Terrault NA, Bzowej NH, Chang KM, et al. AASLD guidelines for treatment of chronic hepatitis B［J］. Hepatology, 2016, 63(1):261-283.

［422］ Fan R, Sun J, Yuan Q, et al. Baseline quantitative hepatitis B core antibody titre alone strongly predicts HBeAg seroconversion across chronic hepatitis B patients treated with peginterferon or nucleos(t)ide analogues［J］. Gut, 2016, 65(2):313-320.

［423］ Wang J, Shen T, Hhang X, et al. Serum hepatitis B virus RNA is encapsidated pregenome RNA that may be associated with persistence of viral infection and rebound［J］. J Hepatol, 2016, 65(4):700-710.

［424］ Zhang H, Pan CQ, Pang Q, et al. Telbivudine or lamivudine use in late pregnancy safely reduces perinatal transmission of hepatitis B virus in real-life practice［J］. Hepatology, 2014, 60(2):468-476.

［425］ Pan CQ, Han GR, Jiang HX, et al. Telbivudine prevents vertical transmission from HBeAg-positive women with chronic hepatitis B［J］. Clin Gastroenterol Hepatol, 2012, 10(5):520-526.

［426］ Han GR, Cao MK, Zhao W, et al. A prospective and open-label study for the efficacy and safety of telbivudine in pregnancy for the prevention of perinatal transmission of hepatitis B virus infection［J］. J Hepatol, 2011, 55(6):1215-1221.

［427］ Fan R, Yin X, Liu Z, et al. A hepatitis B-free generation in China: from dream to reality［J］. Lancet Infect Dis, 2016, 16(10):1103-1105.

［428］ 中国肝炎防治基金会, 中华医学会感染病学分会, 中华医学会肝病学分会. 乙型肝炎母婴阻断临床管理流程［J］. 中华肝脏病杂志, 2017, 25(4):254-256.

［429］ 王宇明. 病毒性肝炎. 王宇明. 感染病学(8年制)［M］. 2版. 北京: 人民卫生出版社, 2010:409-453.

［430］ 骆抗先, 陈金军, 李平. 乙型肝炎基础和临床［M］. 4版. 北京: 人民卫生出版社, 2012.

［431］ 中华医学会肝病学分会, 中华医学会感染病学分会. 慢性乙型肝炎防治指南(2015年更新版)［J］. 临床肝胆病杂志, 2015, 31(12):1941-1960.

[432] 中华医学会感染病学分会肝衰竭与人工肝学组,中华医学会肝病学分会重型肝病与人工肝学组.肝衰竭诊疗指南[J].中华肝脏病杂志,2006,14(9):643-646.

[433] Mohd Hanafiah K, Groeger J, Flaxman AD, et al. Global epidemiology of hepatitis C virus infection: new estimates of age-specific antibody to HCV seroprevalence[J]. Hepatology, 2013, 57(4):1333-1342.

[434] Lavanchy D. The global burden of hepatitis C[J]. Liver Int, 2009, 29 Suppl 1:74-81.

[435] 陈圆生,李黎,崔富强,等.中国丙型肝炎血清流行病学研究[J].中华流行病学杂志,2011,32(9):888-891.

[436] Rao H, Wei L, Lopez-Talavera JC, et al. Distribution and clinical correlates of viral and host genotypes in Chinese patients with chronic hepatitis C virus infection[J]. J Gastroenterol Hepatol, 2014, 29(3):545-553.

[437] Simmonds P, Bukh J, Combet C, et al. Consensus proposals for a unified system of nomenclature of hepatitis C virus genotypes[J]. Hepatology, 2005, 42(4):962-973.

[438] Lontok E, Harrington P, Howe A, et al. Hepatitis C virus drug resistance-associated substitutions: State of the art summary[J]. Hepatology, 2015, 62(5):1623-1632.

[439] European Association For The Study Of The Liver. EASL 2017 Clinical Practice Guidelines on the management of hepatitis B virus infection[J]. Journal of hepatology, 2017, 67(2):370-398.

[440] Liang TJ, Ghany MG. Current and future therapies for hepatitis C virus infection[J]. New England Journal of Medicine, 2013, 368(20):1907-1917.

[441] 中华医学会肝病学分会,中华医学会感染病学分会.丙型肝炎防治指南(2019年版)[J].中华传染病杂志,2020,38(1):9-28.

[442] 魏来.丙型肝炎-临床诊断与治疗手册[M].北京:科学出版社,2012.

[443] 肝脏硬度评估小组.瞬时弹性成像技术诊断肝纤维化专家意见[J].中华肝脏病杂志,2013,21(6):420-424.

[444] David A Warrell, Timothy M Cox, John D Firth.棒状病毒:狂犬病病毒及其相关病毒.牛津传染病学[M].北京:人民卫生出版社,2011,119-130.

[445] Gode GR, Saksena R, Batra RK. Treatment of 54 clinically diagnosed rabies patients with two survivals[J]. Journal of Medical Research 1988, 88:564-566.

[446] Willoughby RE Jr, Tieves KS, Hoffman GM, et al. Survival after treatment of rabies with induction of coma[J]. The New England journal of medicine 2005, 24(24):2508-2514.

[447] Hu WT, Willoughby Jr RE, Dhonau H, et al. Long-term follow-up after treatment of rabies by induction of coma [J]. New England Journal of Medicine, 2007, 357(9):945-946.

[448] 贾辅忠.感染病学[M].南京:江苏科学技术出版社,2010.

[449] 陈友鹏,李桃源.孕妇细小病毒B19感染对母婴结局影响及其新进展[J].暨南大学学报(自然科学与医学版),2015,(5):363-367.

[450] Perumal MB, Dhanasekaran S. HIV associated dementia: role for neurosteroids[J]. Med Hypotheses, 2012, 78(5):672-674.

[451] 傅希贤.慢病毒感染.现代传染病治疗学[M].合肥:安徽科学技术出版社,1998.

[452] Zilber N, Kahana E. Environmental risk factors for subacute sclerosing panencephalitis(SSPE)[J]. Acta Neurol Scand, 1998, 98(1):49-54.

[453] 徐冰,王树巧,谢广中.亚急性硬化性全脑炎与麻疹免疫[J].中国计划免疫,2003,(02):58-61.

[454] 张燕,姬奕昕,朱贞,等.中国流行的麻疹病毒基因型和亚型趋势分析[J].中国疫苗和免疫,2009,15(02):97-103.

[455] Hausler, Aksoy A, Alber M, et al. A Multinational Survey on Actual Diagnostics and Treatment of Subacute Sclerosing Panencephalitis[J]. Neuropediatrics, 2015, 46(6):377-384.

[456] Dundar N, Aralasmak A, Gurer IE, et al. Subacute sclerosing panencephalitis case presenting with cortical blindness: early diagnosis with MRI and MR spectroscopy[J]. Clin Neuroradiol, 2014, 24(2):185-188.

[457] Pavlovic D, Patera AC, Nyberg F, et al. Progressive multifocal leukoencephalopathy: current treatment options and future perspectives[J]. Ther Adv Neurol Disord, 2015, 8(6):255-273.

[458] Tomoda A, Shiraishi S, Hosoya M, et al. Combined treatment with interferon-alpha and ribavirin for subacute sclerosing panencephalitis[J]. Pediatr Neurol, 2001, 24(1):54-59.

[459] Hosoya M, Shigeta S, Mori S, et al. High-dose intravenous ribavirin therapy for subacute sclerosing panencephalitis[J]. Antimicrob Agents Chemother, 2001, 45(3):943-945.

[460] Brew BJ, Chan P. Update on HIV dementia and HIV-associated neurocognitive disorders[J]. Curr Neurol Neurosci Rep, 2014, 14(8):468.

[461] Singer E J, and Thames AD. Neurobehavioral Manifestations of Human Immunodeficiency Virus/AIDS: Diagnosis and Treatment[J]. Neurol Clin, 2016, 34(1):33-53.

[462] 陈梦云,宋早文,方金勇,等.人类T淋巴细胞白血病1型病毒的感染复制及致病机制研究进展[J].浙江师范大学学报(自然科学版),2017;40(03):324-330.

［463］刘忠,李玲. HTLV 与血液安全［J］. 中国输血杂志,
2017, 30（03）:221-223.

［464］刘炜,王芳,王雪妹,等. 沈阳地区 9050 名无偿献血者
HTLV-Ⅰ/Ⅱ感染状况调查［J］. 中国卫生检验杂志,
2014,24（04）:588-590.

［465］国家感染性疾病临床医学研究中心,传染病诊治国家
重点实验室. 人工肝血液净化系统应用于重型、危重
型新型冠状病毒肺炎治疗的专家共识［J/OL］. 中华临
床感染病杂志,2020（01）:1-2-3［2021-02-19］.

［466］Jane Murphy, William W Hall, Lee Ratner, et al. Novel
interactions between the HTLV antisense proteins HBZ
and APH-2 and the NFAR protein family:Implications for
the HTLV lifecycles［J］. Virology,2016,494:129-142.

［467］Sobata R, Matsumoto C, Uchida S, et al. Estimation of the
infectious viral load required for transfusion-transmitted
human T-lymphotropic virus type 1 infection(TT-HTLV1)
and of the effectiveness of leukocyte reduction in preven-
ting TT-HTLV1［J］. Vox Sang,2015,109（2）:122-128.

［468］Reilley B, Van Herp M, Sermand D, et al. SARS and
Carlo Urbani［J］. N Engl J Med,2003,348:1951-1952.

［469］Peiris JSM, Lai ST, Poon LLM, et al. Coronavirus as
a possible cause of severe acute respiratory syndrome
［J］. The Lancet,2003,361（9366）:1319-1325.

［470］Marra MA, Jones SJM, Astell CR, et al. The Genome se-
quence of the SARS-associated coronavirus［J］. Science,
2003,300（5624）:1399-1404.

［471］Rota PA, Oberste MS, Monroe SS, et al. Characterization
of a novel coronavirus associated with severe acute respir-
atory syndrome ［J］. Science, 2003, 300 （5624）: 1394-
1399.

［472］Guan Y, Zheng BJ, He YQ, et al. Isolation and character-
ization of viruses related to the SARS coronavirus from
animals in southern China［J］. Science, 2003 （5643）,
302:276-278.

［473］Cheng VCC, Lau SKP, Woo PCY, et al. Severe acute re-
spiratory syndrome coronavirus as an agent of emerging
and reemerging infection［J］. Clin Microbiol Rev,2007,
20（4）:660-694.

［474］Stadler K,Masignani V,Eickmann M,et al. SARS--begin-
ning to understand a new virus［J］. Nature Reviews Mi-
crobiology,2003,1（3）:209-218.

［475］Lau SKP,Woo PCY,Li KSM,et al. Severe acute respira-
tory syndrome coronavirus-like virus in Chinese horseshoe
bats［J］. Proc Natl Acad Sci U S A, 2005, 102 （39）:
14040-14045.

［476］Li W, Shi Z, Yu M, et al. Bats are natural reservoirs of
SARS-like coronaviruses［J］. Science,2005,310（5748）:
676-679.

［477］Tang XC,Zhang JX,Zhang SY,et al. Prevalence and ge-
netic diversity of coronaviruses in bats from China［J］.
J Virol,2006,80（15）:7481-7490.

［478］Quan PL, Firth C, Street C, et al. Identification of a severe
acute respiratory syndrome coronavirus-like virus in a leaf-
nosed bat in Nigeria［J］. MBio,2010,1（4）:e00208-10.

［479］Ge XY, Li JL, Yang XL, et al. Isolation and characteriza-
tion of a bat SARS-like coronavirus that uses the ACE2
receptor［J］. Nature,2013,503（7477）:535-538.

［480］Menachery VD, Yount BL, Debbink K, et al. A SARS-like
cluster of circulating bat coronaviruses shows potential for
human emergence［J］. Nature medicine, 2015, 21 （12）:
1508-1513.

［481］To KKW, Hung IFN, Chan JFW, et al. From SARS coro-
navirus to novel animal and human coronaviruses ［J］.
Journal of thoracic disease,2013,5（Suppl 2）:S103.

［482］Lau SKP,Feng Y,Chen H,et al. Severe Acute Respirato-
ry Syndrome (SARS) Coronavirus ORF8 Protein Is Ac-
quired from SARS-Related Coronavirus from Greater Hor-
seshoe Bats through Recombination［J］. J Virol,2015,89
（20）:10532-10547.

［483］Peiris JSM, Yuen KY, Osterhaus ADME, et al. The severe
acute respiratory syndrome［J］. N Engl J Med,2003,349
（25）:2431-2441.

［484］Perlman S, Netland J. Coronaviruses post-SARS:update
on replication and pathogenesis［J］. Nat Rev Microbiol,
2009,7（6）:439-450.

［485］Cheng VCC,Chan JFW,To KKW,et al. Clinical manage-
ment and infection control of SARS:lessons learned［J］.
Antiviral Res,2013,100（2）:407-419.

［486］Prabakaran P,Zhu Z,Xiao X,et al. Potent human mono-
clonal antibodies against SARS CoV, Nipah and Hendra
viruses［J］. Expert Opin Biol Ther, 2009, 9 （3）: 355-
368.

［487］Zaki AM, van Boheemen S, Bestebroer T M, et al. Isola-
tion of a novel coronavirus from a man with pneumonia in
Saudi Arabia［J］. N Engl J Med, 2012, 367 （19）: 1814-
1820.

［488］Zumla A, Hui DS, Perlman S. Middle East respiratory
syndrome［J］. Lancet,2015,386（9997）:995-1007.

［489］Chan J F, Lau SK, To KK, et al. Middle East respiratory
syndrome coronavirus:another zoonotic betacoronavirus
causing SARS-like disease ［J］. Clin Microbiol Rev,
2015,28（2）:465-522.

［490］Leclercq I,Batéjat C,Burguière AM,et al. Heat inactiva-
tion of the Middle East respiratory syndrome coronavirus
［J］. Influenza Other Respir Viruses, 2014, 8 （5）: 585-
586.

［491］Kumar M, Mazur S, Ork BL, et al. Inactivation and safety
testing of Middle East Respiratory Syndrome Coronavirus

［J］. J Virol Methods,2015(10),223:13-18.

［492］中华人民共和国国家卫生和计划生育委员会. 中东呼吸综合征病例诊疗方案(2015 年版)［J］. 中国病毒病杂志,2015,5(5):352-354.

［493］中华人民共和国国家卫生和计划生育委员会. 中东呼吸综合征医院感染预防与控制技术指南(2015 年版)［J］. 中国病毒病杂志,2015,5(5):350-351.

［494］Omrani AS,Saad MM,Baig K,et al. Ribavirin and interferon alfa-2a for severe Middle East respiratory syndrome coronavirus infection:a retrospective cohort study［J］. Lancet Infect Dis,2014,14(11):1090-1095.

［495］World Health Organization. Middle East respiratory syndrome coronavirus(MERS-CoV)［EB/OL］.［2021-09-15］. http://www.who.int/emergencies/mers-cov/en/.

［496］Masters PS,Perlman S. Coronaviridae. In:Knipe D M,Howley P M,editors. Fields Virology［J］. Philadelphia:Lippincott Williams & Wilkins,2013:825-54.

［497］Zaki AM,van Boheemen S,Bestebroer TM,et al. Isolation of a novel coronavirus from a man with pneumonia in Saudi Arabia［J］. N Engl J Med,2012,367(19):1814-1820.

［498］Woo PC,Lau SK,Lam CS,et al. Discovery of seven novel Mammalian and avian coronaviruses in the genus deltacoronavirus supports bat coronaviruses as the gene source of alphacoronavirus and betacoronavirus and avian coronaviruses as the gene source of gammacoronavirus and deltacoronavirus［J］. J Virol,2012,86(7):3995-4008.

［499］Vijgen L,Keyaerts E,Moës E,et al. Complete genomic sequence of human coronavirus OC43:molecular clock analysis suggests a relatively recent zoonotic coronavirus transmission event［J］. J Virol,2005,79(3):1595-1604.

［500］Pfefferle S,Oppong S,Drexler J F,et al. Distant relatives of severe acute respiratory syndrome coronavirus and close relatives of human coronavirus 229E in bats,Ghana［J］. Emerg Infect Dis,2009,15(9):1377-1384.

［501］Pyrc K,Dijkman R,Deng L,et al. Mosaic structure of human coronavirus NL63,one thousand years of evolution［J］. J Mol Biol,2006,364(5):964-973.

［502］Huynh J,Li S,Yount B,et al. Evidence supporting a zoonotic origin of human coronavirus strain NL63［J］. J Virol,2012,86(23):12816-12825.

［503］Cui LJ,Zhang C,Zhang T,et al. Human Coronaviruses HCoV-NL63 and HCoV-HKU1 in Hospitalized Children with Acute Respiratory Infections in Beijing,China［J］. Adv Virol,2011:129134.

［504］Zhou W,Wang W,Wang H,et al. First infection by all four non-severe acute respiratory syndrome human coronaviruses takes place during childhood［J］. BMC Infect Dis,2013,13(9):433.

［505］Ren L,Zhang Y,Li J,et al. Genetic drift of human coronavirus OC43 spike gene during adaptive evolution［J］. Sci Rep,2015,5:11451.

［506］Zhang Y,Li J,Xiao Y,et al. Genotype shift in human coronavirus OC43 and emergence of a novel genotype by natural recombination［J］. J Infect,2015,70(6):641-650.

［507］Shirato K,Imada Y,Kawase M,et al. Possible involvement of infection with human coronavirus 229E,but not NL63,in Kawasaki disease［J］. J Med Virol,2014,86(12):2146-2153.

［508］Ren L,Gonzalez R,Xu J,et al. Prevalence of human coronaviruses in adults with acute respiratory tract infections in Beijing,China［J］. J Med Virol,2011,83(2):291-297.

［509］Ren L,Gonzalez R,Wang Z,et al. Prevalence of human respiratory viruses in adults with acute respiratory tract infections in Beijing,2005-2007［J］. Clin Microbiol Infect,2009,15(12):1146-1153.

［510］Gao X,Zhou H,Wu C,et al. Antibody against nucleocapsid protein predicts susceptibility to human coronavirus infection［J］. J Infect,2015,71(5):599-602.

［511］Higgins PG,Phillpotts RJ,Scott GM,et al. Intranasal interferon as protection against experimental respiratory coronavirus infection in volunteers［J］. Antimicrob Agents Chemother,1983,24(5):713-715.

［512］徐凯进,蔡洪流,沈毅弘,等. 2019 冠状病毒病(COVID-19)诊疗浙江经验［J］. 浙江大学学报(医学版),2020,49(02):147-157.

［513］邓婧,李丹,张亮,等. 博尔纳病病毒对人少突胶质细胞增殖与凋亡的影响［J］. 第三军医大学学报,2012,34(5):401-405.

［514］Hornig M,Briese T,Licinio J,et al. Absence ofevidence for bornavirus infection in schizophrenia,bipolar disorder and major depressive disorder［J］. Mol Psychiatry,2012,17(5),486-493.

［515］Puorger ME,Hilbe M,Müller JP,et al. Distribution of Borna disease virus antigen and RNA in tissues of naturally infected bicolored white-toothed shrews,Crocidura leucodon,supporting their role as reservoir host species［J］. Veterinary pathology,2010,47(2):236-244.

［516］Fujino K,Yamamoto Y,Daito T,et al. Generation of a non-transmissive Borna disease virus vector lacking both matrix and glycoprotein genes［J］. Microbiology and immunology,2017,61(9):380-386.

［517］Weissenböck H,Bagó Z,Kolodziejek J,et al. Infections of horses and shrews with Bornaviruses in Upper Austria:a novel endemic area of Borna disease［J］. Emerging microbes & infections,2017,6(6):e52.

［518］陈吐芬,江晓静.人类朊粒病研究进展及对人类医学的影响［J］.华南国防医学杂志,2012,26（6）:614-618.

［519］刘艳.朊粒病的临床防护研究［J］.世界最新医学信息文摘,2013,13（33）:15.

［520］黄勋,范学工.克雅病研究进展［J］.临床内科杂志,2010,27（5）:293-295.

［521］高文娟,金玉,段招军.人腺病毒的研究进展［J］.病毒学报,2014,30（2）:194-200.

［522］全军传染病专业委员会.腺病毒感染诊疗指南［J］.解放军医学杂志,2013,38（7）:529-524.

［523］Bochkov YA,Palmenberg AC,Lee WM,et al. Molecular modeling,organ culture and reverse genetics for a newly identified human rhinovirus C［J］. Nat Med,2011,17（5）:627-632.

［524］Xiang Z,Gonzalez R,Xie Z,et al. Human rhinovirus group C infection in children with lower respiratory tract infection［J］. Emerg Infect Dis,2008,14（10）:1665-1667.

［525］Xiang Z,Gonzalez R,Xie Z,et al. Human rhinovirus C infections mirror those of human rhinovirus A in children with community-acquired pneumonia［J］. J Clin Virol,2010,49（2）:94-99.

［526］Xiang Z,Gonzalez R,Wang Z,et al. Human rhinoviruses in Chinese adults with acute respiratory tract infection［J］. J Infect,2010,61（4）:289-298.

［527］MSDS online. Free Safety Data Sheet Index:Rhinovirus［EB/OL］.［2021-09-15］. https://www. msdsonline. com/resources/msds-resources/free-safety-data-sheet-index/rhinovirus. aspx.

［528］Yang Y,Zhang L,Geng HY,et al. The structural and accessory proteins M,ORF 4a,ORF 4b,and ORF 5 of Middle East respiratory syndrome coronavirus（MERS-CoV）are potent interferon antagonists［J］. Protein Cell,2013,4（12）:951-961.

［529］Lokugamage KG,Narayanan K,Nakagawa K,et al. Middle East Respiratory Syndrome Coronavirus nsp1 Inhibits Host Gene Expression by Selectively Targeting mRNAs Transcribed in the Nucleus while Sparing mRNAs of Cytoplasmic Origin［J］. J Virol,2015,89（2）:10970-10981.

［530］Oudshoorn D,Rijs K,Limpens RWAL,et al. Expression and Cleavage of Middle East Respiratory Syndrome Coronavirus nsp3-4 Polyprotein Induce the Formation of Double-Membrane Vesicles That Mimic Those Associated with Coronaviral RNA Replication［J］. mBio,2017,8（6）:e01658-17.

［531］Zhang L,Li L,Yan L,et al. Structural and Biochemical Characterization of Endoribonuclease Nsp15 Encoded by Middle East Respiratory Syndrome Coronavirus［J］. J Virol,2018,92（22）:e00893-18.

［532］Sturt AS,Dokubo EK,Sint TT. Antiretroviral therapy（ART）for treating HIV infection in ART-eligible pregnant women［J］. Cochrane Database Syst Rev,2010(3):CD008440.